# 现代实用
# 心律失常心电图学

（下册）

主编　徐金义　杨丽红　张　强

郑州大学出版社

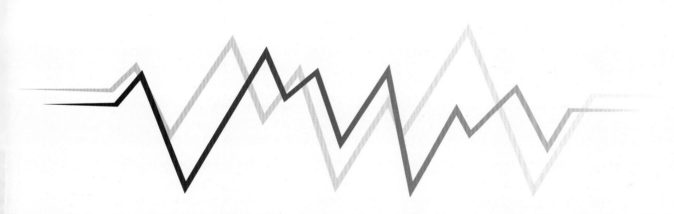

**图书在版编目(CIP)数据**

现代实用心律失常心电图学：上、下册 / 徐金义，杨丽红，张强主编. -- 郑州：郑州大学出版社，2024.4

ISBN 978-7-5773-0214-0

Ⅰ. ①现… Ⅱ. ①徐…②杨…③张… Ⅲ. ①心律失常 - 心电图 Ⅳ. ①R541.704

中国国家版本馆 CIP 数据核字(2024)第 046758 号

**现代实用心律失常心电图学(下册)**
XIANDAI SHIYONG XINLÜ SHICHANG XINDIANTU XUE(XIACE)

| | | | |
|---|---|---|---|
| 策划编辑 | 李龙传　李同奎 | 封面设计 | 苏永生 |
| 责任编辑 | 薛　晗 | 版式设计 | 苏永生 |
| 责任校对 | 张彦勤　杨　鹏 | 责任监制 | 李瑞卿 |
| 出版发行 | 郑州大学出版社 | 地　　址 | 郑州市大学路 40 号(450052) |
| 出 版 人 | 孙保营 | 网　　址 | http://www.zzup.cn |
| 经　　销 | 全国新华书店 | 发行电话 | 0371-66966070 |
| 印　　刷 | 河南瑞之光印刷股份有限公司 | | |
| 开　　本 | 889 mm×1 194 mm　1 / 16 | | |
| 总 印 张 | 120.25 | 总 字 数 | 2 314 千字 |
| 版　　次 | 2024 年 4 月第 1 版 | 印　　次 | 2024 年 4 月第 1 次印刷 |
| 书　　号 | ISBN 978-7-5773-0214-0 | 总 定 价 | 989.00 元(上、下册) |

# 主编简介

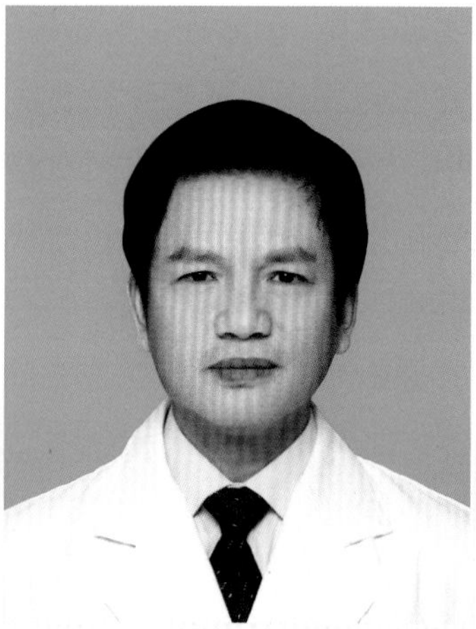

**徐金义**，河南省人民医院心功能科奠基人、科主任，主任医师。河南省心电学会会长，河南省医师协会心电学专业委员会主任委员，河南省心电生理与起搏专业委员会副主任委员，中国心电学基地、中国心电图会诊中心副主任委员，中国心电图会诊中心河南分中心主任委员，中国动态心电图专业委员会副主任委员，中国无创心脏电生理专业委员会副主任委员，中国心电学会起搏心电图工作委员会副主任委员，中国老年医学学会心电专家委员会副主任委员，中国心电学会无创心脏电生理河南省培训中心主任，郑州市心电生理与起搏学会会长，《实用心电学杂志》编委，国家级、省级继续医学教育项目负责人。

研究方向为无创心脏电生理，长期从事常规心电图、动态心电图、胎儿心电图、动态血压、运动试验、直立倾斜试验、食管心脏电生理等方面的检诊工作，对疑难心律失常心电图、起搏心电图、急性冠脉综合征心电图的分析与诊断有较高的水平，特别对复杂心律失常心电图的诊断思路有独到见解。曾荣获中国心电学会“中国心电学优秀工作者”、“中国心电学杰出贡献奖”、“中国心电学杰出心电学工作者奖”、“中国心电学特殊贡献奖”、“优秀无创心脏电生理工作者奖”，创办“河南省心电学会小喇叭节目”。参与制定11项无创心脏电生理中国专家共识、指南，发表SCI、核心期刊及国家级学术论文30余篇，主编专著2部并荣获河南省自然科学优秀学术著作一等奖、三等奖，国家发明专利4项，实用新型专利10项，获厅级科技成果一等奖2项，在研课题6项。

# 主编简介

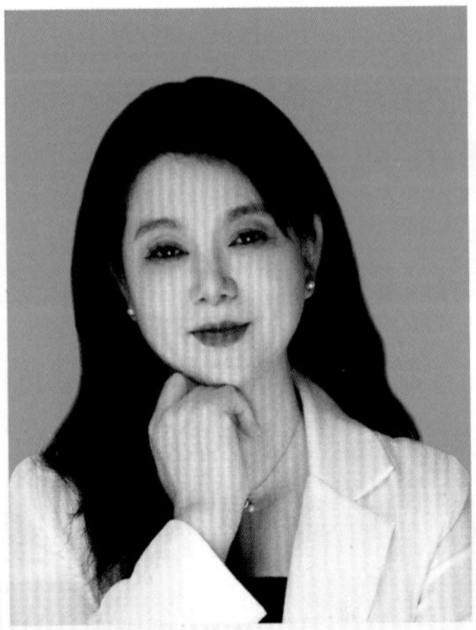

**杨丽红**，河南省人民医院心功能科主任医师，硕士研究生导师。河南省心电学会副会长兼秘书长，河南省医师协会心电学专业委员会副主任委员，中国心电图会诊中心常务委员，中国动态心电图专业委员会副秘书长兼常务委员，中国无创心脏电生理专业委员会常务委员，中国老年医学学会心电专家委员会委员，中国心电图会诊中心河南分中心秘书长兼副主任委员，河南省心电生理与起搏专业委员会常务委员，中国无创心脏电生理河南省培训中心副主任，郑州市心电生理与起搏学会副会长兼秘书长，《实用心电学杂志》编委，国家级、省级继续医学教育项目负责人。

研究方向为无创心脏电生理，长期从事常规心电图、动态心电图、动态血压、胎儿心电图、心电向量图、运动试验、直立倾斜试验、食管心脏电生理、起搏器程控等研究工作，擅长疑难心电图的分析，尤其是复杂心律失常及起搏心电图的诊断，对起搏器程控流程有独到见解。代表河南参加"中国心电争霸赛"荣获一等奖，曾荣获中国心电学会"21 世纪杰出心电学奖"、"中青年特殊贡献奖"、"中国无创心脏电生理推广应用奖"，"郑州市优秀女科技工作者"、"郑州市科协系统先进个人"，创办"河南省心电学会小喇叭节目"。参与制定 9 项无创心脏电生理中国专家共识、指南，发表 SCI、核心期刊及国家级学术论文 30 余篇，主编专著 2 部并荣获河南省自然科学优秀学术著作一等奖、三等奖，国家发明专利 4 项，实用新型专利 10 项，获省级科技成果一等奖 1 项，厅级科技成果一等奖、二等奖 6 项，在研课题 7 项。

# 主编简介

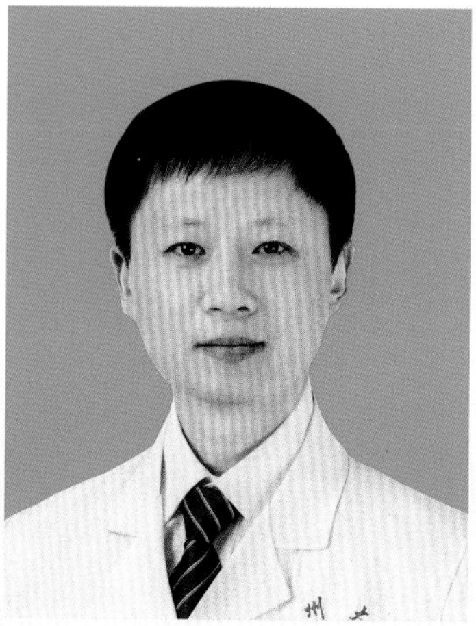

**张强**，郑州大学第二附属医院内科党总支书记，心血管内科副主任，主任医师，教授，硕士研究生导师。河南省心电学会心血管分会主任委员，河南省心电学会副会长，河南省高血压研究会副会长，河南省医学会心血管分会委员，河南省医师协会心电学专业委员会副主任委员，河南省生物医学工程学会心血管预防康复分会副主任委员，中国高血压联盟理事，河南省医学会卒中分会心血管专业首届副主任委员，河南省中西医结合老年分会常务委员，郑州市心电生理与起搏学会副会长。河南省医学会医疗鉴定专家库成员，河南省高级职称评定专家库成员，教育部学位评定专家库成员，河南省医保鉴定专家。

长期从事心血管内科临床、教学、科研等工作。擅长高血压、冠心病、心力衰竭、心律失常等心血管疾病的诊断与治疗；长期从事冠心病介入诊断治疗和心律失常的射频消融治疗。曾荣获“河南省杰出青年志愿者”、“郑州市科技创新人才”、“郑州大学青年骨干教师”、“郑州大学三育人”、“郑州大学优秀共产党员”、“优秀党务工作者”等荣誉称号。发表专业论文 40 余篇，主编专著 3 部，其中两部荣获河南省自然科学优秀学术著作一等奖、三等奖，国家发明专利 5 项，完成国际科研合作项目 1 项。主持及参与多项科研项目，已完成并获厅级科研成果一等奖 4 项。

# 作者名单


主　编　徐金义　杨丽红　张　强

副主编　王庆义　张　凯　杨蕊珂　李　涵　刘　珂

编　委　（按姓氏笔画排序）

丁　婧　河南省人民医院

王向涛　漯河市中医院

王庆义　河南省人民医院

王海燕　阜外华中心血管病医院

王淑辉　河南省人民医院

毛　瑞　驻马店市中医院

方　敏　罗山县人民医院

布永生　周口市第一人民医院

卢亦伟　北京大学航天中心医院

乔　鹏　郑州大学

乔子豪　郑州大学第一附属医院

刘　珂　河南中医药大学第一附属医院

刘小静　河南省人民医院

刘方方　郑州大学第二附属医院

刘洪智　阜外华中心血管病医院

江艳亮　南阳市内乡县赵店乡卫生院

孙倩倩　郑州市金水区总医院

孙彩红　郑州大学第二附属医院

扶森林　新县人民医院

杜　娟　河南省直属机关第二门诊部

李　倩　河南省人民医院
李　涵　河南省人民医院
李帅兵　河南省人民医院
李秋楠　河南省人民医院
李婷婷　濮阳油田总医院
杨丽红　河南省人民医院
杨蕊珂　河南省人民医院
吴志红　河南省胸科医院
吴宝丽　河南省直第三人民医院
何四琴　西华县人民医院
何新宝　灵宝市第一人民医院
宋春丽　舞钢市人民医院
张　凯　阜外华中心血管病医院
张　倩　河南省人民医院
张　强　郑州大学第二附属医院
张恒源　河南省人民医院
张娜莎　河南省肿瘤医院
张菊花　驻马店市中心医院
张路明　河南省人民医院
陈　辉　信阳市中心医院
陈嘉楠　河南省人民医院
袁义燕　郑州市第七人民医院
徐金义　河南省人民医院
徐晓婷　河南省中医院
郭昭明　周口市中心医院
曹宏瑾　漯河医学高等专科学校第三附属医院
程　海　鹤壁市人民医院
焦敬美　郑州市第七人民医院
廉晓敬　河南省胸科医院
薛雅如　灵宝市第一人民医院

# 序

人体心律失常是常见的，动态心电图监测表明，心律失常的发生率达90%以上。多数心律失常对人体影响较小或无任何不良反应，通过健康查体才被发现。但有些心律失常是某些疾病的首发表现，严重的心律失常处理不及时又是致命的。因此，及时发现和正确诊断心律失常，以及心律失常的鉴别诊断具有极其重要的临床意义。

在心律失常的各种检查技术中，心电图仍然是最快速、最基础、最实用、最廉价、最普及的无创技术。心律失常在医学中占据重要篇章，成为心电学的精髓。

如何快速而又准确地掌握心律失常的心电图诊断技巧，是一门重要的技术。我国著名的心电学专家徐金义教授、杨丽红教授，以及心血管内科专家张强教授从临床工作的需要出发，总结数十年的心电学经验，编著了《现代实用心律失常心电图学(上、下册)》一书。全书共分二十章，内容包括心脏解剖、心脏电生理、心律失常的发病机制与诊断、心律失常的经典诊断思路、窦性心律失常、停搏、病态窦房结综合征、早搏、逸搏与逸搏心律、加速的心搏及心律、快速房性心律失常、房室交界区相关的心动过速、窄QRS波心动过速、宽QRS波心动过速、濒死心电图、心脏传导阻滞、心室预激与预激综合征、起搏器介导的心律失常、心电现象和心电图危急值中国专家共识。

本书理论新颖，重点突出，心电图经典，实用性强，是心电学医师、临床医师的重要参考书。特向读者推荐。

卢喜烈

2024年1月

# 前言

心电图经历了一百多年的发展，应用范围逐趋广泛，目前已成为临床常规检查，也是医学界公认的用来检出心律失常的重要手段，它不仅可以发现心律失常而且可以对心律失常进行定位、定性，单位时间内还可以定量。对于一个心电学工作者来讲，每天都会遇到心律失常，甚至是疑难或复杂心律失常。那么怎样才可以做到慧眼识图并能够写出正确诊断呢？首先，要努力通透心律失常的基本概念、理解其发生机制、掌握其心电图特征、熟悉其鉴别诊断；其次，对诊断有疑问的心律失常心电图不放过，要进行个案追踪，包括询问病史、对照前后心电图、查阅心脏影像学、结合食管心脏电生理，甚至借助心内电生理等手段来验证原有诊断；最后，要与时俱进，紧跟心电学、心脏电生理学的发展步伐，积极参与国内外学术交流活动、阅读现代心电学书刊，旨在开阔专业视野、精练分析思路、更新诊断概念。不然，面对涉及心脏兴奋性、自律性、传导性异常所致的心律失常心电图，一定会是扑朔迷离、雾里看花。

本人从事心电图及相关专业36年，很感恩自己有一群知心知肺的朋友，且有幸同在河南省人民医院这个值得骄傲的平台，我们努力工作、踏实学习，虽然因知识水平有限，仍有一些悬而未决的难题，但也积累了不少有关心律失常的心电图例及其分析诊断经验，我们利用工作之余编写了《现代实用心律失常心电图学(上、下册)》，图文并茂，献与同道们分享和指正。全书共分二十章，内容包括心脏解剖、心脏电生理、心律失常的发病机制与诊断、心律失常的经典诊断思路、窦性心律失常、停搏、病态窦房结综合征、早搏、逸搏与逸搏心律、加速的心搏及心律、快速房性心律失常、房室交界区相关的心动过速、窄QRS波心动过速、宽QRS波心动过速、濒死心电图、心脏传导阻滞、心室预激与预激综合征、起搏器介导的心律失常、心电现象和心电图危急值中国专家共识。

本书在编写过程中，各位编者付出了辛勤的劳动，卢喜烈教授欣然为本书作序，在此一并表示衷心的感谢。尽管我们对本书进行了反复的审阅与修改，全体人员力争精益求精，但难免有不成熟与疏漏之处，恳请读者提出宝贵意见，以便再版时修订提高。

徐金义

2024年1月

# 目录

## 现代实用心律失常心电图学（下册）

# 第十三章　窄 QRS 波心动过速

## 第一节　概　述

窄 QRS 波心动过速(wide QRS complex tachycardia,CT)是指体表心电图心动过速的 QRS 波时限<120 ms,频率>100 次/min,临床很常见。95% 为激动起源于希氏束及希氏束以上的室上性心动过速,5% 为室性心动过速,特别是儿童起源于基底部的特发性室性心动过速,见图 13-1、图 13-2,还见于间隔部起源的室性心动过速,其 QRS 时限正常或仅轻度延长(<0.12 s)。本章主要讲述折返机制引起的窄 QRS 波心动过速。

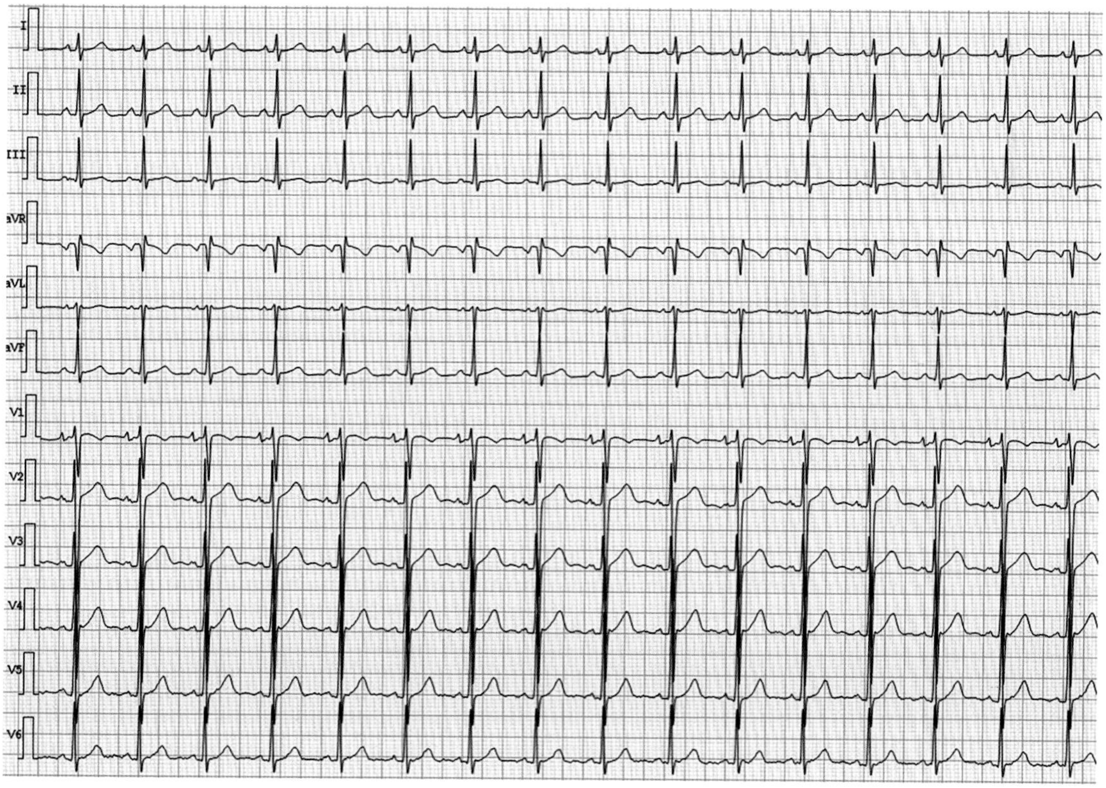


**图 13-1　窦性心律心电图**

男,13 岁,窦性心律。

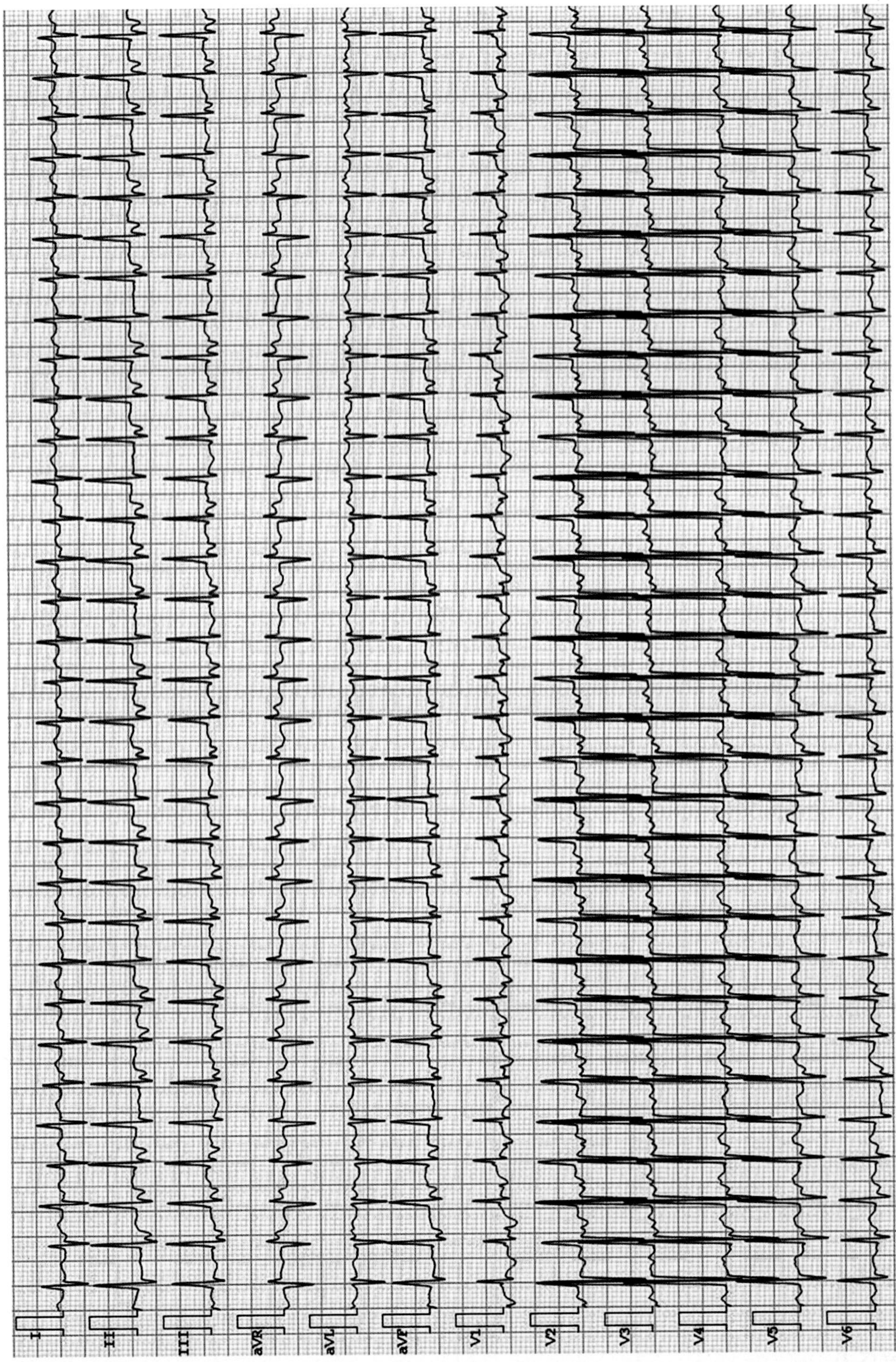


**图 13-2　基底部的特发性室性心动过速伴文氏型室房传导**

与图 13-1 为同一患者，心动过速发作，RR 间期内有时无 1 个心房波，位于前半部，逆行，RP 渐长直至 QRS 后逆 P 脱漏，综合分析诊断为基底部的特发性室性心动过速伴文氏型室房传导。

## 一、分类

### （一）根据折返的部位

根据折返的部位分为窦房折返性心动过速、房内折返性心动过速、心房扑动、心房颤动、房室结折返性心动过速、房室折返性心动过速、室内折返性心动过速。

### （二）根据发生心动过速的 RP 间期

根据心动过速发生时形成的逆行 P 波的位置分为短 RP 心动过速及长 RP 心动过速，是非型长 RP 心动过速。

1. 短 RP 心动过速　心动过速的逆行 P 波落在心动周期的前 50% 区域，见于慢-快型房室结折返性心动过速、顺向型房室折返性心动过速、房内折返性心动过速、室内折返性心动过速。

（1）房内折返性心动过速伴房室结慢径路下传：房内折返性心动过速伴房室结慢径路下传时 P 波多隐藏在前一个 QRS 波群内，在Ⅱ、Ⅲ、aVF 导联和 $V_1$ 和 $V_5$ 导联较为明显。激动沿房室结下传心室，故 P 波在各个导联上的位置基本不变。同窦律相比，可以发现心动过速时 QRS 波形的一些改变，如出现的 q 波、r 波及 s 波等；R 波振幅的增高或衰减；T 波出现切迹、双峰及高尖，以及倒置 T 波变为直立等，这些变化通常提示心电图 QRS 波的叠加现象，往往系隐藏 P 所致。易与慢-快型房室结折返性心动过速相混淆，有时因发生房室阻滞而 P 波显露能确诊。

（2）慢-快型房室结折返性心动过速：慢-快型房室结折返性心动过速最常见，心动过速发作时系房室同步或几乎同步激动，心房与心室之间并无传导和被传导的关系，因而 P 波可出现在 QRS 波前、中、后，故可表现为 R 波衰减、出现的 q 波、r 波及 s 波等，尤其是在Ⅱ、Ⅲ、aVF 导联出现的假s 波及 $V_1$ 导联假 r 波最常见。

（3）顺向型房室折返性心动过速：顺向型房室折返性心动过速时由于心房激动系旁路逆传，故在相关的导联，尤其是胸导联可以发现偏心现象。若为左侧旁路参与的 AVRT，通常逆传的 P 波引起 $V_1$ 导联的 T 波上可表现为高尖、双峰或顿挫等，$V_5$ 导联的 P 波则融合在 QRS 波终末部，若 $RPV_1 > RPV_5$，左偏心，从而可明确诊断。反之，若为右侧旁路参与的房室折返性心动过速，则 $RPV_1 \leqslant RPV_5$，右偏心，可明确诊断。

（4）室内折返性心动过速伴室房逆传：通常为左后分支型室性心动过速，心电图特点表现为不完全性右束支阻滞伴左前分支阻滞，$V_5$、$V_6$ 导联 R/S<1，但由于激动经房室结逆传可在其 QRS 终末部出现逆传 P 波，其特点同慢-快型 AVNRT。

2. 长 RP 心动过速　心动过速的逆行 P 波落在心动周期的后 50% 区域，RP>PR 见于房内折返性心动过速、快-慢型房室结折返性心动过速、慢旁道参与的房室折返性心动过速（PJRT）。

（1）房性心动过速：较为常见，P 波位于 QRS 波前，PR 间期正常或延长，可伴有不等比例下传，易诊断。

（2）快-慢型房室结折返性心动过速：少见，需与低位右房房性心动过速及慢旁道参与的房室折返性心动过速相鉴别。

（3）慢旁道参与的房室折返性心动过速：较为常见，发生机制为后间隔隐匿性慢旁路参与的房室折返性心动过速，故 P 波在Ⅱ、Ⅲ、aVF 导联倒置，Ⅰ、aVL 导联直立，需与低位右房房速及快-慢型房室结折返性心动过速相鉴别。发作常不需要早搏诱发，窦性心律下亦可引发，呈无休止性。

3. 是非型长 RP 心动过速　匀齐的窄 QRS 波心动过速，于 RR 间期正中位置见一心房波，在肢体导联貌似逆行 P 波，有可能还有一个心房波隐藏在 QRS 内，即不排除同时还存在一短 RP 间期。见于房内折返性心动过速伴 2 ∶ 1 房室传导、心房扑动伴 2 ∶ 1 房室传导、慢-快型房室结折返性心动过速伴下部共径 2 ∶ 1、慢-慢型房室结折返性心动过速等。

(1)心房扑动伴2∶1房室下传:心室率多在150次/min左右,心房率通常300次/min。在相邻两个QRS波群之间即T波上存在一个明显的F波,另一个未下传的F波融在QRS波群内,易识别。

(2)房性心动过速伴2∶1房室下传:类似于心房扑动伴2∶1房室下传,只是心房率在房速频率范围内,存在等电位线等。

(3)慢-快型房室结折返性心动过速伴下部共径2∶1下传:心动过速发作时系前一个逆传P波未下传,类似冠状窦节律伴一度房室阻滞,即Ⅱ、Ⅲ、aVF导联P波倒置,Ⅰ、aVL导联直立,仔细分析可发现在下壁导联倒置的P波及胸导联尤其是$V_1$导联的假r波,则可明确诊断。

(4)慢-慢型房室结折返性心动过速:少见,房室结多径路的表现之一。逆传的P通常位于前一个QRS波群T波前后,在Ⅱ、Ⅲ、aVF导联倒置、Ⅰ、aVL导联直立。

## 二、诊断思路

窄QRS波心动过速诊断时识别P波是关键,同时窦性心律和发作心动过速时的体表心电图十分重要。一般而言,当看到一份窄QRS波心动过速时,首先应遵循以下几个原则。

1. 寻找P波　回顾患者窦性心律时的体表心电图十分重要,没有窦性心律的心电图做对照,单凭一份窄QRS波心动过速心电图做出的诊断既不可信也不利于认识的提高。

识别P波是正确分析诊断复杂心律失常时的关键。一个正常的P波起源于窦房结,即窦性P波;而一个不正常又畸形且有别于窦性P波的P波表示是异位性的起源,它可能是起源于心房、房室交界区或心室,即异位性P波。识别P波需从形态、频率及节律来确定P波的起源外,可以根据以下方法有助于寻找。

(1)更改心电图机的基本设置:通过增加电压、提高走纸速度,使P波易于辨认。将心电图机的电压标准提高1倍,以加大到基线不发生抖动、无明显交流电干扰为度,走纸速度增加到50 mm/s、100 mm/s,可使P波的幅度增加而易于辨认P波。

(2)$S_5$等特殊导联:$S_5$导联是一种心电监护导联,属双极导联,亦称“胸骨旁导联”“$S_5R$导联”或“Lewis-$S_5$导联”。

方法是将Ⅰ导联的正极置于胸骨右缘第五肋间,负极置于胸骨柄处。在其他导联P波不显时,此导联能使P波放大而易于识别。大多数情况下$S_5$导联上P波均较显著可辨,在该导联上窦性P波和异位P波的鉴别和$V_1$导联相同,但P波较$V_1$导联更明显,而且宜做长期监护。

(3)食管导联:食管导联方法是将电极经食管插入至心脏水平,使电极紧贴位于左心房后的食管前壁记录心电图,故称为食管导联心电图,可清楚地显示心房激动波,当常规心电图上P波不清楚而使心律失常分析发生困难时,采用此种方法记录,有助于P波的识别。

(4)兴奋迷走神经:对许多P波显示不清或怀疑P波隐没在QRS波群内时,可采用吸屏气或按压颈动脉窦等兴奋迷走神经的措施,使RR间期发生改变,常可显现隐没在QRS波群中的P波。

(5)识别真伪P波或心房波:有时某些心动过速QRS终末部或终末部附近的切迹很像P波或心房波,故需鉴别。此时应仔细测定QRS波群的时限,如这种切迹包括在QRS波群时限内则很可能是QRS波群的一部分,如不包括在QRS波群时限内,则可能是心房波。

(6)注意RR间期裂隙:节律规整的心动过速出现RR间期的突然改变即RR间期裂隙,此时常能发现隐没的心房波,有助于心动过速诊断。

(7)对比法:先后进行同一导联、多导联同步对比QRS-T波群,观察QRS起点、终点及ST段、T波,通过相应波段的形态、时限、振幅等变化来确认心房波。

(8)草堆原理:是指当在一定的导联内不能发现可疑的P波或起搏信号时,应选择一个电压最小的导联(心室波群最小),如aVR导联,有助于识别P波,这就像在一堆干草中寻找一根针,总是希望在小草堆中寻找，而不希望在大草堆中寻找，即所谓“风吹草低见牛羊”，故形象地比喻为“草堆”原理。

草堆原理应用在心动过速时，我们在 P 波振幅相对较大的导联上容易识别，如Ⅱ、Ⅲ、aVF 导联和 $V_1$、$V_6$ 导联。

2. P 波与 QRS 波群的关系　心动过速发作时正确判断 P 波与 QRS 波群的关系，有助于诊断心动过速的性质。我们可以通过不同的方法寻找 P 波与 QRS 波群关系的依据。

（1）Bix 法则：Bix 法则是指室上性心动过速发作时，可见 P 波位于 RR 间期中间，应想到很可能还有另一个 P 波隐没在 QRS 波群内，存在 2∶1 房室传导现象。

（2）离心现象：离心现象是指心动过速发作时，P 波经房室结逆传至心房所致，故 P 波在心电图各导联的位置相同，均位于 QRS 波群前后。

（3）偏心现象：是指顺向型房室折返性心动过速发作时 P 波是经房室旁路逆传至心房所致，故 P 波在心电图各导联的位置并不相同，尤其是 $V_1$ 和 $V_6$ 导联。若 $RPV_1>RPV_6$，则为左偏心，提示左侧旁路参与的房室折返性心动过速；若 $RPV_1\leqslant RPV_6$，则为右偏心提示右侧旁路参与的房室折返性心动过速。

3. 宽与窄 QRS 波　当心动过速发作时出现宽、窄两种 QRS 波时一般我们考虑室上性心动过速的可能性大，若从窄的 QRS 波判断为顺向型房室折返性心动过速时，可以利用 Coumel 定律来验证旁路的位置是否与应用偏心判断的一致。

具体方法：出现宽、窄 QRS 波心动过速，测量两种心动过速的心动周长，若 QRS 增宽时，心动过速周长延长 20～40 ms 时，则提示束支阻滞侧心室存在逆传激动的房室旁路，心动过速机制为 AVRT（Coumel 定律）；若心动过速周长无变化，则提示该阻滞束支不参与心动过速。

4. QRS 波电轴及胸导联尤其是 $V_5$ 导联 R/S 比例　窦性心律时，QRS 波群电轴正常，$V_1$、$V_5$ 导联 QRS 波形态正常；心动过速发作时，QRS 波群电轴左偏且 $V_1$ 呈不完全右束支阻滞图形，$V_5$ 或 $V_6$ 导联 R/S<1，则提示分支型室速。

## 第二节　折返与心电图

折返是指心脏某部位的一次激动经过传导再次激动心脏该部位的现象。例如一次激动已使心房肌除极，经过房内传导可使心房肌再次被激动，心电图上表现为两次心房除极波连续发生。折返也是临床心电图学、临床心脏电生理学的最基本概念，绝大多数心电学的方法都与折返相关，几乎所有种类的心律失常都存在着折返机制。

### 一、折返形成的基本条件

折返的形成需 3 个基本条件称为折返发生的机制。

#### （一）激动传导的双径路

1. 双径路　双径路是指激动传导的方向上存在两条径路，两条传导径路都与心脏的某部位心肌组织相通，一条是将该部位心肌的电活动传出，称为前传支，传到心脏其他部位或其他节段。一次激动经前传支传出后，在该径路脱离不应期之前不能从此传导途径返回，还必须有另一条传导径路作为回传支，冲动沿回传支可回传到心肌的原部位或原节段，使之再次被激动而形成折返。以心脏某一节段为基点，两条径路一支前传，一支回传，形成一个完整的折返环路。

2. 解剖双径路　激动传导方向的双径路可以是正常或异常的解剖结构。

（1）正常解剖结构的双径路：窦性激动下传经过房室结、希氏束后，出现左束支和右束支两条径路,激动可沿这两条径路下传,也可在两条径路中折返,称为束支折返。

(2)异常解剖结构的双径路:①预激综合征患者心房、心室之间先天性存在着一条异常的传导径路,加上正常的房室传导系统,在心房和心室之间存在着两条传导径路,室上性激动可沿这两条径路下传形成室性融合波,也可在两条径路中形成折返。②房室结双径路患者房室结内存在快、慢两条传导径路,室上性激动可沿这两条径路下传,也可在两条径路中形成折返。

3. 功能性双径路　除解剖上的双径路外,更多的是激动传导方向上存在功能性双径路。

(1)在激动传导方向上,原来传导正常的组织,由于炎症、缺血或其他损伤,这些组织的电生理特性发生急剧严重的改变,并可能丧失传导性而变成传导方向上的"障碍",激动传导遇到障碍后沿其两侧前传而形成功能性双径路。

(2)在激动传导方向上,原来传导速度均衡的组织中,部分组织因缺血或其他损伤而使其纵向传导速度明显下降,结果与邻近正常传导组织形成传导方向上传导速度不同的快慢径路。

4. 人工双径路

(1)双腔起搏器植入患者引起的人工双径路:双腔起搏器植入后,在患者心房与心室之间形成传导的双径路,一条是自身的房室传导系统,另一条是人工的房室结,即 DDD 起搏器。在一定的条件下,心房激动经 DDD 起搏器下传,并起搏心室,而心室激动又能沿自身房室传导系统逆传激动心房,心房激动可再经起搏器下传,周而复始形成折返性心动过速,又称起搏器介导性心动过速。

(2)先天性心脏病的修补、风湿性瓣膜病的换瓣等心脏的外科手术,都可在手术区域形成无传导功能的瘢痕组织。激动传导遇到瘢痕而受阻,再沿瘢痕组织的两侧传导形成激动传导方向上的双径路。

### (二)一条径路发生前向传导的单向阻滞

当一条传导径路在一个方向上能够传导,在相反方向上完全不能传导时称为单向阻滞。传导的双径路中必须有一条径路前传存在单向阻滞,但可以反向逆传,形成冲动折返的回路,进而形成折返激动。单向阻滞形成的原因如下。

1. 先天性单向阻滞　具有传导功能的心脏组织先天性发生单向阻滞的情况并非少见,发生机制目前尚不清楚。房室传导系统的主要功能是传导,是房室间电激动正常传导的唯一通路,一般人群中房室传导系统先天性仅有前传而无逆传的情况为 20% ~32% ,而预激综合征患者中室房逆向阻滞的比例可能还要高。预激综合征旁路也一样,旁路先天性单向阻滞的发生率为 40% ,其中前传单向阻滞的发生率为 30% ,逆传单向阻滞的发生率 10% 。

2. 获得性单向阻滞　获得性单向阻滞可以是病理性的或是功能性的。心肌细胞的静息膜电位水平是传导速度的主要决定因素。静息膜电位水平越高,发生动作电位时则有更多的钠通道被激活,钠离子进入细胞内的速度也越快,形成快反应动作电位。静息膜电位在-90 ~ -80 mV 时发生快反应动作电位时的传导速度为 1 ~4 m/s。

当静息膜电位在-70 ~ -60 mV 时,动作电位发生时仅有 50% 的钠通道被激活,钠离子进入细胞内的速度明显减慢,使动作电位 0 位相峰值速度和振幅均低于正常,传导速度将明显减慢。当静息膜电位进一步降低,低于-60 mV 时可使去极化速度明显降低,甚至为零,传导性也能下降为零,进而引起单向传导很慢,而另外方向上则完全不能传导形成单向阻滞。引起膜电位水平下降的生理及病理因素很多:如高血钾、缺血、炎症、低氧、洋地黄中毒等。

3. 激动相加法引起单向阻滞　当传导纤维的解剖结构由两支纤维汇集到一支纤维,而汇合部位又存在抑制区时,如果两支传导纤维内的冲动同时抵达,则可相加形成较强的激动通过汇合部位,继续前传。相当于两个阈下刺激相加,结果其强度超过阈值而通过抑制区。如果两支传导纤维内的冲动先后到达汇合部位和抑制区时,提前抵达的激动使随后的激动不能通过汇合部位及抑制区，引起单向阻滞。激动反向传导到达汇合部位及抑制区时，激动强度进一步分散而不是相加，结果可造成反方向的单向阻滞。心脏的许多部位都有这种心肌纤维汇合的结构，均可发生激动的相加及单向阻滞。

4. 激动的抑制引起单向阻滞　两个传导中的激动相互作用的另一种形式为抑制，即在两支传导纤维汇合成一支纤维处并存在抑制区时，一个较强的冲动可以通过该抑制区，但其到达抑制区之前，已有一个弱的激动提前抵达，其未通过抑制区，却扩大了该部位的不应期，结果随后而来的强刺激也不能通过该抑制区，形成冲动间的相互抑制。

临床心电图学中功能性单向阻滞常见。激动传导方向上的两条径路的传导速度常不均衡，传导速度快的径路为优势传导路，但其传导阻抗高，传导的安全系数低。不应期较长时其比另一传导径路更易进入有效不应期，使传导功能暂时丧失而发生功能性单向阻滞。如房室旁路的传导速度比房室结快，90% 以上的病例中旁路的有效不应期长，较早的心房激动下传时则会遇到其不应期，发生功能性单向阻滞，使该激动只能沿房室结下传。对于房室结双径路也是一样，房室结存在双径路时，快径路传导速度快，为优势传导径路。同样，90% 以上的快径路不应期比慢径路长，而更易发生单向阻滞，产生慢-快型房室结折返性心动过速。

#### （三）缓慢传导

缓慢传导常发生在前传支。优势传导径路常常较早地进入不应期，发生功能性单向阻滞，传导速度慢的径路不应期短，在快径路发生单向阻滞后，前向传导只能沿慢径路传导。另外，慢径路不仅初始传导的速度缓慢，而且传导有一定的递减性，使传导速度更为缓慢。缓慢传导对折返的发生十分重要，因为激动沿包括缓慢传导区在内的折返环回传到原激动发出部位时，该区才能脱离前一次除极后的不应期，恢复了兴奋性后才能被再次激动，引起折返性激动。如果折返环中没有缓慢传导区，或者缓慢传导区不够缓慢时，激动返回到原激动发出部位时，该部位还处于前一次激动后的不应期而不能再次被激动。应当指出，多数情况下，前向单向阻滞和缓慢传导分别发生在两条传导径路上。少数情况下，单向阻滞及缓慢传导能发生在同一条径路，如持续性交界区折返性心动过速（PJRT）患者的慢旁路则属于这种情况。这种患者存在着隐匿性旁路（前向阻滞），而且旁路逆传缓慢，使患者天然形成了折返发生的 3 要素，使其心动过速表现为先天性，无休止性或反复发作，常在幼儿或少年就伴有心动过速性心肌病。

折返发生时 3 个基本条件必须具备，缺一不可，而心电图上折返一旦发生就说明这 3 个基本条件肯定已经具备，应当查找 3 个基本条件在心电图中的表现。

## 二、折返的分类

1. 根据折返发生的部位　在心肌很小的空间即可发生折返，实验表明，心肌仅 0.3 $mm^3$ 的空间即可发生折返。因此，心脏各个部位均可发生折返形成窦房折返、房内折返、房室结折返、房室折返、束支折返、室内折返等，见图 13-3。

2. 根据折返环的大小

（1）大折返：心房扑动是房内的大折返，多数情况下，折返环沿右心房的侧壁前传，经过峡部的缓慢传导后，再沿间隔壁逆向传导。

（2）微折返：房颤为微折返，房颤发生时，心房肌处于易损期，此时细胞群之间兴奋性恢复的快慢先后差别最大，使兴奋性、不应期和传导性处于十分不均匀的电异质状态，出现了极不规则的可激动径路，形成了同时出现的杂乱无序的、折返环大小不等、方向多变的微折返，产生了频率为 350～600 次/min 的房颤波，见图 13-4。

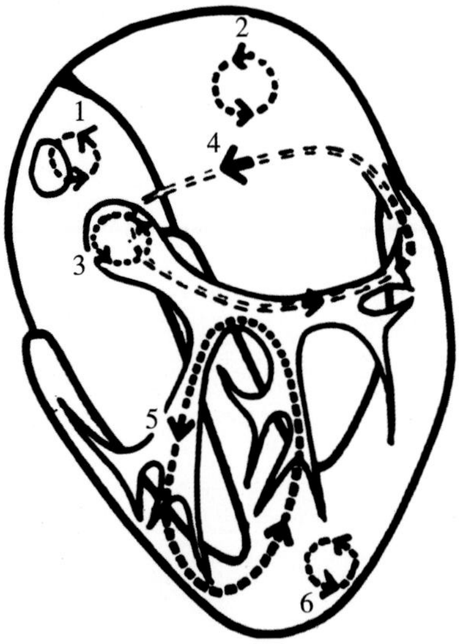


**图 13-3　折返根据发生部位分类**

1. 窦房折返;2. 房内折返;3. 房室结内折返;4. 房室折返;5. 束支折返;6. 室内折返。

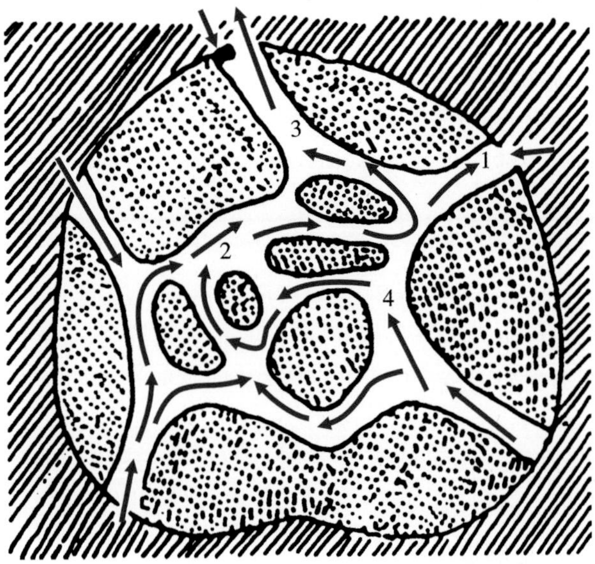


**图 13-4　心房颤动时发生微折返的示意**

3. 根据折返发生的机制　根据折返发生的机制分为解剖性折返和功能性折返。

## 三、折返的持续条件

1. 折返的持续条件　折返的持续条件是指折返发生后能够持续存在的条件,亦称维持条件。有时折返仅发生一次表现为一次早搏;有时连续发生两次表现为成对早搏,有时持续数个周期、数分钟而表现为短阵性或反复性心动过速,折返的每次终止都意味着折返的维持条件遭到破坏。

折返维持的最重要条件是折返环上各部位心肌组织的有效不应期均短于折返周期。折返发生时被激动的心肌组织除极后立即进入有效不应期,随后激动沿折返环路传导一周后回到该部位。如果该部位心肌有效不应期短于折返周期,折返返回的激动到达时,心肌已脱离前次激动后的有效不应期而恢复了兴奋性,并能再次被激动。因此,如果折返环上每部位心肌有效不应期均短于折返周期时,折返则持续存在。反之意味着折返持续的条件遭到破坏,折返必然终止。可以肯定,折返性心动过速每发作一次,一定是折返发生所需的 3 个基本条件具备齐全时,当折返的维持条件被破坏时心动过速就会终止。

2. 临床上常用破坏折返的维持条件来终止心动过速

(1)室上性心动过速持续发生时,提示折返的维持条件稳定,此时能应用刺激和兴奋迷走神经的方法终止之。患者可以用力吸气或呼气后憋气,可以压迫眼球,压迫颈动脉窦,刺激咽部引起恶心,做呕吐动作,还可以把头埋进水中做潜水动作等。这些方法都能兴奋与刺激迷走神经,进而延长房室结的有效不应期。当有效不应期延长并长于心动周期时,折返的维持条件遭到破坏,心动过速则可突然终止。有时迷走神经刺激的初始常不能终止,这是因房室结有效不应期的延长量不够,一旦延长并超过折返周期时,心动过速肯定会被终止。有的患者应用同样的方法一段时间后不再有效,可能与刺激部位阈值上调等因素有关。

(2)应用抗心律失常药物终止折返性心动过速的机制与上相同。腺苷三磷酸(ATP)、维拉帕米(异搏定)快速静注后终止室上性心动过速的有效率达 90% 以上,这是因快速推注的 ATP 能迅速延长房室结的有效不应期，当其延长到大于折返周期时，心动过速迅速终止。

可以看出，刺激和兴奋迷走神经和抗心律失常药物主要作用于房室传导系统的房室结，延长其不应期，慢旁路具有与房室结相似的电生理特性，因此这些方法终止的几乎都是房室结或慢旁路依赖性室上性心动过速。心动过速终止时应注意心律转复过程中的心电图，以便确定折返维持条件被破坏的关键环节，多数终止在房室结的前传或慢旁路的逆传。

## 四、折返周期、折返的可激动间隙和折返的诱发窗口

1. 折返周期　折返周期等于激动经传导环路传导时在各部位传导时间的总和，与心动过速的心室率成反比，即心动周期(ms) = 60 000(ms)/心率(次/min)。折返环各部位心肌组织的传导时间受多种因素的影响，尤其房室结的不应期和传导速度更易受神经、体液等诸多因素的影响。因此，同一患者在不同时间发作心动过速的折返周期可以长短不一，心动过速的频率随之不同。心动过速折返周期的显著变化还可能是因不同折返机制引起或同一机制经不同径路传导形成。

2. 折返的可激动间隙　可激动间隙是指折返发生时折返波波峰前的心肌组织处于兴奋期或相对不应期，能够被传导中折返波的波峰再次激动或被外来的刺激侵入而引起该部位心肌发生除极反应。

当多个部位心肌组织参与折返时，如预激折返时心房、心室、房室结及旁路都参与，可激动间隙在不同心肌组织中宽窄不同。不应期短的心肌部位可激动间隙长，相反则短。不同部位心肌的可激动间隙不同，使 $S_2$ 刺激在不同心肌部位终止折返的能力也不相同。

目前认为，凡是折返性心动过速均存在可激动间隙，只是不同类型的折返或折返性心动过速的可激动间隙宽窄不一，房颤时也有该间隙，只是间隙太窄而已。

3. 折返的诱发窗口　窦性心律或起搏心律时应用不同联律间期的 $S_2$ 刺激可进行折返或心动过速的诱发，能够诱发折返或心动过速的 $S_2$ 刺激联律间期的范围在窦性心动周期中的位置及持续的时间称为折返的诱发窗口。

诱发折返的机制是适时的 $S_2$ 刺激落入一条径路的有效不应期，出现功能性前传单向阻滞，而另一条径路此时处于相对不应期，呈现缓慢前传。单向阻滞和缓慢传导的出现可使折返发生。折返的维持条件具备时，进而发生心动过速。折返首次被诱发是由于两条径路中一条径路进入有效不应期，另一条径路能够缓慢下传，能够满足这一条件的 $S_2$ 刺激都能诱发折返，一直到 $S_2$ 刺激的联律间期太短而落入另一条径路的有效不应期，这时 $S_2$ 刺激在两条径路都不下传，折返也不可能再诱发。总之，折返的诱发窗口大致等于“快径”的有效不应期减“慢径”的有效不应期。

对于折返性心动过速的患者，其折返的两条径路不应期差值越大，诱发窗口就越宽，心动过速越易发生。相反心动过速则不易发生或诱发。影响两条传导径路不应期的因素很多，对同一影响因素，两条径路的反应也不一样，因此同一患者在某段时间内心动过速可能频繁发生，另一段时间内心动过速可能很少发生，这与诱发窗口宽窄的变化直接相关，也与早搏的多少密切相关。

抗心律失常药物通过抑制早搏，延长传导径路的不应期，缩小两条传导径路不应期的差值，能够治疗和预防心动过速的发生。

心脏电生理检查时常需要诱发心动过速，以便进一步诊断与治疗。有时心动过速不能诱发，有可能因两条传导径路的不应期差值过小所致。这种情况存在时，常给予异丙肾上腺素、阿托品等药物，药物能使上述差值加大，心动过速则易诱发。

## 五、折返性心动过速的终止窗口

适时单次的 $S_2$ 刺激可以终止心动过速，终止的原因是 $S_2$ 刺激落入心动过速的终止窗口。应用

程序性 $S_2$ 刺激可以测定心动过速终止窗口在心动过速周期中的位置及宽度。折返性心动过速发作时,存在宽窄不同的可激动间隙。联律间期不同的 $S_2$ 刺激对心动过速有 3 种作用。

1. 对心动过速无影响　$S_2$ 刺激未进入可激动间隙。

2. 心动过速终止　适时的 $S_2$ 刺激进入并使可激动间隙的心肌组织除极而进入有效不应期,使随后的折返波波峰遇到有效不应期导致折返中断。

3. 心动过速重整　$S_2$ 刺激进入了可激动间隙终止原心动过速,同时 $S_2$ 刺激又引发心动过速重新开始,使心动过速发生重整。

显然,心动过速的终止窗口位于可激动间隙内,但比可激动间隙窄。

临床常应用频率很快的猝发刺激连续发放 3 ~ 15 次刺激终止心动过速。其目的:一是多个刺激可提高刺激进入心动过速终止窗口的概率;二是提高终止窗口较窄时心动过速的有效终止率,如 I 型心房扑动。

## 六、折返与各向异性、拖带、抗心律失常药物

1. 折返与各向异性　各向异性是物理学概念,“向”是指空间方向,“性”是指性能,即测量指标,例如光的折射率、声速及热的传导系数等。在不同方向上,测定的某一物理学数据不同并存在某一方向的优势时,称为各向异性,相反称为各向同性。

近年来,心脏电活动的研究中引入了各向异性的新概念。“向”则指心肌细胞的长轴(纵向)及短轴(横向),“性”是指电活动的传导速度、不应期等特性。

传统观点将整个心脏组织看成一个电活动的合胞体,电活动犹如在均匀一致的介质中传导,传导时遵循各向同性规律。认为电活动的紊乱如折返现象发生时,是因心肌细胞发生了病理性改变,构成了异常心电现象发生的基质。

目前认为,心脏不是电活动的一个均质体,心肌由许多肌束旋转重叠构成,心外膜面肌纤维的排列与心脏长轴垂直,心内膜面的肌纤维趋于向四周扩散,心肌的这种非均质性排列即为各向异性结构。从细胞水平来看,心肌细胞间纵向连接与心肌细胞间横向连接比较时,利于离子流动的缝隙连接及闰盘,前者远远多于后者,构成了细胞水平的各向异性结构。

结构上的各向异性,必然产生传导功能的各向异性,心肌细胞的电活动沿纵向的传导速度远远快于横向。以右房界嵴为例,该部位心肌细胞的纵向与横向传导速度比值为 10 : 1,使折返发生的概率大大提高。

总之,目前认为心脏存在各向异性结构,以及心电活动的各向异性,这些有可能引起折返等异常心电现象。因此,折返不一定都是心肌病变的病理学结果,在正常生理情况下就有可能存在和发生。这一新观点可以解释特发性、折返性心动过速发生率较高的临床情况。

2. 折返与拖带　心动过速发作时,以高于心动过速的频率起搏,心动过速的频率能提高到起搏频率,起搏到一定时间停止后,心动过速又恢复到原来的频率,这一过程称为拖带,实际是心动过速的拖带现象。凡是能被拖带的心动过速都是折返性心动过速,心脏电生理检查时常据此来区别心动过速属于折返性还是自律性。

心动过速重整现象是指落入心动过速可激动间隙的 $S_2$ 刺激,在终止原来心动过速的同时,又以 $S_2$ 刺激为起点开始了新的心动过速。有时某些自律性心动过速的异位节律点的变时性较好,心动过速发作时,应用较高的频率起搏,可以有效夺获,形成较快频率的起搏。这一过程中,起搏节律对异位节律点有抑制作用,起搏停止后,因异位心律的节奏点自律性高而稳定,在起搏停止后可抢先发放自律性激动。当这一现象稳定而能重复时,即引起起搏后间期(post pacing interval, PPI)不变,能伪似折返性心动过速。

3. 折返与抗心律失常药物　所有抗心律失常药物都有负性频率、负性传导、负性肌力作用，都有延长心肌组织不应期的作用。折返或折返性心动过速发生时，都需要具备折返的三要素，包括一条传导径路存在前传的单向阻滞。

抗心律失常药物终止心动过速的机制是药物破坏折返发生及维持的条件。药物治疗单次折返性早搏的机制是：药物能将折返传导的单向阻滞变为双向阻滞，使折返不能发生。药物预防折返性心动过速的机制是：①抑制早搏，减少早搏触发心动过速；②延长不应期，破坏折返的维持条件；③将单向阻滞变为双向阻滞，消除了折返发生的机制。

## 第三节　窦房折返性心动过速

窦房折返是在窦房结与邻近的心房组织间发生的激动折返，因窦房结是折返环的一部分，其所引起的心房波与窦性 P 波形态完全或几乎完全相同，是较常见的折返现象，心脏电生理检查中 10% ~15% 的患者发生窦房折返。

窦房折返性心动过速（sinoatrial reentry tachycardia，SART）是当窦房折返连续出现 3 次或 3 次以上，折返周期<600 ms。此型心动过速相对少见，占室上性心动过速的 3% ~4%，常在电生理检查中诱发，40 ~60 岁好发，多见于中老年男性，几乎所有的病例均伴有瓣膜性心脏病、冠心病、高血压性心脏病、先心病等器质性心脏病。

SART 常因情绪激动、紧张、运动等诱发，部分病例也无明显诱因，发作呈阵发性，突发突止，发作频度逐年增加，每次发作持续几秒至几小时不等，持续时间随病程又逐渐延长。发作时的症状取决于发作时心率、持续时间及伴有的基础心脏病的情况。多数伴有心悸、气短、胸痛、头晕，仅少数病例心动过速时伴明显的血流动力学改变。

国外学者认为房性心动过速起源于整个界嵴，同时起源于上界嵴的房速引起的 P 波与窦性 P 波无法区别，SART 引发的心房波与窦性 P 波形态相同或相似，两者需要鉴别，见图 13-5。

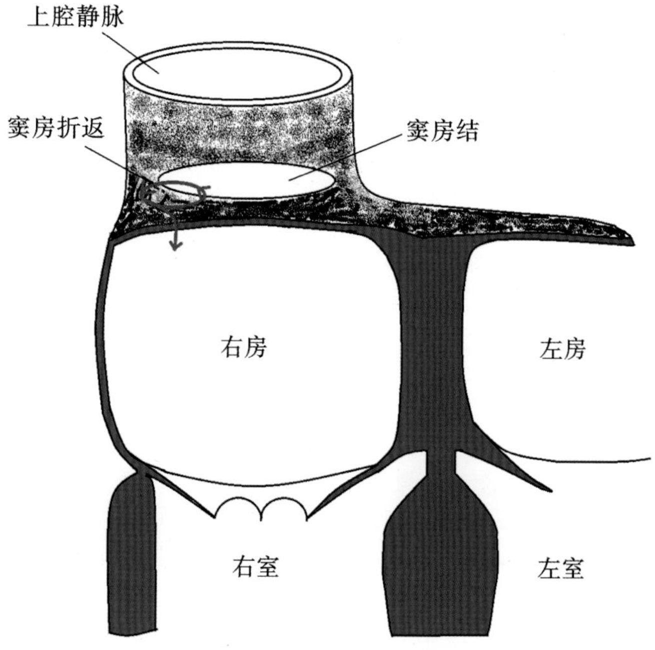


图 13-5　窦房折返性心动过速发生示意

## 一、发生机制

窦房结内P细胞是慢反应细胞,除极速度慢、幅度低、传导亦慢,窦房结内细胞间不应期不一致,使得窦房结在功能上存在几条传导径路利于形成折返。在窦房结周围有一个介于窦房结和心房肌间的窦房结结周生理区域,此区存在功能性纵向分离的双径路。适时的房性早搏下传心室的同时沿已脱离不应期的窦房结细胞缓慢传导,可再次激动已脱离不应期的心房产生窦性回波,该激动在窦房间连续折返即形成窦房折返性心动过速。

1. 折返机制　窦房折返性心动过速的临床表现及心脏程序刺激可以重复诱发和终止等特点都表明其发生机制为折返。

2. 窦房结参与了折返　有学者在离体的兔心上进行了窦房折返途径的验证实验,引入一个适时的房性早搏诱发心动过速并记录窦房结纤维的激动过程,结果显示折返经过了窦房结,窦房结本身是这种折返性心动过速发生的重要部位。

3. 心房参与了折返　窦房结与心房组织的连接区是心脏组织激动传导的3个闸门之一,闸门位于不应期不均衡的不同组织间的连接区,不同心肌组织间的结合部位因传导速度最慢而形成闸门,闸门两侧的心肌组织传导速度的差异较大,故在闸门处最易发生折返。房室结与周围组织组成的闸门折返发生率最高,窦房结与心房组织组成的闸门折返发生率位居第二,浦肯野纤维与心室肌组织连接部位的闸门也经常发生折返。

4. 窦房结折返区与窦房折返　心房程序刺激时窦房结对不同的房性早搏有4种反应,随着房早刺激的联律间期逐渐变短时,窦房结的4种反应区分别为窦房结结周干扰区、窦房结结内干扰区、窦房结不应区和窦房折返区。显然Ⅲ区与Ⅳ区的顺序似乎有矛盾,即Ⅲ区的房性早搏已进入了窦房结的不应期,而比之更早的房性早搏刺激却能引起窦房结的折返。目前有2种理论解释这种现象。

(1)裂隙现象学说:当窦房结不应期长于心房不应期,一定联律间期的房性早搏逆传至窦房结,可遇到窦房结的不应期,表现为窦房结不应区Ⅲ区反应,但联律间期更短的房性早搏在心房扩布逆传时,遇到心房的相对不应期,使激动在心房内传导缓慢,激动在房内缓慢传导到达窦房结时,窦房结已脱离有效不应期而对其发生反应,并与心房组织共同引起折返,裂隙现象是窦房折返的始动原因。

(2)双径路学说:窦房结与邻近心房组织间存在不应期及传导速度不同的两条径路,快径路传导速度快,不应期相对长,一定联律间期的房性早搏在心房内扩布时沿快径路向窦房结逆传,可引出窦房结不应区Ⅲ区反应;联律间期更短的房性早搏在心房内扩布时遇到快径路有效不应期而改为慢径路向窦房结逆传,激动从慢径路的方向传入窦房结,在其内部缓慢迂回传导,传导缓慢进行的过程中心房的兴奋性逐渐恢复,使窦房结迂回传出的激动再次传入心房形成窦性回波。

裂隙现象和双径路学说都能解释窦房结Ⅳ区反应发生的机制,而Ⅳ区反应时出现窦房折返现象,窦房结动脉供血区域有过梗死或窦房结及结周组织发生了纤维化或存在瘢痕组织,都可使传导更慢引起折返。

## 二、心电图及电生理特点

SART的心电图特点与窦性心动过速相似,但又有独有的特点,见图13-6。

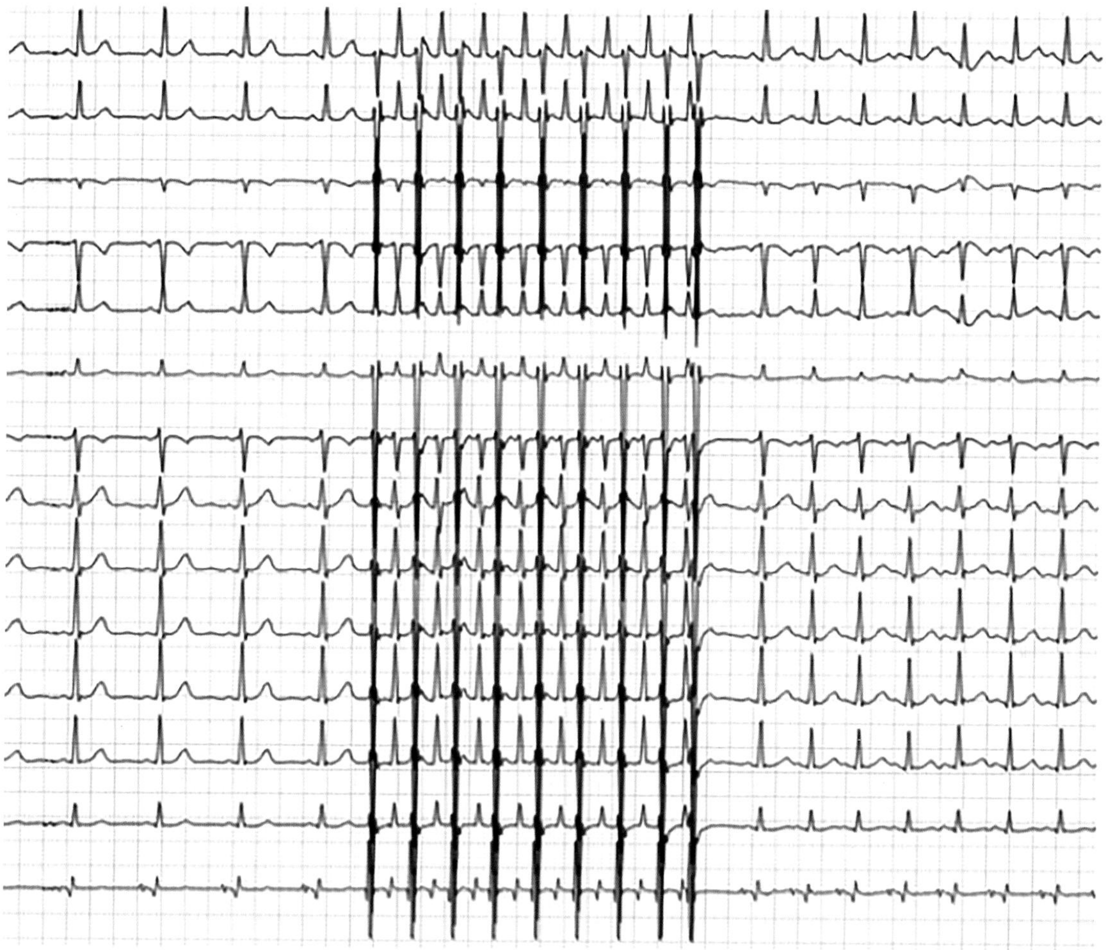

图 13-6　窦房折返性心动过速

食管心房调搏检查，$S_1S_2$(360-280 ms)刺激诱发窄 QRS 波心动过速，P 波与窦性 P 波相似，RP>PR。

### (一)心电图特点

1. 心房波形态　SART 经心内电生理证实心房波的除极顺序由右向左，由上向下。心动过速发作时心房波形态与窦性 P 波相同，或因折返在心房传出部位与窦性激动的心房传出部位不同可略有差异。心房波位于 QRS 波之前，PR<RP，一般 PR 间期正常。

2. 心动过速的频率　心动过速发作时心率在 100～200 次/min，常在 100～150 次/min，平均 130 次/min；心动过速频率慢时诊断相对容易，频率快时 P 波重叠于其前 T 波中使得 P 波形态辨别困难。

3. 心动过速诱发与终止　适时的房性早搏、窦性早搏可诱发或终止 SART，具有突发突止特点，兴奋和刺激迷走神经可使心动过速频率减慢或突然终止。

4. 温醒现象　SART 发生时常伴有温醒现象，即在心动过速的前 3～5 个心动周期中心率可不规整，常逐渐增快而趋于稳定；在心动过速终止时有冷却现象，即在心动过速的最后 3～5 个心动周期中心率逐渐减慢后心动过速终止。

5. 等周期代偿　心动过速终止后代偿间期等于或略长于一个窦性周期形成等周期代偿。折返停止时的最后一个搏动如同一个房性早搏，该激动侵入窦房结引起节律重整，故代偿间期略长于一个窦性周期。

6. 房室阻滞对心动过速的影响　SART 的折返环在窦房结及相邻的心房之间,故发生房室阻滞时不影响心动过速的持续存在。

7. 心动过速自限性　心动过速自限性是心动过速自动终止的特点;SART 持续时间一般较短,数次心搏或数秒后自行终止。

8. 代偿间期　心动过速终止至恢复窦性心律之前的时间间期可能与窦性周期相等,但多数比之要长。因为折返停止时的最后一次搏动如同一次窦性早搏,其作用与房性早搏一样,产生窦房结的侵入和节律重整,使停止后的时间长于窦性周期。

9. 某些情况依据体表心电图诊断困难,需通过心内电生理检查才能获得可靠诊断。

(1) SART 发生时窦性回波传出部位略有不同或存在频率依赖性房内差异性传导引起的心房波与窦性 P 波略有差异,此时与折返性房性心动过速难以通过心电图鉴别。

(2) 窦房折返合并显著窦性心律不齐。

(3) 窦性回波与窦性 P 波的振幅低时。

(4) 窦性回波重叠在前一心搏的 T 波中,难以辨认。

#### (二) 电生理特点

电生理特点如下:①适时的心房刺激可诱发和终止。②可有明显较宽的诱发窗口。③可反复重复诱发和终止。④迷走神经刺激可终止心动过速。⑤心动过速的诱发与房室传导、室内传导无关。

### 三、诊断要点

(1) 依据 SART 发作时的典型心电图特点,同时具有突发突止可确诊,但心动过速发作持续时间短暂,体表心电图难以发现,发作频繁者可依靠动态心电图检查证实。

(2) 发生诊断困难时可进行食管心房调搏检查,检查时经 $S_1S_2$ 或 $RS_2$ 程序刺激诱发和终止心动过速,诱发能够反复重复,同时能测定诱发窗口。诱发后的症状与平素症状相同,心率相近。

(3) 心内电生理检查可通过观察和测定心动过速诱发后心房激动的顺序,当顺序符合由右向左,由上向下,并与窦性心律时心房激动顺序完全一致时即可确诊。

### 四、鉴别诊断

#### (一) 自律性增强的一般性窦性心动过速

窦房折返性心动过速的心电图与窦性心动过速相似,需与窦性心动过速鉴别。①窦性心动过速不能被房性早搏诱发与终止;②窦性心动过速常逐渐发生,逐渐终止,无突发突止的特点;③刺激迷走神经的方法只能使窦性心动过速的频率减慢而不能终止;④食管心房调搏检查不能诱发和终止窦性心动过速;⑤窦性心动过速持续时间较长,从几小时至几天甚至更长。

#### (二) 特发性窦性心动过速

特发性窦性心动过速是严重而顽固的窦性心动过速,无器质性心脏病,心动过速持续时间长,窦性心动过速的频率更快,直立体位心率明显增高,卧位时心率减慢,轻微体力活动可使心率不呈比例的增高,对药物反应差,常导致心动过速性心肌病。

#### (三) 自律性房性心动过速

自律性房性心动过速的 P 波与窦性 P 波明显不同,而 SART 时的 P 波则与窦性 P 波相似,自律性房性心动过速发作起始时可存在温醒现象,最初的房性心动过速的频率稍慢伴不齐,随后频率逐渐加快,最后稳定;终止后可见代偿间期,而 SART 终止后可有等周期代偿。

### （四）房内折返性心动过速

房内折返性心动过速的 P 波与窦性 P 波不同，而 SART 时 P 波则与窦性 P 波相似；房内折返性心动过速终止时可见长于窦性周期的代偿间期，而 SART 终止时可见等周期代偿；窦房折返时无房内传导延迟的其他所见；房内折返性心动过速的心内电图记录可见心房激动顺序与窦性 P 波不同。改变右房刺激部位常不能重复诱发房内折返，而心房不同部位的刺激可重复诱发窦房折返。

# 第四节　房内折返性心动过速

房内折返性心动过速（intra-atrial reentry tachycardia，IART）是起源于窦房结区域以外的心房任何部位由折返机制形成的心动过速，占阵发性室上性心动过速的 5%～10%，多见于器质性心脏病患者，见图 13-7。

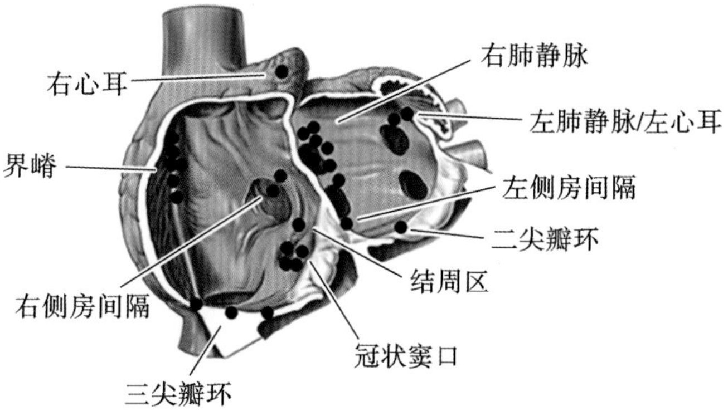


图 13-7　房内折返性心动过速起源部位示意

## 一、发生机制

房内传导束的纵向分离形成两条或更多的相互分离的传导通道，心房肌纤维化是产生 IART 的病理生理基础，这些原因导致心房内传导组织不应期的不一致性和不均匀传导，从而形成了 IART 的电生理基础。房内折返性心动过速的折返环是心房内解剖基础的大折返或局部的微折返。

## 二、心电图及电生理特点

### （一）P 波的形态

1. IART 的 P 波形态与窦性 P 波不同，IART 时心房激动顺序及 P 波形态取决于房内折返部位及从折返环路传出的方向。

（1）激动传出部位在高位右心房及靠近窦房结时 P 波形态与窦性 P 波相似。

（2）激动传出部位在左心房时 P 波在Ⅰ导联倒置，因左心房后壁紧邻食管壁，故食管心电图中 $P_{EB}$早于 $P_{V_1}$。

2. P 波出现在 QRS 波之前，一般 PR<RP，PR<1/2RR，当心率较快或既往存在房室传导延缓可出现 PR>RP。

### （二）心动过速的频率

心动过速频率变化大，心房率一般 150～250 次/min；心动过速发作过程中无温醒和冷却现象,具有突发突止特点。

### (三)IART 的诱发与终止

心房刺激可诱发和终止,适时的人工或自发房性早搏刺激进入折返环相对不应期发生传导延缓后诱发,快速的心房刺激也可因房内传导延缓而诱发。

IART 多由房性早搏诱发,故第一个房性早搏的 P 波形态与窦性及其后发生 IART 的 P 波形态均不相同,即诱发的 P 波与其后心动过速的 P 波不同。

刺激迷走神经可使 25% 的 IART 终止,出现房室阻滞减慢心室率。

### (四)代偿间期

IART 发生时窦房结的起搏功能受到抑制,心动过速终止后常常会出现长的代偿间期。

### (五)房室传导

IART 的折返环在房内,而房室结与心室均不参与折返,可出现文氏现象、2∶1 传导阻滞、室内传导阻滞,见图 13-8 ~ 图 13-11。

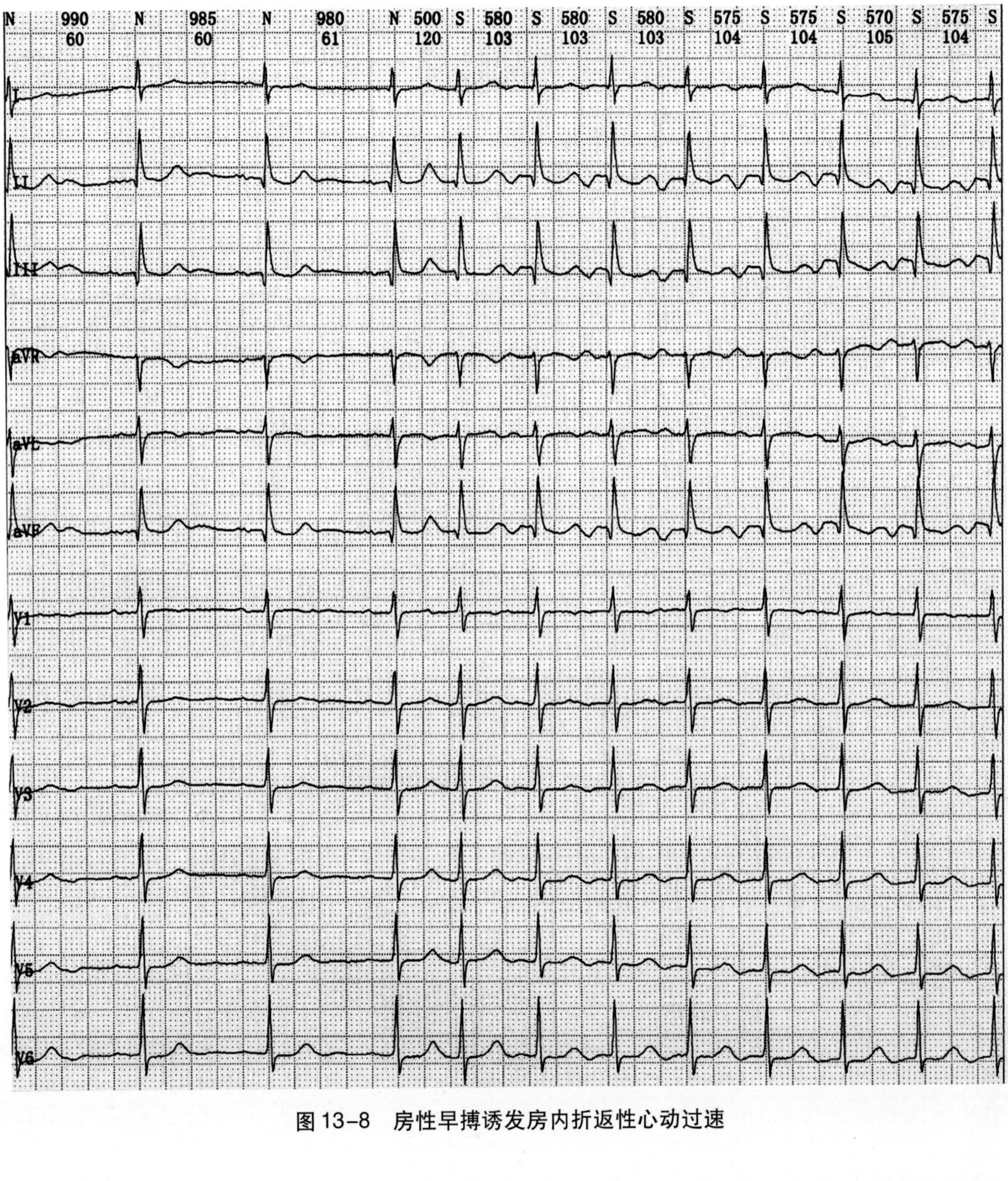


图 13-8　房性早搏诱发房内折返性心动过速

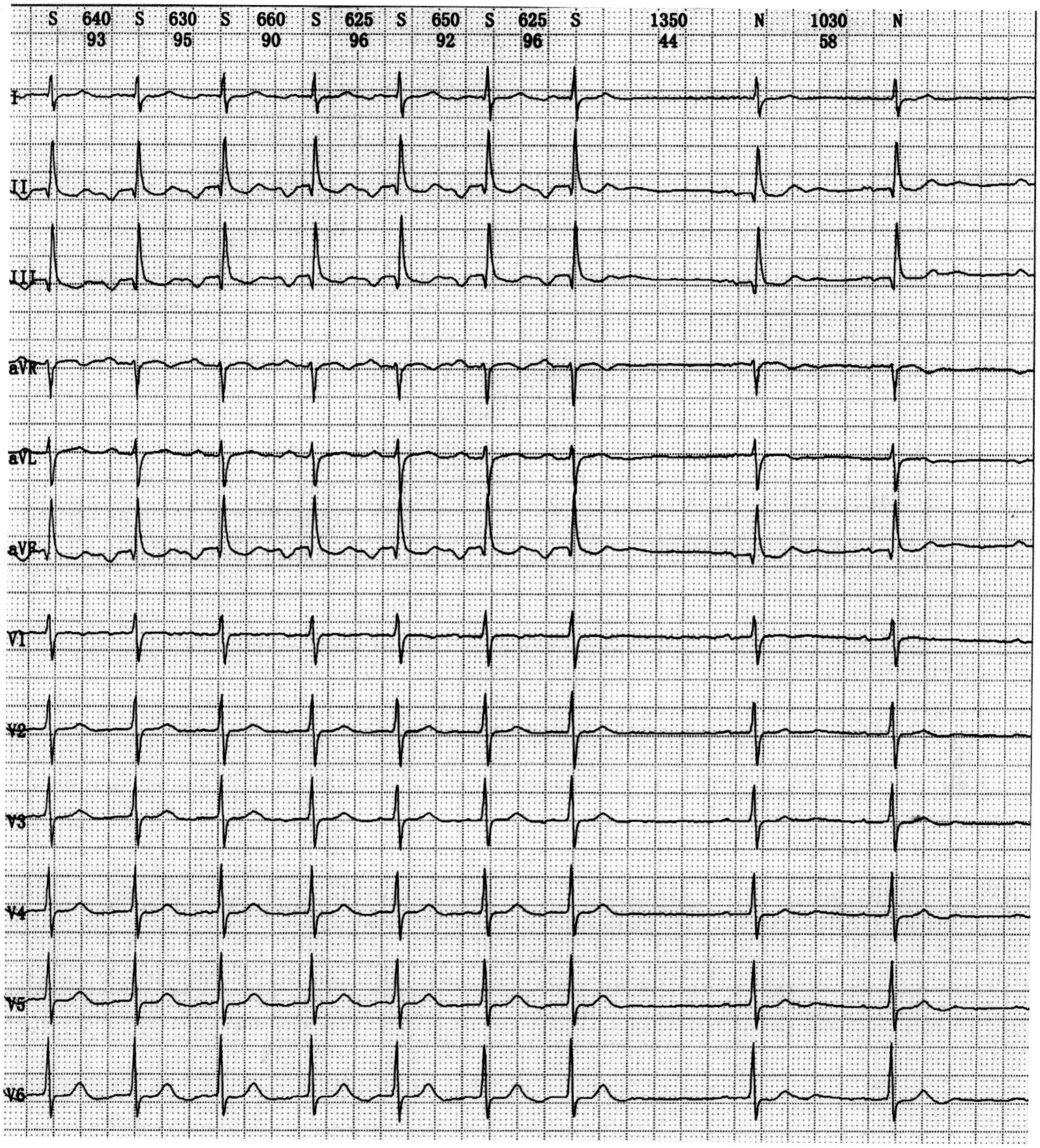


图 13-9　房内折返性心动过速终止

与图 13-8 为同一患者，房内折返性心动过速自行终止，其后形成代偿间期。

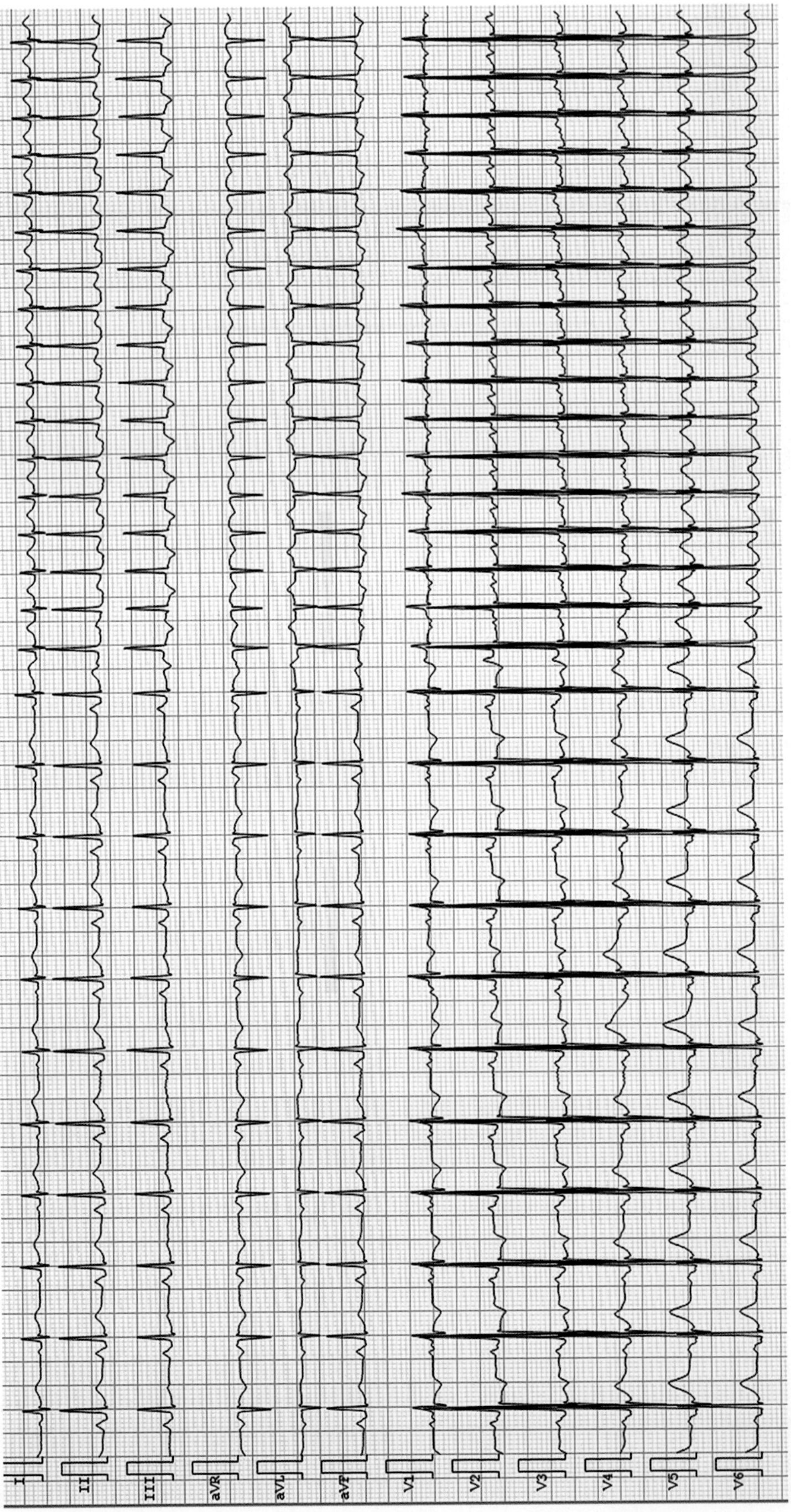


图 13-10 房性早搏诱发房内折返性心动过速

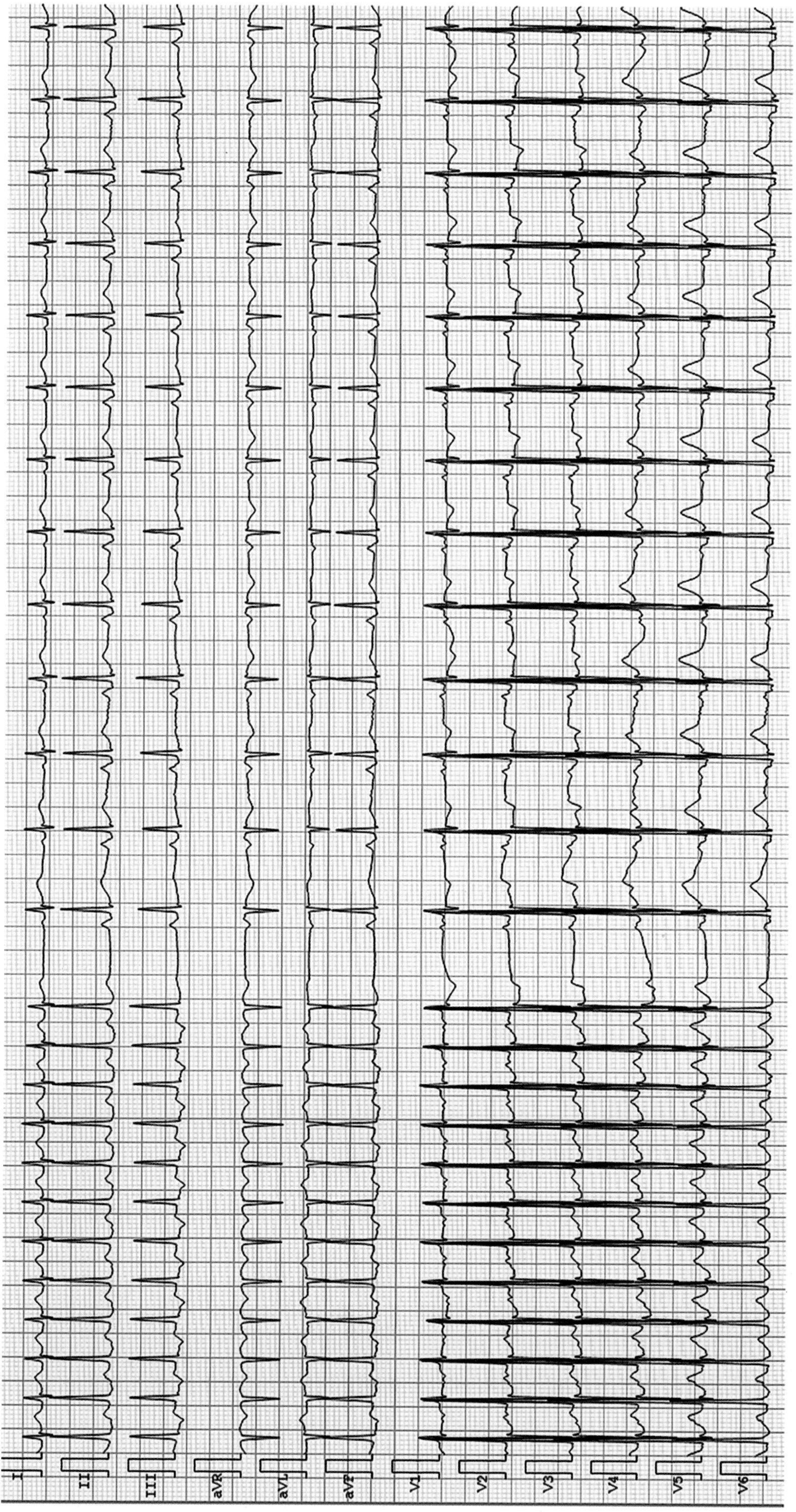


**图 13-11　房内折返性心动过速终止**

与图 13-10 为同一患者，房内折返性心动过速自行终止，其后形成代偿间期。

## 三、鉴别诊断

1. 窦房折返性心动过速　大部分房内折返性心动过速的 P 波形态异于窦性 P 波，但少部分因折返环位于右心房上部靠近窦房结，形成的 P 波形态与窦性 P 波相同，可通过 IART 终止时具有的代偿间期鉴别。

2. 自律性房性心动过速　自律性房性心动过速多为持续性或无休止性，始发的 P 波与其后 P 波形态相同，不能被房性早搏刺激诱发和终止，但可被超速起搏所抑制；节律不很规则，具有温醒与冷却现象，可终止于前传，见图 13-12、图 13-13。

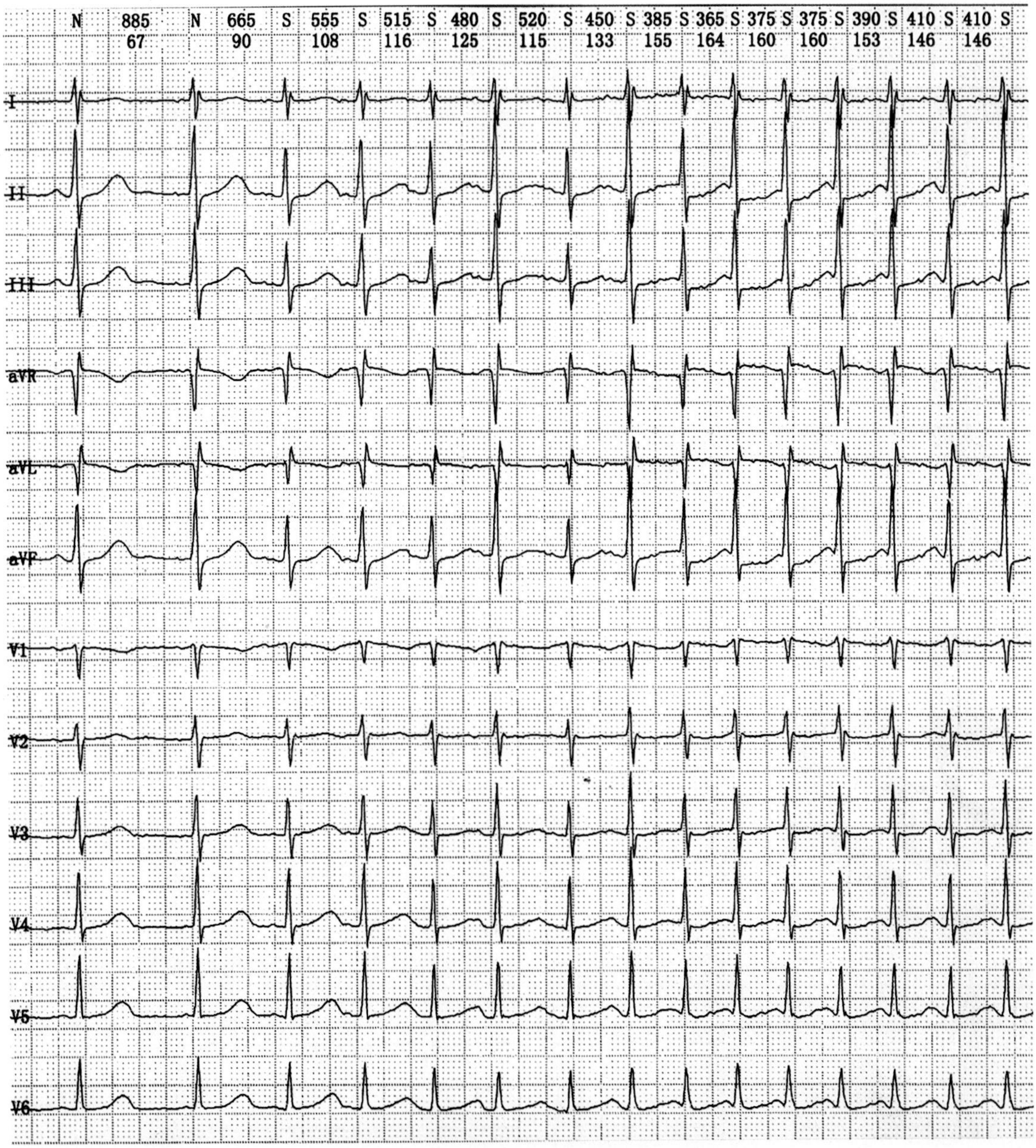


图 13-12　自律性房性心动过速发作心电图

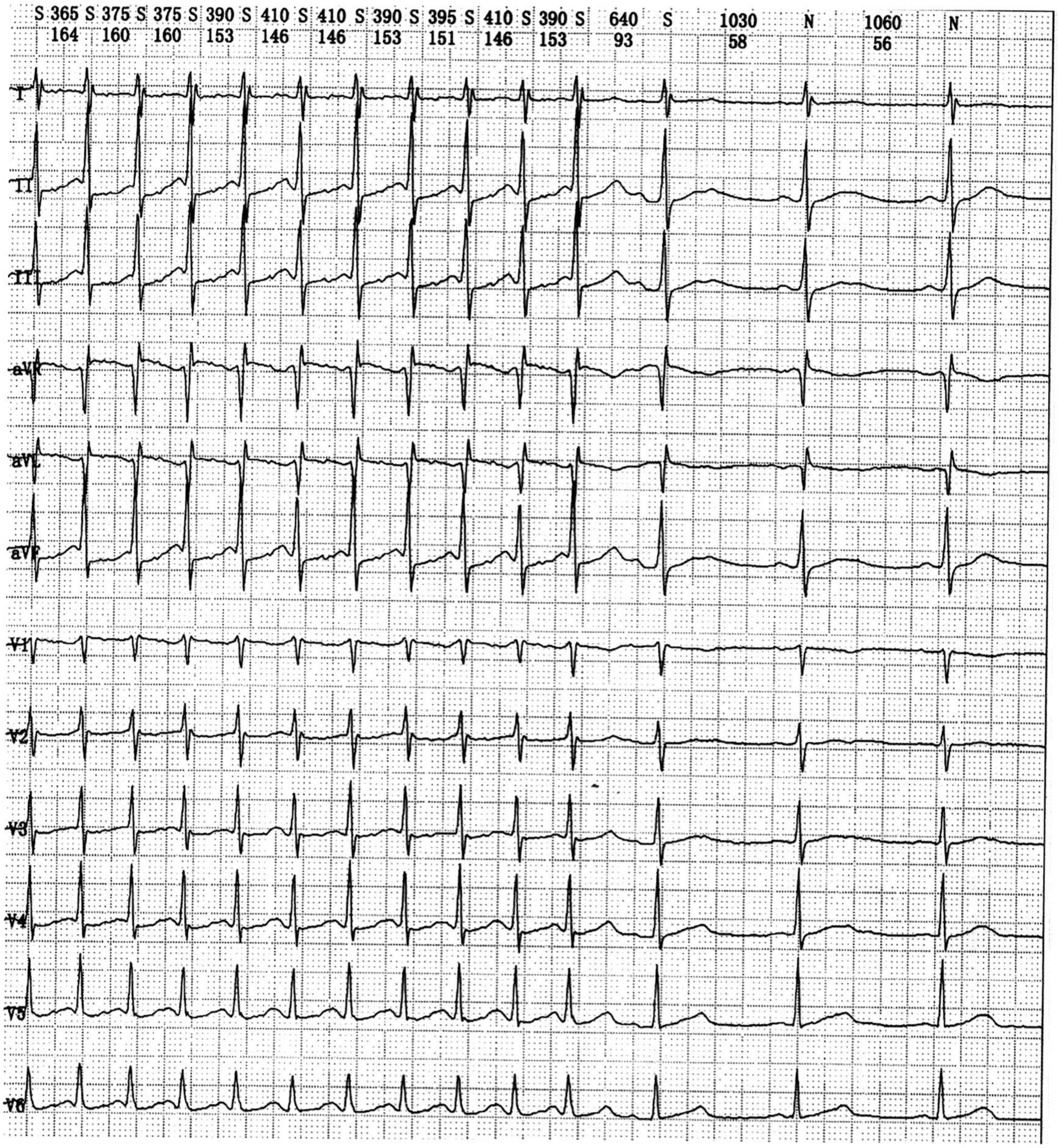


**图 13-13　自律性房性心动过速终止心电图**

与图 13-12 为同一患者，自律性房性心动过速自行终止。

3. 快-慢型房室结折返性心动过速　低位房间隔的房内折返性心动过速需与快-慢型房室结折返性心动过速相鉴别，低位房间隔的房内折返性心动过速时 P 波在下壁导联倒置。心室刺激时逆行心房激动顺序与心动过速时相同，此时考虑快-慢型房室结折返性心动过速。

4. 慢旁路参与的房室折返性心动过速　慢旁路参与的房室折返性心动过速心电图表现长 RP 心动过速，心房和心室均参与了折返，当发生房室阻滞时长 RP 心动过速不终止考虑房内折返性心动过速，此外，若该长 RP 心动过速在 12 导联同步测量时出现偏心现象或差别 RP 间期时为慢旁路参与的房室折返性心动过速。

# 第五节　房室结折返性心动过速

## 一、概述

### (一)房室结双径路

1. 概念　在房室结内被纤维束分隔的不同区域内的房室结心肌细胞群,有时可具有不同的传导性和不应期,此时房室结可按功能分为两个通道,即房室结双径路,10% ~30% 的正常人存在房室结双径路,并且多在心脏电生理检查时发现,只有一部分会伴发心律失常,故有学者提出房室结双径路只有在伴发心律失常时才具有临床意义。

2. 分类

(1)根据传导速度:房室结传导通路的分类多根据心房激动在房室结内的传导速度。①快径路(fast A-V nodal pathway,FP),快径路亦称 β 通道,传导速度快、不应期长,是房室结的优势传导径路。②慢径路(slow A-V nodal pathway,SP),慢径路亦称 α 通道,传导速度缓慢、不应期短,常被快径路传导掩盖,故体表心电图不易发现房室结双径路。③更慢径路,一般快径路下传心室时所用时间多<300 ms,慢径路多在 250 ~500 ms,更慢径路>500 ms。当房室结仅存在快慢径路时称为房室结双径路。

(2)根据传导方向:根据激动通过房室结的方向分为 3 种。①前向性房室结双径路:前向性房室结双径路是指激动从心房通过房室结双径路下传至心室。②逆向性房室结双径路:逆向性房室结双径路是指激动从心室通过房室结双径路逆传至心房。③双向性房室结双径路:双向性房室结双径路表示既有前向性双径路又有逆向性双径路。

3. 电生理特点

(1)快径路:快径路亦称 β 通道、β 径路,传导速度快、不应期长,是房室结的优势传导径路。极少部分快径路不应期短于慢径路的不应期。

(2)慢径路:慢径路亦称 α 通道、α 径路,传导速度缓慢、不应期短,常被快径路传导掩盖,故体表心电图不易发现房室结双径路。极少部分慢径路不应期长于快径路的不应期。

4. 房室结双径路的传导曲线特点

(1)正常房室结传导曲线:正常房室结传导曲线图显示连续圆滑的曲线。

(2)房室结双径路传导曲线特点:存在房室结双径路时因传导从快径路跳跃到慢径路,房室结传导突然延缓,传导时间延长,在绘制的房室结传导曲线图上表现为传导曲线不连续;快径路递减传导不明显;快慢径路之间 AH 间期跨越幅度大,这种变化提示房室结传导从快径路转换到慢径路,电生理学称为跳跃。约 30% 房室结折返性心动过速的患者在电生理检查中出现连续的传导曲线,随后证实为房室结双径路。

### (二)房室结折返性心动过速

房室结折返性心动过速(atrioventricular nodal reentrant tachycardia,AVNRT)是发生在房室结或房室结周围的折返性心动过速,占阵发性室上性心动过速的 40% ~50%,多见于 40 岁以下女性。因折返环位于房室结,心动过速如不伴有束支阻滞,体表心电图表现为窄 QRS 波心动过速。

## 二、发生机制

### （一）折返

折返是房室结折返性心动过速的主要机制，也是最重要的机制。

### （二）折返形成的基本条件

1. 房室结双径路具备了折返的第一个必要条件　房室结存在解剖或功能性的传导速度与不应期不同的两条或多条径路，是形成 AVNRT 的电生理基础，AVNRT 是两条通道之间折返的结果。房室结双径路中的快径路位于 Koch 三角前上方，慢径路位于右心房后间隔，见图 13-14。

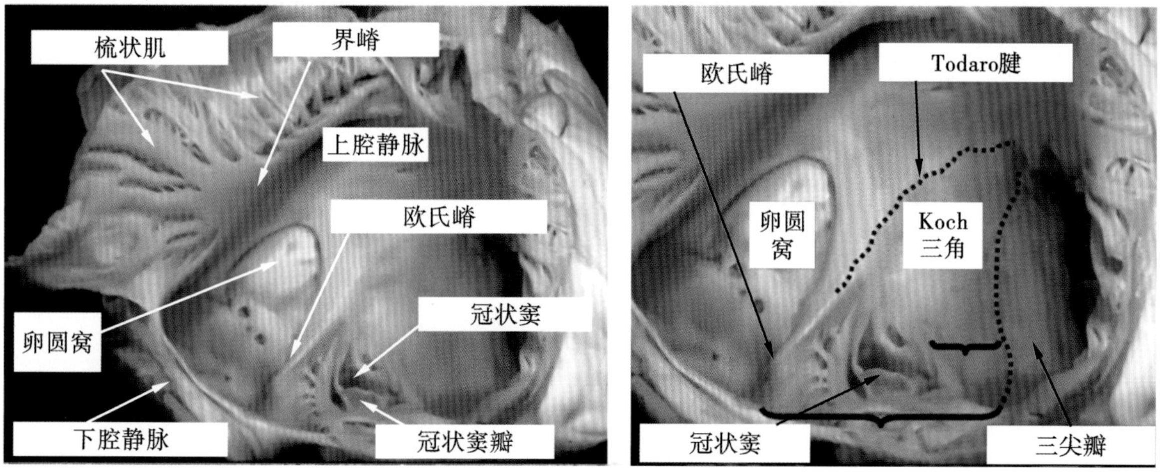


图 13-14　房室结双径路发生部位

2. 房室结双径路中的一条径路前向传导时发生单向阻滞　心脏某处适时的激动前向传导至快径路近端时遭遇有效不应期而发生传导中断。

3. 房室结双径路中的另一条径路传导缓慢　受阻于快径路近端的激动经慢径路缓慢传导后沿已脱离不应期的快径路远端逆传再次激动原处，形成一次折返。

## 三、分类

根据房室结折返性心动过速发生时折返径路的不同分为 3 种。

1. 慢-快型房室结折返性心动过速（S-F AVNRT）　慢径路前传、快径路逆传形成慢-快型房室结折返性心动过速，约占 AVNRT 的 90%，最常见。

2. 快-慢型房室结折返性心动过速（F-S AVNRT）　快径路前传、慢径路逆传形成快-慢型房室结折返性心动过速，亦称非典型房室结折返性心动过速、少见型房室结折返性心动过速，约占 AVNRT 的 5%。

3. 慢-慢型房室结折返性心动过速（S-S AVNRT）　具有房室结多径路时更慢径路前传、慢径路逆传形成慢-慢型房室结折返性心动过速，约占 AVNRT 的 5%，更少见。

慢-快型房室结折返性心动过速可通过体表心电图的特征诊断，而快-慢型与慢-慢型房室结折返性心动过速须由心内电生理检查确诊，见图 13-15。

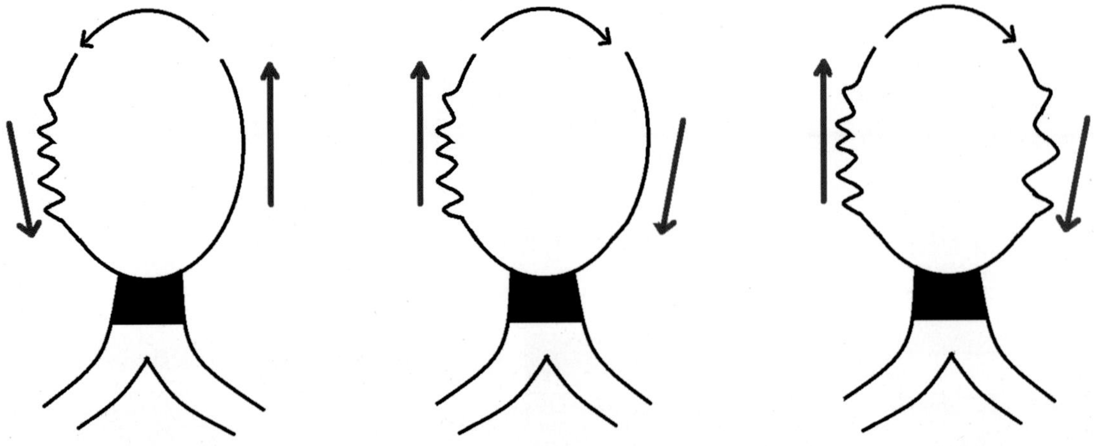


图 13-15　3 种房室结折返性心动过速示意

## 四、房室结双(多)径路的诊断标准

### (一)体表心电图

当体表心电图出现下列改变时应考虑房室结双径路的存在。

1. 窦性(或房性)心律　房率相对固定的情况下,PR 间期长短突变或长短交替,似一过性或持续性一度房室阻滞,见图 13-16、图 13-17。

2. 反复搏动　房室结双径路患者可形成窦性反复搏动、房性反复搏动、交界性反复搏动、室性反复搏动。

3. 房室结双径路 1∶2 房室传导　房室结双径路 1∶2 房室传导是 1 个窦性(或房性)激动引起心房除极后分别沿快、慢径路下传引起 2 次心室除极,心电图表现为 1 个窦性 P 波(或房性 P 波)后继以 2 个相关的 QRS 波群,亦称心室双重反应。

4. 房室结双径路 1∶2 室房传导　房室结双径路 1∶2 室房传导是 1 个交界性激动或室性激动(包括心室起搏)引起心室激动的同时分别沿快、慢径路逆传引起两次心房除极,心电图表现为 1 个 QRS 波后继以 2 个相关的逆行 P 波,亦称心房双重反应。

5. 房室结双径路参与的跳跃的文氏传导、干扰现象、蝉联现象　见图 13-18、图 13-19。

6. 房室结双径路参与的心动过速　①双房室结非折返性心动过速。②各种类型的房室结折返性心动过速。③房室结双径路参与的房室折返性心动过速。

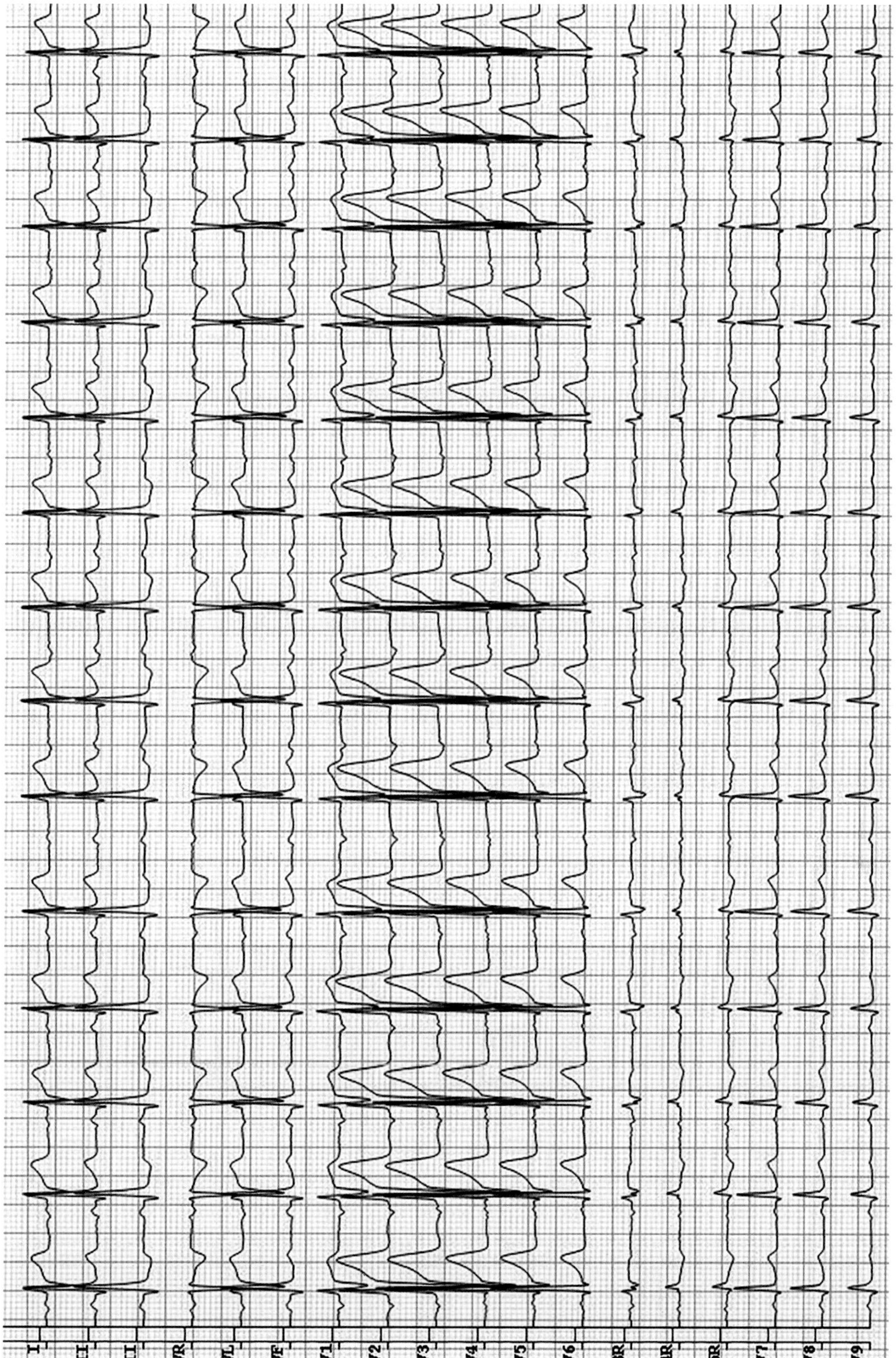


**图 13-16　窦性心律，房室结双径路**

窦性心律频率无变化时出现 PR 间期突变。

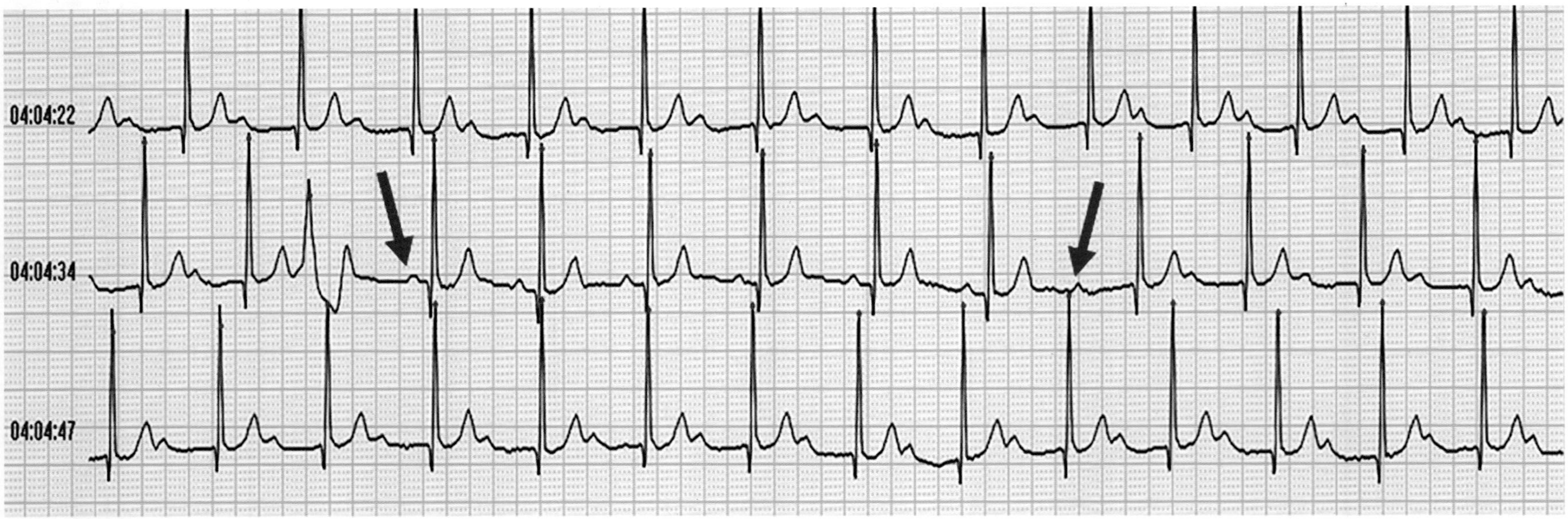


图 13-17　窦性心律,室性早搏,房室结双径路

两种 PR 间期,两箭头中间窦性心律的 PR 间期短,其余窦性心律的 PR 间期长,长、短各自相等,室性早搏前窦性心律沿慢径路下传心室,室性早搏隐匿性传导使得下次窦性心搏下传时慢径路处于不应期而沿快径路下传引起 PR 间期缩短,6 次短 PR 间期后由于神经体液的调节使激动再次沿慢径路持续下传形成长 PR 间期。

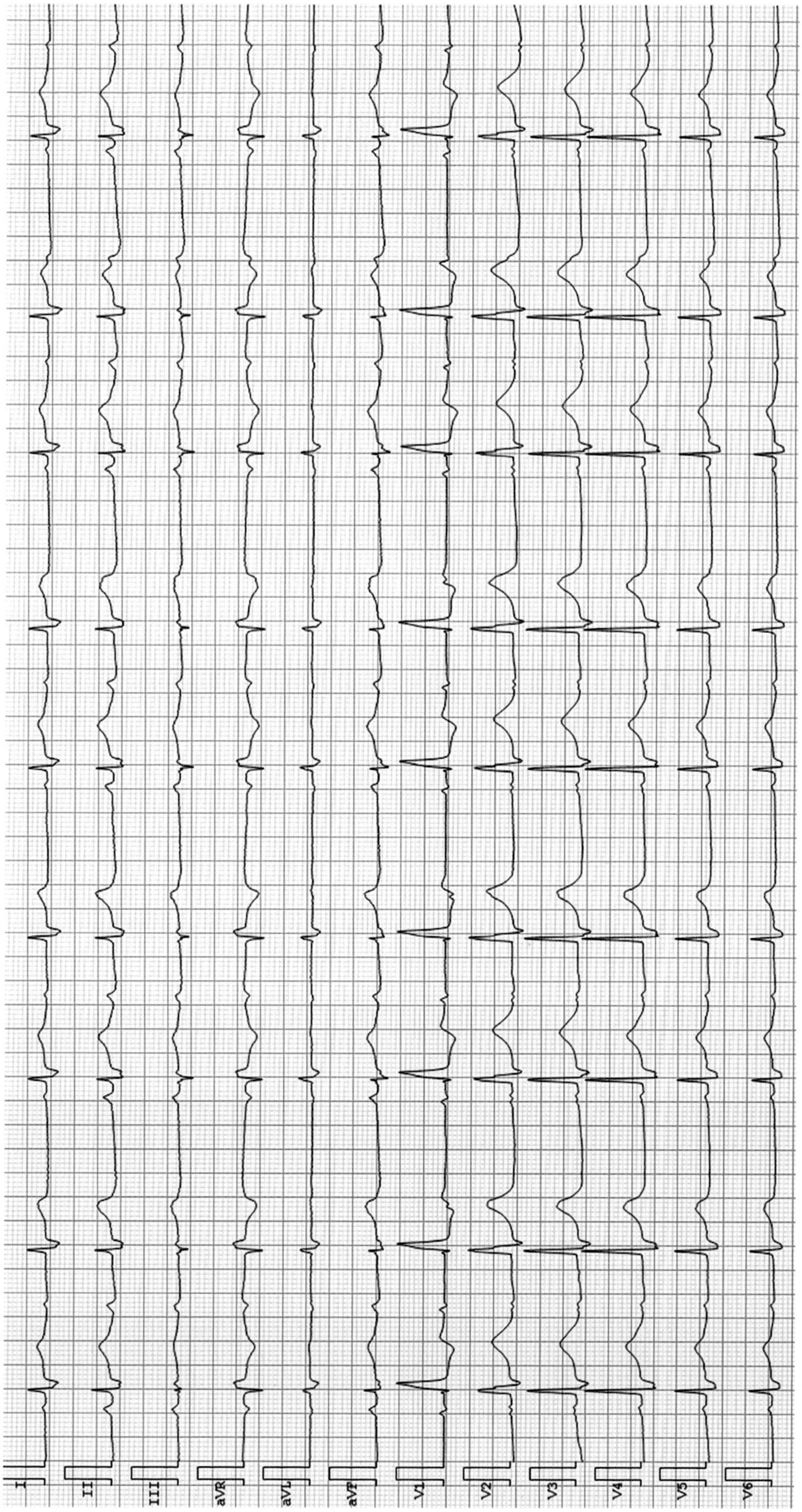


图 13-18　窦性心律，完全性右束支阻滞，二度Ⅰ型房室阻滞，可见跳跃的文氏现象

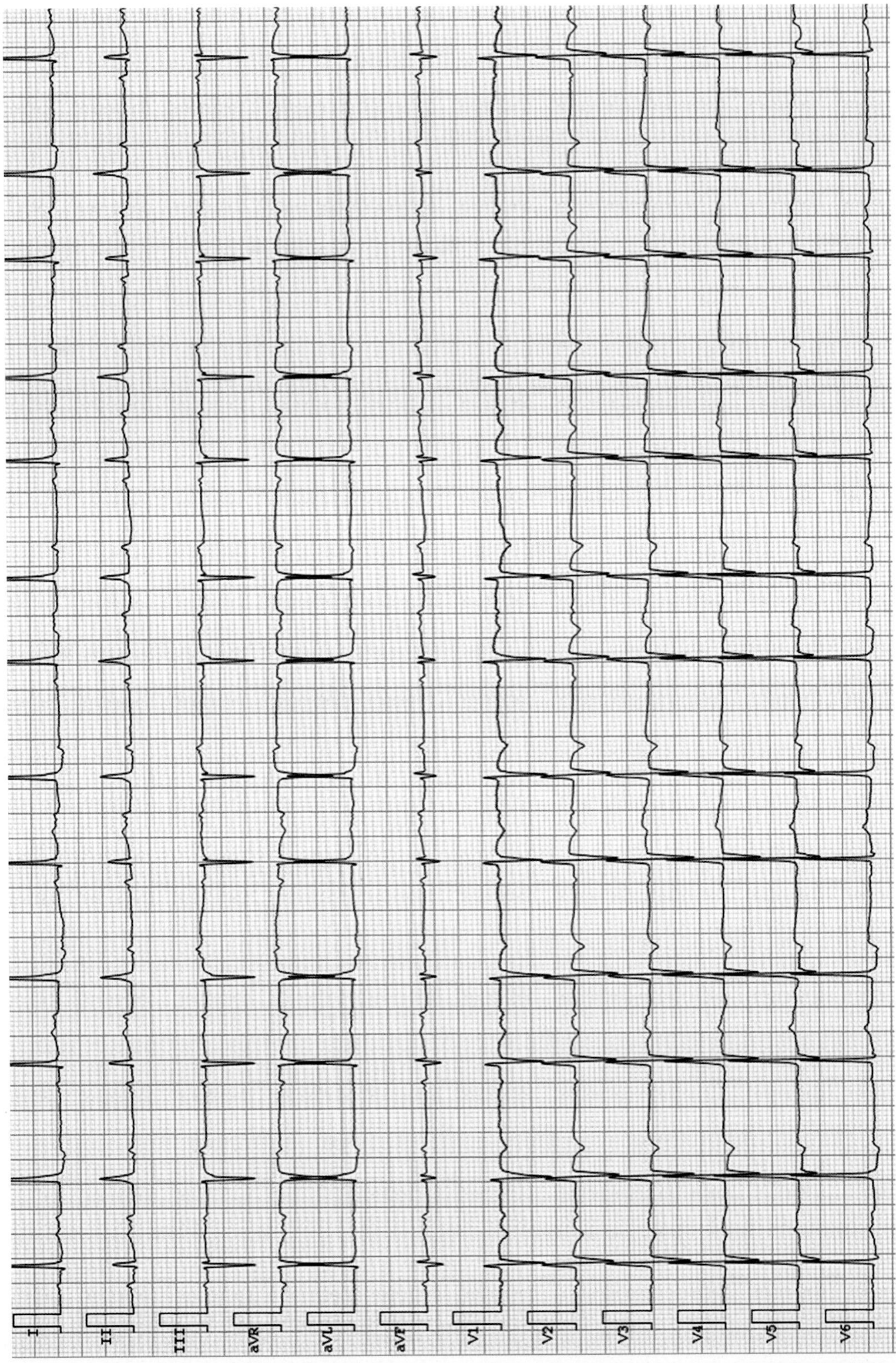


图13-19　窦性心律，二度Ⅰ型房室阻滞，可见跳跃的文氏现象

## （二）食管心房调搏检查

房室结双径路的检测可采用 $S_1S_1$、$S_1S_2$、$S_1S_2S_3$、$RS_2$ 等刺激方法，最常用的是 $S_1S_1$、$S_1S_2$。

1. 分级递增刺激 $S_1S_1$ 检出房室结双径路

（1）方法：①同一起搏周期中出现两种 $S_1R$ 间期，连续的两个 $S_1R$ 间期相差大于或接近 2 倍。②同一起搏周期中出现 $S_1R$ 间期跳跃的文氏现象，多为 3∶2 或 4∶3 房室传导。

（2）诊断要点：$S_1S_1$ 检出房室结双径路时需与普通的房室结文氏传导鉴别，房室结双径路出现文氏时 $S_1S_1$ 间期较长，即频率较慢；房室结双径路的文氏传导时一定有 $S_1R_1$ 间期的跳跃式延长，延长量≥$S_1R_1$ 间期的 2 倍。见图 13-20、图 13-21。

2. 程控刺激 $S_1S_2$ 检出房室结双径路

（1）方法：在进行程控刺激 $S_1S_2$ 负扫描时，步长设定为-10 ms，$S_1S_2$ 间期缩短 10 ms，$S_2R_2$ 间期突然延长，延长量≥60 ms，即 $S_2$ 引起的人工房性早搏下传心室时落入了房室结快径路的有效不应期，激动沿着慢径路下传引起 $S_2R_2$ 间期跳跃性延长，此现象可重复出现，见图 13-22。

经食管心脏电生理检查房室结双径路时采用 $S_1S_2$、$RS_2$ 刺激方法，出现快、慢径路交替传导的现象，称为房室结双径路的重叠现象。主要是因为快径路不应期不稳定，因而快径路的传导可以反复消失，快径路传导消失，慢径路传导显露，快径路恢复传导功能，激动又沿快径路下传心室，心电图表现为快、慢径路交替下传的改变，见图 13-23。

（2）影响因素：①快径路的有效不应期短于慢径路的有效不应期。由于快径路的有效不应期短于慢径路的有效不应期，在进行程控刺激 $S_1S_2$ 负扫描时，则房室传导均通过快径路下传，慢径路的传导被掩盖。②心房的有效不应期长于慢径路的有效不应期。由于心房的有效不应期长于慢径路的有效不应期，在进行程控刺激 $S_1S_2$ 负扫描时，快径路传导时，已进入了心房的有效不应期，慢径路的传导现象被掩盖。

3. 房室结多径路的检出　房室结多径路的检出以 $S_1S_2$ 刺激方法最佳。

（1）房室结三径路的检出：在进行程控刺激 $S_1S_2$ 负扫描时，步长设定为-10 ms，$S_1S_2$ 间期缩短 10 ms，$S_2R_2$ 间期突然延长，发生 1 次跳跃式延长（≥60 ms），$S_1S_2$ 间期继续缩短 10 ms，$S_2R_2$ 间期再次发生跳跃延长（≥60 ms），即 $S_2$ 下传心室时首先落入了房室结快径路的有效不应期，激动沿着慢径路下传引起 $S_2R_2$ 间期第 1 次跳跃性延长，$S_1S_2$ 间期继续缩短 10 ms，$S_2$ 下传心室时落入了房室结慢径路的有效不应期，激动沿着更慢径路下传引起 $S_2R_2$ 间期第 2 次跳跃性延长，见图 13-24。

（2）房室结四径路的检出：在进行程控刺激 $S_1S_2$ 负扫描时，步长设定为-10 ms，随着 $S_1S_2$ 间期的缩短，$S_2R_2$ 间期出现 3 次跳跃延长（≥60 ms）。

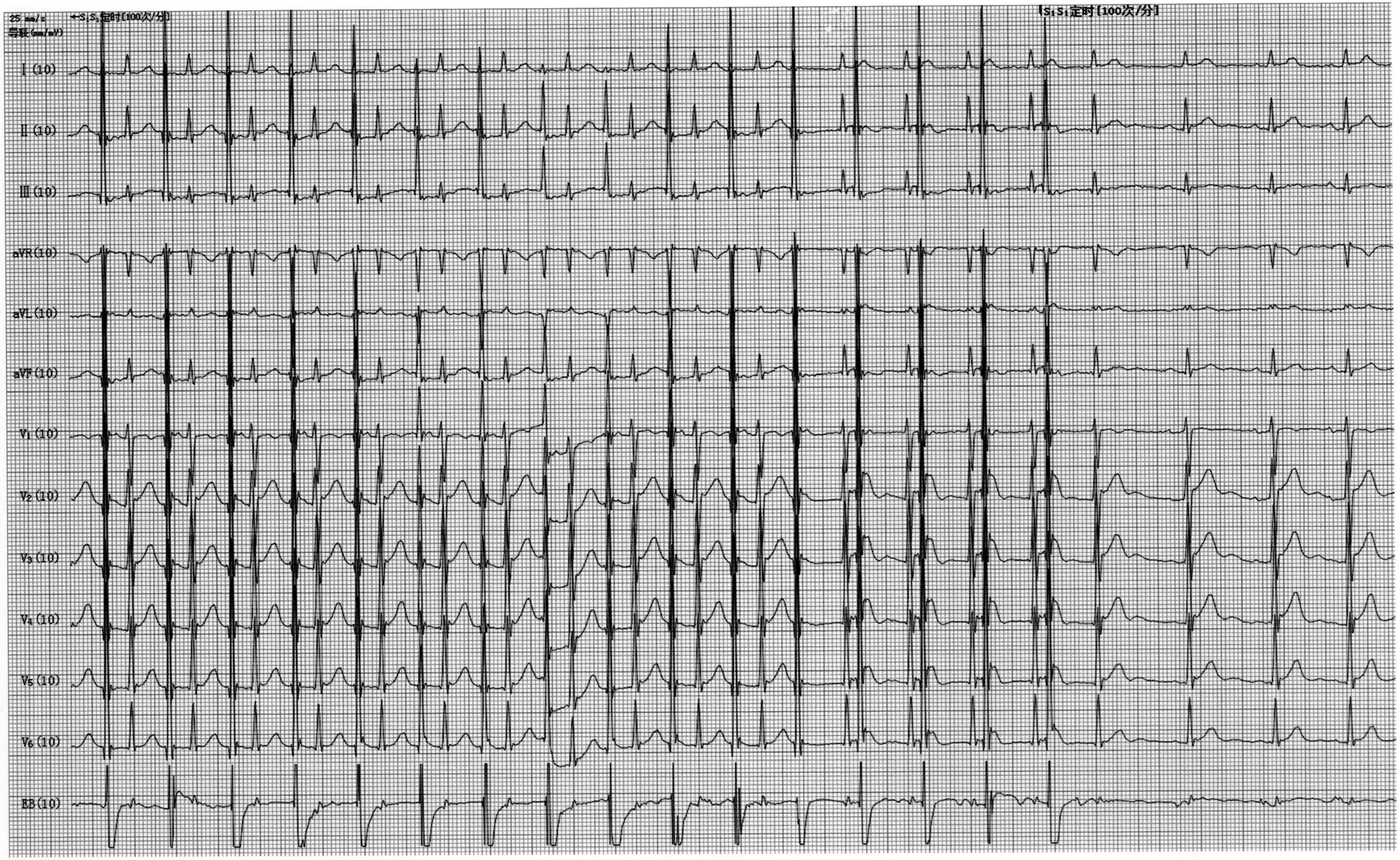


**图 13-20　食管心房调搏检查中两种 $S_1R$ 间期(1)**

男,29岁,食管心房调搏检查,$S_1S_1$ 100次/min定时刺激,同一起搏周期中有两种$S_1R$,1~11个$S_1R$间期短,第12~16个$S_1R$间期长,延长量>2倍的短$S_1R$间期。

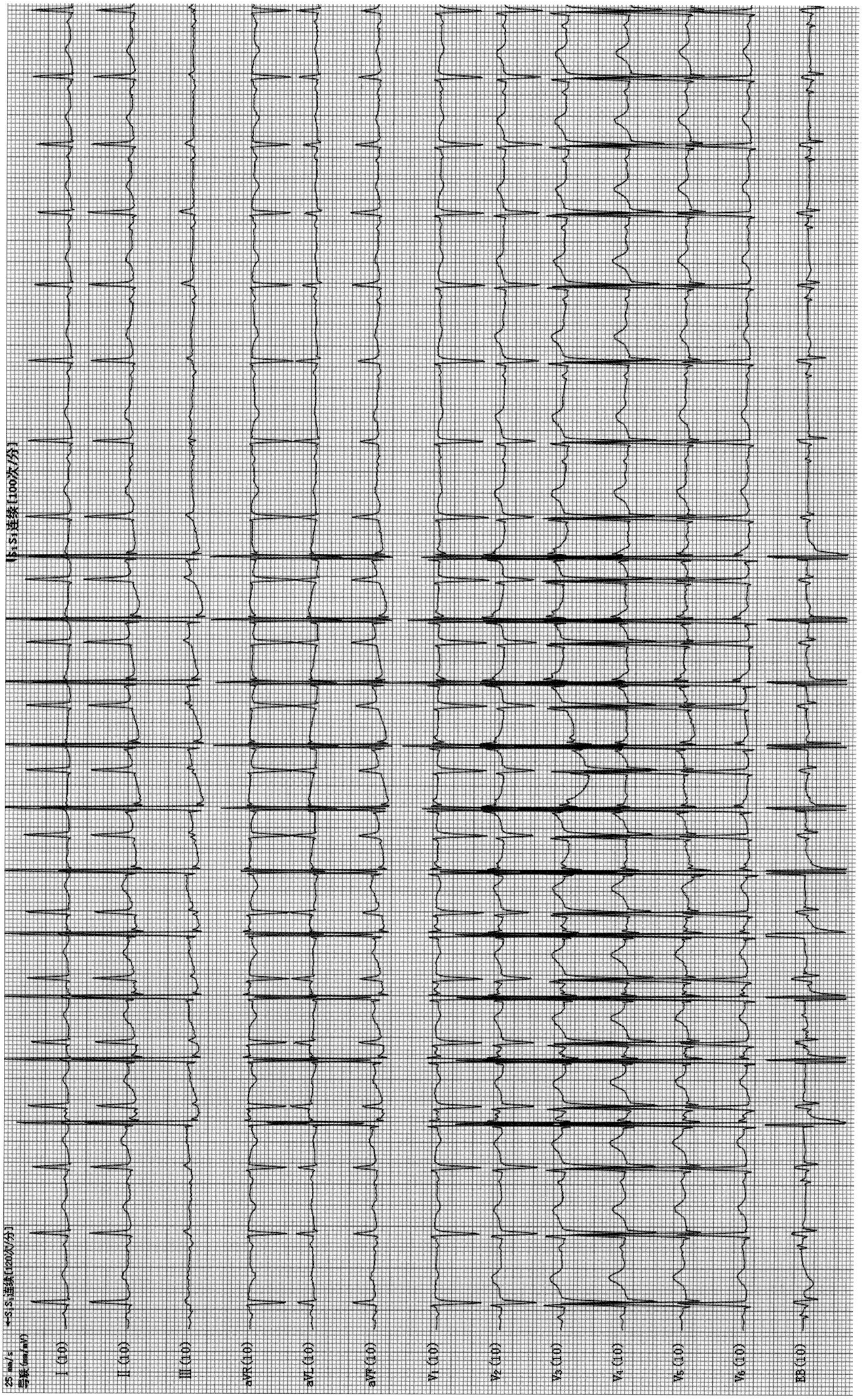


**图 13-21　食管心房调搏检查中两种 $S_1R$ 间期(2)**

女，74 岁，食管心房调搏检查，$S_1S_1$ 100 次/min 连续刺激，同一起搏周期中有相对固定的两种 $S_1R$，延长量>2 倍的短 $S_1R$ 间期。

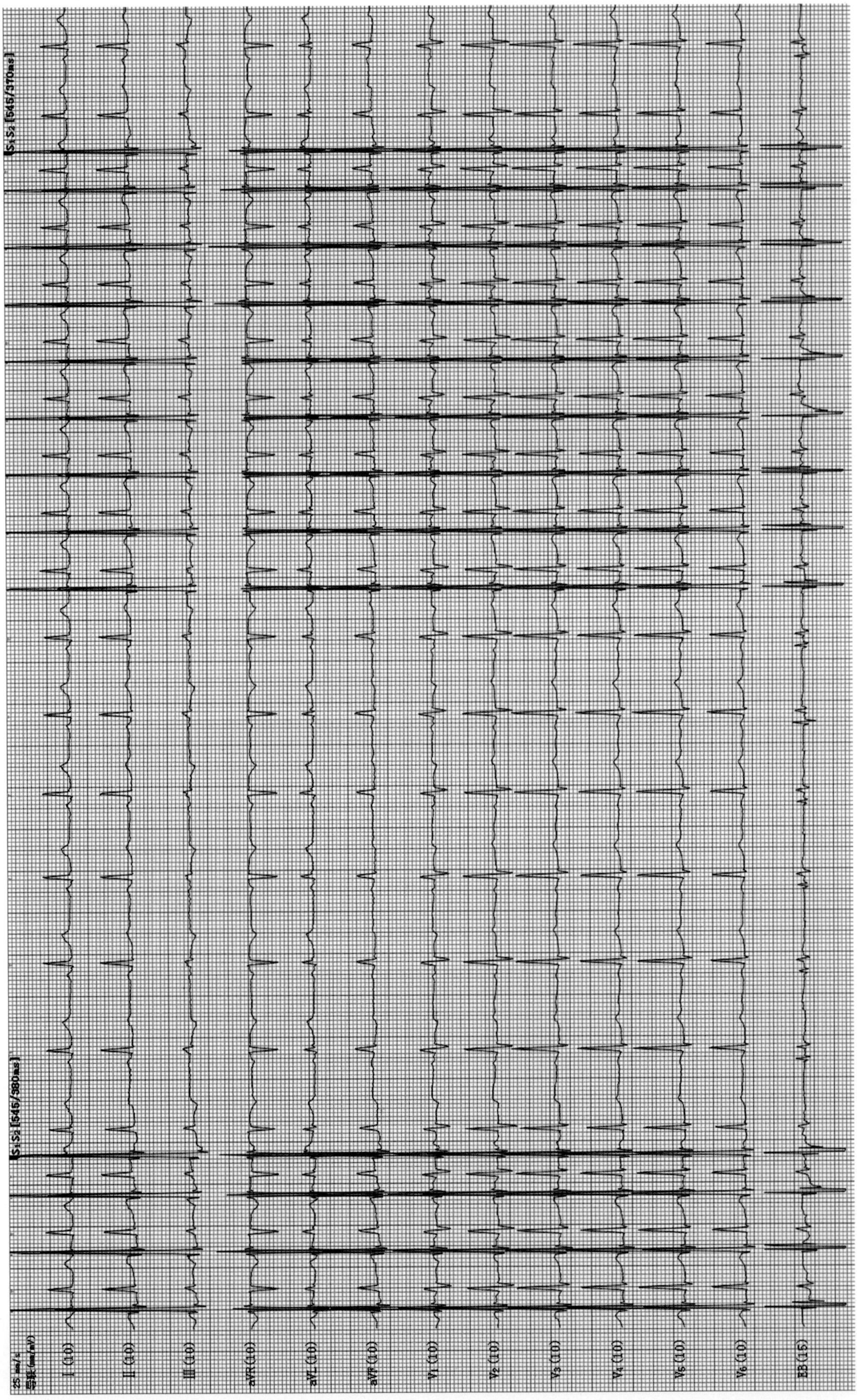


图 13-22　食管心房调搏检查 $S_2R$ 跳跃性延长提示房室结双径路

女，36 岁，食管心房调搏检查，$S_1S_2$（545-380 ms）时 $S_2R$ 间期 250 ms，（545-370 ms）时 $S_2R$ 间期 360 ms，跳跃性延长 110 ms，即房室结双径路。

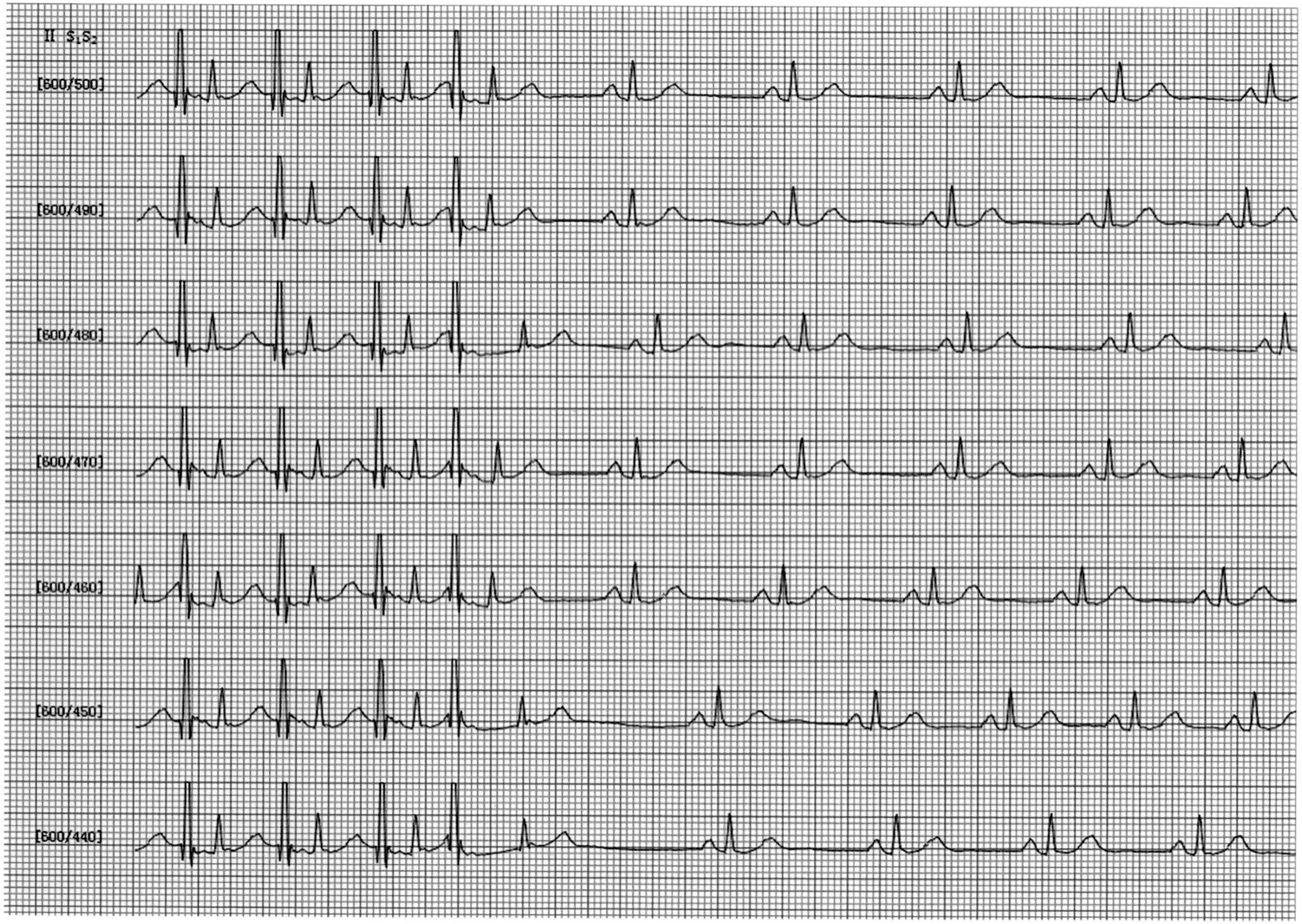


**图 13-23　房室结双径路重叠现象**

男，50 岁，食管心房调搏检查，于 $S_1S_2$（600-480 ms）时 $S_2R$ 间期跳跃性延长>60 ms，$S_1S_2$（600-450 ms）时 $S_2R$ 间期再次出现跳跃性延长>60 ms，即房室结双径路重叠现象。

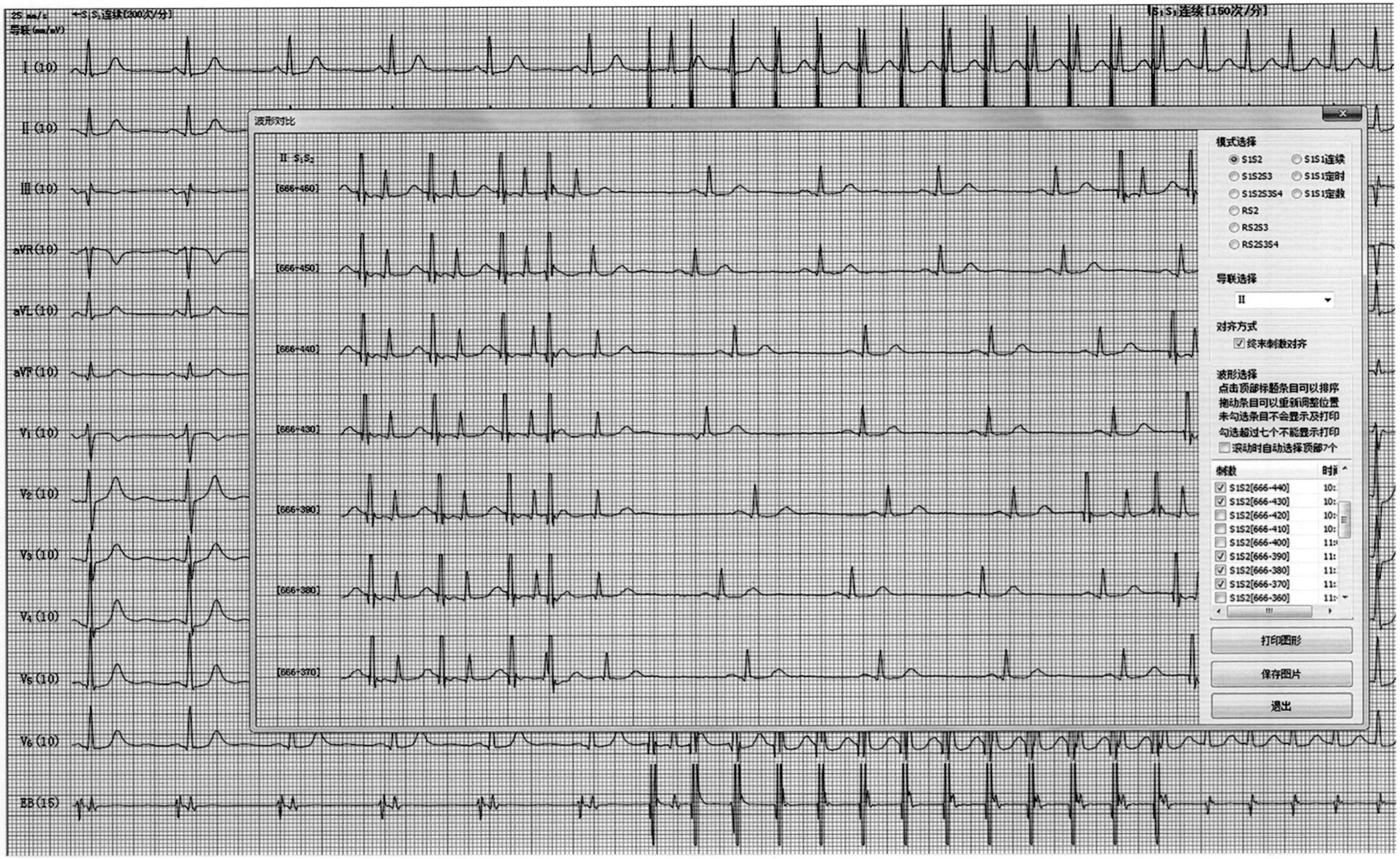


图 13-24　房室结三径路

女,63 岁,食管心房调搏检查,$S_1S_2$(666-450 ms)时 $S_2R_2$ 间期突然延长,发生 1 次跳跃式延长(≥60 ms),$S_1S_2$(666-370 ms)时 $S_2R_2$ 间期再次突然延长,发生 1 次跳跃式延长(≥60 ms),即房室结三径路。

## 五、慢-快型房室结折返性心动过速

慢-快型房室结折返性心动过速(S-F AVNRT)是由房室结慢径路前传,快径路逆传形成的心动过速,亦称为典型的房室结折返性心动过速,约占 AVNRT 的 90%。

### (一)发生机制

房室结存在传导速度和不应期截然不同的两条径路,正常窦性激动可分别经过两条径路同时下传,但快径路传导速度快,先于慢径路到达下部共同径路使其产生新不应期,当慢径路激动到达时遇到新不应期而传导受阻,或沿着快径路下传的激动逆向传入慢径路与慢径路下传的窦性激动互相干扰,造成快径路传导掩盖了慢径路传导,心电图表现为 PR 间期正常。

房性早搏提前激动心房,此激动到达房室结恰遇快径路的有效不应期,激动沿慢径路缓慢下传心室,当激动到达下部共同通道时快径路仍处于不应期激动逆传受阻,心电图表现为房性早搏的 PR 间期延长。

房性早搏提前激动心房,此激动到达房室结恰遇快径路的有效不应期,激动沿慢径路缓慢下传心室,当激动到达下部共同通道时快径路脱离了不应期,激动沿快径路逆传心房,心电图表现为房性早搏引起的房性反复搏动。

适时的房性早搏提前激动心房,此激动到达房室结恰遇快径路的有效不应期,激动沿慢径路缓慢下传心室,当激动到达下部共同通道时快径路仍处于不应期激动逆传受阻,快径路脱离了不应期便沿快径路逆传心房的同时,再次沿慢径路下传,周而复始形成 S-F AVNRT,见图 13-25 ~ 图 13-28。

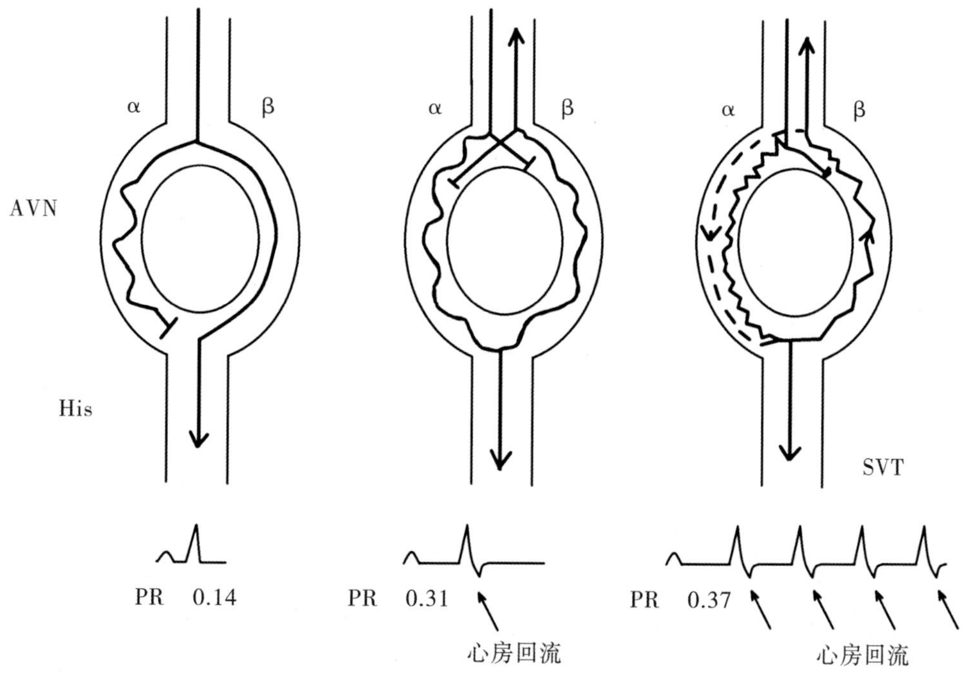


图 13-25　慢-快型房室结折返性心动过速示意(1)

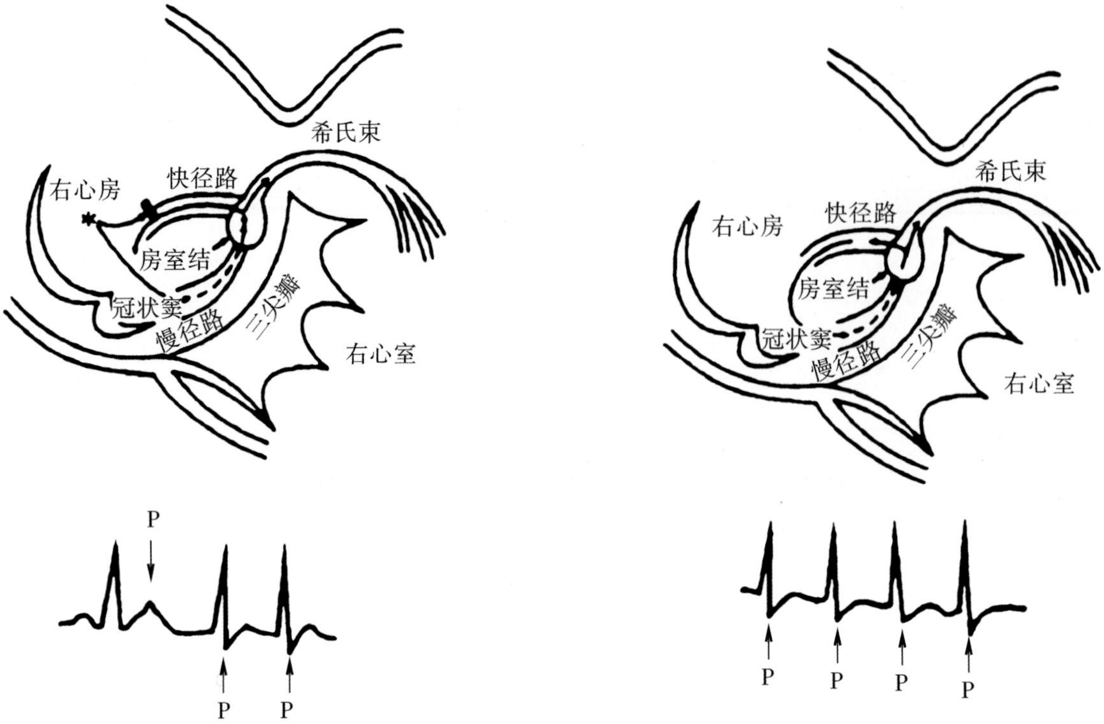


图 13-26　慢-快型房室结折返性心动过速示意(2)

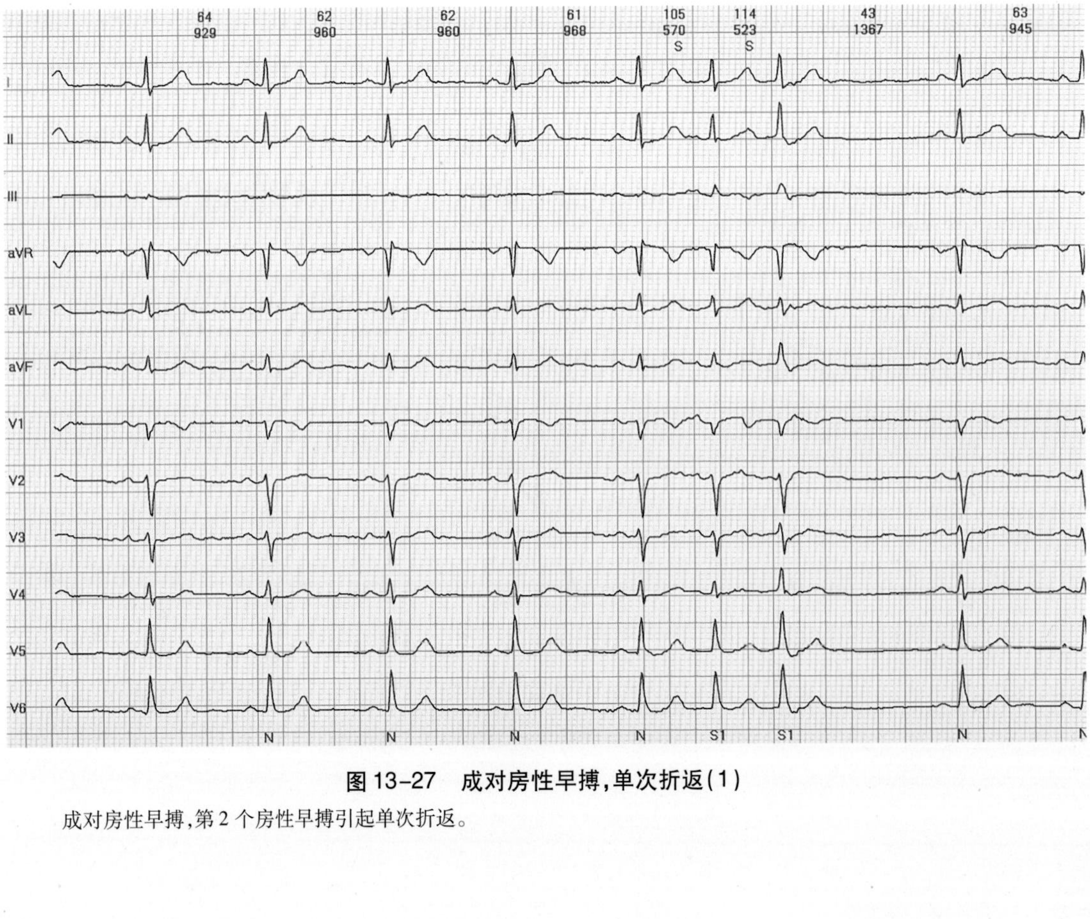


**图 13-27　成对房性早搏,单次折返(1)**

成对房性早搏,第 2 个房性早搏引起单次折返。

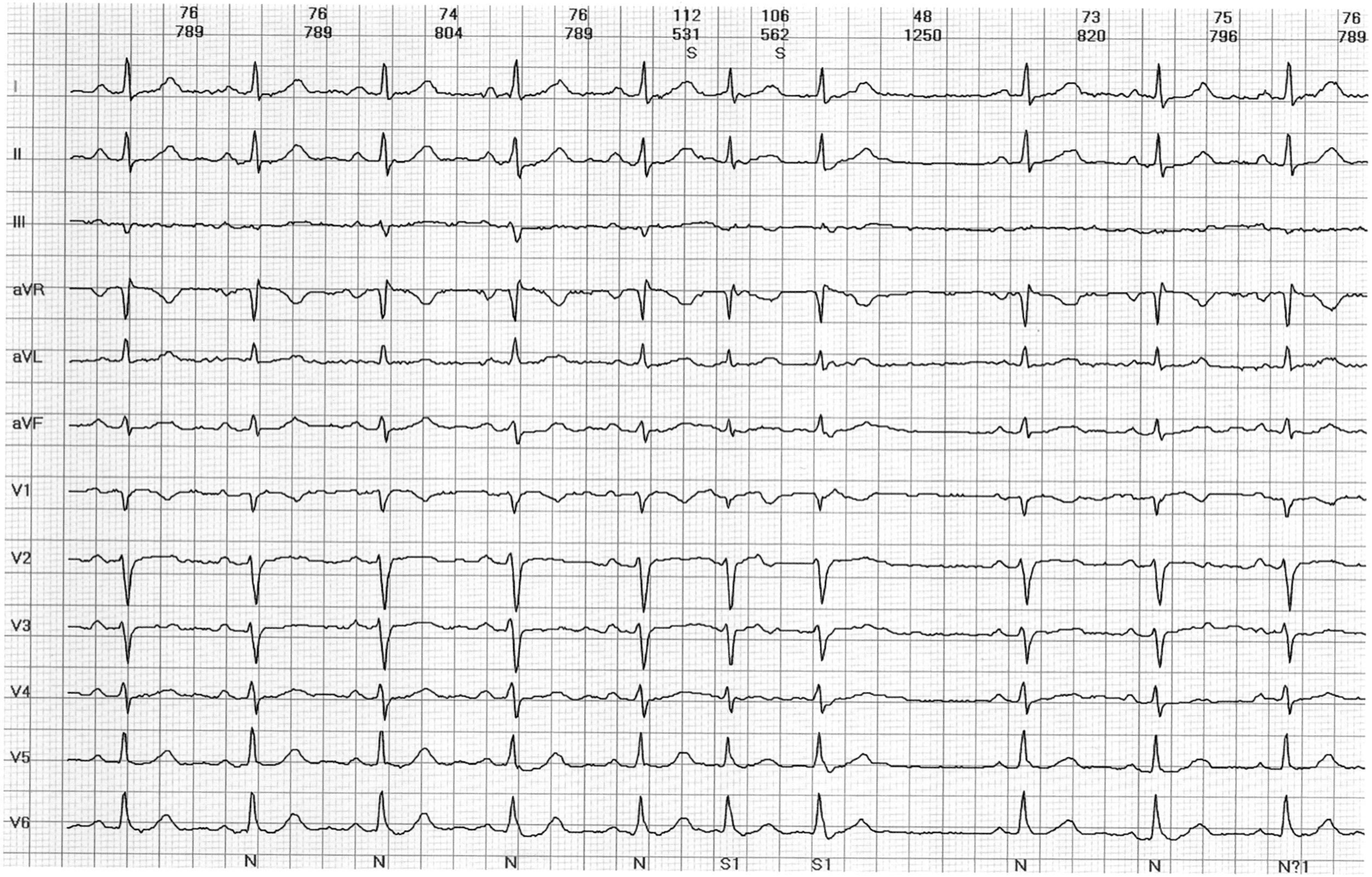


**图 13-28　成对房性早搏，单次折返(2)**

与图 13-27 为同一患者，成对房性早搏，第 1 个房性早搏 PR 间期与正常窦性心律相等，其后第 2 个房性早搏 PR 间期延长，与第 1 个互差>60 ms，同时其后引起单次折返。

### (二)心电图及电生理特点

(1)心动过速突发突止,节律整齐,频率 150 ~ 250 次/min。逆行 P 波在Ⅱ、Ⅲ、aVF 导联倒置。

(2)心动过速发作时激动前传与逆传速度不同,可出现下列心电图改变。

1)当前传速度≈逆传速度时,逆行 P 波与 QRS 波重叠。

2)当前传速度>逆传速度时,逆行 P 波位于 QRS 波终末部,在下壁导联形成假 s 波,$V_1$ 导联假 r 波,aVL 导联有切迹,如无窦性心律对照很难鉴别。

3)当前传速度<逆传速度时,逆行 P 波位于 QRS 波前,在下壁导联形成假 q 波。

(3)RP<PR,根据美国《2015 年 ACC/AHA/HRS 成人室上性心动过速管理指南》、欧洲《2019 年 ESC 室上性心动过速管理指南》体表心电图诊断房室结折返性心动过速的标准从原来的 RP<70 ms,更新为 RP<90 ms,即从 QRS 波群的起点测量到逆传 P 波的起点。而欧洲《2016 年室上性心动过速管理专家共识》中仍然维持原有的 RP<70 ms。

(4)心动过速发作时食管心电图显示 RP<PR,RP<70 ms,食管心电图的 P 波和 $V_1$ 导联的 P 波呈中心性,无偏心现象。

(5)房性早搏易诱发且伴有 PR 间期延长;因心房、心室不参与折返,因此出现房室、室房阻滞时心动过速不终止,如伴房室结下部共同径路 2∶1 房室阻滞;刺激迷走神经可减慢或终止心动过速,见图 13-29 ~ 图 13-45。

(6)心动过速发作时合并功能性束支阻滞,与不合并功能性束支阻滞的 RR 间期相等。

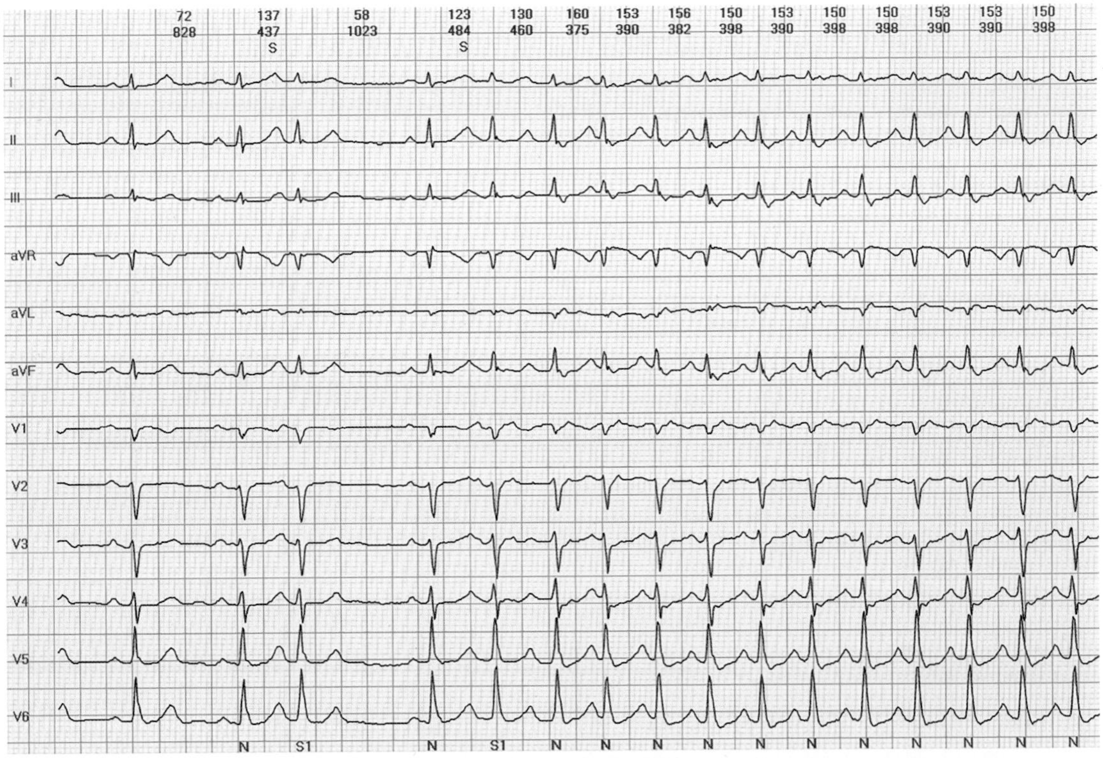


**图 13-29　房性早搏诱发慢-快型房室结折返性心动过速**

房性早搏诱发,第 6 组心搏(房性早搏)伴 PR 间期延长形成慢-快型房室结折返性心动过速,下壁导联假 S 波,$V_1$ 导联假 r 波。

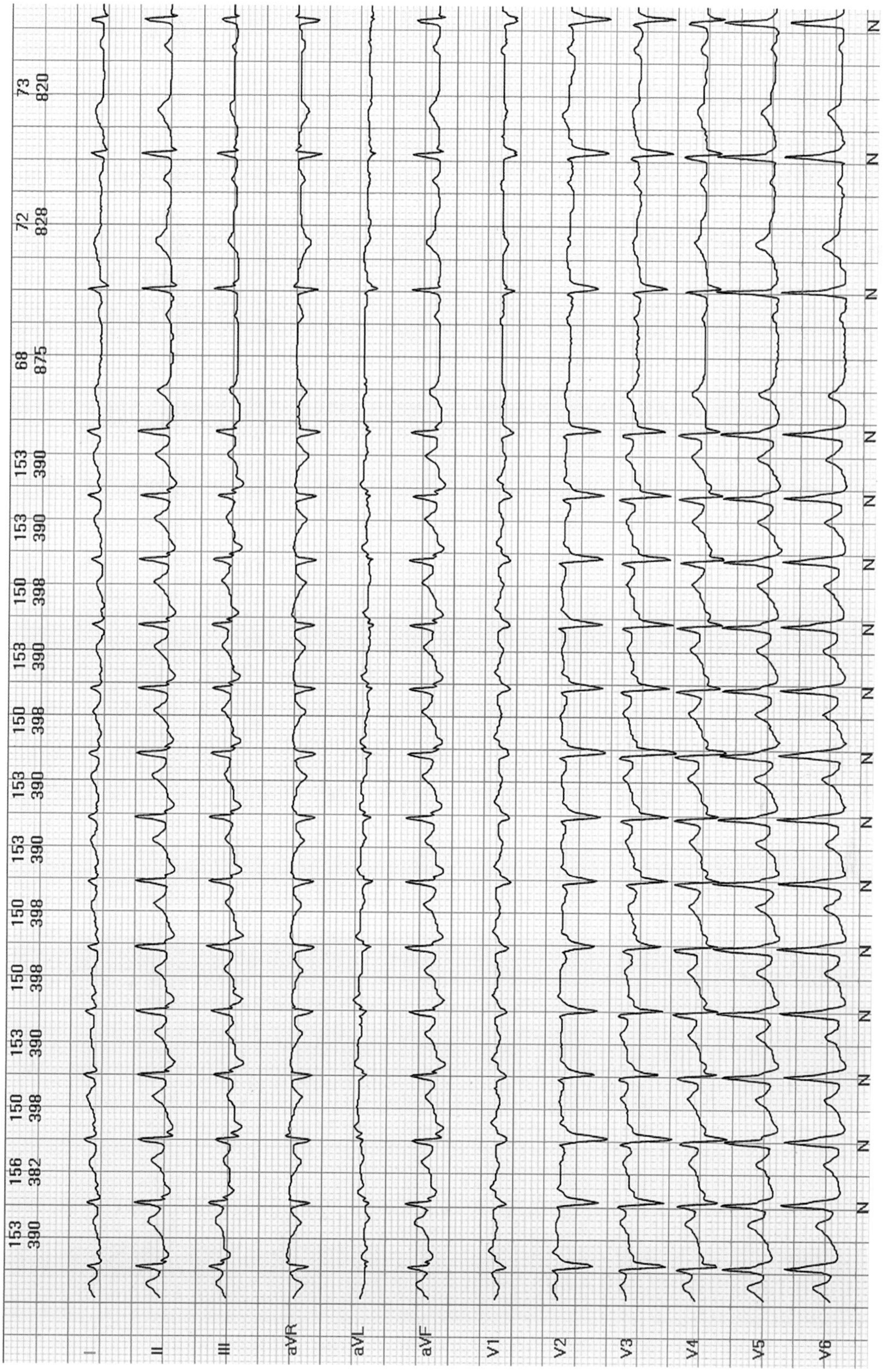


**图 13-30　慢-快型房室结折返性心动过速终止**

与图 13-29 为同一患者，S-F AVNRT 自行终止，终止于逆传。

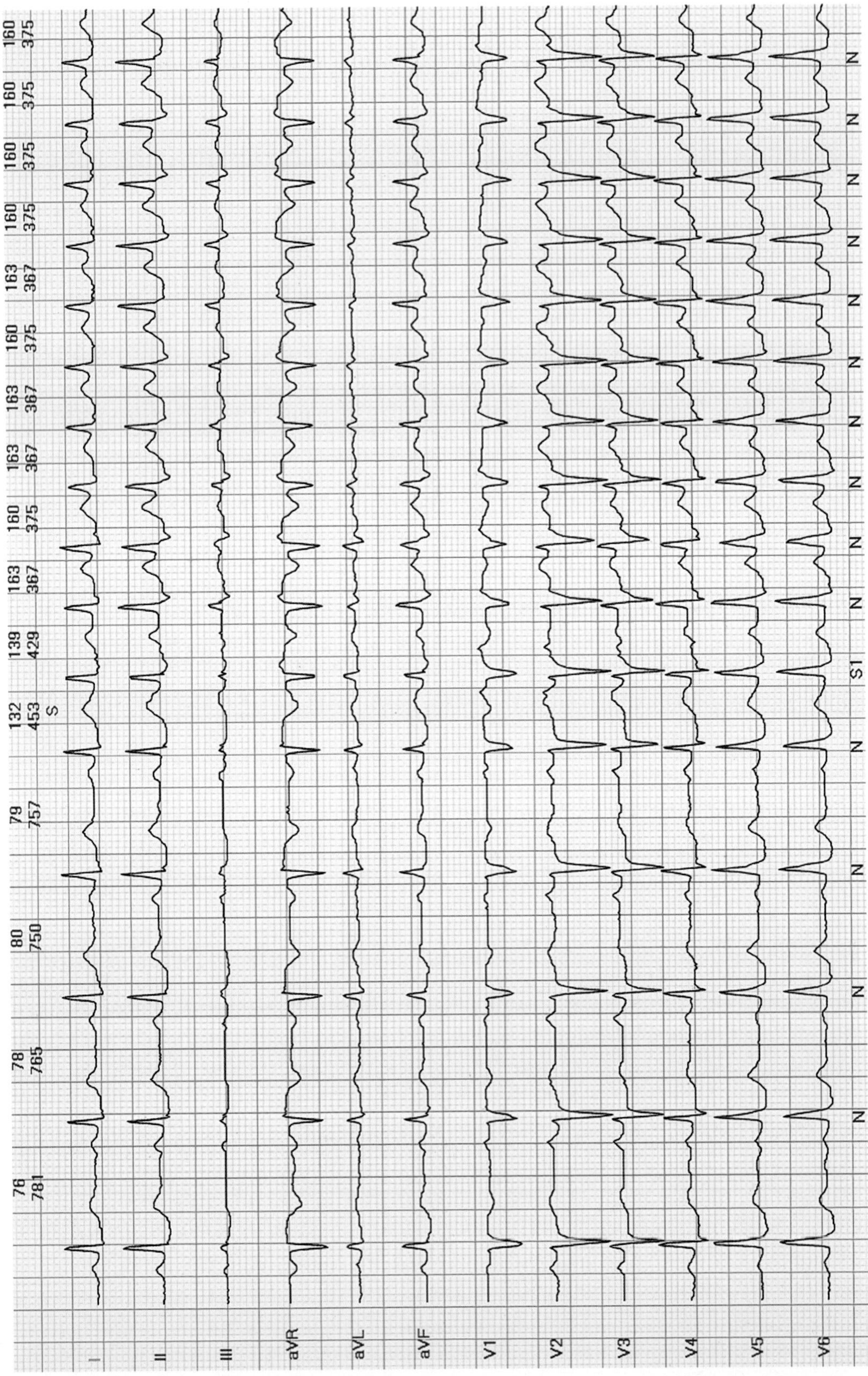


**图 13-31　房性早搏诱发慢-快型房室结折返性心动过速**

与图 13-29 为同一患者，第 2 个房性早搏伴 PR 间期延长，该早搏落入房室结快径路的不应期而沿慢径路下传，下壁导联假 S 波，$V_1$ 导联假 r 波。

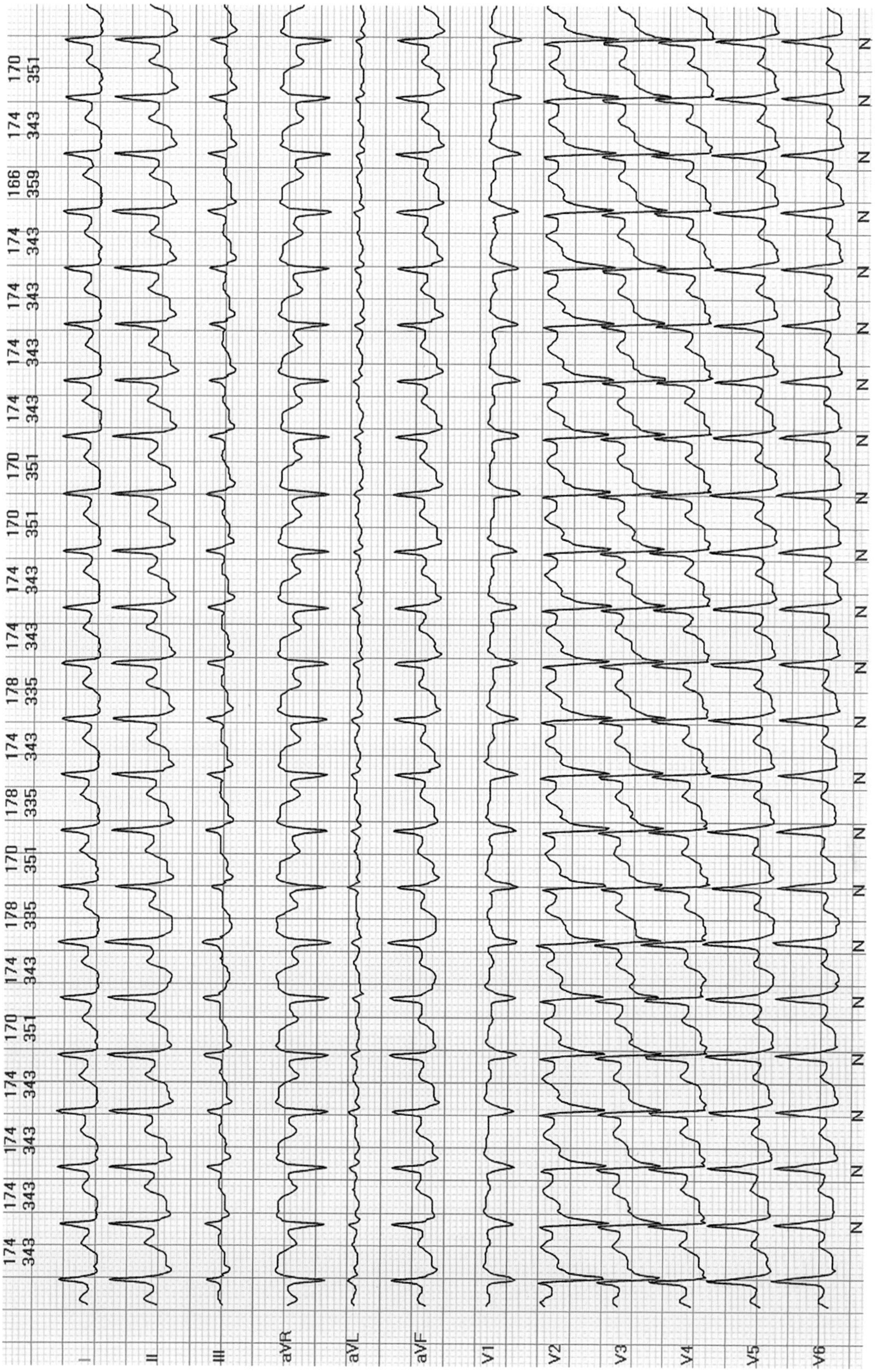

图 13-32　慢-快型房室结折返性心动过速

与图 13-29 为同一患者，慢-快型房室结折返性心动过速。

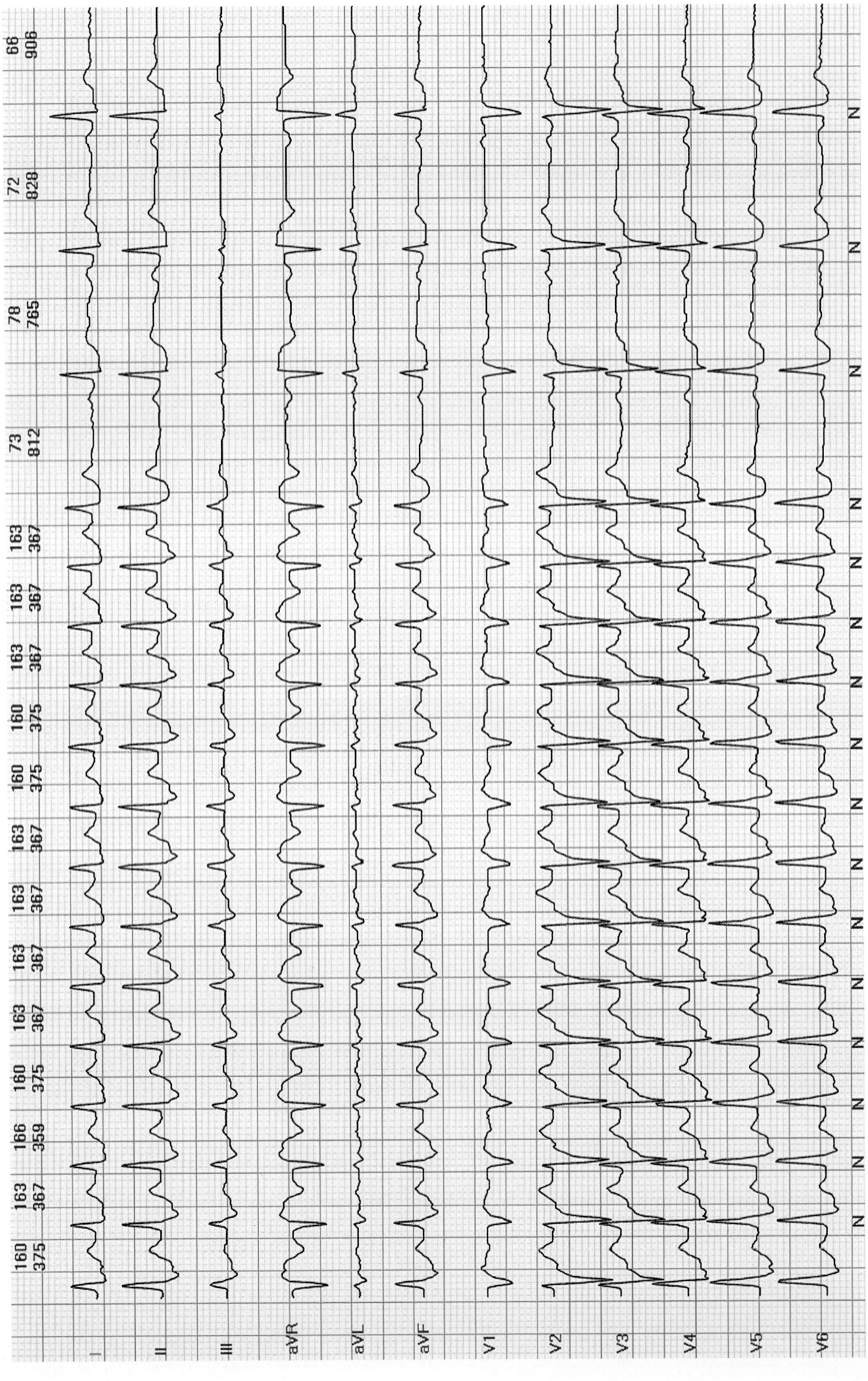


**图 13-33　慢-快型房室结折返性心动过速终止(1)**

与图 13-29 为同一患者，S-F AVNRT 自行终止，终止于逆传。

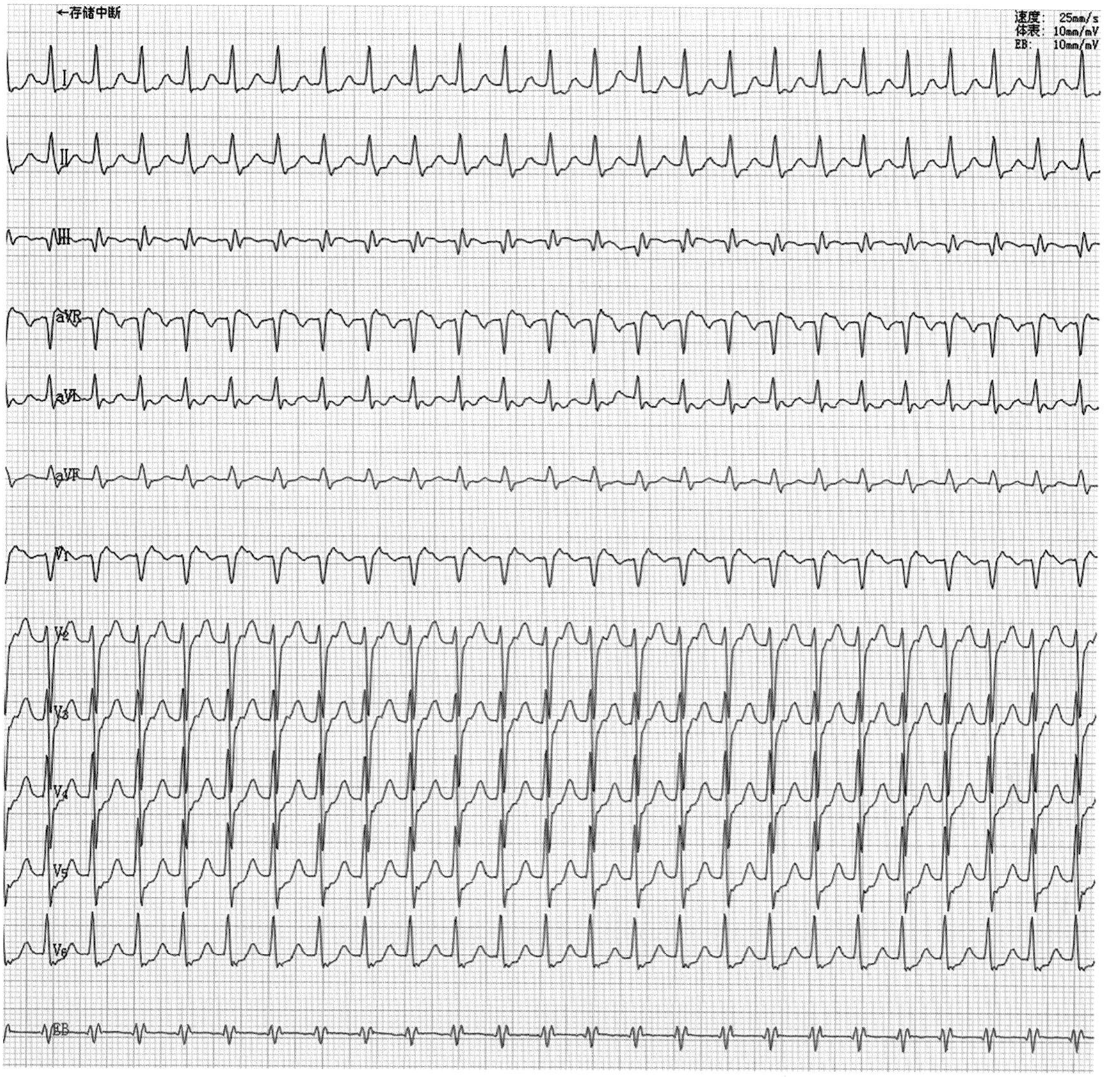


**图 13-34　慢-快型房室结折返性心动过速终止(2)**

与图 13-29 为同一患者，EB 显示 RP<PR，RP<70 ms，食管导联和 $V_1$ 导联的 P 波呈中心性。

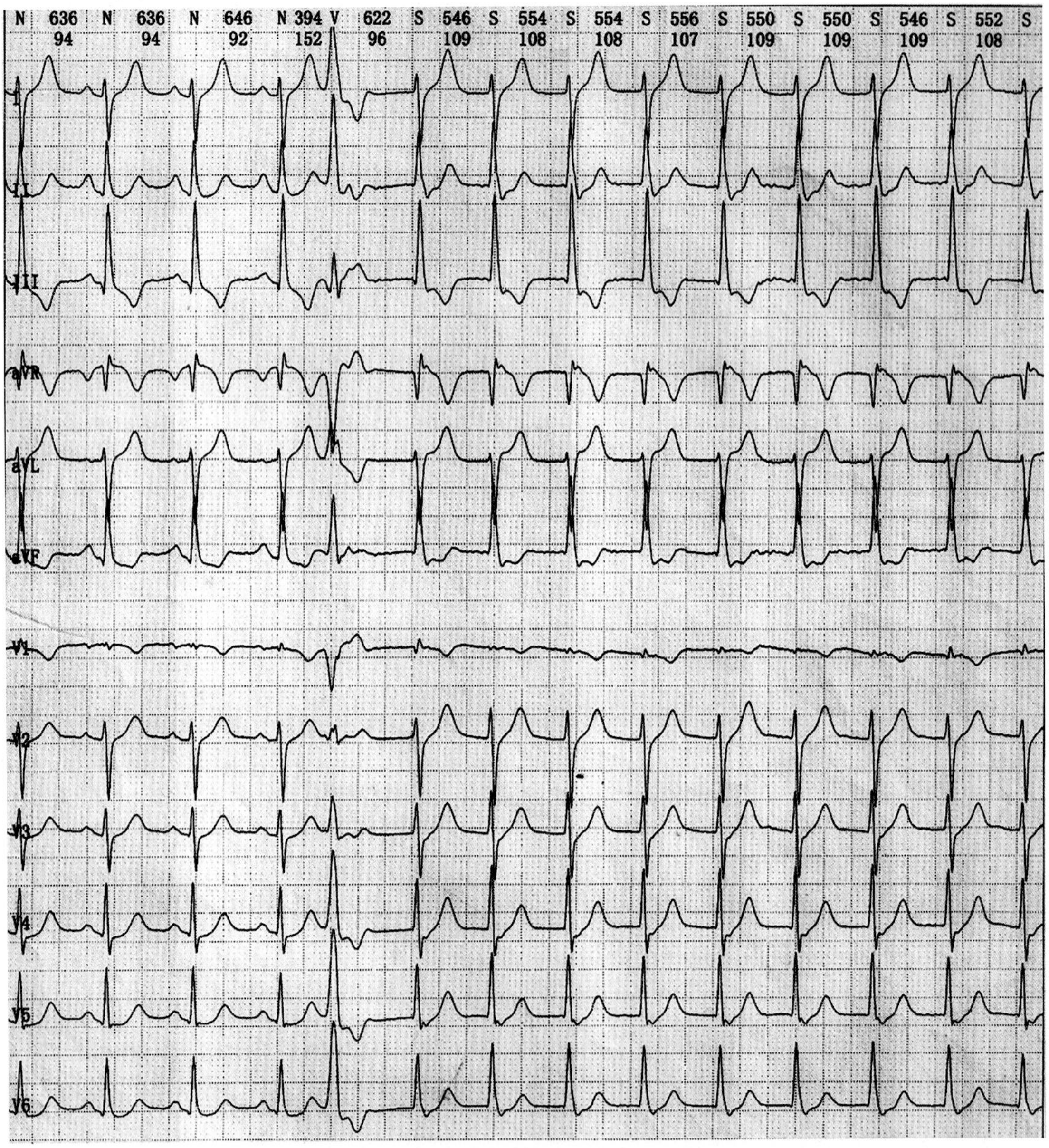


图 13-35　慢-快型房室结折返性心动过速

室性早搏后引起 S-F AVNRT,室性早搏隐匿性传导造成房室结快径路处于不应期而沿慢径路下传引起 PR 间期延长尔后引发心动过速。

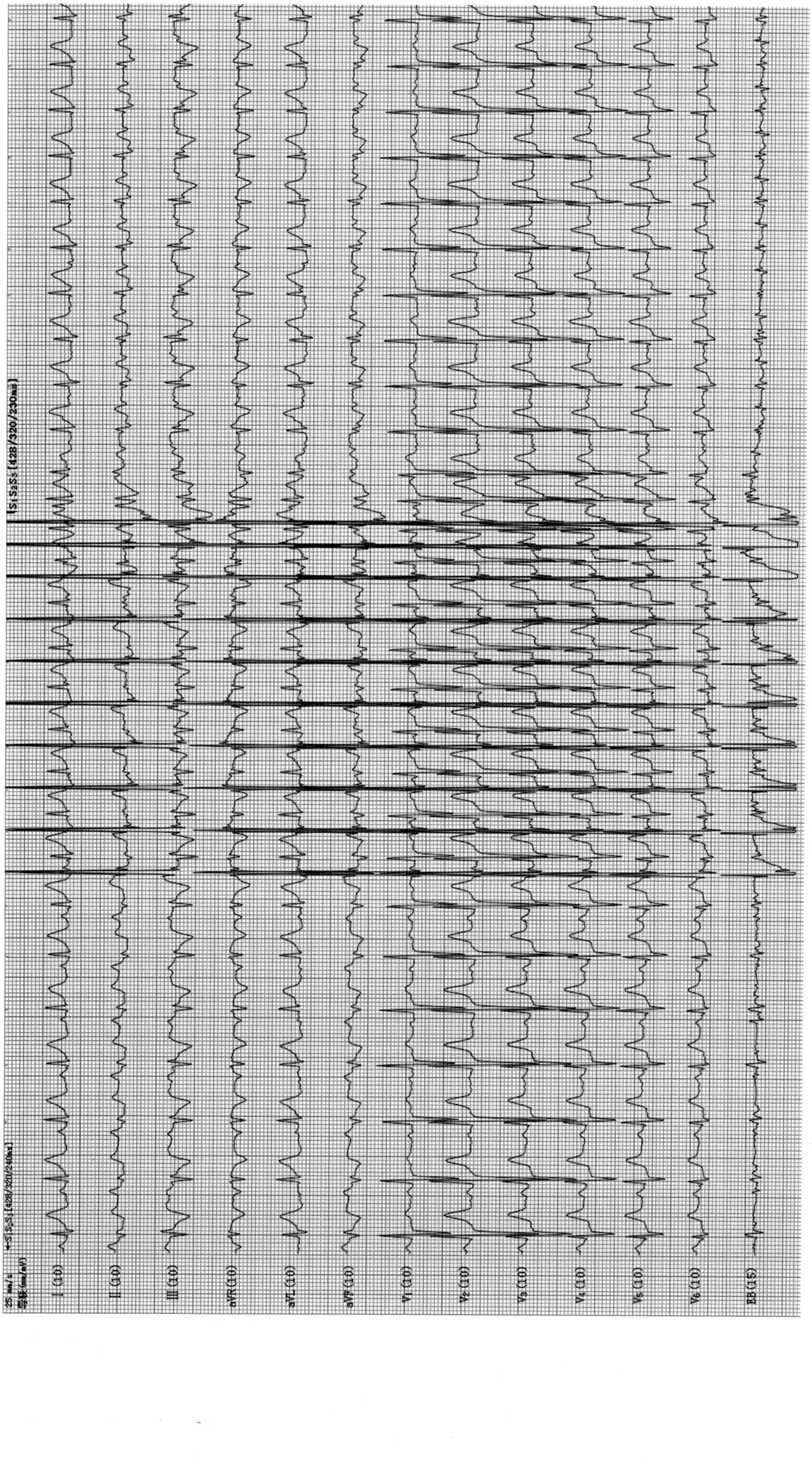


**图 13-36　S-F AVNRT 伴下部共径 2：1 房室阻滞**

女，66 岁，食管心房调搏检查，$S_1S_2S_3$（428-320-230 ms）时诱发 S-F AVNRT 伴下部共径 2：1 房室阻滞。

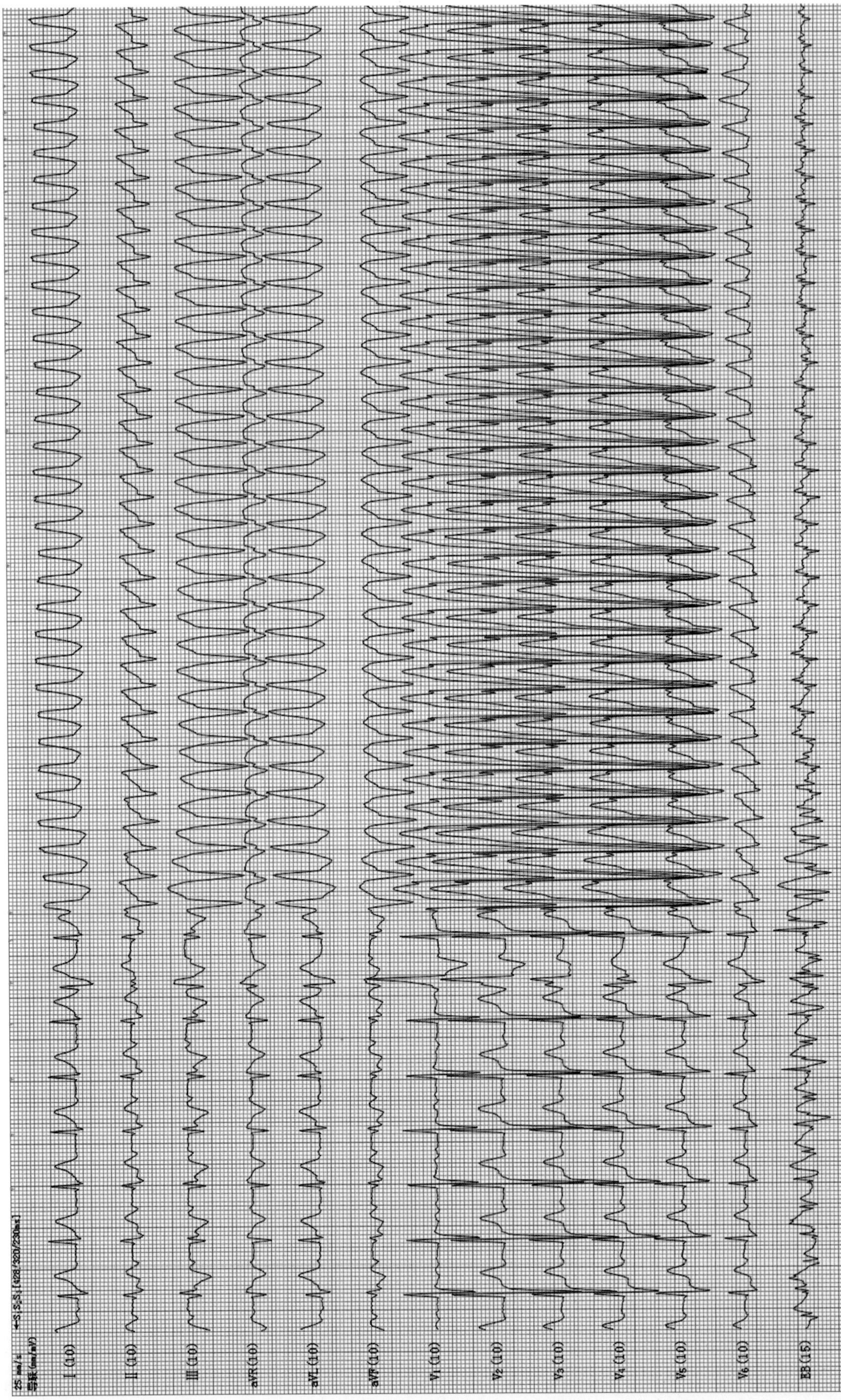


图13-37　S-F AVNRT 下部共径2：1房室阻滞，1：1房室传导伴功能性左束支阻滞蝉联现象

与图13-36为同一患者，S-F AVNRT下部共径2：1房室阻滞自行转为1：1伴功能性左束支阻滞蝉联现象。

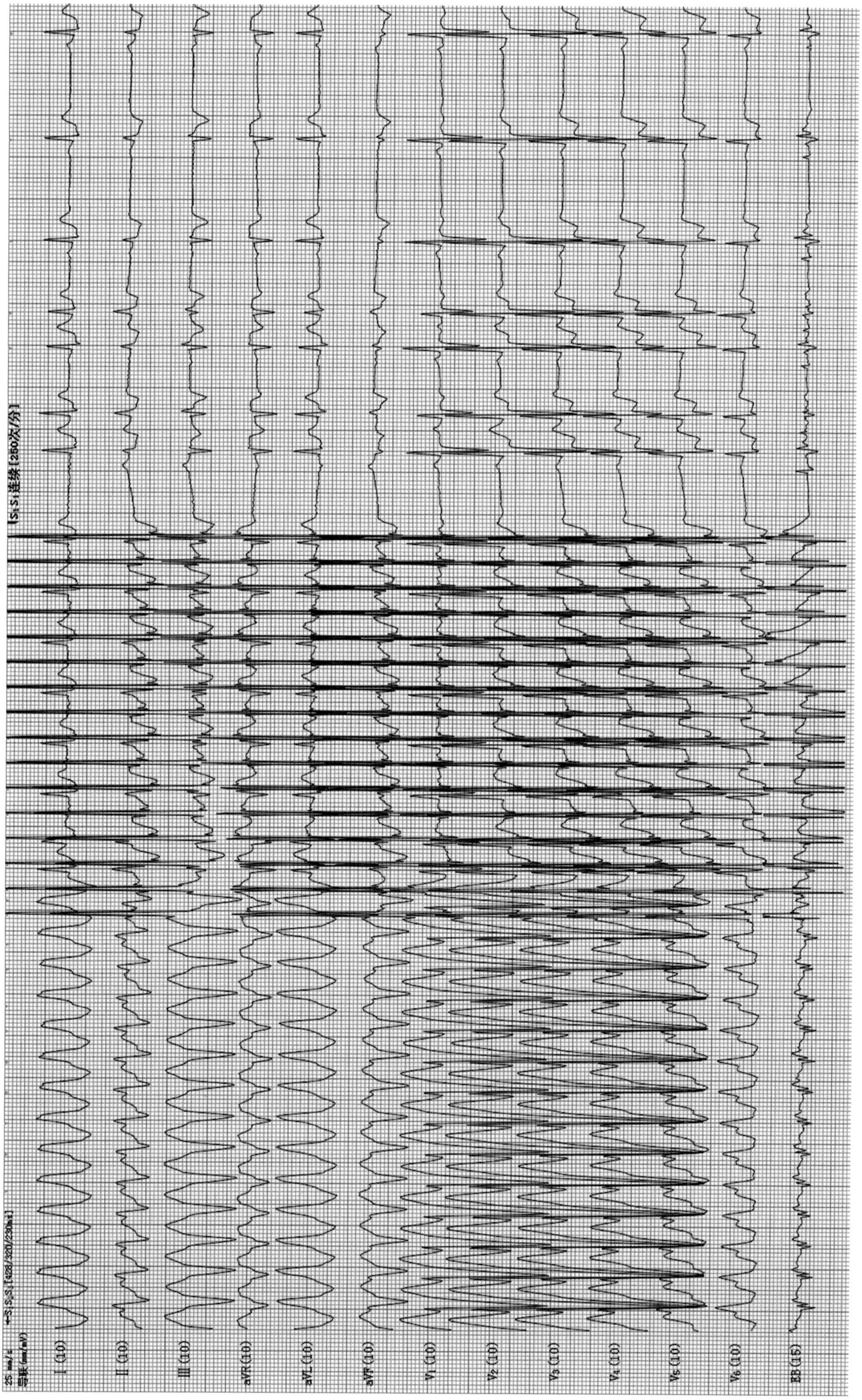

图 13-38　$S_1S_1$ 刺激终止 S-F AVNRT

与图 13-36 为同一患者，采用 $S_1S_1$ 250 次/min 终止 S-F AVNRT。

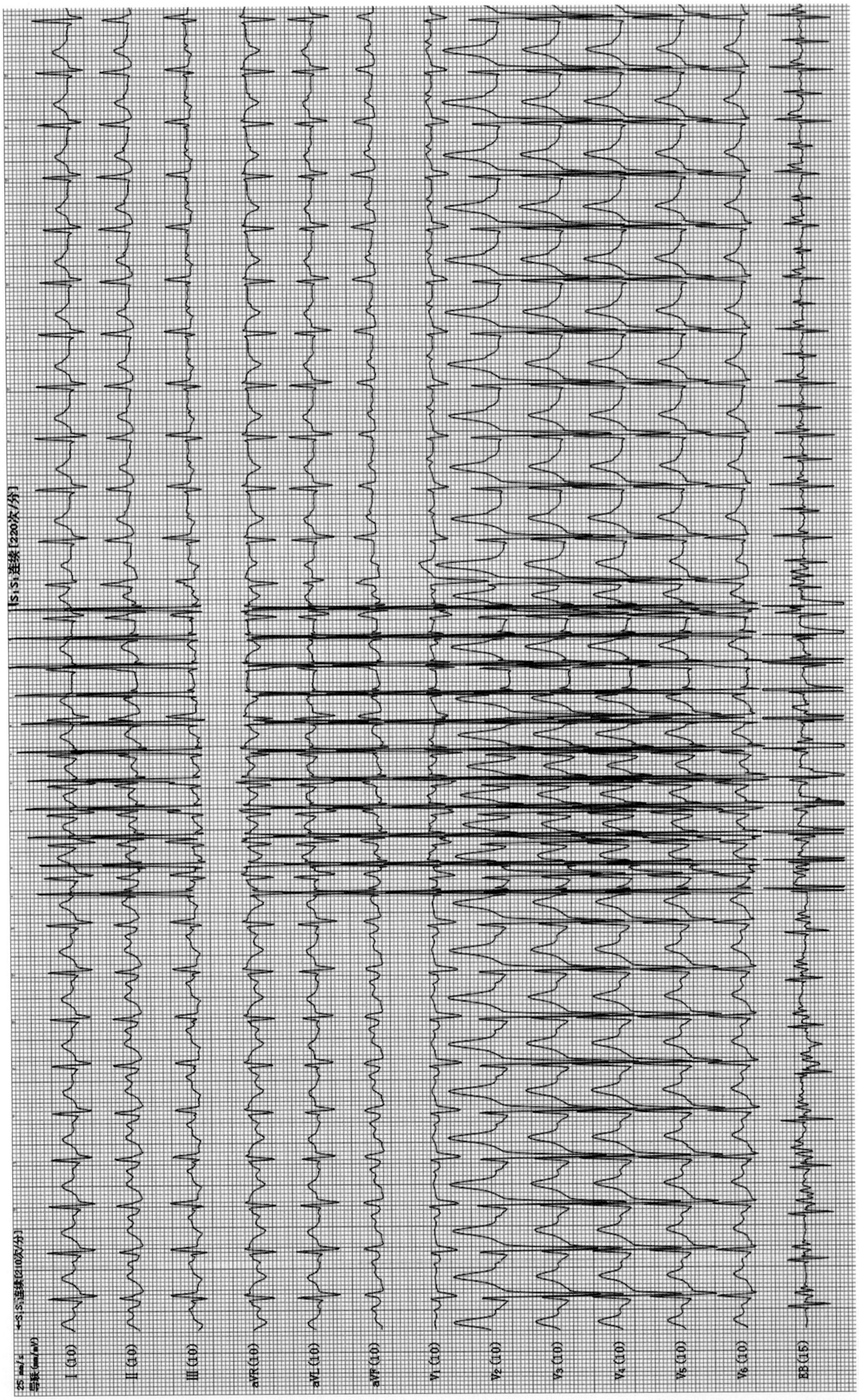


图13-39 $S_1S_1$刺激诱发 S-F AVNRT 伴下部共径2：1房室阻滞

男，51岁，食管心房调搏检查，$S_1S_1$ 220次/min时诱发S-F AVNRT伴下部共径2：1房室阻滞。

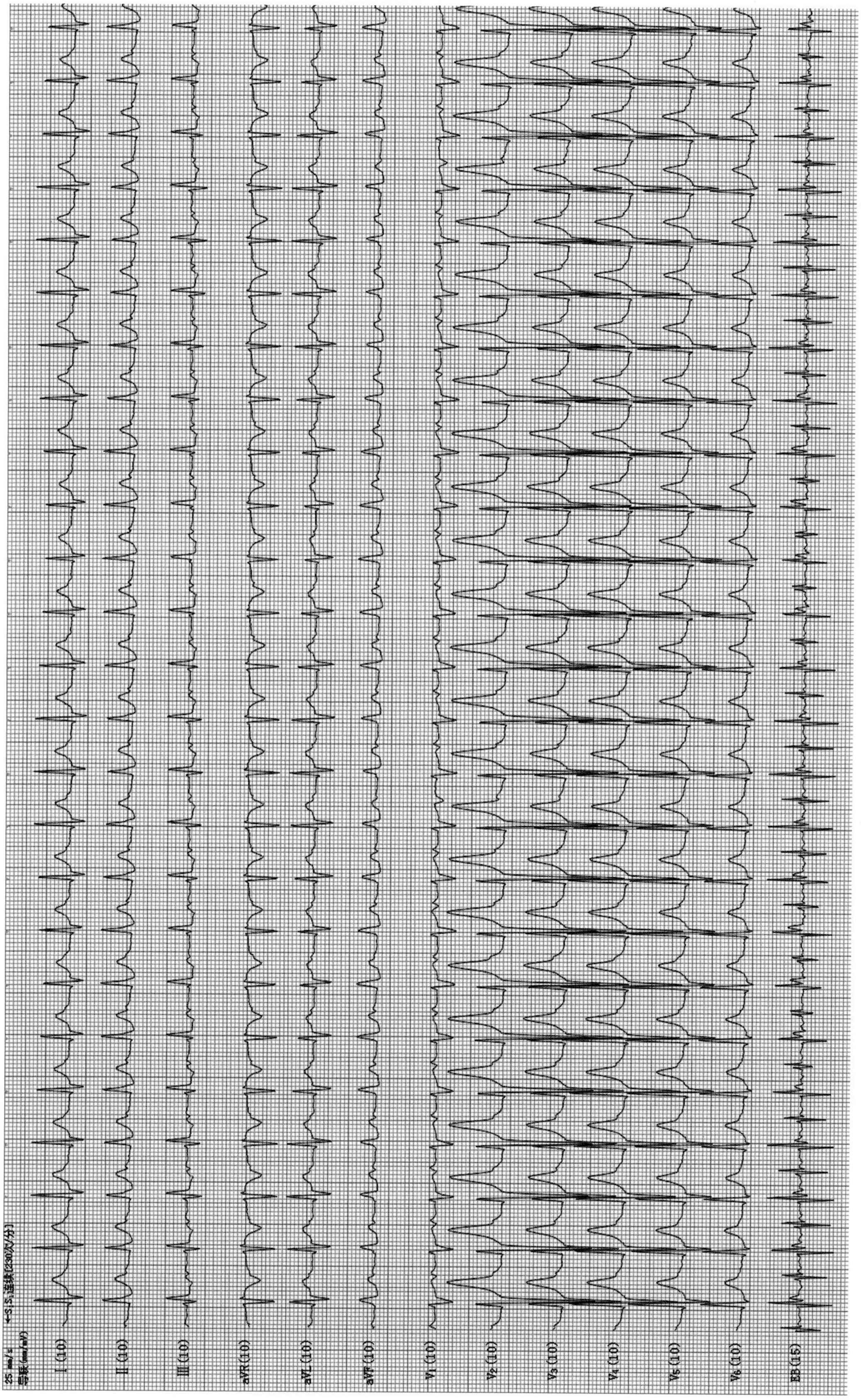


**图 13-40　S-F AVNRT 伴下部共径 2：1 房室阻滞**

与图 13-39 为同一患者，S-F AVNRT 伴下部共径 2：1 房室阻滞。

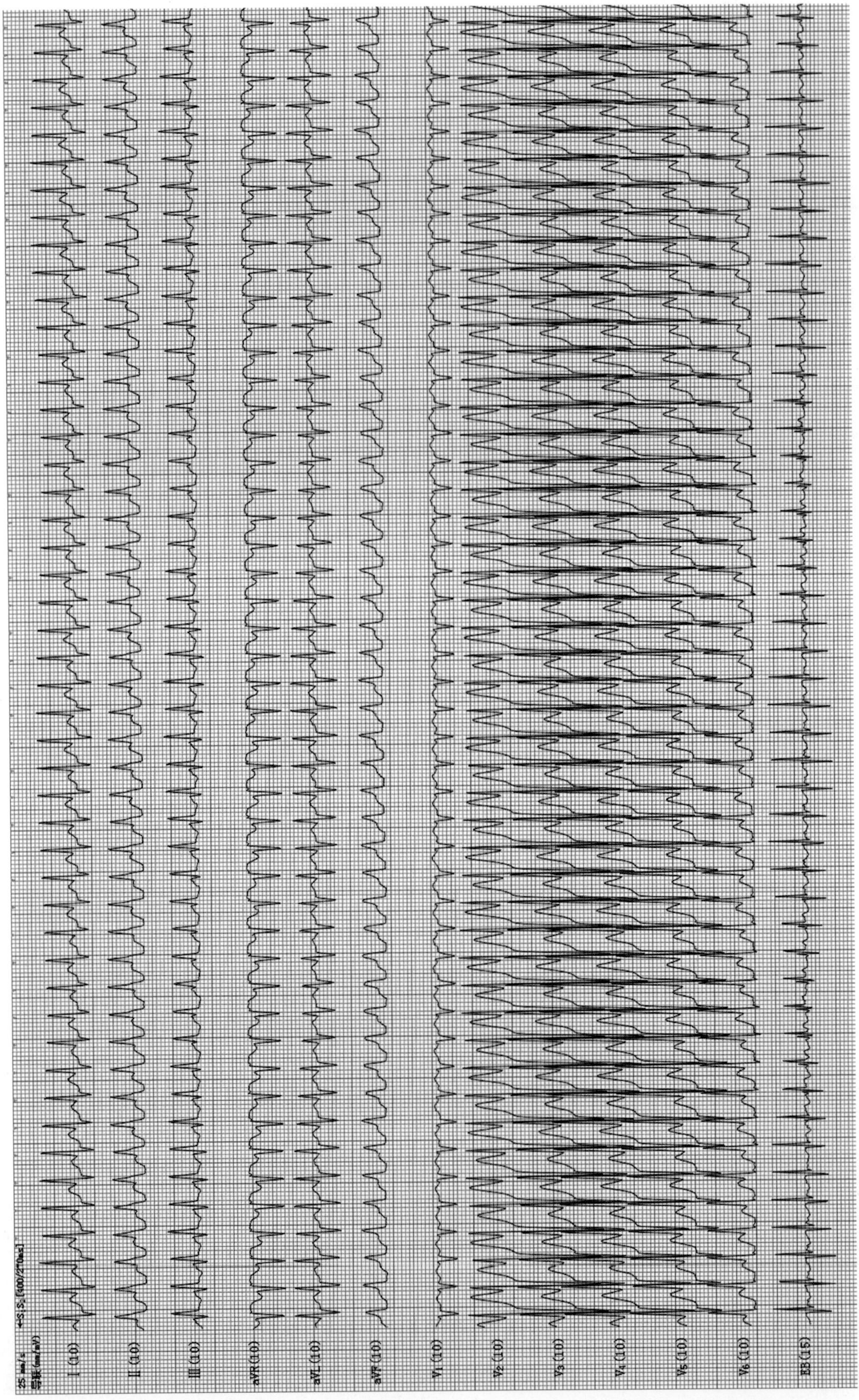


图 13-41　S-F AVNRT

与图 13-39 为同一患者，S-FAVNRT 伴 1：1 房室传导。

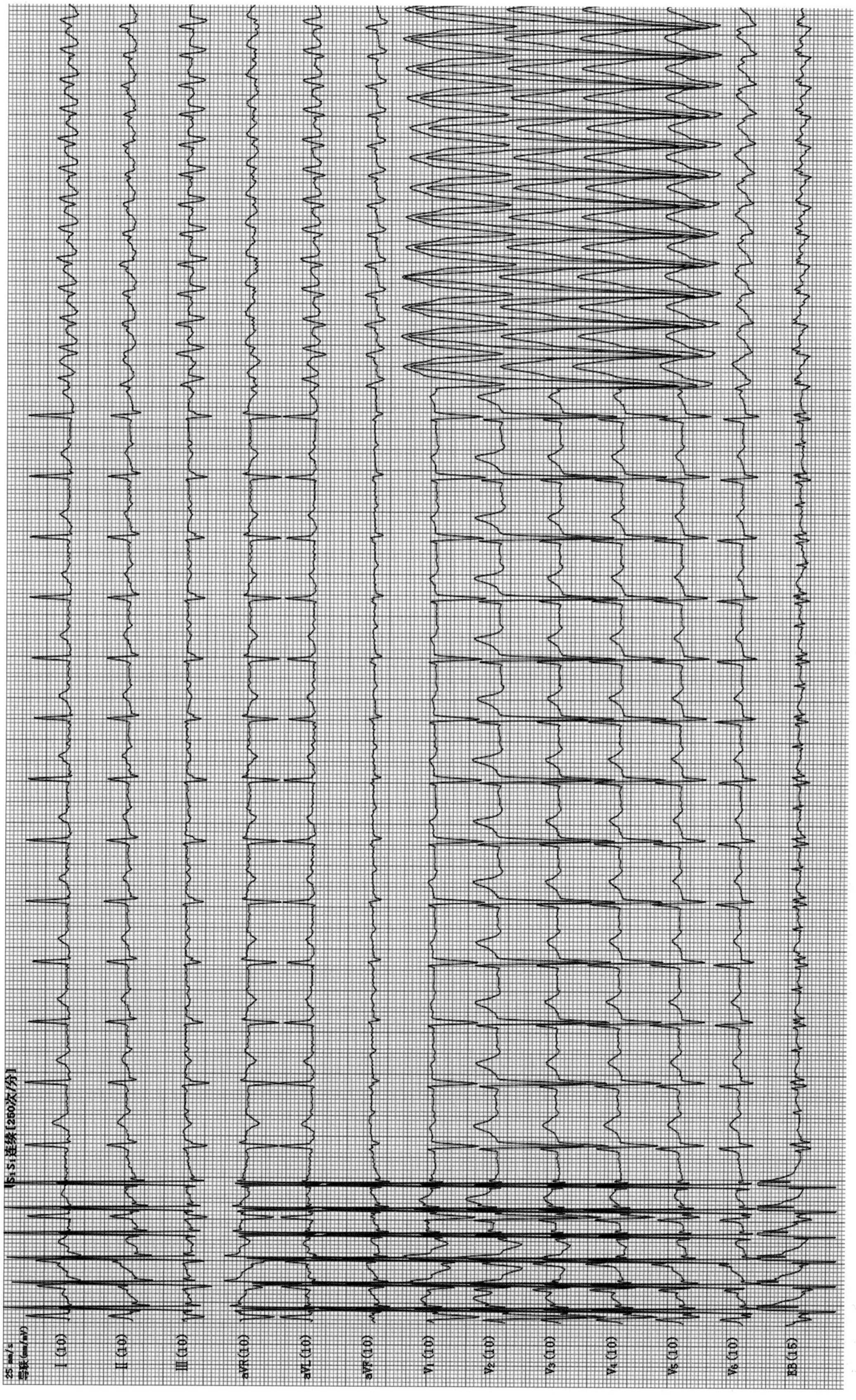


**图 13-42　S-F AVNRT 下部共径 2：1 房室阻滞，1：1 房室传导伴功能性左束支阻滞蝉联现象**

男，37 岁，食管心房调搏检查，$S_1S_1$ 250 次/min 时诱发 S-F AVNRT 伴下部共径 2：1 房室阻滞自行转为 1：1 房室传导伴功能性左束支阻滞蝉联现象。

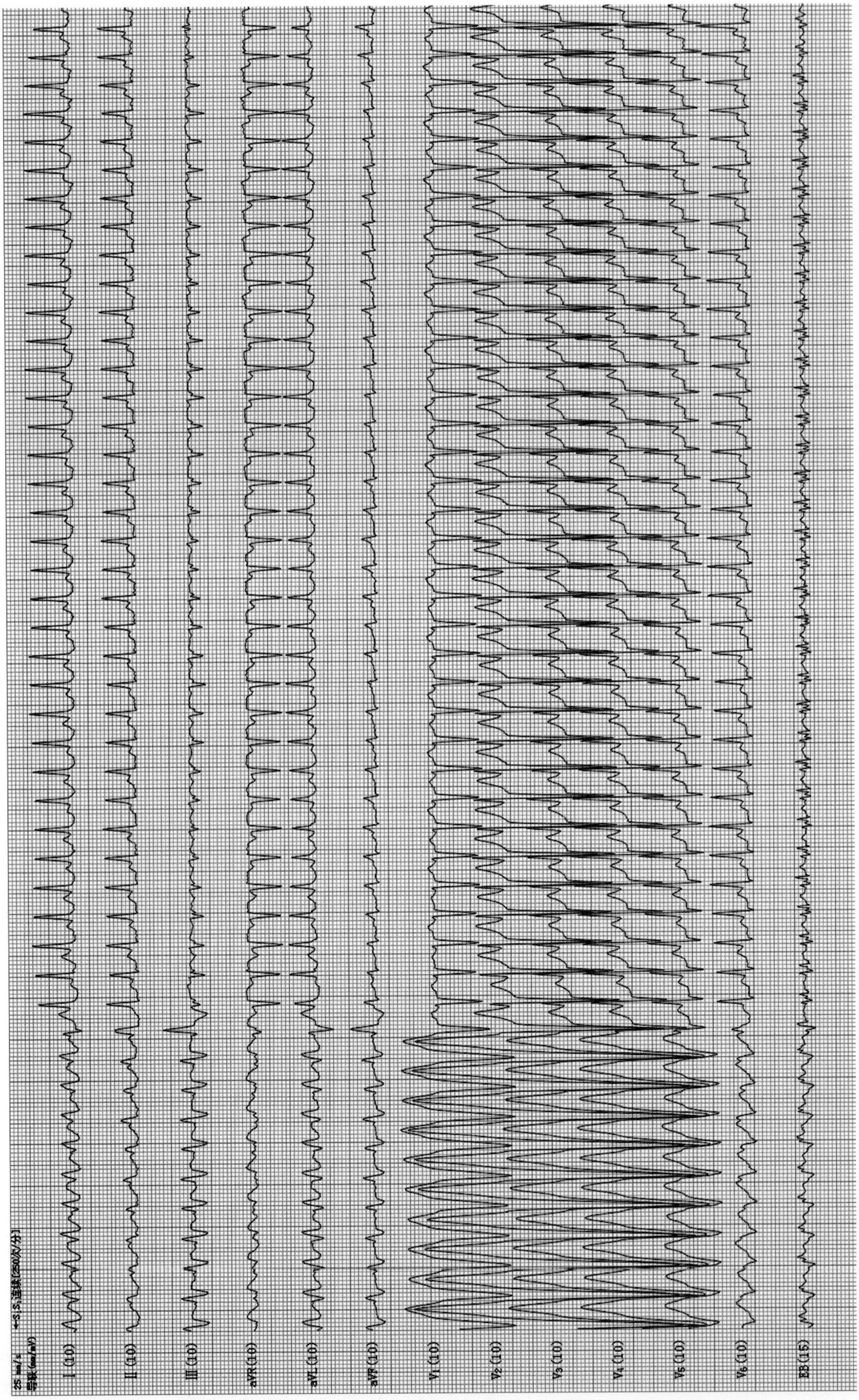


**图 13-43　S-F AVNRT 伴 1∶1 房室传导、有时伴功能性左束支阻滞蝉联现象**

与图 13-42 为同一患者，S-F AVNRT 伴 1∶1 房室传导、有时伴功能性左束支阻滞蝉联现象。

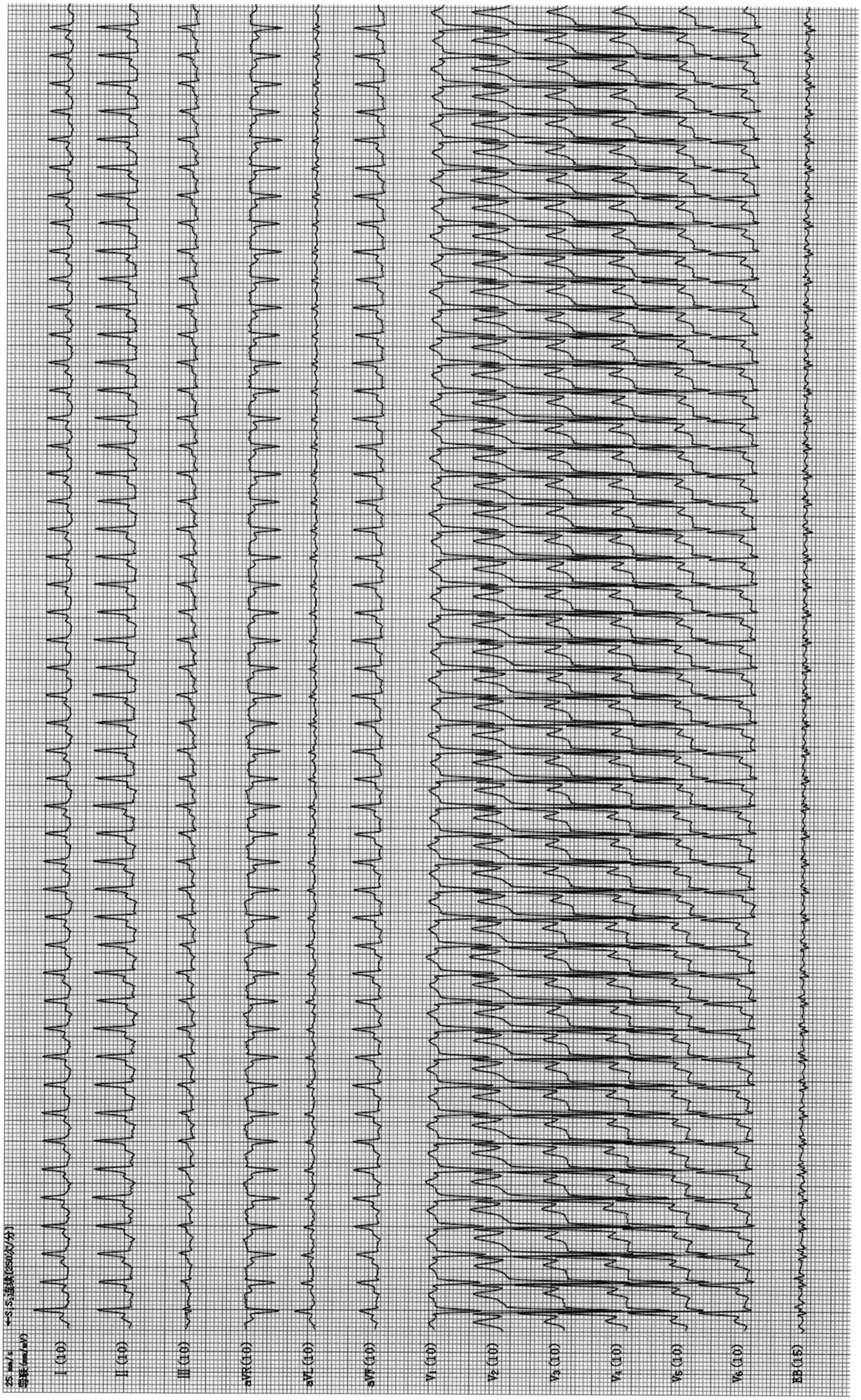


图 13-44　S-F AVNRT(1)

与图 13-42 为同一患者，S-F AVNRT 伴 1：1 房室传导。

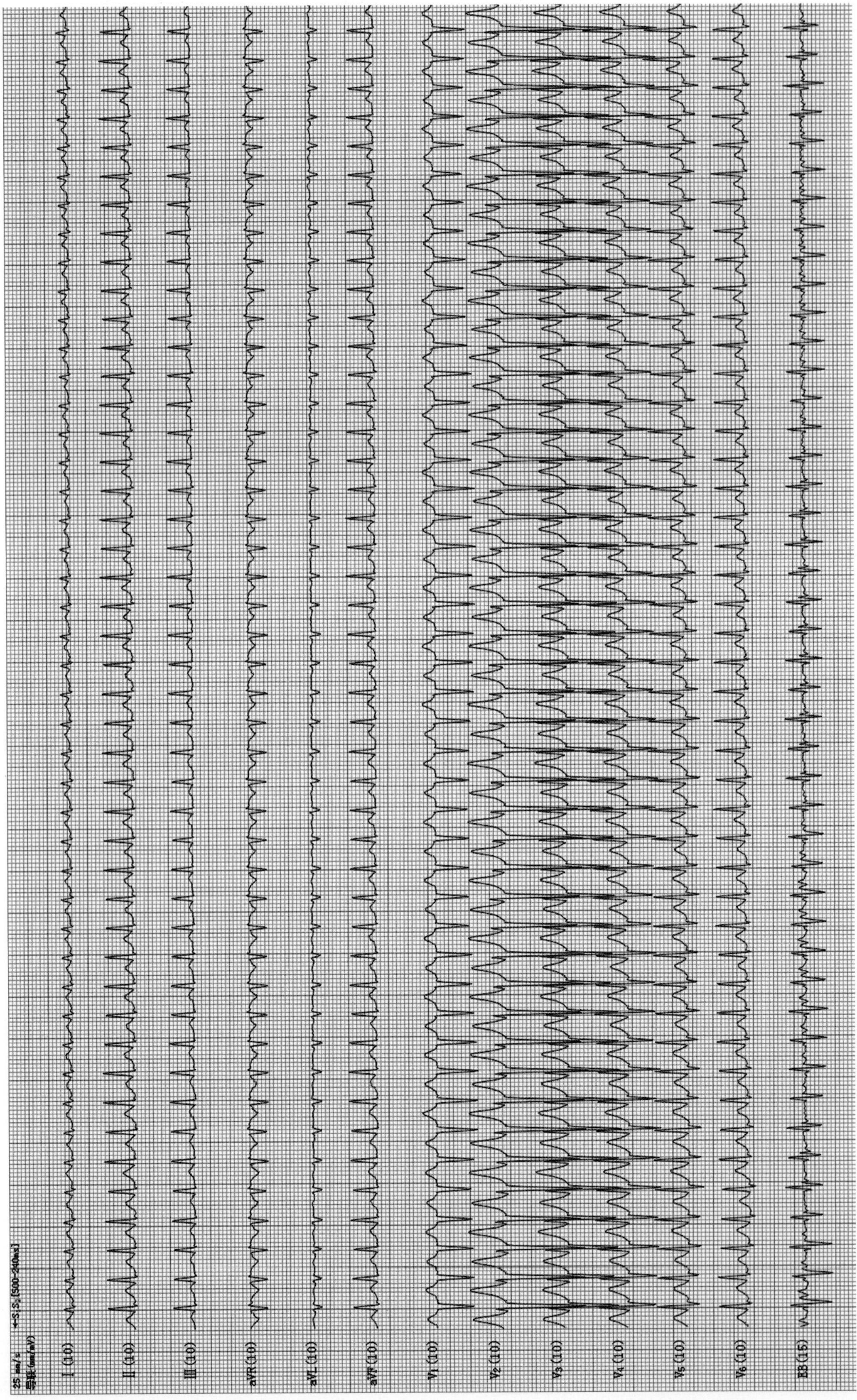


图 13-45　S-F AVNRT(2)

男，41 岁，食管心房调搏检查，窄 QRS 心动过速，EB 显示 RP<PR，RP<70 ms，即 S-F AVNRT。

## 六、快-慢型房室结折返性心动过速(F-S AVNRT)

快-慢型房室结折返性心动过速(F-S AVNRT)是由快径路前传,慢径路逆传形成的心动过速,约占 AVNRT 的6%,多见于儿童和青少年。

1. 发生机制　F-S AVNRT 是由于快径路前向不应期短于慢径路,窦性心律时激动沿快径路下传,适时的房性早搏沿着快径路下传受阻于慢径路,当该激动到达下部共同通道时慢径路脱离不应期便沿慢径路逆传,周而复始即形成 F-S AVNRT,见图 13-46。

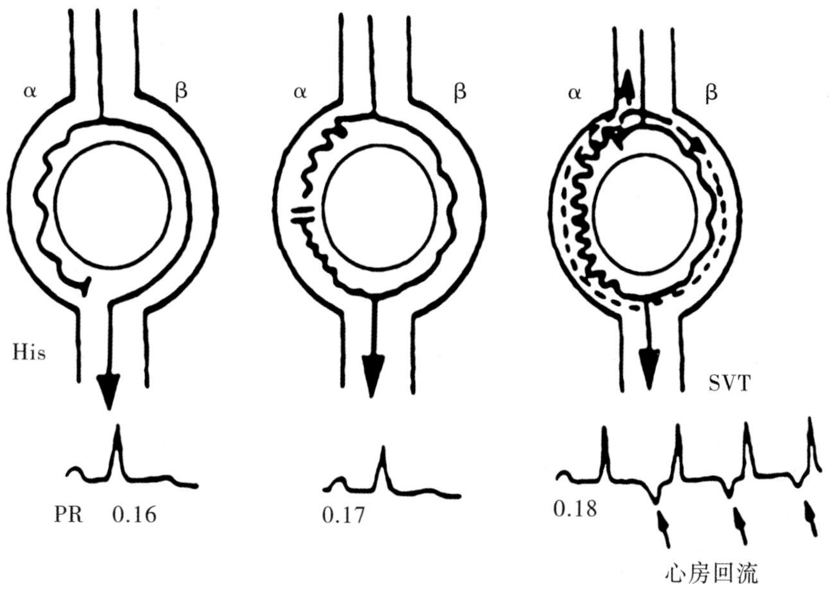


图 13-46　F-S AVNRT 的折返示意

2. 心电图及电生理特点

(1)心动过速突发突止,频率快,一般 220 ~ 250 次/min。

(2)心动过速发作时逆行 P 波位于 QRS 波之前,PR<RP,PR 间期可小于 120 ms。同步记录食管心电图,与 $V_1$ 导联的逆行 P 波同时出现,无偏心现象。

(3)逆行 P 波在Ⅰ、aVL 导联直立,Ⅱ、Ⅲ、aVF 导联倒置。

(4)房性早搏诱发时 PR 间期不延长,室性早搏诱发时出现室房传导时间跳跃性延长,即 RP 间期明显延长。

(5)多呈窄 QRS 波,少数伴束支阻滞时可引起宽大畸形的 QRS 波。

(6)发生房室或室房阻滞时心动过速不终止,见图 13-47 ~ 图 13-50。

(7)心房程序刺激不显示房室结双径路,亦无 $S_2R$ 间期延长。

(8)食管心房调搏较难诱发心动过速,心动过速发作后亦不易自然终止。

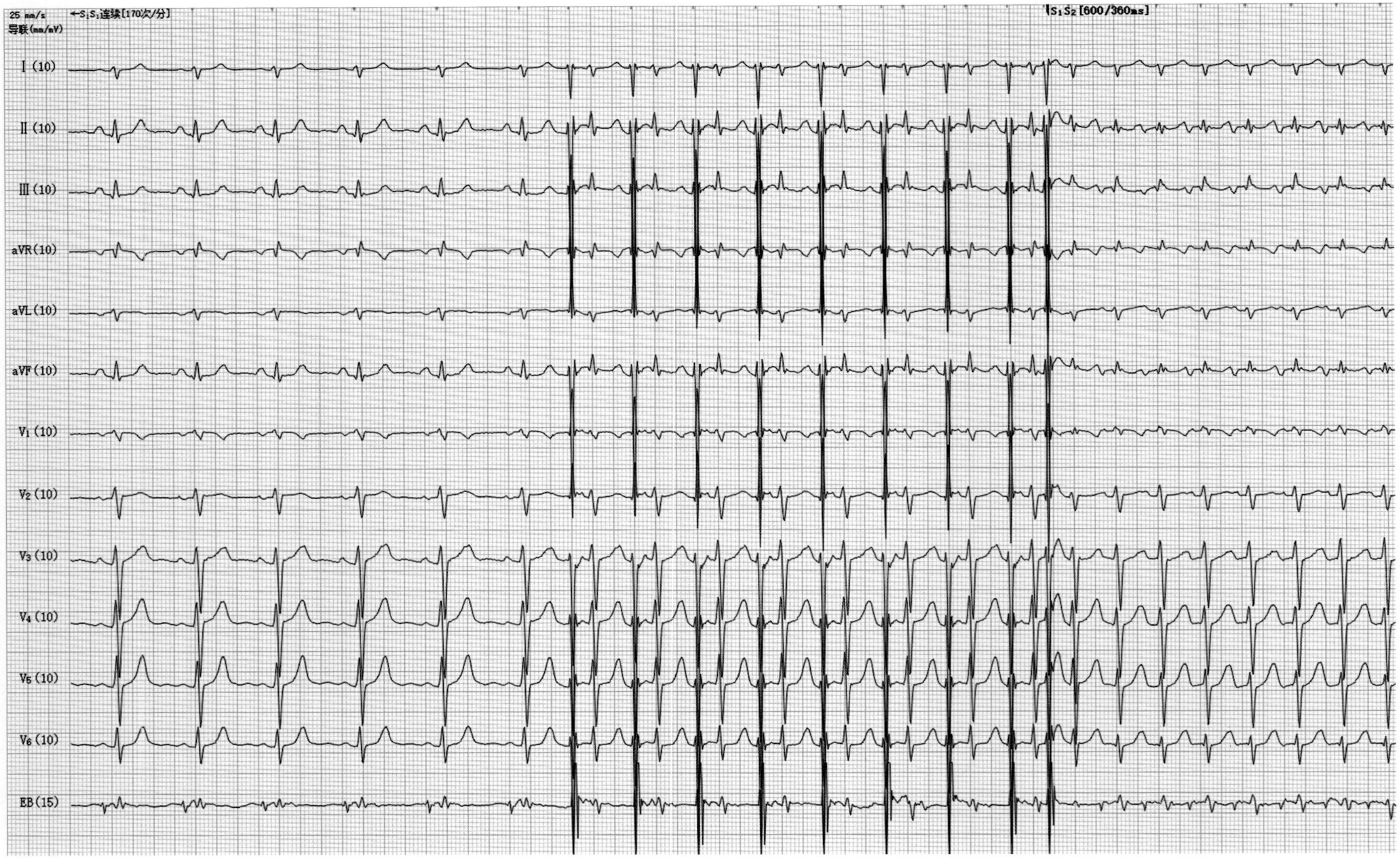


图 13-47　食管心房调搏 $S_1S_2$ 诱发窄 QRS 心动过速

女,53 岁,食管心房调搏检查中 $S_1S_2$(600-360 ms)时 $S_2R$ 不延长、并诱发窄 QRS 心动过速,RP>PR,P 波在Ⅱ、Ⅲ、aVF 导联倒置、Ⅰ、aVL 导联直立,$RP_{EB}$ 等于 $RP_{V1}$,无偏心现象。

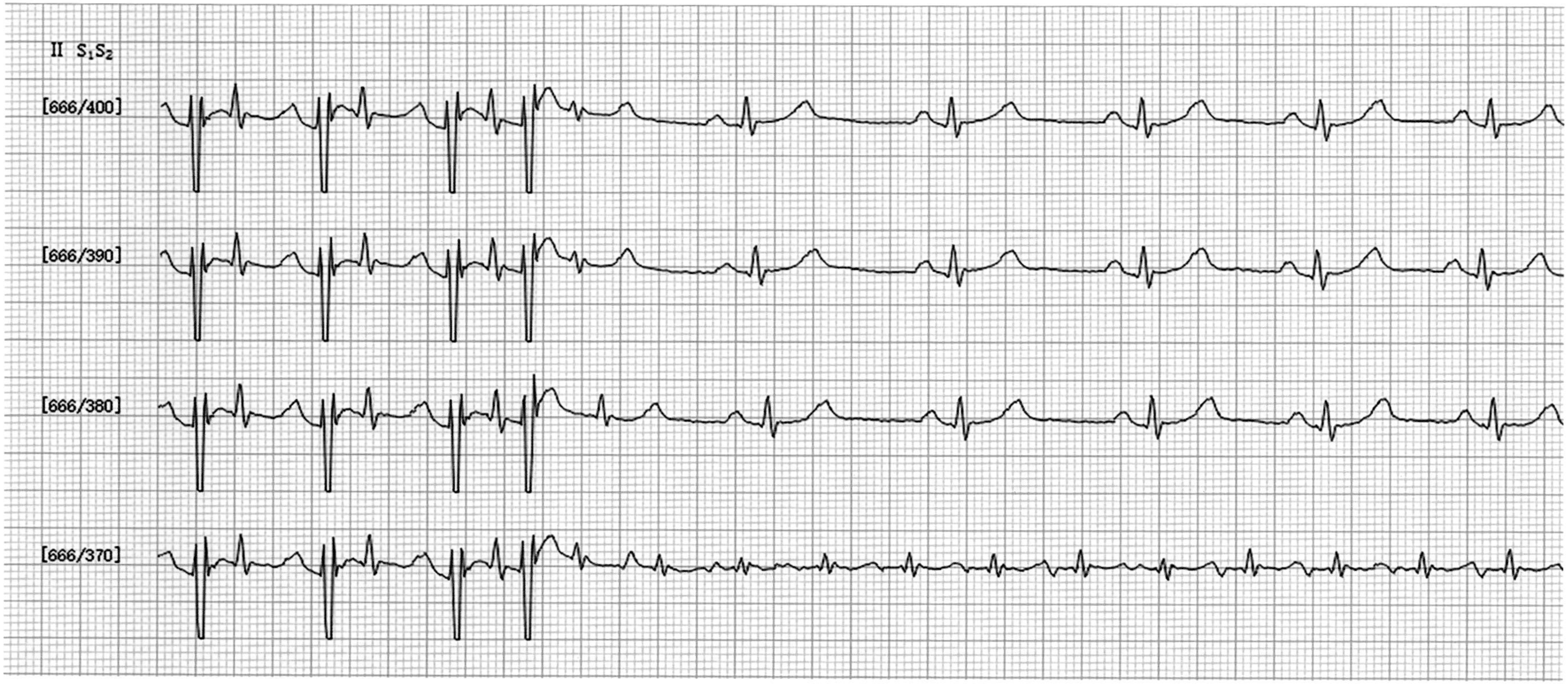


图 13-48　$S_1S_2$对比图显示

与图 13-47 为同一患者，$S_1S_2$(600-380 ms)时 $S_2R$ 跳跃性延长>60 ms、未诱发心动过速，即房室结双径路，$S_1S_2$(600-370 ms)时 $S_2R$ 间期及其后房性早搏的 PR 间期均不延长、并诱发窄 QRS 心动过速。

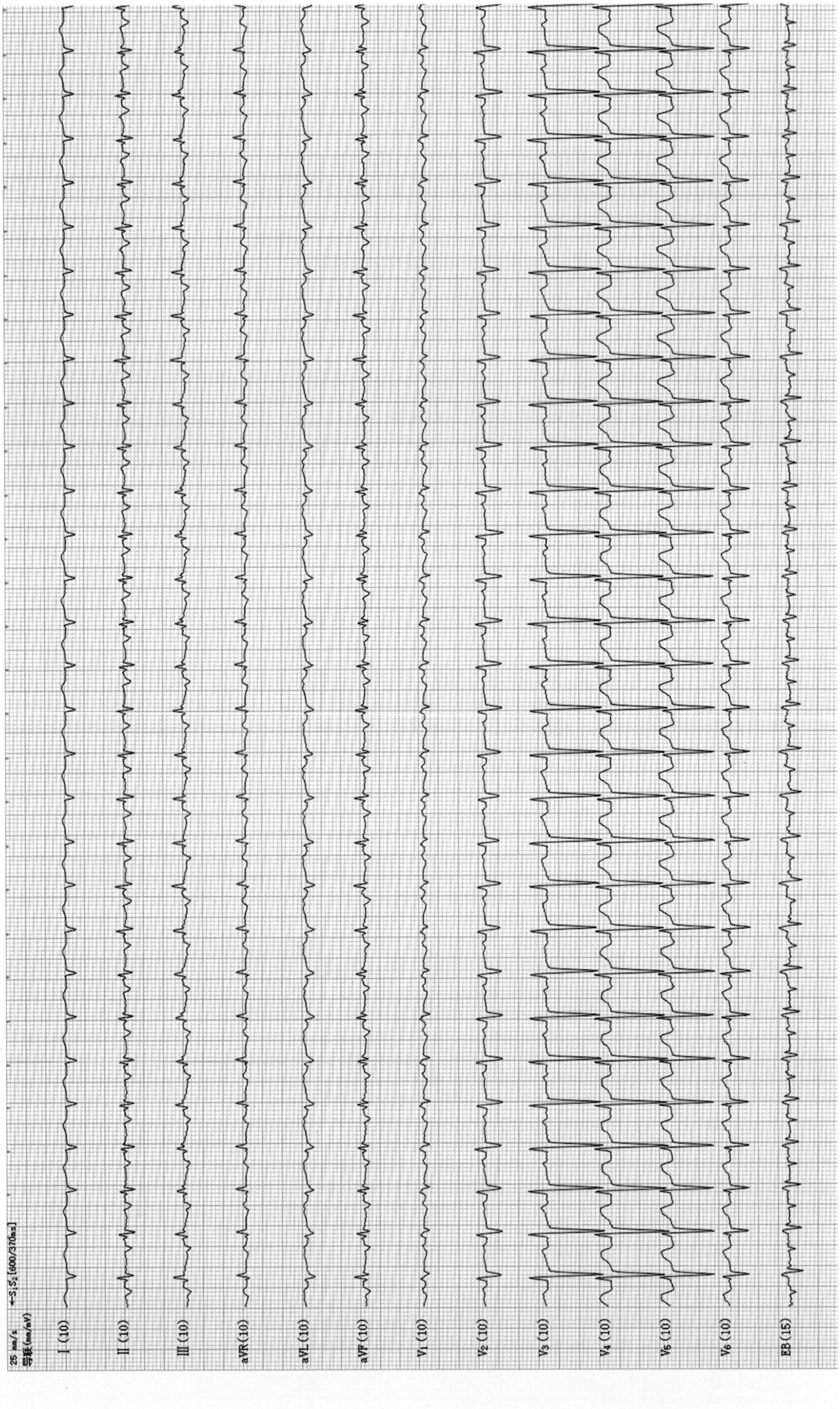


**图 13-49 食管心房调搏 $S_1S_2$ 诱发窄 QRS 心动过速**

与图 13-47 为同一患者，$S_1S_2$(600-370 ms)时诱发窄 QRS 心动过速，RP>PR，$RP_{EB}$ 等于 $RP_{V1}$，无偏心现象。

手术经过：患者平卧于导管床，连接心电监护。Allen试验正常，常规消毒铺巾。先行EPS+RFCA术，1%利多卡因针局麻拟穿刺皮肤，按Seldinger法穿刺右侧股静脉，分别置入2个6F鞘，沿鞘管注入肝素3 000 U。经一股静脉送入十级标测电极至冠状静脉窦，经另一股静脉送入心室标测电极至右心房、右心室先后行程序刺激，心室$S_1S_1$ 500 ms刺激室房分离。心房$S_1S_1$、$S_1S_2$刺激均未诱发心动过速。异丙肾上腺素应用后心房$S_1S_2$ 500/310 ms可见跳跃并诱发心动过速，心室率184 次/min左右。心内电生理示CS电极A波提前V波。A波呈一直线，激动顺序呈AHV传导，CS9-10 A波最早。心室拖带呈VAY传导，提示房室结折返性心动过速(快慢型)。测HV间期105 ms，考虑希氏束潜在病变：置换一股静脉并送入斯瓦氏鞘，沿其将蓝加硬消融导管送至三尖瓣环处并仔细标测。下位法标测到小A大V后以25 W放电10 s交界区心律活跃。遂在此及周围以功率25~30 W累计消融180 s，右房程序刺激跳跃现象消失，未再诱发室上速，示手术成功：诱发结束后出现房颤，患者无心悸等不适，考虑术中应用异丙肾上腺素有关，给予普罗帕酮35 mg静脉注射后仍为房颤。可观察病情：手术结束，拔出各种导管、鞘管，局部加压包扎止：血。安返病房。右下肢制动12 h。术中术后共用肝素4 000 U。

**图 13-50　心脏电生理检查**

与图 13-47 为同一患者，心脏电生理检查显示快-慢型房室结折返性心动过速，回顾性分析心动过速为快-慢型房室结折返性心动过速。

## 七、慢-慢型房室结折返性心动过速

慢-慢型房室结折返性心动过速（S-S AVNRT）是由更慢径路前传，慢径路逆传形成的心动过速，罕见，约占 AVNRT 的 4%。

1. 发生机制　解剖生理基础是房室结存在多径路，一条更慢径路为前传支，可能由房室结右侧后延伸构成，另一条慢径路为逆传支，可能由房室结左侧后延伸构成，快径路为“旁观者”。

2. 心电图及电生理特点

（1）RR 间期规则，心律绝对整齐，频率较慢，100 ~ 150 次/min。

（2）心动过速时由于激动沿更慢径路前传和另一条慢径路逆传，故逆行 P 波在 RR 间期中间或之后 1/2，PR 长而固定，P 波在Ⅱ、Ⅲ、aVF 导联倒置。

（3）心动过速时食管心电图的 RP > 70 ms，体表心电图 $V_1$ 导联的 RP > 90 ms，但两者相差≤25 ms。

（4）给予 $S_1S_2$ 刺激 $S_2R$ 间期出现两次及以上跳跃性延长，形成房室结三径路或四径路，也可同时诱发房室结折返性心动过速。

（5）多呈窄 QRS 波，少数伴束支阻滞时可出现宽大畸形的 QRS 波。

（6）房性早搏诱发，轻度增快的心率亦可诱发。

（7）可合并房室阻滞，兴奋迷走神经可减慢或终止心动过速，见图 13-51 ~ 图 13-53。

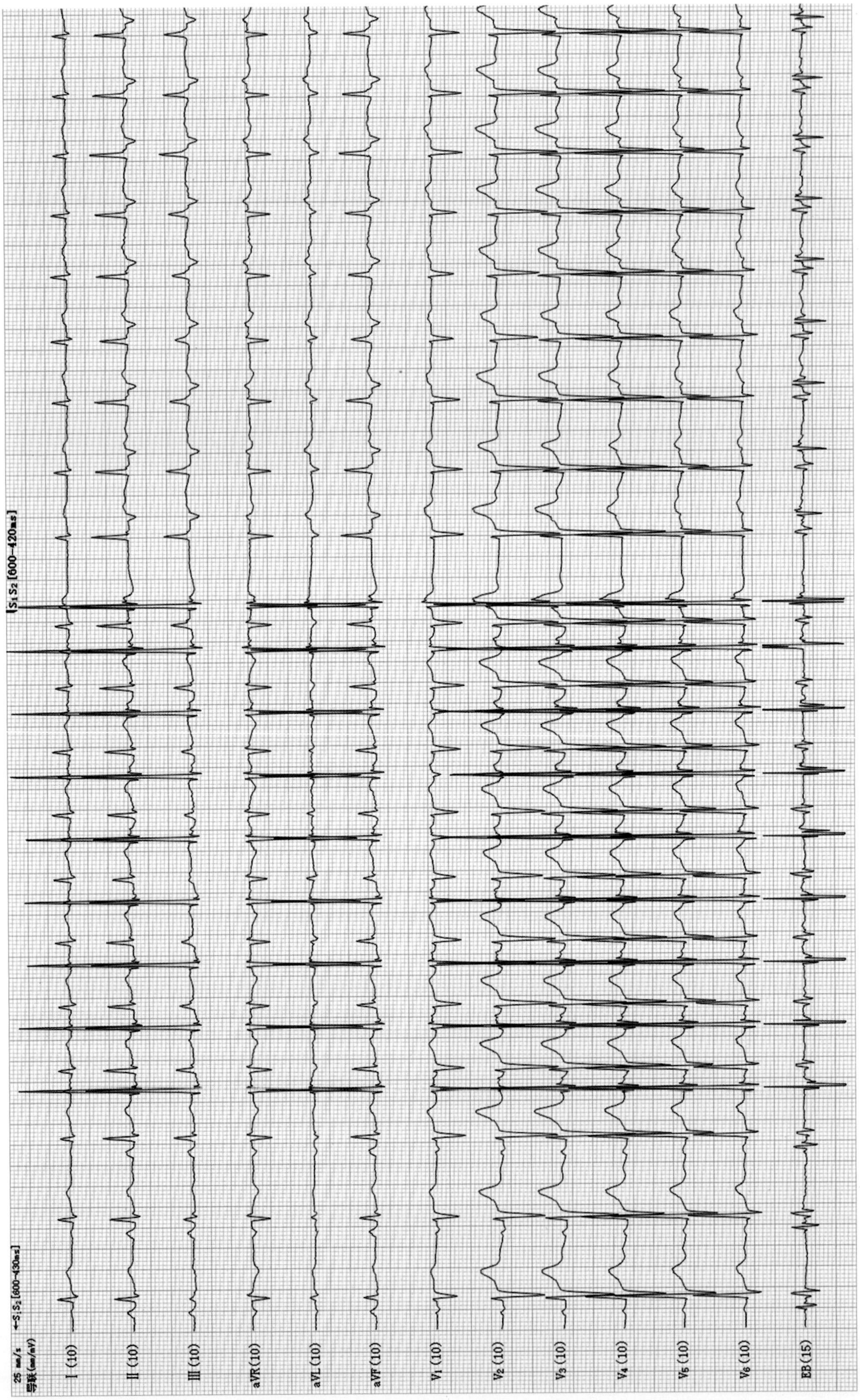


**图 13-51　食管心房调搏 $S_1S_2$ 诱发窄 QRS 心动过速**

男，45 岁，食管心房调搏检查中 $S_1S_2$（600-420 ms）时 $S_2R$ 延长，并诱发窄 QRS 心动过速，RP<PR，RP>70ms，P 波在Ⅱ、Ⅲ、aVF 导联倒置，$RP_{EB}$ 等于 $RP_{V1}$，无偏心现象。

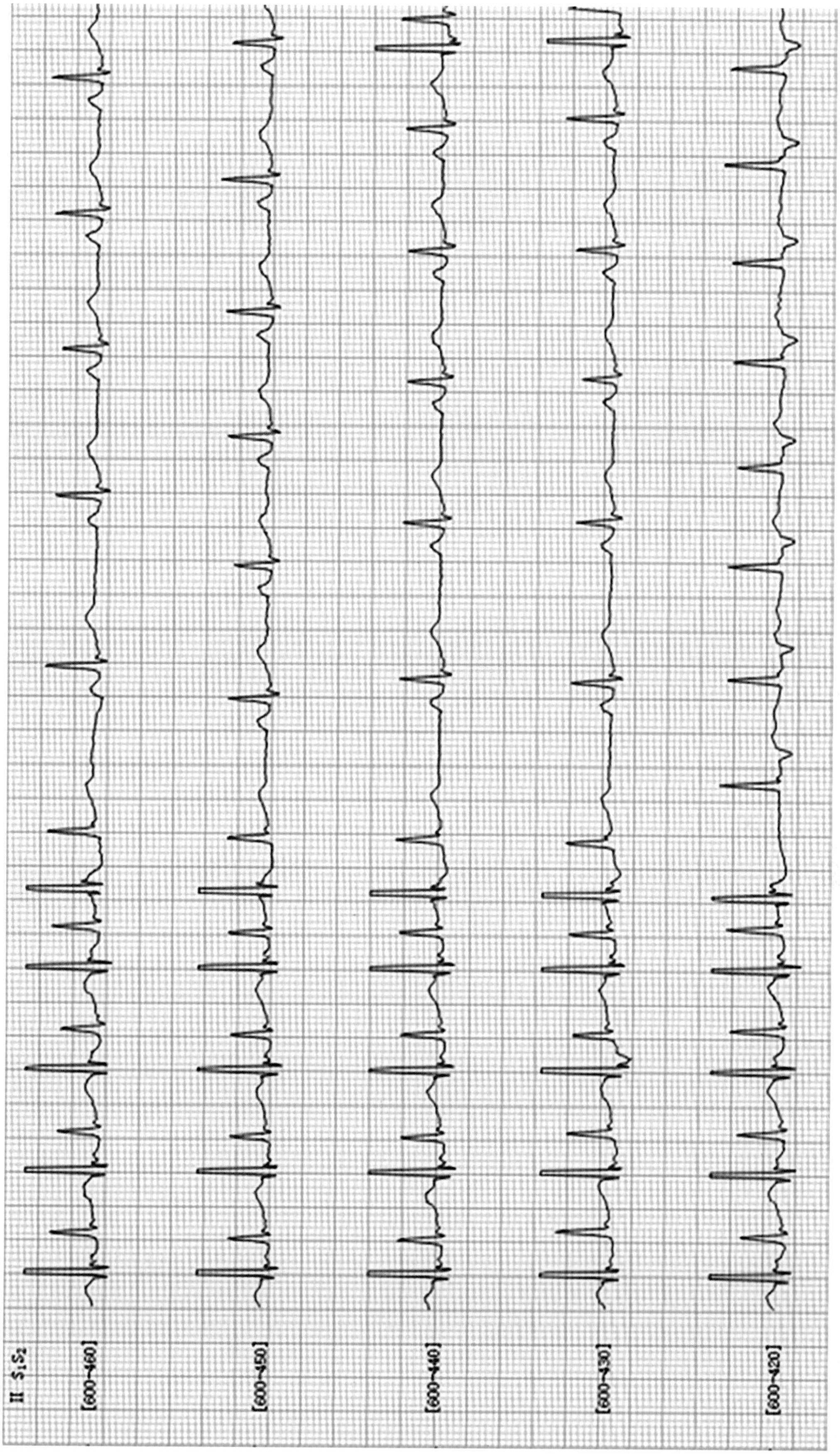


图 13-52　食管心房调搏检查 $S_1S_2$ 对比图

与图 13-51 为同一患者，$S_1S_2$ 对比图显示 $S_1S_2$（600-420 ms）时 $S_2R$ 跳跃性延长>60 ms，并诱发窄 QRS 心动过速。

**手术经过：患者取仰卧位，常规消毒铺巾，1%利多卡因针局部麻醉，穿刺右颈内静脉和右股静脉，一次性给予肝素3 000 U，分别送入电生理标测导管至Cs、His、RVA，行ESP：V $S_1S_1$ 400 ms AVA分离。$AS_1S_1$ 350ms AVN文氏传导，$AS_1S_1$ 300ms AVN不应。$AS_1S_2$320/500 ms AH跳跃并诱发心动过速，窄QRS波，120bpm，心动过速发作时His A提前，VA 120ms，证实AVNRT(S–S)。遂送兰加硬大头以常规方法标测小A大V波，A波碎裂靶图，30 W、55 ℃、120 s给予房室结慢径路改良，术中有一过性交界律，术后：V $S_1S_1$ 450 ms VA分离，$AS_1S_2$递减传导无AH跳跃，反复刺激，未再诱发心动过速；静脉点滴异丙肾上腺素后，分别行心房、心室刺激均未诱发心动过速。拔管，止血，消融成功，过程顺利。患者未诉不适，安返病房。**

**图 13–53　心脏电生理检查**

与图 13–51 为同一患者，心脏电生理检查显示慢–慢型房室结折返性心动过速，回顾性分析心动过速为慢–慢型房室结折返性心动过速。

## 八、主要鉴别诊断

(1)S–S AVNRT 需与顺向型房室折返性心动过速鉴别：S–S AVNRT 时 RP 间期与 PR 间期均较长，房性早搏程控刺激时 $S_2R$ 出现≥2 次跳跃性延长，高度提示 S–S AVNRT；而顺向型房室折返性心动过速时存在偏心现象。

(2)F–S AVNRT 需与后间隔慢旁路参与的顺向型房室折返性心动过速鉴别。

## 九、双房室结非折返性心动过速

双房室结非折返性心动过速(dual AV nodal non–reentrant tachycardia，DAVNNRT)是指患者的房室交界区存在不应期和传导速度均不相同的快、慢两条径路；在一定条件下，一次窦性 P 波可经快、慢双径分别下传，并先后激动心室引起两个 QRS 波，这种一次窦性 P 波紧跟两个 QRS 波形成一带二的心电现象，亦称双房室结介导的心动过速(AV node double fire)、非折返性房室结性心动过速(non–reetrant AV nodal tachycardia)。即患者存在的房室结双径路在同一心动周期可同时下传的特殊情况，视为 AVNRT 的一个亚型，占 AVNRT 患者的 1.5% ~4%，具有阵发性、自发自止的发作特点，受多种因素影响。DAVNNRT 患者的治疗包括抗心律失常药物和导管消融两种。

### (一)发生机制

虽然 AVNRT 和 DAVNNRT 患者都存在房室结双径路，但两者双径路的电生理特点不同，引发心动过速的类型与机制不相同，体表心电图的表现也全然不同。

1. 快、慢径路的下传曲线存在着重叠区　患者在房室交界区存在两条传导速度不同的两条径路，一条为快径路，一条为慢径路，而且两条径路能在一定的条件下(某心率范围时)同时下传，形成 1 个窦性 P 波带 2 个 QRS 波的特殊心电现象。该特点可视为患者此时的快与慢径路都能下传，落在此区的窦性 P 波将发生 1 个窦性 P 波带 2 个 QRS 波的现象，而引起折返性心动过速的房室结双径路患者则无该重叠区。

2. 快、慢径路的传导速度差值较大　患者的快、慢径路传导速度的差值常>300 ms，而且该差值>心室的有效不应期，这使心室被快径下传的激动除极后，到慢径下传并再次传到心室时，其已脱离了前次激动后的有效不应期，而引发心室的第 2 次除极，形成第 2 个 QRS 波。

3. 快、慢径路均无逆传　与 AVNRT 患者的快或慢径路存在逆传不同，DAVNNRT 患者的快、慢径路只有前传功能而无逆传功能，故不会发生慢-快型或快-慢型房室结折返性心动过速，只能发生一带二的非折返性心动过速。

总之当双径同时传导的重叠区、两径下传时间差值>300 ms 及双径路均无逆传功能等条件都具备时，DAVNNRT 患者才能发生一带二现象和非折返性心动过速。

### （二）分型及心电图特点

1. 快、慢径持续 1∶1 下传型（一型）　一次窦性 P 波后能先后引起两次心室除极的 QRS 波，形成一带二的心电现象，这是因窦性 P 波落入患者房室结传导曲线的重叠区，形成持续而稳定的一带二激动心室。遇到这种心电图时只要窦性 P 波清晰，依靠特征性的一带二心电现象容易诊断，见图 13-54 ~ 图 13-57。

当患者心室率持续较快，甚至成为无休止时，容易发生心动过速性心肌病。

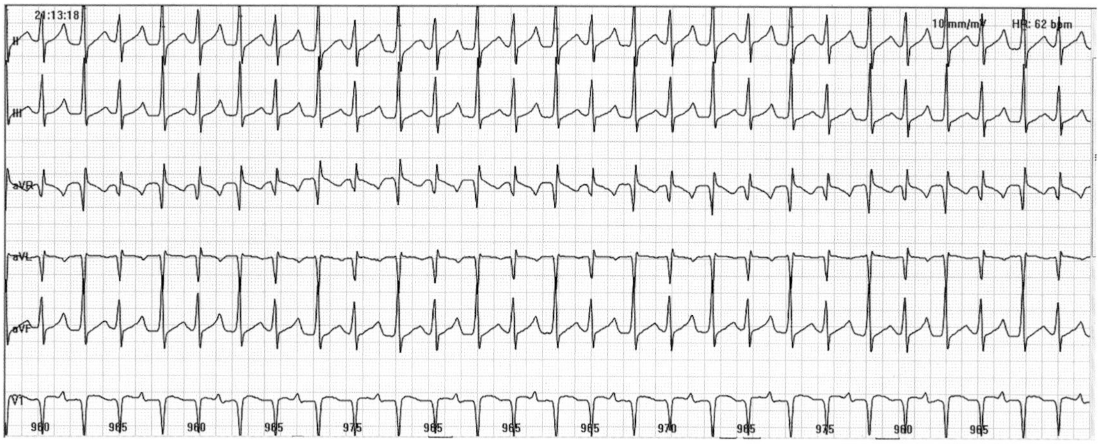


图 13-54　一型 DAVNNRT

快、慢径持续 1∶1 下传型，$V_1$ 导联清晰可见一次窦性 P 波后能先后引起两次心室除极的 QRS 波，形成一带二的心电现象。

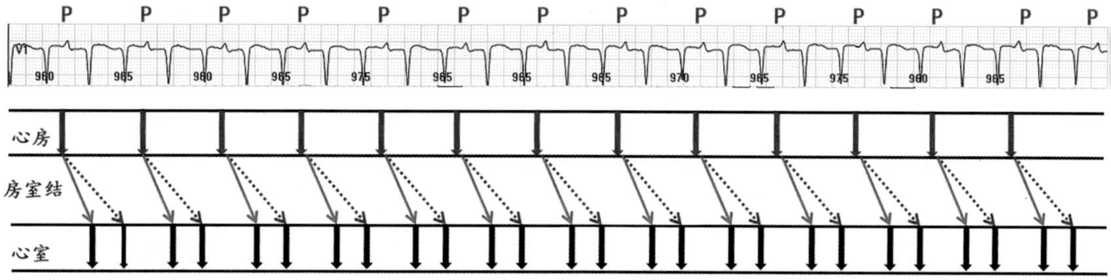


图 13-55　快、慢径持续 1∶1 下传型梯形图

为图 13-54 中的 $V_1$ 导联梯形图显示快、慢径持续 1∶1 下传，属于一型 DAVNNRT。

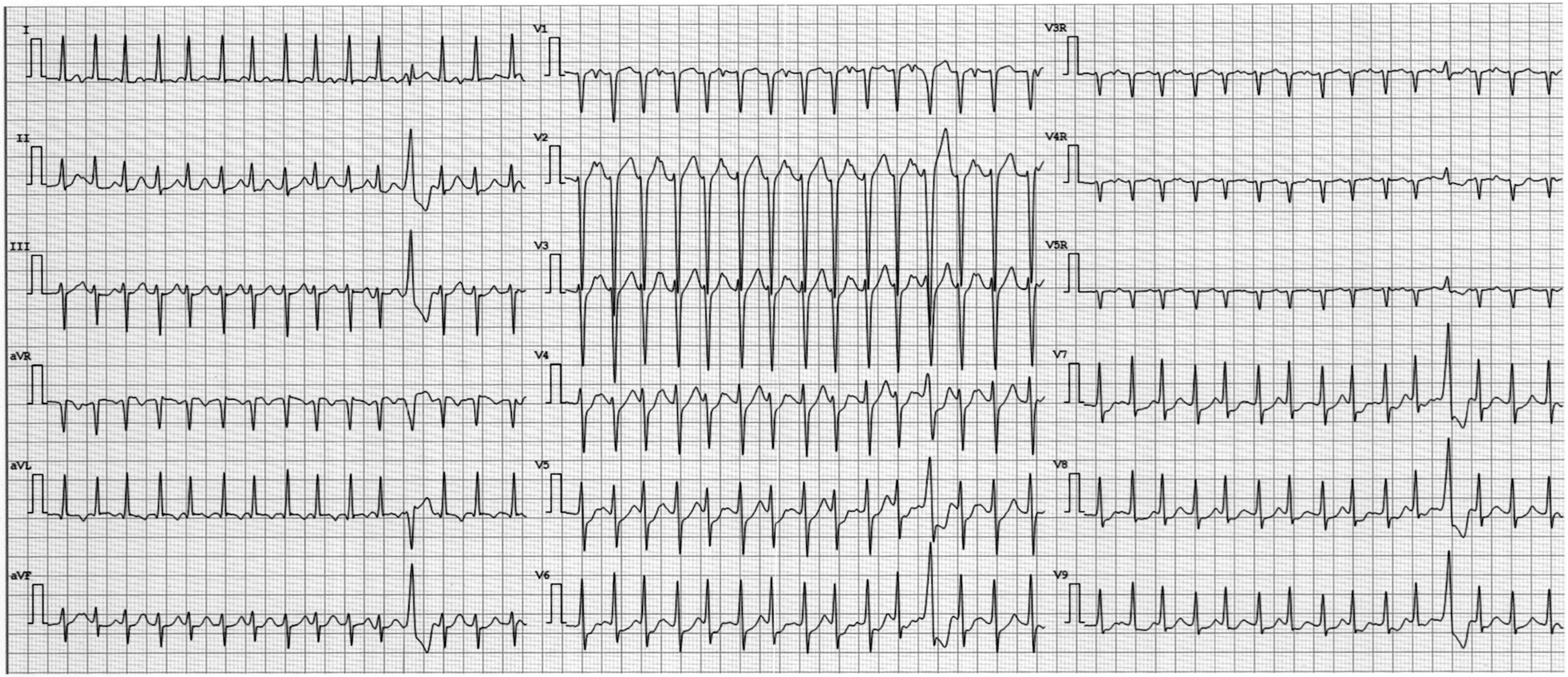


图13-56　一型 DAVNNRT

男，39岁，$V_1$导联清晰可见规律的窦性P波，一次窦性P波能先后引起两次心室除极的QRS波，形成一带二的心电现象，即快、慢径1:1下传型，其中第12个QRS波（宽大畸形）为室性早搏。

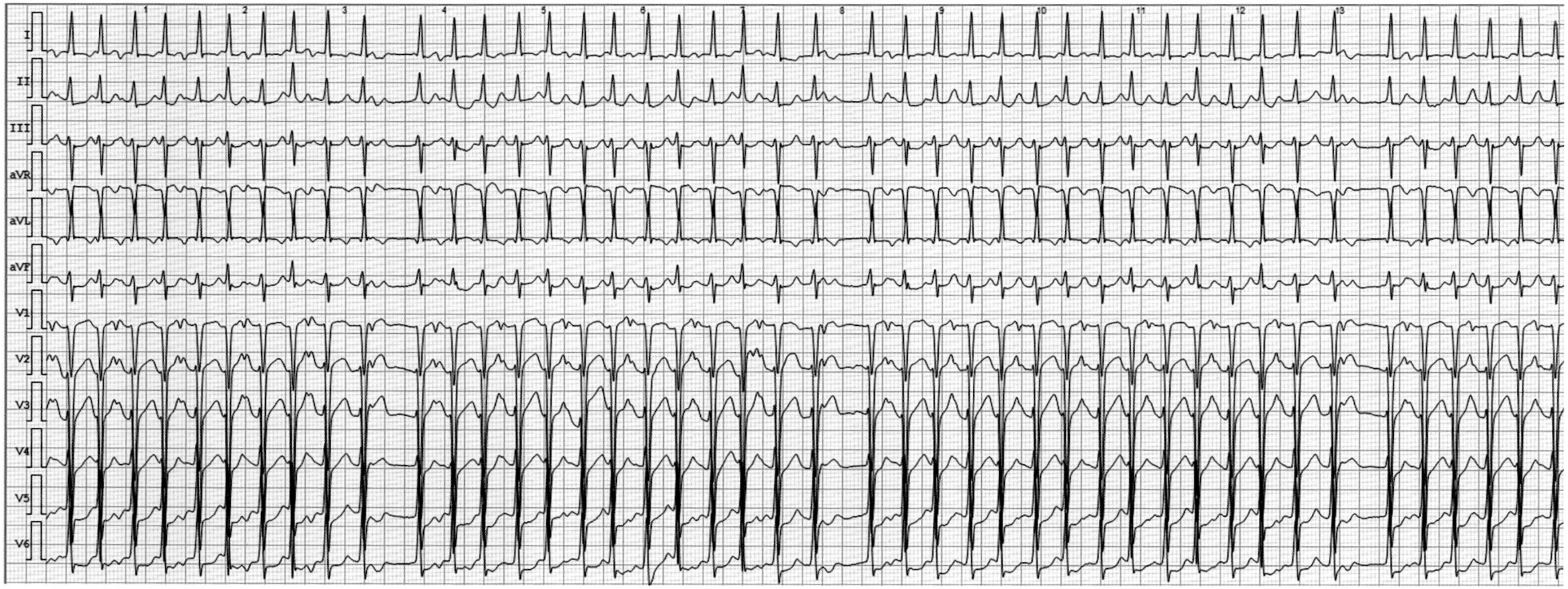


**图 13-57　快、慢径路 1∶1 下传型、快径阻滞型**

与图 13-56 为同一患者，$V_1$ 导联清晰可见规律的窦性 P 波，除第 11、24、39 个 QRS 波外，一次窦性 P 波能先后引起两次心室除极的 QRS 波，形成一带二的心电现象，即快、慢径 1∶1 下传型，其中第 11、24、39 个 QRS 波与其前窦性 P 波形成的 PR 间期与快、慢径 1∶1 下传型中的慢径路下传的 PR 间期相等，形成快径路阻滞、慢径路下传，即快径阻滞型。

2. 慢径阻滞型(二型) 对于 DAVNNRT 患者,只有适宜的窦性心率才会落入快、慢径同时能下传的重叠区,而重叠区内的两条径路下传功能也绝非持续稳定。部分 DAVNNRT 患者的快径持续 1∶1 下传,慢径发生间歇性阻滞,其意味着慢径的不应期要比快径长,这应视为 DAVNNRT 患者少见的情况,因一般情况下其快径传导快,不应期长,见图 13-58。

3. 快径阻滞型(三型) 部分 DAVNNRT 患者的慢径保持 1∶1 下传,快径发生间歇性阻滞,这是因慢径不应期短,一直处于能够下传的兴奋期内,而快径不应期长,不能保持 1∶1 下传而出现下传阻滞,此型中快径阻滞的程度可以不同,引起下传比例不同,这使心电图更加复杂,见图 13-59、图 13-60。

4. 快、慢径均阻滞型(四型) DAVNNRT 患者的快慢径均存在间歇性阻滞,心室律不齐也更明显,见图 13-61、图 13-62。

5. 一带二伴室内差传型(五型) DAVNNRT 患者的房室结存在纵向分离,出现快、慢双径路,希浦系或心室水平也存在功能性阻滞,易发生功能性左束支阻滞,见图 13-63、图 13-64。

6. 其他型(六型) 其他型是上述五型之外的其他心电图表现,如 AVNRT 与 DAVNNRT 两种心动过速同时存在,称为“double double fire”,见图 13-65。

7. 诊断分型时的注意事项

(1)慢径下传激动心室的长 PR 间期值常不是快径下传的短 PR 间期的 2 倍,这将造成 RR 间期有规律的不等,引起长短 RR 间期的交替。

(2)患者窦性心律不齐的情况更多见,将进一步增加 RR 间期的不整,P 波重叠在 T 波的不同位置,使 T 波形态多样性,还可使快、慢径下传时间不等。因此,分析心电图时注意 DAVNNRT 是一种自律性、非折返性心动过速,各参数变化大,不像折返性心动过速那样规整不变。

(3)快、慢径传导时间与心肌组织的不应期等均存在快频率依赖性,可使 DAVNNRT 心电图表现多变,但属于有规律的变化,与房颤 RR 间期无规律的变化不同。

(4)在快、慢径路同时下传时,两者之间可发生隐匿性传导,可影响短或长 PR 间期值,又能引起长 PR 间期后 QRS 波形态的变化,产生不同程度的心室内差异性传导。

(5)当快径或慢径存在间歇性阻滞时将引起 QRS 波的脱落,有规律的阻滞能形成规律的 QRS 波脱落,进而使 QRS 波成组规律出现,成为 DAVNNRT 的诊断线索。

(6)迷走神经使慢径下传减慢,加重快、慢径逆传阻滞,引起 DAVNNRT 有夜间更易发作的特点。

(7)少数 DAVNNRT 患者存在 3 条径路,引起下传的 PR 间期值变化更大。

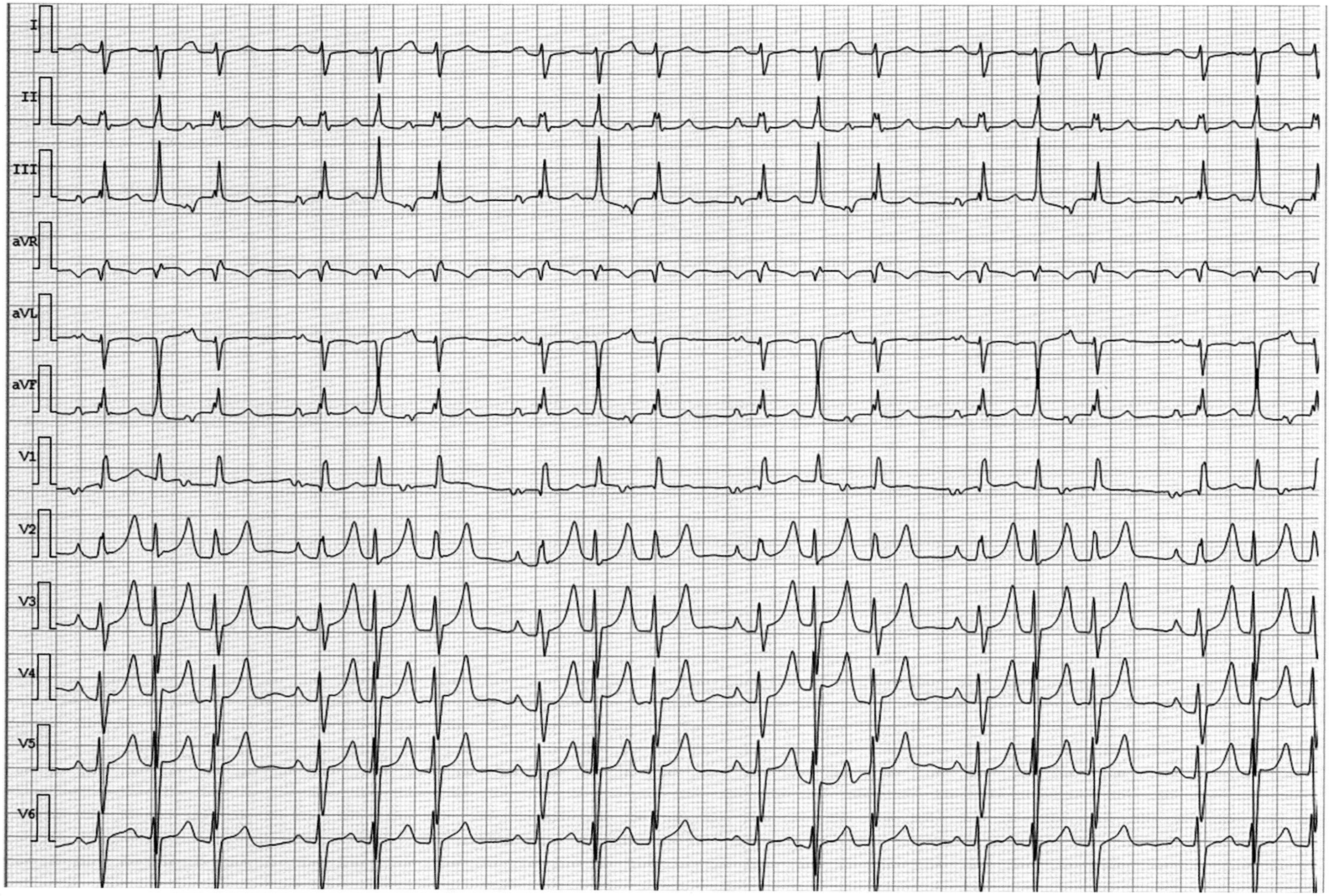


图 13-58　二型 DAVNNRT

3 个 QRS 波规律组成一组，且每组 QRS 波前都有形态一致、规律出现的 P 波。每组的第二个 QRS 波后的 T 波中融有 P 波。每个窦性 P 波后都存在短 PR 间期后的 QRS 波，证实其快径一直保持 1：1 下传。但长 PR 间期后的 QRS 却 2：1 出现，即第二个窦 P 经慢径下传发生了阻滞，即快径 1：1 下传，慢径 2：1 下传，属于二型 DAVNNRT。

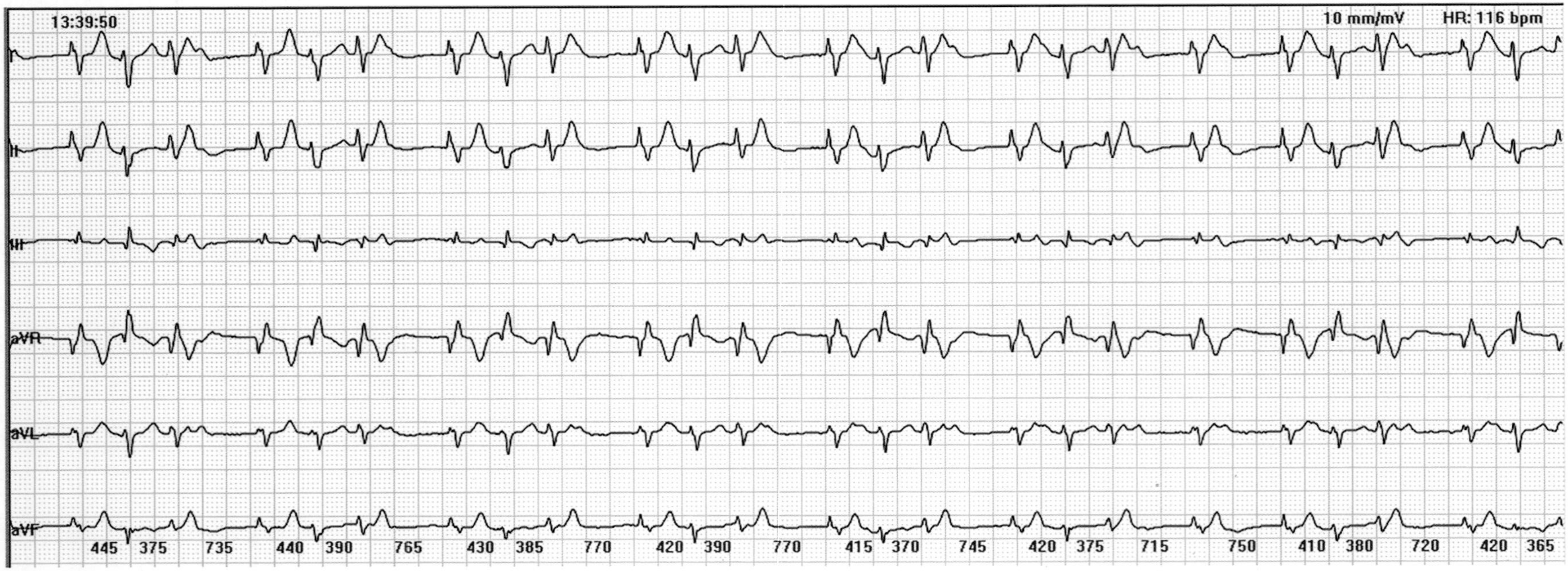


图 13-59　三型 DAVNNRT(1)

第 1 ~ 18 个 QRS 波形成三个 QRS 波规律组成一组,且每组 QRS 波前都有形态一致、规律出现的 P 波。每组的第一、三个 QRS 波后有 P 波。每个窦性 P 波后都存在长 PR 间期后的 QRS 波,证实其慢径一直保持 1 : 1 下传。但短 PR 间期后的 QRS 却 2 : 1 出现,即第二个窦 P 经快径下传发生了阻滞,即慢径 1 : 1 下传,快径 2 : 1 下传,第 12、13 个窦性 P 波后无短 PR 后 QRS 波,属于三型 DAVNNRT。

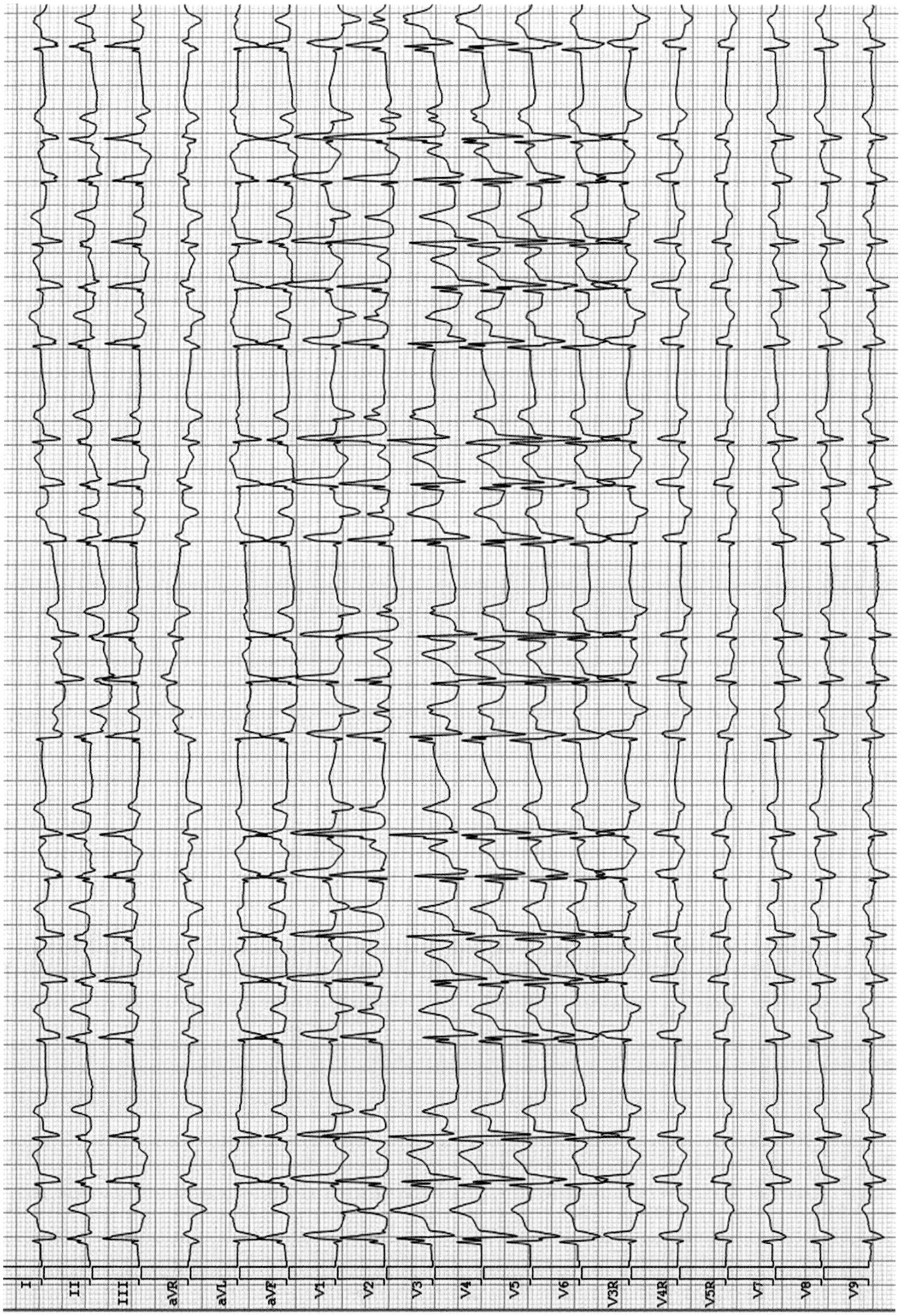


图 13-60　三型 DAVNNRT(2)

整齐规律的窦性 P 波，频率 75 次/min，经慢径下传引起长 PR 间期后的窄 QRS 波，沿快径下传引起短 PR 间期后的 QRS 波，但快径存在间歇阻滞，使第 2、5、7、9、12 个窦性 P 波后无短 PR 后 QRS 波。

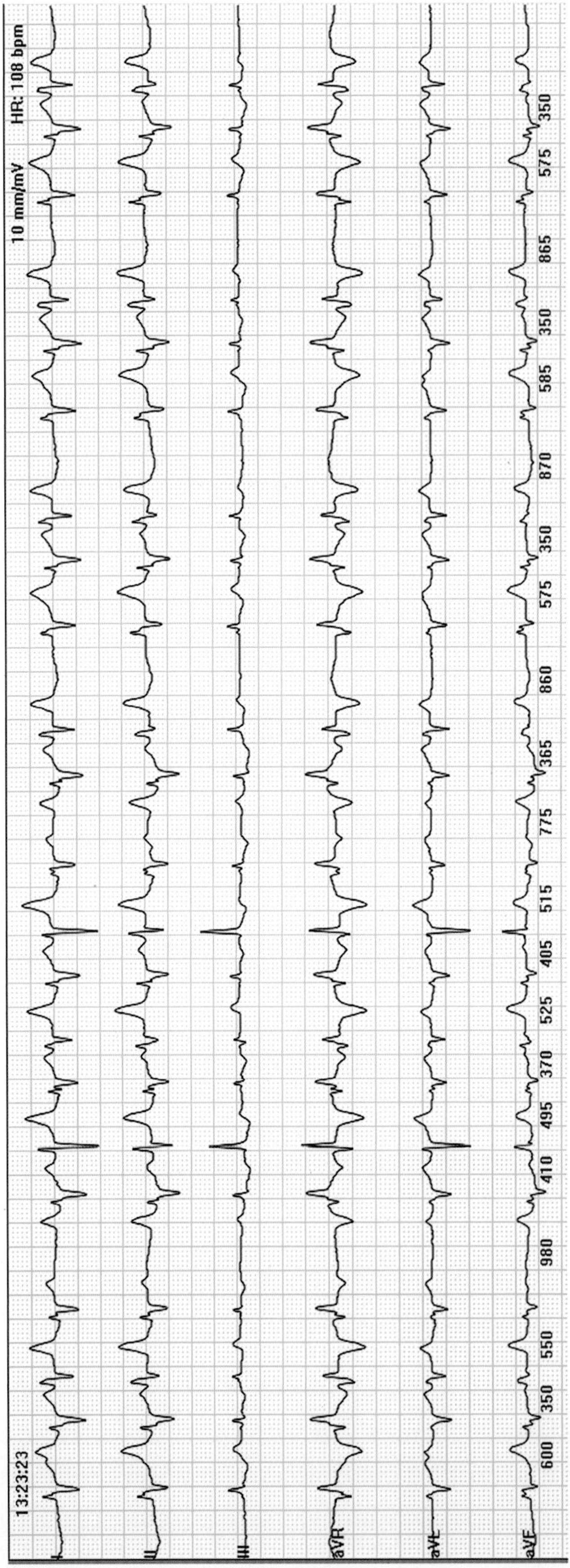


图13-61　四型DAVNNRT(1)

心室律虽然不齐但是有一定规律，第1、3、4、5、7、9、11、13个窦性P波存在一带二心电现象，而第8、10、12个窦性P波无快径下传，第2、6个窦性P波无慢径下传，形成典型的四型DAVNNRT。

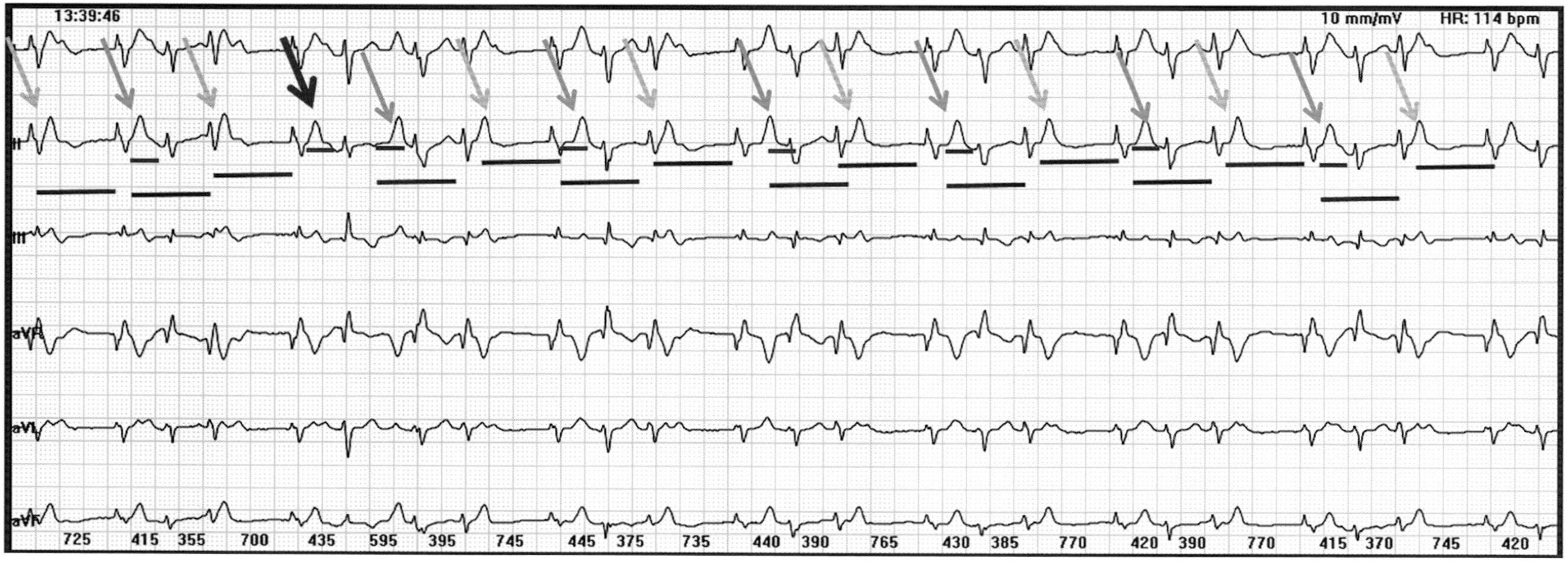


图 13-62　四型 DAVNNRT(2)

心室律虽然不齐但是有一定规律，绿色箭头所指的窦性 P 波存在一带二心电现象，黄色箭头所指的窦性 P 波无快径下传，红色箭头所指的窦性 P 波无慢径下传，粉红色线段代表快径路的 PR 间期，蓝色线段代表慢径路下传的 PR 间期，形成典型的四型 DAVNNRT。

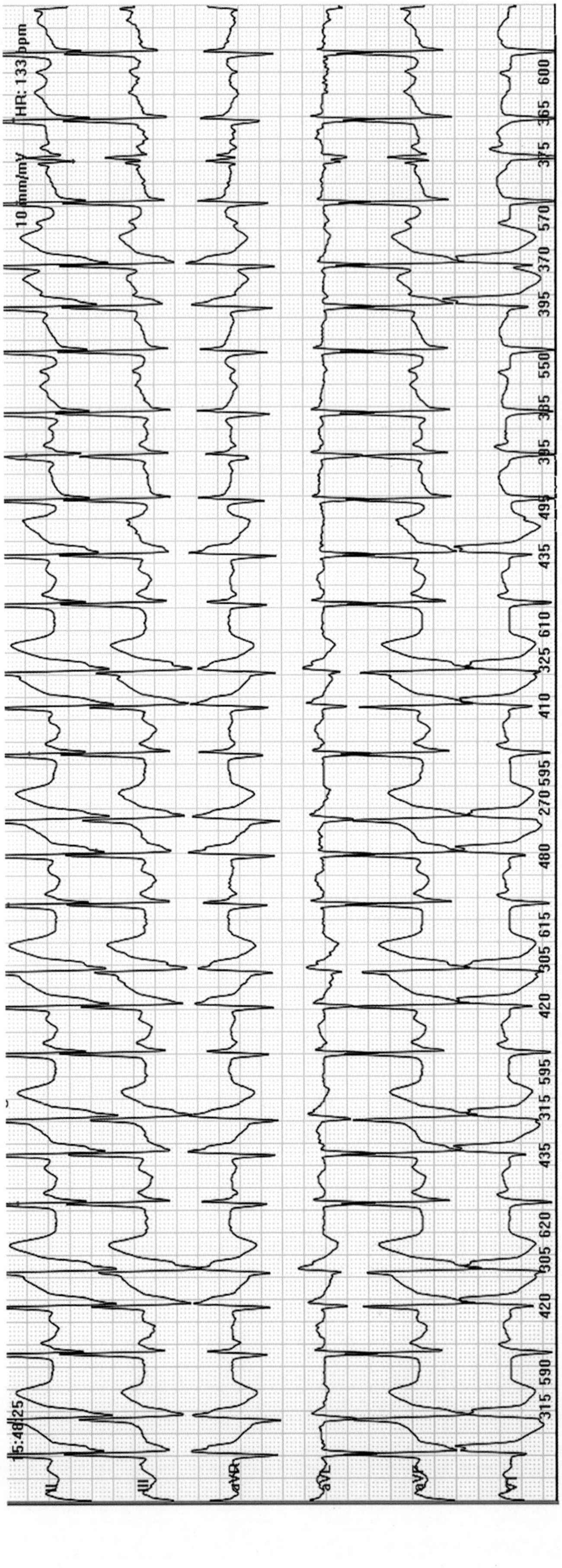


图 13-63　五型 DAVNNRT(1)

第 1、2、4、5、7、8、10、11、13、14、16、17、19、24、25 个 QRS 波称类右束支阻滞图形，第五型 DAVNNRT。

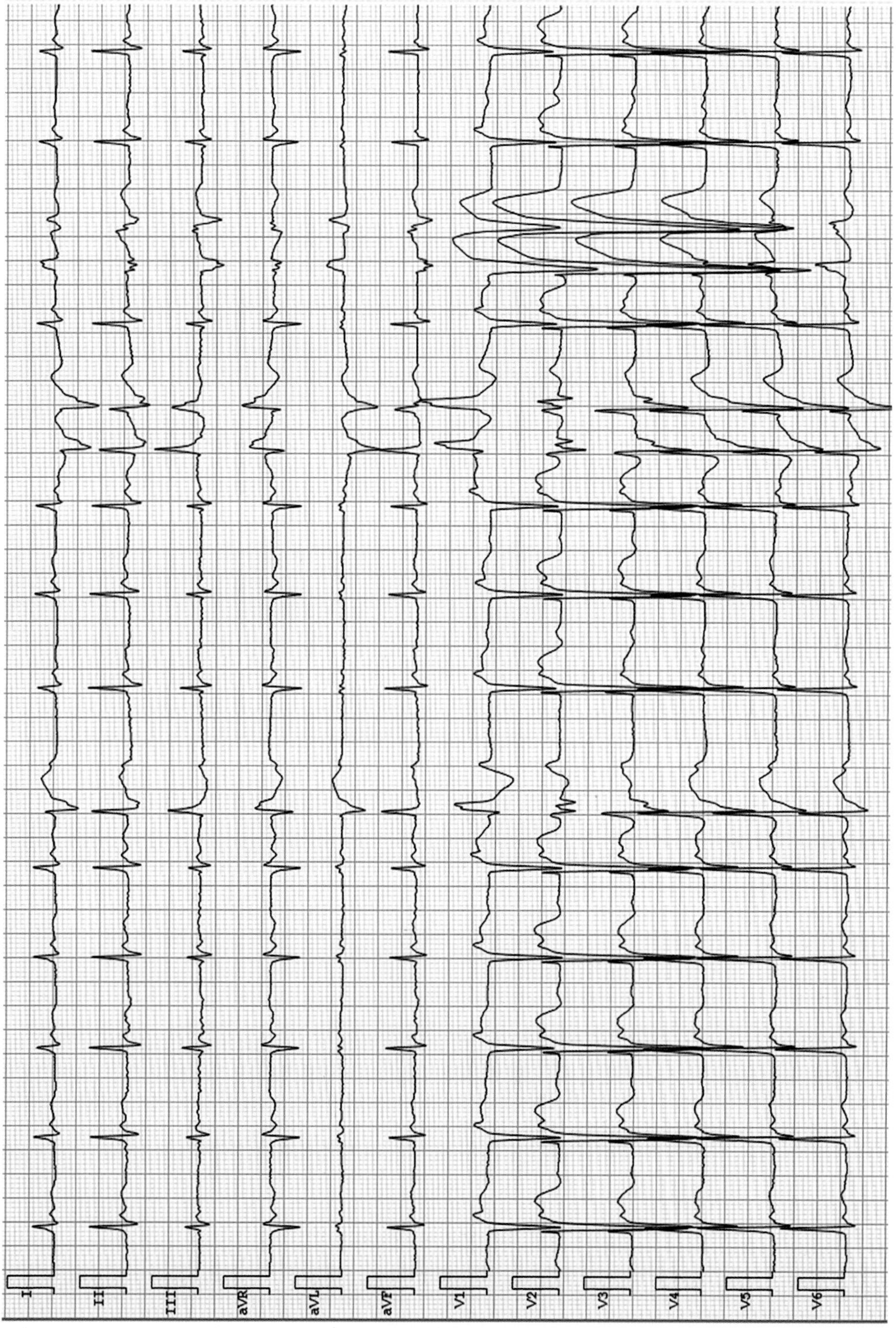


**图 13-64　五型 DAVNNRT(2)**

第 1～5、7～9、12、15、16 个 QRS 波为窦性 P 波沿慢径下传，第 6 个 QRS 波为快径下传，第 10 与 11 个、第 13 与 14 个 QRS 波为一带二现象，其中第 6、10、11 个 QRS 波类右束支阻滞，第 13、14 个 QRS 波类左束支阻滞，第五型 DAVNNRT。

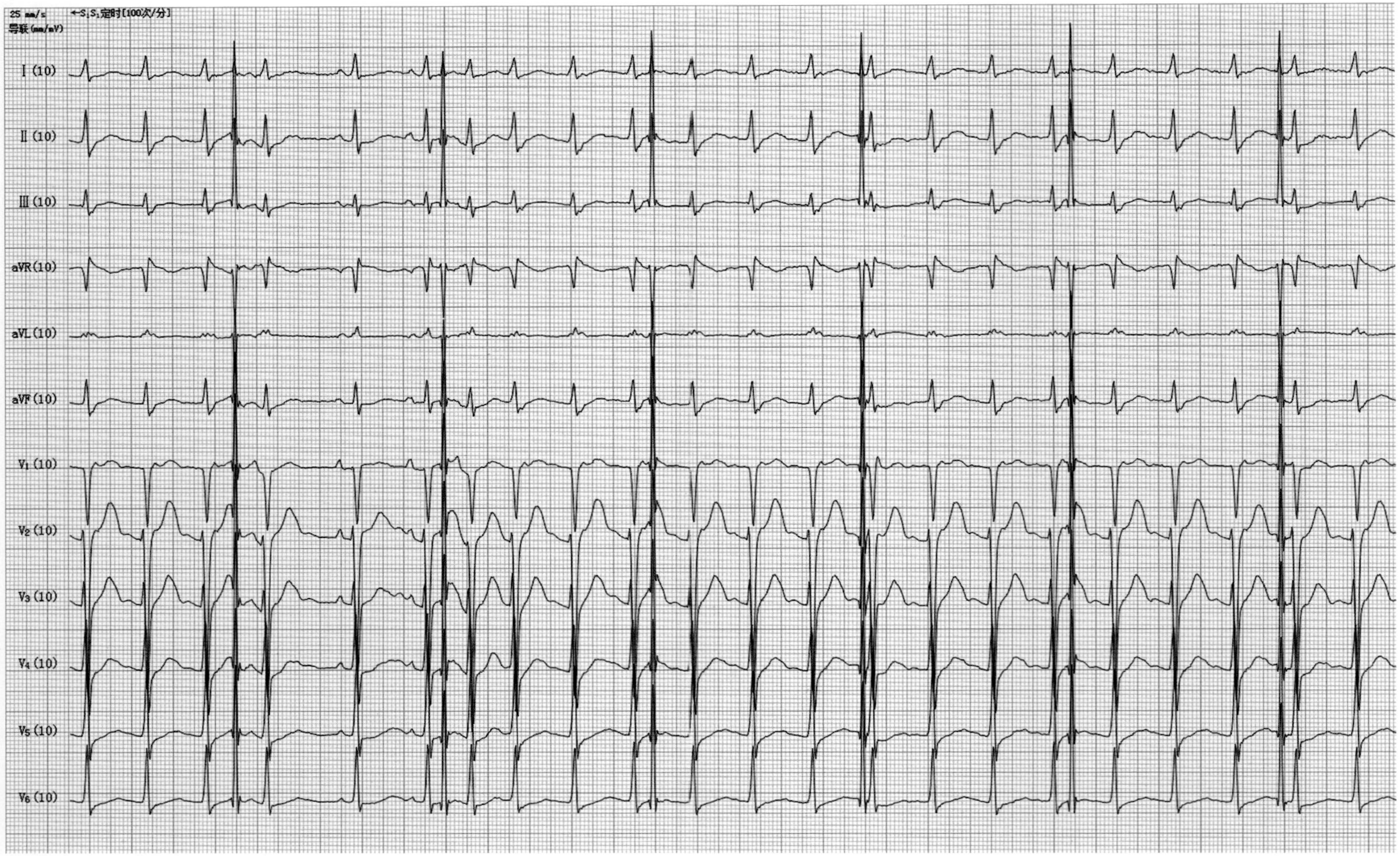


图 13-65　六型 DAVNNRT

$S_1S_1$ 30 次/min 刺激,第 1~3 组心搏为慢-快型房室结折返性心动过速,诱发第 1 个 $S_1$ 引起的心房波沿快径路下传形成第 4 个 QRS 波,第 2 个 $S_1$ 引起的心房波分别沿快、慢径路下传形成第 7、8 个 QRS 波(一带二现象),其后诱发慢-快型房室结折返性心动过速,第 5、6 个 QRS 波前有窦性 P 波为窦性心搏,第 3~6 个 $S_1$ 并未终止慢-快型房室结折返性心动过速,AVNRT 与 DAVNNRT 两种心动过速同时存在,符合六型 DAVNNRT。

### （三）诊断及鉴别诊断

多数 DAVNNRT 呈阵发性发作，持续时间长短不一，发作时伴有的症状多与心室率较快和不齐有关。但这些症状与其他快速性、阵发性心律失常的症状相同，这使患者的症状以及各种辅助检查的结果都无特异性，对诊断及鉴别诊断无特殊意义。因此，DAVNNRT 的诊断及鉴别诊断主要依靠心电学检测方法。

1. 心电图及动态心电图　伴有典型一带二现象的 DAVNNRT 容易诊断，常通过体表心电图或动态心电图检查则可确诊。文献认为，DAVNNRT 患者在发病 1 年内，相当比例的患者得不到正确诊治，说明不少患者的心电图复杂多变，使诊断困难，需做更多检查才能确诊，见图 13-66。

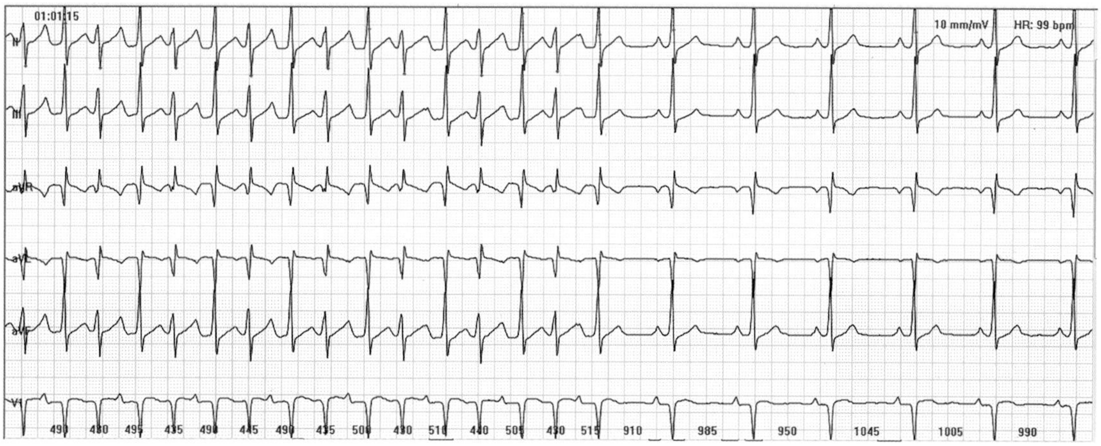


**图 13-66　快、慢径 1∶1 下传—快径 1∶1 下传、慢径阻滞**

动态心电图片段，第 2～16 组心搏形成快、慢径 1∶1 下传型，$V_1$ 导联清晰可见一次窦性 P 波后能先后引起两次心室除极的 QRS 波，形成一带二的心电现象，第 17～22 组心搏为窦性 P 波沿着快径路下传心室。

2. 经食管无创电生理检查

（1）食管导联心电图：食管导联心电图的探查电极放置在靠近左房后壁的食管部位，使心房波高大，更易识别。因此，食管导联心电图对体表心电图不典型的一带二现象的确认十分重要。

（2）经食管心房 $S_1S_2$ 刺激：临床怀疑 DAVNNRT 时，可经食管给予 $S_1S_2$ 刺激，相当于发放一次人工房性早搏 $S_2$，可使一带二现象显露而诊断 DAVNNRT，见图 13-67。

（3）经食管心房 $S_1S_1$ 刺激：经食管心房 $S_1S_1$ 刺激也能诱发一带二现象，使 DAVNNRT 得到明确诊断，见图 13-68。

3. 腔内有创电生理检查　应用有创的心脏电生理检查对 DAVNNRT 能做更为深入和直观的诊断，除对 DAVNNRT 有诊断和鉴别诊断作用外，还能更直观地见证心房波经房室结快、慢双径两次下传引起 QRS 波的心电现象。

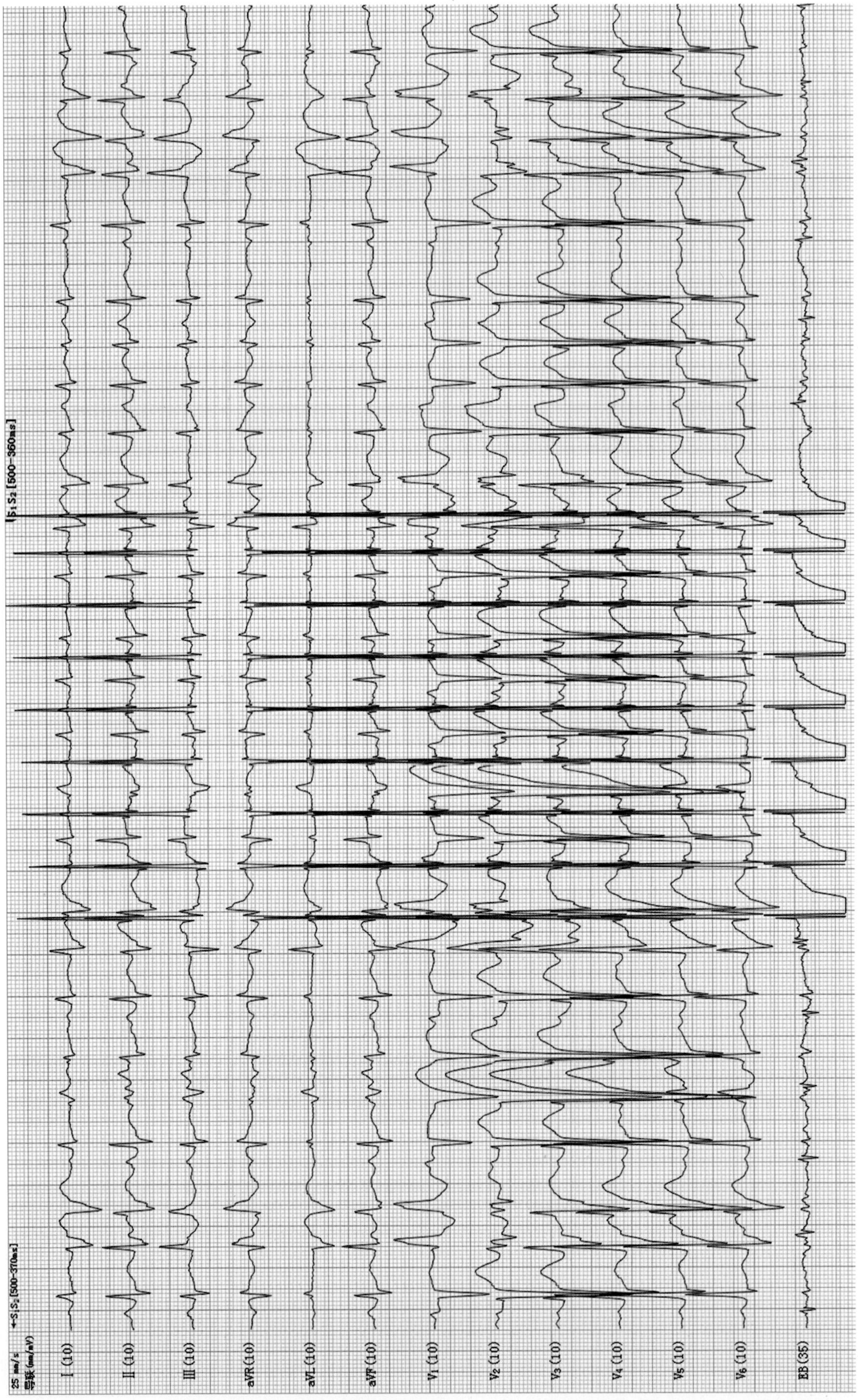


图 13-67　$S_1S_2$(500-300 ms)刺激诱发 DAVNNRT

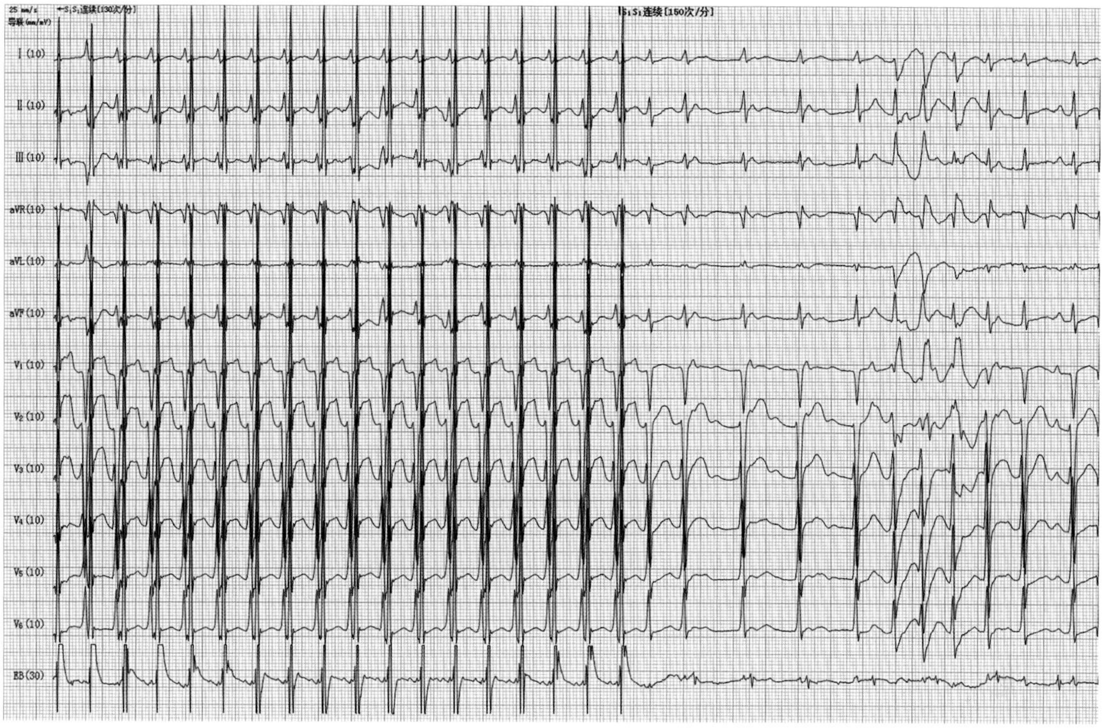

图 13-68　$S_1S_1$ 150 次/min 刺激诱发一带二现象

## 十、少女之吻征

少女之吻征是指房室结折返性心动过速发生时伴 2∶1 下传激动心室时，此时的心室率相对较慢，使心动过速的诊断易被漏诊。这时的心电图上一个逆行 P 波落在 T 波上可形成 T 波切迹，其构成的心电图形态酷似嘴唇的外形，有人称之为“少女之吻”，应想到在 QRS 波中可能还融有另一同样的逆向心房波，可最终做出房室结折返性心动过速伴 2∶1 下传的诊断。2018 年 11 月 Heart Rhythm 杂志上刊登了一份心电图病例，提出“少女之吻”征。它与 Bix 法则如出一辙，有“异曲同工”之妙。

### （一）心电图特点

1. T 波双峰假象　逆行 P 波落在心电图 T 波上形成 T 波双峰假象，酷似双唇中的上唇。

2. 逆行 P 波时限很短　逆行 P 波时限很短，这是心房逆向激动时呈离心性，左右心房同时除极使逆 P 时限较短。

3. 可能同时存在心室率高出一倍的心动过速，且心动过速伴心室率快时，可形成宽 QRS 波心动过速。

4. 2∶1 与 1∶1 交替。多数有 2∶1 与 1∶1 房室下传交替发生，患者室上性心动过速机制多为房室结折返性心动过速，见图 13-69、图 13-70。

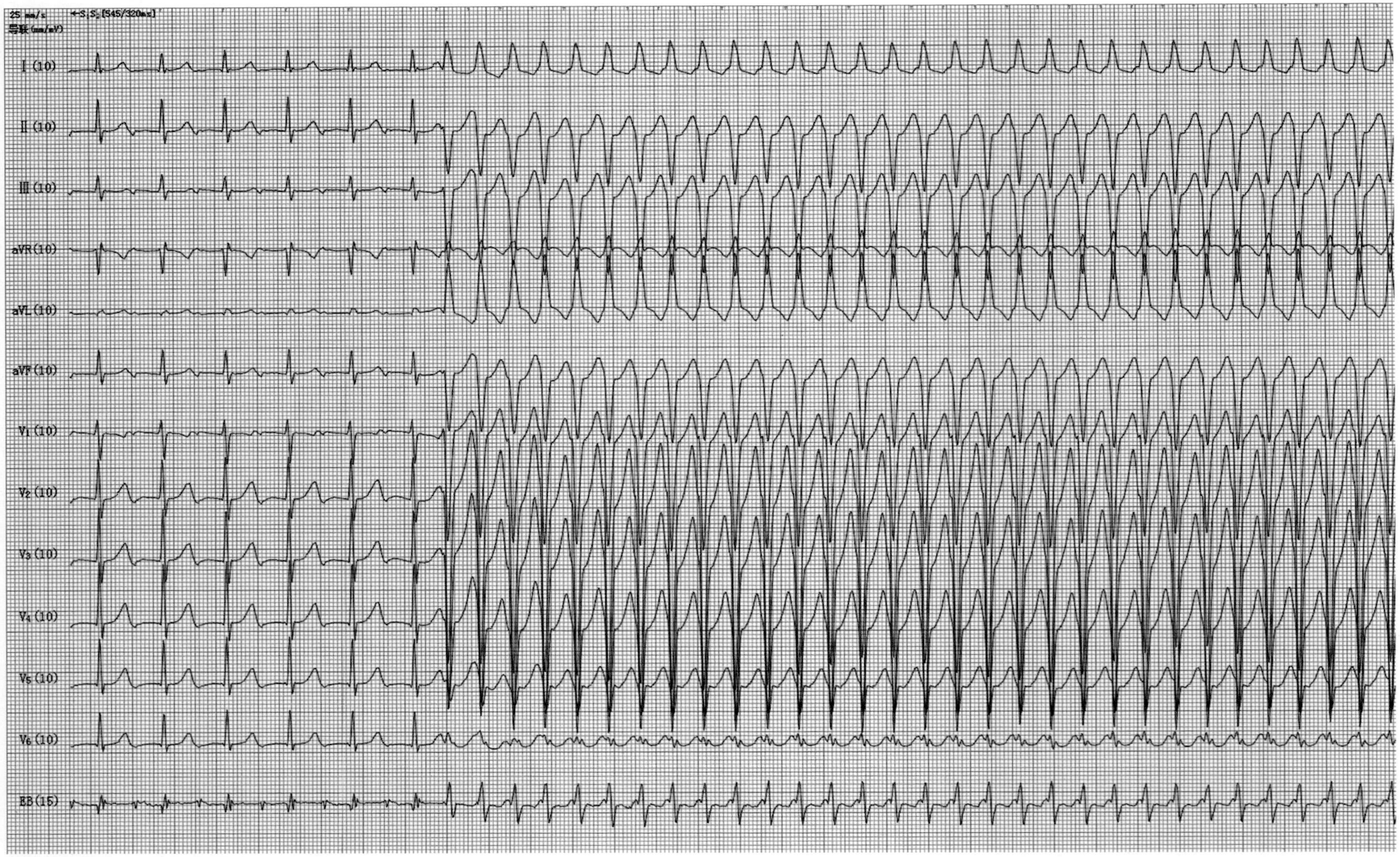


**图 13-69　慢-快型房室结折返性心动过速伴下部共径 2∶1 阻滞、1∶1 传导、功能性左束支阻滞蝉联现象**

女,29 岁,食管心房调搏检查,诱发窄 QRS 心动过速,持续数秒后自行转为宽 QRS 心动过速,窄 QRS 心动过速 EB 显示 RR 中间有一逆行 P 波,QRS 波中重有一逆行 P 波,即慢-快型房室结折返性心动过速伴下部共径 2∶1 阻滞、功能性左束支阻滞蝉联现象,宽 QRS 心动过速显示 RP<PR,$RP_{EB}$<70 ms,即慢-快型房室结折返性心动过速伴下部共径 1∶1 房室传导。

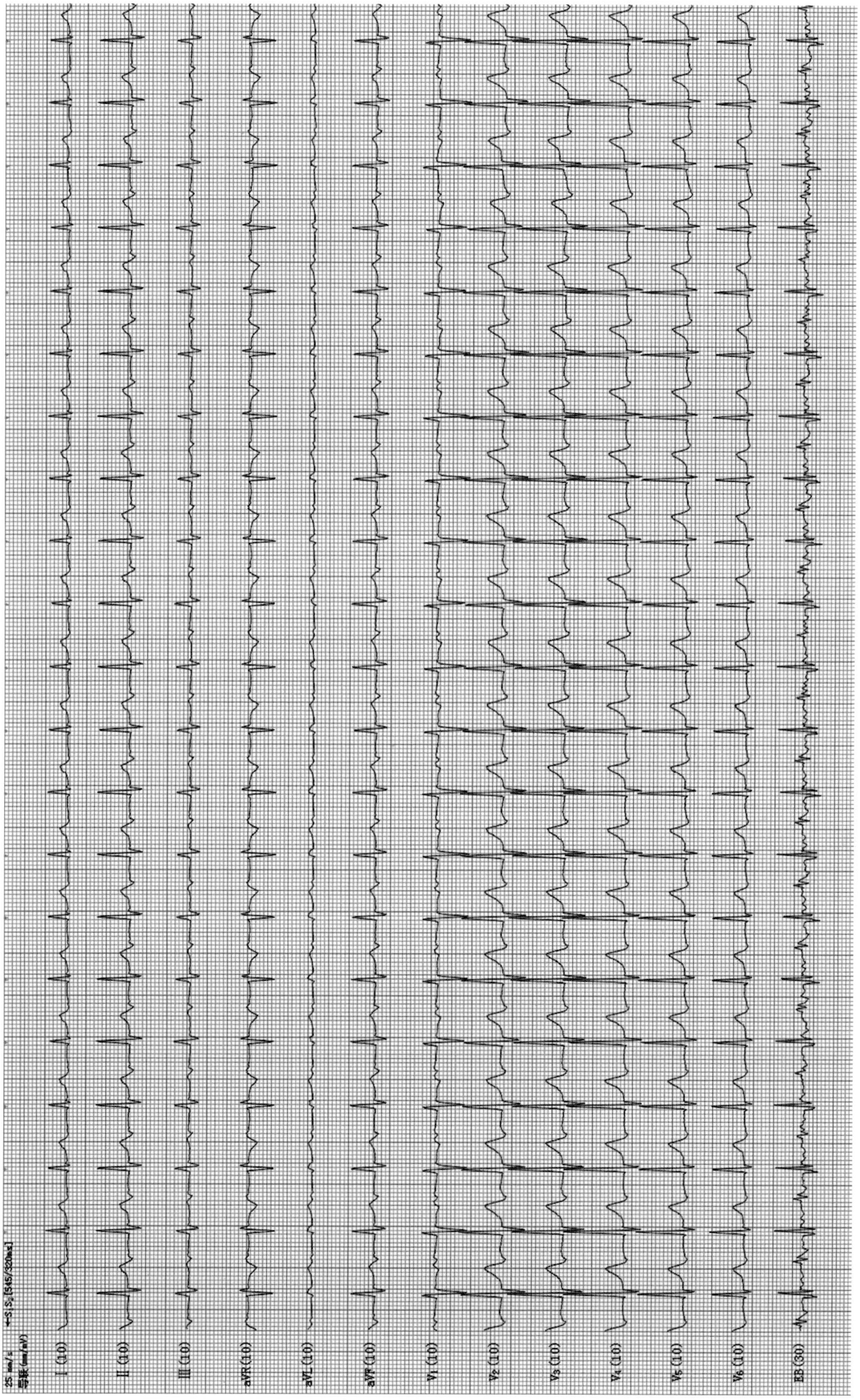


**图 13-70 慢-快型房室结折返性心动过速伴下部共径 2：1 阻滞**

与图 13-69 为同一患者，再次诱发窄 QRS 心动过速，EB 显示 RR 中间有一逆行 P 波，QRS 波中重有一逆行 P 波，即慢-快型房室结折返性心动过速伴下部共径 2：1 阻滞。

### (二)临床意义

房室结折返性心动过速发作时,心房的逆向激动可形成逆行 P 波,因心房的逆向激动呈离心性,心房下部先激动,然后再向左右心房同时扩布,故逆行 P 波的时限较短。“少女之吻”征存在时,可诊断患者为房室结折返性心动过速,发生了向心室 2∶1 传导的一种特殊情况。

## 第六节 顺向型房室折返性心动过速

房室折返性心动过速(atrioventricular reentrant tachycardia,AVRT)是旁路参与形成的心动过速,折返环包括心房、房室结、心室、旁路,其中任何部位发生阻滞心动过速立即终止,多见于无器质性心脏病的儿童、年轻人。国外报道 AVNRT 发生率占 49%,AVRT 占 40%,国内报道 AVRT 发生率高于 AVNRT,两者合计 90%。

顺向型房室折返性心动过速(orthodromic atrio-ventricular reentrant tachycardia,OAVRT),激动沿房室结前传,旁路逆传引起窄 QRS 心动过速,常见,占 AVRT 的 90%,大多由左侧隐匿性房室旁路引起,见图 13-71。

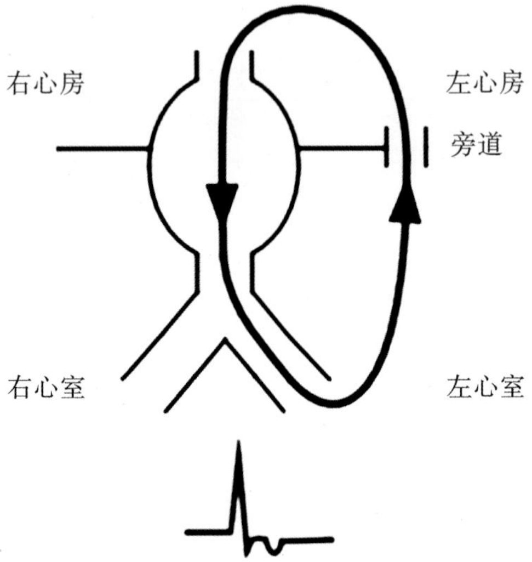


图 13-71 顺向型房室折返性心动过速示意

### 一、发生机制

预激综合征患者除正常房室传导通路外,还存在房室旁路,具有形成 AVRT 的解剖基础,旁路是快反应纤维,传导速度快,不应期长,正常窦性心律时激动沿着正常房室结-希浦系统和旁路同时下传心室形成单源室性融合波,若适时的房性早搏落入了旁路的有效不应期,激动只能沿着正常房室结-希浦系统下传心室,再次沿着旁路逆传心房,周而复始形成了顺向型房室折返性心动过速。

### 二、心电图及电生理特点

(1)心动过速频率 160 ~ 250 次/min,突发突止。

(2)QRS 波形态正常。

(3)逆行 P 波位于 QRS 波后,RP<PR,$RP_{EB}$>70 ms。

(4)房性、室性早搏多能诱发和终止心动过速,发生二度房室或室房阻滞时心动过速立即终止。

(5)可伴有 QRS 波电交替。心动过速频率快出现 QRS 波振幅相差 0.1 mV 持续 10 s 以上。

(6)根据心动过速时 P 波形态及 RP 间期初步判断旁路位置

1)左侧旁路:P 波在Ⅰ导联倒置,$V_1$ 导联直立,$RP_{EB}$<$RP_{V1}$。

2)右侧旁路:P 波在Ⅰ导联直立,$V_1$ 导联倒置,$RP_{EB}$≥$RP_{V1}$,见图 13-72 ~ 图 13-83。

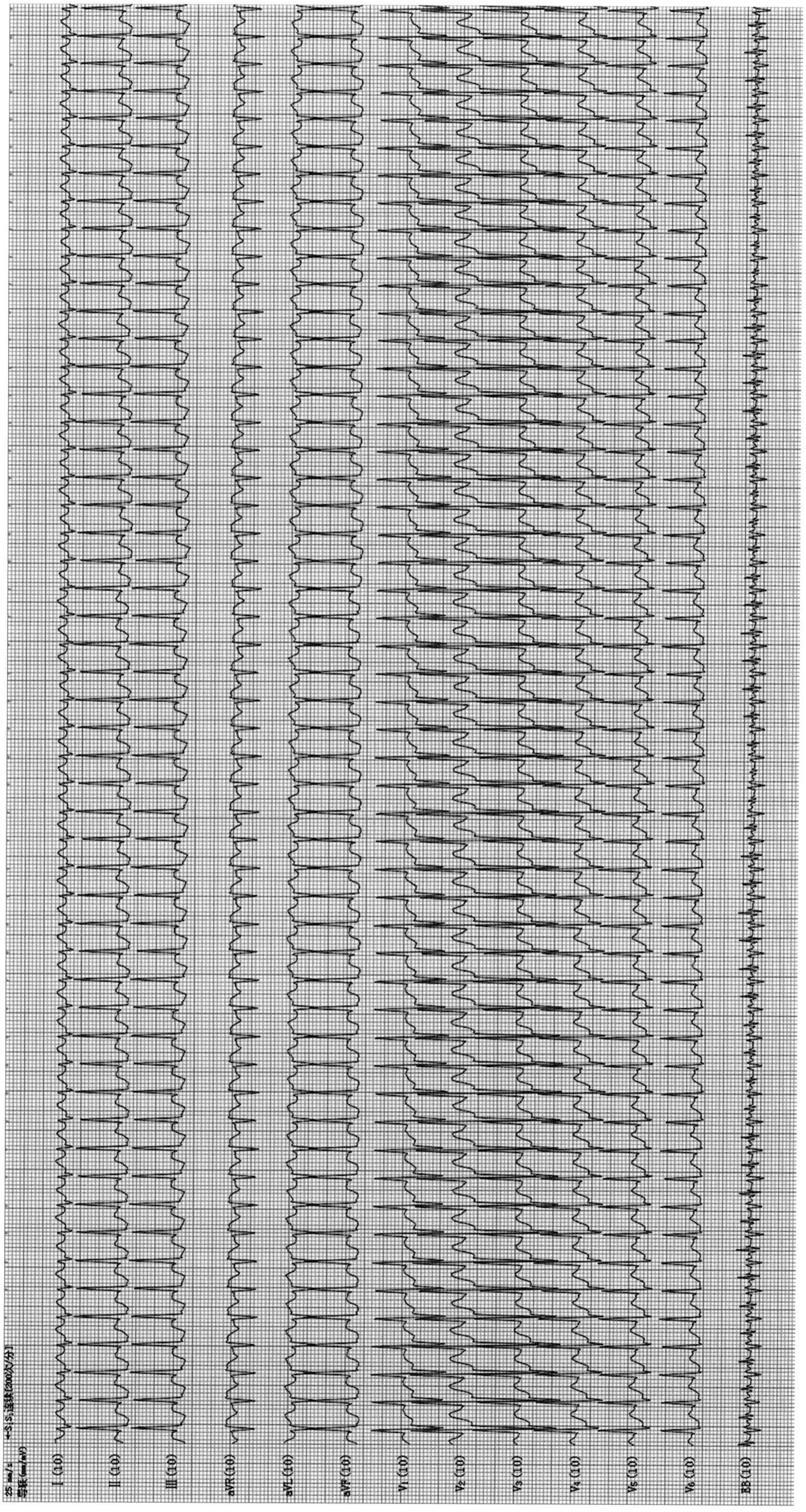


**图 13-72　右侧隐匿性房室旁路参与的顺向型房室折返性心动过速**

女，13 岁，食管心房调搏检查，窄 QRS 心动过速，EB 显示 RP<PR，RP>70 ms，$RP_{EB}>RP_{V1}$，右侧隐匿性房室旁路参与的顺向型房室折返性心动过速。

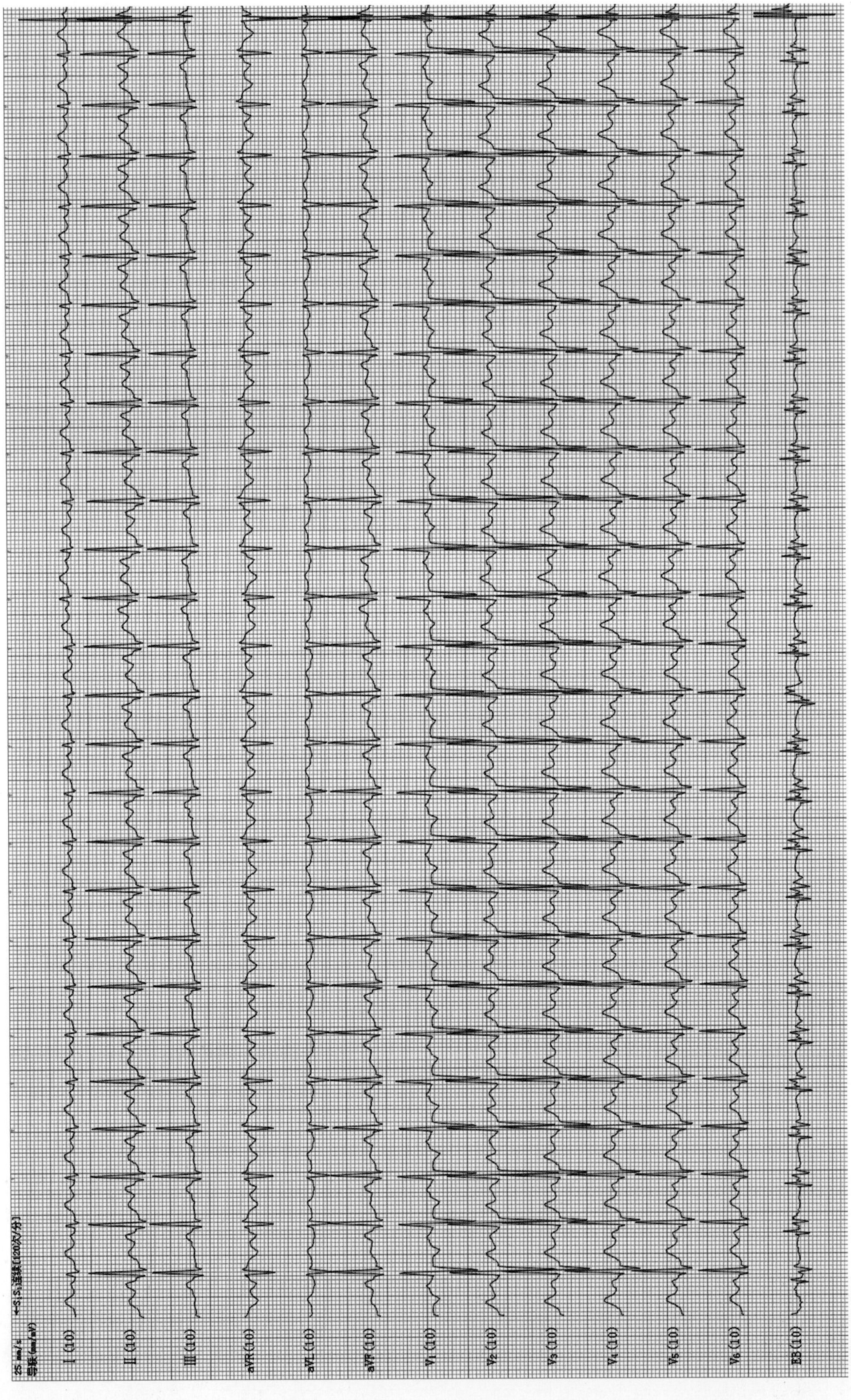


图13-73　窦性心律心电图(1)

与图13-72为同一患者，窦性心律。

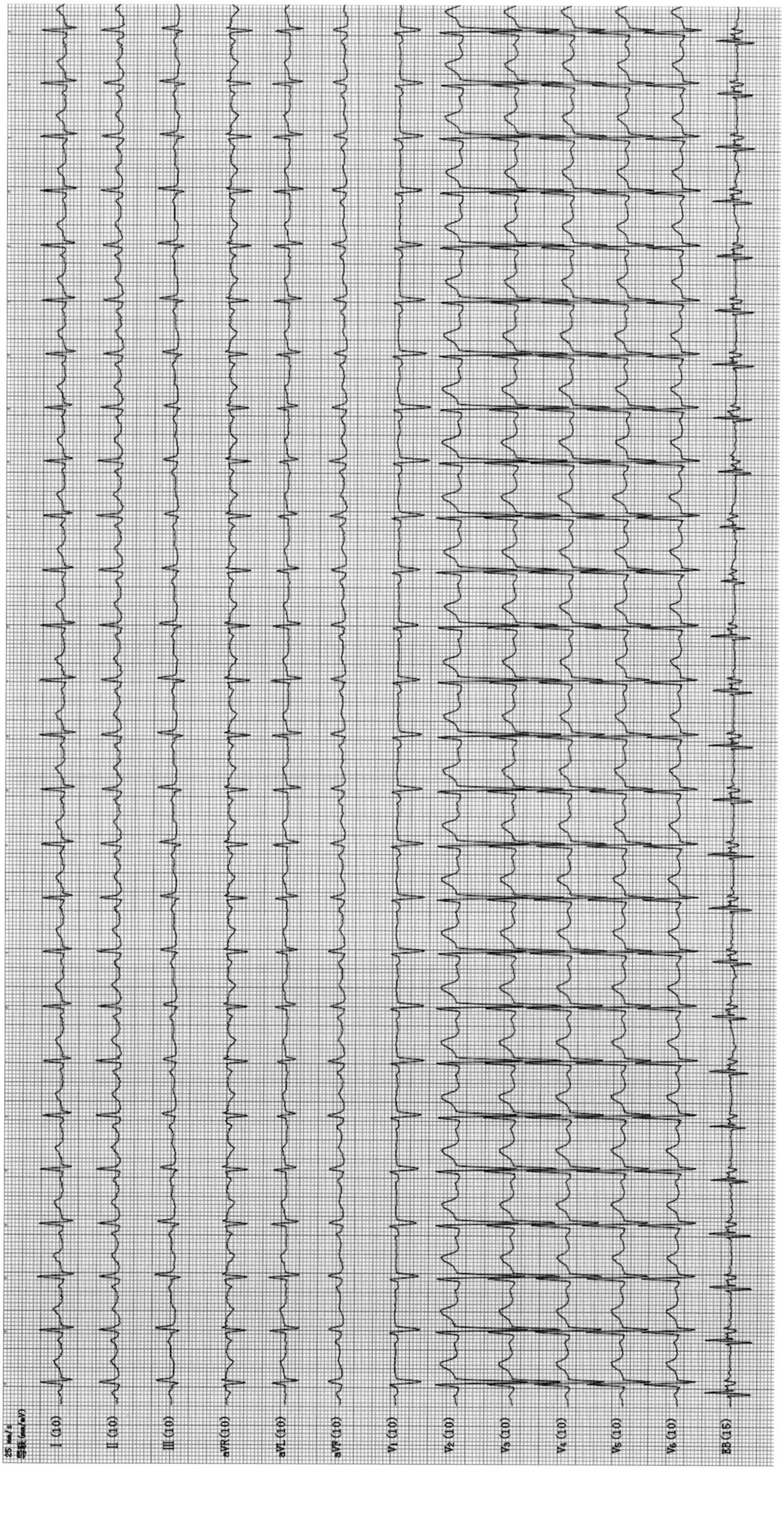

图 13-74　窦性心律心电图(2)

男,48 岁,食管心房调搏检查,窦性心律。

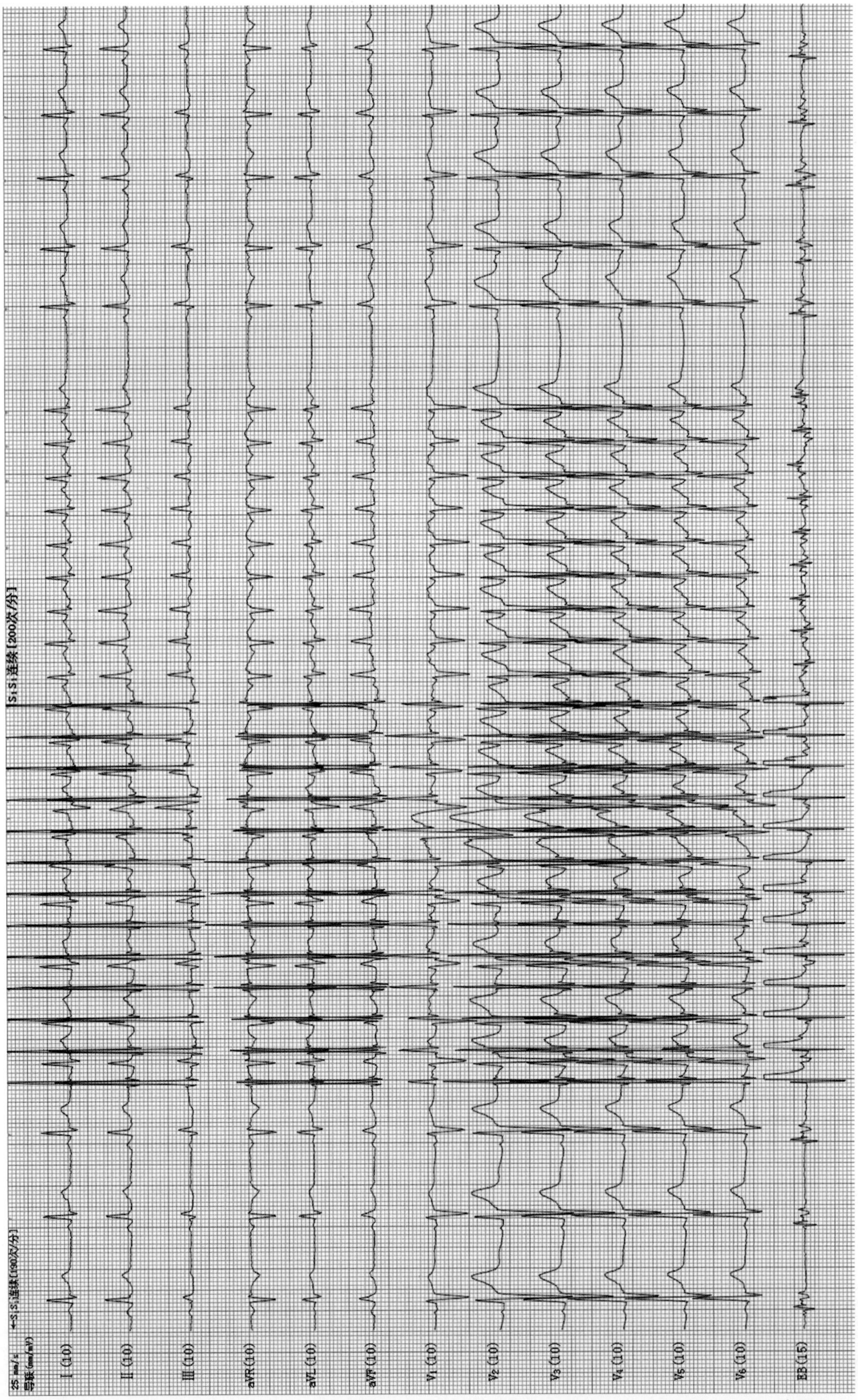


**图13-75　左侧隐匿性房室旁路参与的顺向型房室折返性心动过速(1)**

与图13-74同一患者，$S_1S_1$ 200次/min时诱发窄QRS心动过速，EB显示RP<PR，RP>70 ms，$RP_{EB}$<$RP_{V1}$，左侧隐匿性房室旁路参与的顺向型房室折返性心动过速，持续数秒自行终止。

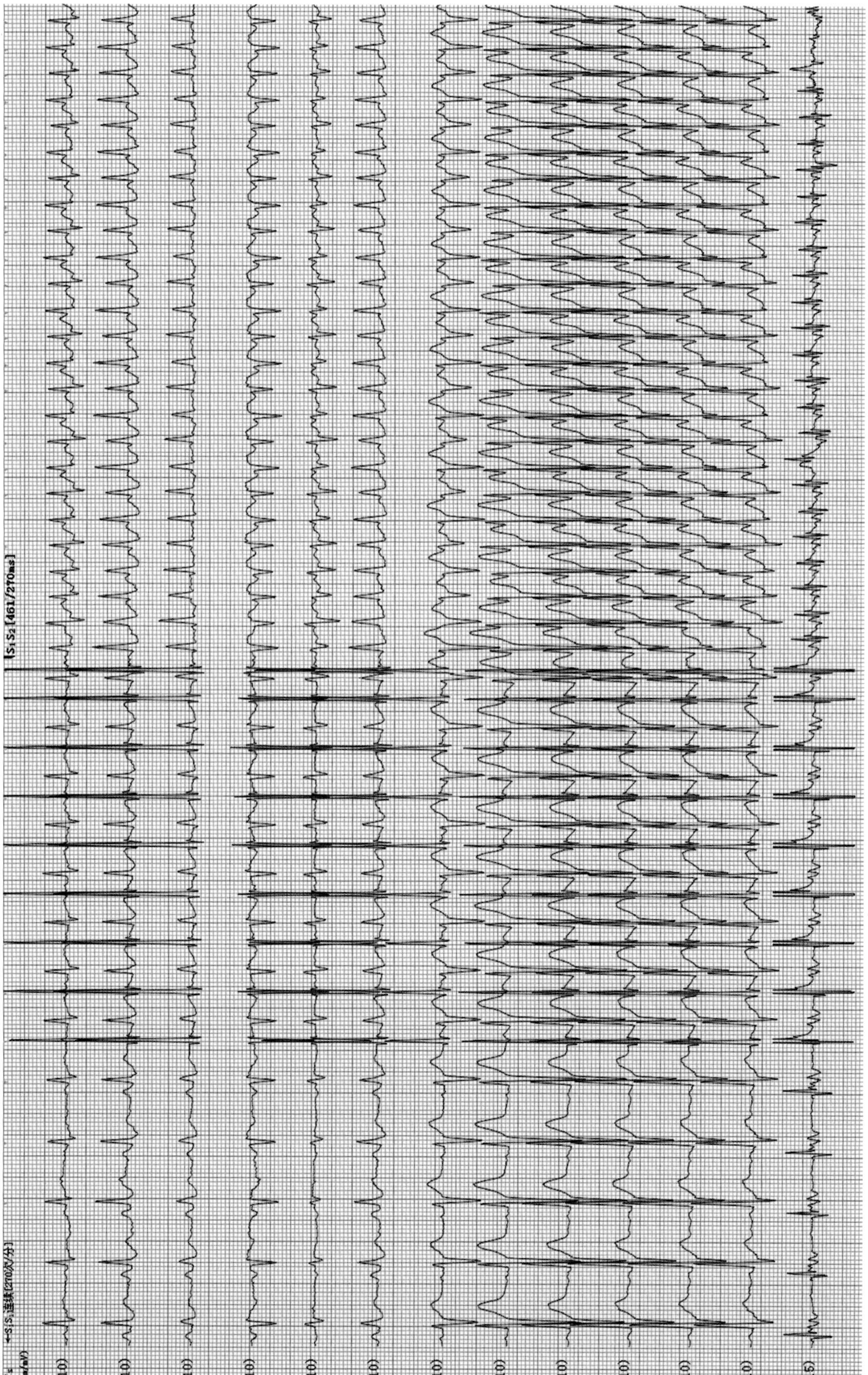


**图 13-76　左侧隐匿性房室旁路参与的顺向型房室折返性心动过速(2)**

与图 13-74 同一患者，$S_1S_2$(461-270 ms)时诱发窄 QRS 心动过速，EB 显示 RP<PR，RP>70 ms，$RP_{EB}<RP_{V_1}$，左侧隐匿性房室旁路参与的顺向型房室折返性心动过速。

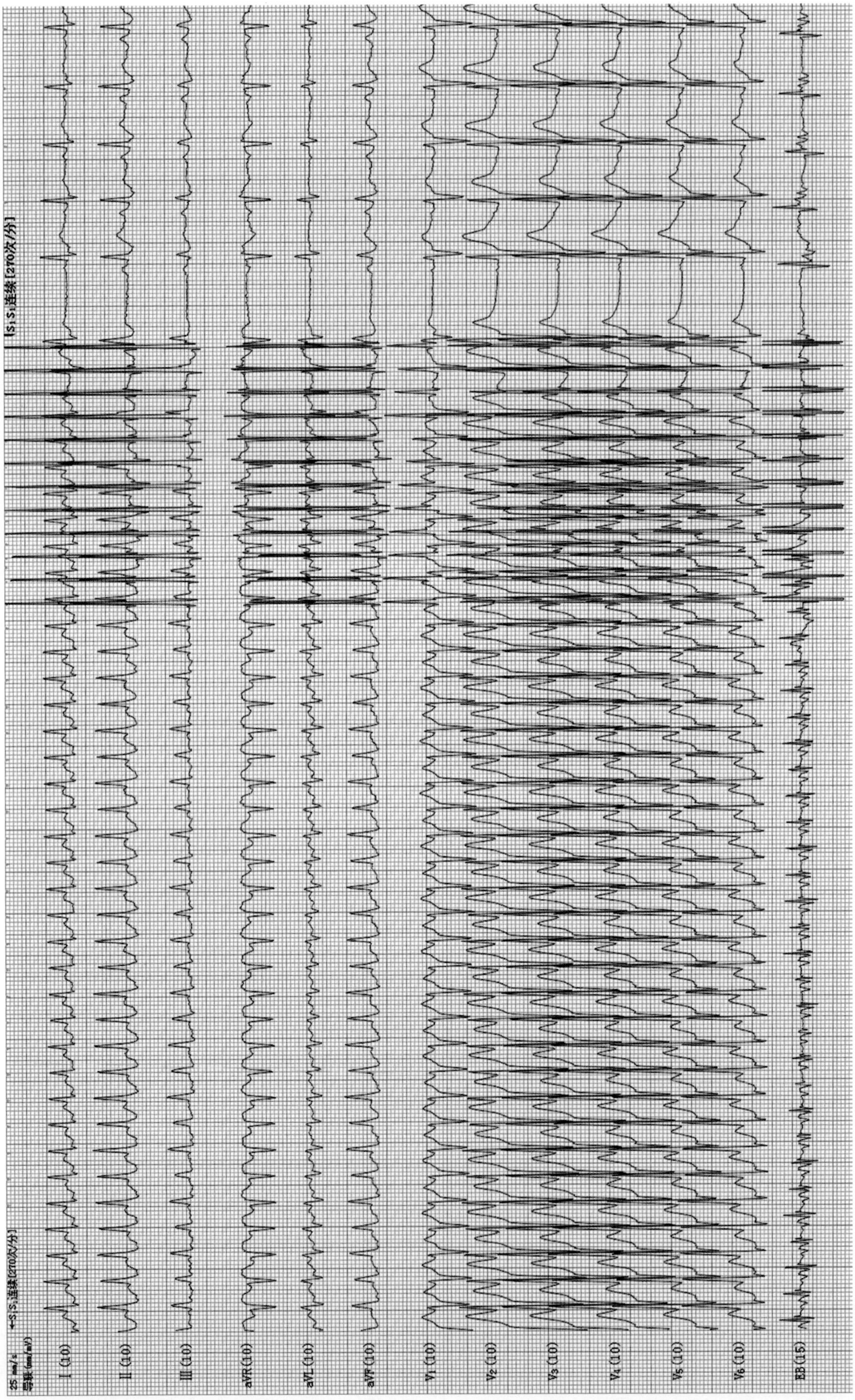


**图 13-77　$S_1S_1$ 刺激终止，顺向型房室折返性心动过速**

与图 13-74 同一患者，采用 $S_1S_1$ 270 次/min 终止顺向型房室折返性心动过速恢复窦性心律。

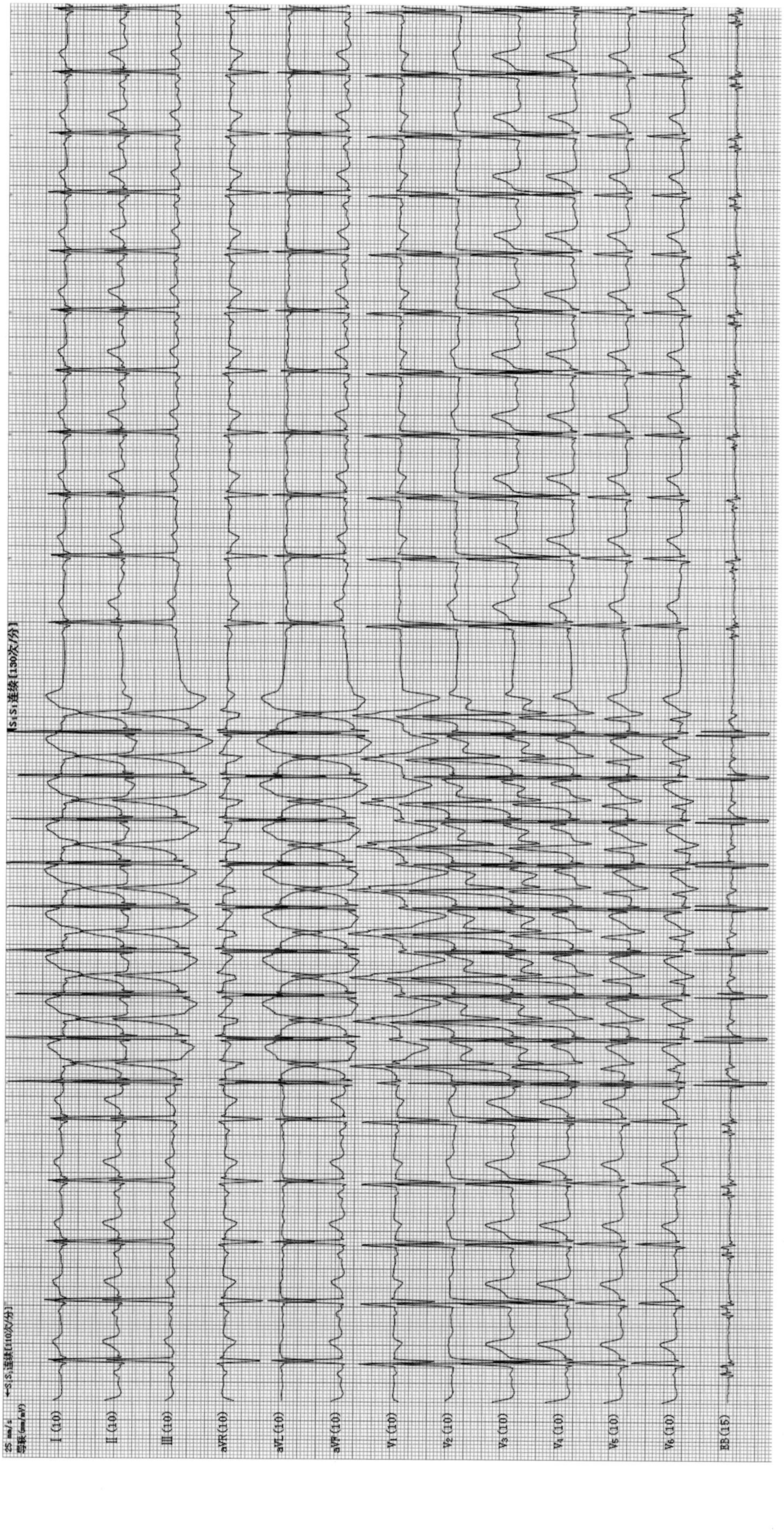


**图 13-78　A 型心室预激(1)**

男,17 岁,食管心房调搏检查,$S_1S_1$ 130 次/min 刺激,$S_1$后可见完全心室预激图形,即 A 型心室预激。

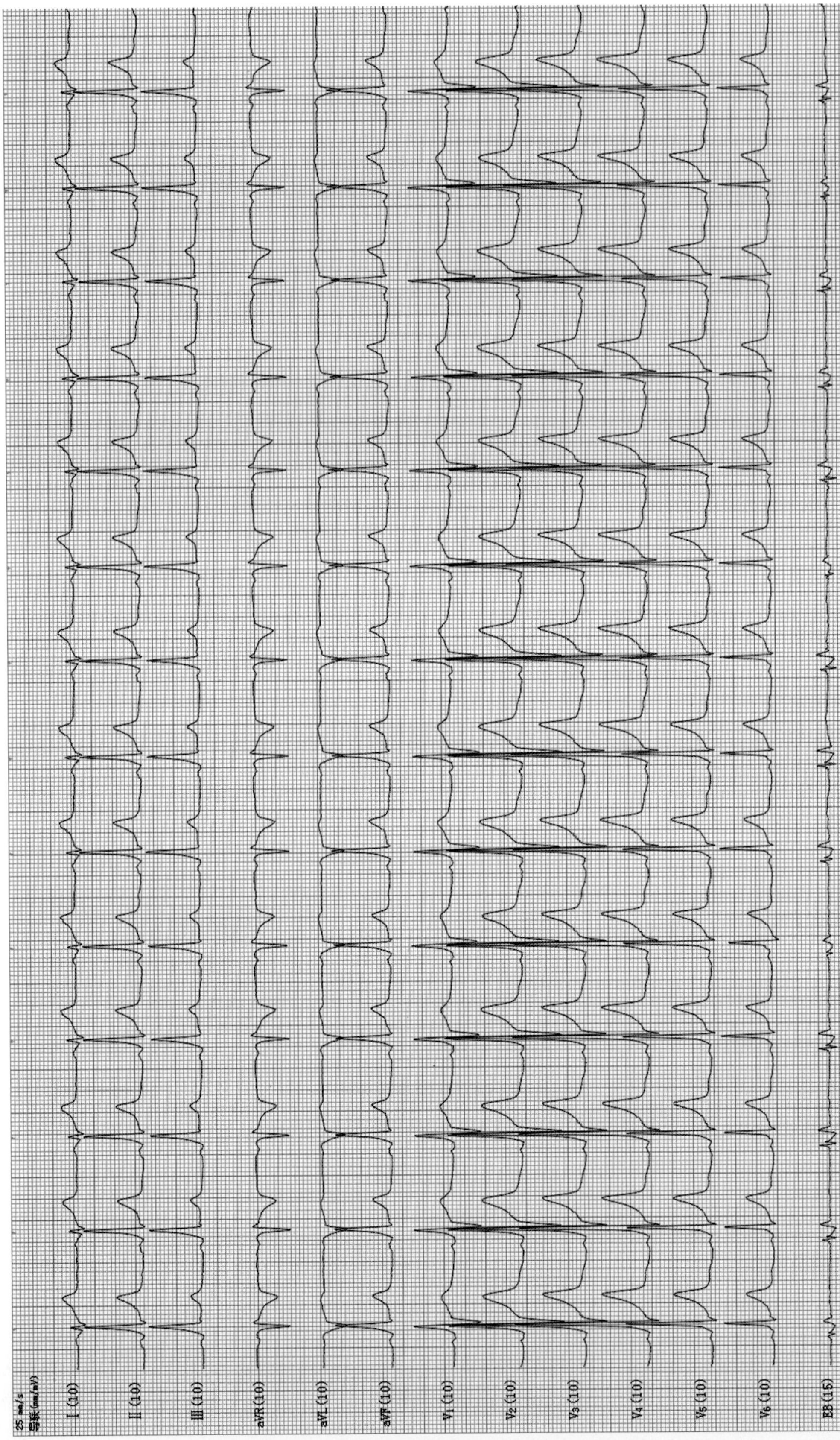


图 13-79　A 型心室预激(2)

男,47 岁,食管心房调搏检查,窦性心律,A 型心室预激。

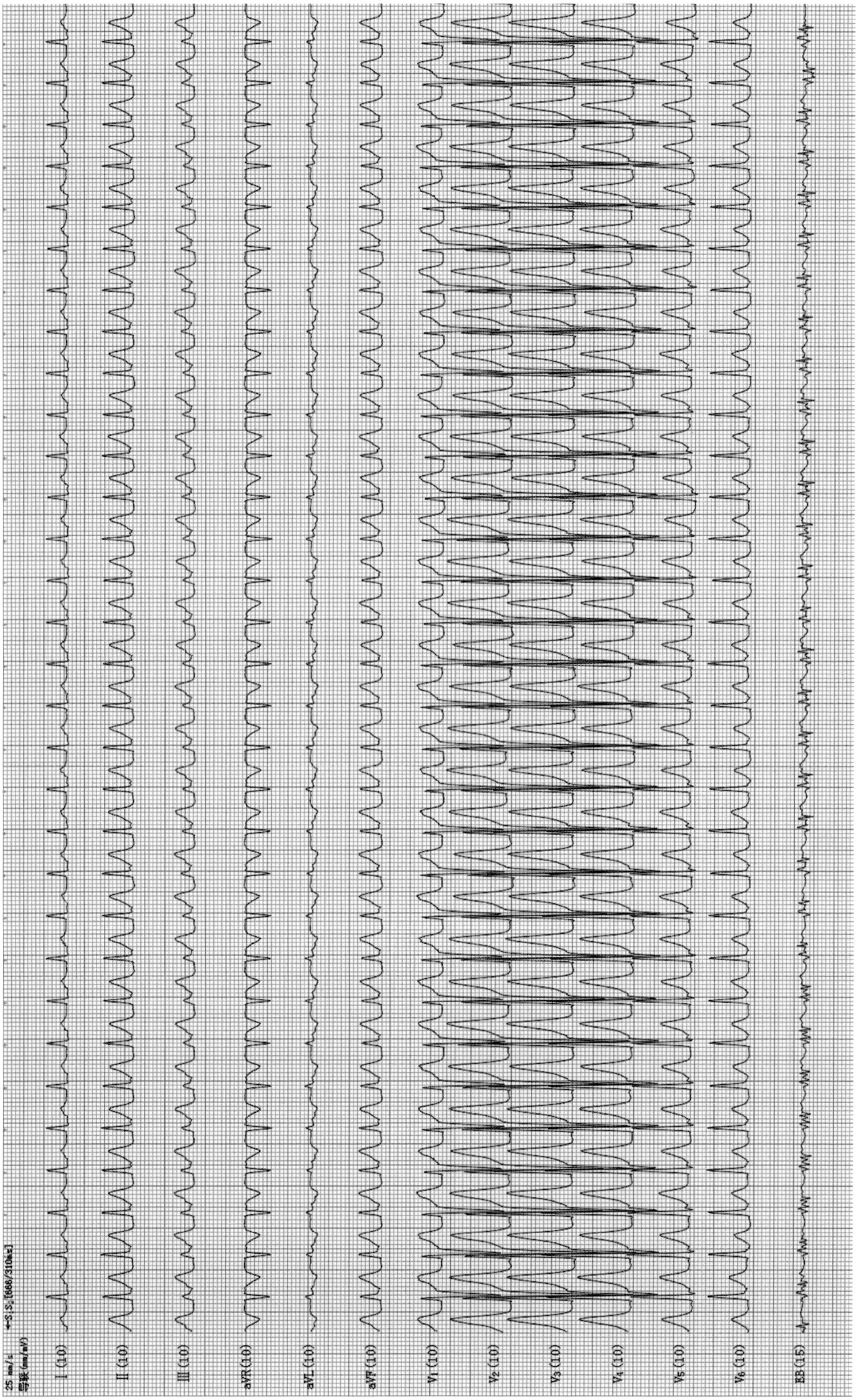


**图 13-80 左侧显性房室旁路参与的顺向型房室折返性心动过速**

与图 13-79 为同一患者，食管心房调搏检查诱发窄 QRS 心动过速，EB 显示 RP<PR，$RP_{EB}$>70 ms，$RP_{EB}$<$RP_{V_1}$，即左侧显性房室旁路参与的顺向型房室折返性心动过速。

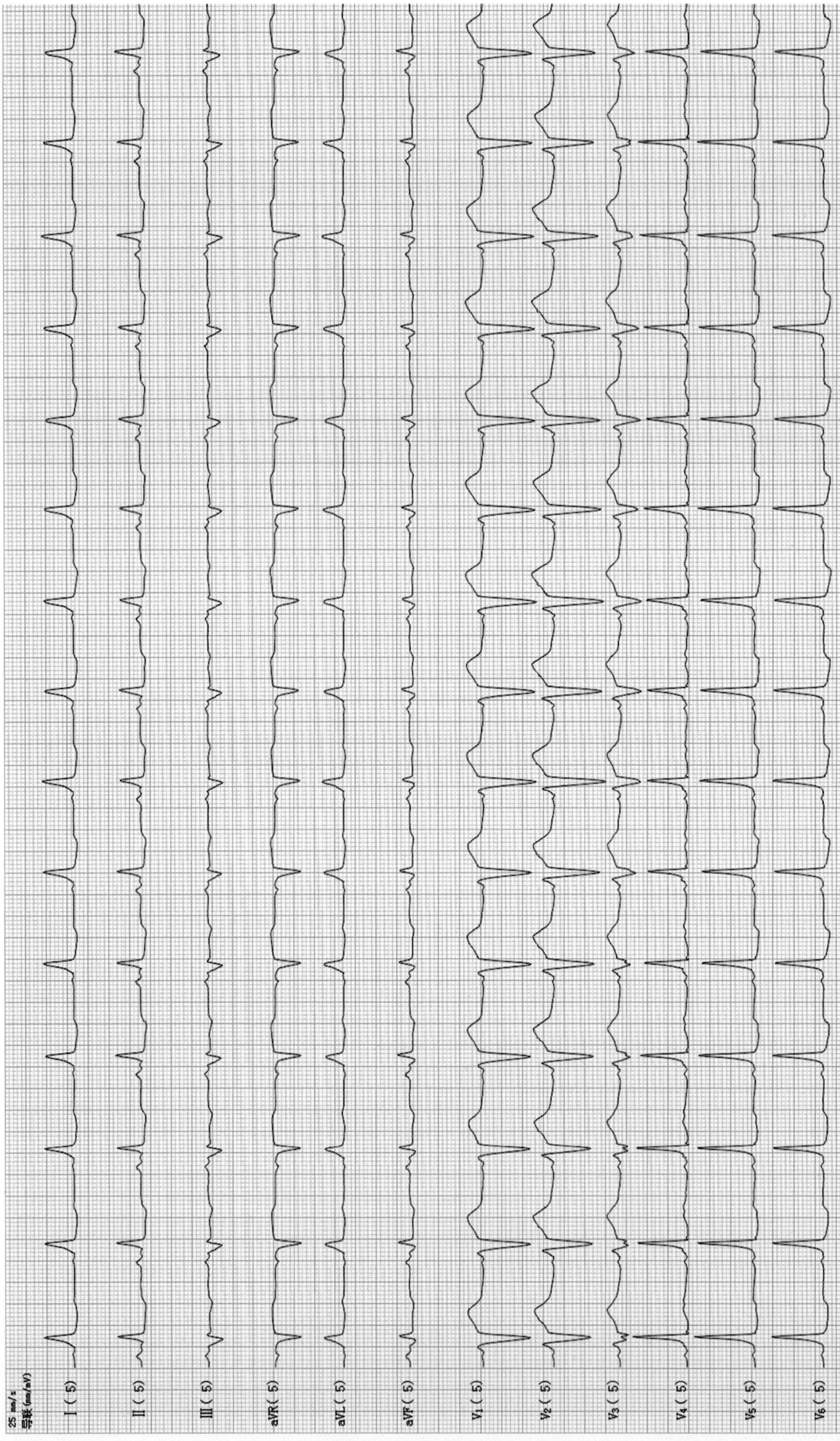


图 13-81 B 型心室预激

男，39 岁，食管心房调搏检查，窦性心律，B 型心室预激。

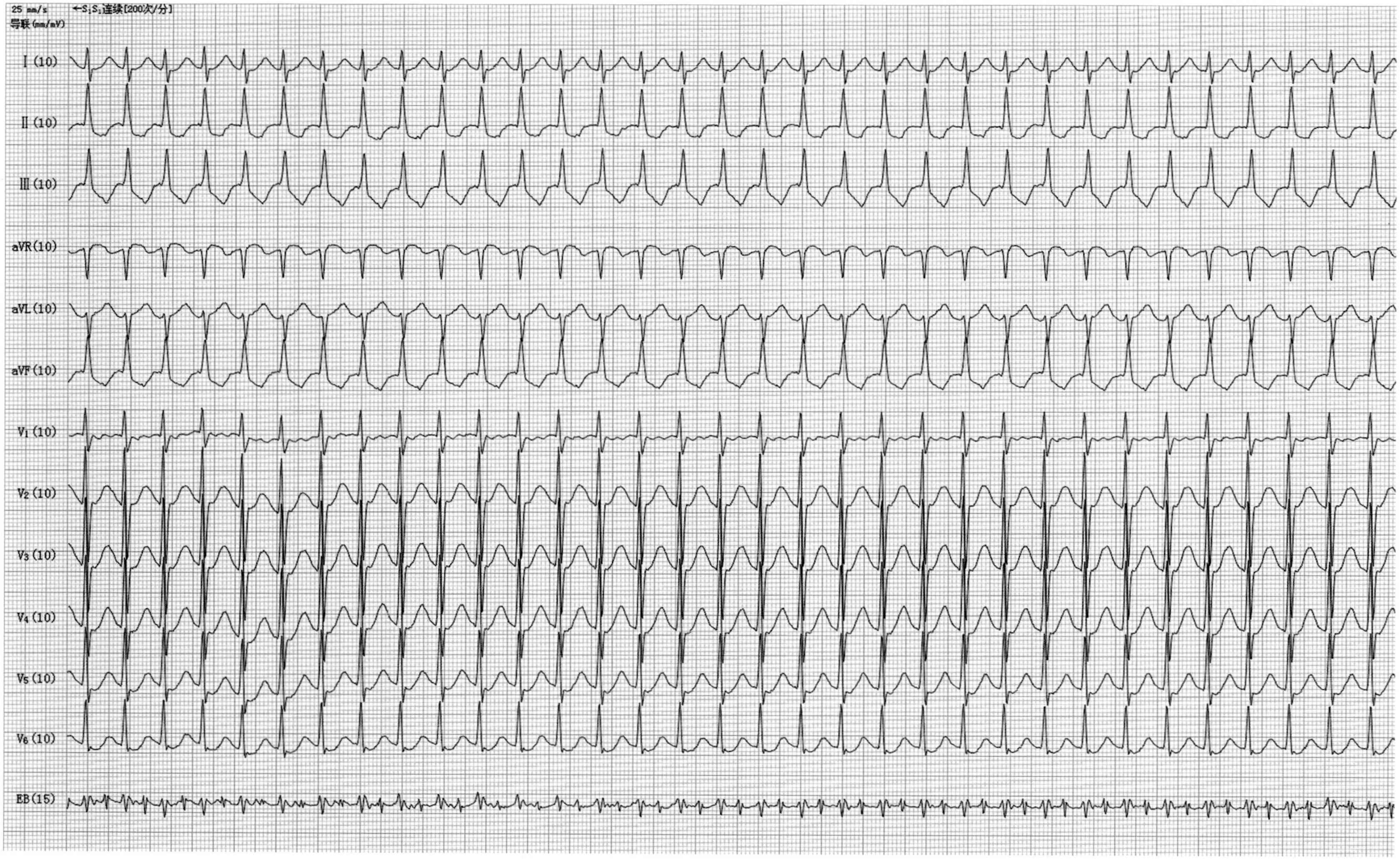


**图 13-82　右侧显性房室旁路参与的顺向型房室折返性心动过速**

与图 13-81 为同一患者，食管心房调搏检查诱发窄 QRS 心动过速，EB 显示 RP<PR，$RP_{EB}$>70 ms，$RP_{EB}$>$RP_{V1}$，即右侧显性房室旁路参与的顺向型房室折返性心动过速。

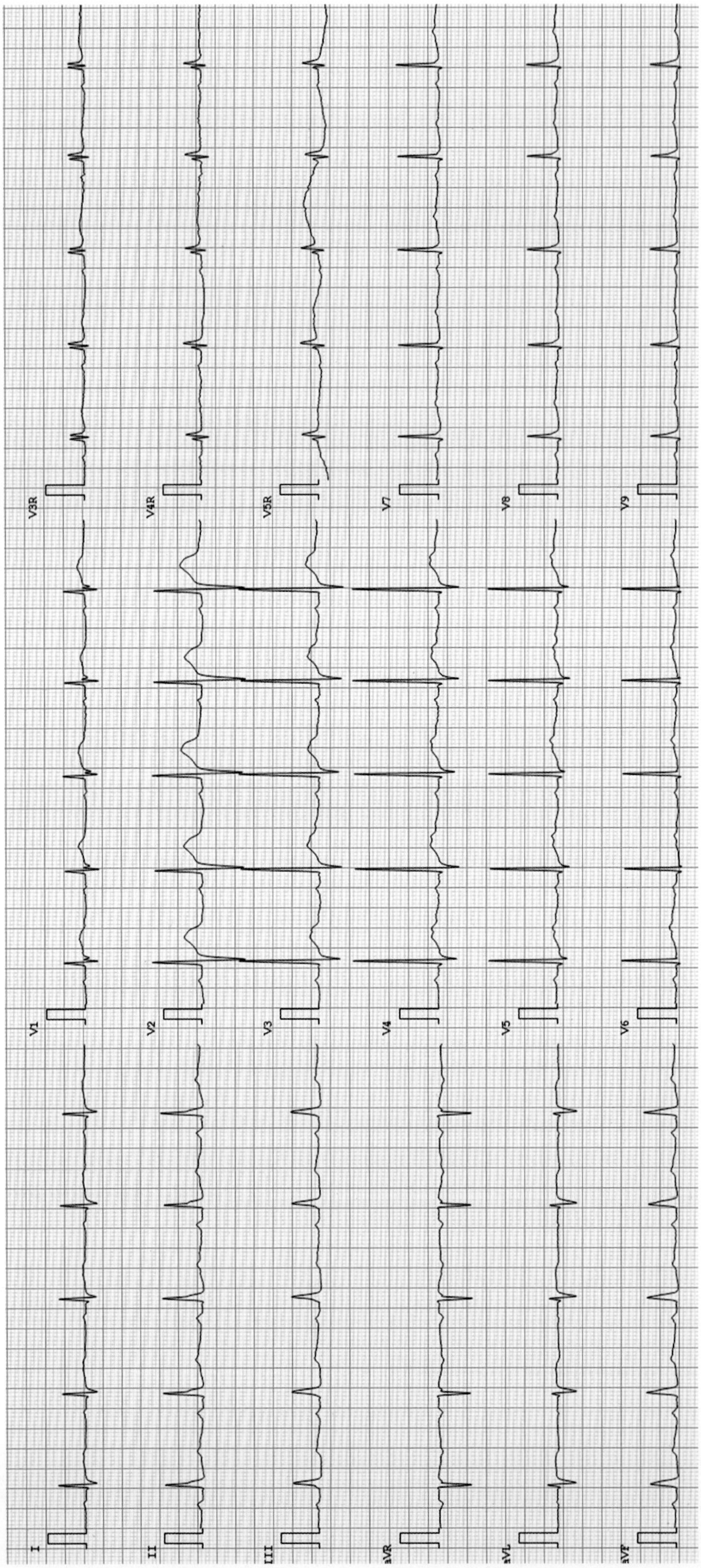


**图 13-83 射频消融术后心电图**

与图 13-81 为同一患者，B 型预激综合征经射频消融术后，窦性心律，不完全性右束支阻滞。

## 三、特殊的顺向型房室折返性心动过速

### （一）单旁路合并房室结双径路引起的顺向型房室折返性心动过速

（1）若经慢径路前向传导引起的顺向型房室折返性心动过速，心电图表现心率较慢，RP<PR，RP>70 ms，RP 间期恒定，PR 间期恒定且相对较长。

（2）若经快径路前向传导引起的顺向型房室折返性心动过速，心电图表现和单纯顺向型房室折返性心动过速无区别，心率较快，RP<PR，RP>70 ms，RP 间期恒定，PR 间期恒定且相对较短。

（3）若经快、慢径路交替前向传导引起的顺向型房室折返性心动过速，心电图表现 RP<PR，RP>70 ms，RP 间期恒定，两种 PR 间期交替，见图 13-84～图 13-88。

（4）若经快、慢径路无规律前向传导引起的顺向型房室折返性心动过速，心电图表现两种 RR 间期，长、短 RR 间期各自相等，RP<PR，RP>90 ms，RP 间期恒定。

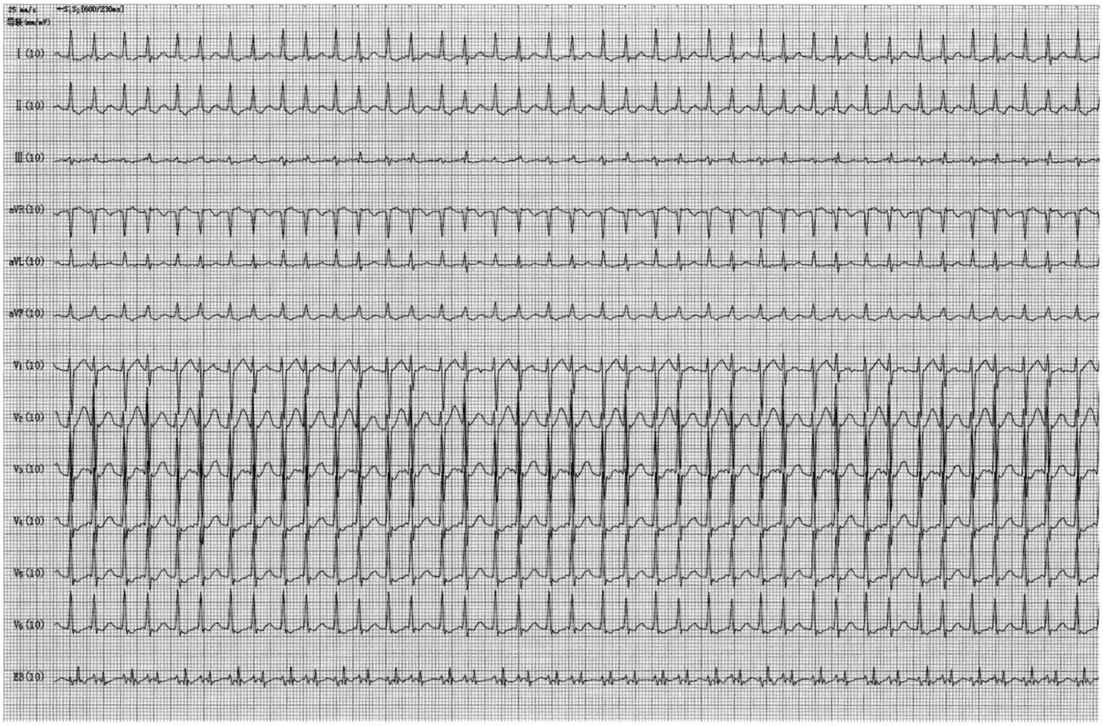


**图 13-84　顺向型房室折返性心动过速合并房室结双径路快慢径路交替前传**

男，53 岁，食管心房调搏检查，诱发窄 QRS 心动过速，EB 显示 RP<PR，RP>70 ms，RP 间期恒定，2 种 PR 间期，即顺向型房室折返性心动过速合并房室结双径路快慢径路交替前传。

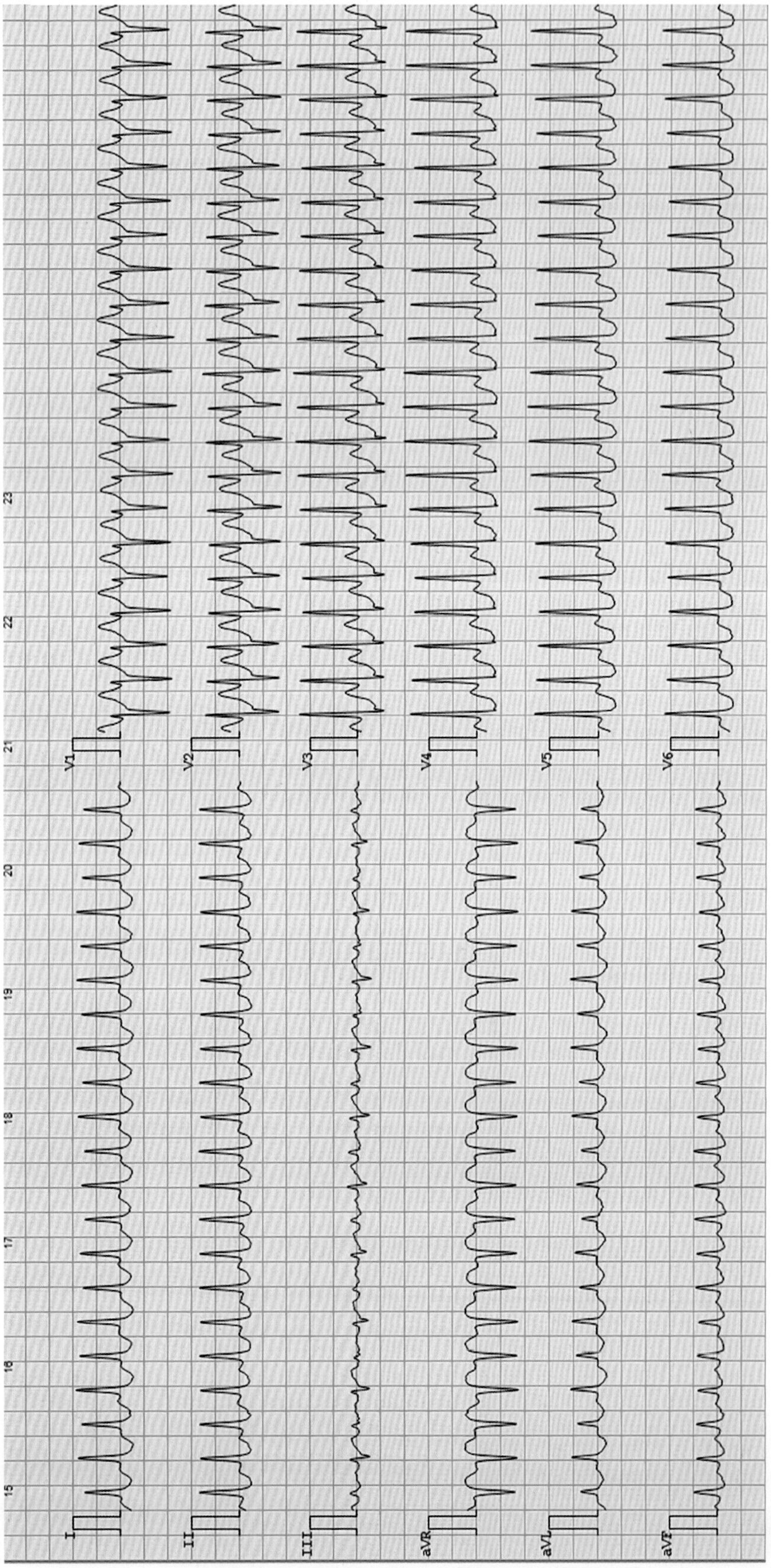


图 13-85 窄 QRS 心动过速

男,63 岁,食管心房调搏检查,诱发窄 QRS 心动过速,频率 218 次/min。

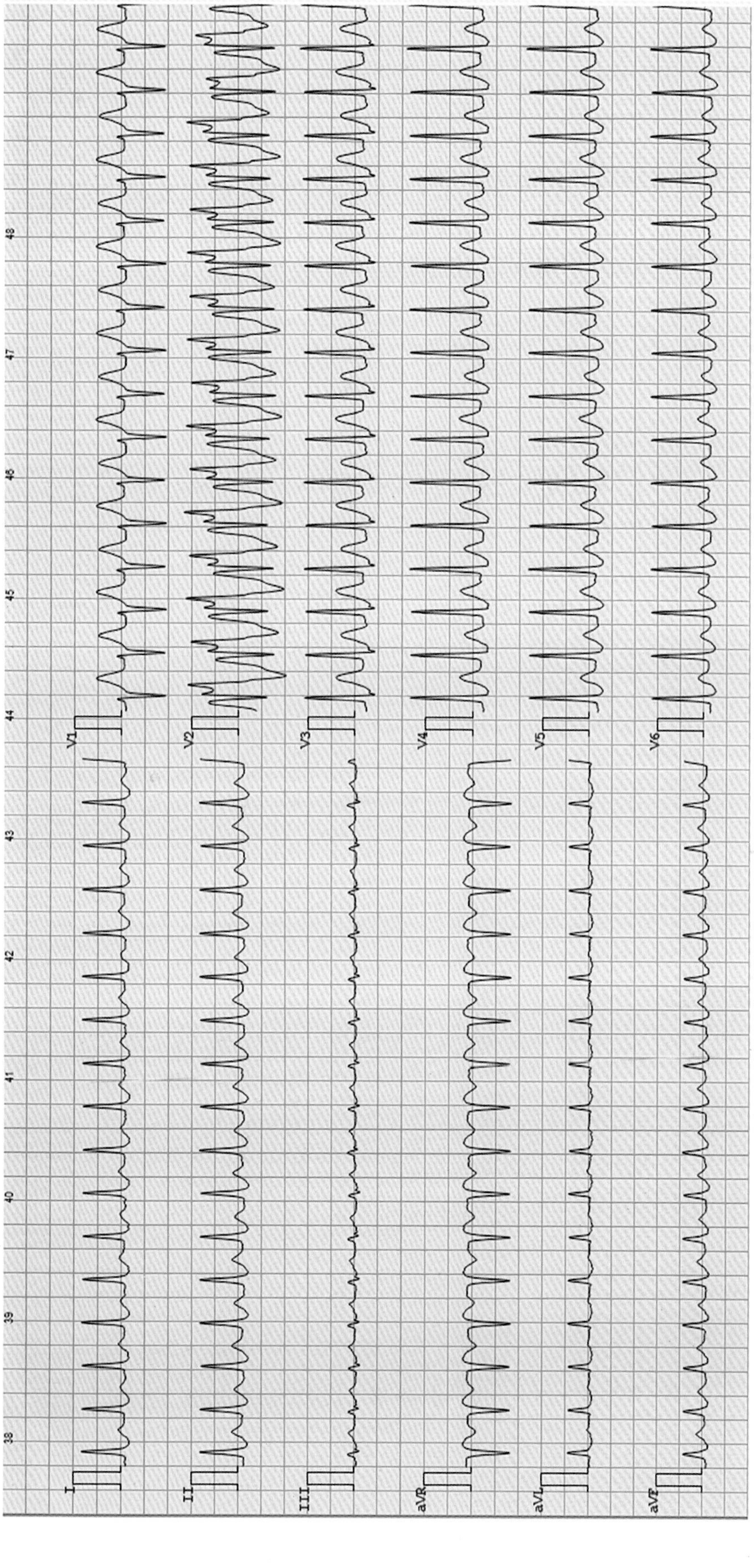


**图 13-86　顺向型房室折返性心动过速**

与图 13-85 为同一患者，$V_2$ 导联为单极食管心电图，显示 RP<PR，$RP_{EB}$>70 ms，即顺向型房室折返性心动过速。

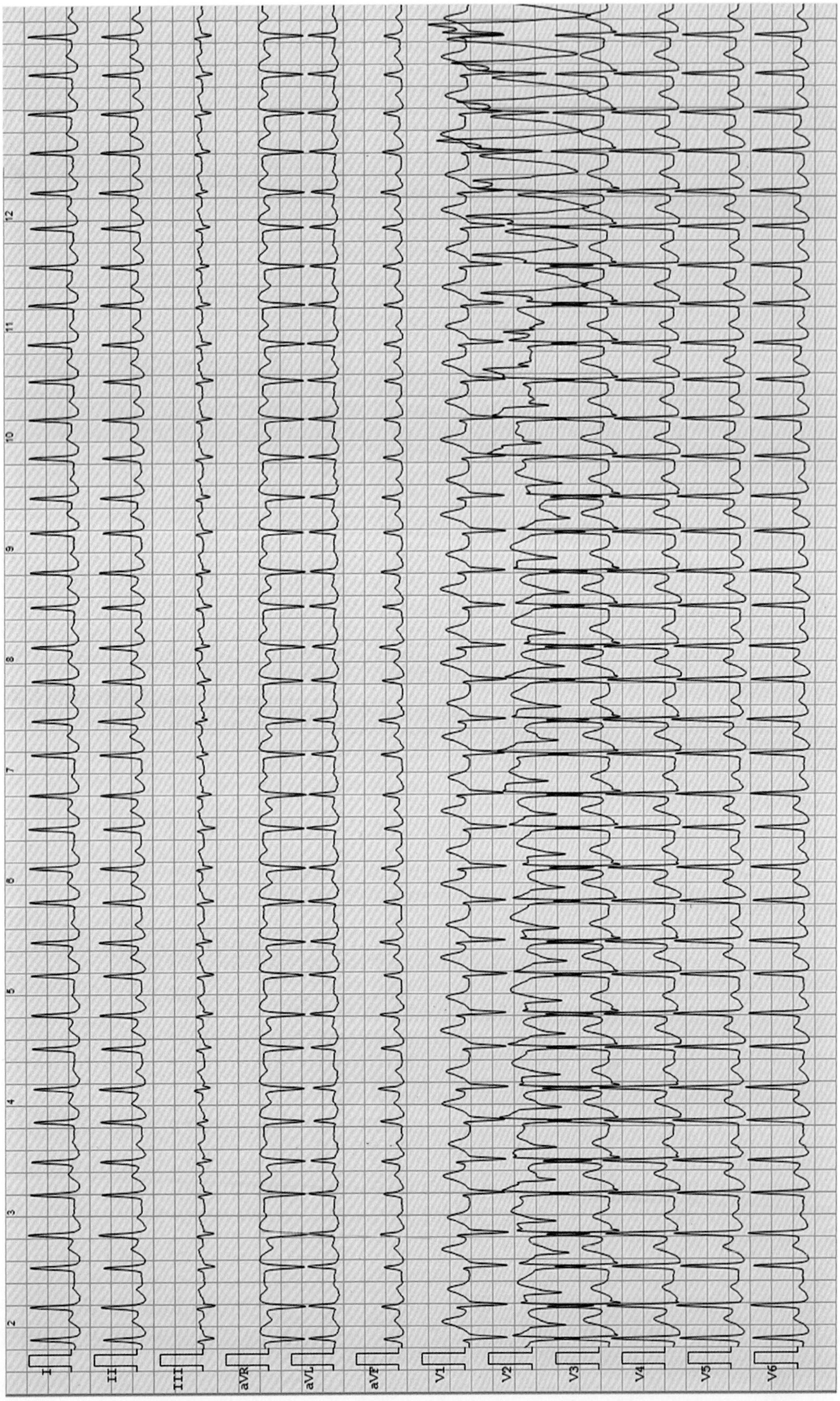


**图 13-87　顺向型房室折返性心动过速合并房室结双径路快慢径路交替前传**

与图 13-85 为同一患者，$V_2$ 导联为单极食管心电图，显示 $RP<PR$，$RP_{EB}>70$ ms，RP 间期恒定，2 种 PR 间期，即顺向型房室折返性心动过速合并房室结双径路快慢径路交替前传。

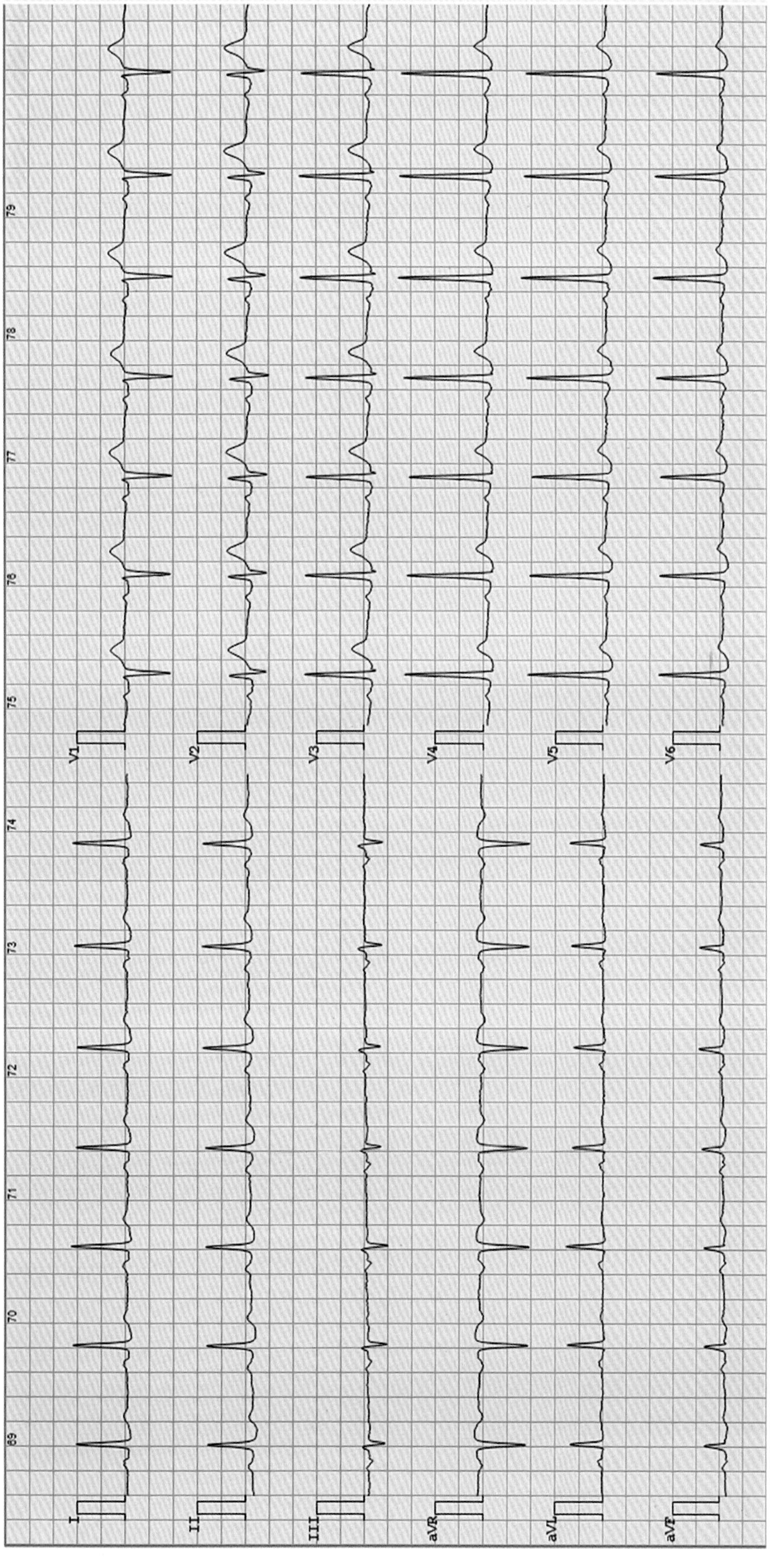


图 13-88　窦性心律心电图

与图 13-85 为同一患者，窦性心律，即左侧隐匿性房室旁路。

### (二)双旁路引起的顺向型房室折返性心动过速

1. 若经其中一条有效不应期短的旁路逆向传导引起的顺向型房室折返性心动过速,心电图表现心率相对较慢,RP<PR,RP>90 ms,RP 间期恒定且相对较长,PR 间期恒定。

2. 若经其中一条有效不应期长的旁路逆向传导引起的顺向型房室折返性心动过速,心电图表现心率较快,RP<PR,RP>90 ms,RP 间期恒定且相对较短,PR 间期恒定。

3. 若经两条旁路交替逆向传导引起的顺向型房室折返性心动过速,心电图表现 RP<PR,RP>90 ms,两种 RP 间期交替,PR 恒定。

4. 若经两条旁路无规律逆向传导引起的顺向型房室折返性心动过速,心电图表现两种 RR 间期,长的与长的 RR 间期相等,短的与短的 RR 间期相等,RP<PR,RP>90 ms,两种 RP 间期,PR 间期恒定。

### (三)双旁路合并房室结双径路引起的顺向型房室折返性心动过速

双旁路合并房室结双径路时因存在快、慢径路前向传导,双旁路逆向传导,引起的顺向型房室折返性心动过速更为复杂化,有待进一步探讨。

## 四、Coumel 定律

1973 年 Coumel 首先提出 Coumel 定律,亦称 Coumel-Slama 定律。

Coumel 定律认为预激综合征患者不论旁路位于左侧还是右侧,常发生顺向型房室折返性心动过速,心动过速的折返环路中房室传导系统为前传支,旁路为室房之间的逆传支,心房、心室均参加折返,顺向型房室折返性心动过速发生时,心室除极顺序正常,因此 QRS 波群时限<0.11 s,属窄 QRS 波心动过速。当心动过速发作合并功能性束支阻滞时,激动沿未发生阻滞的束支下传,心室除极顺序异常,QRS 波时限≥0.12 s,属于宽 QRS 波的心动过速,可分别出现完全性左束支或完全性右束支阻滞的图形。当预激综合征的旁路所在部位的同侧束支在心动过速时发生功能性束支阻滞时,心动过速的折返路径将延长,可使心动过速的周期长度(RR 间期)比不合并束支阻滞时心动过速的周期长度延长 35 ms 以上,当预激综合征的旁路所在部位的对侧束支在心动过速时发生功能性束支阻滞时,其折返环路的长度未变,心动过速的周期长度与不合并束支阻滞时心动周期长度相比没有改变。

原理包括以下几方面:

顺向型房室折返性心动过速的心动周期可以看成 2 个间期之和,即 PR 与 RP 间期之和。PR 间期代表房内传导时间与房室传导系统传导时间之和,即前向传导时间。RP 间期代表室内传导时间与旁路逆传时间之和,即逆向传导时间。

体表心电图中,由于逆行 P 波常重叠在 ST 段及 T 波中不好辨认,因而不同情况下 PR 间期与 RP 间期的变化不易观察和测定。但心内心电图的记录则一目了然,伴有旁路同侧束支阻滞的心动过速发作时,明显变化的是 VA 间期,而 AV 间期基本不变。Coumel 定律的本质是旁路伴同侧束支阻滞时,心动过速周期值的延长是 VA 间期延长的结果。

旁路伴同侧束支阻滞时,心动过速周期值延长的原因是 VA 间期的延长,而 VA 间期是心室内传导时间及旁路逆传时间之和,心动过速合并束支阻滞与不合并束支阻滞相比,旁路逆传时间没有变化,只是心动过速的折返环路在心室肌内明显变长,传导时间因而延长,因此,VA 间期延长的本质是室内传导时间延长,表现为 QRS 波的时限增宽。

Coumel 定律认为当预激综合征患者旁路位于左或右室游离壁时,当同侧束支在心动过速发生后出现功能性阻滞时,其心动周期的延长量与无束支阻滞时心动过速的周期值相比将超过 35 ms,心动周期值延长的本质为折返在室内传导径路及传导时间的延长。旁路对侧的束支阻滞时,折返环路没有变化,因此尽管 QRS 波由窄变宽或由宽变窄,心动周期的长度不变。

# 第十四章　宽 QRS 波心动过速

宽 QRS 波心动过速(wide QRS complex tachycardia，WCT)是成年人 QRS 波群时间≥120 ms、心室率>100 次/min 的心动过速。快速而准确的诊断宽 QRS 波心动过速有着重要意义，几十年来鉴别诊断的标准及流程不断推新，但应用了所有的标准与流程，也仅能对 90% 的宽 QRS 波心动过速准确诊断。

宽 QRS 波临床分类有：①室性心动过速；②室上性心动过速伴束支阻滞；③室上性心动过速伴室内差异性传导；④预激性心动过速；⑤其他，如快速心室起搏、非特异性室内传导异常，药物、高钾等引起的 QRS 波增宽。

室性心动过速占 WCT 的 80%，当遇到 WCT 患者时首先应寻找室性心动过速的证据，而不要轻易考虑其他机制的 WCT。

## 第一节　室性心动过速

室性心动过速(ventricular tachycardia，VT)是起源于希氏束分叉以下的心动过速，约占 WCT 的 80%。VT 时由正常两侧心室同时除极变为单侧心室先除极，导致心室肌除极时间延长，从而形成宽 QRS 波。

### 一、分类

#### (一)根据心动过速发作频率

1. 非阵发性室性心动过速　室性异位起搏点的自律性轻度增高而略超过窦性频率控制心室时，即形成了非阵发性室性心动过速；多数心室率≤100 次/min(60～120 次/min)，不具有突发突止特点，亦称加速的心室自主心律。

(1)不伴窦-室竞争现象的非阵发性室性心动过速：有一系列规则出现的室性 QRS 波，无窦性 P 波所构成的窦性心律并存。

(2)伴窦-室竞争现象的非阵发性室性心动过速：有一系列规则出现的室性 QRS 波与窦性心律并存，大多形成不完全性干扰性房室脱节，少数形成完全性干扰性房室脱节。

2. 阵发性室性心动过速　室性早搏连续出现 3 次或 3 次以上者形成阵发性室性心动过速，亦称早搏性室性心动过速，常反映心室局部电位不稳定；心室率>100 次/min(常常 140～180 次/min)，具有突发突止特点，可形成房室分离。

#### (二)根据心动过速持续时间

1. 非持续性室性心动过速　每次发作持续时间<30 s，节律欠规整，能自行终止，对血流动力学影响小。

2. 持续性室性心动过速　每次发作持续时间≥30 s或持续时间<30 s但伴有严重的血流动力学障碍需立即电复律处理。

3. 无休止性室性心动过速　无休止性室性心动过速(incessant ventricular tachycardia,IVT)是在较长时间的心电监测或记录时间内,室性心动过速占总心搏的10%以上,即使对其治疗终止后也会突然再发,临床少见,多见于婴幼儿或青少年。应当说明,无休止性室速也包括一些成人型,其室速的频率较慢,属于非阵发性室速的范围,常伴有特发性心肌病,心率不快时不需要特殊治疗。

(1)分类:①根据临床特点分类。血流动力学稳定性IVT和血流动力学不稳定性IVT,后者临床表现较为严重。②根据心电图形态特点分类。单形性IVT,QRS波相似;多形性IVT,QRS波群形态多样,<5个恒定波形,没有明确等电位线,或同一QRS波群的持续时间<2 s,这提示室性起搏点发生变化;双向性IVT,QRS波群呈两种形态交替出现,通常规则。③根据发病机制分类。原发性IVT,婴幼儿多见,如婴儿猝死综合征,常因为先天性、遗传性或解剖学因素造成;继发性IVT,由各种先天性心脏病和获得性心脏病所致;药物性IVT,普鲁卡因胺、索他洛尔、奎尼丁、美西律、异丙肾上腺素、钙通道阻滞剂均可导致IVT。

(2)病因:①原发性IVT多见于先天性、遗传性或解剖学因素,婴幼儿多见。②常见于冠心病、各型心肌病、心力衰竭、长短QT综合征、高血压病、心脏瓣膜病、心肌炎或心包炎、儿茶酚胺敏感性室速等器质性疾病。③电解质紊乱、毒性物质、药物相互作用、心肌缺血缺氧、交感神经兴奋、室壁张力增加、感染应激、内环境紊乱、机械牵拉、理化因素等可诱发。

(3)双向性室性心动过速(bidirectional ventricular tachycardia,BVT):QRS波群呈两种形态交替出现,且通常是规则的,无休止性室性心动过速能表现出这种特殊类型,临床比较少见。①QRS波电轴在-20°~+110°之间,左偏、右偏交替出现。②心室率在140~180次/min,QRS较窄(120~150 ms)。③典型特点为右束支阻滞伴QRS电轴交替,也有右束支与左束支交替阻滞,或者QRS电轴交替伴较窄的QRS波。

(4)结节病性双向性室性心动过速:①QRS波较宽,原始激动点在心外膜,不靠近希-浦肯野系统。②一种规则的不规律心律。③QRS波宽大畸形,电轴在-40°~+160°之间,从$V_3$~$V_6$导联过渡交替,提示有2个独立的异位起搏点。

(5)特点:①常于婴幼儿或青少年时发病。部分病例病程进展较快,易发生心律失常性心肌病。②室速持续时间常占总心搏的80%以上。③外科手术或尸检证实,部分病例室速发生部位的心肌有多种异常,包括肿瘤。④常通过心电图记录到房室分离,或应用药物诱发房室分离后明确诊断。⑤可选用胺碘酮、氟卡胺或两者合用进行药物治疗,药物对年龄较小的患者也十分安全。但多数患者对药物治疗效果差。射频消融术能够根治的病例报告较少。必要时需进行外科手术治疗。

### (三)根据心动过速QRS波形态

1. 单形性室性心动过速　心动过速时同一导联QRS波形态一致,亦称单源性室性心动过速。

2. 多形性室性心动过速　心动过速时同一导联QRS波形态不一致呈多种;心室异位起搏点常为多源,也可单源而折返途径发生改变或激动在折返环中传导方向变换,使QRS波形态不同,而RR间期相等。当多形性室性心动过速伴发QT间期延长,易形成QRS波向上及向下变换的尖端扭转型室性心动过速,尖端扭转型室性心动过速是多形性室性心动过速伴心室复极延迟的结果。

3. 双向性室性心动过速　心动过速发作时QRS波形态和方向出现交替。

### (四)根据室性心动过速有无合并心脏病

1. 病理性室性心动过速　各种器质性心脏病引起的室性心动过速,亦称器质性心脏病室性心动过速,占80%~90%。

2. 特发性室性心动过速　发生于不伴有器质性心脏病患者的室性心动过速,占10%~20%,亦称良性特发性室性心动过速，多见于无器质性心脏病的青壮年，少数由运动诱发，又称运动性室性心动过速，预后良好。

### （五）根据室性心动过速的发生机制

分为自律性室性心动过速、触发性室性心动过速、折返性室性心动过速。

## 二、室性心动过速的鉴别要点

### （一）额面 QRS 电轴

1. 无人区电轴　无人区电轴是心室除极的额面落入第Ⅲ象限，即-180°～-90°，心电图Ⅰ、aVF 导联 QRS 波主波为负向。当发生宽 QRS 心动过速时出现无人区电轴支持起源于左室的 VT，见图 14-1～图 14-5。

2. 宽 QRS 心动过速呈 RBBB 图形+电轴左偏　宽 QRS 心动过速若 QRS 波呈 RBBB 图形伴心电轴左偏，几乎均是 VT，尤其青少年儿童，见图 14-6～图 14-9。

3. 宽 QRS 心动过速呈 RBBB 图形+电轴右偏　宽 QRS 心动过速若 QRS 波呈 RBBB 图形伴心电轴右偏，可以是 VT 也可 SVT，见图 14-10～图 14-14。

4. 宽 QRS 心动过速若呈 RBBB 图形+电轴正常　宽 QRS 心动过速若 QRS 波呈 RBBB 图形伴心电轴正常，很少是 VT，见图 14-15。

5. 宽 QRS 心动过速若呈 LBBB+电轴右偏　宽 QRS 心动过速若 QRS 波呈 LBBB 伴心电轴右偏，几乎均 VT，见图 14-16～图 14-19。

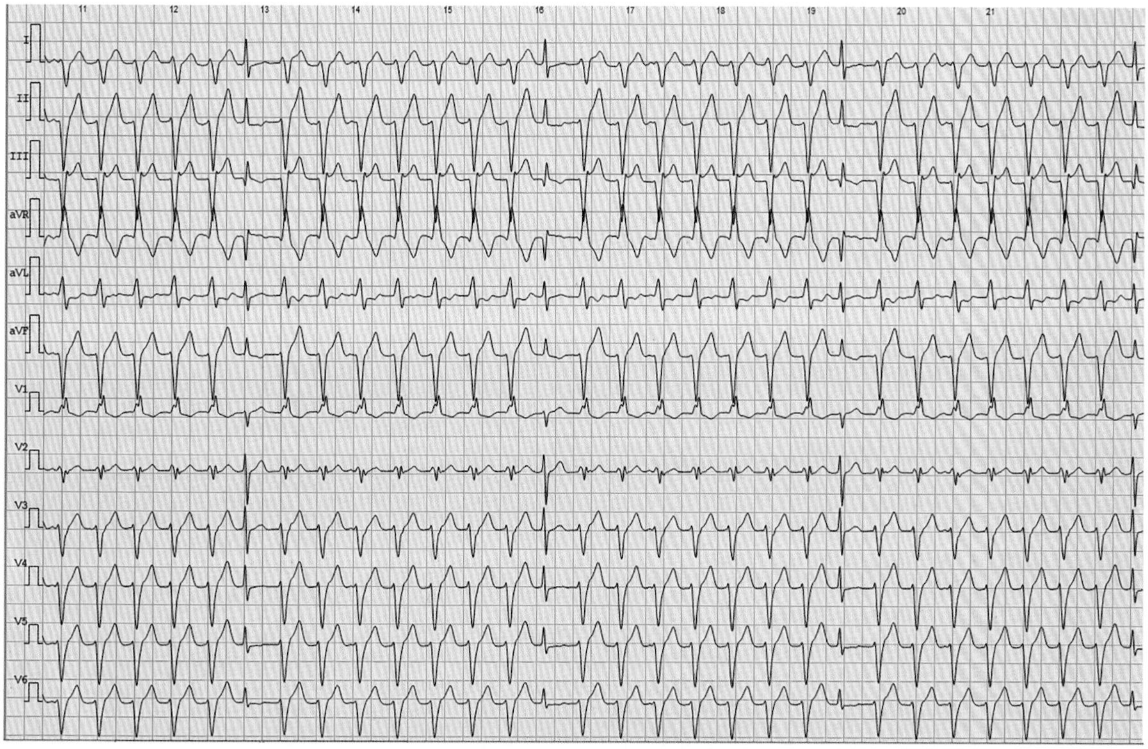


**图 14-1　无人区电轴，室性心动过速(1)**

男，59 岁，宽 QRS 心动过速，无人区电轴，可见心室夺获，即宽 QRS 心动过速为室性心动过速。

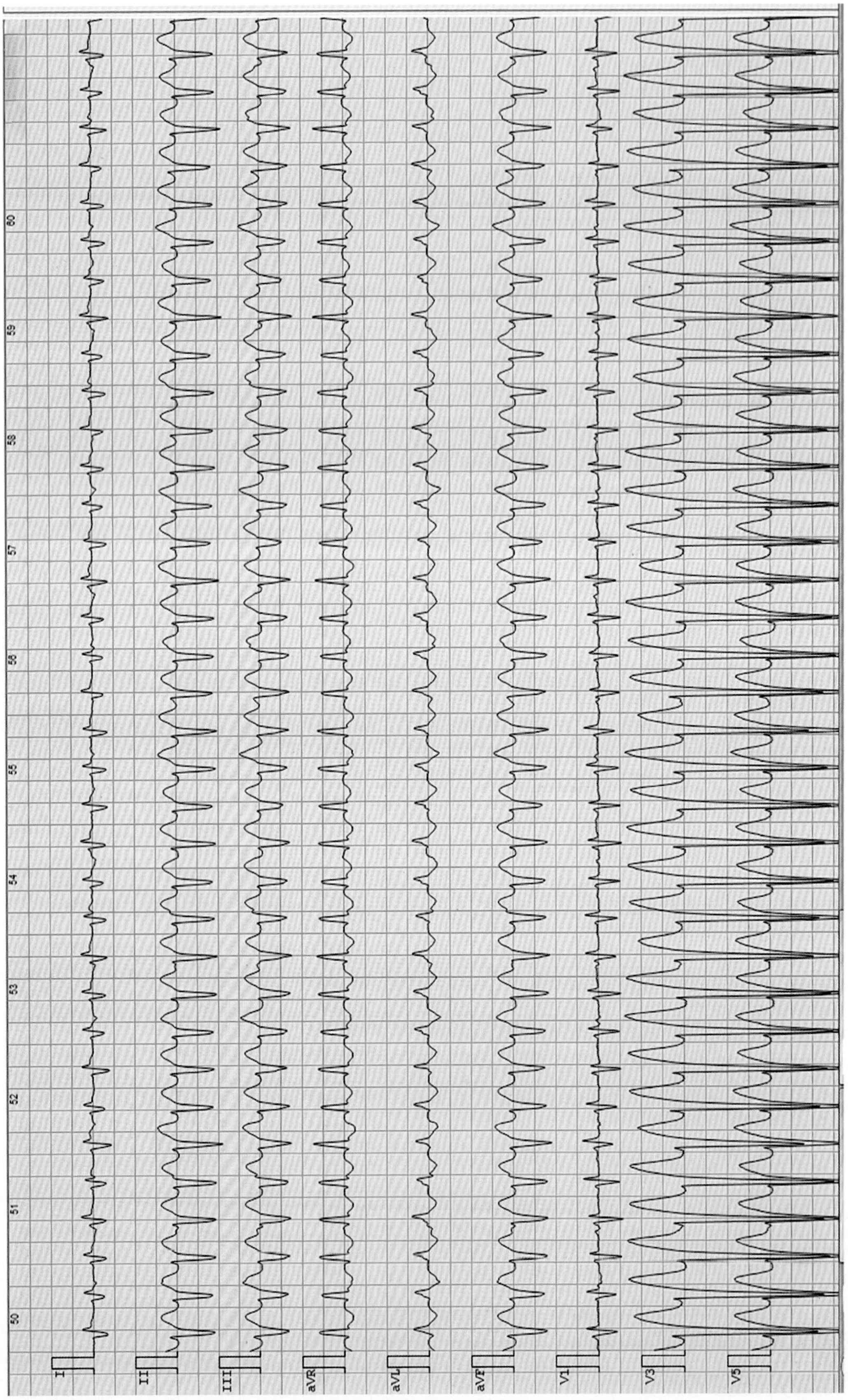


**图 14-2　无人区电轴，室性心动过速(2)**

男，1 岁，宽 QRS 心动过速，频率 175 次/min，无人区电轴，可见房室分离，即室性心动过速。

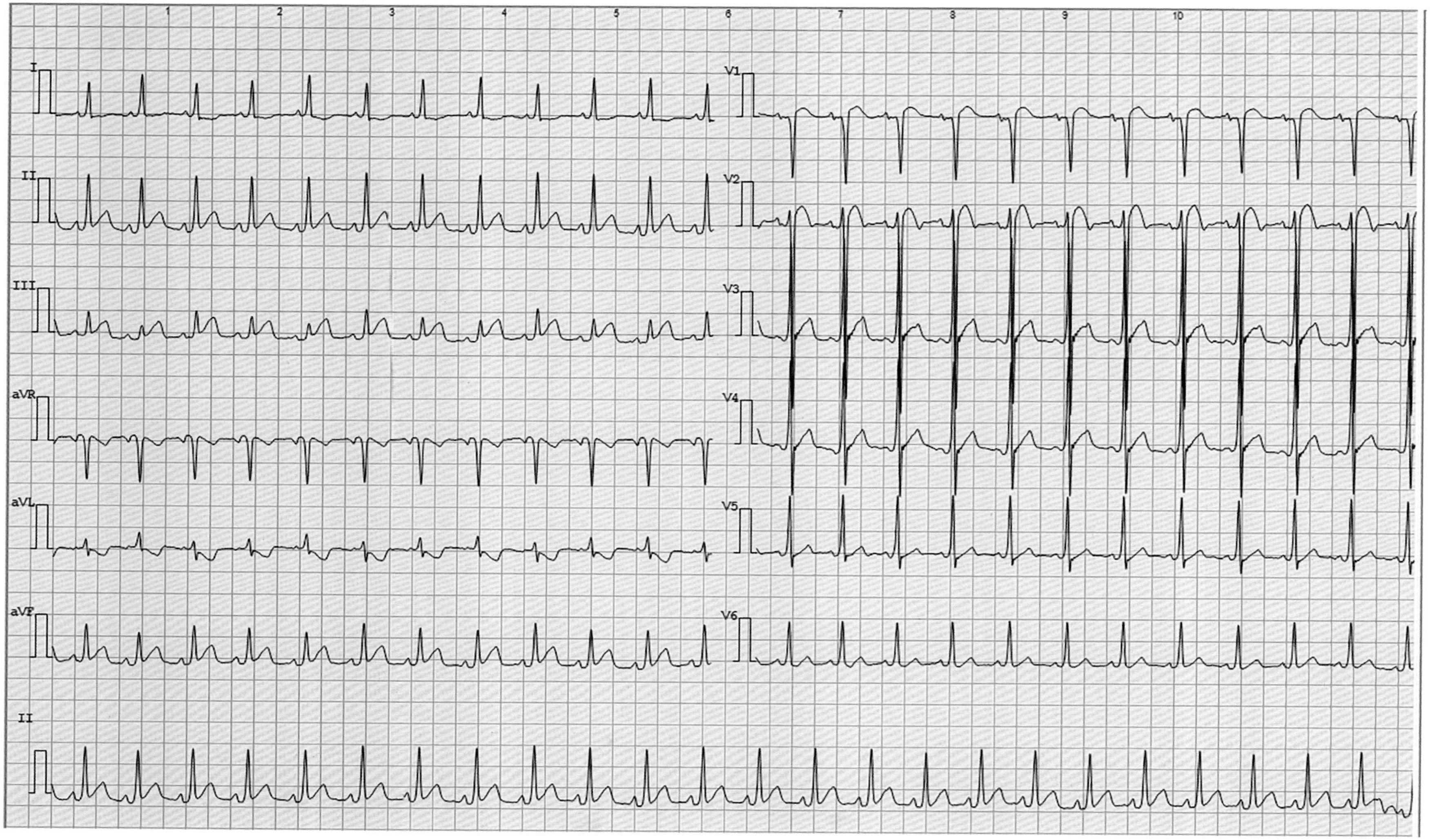


图 14-3　窦性心律心电图

为图 14-2 患者窦性心律，QRS 电轴正常。

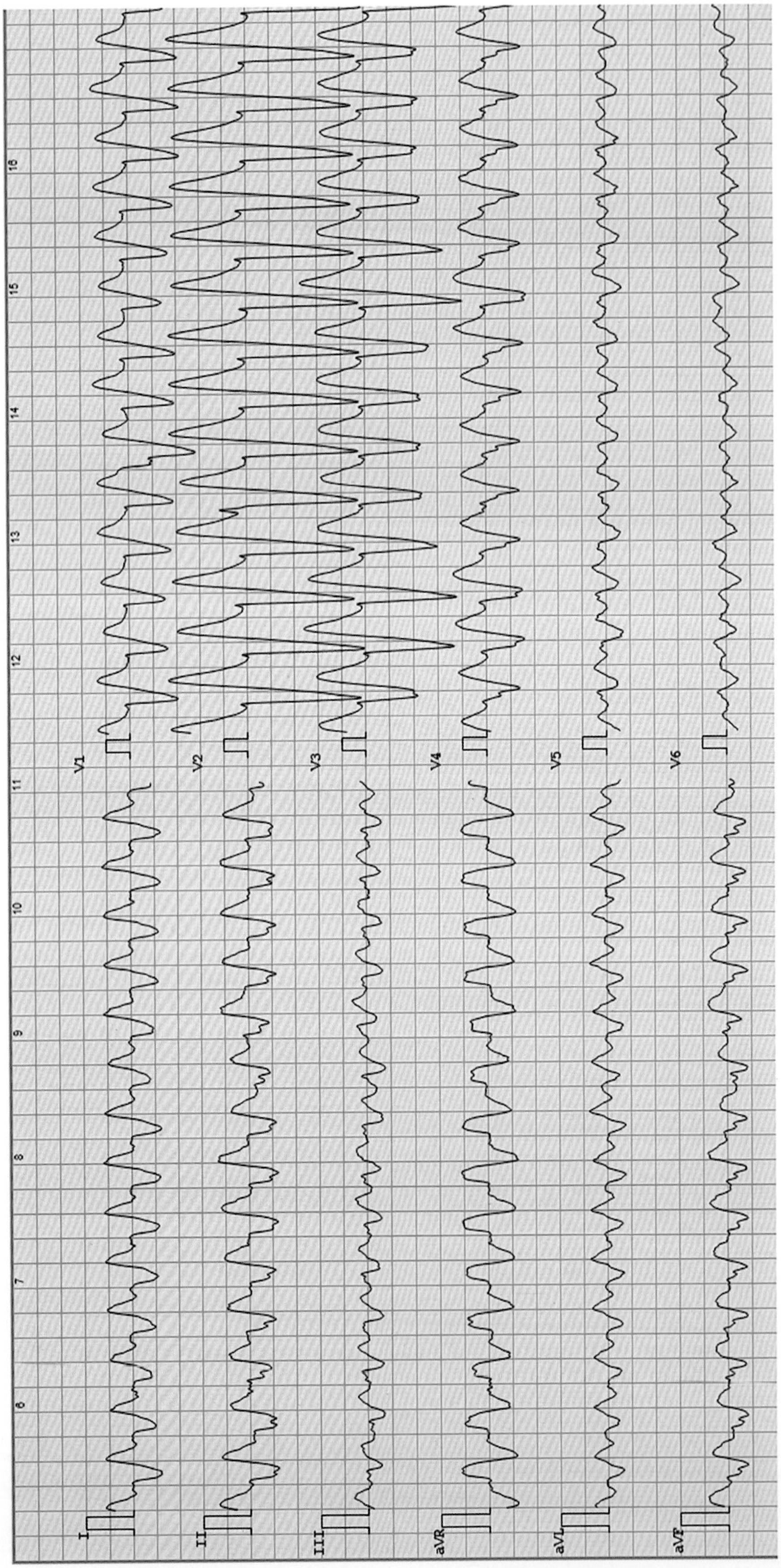


图14-4 无人区电轴,室性心动过速

男,78岁,宽QRS心动过速,频率150次/min,无人区电轴。

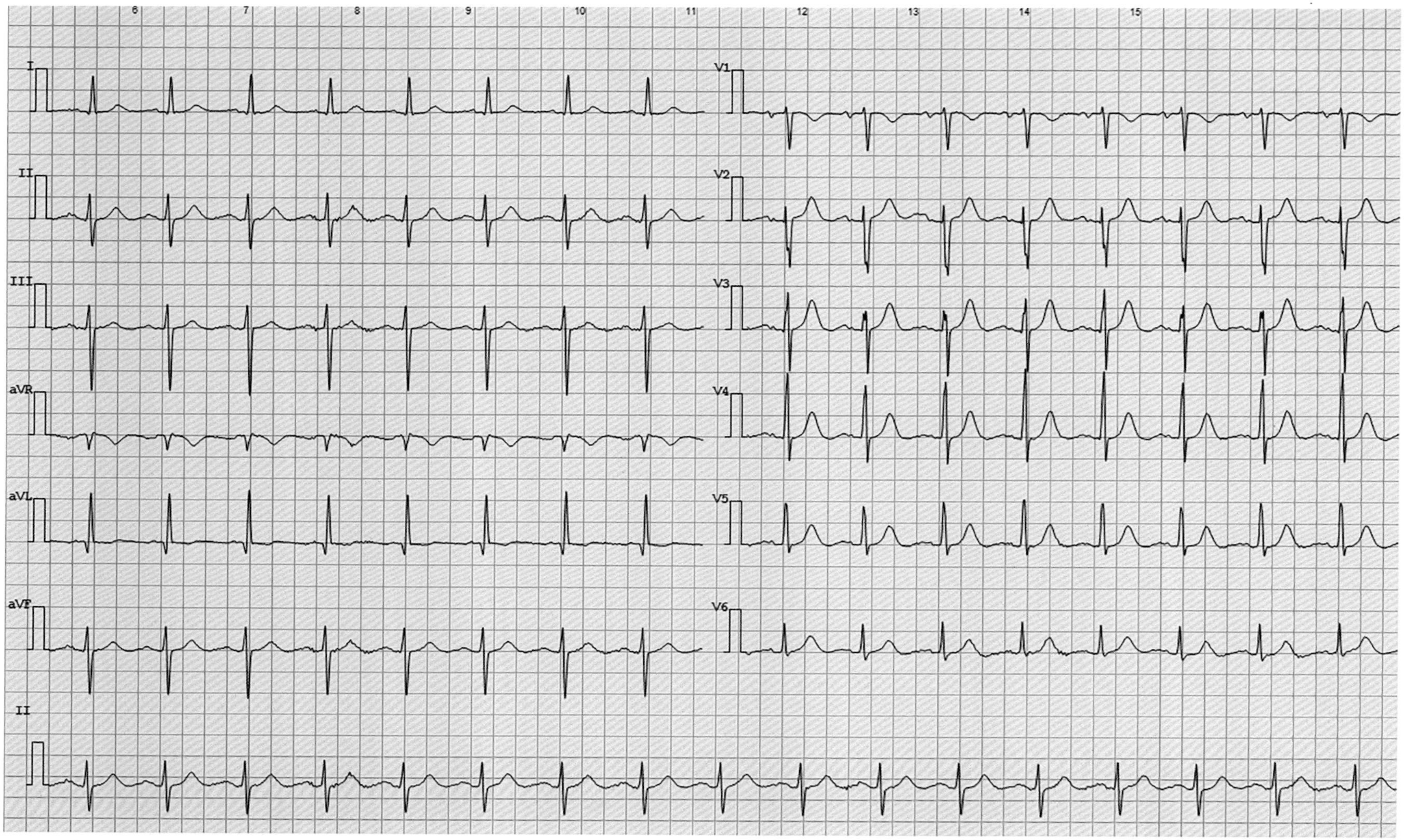


图 14-5　窦性心律心电图

为图 14-4 患者窦性心律，QRS 电轴左偏。

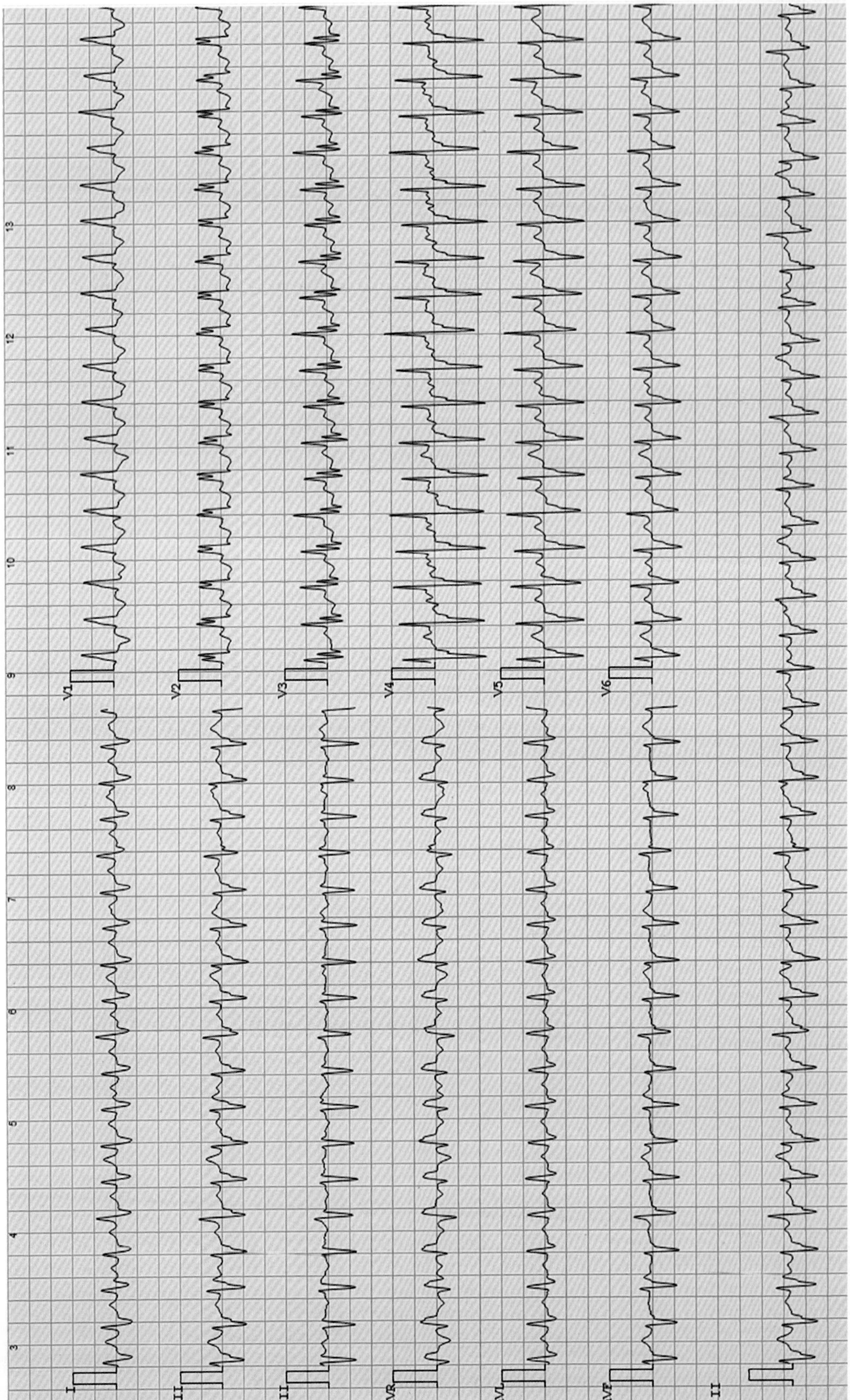


**图 14-6　室性心动过速(1)**

女,21 岁,宽 QRS 心动过速,频率 185 次/min,RBBB 图形伴电轴左偏,房室分离,室性心动过速。

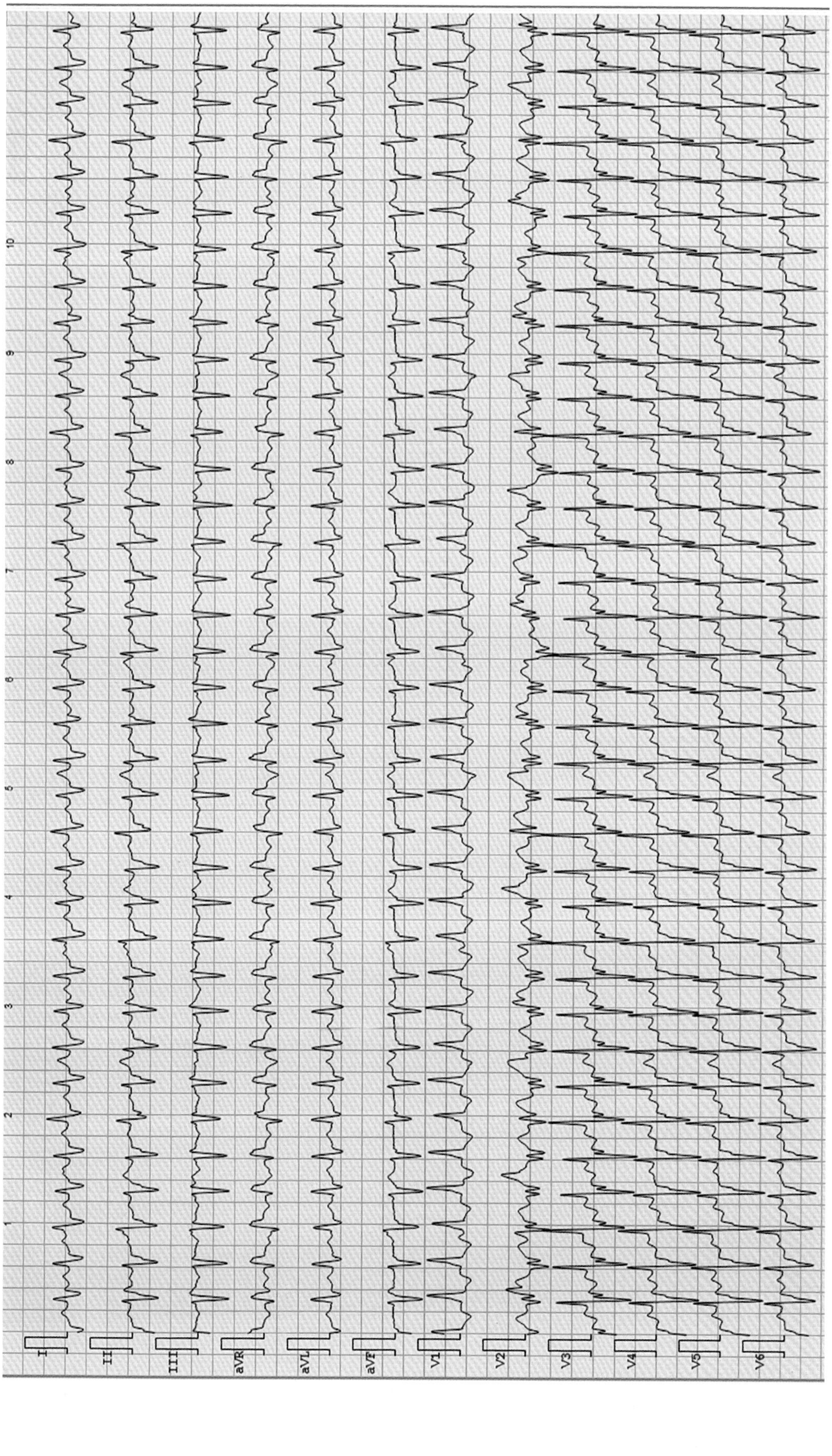


**图 14-7　室性心动过速(2)**

与图 14-6 为同一患者，$V_2$ 导联为单极食管导联，房室分离，即室性心动过速。

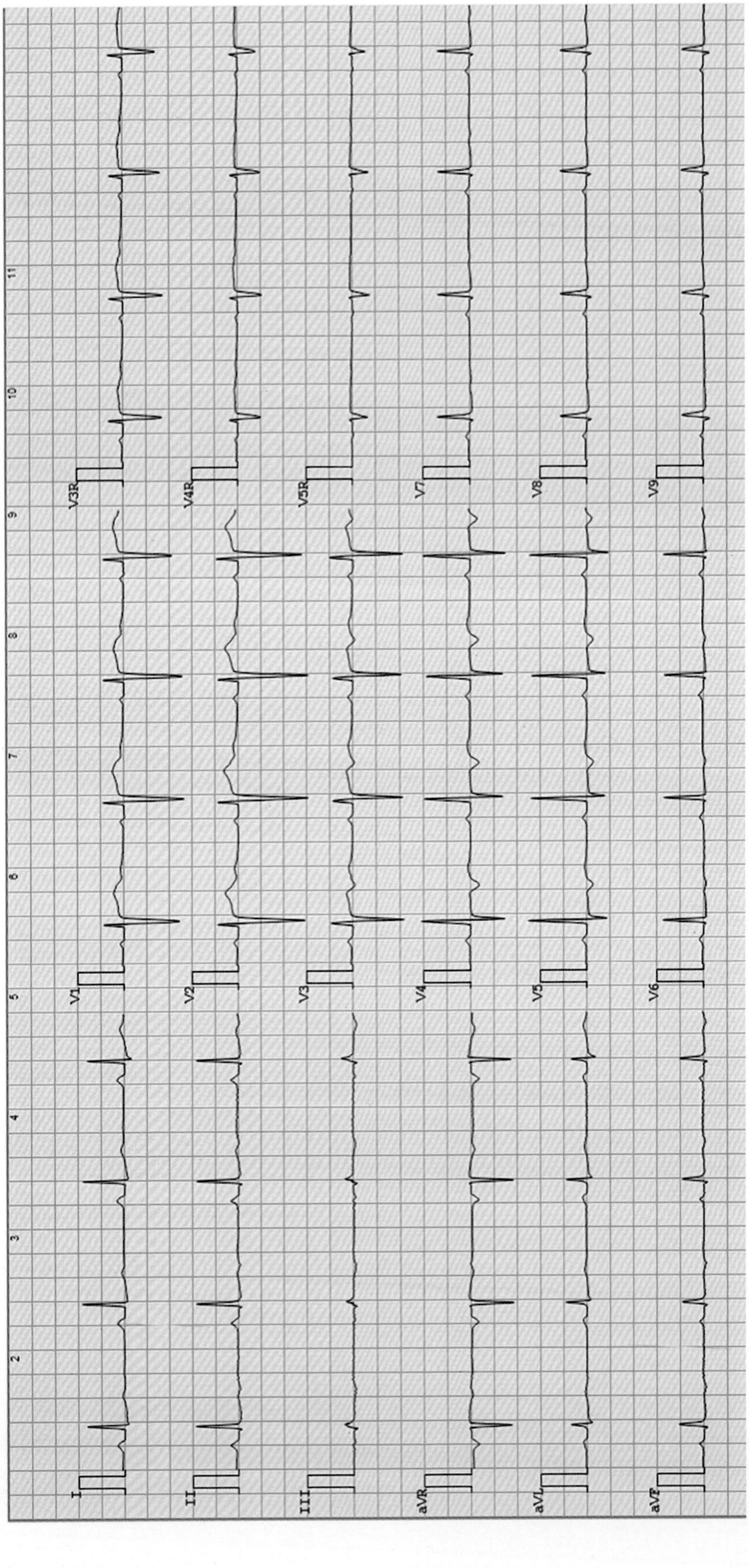


图 14-8　窦性心律心电图

与图 14-6 为同一患者窦性心律。

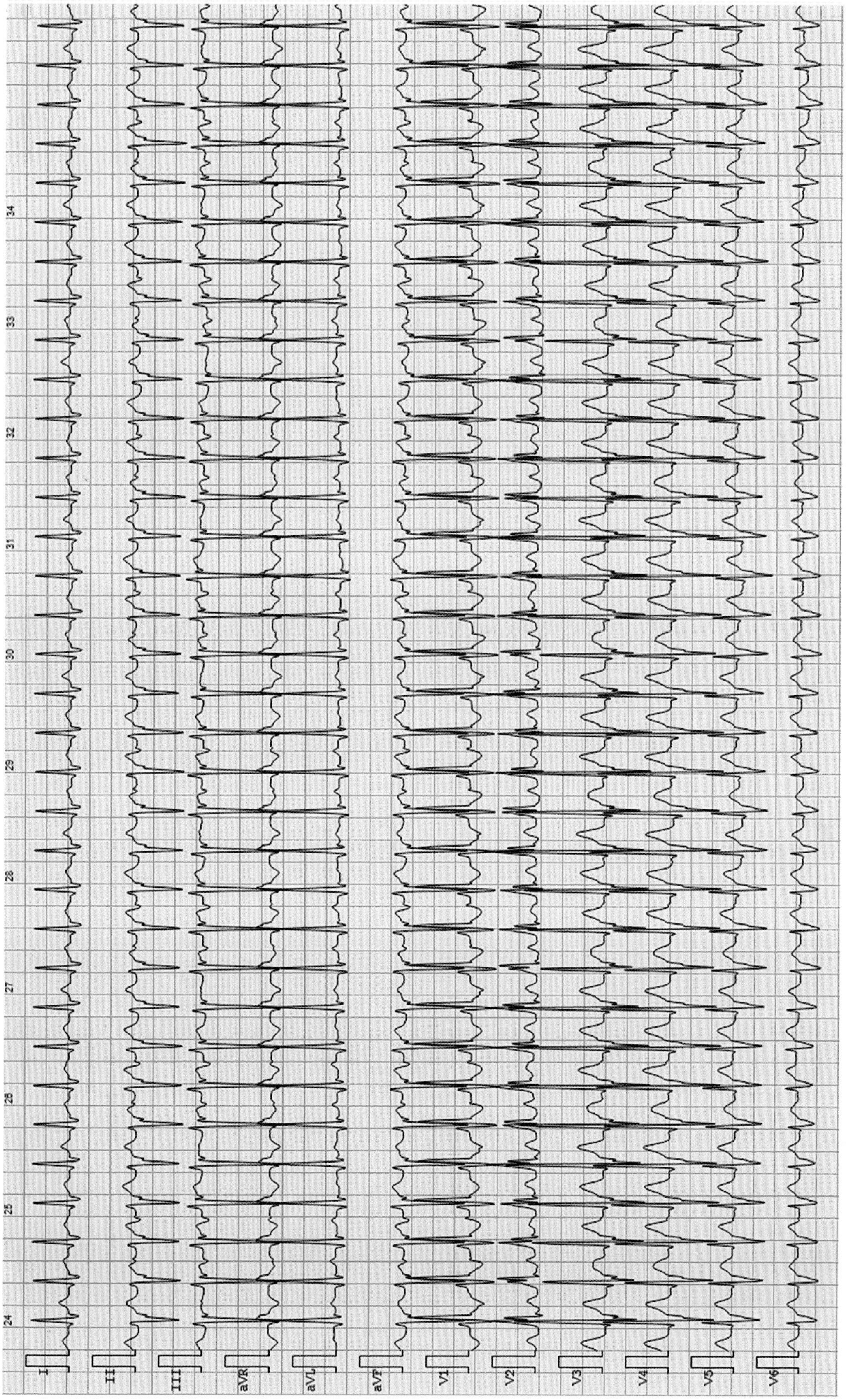


**图 14-9　室性心动过速伴 4∶3 文氏型室房传导**

男，22 岁，宽 QRS 心动过速，频率 170 次/min，RBBB 图形+电轴左偏，即室性心动过速伴 4∶3 文氏型室房传导。

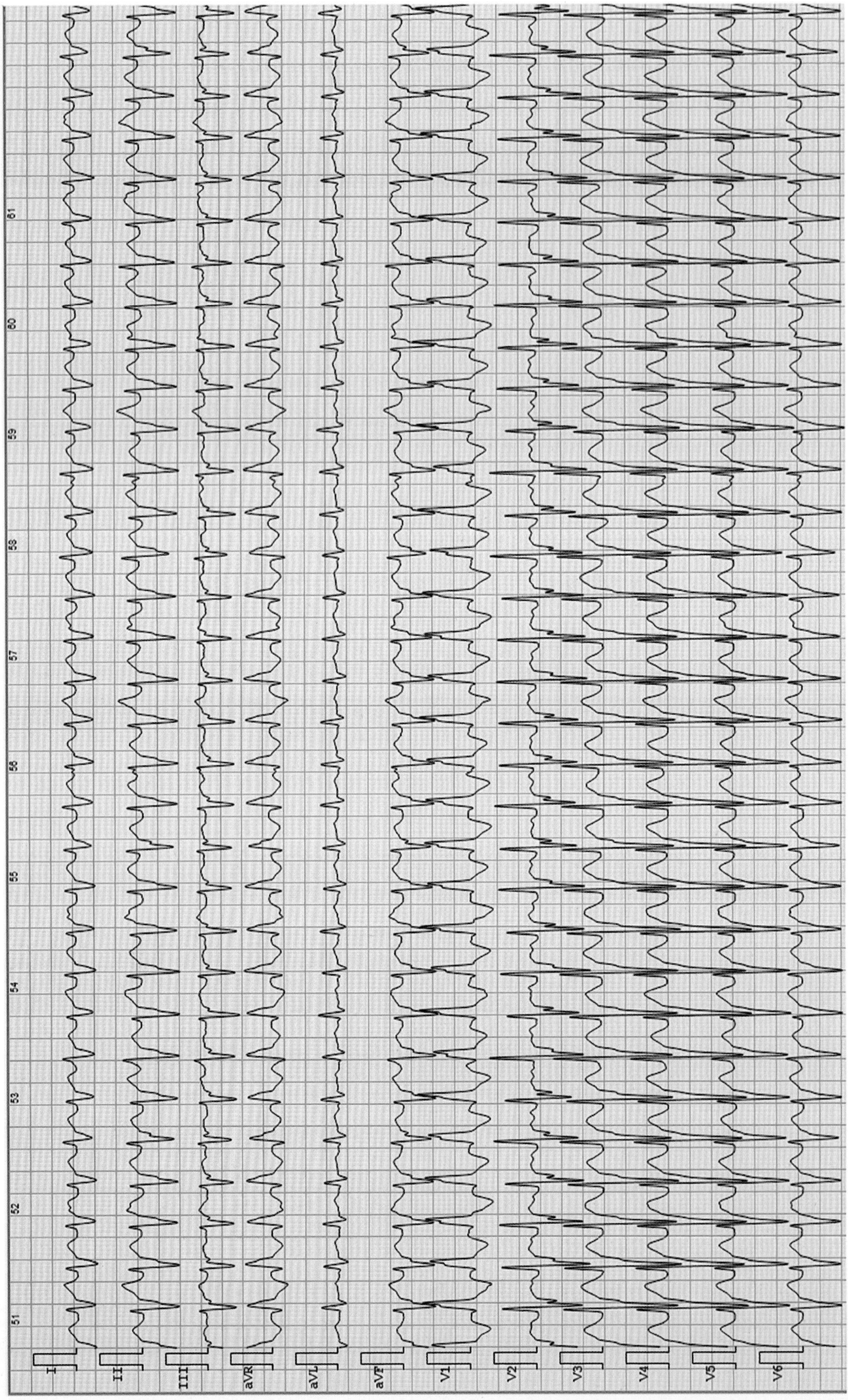


图 14-10　室性心动过速

男，13 岁，宽 QRS 心动过速，频率 159 次/min，RBBB 图形+电轴右偏，房室分离，即室性心动过速。

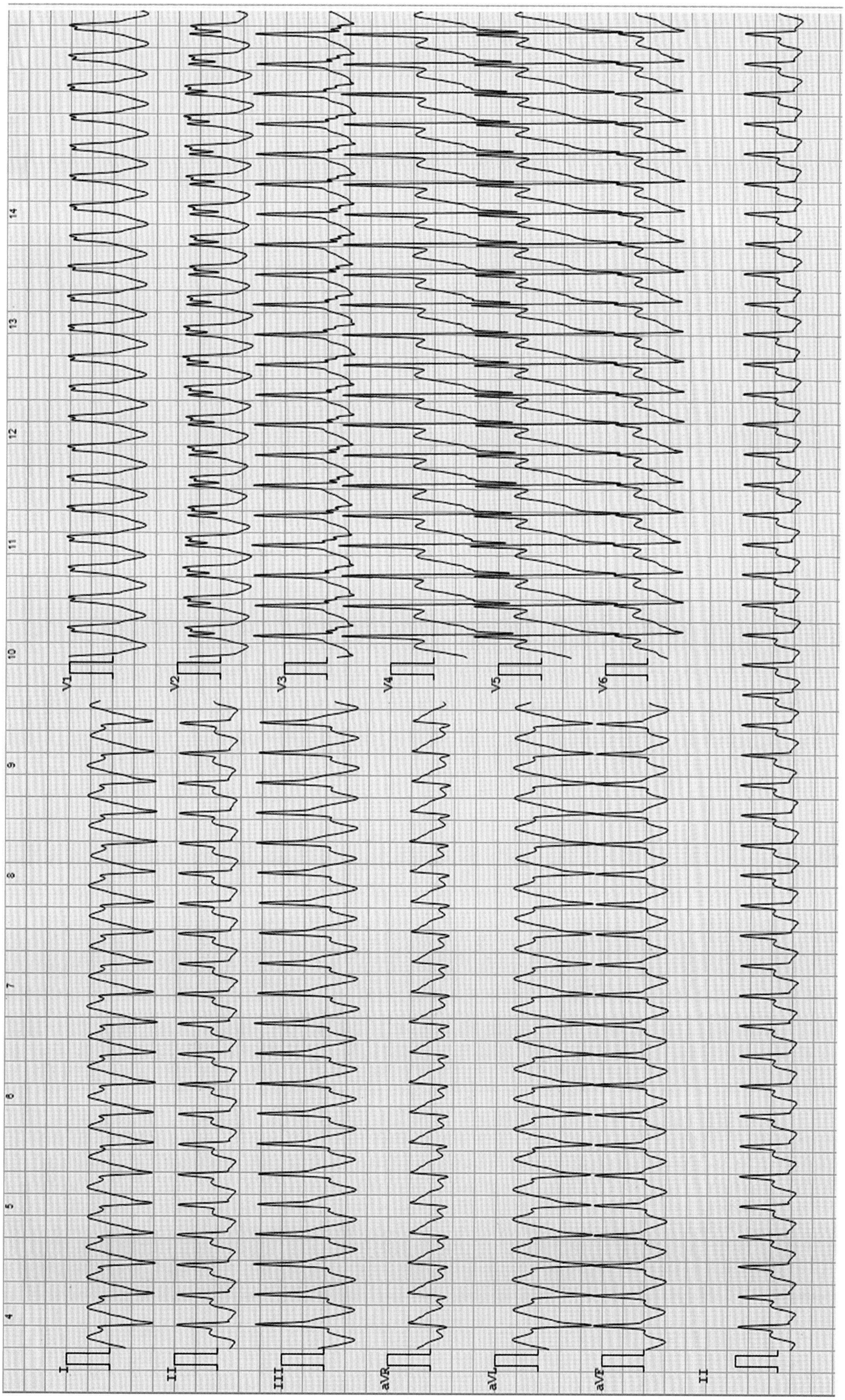


图 14-11　宽 QRS 心动过速

男,50 岁,宽 QRS 心动过速,频率 133 次/min,RBBB 图形+电轴右偏。

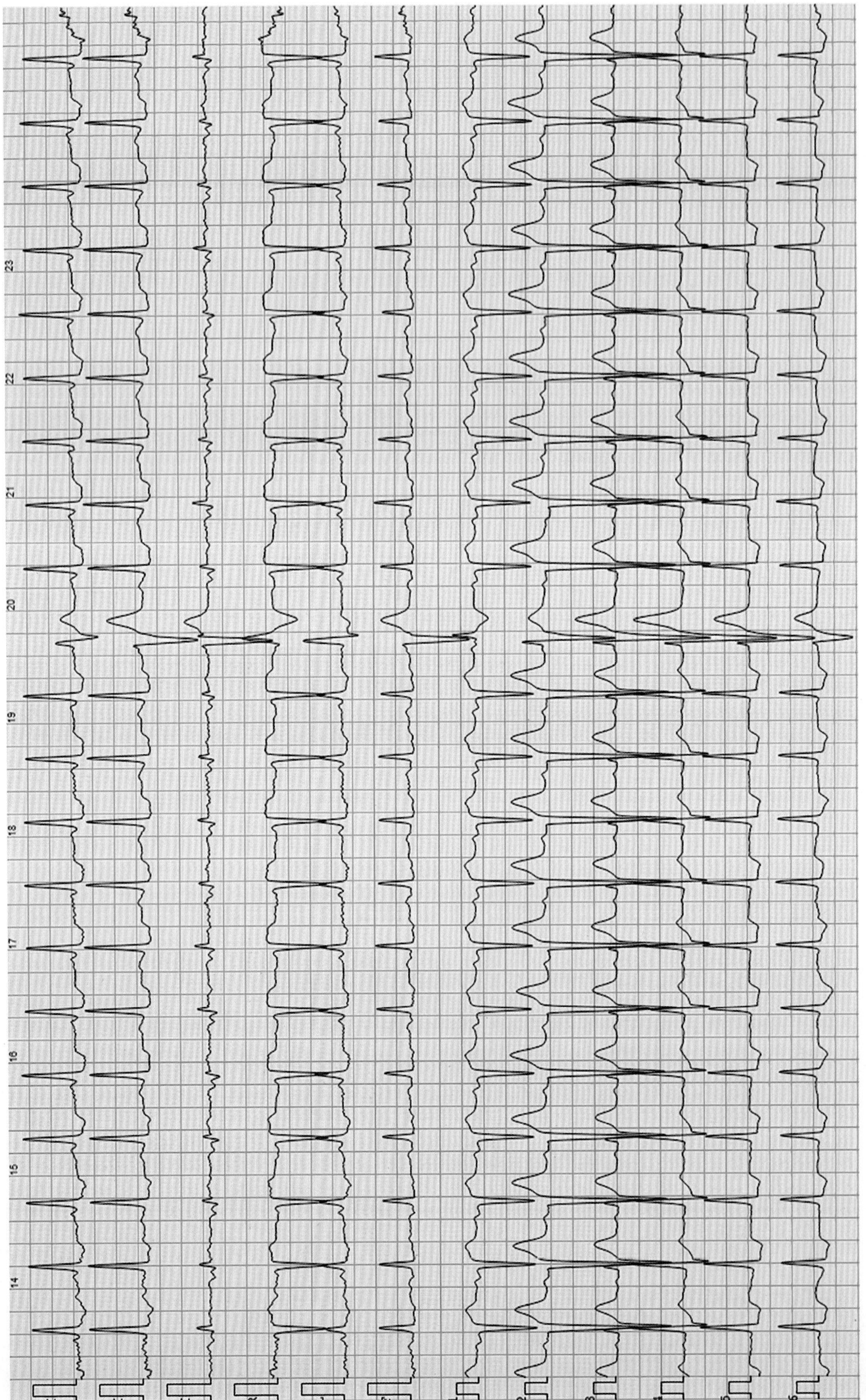


**图 14-12　窦性心律,室性早搏**

与图 14-11 为同一患者,窦性心律,室性早搏,即宽 QRS 心动过速为室性心动过速。

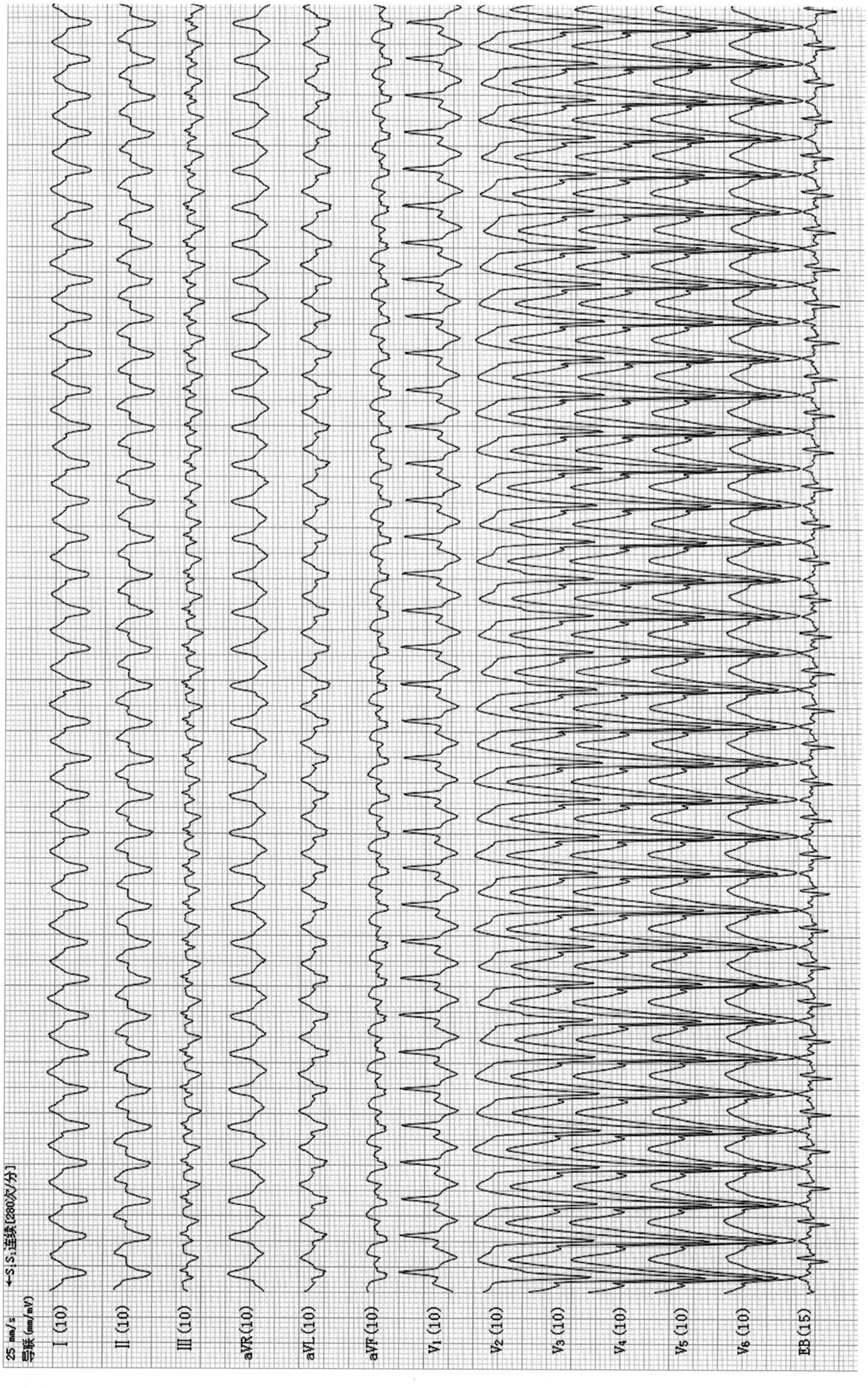


**图 14-13　室性心动过速伴 1∶1 室房传导**

女,45 岁,宽 QRS 心动过速,RBBB 图形+电轴右偏,EB 显示 1∶1 室房传导。

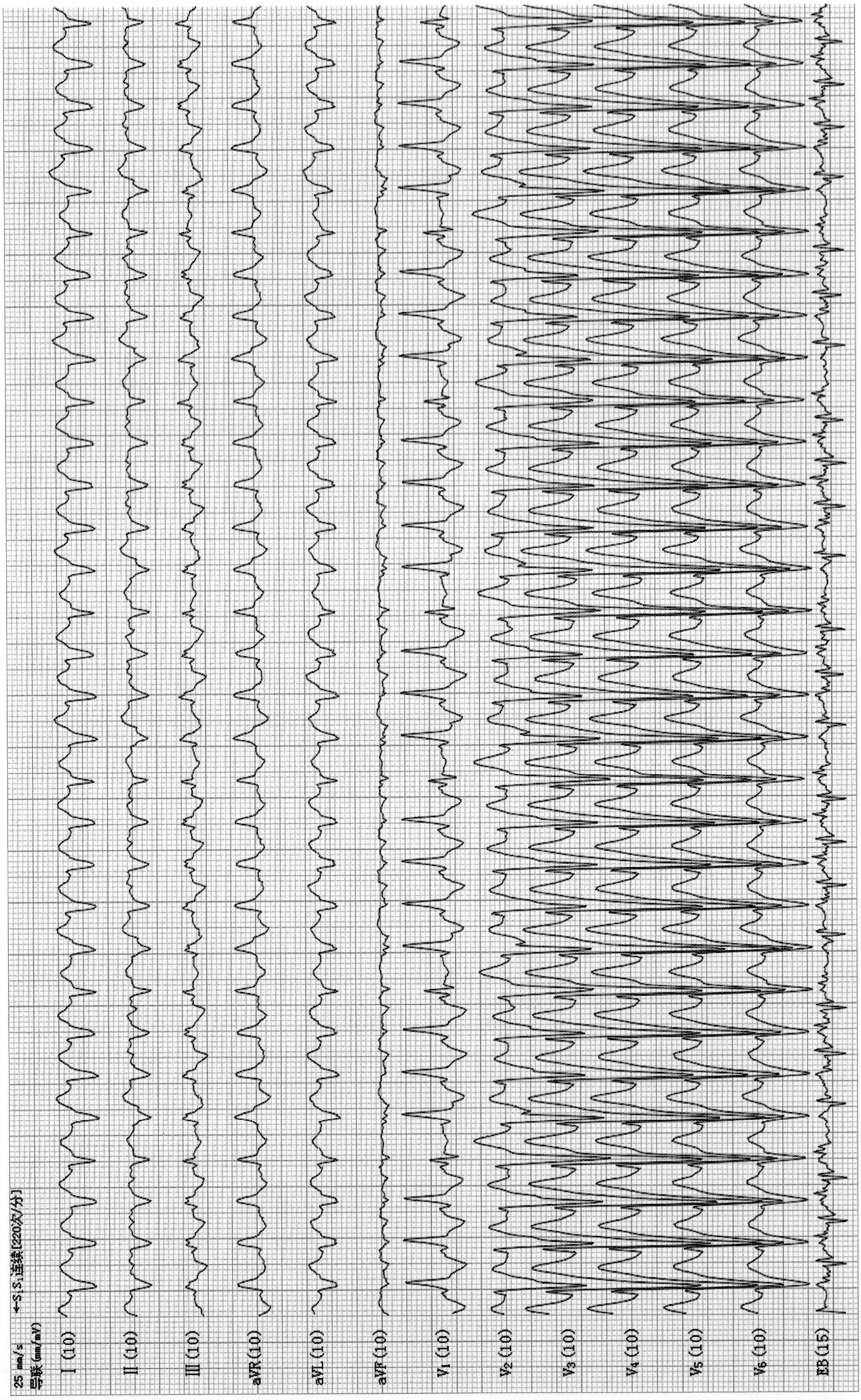


**图 14-14　室性心动过速文氏型室房传导部分形成反复搏动**

与图 14-13 为同一患者，EB 显示室性心动过速文氏型室房传导部分形成反复搏动。

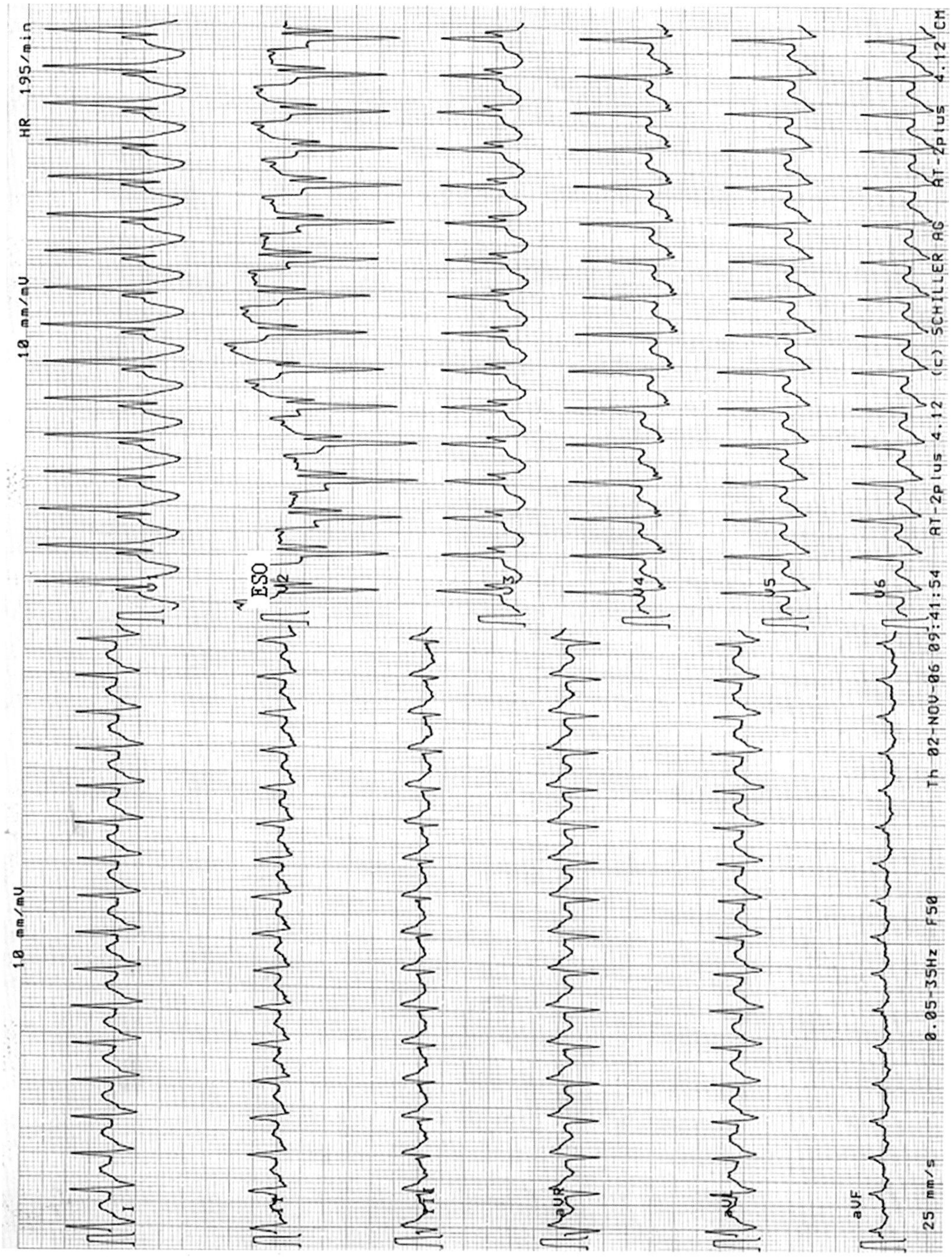


**图 14-15　慢-快型房室结折返性心动过速**

宽 QRS 心动过速，RBBB 图形+正常电轴，频率 195 次/min，$V_2$ 导联为单极食管心电图，RP<PR，RP<70 ms，即慢-快型房室结折返性心动过速。

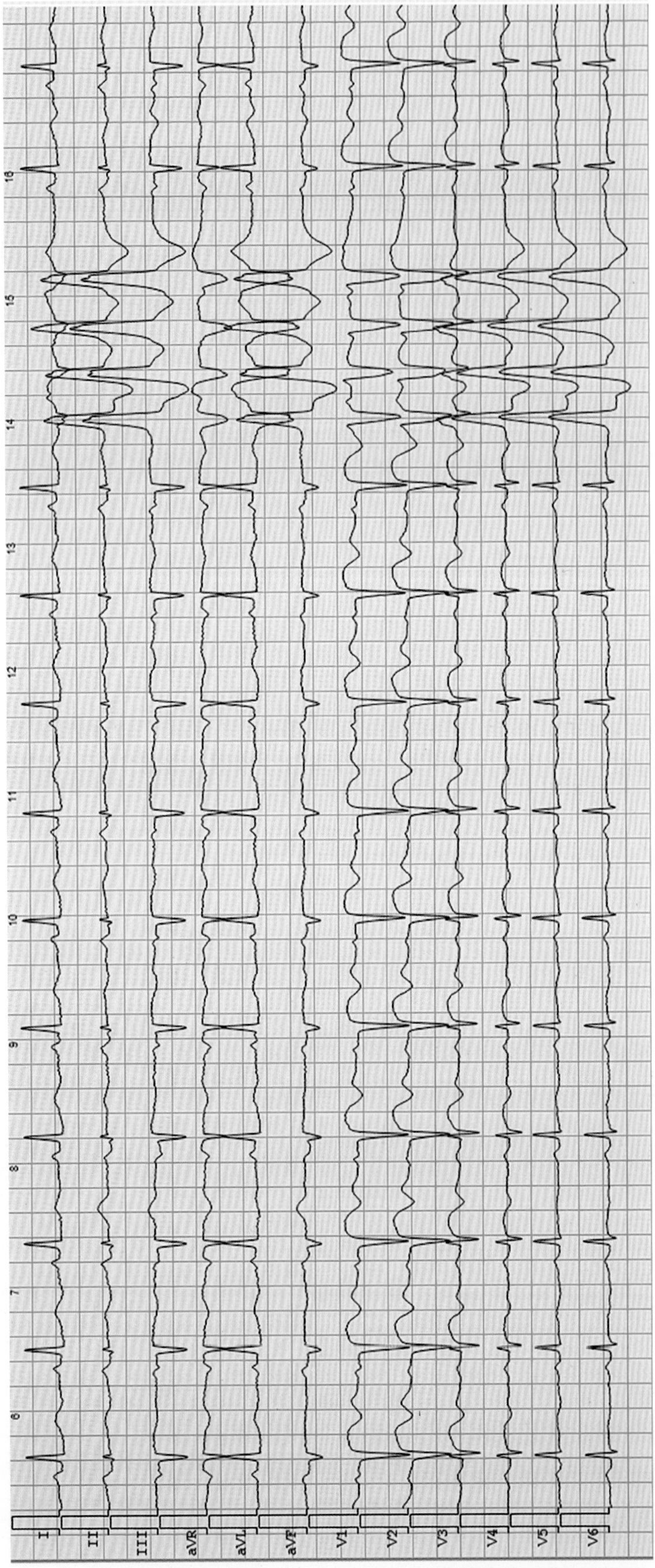


图 14-16　窦性心律，室性心动过速(1)

女,66 岁,连续 4 个提前出现的宽大畸形 QRS 波,类左束支阻滞图形伴电轴右偏,其前无相关 P 波,第 1 个宽 QRS 波 ST 段及第 4 个宽 QRS 波前可见窦性 P 波,即室性心动过速。

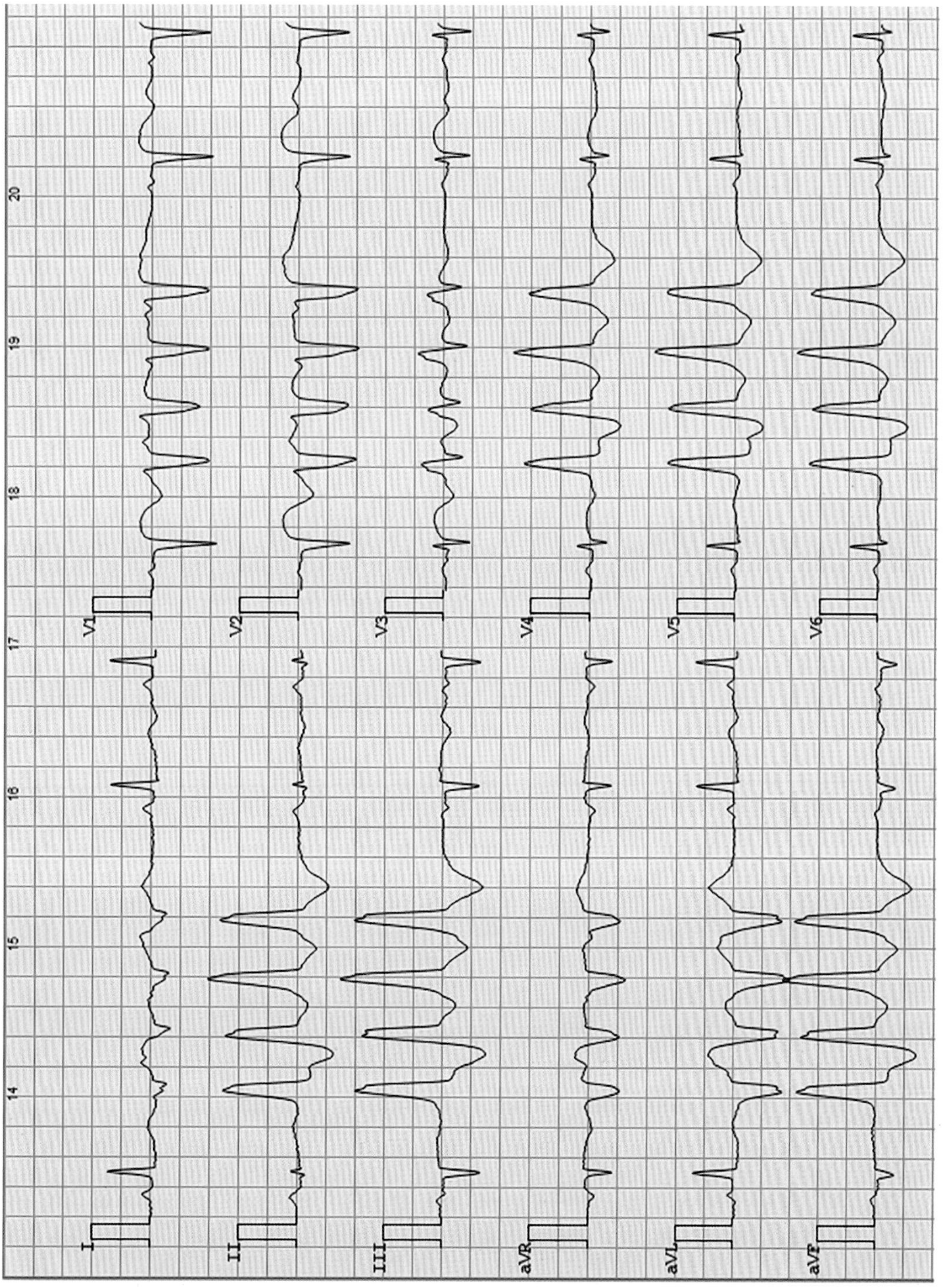


**图 14-17　窦性心律，室性心动过速(2)**

与图 14-16 为同一患者心电图，宽大畸形 QRS 波呈类左束支阻滞图形伴电轴右偏。

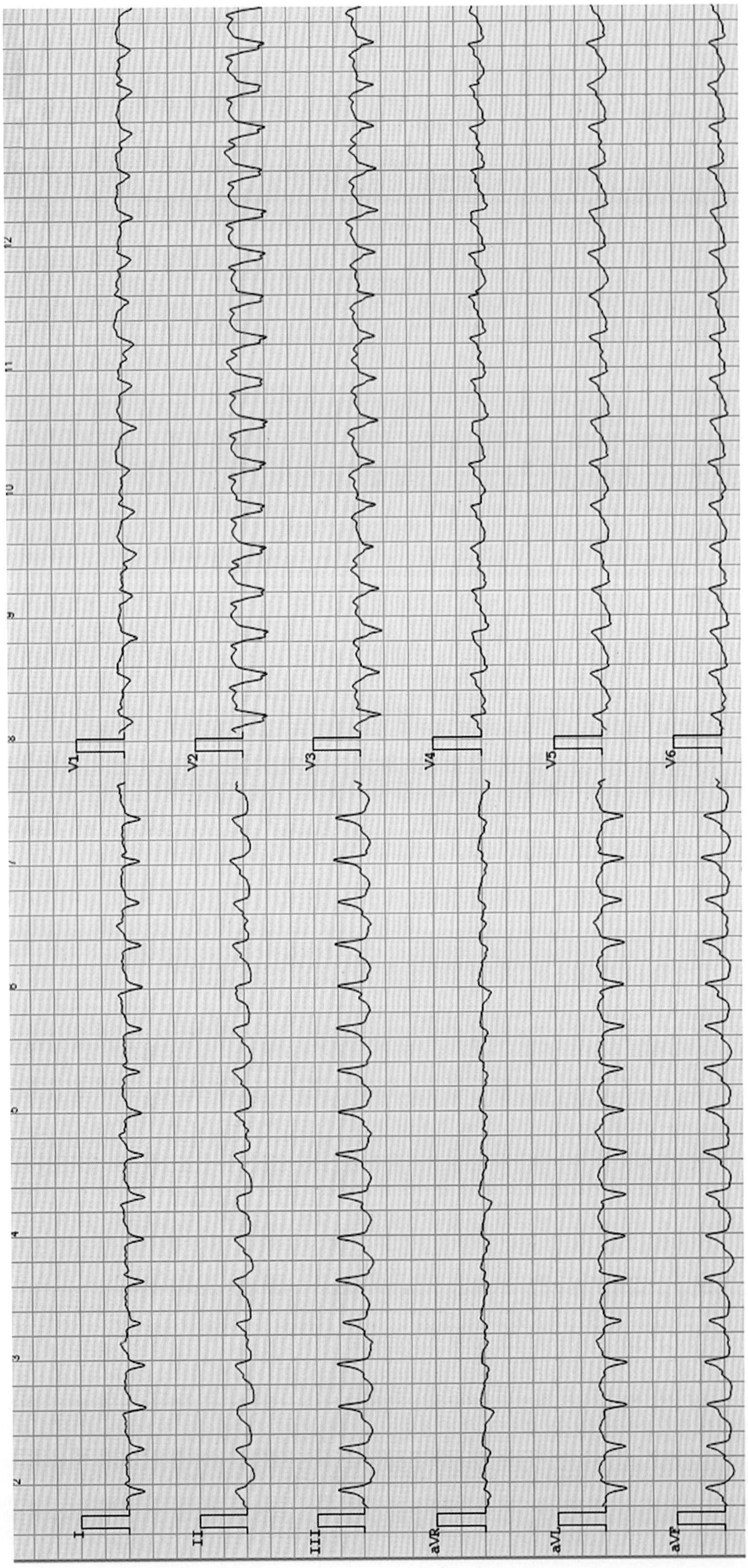


图 14-18　室性心动过速(1)

女，57 岁，宽 QRS 心动过速，频率 157 次/min，宽大畸形 QRS 波呈类左束支阻滞图形伴电轴右偏，房室分离，即室性心动过速。

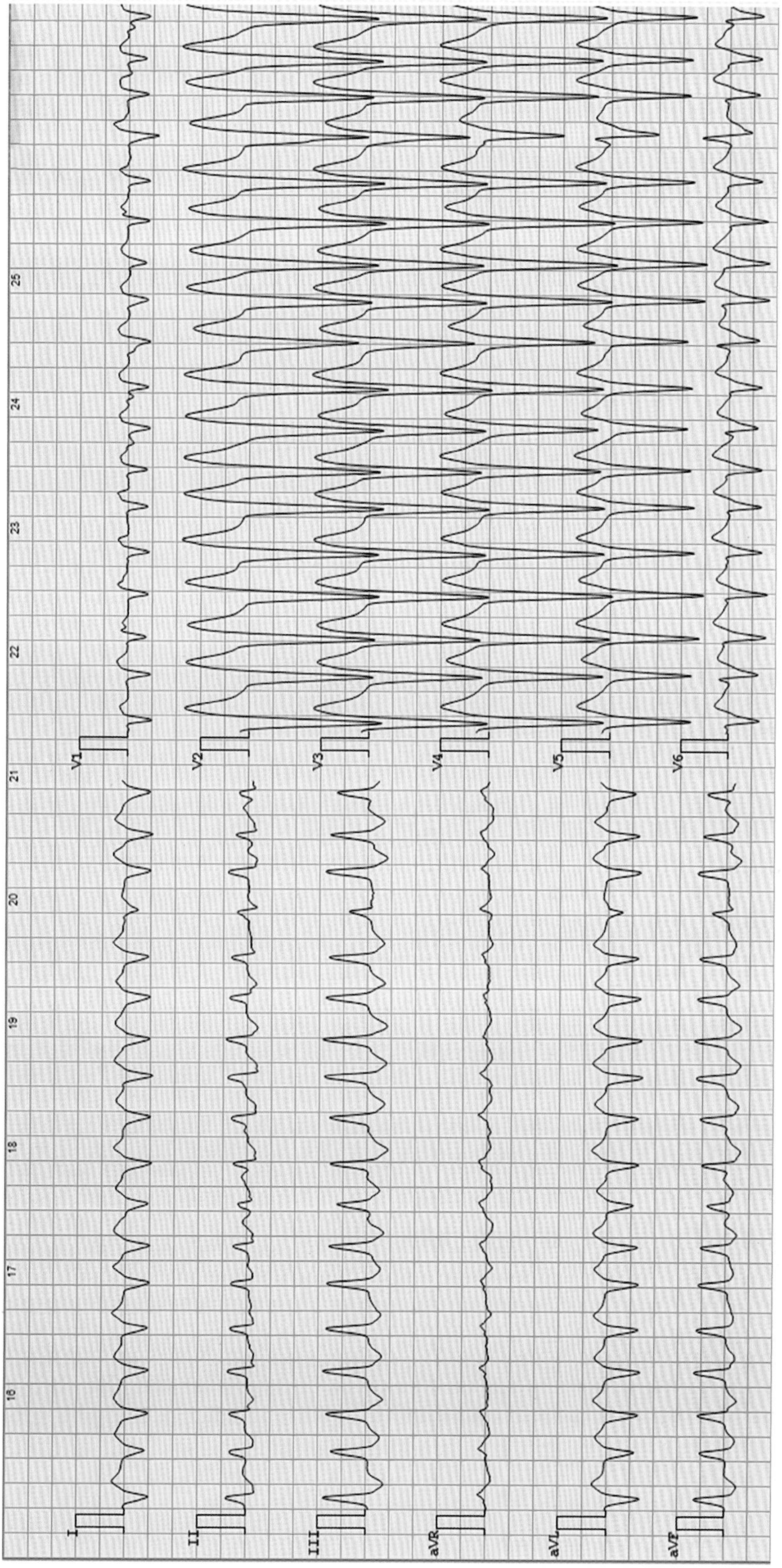


**图 14-19　室性心动过速(2)**

女,9 岁,宽 QRS 心动过速,频率 179 次/min,宽大畸形 QRS 波呈类左束支阻滞图形伴电轴右偏,房室分离,即室性心动过速。

### (二)QRS 时限

1. RBBB 型宽 QRS 心动过速,见图 14-20 ~ 图 14-23。

2. LBBB 型宽 QRS 心动过速,见图 14-24、图 14-25。

3. 分支阻滞型宽 QRS 心动过速,见图 14-26 ~ 图 14-29。

4. 有宽 QRS 有窄 QRS 的心动过速

(1)当发生有宽有窄的 QRS 心动过速时一般多为室上性心动过速,宽 QRS 波为功能性束支阻滞,见图 14-30 ~ 图 14-33。

(2)发生宽 QRS 心动过速时同步记录 12、15、18 导联心电图显示有些导联呈宽 QRS,有些导联呈窄 QRS 形成另一种意义的有宽有窄心动过速,宽 QRS 波心动过速为室上性心动过速,见图 14-34。

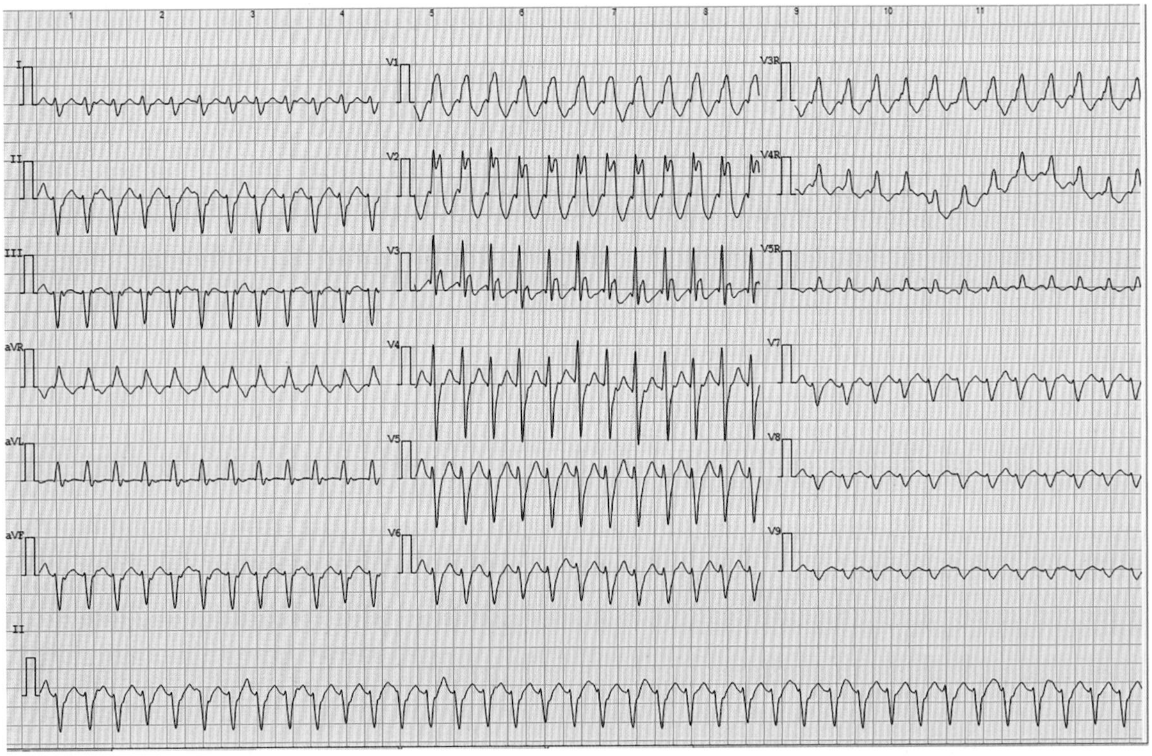


**图 14-20　室性心动过速(1)**

男,50 岁,宽 QRS 心动过速,频率 189 次/min, QRS 时限 140 ms, $V_1$ 导联呈 qR 型,房室分离,即室性心动过速。

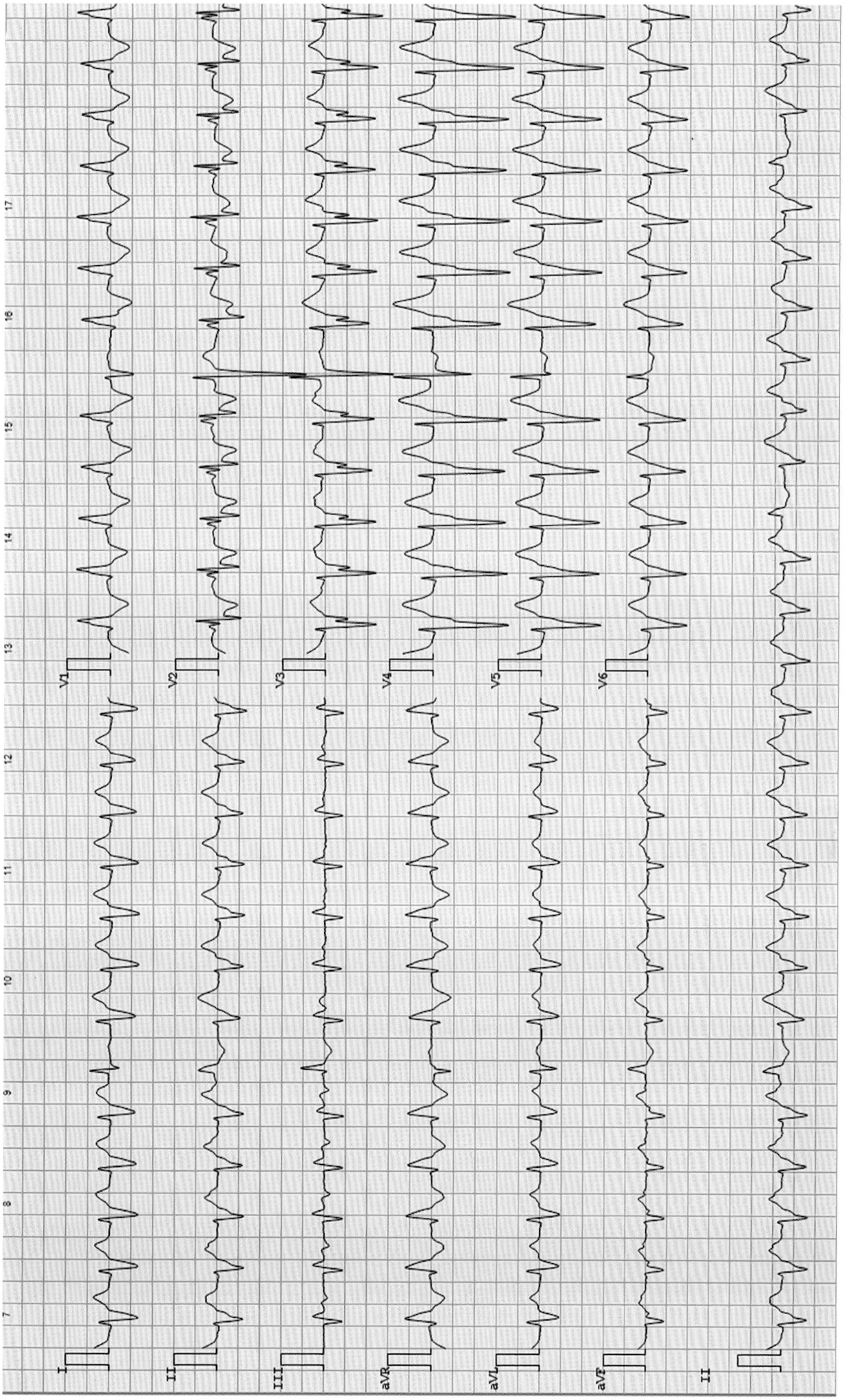


**图 14-21　室性心动过速(2)**

男,52 岁,宽 QRS 心动过速,频率 136 次/min,QRS 时限 150 ms,$V_1$ 导联呈 qR 型,心室夺获,即室性心动过速。

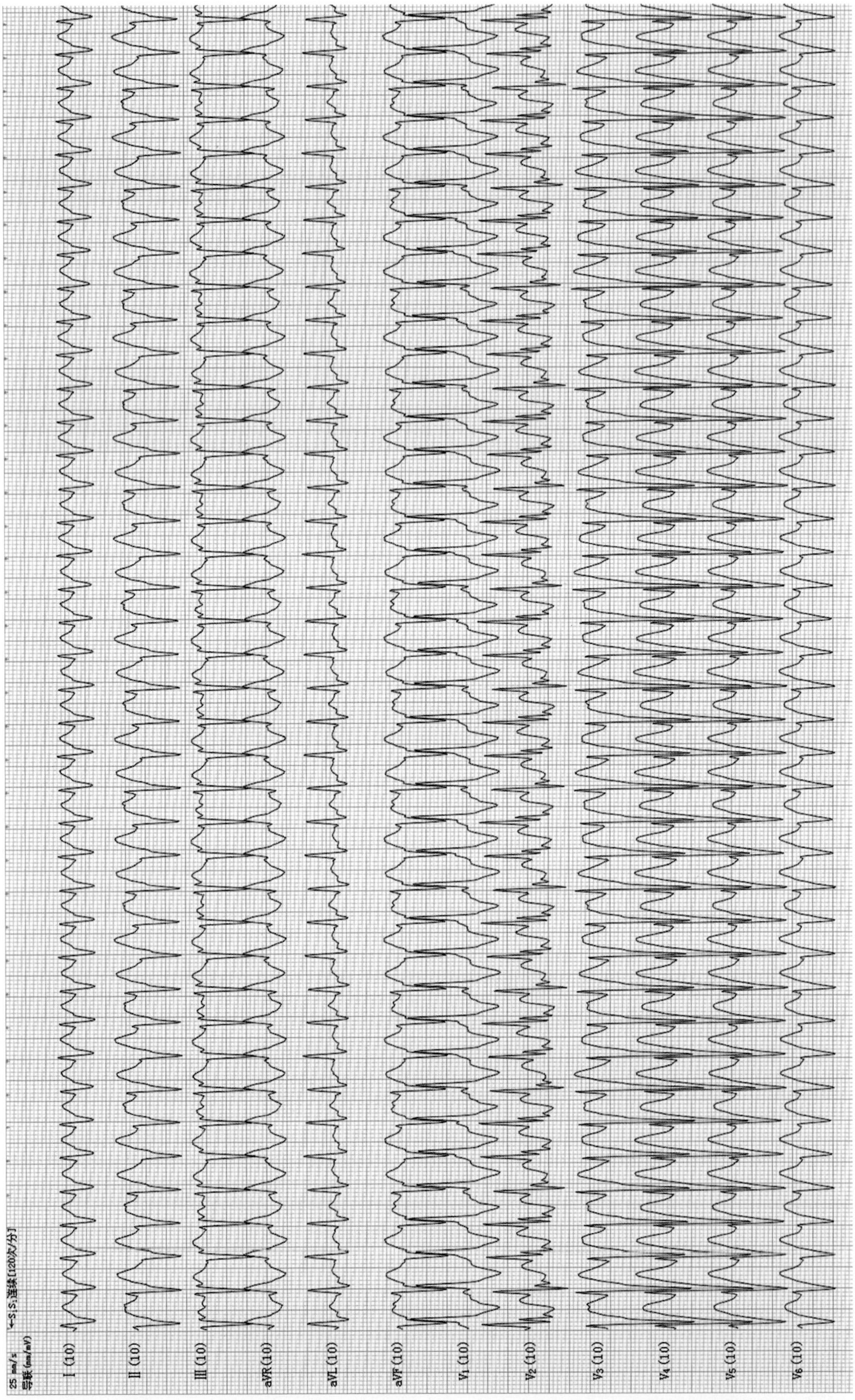


图 14-22 宽 QRS 心动过速

男,13 岁,宽 QRS 心动过速,心室率 188 次/min。

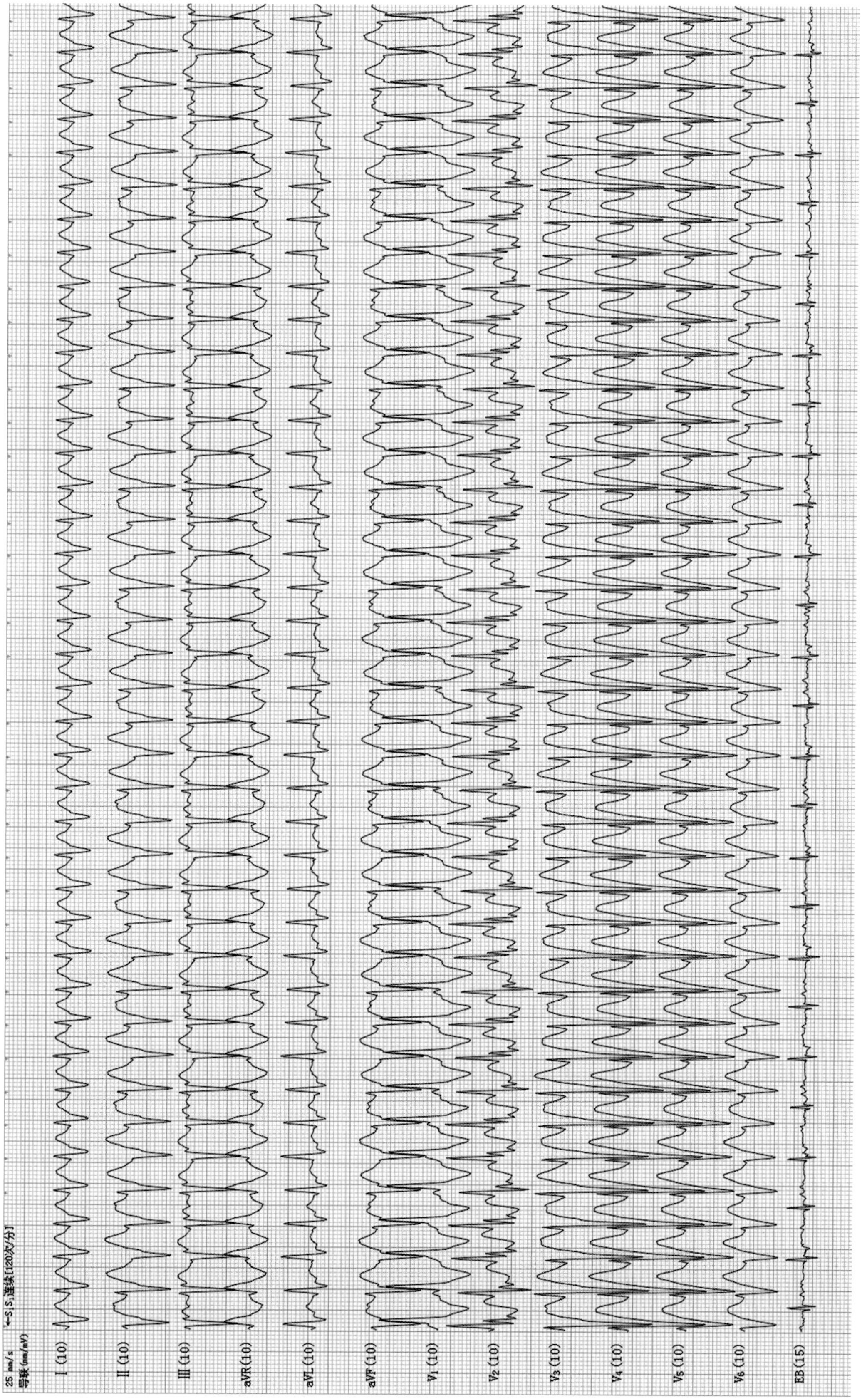


**图 14-23　室性心动过速伴 2：1 室房传导**

与图 14-22 为同一患者，宽 QRS 心动过速，EB 显示 QRS 波后交替出现逆行 P 波，即室性心动过速伴 2：1 室房传导。

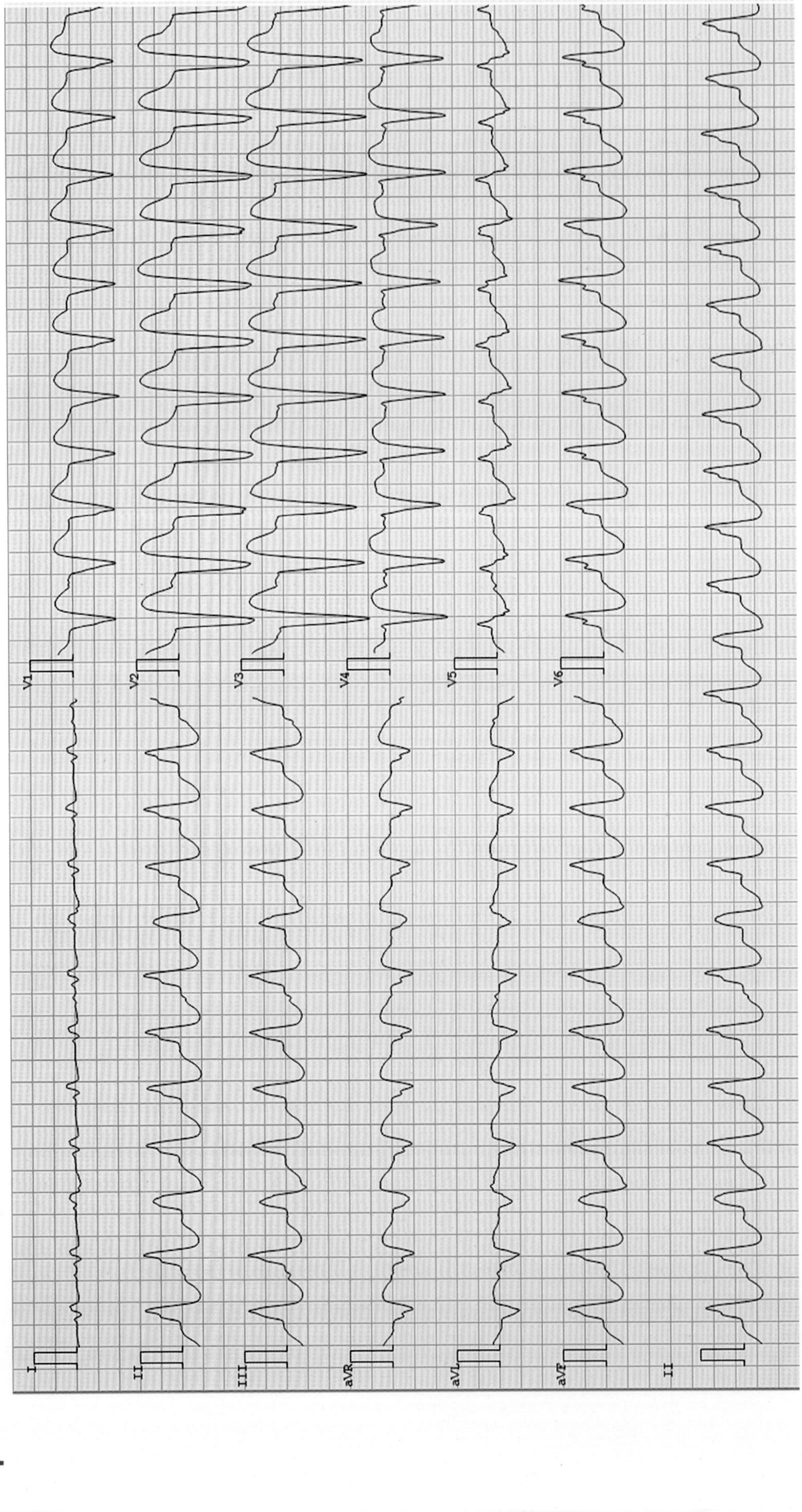


**图 14-24　类左束支阻滞图形宽 QRS 心动过速**

男，54 岁，宽 QRS 心动过速，频率 118 次/min，QRS 时限 170 ms，呈类左束支阻滞图形。

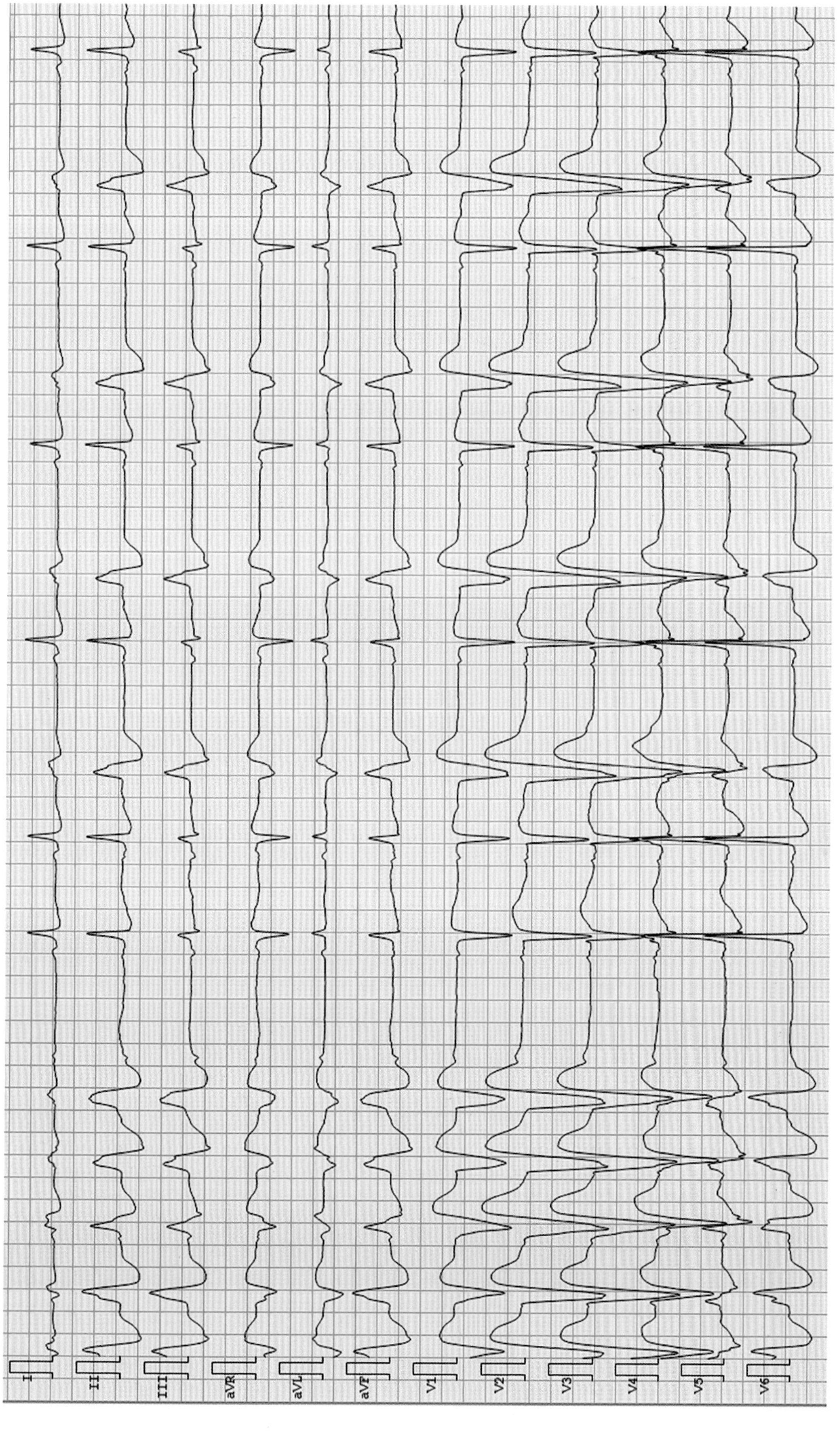


**图 14-25　室性早搏，室性心动过速**

与图 14-24 为同一患者心电图连续描记，宽 QRS 终止后可见于宽 QRS 形态一致的室性早搏，即宽 QRS 心动过速为室性心动过速。

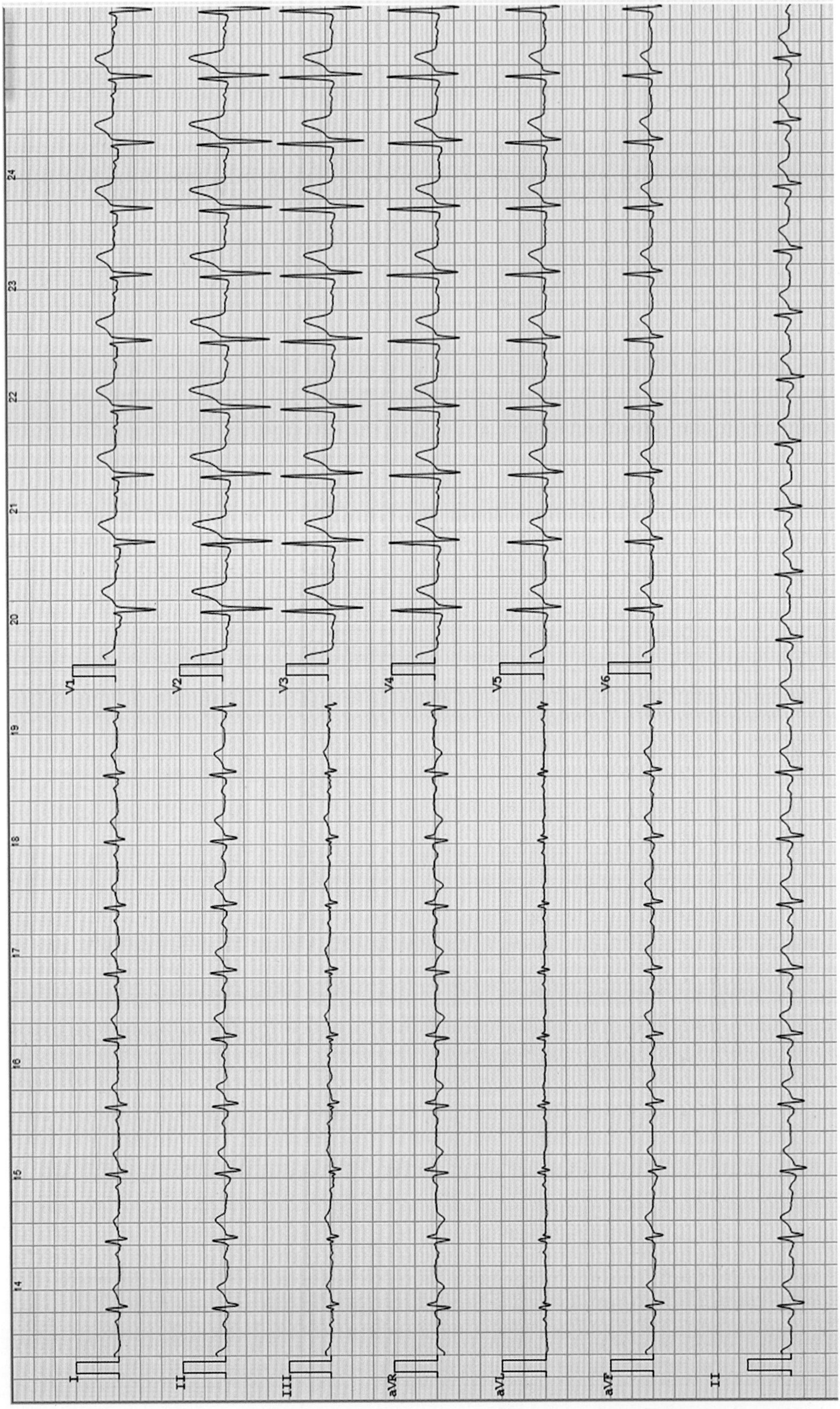


图 14-26　窦性心律心电图

男,15 岁,窦性心律。

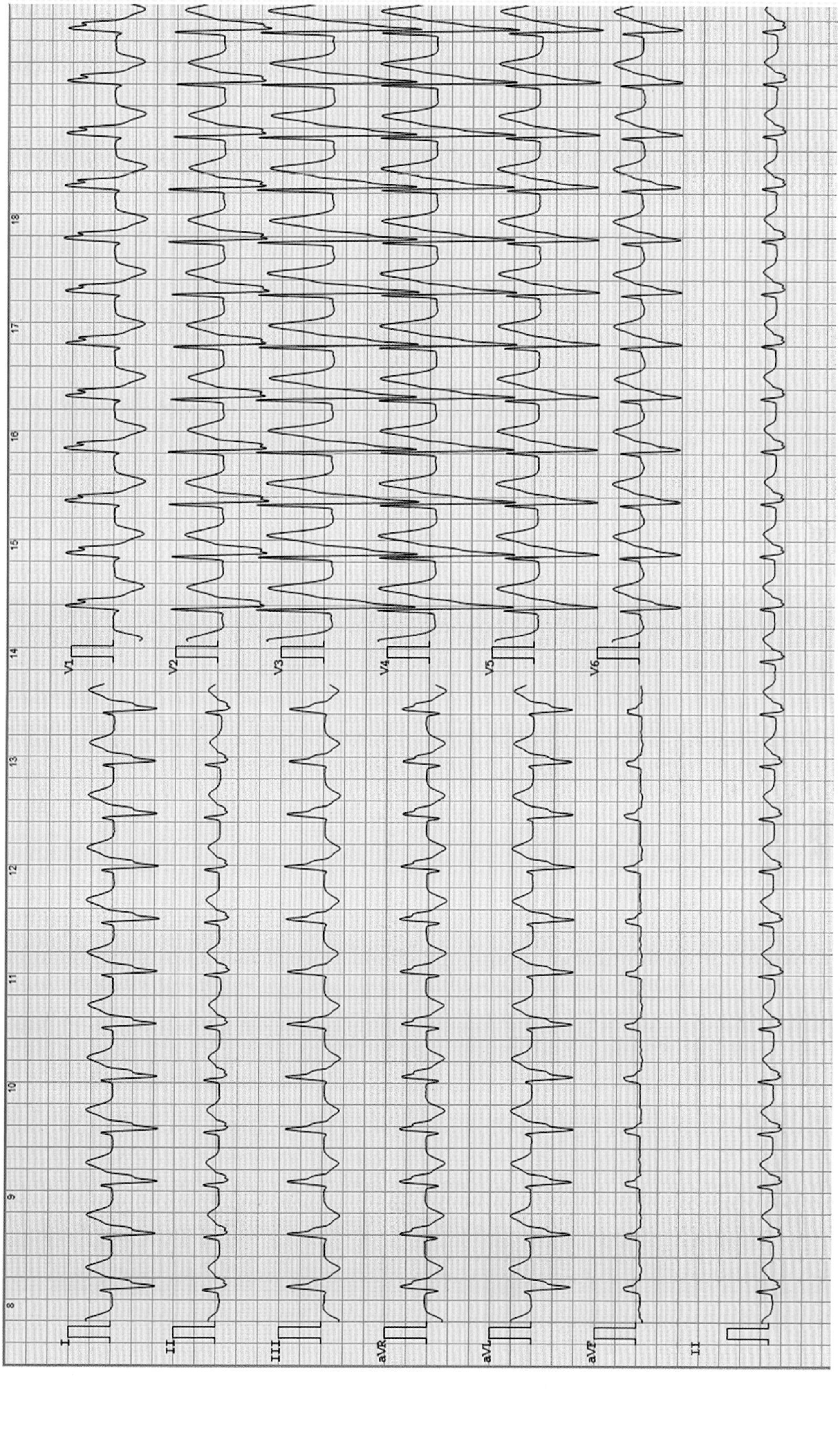


**图 14-27　室性心动过速(1)**

与图 14-26 为同一患者发生宽 QRS 心动过速,频率 120 次/min,QRS 时限 200 ms,右束支阻滞伴左后分支阻滞图形,即室性心动过速。

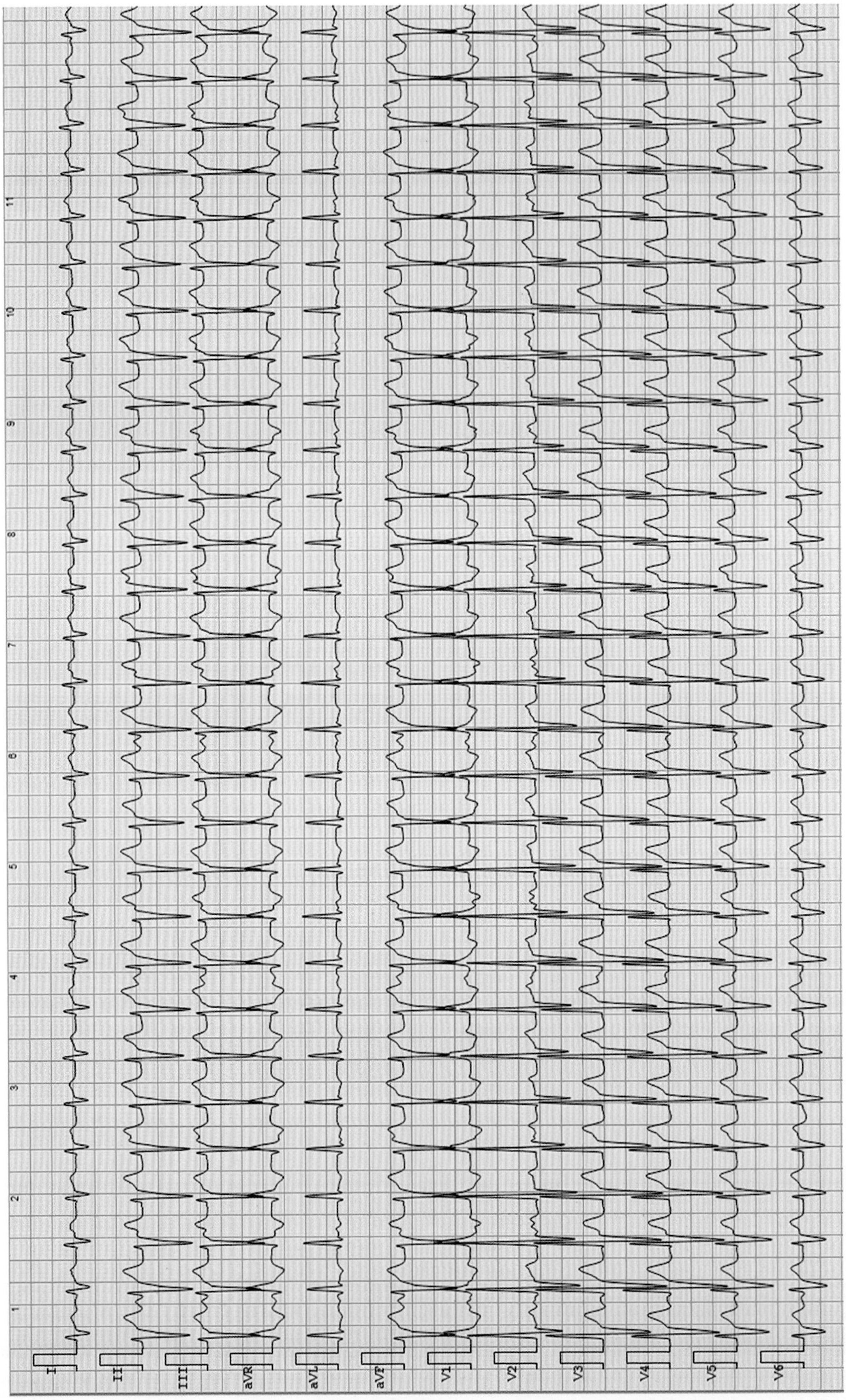


**图 14-28　室性心动过速(2)**

男,24 岁,宽 QRS 心动过速,频率 142 次/min,QRS 时限 120 ms,右束支阻滞伴左前分支阻滞图形,房室分离,即室性心动过速。

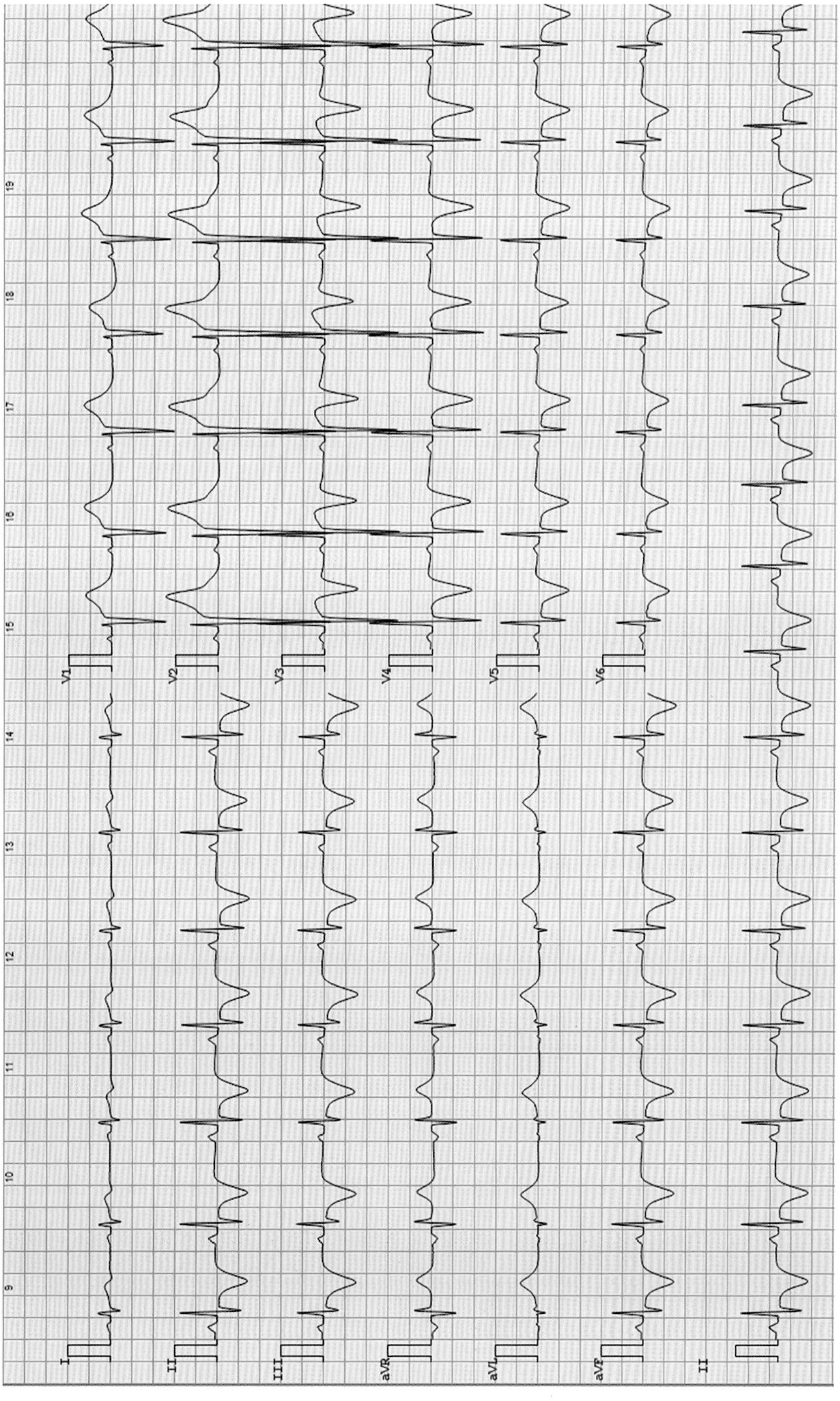


图 14-29　窦性心律心电图

与图 14-28 为同一患者，窦性心律。

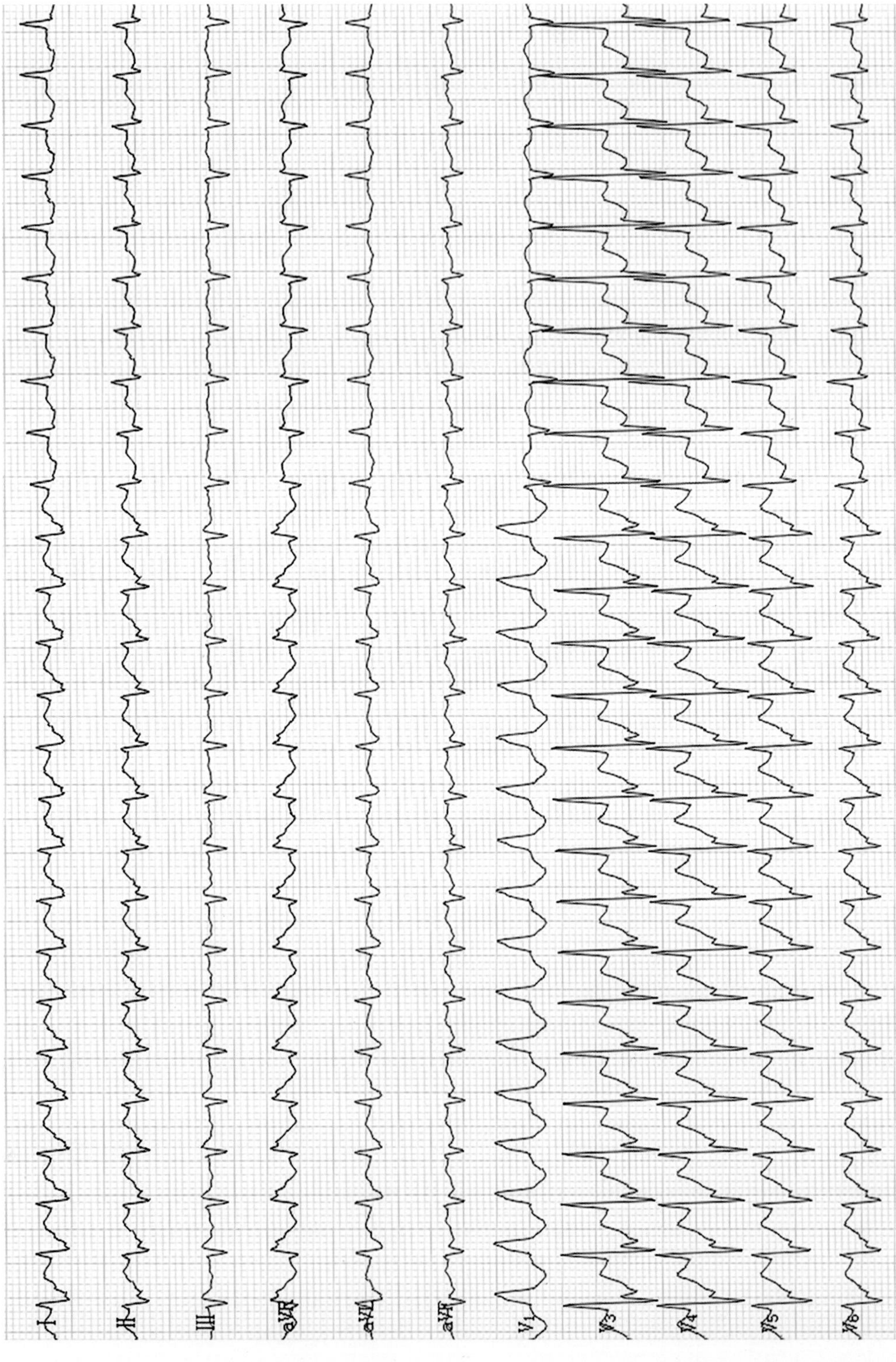


图 14-30　宽-窄 QRS 心动过速

男,64 岁,5 mm/mV 描记,QRS 波有宽有窄的心动过速。

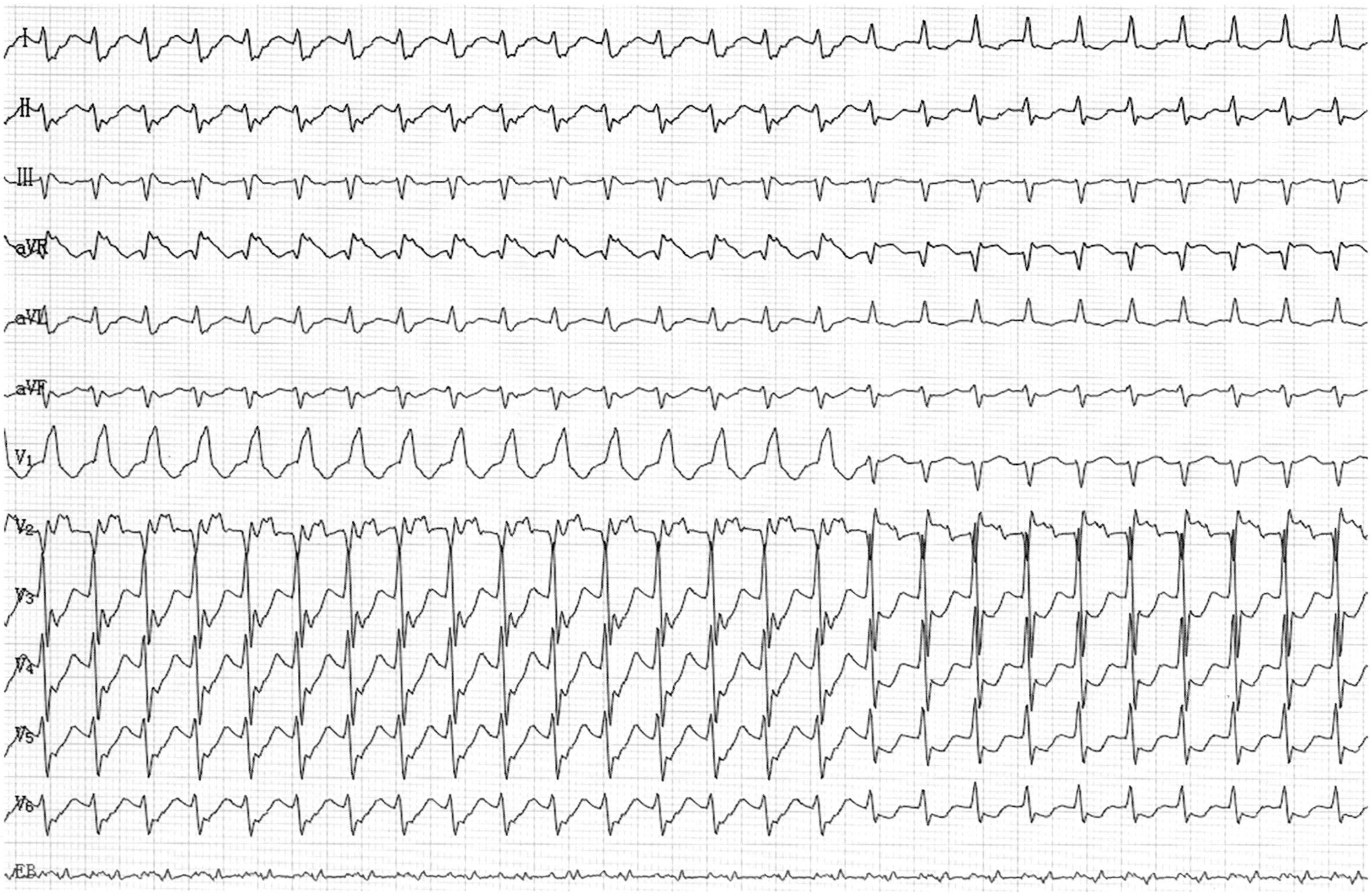


**图 14-31　左侧房室旁路参与的顺向型房室折返性心动过速，有时伴功能性右束支阻滞**

与图 14-30 为同一患者，5 mm/mV 描记，单极食管导联心电图（$V_2$）及双极滤波食管导联心电图（EB）显示 RP<PR，RP>70 ms，$RP_{EB}<RP_{V_1}$，同时根据 Coumel 定律宽窄 RR 间期相等，旁道位于左侧，顺向型房室折返性心动过速伴功能性右束支阻滞。

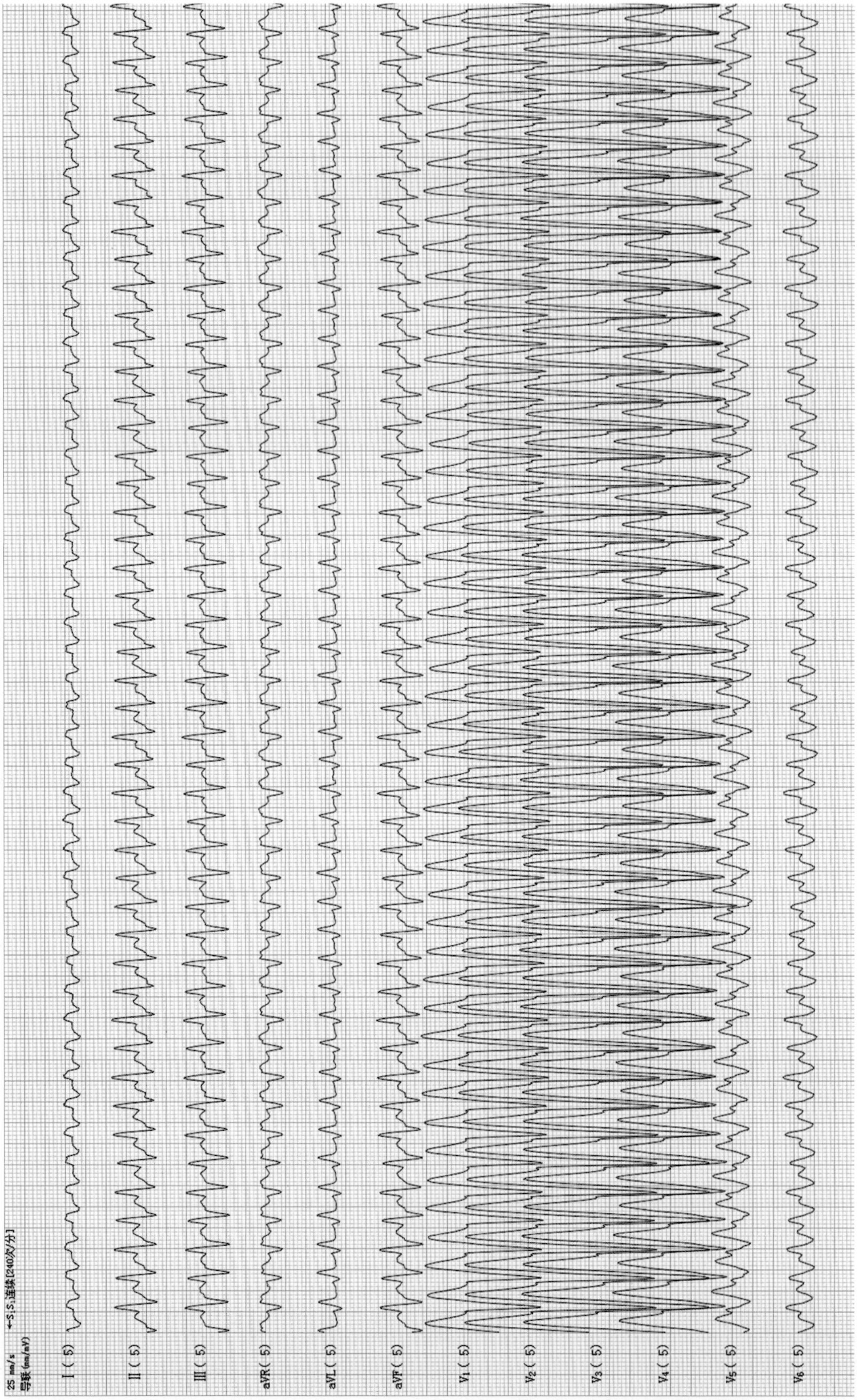


图 14-32　LBBB 型宽 QRS 心动过速

男,16 岁,LBBB 型宽 QRS 心动过速,心室率 220 次/min。

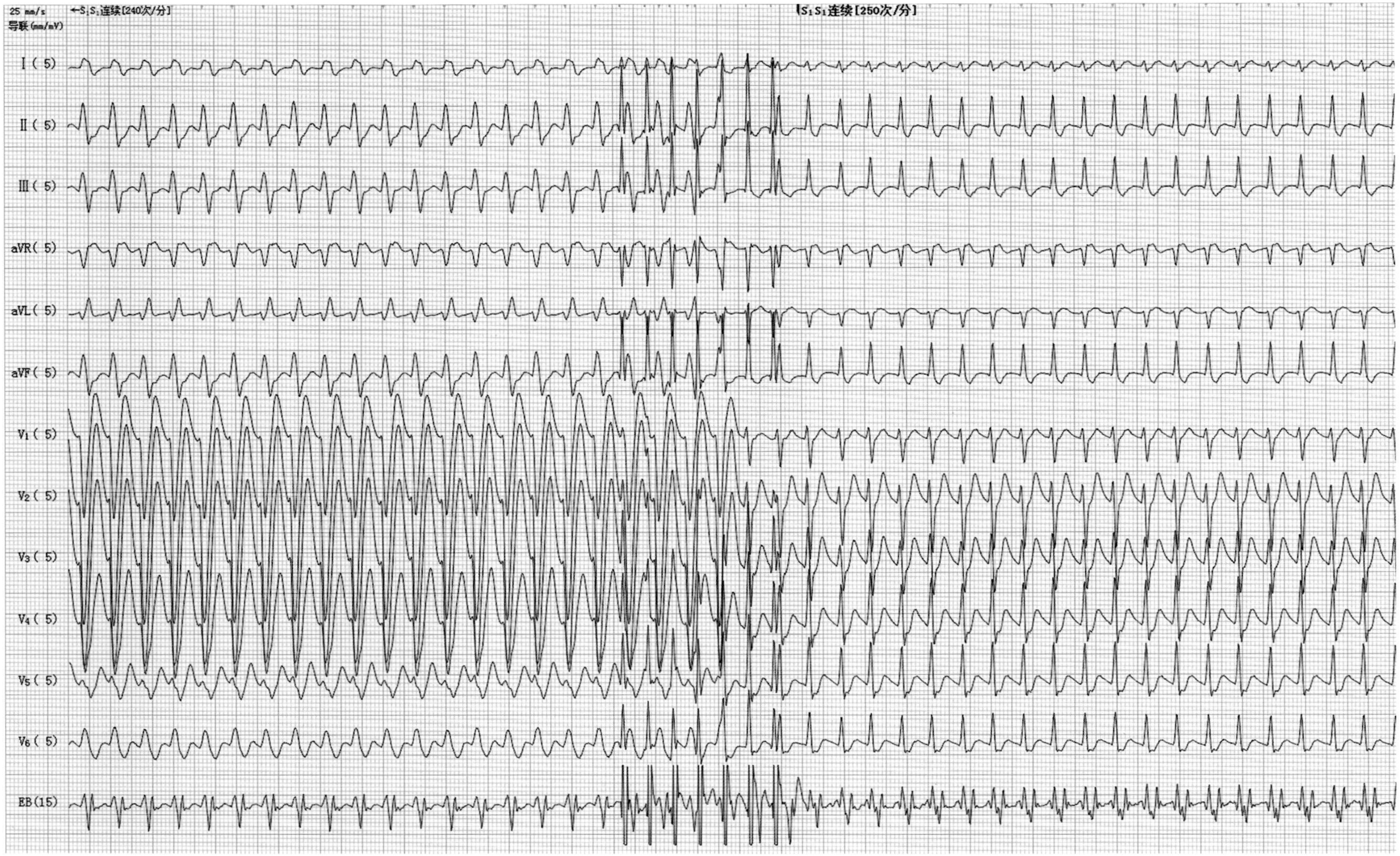


**图 14-33　慢-快型房室结折返性心动过速，部分伴 LBBB 型室内差异性传导、蝉联现象**

与图 14-32 为同一患者，采用 $S_1S_1$ 250 次/min 终止 LBBB 型宽 QRS 心动过速，刺激终止后心动过速转为窄 QRS 心动过速，心室率未发生变化，EB 显示 RP<PR，$RP_{EB}$<70 ms，即慢-快型房室结折返性心动过速，部分伴 LBBB 型室内差异性传导、蝉联现象。

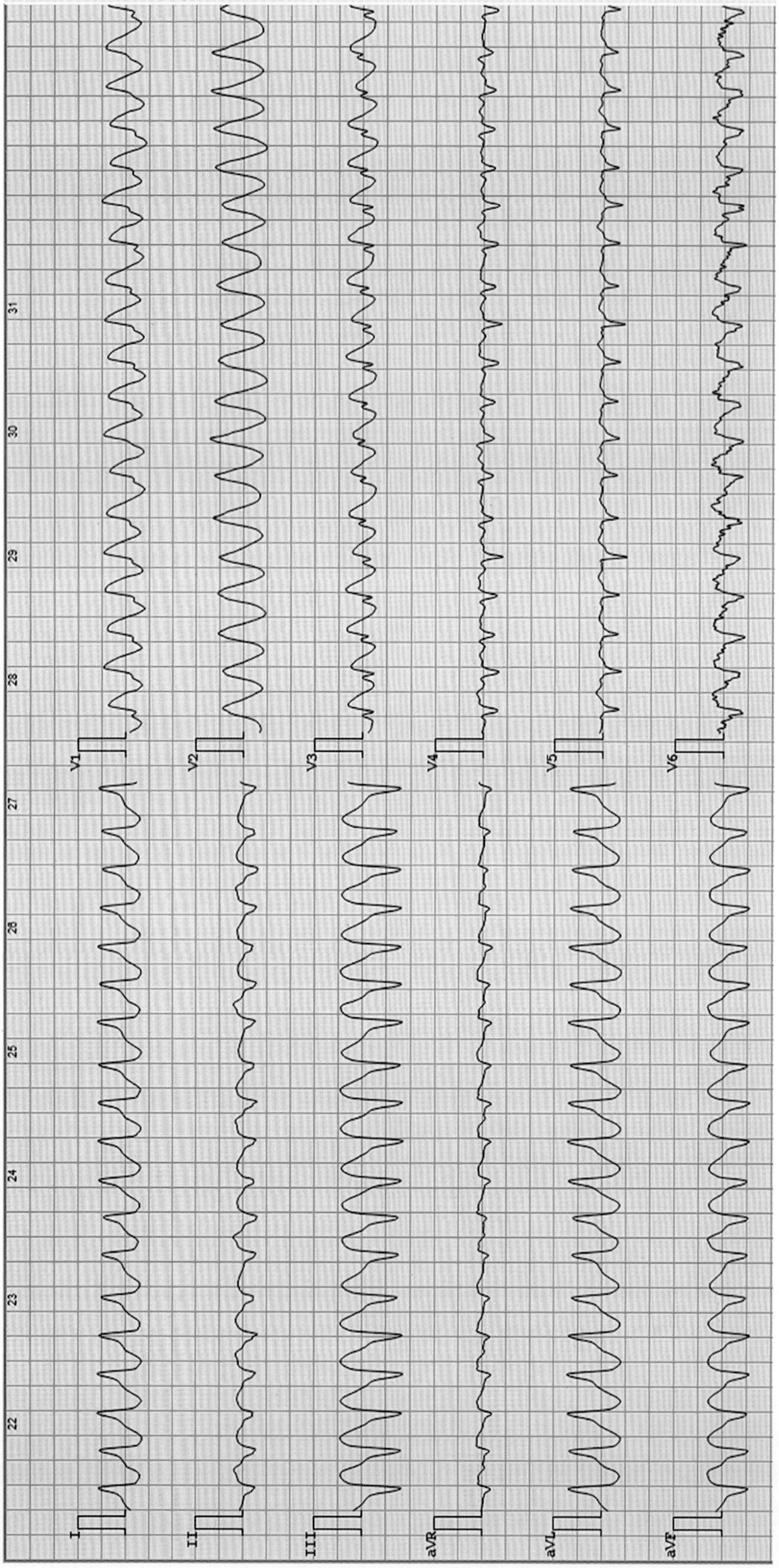


**图 14-34　另一种意义的有宽有窄心动过速**

女，58 岁，同步记录 12 导联心电图显示有些导联呈宽 QRS，中胸导联呈窄 QRS，形成另一种意义的有宽有窄心动过速。

### （三）房室关系

1. 房室分离　房室分离是心房与心室分别由两个起搏点控制，两者互不相干地各自独立地进行活动，即所产生的激动互不侵入对方而形成双节律，亦称房室脱节；房室分离不是原发性心律失常，而是继发于其他心律失常后的一种现象。房室分离分为干扰性和阻滞性。干扰性房室分离是激动形成异常引起的，阻滞性房室分离是激动传导异常引起的，即房室传导系统发生了病理性传导阻滞。通常所说的房室分离是干扰性房室分离所言，亦称功能性房室阻滞、生理性房室阻滞。

宽 QRS 心动过速时心电图显示房室分离支持室性心动过速，但需排除室上性心动过速伴原有束支阻滞，见图 14-35 ~ 图 14-37。

2. 完全性或不完全性心室夺获

（1）完全性心室夺获：在干扰性房室脱节时，窦性（或房性）激动下行性前向传导、恰遇房室交界区已脱离了不应期得以通过下传至心室并独自完成心室除极，称完全性心室夺获或心室夺获。①夺获的室上性 QRS 波群提前出现，其前有相关的窦性 P 波。②PR 间期>0. 12 s。

（2）不完全性心室夺获：在干扰性房室脱节时，窦性（或房性）激动下行性前向传导、恰遇房室交界区已脱离了不应期得以通过下传至心室，并与其他异位激动共同完成心室除极形成室性融合波，见图 14-38 ~ 图 14-40。

3. 规律或无规律的室房传导中断

（1）室房传导：交界性或室性异位激动通过房室结和房室束或房室附加束逆传入心房的过程。正常室房传导是每个交界性或室性激动均能通过房室交界区而逆传入心房，且传导时间在正常范围内。交界性伴室房传导的 RP 间期≤0. 16 s，代表交界性激动的交-室传导时间与交-房传导时间差；室性伴室房传导的 RP 间期≤0. 20 s，代表室性激动传至心室肌的时间与传至心房肌的时间之差。

（2）室房阻滞：当交界性或室性激动经房室交界区逆传心房时若发生传导延缓或中断；分为一度室房阻滞、二度室房阻滞、三度室房阻滞，但心电图表现与房室阻滞不同，其临床意义与其他传导阻滞截然不同，应该看作是一种生理现象，其阻滞程度愈重愈好。①因其不协调的、不适时的机械收缩引起的心房夺获对心脏循环功能有害。②一度室房阻滞容易导致反复心搏，与早搏一样的恶果。③室房传导可诱发房速、房扑、房颤和致命的室颤等严重的快速心律失常。④高度室房阻滞偶见交界性或室性逸搏伴室房传导，促进下一个窦性激动意外地下传心室，虽属有利，也无济于事，见图 14-41 ~ 图 14-48。

### （四）宽 QRS 心动过速的诱发和终止

（1）吸屏气或刺激迷走神经能终止者，室上性心动过速，见图 14-49、图 14-50。

（2）经食管心房调搏检查不能终止者，为室性心动过速，见图 14-51 ~ 图 14-55。

（3）经食管调搏能诱发、不能终止者，为室性心动过速，见图 14-56 ~ 图 14-58。

### （五）胸导联 QRS 波形

1. 和谐的胸前导联　发生宽 QRS 心动过速时，12 导联心电图 $V_1$ ~ $V_6$导联 QRS 波主波均正向或负向，称和谐的胸前导联，亦称胸前导联 QRS 波同向性。负向同向性的特异性和敏感性高于正向同向性，正向同向性需要与 A 型心室预激或心肌梗死合并室上性心动过速相鉴别，见图 14-59 ~ 图 14-65。

2. RBBB 图形　$V_1$导联呈 qR、单 R 型，$V_6$导联呈 QS、QR 型或 R/S≤1，为室性心动过速，见图 14-66、图 14-67。

3. LBBB 图形　$V_1$ ~ $V_4$导联均呈 QS 型且以 $V_4$导联最深，为室性心动过速，见图 14-68 ~ 图 14-71。

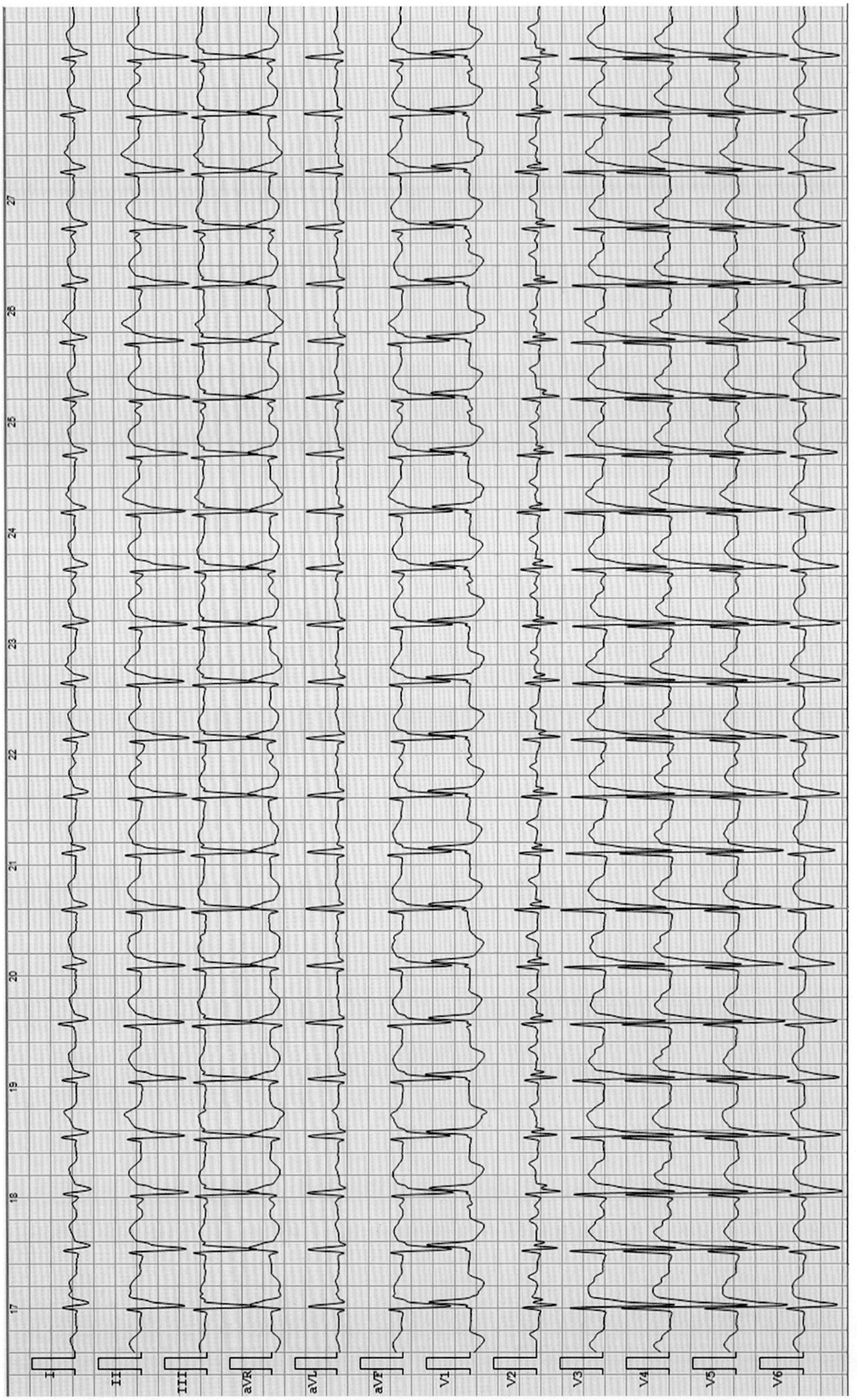


图 14-35　室性心动过速(1)

男,13 岁,宽 QRS 心动过速,频率 117 次/min,房室分离,即室性心动过速。

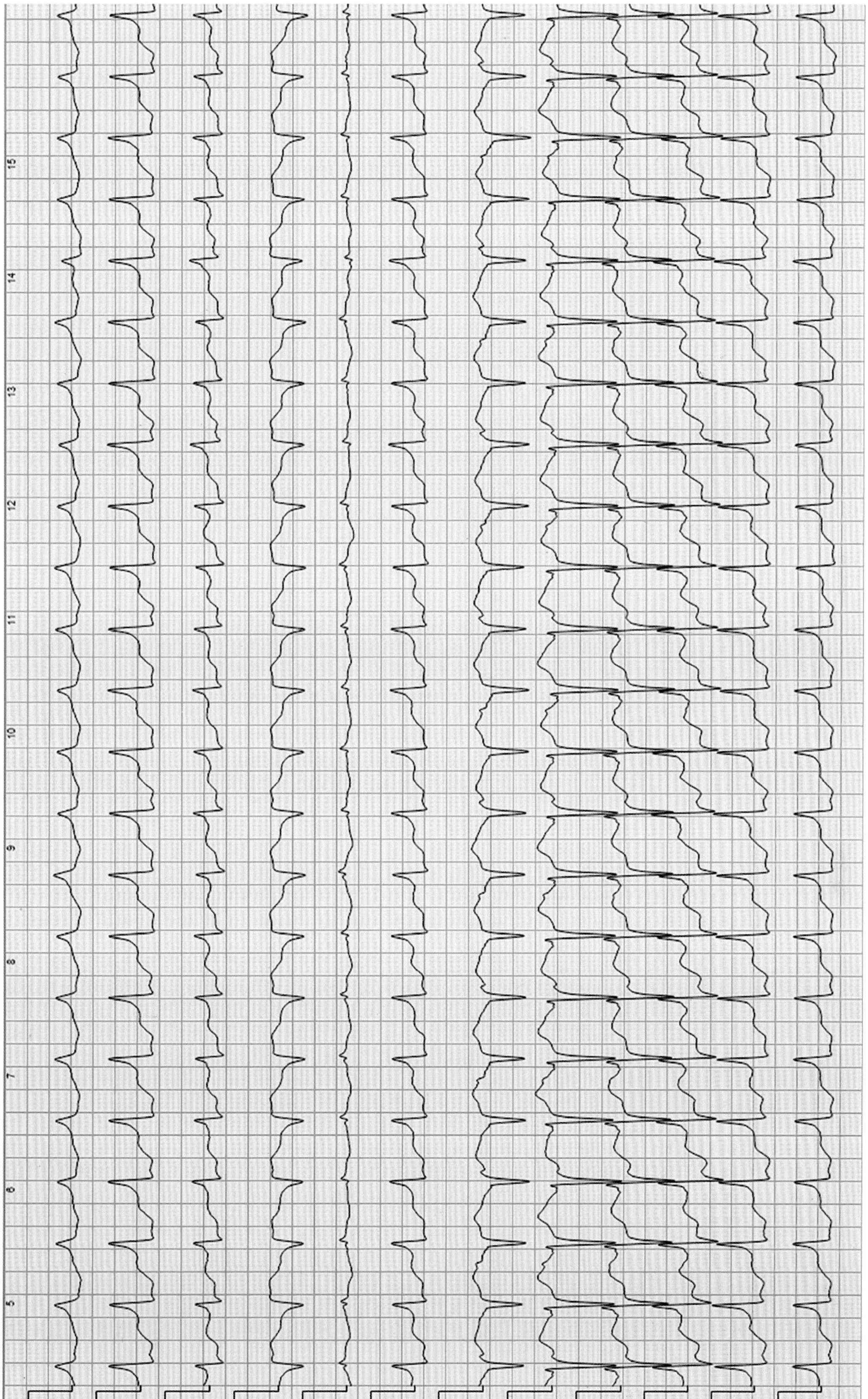


**图 14-36　室性心动过速(2)**

女,56 岁,宽 QRS 心动过速,频率 111 次/min,房室分离,即室性心动过速。

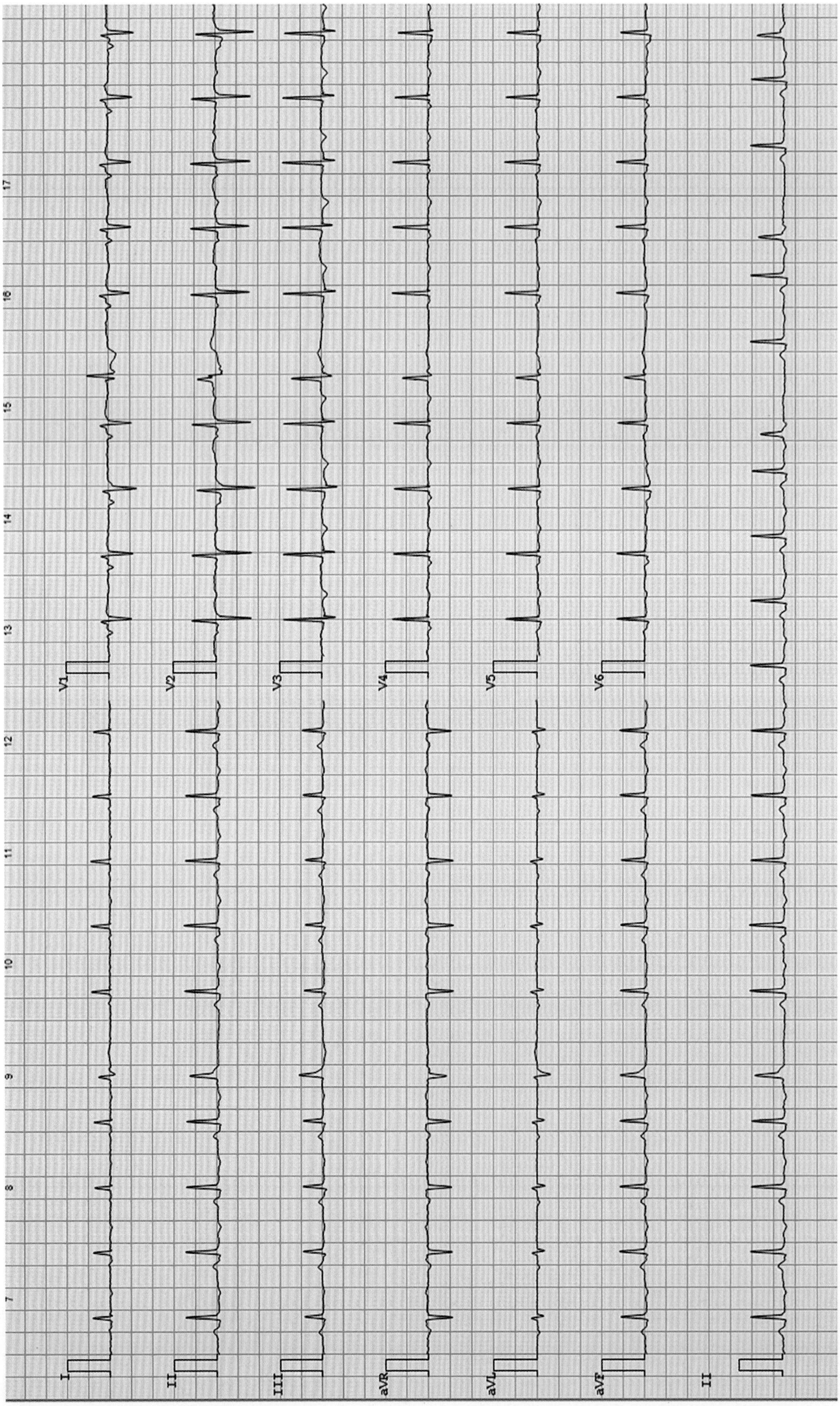


图 14-37　窦性心律心电图(1)

与图 14-36 为同一患者,窦性心律。

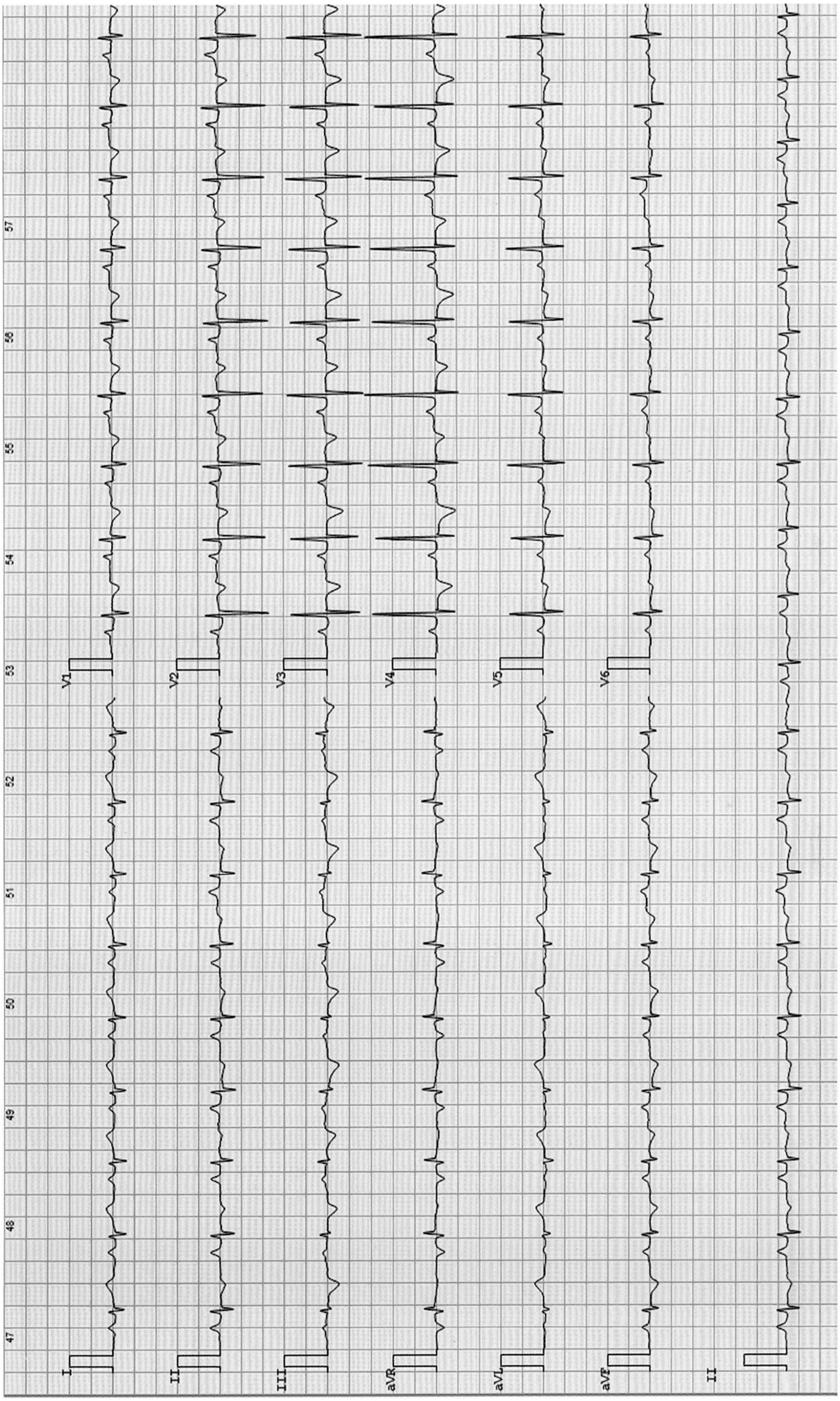


图 14-38　窦性心律心电图(2)

女,4岁,窦性心律。

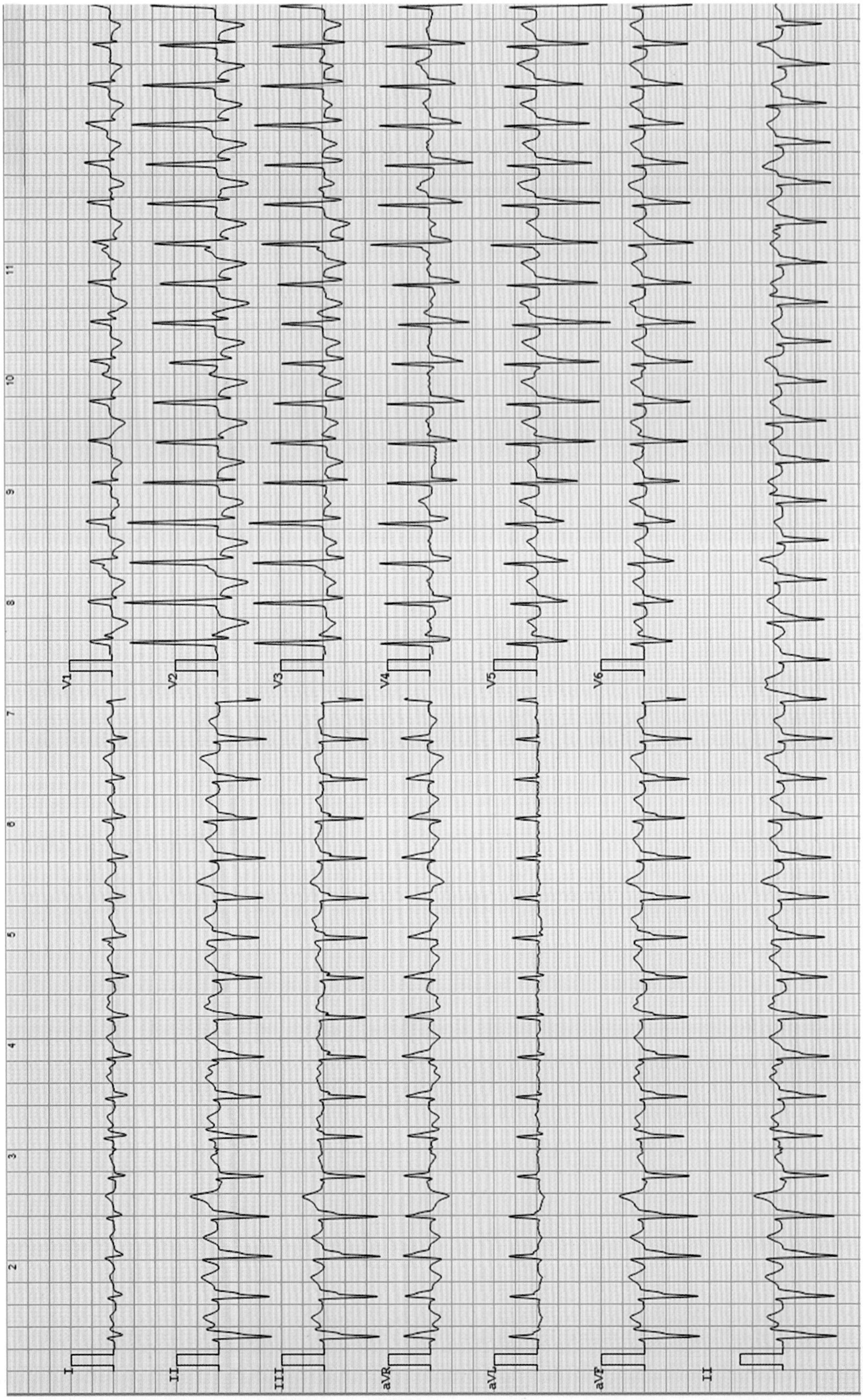


**图 14-39　室性心动过速不完全性心室夺获**

与图 14-38 为同一患者发生宽 QRS 心动过速，频率 167 次/min，可见不完全性心室夺获形成的室性融合波。

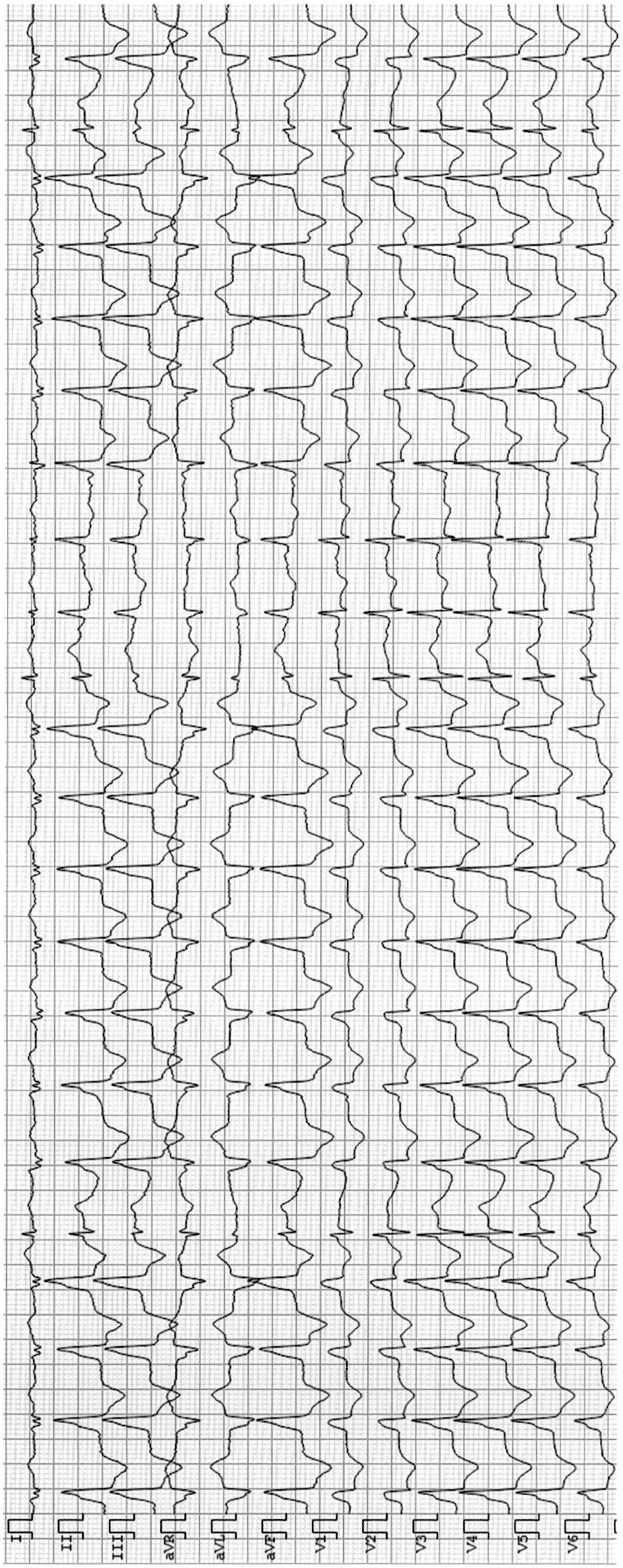


**图 14-40　室性心动过速，完全性心室夺获，不完全性心室夺获**

女，31 岁，第 5、13、倒数第 2 个 QRS 波为完全性心室夺获，第 14、15、16 个 QRS 波为不完全性心室夺获。

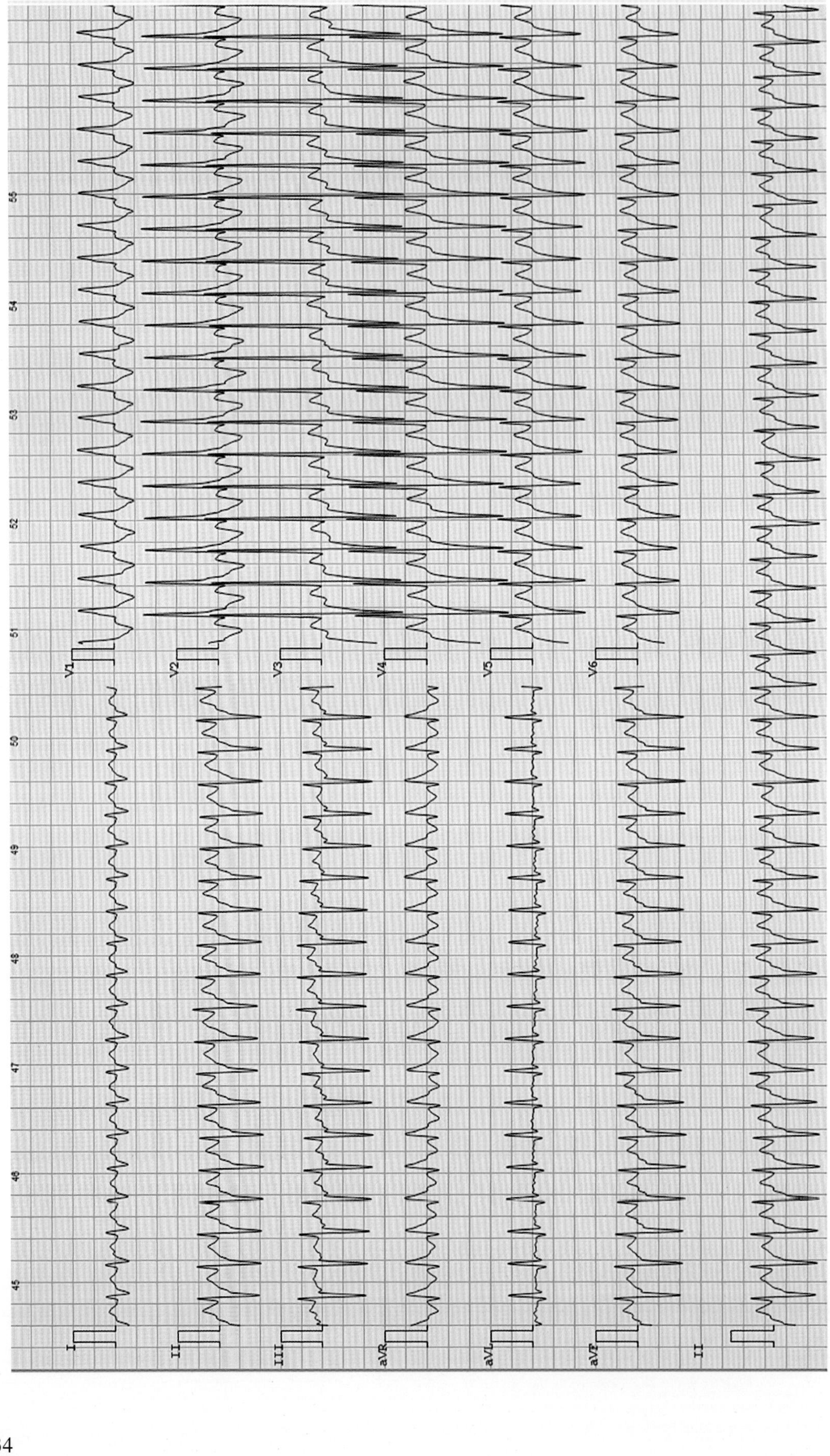


图 14-41 宽 QRS 心动过速

男,9 岁,宽 QRS 心动过速,频率 204 次/min。

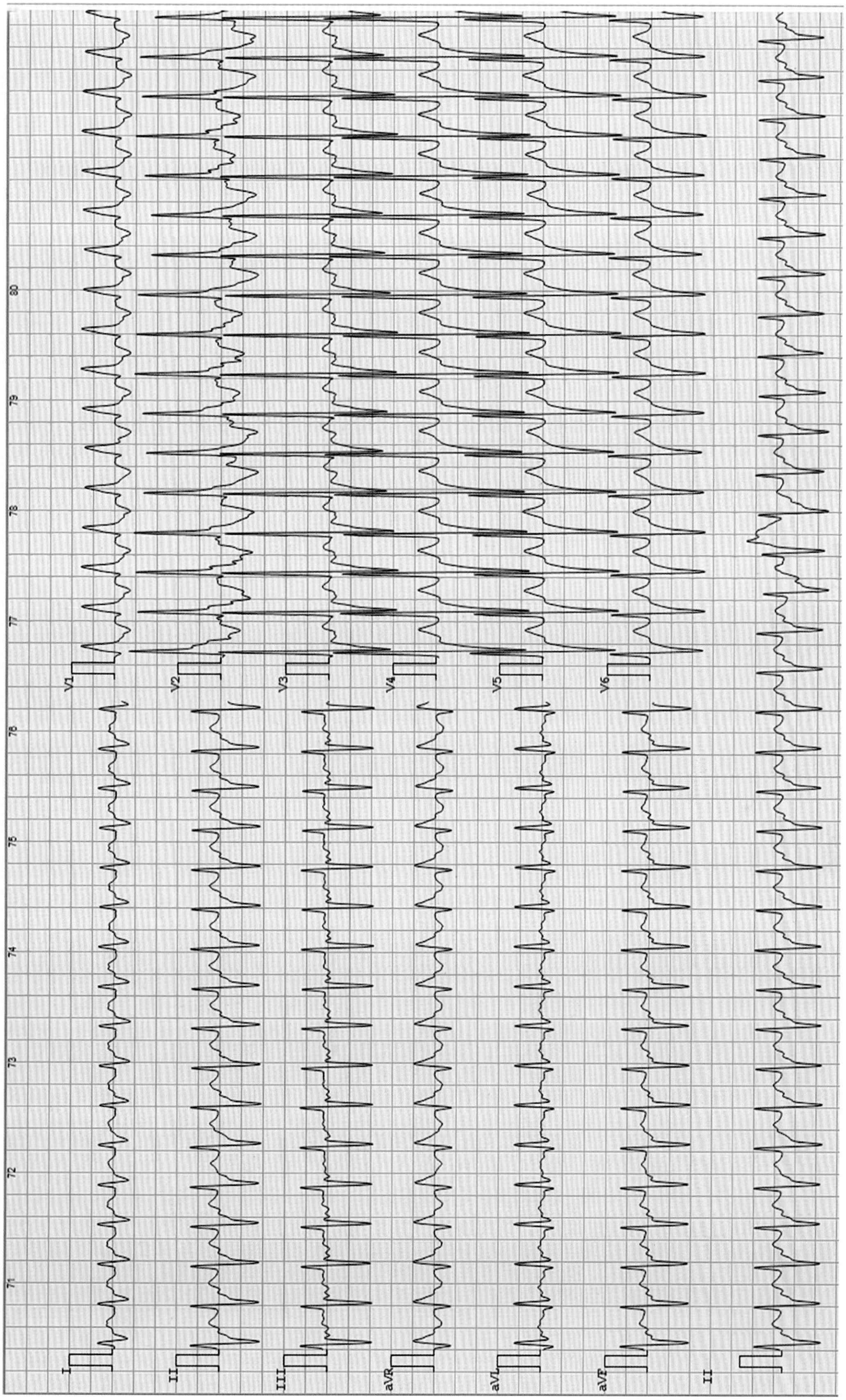


**图 14-42　宽 QRS 心动过速伴 1∶1 室房传导**

与图 14-41 为同一患者，$V_2$ 导联为单极食管导联，显示 1∶1 室房传导。

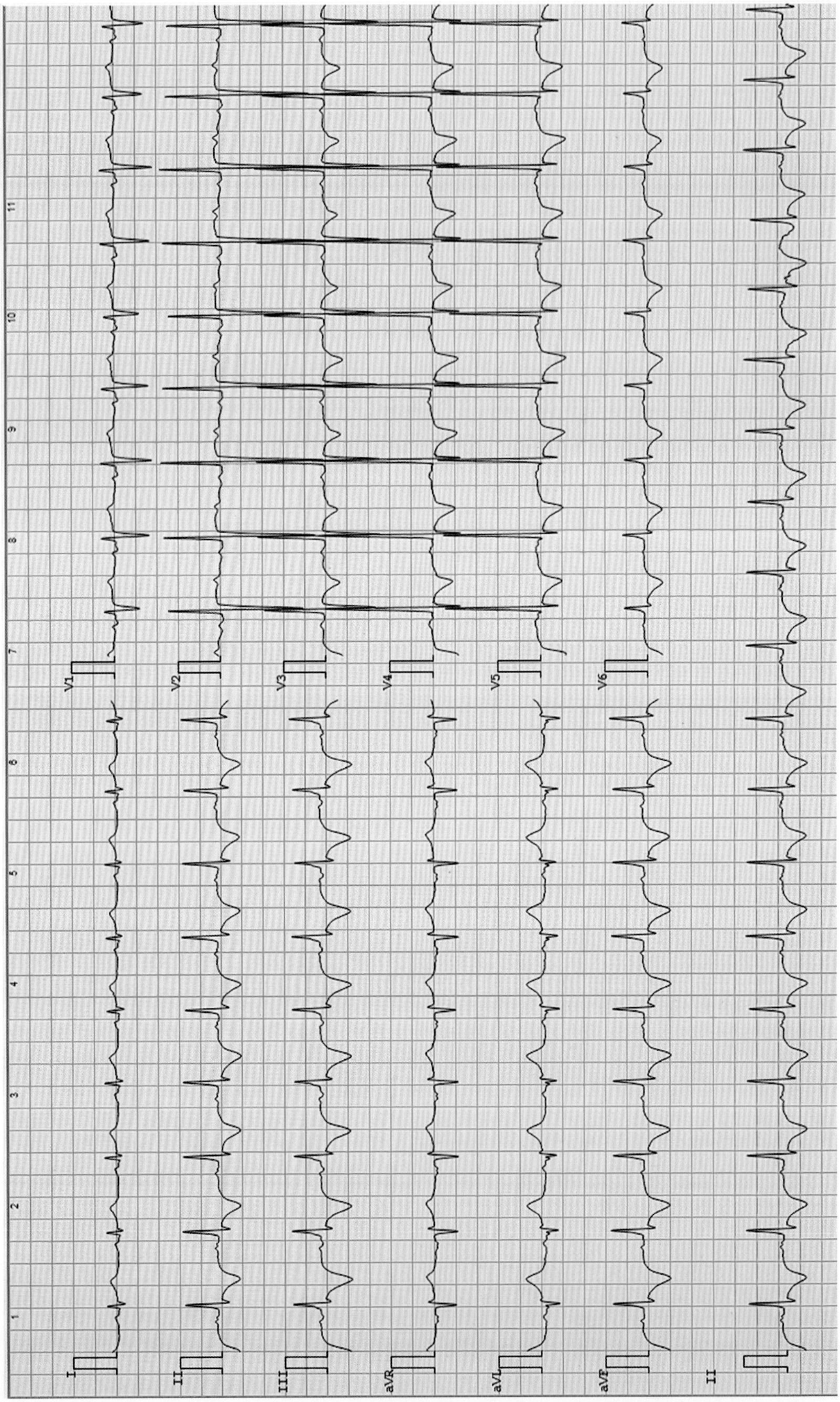


**图 14-43　窦性心律心电图**

与图14-41为同一患者，宽QRS心动过速终止后恢复窦性心律，综合考虑为宽QRS心动过速，室性心动过速伴1：1室房传导。

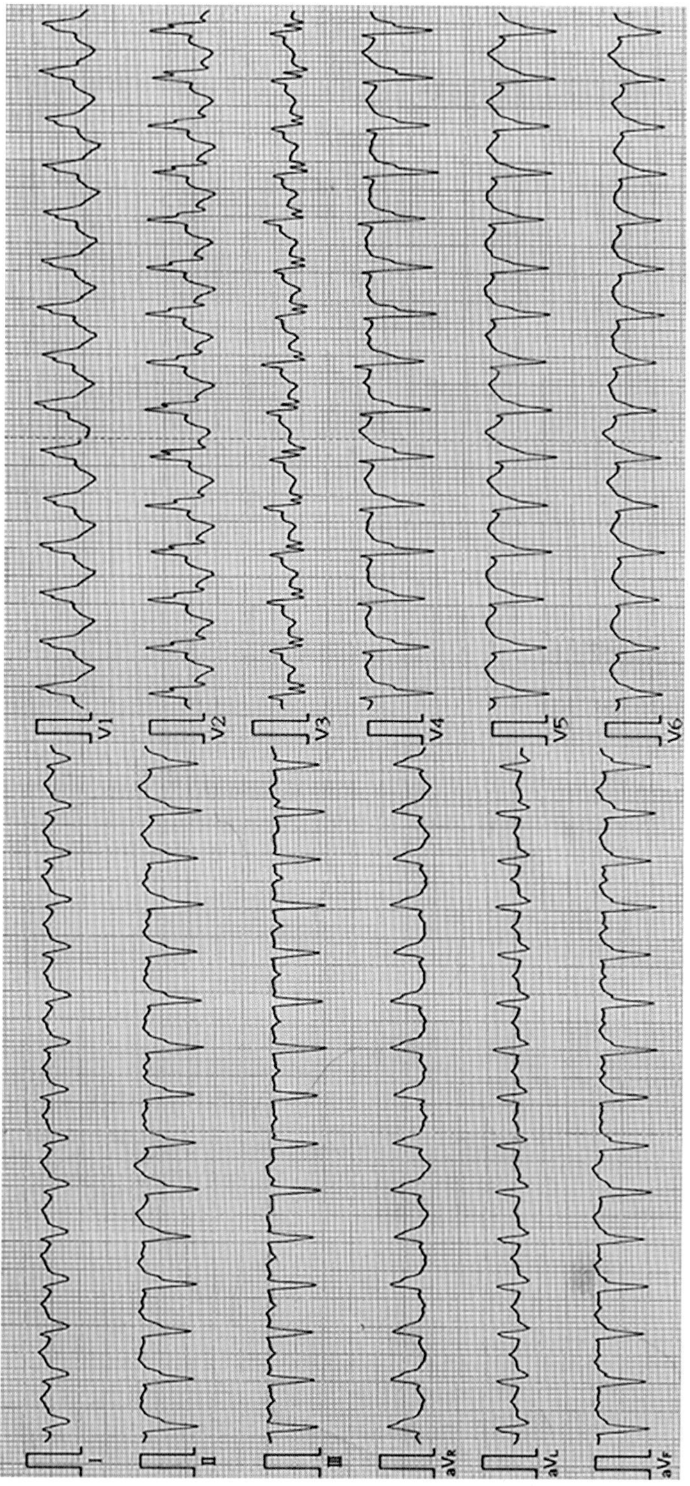


图 14-44　宽 QRS 心动过速

女，46 岁，宽 QRS 心动过速，心室率 176 次/min。

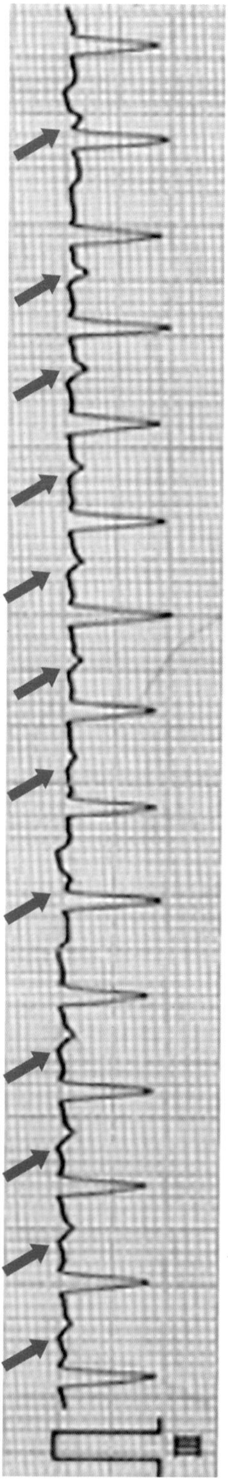


图 14-45　室性心动过速伴文氏型室房传导

与图 14-44 为同一患者Ⅲ导联放大图，箭头所示文氏型室房传导。

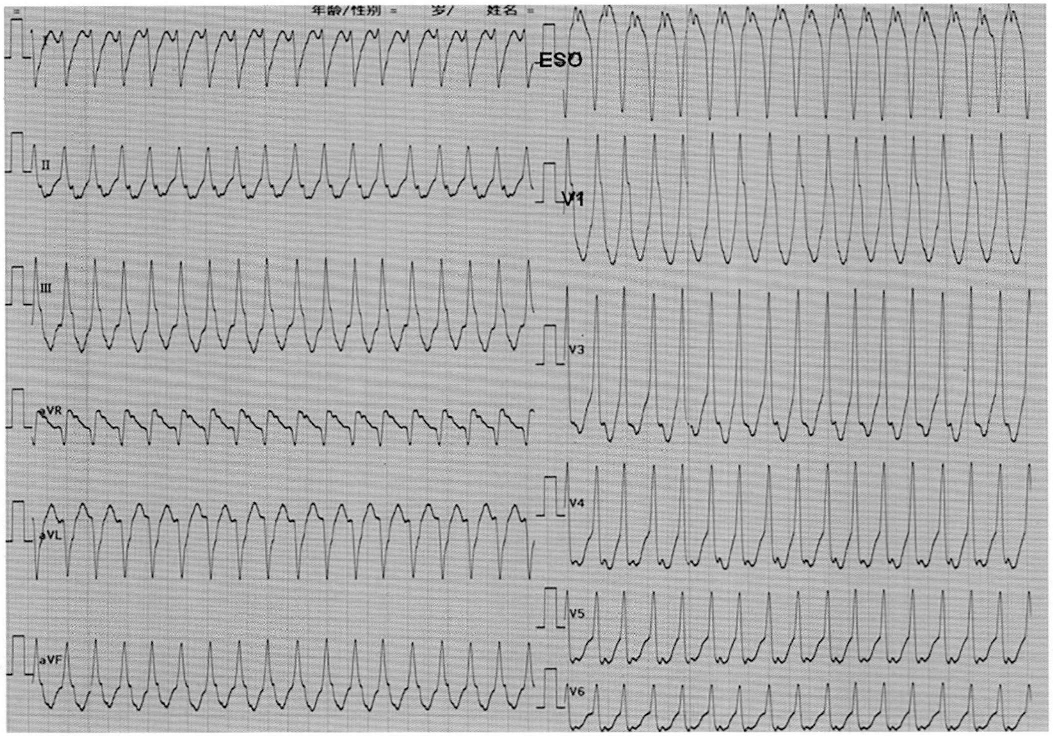


图 14-46　宽 QRS 心动过速伴 1 : 1 室房传导

女,53 岁,ESO 示宽 QRS 心动过速伴 1 : 1 室房传导。

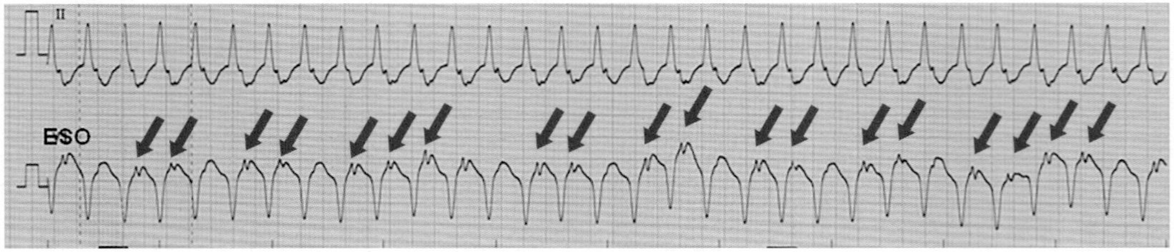


图 14-47　室性心动过速伴 3 : 2、5 : 4 室房传导

与图 14-46 为同一患者,3 : 2、5 : 4 室房传导。

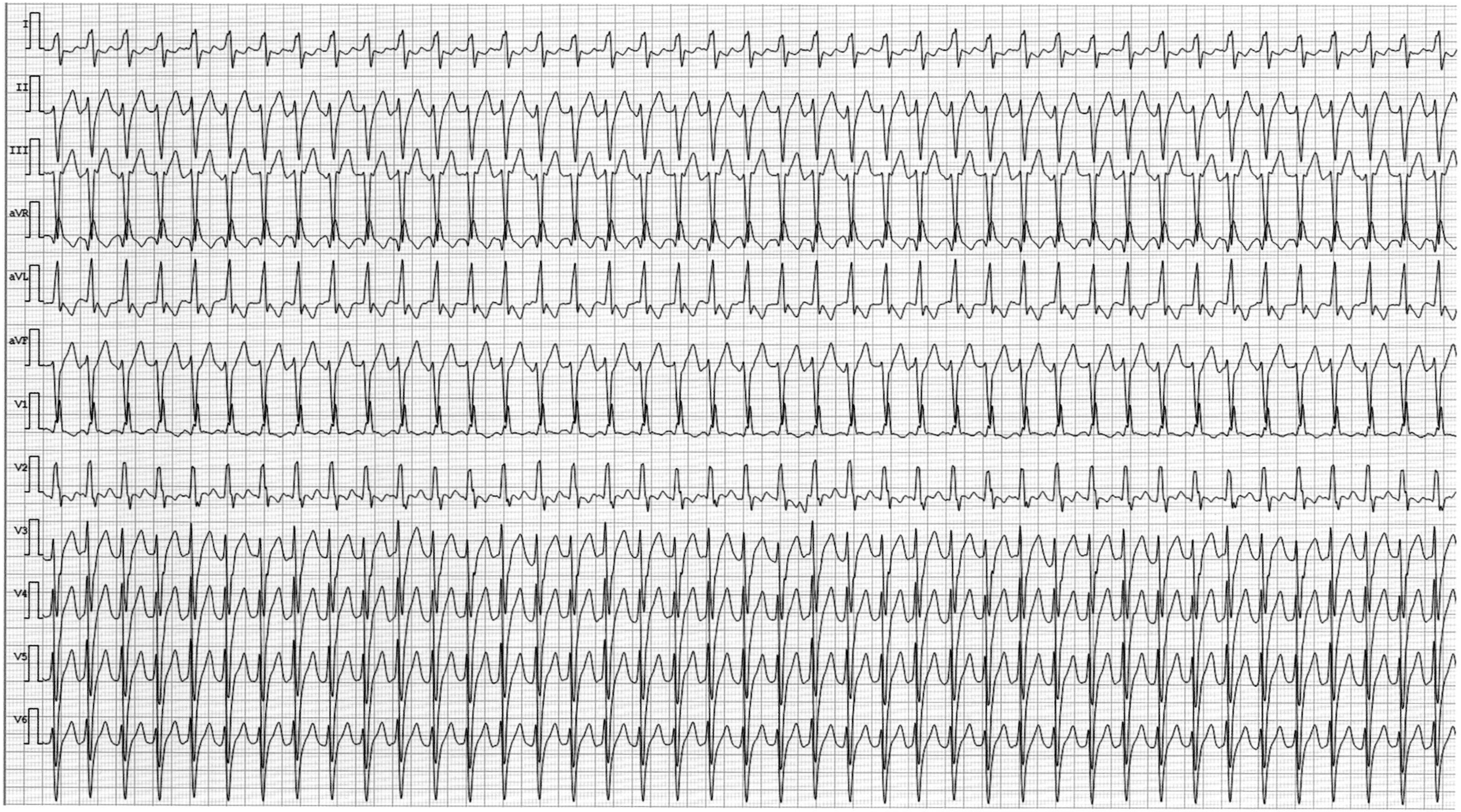


**图 14-48　室性心动过速伴文氏型室房传导**

男,39 岁,Ⅱ导联可见第 1 个 QRS 波后 T 波结束处逆行 P 波,第 3 个 QRS 波前逆行 P 波,$R_3R_4$ 中间未见逆行 P 波,同时 $R_1P<R_2P$,形成文氏型室房传导,即室性心动过速伴文氏型室房传导。

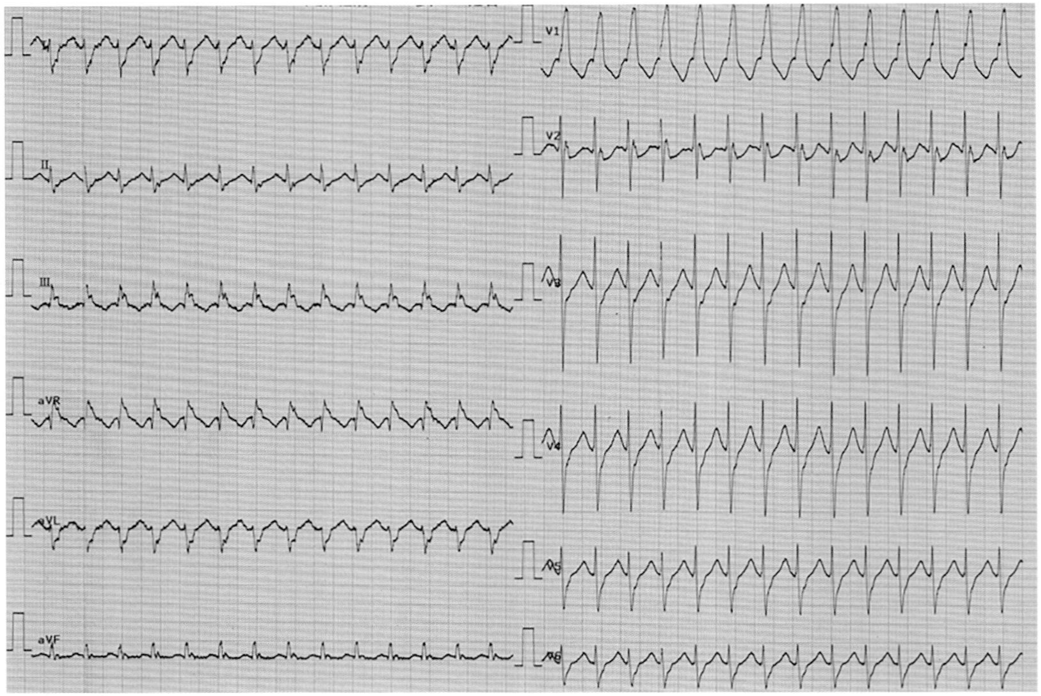


图 14-49　宽 QRS 心动过速

男,61 岁,RBBB 图形+心电轴右偏,心室率 172 次/min。

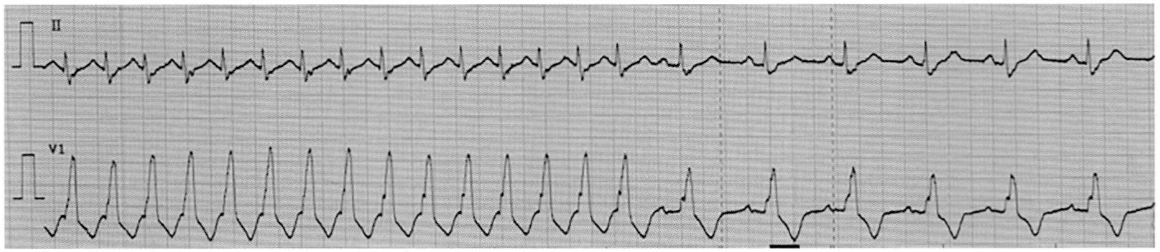


图 14-50　室上性心动过速伴右束支阻滞

与图 14-49 同一患者,吸屏气后宽 QRS 心动过速终止,恢复窦性心律伴完全性右束支阻滞,宽 QRS 心动过速为室上性心动过速伴右束支阻滞。

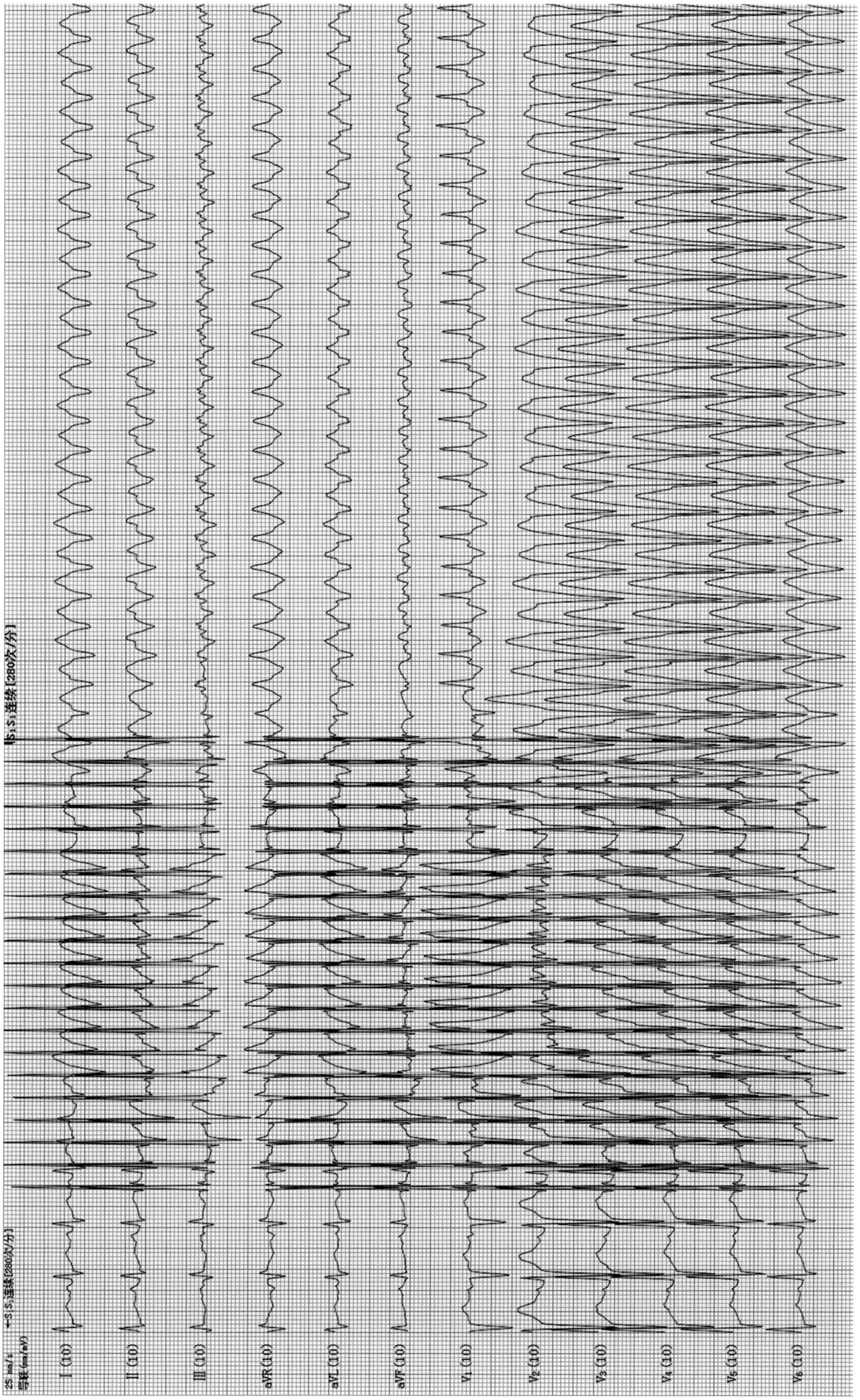


**图 14-51　宽 QRS 心动过速**

女,48 岁,食管心房调搏检查 $S_1S_1$ 280 次/min 诱发宽 QRS 心动过速,频率 214 次/min。

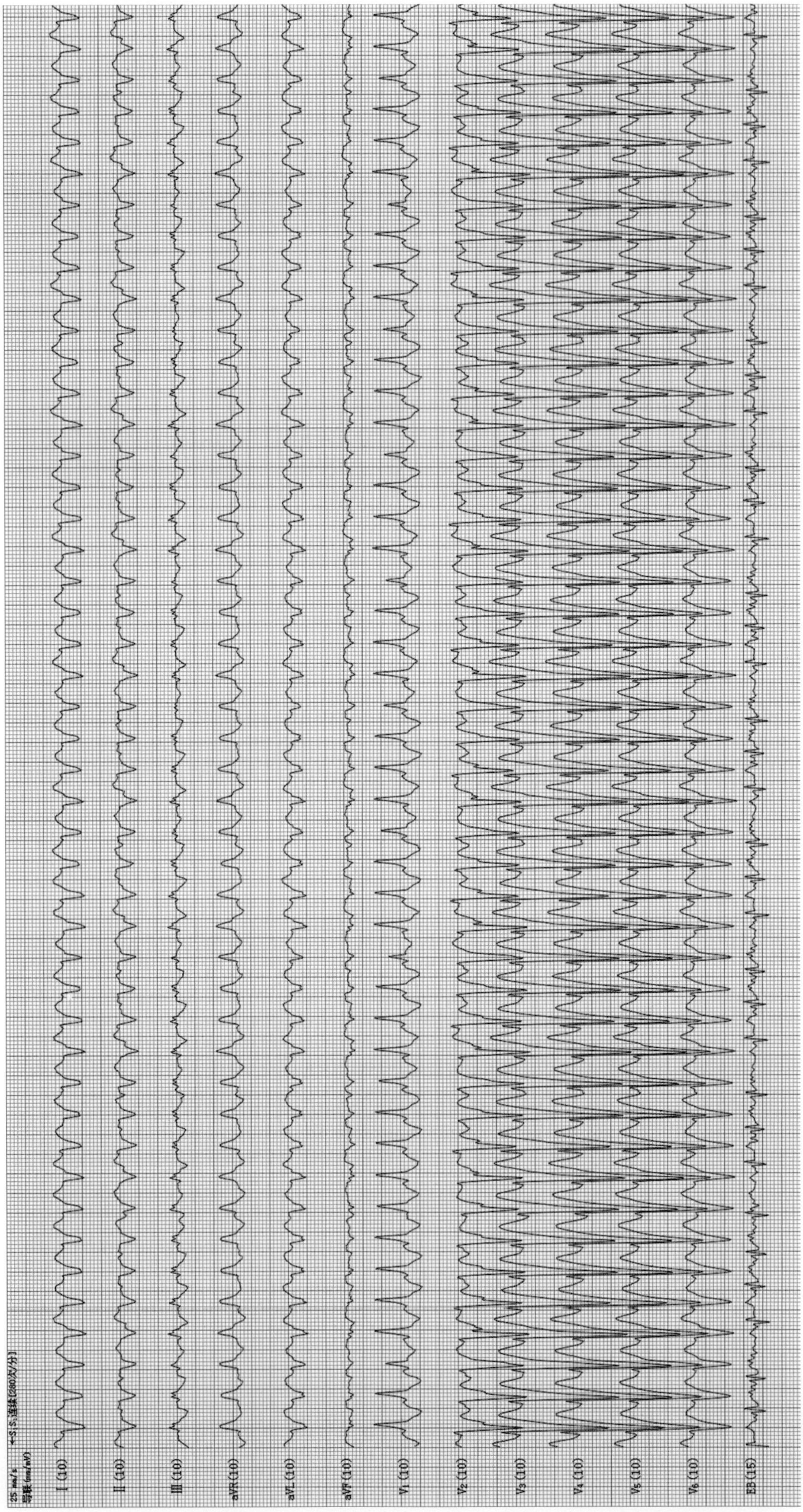


**图 14-52　室性心动过速伴文氏型室房传导**

与图 14-51 为同一患者连续记录，宽 QRS 心动过速，RR 匀齐，EB 显示 RP 逐渐延长，直至脱漏，即室性心动过速伴文氏型室房传导。

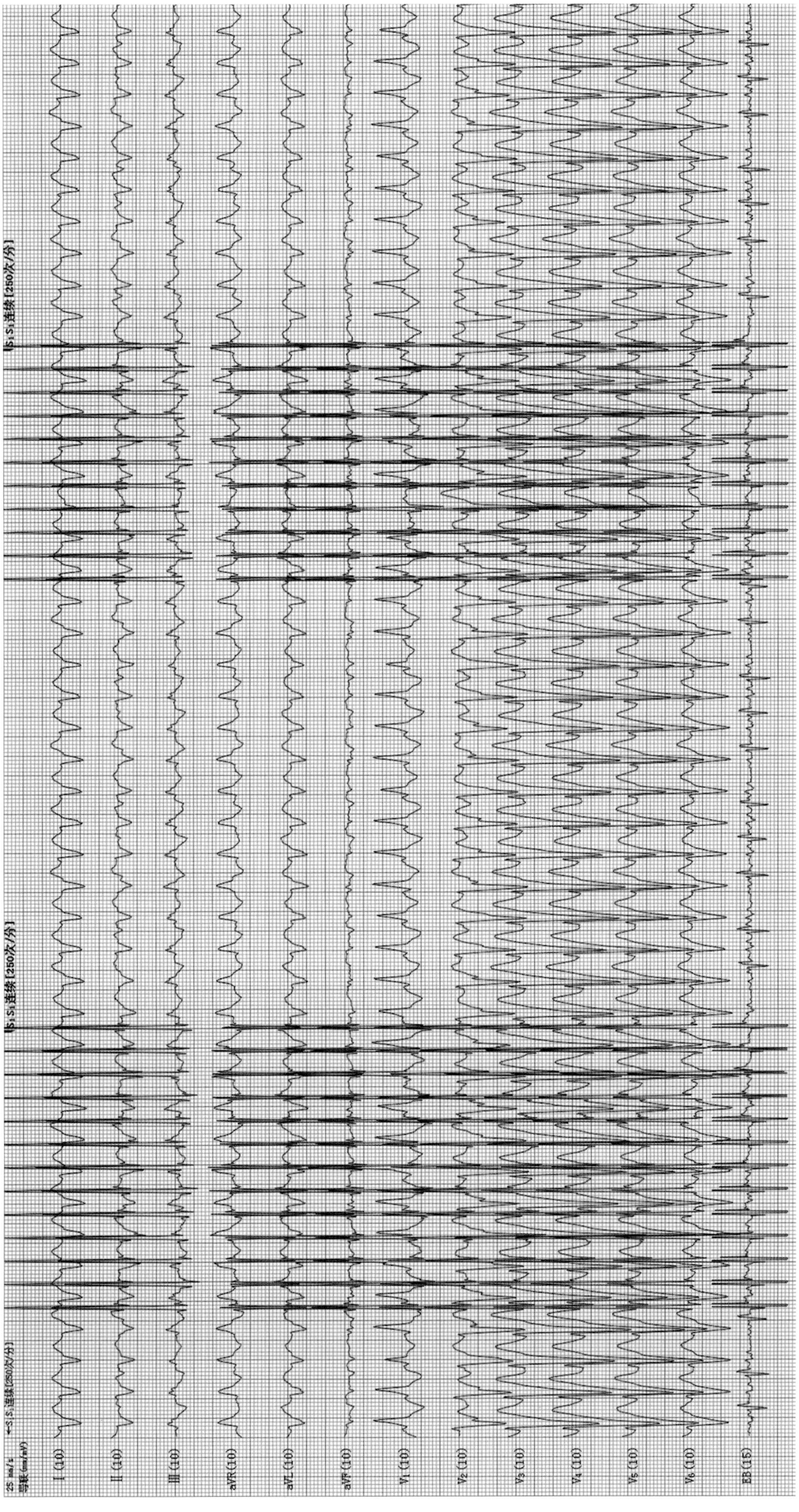


图 14-53　$S_1S_1$ 刺激未终止室性心动过速

与图 14-51 为一患者，采用 $S_1S_1$ 250 次/min 未终止室性心动过速。

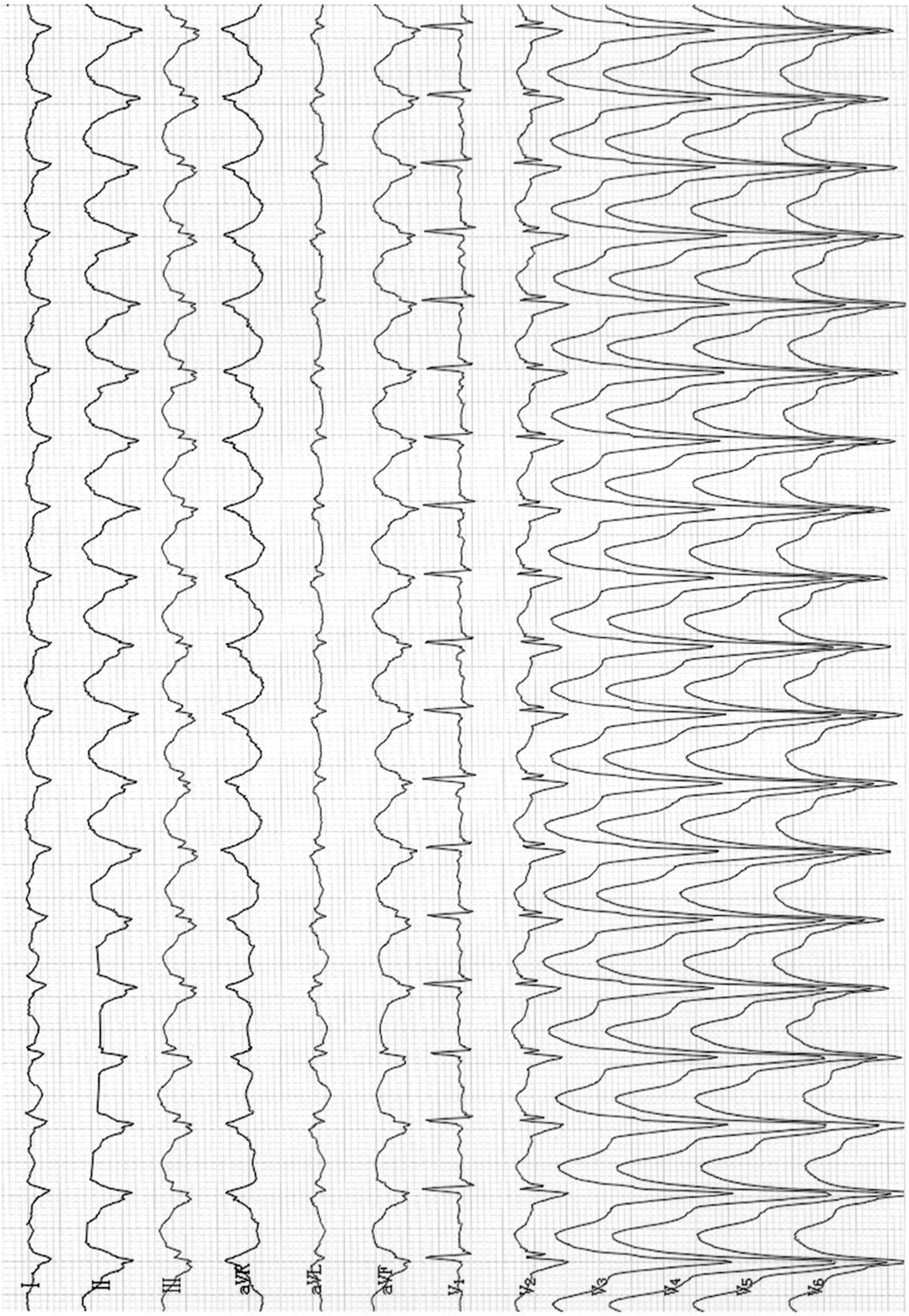


图 14-54　室性心动过速

男,63 岁,5 mm/mV,ESO($V_2$导联),室性心动过速。

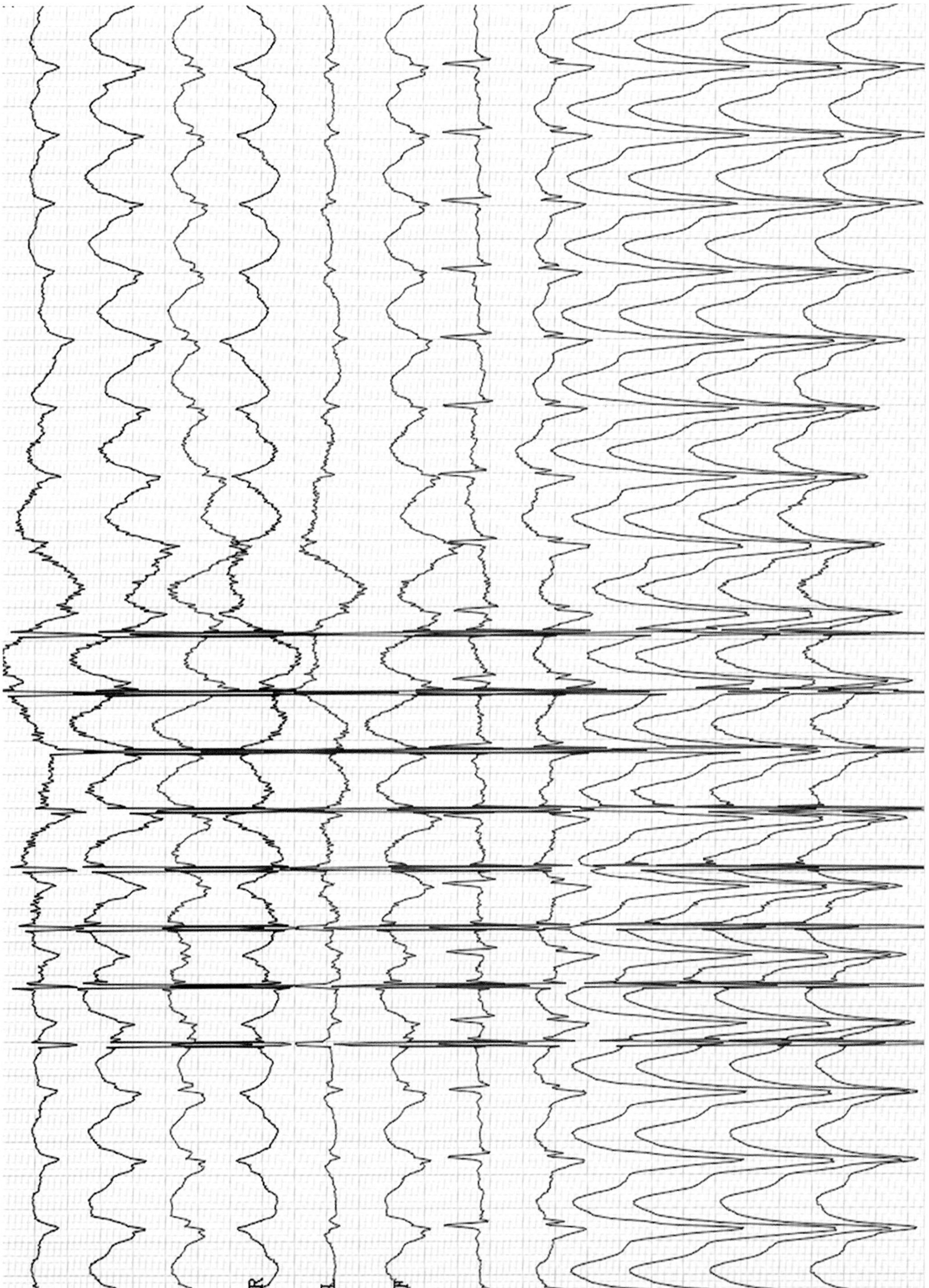


**图 14-55　$S_1S_1$ 刺激未终止室性心动过速**

与图 14-54 为同一患者，食管心房调搏不能终止室性心动过速。

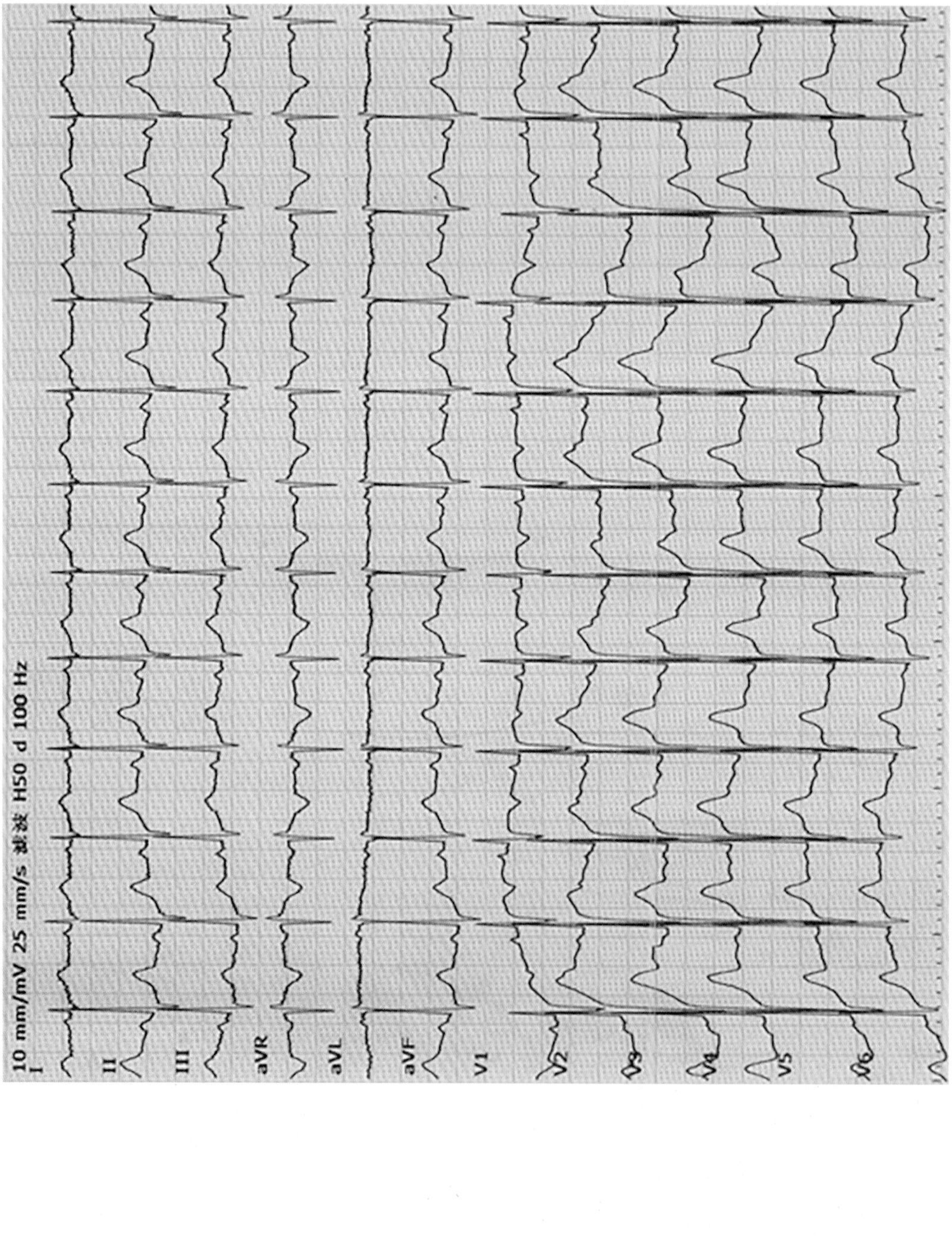


**图 14-56 常规 12 导联心电图**

男,13 岁,食管心房调搏检查前描记同步 12 导联心电图。

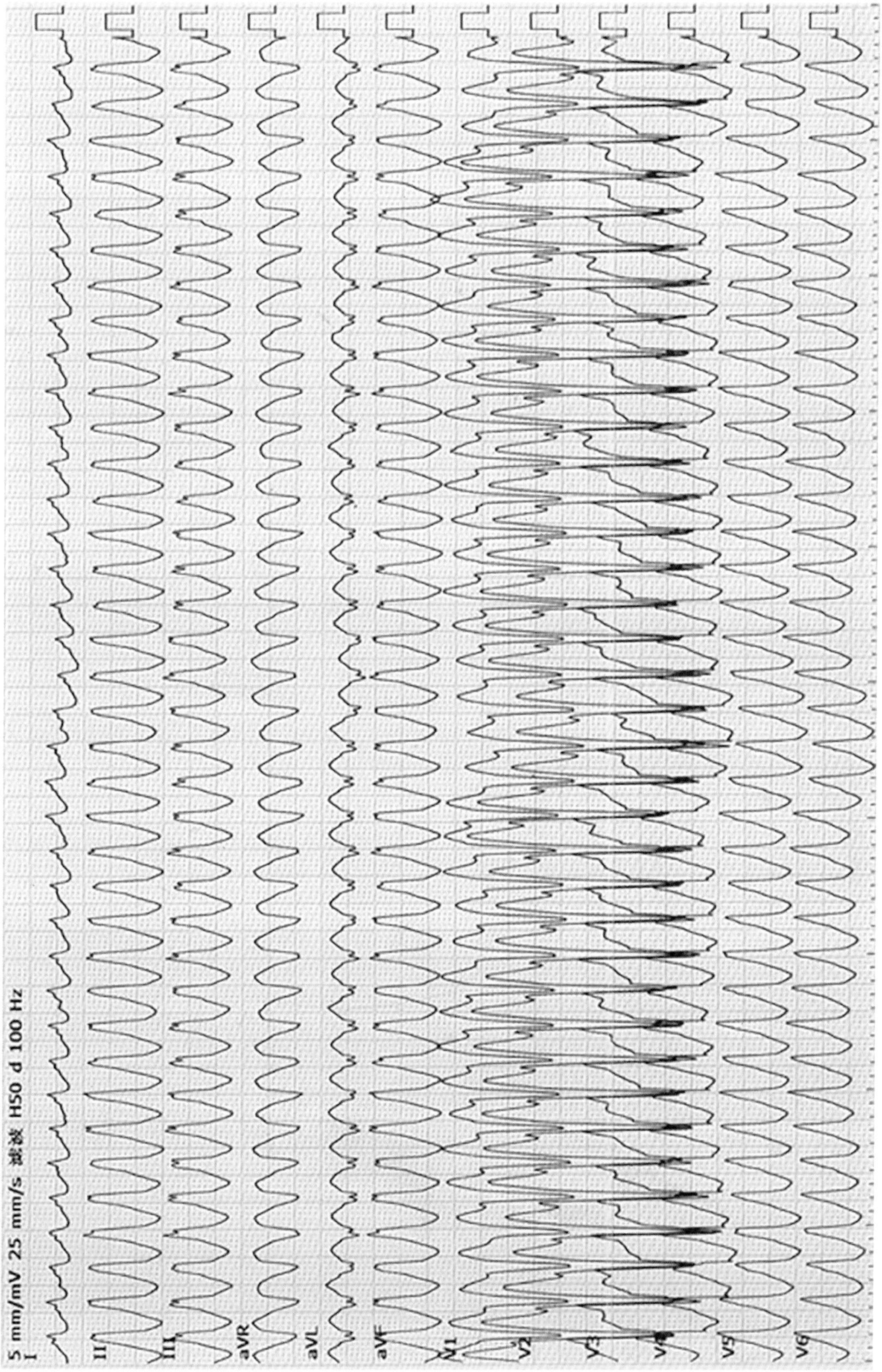


图 14-57　宽 QRS 心动过速

与图 14-56 为同一患者，经食管心房调搏诱发宽 QRS 心动过速。

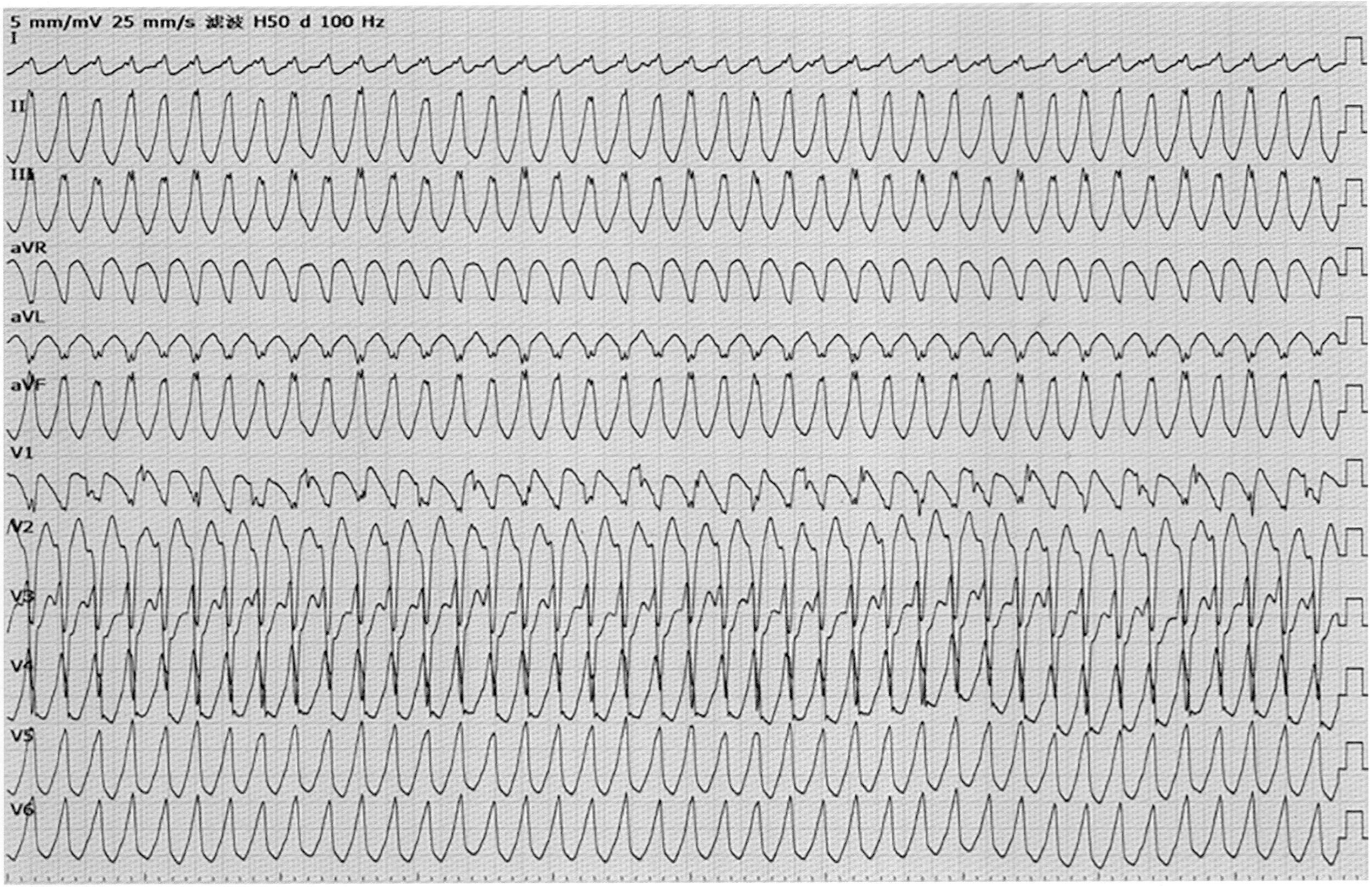


**图 14–58　室性心动过速**

与图 14–56 为同一患者，ESO（$V_1$位置）示房室分离，室性心动过速，经食管心房调搏诱发不能终止。

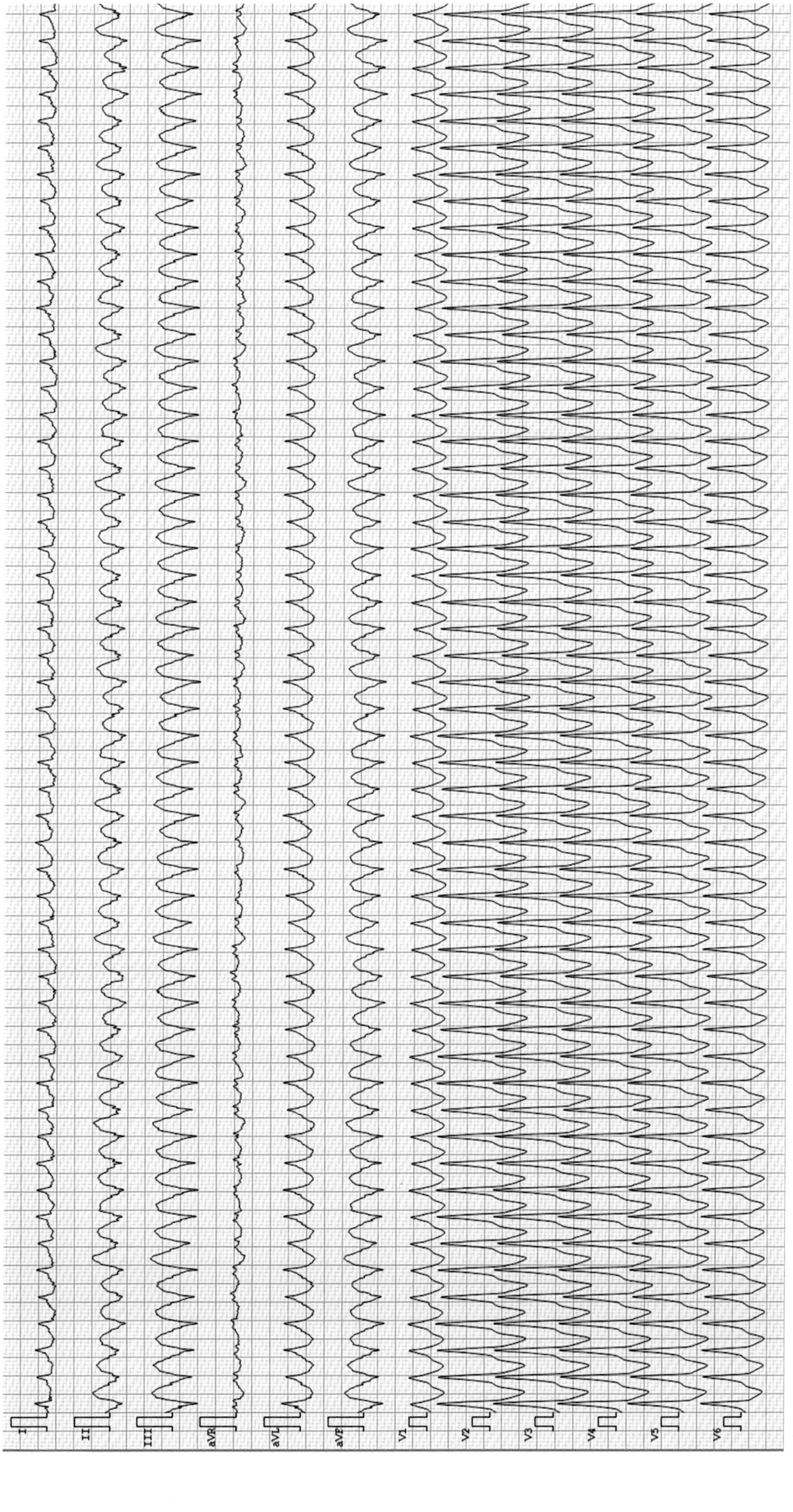


**图 14-59　室性心动过速**

男，77 岁，宽 QRS 心动过速，频率 208 次/min，$V_1$～$V_6$ 导联 QRS 波主波均正向，和谐的胸前导联，即室性心动过速。

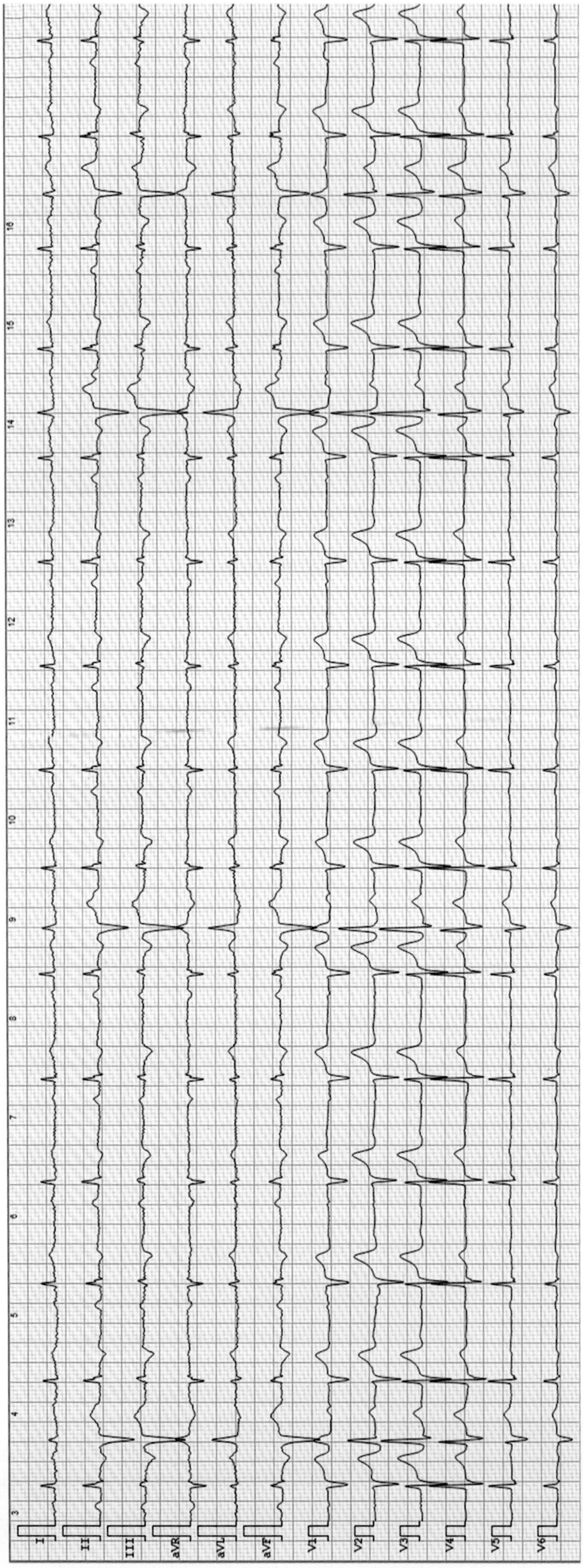


图 14-60　窦性心律，室性早搏

与图 14-59 为同一患者，窦性心律，室性早搏。

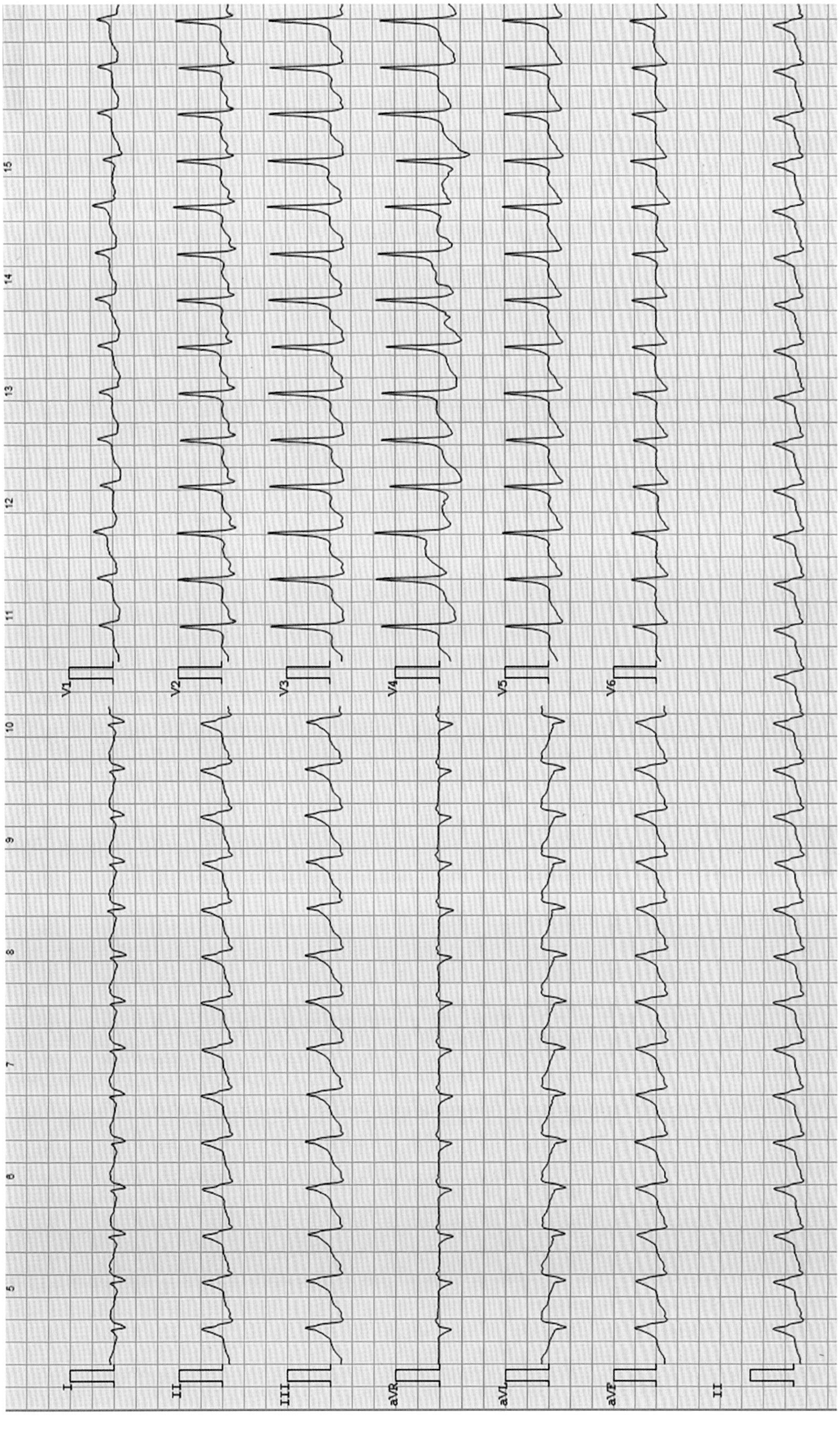


**图 14-61　室性心动过速(1)**

男,69 岁,宽 QRS 心动过速,频率 144 次/min,$V_1$ ~ $V_6$ 导联 QRS 波主波均正向,和谐的胸前导联,即室性心动过速。

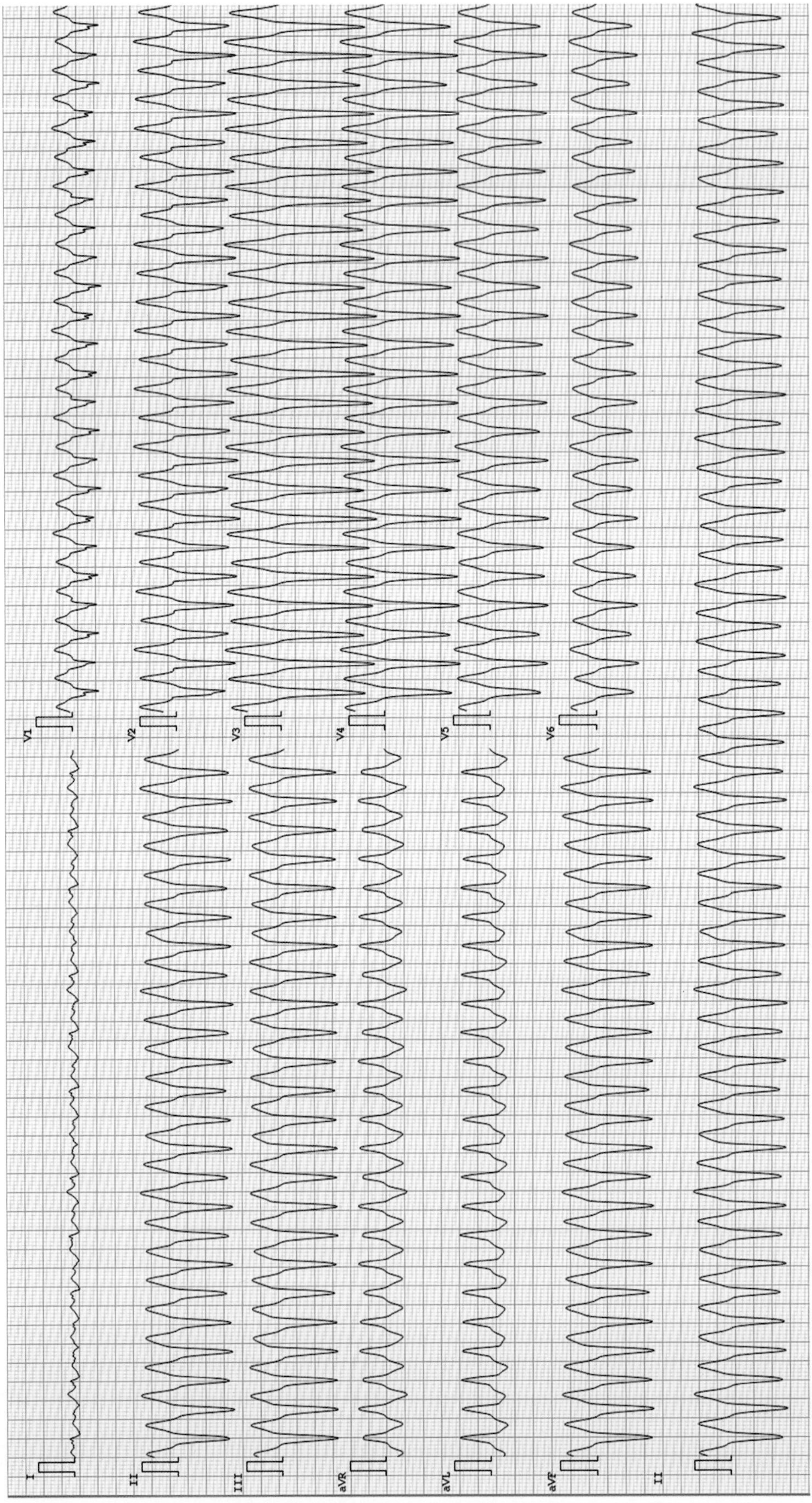


**图 14-62　室性心动过速(2)**

女,58 岁,宽 QRS 心动过速,频率 197 次/min,$V_1$ ~ $V_6$导联 QRS 波主波均负向,和谐的胸前导联,即室性心动过速。

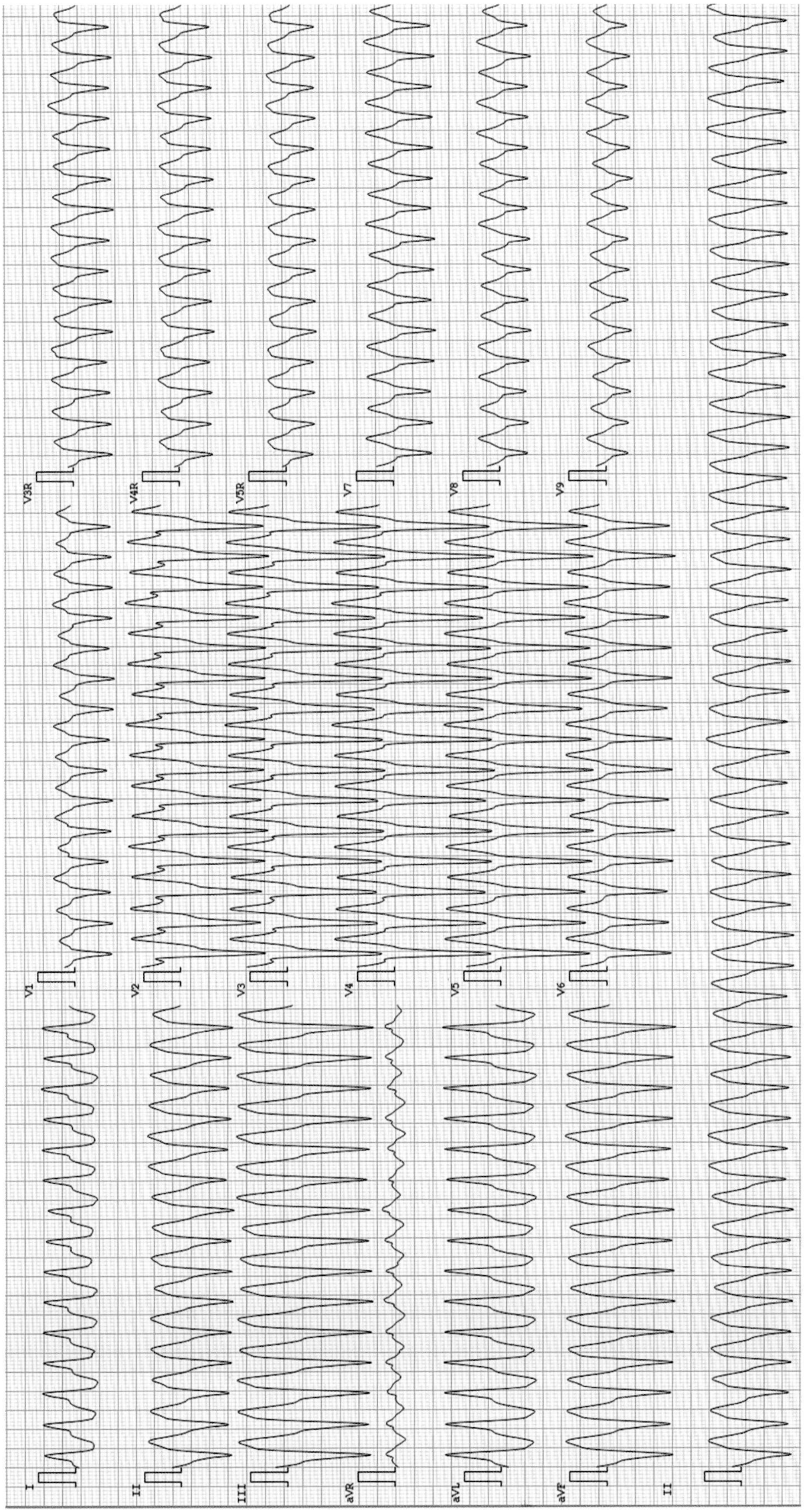


**图 14-63　室性心动过速(3)**

男,58 岁,宽 QRS 心动过速,频率 188 次/min,$V_1 \sim V_6$导联 QRS 波主波均负向,和谐的胸前导联,即室性心动过速。

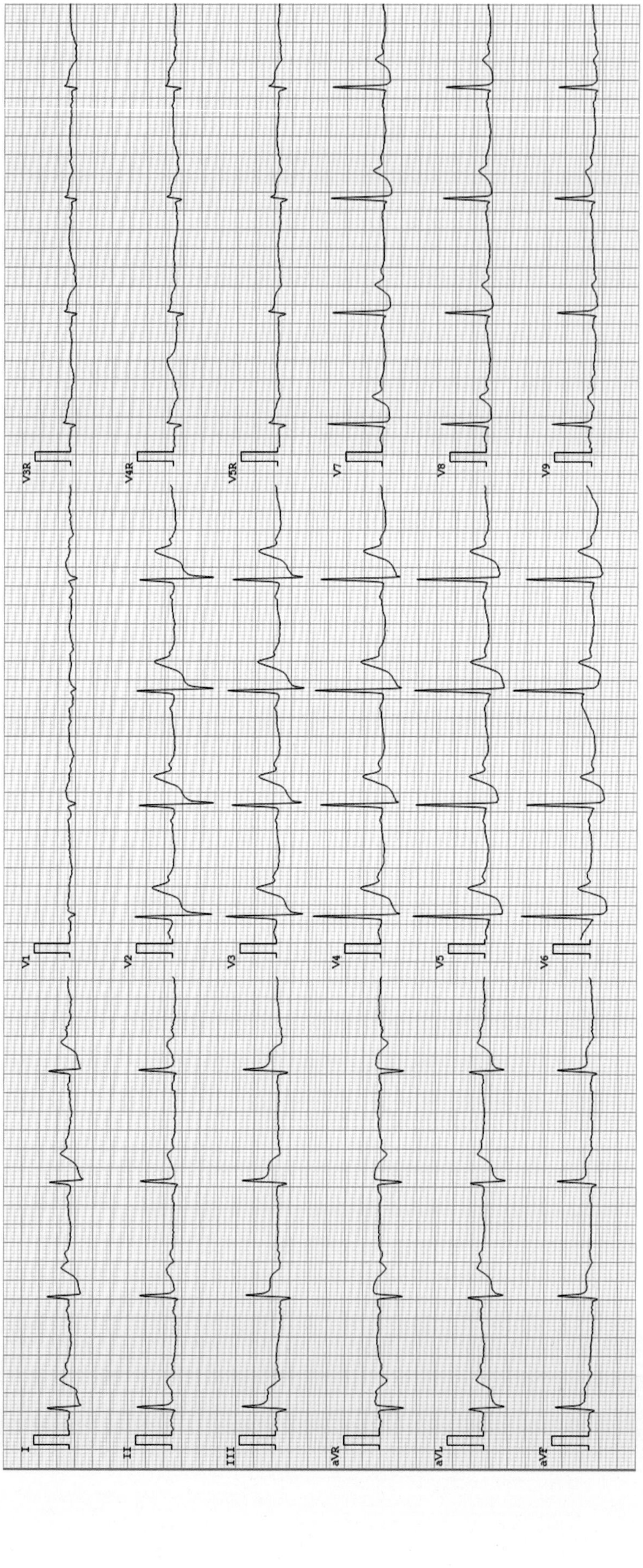


图 14-64　窦性心律,2∶1 房室阻滞

与图 14-63 为同一患者,窦性心律,2∶1 房室阻滞。

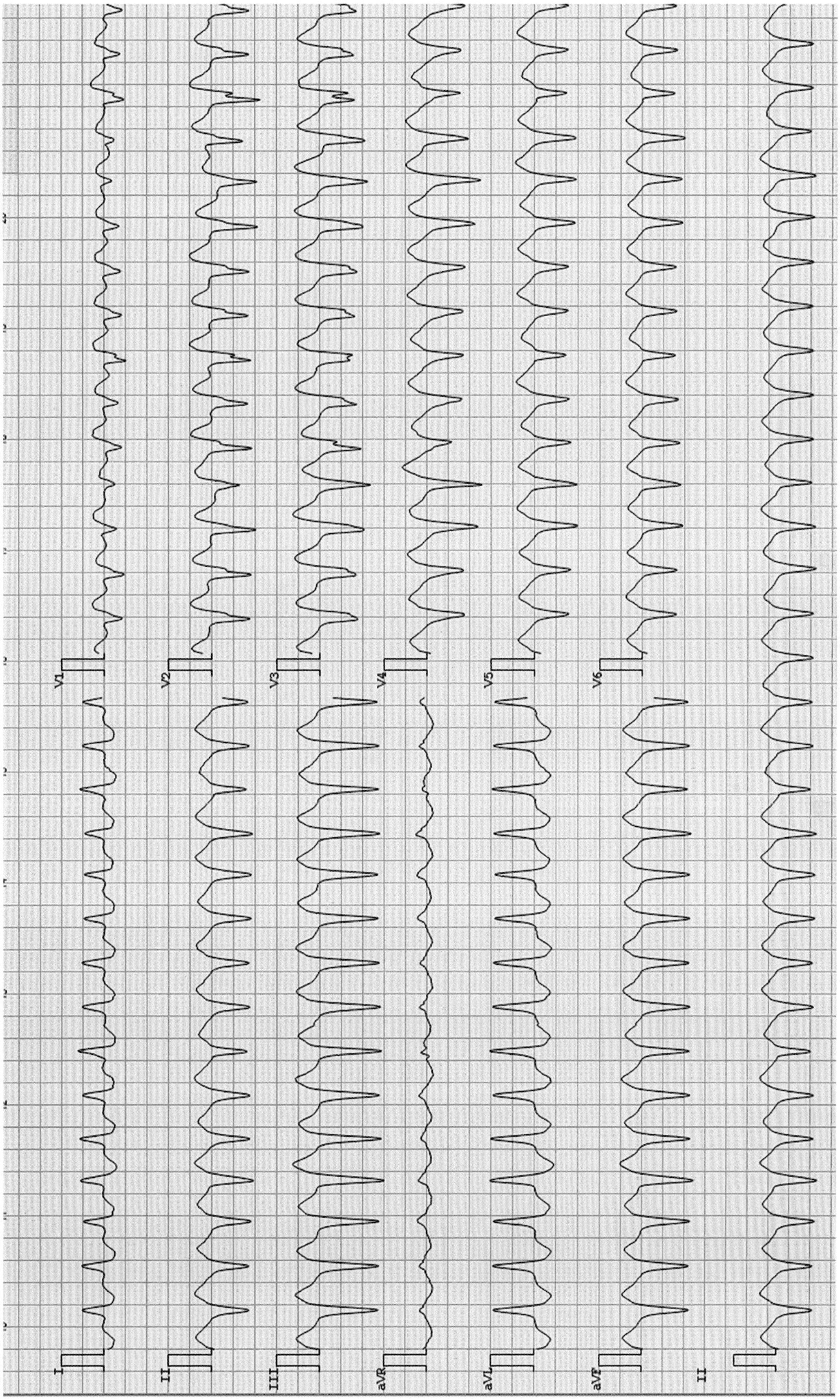


**图 14-65　室性心动过速(1)**

女,87 岁,宽 QRS 心动过速,频率 153 次/min,$V_1$～$V_6$ 导联 QRS 波主波均负向,和谐的胸前导联,即室性心动过速。

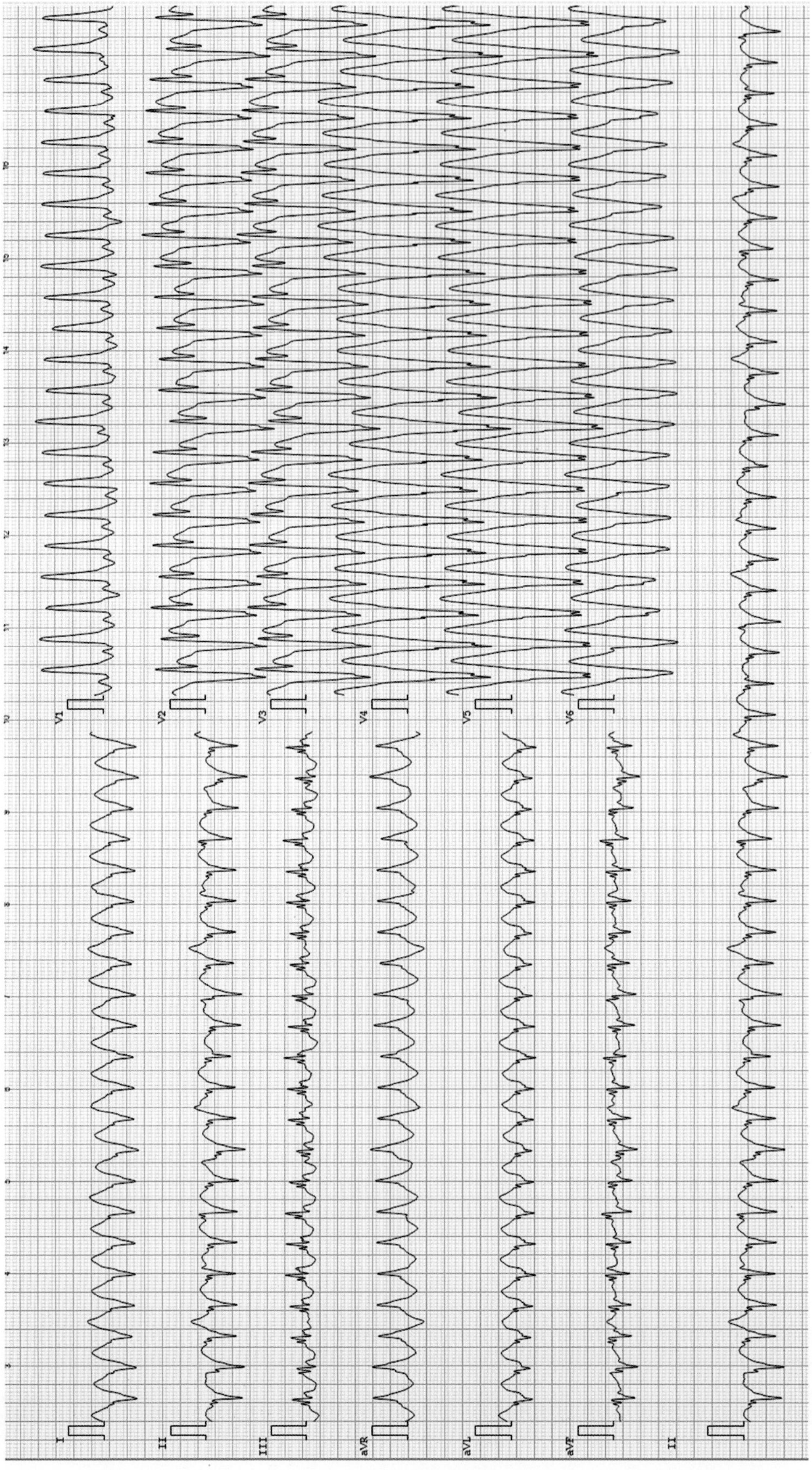


**图 14-66　室性心动过速(2)**

男,46 岁,宽 QRS 心动过速,频率 178 次/min,$V_1$ 导联呈 R,$V_6$ 导联呈 QS 型,即室性心动过速。

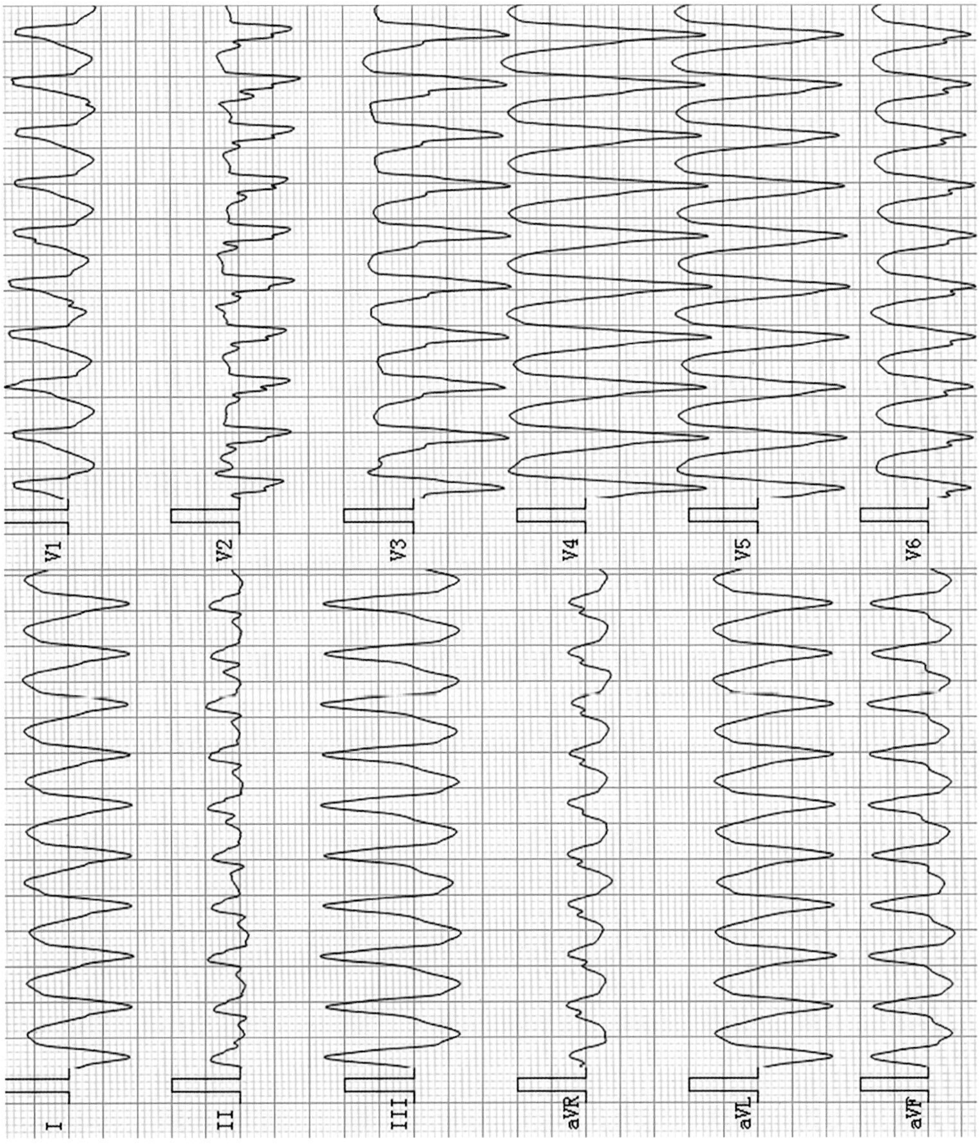


**图 14-67　室性心动过速(3)**

右束支阻滞型宽 QRS 心动过速，$V_1$ 导联呈 R 型，$V_6$ 导联呈 QS 型，室性心动过速。

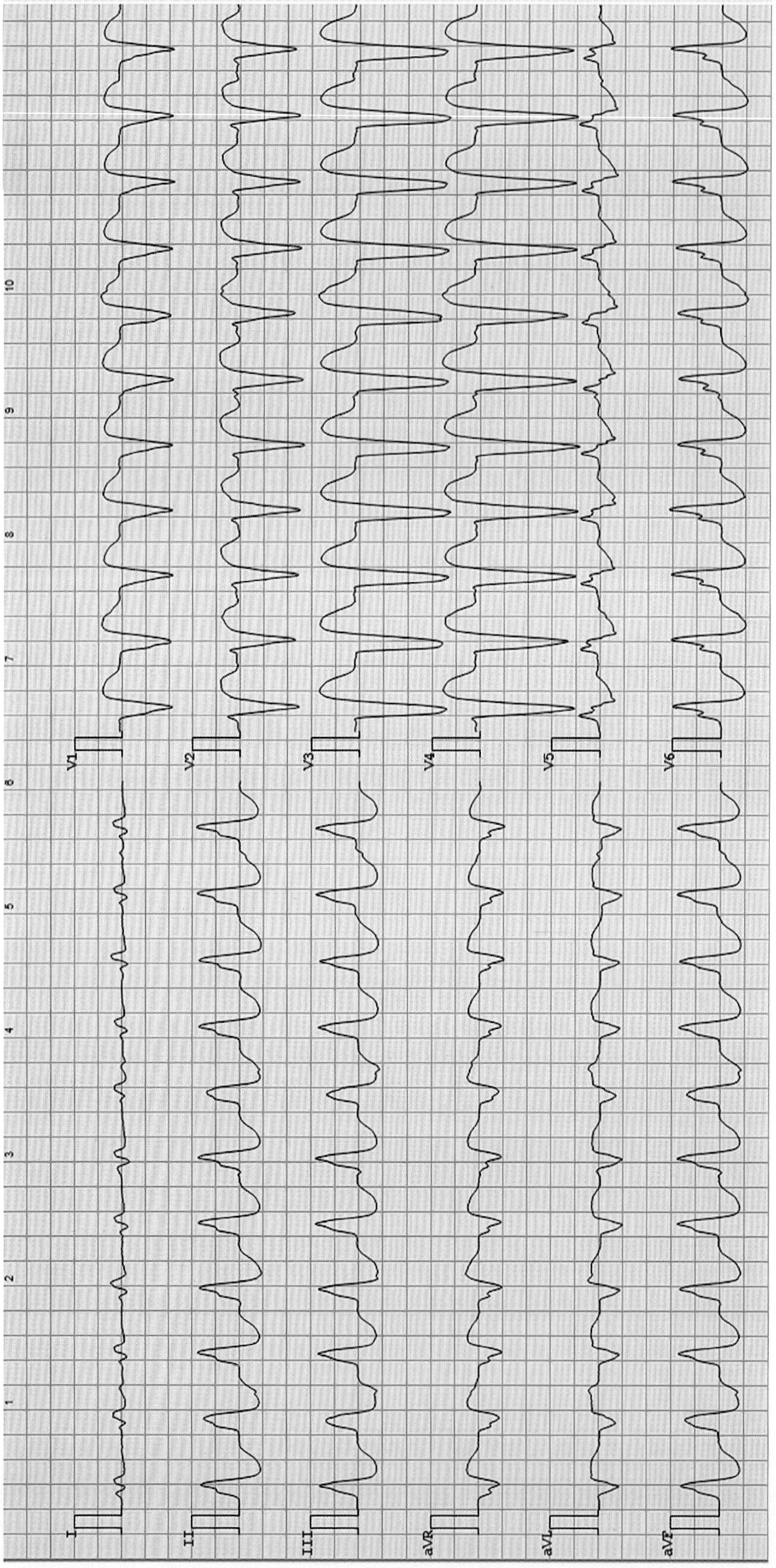


图 14-68　宽 QRS 心动过速

男，48 岁，宽 QRS 心动过速，频率 113 次/min，$V_1$～$V_4$ 导联呈 QS 型，$S_{V_4}$ 最深。

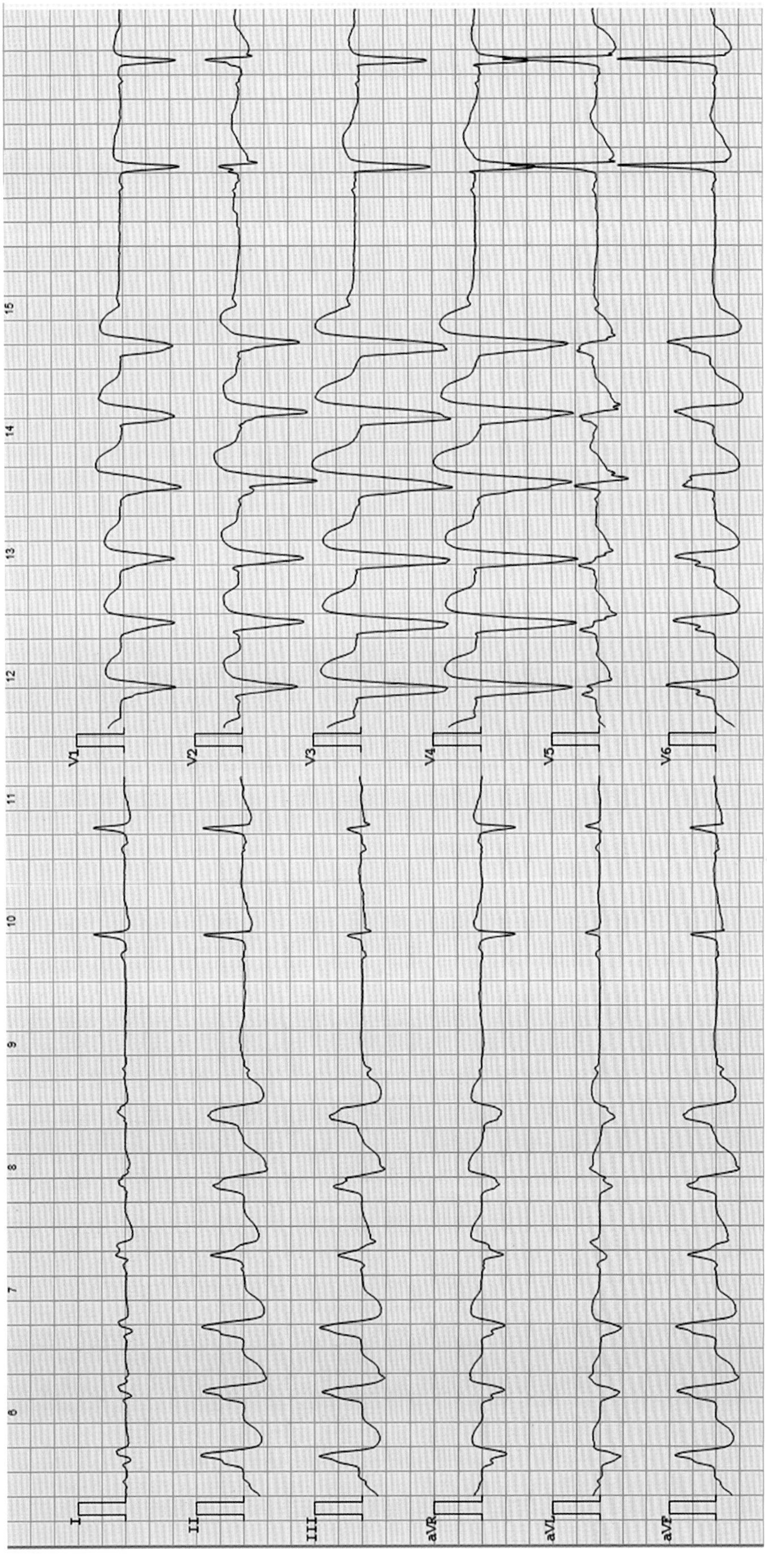


**图 14-69　室性心动过速**

与图 14-68 为同一患者连续记录，宽 QRS 心动过速终止恢复窦性心律，即宽 QRS 心动过速为室性心动过速。

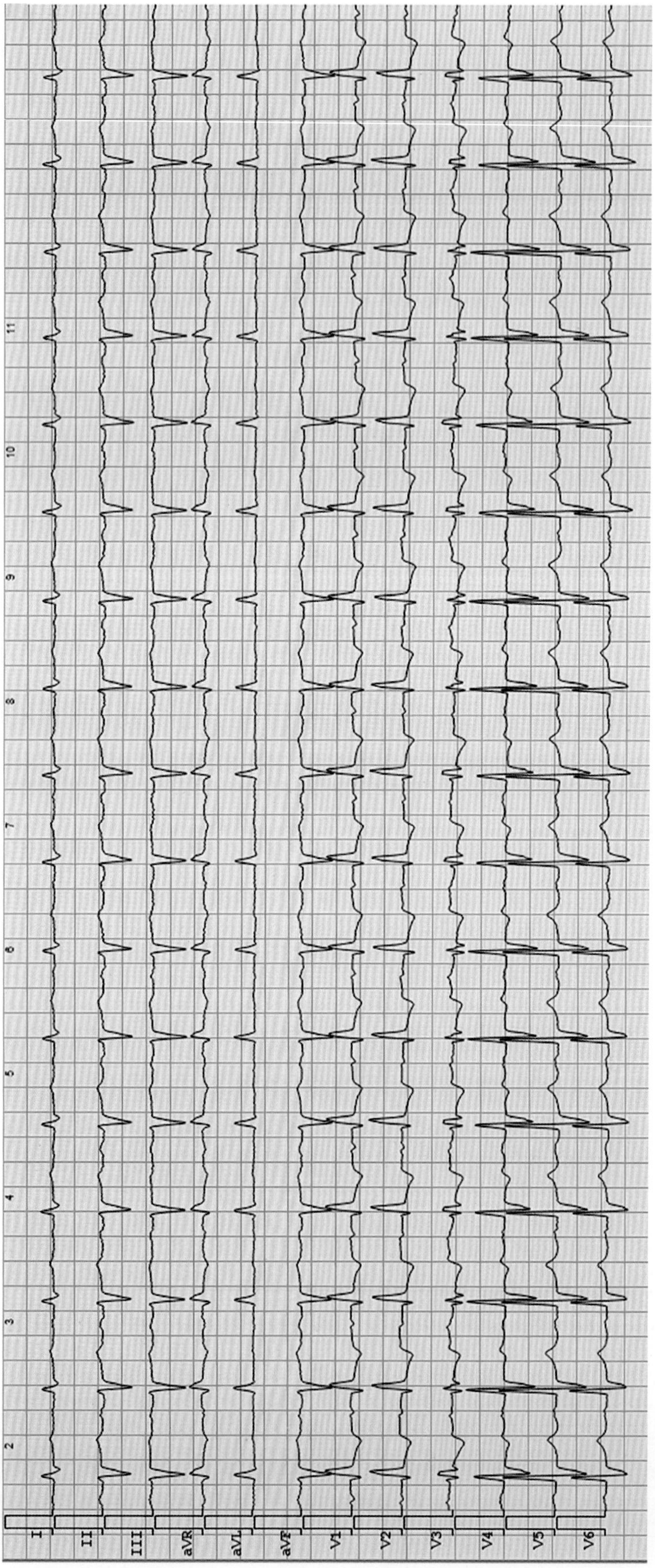


图 14-70　完全性右束支阻滞

女，71 岁，窦性心律，完全性右束支阻滞。

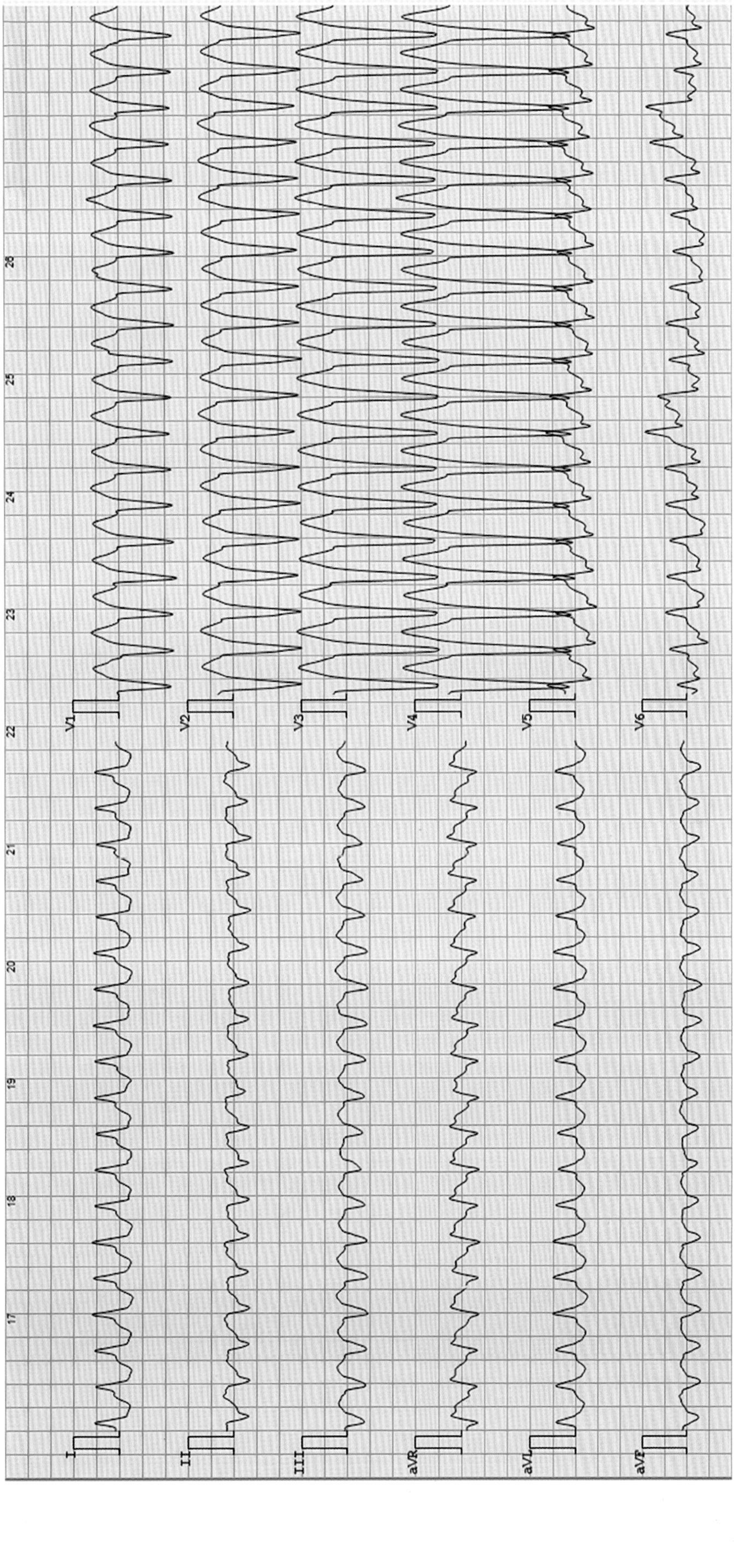


**图 14-71　室性心动过速**

与图 14-70 为同一患者，宽 QRS 心动过速，频率 194 次/min，$V_1$～$V_4$ 导联呈 QS 型，$S_{V4}$ 最深，即室性心动过速。

### (六)特殊方法

S5 导联、心房导联、ABC 导联、右胸导联、食管导联等特殊导联心电图对宽 QRS 心动过速有诊断和鉴别诊断的价值,见图 14-72、图 14-73。

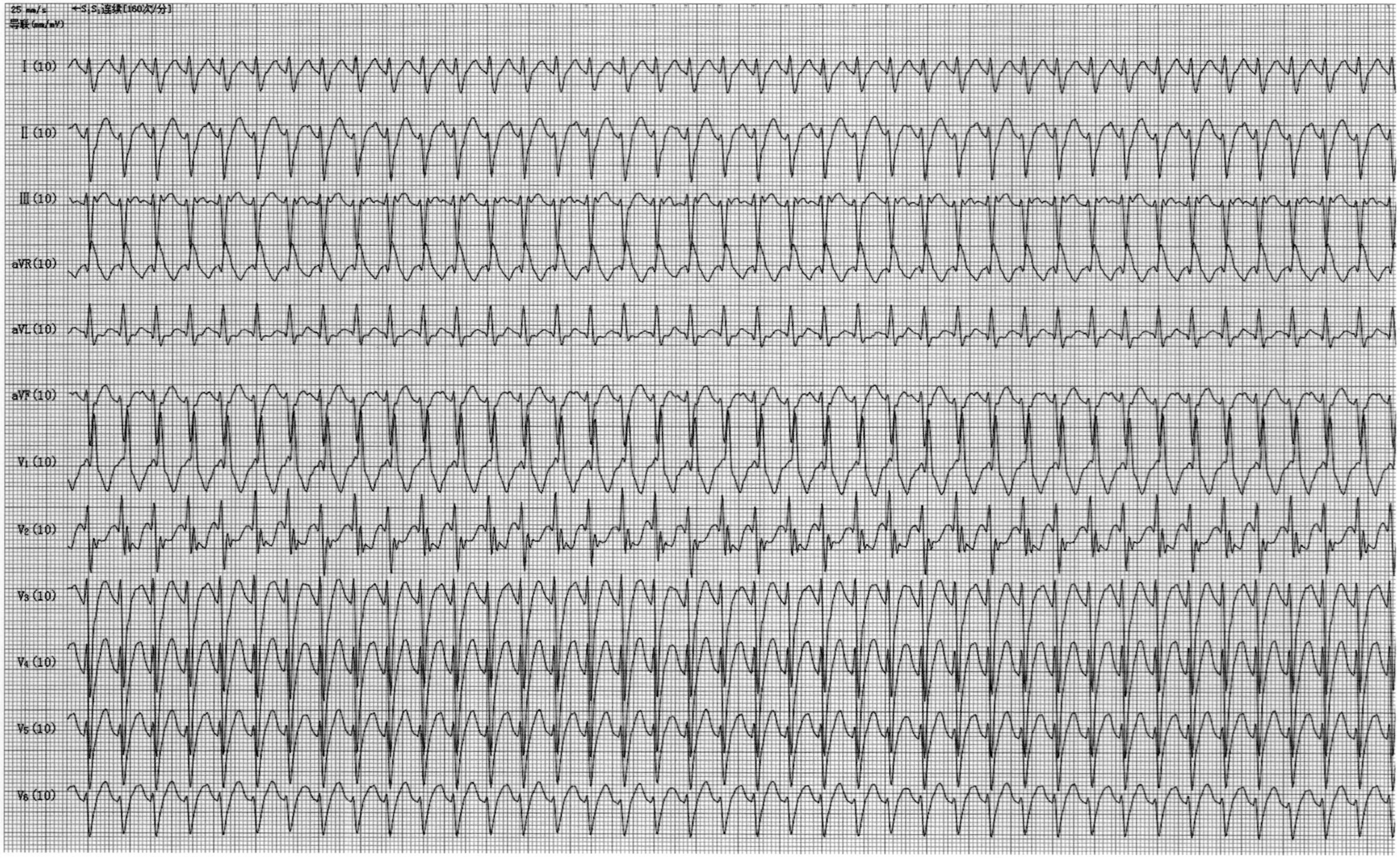


**图 14-72　类右束支阻滞图形宽 QRS 心动过速**

男,13 岁,食管心房调搏检查,诱发宽 QRS 心动过速,频率 187 次/min,类右束支阻滞图形。

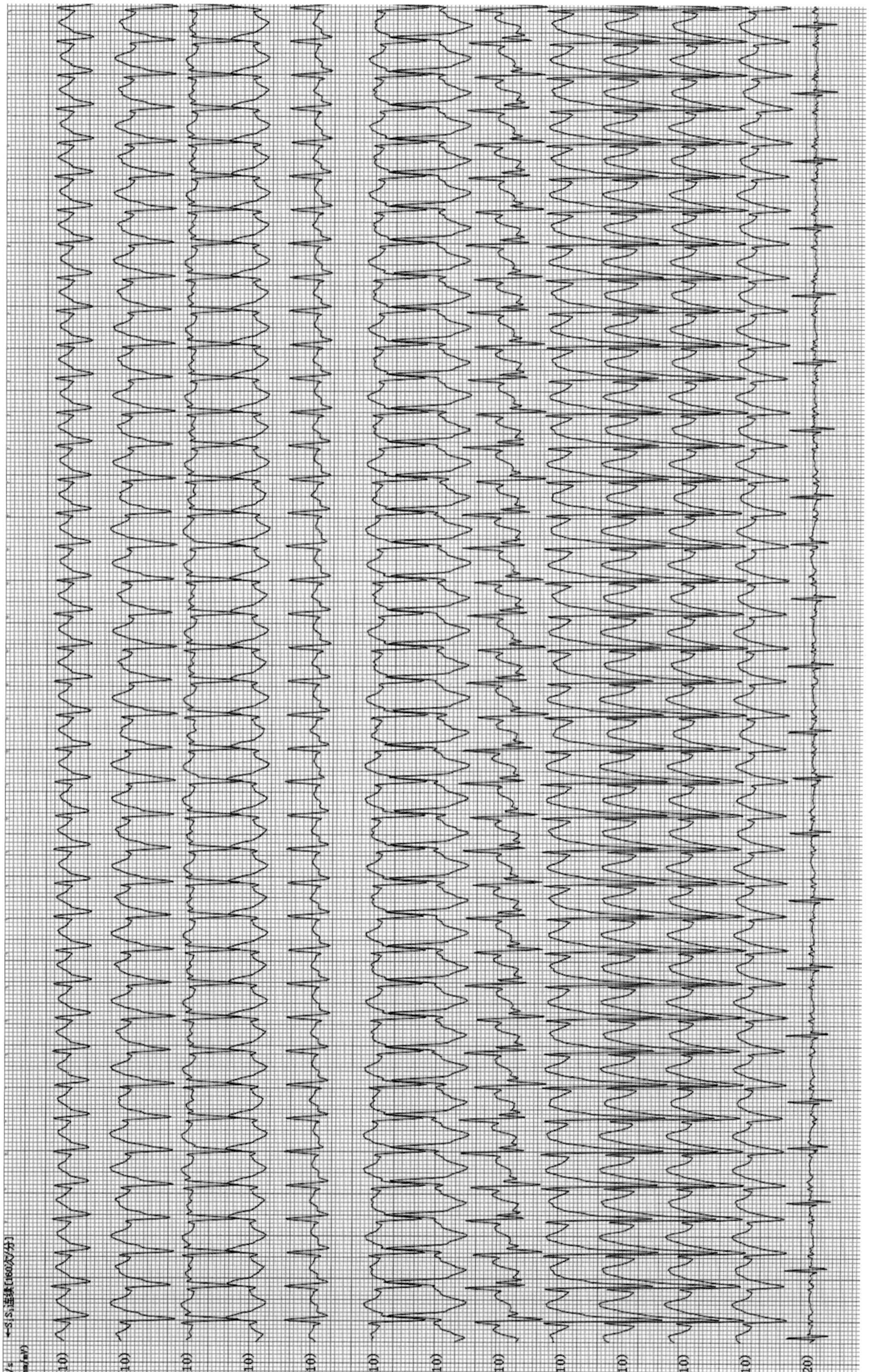


**图 14-73　室性心动过速**

与图 14-72 为同一患者，EB 显示房室分离，即宽 QRS 心动过速为室性心动过速。

### （七）发作前后心电图对照

结合临床，结合病史，同时发作前后心电图对照分析，见图14-74～图14-81。

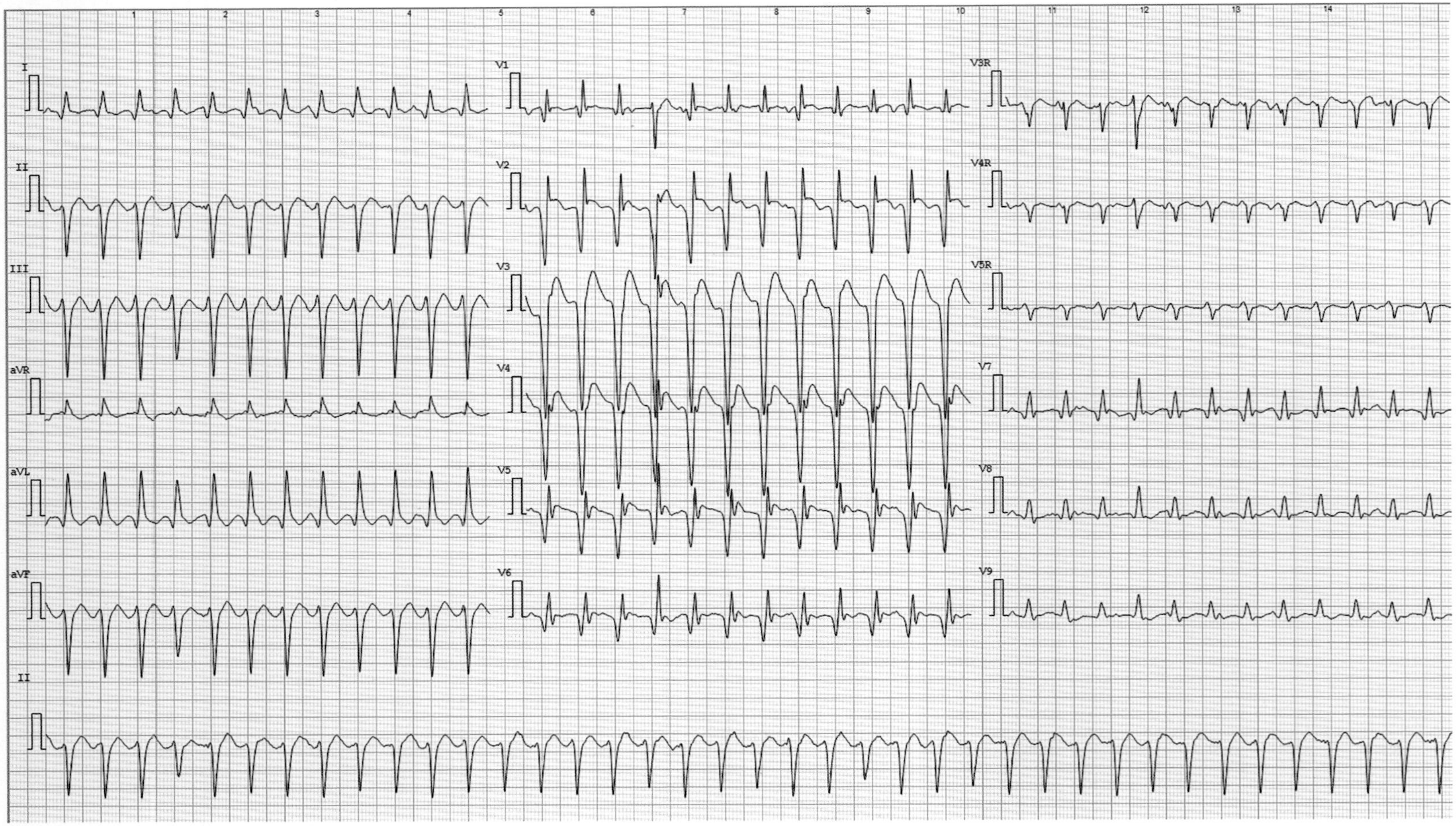


图14-74 宽QRS心动过速

男，75岁，宽QRS心动过速，频率153次/min。

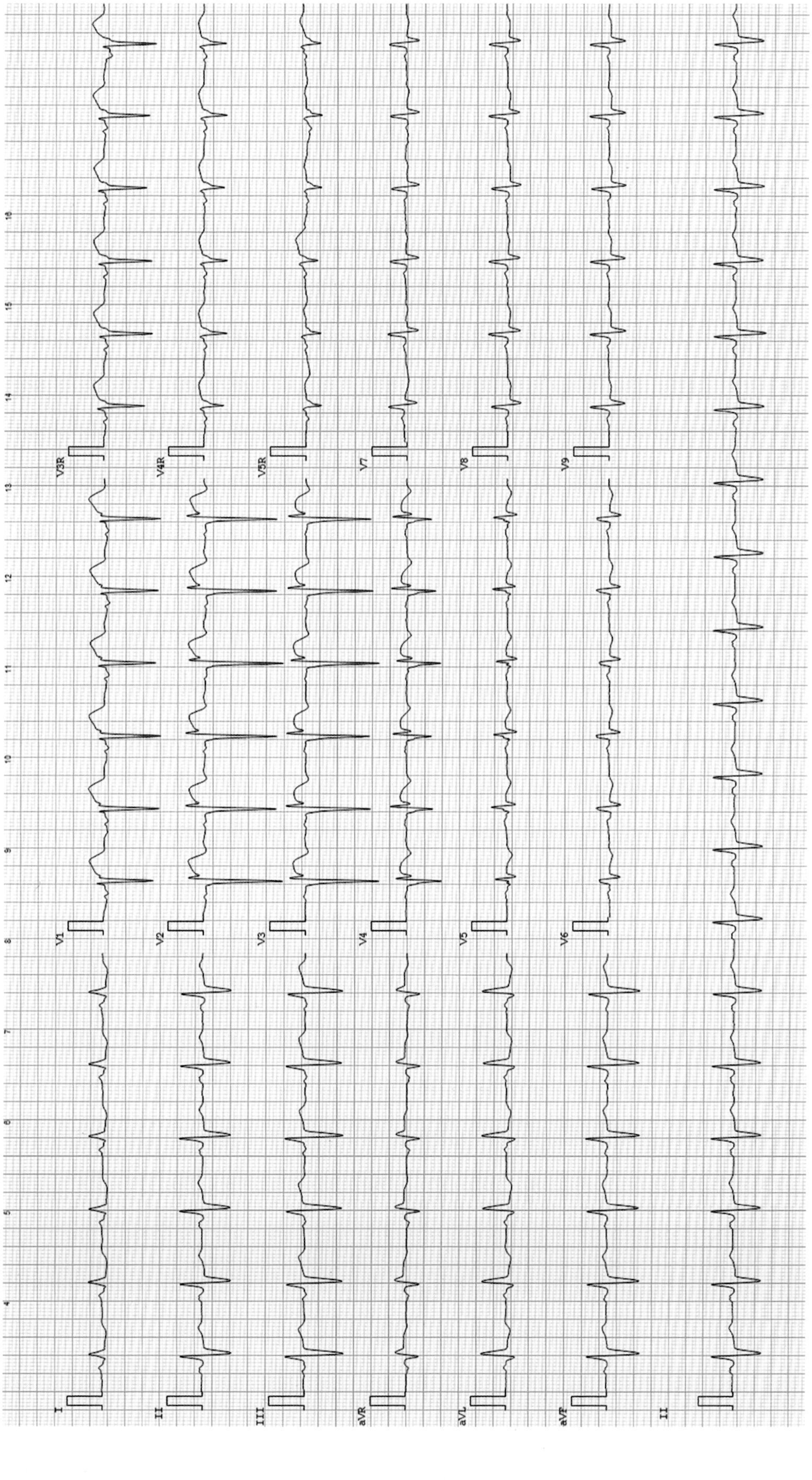


图 14-75　窦性心律

与图 14-74 为同一患者，窦性心律，综合分析为室性心动过速。

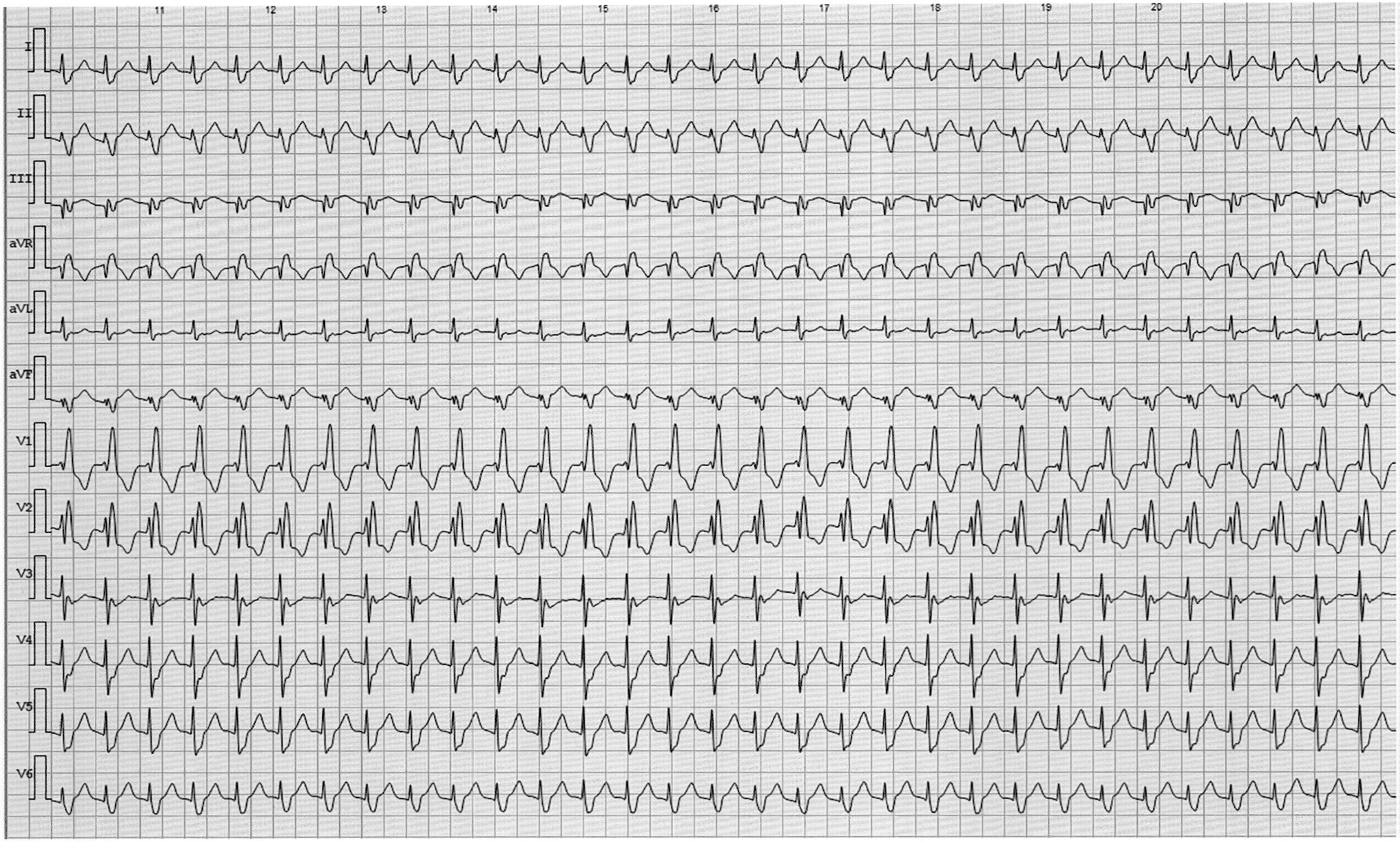


图 14-76　宽 QRS 心动过速

女,71 岁,宽 QRS 心动过速,频率 153 次/min。

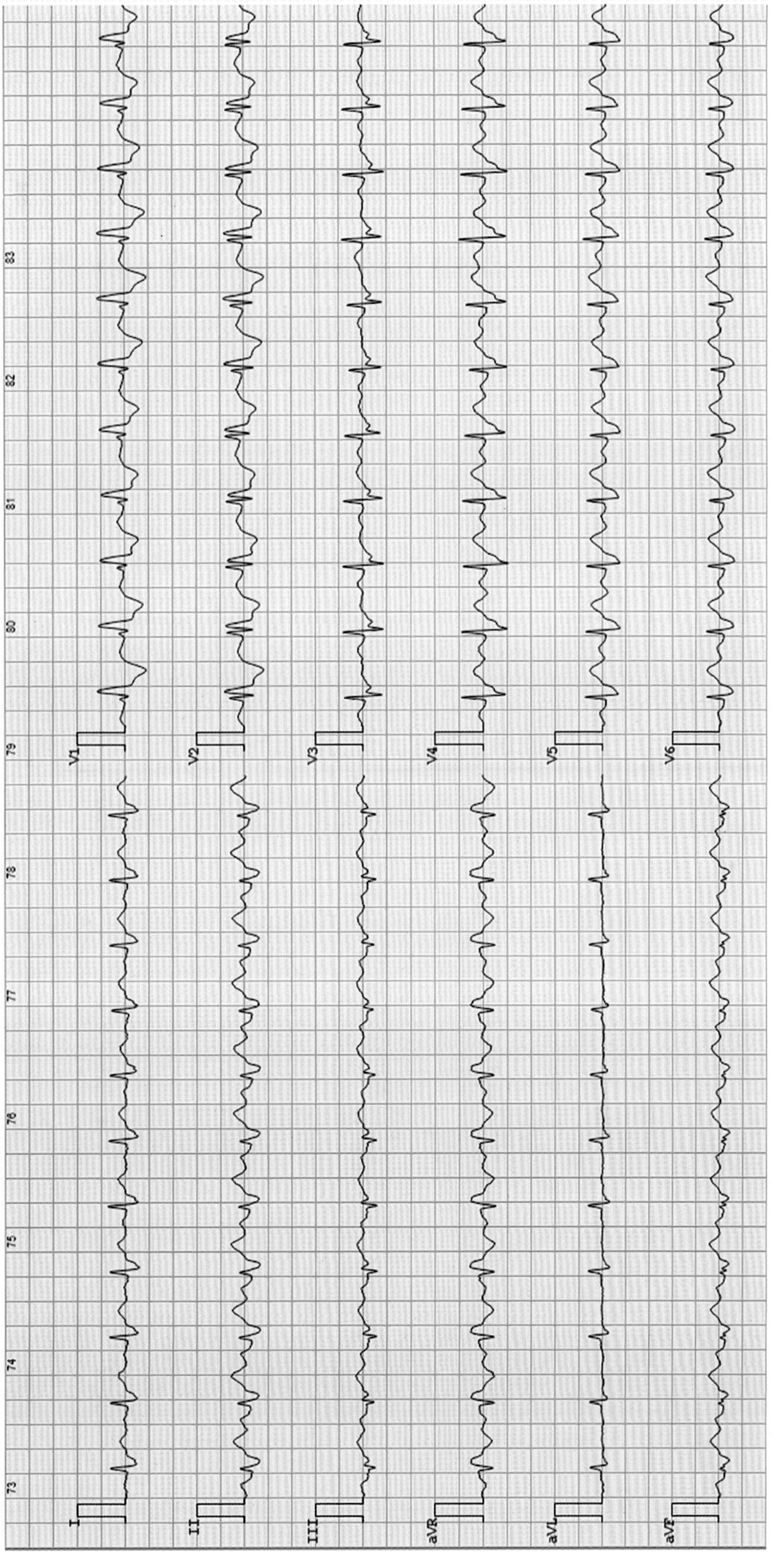


**图 14-77　室上性心动过速伴完全性右束支阻滞**

与图 14-76 为同一患者，宽 QRS 心动过速终止恢复窦性心律，完全性右束支阻滞，发作心动过速前后心电图对照分析宽 QRS 心动过速为室上性心动过速伴完全性右束支阻滞。

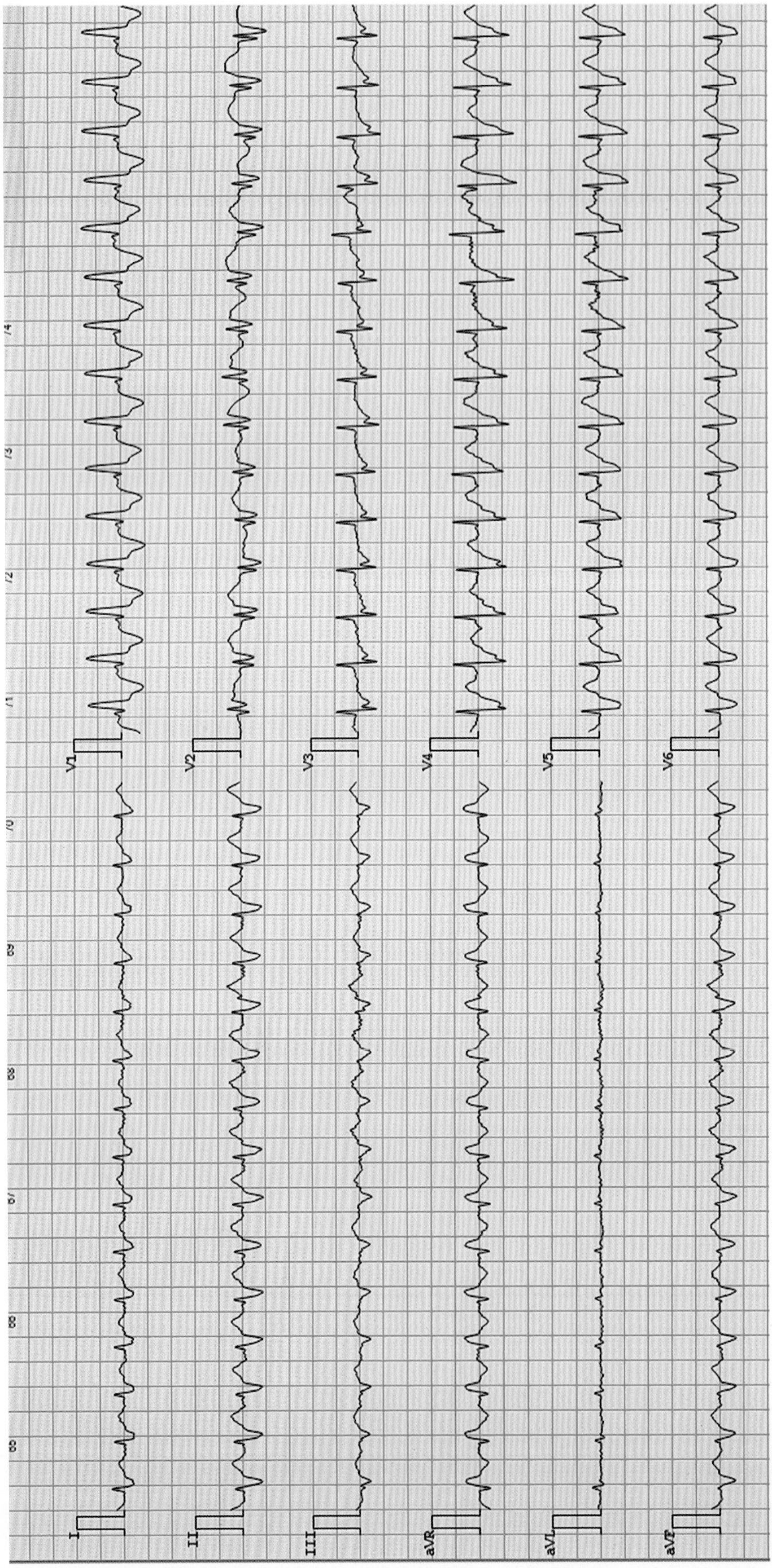


**图 14-78　慢-快型房室结折返性心动过速**

与图 14-76 为同一患者，$V_2$ 导联为单极食管导联，RP<PR，RP<70 ms，即慢-快型房室结折返性心动过速。

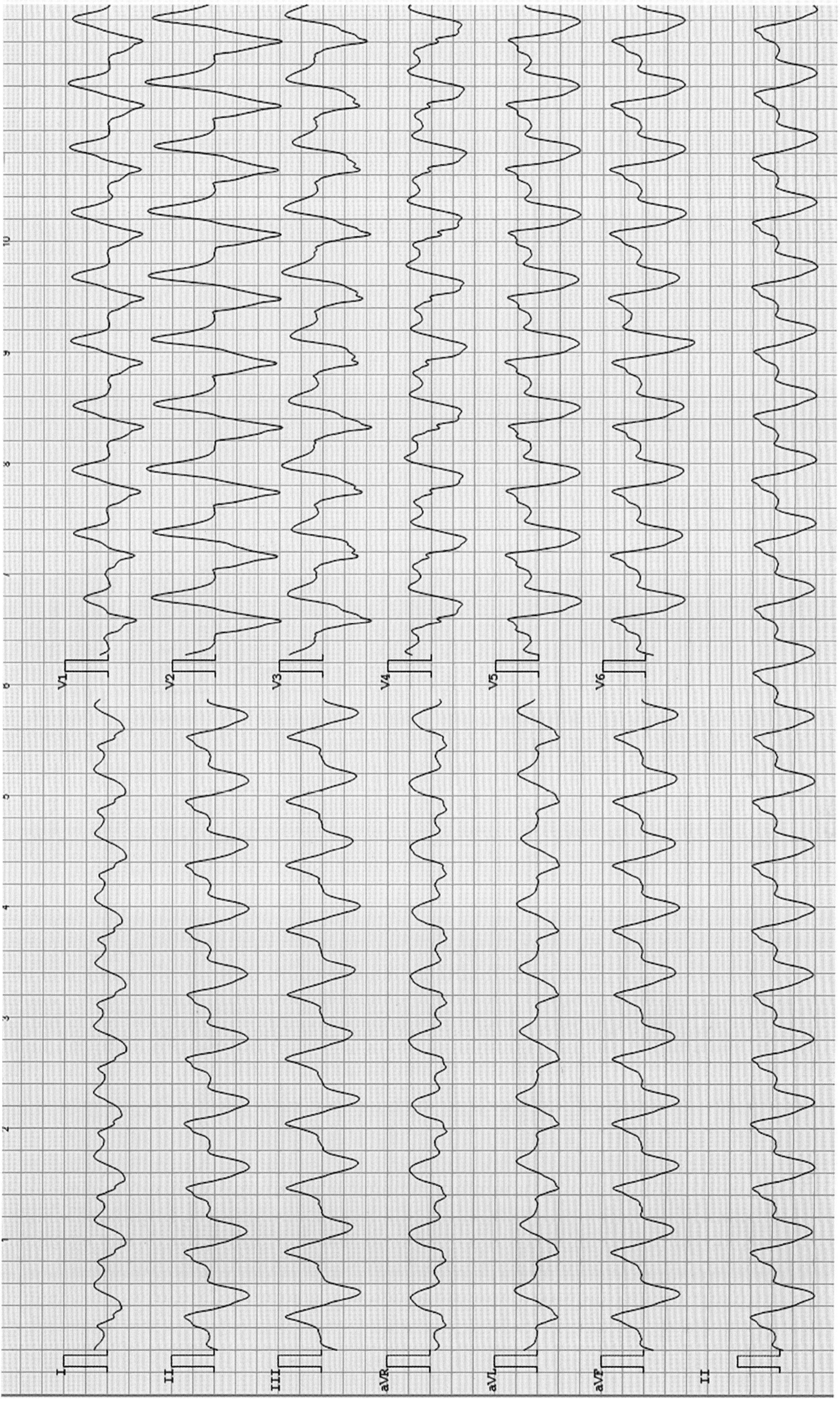


**图 14-79　宽 QRS 心动过速**

男,46 岁,宽 QRS 心动过速,频率 101 次/min,QRS 时限 220 ms,部分导联 T 波高耸。

| | | 审核日期 | 审核时间 | 医嘱名称 | 就诊日期 | 标本号 | 标本类型 | 医嘱状态 | 就诊科室 |
|---|---|---|---|---|---|---|---|---|---|
| 1 | ☐ | 2019-11-05 | 10:26:10 | 急诊血常规+C | 2019-11-05 | 419110507194 | 全血 | | 肾内科三病区 |
| 2 | ☐ | 2019-11-05 | 11:48:27 | 病毒快检四项 | 2019-11-05 | 419110507195 | 血清 | | 肾内科三病区 |
| 3 | ☐ | 2019-11-05 | 11:38:35 | 急诊凝血四项 | 2019-11-05 | 419110507191 | 血浆 | | 肾内科三病区 |
| 4 | ☐ | 2019-11-05 | 13:25:06 | 乙肝五项（酶 | 2019-11-05 | 419110507192 | 血清 | | 肾内科三病区 |
| 5 | ☑ | 2019-11-05 | 13:31:54 | 急诊肾功+电解 | 2019-11-05 | 419110507193 | 血清 | | 肾内科三病区 |
| 6 | ☐ | 2019-11-05 | 18:27:30 | 急诊肾功+电解 | 2019-11-05 | 419110510683 | 血清 | | 肾内科三病区 |
| 7 | ☐ | 2019-11-06 | 09:54:20 | 铁代谢检测 | 2019-11-05 | 419110520965 | 血清 | | 肾内科三病区 |
| 8 | ☐ | 2019-11-06 | 14:01:55 | 血清骨型碱性 | 2019-11-05 | 419110520967 | 血 | | 肾内科三病区 |
| 9 | ☐ | 2019-11-06 | 14:02:16 | 甲状旁腺激素 | 2019-11-05 | 419110520966 | 血清 | | 肾内科三病区 |

10 第 1 共1页

| | | 检验趋势图 | 描述 | 结果 | 单位 | 异常值 | 范围值: |
|---|---|---|---|---|---|---|---|
| 1 | ☑ | 检验趋势图 | 钾 | 9.05 | mmol/L | 偏高 | 3.5--5.3 |
| 2 | ☐ | 检验趋势图 | 钠 | 138 | mmol/L | M | 137--147 |
| 3 | ☐ | 检验趋势图 | 氯 | 102 | mmol/L | M | 99--110 |
| 4 | ☑ | 检验趋势图 | 钙 | 2.00 | mmol/L | 偏低 | 2.11--2.52 |
| 5 | ☑ | 检验趋势图 | 磷 | 3.37 | mmol/L | 偏高 | 0.85--1.51 |

图 14-80 电解质检查结果

与图 14-79 为同一患者急诊电解质,血钾 9.05 mmol/L。

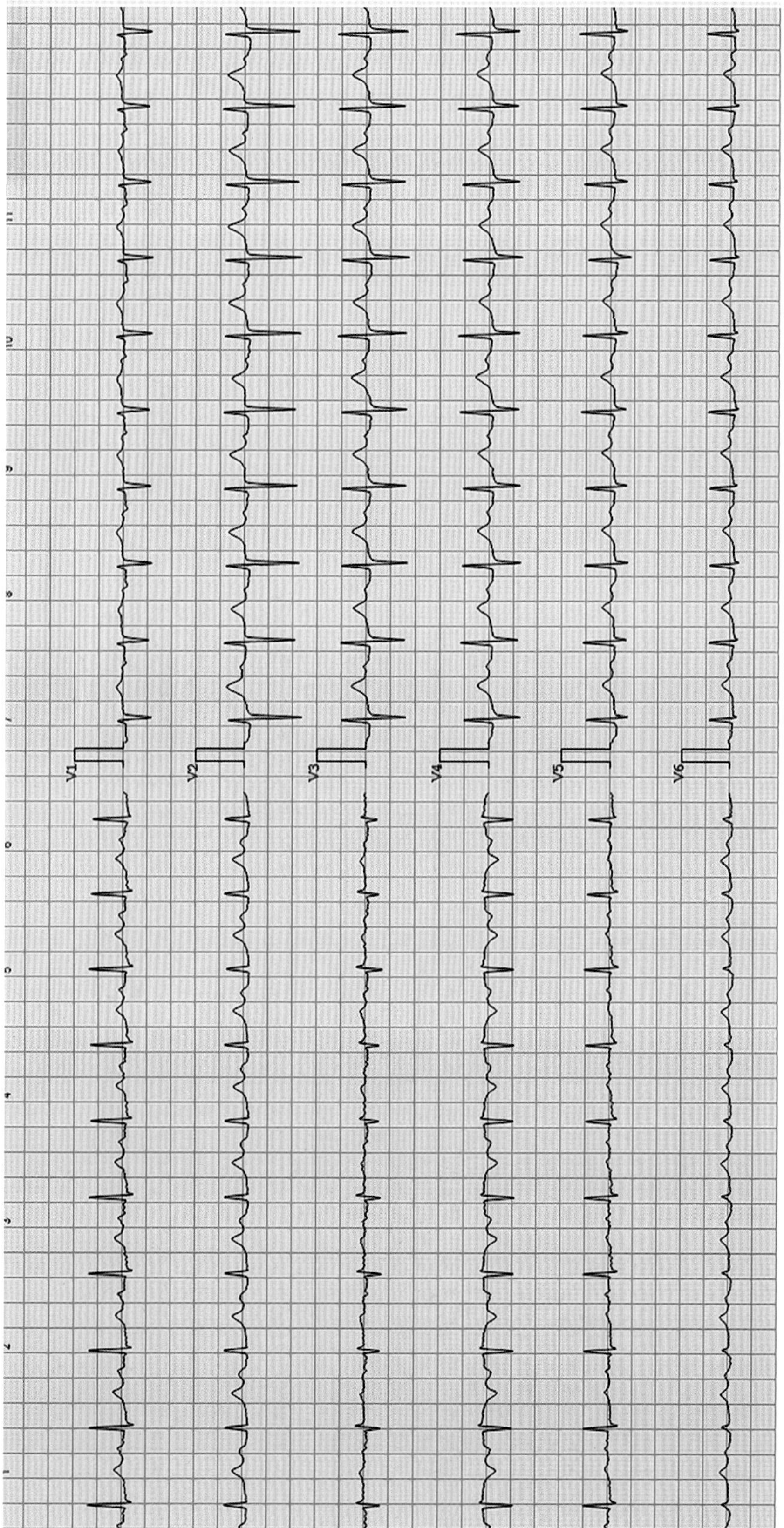


**图 14-81　血钾恢复正常后复查心电图**

与图 14-79 为同一患者，血钾恢复正常后复查心电图。

### (八)熟悉经典诊断流程

1. 1978 年 Wellens 方案　RBBB 型室性心动过速鉴别标准,见图 14-82、图 14-83。①QRS≥140 ms。②心电轴左偏。③QRS 波群形态:$V_1$导联呈 RS、RSr,$V_6$导联呈 QR 或 QS。④房室分离、心室夺获。

2. 1988 年 Kindwall 方案　LBBB 型室性心动过速鉴别标准,见图 14-84 ~ 图 14-87。①$V_1$、$V_2$导联 R 波>30 ms;$V_1$、$V_2$导联 RS 间期>60 ms。②$V_6$导联有 q 或 Q 波。③$V_1$、$V_2$导联之 S 波降支有切迹。④QRS 波群≥160 ms。

3. 1991 年 Brugada 方案　诊断室性心动过速的四步流程,如不符合则为室上性心动过速;此方案不适用于心室预激并逆向 AVRT 的鉴别诊断,见图 14-88。①胸导联无 RS 形—VT。②胸导联 RS 间期>100 ms—VT。③房室分离—VT。④符合室性心动过速图形特点—VT。

4. 1994 年 Brugada 方案　为了鉴别预激性心动过速与室性心动过速,又补充了三步流程。①$V_4$ ~ $V_6$导联负向波为主—VT。②$V_2$ ~ $V_6$导联有(q)QR 型—VT。③房室分离—VT。否则为旁路前传的房室折返性心动过速。

5. 2007 年 Vereckei 方案　Vereckei 新四步流程图诊断室性心动过速。①房室分离—VT;②aVR 初始 R 波—VT;③不呈束/分支阻滞图形—VT;④Vi/Vt≤1—VT。

不符合则为室上性心动过速。

室上性心动过速合并束支阻滞时,室间隔激动及随后心室激动波向量方向背离 aVR 导联,使得 aVR 导联 QRS 波为负向,但合并下壁心肌梗死时例外。

室上性心动过速合并束支阻滞时,起始激动速度较快,由于束支阻滞导致心室除极后半部分延长形成宽 QRS 波,导致 QRS 波下降支陡峭;室性心动过速起始激动在心室肌之间传导,传导速度缓慢,直到传导至希氏束-浦肯野纤维后心室才开始加速,因此 QRS 波下降支较缓慢,上升支陡峭。见图 14-89、图 14-90。

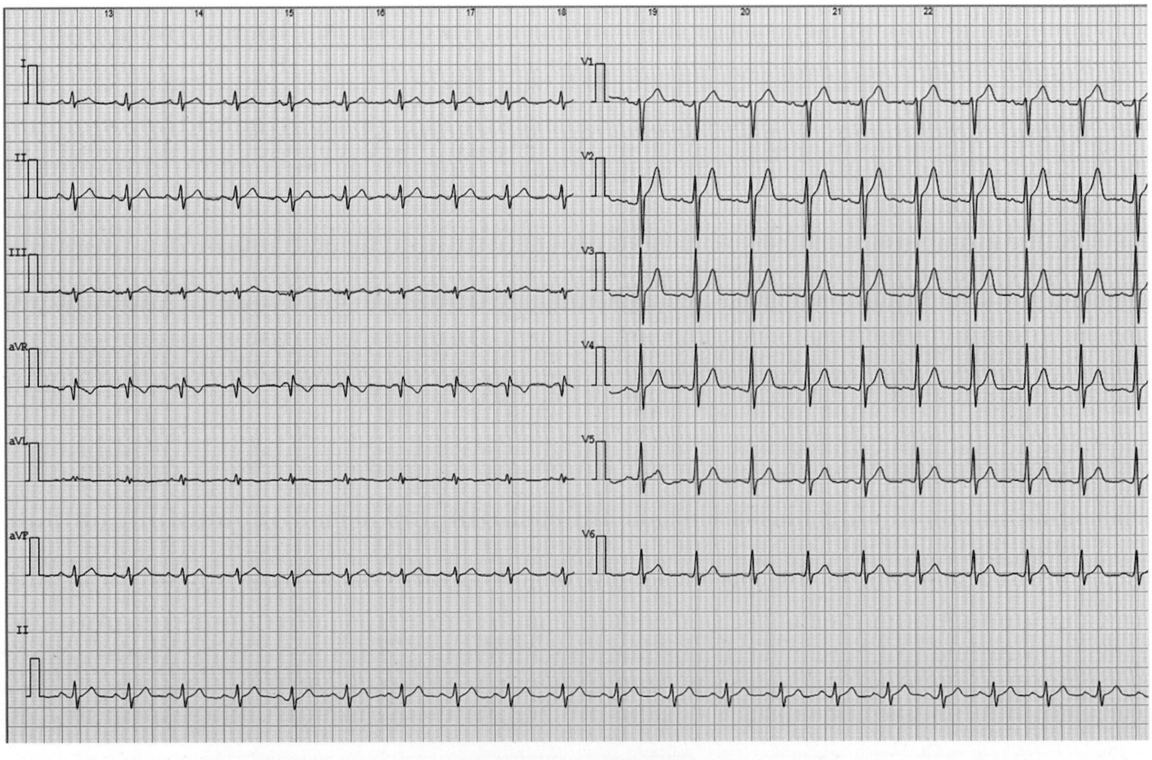


**图 14-82　窦性心律**

男,15 岁,窦性心律,频率 100 次/min。

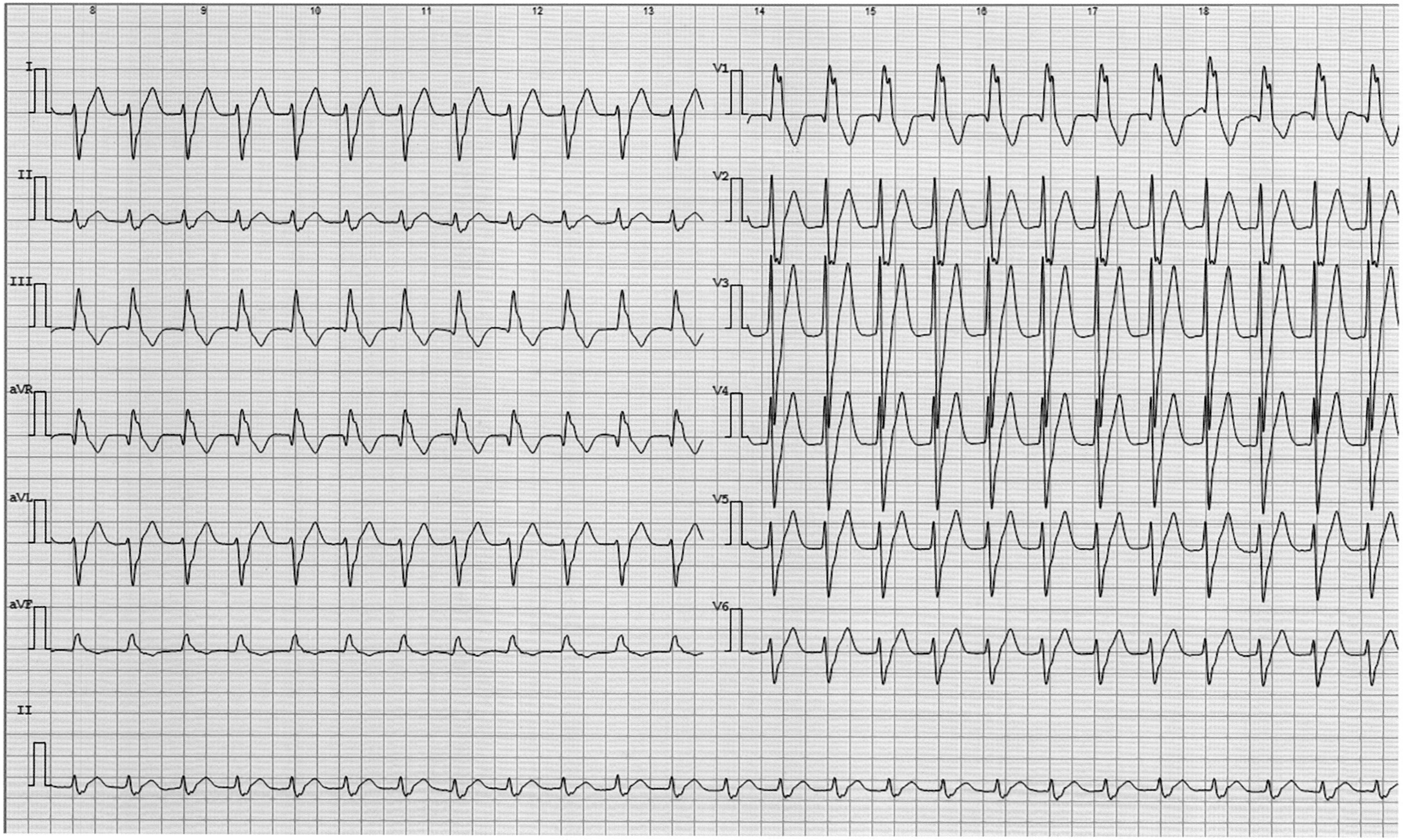


**图 14-83　室性心动过速**

与图 14-82 为同一患者,宽 QRS 心动过速,频率 124 次/min,QRS 时限 0.19 s,类右束支阻滞图形,QRS 电轴右偏,即室性心动过速。

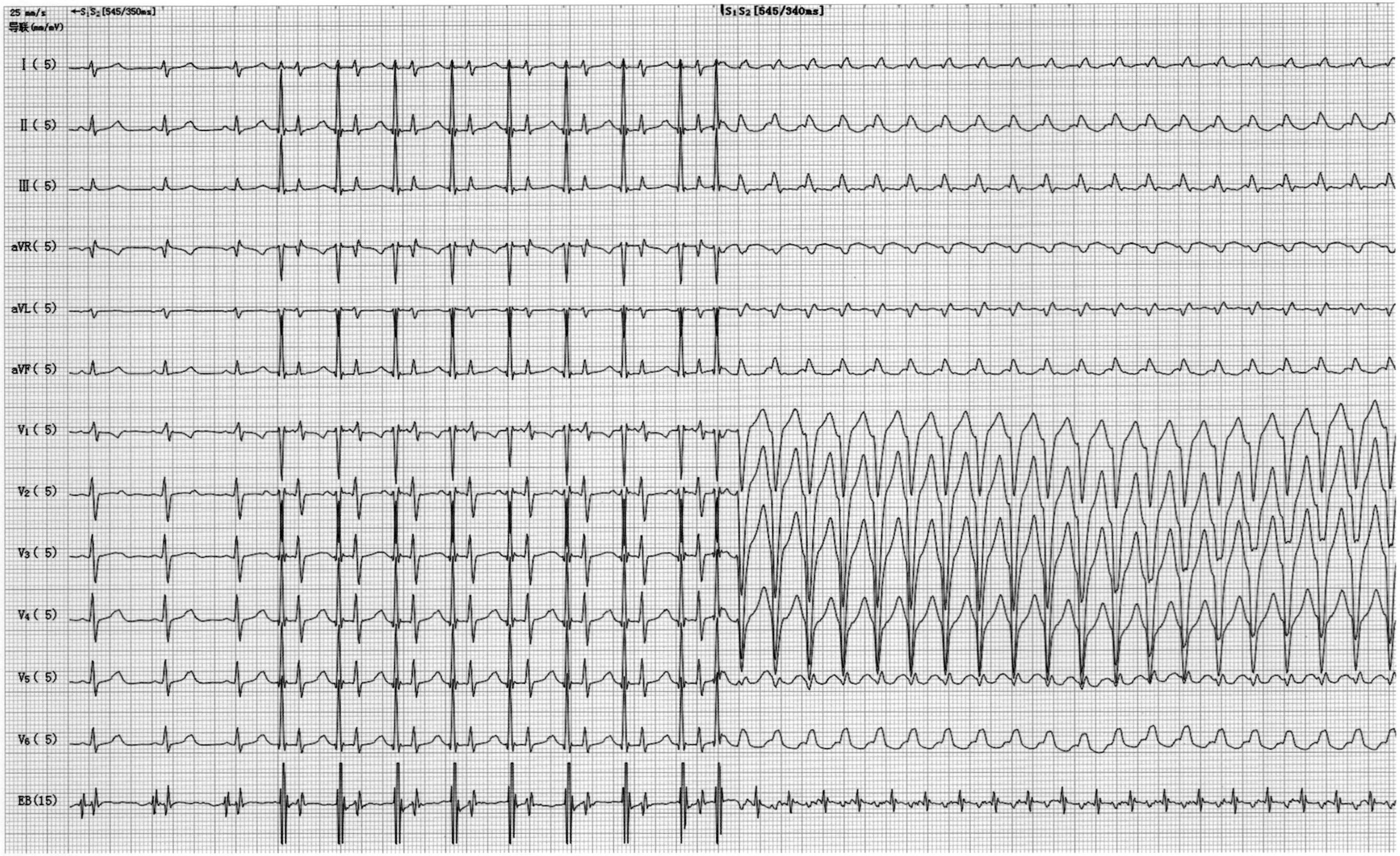


**图 14-84　$S_1S_2$ 诱发宽 QRS 心动过速**

男,28 岁,第 1 ~ 3 个心搏为窦性,$S_1S_2$(545-340ms)诱发宽 QRS 心动过速,心室率 188 次/min,EB 显示 RP<PR,RP>70 ms,$RP_{EB}<RP_{V1}$,即左侧房室旁路参与的顺向型房室折返性心动过速,LBBB 型室内差异性传导、蝉联现象。

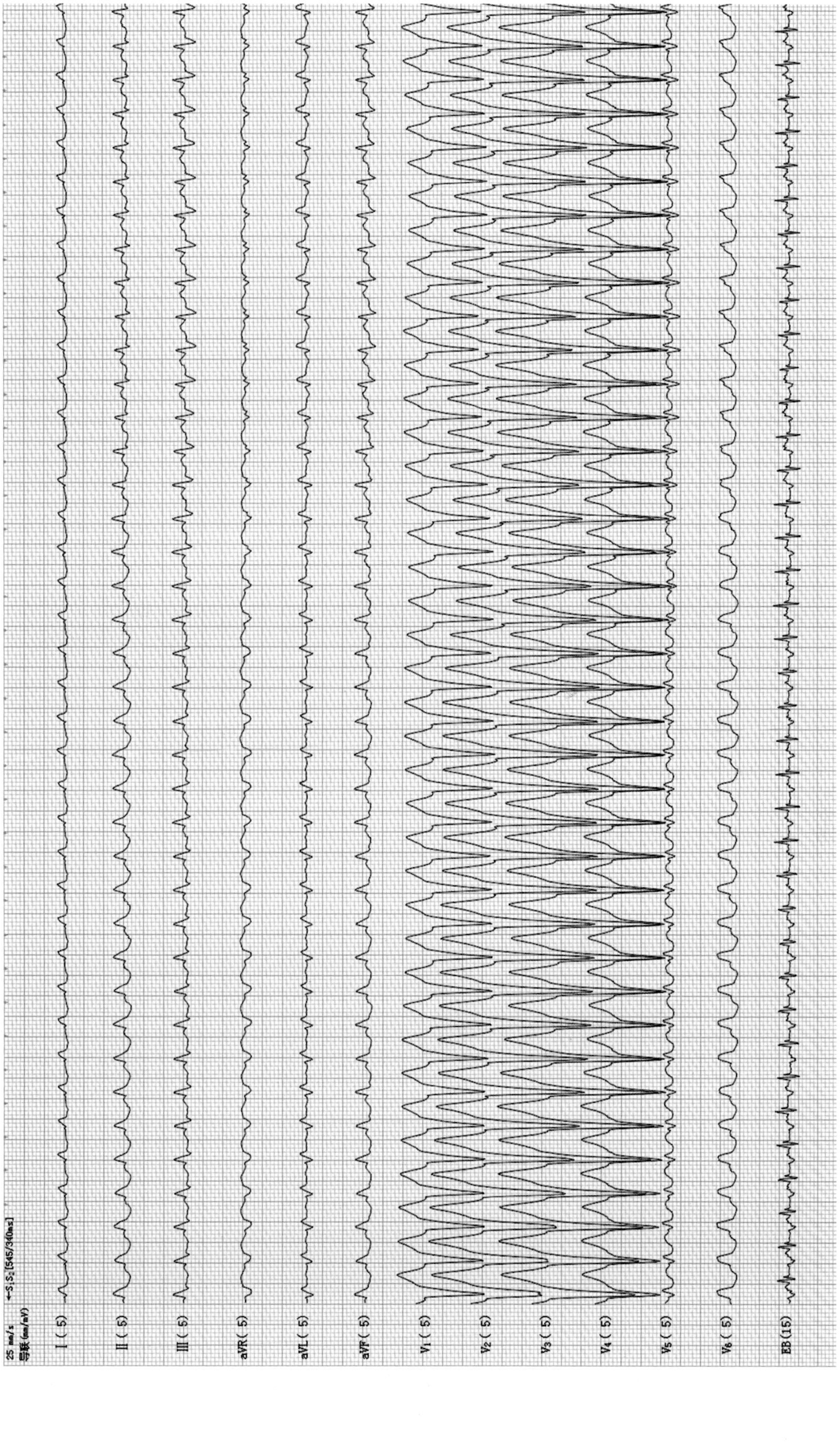


**图 14-85　顺向型房室折返性心动过速**

与图 14-84 为同一患者，左侧房室旁路参与的顺向型房室折返性心动过速，LBBB 型室内差异性传导、蝉联现象。

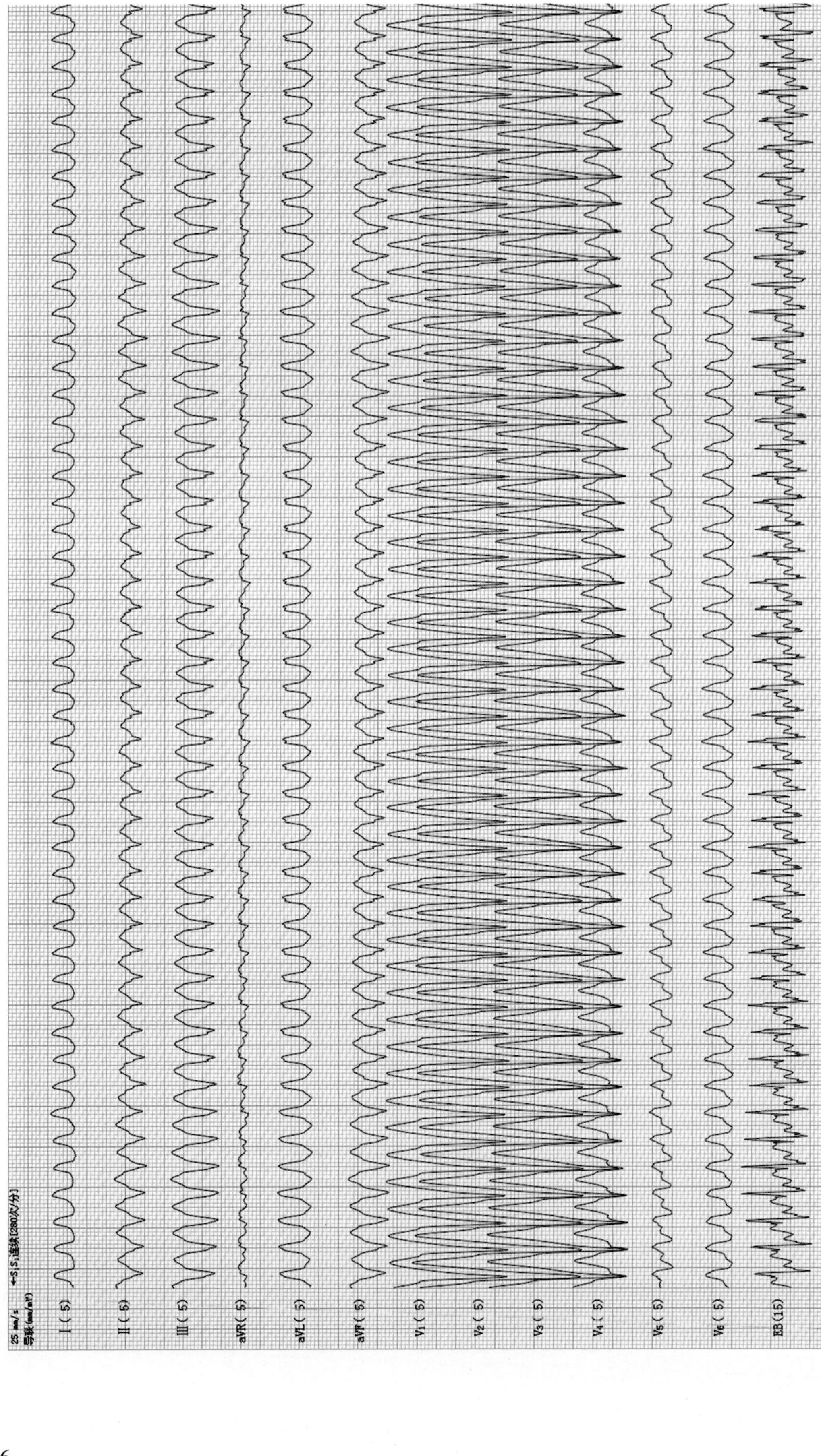


**图 14-86 宽 QRS 心动过速**

男，38 岁，类左束支阻滞图形宽 QRS 心动过速，$RV_1$、$V_2$<30 ms，$V_6$导联无 q 波。

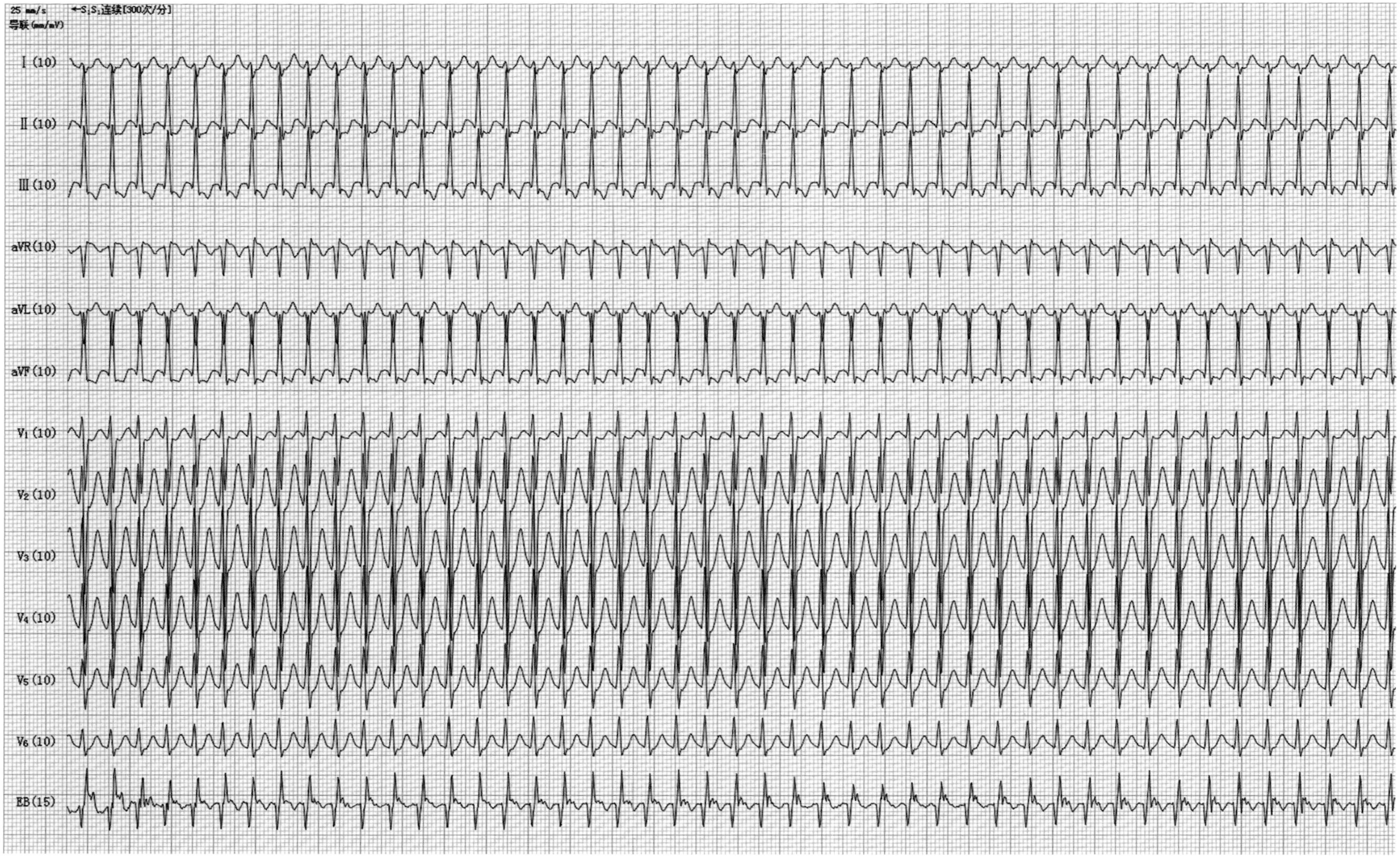


图 14-87　慢-快型房室结折返性心动过速

与图 14-86 为同一患者,EB 显示 RP<PR,RP<70 ms,即慢-快型房室结折返性心动过速,回顾性分析图 18-86 诊断为慢-快型房室结折返性心动过速伴左束支阻滞型室内差异性传导。

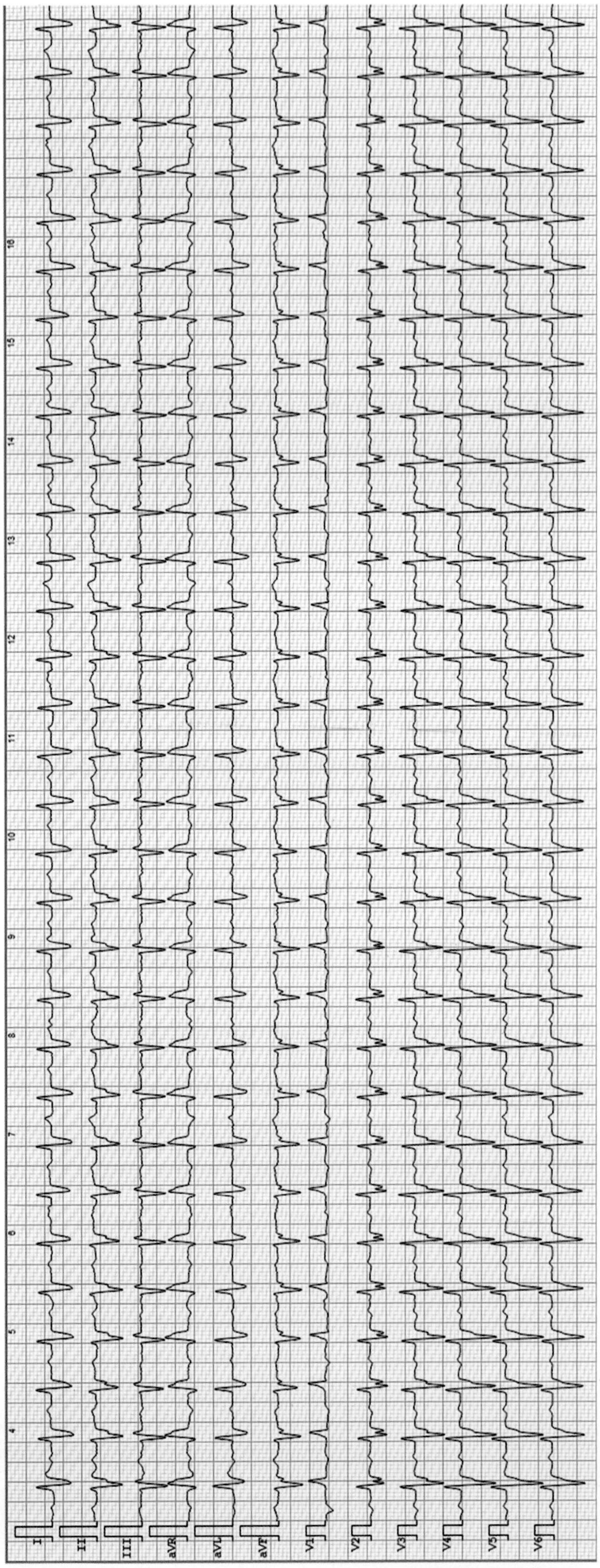


**图 14-88　室性心动过速**

男,62 岁,宽 QRS 心动过速,频率 122 次/min,Ⅰ导联清晰可见窦性 P 波,形成房室分离,即室性心动过速。

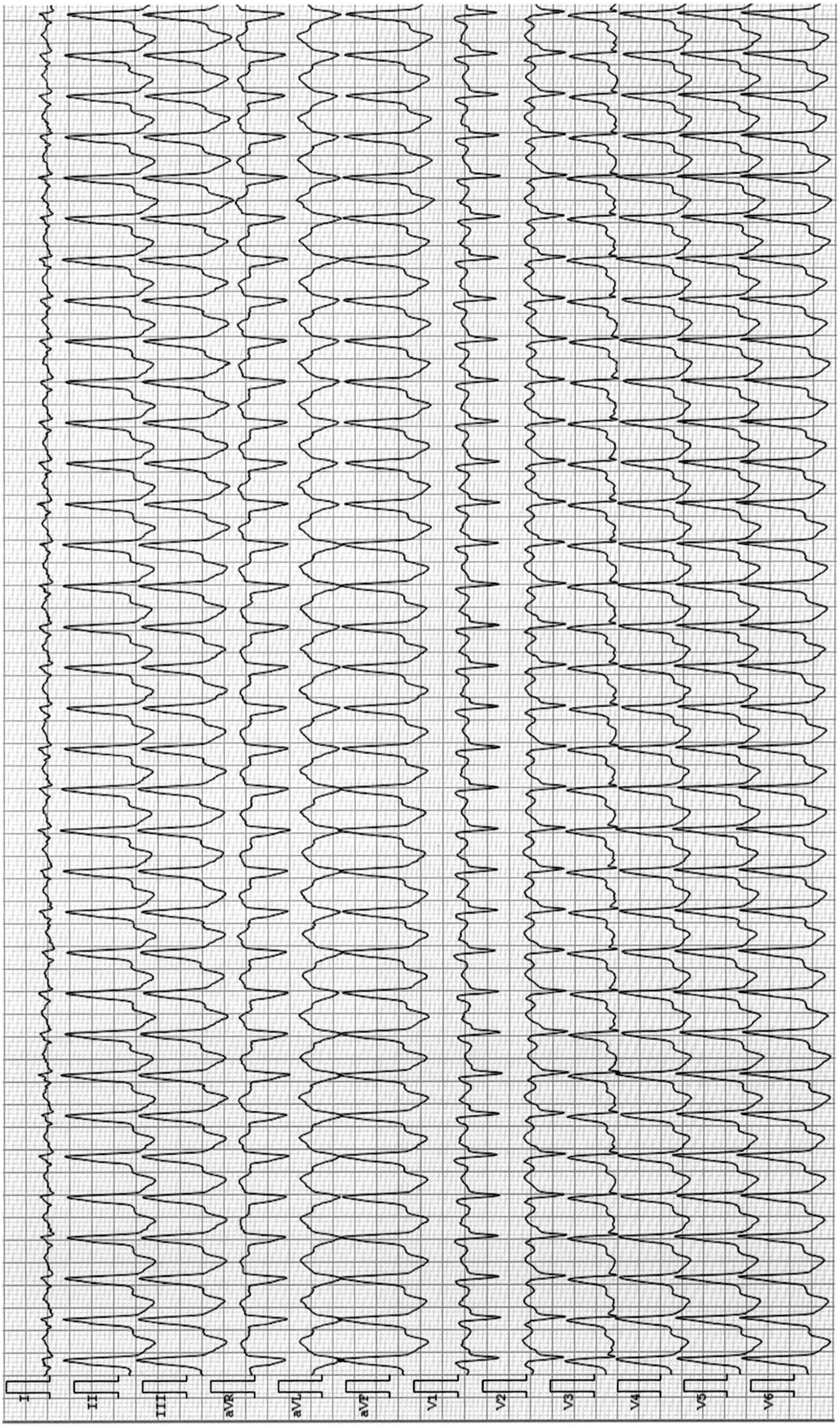


**图 14-89　宽 QRS 心动过速**

女,34 岁,宽 QRS 心动过速,频率 166 次/min。

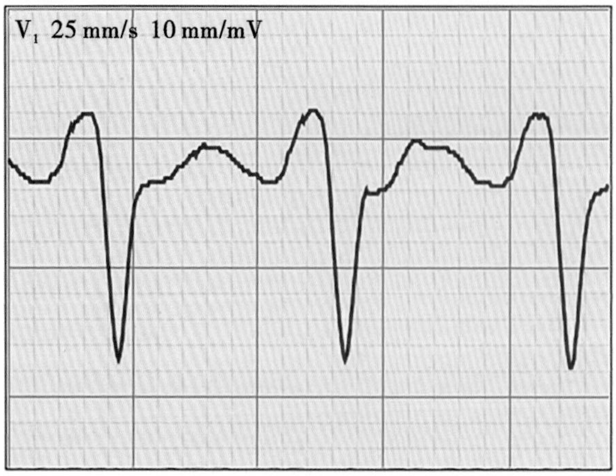


**图 14-90　室性心动过速**

为同 14-88 中的 $V_1$ 导联放大图,Vi/Vt<1,即室性心动过速。

6. 2008 年 Vereckei 方案　2008 年 Vereckei 又提出了 aVR 导联诊断宽 QRS 心动过速的新流程。①QRS 波起始为 R 波—VT。②起始 r 波或 q 波的时限>40 ms—VT。③以 QS 波为主时起始部分有顿挫—VT。④Vi/Vt≤1—VT,Vi/Vt>1—SVT 伴束支阻滞。

7. 2010 年 Luis 方案　R 波波峰时限(RWPT)鉴别室性心动过速。

测量 RWPT 间期时选用Ⅱ导联,从 QRS 波起点到波峰的时间;RWPT≥ 50 ms 为 VT,见表14-1、图 14-91 ~图 14-94。

**表 14-1　R 波波峰时限鉴别宽 QRS 心动过速**

| Ⅱ导联<br>RWPT | 室性心动过速 | 室上性心动过速 |
|---|---|---|
| | ≥50 ms | <50 ms |
| 不同形态的 QRS 波形 | 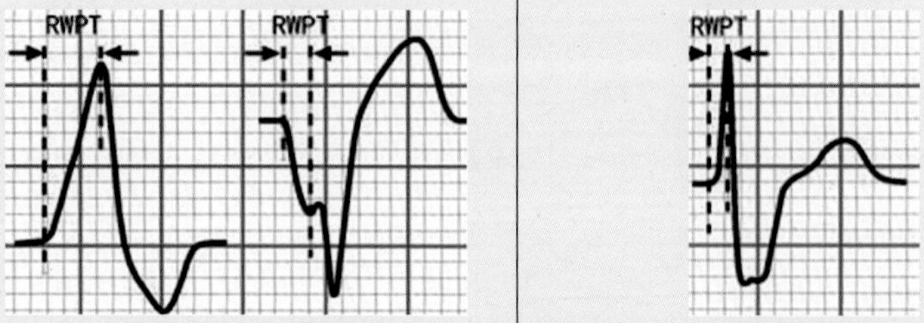 | |

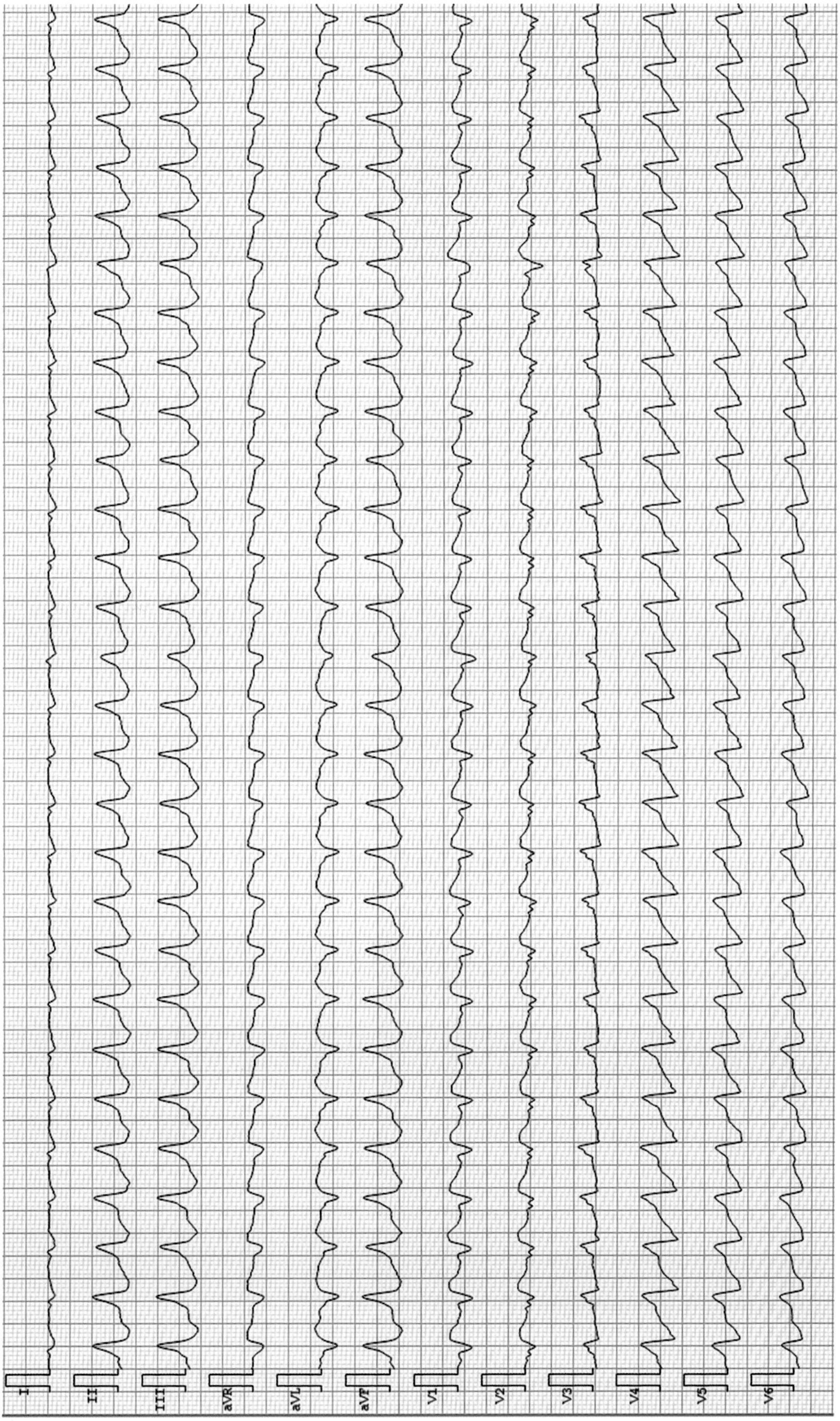


图 14-91　宽 QRS 心动过速

男，85 岁，宽 QRS 心动过速，频率 133 次/min。

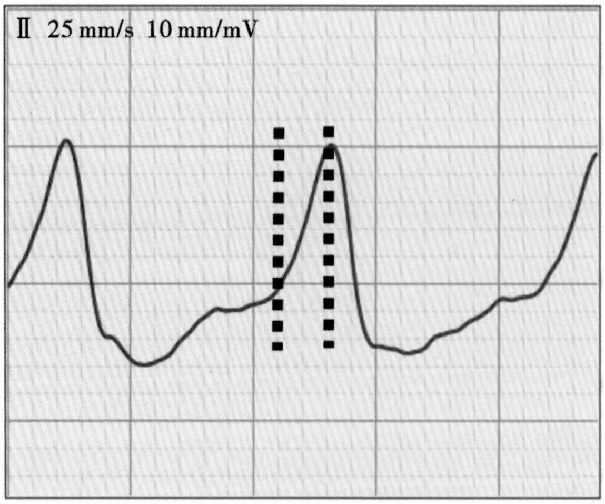


**图 14-92 室性心动过速**

为图 14-91 中Ⅱ导联放大图,显示 RWPT≥ 50 ms,即室性心动过速。

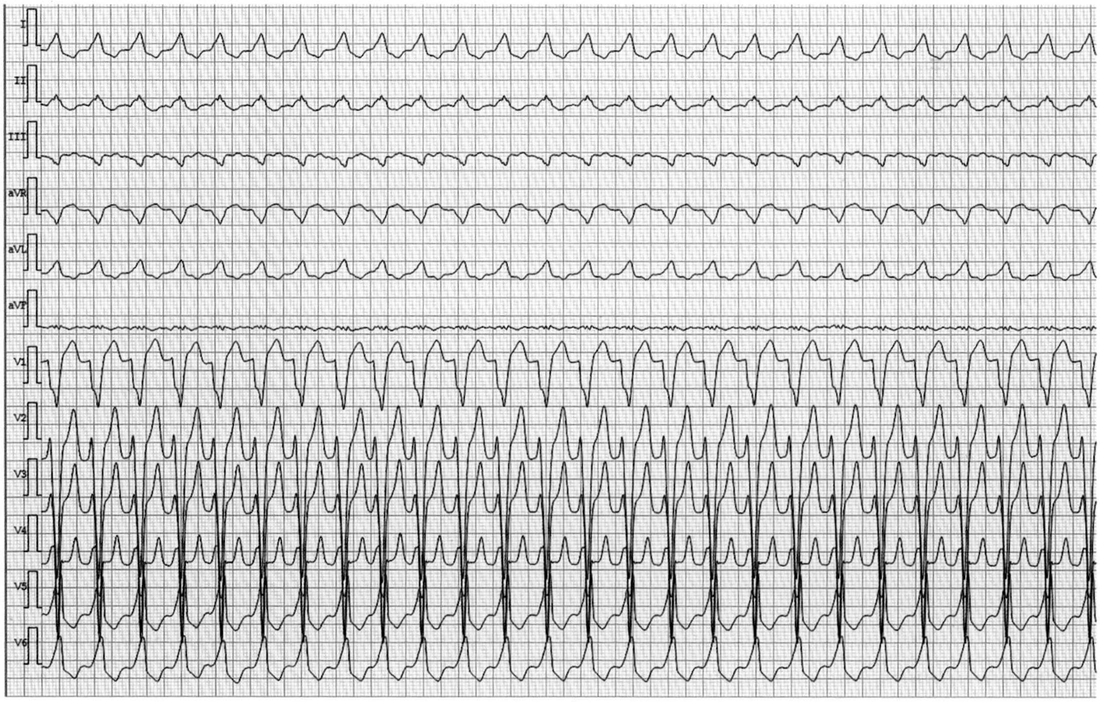


**图 14-93 宽 QRS 心动过速**

男,90 岁,宽 QRS 心动过速,频率 127 次/min。

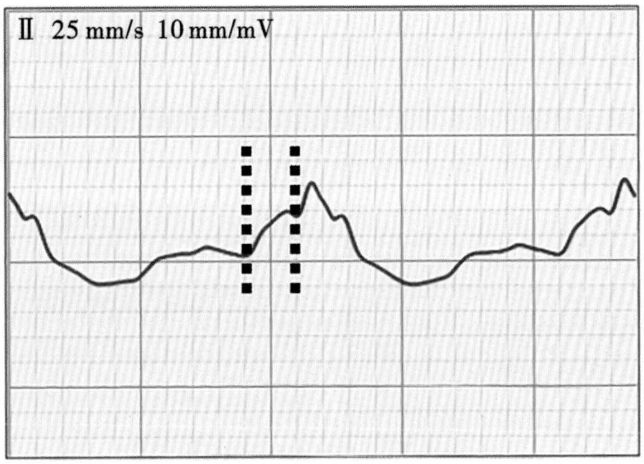


**图 14-94　室性心动过速**

为图 14-93 中Ⅱ导联放大图，显示 RWPT≥ 50 ms，即室性心动过速。

## 三、双向性心动过速

心动过速的 QRS 波群形状和方向出现交替性改变，亦称双向性心律。

### （一）心电图特点

（1）一系列快速宽大畸形的 QRS，由两种方向相反的 QRS 波交替出现所组成，有时一组 QRS 呈室上性，其波形和时间均接近正常。

（2）RR 间期呈两种情况：①$R_1R_2$时间与 $R_2R_1$时间相同；②$R_1R_2$时间与 $R_2R_1$时间不相同。

（3）心室率>70 次/min。

### （二）常见类型

（1）双源性室性心动过速，见图 14-95 ~ 图 14-97。

（2）单源性室速伴交替性折返性室内差传。

（3）室性+室上性（差传或束支阻滞）。

（4）室上性+室上性：交替性右束支、左束支阻滞。

（5）室上性+室上性：原有右束支阻滞的基础上交替出现左前和左后分支阻滞。

（6）交界性心动过速伴室内差传并有电压交替。

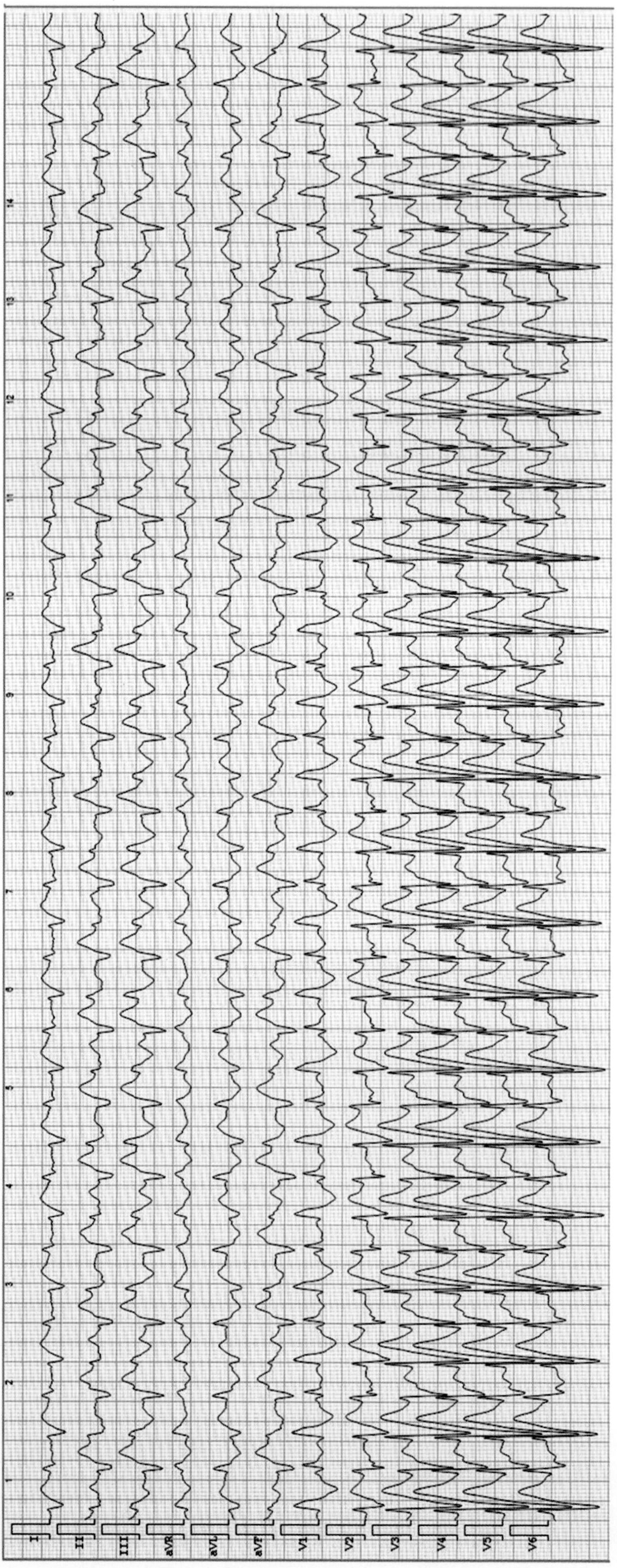


图 14-95　双向性室性心动过速

男,48 岁,两种宽 QRS 交替出现,频率 162 次/min,即双向性室性心动过速。

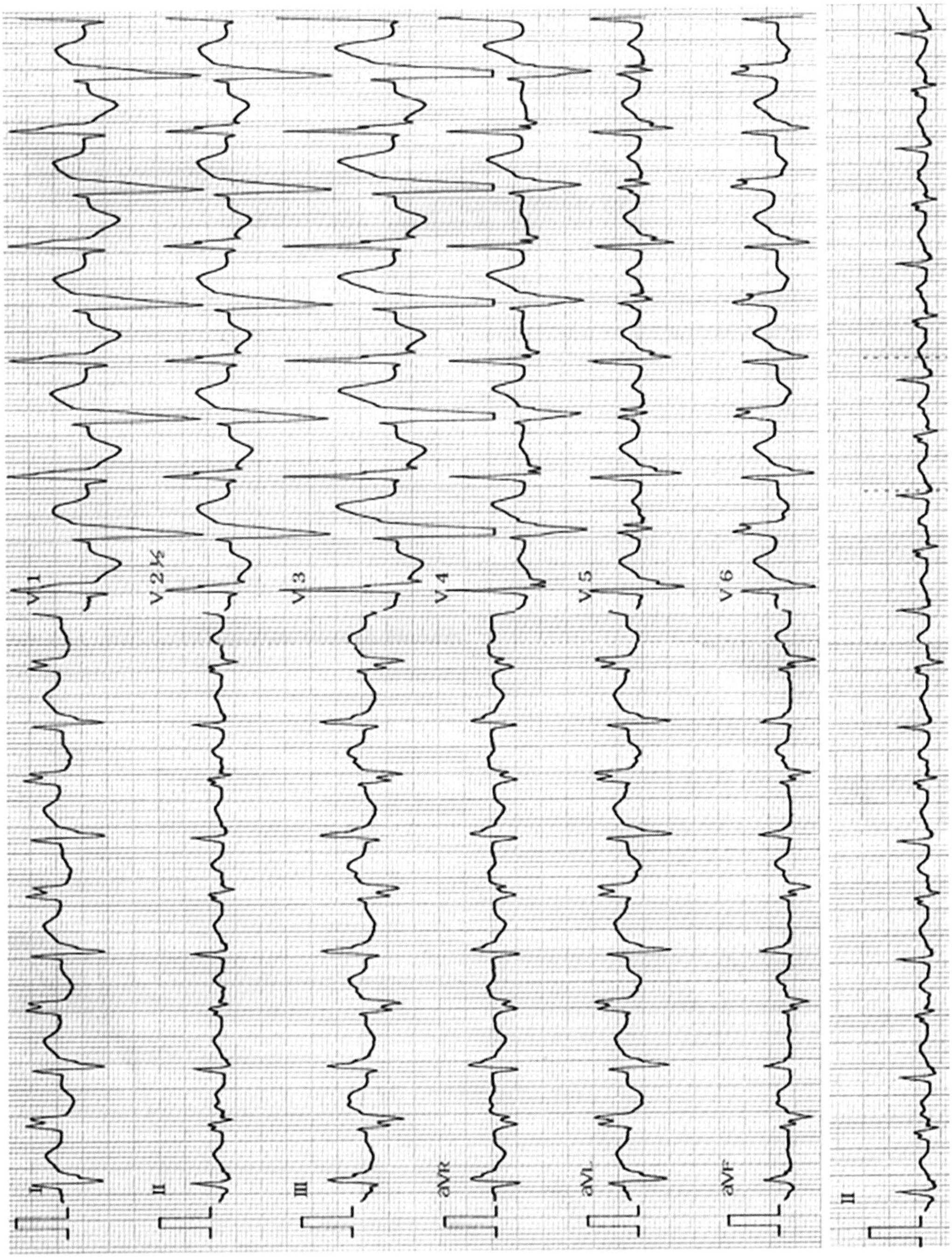


**图 14-96　双向性心动过速**

女，25 岁，心动过速的 QRS 波群形态和方向交替改变，即双向性心动过速。

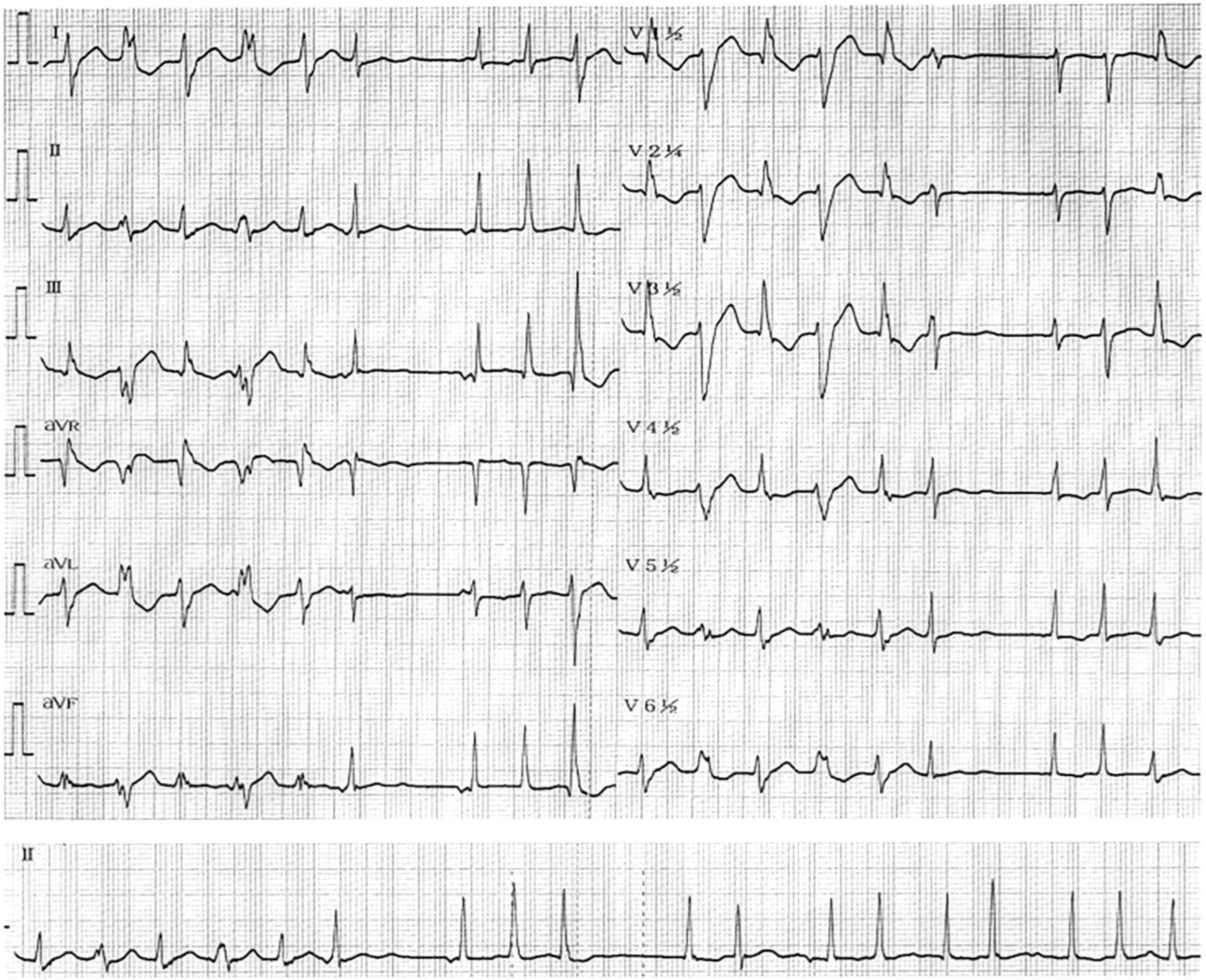


**图 14-97　双向性心动过速终止**

与图 14-96 为同一患者,双向性心动过速终止后可见室上性 QRS 波,回顾性分析图 14-96 为双向性室性心动过速。

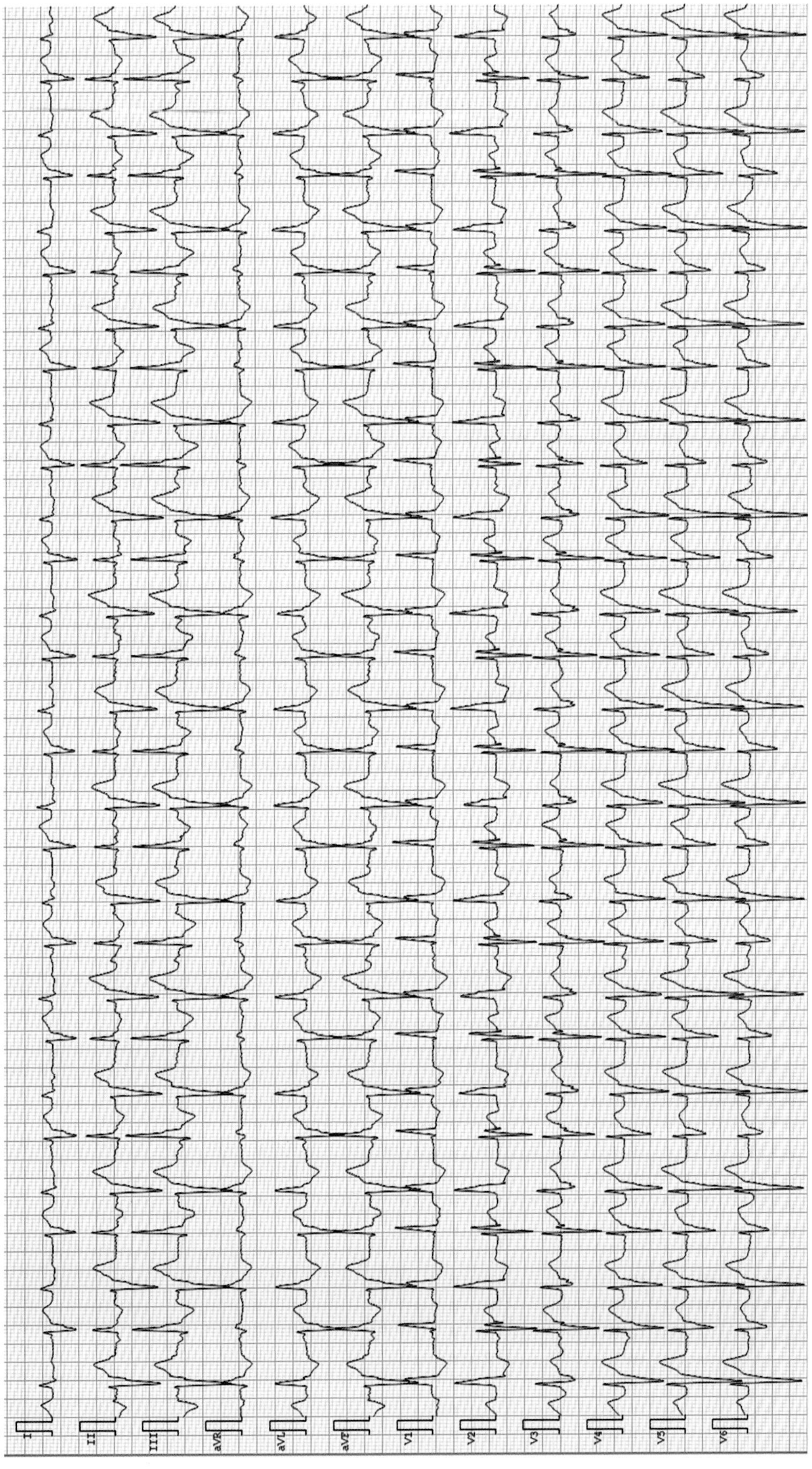


**图 14-98　双向性室性心动过速**

女，79 岁，心动过速的 QRS 波群形态和方向交替改变，可见房室分离，即双向性室性心动过速。

## 四、特发性室性心动过速

特发性室性心动过速(idiopathic ventricular tachycardia,IVT)是无器质性心脏病患者发生的单形性室性心动过速,约占室性心动过速的10%。

### (一)分类

1. 右室特发性室性心动过速(IRVT) 常发生于流出道,也见于流入道、心尖部及游离壁,占IVT的70%。

2. 左室特发性室性心动过速(ILVT) 常发生于间隔部,少见于流出道、游离壁,占IVT的30%。

### (二)右室特发性室性心动过速

1. 右室流出道室性心动过速(RVOT)

(1)心电图特点:①发作形式包括阵发性持续性、非持续性反复性(无休止性)。②QRS呈LBBB型,单形性,QRS时限0.14~0.16 s,Ⅰ导联错综小波、aVL与aVR呈QS型,下壁导联高直R波,$R_{V_1\sim V_6}$递增,高位为胸导过渡早,低位为胸导过渡晚。③额面心电轴与起源部位有关:近间隔部为右偏;游离壁近三尖瓣环为正常;两者之间为不偏或右偏。④室率范围:150~260次/min。⑤发作间歇期可见与室速同形的频发室性早搏。⑥频率依赖性:当窦律快时很易发作,运动可诱发程序刺激诱发率低,静脉滴注异丙肾可诱发或便于程序刺激诱发。⑦心室晚电位阴性、多可被腺苷终止。⑧是环化腺苷酸介导的延迟后除极所致触发活动引起的,见图14-99~图14-104。

(2)鉴别诊断

1)主要与呈LBBB型病理性室速鉴别:RVOT心电图具有以下特点。①窦性心律时心电图:正常。②下壁导联及$V_5$、$V_6$的R波>1.5 mV。③各肢导R波振幅和>4.0 mV。④下垂电轴、可右偏、不会左偏,器质性心脏病电轴可左偏。⑤aVR、aVL同时呈QS型,前者负向波大于后者。

2)与致心律失常右室心肌病的鉴别:ARVC心电图具有以下特点。①窦性心律时呈RBBB、$T_{V1\sim V4}$倒置。②有Epsilon波。③aVL:ARVC室速时多非QS型。④晚电位阳性。⑤MRI发现特异的组织学异常(脂肪沉积)、室壁运动异常。

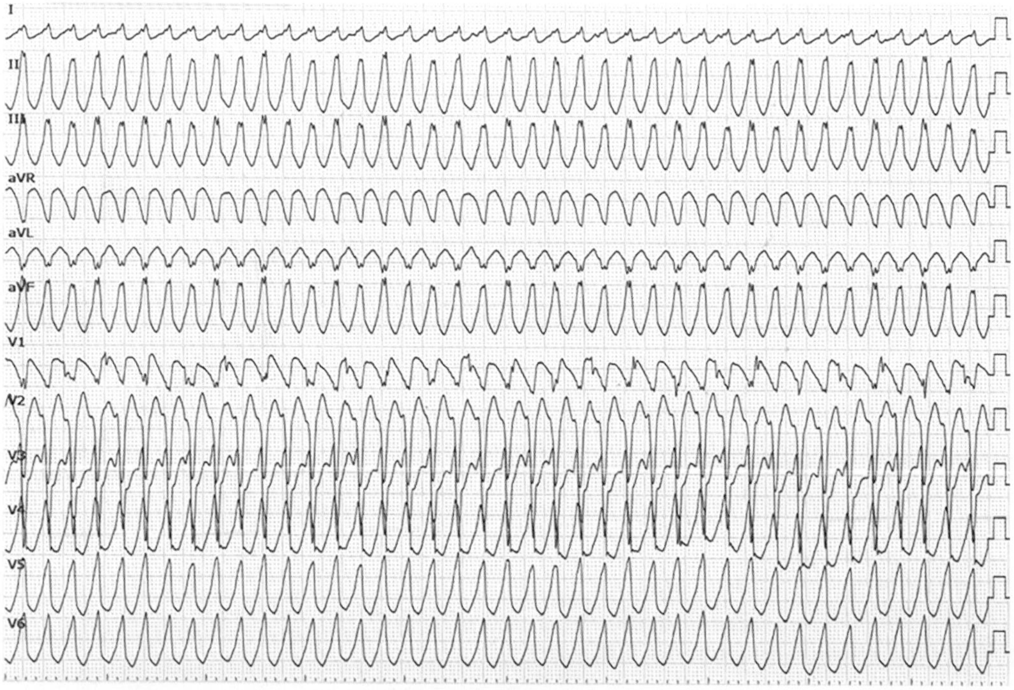


**图14-99 室性心动过速**

男,13岁,静脉滴注异丙肾经食管心房调搏诱发不能终止,ESO($V_1$导联位置)示房室分离。

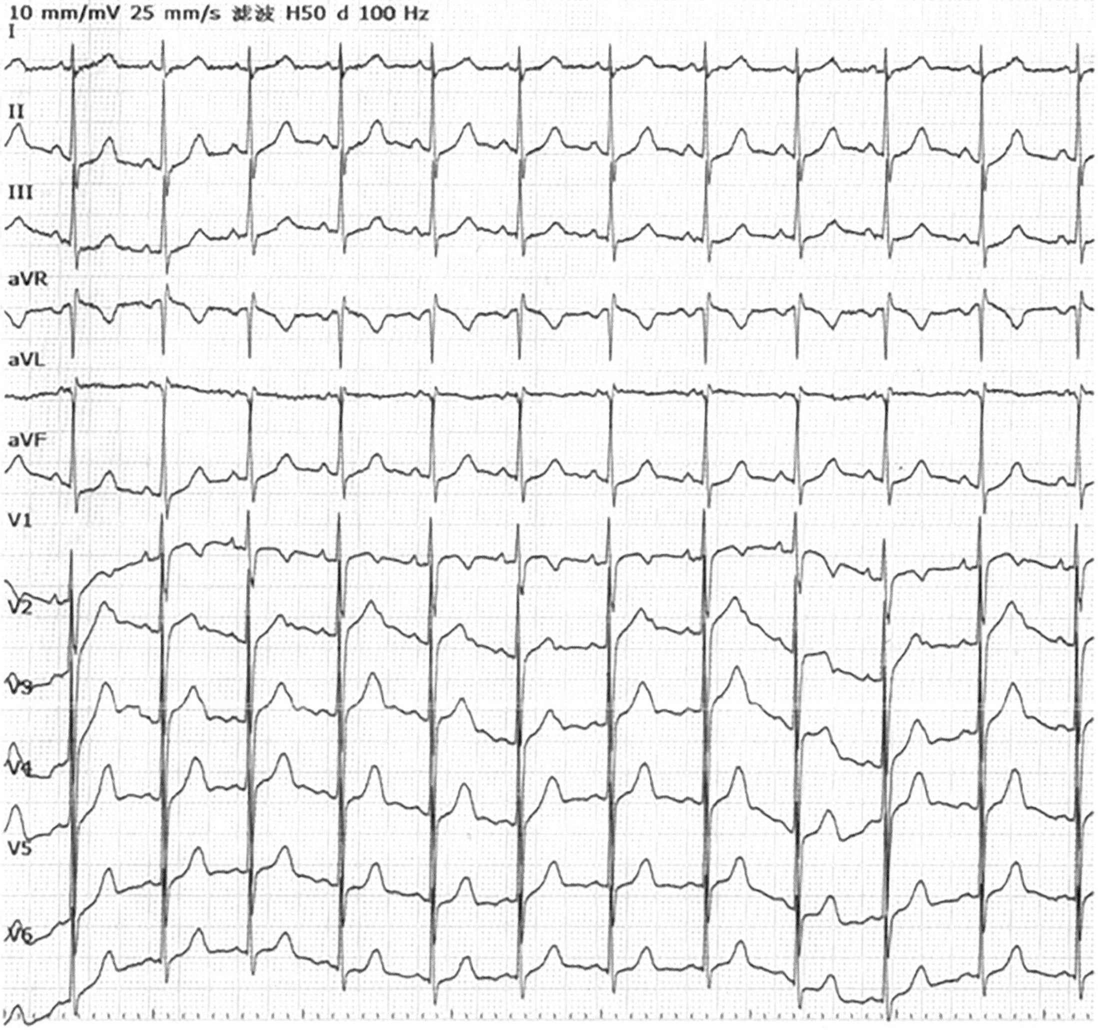


**图 14-100　窦性心律心电图**

与图 14-99 为同一患者，窦性心律。

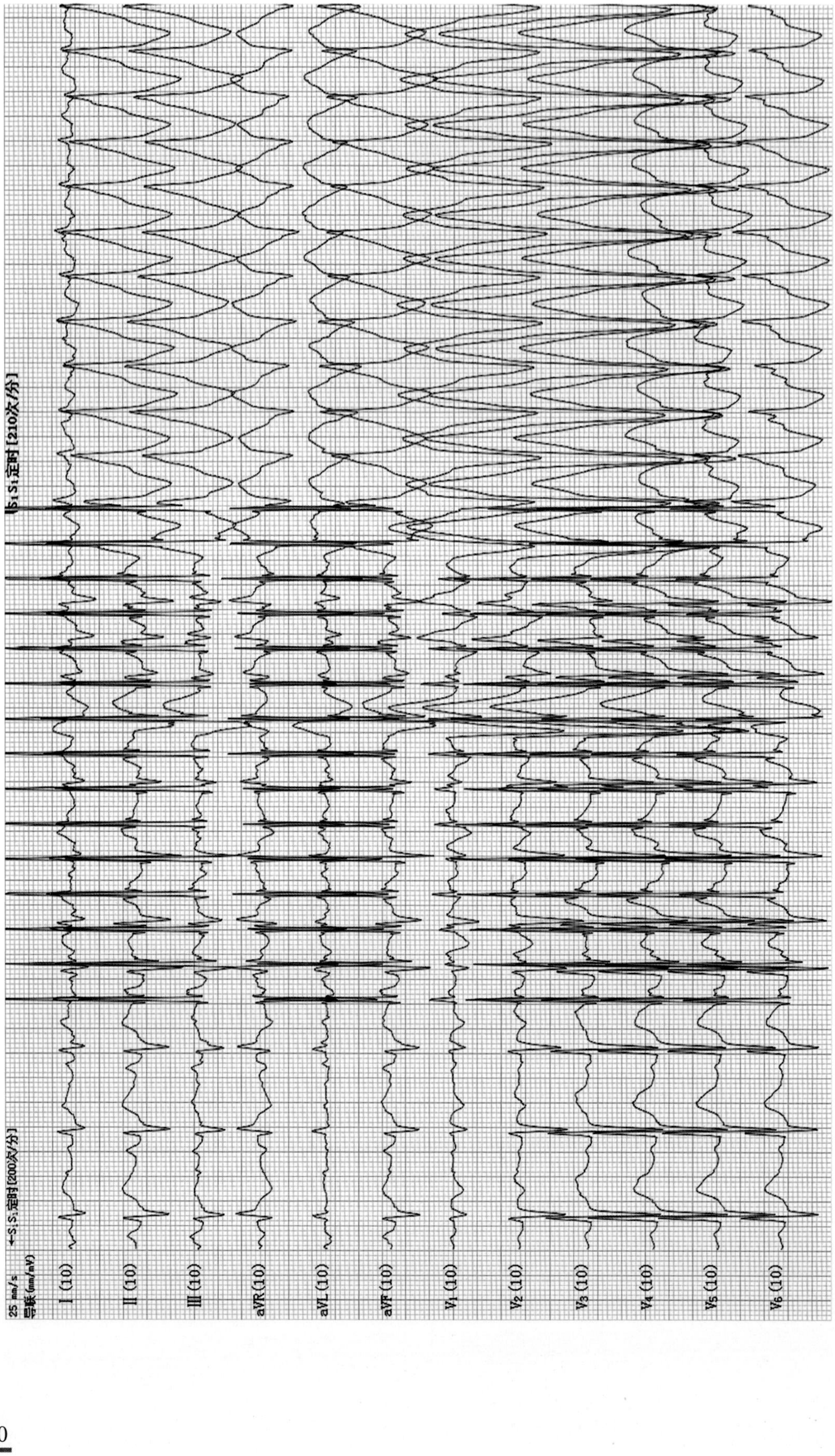


图 14-101 宽 QRS 心动过速(1)

男，49 岁，食管心房调搏检查静脉滴注异丙肾 $S_1S_1$(210 次/min)诱发宽 QRS 心动过速。

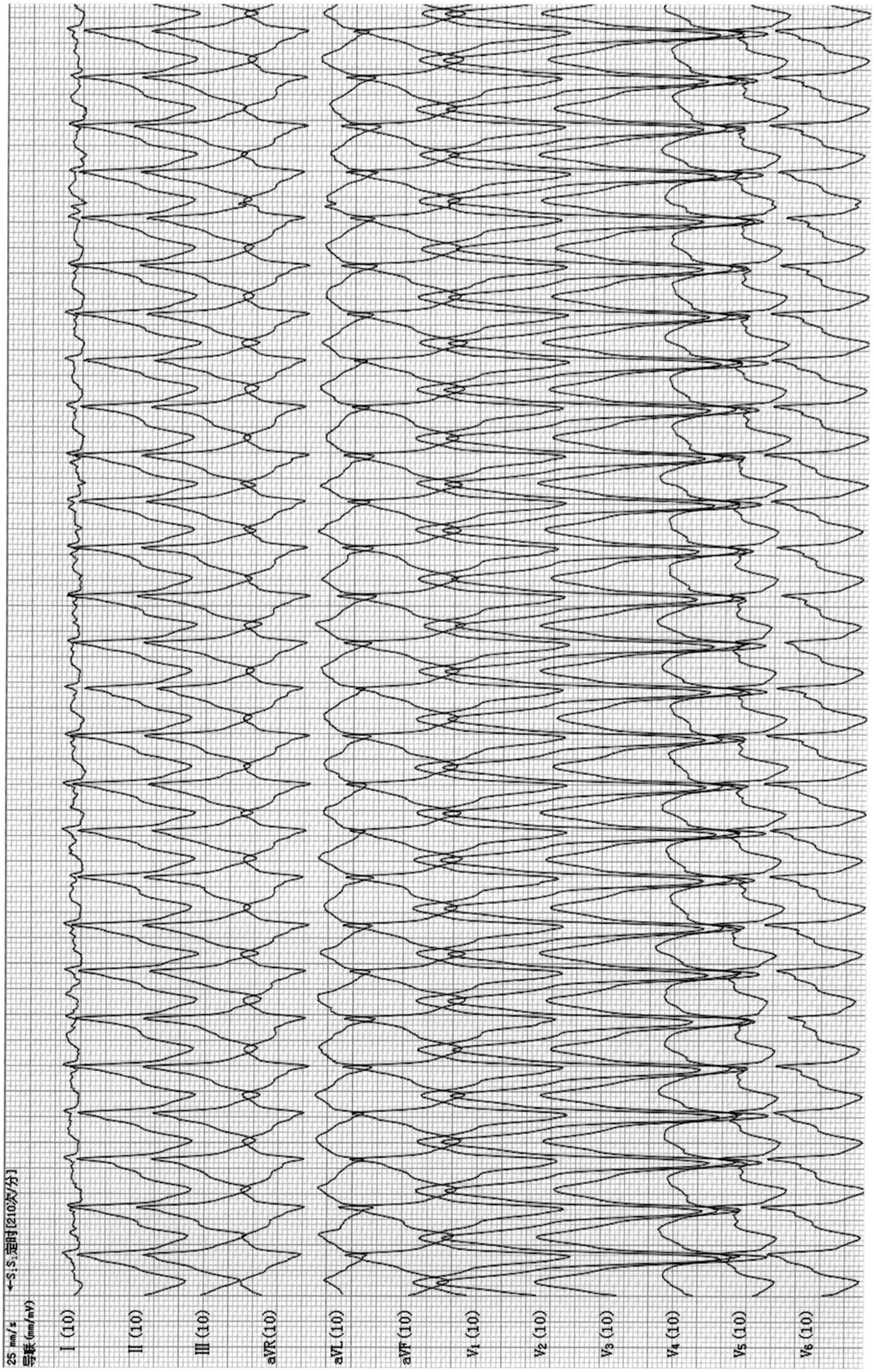


图 14-102　宽 QRS 心动过速(2)

与图 14-101 为同一患者宽 QRS 心动过速。

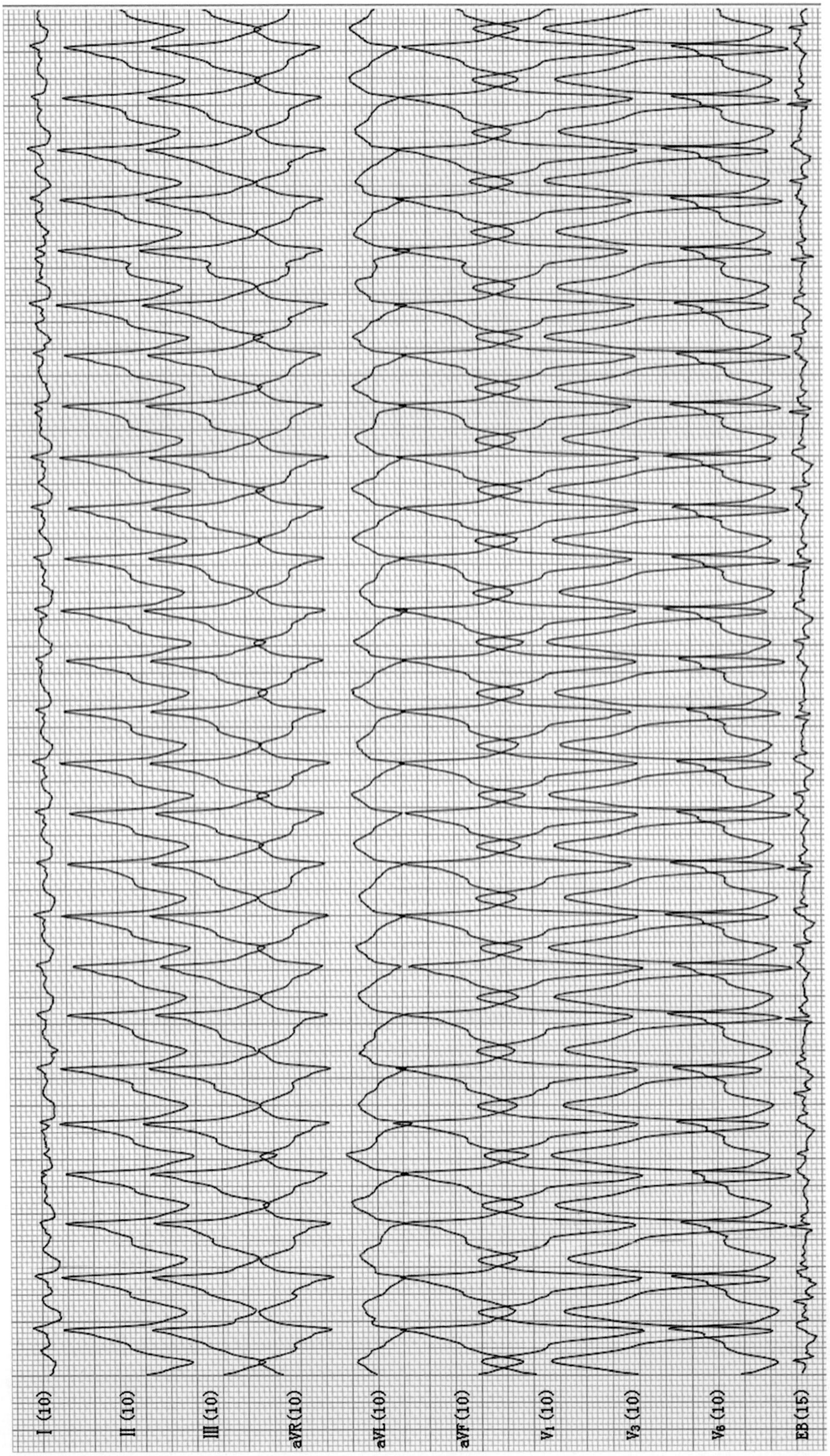


**图 14-103　室性心动过速**

与图 14-101 为同一患者，EB 显示房室分离。

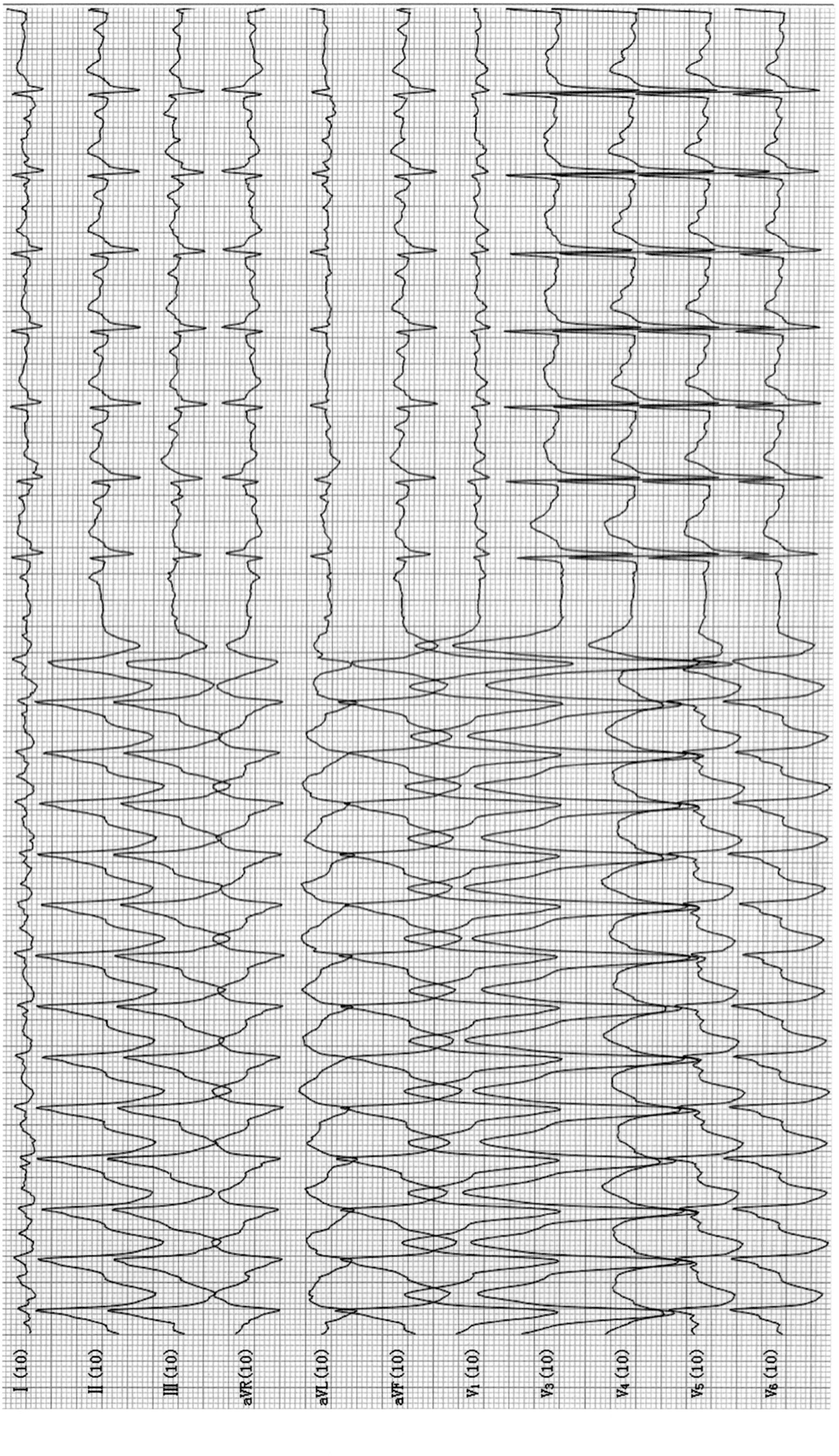


**图 14-104　室性心动过速自行终止**

与图 14-101 为同一患者，宽 QRS 心动过速自行终止，窦性心律。

2. 右室心尖部室性心动过速(IRVT)　①LBBB 图形。②电轴左偏。③Ⅰ导联低振幅。④aVR、aVL 导联呈 R 型。⑤下壁导联呈 QS 型。⑥不典型 LBBB：$V_1 \sim V_6$导联主波向下或 R 与 S 相近，见图 14-105。⑦典型 LBBB：$V_1 \sim V_3$导联主波向下，$V_4 \sim V_6$导联呈 R 或 Rs 型。

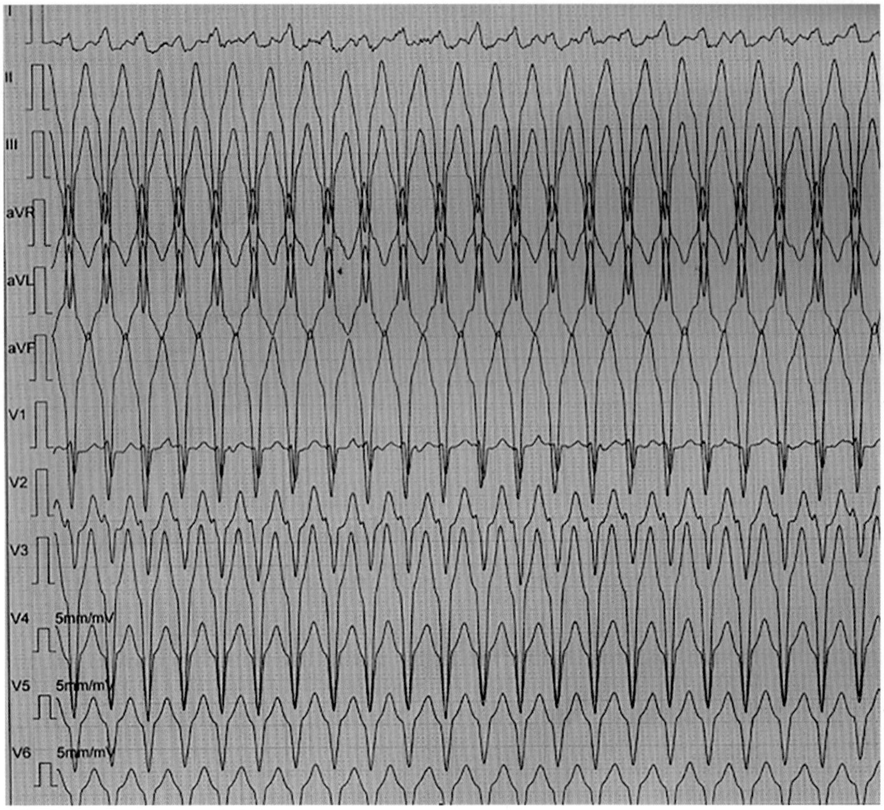


图 14-105　IRVT

女，44 岁，右心室心尖部 IRVT。

3. 右心室流入道室性心动过速　①呈 LBBB $V_1$导联呈 QS 型。②下壁导联主波向下或 QS。③aVR 导联低幅。④Ⅰ、aVL 呈 R 型。⑤胸导过渡可早可晚，但 $V_5 \sim V_6$导联主波均向上。

4. 右室游离壁室性心动过速　①电轴左偏。②$V_1$导联呈 QS 型。③Ⅰ、aVL 导联呈 R 型或 Rs 型。④胸导过渡≥$V_4$。⑤$V_5$、$V_6$导联呈 R 型。

### (三)左室特发性室性心动过速

1. 左室间隔部室性心动过速

(1)发作多呈持续性，数小时、数日、数周、数月。

(2)QRS 呈单形性、时限 0.12～0.14 s。aVL 导联呈 R 或 RS 图形；Ⅰ、Ⅱ、Ⅲ导联主波向下、或Ⅰ向上Ⅱ、Ⅲ向下；$V_1$导联呈不典型 RBBB 型；$S_{V_1 \sim V_6}$递深，$V_6$导联 R/S<1。

(3)室率范围：120～250 次/min，平均为 180 次/min。

(4)发作间歇期可见与室速同形的室性早搏。

(5)额面电轴多左偏、少数极度右偏。

(6)运动可诱发；心房、心室程序刺激诱发率达 75%，若静滴异丙肾诱发率可达 90%，静脉推注异搏定治疗的效果最好—异搏定敏感型室速。

(7)发生机制-微折返，见图 14-106～图 14-114。

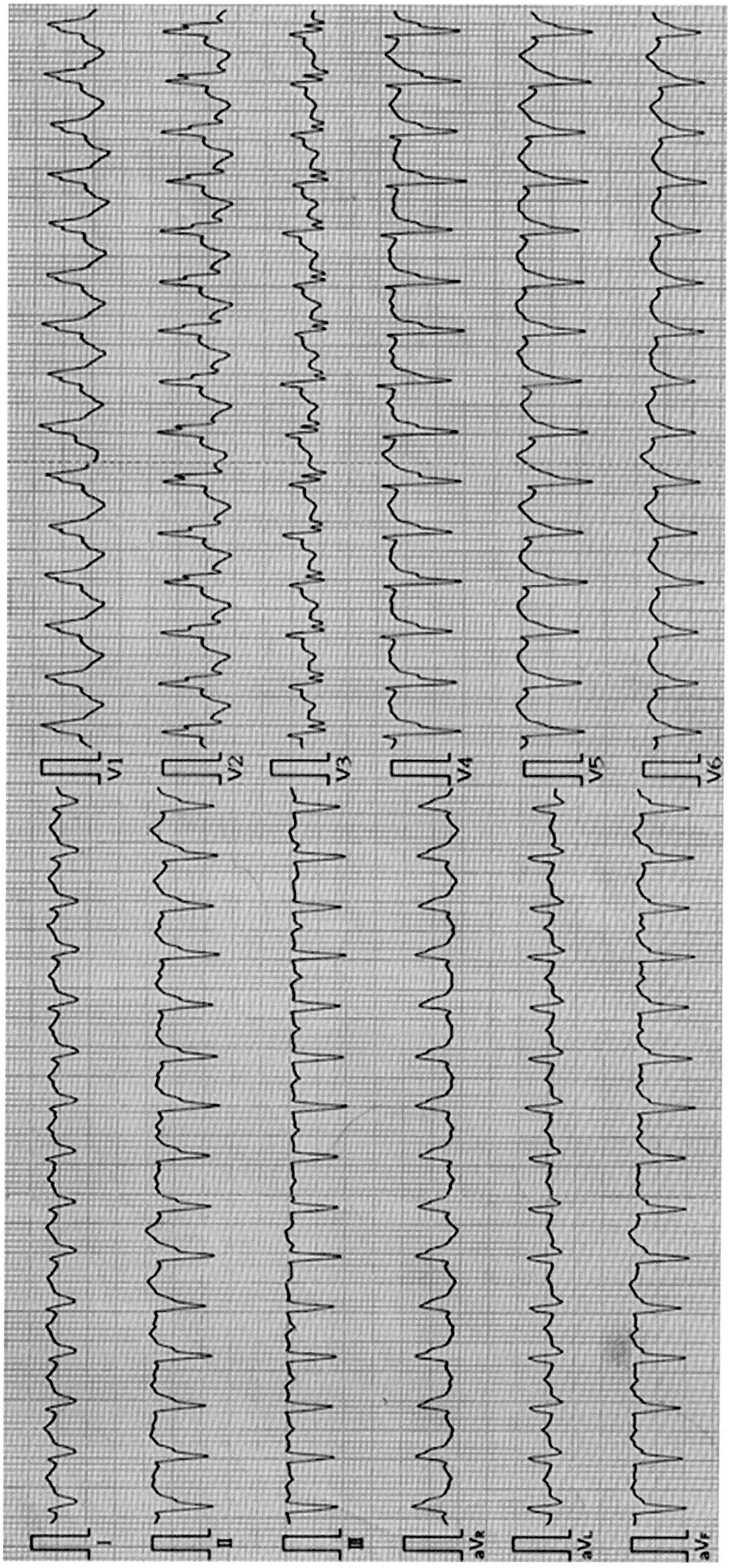


图 14-106　左室间隔部室性心动过速伴文氏型室房传导

男，32 岁，左室间隔部室性心动过速伴文氏型室房传导。

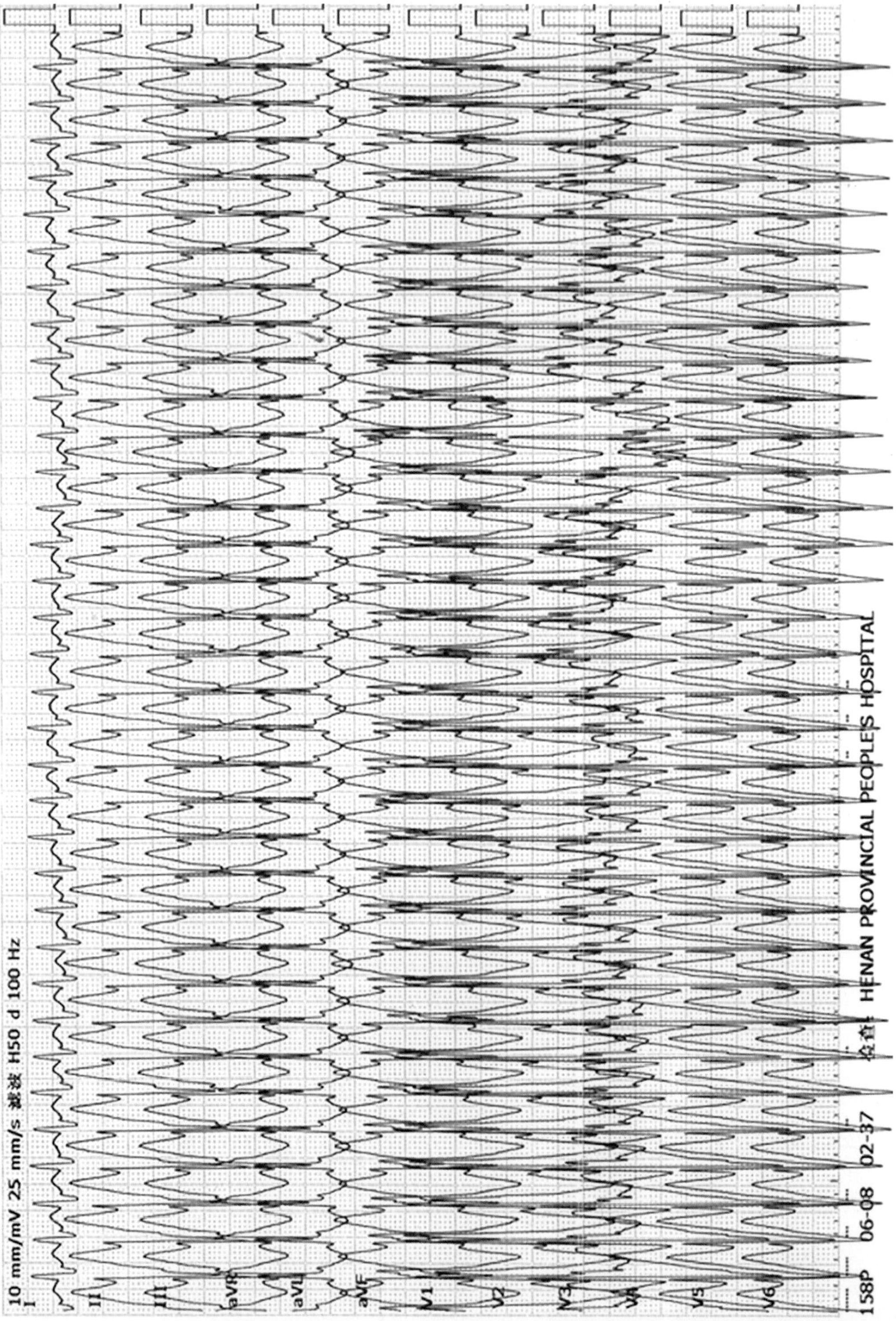


图 14-107 左室间隔部室性心动过速

男,14 岁,左室间隔部室性心动过速。

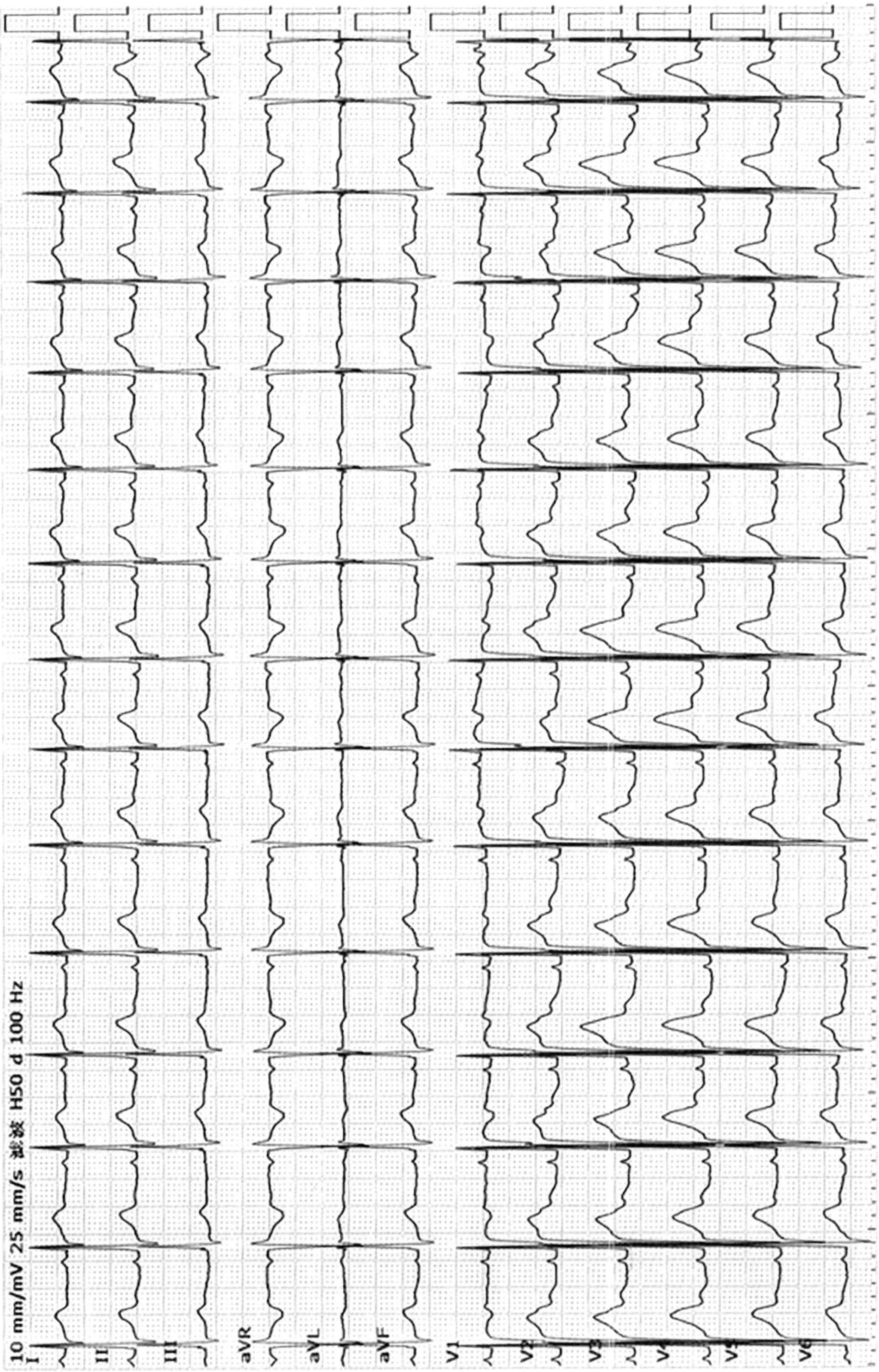


图 14-108　窦性心律

与图 14-107 为同一患者，窦性心律。

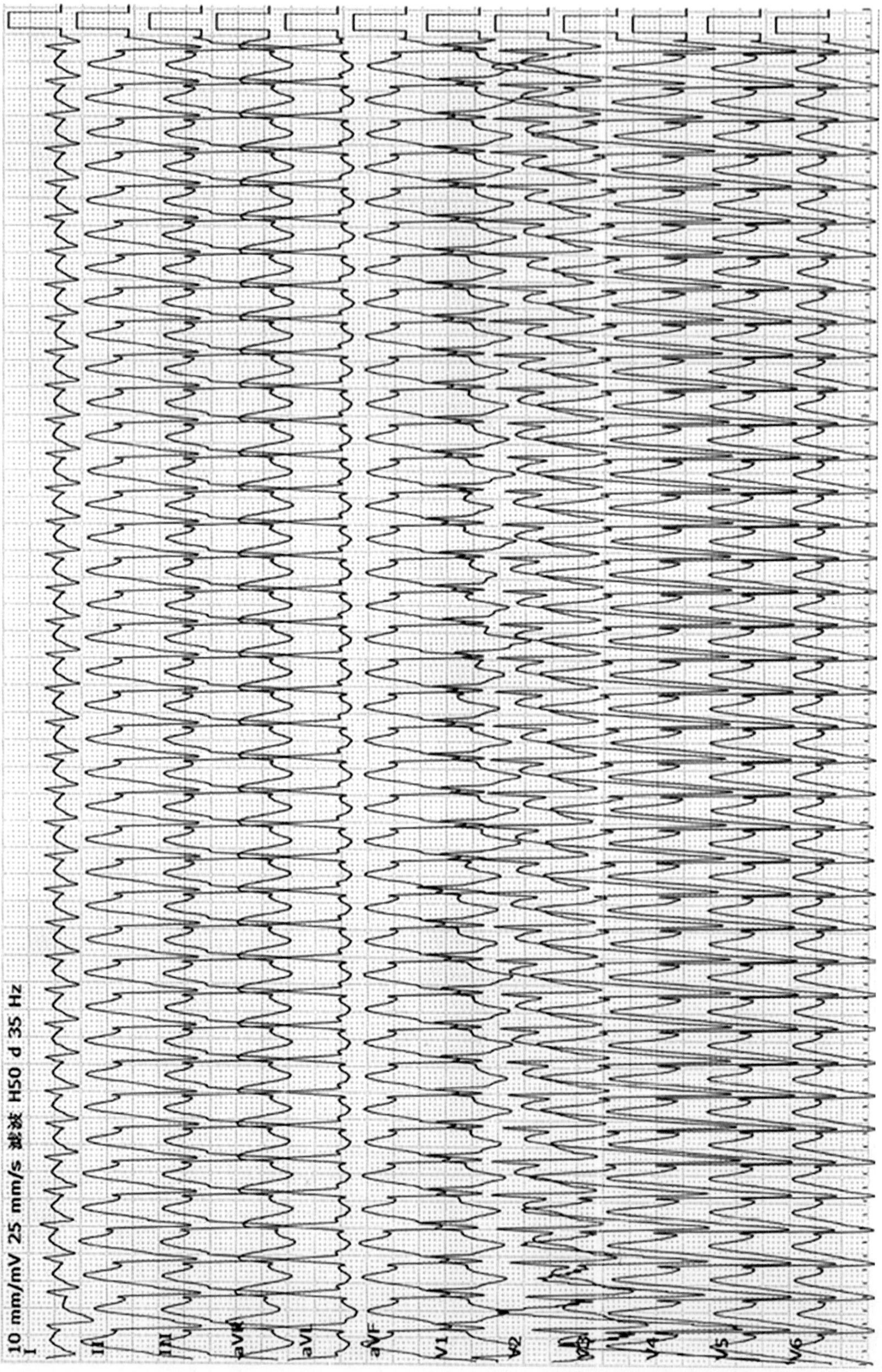


图 14-109　左室间隔部室性心动过速

男,18 岁,左室间隔部室性心动过速。

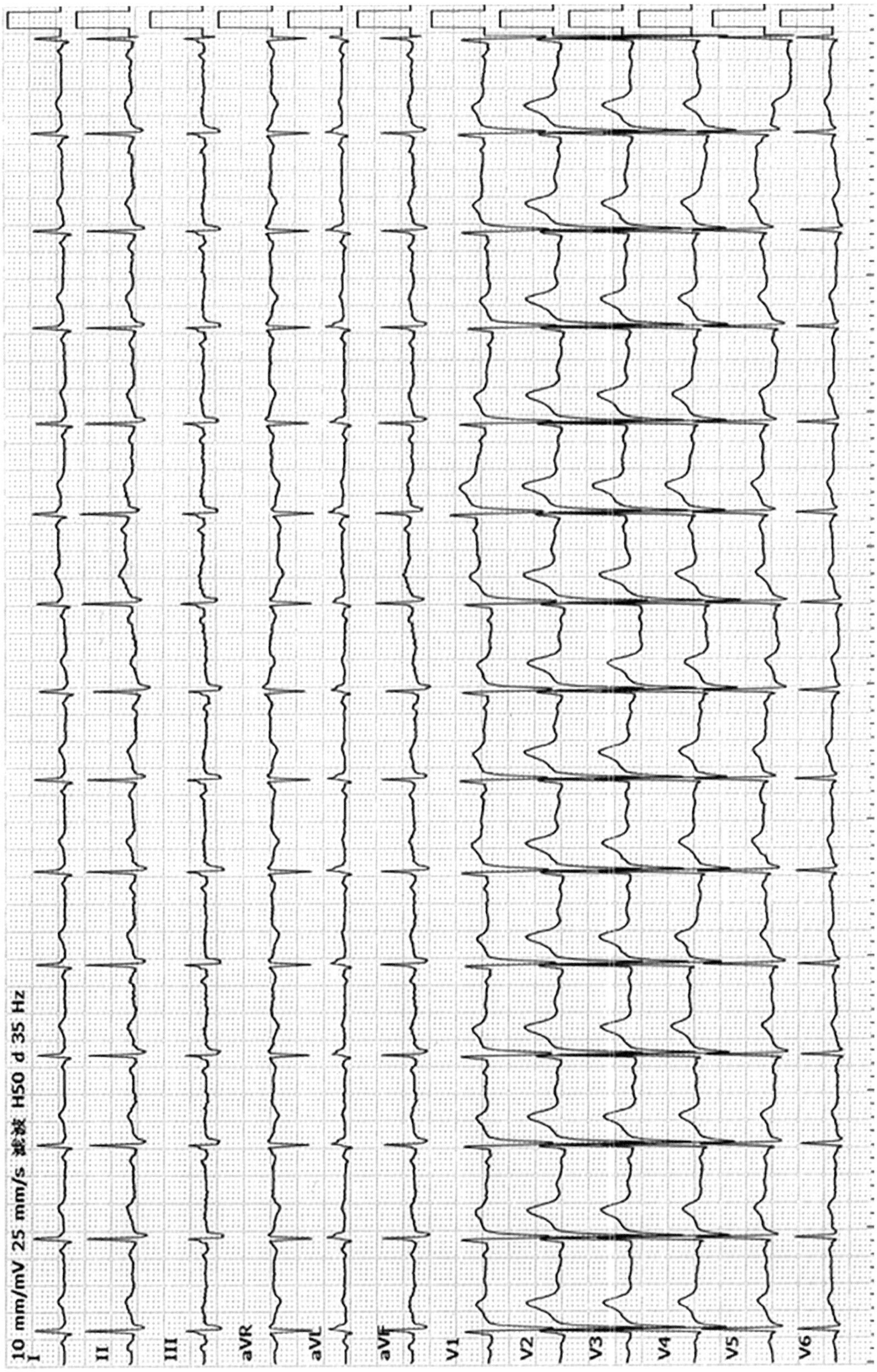


图 14-110　窦性心律(1)

与图 14-109 为同一患者，窦性心律。

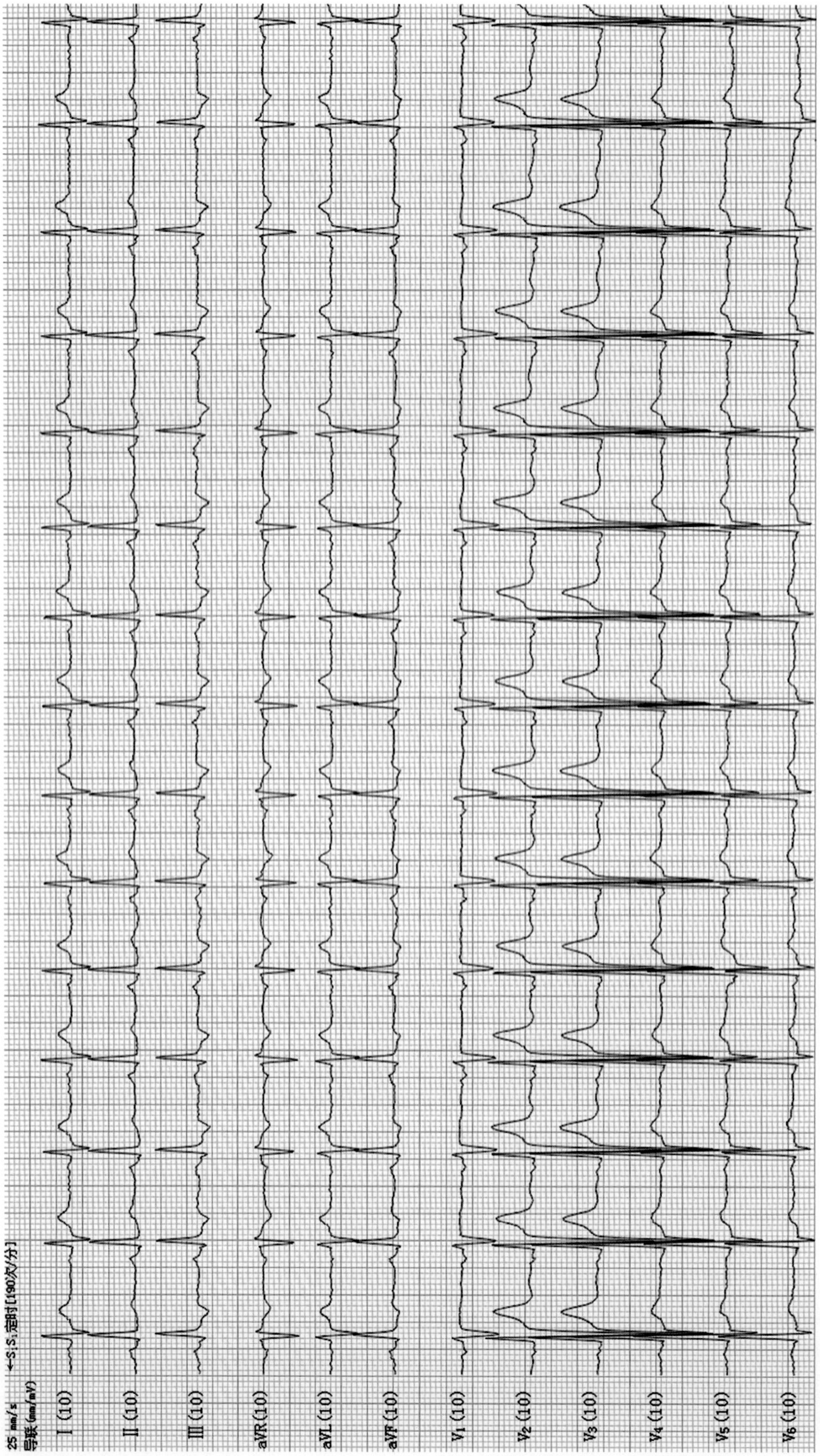


图 14-111　窦性心律(2)

男，32 岁，窦性心律。

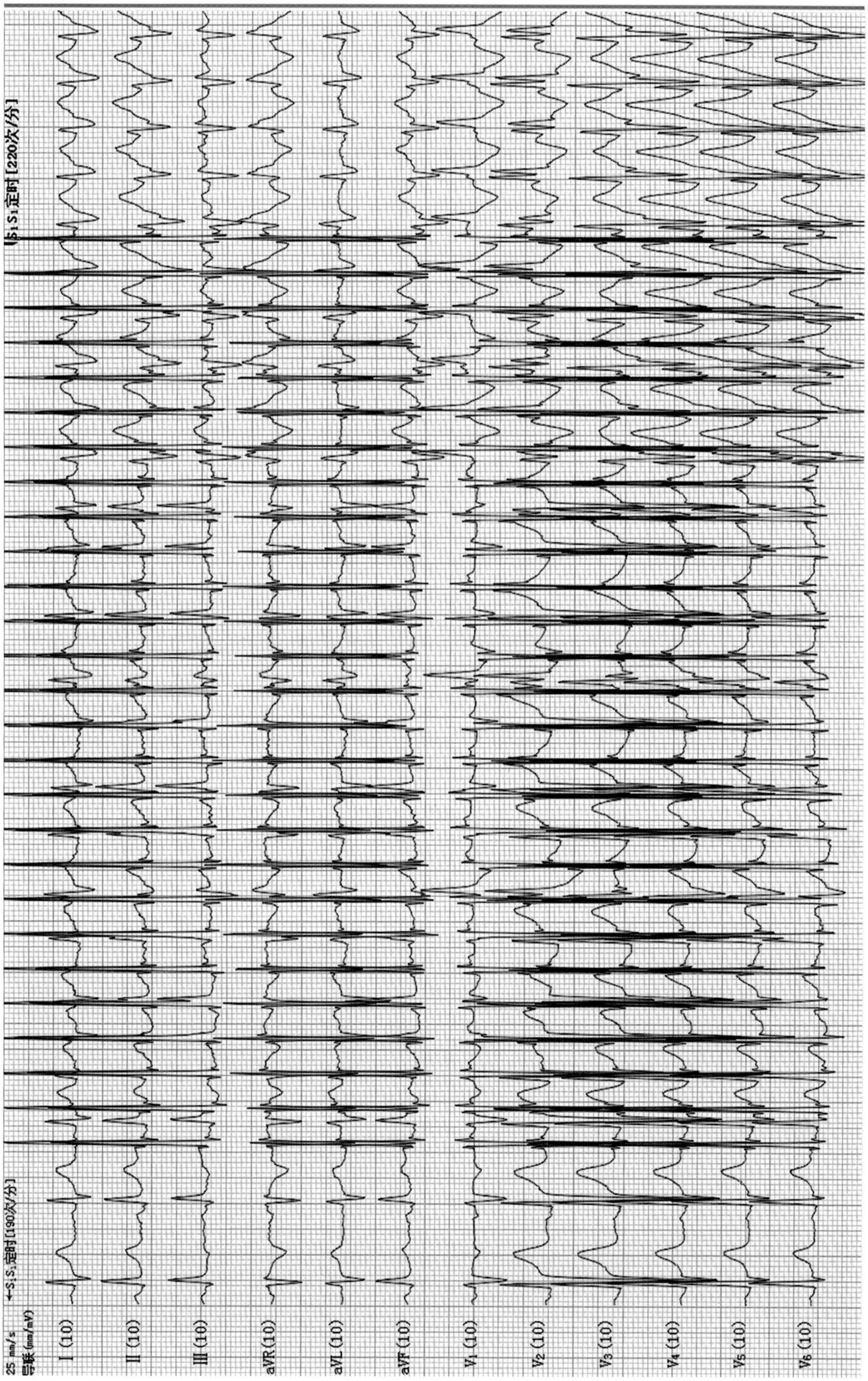


图 14-112　宽 QRS 心动过速

与图 14-111 为同一患者，$S_1S_1$（220 次/min）诱发宽 QRS 心动过速。

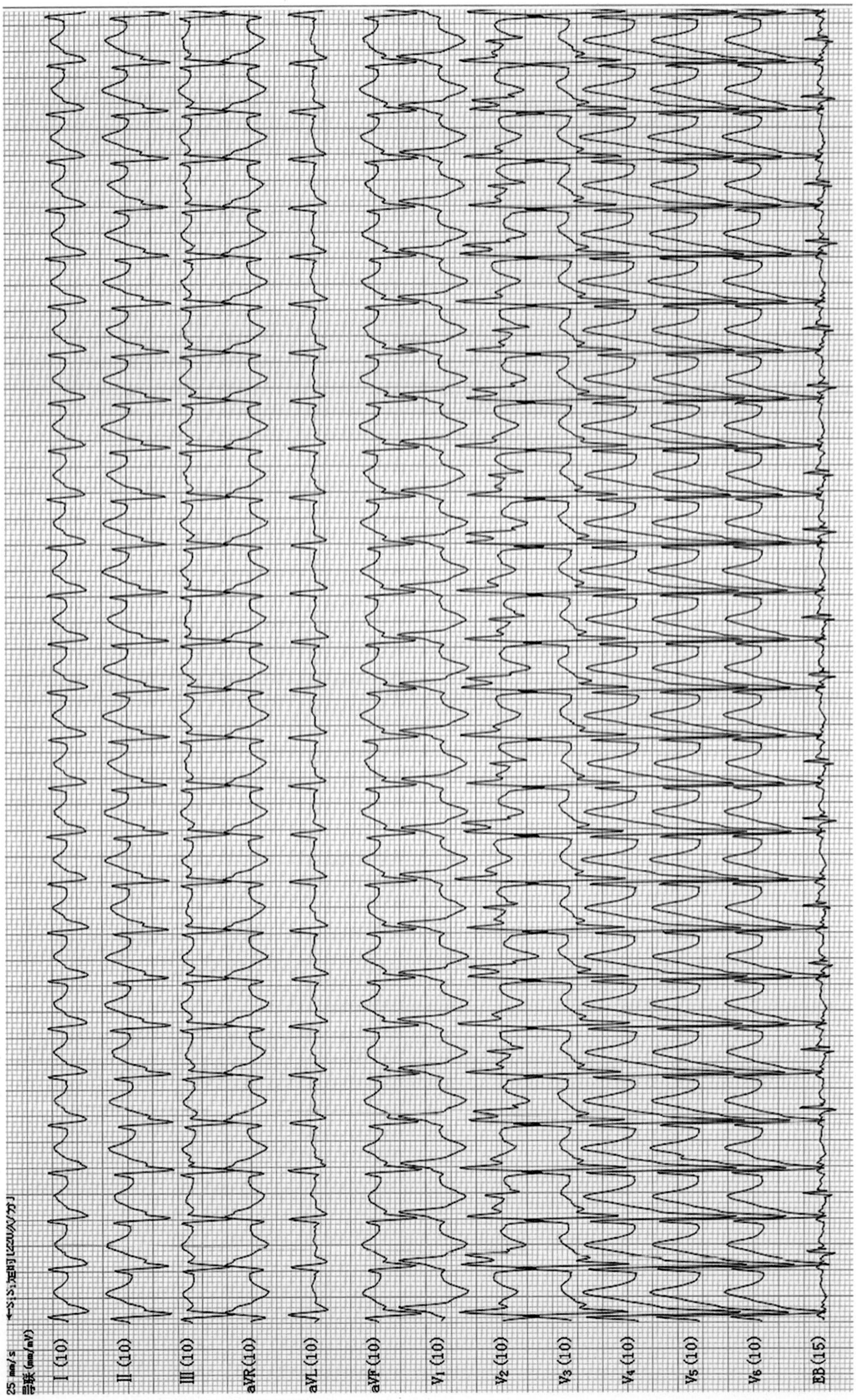


**图 14-113　左室间隔部室性心动过速伴 3：2 文氏型室房传导**

与同 14-111 为同一患者，ESO（$V_2$导联位置）、EB 显示 3：2 文氏型室房传导，即左室间隔部室性心动过速。

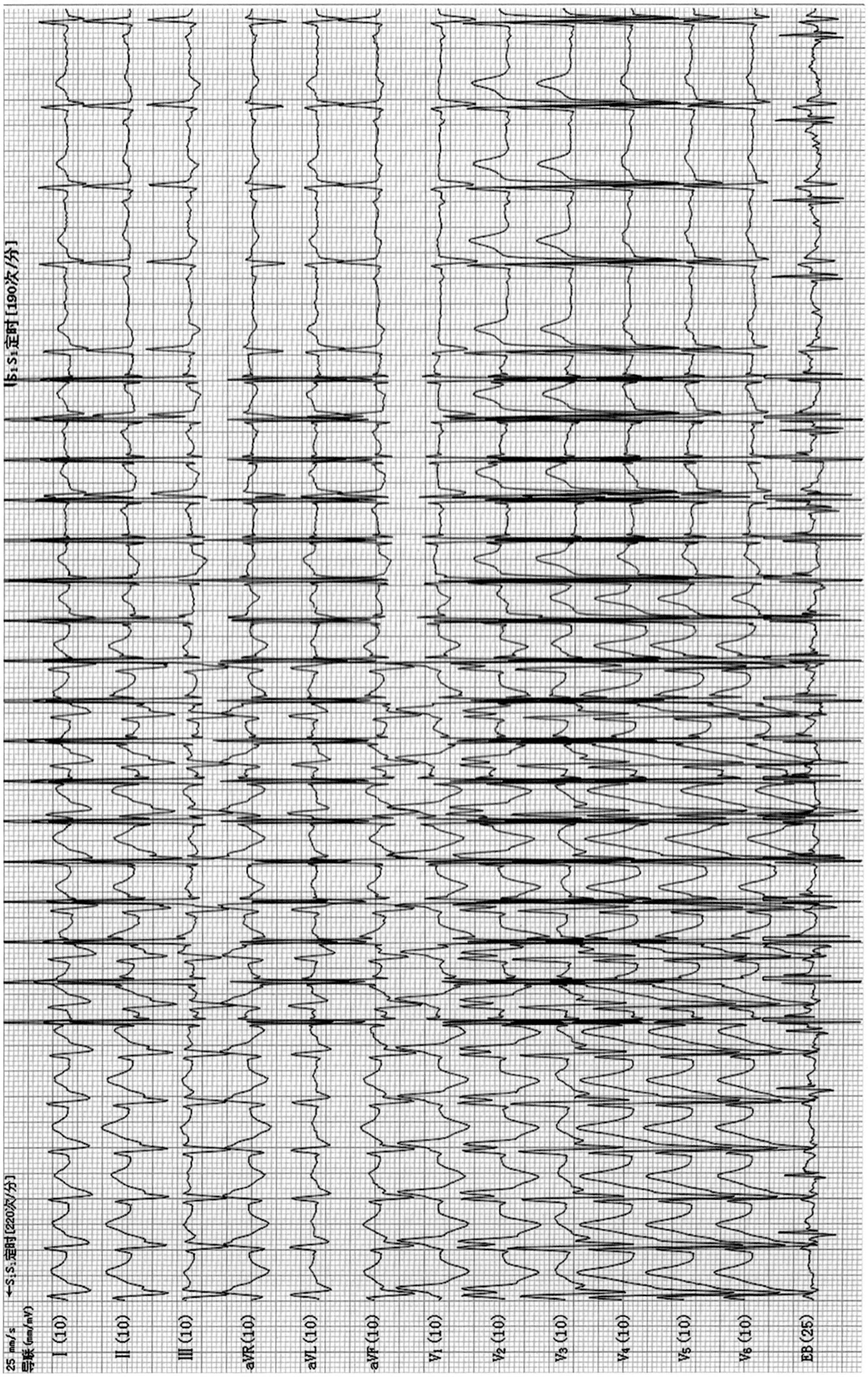


**图 14-114　$S_1S_1$ 刺激终止室性心动过速**

与图 14-111 为同一患者，采用 $S_1S_1$（190 次/min）终止室性心动过速，恢复窦性心律。

2. 极少数 ILVT 起源于左室游离壁或折返环出口于左室游离壁或左室流出道。

3. 左室流出道室速(LVOT)

(1)平时心电图正常,可见与室速同形的室性早搏。

(2)发作形式:阵发性持续性、非持续性反复性(无休止性)。

(3)单形性 QRS,时限 0.14 ~0.16 s。

(4)aVL、aVR 导联同时为 QS 型,aVL 负向波大于 aVR。Ⅰ导联错综小波、呈 qs、rs、rS 型;下壁导联高直 R 波。

(5)胸导可呈不典型 RBBB 型:$V_1$导联呈 R、Rs、qRs 型起源于左室前上部,即二尖瓣与主动脉瓣相连接处的左纤维三角,见图 14-115、图 14-116。

(6)胸导亦可呈不典型 LBBB 型:$V_1$导联呈 rS 或 RS 型而 R/S<1,起源于左室间隔上部的基底面,R 波移行在 $V_2$导联(R/S>1)。

(7)腺苷、异搏定、β 受体阻滞剂及迷走神经刺激都敏感。

(8)发生机制为自律性增高或延迟后除极。

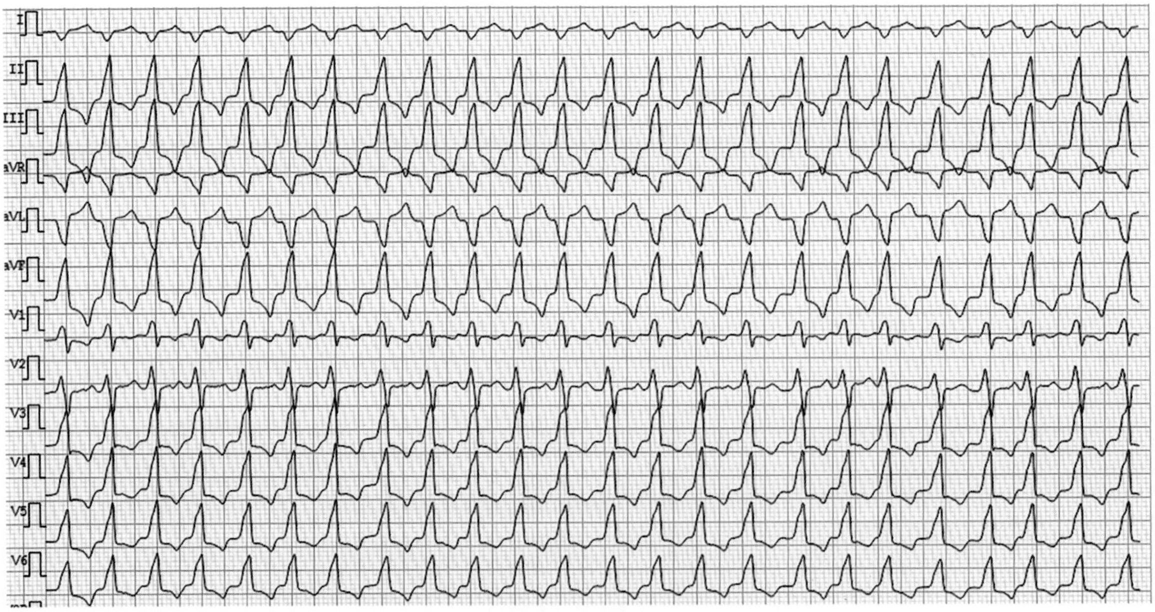


**图 14-115　左室前上部起源的室性心动过速**

女,59 岁,室性心动过速起源于左室前上部:二尖瓣与主动脉瓣相连接处的左纤维三角。

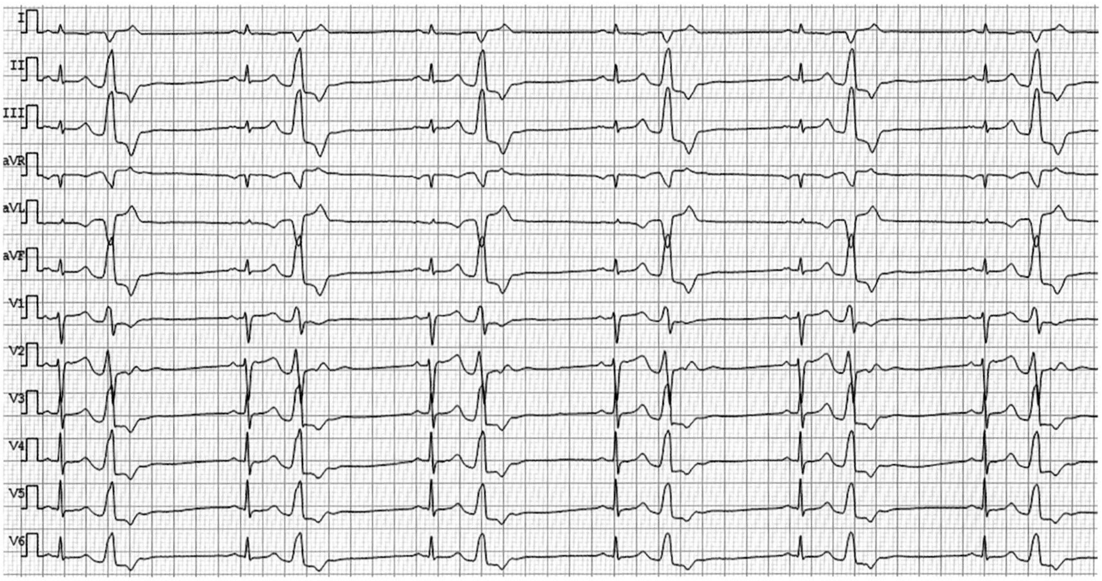


**图 14-116　室性早搏二联律**

与图 14-115 为同一患者，室性早搏二联律，其形态与室性心动过速 QRS 形态相同。

### （四）LVOT 与 RVOT 的鉴别诊断

（1）明确是否为 VOT。

（2）LVOT：$R_{V_1}$ 时限指数≥50%，$R_{V_1}$ 振幅指数≥30%。

（3）LVOT：胸导联过渡<$V_3$，或早于窦律时的胸导联。

（4）LVOT：aVL 导联负向波大于 aVR 导联负向波。

### （五）IVT 的特殊类型

1. 分支性室性心动过速

（1）多见于器质性心脏病依据的青少年，反复发作，发作时对血流动力学影响小，不恶化为 $V_f$，异搏定治疗效果明显。

（2）发生机制：曾认为触发活动，与后除极有关；近年来电生理支持折返机制。

（3）心电图特点：①VT 发作时，QRS≤0.12 s，很少达到或超过 0.14 s。②多呈 RBBB 伴左前/后分支阻滞图形，多位于左室间隔中下部位。少数呈 LBBB 伴电轴左/右偏图形，多位于右室流出道或右束支高位。③室率很少超过 180 次/min，VT 终止后，心电图恢复正常或伴电张性调整性 T 波改变，也可伴有 ST 段下移。④IVT 伴传出阻滞，少数情况下，VT 时室性异位起搏点周围发生传出阻滞，多为二度阻滞，呈 2∶1 房室传出阻滞，见图 14-117 ~ 图 14-122。

2. 儿茶酚胺敏感性室性心动过速（catecholamine sensitive，VT）　见于正常人，也可见于器质性心脏病患者，发作与交感神经兴奋、肾上腺素分泌增多有关。运动和应激状态可诱发，50% ~70% 的患者可通过运动试验诱发 VT，静脉滴注异丙肾诱发 VT 发作是最可靠的诊断方法，程序刺激一般不能诱发或终止发作。一般常用的抗心律失常药物效果不佳，见图 14-123 ~ 图 14-127。

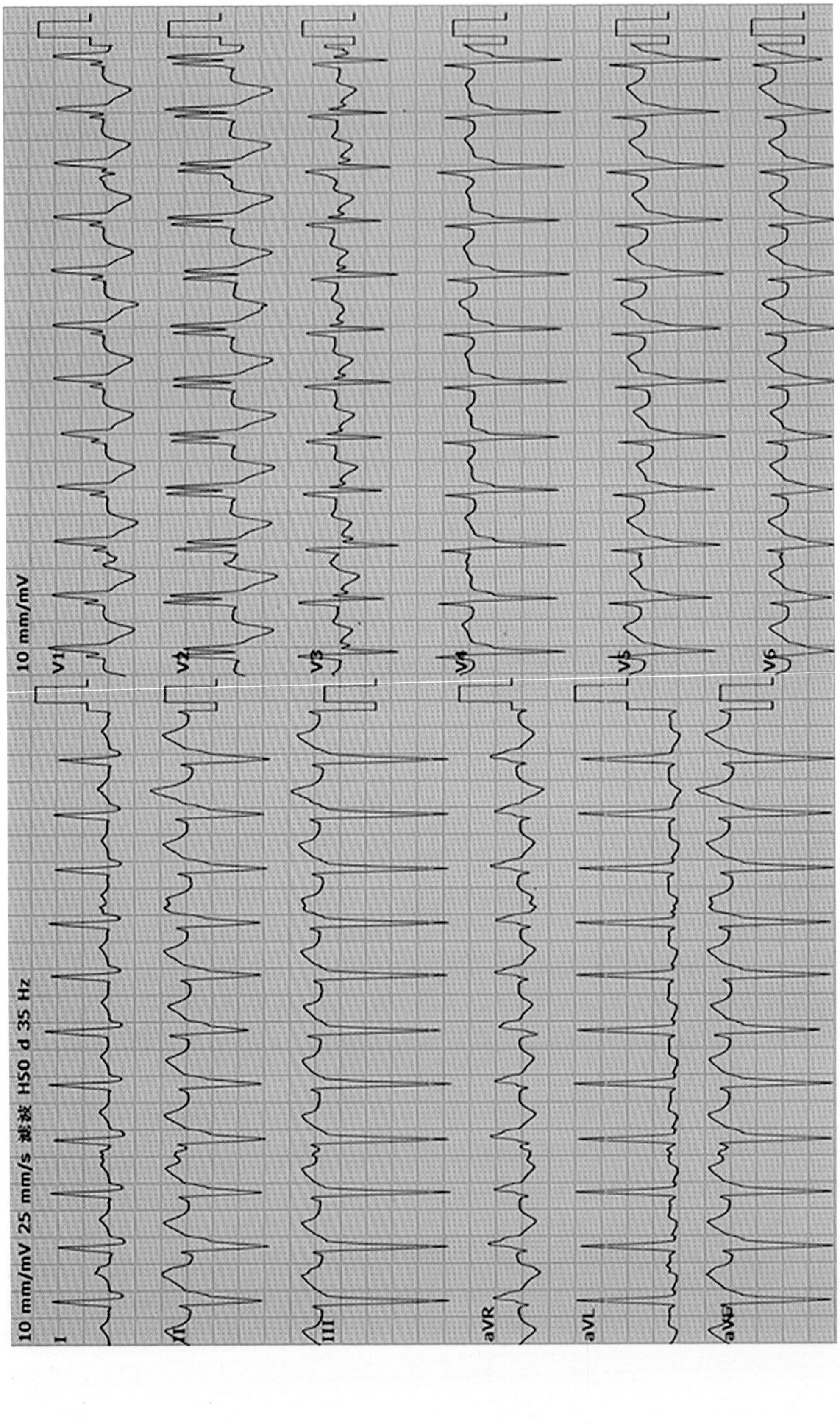


图 14-117　室性心动过速，房室分离

女，23 岁，左后分支性室性心动过速，房室分离。

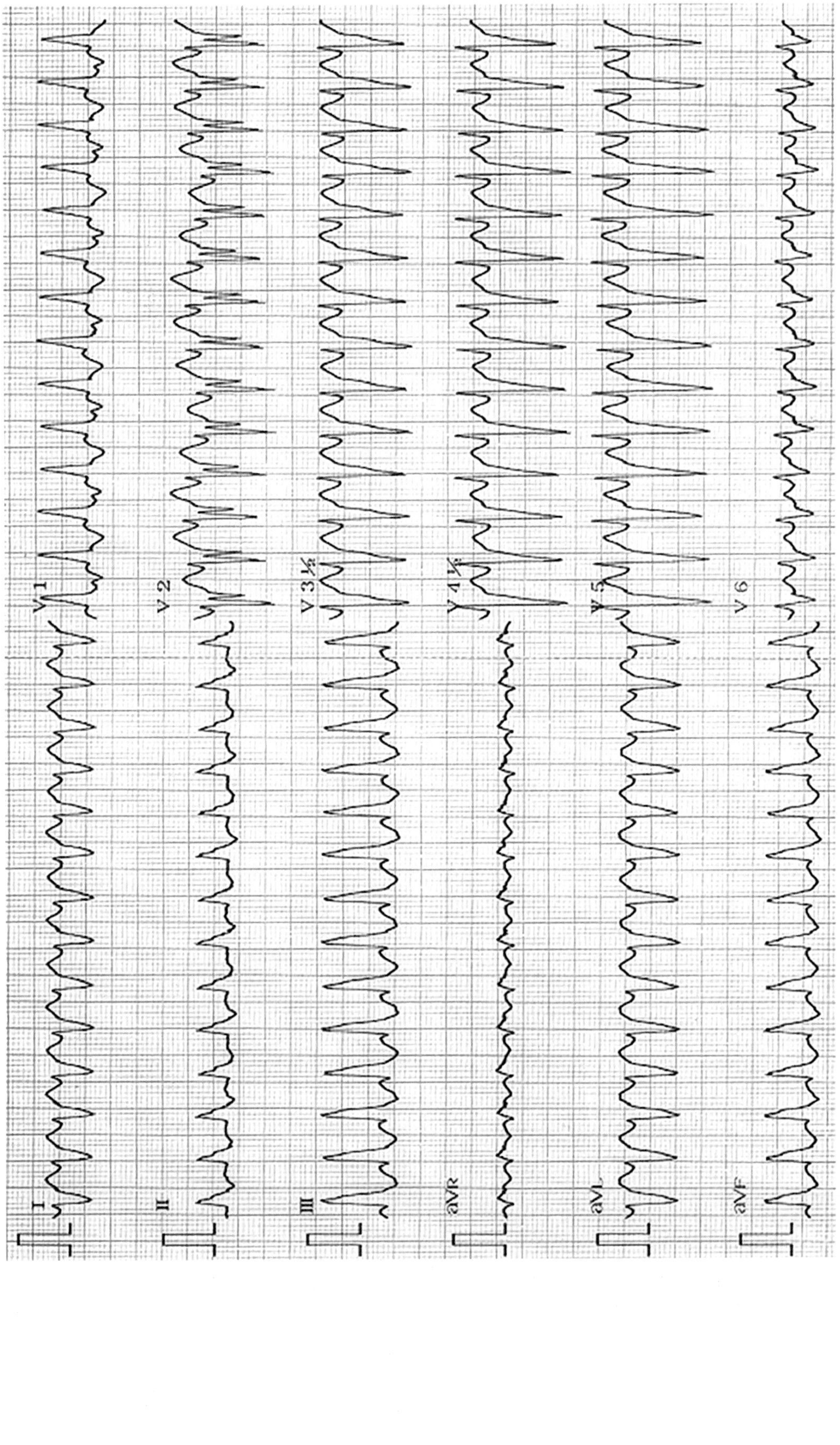


**图 14-118　室性心动过速伴 2：1 室房传导**

男,33 岁,左前分支性室性心动过速伴 2：1 室房传导。

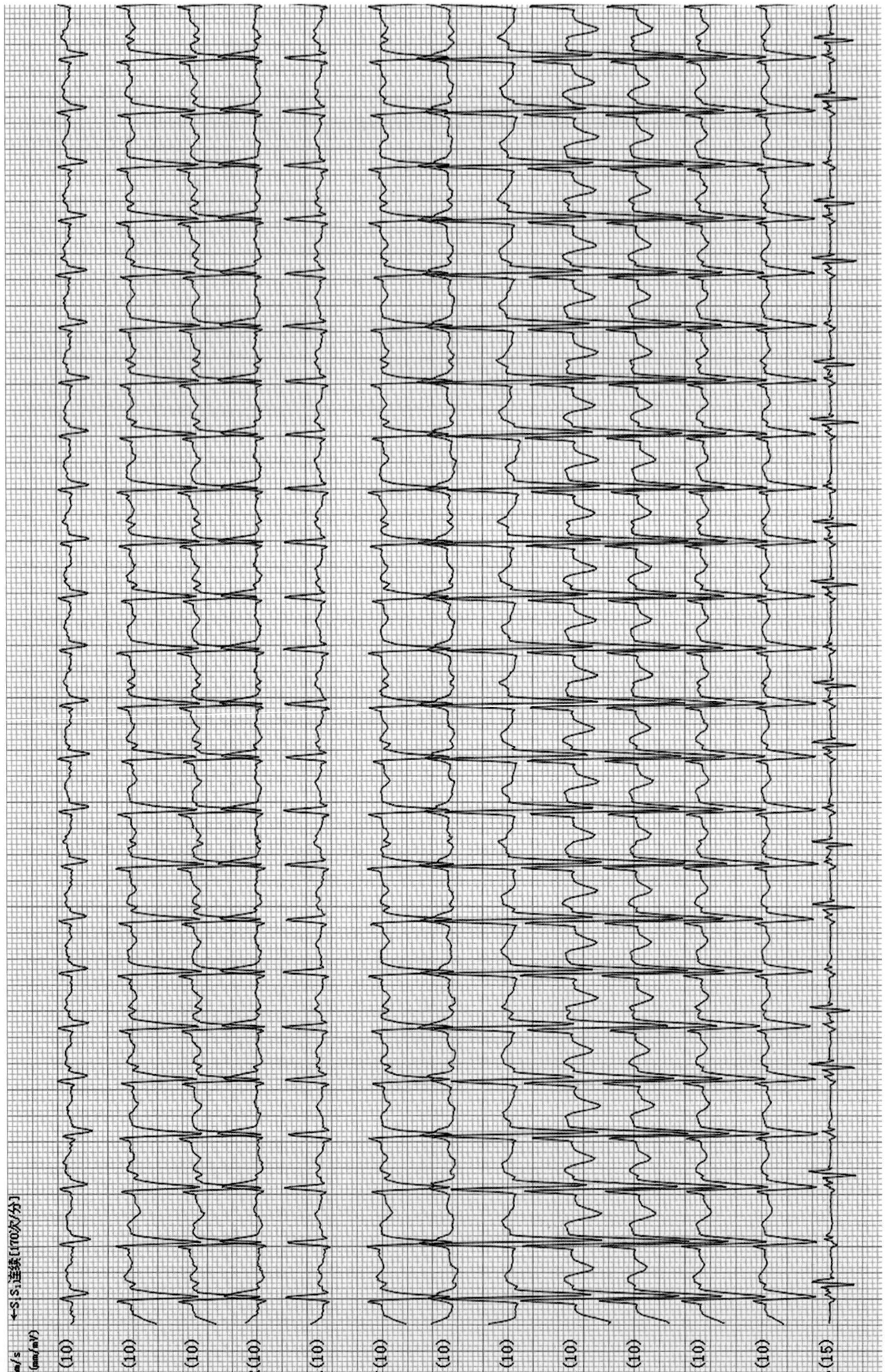


**图 14-119　室性心动过速伴室房 3：2 文氏型室房传导或 2：1 室房传导**

男,21 岁,左后分支性室性心动过速伴室房 3：2 文氏型室房传导或 2：1 室房传导。

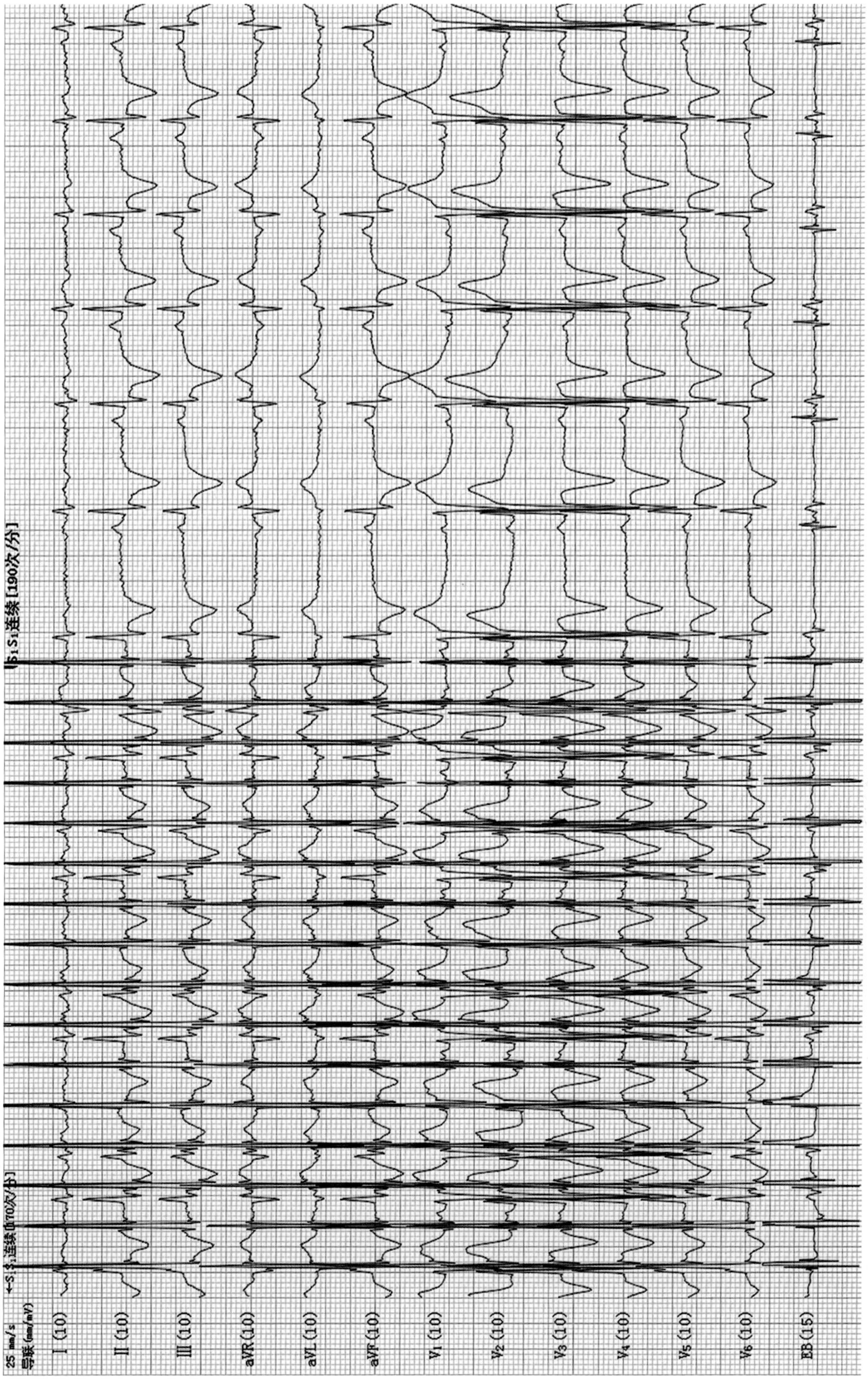


**图 14-120　$S_1S_1$ 终止室性心动过速**

与图 14-119 为同一患者，采用 $S_1S_1$（190 次/min）终止室性心动过速，恢复窦性心律。

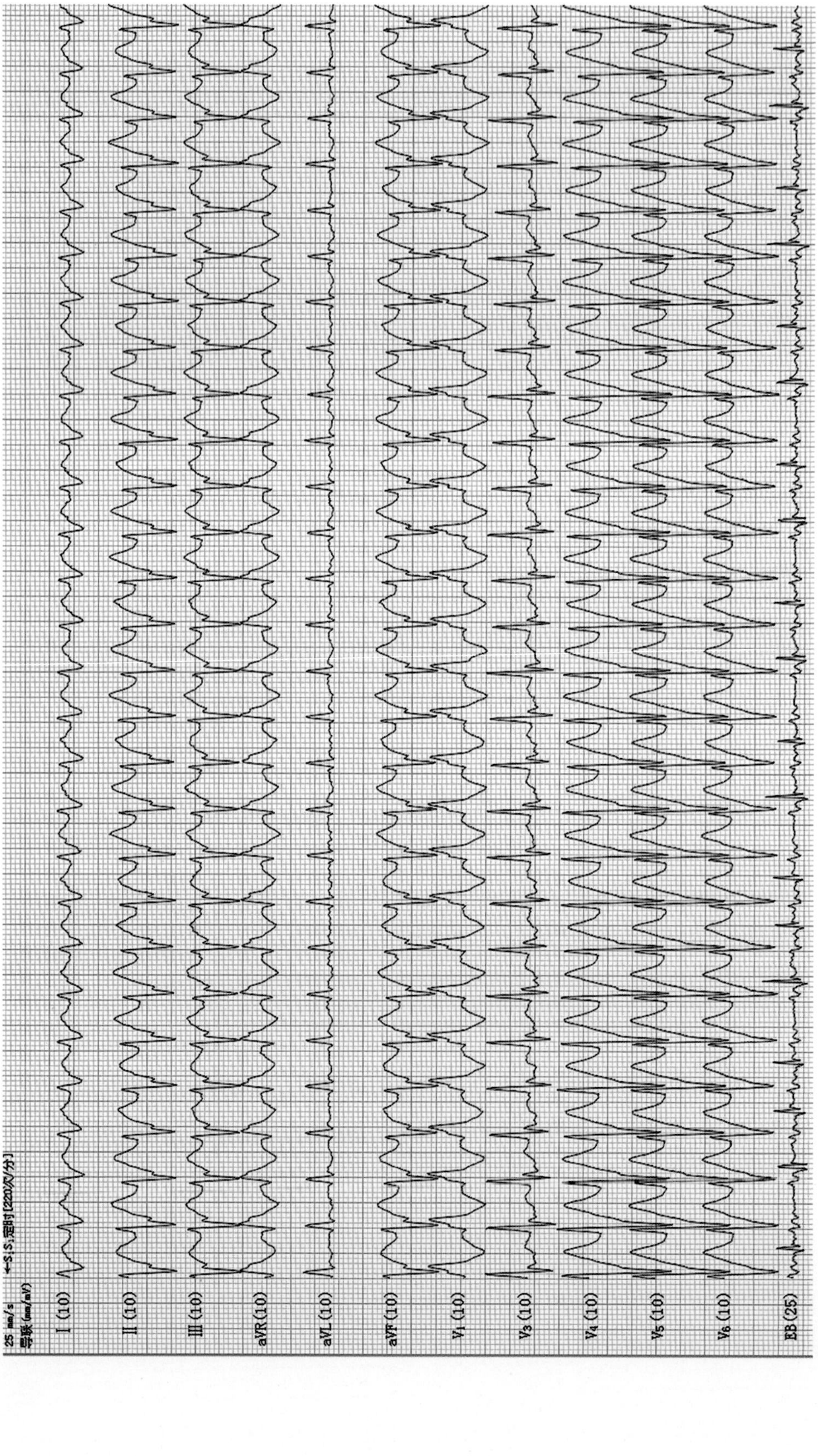


**图 14-121　室性心动过速伴室房 3∶2、4∶3 文氏型室房传导**

男,32 岁,左后分支性室性心动过速伴室房 3∶2、4∶3 文氏型室房传导。

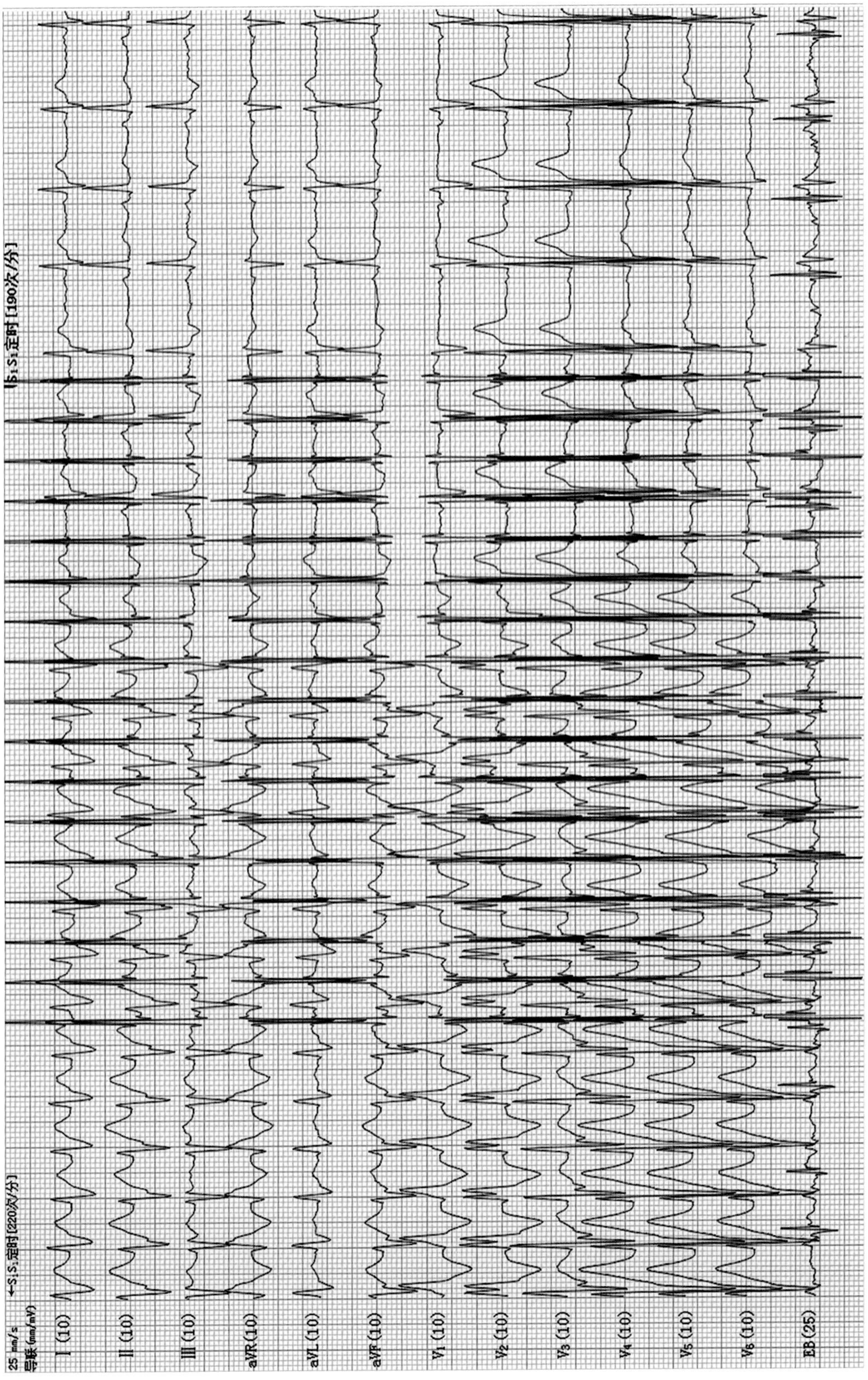


**图 14-122　$S_1S_1$ 终止室性心动过速**

与图 14-121 为同一患者，采用 $S_1S_1$（190 次/min）终止室性心动过速，恢复窦性心律。

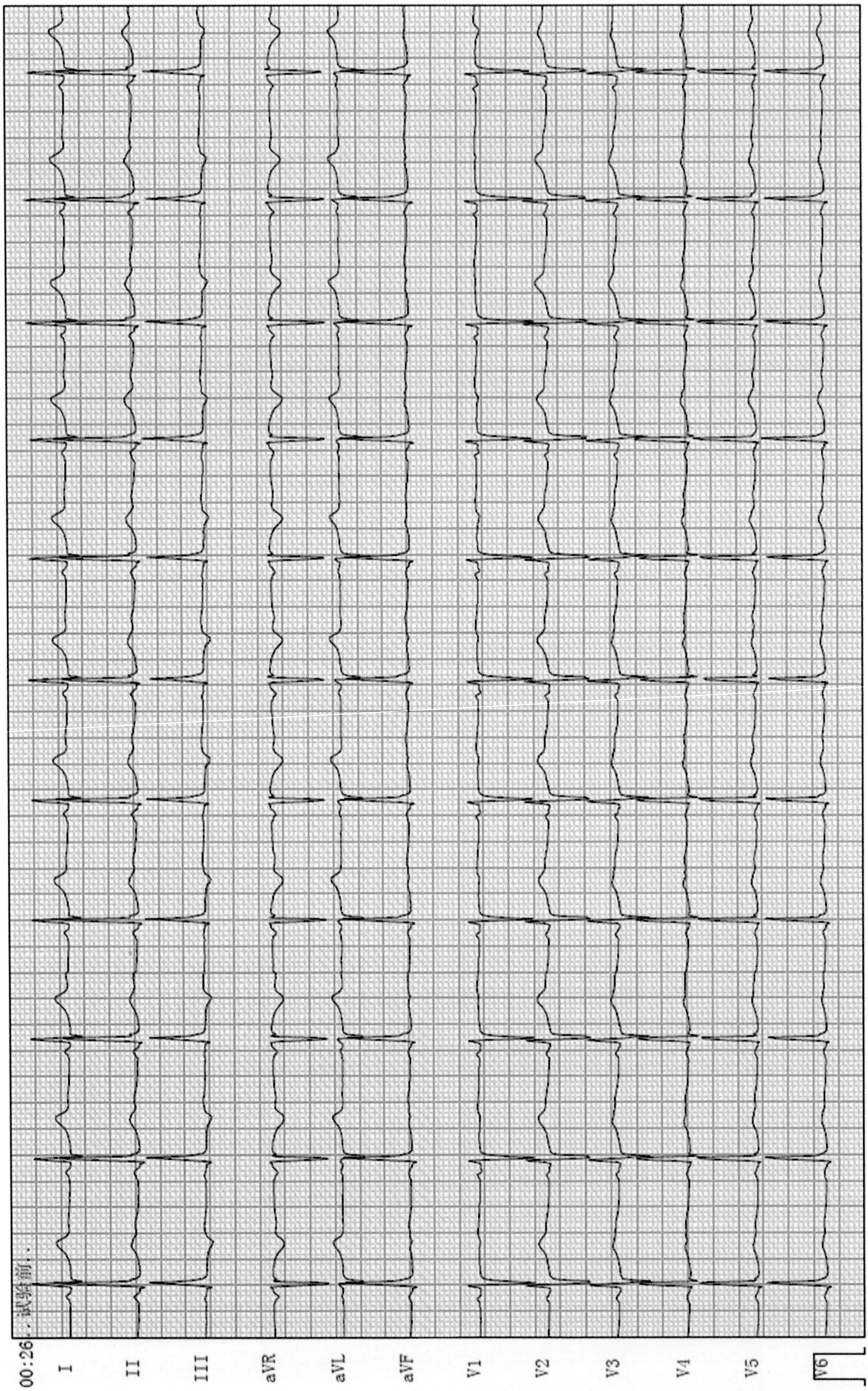


**图 14-123　活动平板运动试验前心电图**

女,57 岁,活动后心慌,行活动平板运动试验,运动前心电图。

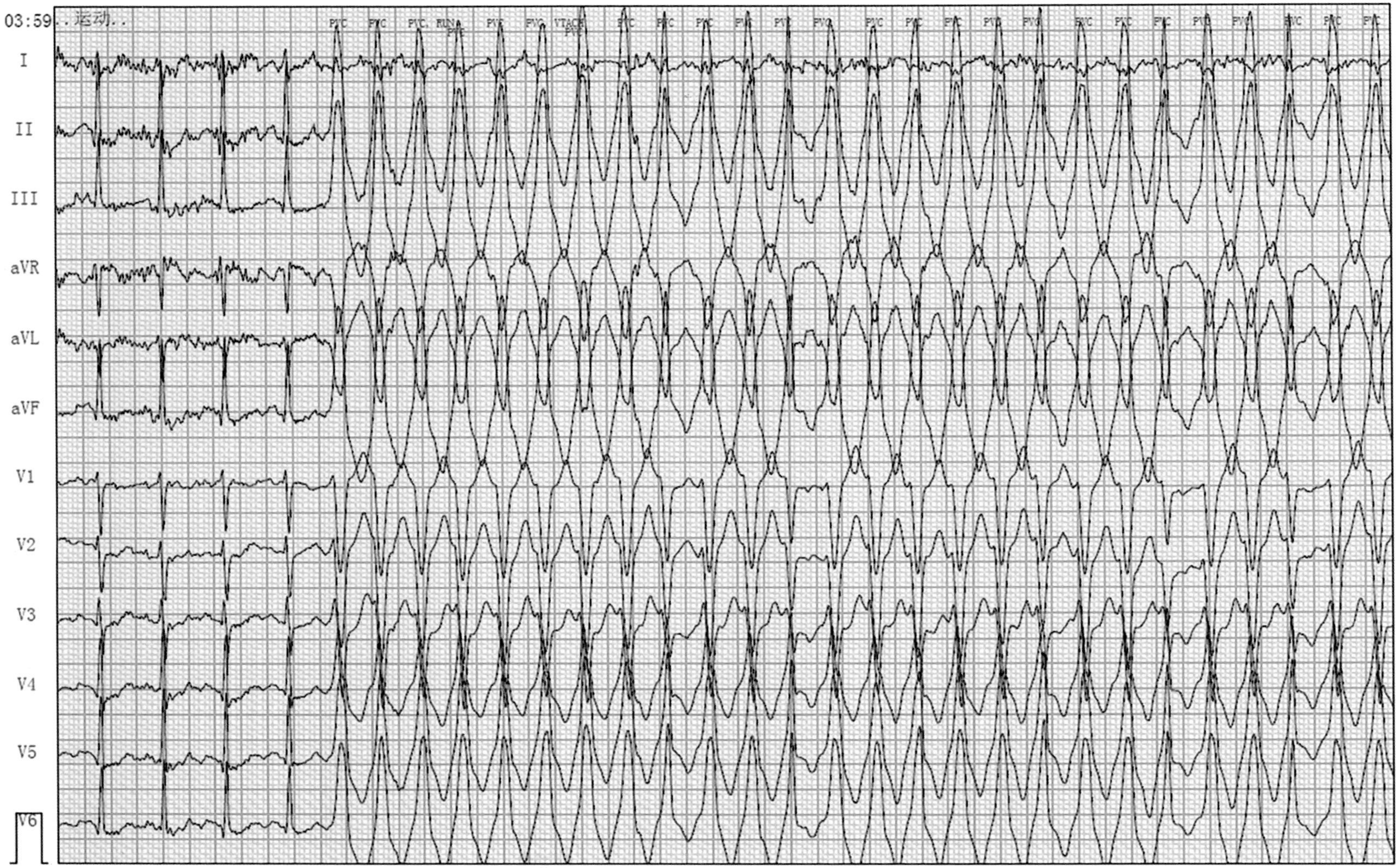


**图 14-124　活动平板运动试验运动发生室性心动过速**

与图 14-123 为同一患者，运动约 4 min 发生室性心动过速而终止运动。

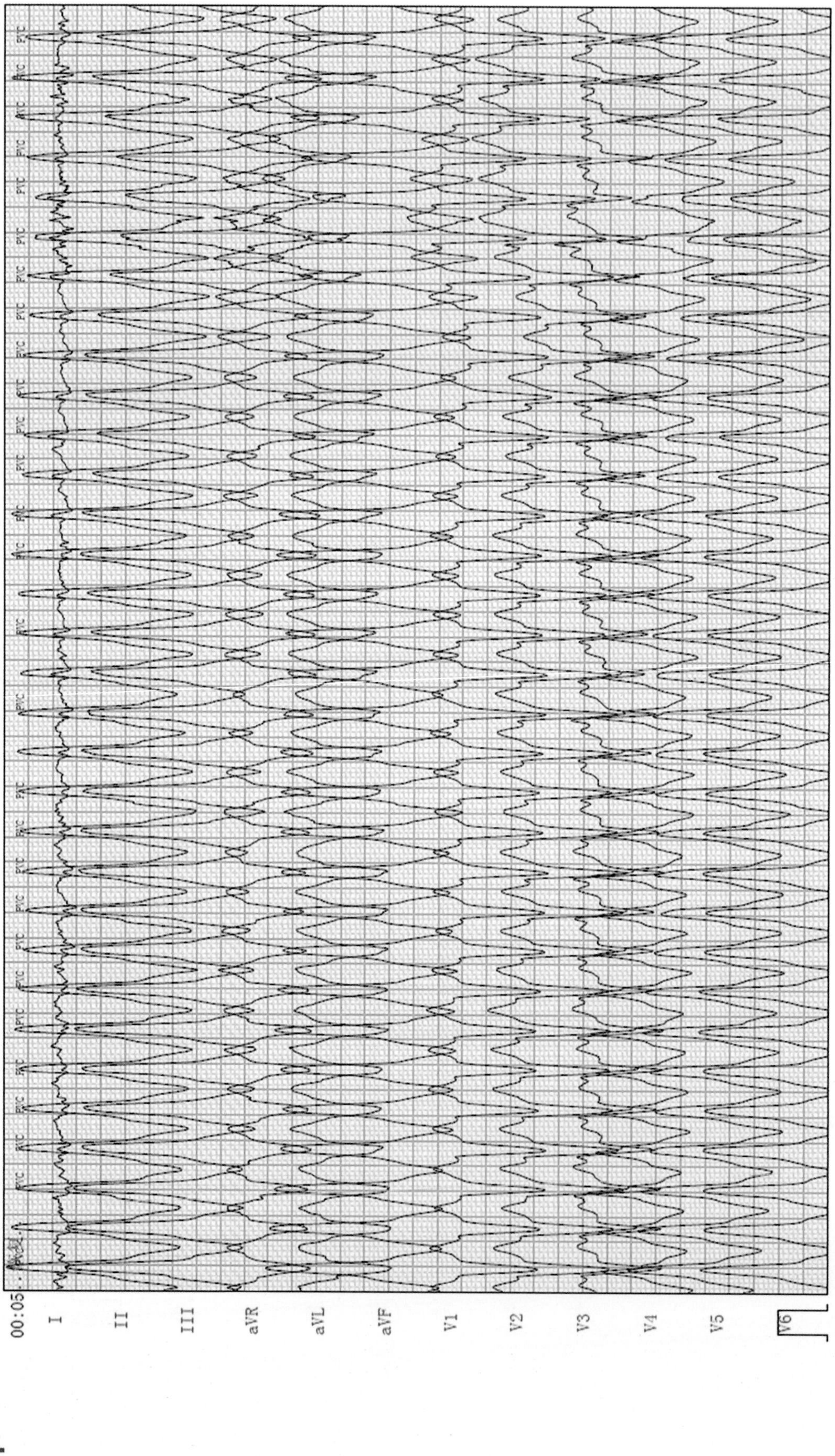


**图14-125　室性心动过速**

与图14-123为同一患者，恢复期连续记录心电图显示室性心动过速。

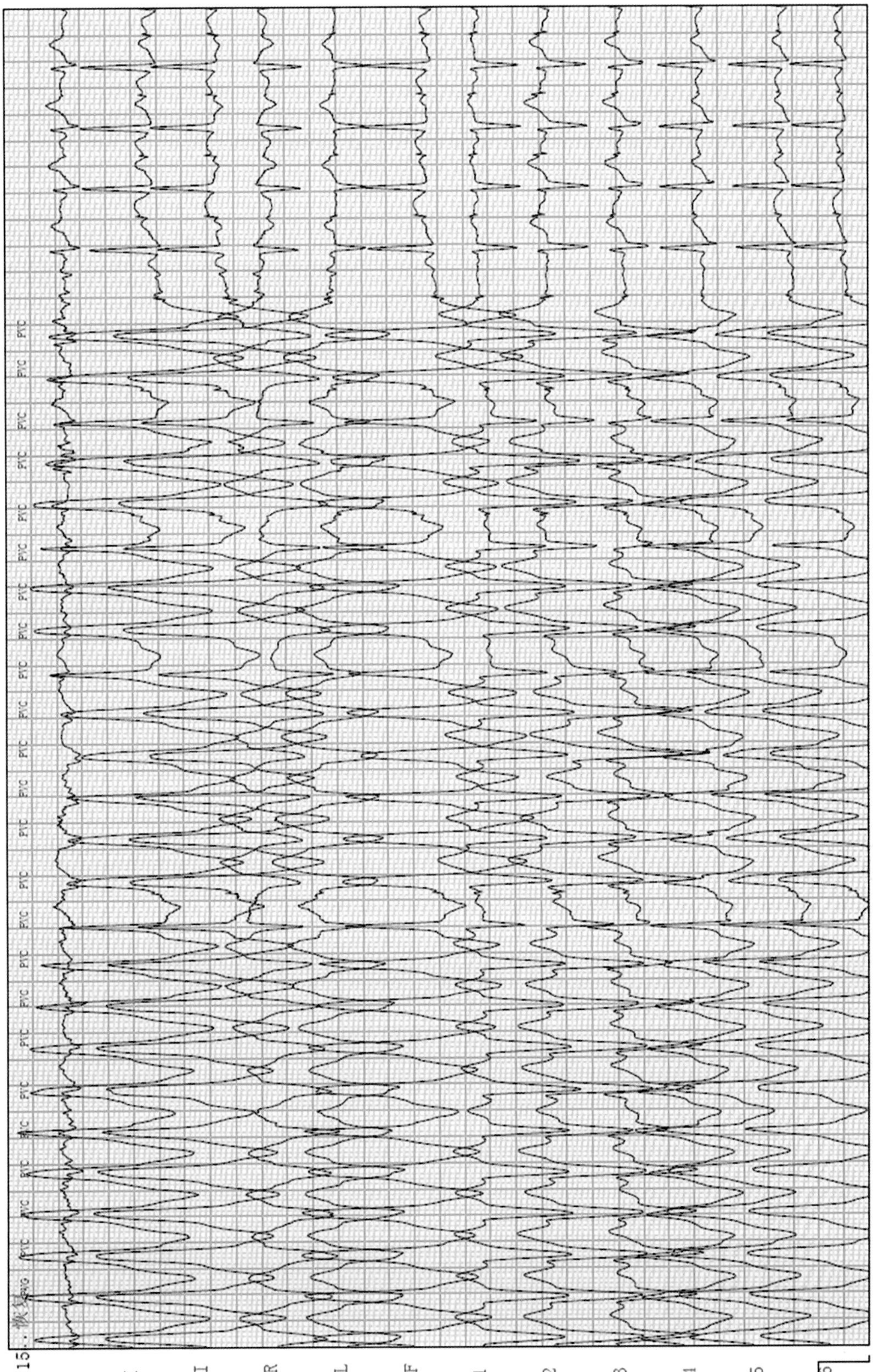


**图 14-126　室性心动过速终止**

与图 14-125 为连续记录，室性心动过速自行终止恢复窦性心律。

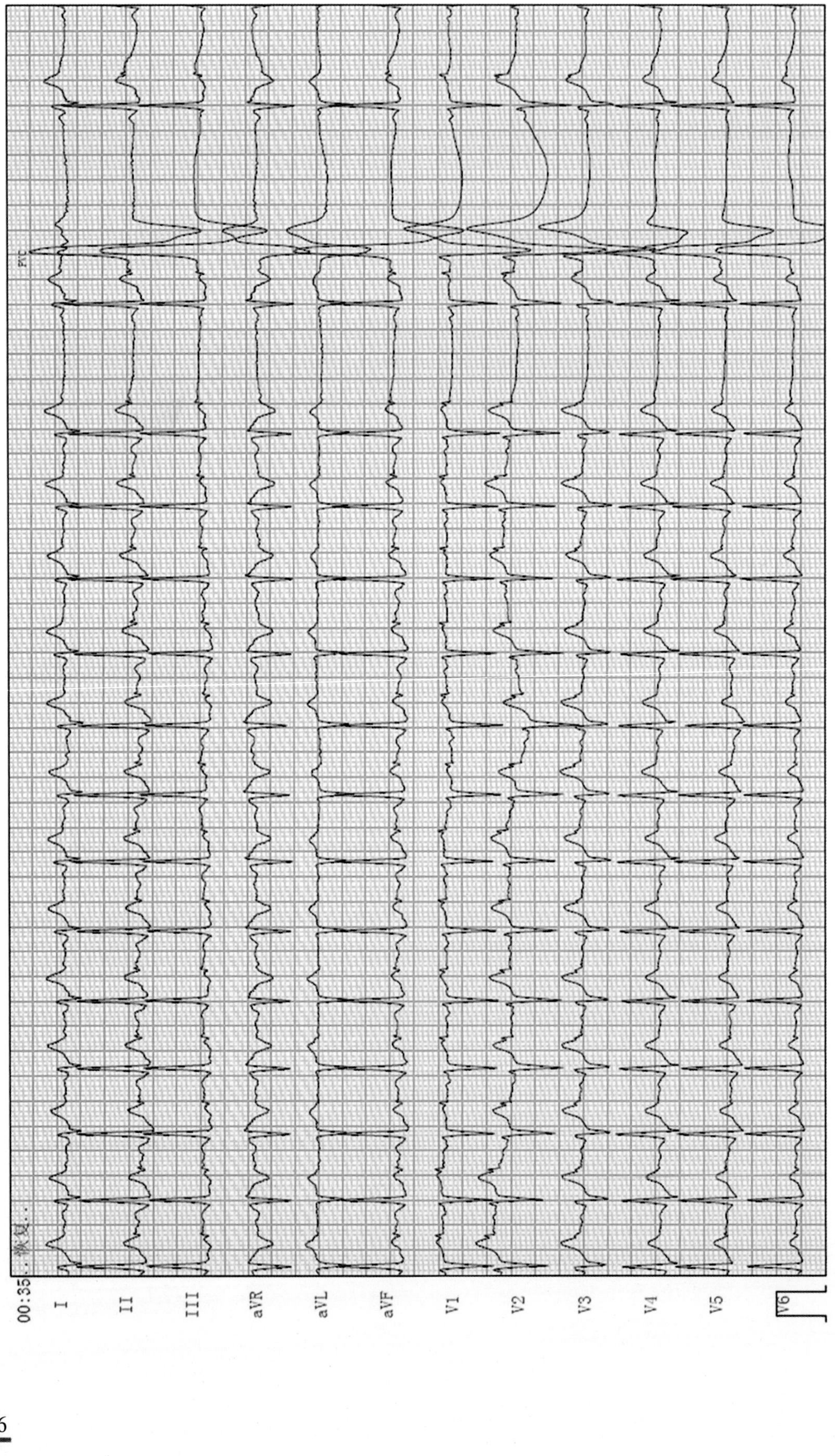


**图 14-127　恢复期发生室性早搏**

与图 14-123 为同一患者,恢复期可见与室性心动过速形态相同的室性早搏。

# 第二节　肢导联新流程快速诊断室性心动过速

宽 QRS 波心动过速（WCT）中约 80% 为室性心动过速（VT），尤其伴有器质性心脏病的 VT 居多。快速心律失常的正确治疗来自准确的诊断，尤其对 VT 更是如此，机制不同的 WCT 引起的血流动力学改变及治疗均不同，我们观察了 485 例 WCT 患者的体表心电图，分别采用 Brugada 四步法、Vereckei 四步法、室速积分法、肢导联新流程进行检验，结合心内电生理检查对比分析 4 种方法对 VT 诊断的敏感性、特异性及准确性，结果满意。

## 一、宽 QRS 波心动过速经典诊断流程回顾

1. 1978 年 Wellens 方案对 RBBB 型心动过速诊断室性心动速标准

（1）QRS 波群时限≥140 ms。

（2）心电轴左偏。

（3）QRS 波群形态：$V_1$导联呈 RS、RSr，$V_6$导联呈 QR 或 QS。

（4）房室分离、心室夺获。

2. 1988 年 Kindwall 方案对 LBBB 型心动过速诊断室性心动过速标准

（1）$V_1$、$V_2$导联 R 波时限>30 ms，$V_1$、$V_2$导联 RS 间期>60 ms。

（2）$V_6$导联有 q 或 Q 波。

（3）$V_1$、$V_2$导联 S 波降支有切迹。

（4）QRS 波群时限≥160 ms。

3. 1991 年 Brugada 方案诊断室性心动速的 4 步流程

（1）胸导联无 RS 形诊断室性心动过速。

（2）胸导联 RS 间期>100 ms 诊断室性心动过速。

（3）房室分离诊断室性心动过速。

（4）符合室性心动过速图形特点诊断室性心动过速。

否则诊断室上性心动过速。此流程不适用于心室预激合并逆向型房室折返性心动过速的鉴别诊断。

4. 1994 年 Brugada 方案诊断室性心动速的 3 步流程

（1）$V_4$ ~ $V_6$导联负向波为主诊断室性心动过速。

（2）$V_2$ ~ $V_6$导联有 QR 型诊断室性心动过速。

（3）房室分离诊断室性心动过速。

否则诊断旁路前传的房室折返性心动过速。

5. 2007 年 Vereckei 方案诊断室性心动速的新 4 步流程

（1）房室分离诊断室性心动过速。

（2）aVR 导联初始 R 波诊断室性心动过速。

（3）不呈束/分支阻滞图形诊断室性心动过速。

（4）$V_i/V_t$≤1 诊断室性心动过速，见图 14-128。

否则诊断室上性心动过速。

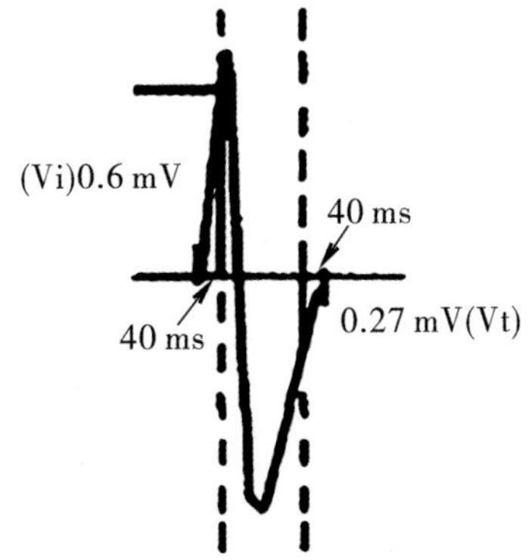


**图 14-128　$V_i/V_t$值的测量方法示意**

图中 $V_5$导联 $V_i$值 0.6 mV，$V_t$值 0.27 mV，$V_i/V_t$>1，诊断为室性心动过速。

6.2008 年 Vereckei 方案 aVR 鉴别诊断流程　见图 14-129～图 14-131。

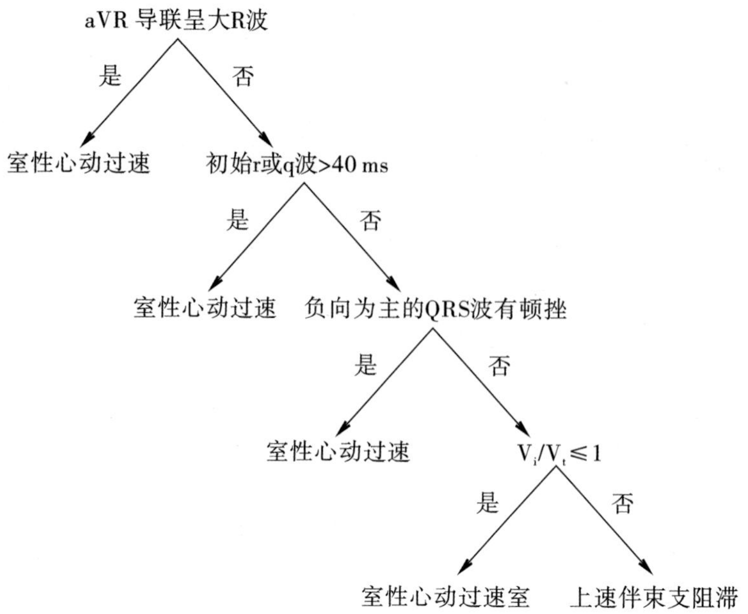


**图 14-129　aVR 导联对室性心动过速鉴别诊断流程**

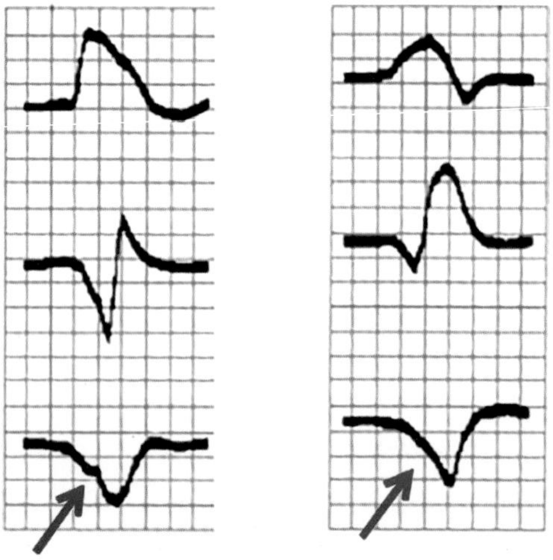

**图 14-130　室性心动过速 aVR 导联宽 QRS 波形特点**

图中 aVR 导联起始顿挫或起始缓慢。

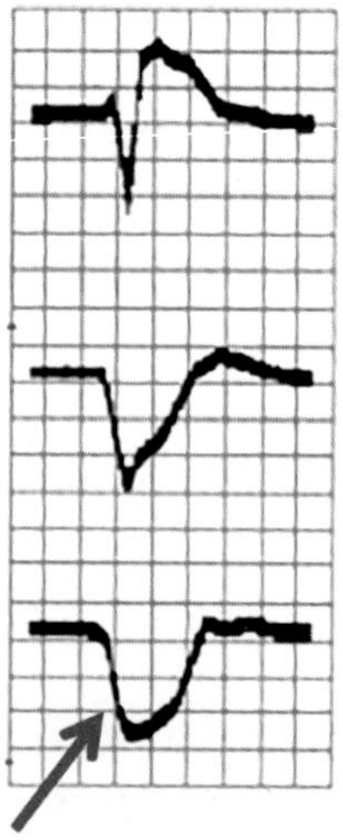

**图 14-131　室上性心动过速 aVR 导联宽 QRS 波形特点**

图中 aVR 导联起始快速。

7.2010 年 Luis 方案-R 波峰(RWPT)时限鉴别宽 QRS 心动过速　RWPT 测量:选择Ⅱ导联,自 QRS 波群起点至波峰的时间,若 RWPT 时间≥50 ms,则诊断室性心动过速,见图 14-132、图 14-133。

8.2015 年 Jastrzebski 室速积分法　2015 年 Jastrzebski 等学者提出了新的宽 QRS 波心动过速的鉴别诊断流程室速积分法,室速积分法遴选标准的原则是在以往应用的大量标准中筛查出最佳标准,见表 14-2。

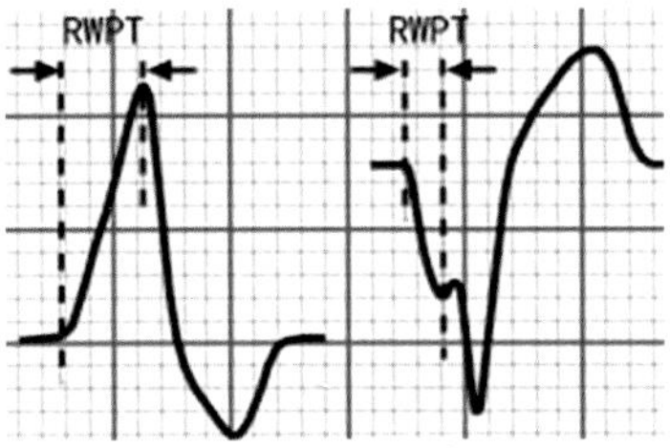


图 14-132　Ⅱ导联 RWPT 测量示意

图中Ⅱ导联 RWPT 时间≥50 ms 诊断为室性心动过速。

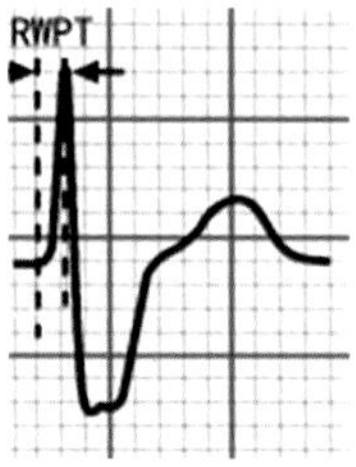


图 14-133　Ⅱ导联 RWPT 测量示意

图中Ⅱ导联 RWPT 时间<50 ms 诊断为室上性心动过速。

表 14-2　室速积分法

| 导联与项目 | 阳性积分标准 | 分值 |
| --- | --- | --- |
| $V_1$导联 QRS 波 | 起始为 R 波或 R>S 的 RS 波或 Rsr 波 | 1 |
| $V_1$或 $V_2$导联 QRS 波 | 起始 r 波时限>40 ms | 1 |
| $V_1$导联 QRS 波 | S 波有切迹 | 1 |
| $V_1$ ~ $V_6$导联 QRS 波 | 无 RS 图形 | 1 |
| aVR 导联 QRS 波 | 初始为 R 波 | 1 |
| Ⅱ导联 R 波达峰时间 | ≥50 ms | 1 |
| 房室分离 | 包括室性融合波和室上性夺获 | 2 |

在上述 7 项积分标准中，除房室分离阳性积 2 分外，其他 6 项标准阳性时各积 1 分，因此经室速积分法评定后，每位宽 QRS 波心动过速患者可能获 0 ~ 8 分的积分，见图 14-134。

凡室速积分≥3 分时都能做出室速的肯定诊断，诊断特异性 100%，而积分>3 分时，诊断特异性 99.6%。

9. 2020 年 D12V16 算法　2020 年巴西圣保罗大学医学院 Scanavacca 教授提出一种简化、易于记忆的视觉化识别宽 QRS 心动过速的方法，该方法特别是对于急诊科的医生无论心律失常方面的专业知识如何，都可以轻松记住，可以改善临床决策。

心电图导联Ⅰ、Ⅱ、$V_1$、$V_6$识别宽 QRS 心动过速机制的辨别力最初由 Nagi 等人提出，但尚未得到前瞻性验证。

基于导联Ⅰ、Ⅱ、$V_1$、$V_6$分析的 D12V16 算法，所有心电图记录均根据简化算法使用 3 个步骤进行分析。

(1) 如果Ⅰ、Ⅱ、$V_1$、$V_6$四个导联具有主要负极性(R /S 比率<1)，反之进行下一步，见图 14-135。

(2) 如果四个导联中至少 3 个显示主要为负极性，则可诊断出 VT。如果此步骤未完全完成，我们将继续下一步，见图 14-136。

(3) 如果 4 个导联中至少有两个显示主要为负极性(必须包括Ⅰ或 $V_6$)，则诊断为 VT；如果所有步骤均未完全完成，则诊断为 SVT，见图 14-137。

10. 2022 年巴塞尔算法　2022 年瑞士巴塞尔大学的 Federico 教授提出一种整合临床和心电图参数简单易用、对于宽 QRS 心动过速的鉴别诊断算法，即巴塞尔算法。

巴塞尔算法中至少满足以下 2 个标准即可诊断室性心动过速，反之则诊断为室上性心动过速，见图 14-138、图 14-139。

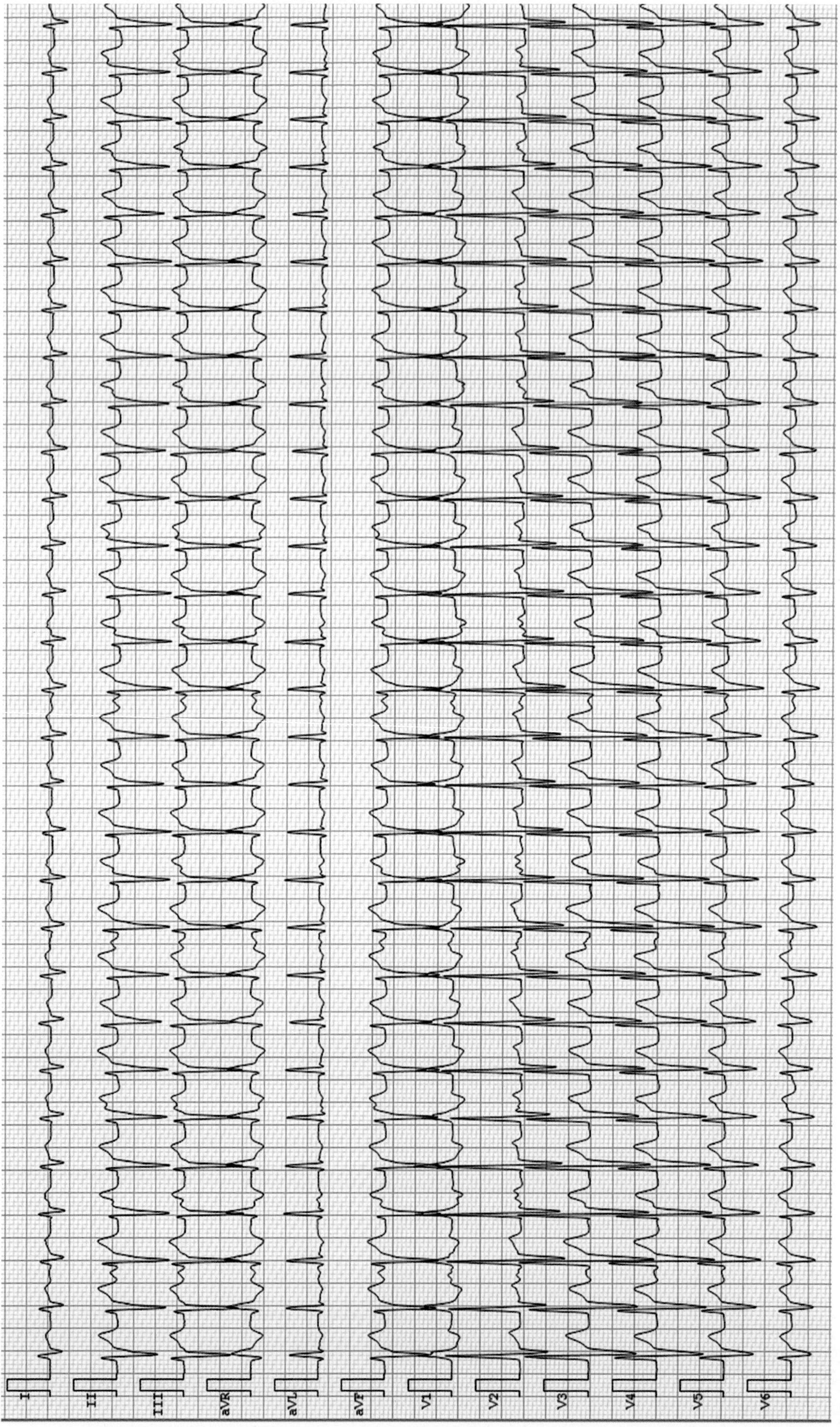


**图 14-134　室性心动过速**

男,35 岁,宽 QRS 心动过速,$V_1$ 导联呈 R 型积 1 分,房室分离积 2 分,即室性心动过速。

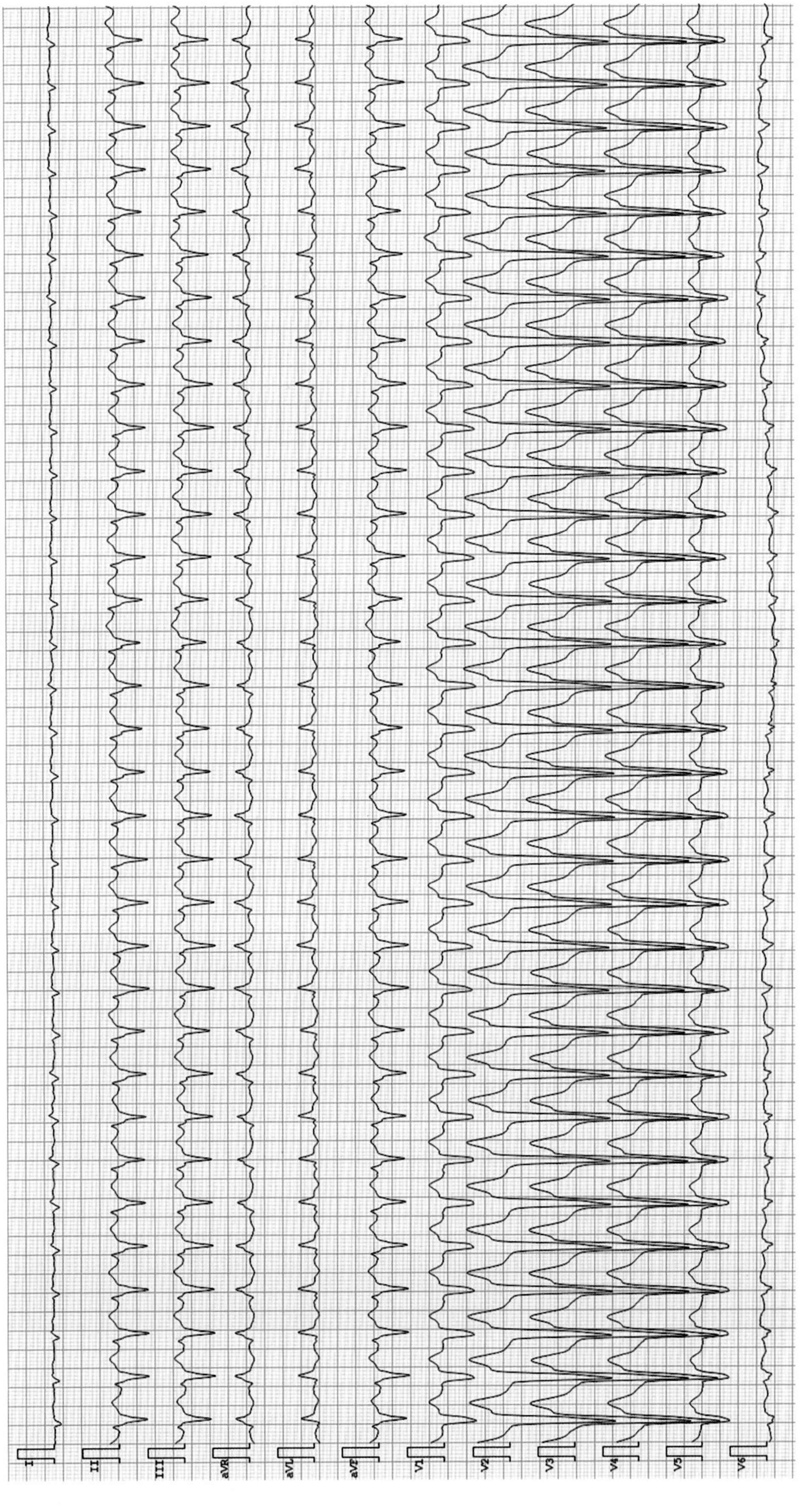


**图 14-135　宽 QRS 心动过速(1)**

男,76 岁,宽 QRS 心动过速,频率 132 次/min,Ⅰ、Ⅱ、$V_1$、$V_6$导联负极性,即室性心动过速。

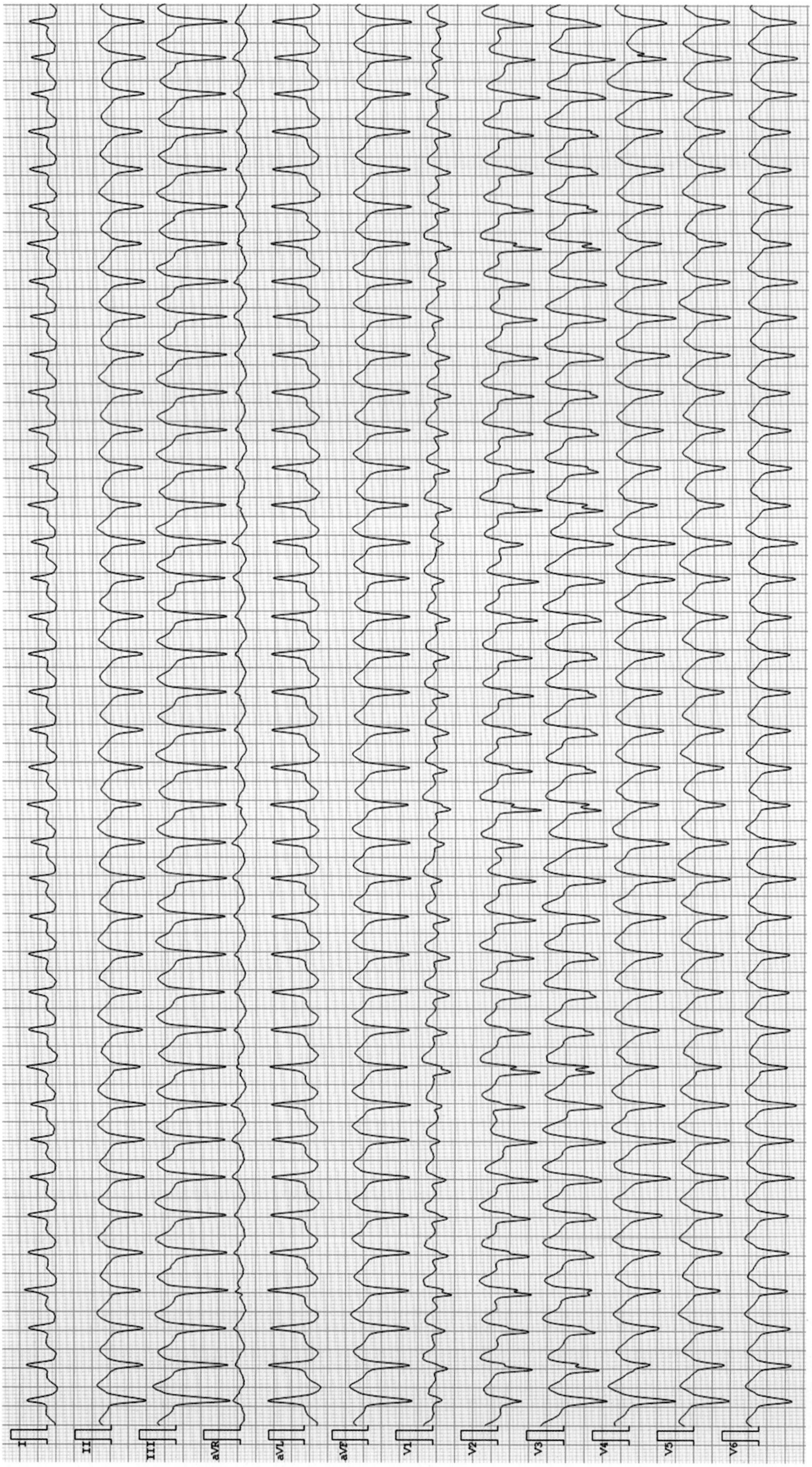


**图 14-136　宽 QRS 心动过速(2)**

女,87 岁,宽 QRS 心动过速,频率 153 次/min,Ⅱ、$V_1$、$V_6$导联负极性,即室性心动过速。

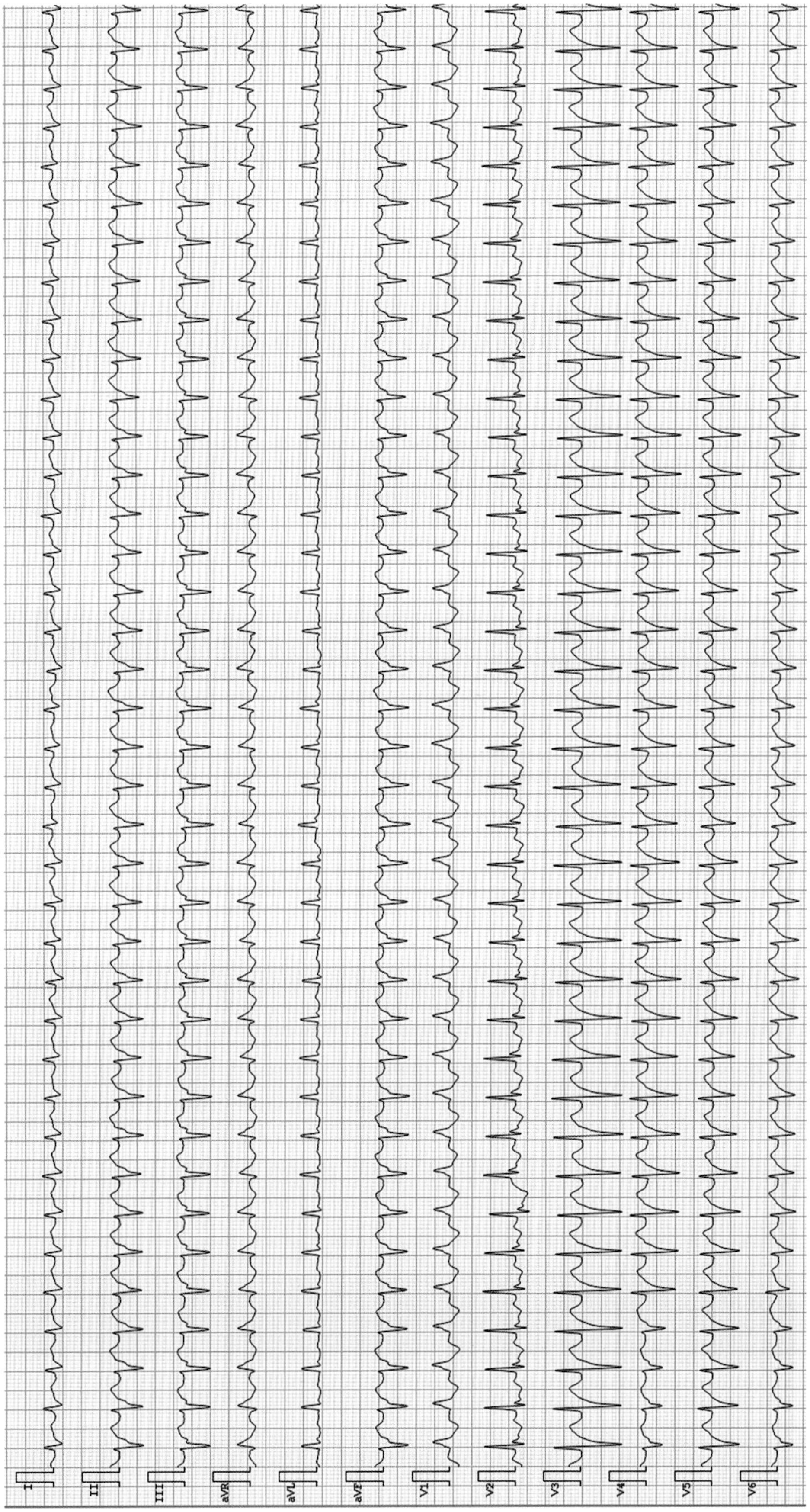


**图 14-137　宽 QRS 心动过速(3)**

女,12 岁,宽 QRS 心动过速,频率 149 次/min,Ⅱ、$V_6$ 导联负极性,即室性心动过速。

## ××××医院
## 彩色多普勒超声检查报告单

| | | | | | | | |
|---|---|---|---|---|---|---|---|
| 姓名 | ×× | 性别 | 男 | 年龄 | 57岁 | 超声号 | |
| 来源 | 住院 | 临床科室 | 神经内科ICU病区 | 住院号 | | 床号 | |
| 检查设备 | (急诊)Resona 9 | 检查部位 | 综合超声心动图+室壁运动分析、颈部血管彩色多普勒超声、四肢血管彩色多普勒超声、肝胆胰脾(空腹)、肾输尿管膀胱前列腺 | | | | |

| | | | | | |
|---|---|---|---|---|---|
| 左房前后径 | 43 mm | 室间隔厚度 | 8 mm | 左室后壁厚度 | 8 mm |
| 左室舒末内径 | 73 mm | SV | 41 mm | EF | 13 % |
| FS | 6 % | 单峰 | 1.1 m/s | | |

超声所见：

【心脏】

左心增大，右房室腔内径正常，大血管根部内径及位置关系正常。二尖瓣、三尖瓣、肺动脉瓣开放可，关闭欠佳，余瓣膜回声光滑，启闭可。房室间隔连续完整。左室收缩功能测值明显减低，心包腔内可探及液性暗区，左室后壁后方深约6 mm。

左室壁厚度正常，静息状态下各节段左室壁运动弥漫性减弱。

CDFI：二尖瓣反流：A：8.0 $cm^2$。

三尖瓣反流：A：9.5 $cm^2$，PK：2.5 m/s，PPG：25 mmHg。

肺动脉瓣反流：A：2.5 $cm^2$。

**图 14-138 彩色多普勒超声检查报告**

男，57 岁，扩张性心肌病，彩色多普勒超声检查报告显示 EF13%。

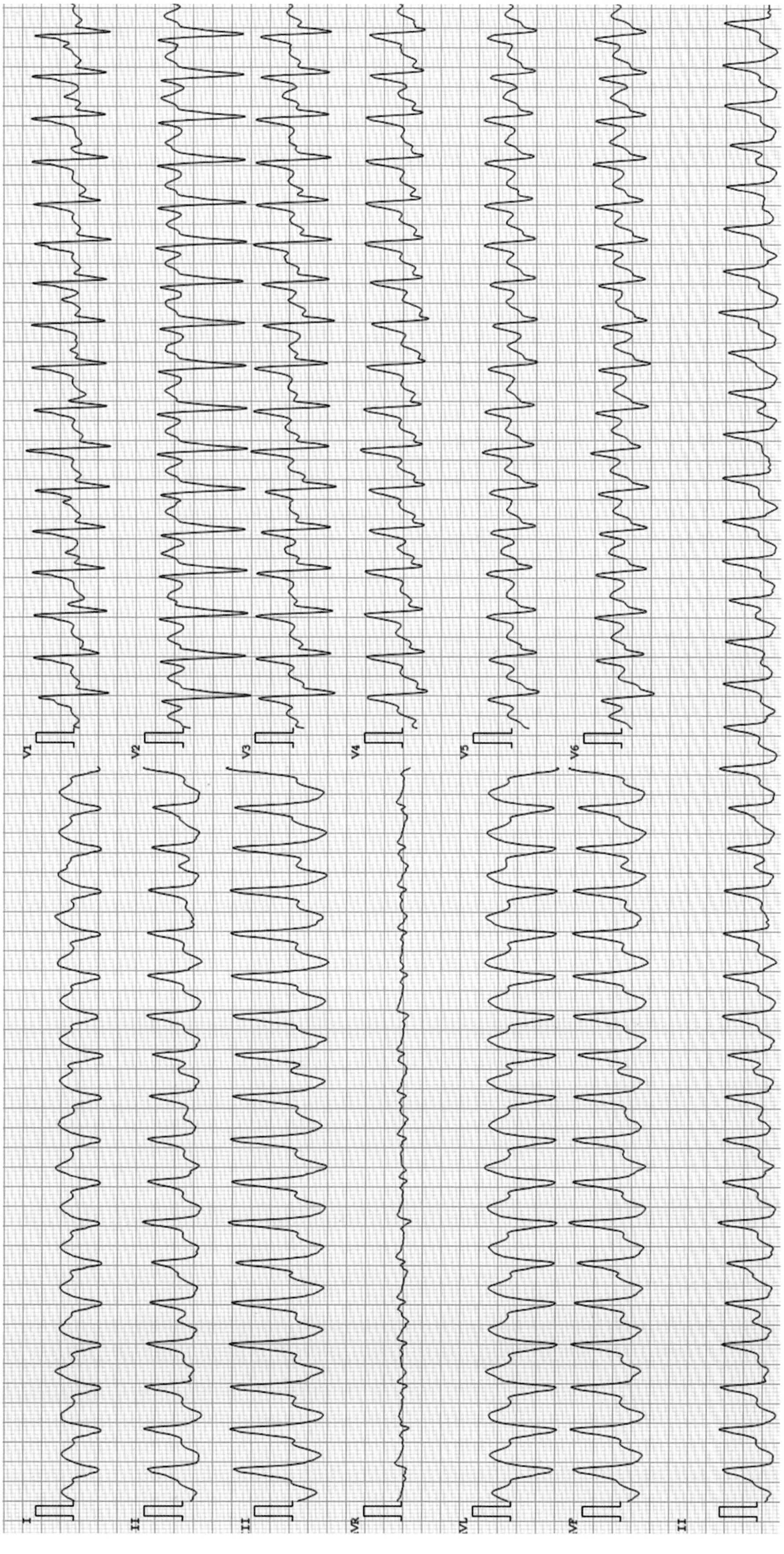


**图 14-139　宽 QRS 心动过速**

与图 14-138 为同一患者，宽 QRS 心动过速，频率 140 次/min，II 导联 QRS 波达第一峰值时间>40 ms，即符合巴塞尔算法中 2 个标准诊断室性心动过速。

(1)临床高风险特征:心肌梗死病史、左心室射血分数≤35%的充血性心力衰竭病史、植入式心脏复律除颤器或心脏再同步治疗除颤器。

(2)Ⅱ导联 QRS 波达第一峰值时间>40 ms。

(3)aVR 导联 QRS 波达第一峰值时间 >40 ms。

QRS 波达第一峰值时间是指从 QRS 波起始到第一个波峰时间。

## 二、肢导联新流程等四种方法诊断 VT 的敏感度、特异性、准确度比较

肢导联新流程对 VT 诊断的敏感性、特异性、准确性高于 Brugada 四步法、Vereckei 四步法,其中与 Brugada 四步法比较,*P* 值 0.008,与 Vereckei 四步法比较,*P* 值 0.021,差异均有统计学意义($P<0.05$);肢导联新流程与室速积分法(其中≥3 分为标准诊断 VT)对 VT 诊断的敏感性、特异性、准确性类似,*P* 值 0.78,差异无统计学意义($P>0.05$);Brugada 四步法与 Vereckei 四步法对 VT 诊断的敏感性、特异性、准确性比较,*P* 值 0.73,差异无统计学意义($P>0.05$),见表 14-3。

表 14-3　四种鉴别流程诊断 VT 的敏感度、特异性、准确度比较

| 鉴别方法 | Brugada 四步法 | Vereckei 四步法 | 室速积分法(≥3 分) | 肢导联新流程 |
|---|---|---|---|---|
| VT/例 | 168 | 172 | 201 | 198 |
| 非 VT/例 | 113 | 109 | 80 | 83 |
| 真阳性/例 | 96 | 99 | 198 | 191 |
| 假阳性/例 | 72 | 73 | 3 | 7 |
| 真阴性/例 | 102 | 94 | 78 | 77 |
| 假阴性/例 | 11 | 15 | 2 | 6 |
| 敏感性(%) | 89.7 | 86.8 | 99.0 | 96.9 |
| 特异性(%) | 58.6 | 56.2 | 96.2 | 91.6 |
| 准确性(%) | 70.4 | 68.7 | 98.2 | 95.3 |

## 三、肢导联新流程诊断室性心动过速的机制探讨

本研究结果显示肢导联新流程诊断 VT 的特异性、准确性、敏感性均高于 Brugada 四步法、Vereckei 四步法,与室速积分法≥3 分诊断 VT 的特异性、准确性、敏感性类似;本鉴别方法只涉及心电图中肢体导联,故称为肢导联新流程。

窦性激动经房室传导系统首先抵达室间隔的左室面,室间隔左中下 1/3 部位先除极,两心室游离壁除极,左室基底部与右室肺动脉圆锥末端除极。心室除极的综合向量在额面指向左下,额面六轴系统二次投影形成心电图的肢体导联,根据肢体导联在额面六轴系统不同方位,以 X 轴为界限分为上方及下方,Ⅰ导联正方向位于在 X 轴正方向,即 0°,正方向在 X 轴上方的导联为 aVR、aVL 导联,在 X 轴下方的导联为Ⅱ、Ⅲ、aVF 导联(下壁导联),显而易见Ⅱ、Ⅲ、aVF 导联与 aVR、aVL 导联正好位于上下区域,在上部的导联又以 Y 轴为界限,正方向在右方的为 aVR 导联,在左方的为Ⅰ、aVL 导联,同时根据心电图相关导联将肢体导联分为 3 组:Ⅱ、Ⅲ、aVF 导联组,即下壁导联组;Ⅰ、aVL 导联组,即高侧壁组;aVR 导联组。所以当发生起源在心室上部的 VT 时引起下壁导联 QRS 波呈正单向时 aVR、aVL 导联呈负单向,反之下壁导联 QRS 波呈负单向时 aVR、aVL 导联呈正单向,同时由于起源在上下部不同区域,当Ⅰ、aVL 导联正单向时,与 aVR 导联形成不同的夹角,引起 aVR 导联低矮错综复杂波,见图 14-140 ~ 图 14-143。

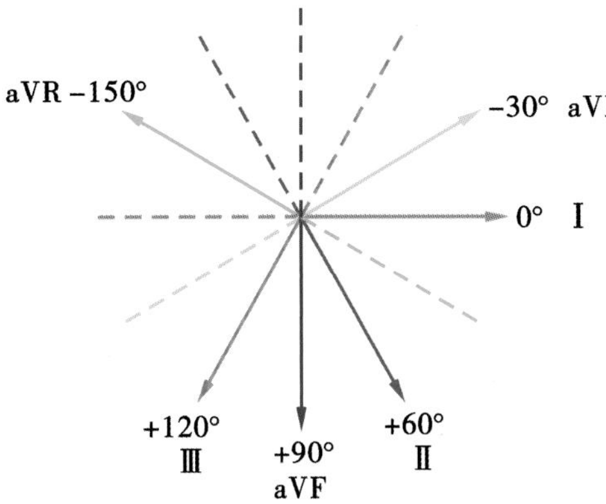


图 14-140　额面六轴系统示意

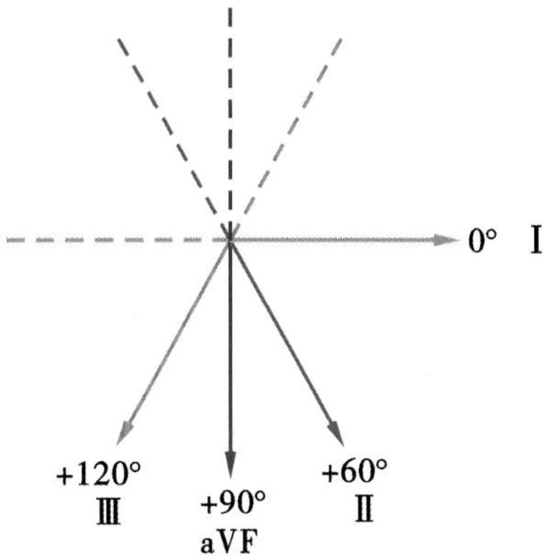


图 14-141　额面六轴系统中 X 轴下方的导联示意

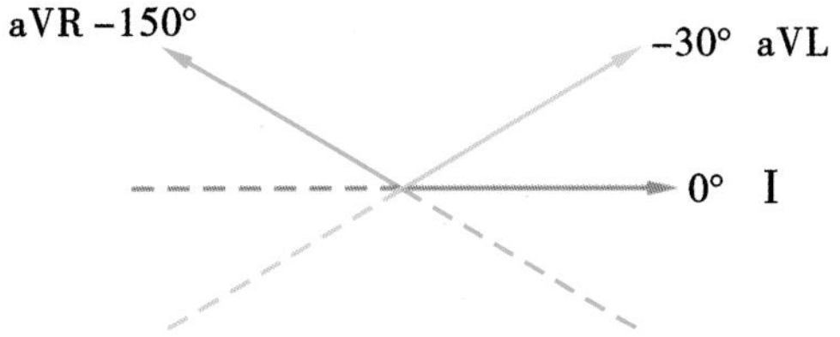


图 14-142　额面六轴系统中 X 轴上方的导联示意

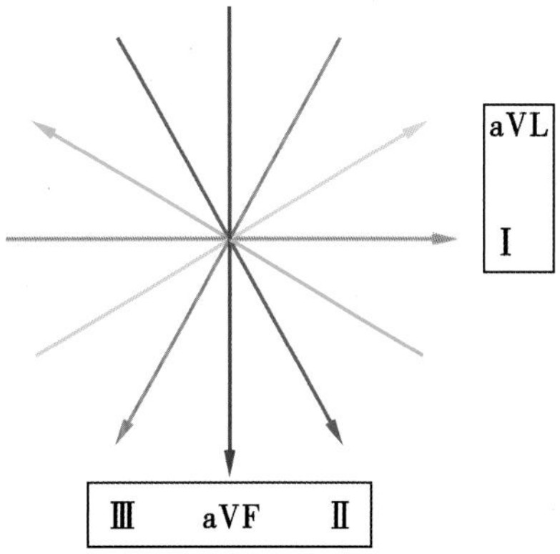


图 14-143　额面六轴系统肢体导联相关导联示意

## 四、肢导联宽 QRS 特征对室性心动过速的快速诊断

### (一)心电图特点

1. Ⅰ、Ⅱ、Ⅲ导联呈负单向,aVR 导联呈正单向、aVL 导联低矮错综复杂波,见图 14-144 ~ 图 14-147。

2. Ⅱ、Ⅲ、aVF 导联呈正单向,aVR、aVL 导联呈负单向、Ⅰ导联呈低矮错综复杂波,见图 14-148 ~ 图 14-153。

3. Ⅱ、Ⅲ、aVF 导联 QRS 波负单向

(1) aVR、aVL 导联呈正单向、Ⅰ导联呈低矮错综复杂波,见图 14-154、图 14-155。

(2) Ⅰ、aVL 导联呈正单向,aVR 导联呈低矮错综复杂波,见图 14-156 ~ 图 14-160。

4. 肢导联 QRS 主波方向两极分化

(1) Ⅱ、Ⅲ、aVF 导联正单向、其余肢导负单向,见图 14-161 ~ 图 14-169。

(2) Ⅱ、Ⅲ、aVF 导联负单向、其余肢导正单向,见图 14-170 ~ 图 14-175。

5. $S_{Ⅰ}S_{Ⅱ}S_{Ⅲ}$征

(1) Ⅰ、Ⅱ、Ⅲ导联呈 rS 型,r 与 S 振幅相差悬殊,见图 14-176 ~ 图 14-179。

(2) Ⅰ导联呈 rs 型,r 与 s 接近或相等;Ⅱ、Ⅲ导联呈 rS 型,r 与 S 振幅相差悬殊,见图 14-180 ~ 图 14-182。

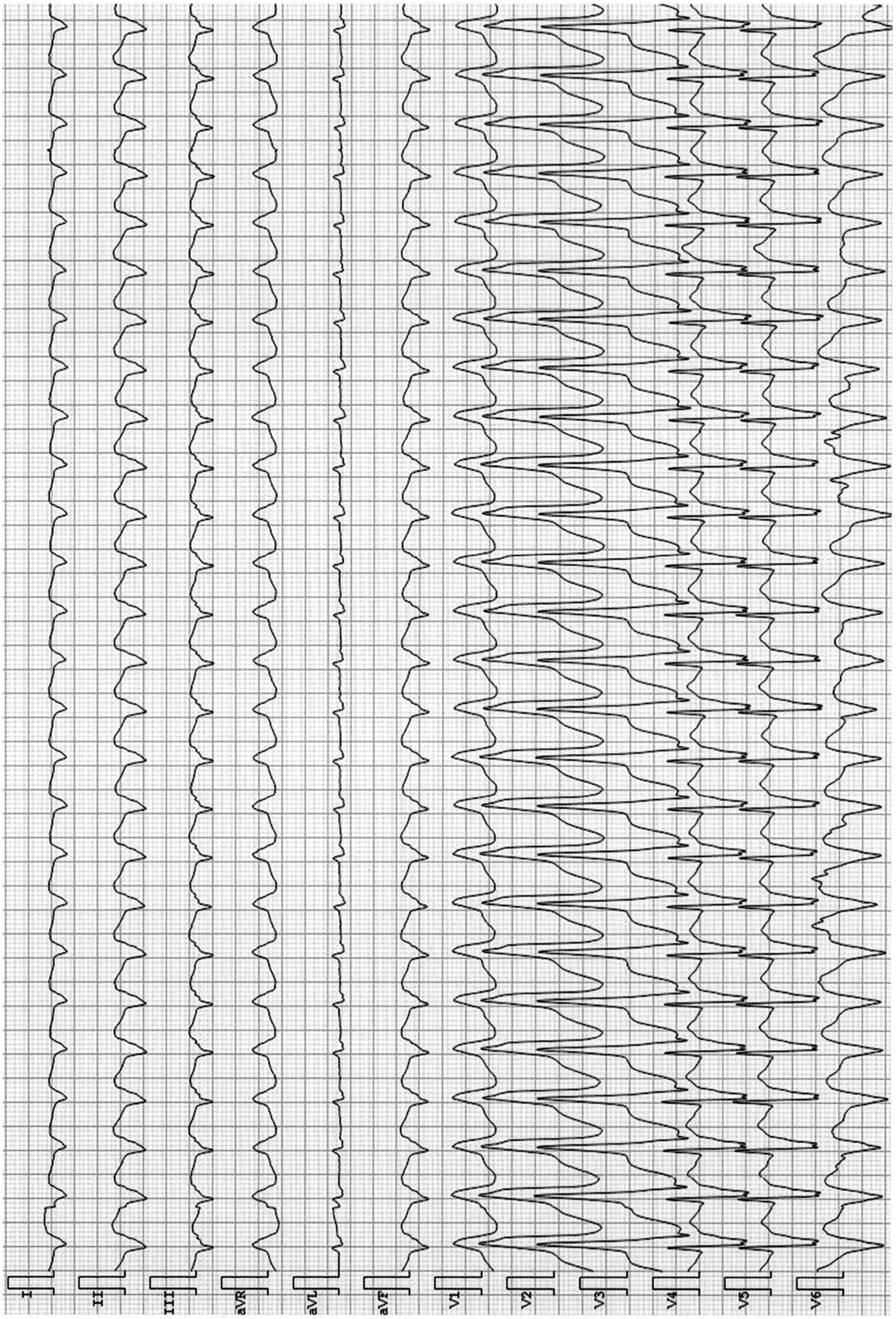


**图 14-144　宽 QRS 心动过速**

男,61 岁,宽 QRS 心动过速。

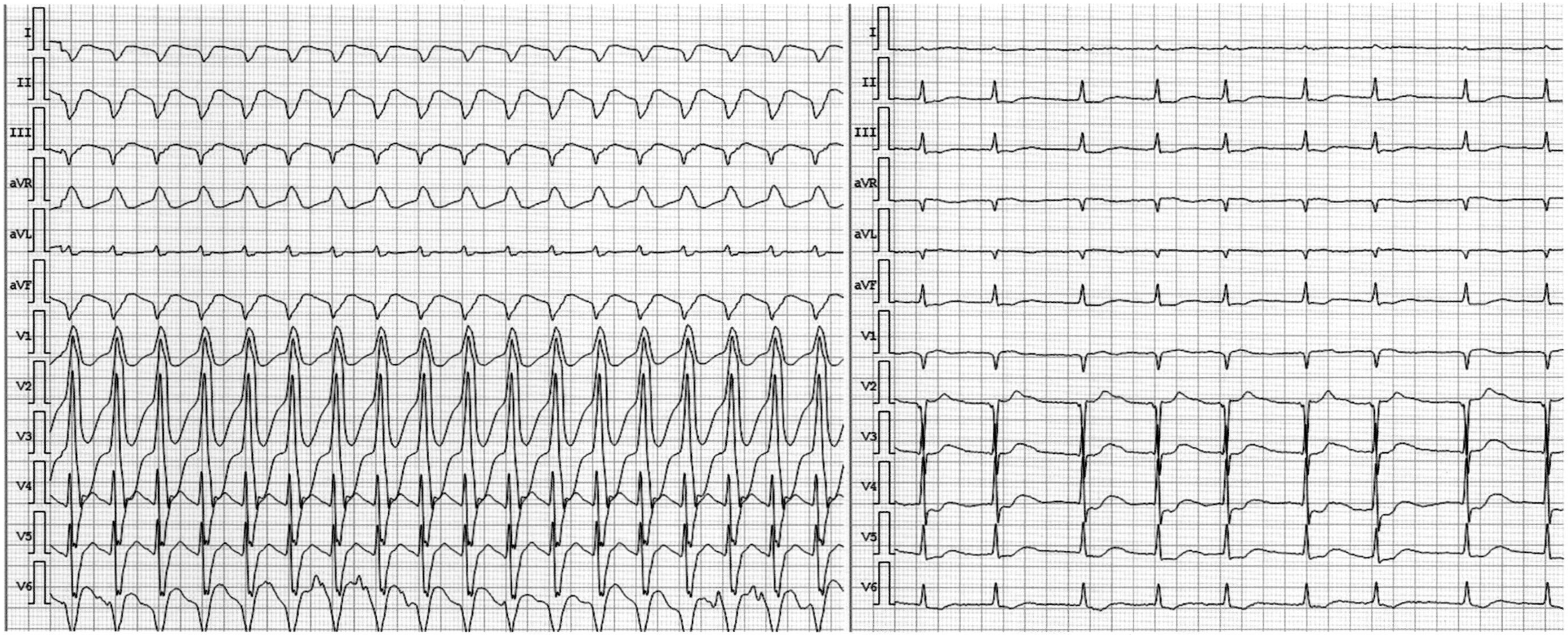


**图 14-145　左室心尖部起源的室性心动过速与窦性心律**

与图 14-144 为同一患者，心房颤动，左图为心动过速发作，右图心动过速终止后，综合分析宽 QRS 心动过速为左室心尖部起源的室速。

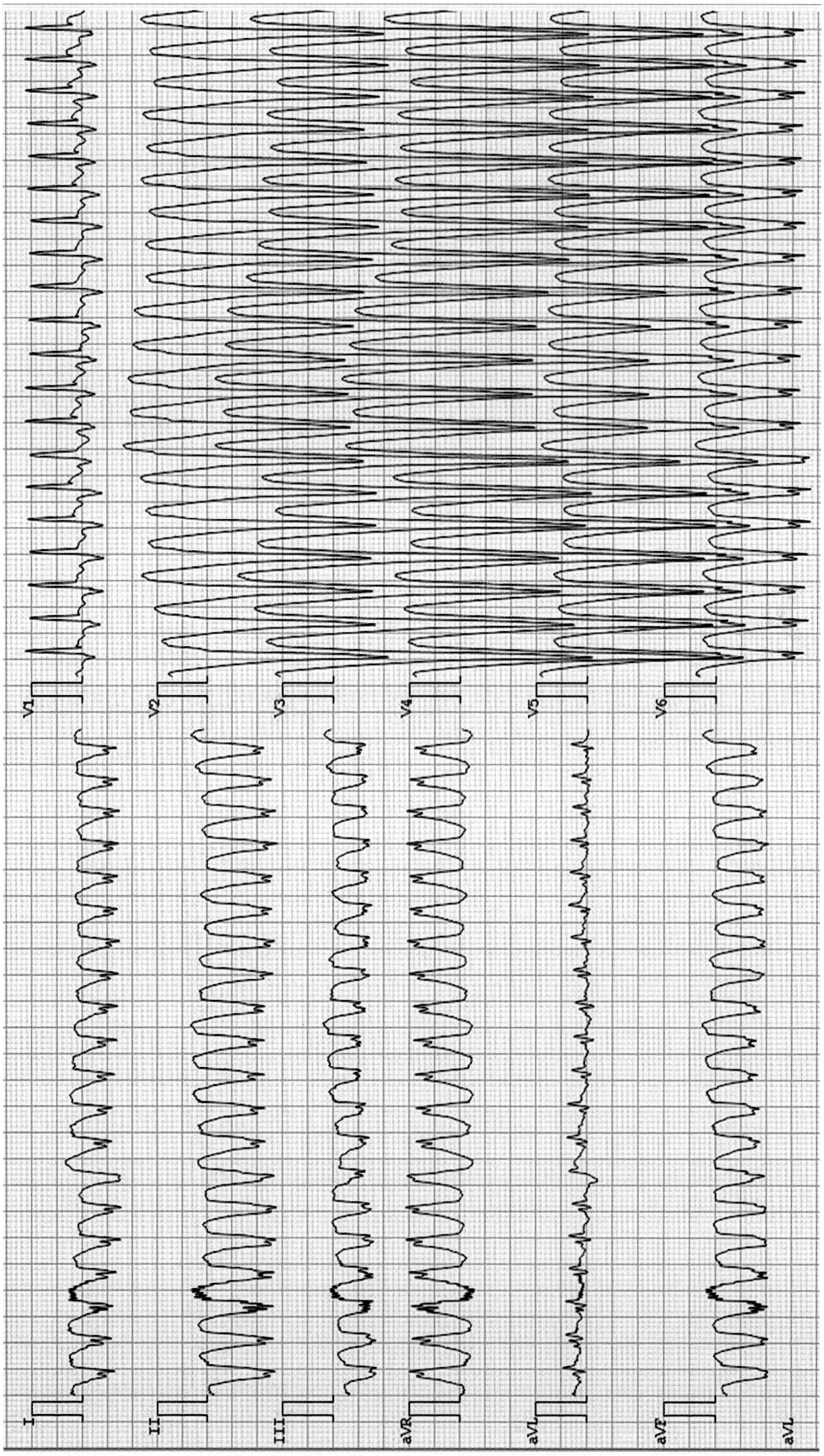


图 14-146　宽 QRS 心动过速

男,64 岁,宽 QRS 心动过速。

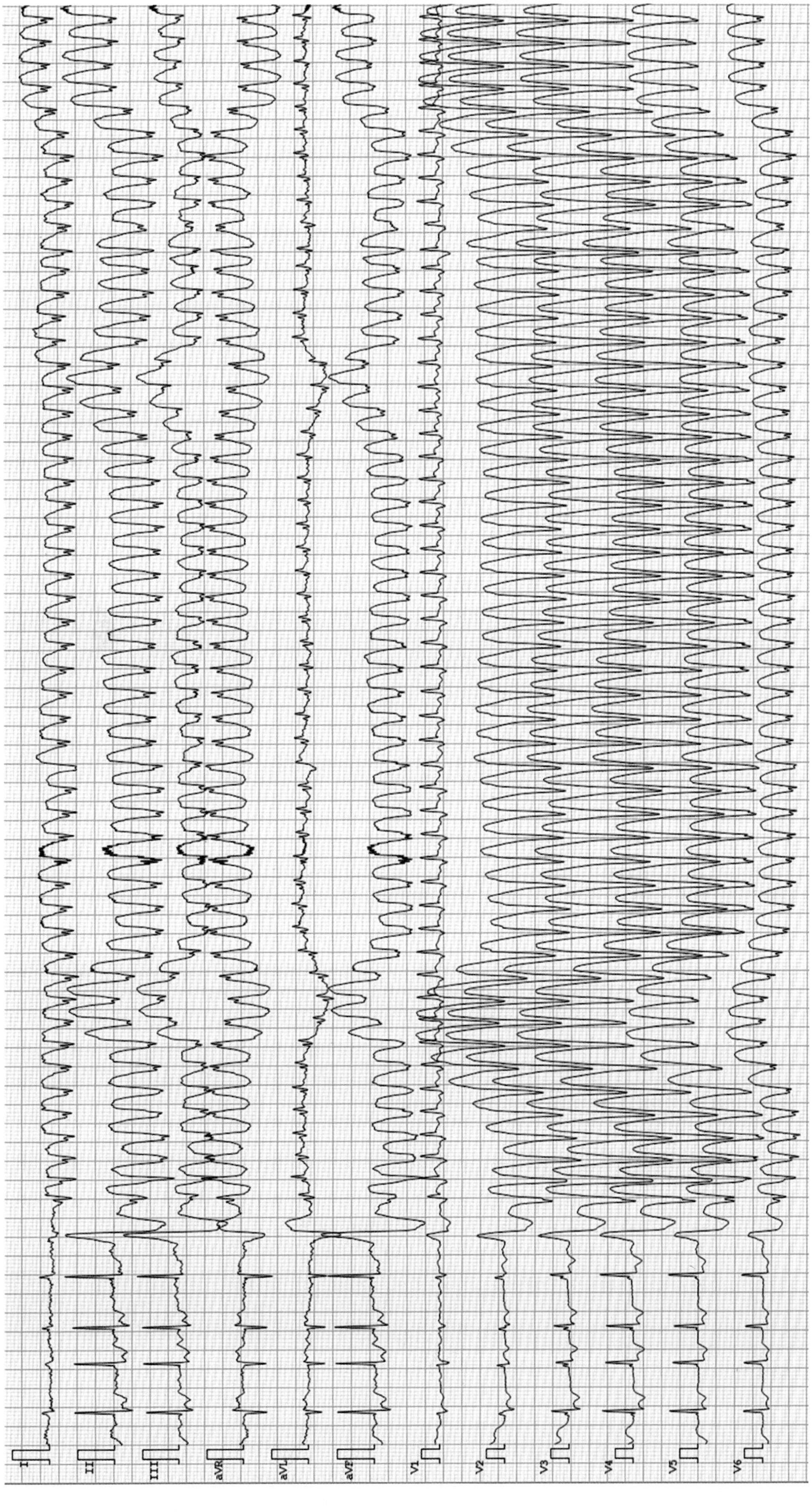


**图 14-147　心房颤动，室性心动过速**

与图 14-146 为同一患者，心房颤动，发生宽 QRS 心动过速，综合分析宽 QRS 心动过速为室性心动过速。

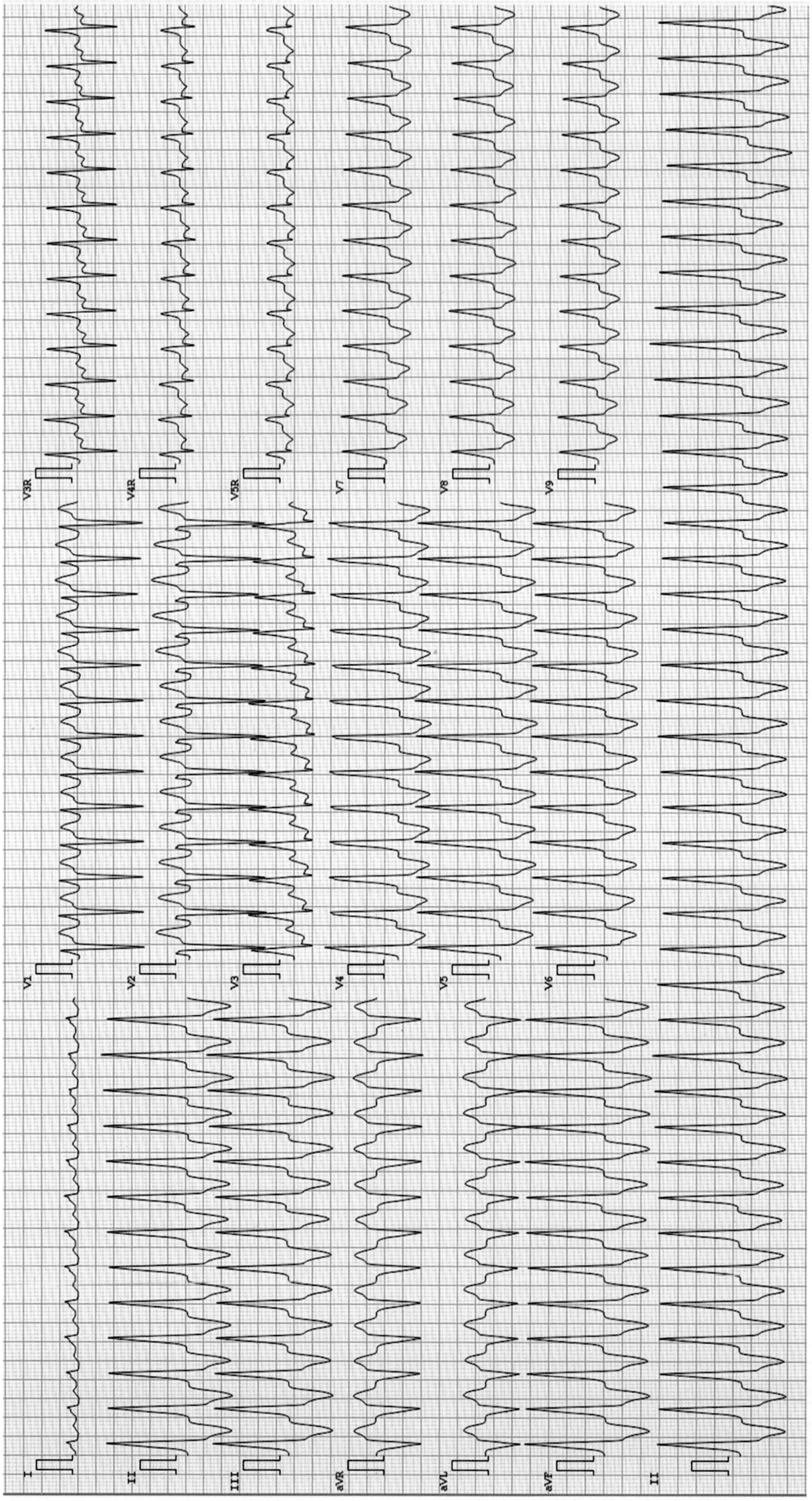


图14-148　宽QRS心动过速

女,58岁,QRS时限>140 ms,宽QRS心动过速。

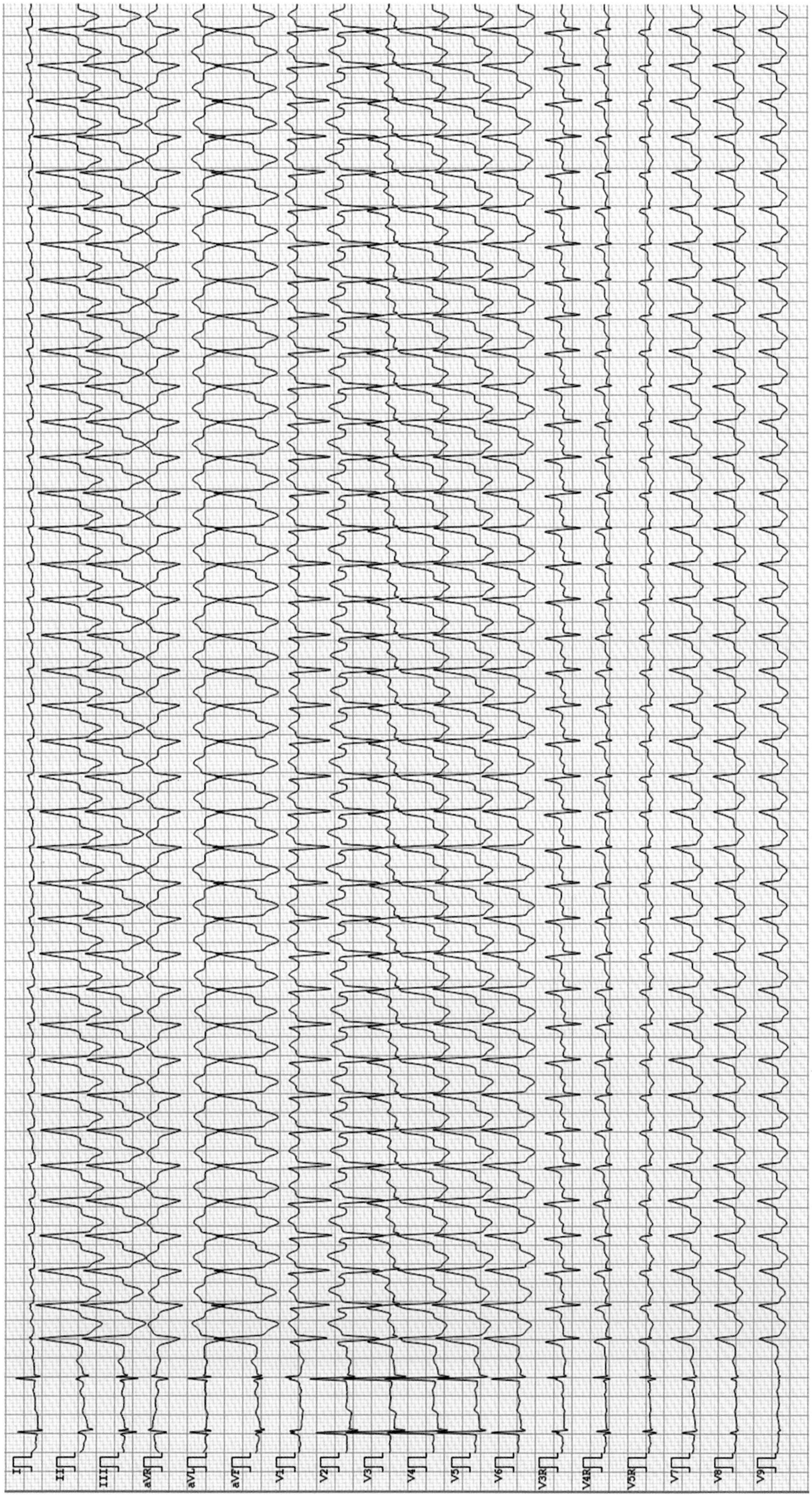


**图 14-149　窦性心律，右室流出道游离部起源的室性心动过速**

与图 14-148 为同一患者，窦性心搏，宽 QRS 心动过速，综合分析宽 QRS 心动过速为右室流出道游离部起源的室性心动过速。

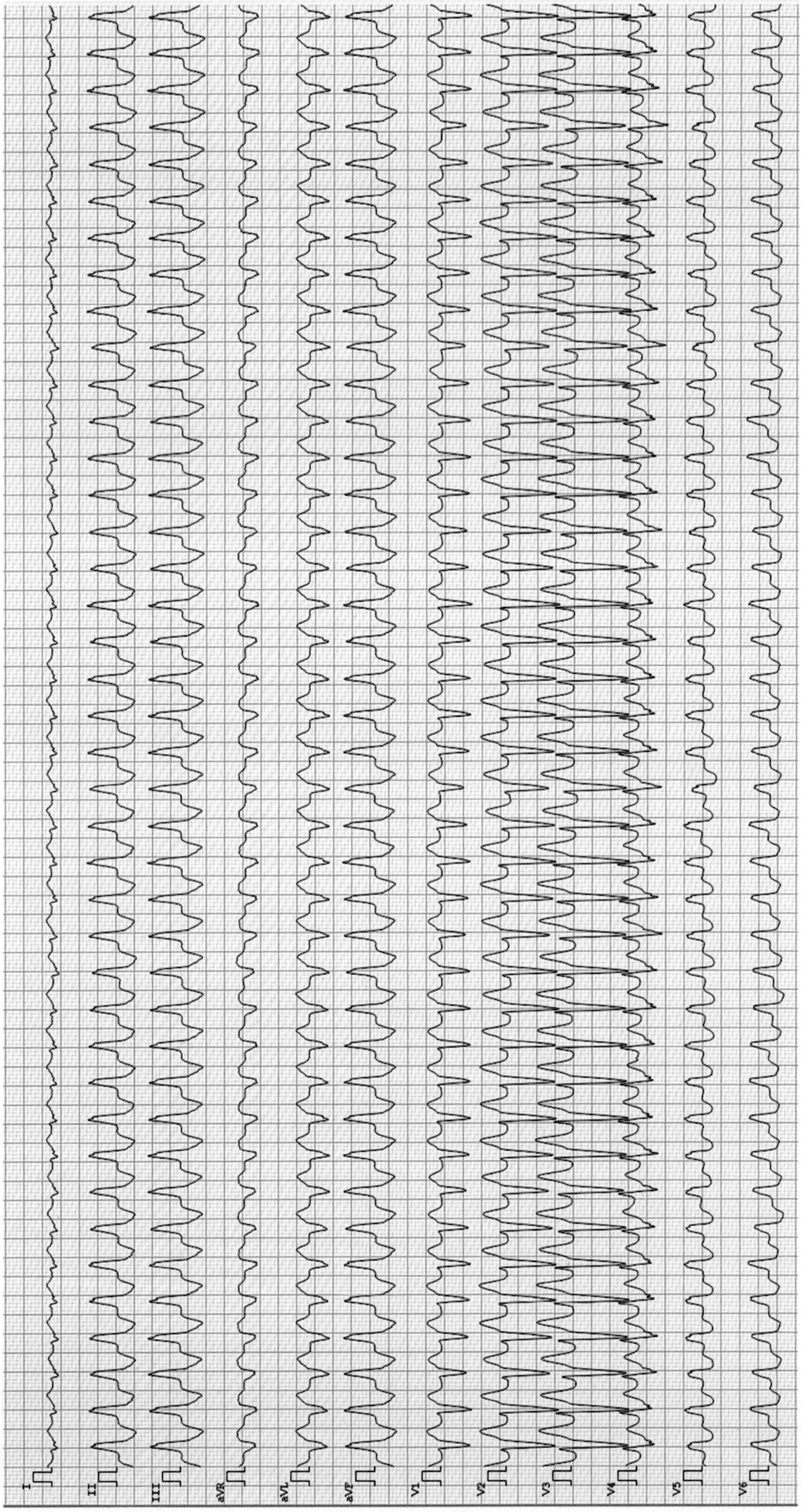


图 14-150　宽 QRS 心动过速

男，68 岁，QRS 时限<140 ms，宽 QRS 心动过速。

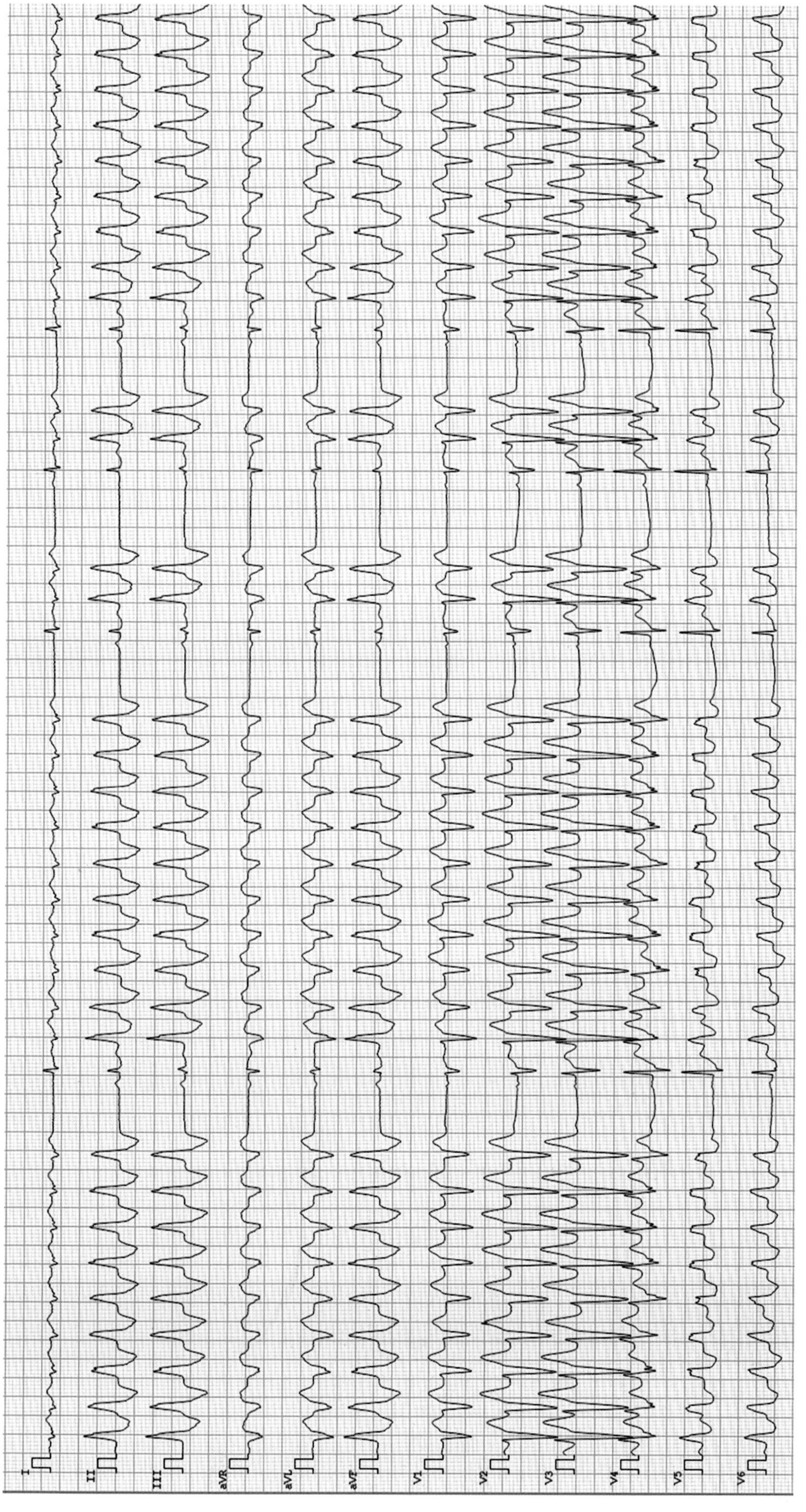


**图 14-151　窦性心律，成对室性早搏，右室流出道间隔部室性心动过速**

与图 14-150 为同一患者，有与宽 QRS 波形态一致的室性早搏，综合分析宽 QRS 心动过速为右室流出道间隔部室性心动过速。

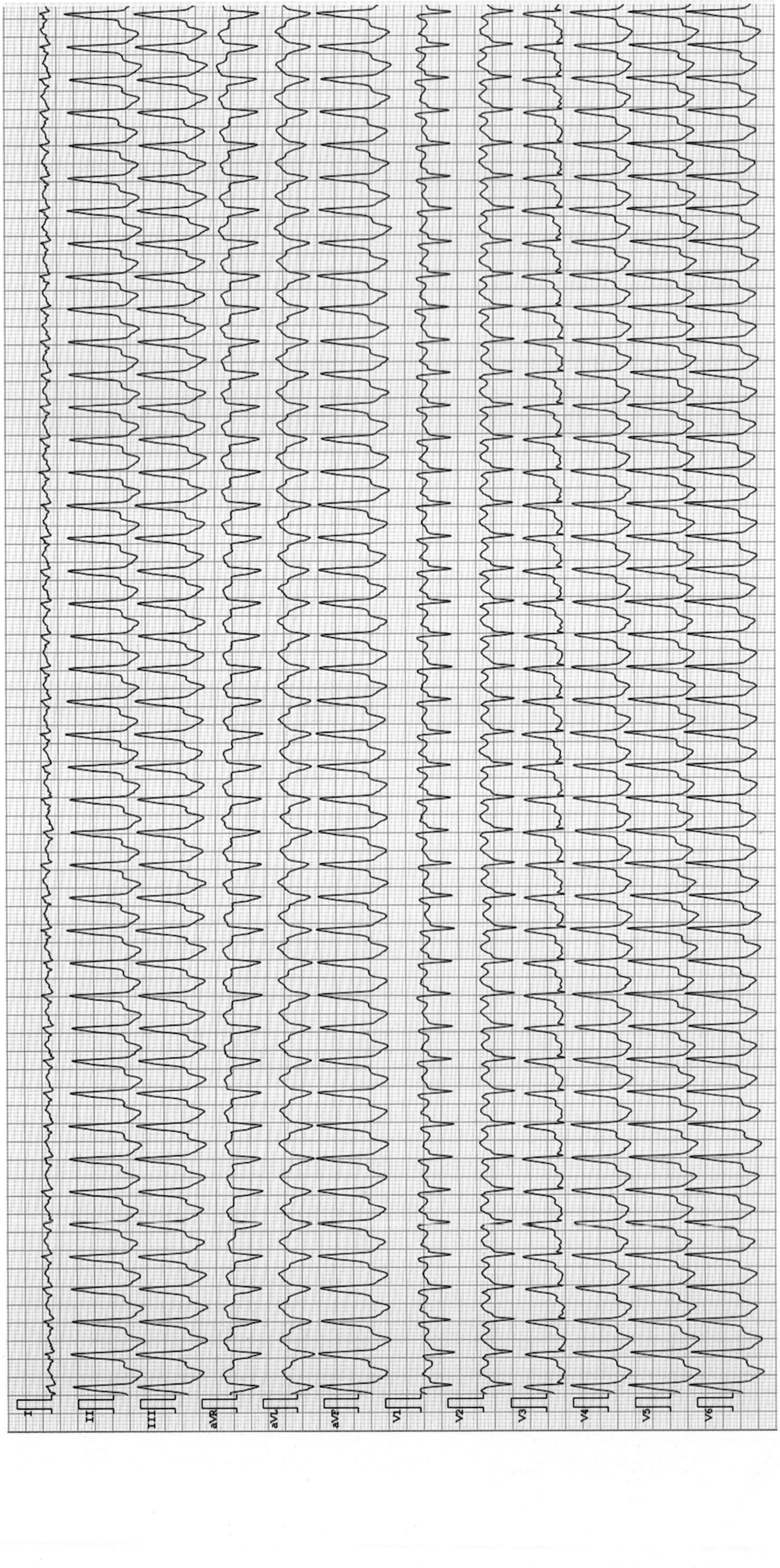


图 14-152 宽 QRS 心动过速

女，34 岁，QRS 时限>140 ms，宽 QRS 心动过速。

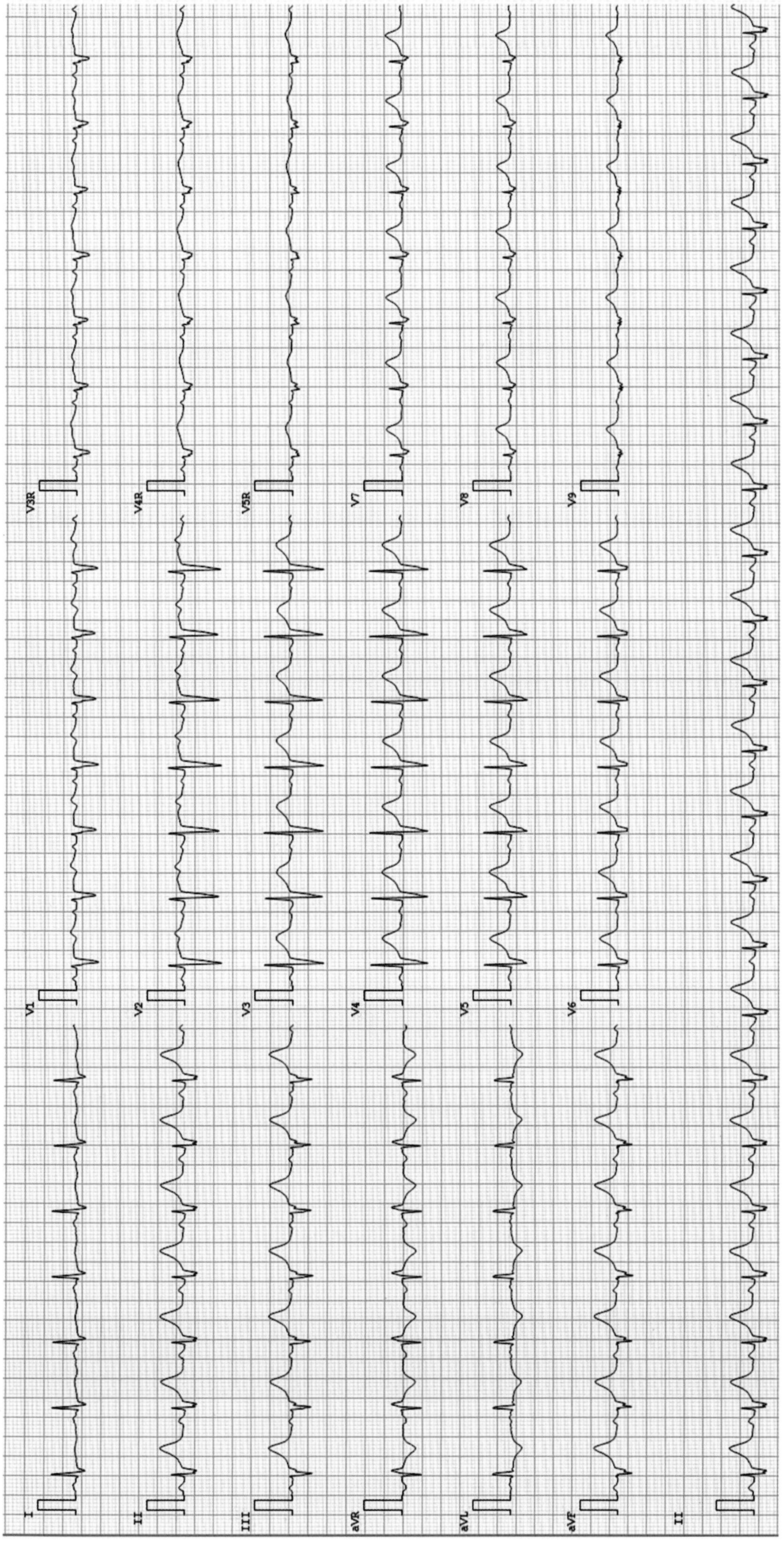


**图 14-153　室性心动过速**

与图 14-152 为同一患者，综合分析宽 QRS 心动过速为室性心动过速。

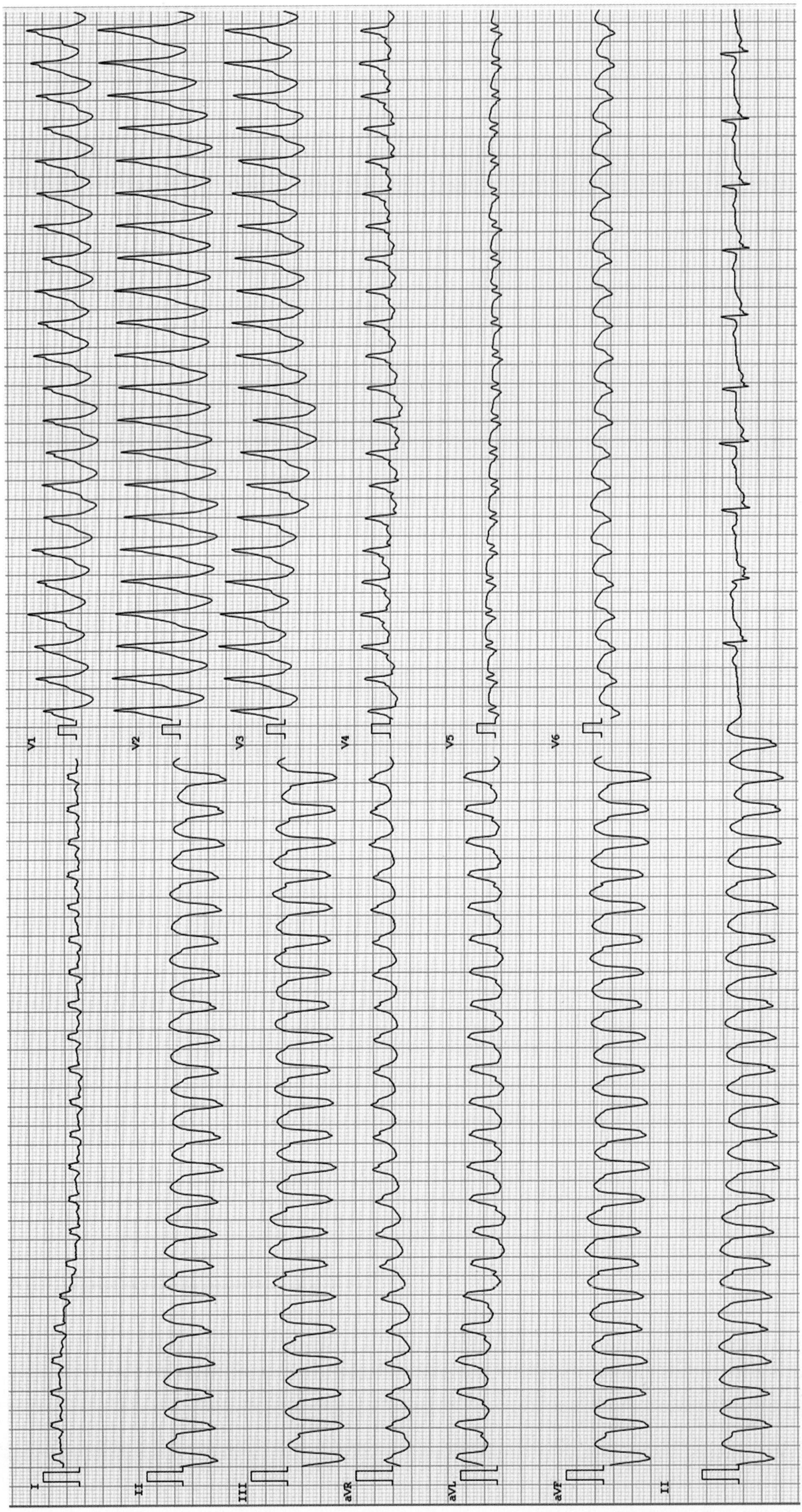


图 14-154　宽 QRS 心动过速

男,74 岁,宽 QRS 心动过速,长Ⅱ导联可见心动过速终止后恢复窦性心律。

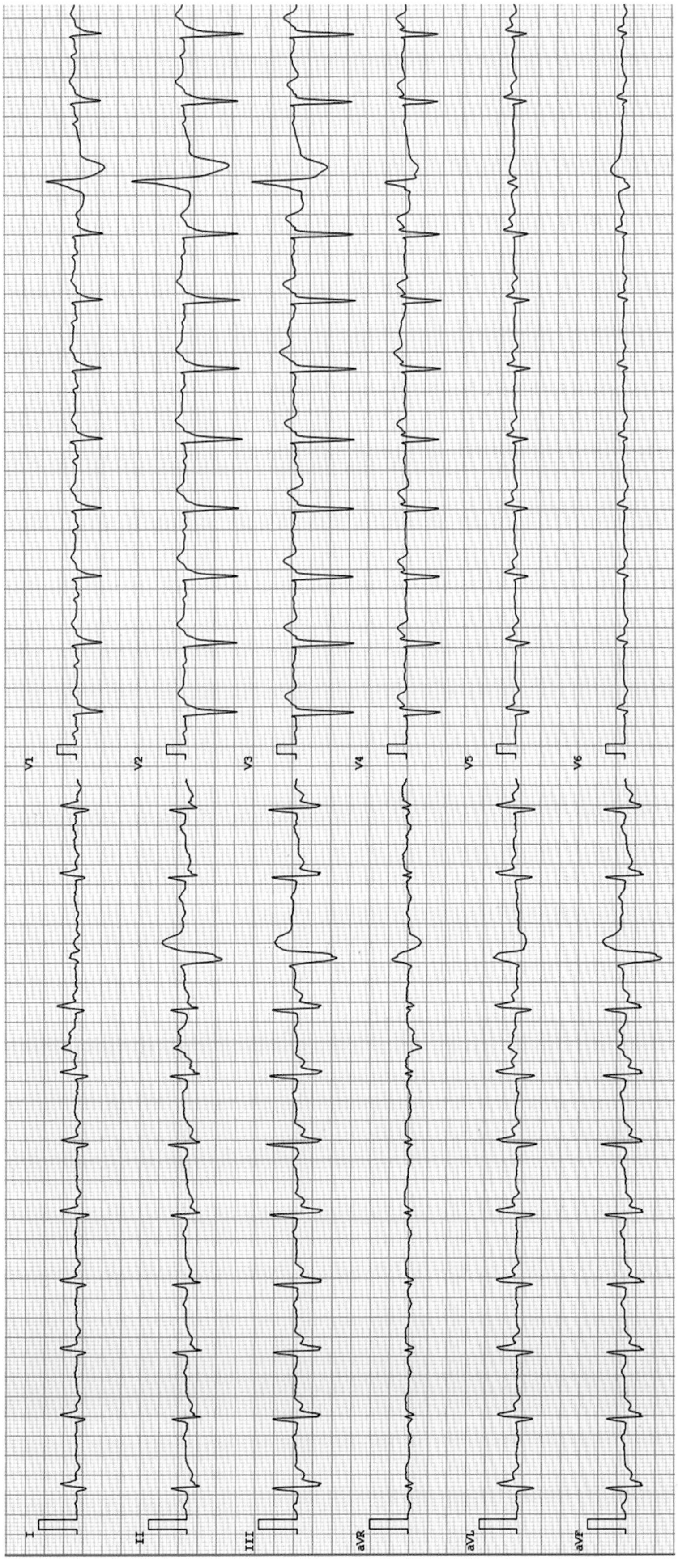


**图 14-155　窦性心律，室性早搏**

与图 14-154 为同一患者，窦性心律时有与宽 QRS 心动过速形态相同的室性早搏，综合分析宽 QRS 心动过速为室性心动过速。

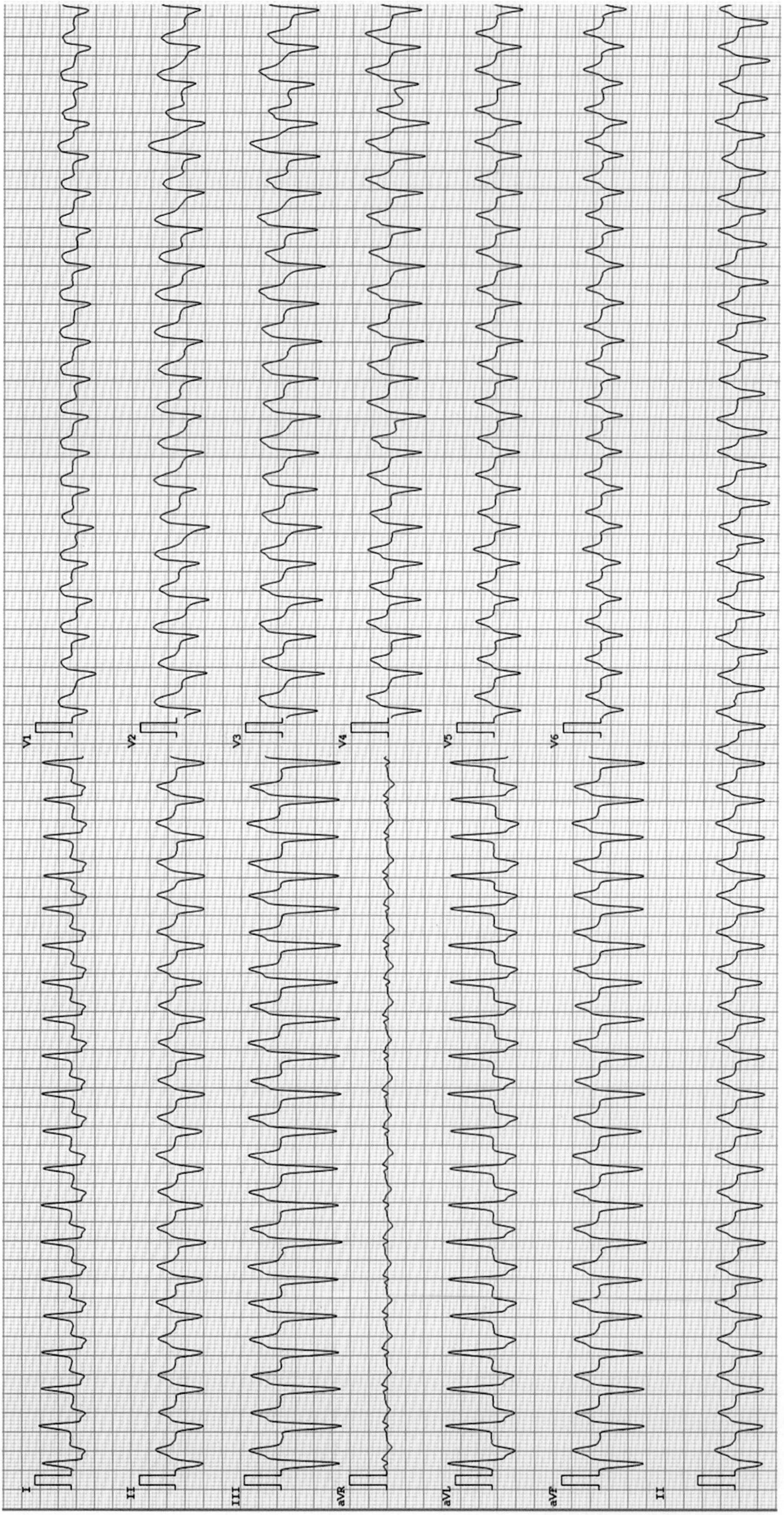


图 14-156　宽 QRS 心动过速

女,84 岁,宽 QRS 心动过速。

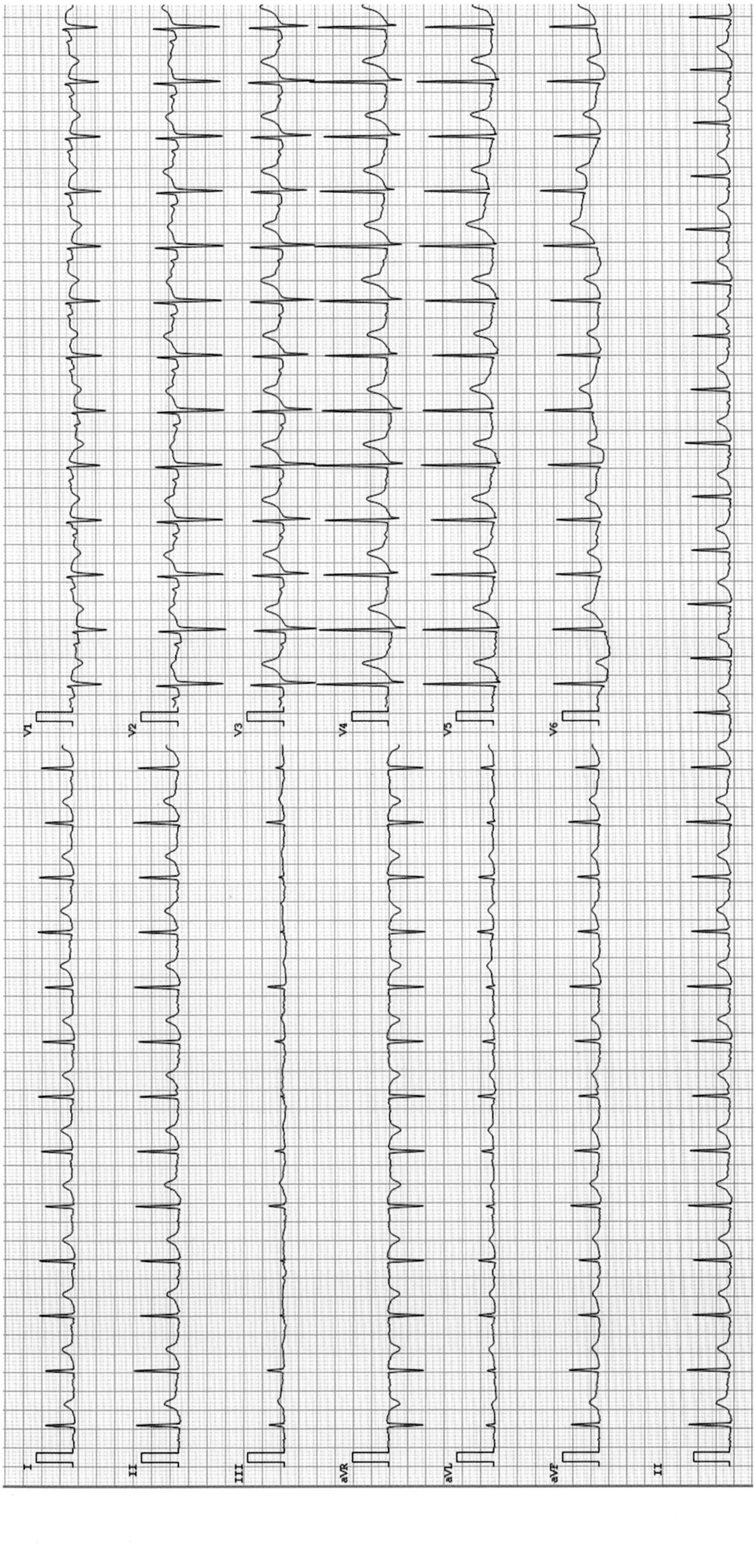


**图 14-157　加速的房性心律**

与图 14-156 为同一患者，加速的房性心律，回顾性分析图 14-156 为室性心动过速。

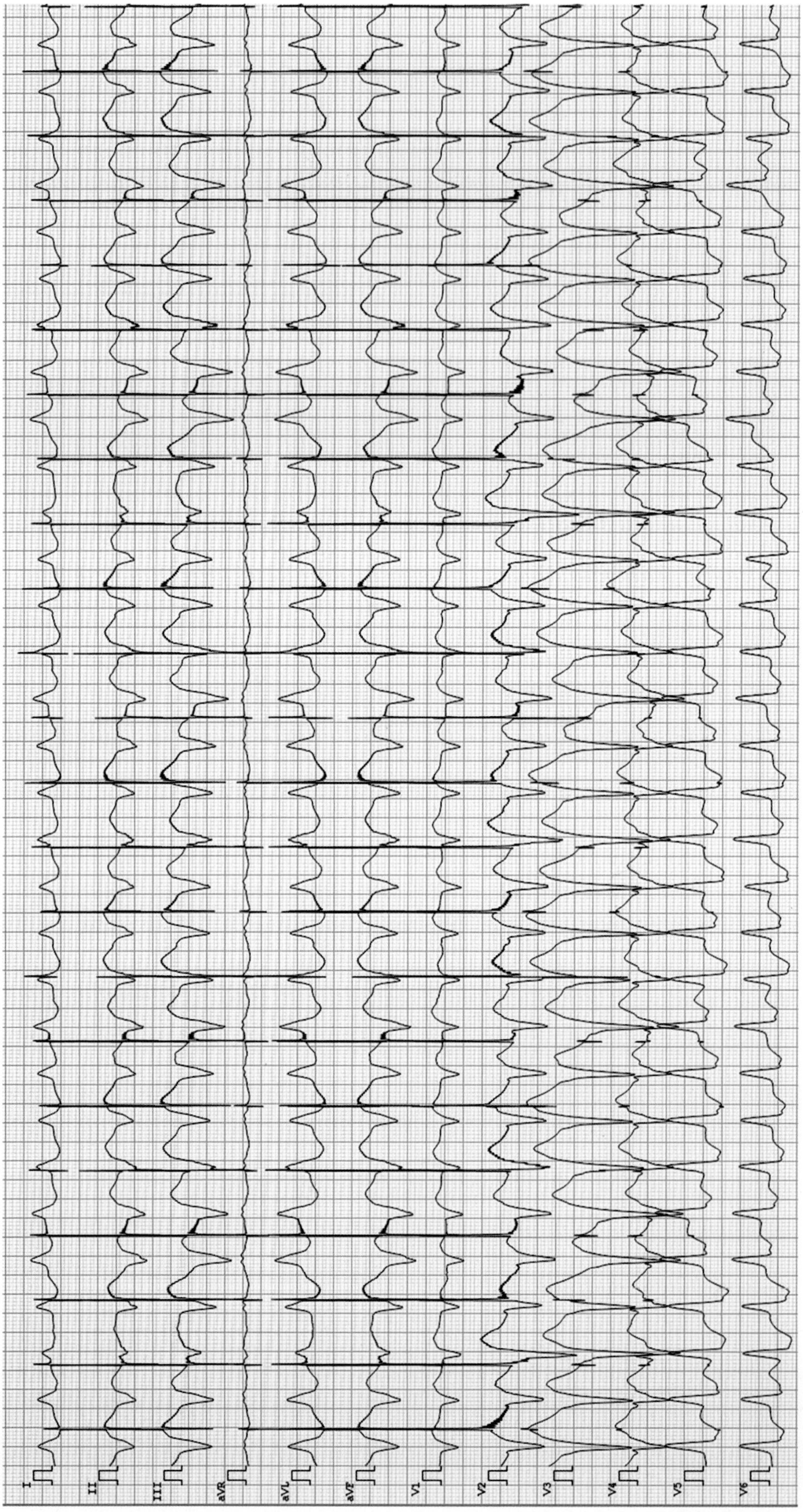


**图 14-158　宽 QRS 心动过速(1)**

男,63 岁,联合瓣膜病,慢性心功能不全,全心大,主动脉瓣置换术后临时 VOO 起搏器植入术后,心室起搏脉冲固定频率发放,可见室性融合波,宽 QRS 心动过速。

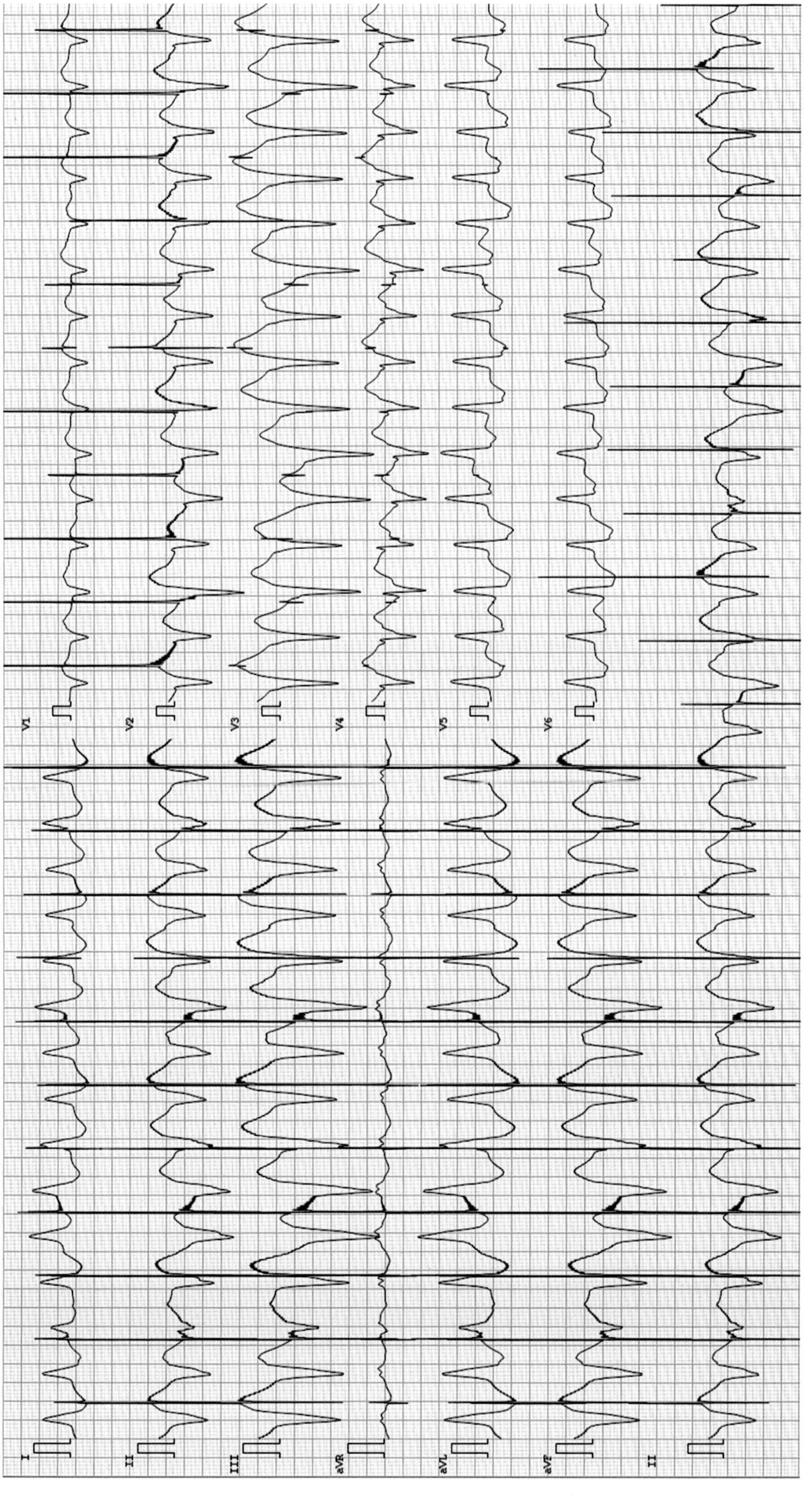


图 14-159　宽 QRS 心动过速(2)

与图 14-158 为同一患者。

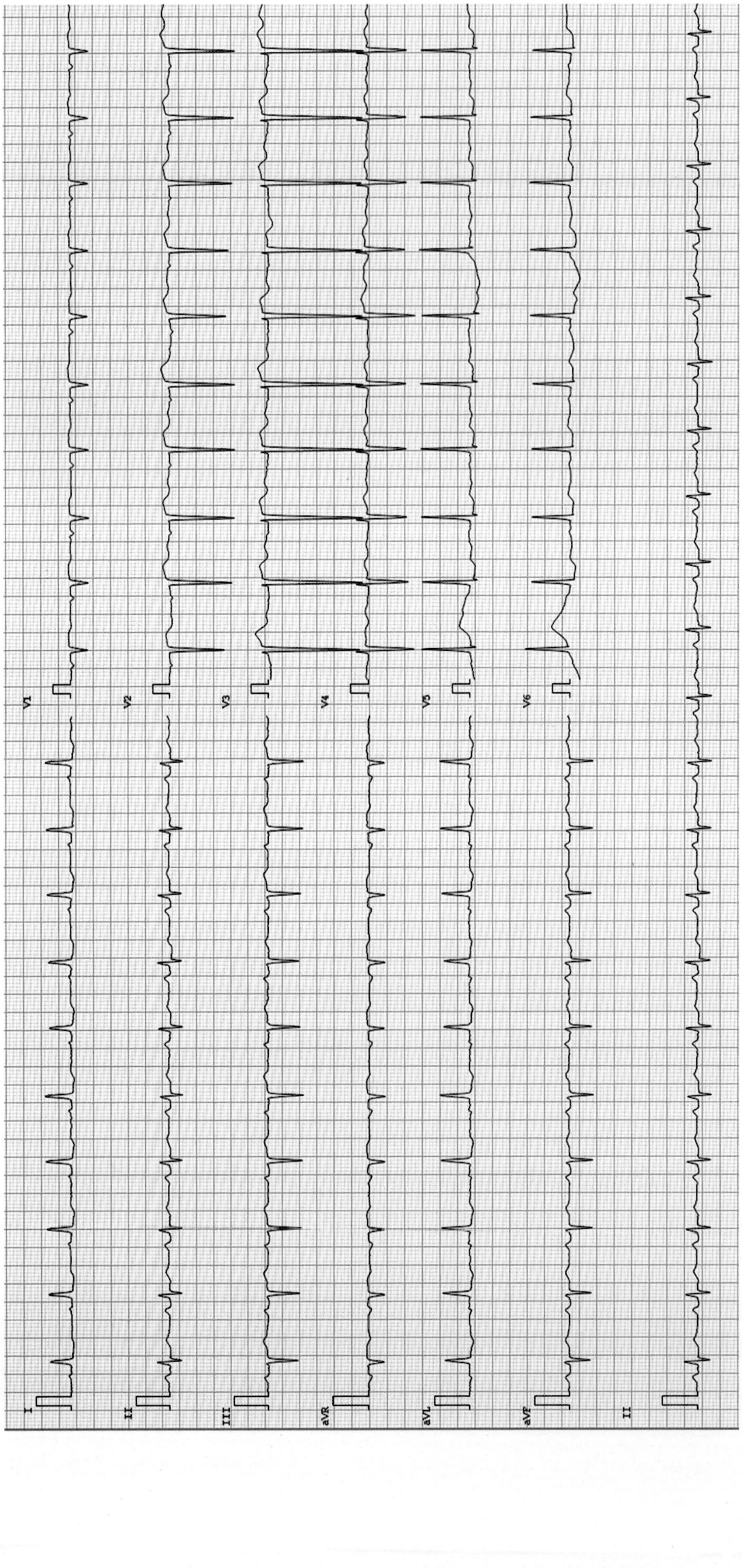


**图 14-160　窦性心律心电图**

与图 14-158 为同一患者，主动脉瓣置换术前窦性心律，综合分析宽 QRS 心动过速为室性心动过速。

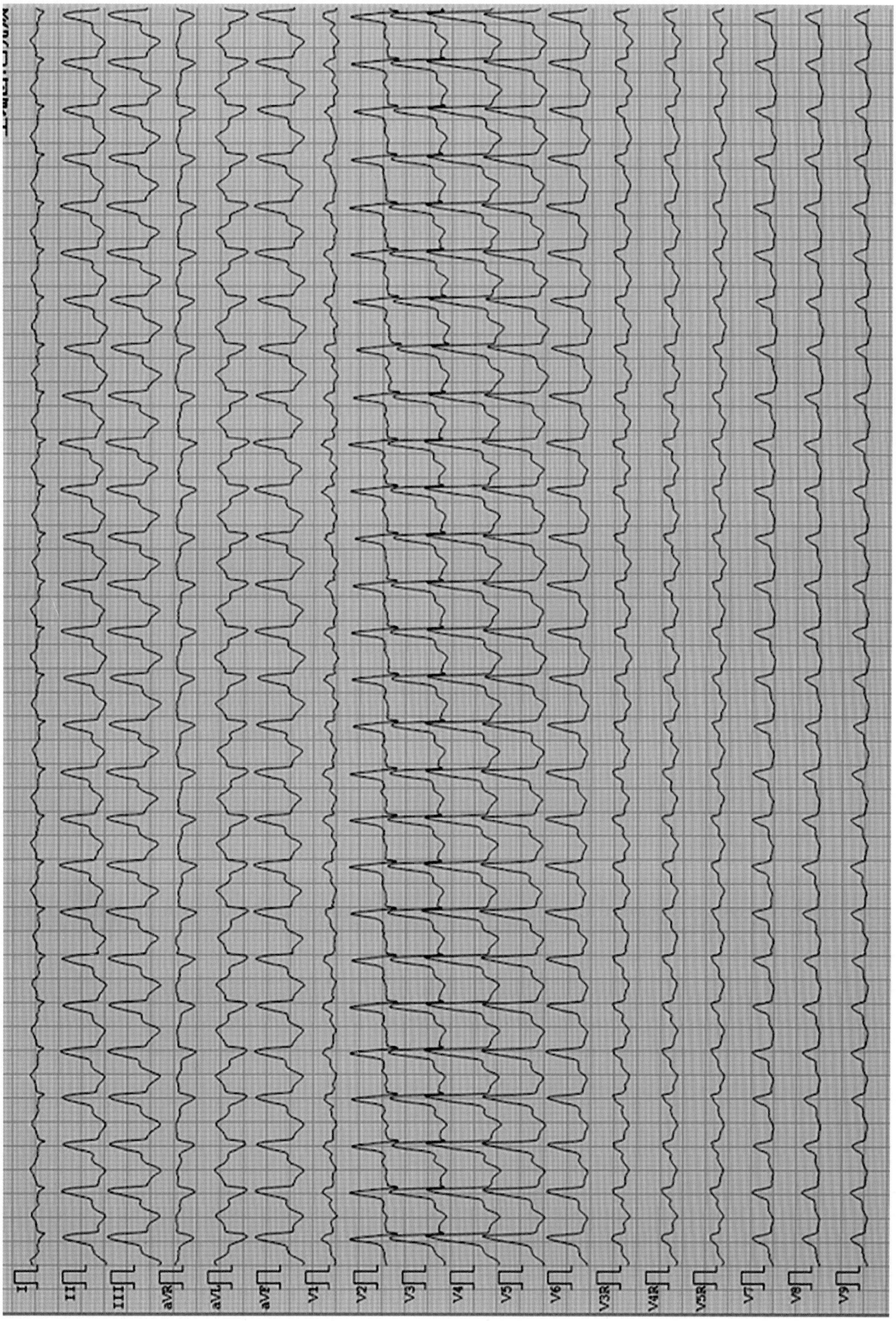


图 14-161　宽 QRS 心动过速

女,59 岁,扩心、心衰、心律失常,宽 QRS 心动过速。

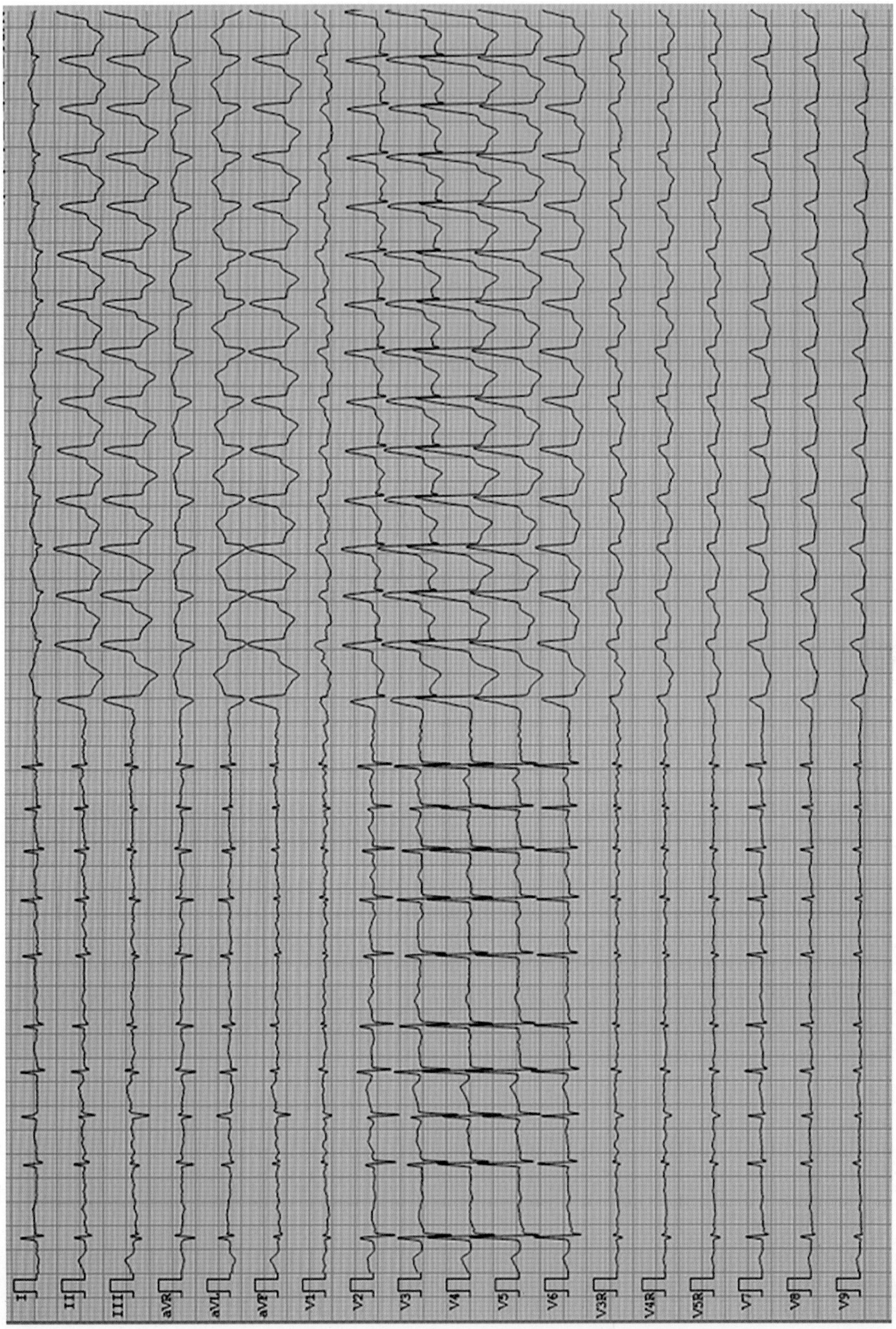


**图 14-162　心房颤动，室性心动过速**

与图 14-161 为同一患者，扩心、心衰、心律失常，既往持续性房颤，综合分析宽 QRS 心动过速为室性心动过速。

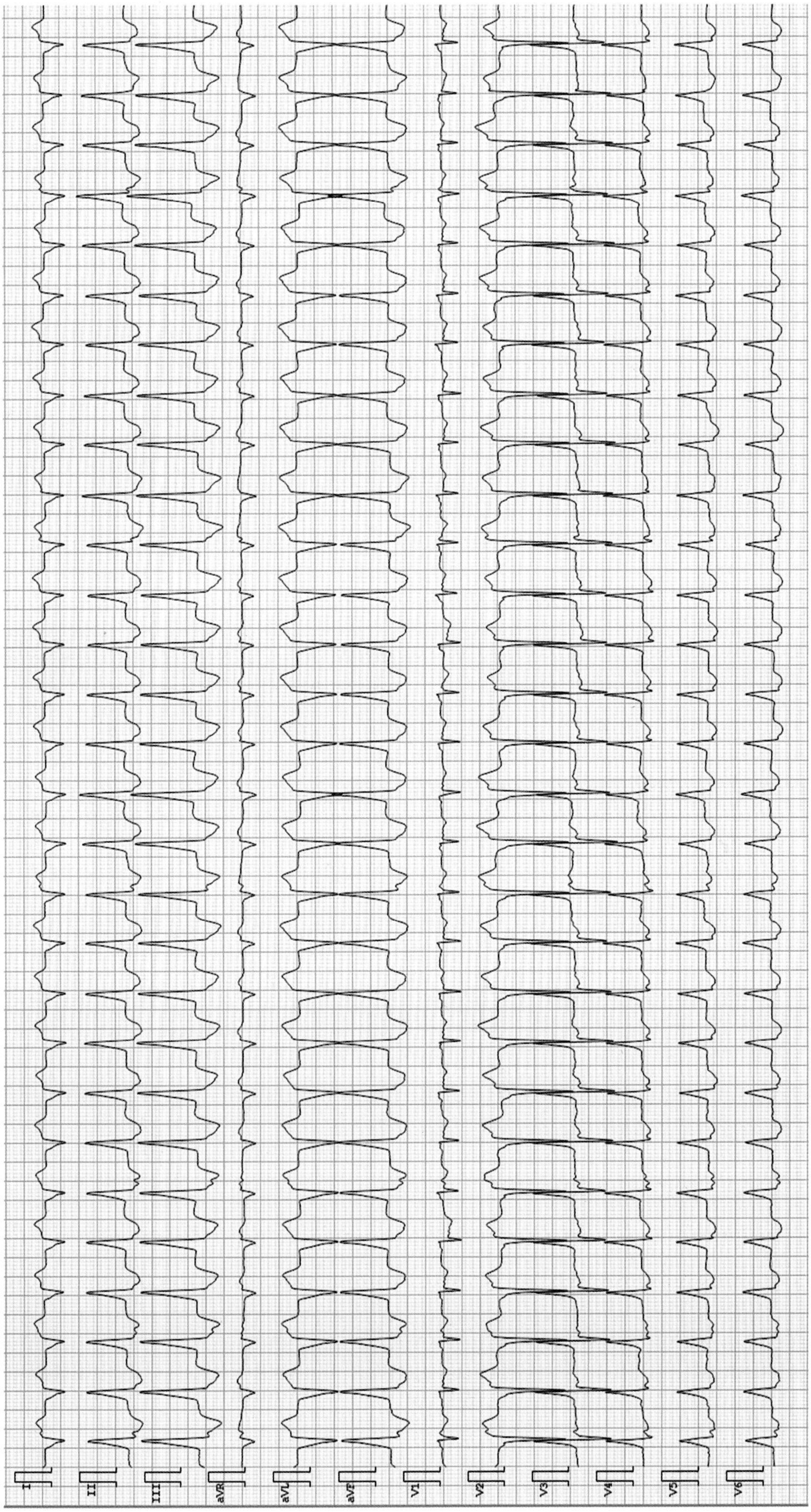


图 14-163　宽 QRS 心动过速(1)

男,34 岁,非霍奇金淋巴瘤、心肌炎,室速用胺碘酮复律放弃治疗。

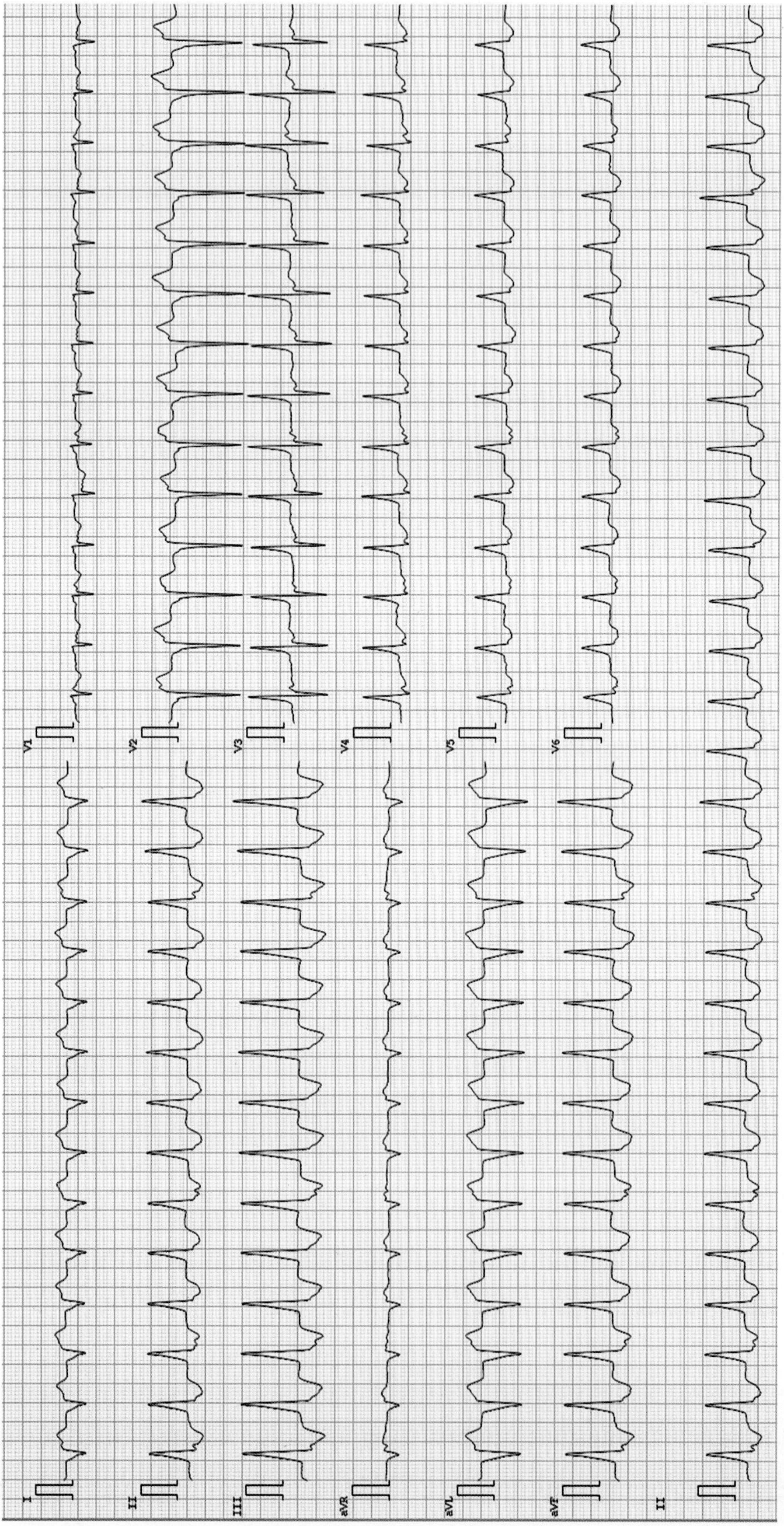


图 14-164 宽 QRS 心动过速(2)

与图 14-163 为同一患者。

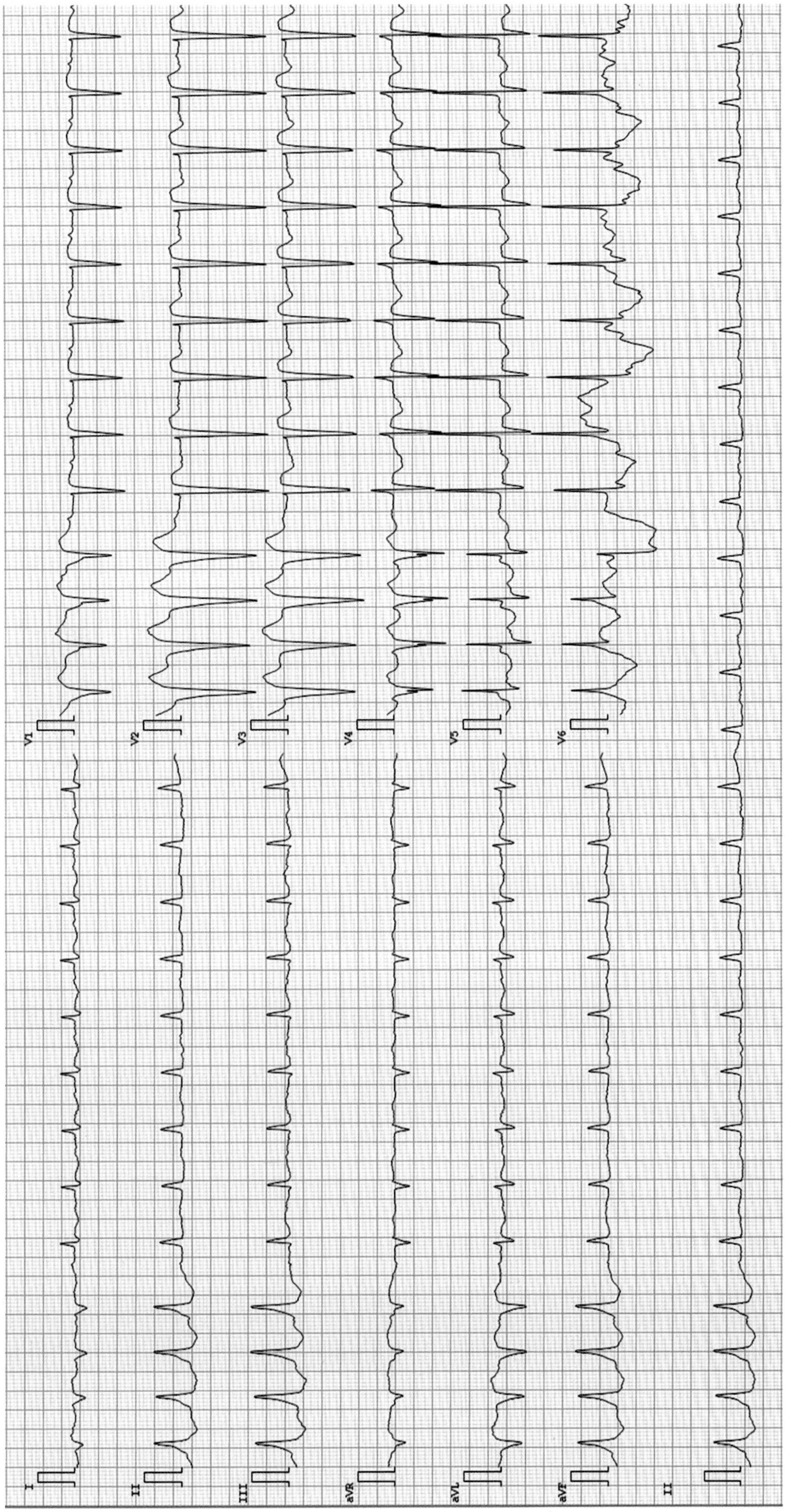


**图 14-165　窦性心律，室性心动过速**

与图 14-163 为同一患者，宽 QRS 心动过速自行终止恢复窦性心律，综合分析宽 QRS 心动过速为室性心动过速。

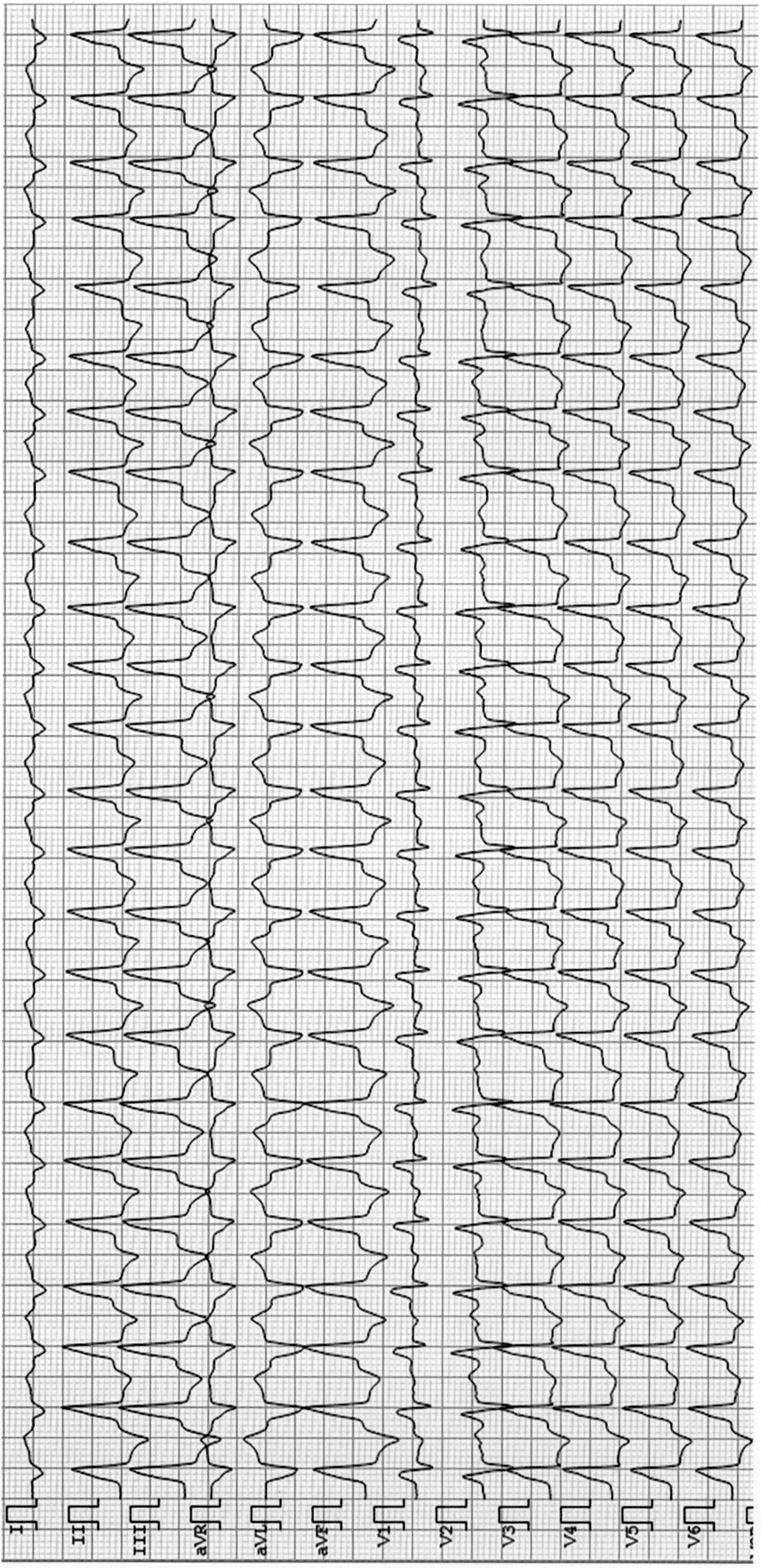


图 14-166　宽 QRS 心动过速

女,59 岁,宽 QRS 心动过速。

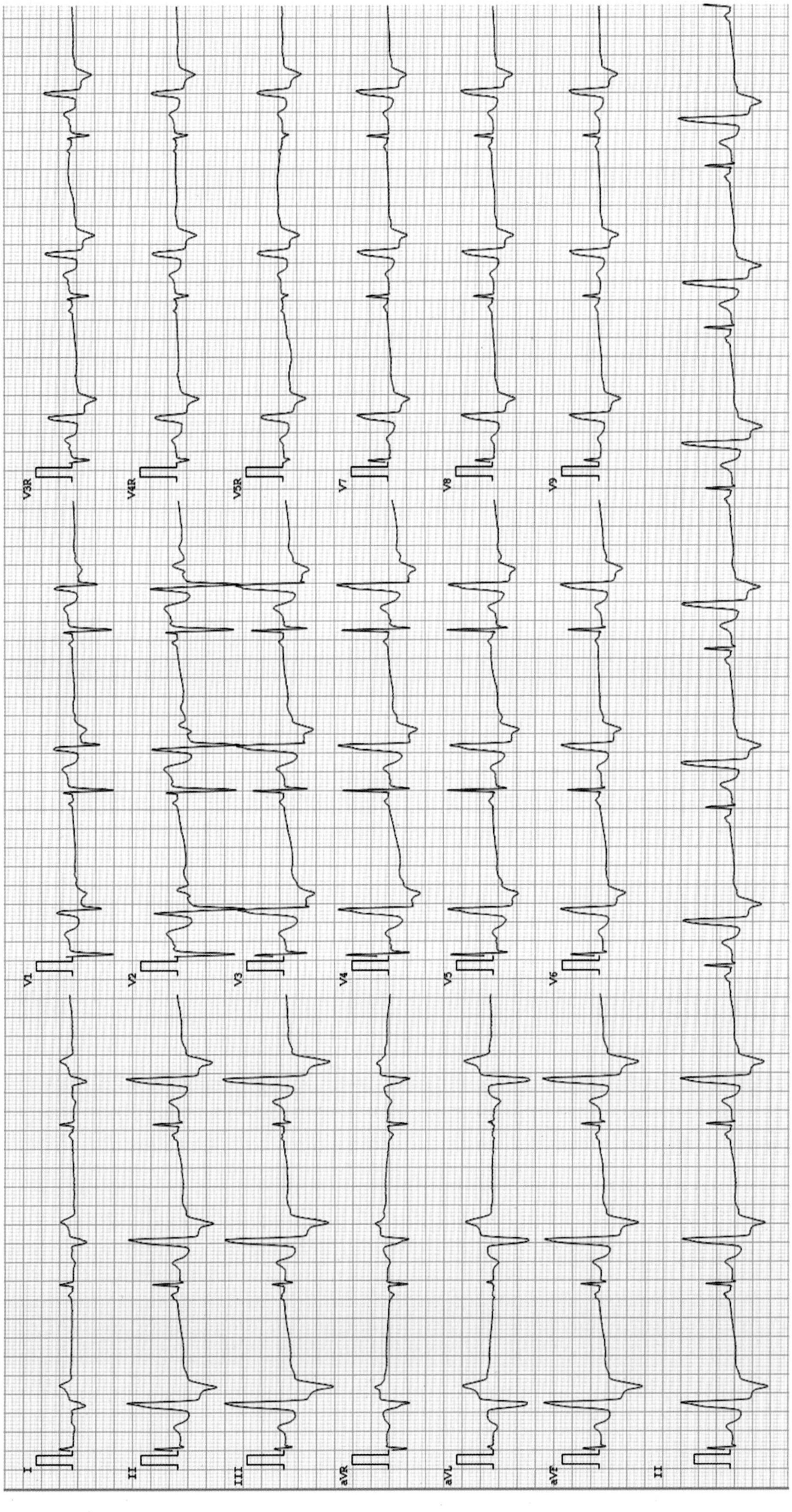


**图 14-167　窦性心律，室性早搏二联律**

与 14-166 为同一患者，既往心电图室性早搏形态与宽 QRS 心动过速形态相同，综合分析宽 QRS 心动过速为室性心动过速。

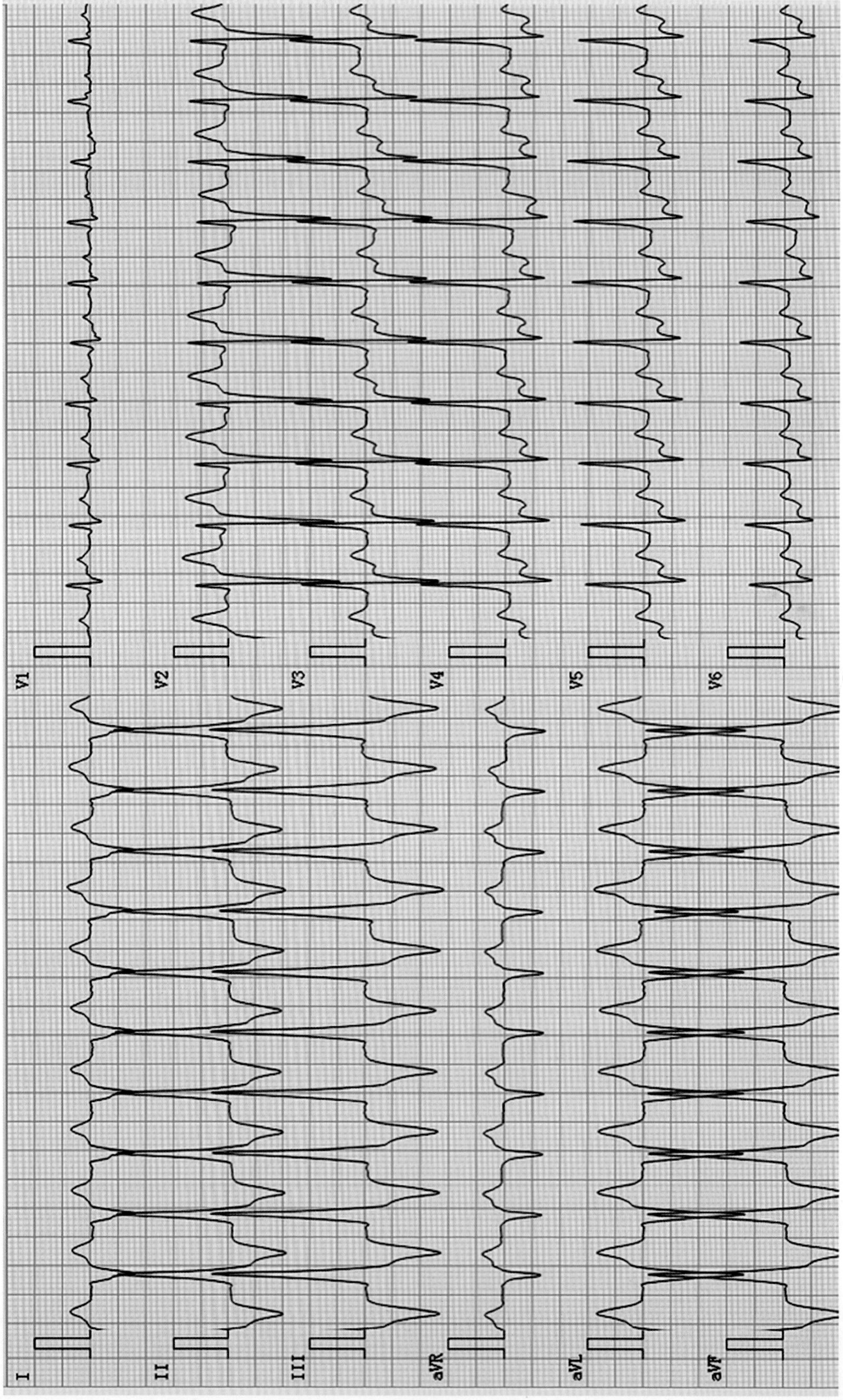


图 14-168　宽 QRS 心动过速

男,62 岁,宽 QRS 心动过速。

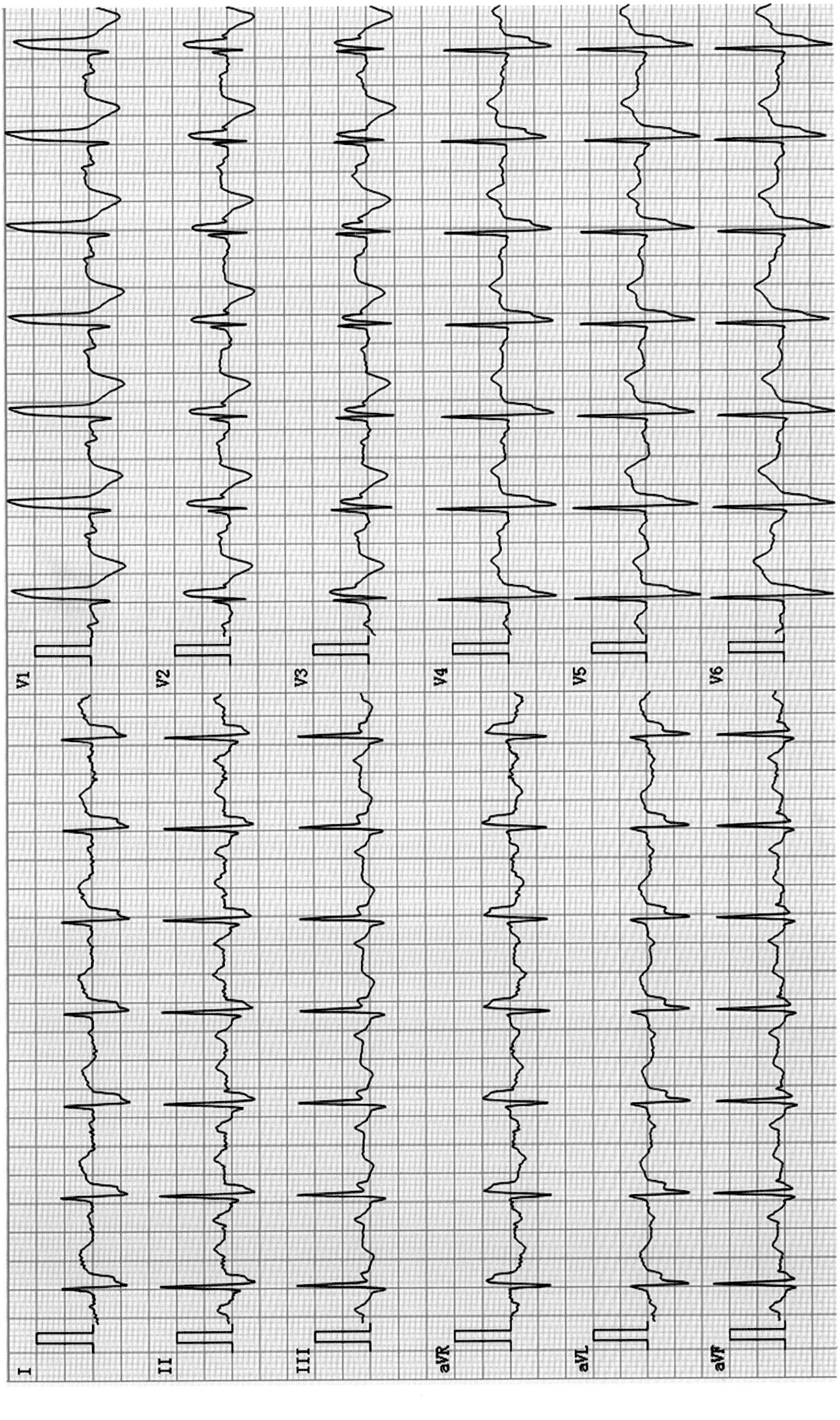


**图 14-169　室性心律心电图**

与图 14-168 为同一患者，窦性心律，综合分析宽 QRS 心动过速为室性心动过速。

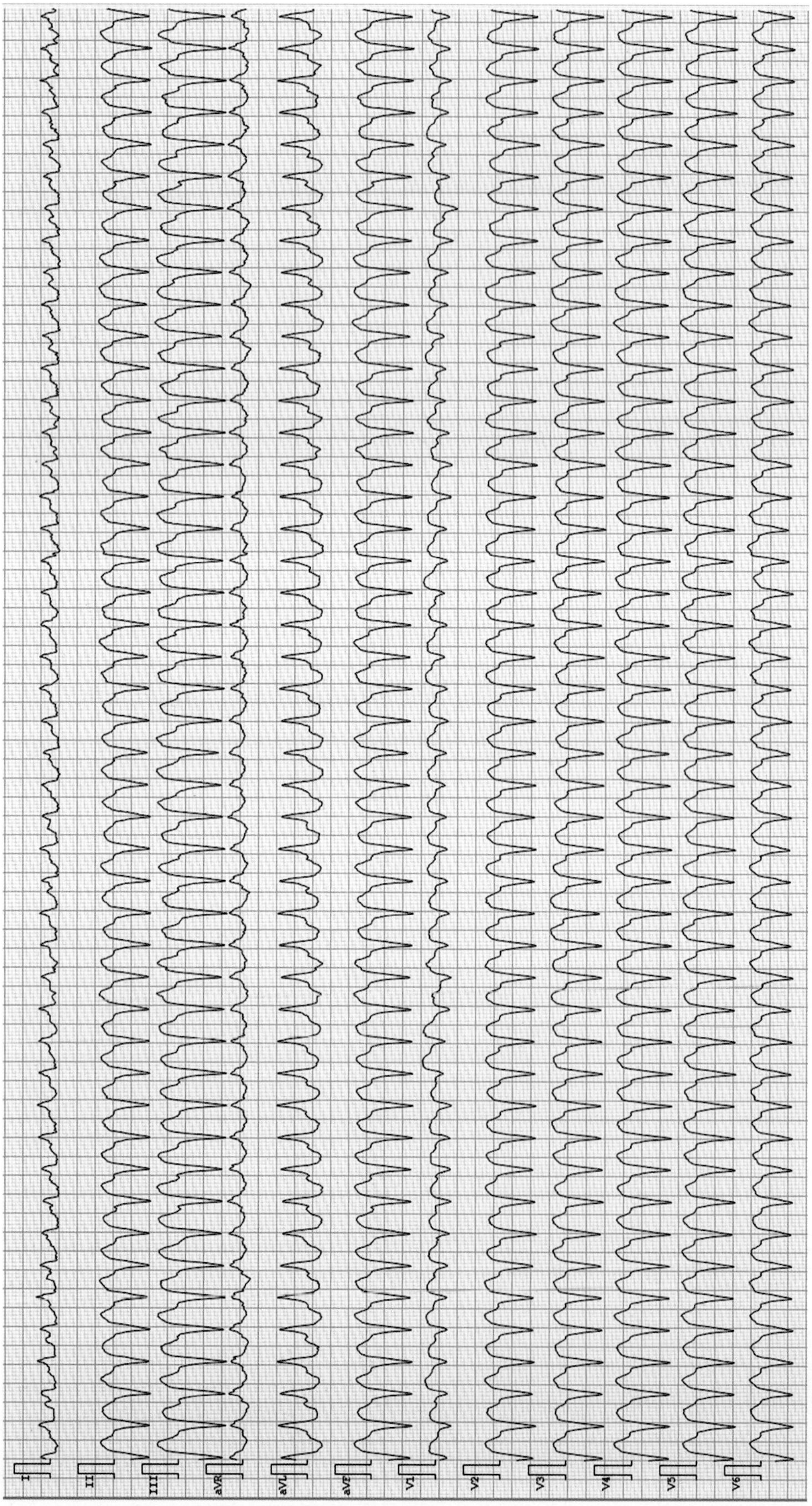


图14-170 宽QRS心动过速

女,31岁,ACS,前壁心肌梗死,彩超右心室束性肿物。

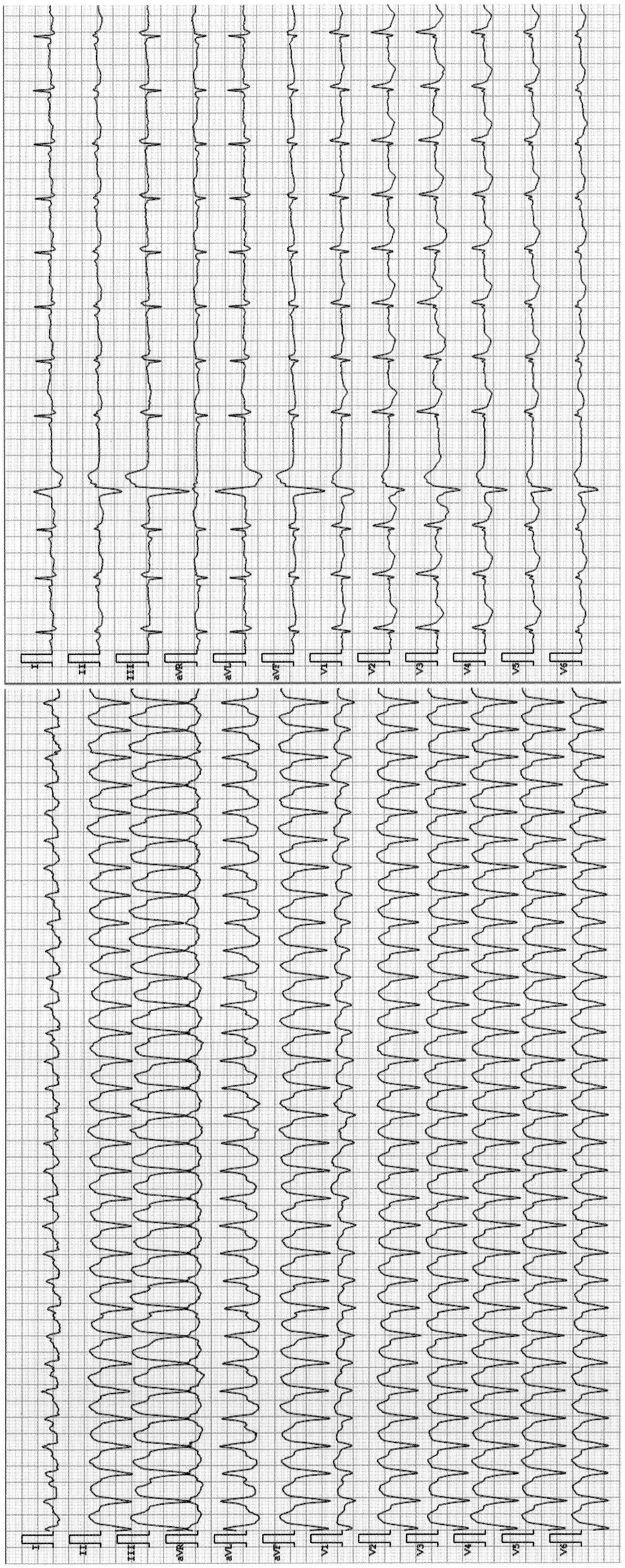


**图 14-171　室性心动过速与窦性心律、室性早搏**

与图 14-170 为同一患者，左图为心动过速发作，右图为心动过速终止，综合分析宽 QRS 心动过速为室性心动过速。

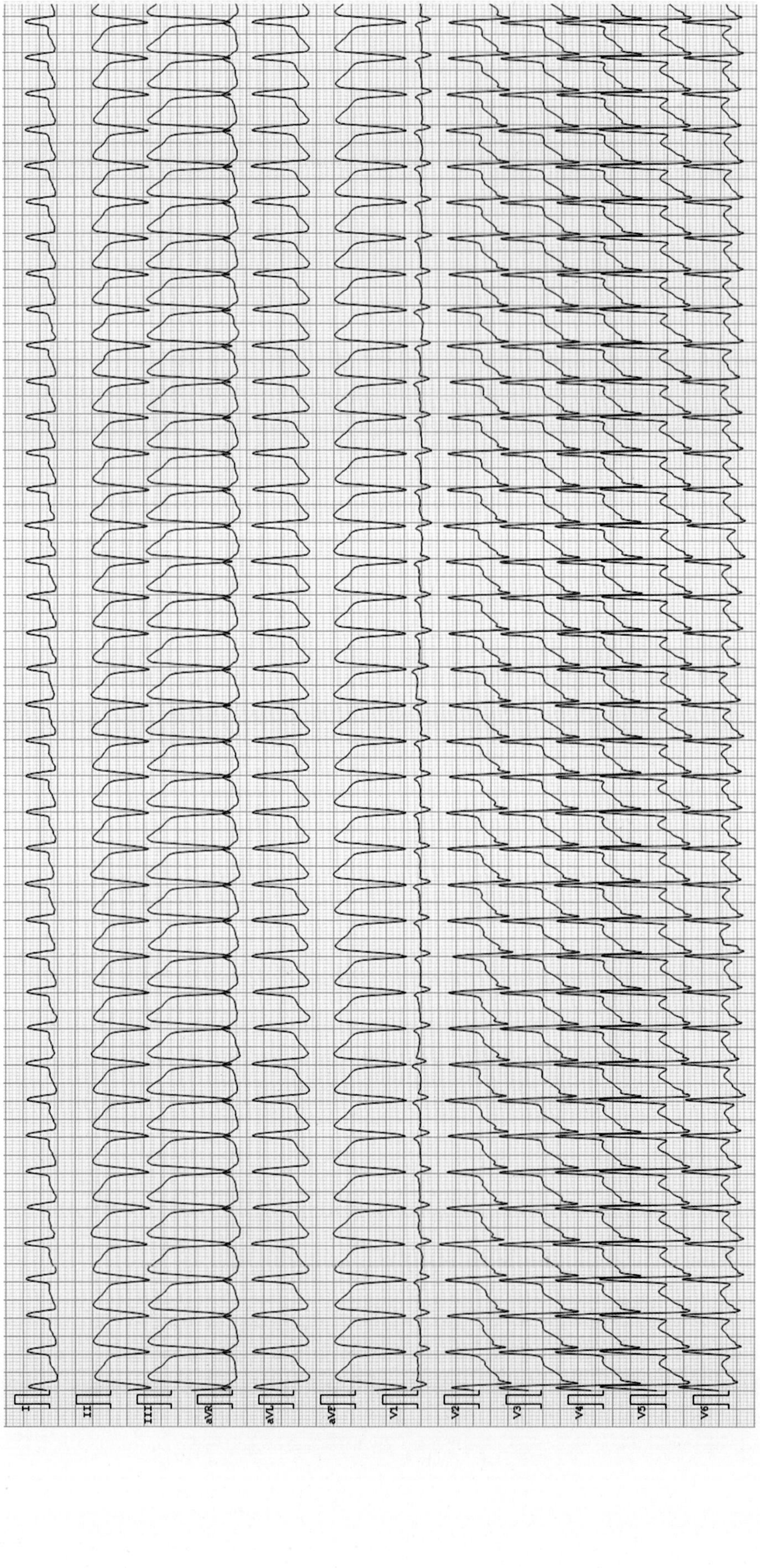


**图 14-172 宽 QRS 心动过速**

女,73 岁,风心,房颤,心功能 4 级,二尖瓣球囊扩张术后;本次心电图描记于二尖瓣置换术+三尖瓣成形术+心脏破裂修补术后+临时起搏器+主动脉内球囊反搏术后两周。

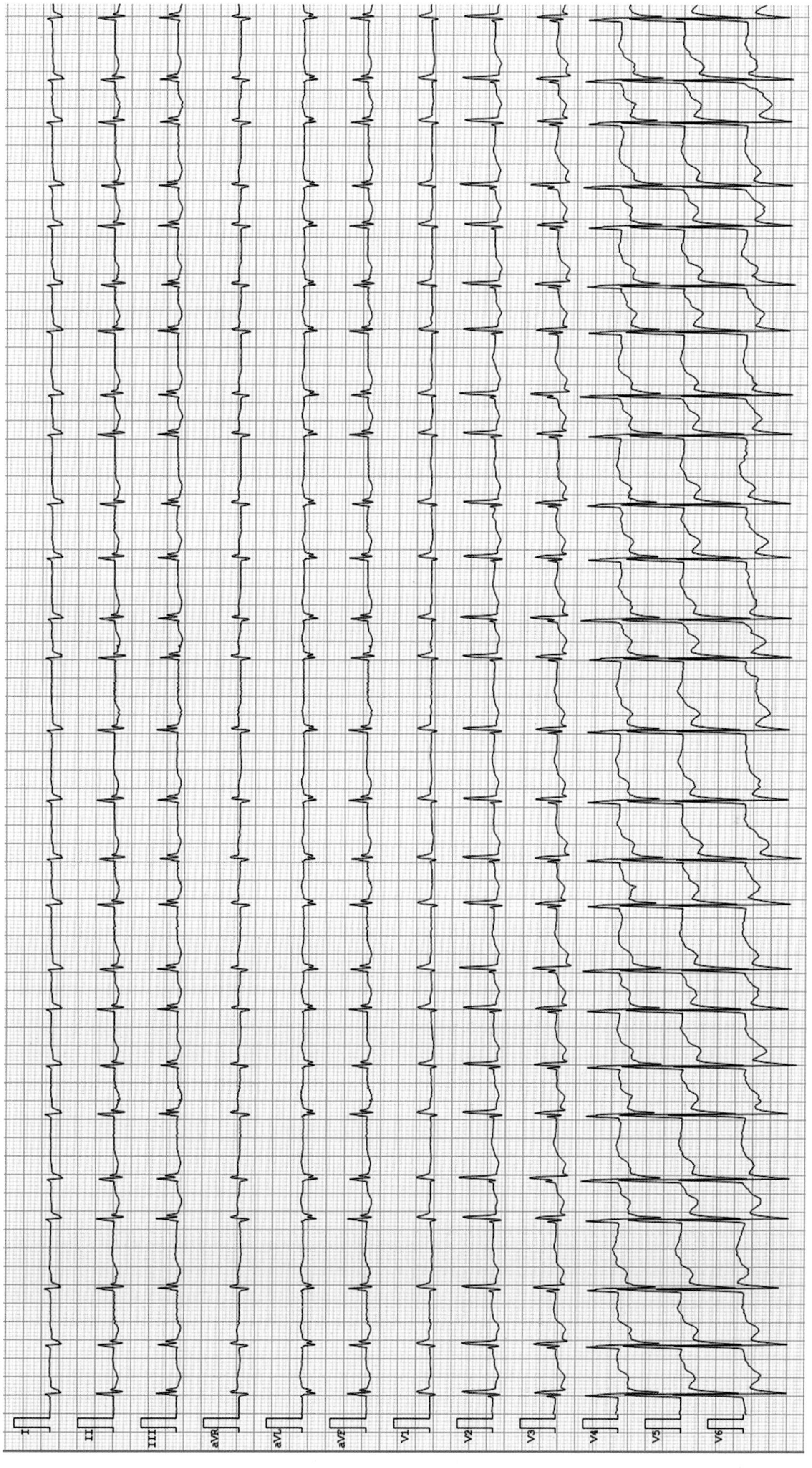


**图 14-173　心房颤动**

与图 14-172 为同一患者，心房颤动，综合分析宽 QRS 心动过速为室性心动过速。

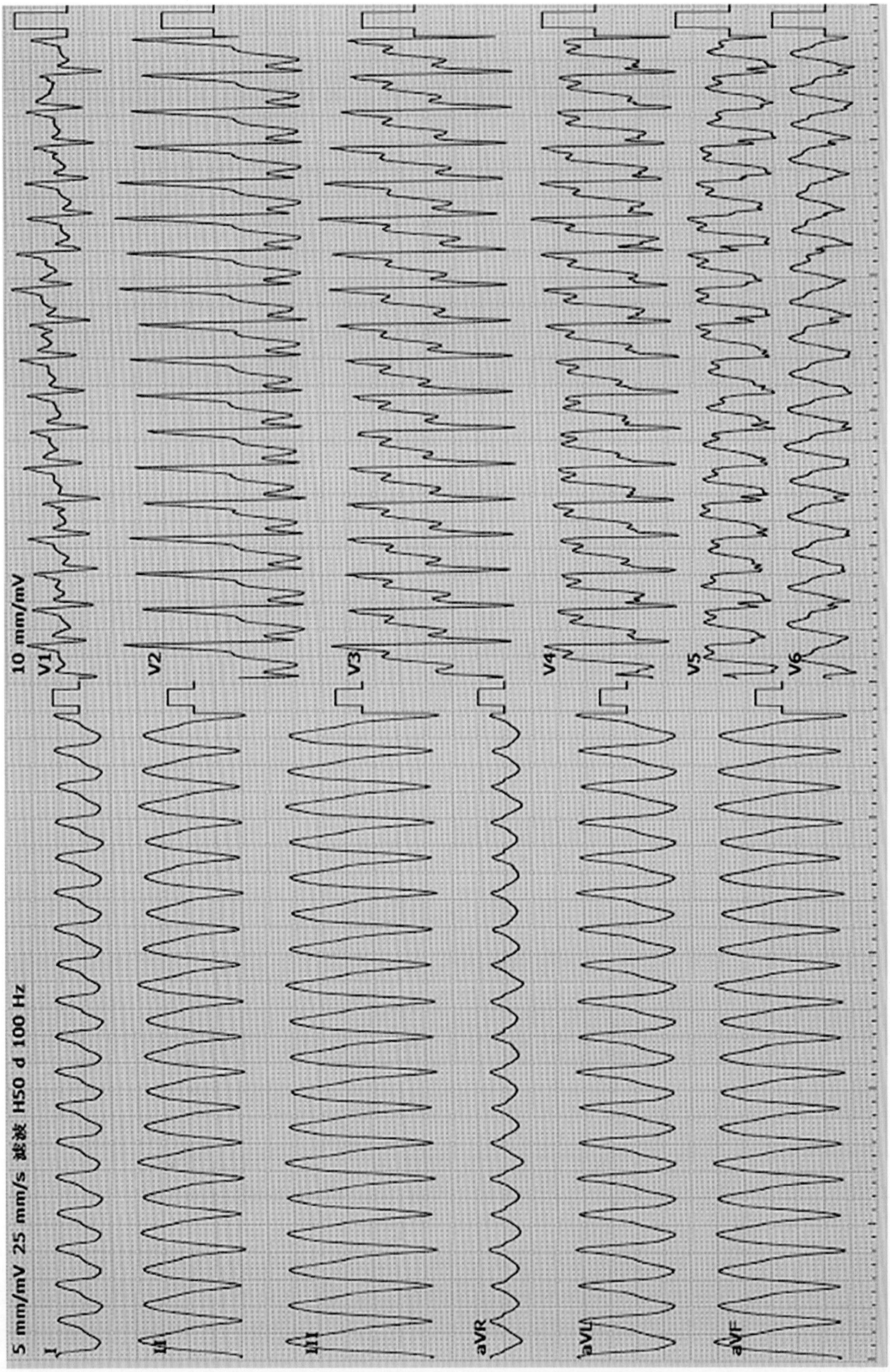


图 14-174　宽 QRS 心动过速

男,55 岁,宽 QRS 心动过速。

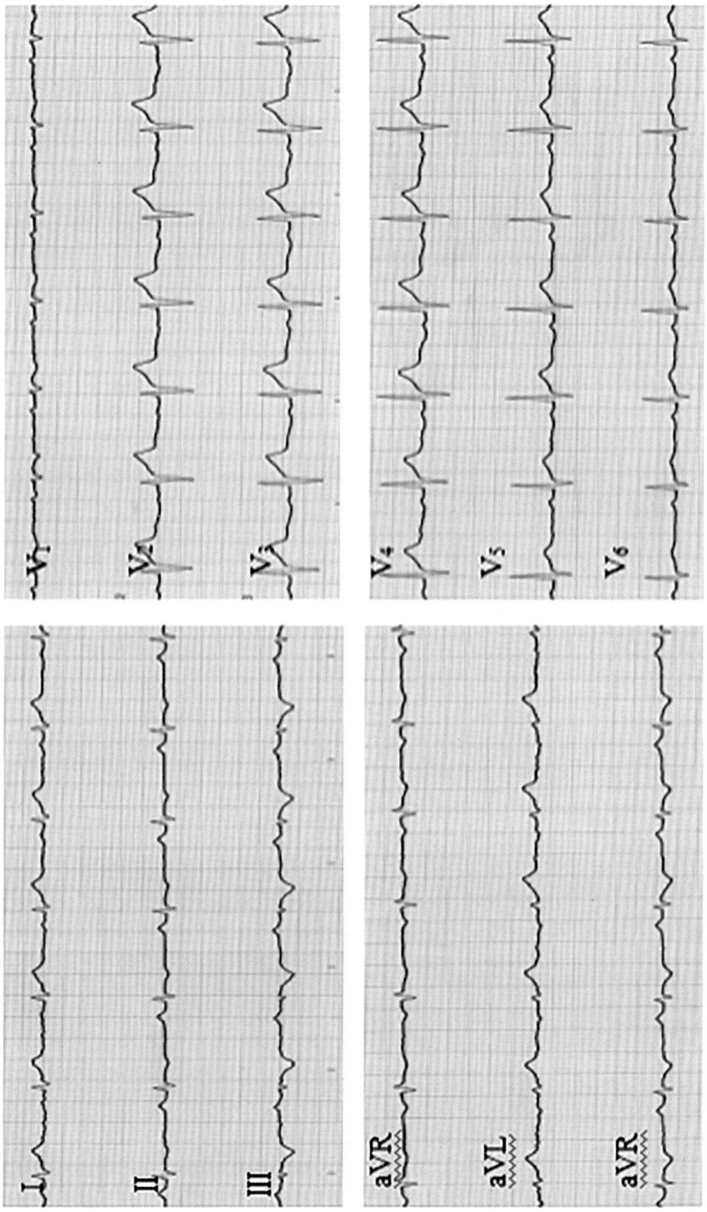


**图 14-175　窦性心律心电图**

与图 14-174 为同一患者，窦性心律，综合分析宽 QRS 心动过速为室性心动过速。

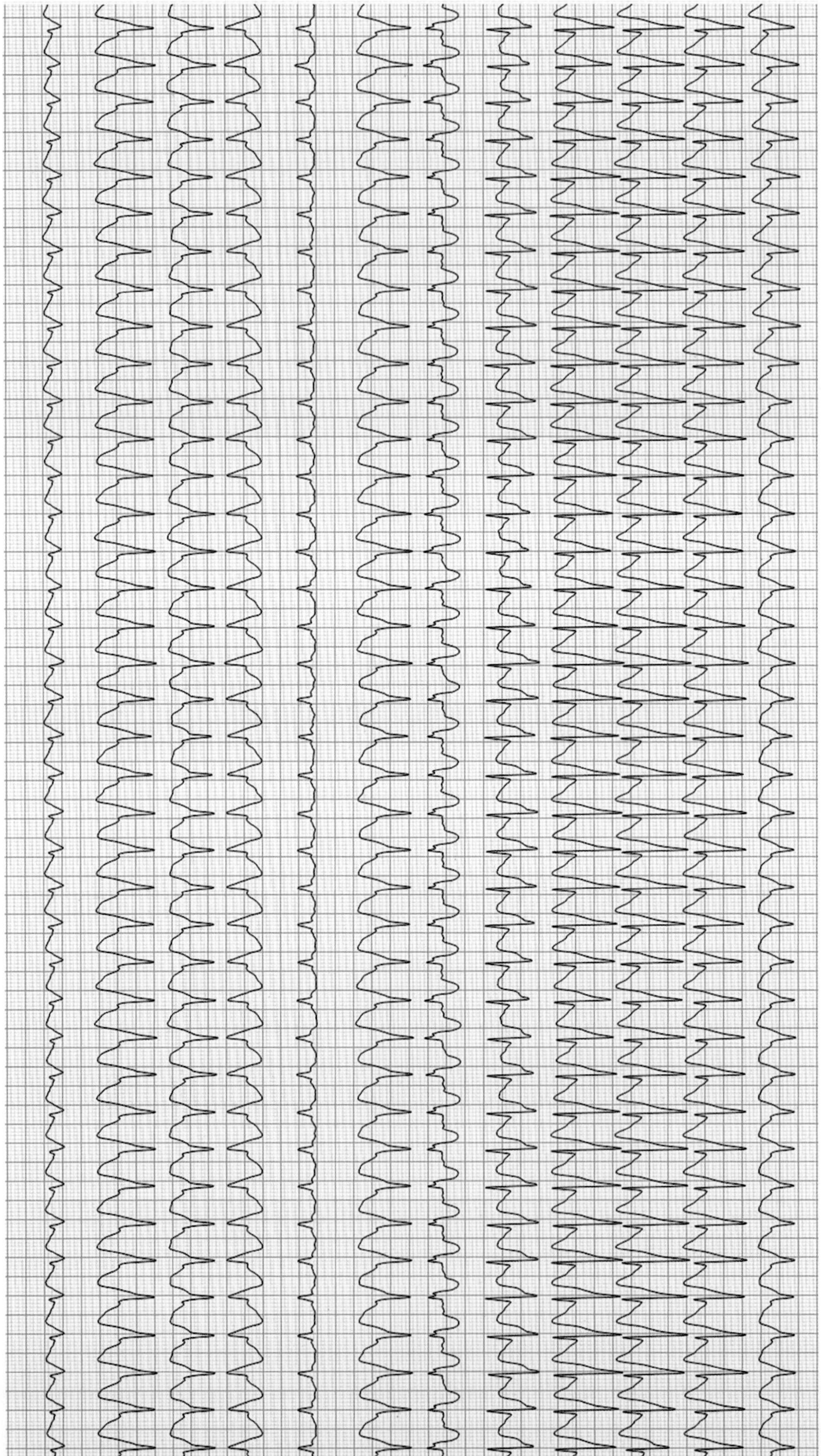


图 14-176　宽 QRS 心动过速

女,31 岁,宽 QRS 心动过速。

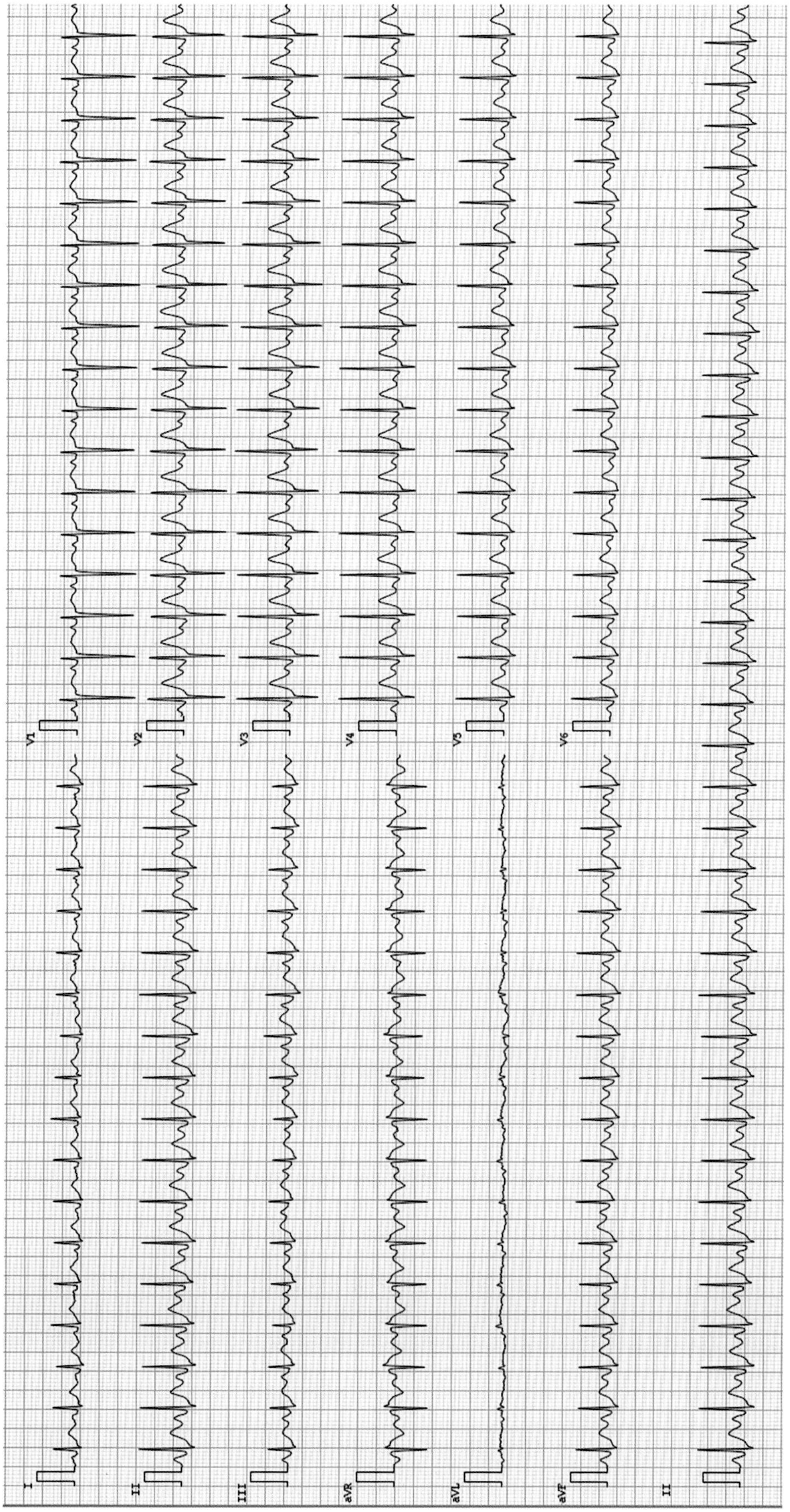


**图 14-177　窦性心动过速**

与图 14-176 为同一患者，窦性心动过速，综合分析宽 QRS 心动过速为窦性心动过速。

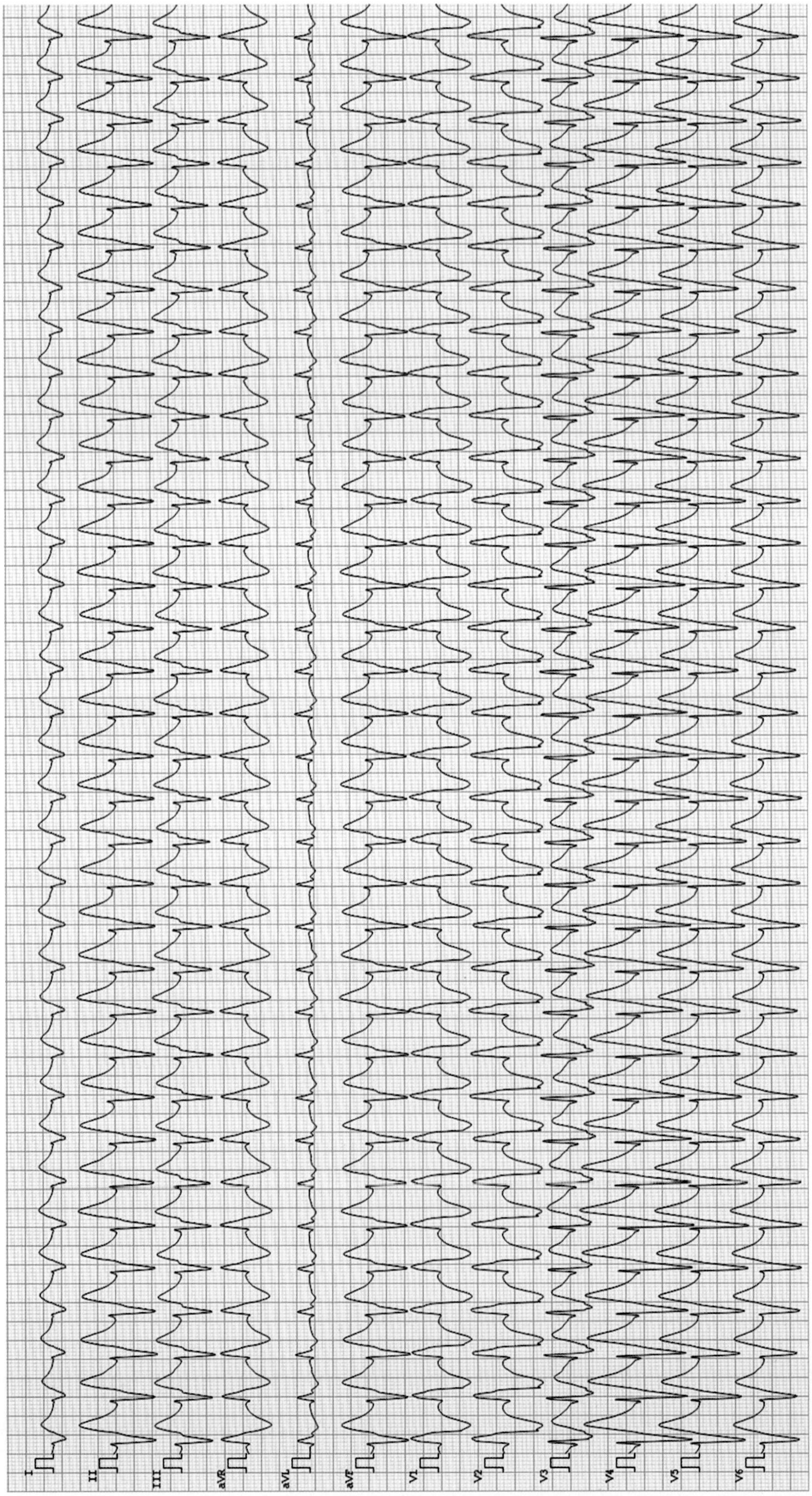


图 14-178　宽 QRS 心动过速

女,64 岁,宽 QRS 心动过速。

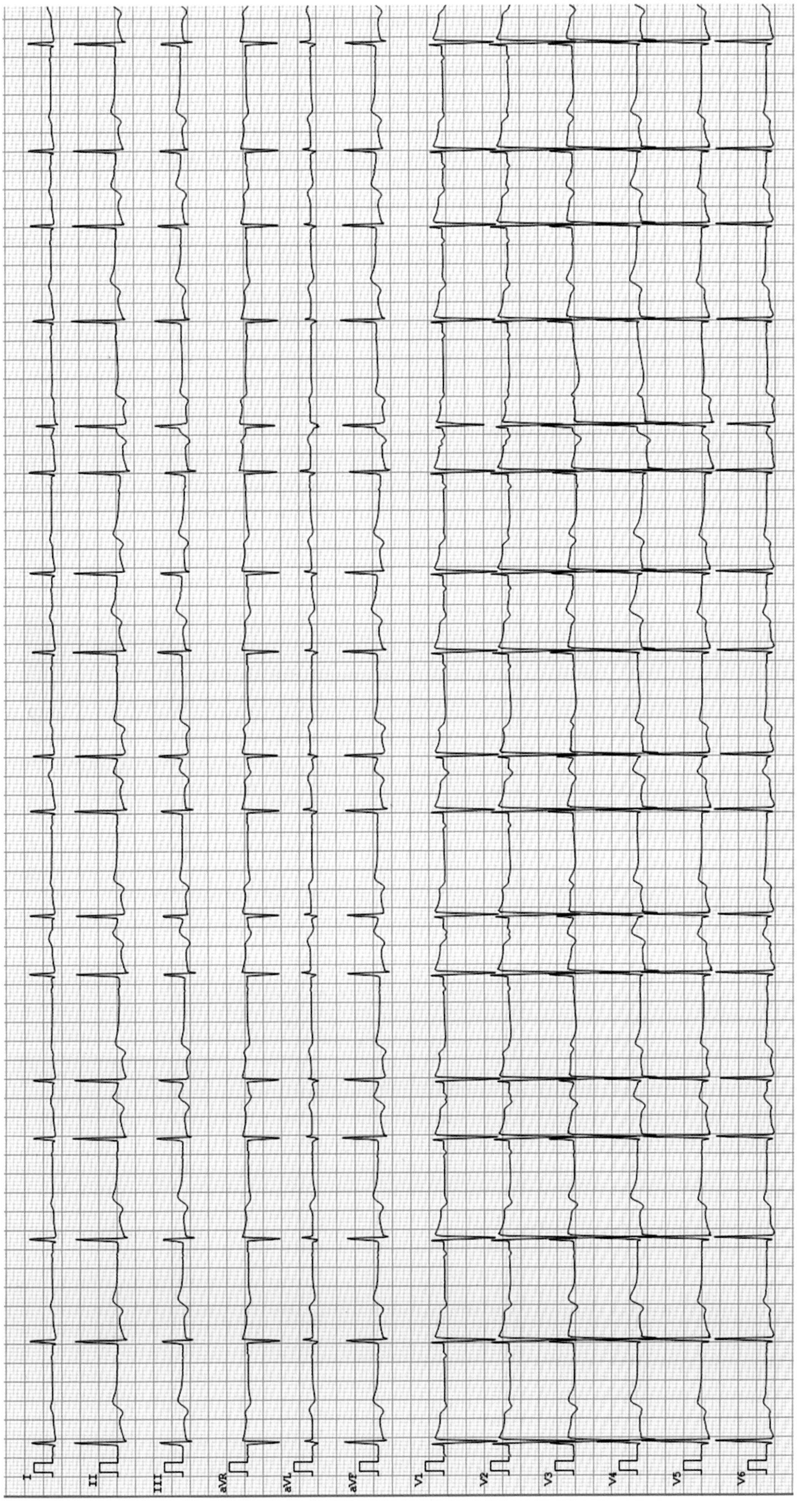


**图 14-179　房性逸搏心律，房性早搏**

与图 14-178 为同一患者，房性逸搏心律，房性早搏，综合分析宽 QRS 心动过速为室性心动过速。

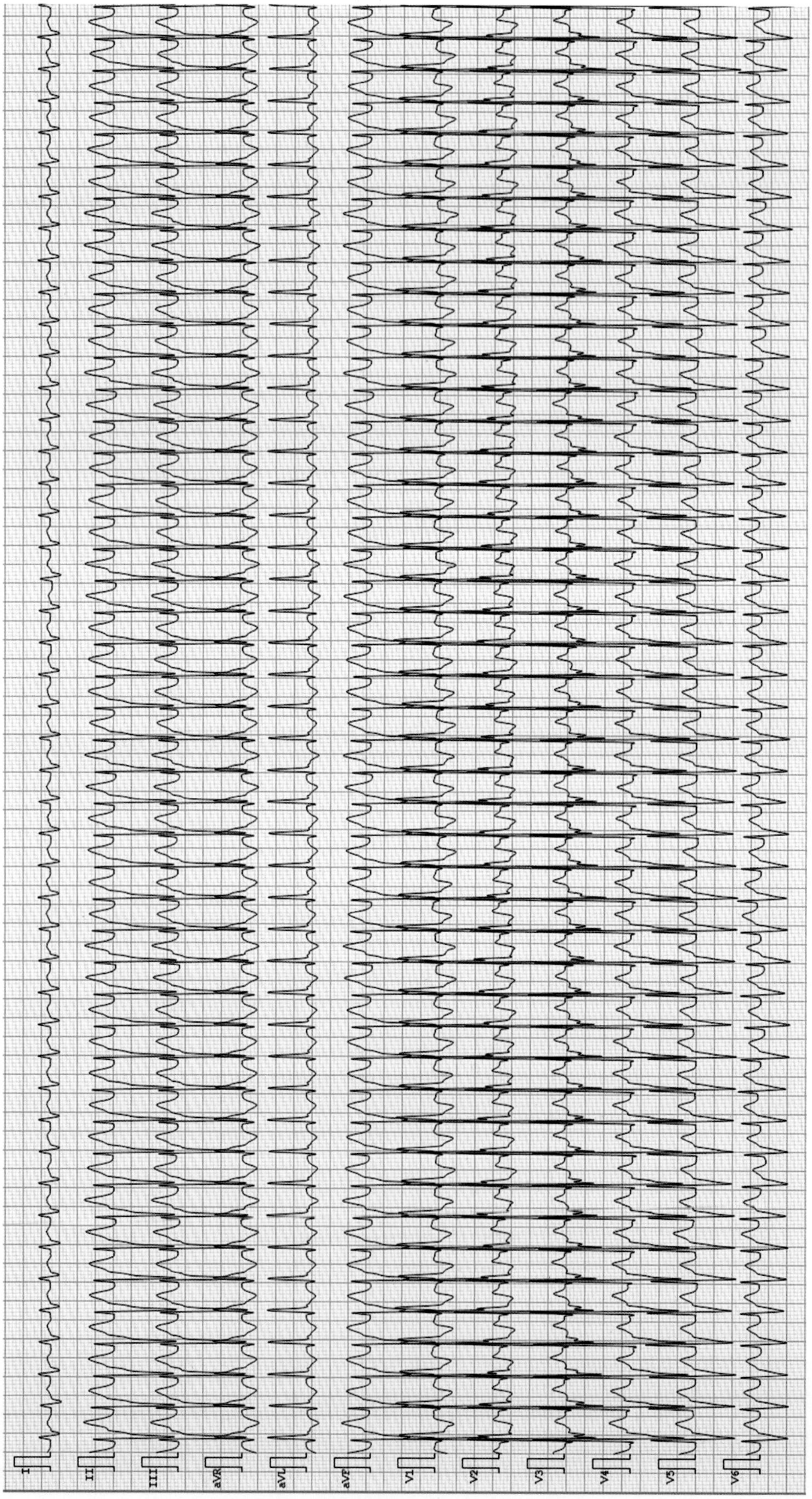


图 14-180 宽 QRS 心动过速

男,17 岁,宽 QRS 心动过速,为室性心动过速。

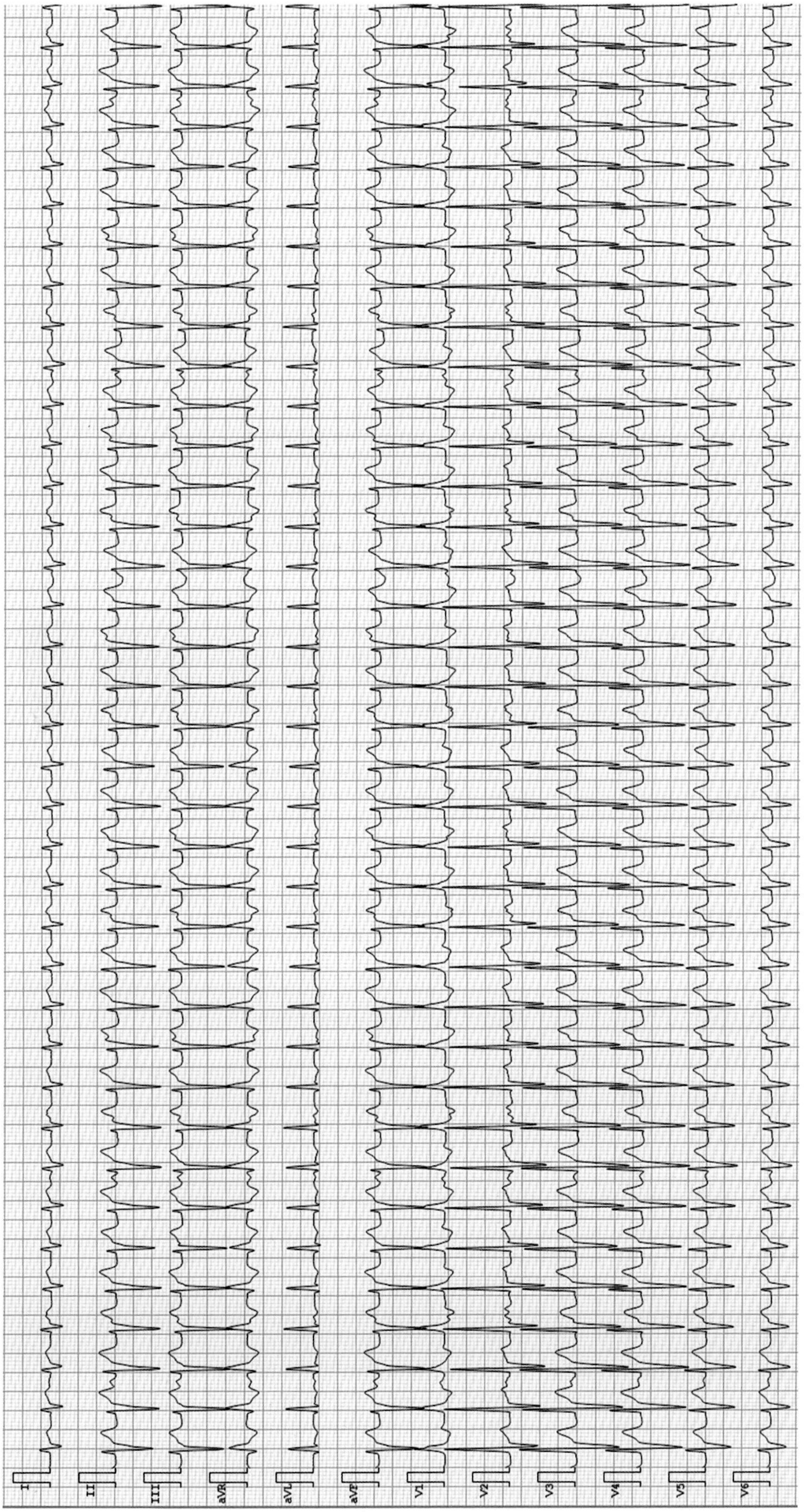


**图 14-181　宽 QRS 心动过速，房室分离**

男，24 岁，宽 QRS 心动过速，可见房室分离。

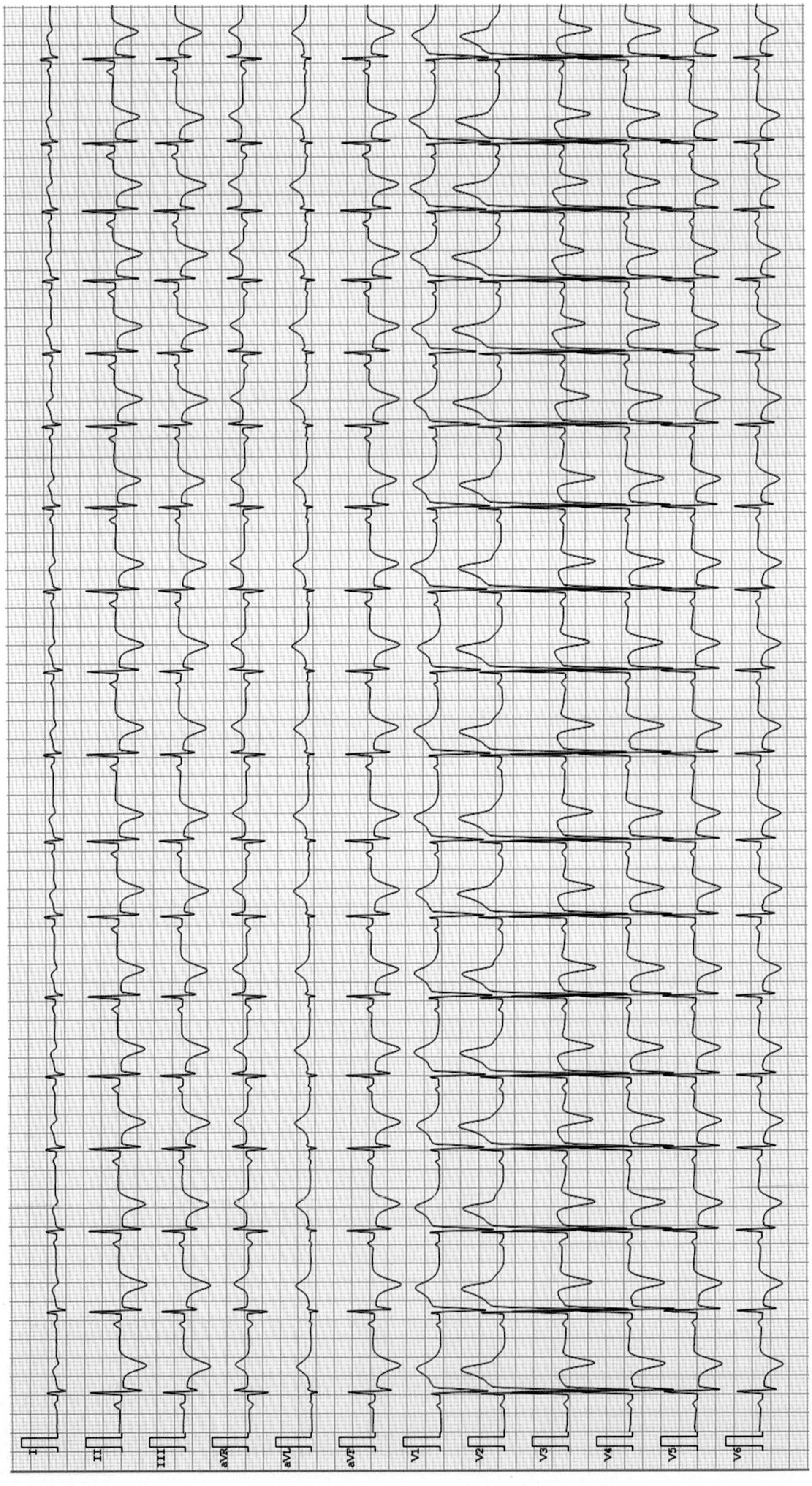


**图 14-182 窦性心律心电图**

与图 14-181 为同一患者，窦性心律，综合分析宽 QRS 心动过速为室性心动过速。

肢导联新流程诊断 VT 的敏感性、特异性、准确率均高于 Brugada 四步法、Vereckei 四步法，对 WCT 有较好的鉴别诊断，该方法只局限观察肢体导联 QRS 波，与既往的 11 种鉴别 WCT 的方法对比减少了烦琐的诊断步骤及计算，易记忆、易于掌握、简便，是一种很好的互补，值得推广。本研究为回顾性分析，样本量有限，同时缺少心肌梗死等一些特殊样本，故该流程有赖于大样本多中心研究进一步证实。

## 第三节　预激性心动过速

近些年来，随着临床心脏电生理学的进一步发展，预激性心动过速（preexcited tachycardia）这一新概念和专用术语诞生了 。正确认识和理解这一概念对宽 QRS 心动过速的鉴别诊断、治疗方法、预警评估有着非常重要的临床意义。

顾名思义，预激性心动过速（preexcited tachycardia）就是伴有房室旁路前传的心动过速，即心动过速时室上性激动部分或全部经房室旁路前向传导，从而引起以心室除极波-QRS 波群宽大畸形为特征的心电图改变。广义上讲还应包括心房颤动伴房室旁路前传。

### 一、分类

#### （一）根据预激性心动过速的概念分类

1. 室上性心动过速伴房室旁路下传

（1）窦性心动过速伴房室旁路前传，见图 14-183。

（2）房性心动过速伴房室旁路前传，见图 14-184 ~ 图 14-188。

（3）心房扑动伴房室旁路前传：心室预激合并心房扑动的相对发生率很高。Benditt 的研究表明心室预激伴发的宽 QRS 波心动过速中，将近 60% 为心房扑动。Josephson 的研究表明很多宽 QRS 波心动过速实际是心室预激伴心房扑动，这些患者并未进行心脏电生理检查，即使进行了心脏电生理检查，证实了心动过速的机制属于环形运动型心动过速，也并非可靠，见图 14-189。

（4）心房颤动伴房室旁路前传：高达 20% 的心室预激患者存在心房扑动或心房颤动，心室预激伴有阵发性心动过速的患者中，房扑、房颤的发生率还要高。有症状的预激综合征患者中约 50% 的患者在不同时间存在持续时间不等的房颤。有显性前传旁路的患者与隐匿性旁路的患者相比，前者房颤的发生率是后者的 5 倍。约 60% 心室预激患者的旁路具有双向传导，约 40% 患者的旁路仅有单向传导，其中 30% 仅有逆向传导，前向传导先天性阻滞，形成隐匿性预激综合征。约 10% 的患者仅有前向传导，而无逆向传导。旁路只有前向传导的预激患者，阵发性房室折返性心动过速的发生率较低，其主要的心律失常为房颤。多数文献认为，这些患者的旁路与房颤的发生无关，旁路只充当了房室间快速传导的通路，见图 14-190。

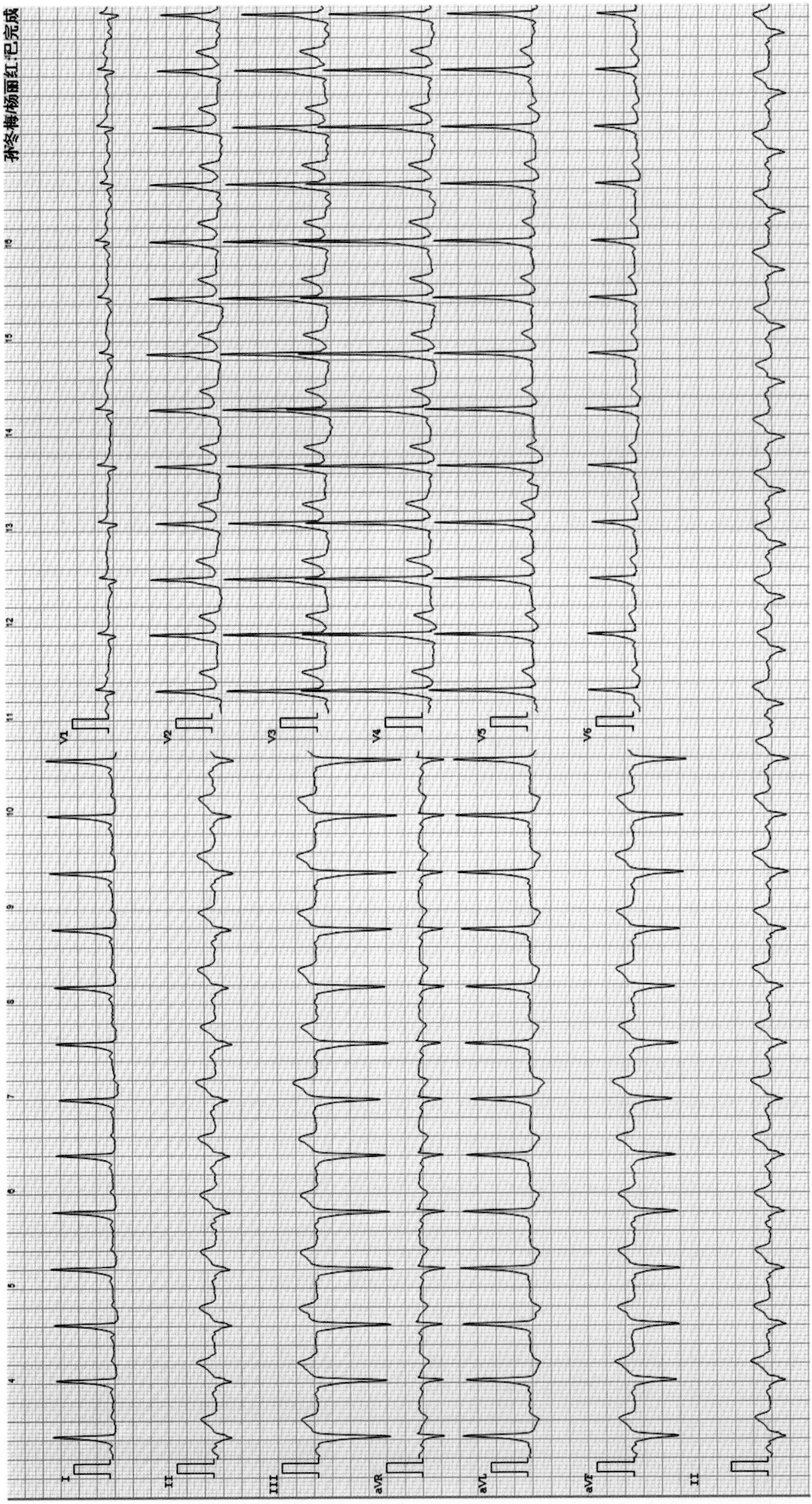


图14-183　窦性心动过速，心室预激

男，32岁，窦性心动过速伴心室预激。

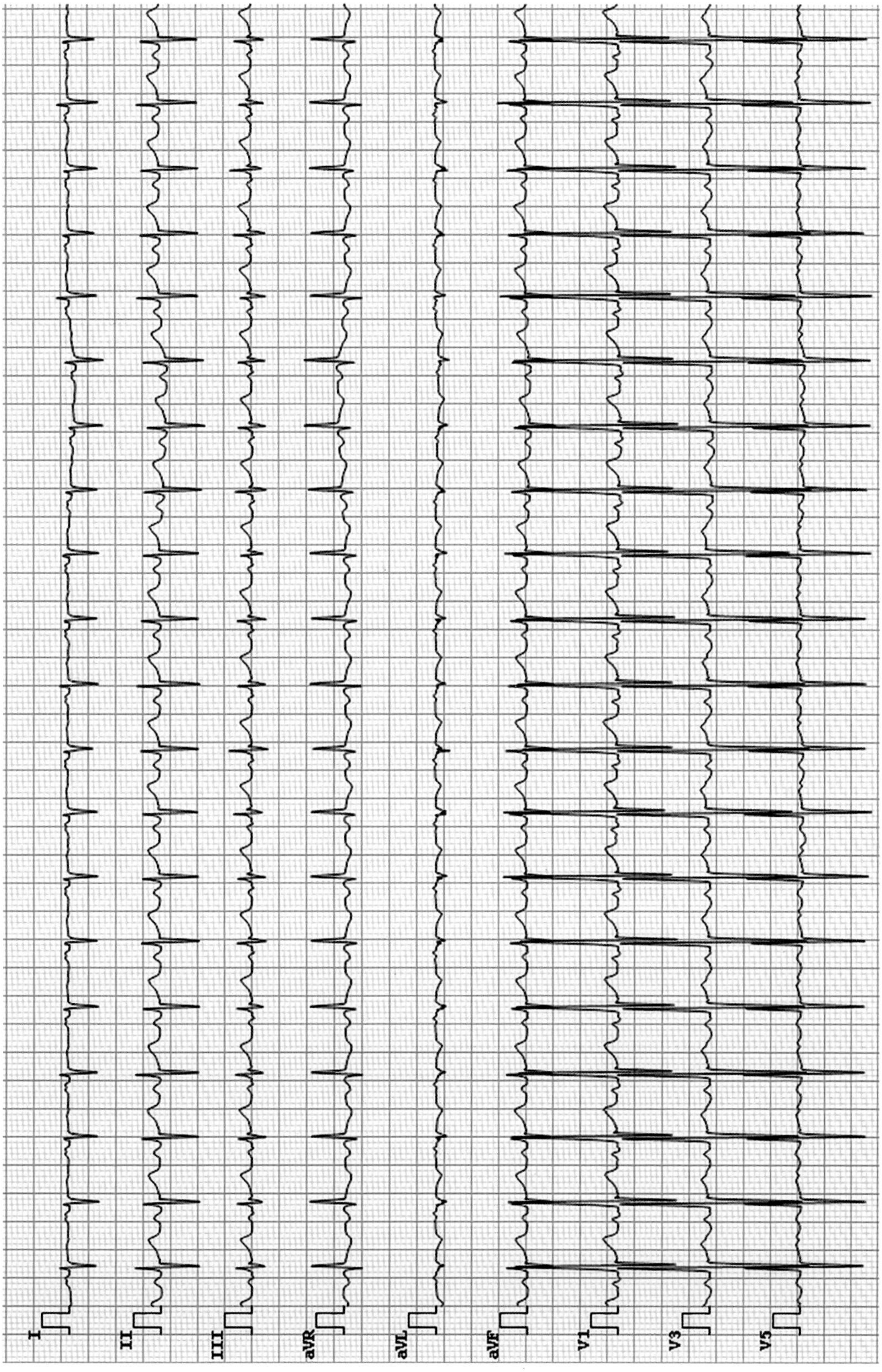


图 14-184　窦性心律心电图

女，8 个月，窦性心律。

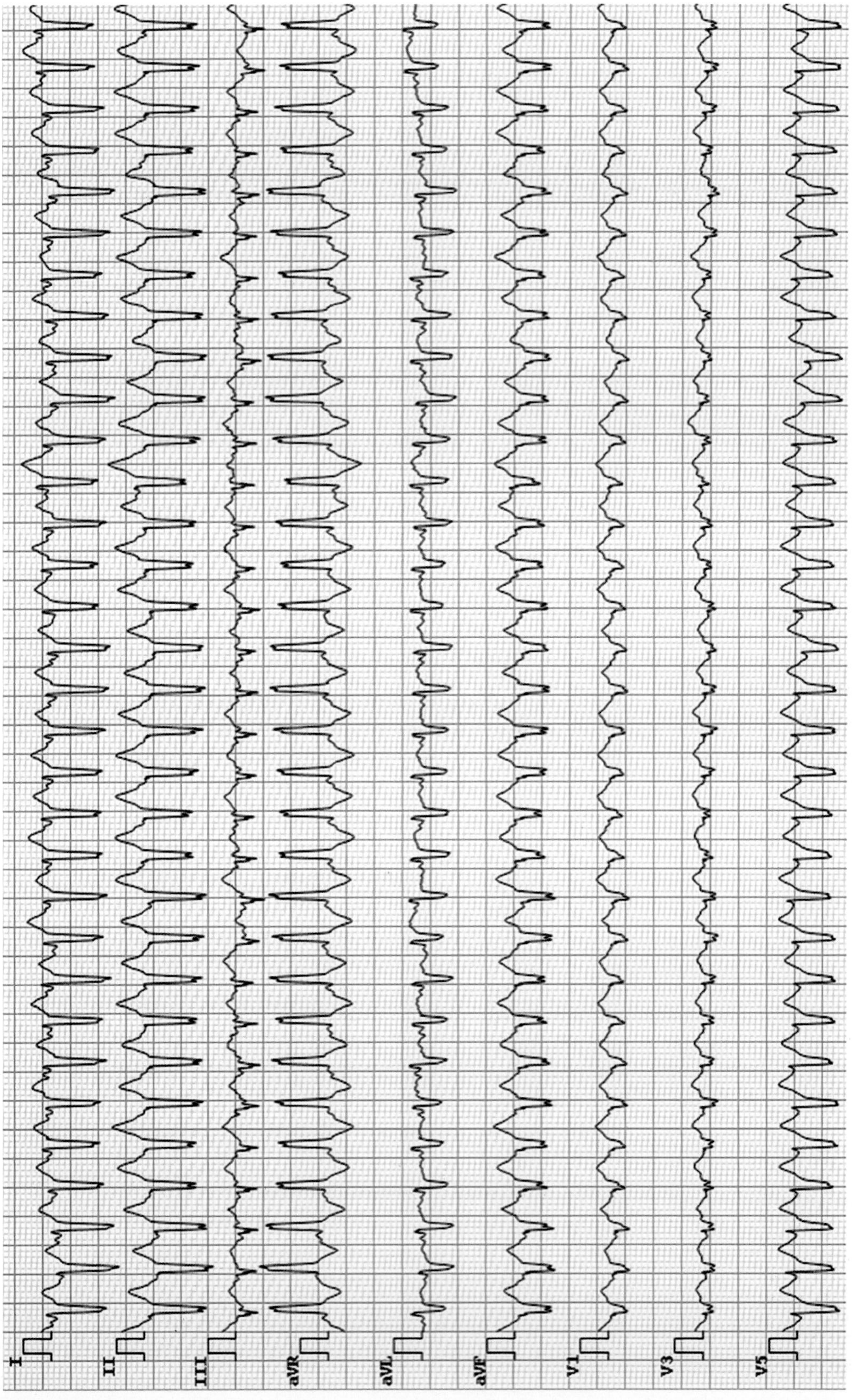


**图 14-185　房性心动过速，心室预激(1)**

与图 14-184 为同一患儿不同时间描记心电图，房性心动过速伴心室预激。

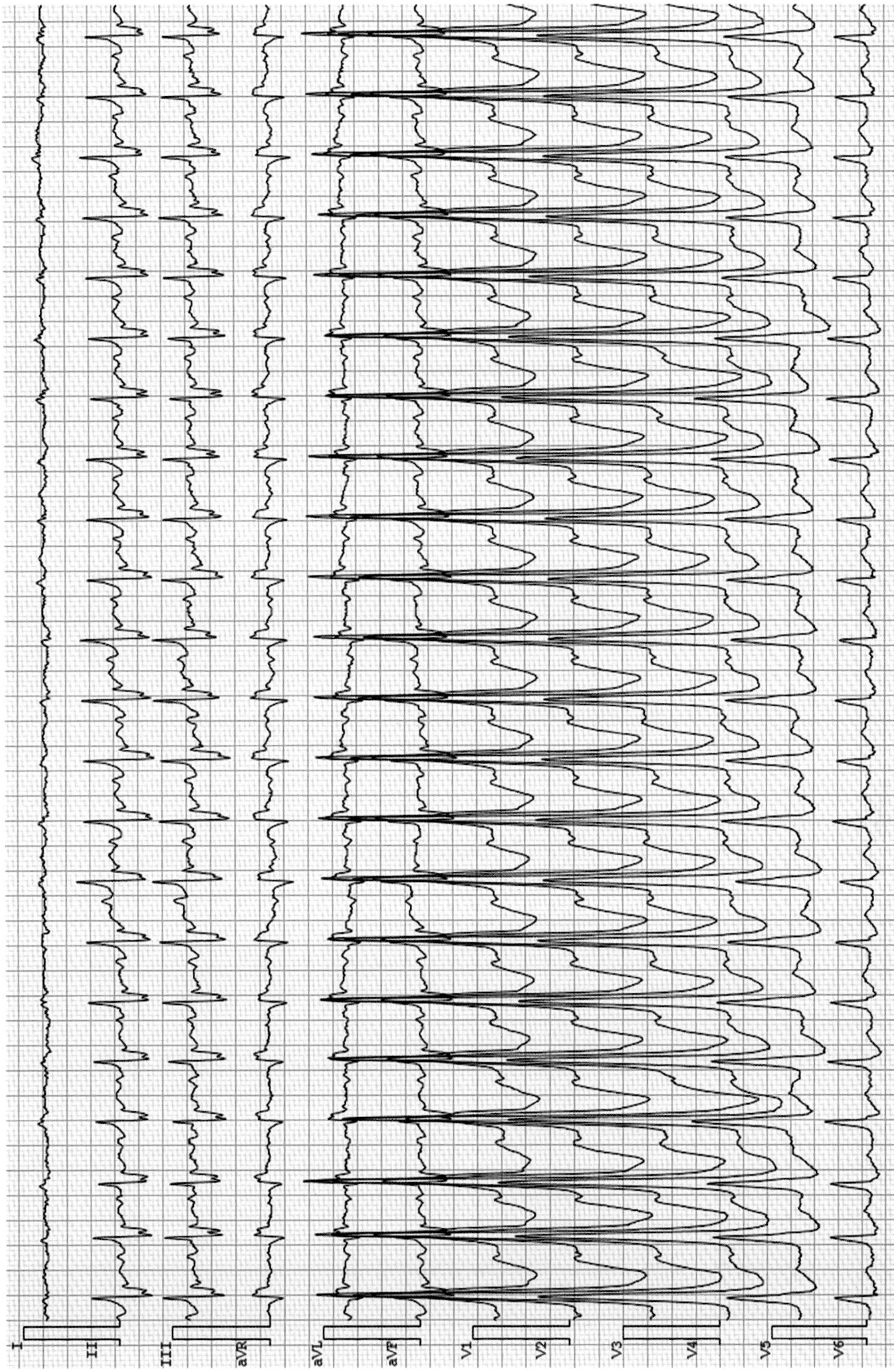


**图 14-186　房性心动过速，心室预激(2)**

P 波规律出现，频率 250 次/min，心室率 125 次/min，QRS 波起始部顿挫，即房性心动过速伴心室预激。

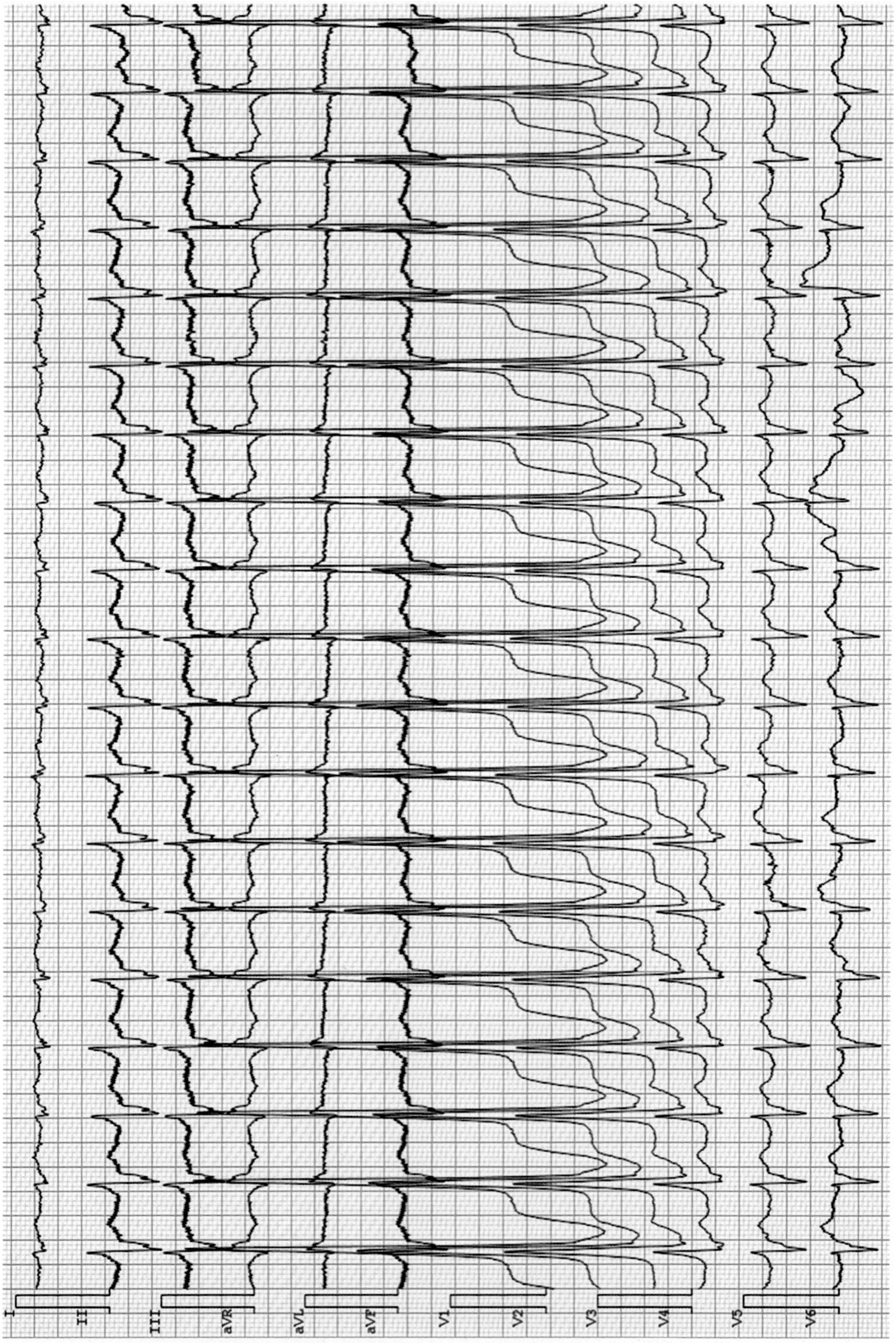


**图 14-187　房性心动过速,心室预激(3)**

与图 14-186 为同一患者,QRS 波起始部顿挫,即房性心动过速伴心室预激。

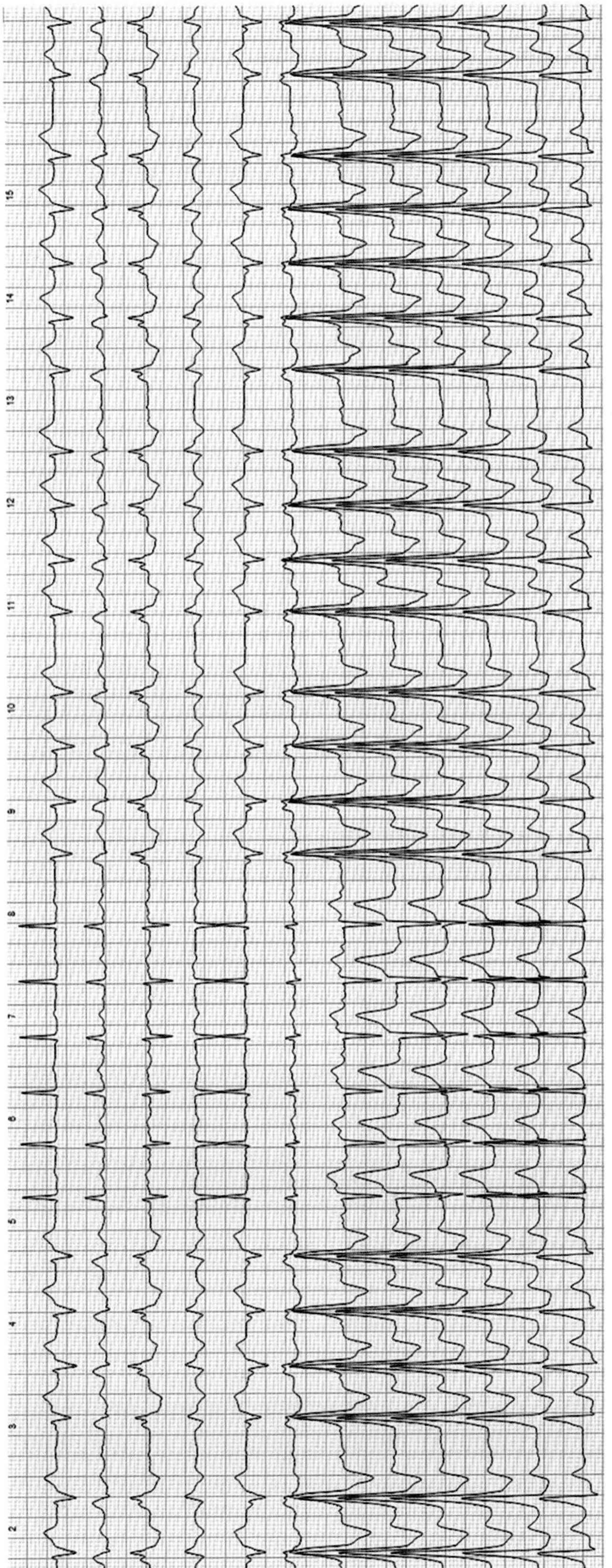


**图 14-188　房性心动过速，间歇性心室预激**

P 波规律出现，频率 207 次/min，间断出现宽 QRS 波，起始部顿挫，即房性心动过速伴心室预激。

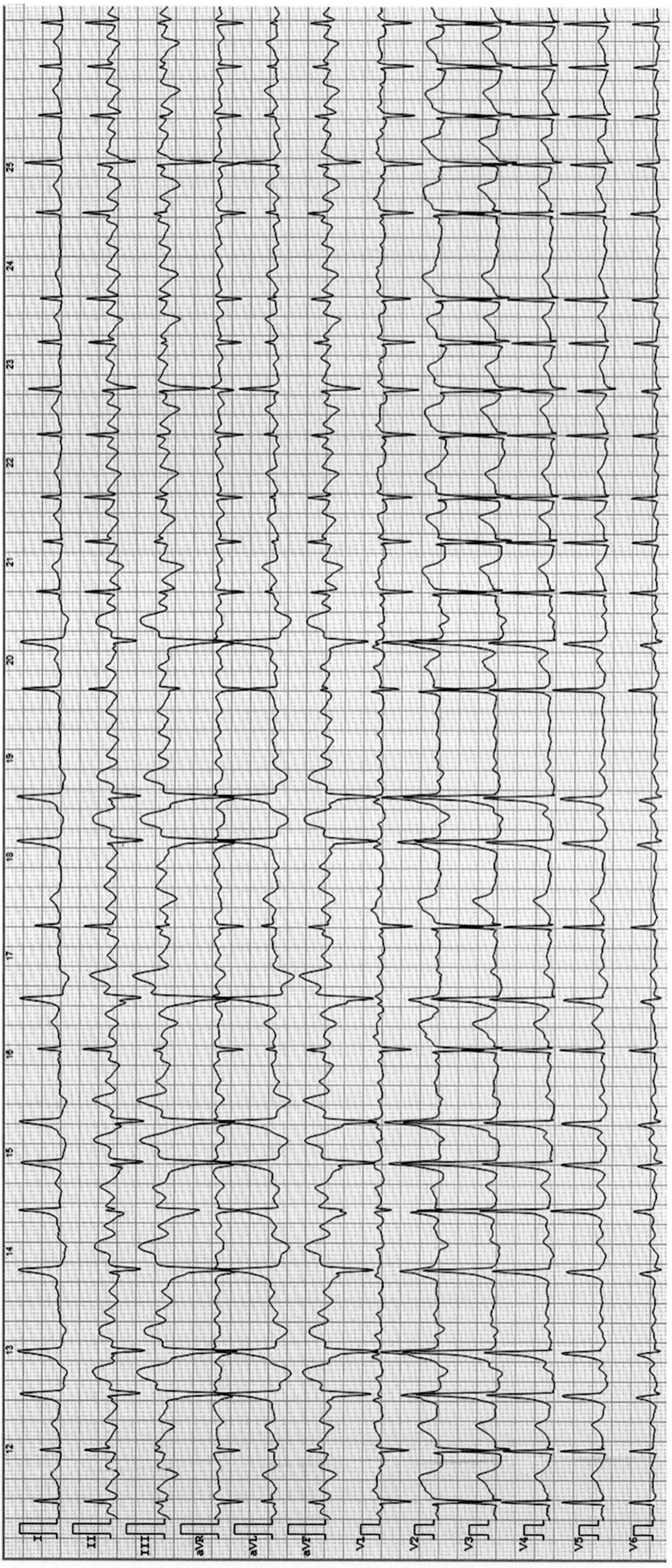


**图 14-189　心房扑动，间歇性心室预激**

男，63 岁，心房扑动，间断出现宽 QRS 波，起始部顿挫，即心房扑动伴间歇性心室预激。

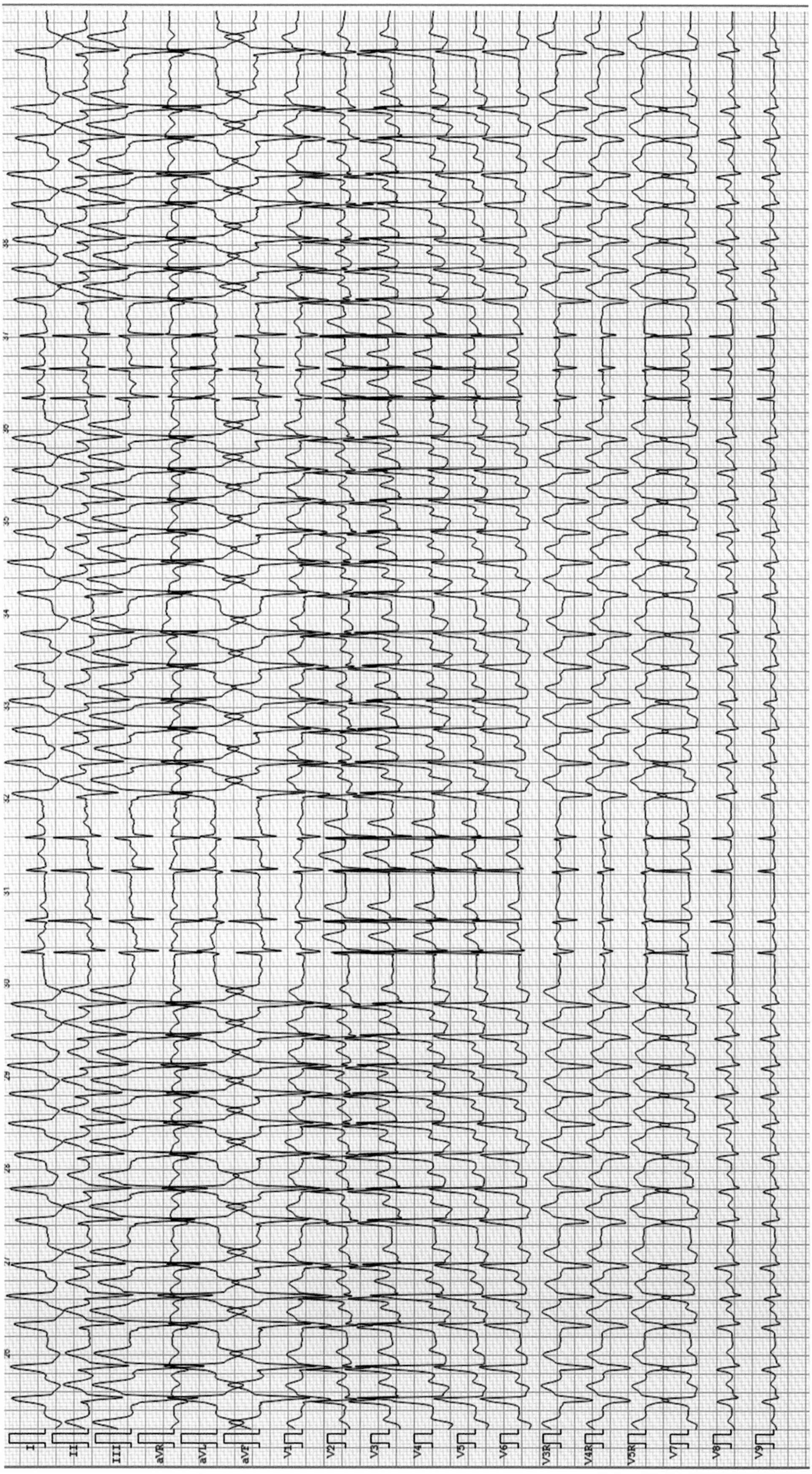


**图 14-190　心房颤动，间歇性心室预激**

男，66 岁，心房颤动，平均心室率 177 次/min，间断出现宽 QRS 波，起始部顿挫，即心房颤动伴间歇性心室预激。

2. 房室旁路前传的房室折返性心动过速

(1)房室结折返性心动过速伴无辜性旁路:房室结折返性心动过速是以慢快径路为折返途径的心动过速,其基本的折返环路位于房室结内,多数为慢径路前传,快径路逆传形成的慢-快型房室结折返性心动过速。当心房被逆向激动后,如果只存在慢快径路的折返,心房的逆向激动则成为盲端,不再向心脏的其他部位传导。如患者同时存在房室旁路时,则逆向的心房激动可经房室旁路发生前向传导,引起心室预激。此时旁路的前传与心动过速的折返环路无关,但心电图却表现为显性预激,貌似逆向型房室折返性心动过速。因此,将其归为预激性心动过速的一种,但就心动过速的发生与维持而言,旁路实际为无辜者,故又称为无辜性旁路。

目前认为,这一机制的预激性心动过速的发生率比以前估计的更高。因为预激综合征患者中,近 10% 的人同时存在房室结折返。相对高的发生率应当引起重视。

(2)逆向型房室折返性心动过速:存在预激旁路的患者中,4% ~8% 的人有快速性心律失常,最常见的环形运动型心动过速分成顺向型及逆向型房室折返性心动过速,前者的发生率约 90% 或以上,而逆向型房室折返性心动过速的发生率为 5% ~10% ,临床诱发的逆向型房室折返性心动过速的发生率高于自发性的 2 倍。

(3)多旁路房室折返性心动过速:由多条旁路组成心动过速的折返环时称为多旁路预激性心动过速。多旁路的发生率约占预激总数的 10% ~30% ,约 20% 的预激患者存在 3 条或 3 条以上的旁路。在射频消融及外科旁路切除术时进行的电生理检查中,几乎 1/3 的预激综合征患者存在多条旁路。逆向型房室折返性心动过速的患者中多旁路的发生率较高,伴有 Ebstain 畸形的患者中多旁路的发生率也很高,见图 14-191 ~ 图 14-194。

3. 房束或束室旁路前传的心动过速,见图 14-195 ~ 图 14-197。

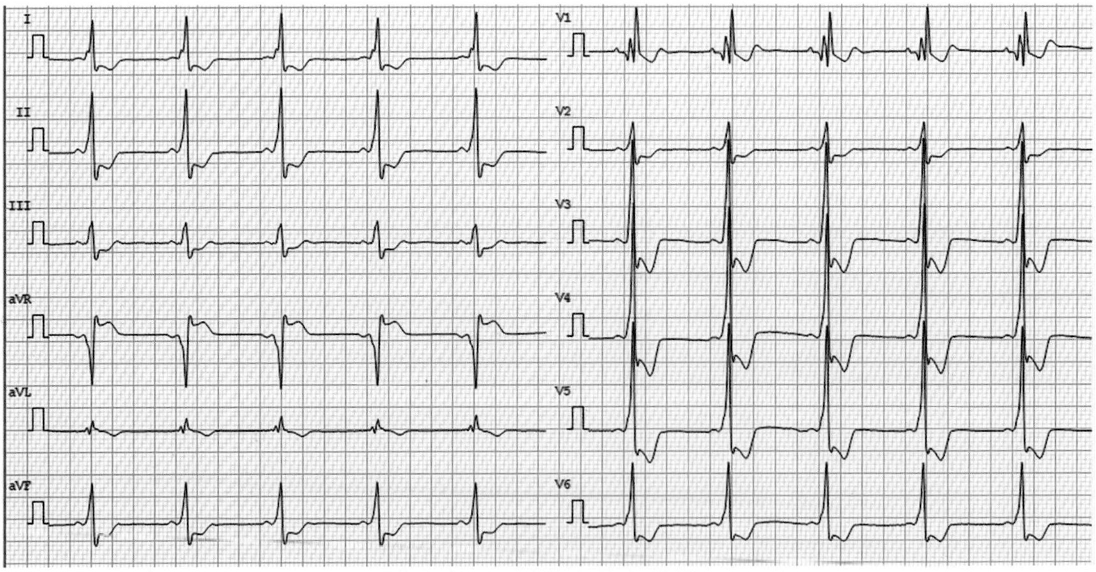


**图 14-191　窦性心律,心室预激**

男,17 岁,窦性心律,心室预激。

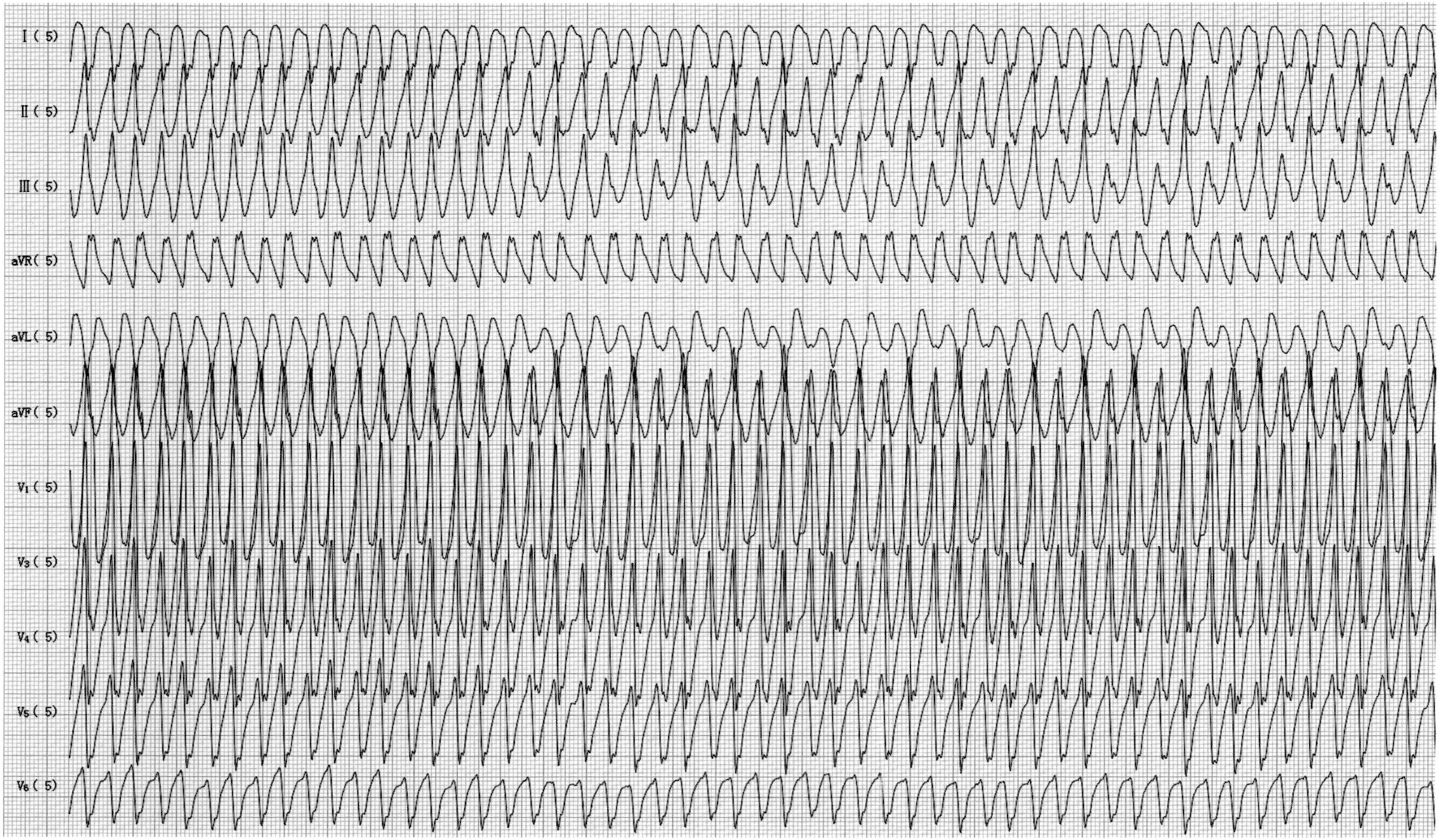


**图 14-192 宽 QRS 心动过速**

与图 14-191 为同一患者，食管心房调搏检查，诱发宽 QRS 心动过速，其中Ⅰ导联 QRS 波呈 QS 型，窦性心律伴心室预激时Ⅰ导联呈 Rs 型，两者出现矛盾，经临床心内电生理证实左侧多旁路。

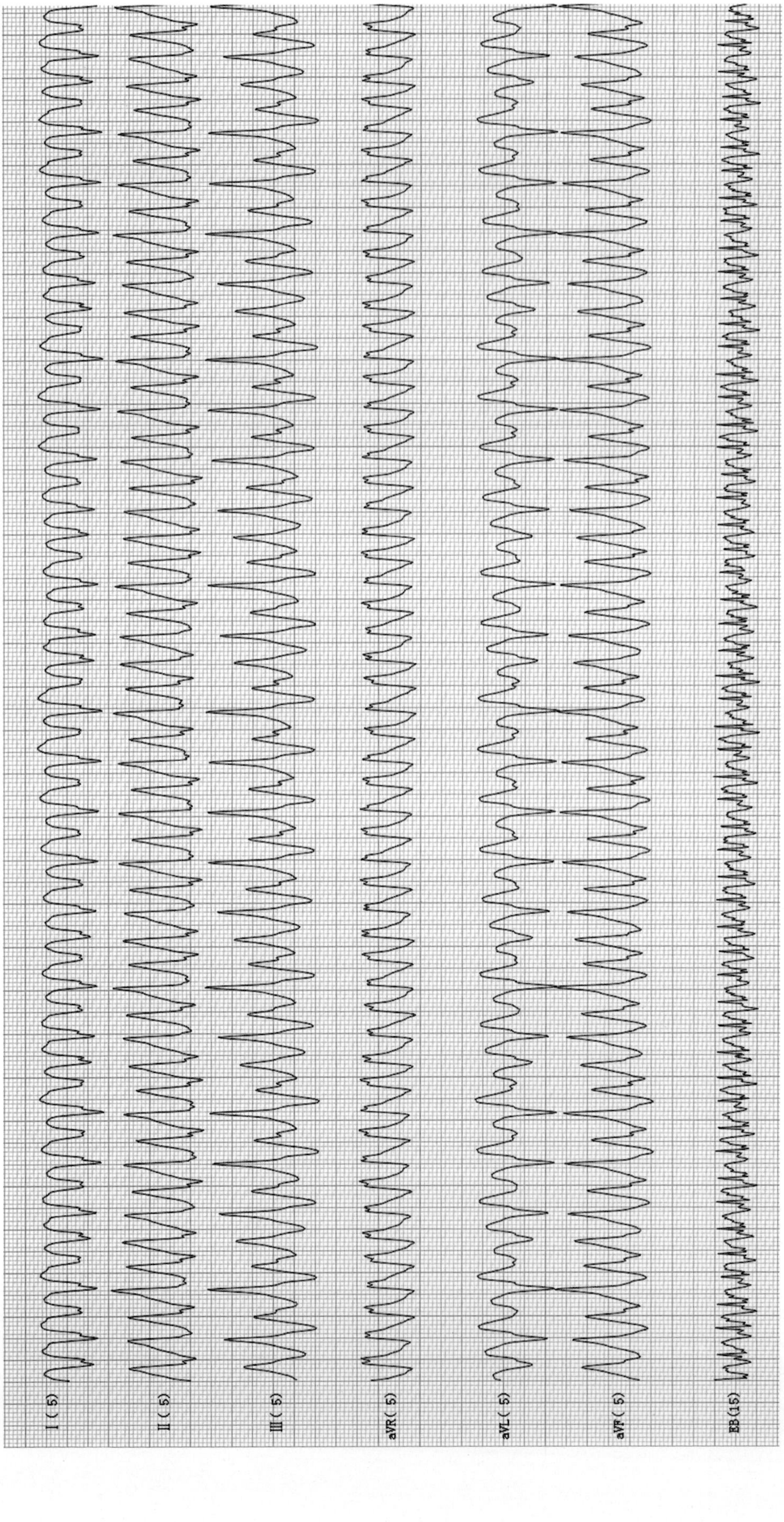


**图 14-193 宽 QRS 心动过速，双极滤波食管心电图**

与图 14-191 为同一患者，宽 QRS 心动过速肢体导联心电图、双极滤波食管心电图(EB)。

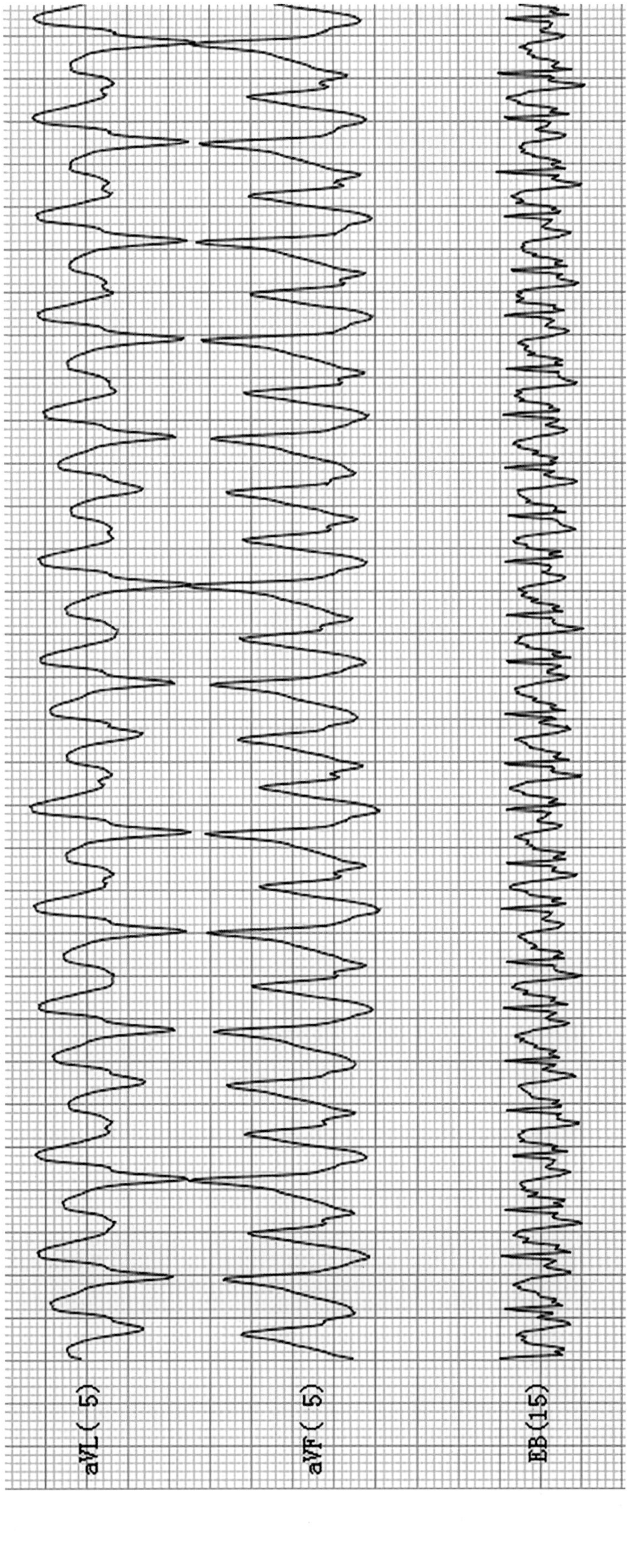


**图 14-194　aVL、aVF 导联心电图及双极滤波食管心电图**

为图 14-192 中 aVL、aVF 导联心电图及 EB，EB 显示 RP>PR，两种 RP 间期。

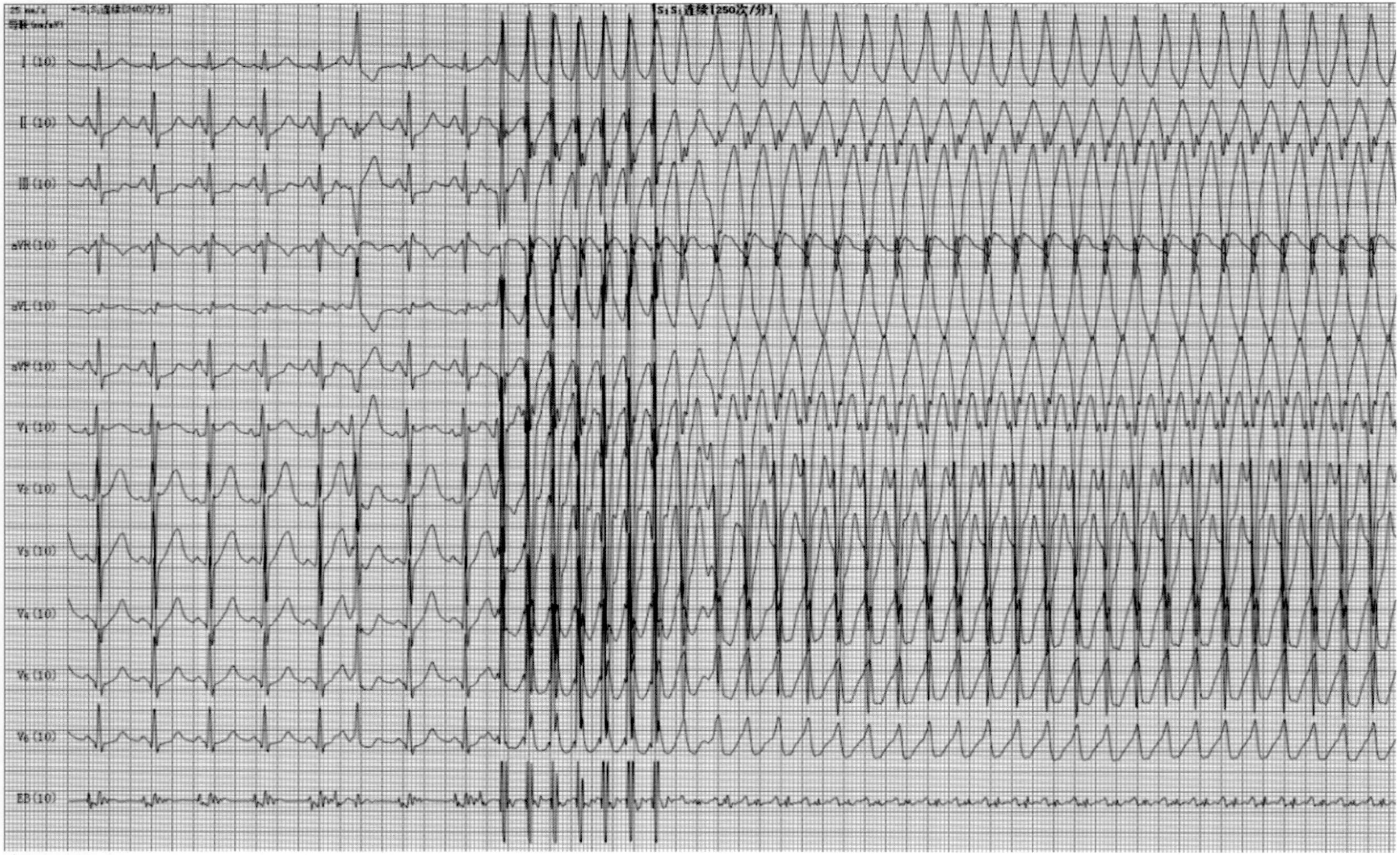


**图 14-195　窦性心律,房性早搏,$S_1S_1$ 刺激诱发类左束支阻滞图形的宽 QRS 波心动过速**

男,34 岁,食管心房调搏检查,第 6 组心搏为房性早搏,后继以类左束支阻滞图形的宽 QRS 波,$S_1S_1$250 次/min 诱发宽 QRS 心动过速,频率 188 次/min,QRS 波形态类左束支阻滞图形,EB 显示 RP<PR。

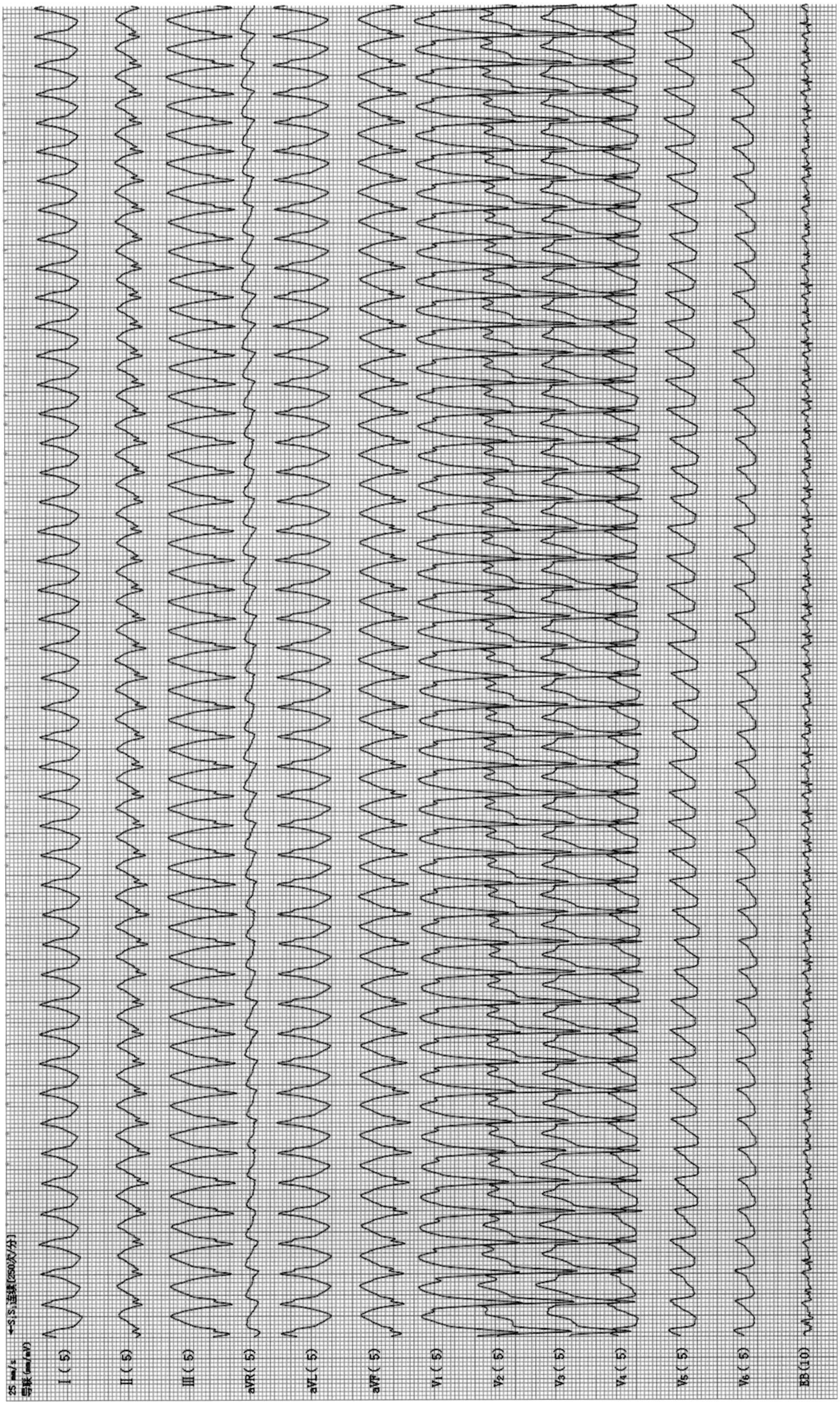


**图 14-196　束室旁路前传的心动过速**

与图 14-195 为同一患者,类左束支阻滞图形的宽 QRS 心动过速,后经心内电生理证实为束室旁路参与。

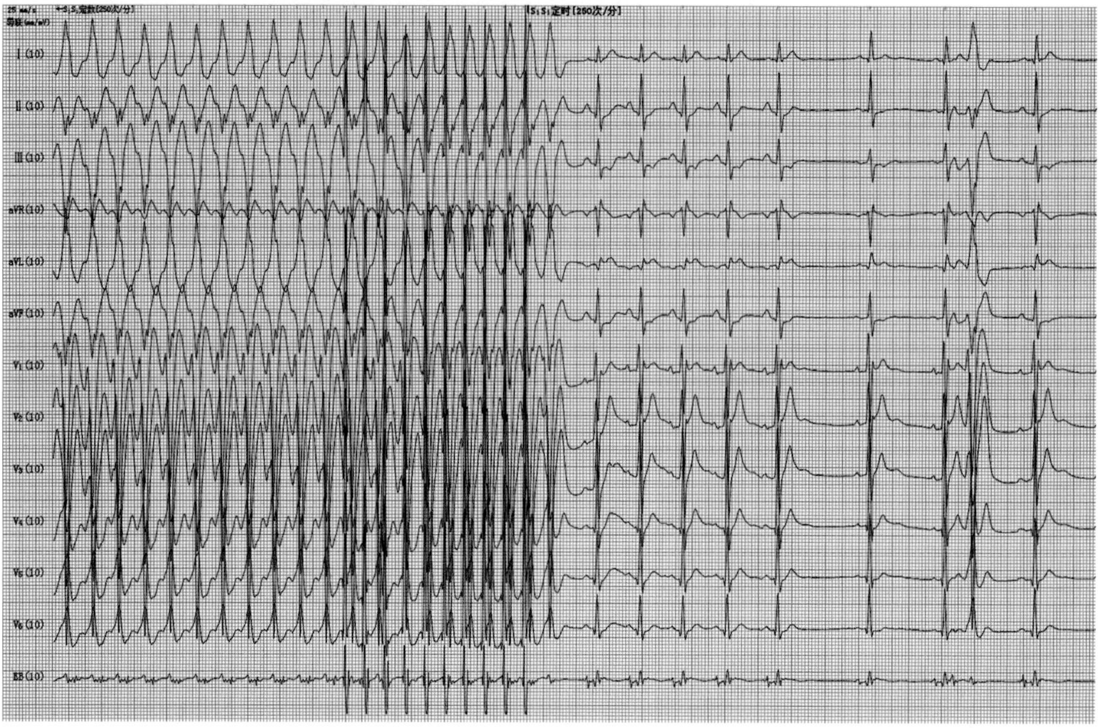

图 14-197　窦性心律,房性早搏,$S_1S_1$刺激终止心动过速

与图 14-195 为同一患者,采用 $S_1S_1$250 次/min 终止心动过速恢复窦性心律,倒数第二组心搏为房性早搏沿着束室旁路前传。

### (二)根据预激性心动过速心室律是否规整分类

1. 心室律不规整的心动过速　心房颤动伴房室旁路前传。

2. 心室律规整的心动过速　心室律规整的心动过速包括第一种分类方法中除了心房颤动伴旁路前传以外的 7 种;预激合并心房扑动伴不同比例旁路前传时造成 RR 间期不等,但 RR 间期不等存在一定的规律。

## 二、心房颤动伴房室旁路前传

心房颤动伴房室旁路前传多不伴有器质性心脏病,发生率为 20% ~50% ,心电图具有特征性的表现,通过体表心电图易做出诊断。多数患者不伴有器质性心脏病,因而不难与一般的室速和多形性室速鉴别。旁路前传的电生理特点使之缺乏对心室的保护作用,尤其伴发房颤时。因此,伴房室旁路前传的房颤容易蜕变为室颤,已被列入为预警性或潜在性恶性心律失常,属心电图危急值范畴,需要积极的干预性治疗,见图 14-198 ~ 图 14-201。

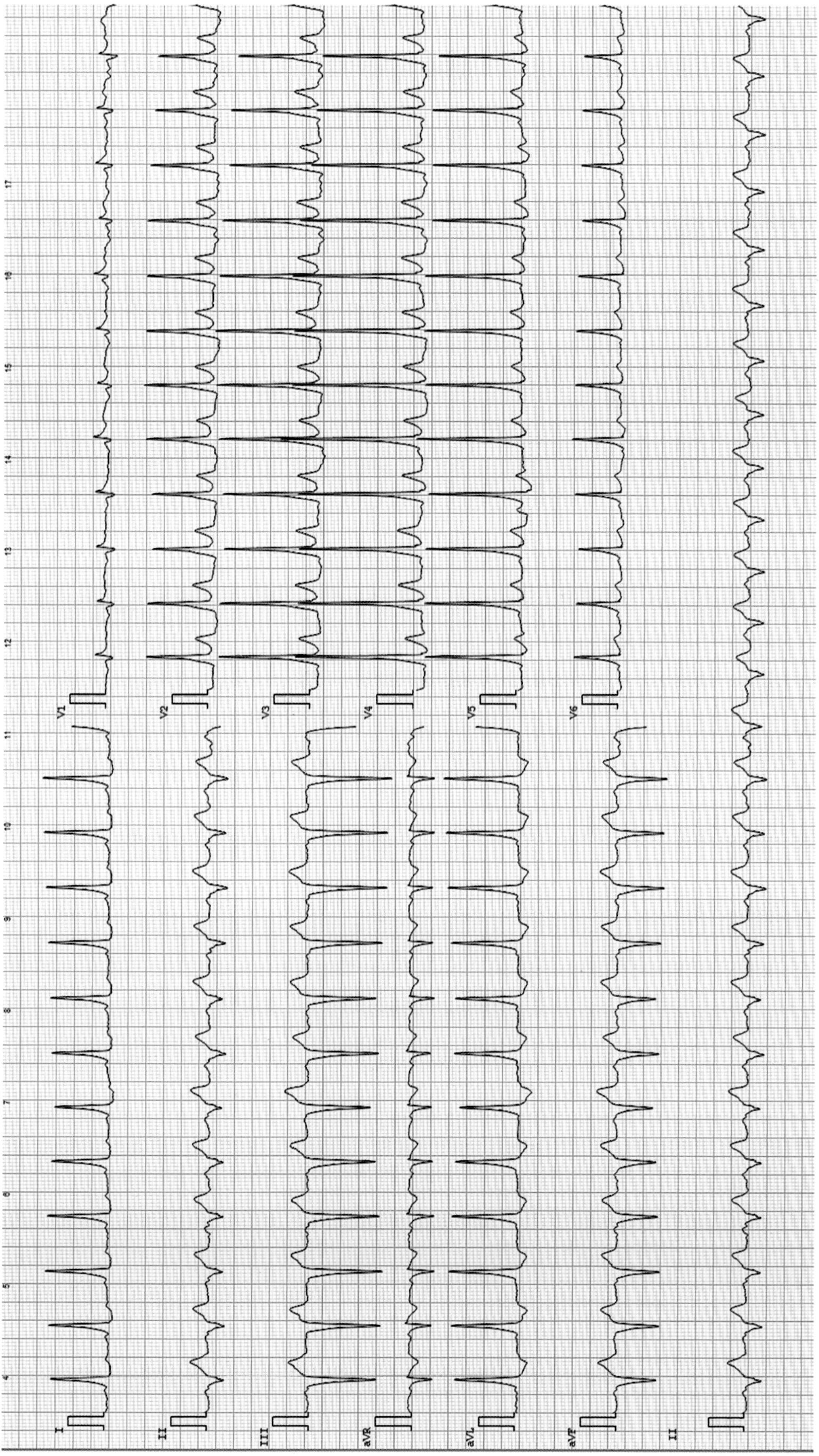


**图 14-198　窦性心律，心室预激**

男，32 岁，窦性心律，心室预激。

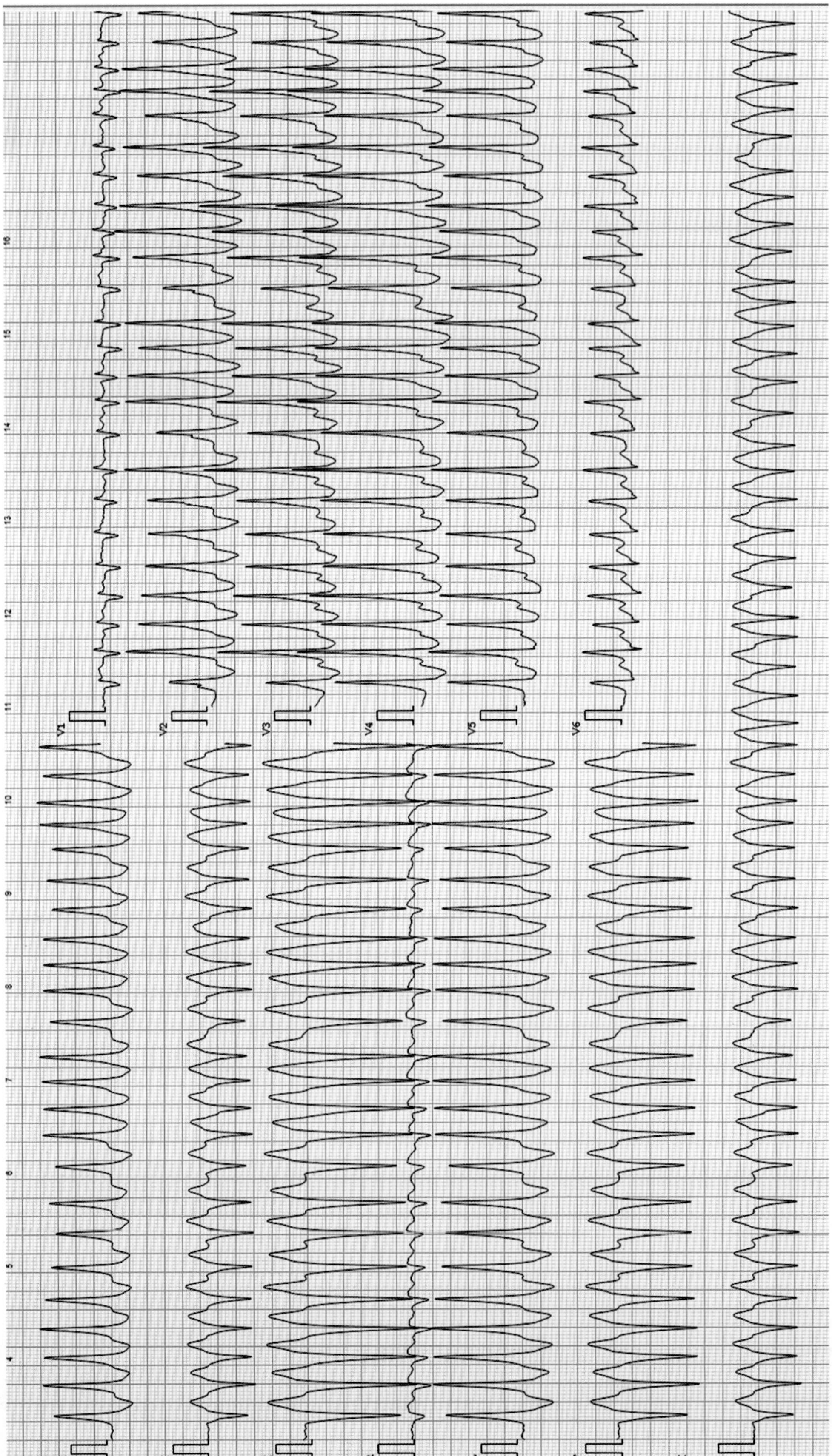


**图 14-199　心房颤动伴心室预激(1)**

与图 14-198 为同一患者,心房颤动伴心室预激,平均心室率 200 次/min。

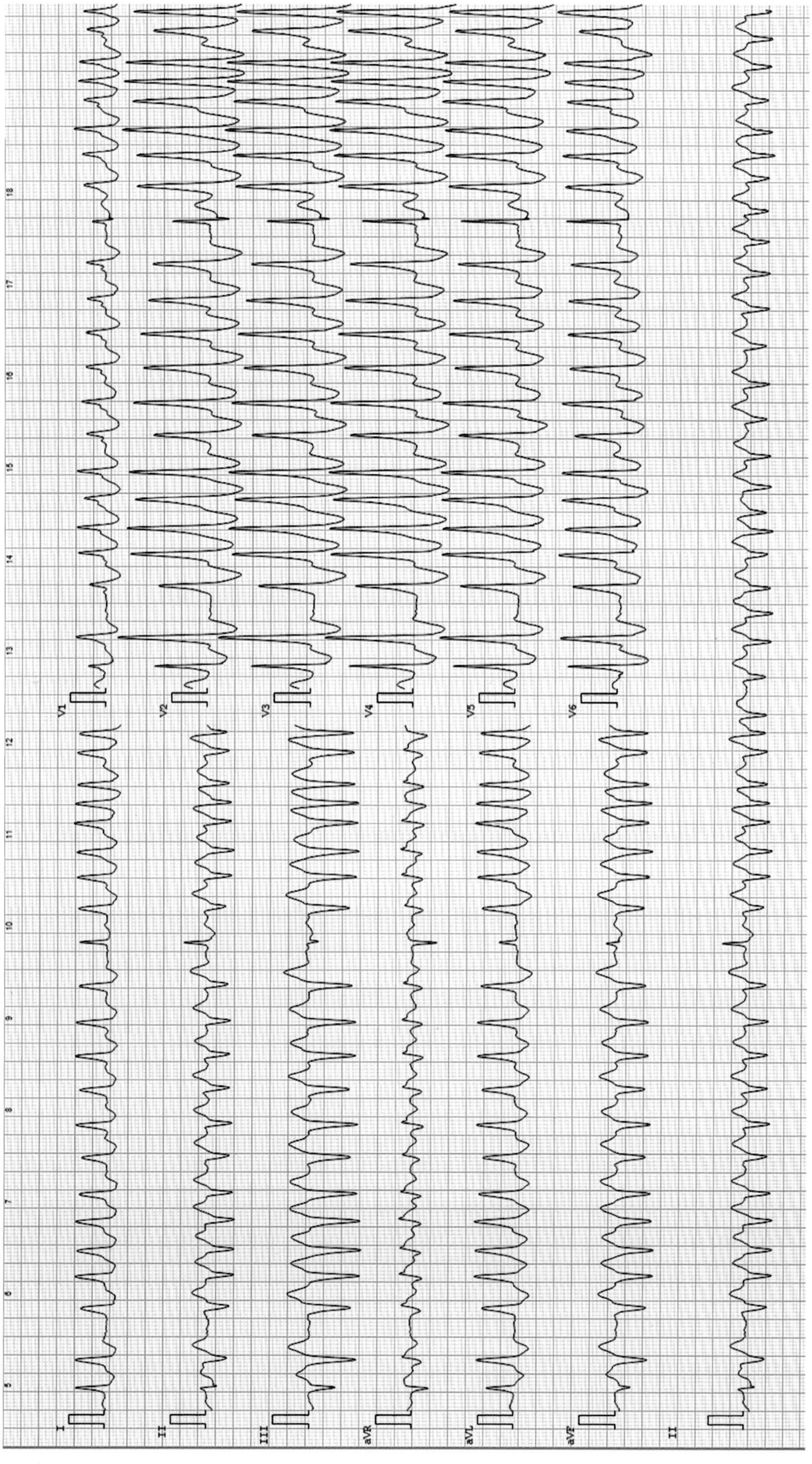


**图 14-200　心房颤动伴心室预激(2)**

女，85 岁，心房颤动伴心室预激，平均心室率 204 次/min。

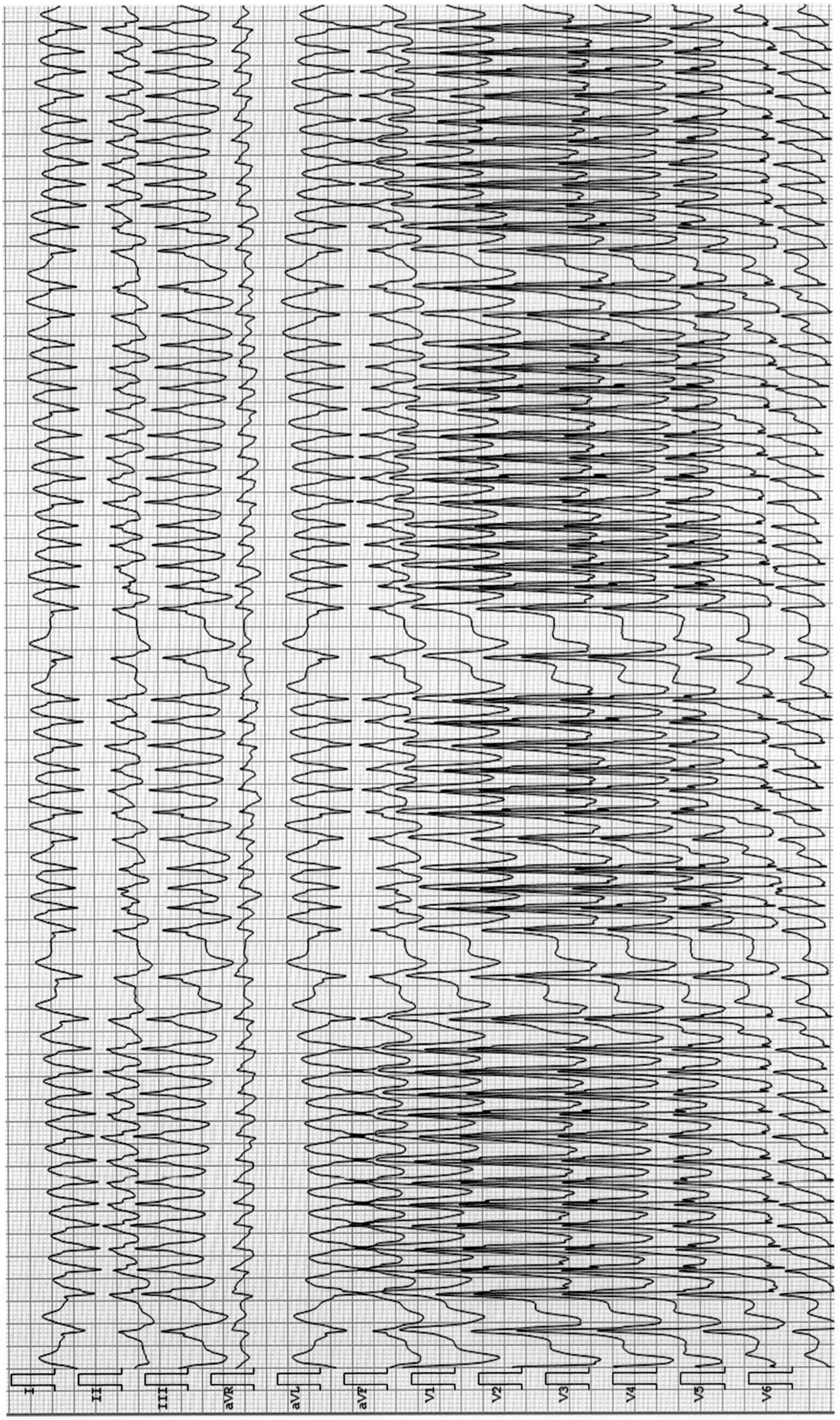


图 14-201　心房颤动伴心室预激(3)

女,53 岁,心房颤动伴心室预激,平均心室率 265 次/min。

### （一）心电图特点

（1）多数心房颤动伴预激性心动过速的心室率较快，RR 间期绝对不等。

（2）QRS 波的形态变异较大，同一份心电图有时可见完全性心室预激波形、不完全性心室预激波形、正常 QRS 波形，QRS 波多数为融合波。

### （二）电生理特点

根据临床特征、旁路所在部位及电生理特点，目前还不能预测哪些预激综合征患者容易伴发房颤，哪些患者不容易伴发房颤。

（1）心房颤动伴房室旁路前传患者其旁路的不应期比无心房颤动的房室旁路前传患者旁路不应期短；有心脏停搏者（伴室颤者）旁路前传不应期更短（225 ms）。

（2）心动过速时 RR 间期与显性、隐匿性旁路位置无关，显性心室预激心房颤动的发生率高；旁路的特殊心房插入位置与心房颤动的发生有一定的关系。

（3）心房颤动伴房室旁路前传的患者房室折返性心动过速发生率高，有学者认为心动过速时的逆向心房波与其他心房激动波发生碰撞或落入心房易损期而引发心房颤动，也有学者认为多数诱发房颤的起搏部位为右房，远离左室游离壁旁路在心房侧的插入部位。

（4）旁路前传不应期较短的心房颤动患者常需联律间期更短的房性早搏刺激才能引起旁路的前传阻滞，从而诱发顺向型房室折返性心动过速。心室预激合并有房颤病史者，1 ~ 2 个房早刺激可使 50% ~ 80% 的人诱发持续 1 min 以上的房颤，无房颤病史者，不到 10% 的人能诱发持续 1 min 以上的房颤。

（5）相似频率的心室起搏比心房起搏更容易诱发心房颤动，此与心室起搏时心房内压力增高有关，而心房压增高在房颤诱发中起一定作用。

（6）心房颤动伴房室旁路前传时，房室旁路的不应期与前一心动周期的长短呈正变规律，心室率越快房室旁路的不应期越短，可引起心房颤动时持续经房室旁路前传；心率过快可激活交感神经系统，静脉滴注异丙肾上腺素可使房室旁路不应期缩短而更易发生持续性传导。

### （三）心房颤动伴房室旁路前传时发生心室颤动的危险因素

（1）自发性心房颤动，最短 RR 间期<220 ms。

（2）诱发性心房颤动，最短 RR 间期≤180 ms。

（3）心室有效不应期<190 ms。

（4）多旁道。

## 三、心房扑动伴房室旁路前传

预激综合征患者合并阵发性和慢性房扑比合并房颤者少见，但预激综合征合并心室律规整的宽 QRS 波心动过速中心房扑动伴房室旁路前传最多见。房扑的发生和维持均不需要房室旁路的参与，此时旁路只作为一条前传通道将心房激动下传到心室。但房室旁路与共存的房扑仍有重要关系。旁路不应期短，心房波经房室旁路快速下传心室引起阿斯综合征，蜕变为室颤而猝死，被列入预警性心律失常，属心电图危急值范畴。

### （一）心电图特点

1. 心房扑动伴持续性房室旁路前传　心室除极波为持续宽大畸形，与窦性心律时 QRS 波相同，房室下传比例常恒定，当保持 2∶1 下传比例时，心室律快而整齐。房扑波不明显时，易误以为室上速伴室内差异性传导。见图 14-202 ~ 图 14-207。

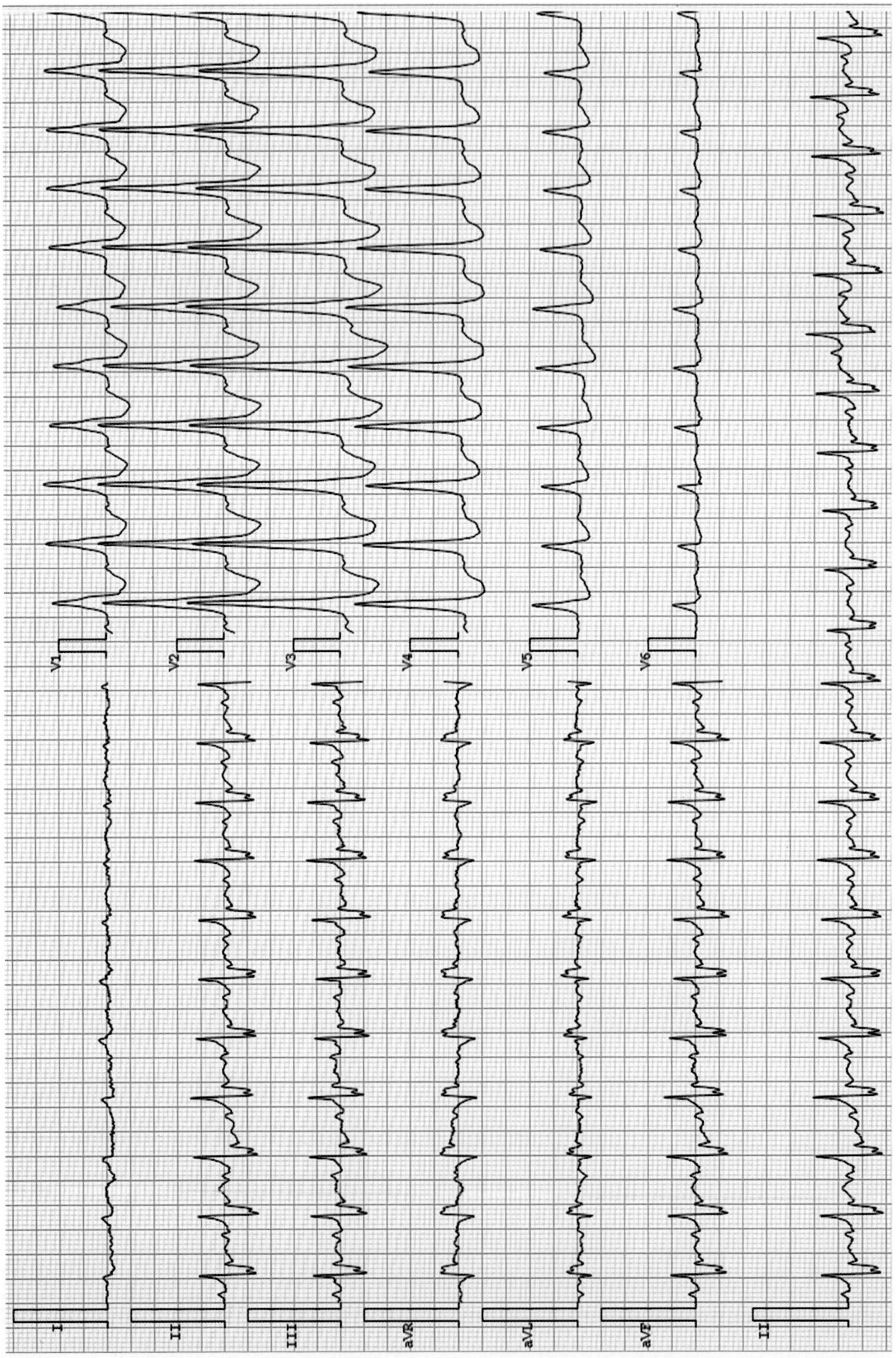


**图 14-202　预激性心动过速**

男,66 岁,预激合并房扑的预激性心动过速,2∶1 房室传导。

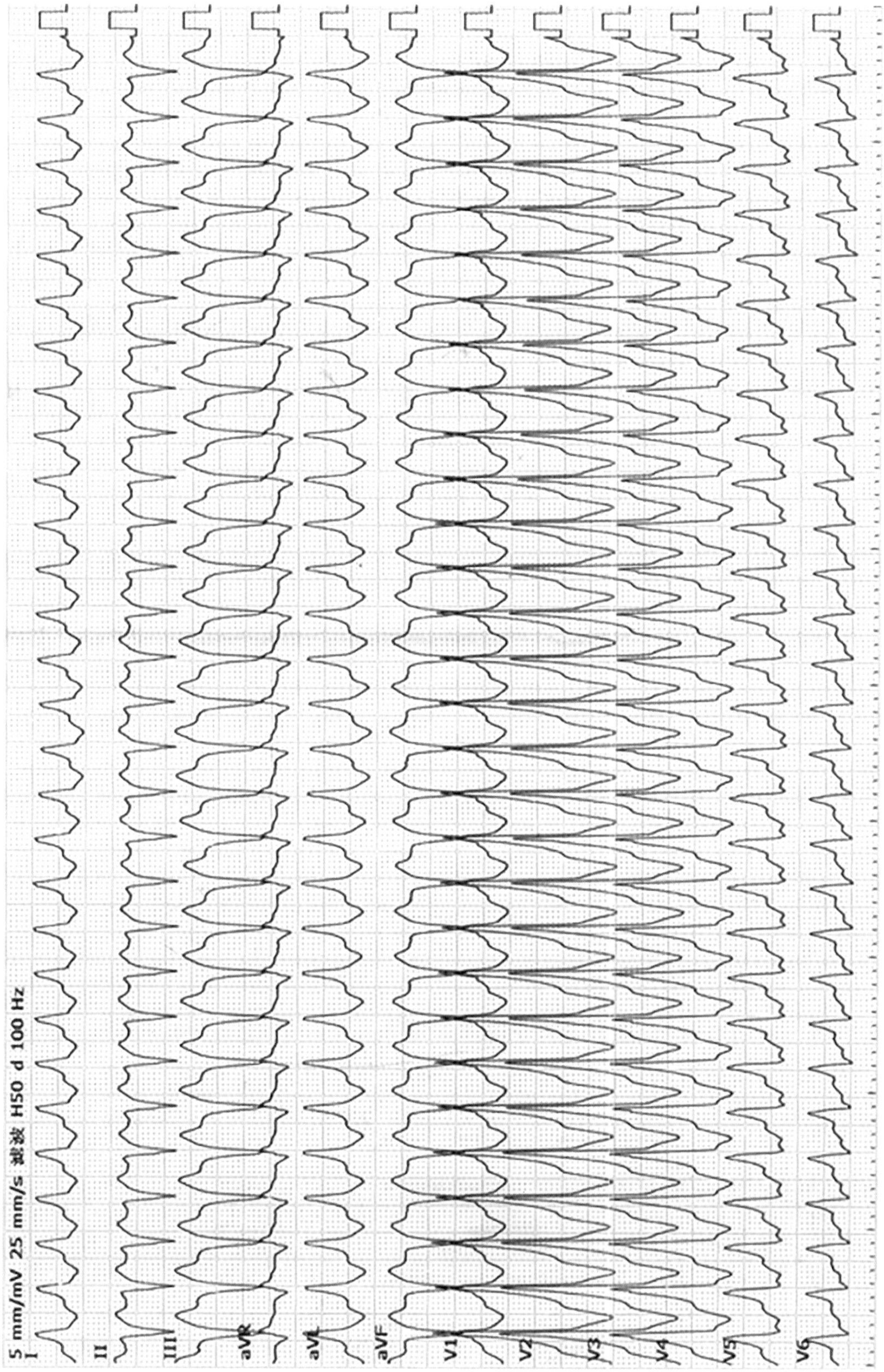


图 14-203　宽 QRS 心动过速

男,64 岁,宽 QRS 心动过速。

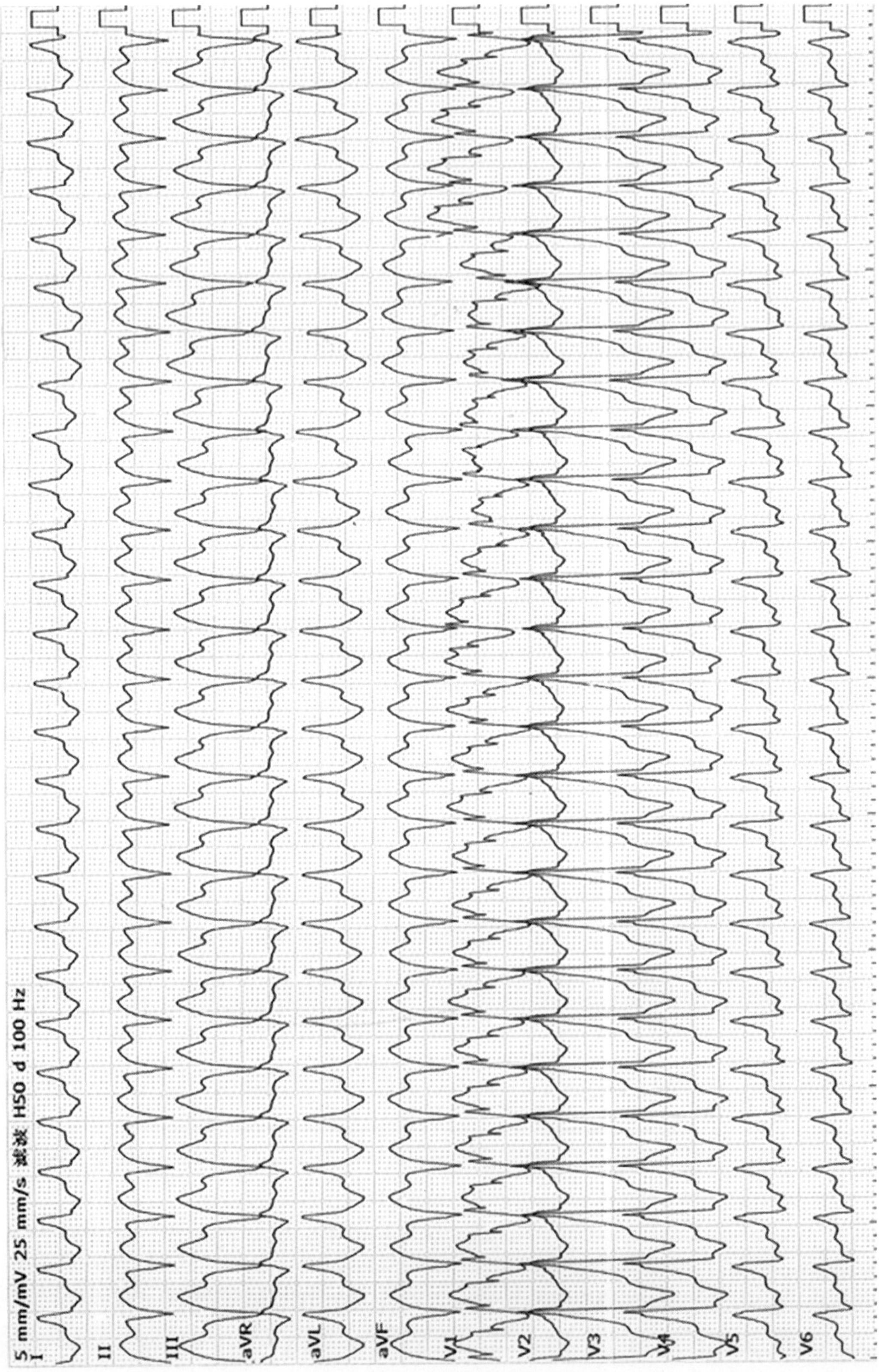


**图 14-204 预激性心动过速**

与图 14-203 为同一患者，ESO($V_1$)示心房扑动伴 2∶1 室房传导。

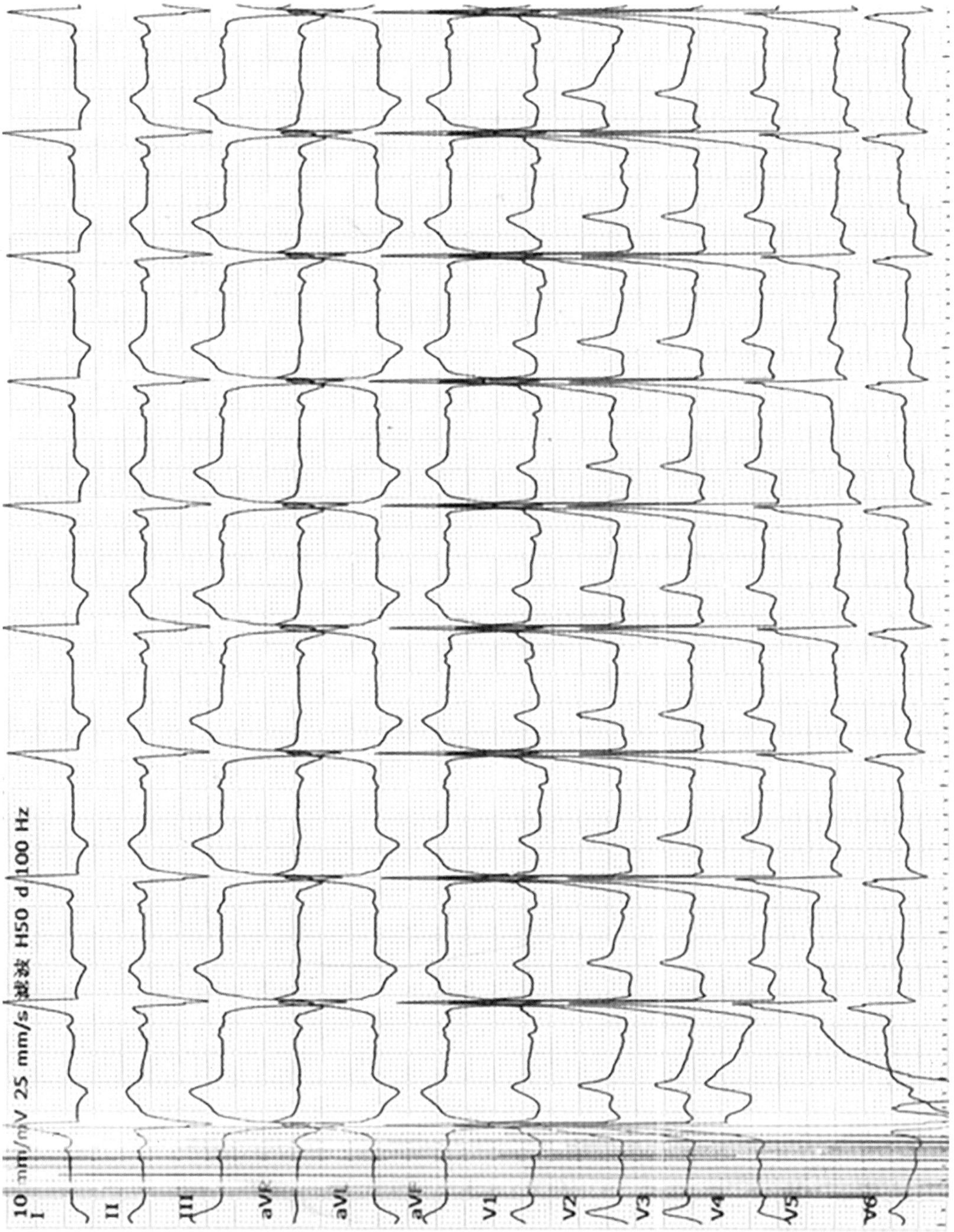


**图 14-205　窦性心律，心室预激**

与图 14-203 为同一患者，心动过速终止恢复窦性心律伴 A 型心室预激，回顾性分析图 14-203 为心房扑动伴 2∶1 房室传导、心室预激。

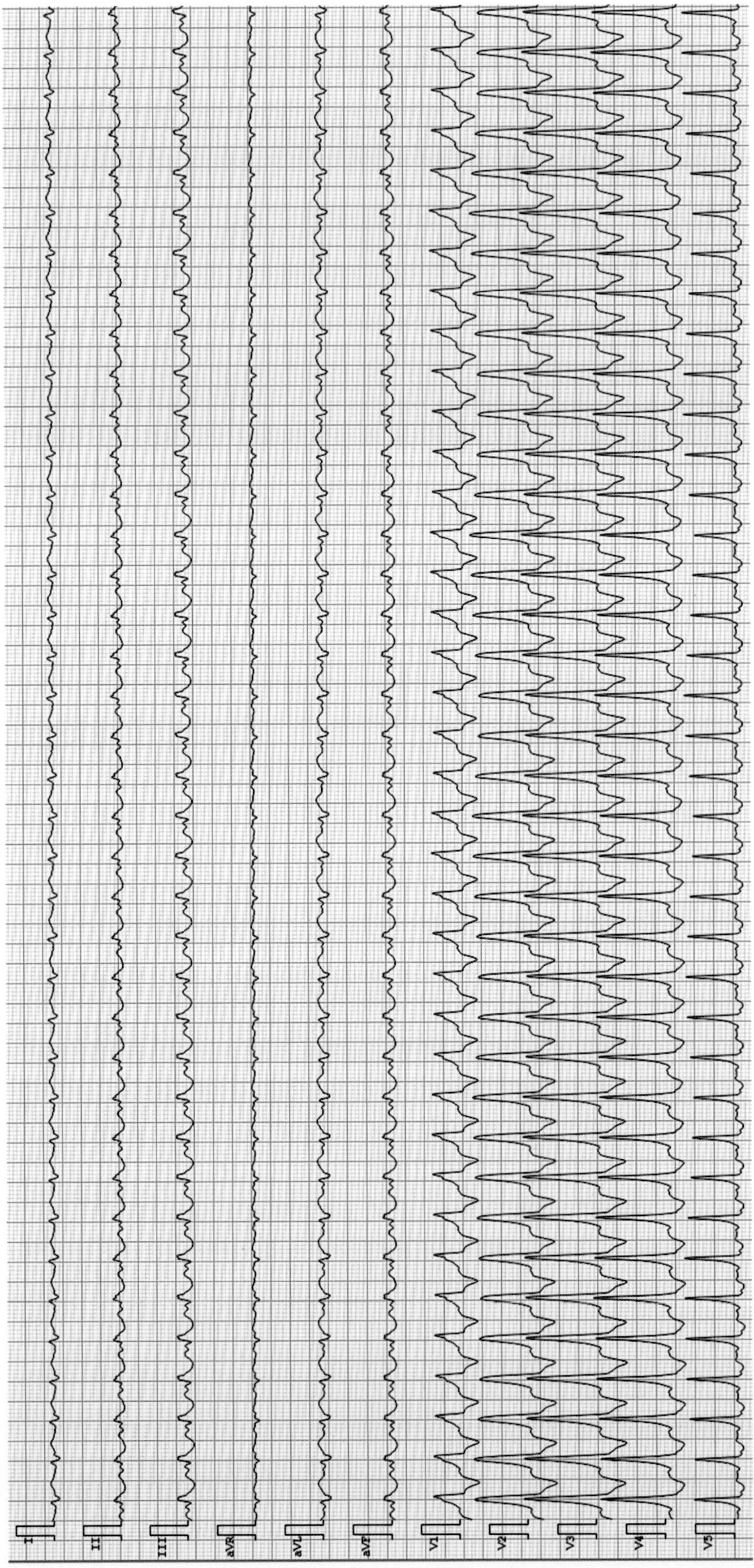


图14-206　宽QRS心动过速

女,56岁,宽QRS心动过速。

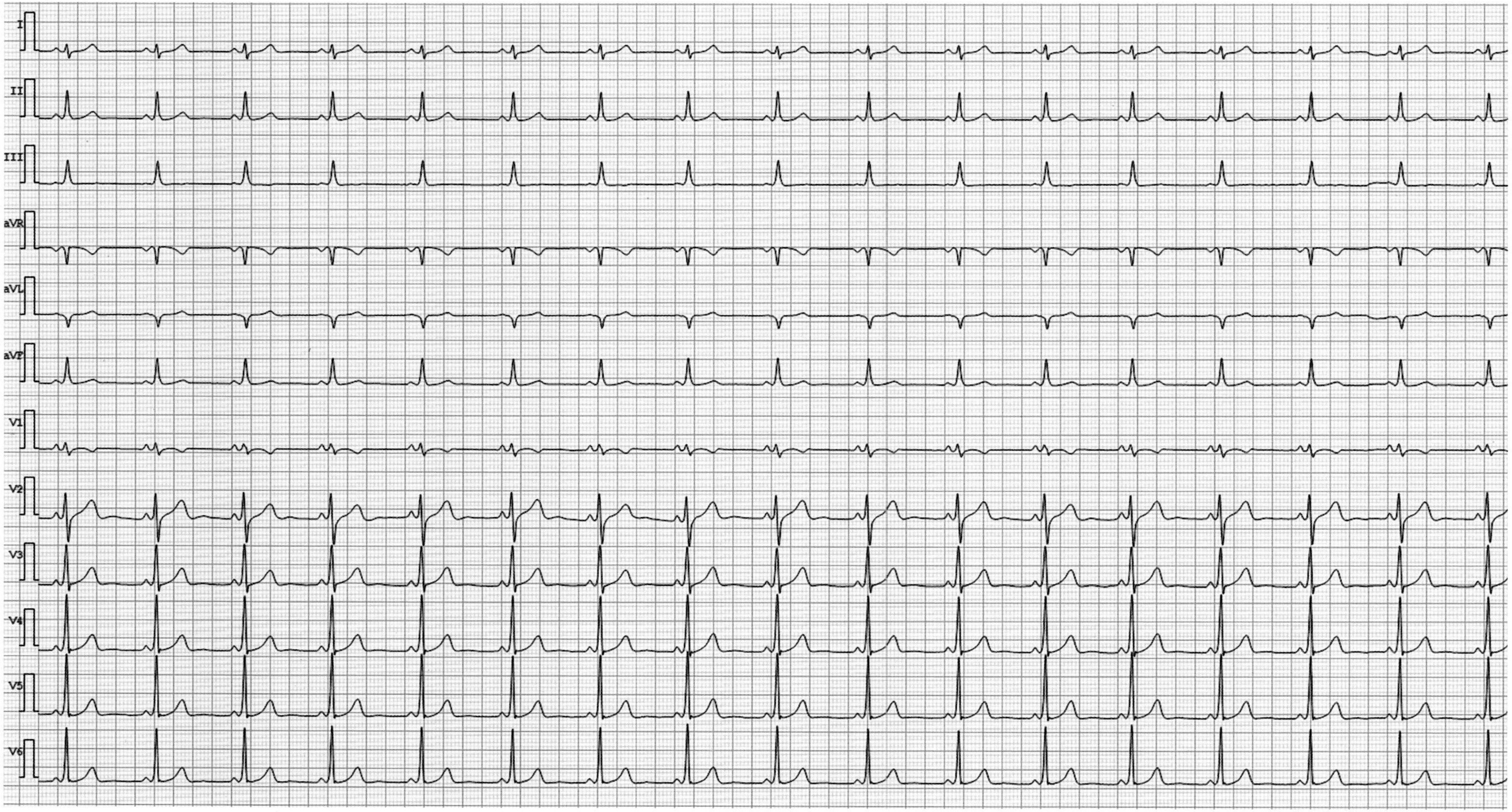


**图 14-207　窦性心律，发育不全心室预激**

与图 14-206 为同一患者，窦性心律伴发育不全心室预激，回顾性分析图 14-206 诊断为心房扑动伴 2:1 房室传导、心室预激。

2. 心房扑动伴持续性房室结前传　当房室旁路不应期较长或发生一过性延长时,快速的心房率持续沿正常的房室传导系统前传,此时 QRS 波群的形态及时限变为正常。同时心房激动经房室结前传激动心室的同时对房室旁路产生隐匿性传导而形成房室结前传的蝉联现象。

3. 心房扑动伴间歇性房室旁路前传　心房扑动时因房室旁路和房室结不应期与传导性的本身变化及相互影响,使房室之间的传导可以间歇性经房室旁路前传、间歇性经房室结前传,经房室旁路前传时表现为预激性心动过速。房室旁路与房室结前传的比例可以相同,也可以不同。

### (二)电生理特点

预激伴心房扑动需与逆向型房室折返性心动过速鉴别,体表心电图心房扑动波不明显时不易鉴别,心脏电生理检查时可应用心室刺激使心室节律重整而不影响心房节律,心房快速起搏使心房节律重整或拖带等方法明确诊断。

## 四、逆向型房室折返性心动过速

逆向型房室折返性心动过速(antidromic atrioventricular reentrant tachycardia, AAVRT)是沿房室旁路前传,以房室结或正常房室传导系统逆传,折返连续发生时形成预激性心动过速。

### (一)心电图特点

逆向型房室折返性心动过速发生时整个心室均被房室旁路前传的激动除极,因此属于完全性预激。因窦性心律伴显性心室预激时的 QRS 波为室性融合波,心动过速时整个心室均被房室旁路前传激动除极,故 QRS 波为完全性心室预激图形,两者存在一定差别。当患者有显性心室预激和逆向型房室折返性心动过速的心电图时容易鉴别,但仅有心动过速发作时心电图需与室性心动过速鉴别,见图 14-208 ~ 图 14-212。

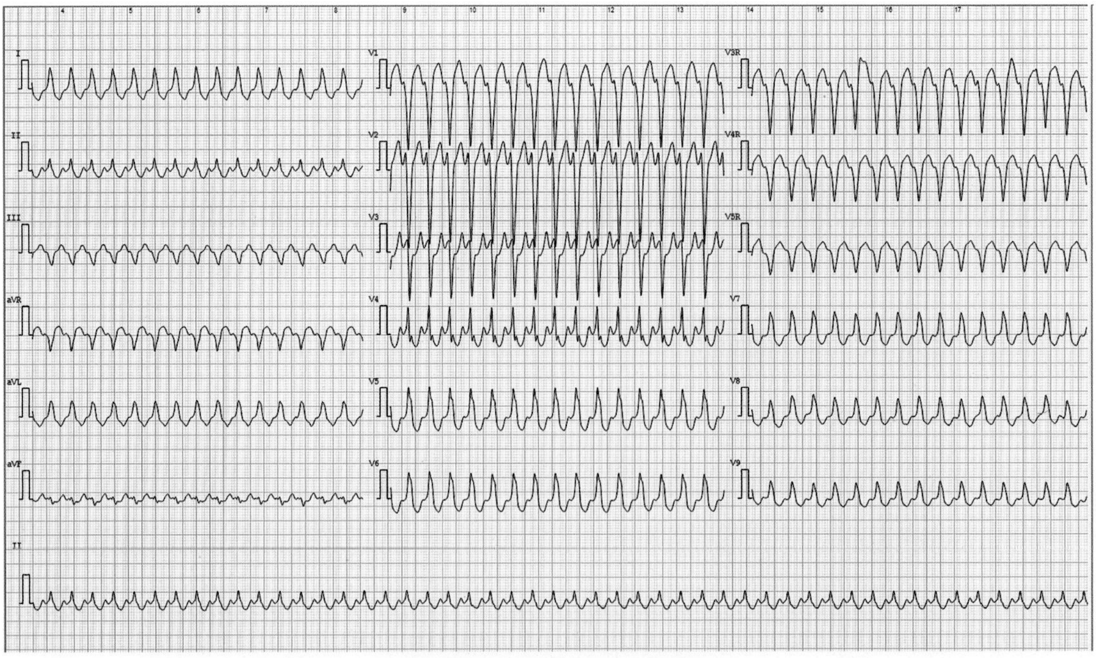


图 14-208　宽 QRS 心动过速

女,29 岁,宽 QRS 波心动过速,频率 196 次/min。

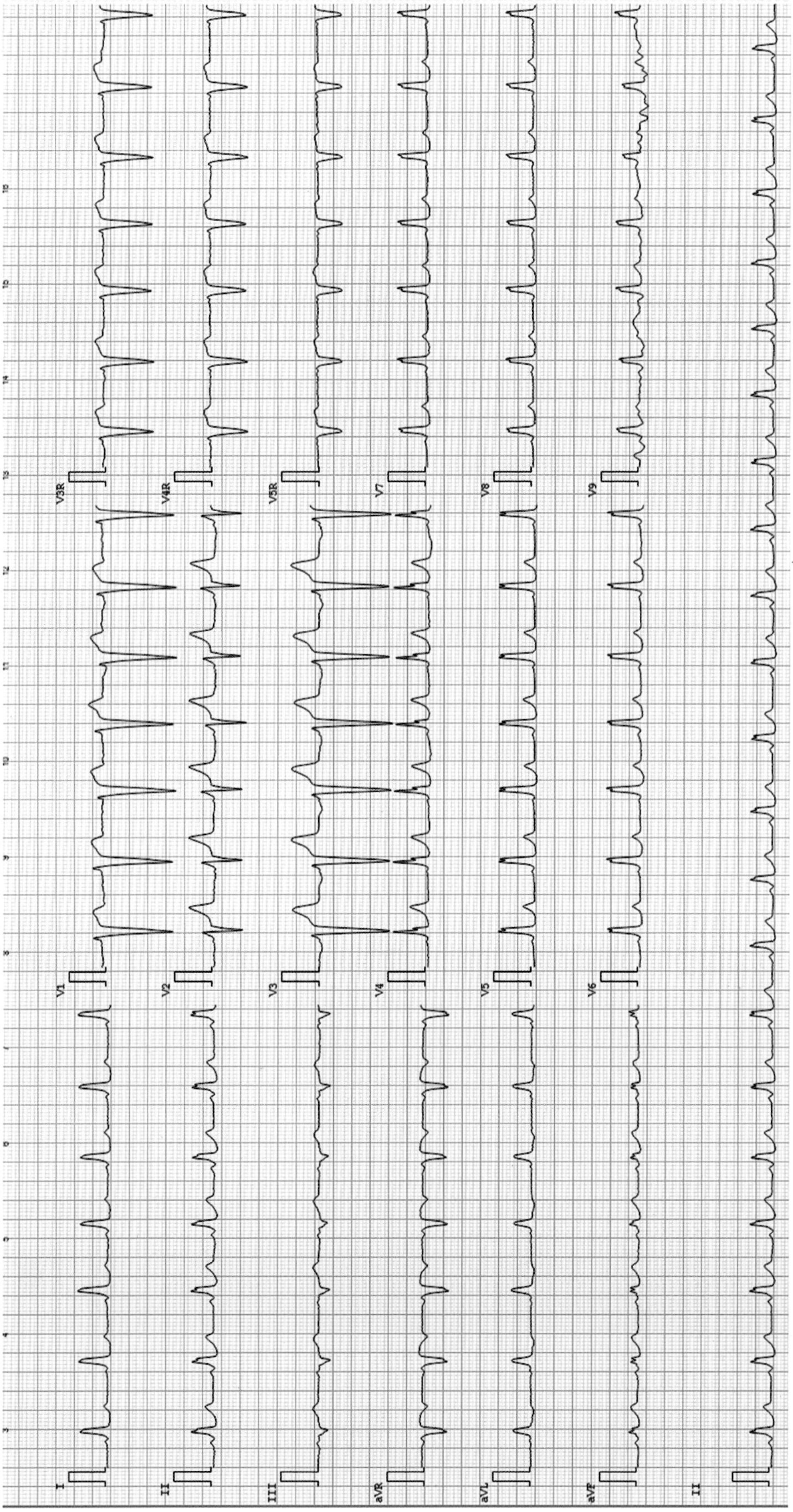

**图 14-209　窦性心律，心室预激**

与图 14-208 为同一患者，窦性心律，心室预激，回顾性分析图 14-208 为预激性心动过速，逆向型房室折返性心动过速可能。

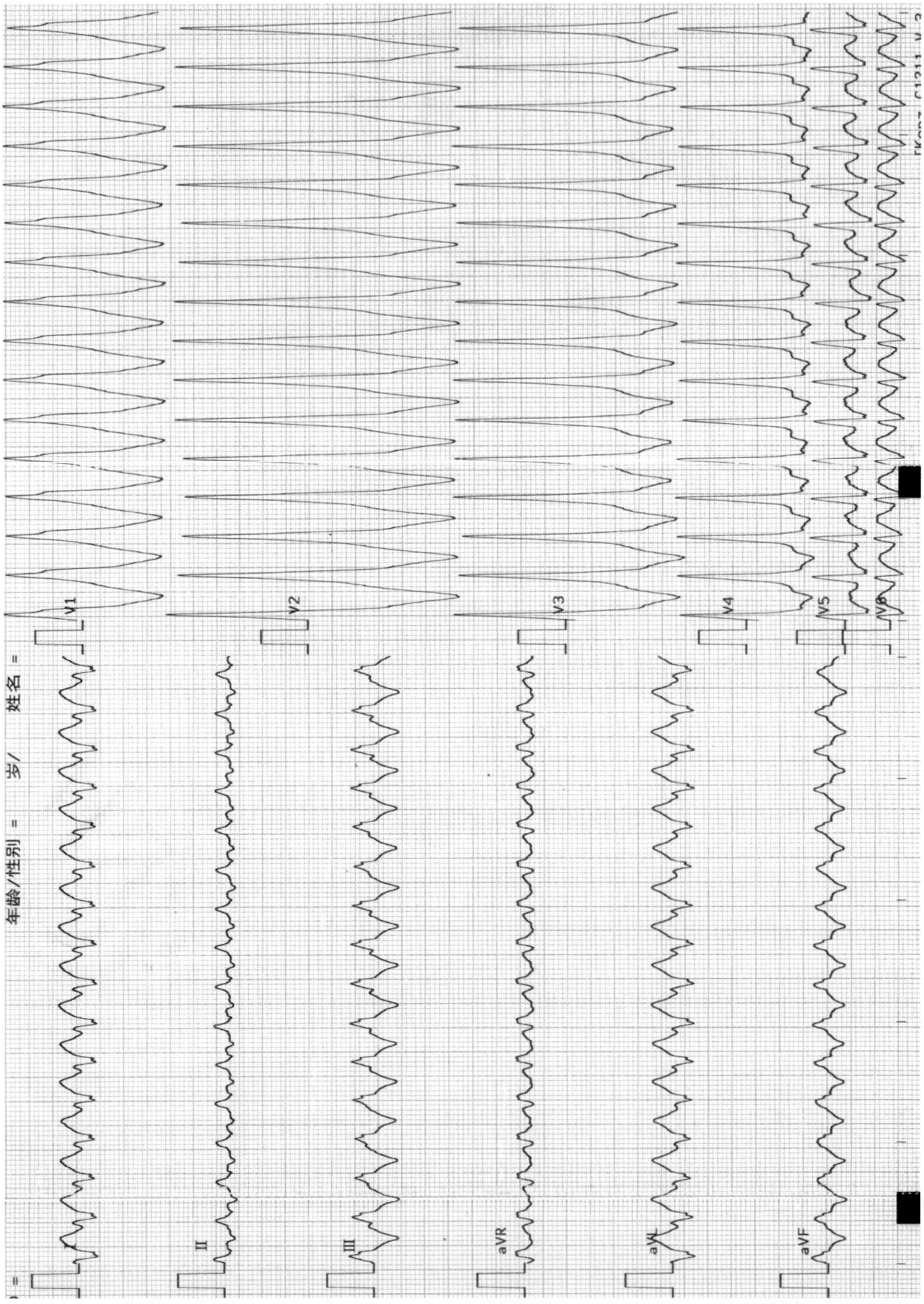


图 14-210 宽 QRS 心动过速

男,27 岁,宽 QRS 心动过速。

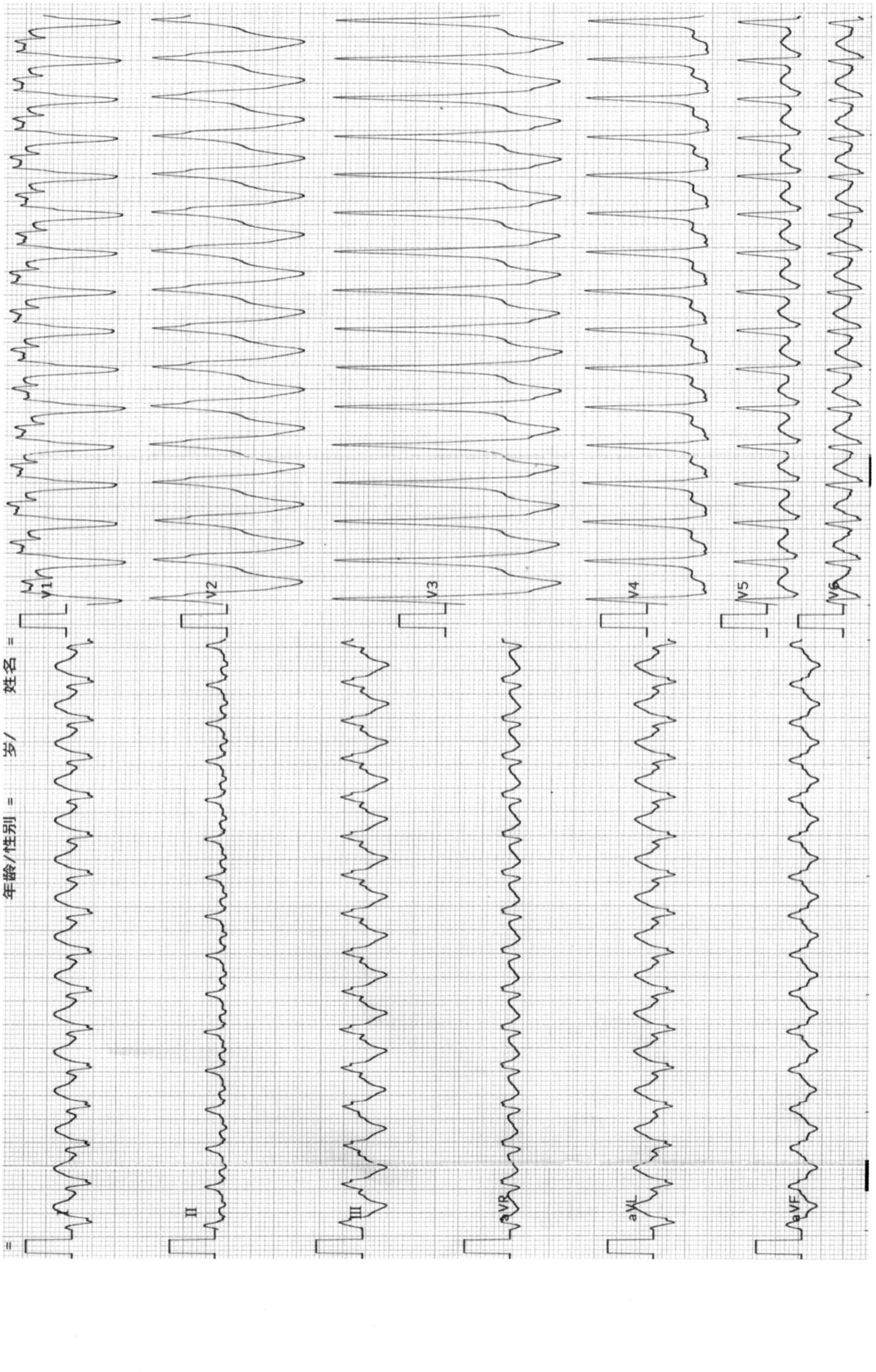


**图 14-211　单极食管导联心电图($V_1$)**

与图 14-210 为同一患者，ESO($V_1$)显示 RP>PR。

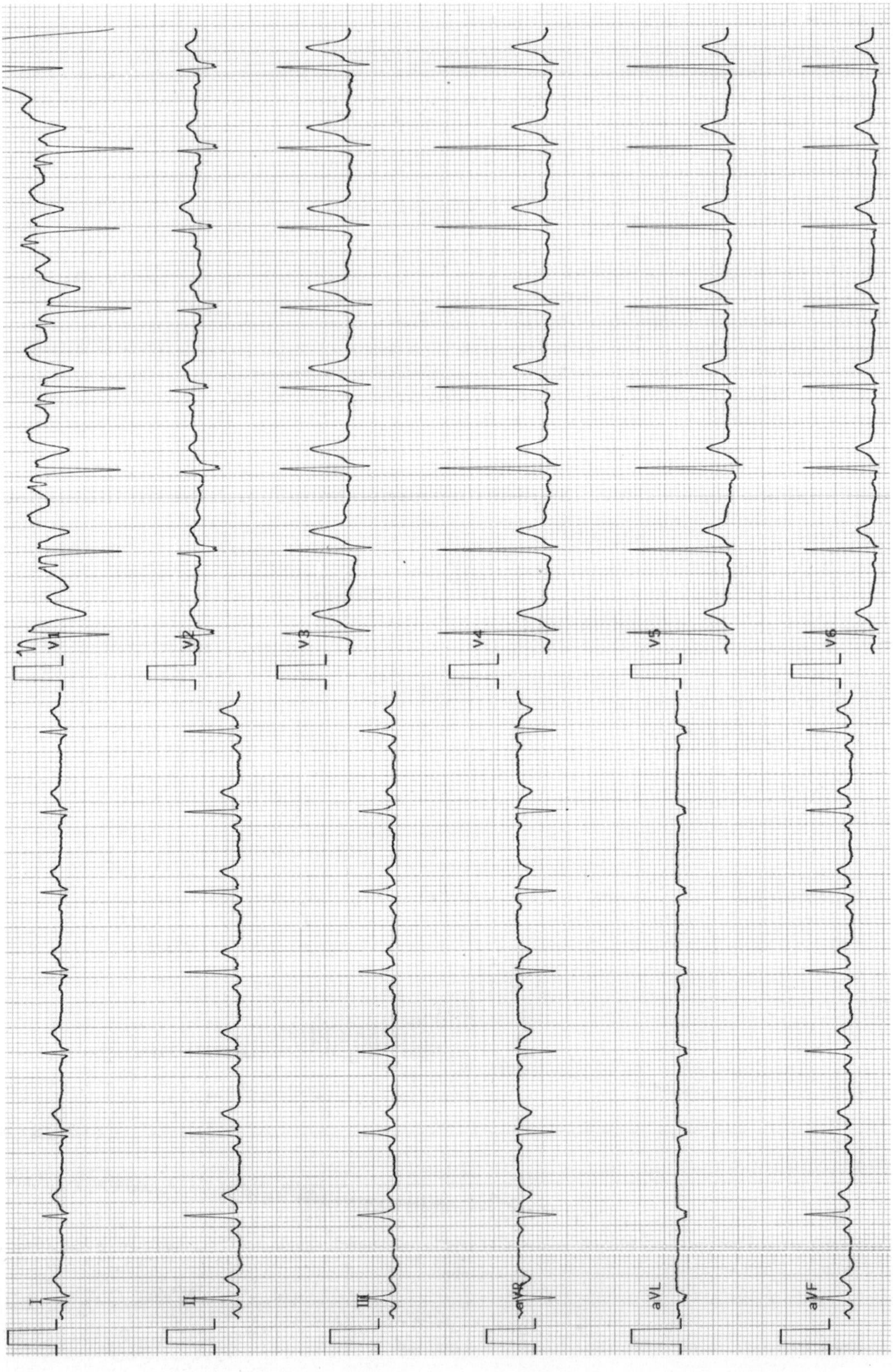


**图 14-212　窦性心律心电图**

与图 14-210 患者恢复窦性心律心电图，回顾性分析图 14-210 为逆向型房室折返性心动过速。

### (二)电生理特点

1. 逆向型房室折返性心动过速的发生率 5% ~10%,常发生于左侧房室旁路。

2. 逆向型房室折返性心动过速的患者房室结逆传功能常良好。

3. 除不应期短外,逆向型房室折返性心动过速时房室结的逆传时间比顺向型房室折返性心动过速时房室结的前向传导时间短。

4. 各种早搏诱发

(1)房性早搏诱发:适时房早诱发心动过速时激动完全沿房室旁路前传、房室传导系统前传阻滞、房室传导系统能够逆传。当房室传导系统逆传不应期短时,可促进心动过速的诱发。

一般认为,房早沿房室旁路下传到逆向激动的 H 波之间的间期>150 ms 时,才能诱发逆向型房室折返性心动过速。显然,当房室旁路位于侧壁时,可使这一间期较长。而且房早联律间期越短,房早引起房室传导系统前向阻滞的概率越高,较早的房早引起房室传导系统阻滞有双重意义:①房早只沿房室旁路前传并激动心室的概率高;②房早联律间期短时,引起房室传导系统前向隐匿性传导及阻滞的部位高,逆向传导功能的恢复时间越长,越有利于折返的形成。

(2)室性早搏诱发:当适时的室早在房室旁路发生逆向阻滞,而沿正常房室传导系统能够逆传时,心内电图表现为 V-H-A 的激动顺序,此时逆向型房室折返性心动过速能被诱发。

约 10% 的预激患者合并房室结双径路,因此两者同时存在并被误诊的情况常见。

(3)交界性早搏诱发。

### (三)临床意义

顺向型和逆向型房室折返性心动过速折返的方向全然不同,当心动过速频率相似时,两者的血流动力学并无太大差别,但逆向型房室折返性心动过速更易蜕变为室颤,机制不清。有逆向型房室折返性心动过速的患者,其房室结、房室旁路的前传和逆传有效不应期均比对照组短。目前还无文献证实,逆向型房室折返性心动过速能发生经一条间隔旁路前传,经房室传导系统逆传的情况。因此,电生理检查中发现经间隔旁路前传的逆向型房室折返性心动过速时,可以肯定还能发现另一条房室旁路充当逆传支。

经典的逆向型房室折返性心动过速特指折返经房室旁路前传,经正常房室传导系统逆传的心动过速,其不包括经房束旁路(Mahaim 束)前传、经正常房室传导系统逆传的心动过速。但近年,这一概念已被扩展。当同一患者同时有逆向型和顺向型两种房室折返性心动过速时,逆向型房室折返性心动过速时的心动周期多数比顺向型心动过速发生时的心动周期长。

## 五、房室结折返性心动过速伴无辜性旁路

旁路旁观是患者确实有房室旁路,但折返性心动过速发生时,因某种原因旁路根本没有参加,其传导功能根本没有表现出来,见图 14-213、图 14-214。

无辜性旁路(innocent bystander tracts)是房室旁路不是折返环路的必需成分,不直接参加折返,对心动过速的发生与维持不起直接作用。但心动过速发生时,房室旁路的前传功能能够充分表现,充当着房室之间的前传通路。因此,存在无辜性旁路的心动过速时,肯定是预激性心动过速,肯定是宽 QRS 波心动过速。理论上讲,无辜性旁路可见于多种预激性心动过速之中,如心房扑动伴心室预激,房性心动过速伴心室预激、房室结折返性心动过速伴心室预激,见图 14-215。

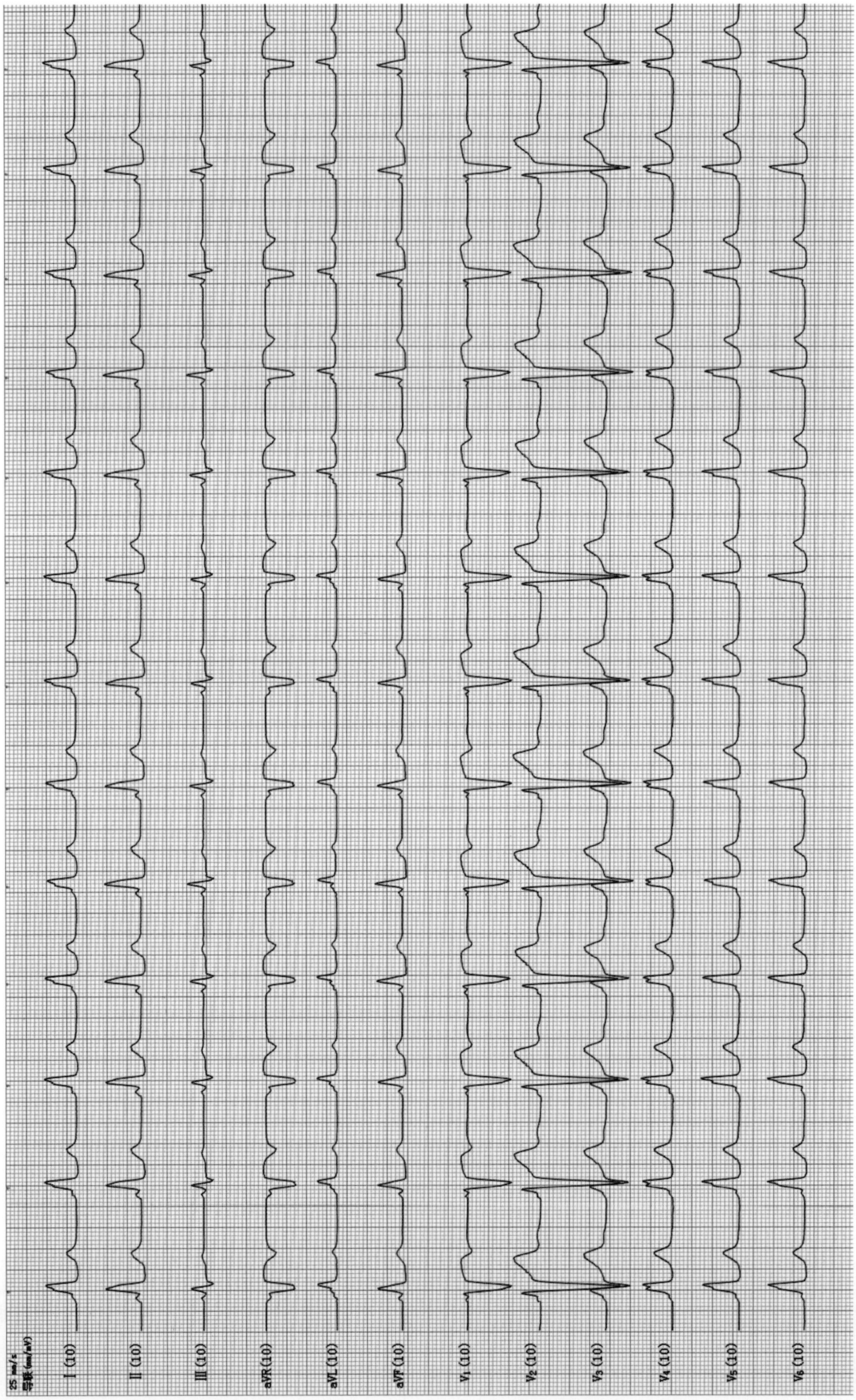


**图 14-213　食管心房调搏检查插管前心电图**

女,39 岁,窦性心律,B 型心室预激。

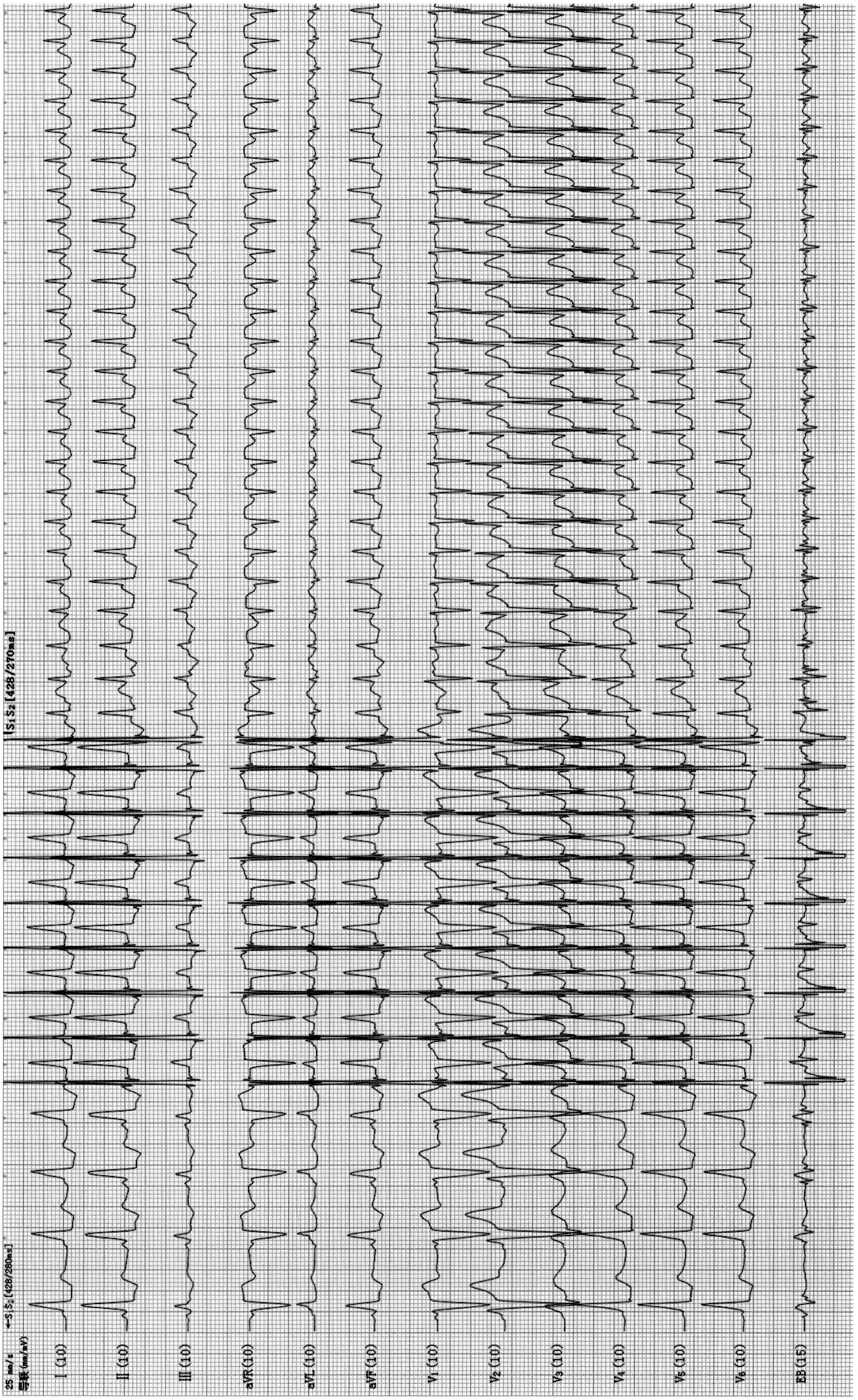


**图 14-214　慢-快型房室结折返性心动过速，旁路旁观**

与图 14-213 为同一患者，$S_1S_2$（428-270 ms）诱发窄 QRS 心动过速，心室率约 210 次/min，EB 显示 RP<PR，RP<70 ms，即慢-快型房室结折返性心动过速，旁路旁观。

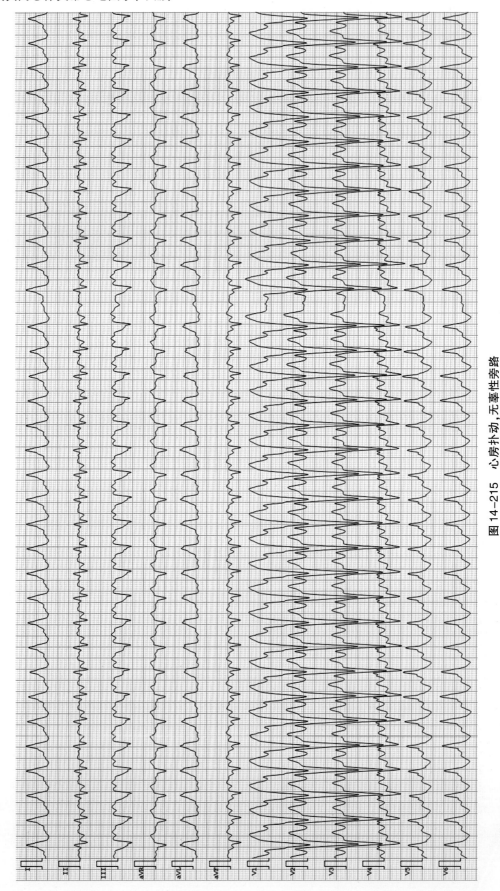

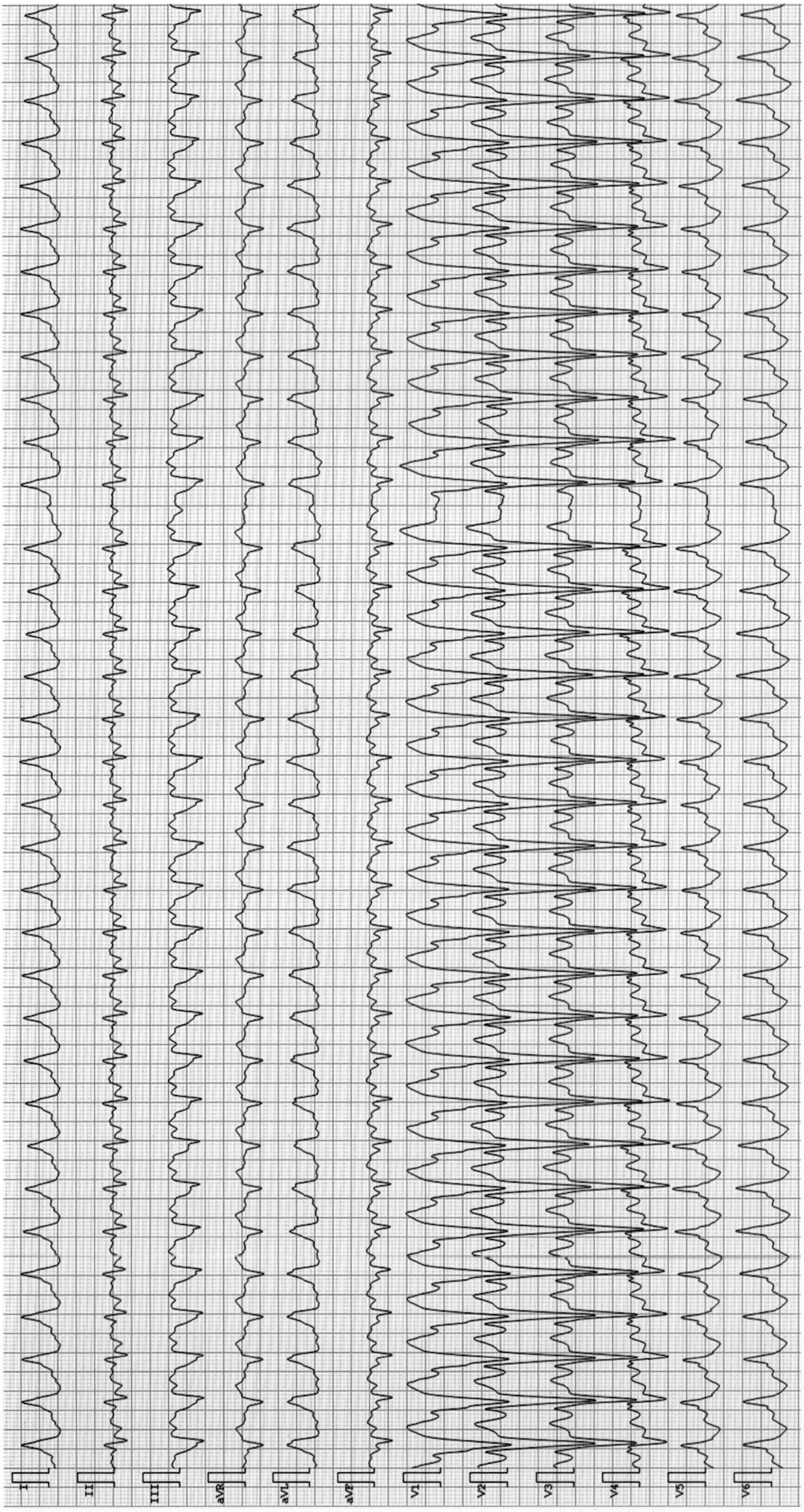


**图14-215　心房扑动,无辜性旁路**

男,67岁,心房扑动,QRS波起始顿挫,即心房扑动伴(2∶1)~(3∶1)房室传导,无辜性旁路。

预激综合征患者合并房室结双径路时，当患者发生慢-快型房室结折返性心动过速伴无辜性旁路时激动沿房室结慢径路和旁路同时下传心室，因房室旁路传导速度快提前激动心室，慢径路下传的激动遇到有效不应期而不能除极，激动又沿着快径路逆传周而复始形成预激性心动过速，心电图表现为宽 QRS 心动过速，通过体表心电图无法与逆向型房室折返性心动过速鉴别。但此时房室旁路其实并未参与折返，其仅为无辜性旁路。约占预激性心动过速总数的 30%。

当误诊为逆向型房室折返性心动过速时，电生理医生希望消除旁路后根治患者的心动过速，但旁路被有效消融打断后，心动过速仍然存在，并能证实心动过速的发生机制为房室结双径路的折返引起。不少医生认为这种病例是旁路传导功能掩盖了房室结双径路的折返，但实际原本就是房室结折返性心动过速伴无辜性旁路。不幸的是如果患者房室结折返性心动过速在旁路消融后不易被诱发，则会造成消融术后心动过速的复发。

既往由于缺乏对房室结折返性心动过速伴无辜性旁路的认识，多数患者未获正确诊断。提高对无辜性旁路的认识后，减少了房室结折返性心动过速伴无辜性旁路的误诊，射频消融术治疗心动过速的成功率也将提高。

**（一）心电图特点**

房室结折返性心动过速伴无辜性旁路时，体表心电图表现为宽 QRS 波心动过速，结合平素心电图有预激综合征的表现，容易被误诊为逆向型房室折返性心动过速。此时体表心电图不能区分两者。

**（二）电生理特点**

1. 适时的房性早搏可以诱发慢-快型房室结折返性心动过速伴无辜性旁路，即房早沿房室结慢径路及旁路同时下传，旁路抢先激动心室，当慢径路下传的激动经过希氏束再传到心室时，心室处于有效不应期而不除极。心房刺激在房室结经快径路折返并向上逆传，能够再次逆行激动心房，心房波又重复上述情况，形成预激性心动过速。

2. 逆向型房室折返性心动过速与房室结折返性心动过速伴无辜性旁路的鉴别十分困难。后者常被误诊为前者。

（1）绝大多数被证实的病例常是旁路经射频消融或被药物阻滞后，患者仍能自发或诱发频率相等的房室结折返，同时心动过速的 HA 间期以及心房逆向激动顺序与原心动过速时完全一样。

（2）证实或支持房室结折返性心动过速伴无辜性旁路的是适时的心房或心室刺激，或自发的早搏诱发房室结折返性心动近速时，激动经旁路下传，而希浦系统传导延迟或阻滞，但 HA 间期及心房激动顺序与前没有变化。

（3）心动过速诱发和维持时，在心室起搏时，仔细分析经正常房室传导系统逆传过程中的 HA 间期。应当了解，窦性心律下心室起搏时，H 波逆向被激动，而心房 A 波是经房室旁路逆传夺获心房或是两者共同逆传形成的心房融合波。因此，窦性心律时心室起搏经房室传导系统逆传时的 HA 间期要比房室结折返时的 HA 间期长。Josephson 的经验表明，当心动过速 HA 间期≤70 ms 时，应当是房室结折返性心动过速。此外，窦性心律下心室起搏时的 HA 间期与心动过速时 HA 间期的差值不同：差值≥0 ms 时，为房室结折返性心动过速，差值<0 ms 时，为逆向型房室折返性心动过速。

## 六、多条房室旁路前传的心动过速

心动过速发作时多条房室旁路参与前传。多条房室旁路前传时的心电图及电生理表现如下。

1. 前向传导的预激波变化

（1）窦性心律时。

（2）经抗心律失常药物阻滞一条房室旁路后，显露另一条房室旁路的前传。

(3)自发和诱发房颤时发现两条房室旁路下传的QRS波,需和心室内差异性传导相鉴别。

(4)应用右房和左房起搏,观察心室激动波。如果仅做一侧心房起搏的检查,可造成另一条房室旁路的功能未显现。两个心房起搏时,显露右侧和左侧存在的房室旁路。

(5)顺向型房室折返性心动过速出现室性融合波时一定存在第二条房室旁路。

(6)逆向型房室折返性心动过速且前间隔旁路为前传支时,几乎都存在着多条房室旁路,因为典型前间隔旁路前传的逆向型房室折返性心动过速至今尚无文献能够证实。

2. 逆向激动心房的变化

(1)心动过速发作时的心房激动顺序:①仅有一条旁路的顺向型房室折返性心动过速发作时,VA间期应当固定,逆向P波的形态保持不变。当VA间期和P波形态出现改变时,应怀疑还存在另一条房室旁路。②心动过速时表现为单一固定的逆向心房激动的图形,但同时有一个以上的心房激动的突破点时,也提示存在多条房室旁路。

(2)心室起搏观察到心房逆向激动顺序与心动过速时心房逆向激动顺序不一致时,提示存在两条房室旁路。

(3)不同部位、不同联律间期的心室起搏也有可能暴露第二条房室旁路,因为某一部位的心室起搏或联律间期短的心室起搏可使邻近部位的房室旁路逆传阻滞,而使远处房室旁路的逆传功能显露。

(4)房室旁路同侧的束支阻滞时,心房逆向激动的时间同时后移,而且房室旁路同侧的心房激动在前,对侧的心房激动在后。如果对侧心房激动的时间保持不变,仅是同侧心房激动下传顺序时间后移,肯定对侧尚存在第二条房室旁路。

电生理检查或心动过速发作时,发现心房逆向激动部位与心室前向激动部位不匹配,如果排除了斜行旁路存在,能提示多房室旁路的存在。另外前间隔旁路充当前向传导的心动过速中,同一患者逆向型房室折返性心动过速周期长于顺向型房室折返性心动过速周期时应考虑多房室旁路的诊断。

多房室旁路存在时预激性心动过速的发生率高,而且常是折返的前传及逆传都经房室旁路;心动过速的折返环路数量更多,更为复杂,室颤的发生率高,见图14-216。

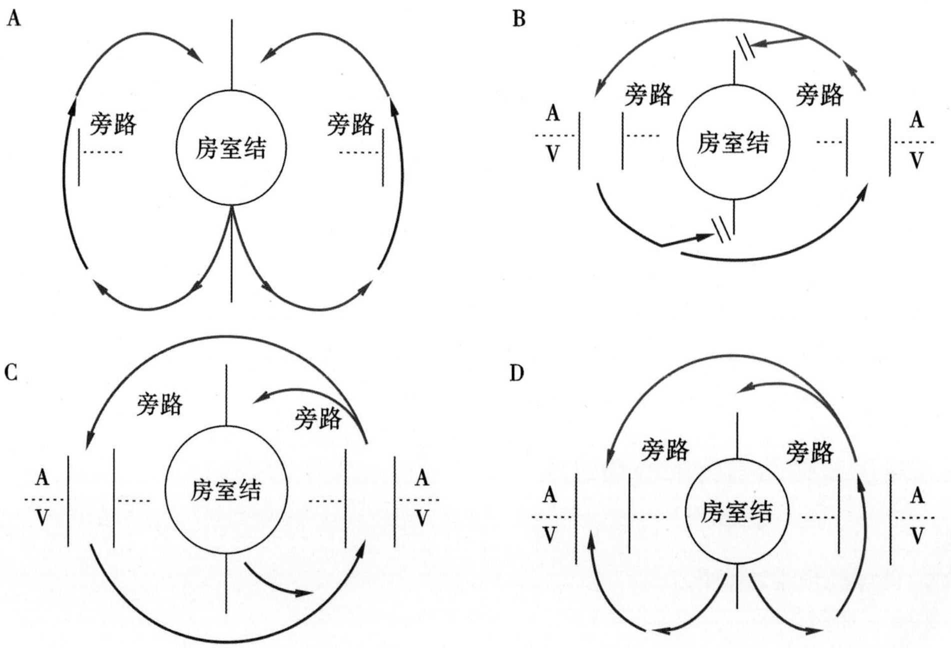

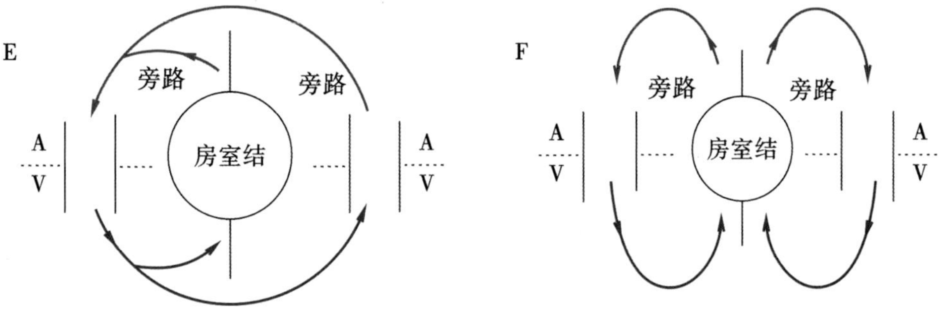


图 14-216　多旁路发生不同类型折返性心动过速示意

## 七、房束旁路前传参与的心动过速

房束旁路具有递减传导，由于旁路存在缓慢、递减性传导、仅前向单向传导等特殊的电生理特征，发生心动过速时旁路前传，房室传导系统逆传形成预激性心动过速。

# 第四节　房束旁路

近几年对预激综合征房束旁路（Mahaim 束）的报告逐渐增多，对其心电学特征的认识也在不断深入，只有熟悉了房束旁路的解剖与电生理特点，进而熟悉和掌握房束旁路的无创性心电学的各种特征性表现，最终确定房束旁路的诊断。

## 一、房束旁路的解剖学特点

### （一）传统的 Mahaim 束的解剖学特点

1914 年 Mahaim 和 Winston 首先描述了心脏的某些旁路起源于房室结的下部或希氏束的贯穿部，越过中心纤维体终止于室间隔嵴部。以后发现这些纤维还可以起源于心脏正常传导系统更靠下的部位，即左右束支的近端，而终止于心室肌。根据其起始的部位分别称为结室束、希室束、束室束等，统称为 Mahaim 束。

一般认为 Mahaim 束是一些极其纤细的纤维组织，与 Kent 束相比长度较短，这种纤维组织在儿童多见，随年龄增长而减少，在成人仅少数可见此种传导纤维。Davis 曾强调指出，该束可见于正常心脏。

Mahaim 预激综合征属于变异型预激综合征，发生率低，心电图特点是 PR 间期正常，QRS 波群增宽畸形，可见预激波。其希氏束心电图特点为 AH 间期正常，因旁路将室上性激动提前传导到心室，故 HV 间期缩短。心房起搏时 AH 间期逐渐延长，而 HV 间期保持不变。

### （二）房束旁路的解剖学特点

近年研究发现右房与右室之间也存在具有 Mahaim 束电生理特点的旁路连接，称为 Mahaim 束型（Mahaim-Type）旁路。因其组织结构及电生理特点都与房室结相似，故有人称之为“类房室结样结构”。认为在房室环形成过程中，正常房室通路发生分离，出现了正副房室结的异常变异，这种旁路被称为“副房室结”。目前多数文献根据其解剖部位及特点称为房束旁路。

1. 房束旁路的部位　房束旁路至今绝大多数在右侧心腔发现,故又称为右房束旁路。

2. 房束旁路的长度　与其他正常与异常的传导束相比,右房束旁路长而纤细。多数情况下,房束旁路为单根纤维,长度超过 4 cm,有人认为其传导速度慢与其长度较长有关。

3. 房束旁路的组织学特点　1978 年 Becker、1979 年 Bharti、1988 年 Gruiraudon 3 位学者先后报道房束旁路的组织学结构含有结细胞、起搏细胞及移行细胞,这与正常房室结的细胞成分十分类似。

4. 房束旁路的心房端　当心动过速发作时,将电极导管头部放在右心耳或三尖瓣环邻近的心房侧进行心房刺激,其中适时的房性早搏刺激可以夺获心室,夺获时可使心动过速节律重整,却不引起 QRS 波形态的改变,也不引起心室激动顺序的变化。应用这种方法能够证实右房是折返环的必需成分,房束旁路起源于右房。进而可在三尖瓣环上 2 ~ 5 mm 的不同部位进行上述刺激,其中使心室 QRS 波提前最早的心房起搏点是房束旁路的心房端。除上述方法外,在心房侧能够清楚记录到房束旁路电位的部位也是旁路的心房端插入点。

目前资料表明,房束旁路的心房端均位于右房的游离壁,多数位于侧壁,少数位于前侧壁。

5. 房束旁路的心室端　房束旁路患者发生逆向型房室折返性心动过速或房性早搏沿旁路下传夺获心室时,都可能获得完全性预激,即心室的除极均由旁路下传的激动控制。完全性预激时可以分析出心室最早激动点,进而确定旁路在心室侧的插入部位。

临床资料表明,房束旁路的心室端均位于右室心尖部,即右室游离壁近心尖的 1/3 处。这种旁路的心室端或直接插入该处的心室肌,或与右束支发生融合。因房束旁路外包绕绝缘鞘,因此室上性激动下传时右室心尖部最早激动,见图 14-217、14-218。

6. 房束旁路合并其他异常　90% 的房束旁路不合并其他异常,仅 10% 左右的病例合并房室结双径路或合并房室旁路等情况。

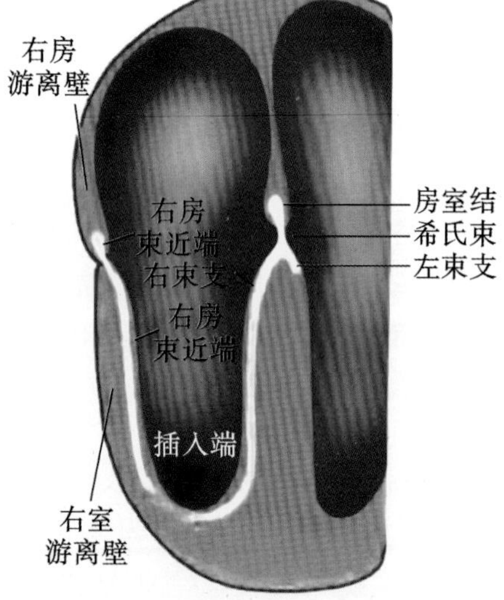


图 14-217　房束旁路插入端与右束支相融合示意

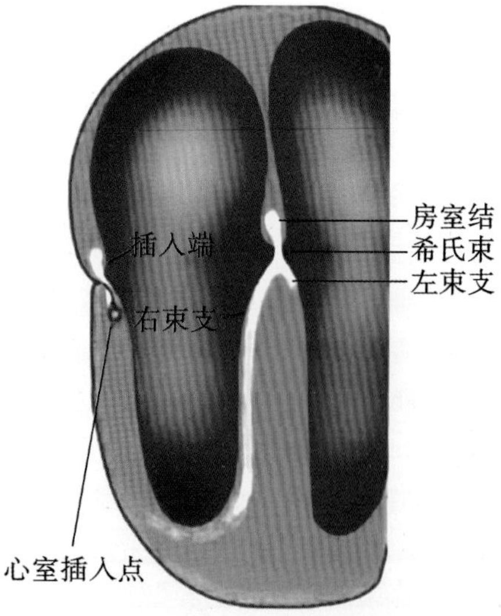


图 14-218　房束旁路插入右室心肌示意

## 二、房束旁路的电生理特点

1. 传导速度慢　传导速度慢是房束旁路的最突出的电生理特点。激动经普通房室旁路(Kent)传导时间一般为 30 ~ 40 ms,经房室结的传导时间(AH 间期)低于 150 ms,而经房束旁路的传导时间多数大于 150 ms。因此，与普通的房室结相比，房束旁路相当于房室之间的一条慢径。这种传导速度慢的特点使其心电图有以下特点：①PR 间期正常或延长。②有左束支阻滞时常伴有一度房室阻滞。③发生室上速时，AV 间期较长。

2. 仅有前向传导　至今发现的房束旁路都无逆传功能，只有房室间的前向传导功能。这一特点使房束旁路患者发生室上性心动过速时都为逆向型房室折返性心动过速，即 QRS 波均为宽大畸形的类左束支阻滞图形。

3. 不应期相对短　与房室结不应期相比，房束旁路的不应期相对要短，当提前的室上性激动下传时可遇到房室结不应期，早搏激动则经不应期较短的房束旁路下传，经房室结逆传，形成了逆向型房室折返性室上性心动过速。

4. 递减性传导　与房室结相似，房束旁路有递减性传导。应用频率较快的室上性心房刺激时，原来房束旁路 1∶1 下传可变为文氏下传，出现递减性传导。

5. 腺苷三磷酸(ATP)可阻断其传导　ATP 静脉注射后可阻断房室结的传导，但对一般旁路的传导无影响，其作用机制是兴奋迷走神经。房束旁路的传导受 ATP 的影响，表现为 ATP 静脉注射后其仅有的前传功能暂时消失。

## 三、诊断与鉴别诊断

过去对于房束旁路的报告较少，认为心内电生理诊断都很困难，应用无创性心电图进行诊断更是可望而不可即。我们认为房束旁路的体表心电图表现具有较高特异性，能为诊断提供可靠的证据或线索。

### (一)体表心电图

1. 频率依赖性间歇性左束支阻滞　房束旁路的传导速度较房室结慢，一般情况下窦性激动沿“快通道”房室结下传，体表心电图完全正常。当窦性心率变快或房性早搏发生时，“快通道”进入不应期，激动则沿房束旁路下传，结果出现频率依赖性、间歇性左束支阻滞。心房率变慢时，心电图又转为正常。与一般左束支阻滞相比，其还具有以下几个特点：①患者多数年轻，无器质性心脏病。②常伴一度房室阻滞。③有心动过速史。④左束支阻滞时 $V_1$ 导联多见 QS 型，rS 型少见，而房束旁路下传形成类左束支阻滞的图形时，$V_1$ 导联的 QRS 波多呈 rS 型。

2. 一度房室阻滞　窦性激动沿房束旁路下传时，因其传导速度慢，PR 间期常表现为延长，形成一度房室阻滞。

3. 发生心动过速时，QRS 波宽大畸形，呈完全性左束支阻滞的图形　因心室最早激动点位于心尖部，心室除极顺序自下而上，从心尖部向心底部除极，因而形成的额面电轴向左偏，与特发性右室流出道室速截然不同。

4. 特有的心室融合波　对于 Kent 束形成的典型预激综合征的心室融合波，即其旁路传导速度快，预先激动的心室肌除极时形成了 δ 波，即宽大畸形 QRS 波的前半部分，同时 PR 间期短于 0.12 s。

房束旁路下传形成的心室融合波与之相反，因其传导速度慢于房室结，经房束旁路下传激动的心室肌除极形成 QRS 波的后半部分，因此不是预激而是“迟激”。这种心室融合波也能因房室结与房束旁路下传激动心室的比例不同而出现“手风琴”效应，QRS 波图形的这种变化有时可误诊为电交替或间歇性室内阻滞。

### (二)食管心房调搏

房束旁路患者进行无创性食管心房调搏时有其特征性表现。

(1)随着心房早搏刺激的提前，房室结可能进入不应期，室上性激动沿房束旁路下传，QRS 波出现类左束支阻滞的图形，$V_1$导联仍呈 rS 型。

(2)与一般人心房调搏频率依赖性的左束支阻滞不同，随着早搏刺激的联律间期缩短，$S_2R_2$的间期延长不明显。

### (三)鉴别诊断

1. 与特发性右室室速的鉴别　房束旁路引起的心动过速最容易与特发性右室室速混淆，以造成治疗（包括射频消融）的困难。

(1)房束旁路引起的心动过速无室房分离，室房呈 1∶1 逆传。

(2)心房刺激容易诱发和终止房束旁路参与的心动过速，而右室室速经心房刺激较难诱发。

(3)房束旁路参与的心动过速，心电图 QRS 波群呈类左束支阻滞图形，电轴左偏，而特发性右室室速时电轴右偏或不偏。

2. 与右侧 Kent 束的鉴别

(1)普通心电图 Kent 束的典型表现为 PR 间期 ≤0.12 s 并可见 δ 波，而房束旁路没有这些表现。

(2)心动过速发作时 Kent 束伴发的心动过速多为顺向型房室折返性心动过速，QRS 波窄而正常，仅少数为逆向型房室折返性心动过速或伴束支阻滞，QRS 波宽大畸形。而房束旁路引起的室上速均为逆向型房室折返性心动过速，QRS 波宽大畸形。

3. 与左束支阻滞的鉴别

(1)房束旁路患者多数年轻，无器质性心脏病，常伴一度房室阻滞，有心动过速史。

(2)左束支阻滞时 $V_1$ 导联多见 QS 型，rS 型少见，而房束旁路下传形成类左束支阻滞的图形时，$V_1$导联的 QRS 波多呈 rS 型。

# 第十五章　濒死心电图

死亡心电图是指患者死亡时出现的全心停搏。心电图表现为心房、心室电活动消失，而出现长时间的等电位线。死亡心律是临终心电图。

濒死心电图(agonal electrocardiogram)是指从严重的或致死的心律失常发展为死亡心电图过程中短暂的过渡性心电图变化，亦称临终心电图。

## 第一节　濒死心电图分型及特点

### 一、分型

濒死心电图的分型根据垂危患者临终前的连续心电图记录发现，不论患者是否因心脏病死亡，约半数患者死亡前呈现心室颤动，其频率较一般阵发性心室颤动为慢，渐变为细波缓慢型室颤，以后转为全心停搏；其余半数则分别因窦房、房室及室内阻滞或窦性、房性及交界性停搏继以极为缓慢而不规则的室性逸搏心律而逐渐发展为室性停搏。

根据死亡前严重的或致死的心律失常的性质，可将濒死心电图分为室速室颤型濒死心电图、停搏型濒死心电图、阻滞型濒死心电图和混合型濒死心电4型。分型可有助于病因的分析。

### 二、濒死心电图特点

任何一型的濒死心电图在发展过程中可呈现以下心电图改变：①濒死性室性心搏；②无力型心室颤动；③完全性房室阻滞伴心室停搏；④全心停搏。无器质性心脏病者的濒死心电图仅呈①、②、④等变化，而有心脏病者则可有上述①～④的变化。

#### (一)濒死性室性心搏

濒死性室性心搏是在濒死心电图中特别是当即将发生全心停搏之前，常可见到一种非常缓慢、节律极不规则，心室波形特别宽大畸形的过缓的室性逸搏心律，亦称濒死心搏。

1. 心电图特点

(1)心室波宽大畸形，QRS波宽达0.16 s以上，甚至可达0.56 s或更宽，QRS波群增宽并分裂伴显著ST段偏移，因而整个QRS-T波群丧失其原形，转变为圆钝的正弦波，有时T波宽高变尖，亦可变为宽而圆钝，而且心室波还可呈现进行性宽大畸形，同时有电压逐渐降低的趋势。

(2)因心室起搏点自律性显著降低和不稳定，引起濒死性室性心搏的频率极为缓慢，完全不规则,常在一个很长的全心停搏间歇偶尔出现一次,或连续出现数次,又继以一个很长的全心停搏。

(3)濒死性室性心搏多数表现为逸搏,偶尔亦可表现为早搏,但是已经不能引起心室肌的有效收缩,这种心室肌的心电活动存在而机械收缩功能丧失的现象为电-机械分离现象或收缩功能衰竭现象。见图 15-1、图 15-2。

心电-机械分离是指心电图上虽然有完整的、频率较慢的、宽而畸形的 QRS 波群,但不产生有效的心肌机械性收缩,因而体检时听不到心音或摸不到脉搏。

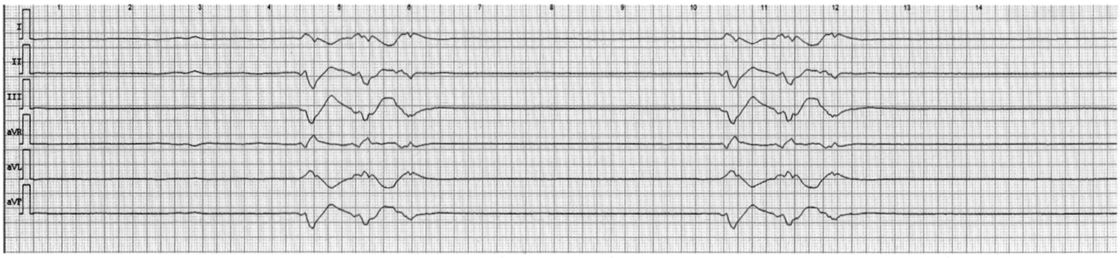

**图 15-1 濒死性室性心搏(1)**

男,72 岁,QRS 波宽大畸形,有时以逸搏形式出现,有时以早搏形式出现,即濒死性室性心搏。

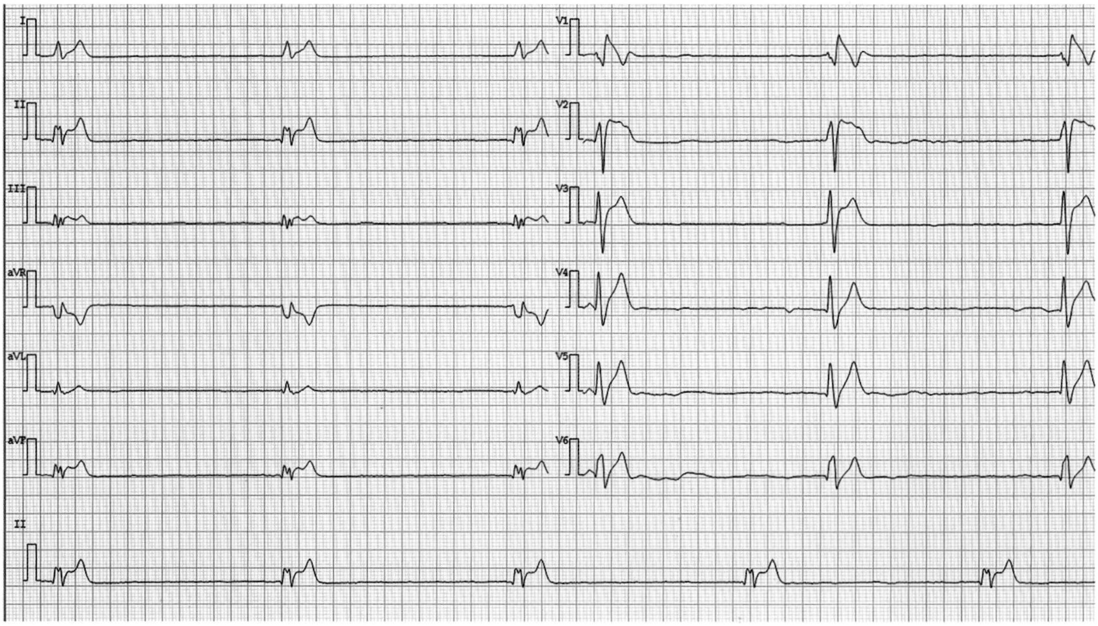

**图 15-2 濒死性室性心搏(2)**

女,52 岁,QRS 波延迟出现、宽大畸形,频率 22 次/min,即濒死性室性心搏。

### (二)无力性心室颤动

无力性心室颤动是指心室颤动多呈缓慢的室颤波,波幅不超过 0.5 mV,亦称细波性室颤,表明心肌出现有收缩能力的衰竭现象,心室肌的电兴奋性逐渐衰竭,最终发展为全心停搏。多发生在原有心脏病或其他疾病临终时出现。

无力性心室颤动不但有“心肌收缩能力衰竭现象”(心脏无收缩)而且也呈现“电力衰竭现象”,即心室肌的电兴奋性逐渐衰竭,以至发展为全心停搏的动态过程,见图 15-3、图 15-4。

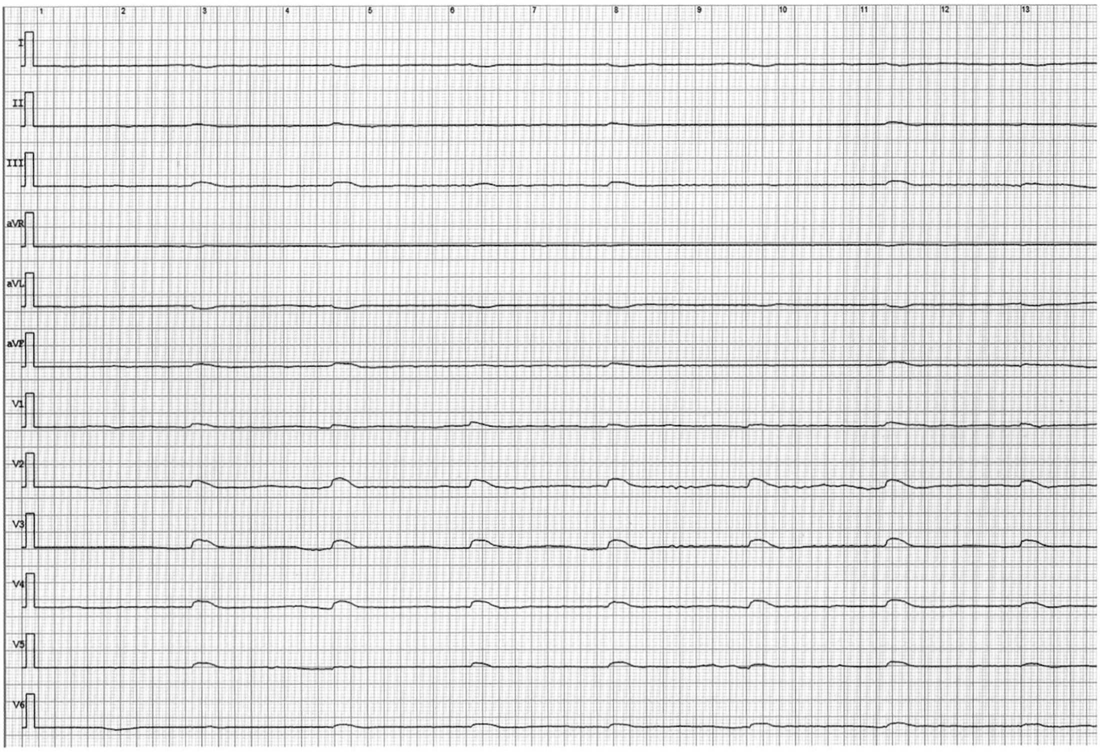

**图 15-3　无力性心室颤动(1)**

男,69 岁,缓慢的 QRS 波,波幅不超过 0.5 mV,即无力性心室颤动。

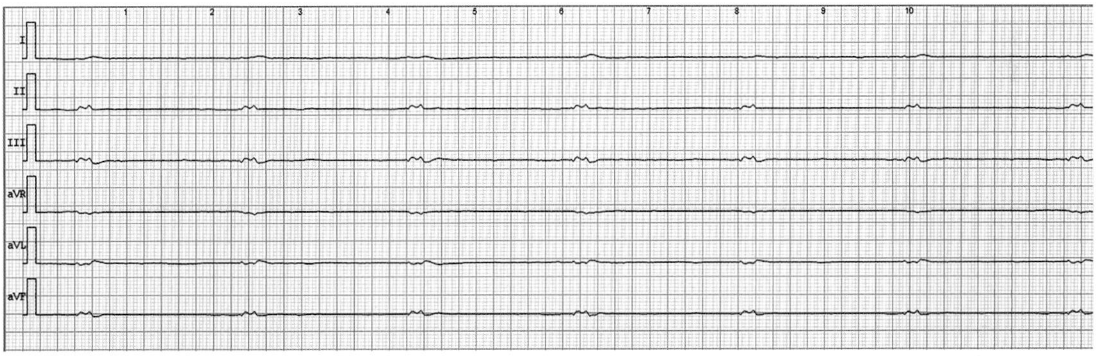

**图 15-4　无力性心室颤动(2)**

男,84 岁,缓慢的 QRS 波,波幅不超过 0.5 mV,即无力性心室颤动。

### (三)完全性房室阻滞伴心室停搏

心电图表现为仅有窦性 P 波、房性 P 波、F 波或 f 波,而无 QRS 波群。可由低位室性逸搏心律功能衰竭发展而来。见图 15-5 ~ 图 15-7。

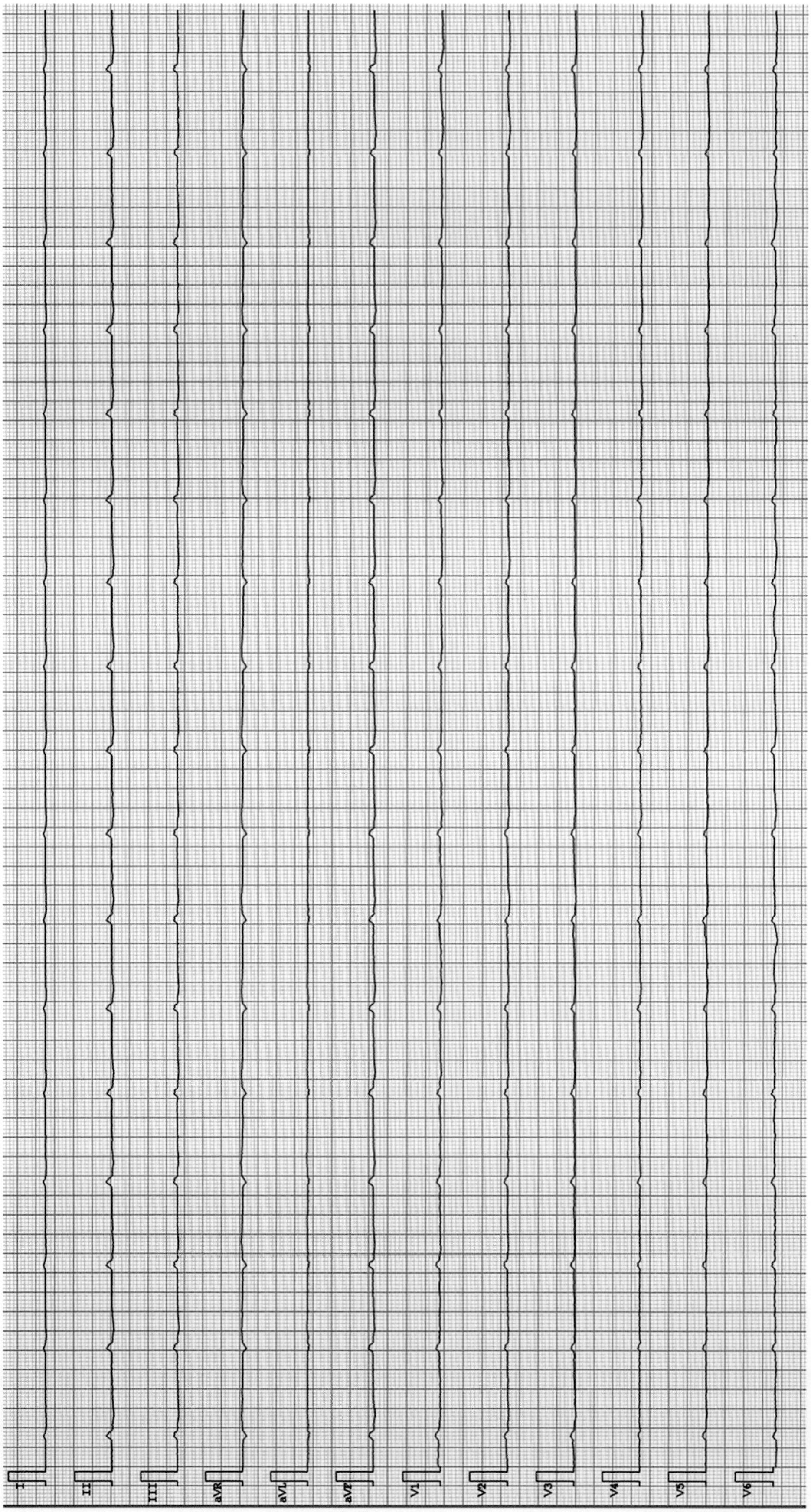


**图 15-5　窦性心律，完全性房室阻滞伴心室停搏**

男，73 岁，窦性 P 波规律出现，频率 68 次/min，后均未继以 QRS 波，即窦性心律，完全性房室阻滞伴心室停搏。

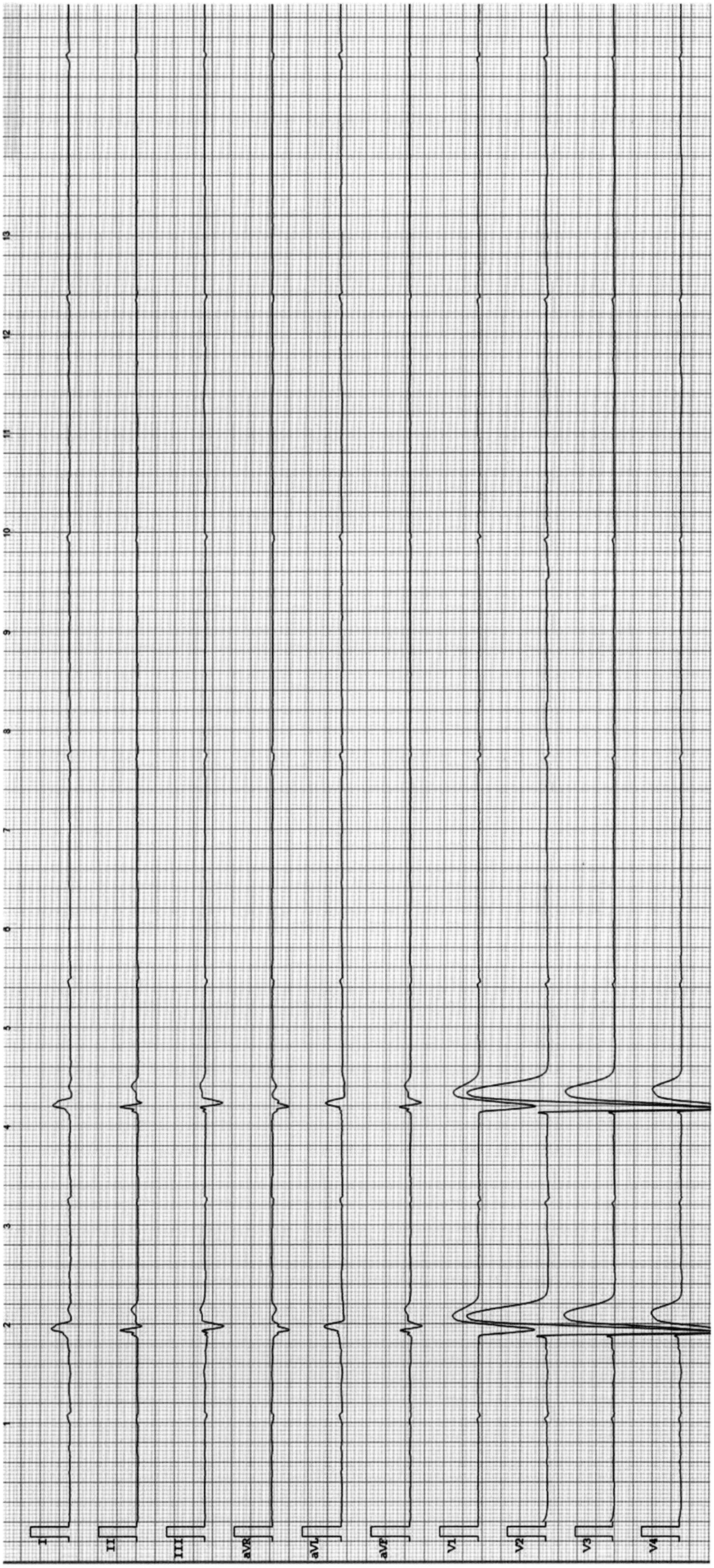


图 15-6　窦性 P 波，偶见 QRS 波

男，77 岁，窦性 P 波，偶见 QRS 波。

**图 15-7　完全性房室阻滞伴心室停搏**

与图 15-6 为同一患者连续记录心电图，仅有窦性 P 波，后均未继以 QRS 波，即完全性房室阻滞伴心室停搏。

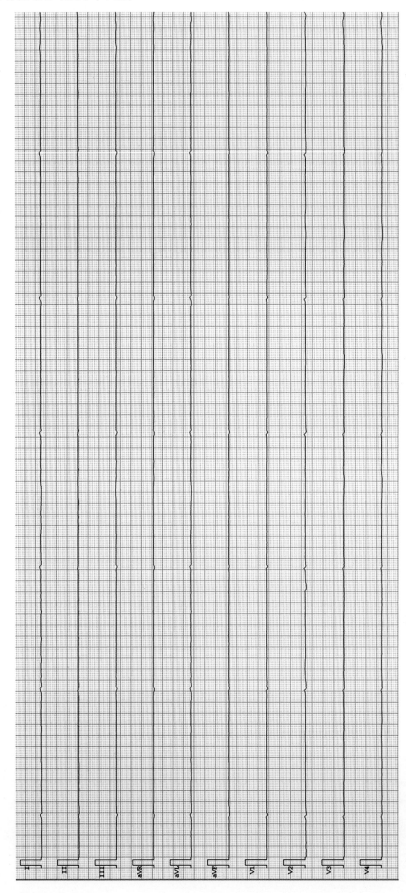

### （四）全心停搏

全心停搏是指窦性、房性、交界性、室性起搏点同时发生停搏，此时心房和心室的机械性收缩全部停止，亦称四类停搏。心电图表现为 P 波、QRS-T 波群完全消失，表现为等电位线，见图 15-8 ~ 图 15-24。

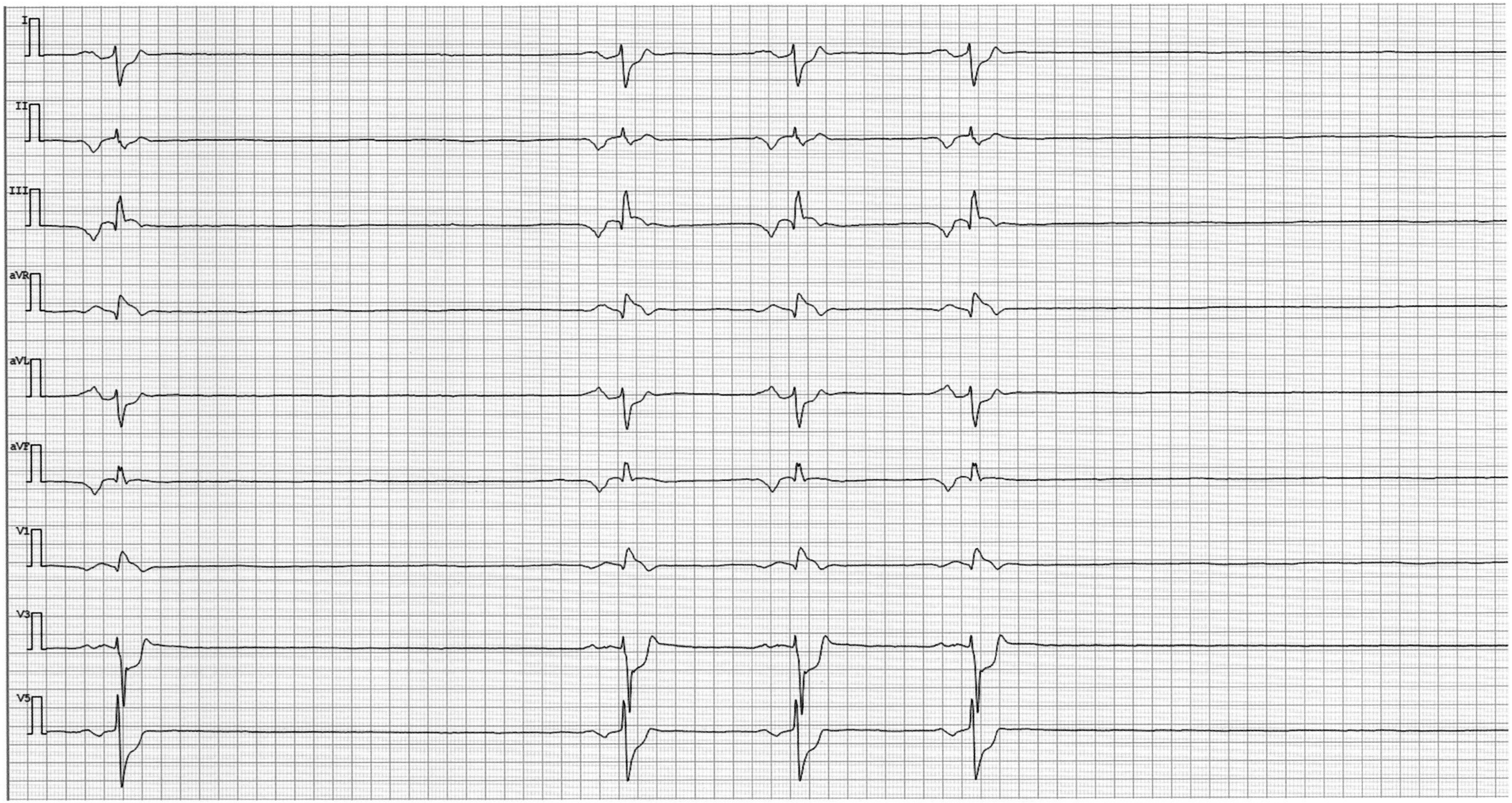


**图 15-8　过缓的房性逸搏心律伴不齐，窦性停搏伴交界性停搏，全心停搏**

女，3 岁，第 1 ~ 4 个心搏为房性，大于 3.0 s 的长 RR 间期 2 次，其间无 P 波、QRS 波，即过缓的房性逸搏心律伴不齐，窦性停搏伴交界性停搏，全心停搏。

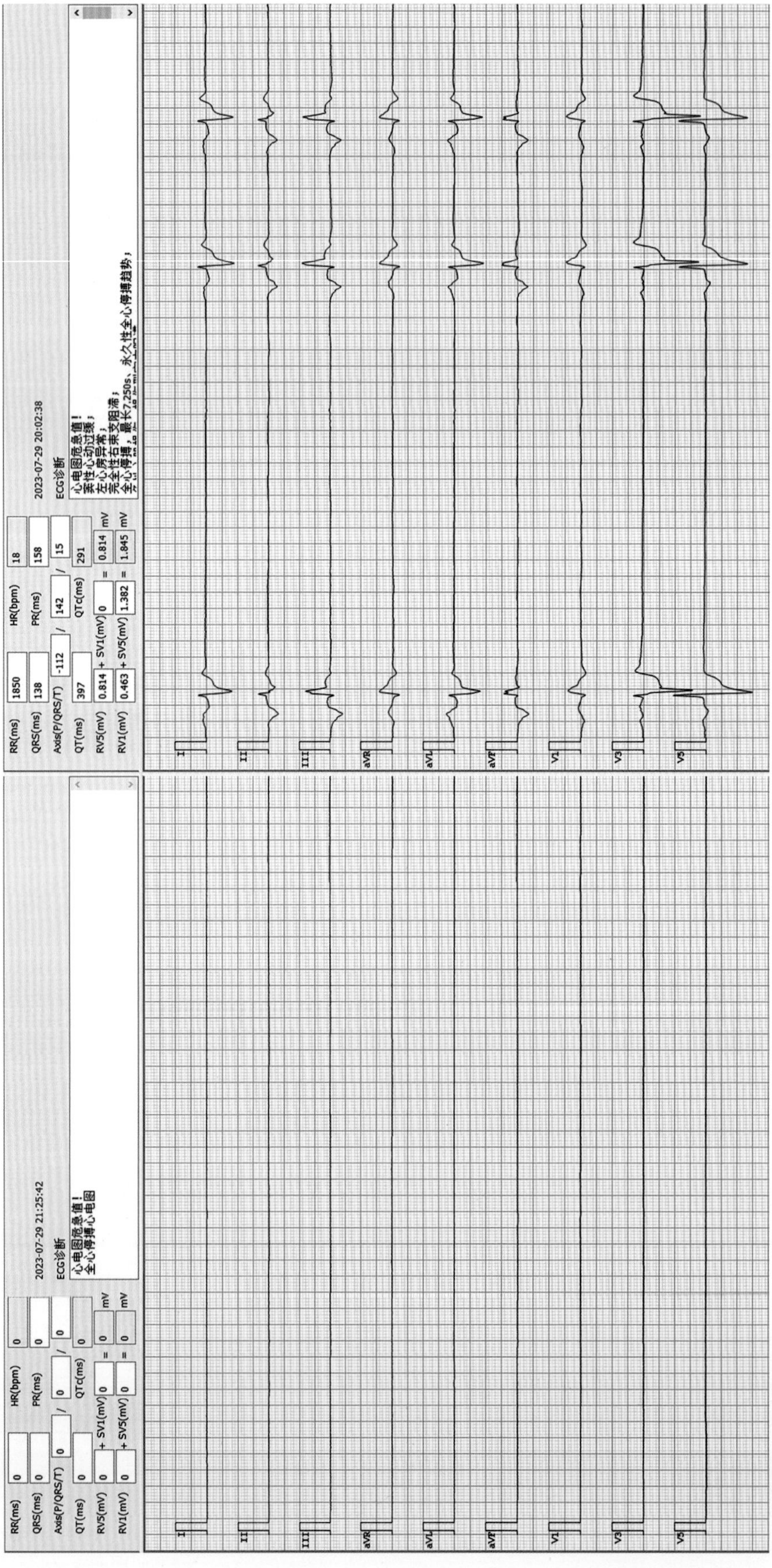


**图 15-9　心电图对比**

与图 15-8 为同一患者不同时间对比图，左图未见 P 波、QRS 波，即全心停搏，濒死心电图。

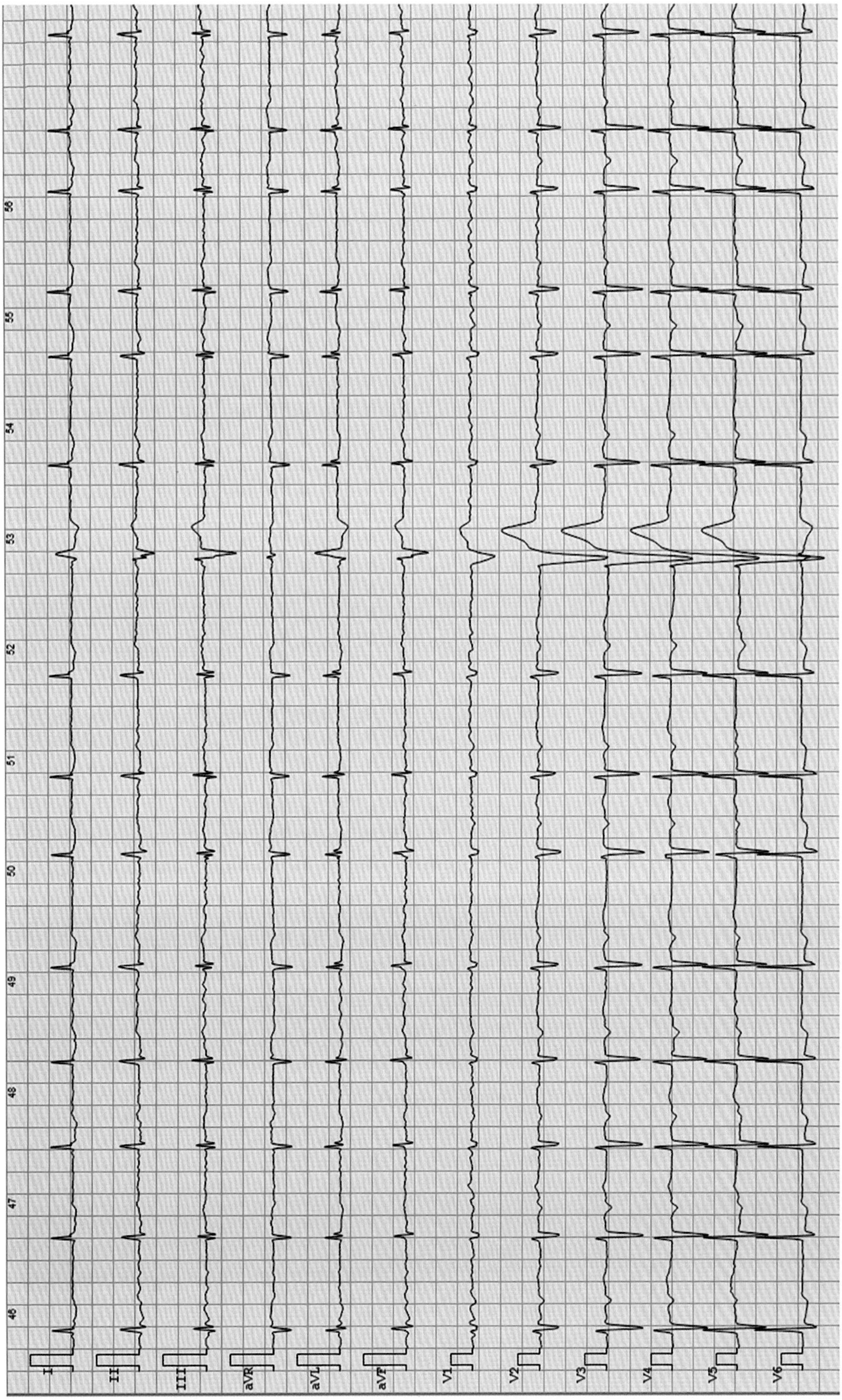


**图 15-10　心房颤动，VVI 工作方式**

男，89 岁，VVI 起搏器植入术后，心房颤动，心室起搏、感知功能正常。

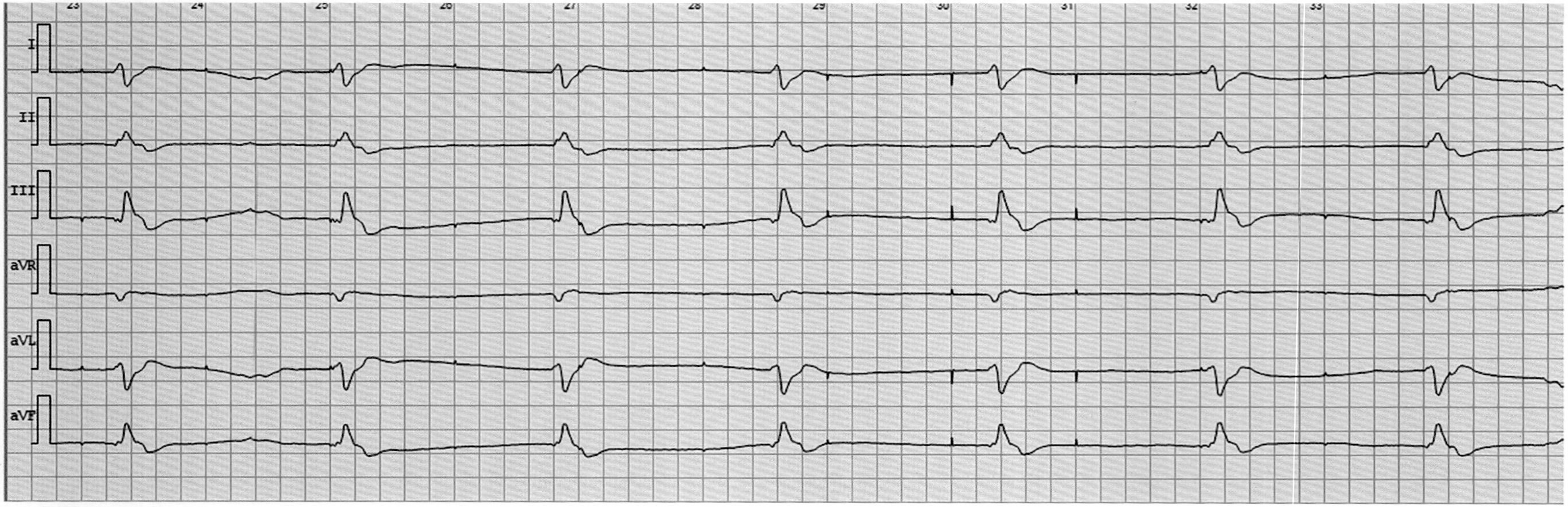


**图 15-11　室性逸搏心律**

与图 15-10 为同一患者，宽大畸形的 QRS 波缓慢规律出现，频率 34 次/min，心室起搏脉冲规律发放，频率 60 次/min，后均未继以 QRS 波，即室性逸搏心律。

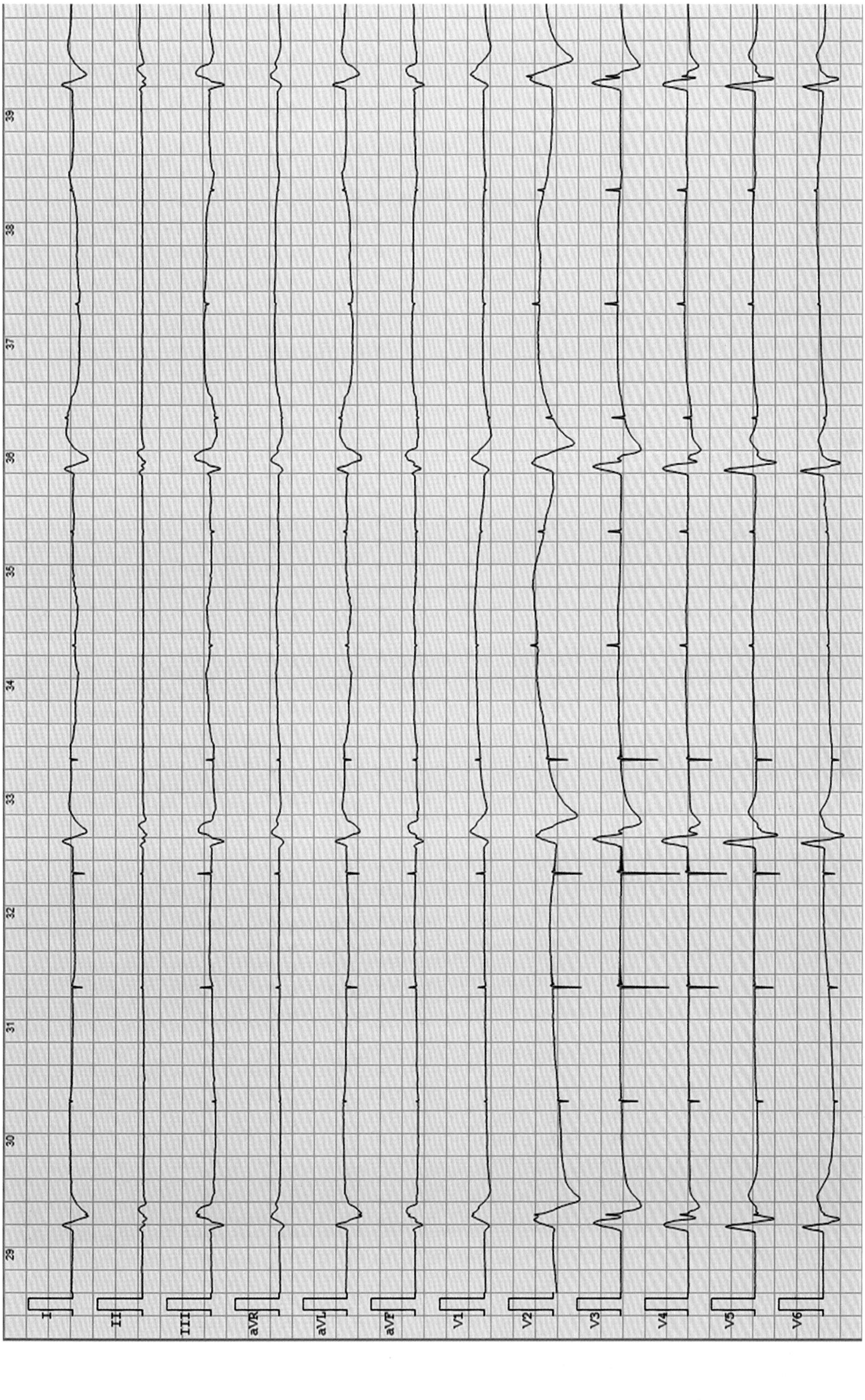


**图 15-12　过缓的室性逸搏心律**

与图 15-10 为同一患者，宽大畸形的 QRS 波缓慢规律出现，频率 18 次/min，心室起搏脉冲规律发放，频率 60 次/min，后均未继以 QRS 波，即过缓的室性逸搏心律。

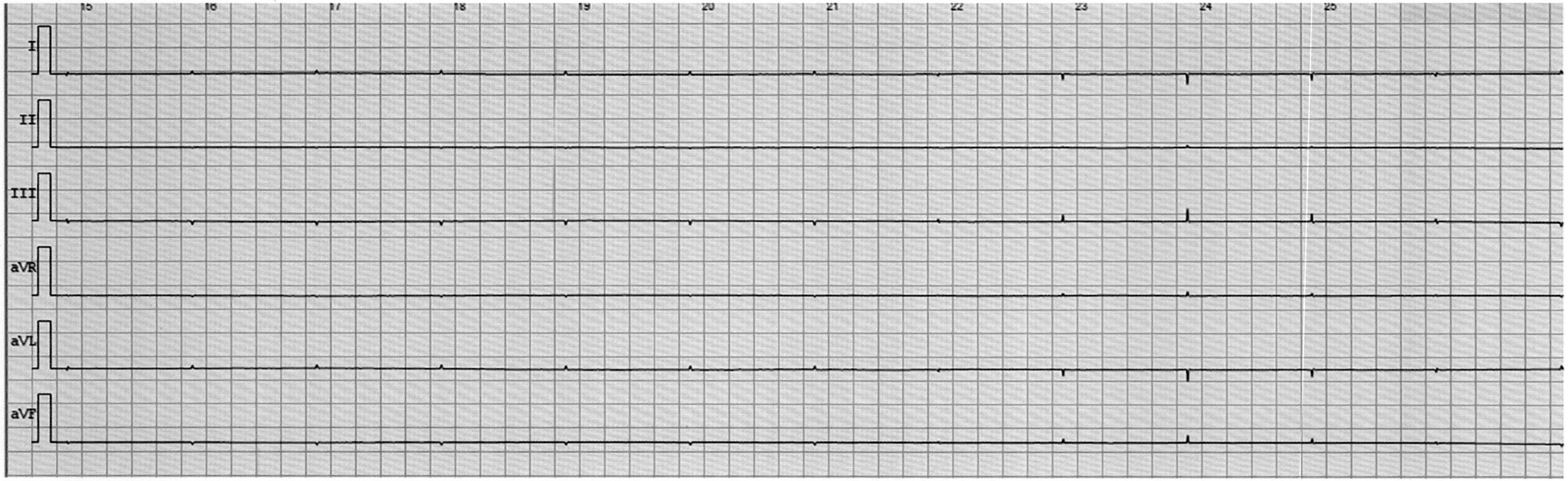


图 15-13　全心停搏

与图 15-10 为同一患者,心室起搏脉冲规律发放,频率 60 次/min,后均未继以 QRS 波,即全心停搏。

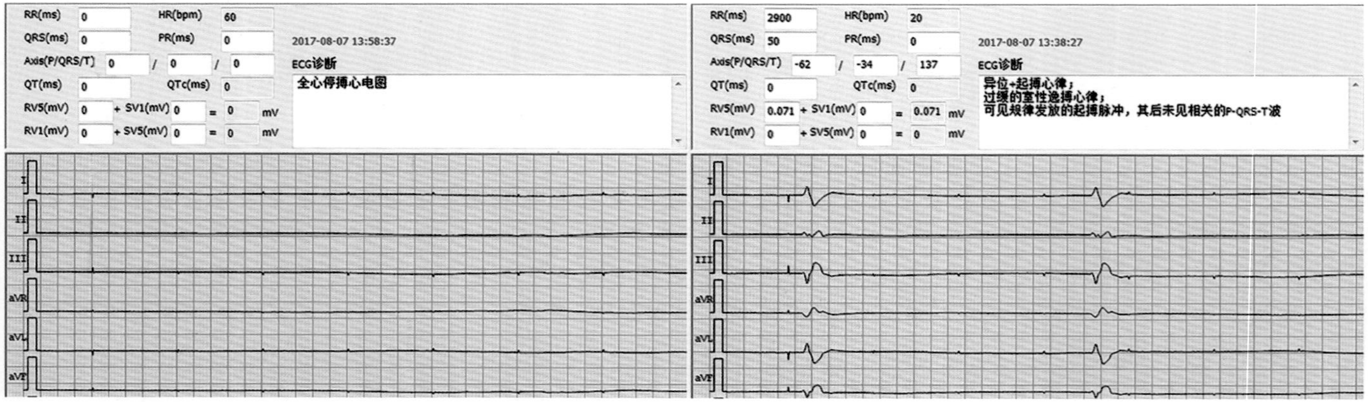


图 15-14　心电图对比

为图 15-12 与图 15-13 对比。

# 第二节　不同类型猝死心电图

## 一、室速室颤型猝死心电图

### （一）心室颤动

1. 心室颤动　是一种极其严重的心律失常，心室失去了协调一致的收缩，而呈现一种混乱的、快而不协调的除极状态，亦称心室纤颤，简称室颤，常常发生在心搏骤停之前，若不及时抢救，常可迅速死亡。

2. 心电图特点　心电图表现为 QRS-T 波消失，出现一系列频率为 250 ~ 500 次/min 的大小不等的波形各异的不规则波群，常见于各种疾患所致的临终前心电图改变，见图 15-15、图 15-16。

3. 分类　根据颤动波的粗细与频率以及临床上循环功能的情况将心室颤动分为粗波型室颤、细波型室颤、快速型室颤、缓慢型室颤、原发性室颤、继发性室颤。

（1）粗波型室颤：当心室颤动波波幅超过 0.5 mV 时称为粗波型室颤。大多见于心肌收缩功能相对较好的病例中，在开胸抢救时可见心肌的蚯蚓样蠕动相对粗大有力，张力较好，肌色鲜红。电除颤疗效较好，预后相对较佳。见图 15-17 ~ 图 15-22。

（2）细波型室颤（无力型心室颤动）。

（3）快速型室颤。

（4）缓慢型室颤：当心室颤动波的频率<100 次/min 时称为缓慢型室颤，预后差，大多为猝死表现，常继以全心停搏。

（5）原发性室颤：原发性室颤是室颤发生前患者无低血压、心力衰竭、呼吸衰竭而循环功能较为良好者，亦称非循环衰竭型室颤。其形成可能与某些病变导致心室肌自律性高度不稳定有关，预后相对较好，电除颤效果好。为了能及时抢救，应警惕原发性室颤的先兆，即先兆性心律失常，先兆性心律失常是指心室颤动发生前出现的某些警告性心律失常，见图 15-23 ~ 图 15-28。①先兆性室性早搏，先兆性室性早搏是指频发性、多源性、成对出现的室性早搏或 R-on-T 或 R-on-P 型室性早搏，属器质性早搏的一种。②室性心动过速，如尖端扭转型室性心动过速（室颤前奏性室性心动过速）。③高度或三度房室阻滞。④以往有可治性心室颤动的发作史。

（6）继发性室颤：继发性室颤是指心室颤动发生之前患者常有明显的低血压、心力衰竭、呼吸衰竭，且常合并药物作用、电解质紊乱及酸碱平衡失调等，亦称循环衰竭型室颤。预后差，电除颤大多无效，是循环衰竭猝死心电图的一种表现。

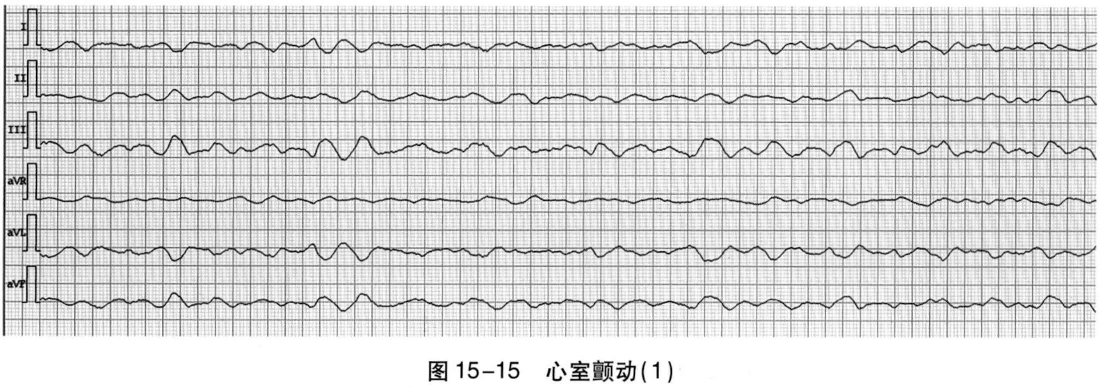


**图 15-15　心室颤动（1）**

男，71 岁，QRS-T 波消失，出现一系列大小不等波形各异的不规则波群，即心室颤动。

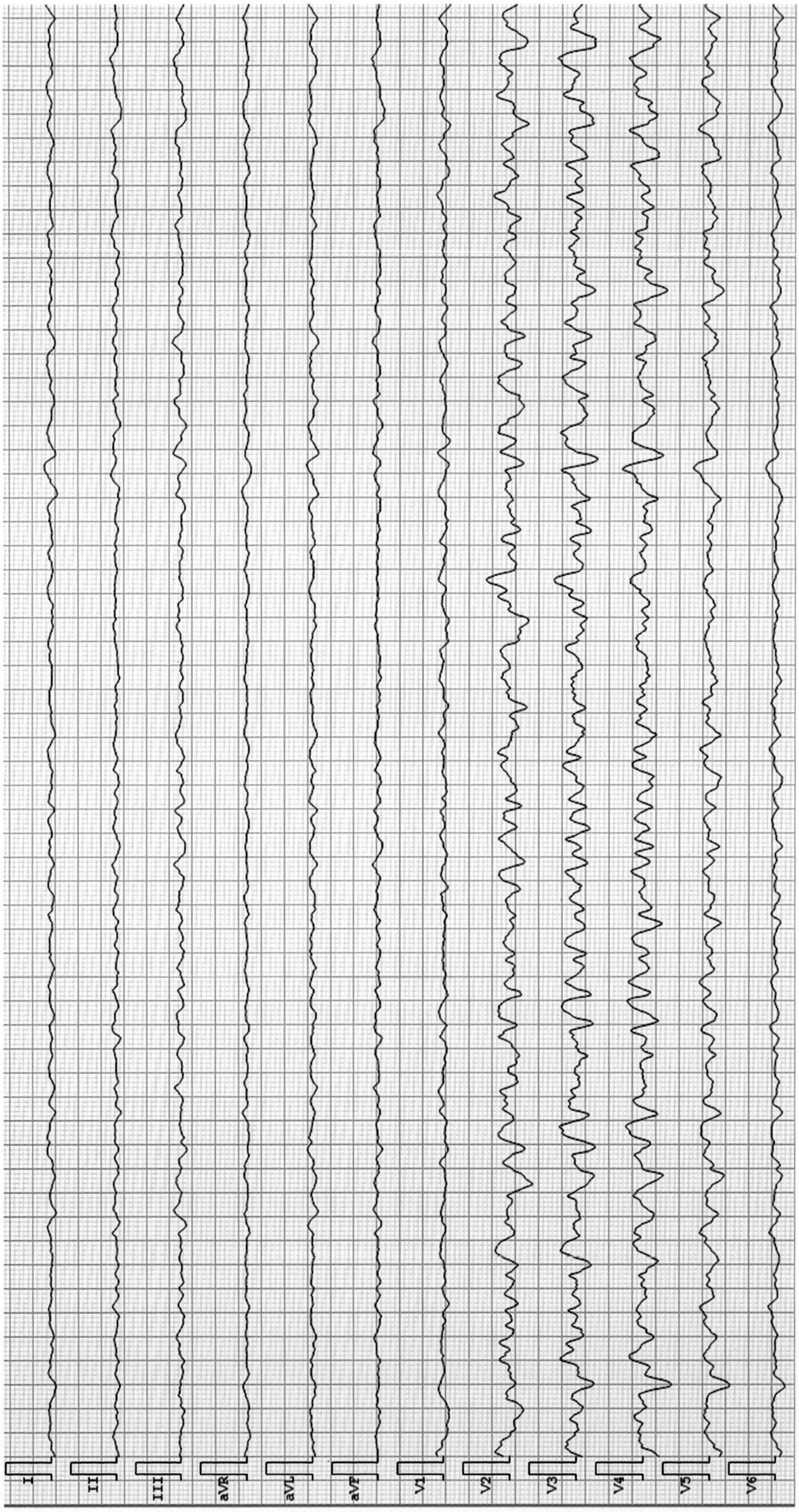


**图 15-16　心室颤动(2)**

男,72 岁,QRS-T 波消失,出现一系列大小不等波形各异的不规则波群,即心室颤动。

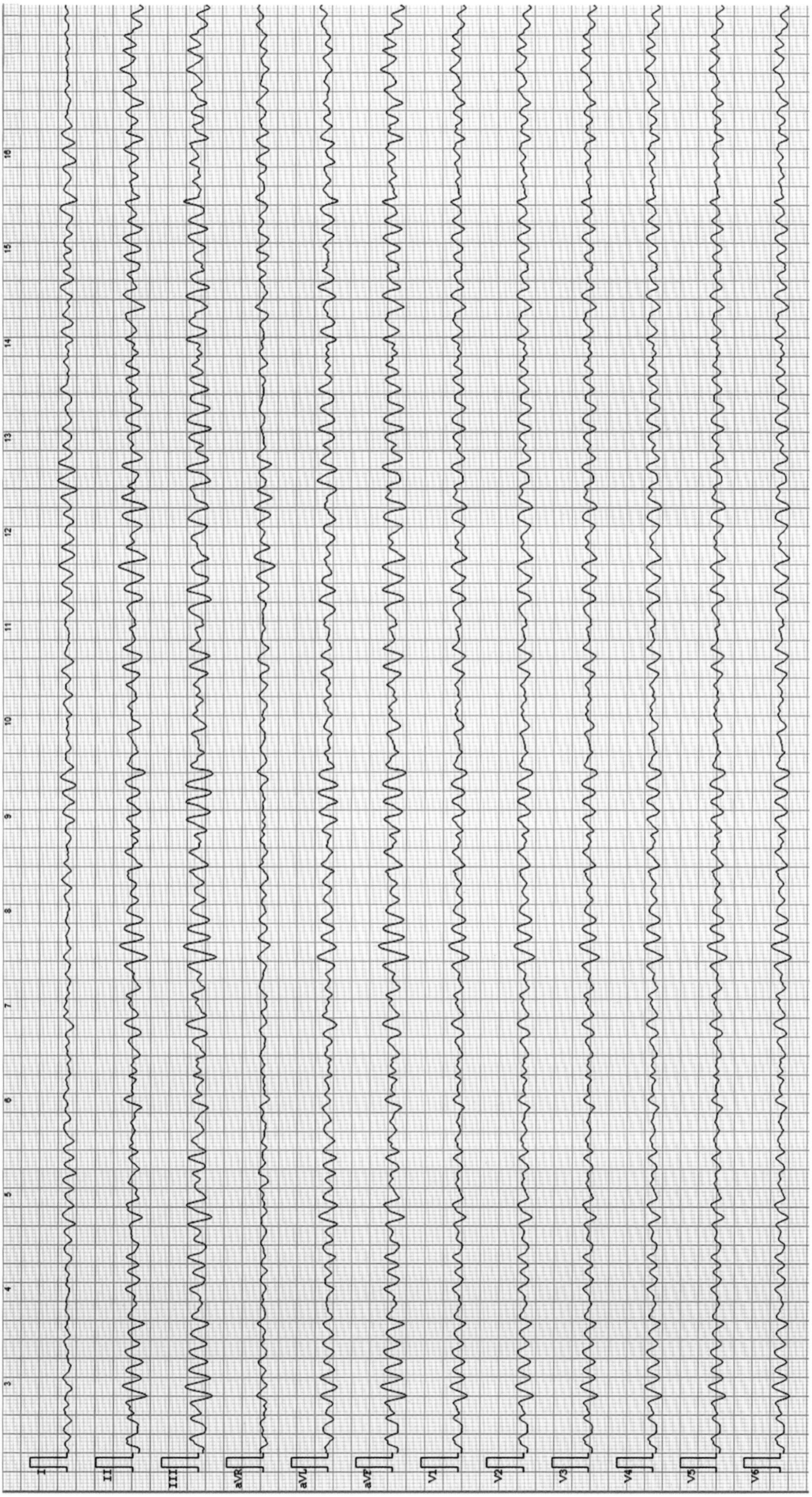


**图 15-17　粗波型心室颤动(1)**

女,90 岁,QRS-T 波消失,出现一系列大小不等波形各异的不规则波群,波幅超过 0.5 mV,即粗波型心室颤动。

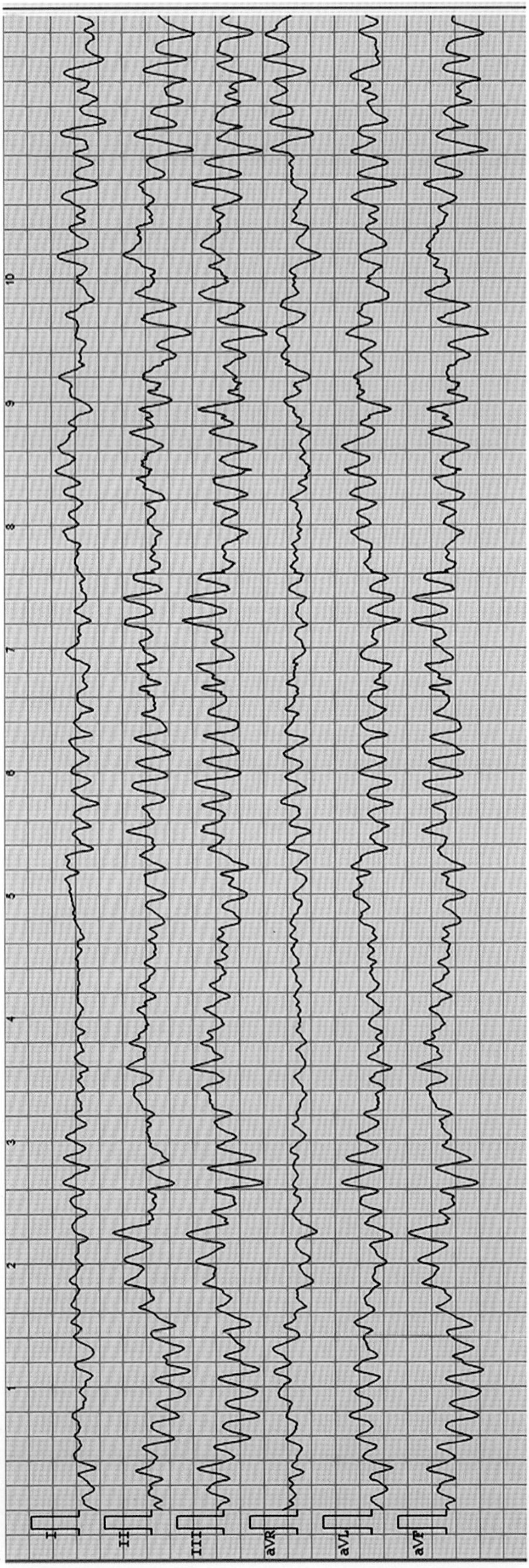


**图 15-18　粗波型心室颤动(2)**

女,70 岁,QRS-T 波消失,出现一系列大小不等波形各异的不规则波群,即波幅超过 5 mV 粗波型心室颤动。

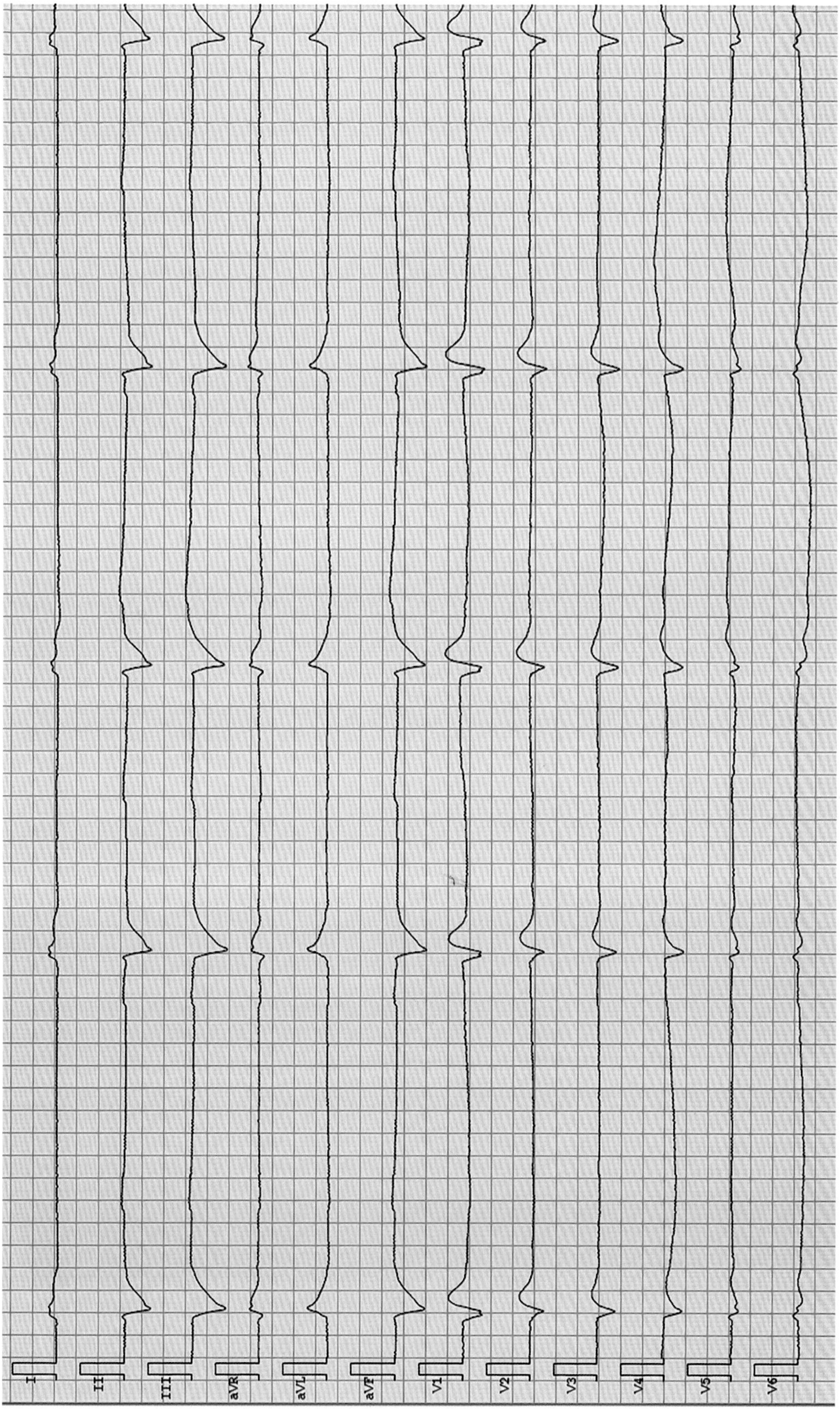


**图 15-19　宽 QRS 心室节律伴不齐**

与图 15-18 为同一患者，描记后 48 min 再次描记，心房波不可明视，缓慢的宽 QRS 心室节律伴不齐。

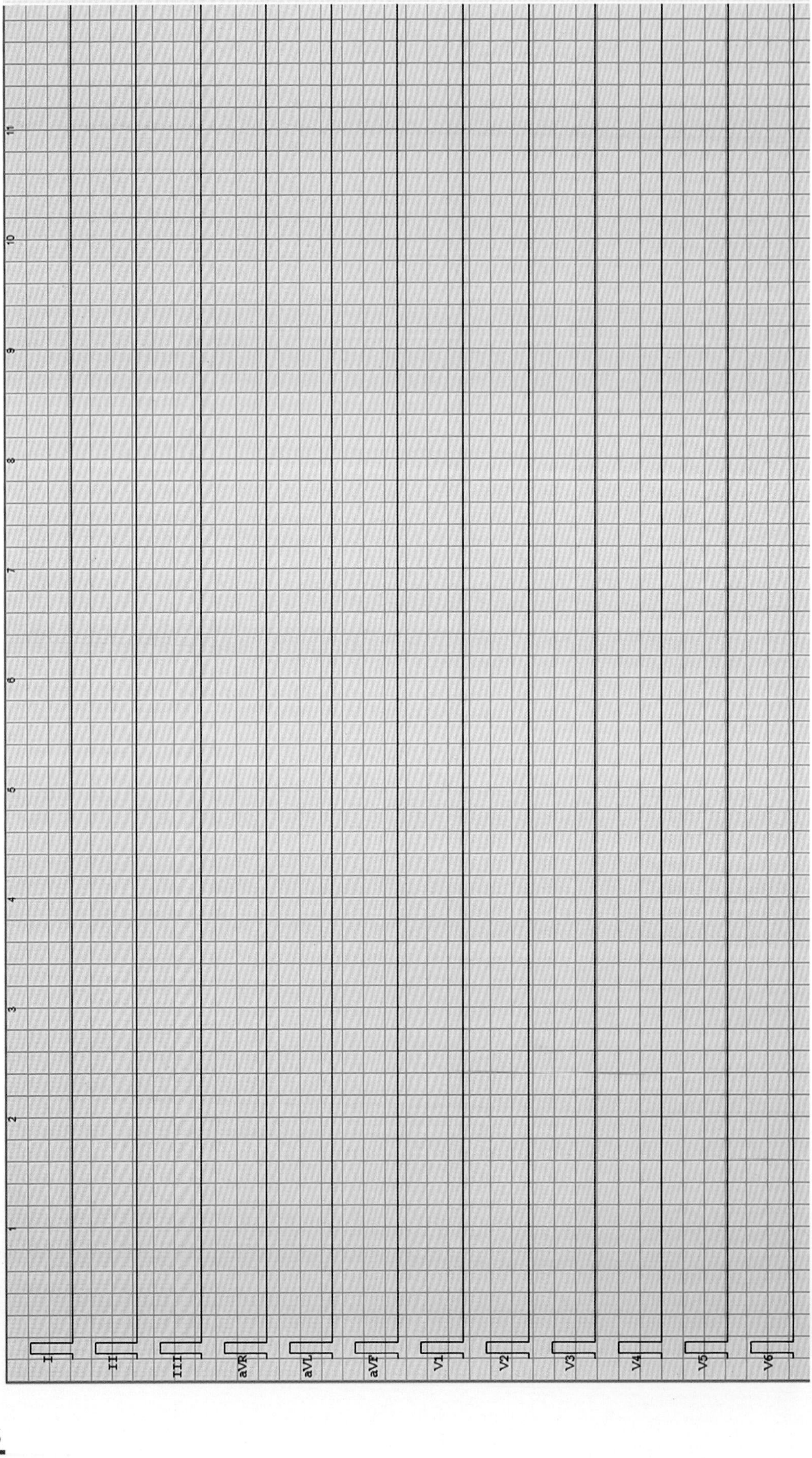


**图 15-20　全心停搏**

与图 15-18 为同一患者，描记后 81 min 再次描记，无 P-QRS 波群，即全心停搏。

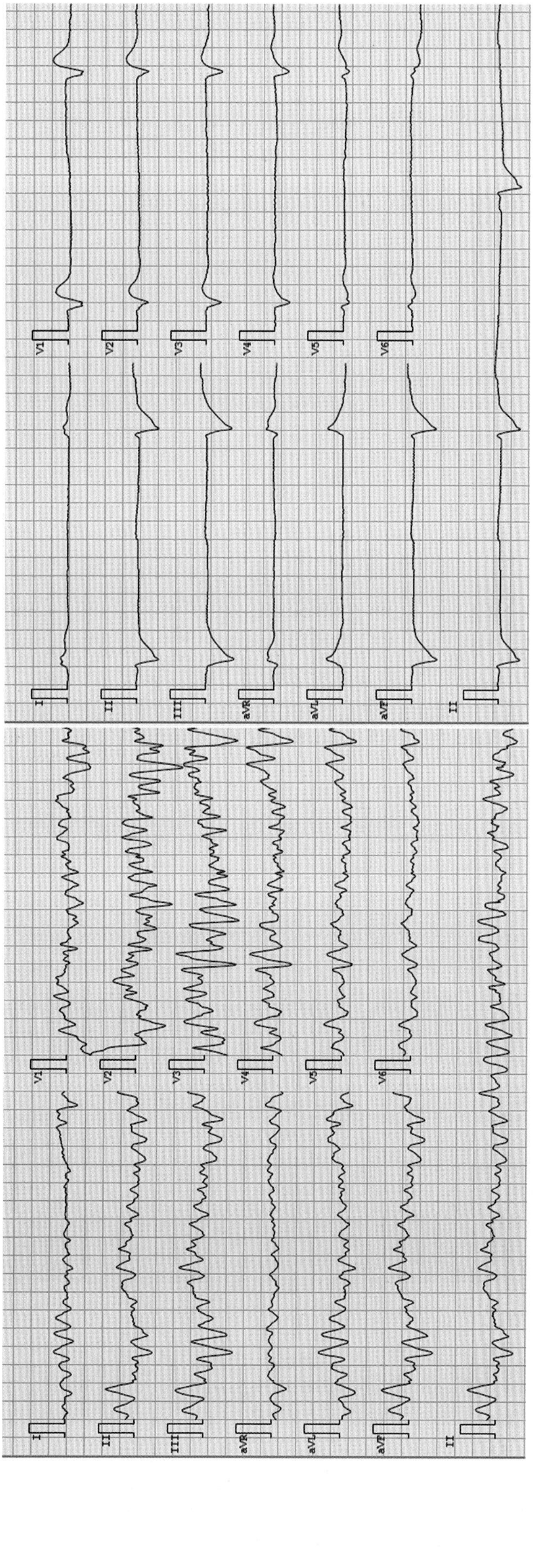

图 15-21　心电图对比(1)

为图 15-18 与图 15-19 的对比。

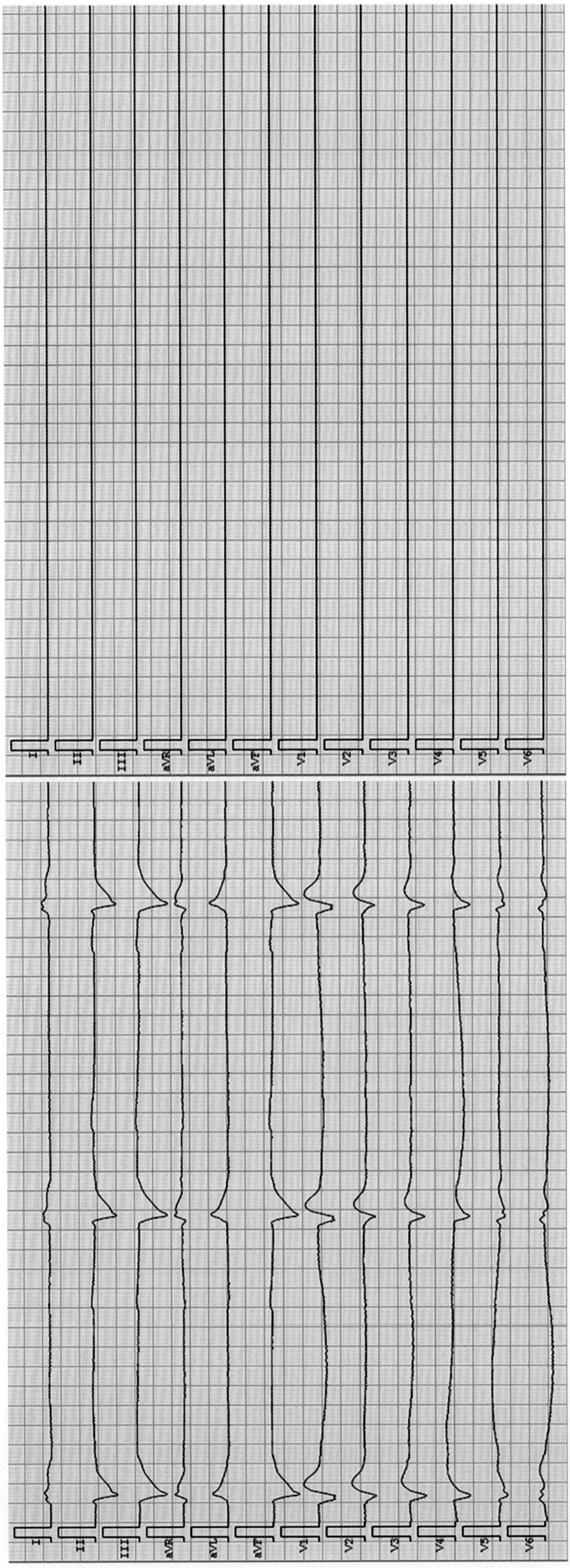


**图 15-22　心电图对比(2)**

为图 15-19 与图 15-20 的对比。

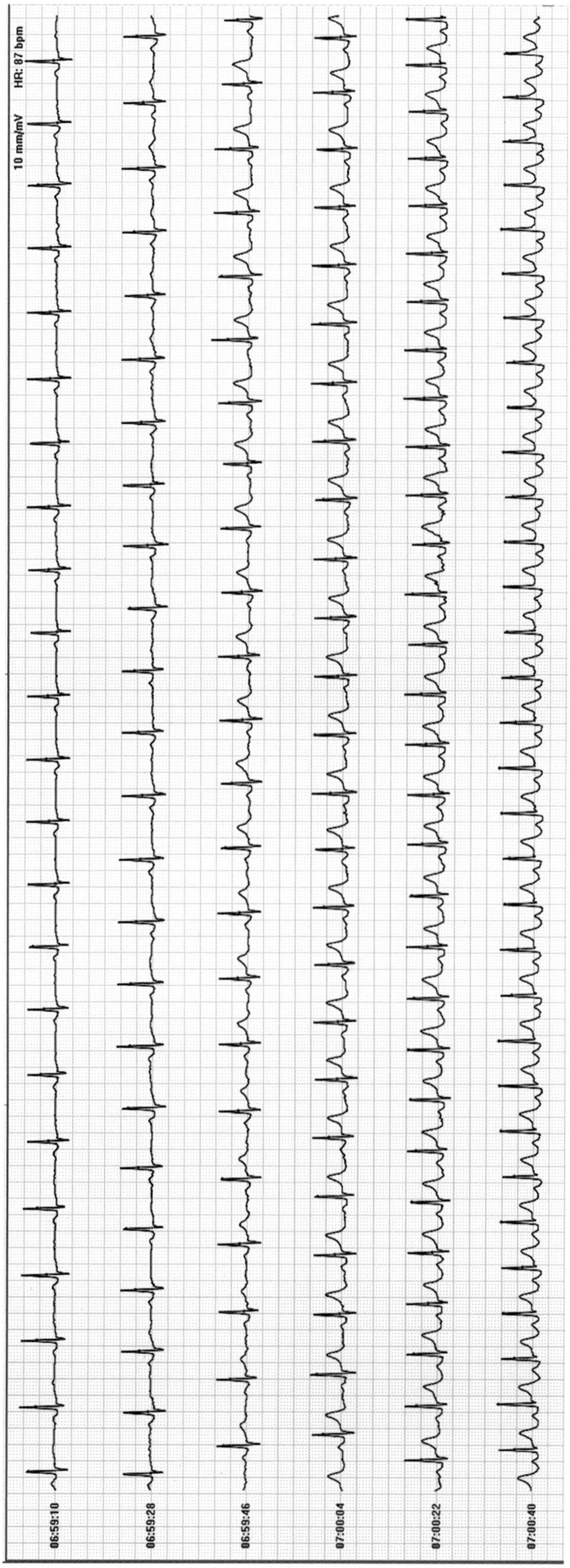


**图 15-23　急性心肌缺血发作心电图(1)**

男，45 岁，Ⅱ导联动态心电图片段，急性心肌缺血发作。

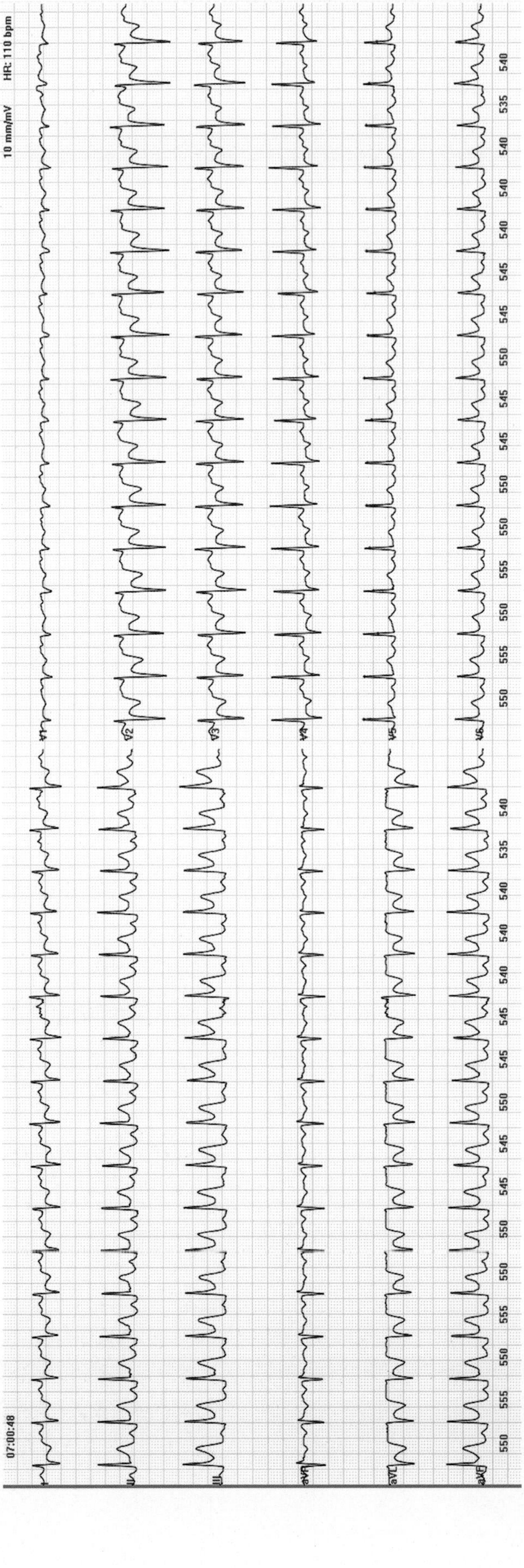


**图 15-24　急性心肌缺血发作心电图(2)**

与图 15-23 为同一患者 12 导联动态心电图片段,男,45 岁,动态心电图片段,急性心肌缺血。

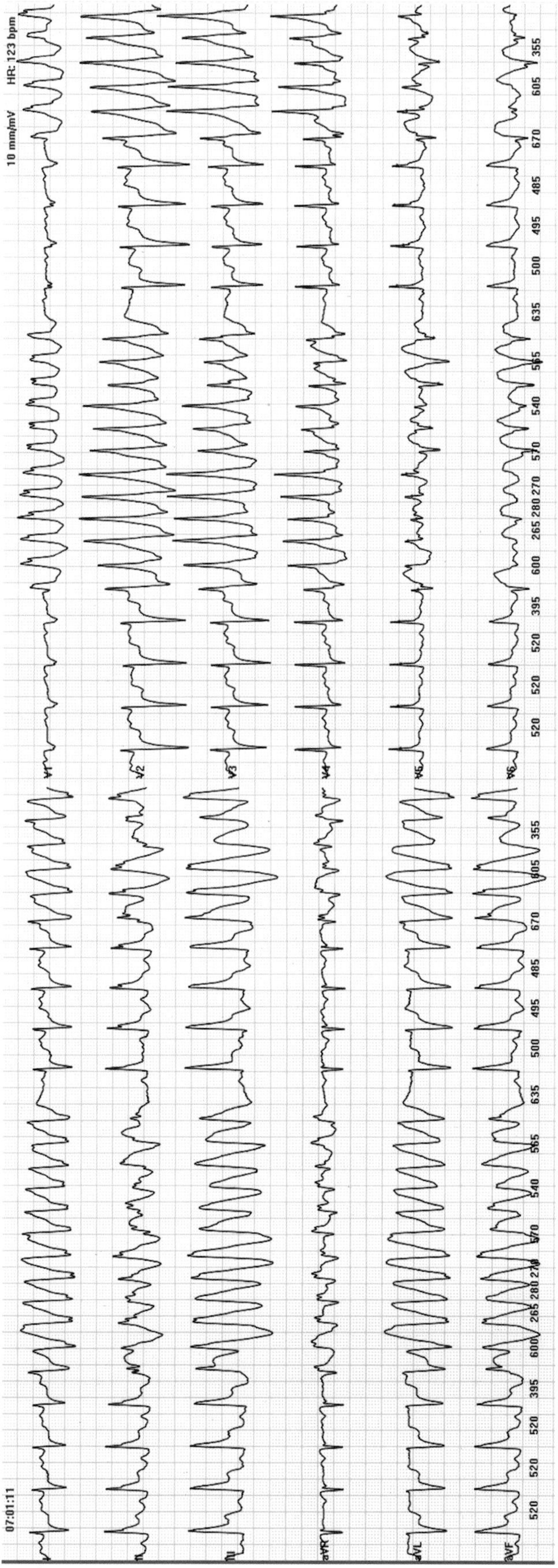


**图 15-25　先兆性心律失常**

与图 15-23 为同一患者 12 导联动态心电图片段，急性心肌缺血，发生了室性心动过速，即先兆性心律失常。

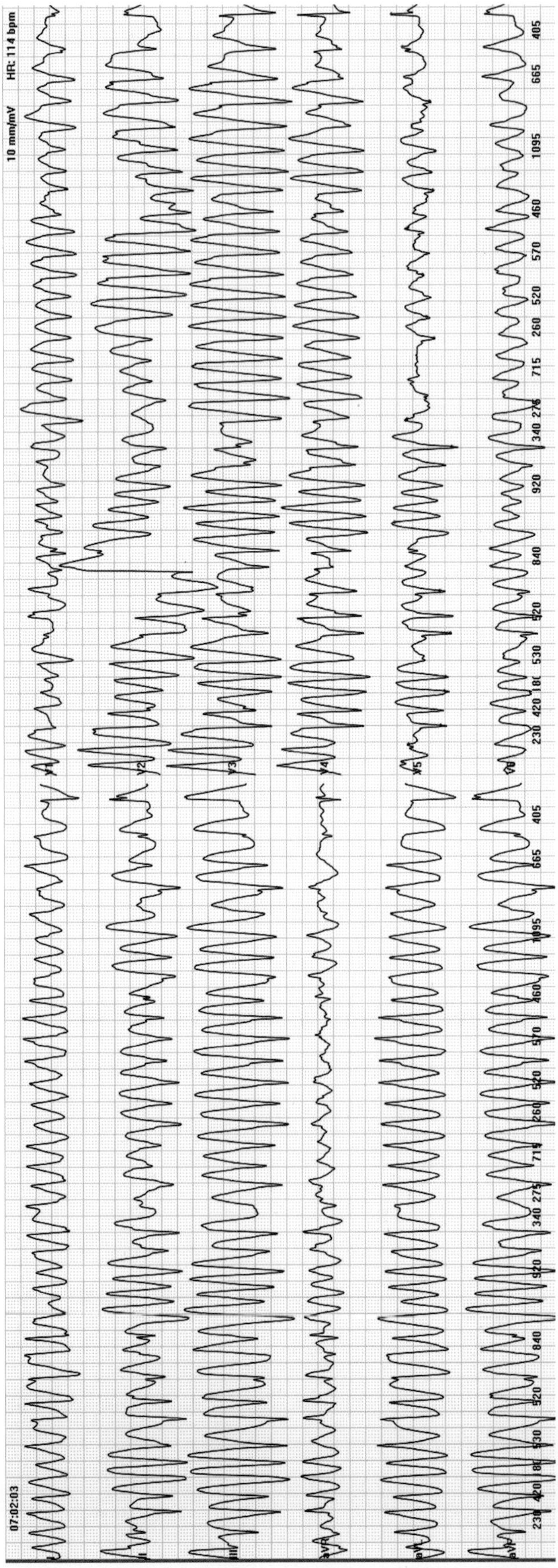


图 15-26　室性心动过速

与图 15-23 为同一患者 12 导联动态心电图片段，室性心动过速。

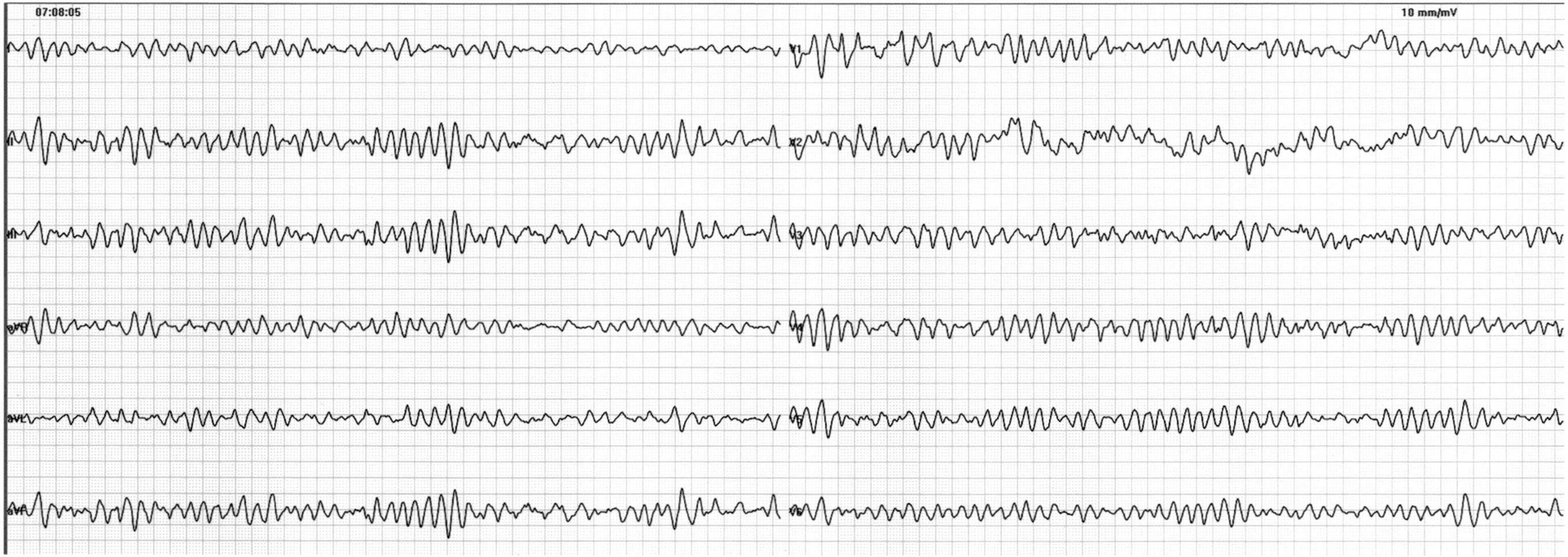


图 15-27　心室颤动

与图 15-23 为同一患者 12 导联动态心电图片段，心室颤动。

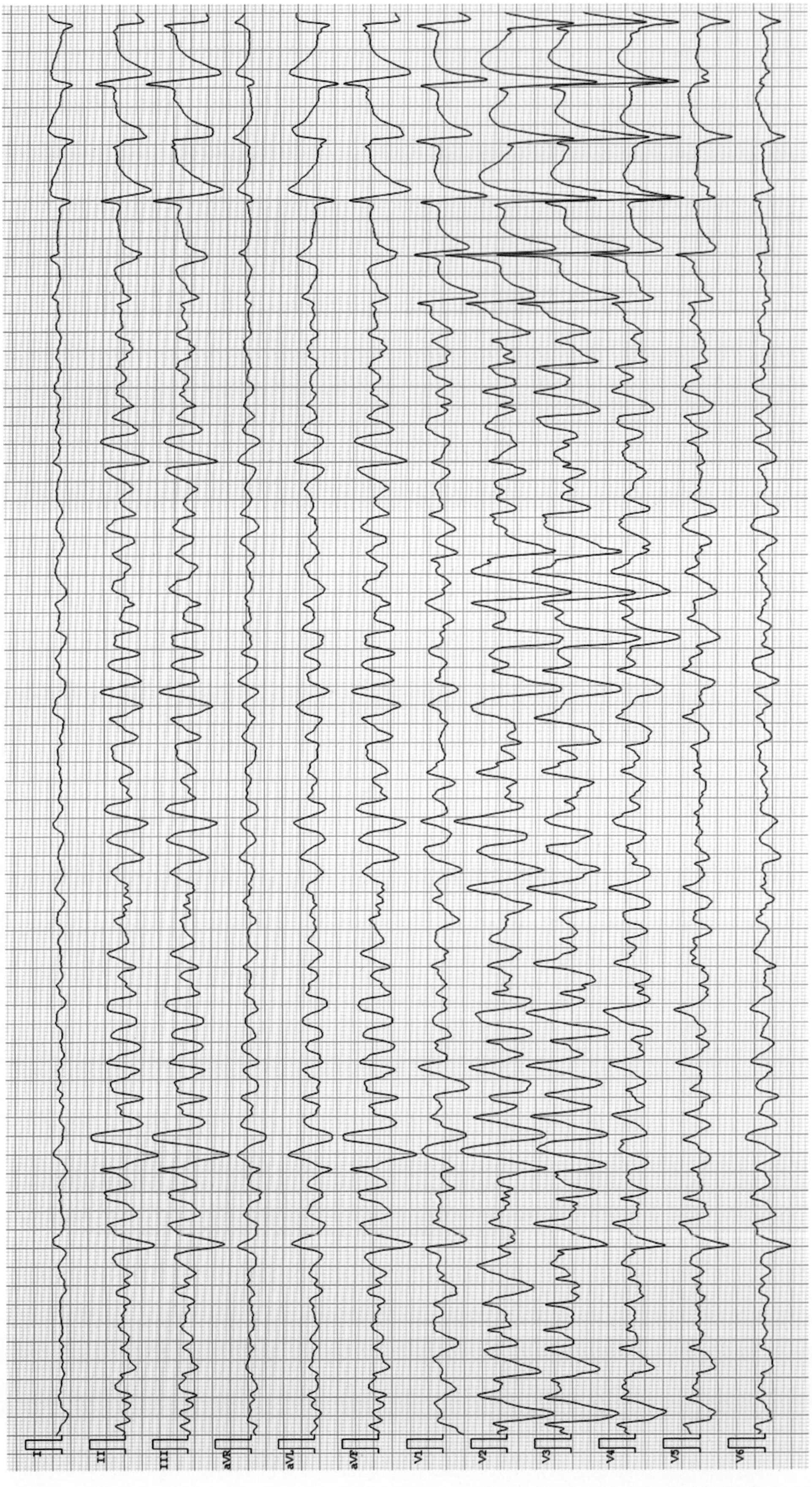


图 15-28　心室颤动—宽 QRS 波心室节律

男，61 岁，心室颤动—宽 QRS 波心室节律，既往有可治性心室颤动的发作史。

## （二）心室扑动

1. 概念　心室扑动是一种介于阵发性室性心动过速与心室颤动之间的异位心律，亦称心室震动，简称室扑。临床一旦发生心室扑动，往往迅速转为心室颤动。

2. 心电图特点

（1）出现规则连续的大幅度正弦曲线样大扑动波，频率 150～250 次/min。

（2）基线消失，QRS-T 互相融合而无法区分。

（3）持续时间极其短暂，很快转变为室颤或室速，见图 15-29～图 15-32。

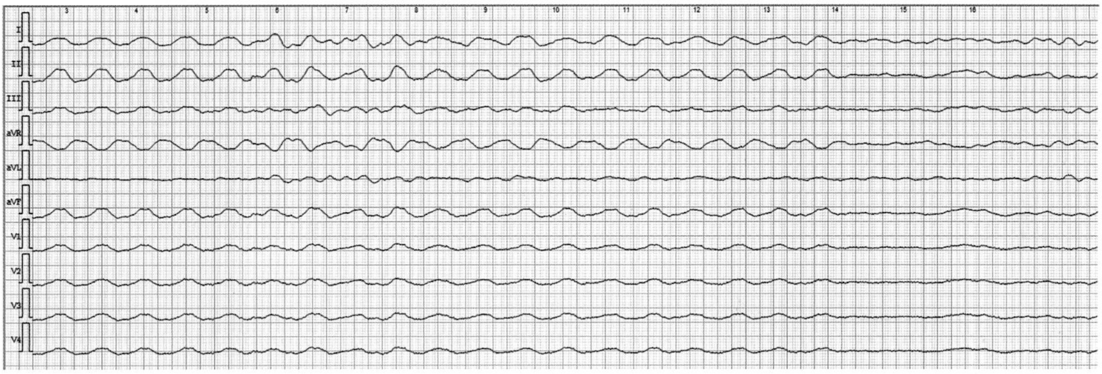

**图 15-29　心室扑动—心室颤动**

女，51 岁，基线消失，出现规则连续的大幅度正弦曲线样大扑动波，随之转变为心室颤动，即心室扑动—心室颤动。

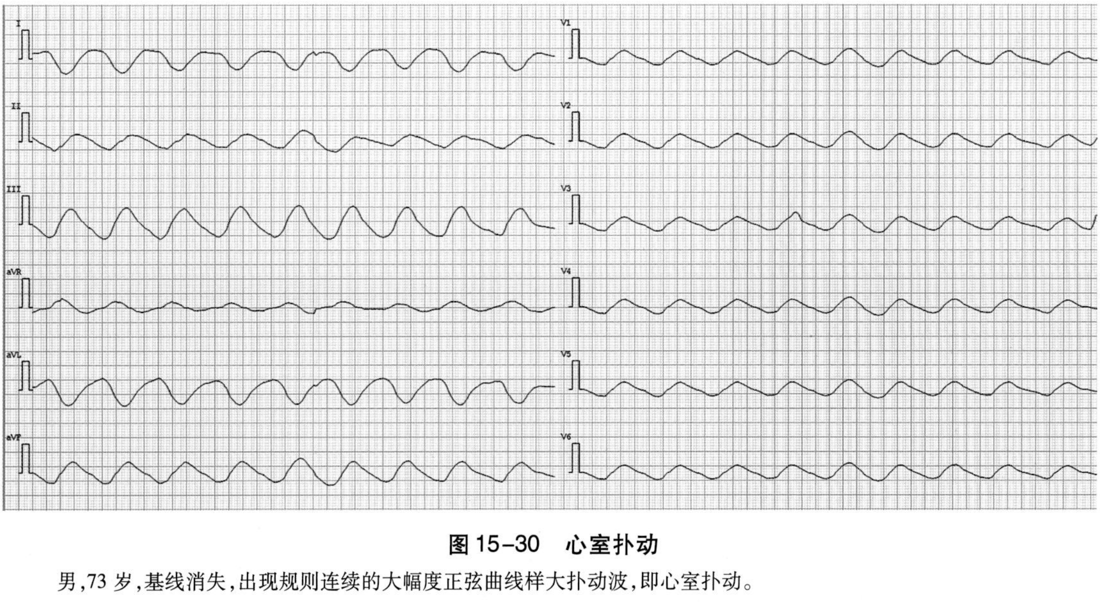

**图 15-30　心室扑动**

男，73 岁，基线消失，出现规则连续的大幅度正弦曲线样大扑动波，即心室扑动。

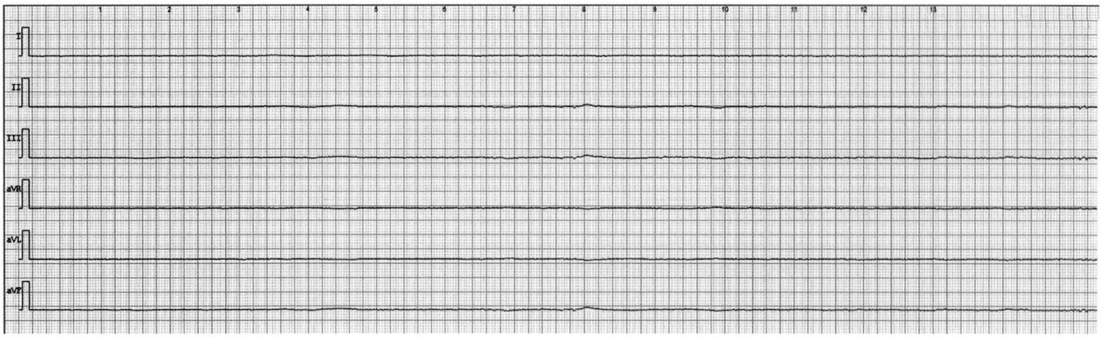

图 15-31　全心停搏

与图 15-30 为同一患者心电图连续记录,全心停搏。

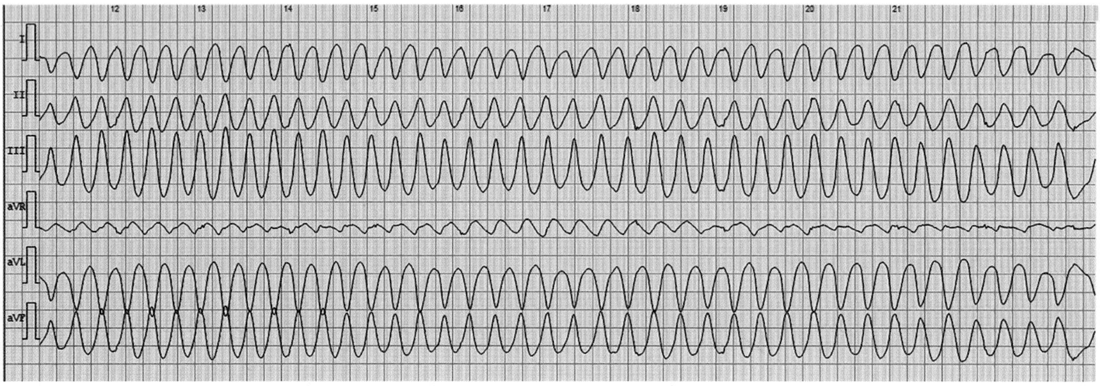

图 15-32　心室扑动

女,88 岁,基线消失,出现规则连续的大幅度正弦曲线样大扑动波,频率 214 次/min,即心室扑动。

### (三)室速室颤型濒死心电图

室速室颤型濒死心电图中基本的、严重的或致死的心律失常是室性心动过速、室性混乱心律、心室扑动或心室颤动引起的快速室性心律失常,多不伴有各种停搏或完全性房室阻滞。此型的病因与室性心动过速和心室颤动相似。

心电图特征是在死亡之前,由室性心动过速、心室扑动、粗波快速型心室颤动转化为细波缓慢型(或无力型)心室颤动,又逐渐转变为全心停搏。

典型心电图发展过程是从心室扑动→快速的粗波型心室颤动→快速的细波型心室颤动→缓慢的细波型心室颤动发展,而后出现濒死心搏(极为缓慢的、非常宽大畸形的室性逸搏),间以心室停搏,最后全心停搏。

## 二、停搏型濒死心电图

停搏型濒死心电图中主要的严重的或致死的心律失常是持久性原发性窦性停搏,若继以房性停搏、交界性与室性停搏,即可因全心停搏而死亡。此型多见于麻醉意外和过敏性休克中,可发生于原来无心脏病的人,因迷走神经张力突然增高或心肌缺氧所诱发,亦可见于病态窦房结综合征。一旦原发性窦性停搏发生之后,交界性或室性起搏点随之发生停搏,亦可先见短暂的极为缓慢而不规则的交界性或室性逸搏心律,反映了低位起搏点的自律性偏低且不稳定,然后转入较长的心室停搏,其间可有少数缓慢的濒死心搏,最后全心停搏而死亡。在较久性全心停搏所形成的心肌缺血过程中又可并发心室颤动,多呈无力型心室颤动,最后又继以永久性全心停搏。

## 三、阻滞型濒死心电图

阻滞型濒死心电图常发生于原有窦房、房室或室内传导阻滞的患者中,可分为持久性或永久性完全性窦房阻滞、完全性房室阻滞合并心室停搏、反复无力型室颤 3 种情况。

1. 持久性或永久性完全性窦房阻滞　死亡前发展情况与停搏型濒死心电图相似。

2. 完全性房室阻滞合并心室停搏　完全性房室阻滞恶化或向死亡发展过程中,可因交界性起搏点自律性的丧失或室性起搏点自律性的降低或下移,使室性逸搏心率减慢成过缓的室性逸搏心律,QRS 波更宽大畸形,节律转为不规则。当室性起搏点丧失自律性时便出现心室停搏,心电图上仅见一系列窦性 P 波而无 QRS 波,最后由于心室停搏而导致死亡,这是完全性房室阻滞所致阻滞型濒死心电图的发展过程 。

有时由于心室停搏引起心肌收缩功能的丧失,继发急性心肌缺血,致使心房肌兴奋性丧失而 P 波逐渐变小,合并有心房肌电麻痹而最后 P 波消失,或由于窦房结缺血致丧失自律性,P 波逐渐减慢并趋于消失,即完全性房室阻滞所引起全心停搏的过程。

完全性房室阻滞合并心室停搏实际是一种阻滞型与停搏型混合的濒死心电图,但原发性心律失常是完全性房室阻滞,故仍列为阻滞型濒死心电图,见图 15-33、图 15-34。

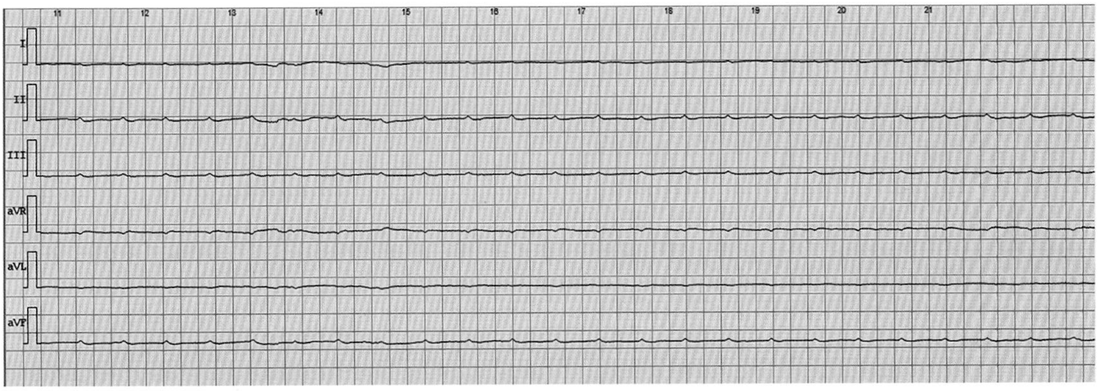


**图 15-33　窦性心律,完全性房室阻滞伴心室停搏**

女,5 岁,窦性 P 波规律出现,频率 120 次/min,后均未继以 QRS 波,即窦性心律,完全性房室阻滞伴心室停搏。

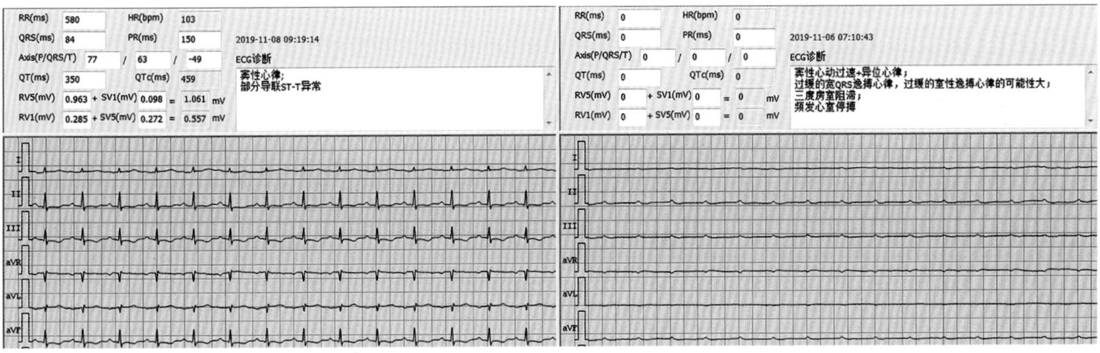


**图 15-34　心电图对比**

图 15-33 为同一患者不同时间心电图对比。

3. 反复无力型室颤　不少的病例在死亡前可因急性心肌缺血而反复出现短程心室颤动，多呈无力型室颤。

## 四、混合型濒死心电图

### (一)概述

混合型濒死心电图是由室速室颤型濒死心电图、停搏型濒死心电图、阻滞型濒死心电图3型中的任何两种混合而成，比它们3种单纯型濒死心电图多见。在混合型濒死心电图中应分清主次，针对主要的原发性心律失常进行治疗。

(1)单纯阻滞型濒死心电图是不存在的，严格说来，除室速室颤型和停搏型濒死心电图可以直接致死而外，单纯阻滞型心律失常是不易直接致死的。它或者由于继发阻滞水平以下的逸搏起搏点的停搏，或者由于此种停搏或过缓的逸搏心律导致心肌缺血而诱发心室颤动，从而引起死亡。

(2)室颤、心室停搏和全心停搏均可引起心肌缺血而互相诱发，形成恶性循环而促进死亡。

(3)同一病因也可引起上述二或三型的心律失常同时存在。对上述3种单纯型濒死心电图进行分型的目的只是突出严重的原发性心律失常这一主要矛盾，以利于有的放矢地采取有效疗法，而并不意味着该型濒死心电图中只有一种严重的心律失常。

### (二)分型

混合型濒死心电图可分为阻滞型合并停搏型、阻滞型合并室速室颤型、停搏型合并室速室颤型3种类型，有时为3型濒死心电图的混合。

# 第十六章　心脏传导阻滞

## 第一节　概　述

当各种病因引起的心脏激动传导延迟或传导中断且又除外生理性干扰时称为心脏传导阻滞，亦称传导阻滞。多数是由于传导组织的相对不应期和(或)绝对不应期病理性延长，少数可为传导系统的某一部位组织结构的中断或先天性畸形。产生传导阻滞的病因有冠心病、心肌病、风心病、先心病等。

### 一、分类

#### (一)根据阻滞发生的部位

根据阻滞发生的部位分为窦房阻滞、房内阻滞、房室阻滞、室内阻滞。

心脏传导阻滞也常发生于点-肌联接处，所谓的点-肌联接处是指周围普通心肌之间互相衔接之处，一般可分为窦-房联接处、异-房联接处、异-交联接处、异-室联接处，其阻滞常是传出阻滞，分别称为窦房阻滞、异-房传出阻滞、异-交传出阻滞、异-室传出阻滞。也可以是传入阻滞，但是较少见，仅见于并行心律。

#### (二)根据阻滞的程度

1. 传导阻滞的分度　根据同源心律中阻滞性传导延缓和阻滞性传导中断的分布情况而对传导阻滞程度进行区分，称为传导阻滞的分度。

根据阻滞的程度分为一度传导阻滞、二度传导阻滞、三度传导阻滞，其中一度、二度传导阻滞称为不完全性传导阻滞，三度传导阻滞亦称为完全性传导阻滞。

传导阻滞的分度标准适用于所有部位的传导阻滞。

2. 一度传导阻滞　一度传导阻滞是指同源心律中的全部心搏由于相对不应期延长而导致的阻滞性传导延缓，但全部激动均能通过阻滞区而无阻滞性传导中断。分为Ⅰ、Ⅱ、Ⅲ型。

(1)一度Ⅰ型传导阻滞：一度Ⅰ型传导阻滞是传导延缓程度逐渐加重，继之又明显减轻，如此周而复始，亦称为文氏型一度传导阻滞、传导延缓程度递增型一度传导阻滞。

(2)一度Ⅱ型传导阻滞：一度Ⅱ型传导阻滞是所有延缓程度均固定，亦称为传导延缓程度固定型一度传导阻滞。

(3)一度Ⅲ型传导阻滞：一度Ⅲ型传导阻滞是传导延缓程度既不固定，又不逐渐递增，亦称为传导延缓程度不定型一度传导阻滞。

3. 二度传导阻滞　二度传导阻滞是部分激动间歇地被阻断,因而发生了心搏脱落。二度传导阻滞可伴有或不伴有阻滞性传导延缓。

根据阻滞性传导延缓的有无和变动规律,二度传导阻滞分为二度Ⅰ型传导阻滞、二度Ⅱ型传导阻滞、二度Ⅲ型传导阻滞。

(1)二度Ⅰ型传导阻滞:二度Ⅰ型传导阻滞是文氏周期中的传导时间逐渐延长,最终使激动受阻,并周而复始地出现,亦称为文氏现象。

(2)二度Ⅱ型传导阻滞:二度Ⅱ型传导阻滞是激动受阻之前,传导时间固定。

(3)二度Ⅲ型传导阻滞:二度Ⅲ型传导阻滞是有一定比例的激动受阻,伴有程度不固定但又不逐渐加重的传导时间延长。

4. 三度传导阻滞　当同源心律中所有心搏完全不能通过阻滞区而呈现阻滞性传导中断时称为三度传导阻滞,并无阻滞性传导延缓,亦称为完全性传导阻滞、完全不传导。其发生系由绝对不应期无限延长或由传导途径纤维化或先天性异常所致。

### (三)根据阻滞的方向

根据阻滞的方向分为下行性传导阻滞和逆行性传导阻滞,少数为双向性传导阻滞。

1. 下行性传导阻滞　下行性传导阻滞是指窦房结与心室肌之间的前向传导发生延迟或传导中断。一般情况下,心脏传导阻滞多指下行性传导阻滞而言。

2. 逆行性传导阻滞　逆行性传导阻滞是指房室交界区或心室向心房方向的上行性传导阻滞,亦称向后传导阻滞。

(1)结房传导阻滞:结房传导阻滞是指交界性激动逆行传导时发生的传导阻滞。

根据传导阻滞的程度分为一度结房传导阻滞、二度结房传导阻滞、三度结房传导阻滞。①一度结房传导阻滞,当交界性心搏的 RP 间期大于 0.16 s 时则推测可能有一度结房传导阻滞。②二度结房传导阻滞,当逆行性 P 波和 R 波重叠或有 PR 间期或有 RP 间期的交界性心律中,形态一致的 QRS 波群后面偶尔不会有逆行 P 波出现时,就应考虑交界性心律合并二度结房传导阻滞。③三度结房传导阻滞,当有一个速率较快的交界性心律和一个速率小于 40 次/min 的窦性心律或房性心律分离时就应怀疑三度结房传导阻滞。但若窦性心律或房性心律的速度稍微加快,但仍比分离的交界性心律少,则只能说可能存在着三度结房传导阻滞,不能肯定诊断,很可能是因为在房室交界区的上方出现了干扰。

(2)室房传导阻滞:当交界性或室性激动经房室交界区逆传心房时,若发生传导延缓或中断称为室房传导阻滞,其是一种生理现象,阻滞程度愈重愈好。

室房传导阻滞可分为一度室房传导阻滞、二度室房传导阻滞、三度室房传导阻滞,但心电图表现与房室阻滞不同。

3. 双向传导阻滞　当起搏点周围既有传出阻滞又有传入阻滞时称为双向阻滞。并行心律伴有传出阻滞时就是一种双向阻滞。

### (四)根据阻滞的时间

根据阻滞的时间分为暂时性、持久性、间歇性、阵发性 4 种。

## 二、心脏传导阻滞与干扰性传导障碍

干扰性传导障碍是指激动在传导过程中遇到处于生理性不应期的传导组织而发生的传导延缓或传导中断。其是除节律重整以外的最基本和最常见的干扰现象,普遍存在于心律失常之中。

正常情况下并不发生干扰性传导障碍,这是因为心脏传导组织具有频率适应规律,即随着心率加快，心肌的生理性不应期也相应缩短，心率减慢而不应期也随之延长。因此第二个窦性激动永远追不上第一个窦性激动所引起的生理性不应期，所以也不会发生干扰性传导障碍。但是，当第二次激动过早或过快发生时，它就有可能落在前一次激动所形成的生理性不应期中而发生干扰性传导障碍。

干扰性传导障碍都发生在收缩期或 QT 间期中，具有时相性。干扰性传导障碍有些在心电图上是可见的，有些也可以是隐匿的，后者又称为隐匿传导。从表面现象看，干扰性传导障碍与病理性传导阻滞有许多相似之处，但它们有本质上的区别。干扰性传导障碍按发生部位、传导方向的分类与相对应的病理性传导阻滞的鉴别，见表 16-1。

**表 16-1　干扰性传导障碍按发生部位、传导方向的分类与相对应的病理性传导阻滞的鉴别**

<table>
<tr><th colspan="4">部位</th><th colspan="2">干扰现象</th><th colspan="3">病理性传导阻滞</th></tr>
<tr><td colspan="4" rowspan="2">起搏点-心肌联接处<br>（包括窦房联接处）</td><td colspan="2">干扰性传入障碍（传入干扰）</td><td colspan="3">传入阻滞（并行心律）</td></tr>
<tr><td colspan="2">干扰性传出障碍（传出干扰）</td><td colspan="3">传出障碍（包括窦房阻滞）</td></tr>
<tr><td colspan="4">心房肌</td><td colspan="2">房内绝对干扰—房性融合波</td><td colspan="3">心房内传导阻滞</td></tr>
<tr><td colspan="3" rowspan="2">连接区（包括希氏束）</td><td>下行传导</td><td colspan="2">干扰性房室传导障碍（房室干扰）</td><td colspan="3">房室阻滞</td></tr>
<tr><td>逆行传导</td><td colspan="2">干扰性室房传导障碍（室房干扰）</td><td colspan="3">室房传导阻滞</td></tr>
<tr><td rowspan="10">室内传导</td><td rowspan="4">单束支</td><td colspan="2">右束支</td><td colspan="2">干扰性右束支传导障碍（右束支干扰）</td><td rowspan="9">时相性心室内差异性传导</td><td>右束支传导阻滞</td><td rowspan="10">室内阻滞</td></tr>
<tr><td colspan="2">左束支</td><td colspan="2">干扰性左束支传导障碍（左束支干扰）</td><td>左束支传导阻滞</td></tr>
<tr><td colspan="2">左前分支</td><td colspan="2">干扰性左前分支传导障碍</td><td>左前分支阻滞</td></tr>
<tr><td colspan="2">左后分支</td><td colspan="2">干扰性左后分支传导障碍</td><td>左后分支阻滞</td></tr>
<tr><td rowspan="4">双侧束支</td><td colspan="2">左加右束支</td><td colspan="2">干扰性左加右束支传导障碍</td><td>左加右束支传导阻滞</td></tr>
<tr><td rowspan="2">双支</td><td rowspan="2">右束支伴左束支分支</td><td colspan="2" rowspan="2">干扰性右加左前分支传导障碍<br>干扰性右加左后分支传导障碍</td><td>右加左前分支阻滞</td></tr>
<tr><td>右加左后分支阻滞</td></tr>
<tr><td colspan="2">三支</td><td colspan="2">干扰性三支传导障碍</td><td>三支传导阻滞</td></tr>
<tr><td colspan="3" rowspan="2">浦氏纤维心室肌</td><td colspan="2">相对干扰性室内传导障碍</td><td rowspan="2">不定型的室内阻滞</td></tr>
<tr><td>绝对干扰性室内传导障碍</td><td>不定型室内干扰</td><td>室性融合波</td></tr>
</table>

心脏传导阻滞与干扰性传导障碍相似，有些表现也有共同之处，但本质上完全不同，见表 16-2。

表 16-2 心脏传导阻滞与干扰现象的鉴别

| 鉴别点 | 传导阻滞 | 干扰现象 |
|---|---|---|
| 概念 | 激动的传导延缓或中断是因为激动传导至某处心肌时遭遇该处病理性延长的不应期 | 激动的传导中断或延缓是因为过早发生的激动到达某处心肌时遭遇该处生理性不应期 |
| 产生原理 | 该部位心肌原有的不应期病理性延长 | 激动出现过早遇到生理性不应期 |
| 临床意义 | 有较严重的病理意义,需要治疗,多反映心肌有器质性或其他严重损害 | 本身多无病理意义,不需要治疗,预后取决于原发性心律失常的性质 |
| 心电图特征 | 激动(P 波)出现在预计的生理性不应期之外,也即在舒张中、晚期,仍有传导延缓或中断者。在房室阻滞中,预计的生理性绝对不应期在 QRS 波开始至 T 波波峰之间,相对不应期在 T 波波峰至 T 波或 U 波末尾之间。病理性不应期长短因患者而异,如有阻滞性完全性房室脱节时,一般心房率较心室率快 | 激动(P 或 P' 波)出现在预计的生理性不应期之内,也即在收缩期及舒张早期,而有传导延缓或中断者。在房室连接区干扰现象中,预计的生理性绝对不应期亦在 QRS 波开始至 T 波波峰之间,相对不应期在 T 波波峰至 T 波或 U 波末尾之间。如有干扰性完全性房室脱节时,一般心室率较心房率快 |

# 第二节 窦房阻滞

窦房阻滞是窦房结的激动不能正常地通过窦房联接区传出至周围的心房组织,使窦房传导时间延长或使心房及心室发生一次或多次漏搏,甚至窦房结激动完全不能传出,亦称为窦房阻滞。由于窦房结电位在体表心电图上是“隐匿的”、不能直接显现,只能通过窦房结发出激动引起心房肌的除极所形成的 P 波来间接推测是否发生窦房阻滞。窦房阻滞大多呈暂时性,多见于洋地黄中毒、冠心病、心肌病、窦房结功能衰竭患者。

## 一、分类

窦房阻滞按阻滞程度分为一度窦房阻滞、二度窦房阻滞、三度窦房阻滞,见图 16-1。

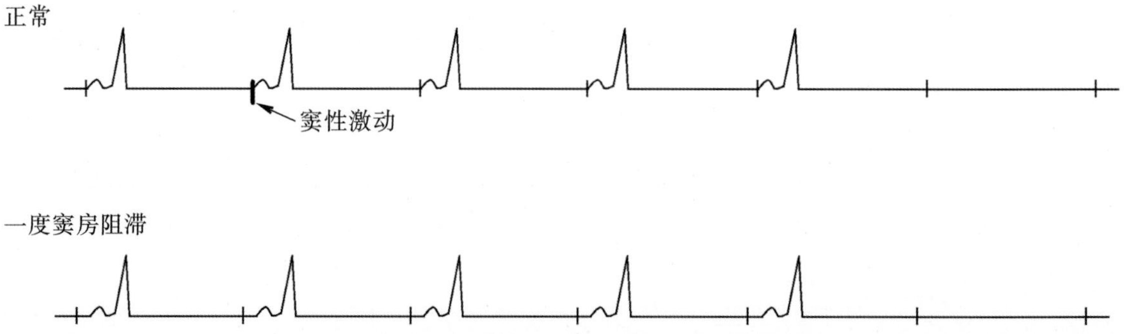

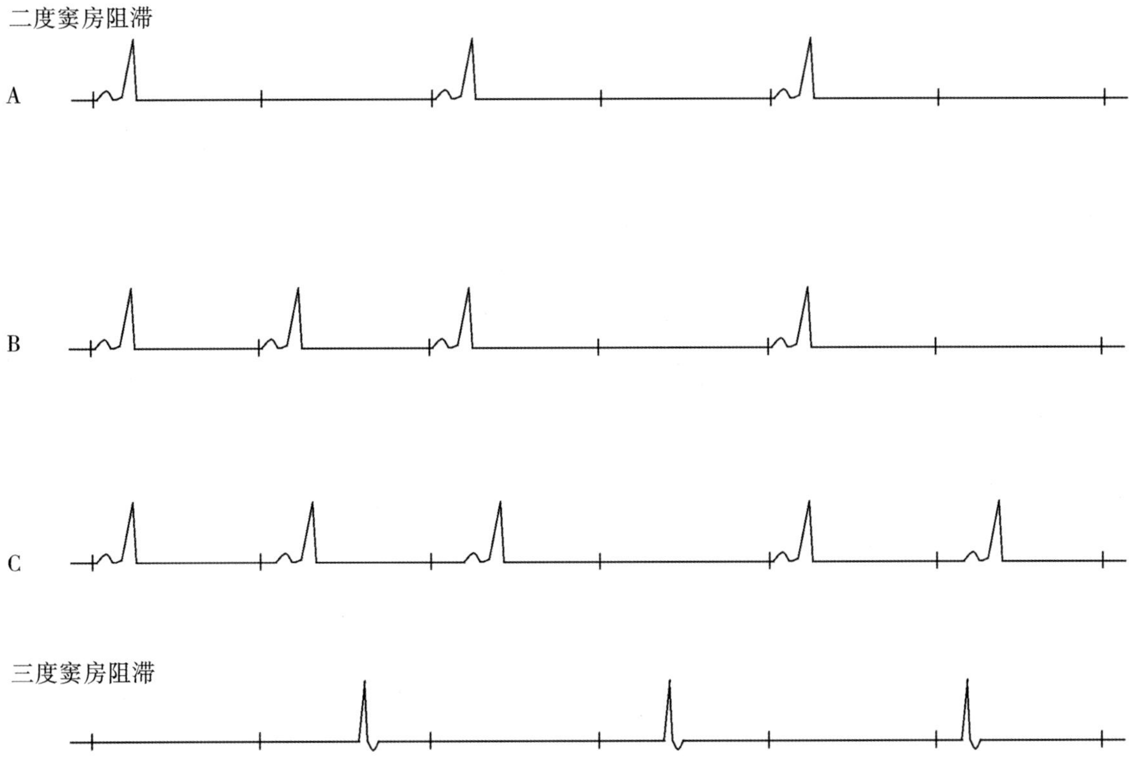


图 16-1　窦房阻滞示意

## 二、一度窦房阻滞

1. 单纯一度窦房阻滞　窦性激动在窦房联接组织中传导速度较正常减慢，发生单纯的窦房传导时间延长，即每次激动均能传导至心房，产生窦性 P 波，与正常窦性心律完全一样。由于体表心电图不能直接记录到窦房结电位，因此无法直接测定窦房传导时间，只能根据窦性 P 波的节律改变，间接地推测窦房传导障碍情况，故单纯一度窦房阻滞体表心电图无法诊断。

2. 一度Ⅱ型窦房阻滞合并二度Ⅱ型窦房阻滞　一度Ⅱ型窦房阻滞是窦房传导时间固定延长。在貌似正常的窦性节律之后，有一长的窦性 PP 间期，此长 PP 间期≤两个短窦性 PP 间期之和，推测貌似正常窦性节律发生了一度窦房阻滞，而长的窦性 PP 间期为二度Ⅱ型窦房阻滞所致。

一度Ⅱ型窦房阻滞合并二度窦房阻滞时才能诊断一度窦房阻滞，此时由于部分窦性激动不能传入心房，造成心房波脱漏，通过观察心房波脱漏间歇的长短可以确定有无一度窦房阻滞，心电图表现为阻滞后的第一个心房波“提前”出现，其原因可能是窦房传导中断后第 1 次窦性心搏窦房传导时间短，并无一度窦房阻滞；同时长间歇与短的窦性周期无简单倍数关系，易误诊为窦性停搏，注意鉴别点，窦性停搏时的长间歇长短不一，而一度窦房阻滞合并二度Ⅱ型窦房阻滞时的长间歇是相等的。

## 三、二度窦房阻滞

二度窦房阻滞是窦房结激动部分传导中断而未下传心房，心电图表现为 1 个或数个窦性 P 波脱漏，属于不完全性窦房阻滞，心电图上所说的窦房阻滞系指二度窦房阻滞而言。

二度窦房阻滞按其表现形式分为二度Ⅰ型窦房阻滞、二度Ⅱ型窦房阻滞、二度Ⅲ型窦房阻滞。

1. 二度Ⅰ型窦房阻滞　窦性激动传导时间逐渐延长,直至一次窦房传导中断,出现1次长的窦性激动间期,周而复始,亦称为文氏型窦房阻滞、窦-房传导时间递增型二度窦房阻滞。二度Ⅰ型窦房阻滞是由于窦房联接区的相对不应期和绝对不应期均延长,但以相对不应期延长为主,文氏周期中的第一个窦性激动出现在应激期内,第二个激动进入相对不应期内,随后依序而来的激动逐步进入相对不应期的更早期,最后激动进入绝对不应期而发生传导中断,结束一个文氏周期,此后窦房联接区经过较长时间的休息、恢复其传导能力,开始新的文氏周期。

(1)典型文氏型窦房阻滞:窦性PP间期进行性缩短至一次突然延长,长的PP间期小于最短的2个PP间期之和,长PP间期前的PP间期最短,如此周而复始。

(2)非典型文氏型窦房阻滞:窦性PP间期逐渐延长至一次明显延长,长的PP间期小于2个短的窦性PP间期之和。

(3)变异型文氏型窦房阻滞:窦性PP间期先逐渐缩短后或不变或稍延长,继而延长出现一个长PP间期,该长PP间期略小于2个短PP间期之和,往往很难与窦性心律不齐相鉴别,如文氏周期所计算出来的窦性PP间期在心电图各个类文氏周期中结果大致符合,文氏周期周而复始,窦性PP间期变化仍有一定的规律性时则考虑诊断,反之诊断为窦性心律不齐。

2. 二度Ⅱ型窦房阻滞　窦性激动在向心房传导时发生间歇性传导中断,发生传导中断前不伴有窦房传导时间逐渐延长,亦称莫氏Ⅱ型窦房阻滞、窦房传导时间固定型二度窦房阻滞。二度Ⅱ型窦房阻滞是由于窦房联接区的绝对不应期病理性延长,使单个的窦性激动不能传入心房所致。窦房阻滞常可出现逸搏,但不能以逸搏与前次心搏之间的长间期来测量其倍数关系。心电图表现为一系列规则的窦性PP间期突然中断于一长的窦性PP间期,该长PP间期为短PP间期的2倍,见图16-2～图16-6。

(1)2∶1窦房阻滞:窦性心律出现2∶1窦房阻滞时可成倍减慢窦性心律,此时规则的2∶1窦房阻滞须与窦性心动过缓相鉴别。

(2)3∶2窦房阻滞:心电图特征是窦性PP间期长短交替出现,P波形态一致,长窦性PP间期是短窦性PP间期的2倍。此时规则的3∶2窦房阻滞须与窦性早搏相鉴别。

(3)传导比例不规则:可以是2∶1、3∶2、4∶3不等,诊断时要注明。

3. 二度Ⅲ型窦房阻滞　二度Ⅲ型窦房阻滞是指窦房传导时间不固定的二度窦房阻滞。

心电图表现为PP间期长短不一,类似窦性心律不齐。鉴别要点是窦性心律不齐的PP间期渐短渐长,且多与呼吸周期有关,吸气时短,呼气时长;二度Ⅲ型窦房阻滞的PP间期忽长忽短,且与呼吸周期无关。本型单独存在时很难与窦性心律不齐鉴别,若与二度窦房阻滞伴文氏现象交替或间歇出现,结合后者的特点则不难诊断。

4. 2∶1窦房阻滞　每2个窦性激动仅外传到心房一次形成2∶1窦房阻滞。

5. 高度窦房阻滞　高度窦房阻滞是指连续两个或两个以上的窦性激动不能传出至心房。心电图表现为一明显延长的窦性PP间期,该长PP间期是短PP间期的3倍或3倍以上,有时伴缓慢的交界性或室性被动性心搏或心律,见图16-7、图16-8。

高度窦房阻滞须与窦性停搏相鉴别:前者长的窦性PP间期总是短的窦性PP间期的整倍数,且长度相等的PP间期可反复出现;后者长的窦性PP间期与短的窦性PP间期不存在整倍数关系。

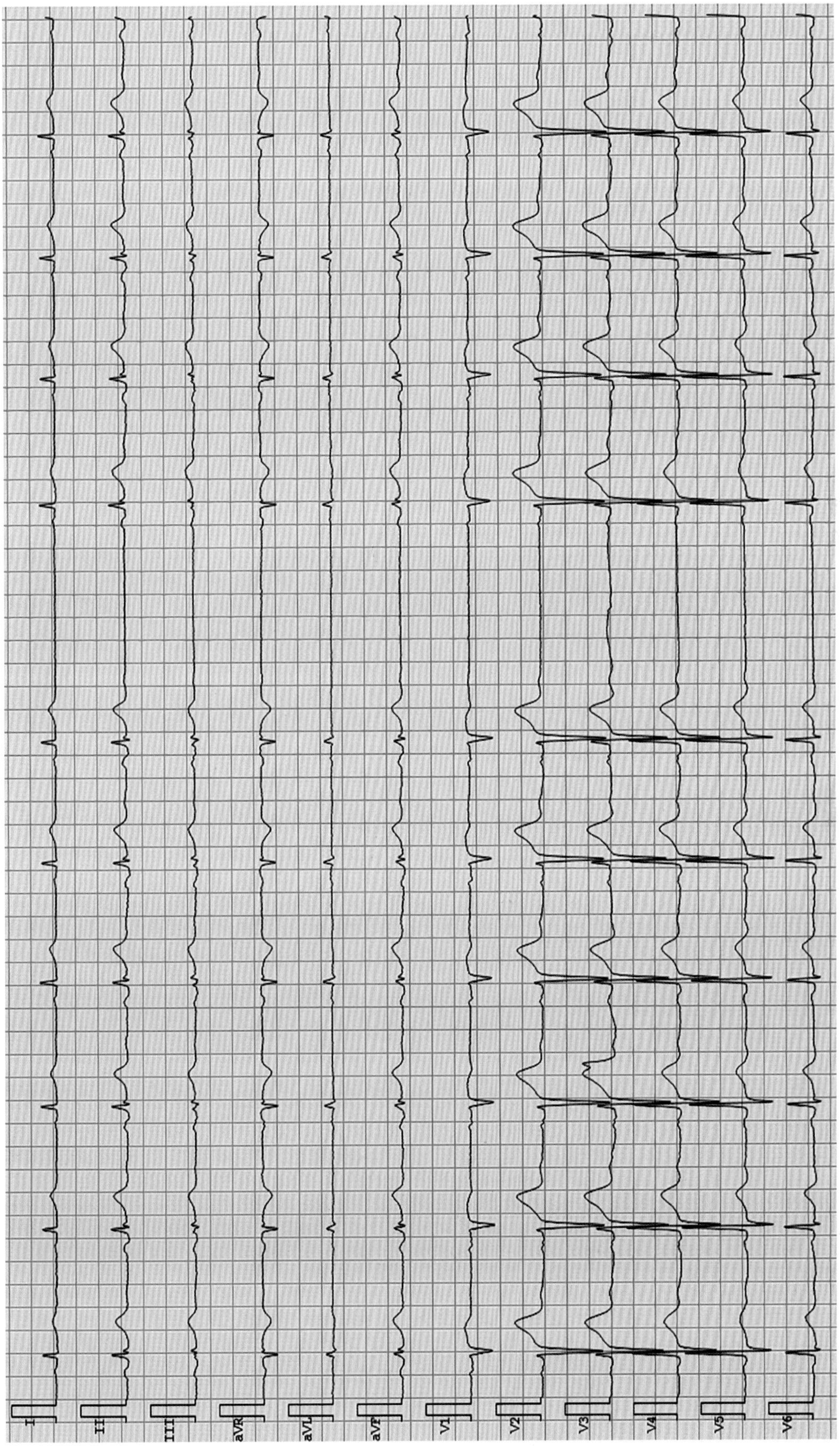


图 16-2　二度Ⅱ型窦房阻滞(1)

男,77 岁,窦性心律,长 PP 间期为短 PP 间期的 2 倍,即二度Ⅱ型窦房阻滞。

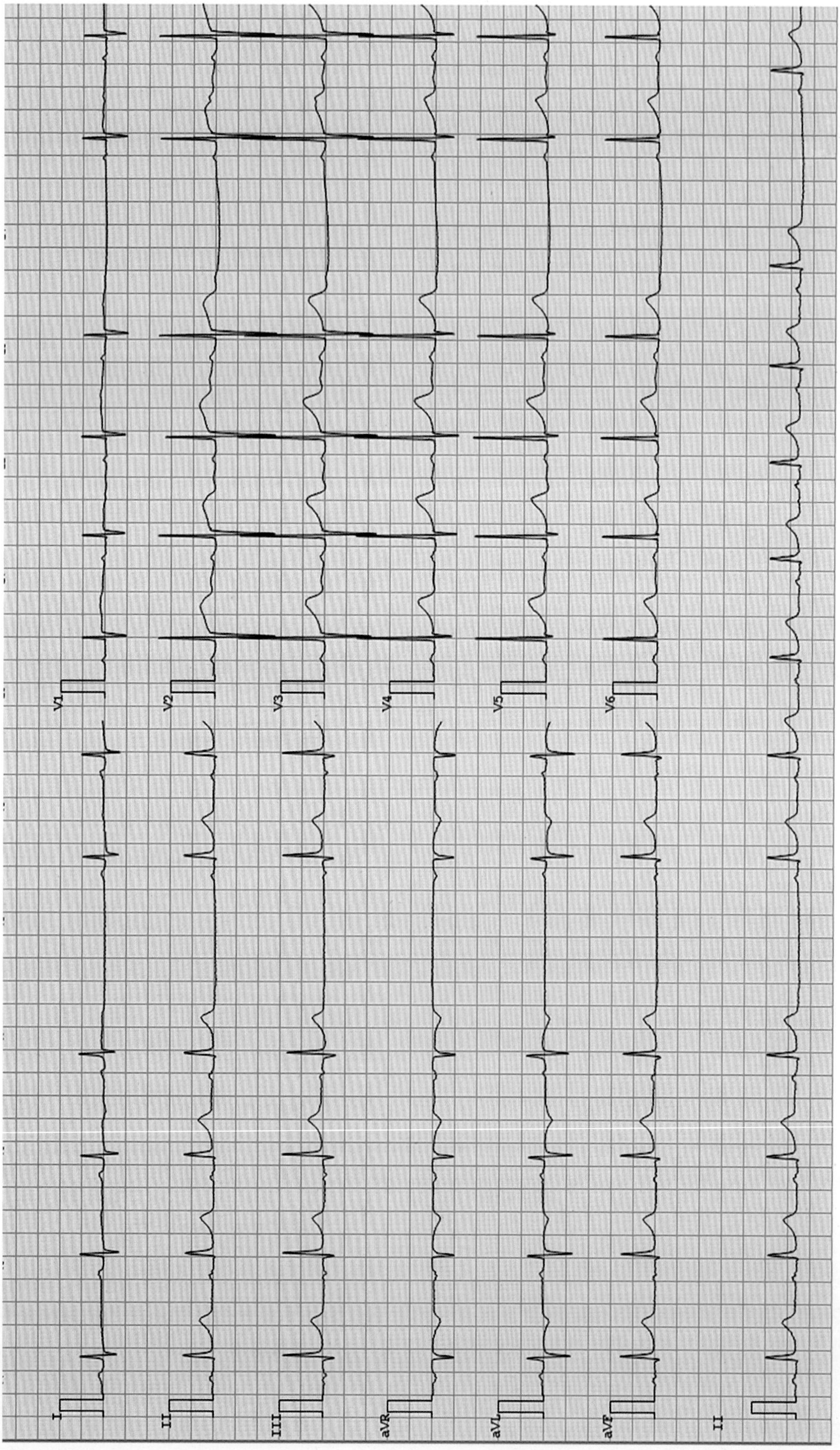


图 16-3　二度Ⅱ型窦房阻滞(2)

女,79 岁,窦性心律,长 PP 间期为短 PP 间期的 2 倍,即二度Ⅱ型窦房阻滞。

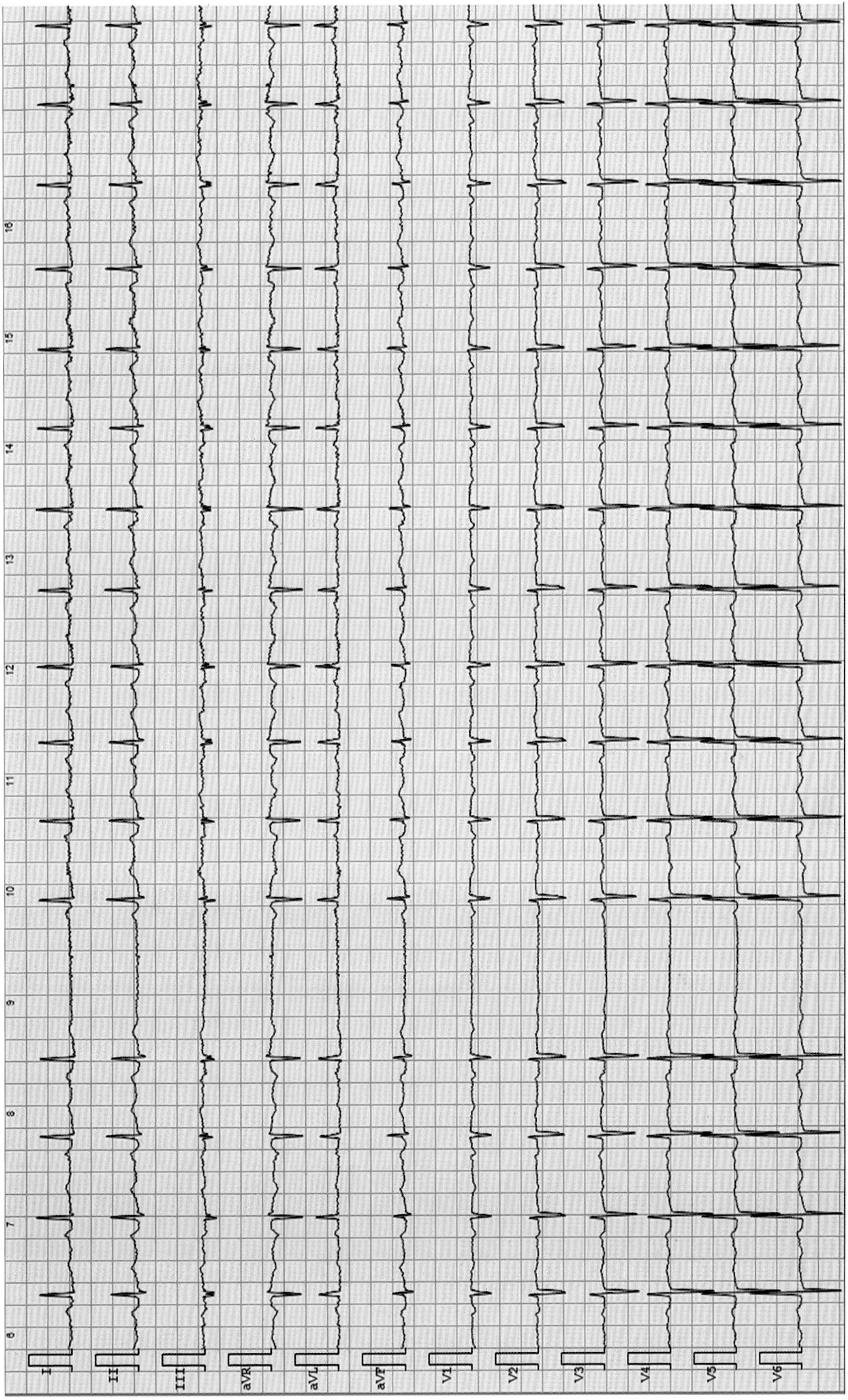


**图16-4　二度Ⅱ型窦房阻滞(3)**

女,59岁,窦性心律,长PP间期为短PP间期的2倍,即二度Ⅱ型窦房阻滞。

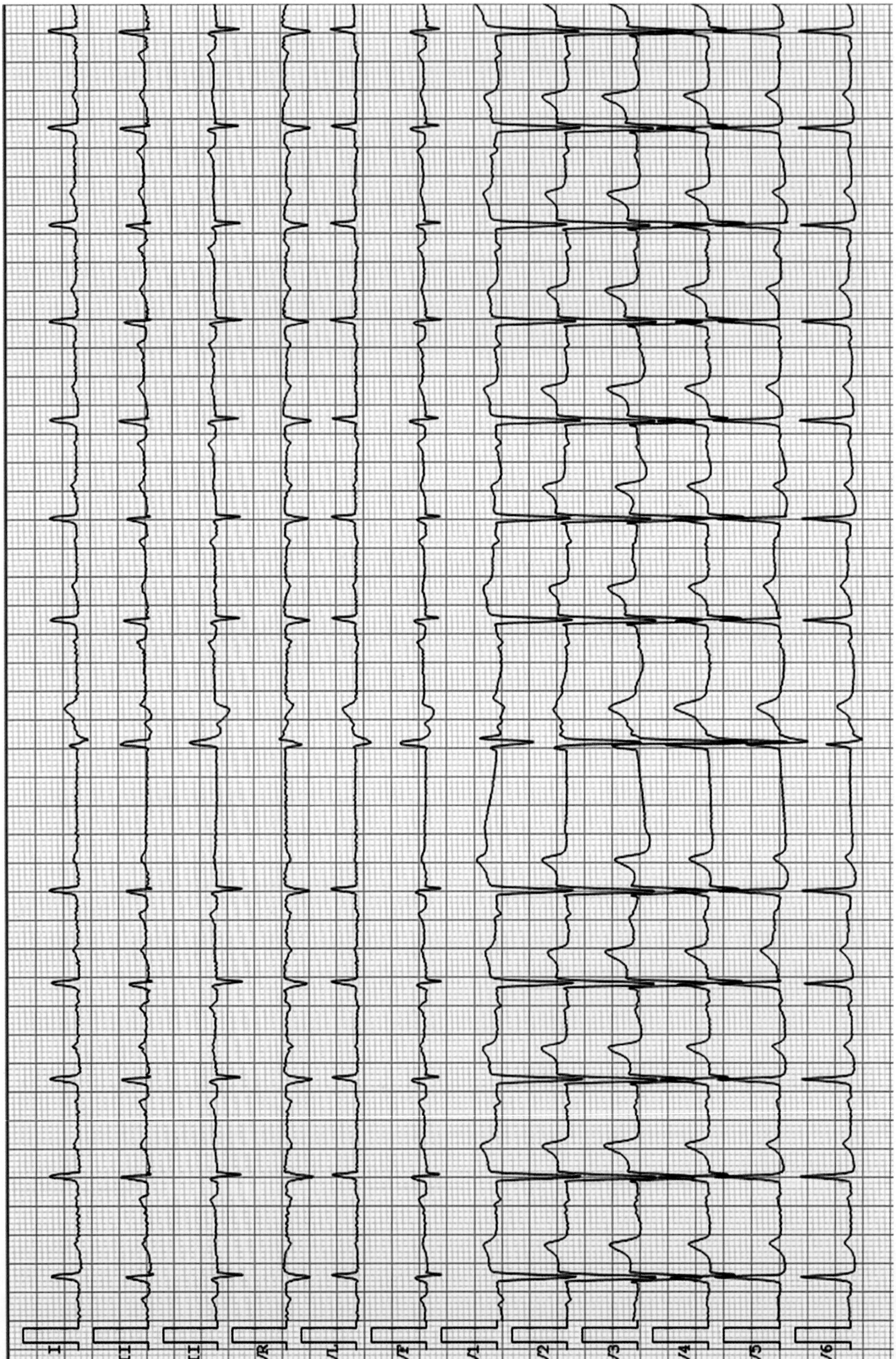


**图 16-5　二度Ⅱ型窦房阻滞、加速的室性心搏**

女，72岁，窦性心律，延迟出现宽大畸形的QRS波，其前无相关P波，前间期1.0 s，其ST段有一窦性P波，该窦性P波与其前的窦性P波形成的长PP间期为短PP间期的2倍，即二度Ⅱ型窦房阻滞，加速的室性心搏。

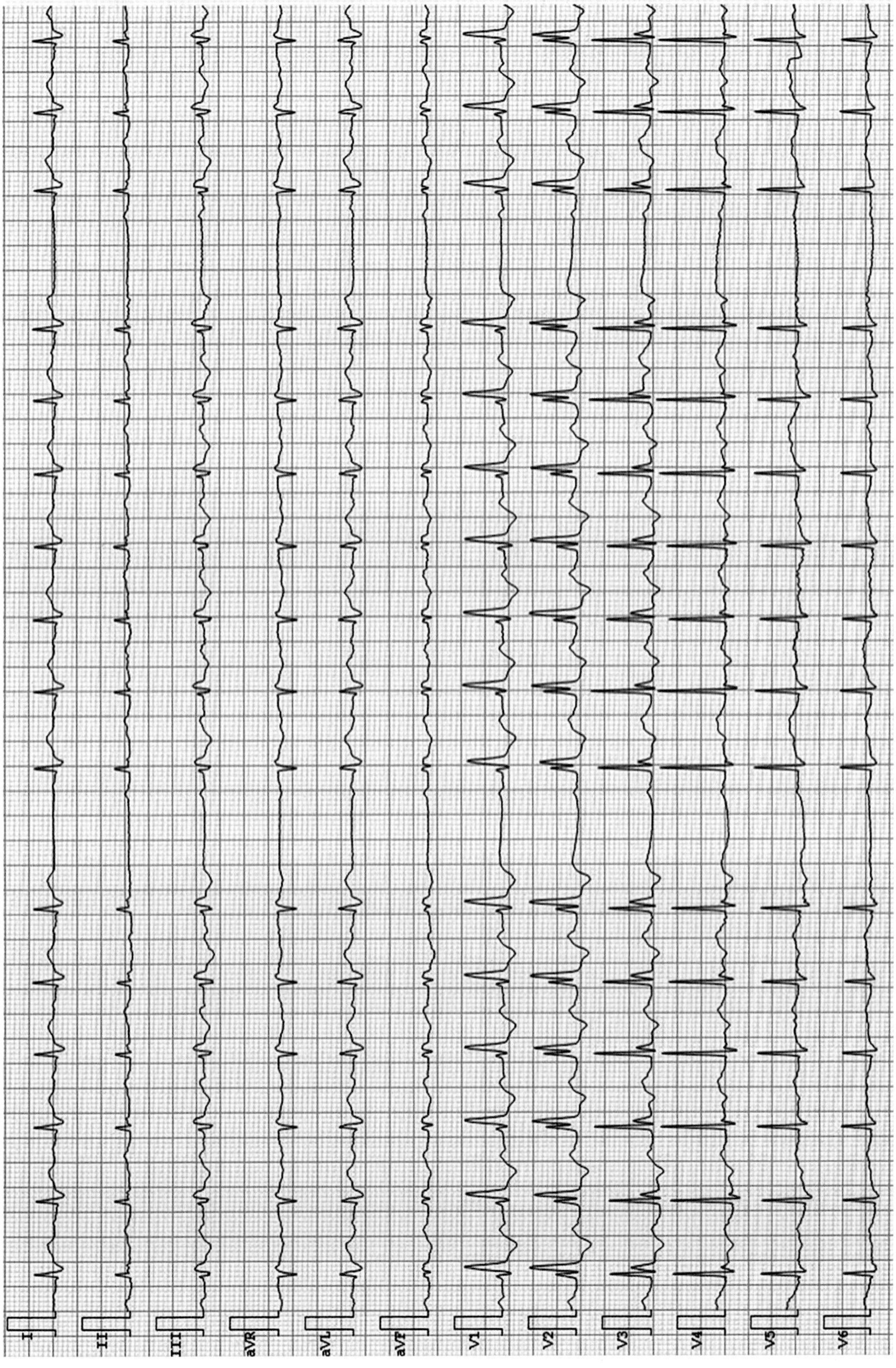


**图 16-6　二度Ⅱ型窦房阻滞**

男,88 岁,窦性心律,长 PP 间期为短 PP 间期的 2 倍,即二度Ⅱ型窦房阻滞。

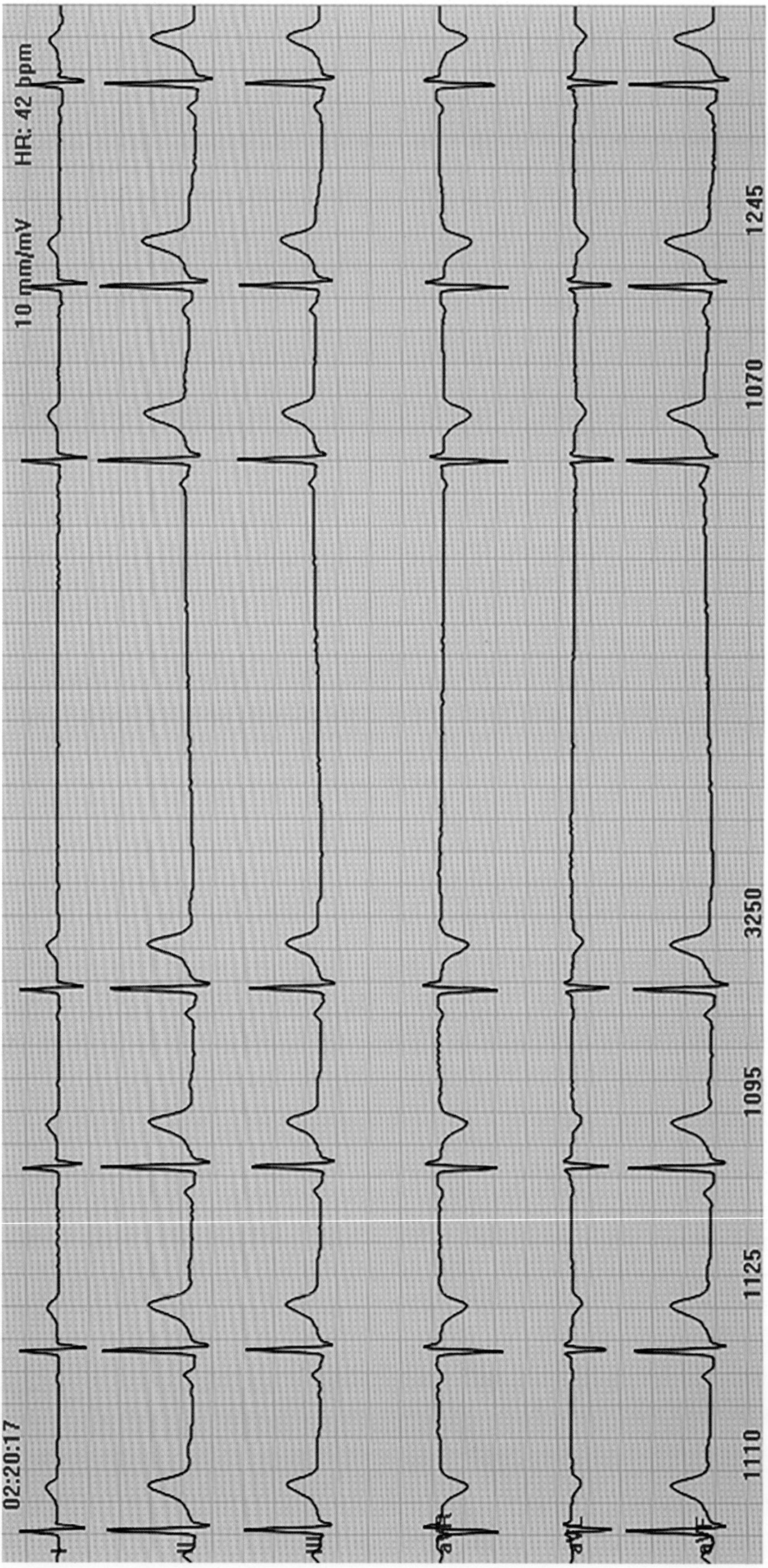


图 16-7　高度窦房阻滞(1)

动态心电图片段，长 PP 间期是短 PP 间期的 3 倍，即高度窦房阻滞。

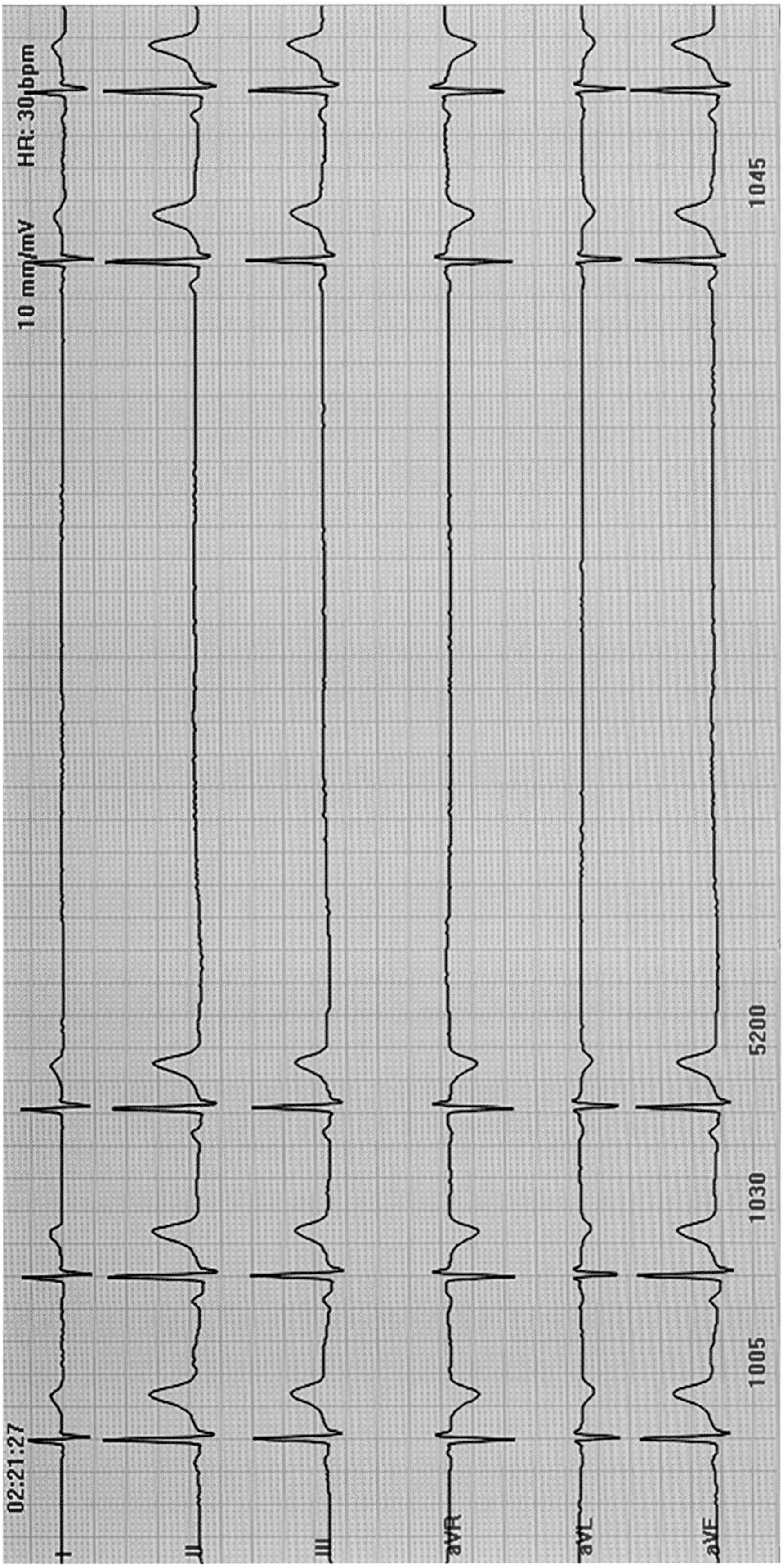


**图 16-8　高度窦房阻滞(2)**

与图 16-7 为同一患者动态心电图不同时间片段，长 PP 间期是短 PP 间期的 5 倍，即高度窦房阻滞。

### 四、三度窦房阻滞

三度窦房阻滞是指窦房结按时兴奋,但全部窦性激动受阻于窦房联接区而不能传入心房,此时心电图上无窦性 P 波,亦称完全性窦房阻滞。

鉴别诊断包括以下几方面。

1. 三度窦房阻滞与持久性窦性停搏的鉴别　三度窦房阻滞与持久性窦性停搏体表心电图无法鉴别。三度窦房阻滞有时有房性逸搏或房性逸搏心律,持久性窦性停搏多无房性逸搏或房性逸搏心律,可能的原因是抑制窦房结自律性的病理因素同样也可抑制心房内异位起搏点的兴奋性。但三度窦房阻滞不一定出现房性逸搏心律,而有房性逸搏心律者不一定就是三度窦房阻滞,两者鉴别相当困难,此时可统称为完全性窦性静止。

2. 三度窦房阻滞与弥漫性完全性心房肌传导阻滞(窦室传导)鉴别　①三度窦房阻滞可有房性逸搏心律,弥漫性完全性心房肌传导阻滞则无。②三度窦房阻滞的 QRS 波群多是交界性,且多不伴有心室内传导阻滞,故 QRS 波群多不宽大畸形,而弥漫性完全性心房肌传导阻滞多宽大畸形。③弥漫性完全性心房肌传导阻滞常伴有高血钾所致的尖耸 T 波,三度窦房阻滞则无。④如有血钾增高或临床上可查知导致高血钾的疾病存在时则常形成弥漫性完全性心房肌传导阻滞而对窦房结影响较小。

## 第三节　房内阻滞

房内阻滞是指激动在心房内的传导延缓或中断,亦称为房间传导阻滞、房内阻滞。

房内阻滞分为完全性房内阻滞和不完全性房内阻滞,此外弥漫性完全性心房肌传导障碍也属于房内阻滞。

### 一、不完全性房内阻滞

不完全性房内阻滞是指激动在右心房与左心房之间传导延缓,亦称心房传导延缓。其发生是心房内传导延缓伴 Bachmann 束传导阻滞从而导致右房至左房的传导时间延长所致。多见于冠心病、高血压等器质性心脏病、血钾过高、洋地黄和奎尼丁作用及迷走神经张力增高等。

1. 心电图特点　心电图表现为 P 波增宽,时限≥0.12 s,出现双峰,峰间距>0.04 s,甚至可达 0.22 s,或有切迹、错折、正负双相等多种形态改变,但 P 波振幅多无明显改变。

2. 鉴别诊断　不完全性房内阻滞在心电图上不易与左心房异常相鉴别。诊断时应结合临床表现,通过超声心动图等多方面检查以确定没有左心房异常。不完全性房内阻滞一般无左心房异常的表现。

3. 局限性不完全性心房内传导阻滞　在窦性心律与加速的房性心律互相竞争过程中,曾观察到不但两种心律的 P 波形态不同,而且两种心律的 P 波宽度及 PR 间期相差悬殊,其中窦性 PR 间期正常而房性 PR 间期明显延长,但频率差别不大。可能的发生机制:在房性激动传至房室交界区过程中的某个局限区域,包括心房肌某部和(或)某一房内束的某段,有不完全性传导阻滞,引起 P 波增宽且 PR 间期延长;而窦性激动在传向房室交界区过程中可绕过此区域,故窦性 P 波不宽且 PR 间期不延长,房内传导束的不同途径似乎为这一解释提供根据。同时动物实验显示临床上不伴有频率和节律变化的一过性的 P 波波形变异,可能是一支或多支结间束或房间束阻滞所致。

## 二、完全性房内阻滞

完全性房内阻滞是指心房的某一部分与心房的其余部分分别被两个独立的、互不干扰的起搏点所激动，一般来说心房的某一部分被异位起搏点控制，而其余部分则被窦房结所控制，且异位起搏点的激动绝不下传至心室，亦称为心房分离、心房脱节、完全性心房内传导阻滞、完全性房间阻滞、房内脱节、房间脱节、局限性完全性房内传导阻滞，见图 16-9。一种必须依靠心电图来诊断的罕见型房性心律失常。可见于临床多种情况，包括风心病、心肌梗死、洋地黄等药物过量或中毒、肺部疾患及尿毒症等严重疾病，多在病情危重时出现，且常合并其他心律失常。

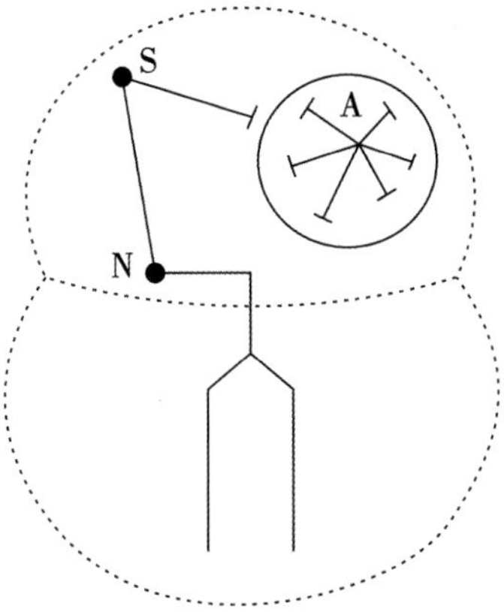


图 16-9　心房脱节示意

1. 发生机制　当缺血、缺氧、代谢障碍、心肌梗死或洋地黄等药物中毒时，心房的异位起搏点自律性增高，因而在心房内有两个或更多的并行的兴奋点发放激动，而同时在其周围又建立了一圈传入与传出性阻滞区。传入性阻滞是指窦性或其他基本节律的激动在此异位起搏点周围被阻，使其不受基本节律的干扰而保持自己的节律；传出阻滞是指这个异位起搏点发放的激动，不论该起搏点以外的心肌是否已脱离不应期，仍不能传出已激动该起搏点以外的心肌组织。这样既可解释窦房结和异位起搏点间为什么不发生干扰，也可解释即使在连接区已脱离不应期时为什么异位起搏点的激动一个也不下传到心室。

2. 分型　根据异位节律的类型完全性房内阻滞分 4 型。

(1) 单侧缓慢的异位心房节律型：此型是心房脱节中最常见的类型。心电图表现为出现两组独立的心房 P 波。一组是基本节律规律，和 QRS 波群有固定关系，常是窦房结激动心房而成，也可以是交界性心律、心房颤动等异位节律；另一组 P 波和基本节律 P 波无关，其形态和频率均和基本节律 P 波不同，也不下传至心室，这组 P 波是心房异位起搏点发放的冲动激动心房的某一局限部分而形成。异位 P 波比窦性 P 波小，频率通常在 30 ~ 50 次/min，PP 间期不齐。有时该型心电图可见一宽大的 P 波，这是异位 P 波与基本节律的 P 波正好重叠在一起形成的房性重叠波，而并非房性融合波，因为心房脱节的两组并存的节律冲动在心房内无法相遇，见图 16-10、图 16-11。

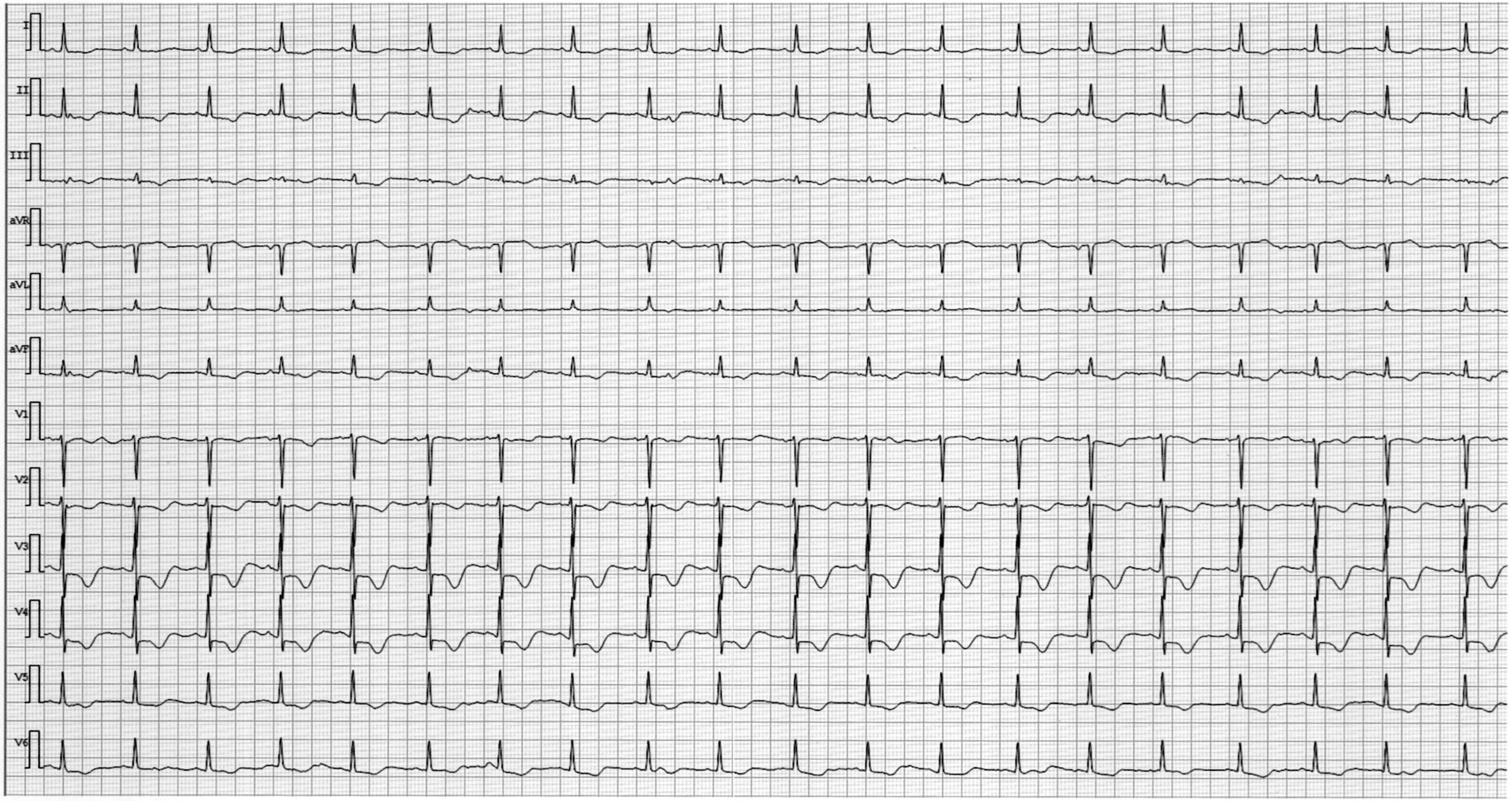


**图 16-10　窦性心律,过缓的房性逸搏心律伴不齐,完全性房内阻滞**

女,75 岁,窦性 P 波与 QRS 波形成的 PR 间期固定,频率约 77 次/min,另一组心房波形态异于窦性 P 波,心房率不齐,约 36 次/min,其后未见与之相关的 QRS 波,第 4、15 个 QRS 波前的心房波为房性重叠波,即窦性心律,过缓的房性逸搏心律伴不齐,完全性房内阻滞。

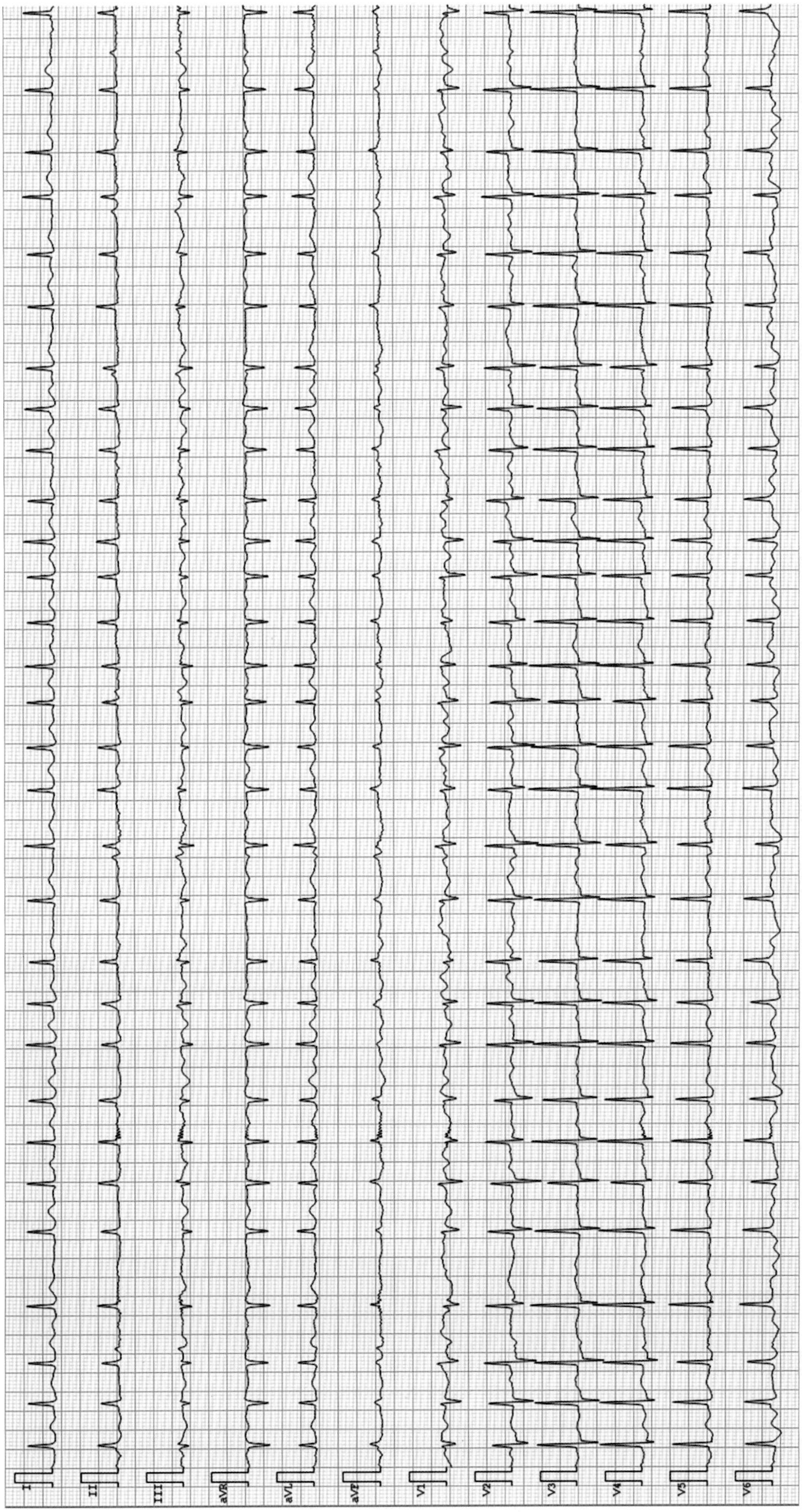


**图16-11　快心室率心房颤动，过缓的房性逸搏心律伴不齐，完全性房内阻滞**

女，75岁，心房颤动，RR间期不等，平均心室率102次/min，另一组心房波形态异于房颤波，心房率不齐，约35次/min，其后未见与之相关的QRS波，即快心室率心房颤动，过缓的房性逸搏心律伴不齐，完全性房内阻滞。

(2)单侧心房颤动型:该型也比较常见。心电图表现为窦性P波与快速的房颤波同时存在。在这种情况下,基本节律的窦性PP或RR间隔不受房颤波存在的影响,本身是规则的。

(3)单侧心房扑动型:该型少见。其基本节律常为窦性,异位心律为局限性心房扑动,但和一般房扑相比,F波的波形要小,且不规律。

(4)单侧房性心动过速型:该型更少见。其基本节律常为窦性,异位节律为房性心动过速,但其PP间期的变化较普通的房性心动过速显著。

3. 诊断与鉴别诊断　诊断时需与房性并行心律和人工伪差相鉴别。

(1)与房性并行心律的鉴别:房性并行心律的P波较窦性P波稍大或等大,心房脱节的P波小而不易看清。房性并行心律PP间隔较恒定,常出现夺获、融合,而心房脱节则无。压迫眼球等刺激迷走神经的方法可使房性并行心律的频率变慢,但对心房脱节则无影响,见图16-12。

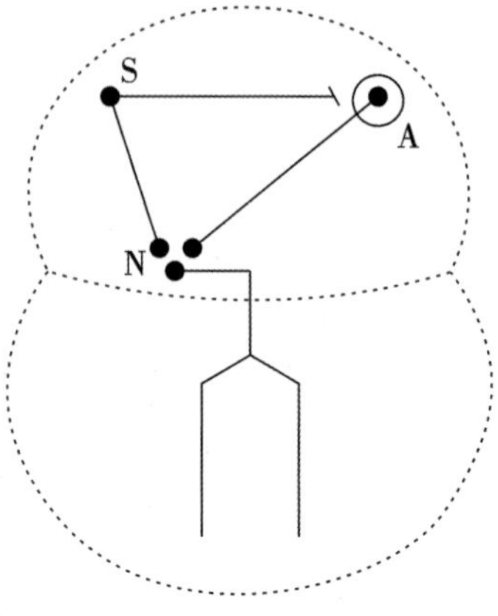

图16-12　房性并行心律示意

(2)与人工伪差的鉴别:各种人工伪差,包括电极板联结松弛,周围节律性电干扰,如人工呼吸机,膈肌节律性收缩等,都可在心电图上出现类似心房脱节的图形。鉴别的方法可由不同的心电图机,在不同的时间、不同的条件下反复核查,即可进一步鉴别。

呼吸肌肌波是一种特殊的伪波干扰,可能是斜角肌等呼吸辅助肌的肌波。在心电图上表现为一系列频率缓慢、与呼吸频率一致、直立而规则的、类似P波的小波,与一系列窦性P或f波完全脱离关系。有时此波后可继以短阵细小的颤动波。酷似局限性完全性房内阻滞,鉴别在于作心电图时注意患者呼吸,此波每呼吸一次即出现一次,屏气时消失,常伴有呼吸困难的心肺疾病。

## 三、弥漫性完全性心房肌传导阻滞

窦房结的激动未激发周围的心房肌而直接经结间束通过房室交界区而下传至心室称为窦-室传导,可能系结间束和心房肌的应激性存在明显差异所致,动物实验显示明显的高血钾在传导系统尚未受到抑制之前,心房肌已丧失传导性,引起心房肌不能传导激动因而不能产生心房除极波,窦房结的激动经结间束下传心室。

弥漫性完全性心房肌阻滞的原名窦-室传导,动物实验显示明显的高血钾使普通心房肌的传导性完全丧失,但尚未使窦房结的自律性、结间束和交界区的传导性丧失。因此窦房结仍然发出激动,但由于周围弥漫的心房肌不能传导激动,故不产生心房除极波。这也是心房肌失去兴奋性,对窦性激动不发生反应的表现,亦称为心房肌的电麻痹。

当血钾继续增高,结间束和房室交界区的传导性都受到抑制而完全消失时,乃出现弥漫性完全性房内束及心房肌传导阻滞,此时仍无P波。

心电图表现为P波消失,窦性下传引起的QRS波宽大畸形并伴T波高耸而对称,都是高血钾引起的室内传导阻滞所致。

## 四、弥漫性完全性房内束及心房肌传导阻滞

弥漫性完全性房内束及心房肌传导阻滞时原有的窦性或房性心律在心电图上消失,即无窦P、房P、F或f波,与持久性窦性停搏、完全性窦房阻滞和弥漫性完全性心房肌传导阻滞等无法鉴别。下列表现可提示弥漫性完全性房内束及心房肌传导阻滞。

（1）在短期动态观察过程中，根据血清钾测定或心电图的高钾表现，血钾极度增高致原有心房波消失，出现宽大畸形的 QRS 波，但心室频率与原来比较无显著差别，反映这些宽大畸形的 QRS 波是窦性下传引起的而交界性逸搏心律伴室内阻滞和室性逸搏心律的可能性较小，意味着弥漫性完全性心房肌阻滞的出现。当血钾增高程度减轻时，心房波再度出现。

（2）在尿毒症、尿闭或可能并发高血钾的患者中，若观察到上述心电图改变，虽未作血钾或心电图动态观察，也应考虑此诊断的可能（图 16-13 ~ 图 16-15）。

**× × × × 门诊病历**

| 初诊 | 科室:血液净化中心门诊 | 姓名:×× | 性别:男 | 年龄:62岁 | 卡号: |
|---|---|---|---|---|---|

**主　诉：**尿毒症患者

**现 病 史：**尿毒症患者

**既往史和其他病史：**无

**过 敏 史：**无

**体格检查：**一般情况可，心肺未及异常。

**辅助检查：**暂缺

**诊　断：**1. 尿毒症维持性血液透析 肾性贫血 肾性骨病 肾性高血压（慢性病长期用药）

**处　理：**[双击录入医嘱] [双击录入中草药]

图 16-13　门诊病历

男，62 岁，2019 年门诊病历显示尿毒症。

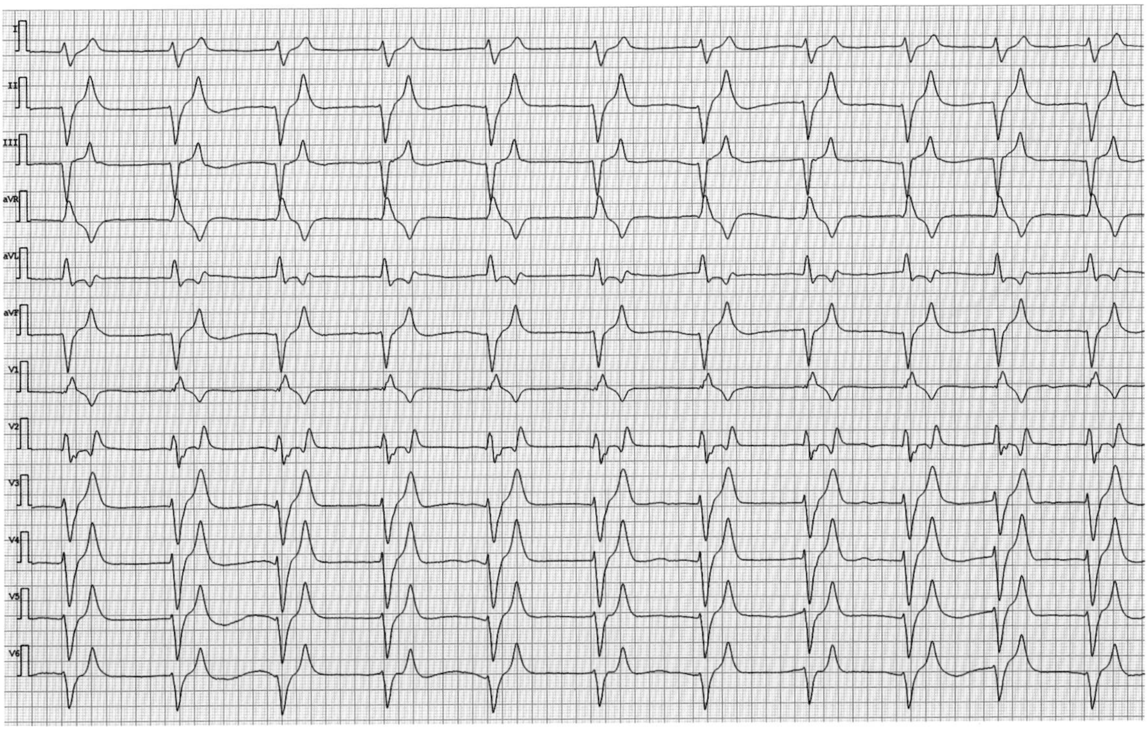

**图 16-14　窦室传导可能**

与图 16-13 为同一患者，2022 年心电图显示心房波不可明视，宽 QRS 心室节律，RR 间期不等，平均心室率 42 次/min，T 波高耸，即高血钾引起的窦室传导可能。

急诊肾功+电解质+心肌酶　　×　×　×　×　检验报告单

姓名:××　　门诊/住院号:　　病人类型:住院　　费别:YBDDJ
性别:男　　科室　病区:肾内科三病区　　标本类型:血清　　诊断:慢性肾脏病5期
年龄:65岁　　住院　床号:06床　　送检医生:××

| 代号 | 项　目 | 结果 | 参考范围 | 代号 | 项　目 | 结果 | 参考范围 |
|---|---|---|---|---|---|---|---|
| K+ | 钾 | 9.61 | ↑3.5--5.1 mmol/L | OSM | 血晶体渗透压 | 331.08 | ↑280--320 mOsm/L |
| Na+ | 钠 | 143 | 137--145 mmol/L | | | | |
| CL- | 氯 | 103 | 98--107 mmol/L | | | | |
| CA | 钙 | 2.57 | ↑2.1--2.55 mmol/L | | | | |
| PHOS | 磷 | 4.82 | ↑0.81--1.45 mmol/L | | | | |
| UREA | 尿素 | 50.3 | ↑3.2--7.1 mmol/L | | | | |
| CREA | 肌酐 | 1384 | ↑58--110 umol/L | | | | |
| UA | 尿酸 | 417 | 208--506 μmol/L | | | | |
| GLU | 葡萄糖 | 5.80 | 4.1--5.9 mmol/1 | | | | |
| AST | 谷草转氨酶 | 14 | ↓17--59 U/L | | | | |
| LDH | 乳酸脱氢酶 | 226 | 120--250 U/L | | | | |
| ECO2 | 二氧化碳 | 5 | ↓20--30 mmol/L | | | | |
| CK | 肌酸激酶 | 30 | ↓55--170 IU/L | | | | |
| CKMB | 肌酸激酶同工酶MB | 3 | 0--16 U/L | | | | |

备注:

图 16-15　检验报告单

与图 16-13 为同一患者、同一时段检验报告单显示 $K^+$ 9.61mmol/L,根据病史回顾性分析图 16-14 为弥漫性完全性房内束及心房肌传导阻滞。

(3)有从弥漫性完全性心房肌阻滞发展到弥漫性完全性房内束及心房肌阻滞的表现。由于弥漫性完全性心房肌传导阻滞与弥漫性完全性房内束及心房肌传导阻滞两者均可有上述表现,鉴别仍很困难。

1)弥漫性完全性心房肌传导阻滞血钾增高程度(显著增高)比弥漫性完全性房内束及心房肌传导阻滞(极度增高)为轻。

2)由于弥漫性完全性心房肌传导阻滞的起搏点仍在窦房结,故 QRS-T 波的频率与节律更接近窦性。

## 第四节　房间阻滞

房间阻滞(interatrial block,IAB)是指窦性激动从右心房向左心房传导速度变缓,甚至发生传导障碍,是一种与左心房扩大和房性心律失常发生相关的阻滞类型。

正常房内传导与 Bachmann 术解剖特点:右房至左房传导通常有 3 条通路,即 Bachmann 束(Bachmann bundle)、冠状静脉窦附近心房下部肌束、卵圆窝处的穿间隔纤维,见图 16-16。80% ~85% 的房间阻滞多为 Bachmann 阻滞,10% ~15% 发生在冠状静脉窦附近,5% ~10% 发生在卵圆窝处。

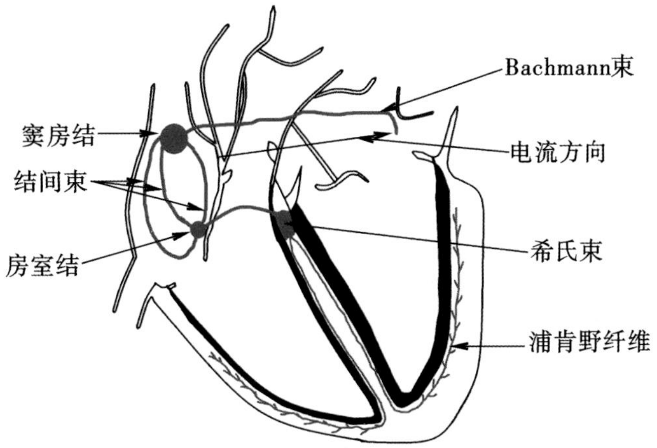


图 16-16　正常心房内传导通路

1916 年 Bachmann 首次描述了这条从右心房延伸到左心耳基底部的肌束，发挥心房间电传导的功能。当 Bachmann 束传导受阻或明显延缓时，冲动则经前结间束的降支或其他突破点传入左心房，并向左上方传导直至激动整个左心房，使总的心房传导时间延长。

1. 分类　按照阻滞程度房间阻滞可分为一度房间阻滞、二度房间阻滞、三度房间阻滞 3 种类型。然而心电图中只能反映出一度及三度房间阻滞，二度房间阻滞因其为间歇性、一过性，很难在心电图中捕捉到。

2. 房间阻滞机制及心电图表现

(1)一度房间阻滞：一度房间阻滞亦称部分性房间阻滞，是右心房至左心房沿着正常传导径路，P 波波形增宽，时限≥0.12 s，在Ⅰ、Ⅱ或Ⅲ导联呈双峰，峰间距≥0.04 s。

(2)二度房间阻滞：二度房间阻滞亦称间歇性房间阻滞，可一过性出现 P 波在同一份心电图上有周期动态变化。P 波形态从正常变为增宽，或反之，或呈文氏型不完全房间阻滞，均属二度房间阻滞。

(3)三度房间阻滞：三度房间阻滞亦称完全性房间阻滞，激动于房间隔中上部，Bachmann 束或左心房上部被阻滞，窦性激动无法穿过，只能在右心房向下传向房室交界区，因此通过房间隔后下部的突破点与心房连接逆传，向上激动左心房。心电图表现为 P 波时间≥120 ms，由于冲动自下而上逆行激动左心房，故 P 波在Ⅱ、Ⅲ、aVF 导联呈正负双相，$V_1$ 导联的 P 波也为正负双相。

3. 临床意义　房间阻滞时右心房激动向左心房传导时间延长，左心房激动明显延迟，左心房与左心室活动几乎同步，左心房收缩时二尖瓣即将或已经关闭，使左心房辅助泵作用受损，显著减少左心室舒张期充盈，继而导致心功能恶化，出现充血性心力衰竭。房间阻滞是心房颤动等房性心律失常发生及中风风险的预测因子，因此，在心电图识别房间阻滞有其独特的临床意义。

## 第五节　贝叶综合征

贝叶综合征(Bayessyndrome，Bayes)是心电图同时存在房间阻滞及房间阻滞引起的快速性室上性心律失常(尤其房颤和房扑)，左房功能减退，栓塞性卒中等临床表现，亦称房间阻滞综合征，当仅有房间阻滞表现时则为房间阻滞；其不仅对心电图学中房间阻滞有了全新诠释，也对房内与房间传导系统及功能障碍有了新认识，并对房间阻滞可能产生的临床危害有了更深了解。

1956 年法国学者 Pueeh 最早报告心电学史上房间阻滞,1979 年西班牙著名心脏病医生 Bayes 发表了一篇综述,阐述房内特殊传导系统解剖学新认识的基础上,首次将心房传导障碍分成房内阻滞和房间阻滞两种类型。

在他早期文章中,就把房间阻滞定位在右左心房之间,将房内阻滞的发生部位定位在同一心房。这种分类大大激发了临床医生和心脏解剖学家的研究兴趣,并将房间阻滞的病理学机制直接与 1916 年就被发现的 Bachmann's 束(巴赫曼束)的传导功能障碍紧密联系在一起。随后的研究证实,双房之间电激动的传导主要通过巴赫曼束(80% ~85%),其他向左房传导的通路还包括经卵圆窝(5% ~10%)和冠状静脉窦区(10% ~15%),见图 16-17。

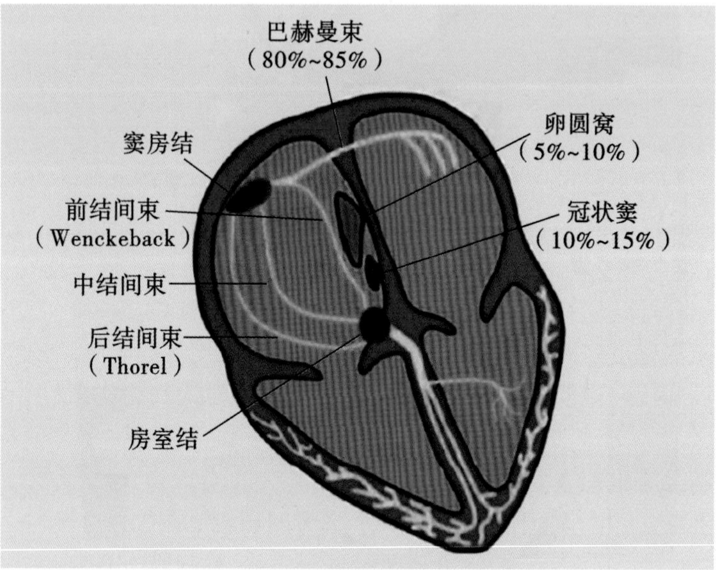


图 16-17　右房和双房间的特殊传导路

1985 年,Bayes 文中指出经心电图与心电向量图证明,房间传导障碍的病理学基础为巴赫曼束的传导延缓或中断,并首次提出房间阻滞的心电图诊断标准。1988 年,Bayes 文中强调房间阻滞不光是心电学领域的话题,还是一个独立的临床病症,其能引发快速性室上性心律失常(尤其房颤和房扑)。同期,他先后提出了房间阻滞的 2 型和 3 型分类法。

2012 年 Bayes 文中提出心电图诊断房间阻滞时要与左房扩大相鉴别,并提出房间阻滞心电图特点:①心电图表现可间歇性或一过性出现,并与心率变化无关;②心脏影像学检查能证实患者不伴左房扩大而独立存在;③其特征性心电图表现经实验方法可以复制。

2014 年世界各国心脏病学和心电图的学者开始应用 Bayes 综合征。

## 一、心电图特点及诊断

心房 P 波的形态与间期反映了右房与左房的除极过程及除极的总时间,房间电激动的传导一旦出现延缓,将引起 P 波间期与形态发生改变。

### (一)房间阻滞的心电图表现

1. P 波≥120 ms　世界卫生组织与国际心脏联盟发表的文件中,将心电图正常 P 波间期定义为≤110 ms,代表窦性激动经右房和左房的除极与传导的总时间,超过该值时可诊断房间阻滞。因此,至今还有学者坚持将房间阻滞的诊断标准定义为 P 波>110 ms。但为提高心电图诊断房间阻滞的特异性，Bayes 等多数学者主张诊断房间阻滞的 P 波应≥120 ms，并常伴 P 波的双峰或切迹。应当指出，最长的 P 波间期能出现在任一导联，因此需经 12 导联心电图诊断房间阻滞，取 P 波间期最长者诊断。一般情况下最长的 P 波间期多出现在Ⅱ、aVF、$V_4$、$V_5$等导联。

2. 双峰 P 波及圆顶尖峰 P 波　除 P 波间期延长外，P 波形态也是房间阻滞心电图的诊断依据。正常 P 波呈圆顶形，振幅低矮（<0.25 mV），间期短，见图 16-18。

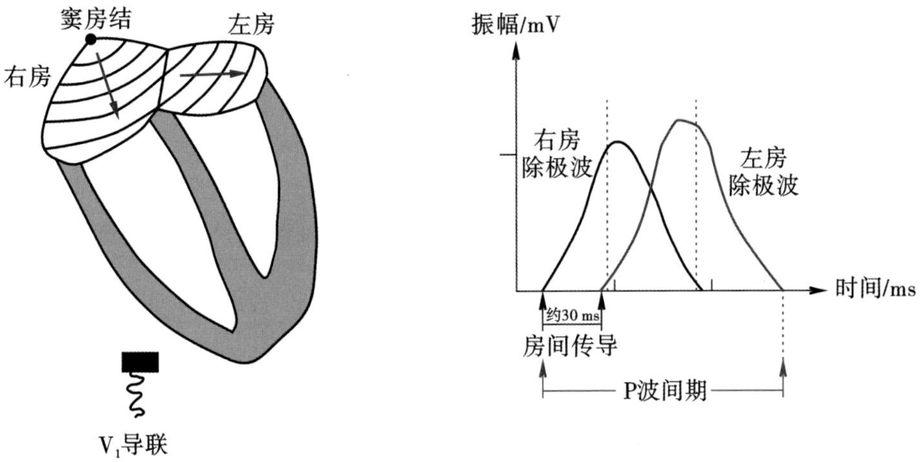


图 16-18　正常窦性 P 波间期

窦房结位于右房上部，发放的电激动先使右房除极，同时，激动还沿前结间束的分支巴赫曼束向左房快速传导。正常时巴赫曼束的传导速度比普通心房肌的传导速度快两倍。因此，不等右房除极结束左房已开始除极，并与右房同时除极，两者共同形成窦性 P 波的中 1/3，而最后的左房除极形成 P 波的后 1/3；即正常时窦性 P 间期短，形态圆滑。

当巴赫曼束传导变得缓慢时，将使右房电激动向左房传导的时间延长，左房除极的推迟，使原来左房与右房的同时除极部分消失，引起 P 波间期的延长并形成 P 波双峰或切迹。此时 P 波间期延长的原因可简单理解为巴赫曼束传导的延缓使左房除极的起始时间推迟，原来两房同时除极的中 1/3 消失，自然 P 波间期要向后顺延，见图 16-19。

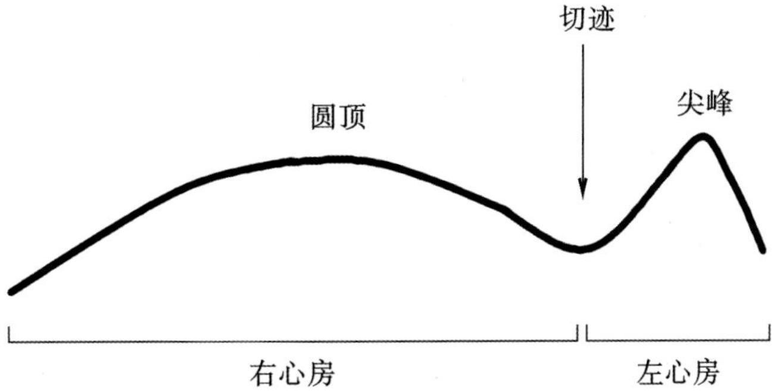


图 16-19　圆顶尖峰样 P 波

房间阻滞时 P 波形态除双峰或切迹外，还能形成更典型的圆顶尖峰 P 波，见图 16-20。此时 P 波的圆顶部分系右房除极形成，尖峰 P 波由推迟的左房除极形成。因此，房间的缓慢传导可形成圆顶尖峰 P。

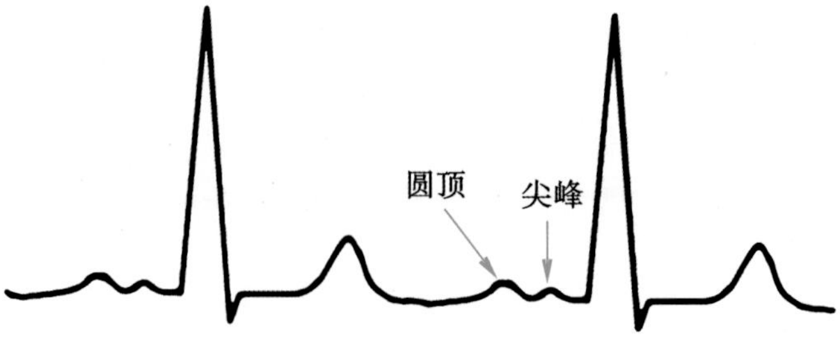


图 16-20　典型的圆顶尖峰 P 波

图 16-18、图 16-19、图 16-20 的比较看出,正是巴赫曼束传导速度的减慢(可从 170 cm/s 减慢到 50 cm/s),才造成右房除极结束时左房才开始除极,使 P 波间期延长并形成双峰或圆顶尖峰 P 波。

应当强调,虽然正常窦性 P 波发生变异时也能形成 P 波双峰,但其前峰多低于后峰或双峰之间的顿挫小,且振幅<0.25 mV,P 波<110 ms。文献指出,圆顶尖峰 P 波诊断房间阻滞的价值高于 P 波双峰或切迹。

3. 下壁导联的双向 P 波　心电图下壁导联的双向 P 波在房间阻滞的诊断中具有特殊作用。当巴赫曼束的传导由缓慢变为中断时,窦性心律时右房激动不能再沿巴赫曼束向左房传导,被迫改经下房间通路向左房传导,电激动跨过房间隔后首先激动左房下部,引起左房心肌发生自下而上的除极,形成下壁导联 P 波后半部的负性 P 波,使下壁导联的 P 波变为先正后负的双向形态。

4. 双向 P 波的夹角　高度房间阻滞时,下壁导联 P 波正负双向之间的夹角>120°,见图 16-21。

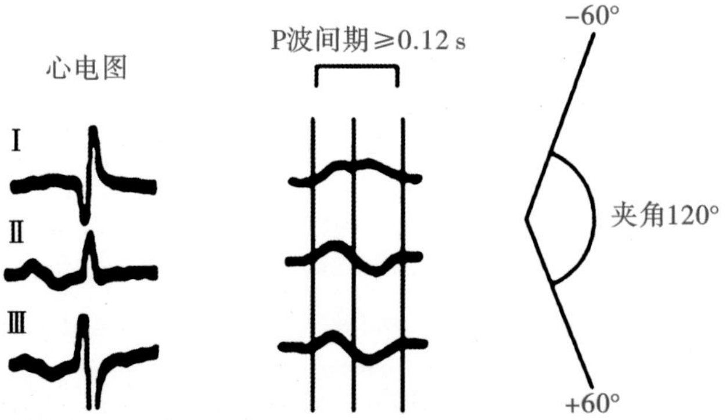


图 16-21　高度房间阻滞时 P 波正负双向间的夹角>120°

### (二)不同类型房间阻滞的诊断

1. 不全性房间阻滞　巴赫曼束传导延缓使窦性心律右房电激动经巴赫曼束向左房传导时间推迟,使 P 波出现双峰或切迹,且 P 波≥120 ms。

2. 高度房间阻滞　巴赫曼束传导中断使右房的电激动改经下房间束向左房传导,并使左房发生自下而上的除极,结果不仅 P 波≥120 ms,还使下壁导联的 P 波呈正负双向,见图 16-22。

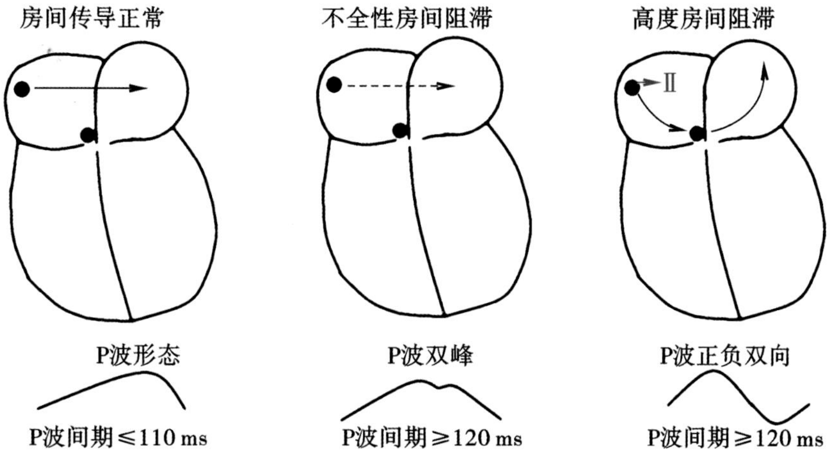


图 16-22　各型房间阻滞的心电图诊断

3. 腔内电图的诊断标准　腔内电图诊断房间阻滞时主要依据高右房电位与冠状窦远端左房电位之间的间期值。正常时 60 ~ 70 ms，该值>100 ms 时为房间阻滞，见图 16-23。

图中右房与左房电位间期 140 ms 而诊断房间阻滞，与同步记录的心电图表现一致。

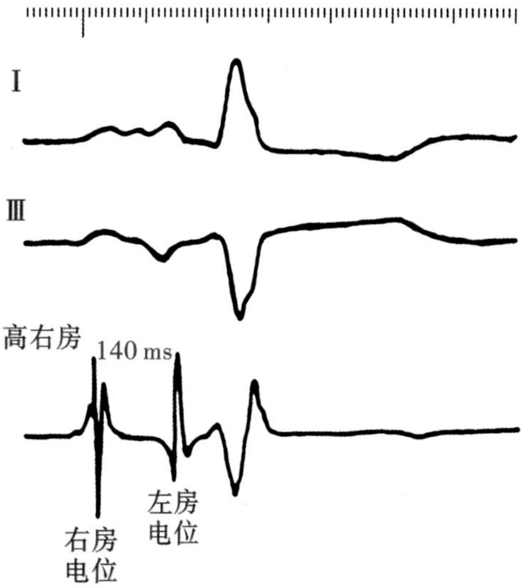


图 16-23　腔内电图诊断房间阻滞

### （三）房间阻滞与左房扩大的鉴别

房间阻滞可引起左房功能下降与负荷增加，进而引起左房重构和扩大。相反，左房扩大与重构也能引起房间阻滞。而且两者的心电图表现相同：都有 P 波≥120 ms 伴 P 波双峰或切迹。

2012 年 Bayes 文章指出，尽管心电图的表现存在重叠，但两者属于平行存在的两个独立体。下列线索有助于两者的鉴别。

1. 房间阻滞心电图的 3 个特点　①房间阻滞的心电图表现可突然或一过性出现，并与心率变化无关；②存在房间阻滞心电图时，心脏影像学检查可证实不存在左房肥大；③房间阻滞的心电图表现可经试验方法复制。

2. 经心脏形态学检查鉴别　超声心动图，心脏 CT，心脏磁共振等检查能客观、准确地测量左房大小，确定有无左房扩大而得到鉴别。但两种表现同时存在的情况常见，如高度房间阻滞的患者，90% 同时存在左房扩大，使两者鉴别有一定困难。

3. 右胸导联 P 波的终末向量增大　心电图右胸导联的 P 波终末电位的增大多因左房增大引起。该指标最早由 Morris 提出，故也称 Morris 标准，其诊断左房扩大的敏感性高达 86% 。

4. 麦氏指数　1958 年由美国学者 Macruz 提出麦氏指数（P/PR 段比值），当 P 波间期/PR 段的比值>1.6 时为麦氏指数阳性，提示存在左房扩大。

5. P 波振幅　当 P 波≥120 ms 且伴切迹或多向 P 波时，此时 P 波的振幅正常或偏低时，多提示因房间阻滞引起。

## 二、分型

目前 Bayes 综合征的分型均依据巴赫曼束传导阻滞的程度。

### (一)2 型分类法

1979 年 Bayes 最早提出将房间阻滞分成 2 型,目前临床应用较多。

1. 不全性房间阻滞　因巴赫曼束传导延缓引起,心电图 P 波≥120 ms,且伴 P 波双峰或切迹。

2. 高度房间阻滞　巴赫曼束传导中断使右房激动只能沿其他的房间传导通路向左房传导,先沿结间束传到冠状窦口,电激动再沿下房间束跨过房间隔到达右下肺静脉,随后使左房发生自下而上的除极。最终心电图除 P 波≥120 ms 伴 P 波双峰或切迹外,其下壁导联的心房 P 波呈正负双向,见图 16-24。

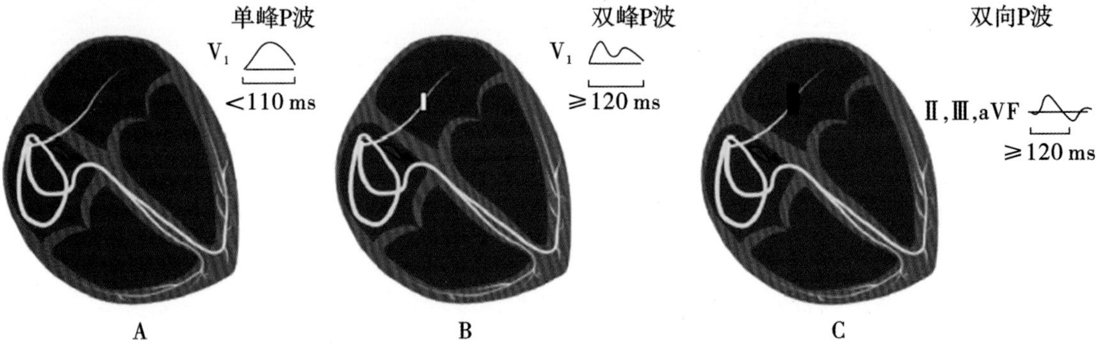


图 16-24　Bayes 综合征的 2 型分类法

A. 巴赫曼束传导正常,P 波≤110 ms;B. 不全性房间阻滞,巴赫曼束传导缓慢使 P 波≥120 ms 并伴切迹;C. 高度房间阻滞:巴赫曼束传导中断引起 P 波≥120 ms 伴 P 波切迹,下壁导联的 P 波呈正负双向。

### (二)3 型分类法

依据巴赫曼束不同程度的传导阻滞将房间阻滞分成 3 型,其与心电图诊断窦房阻滞或房室阻滞时的分型理念相似,即分成一度房间阻滞(相当于不全性房间阻滞);二度房间阻滞又称间歇性房间阻滞:心电图房间阻滞的表现时有时无;三度房间阻滞相当于高度房间阻滞。

一至三度的 3 型法更加细致,且 3 种阻滞程度的心电图都可见到,更符合心脏特殊传导系统各部位不同程度病变的分类,也易被医务人员接受。

### (三)医源性房间阻滞

除上述分型法外,房间阻滞的发生原因还可分为:①病理因素性房间阻滞;②医源性房间阻滞。常见的医源性房间阻滞有 3 种。

1. 药物性房间阻滞　各种抗心律失常药物治疗心律失常的同时可能引发一过性或长期存在的房间阻滞,这与药物应用时可引起特殊传导系统其他部位的传导阻滞完全一样。文献显示静脉注射 6 mg 腺苷可引发一过性房间阻滞,应用血管紧张素转换酶抑制剂时能加重房间阻滞的程度。

2. 消融性房间阻滞　房颤消融时,除做 4 个肺静脉的电隔离外,为提高治疗成功率,有学者曾主张在心房顶部加做线性消融。但随后发现,加做的线性消融部位正是巴赫曼束的所在部位。使该线性消融后易新发房间传导功能受损,形成消融性房间阻滞,进而可增加消融术后患者快速性室上性心律失常的发生。同时消融性房间阻滞的发生可明显损害左房功能,这种有害的线性消融目前已不提倡。

3. 起搏性房间阻滞　起搏器的窦房结优先功能是指窦性心率不太慢时,应尽量保持自身的窦律，因窦性激动发放后，将经三条结间束使右房除极，同时又将电激动快速传到左房和房室结。

当起搏器行右心耳起搏时，起搏的电激动只能沿心房肌细胞之间缓慢传导，使P波间期延长、发生起搏性房间阻滞。资料表明，右心耳起搏可明显增加房间传导时间，引发房间阻滞。资料表明，房间阻滞患者的房间传导时间平均150 ms（120～180 ms），而右房起搏时，房间传导时间平均200 ms（150～240 ms）。

起搏性房间阻滞时，使左房除极时间推后，将减少左房充盈及左房射血分数，进而减少左室充盈及每搏量，从而损害左房功能，同时增加患者快速性房性心律失常的发生。

### 三、治疗

Bayes综合征包括药物和非药物两种治疗，但当今对心脏传导阻滞患者的药物治疗空间很小。

#### （一）药物治疗

药物对房间阻滞的治疗作用有限，因有些药物可能短时间内有改善心脏传导的作用，但想长期维持疗效却很困难，或因药物作用尚不能维持，或因药物长期服用产生的副作用限制了继续服用，如阿托品、异丙肾上腺素等应用时，剂量过大或服用时间过长时，多数患者不能耐受。

#### （二）非药物治疗

传导阻滞的非药物治疗多为起搏治疗，随着起搏技术的发展，已使多种心脏传导阻滞可经起搏治疗。治疗后传导阻滞完全或部分改善，进而改善了血液动力学状态、减少和消除了相关的合并症。

1. 双房同步起搏治疗　双房同步起搏是一种新的起搏模式，以右房起搏电极为阴极，左房起搏电极为阳极，在心房水平为AAT起搏模式，但房室之间仍保持DDD的模式。双房同步起搏具有明显的抗房性心律失常的作用，其在纠正房间阻滞引起不利影响的同时，能预防患者药物治疗无效的房性心律失常的发生，其经多种电生理机制获得这一疗效：包括缩短P波间期，使右左心房激动顺序更趋一致，降低双房电与机械活动的离散，改变心房不应期等。

2. 双房同步化起搏治疗　双房同步化起搏是将传统的右房起搏部位改换为巴赫曼束起始部位的右房起搏，其能减少房间阻滞的程度及引起的危害，起到双房同步化起搏的目的。双房同步化起搏治疗后，可使患者的房颤发作频度、持续时间减少，增加了窦律维持时间，起到预防心衰的作用。

## 第六节　房室阻滞

房室阻滞是一种可依靠体表心电图诊断的常见心律失常，也是心脏传导阻滞中最常见的一种。凡有PR间期延长、QRS波脱漏或房率快于室率的完全性房室分离表现之一，同时能排除生理性干扰因素即可诊断房室阻滞。房室阻滞是指心脏特殊传导系统的电活动从心房下传至心室的过程中出现了传导延缓或传导中断的现象，即在各种病理性因素的作用下，心脏房室传导系统某部位发生的病理学改变引起不应期病理性延长、传导功能显著降低，或出现严重的损伤，甚至断裂，结果引起兴奋与激动在房室之间的传导发生延缓或中断的现象亦称阻滞性阻滞。

人体心脏有着完整的特殊传导系统，自主心电激动从窦房结发出后先激动心房，再经房室结、希氏束及浦氏纤维网传导，最终激动心室。心脏特殊传导系统任何部位的传导障碍均能引起房室阻滞图16-25。

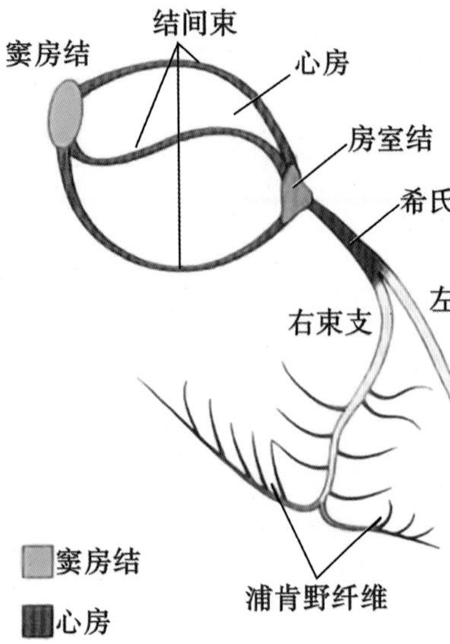

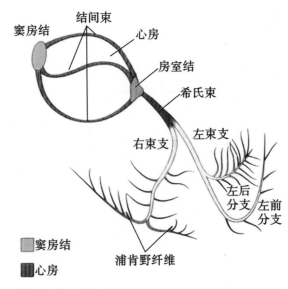

图 16-25　任何部位的传导障碍都能引起房室阻滞

根据传统概念，房室阻滞分为不完全性房室阻滞和完全性房室阻滞，前者包括一度房室阻滞及二度房室阻滞，完全性房室阻滞又称三度房室阻滞。

不完全性房室阻滞是指一部分室上性激动出现房室传导时间延缓或一部分室上性激动发生阻滞性房室传导中断而形成心室漏搏。

暂时性房室阻滞是指由洋地黄过量、电解质紊乱、心肌炎等原因所致的一度、二度乃至三度房室阻滞。其可存在几日、十几日而随着病情好转逐渐消失。

隐匿性房室阻滞是指心电图上未发现的房室传导障碍。在心率无显著变化下，先后两次心电图 PR 间期相差达 0.04 s 以上，而 PR 间期仍在正常范围时，或心率缓慢时 PR 间期正常，应用阿托品或其他方法加快心率后，PR 间期超过 0.20 s，或其增量超过 0.04 s。根据阻滞部位分为隐匿性房内传导阻滞、隐匿性房室结传导阻滞、隐匿性希-浦氏纤维传导阻滞、隐匿性混合性传导阻滞 4 种。

## 一、一度房室阻滞

### (一)PR 间期和一度房室阻滞

1. PR 间期　PR 间期是从 P 波开始到 QRS 波开始的时间间期，正常范围 0.12～0.20 s。

2. 一度房室阻滞　一度房室阻滞是窦性或房性激动在房室传导系统中因相对不应期病理性延长而发生房室传导时间延长，但全部激动均能下传心室，即房室间的电传导从正常变得延缓，此时房室之间不存在传导中断。PR 间期延长不一定都是一度房室阻滞所引起，如窦性激动沿房室结双径路中的慢径路前传也可引起 PR 间期延长，故心电图出现单一 PR 间期延长时应进行客观描述。

### (二)心电图有下列表现之一者，可诊断一度房室阻滞

(1)成人 PR 间期≥0.21 s 或小于 14 岁儿童>0.18 s。

(2)PR 间期超过相应心率 PR 间期的最高值。

(3)PR 间期虽未超过相应心率最高值，但较过去相近或相同心率时的 PR 间期延长 0.04 s。

(4)交界性心搏的 PR 间期>0.12 s。

### (三)一度房室阻滞的分类

一度房室阻滞可发生在从心房到心室任何部位的传导延迟，分为房内阻滞，房室结内、希氏束、

束支及其分支传导延迟。根据体表心电图判断其发生部位很困难，P 波增宽伴有切迹可提示房内阻滞，QRS 波群宽窄并不表示传导延迟部位，但呈左束支阻滞的宽 QRS 波群高度提示希氏束及束支传导延迟。

### （四）一度房室阻滞的分型

1. 一度Ⅰ型房室阻滞　一度Ⅰ型房室阻滞是指 PR 间期逐渐延长，但未继以心室漏搏；也有 PR 间期逐渐延长当延长到一定程度时又突然缩短再逐渐延长，周而复始，但不伴以心室漏搏，亦称文氏型或传导延缓程度递增型一度房室阻滞。实际是一种流产型二度Ⅰ型房室阻滞，未出现漏搏的原因如下。

（1）伴有文氏现象的短阵房性心动过速突然中止，漏搏没有充分时间足以表现出来。

（2）伴有文氏现象的窦性心律发生窦房阻滞，由于心房漏搏使心室漏搏无法表现。

（3）伴有文氏现象的窦性或房性心律出现房性早搏、窦性反复心搏或房性反复心搏，均继以较长的代偿间歇期，使房室传导系统（主要是房室结）有充分时间恢复其传导性或下一个窦 P 未遭遇到病理性延长了的相对不应期，故下一个心搏的 PR 间期又缩短，图 16-26。

（4）可能与逐渐增加的迷走神经张力在即将脱漏前突然降低有关。

2. 一度Ⅱ型房室阻滞　一度Ⅱ型房室阻滞是指 PR 间期固定延长，亦称传导延缓程度固定型一度房室阻滞，最多见；通常不冠以分型名称的一度房室阻滞即指此型，见图 16-27。

3. 一度Ⅲ型房室阻滞　一度Ⅲ型房室阻滞是指延长的 PR 间期长短不一，亦称传导延缓程度不定型一度房室阻滞，可能与迷走神经张力波动有关，见图 16-28。

### （五）PR 间期过度延长综合征

1. 概念　PR 间期过度延长引起心脏异常的舒张相及左室充盈期显著缩短，使心功能受到严重损害，进而引起心功能下降或心力衰竭的各种临床表现，同时除外其他原因引起的心功能不全后即可诊断，见图 16-29。

2. 发生机制

（1）心室异常的舒张相。

（2）左室充盈期显著缩短，明显影响心功能，PR 间期过度延长时，相当于 QRS 波向后推移，使心室收缩期和舒张期在整个心动周期中依次向后推移。左室快速及缓慢充盈期形成多普勒血流图中的 E 峰，随后的心房收缩期形成 A 峰，E、A 两峰持续时间相当于左室有效充盈期。当 PR 间期延长时，E 峰在 PR 间期中向后推移，而 A 峰时间和时限不受影响，使 E、A 两峰融合，而持续时间明显缩短，造成左室前负荷下降，心功能明显受损，引发或加重心功能不全。

3. 诊断要点

（1）心电图有固定延长的 PR 间期，常>0.35 s，心电图长 PR 间期伴非其他原因引发的心功能不全，症状减轻与 PR 间期延长程度有关。

（2）心功能不全的临床表现及二尖瓣反流的体征。

（3）超声心动图所见。

（4）没有心功能不全的其他原因存在。

4. 鉴别诊断

（1）房室结双径路慢径路下传。

（2）隐匿性 PR 间期延长：严重扩张型心肌病发生左束支阻滞及心功能不全时，常有二尖瓣反流，并伴有异常的左室舒张相，左室充盈时间显著缩短，这些发生机制与 PR 间期过度延长综合征相似。

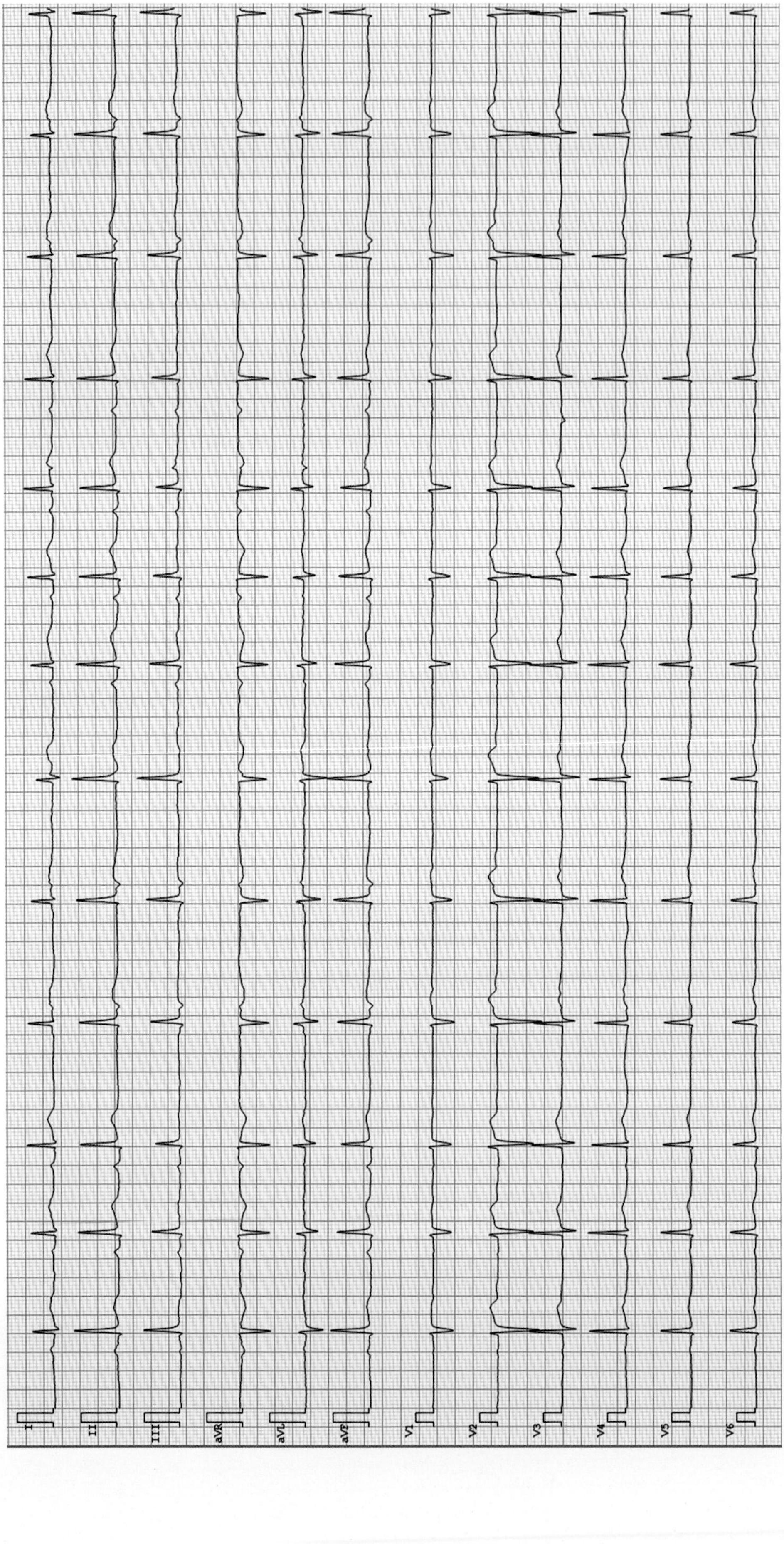


**图 16-26 一度 I 型房室阻滞**

男,38 岁,伴有文氏现象的窦性心律发生窦性停搏,交界性逸搏伴室房传导,即一度 I 型房室阻滞。

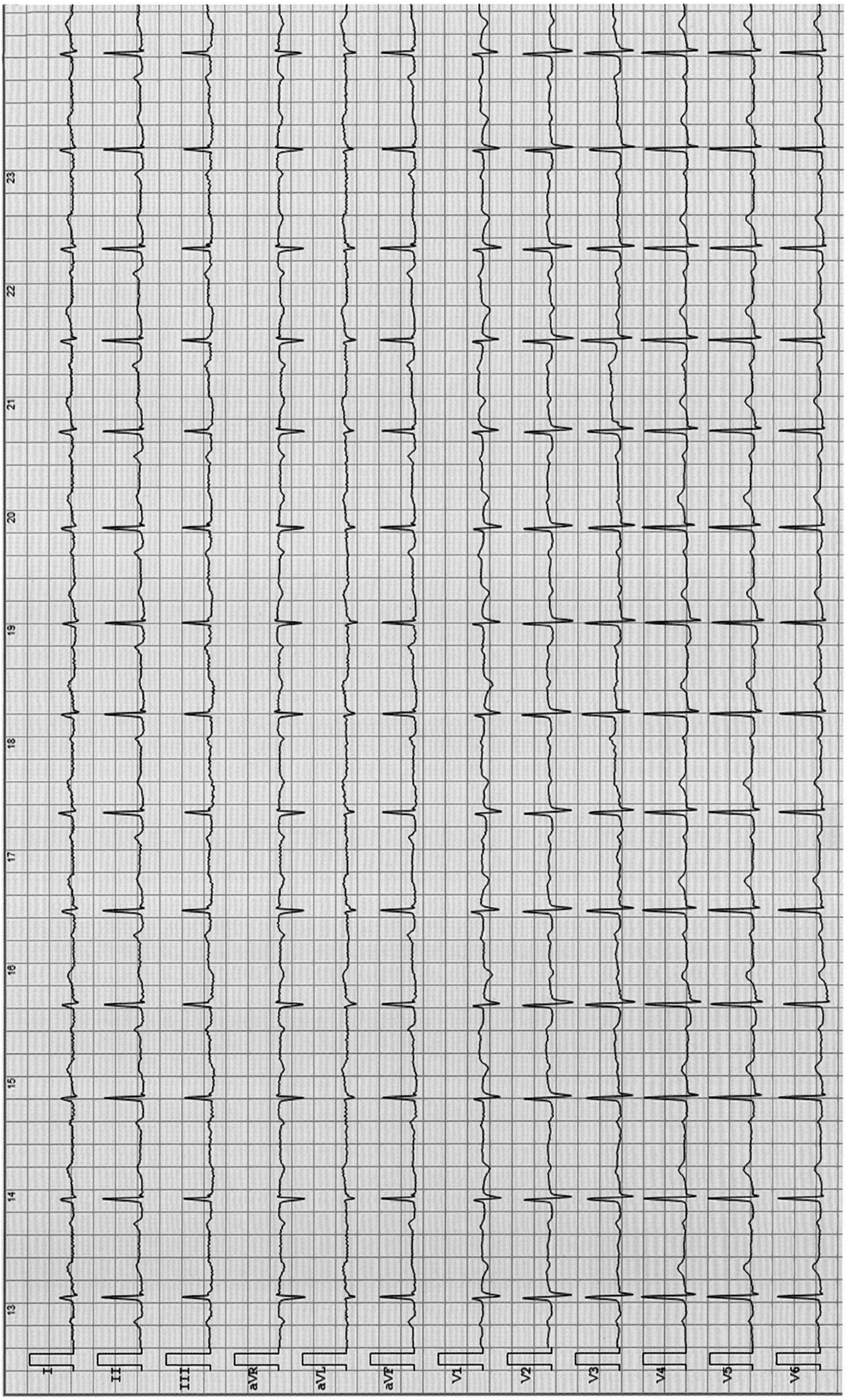


**图 16-27　一度 Ⅱ 型房室阻滞**

女,31 岁,PR 间期 0.24 s,固定延长,即一度 Ⅱ 型房室阻滞。

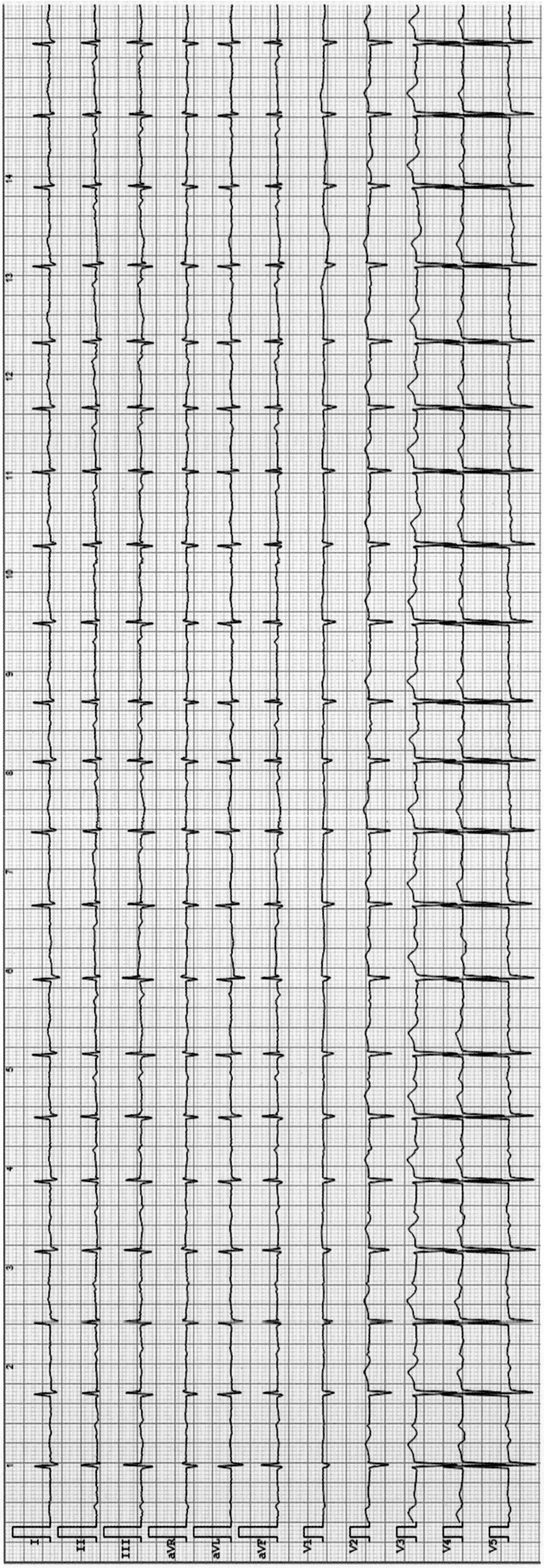

图 16-28　一度Ⅲ型房室阻滞

男，83 岁，延长的 PR 间期长短不一，即一度Ⅲ型房室阻滞。

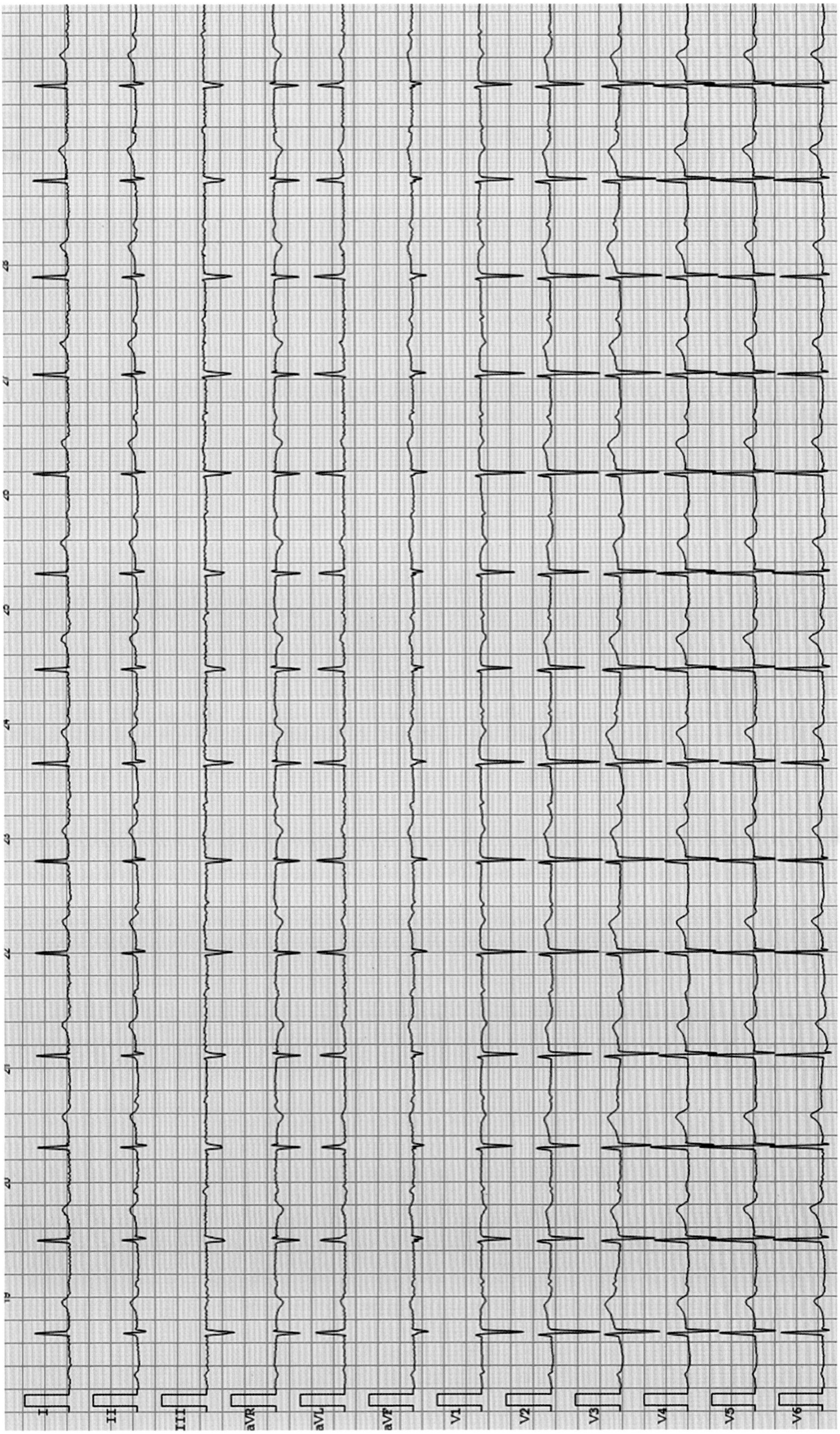


**图 16-29　PR 间期过度延长综合征**

女,79 岁,PR 间期 0.36 s,固定延长,结合临床诊断,即 PR 间期过度延长综合征。

### (六)隐性一度房室阻滞

隐性一度房室阻滞是指在一般窦性心律时并未出现一度房室阻滞,而在下列情况之一者即可诊断。

(1)PR 间期在应用阿托品或运动使心率明显增快后,未见缩短反而延长,增量超过 0.04 s 者。因为阿托品等可解除迷走神经对房室交界区的抑制作用,PR 间期应该缩短,若 PR 间期反而延长则是房室交界区存在隐匿性阻滞,增加的心率会使通过房室交界区的冲动增多,故而引起房室传导时间延长。

(2)PR 间期虽未超过正常上限,但在心率无明显改变时,前后记录的 PR 间期相差 0.04 s 或以上者。

### (七)一度房室阻滞的预后

一度房室阻滞大多发生在病变心脏,少数发生在健康人群;老年人因传导系统慢性退行性改变,故较常见,无重要临床意义。

1. 急性一度房室阻滞　由于心脏病变或药物中毒所致,需针对病因治疗,应快速给予处理,控制病情发展,否则很快发展成二度或高度房室阻滞。

2. 慢性一度房室阻滞　预后与阻滞发生部位有关。①房内和房室结内传导延迟一般比较稳定且预后良好,也很少发展成高度房室阻滞。②房内传导延迟常伴发多种房性心律失常,主要是房颤或房扑,亦可引起折返性房性心动过速等。③希氏束及束支传导延迟常能较快地发展成高度或完全性房室阻滞。常不需治疗,应避免使用加重传导延迟药物。

## 二、二度房室阻滞

当 1 个或若干个心房波之后不继以 QRS 波群,且能排除干扰现象时称为二度房室阻滞,属不完全性房室阻滞。通常以房室传导比例或漏搏次数表示房室阻滞程度,漏搏次数愈多,房室传导比例愈大,阻滞愈重。

心房波之后不继以下传的 QRS 波群称为心室漏搏,此为二度房室阻滞的主要心电图表现,但应具体分析,以排除过快速率的心房激动而致的干扰性房室传导中断。目前认为心房率>135 次/min 时出现未下传,一般认为是生理不应期所致,另外还需注意其他原因引起心房波不能下传的情况,如干扰、隐匿性传导等。因此判断一个心房激动未下传时,应首先排除生理不应期、干扰、隐匿性传导、隐匿性折返等,才能确定是阻滞引起。

### (一)二度房室阻滞的分类

根据发生机制、临床意义及心电图表现分为二度Ⅰ型房室阻滞、二度Ⅱ型房室阻滞、二度Ⅲ型房室阻滞、2∶1 房室阻滞、高度房室阻滞、几乎完全性房室阻滞。

### (二)二度Ⅰ型房室阻滞

伴有文氏现象的二度房室阻滞,亦称文氏型二度房室阻滞、莫氏Ⅰ型房室阻滞,简称Ⅰ型阻滞。房室交界区的绝对不应期和相对不应期均延长,以相对不应期延长为主,心房激动在相对不应期内发生递减传导,逐搏发生传导速度进行性减慢,越来越落入相对不应期的更早期,直至绝对不应期而发生传导中断。

1. 心电图特点　心房波规律出现,伴随以下心电图特点。

(1)PR 间期逐渐延长,直至 P 波后 QRS 波群脱漏,结束一次文氏周期,周而复始。

(2)PR 间期增量递减,最大增量发生在文氏周期中第二个下传心搏。

（3）PR 间期逐渐延长，RR 间期逐渐缩短直至一个 P 波后 QRS 波群脱漏，包含受阻 P 波在内的 RR 间期等于或小于正常窦性 PP 间期的两倍。

（4）QRS 脱漏后的第一个 PR 间期缩短，见图 16-30～图 16-34。

2. 文氏周期和 RP/PR 的反比关系

（1）文氏周期：每个周期开始的心搏传导多正常，随后逐搏传导延迟的程度进行性加重，直至传导中断形成一个文氏周期，周而复始，亦称阻滞周期、递增周期。

（2）RP/PR 的反比关系：心电图上 RP 间期可近似地提示激动抵达房室结的提前程度。房室阻滞的文氏传导中可见短 RP 间期后有一长 PR 间期，而长 RP 间期后总继以短 PR 间期，此称为 RP/PR的反比关系或"RP 决定 PR 间期"。文氏传导中激动脱落引起一个相对长的静止，伴随其后的是一次较快的传导；解释了文氏周期中第 2 个搏动的 PR 间期比其前的 PR 间期存在最大程度延长。Ⅱ型阻滞时激动基本以同样速度逐次传导，因而有相同的 PR 间期。

Ⅰ型阻滞时激动传导中断前其 PR 间期进行性延长，即 RP/PR 间期反比关系；Ⅱ型阻滞则激动传导中断前其 PR 间期固定，无 RP/PR 反比关系。

3. 流产型二度Ⅰ型房室阻滞　房性心动过速伴一度Ⅰ型房室阻滞时心电图表现为房性 P 波出现在舒张中、晚期，PR 间期超过正常最高值，有逐渐延长的趋势，但未见漏搏，此型实际上可能是一种流产型二度Ⅰ型房室阻滞，往往由于房性心动过速突然中止，或被未下传的房性早搏所打断，或出现房性反复搏动，导致文氏现象的漏搏无法显露，而只保留其逐渐加重的房室传导延缓的特点。

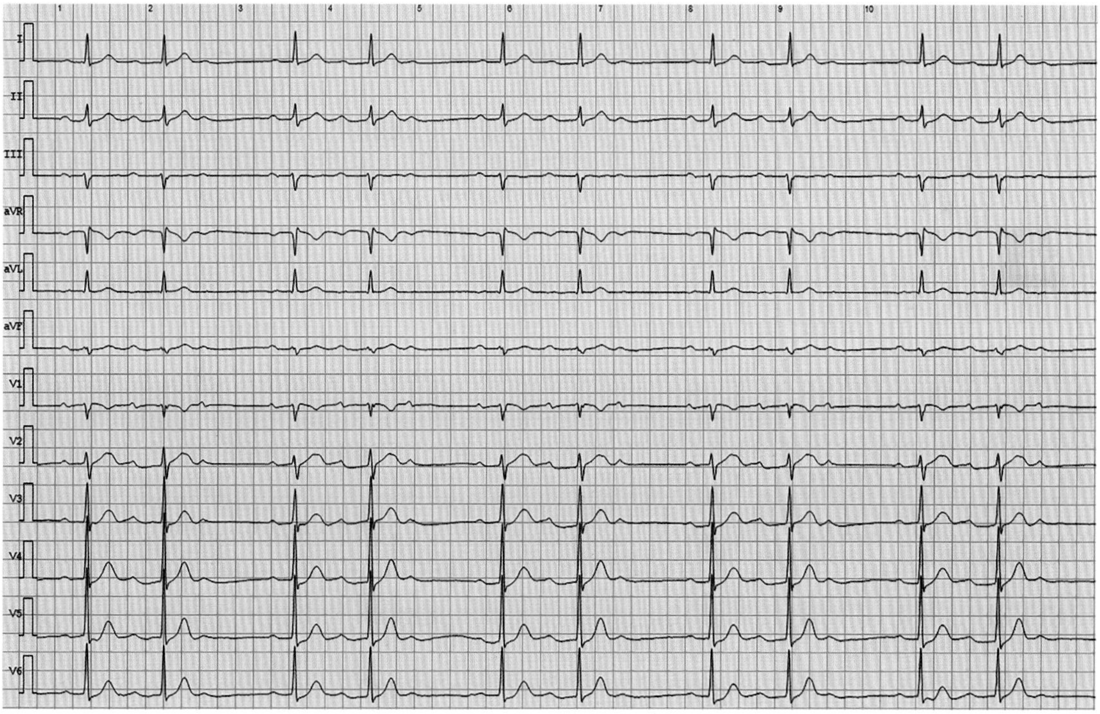


**图 16-30　一度房室阻滞，二度Ⅰ型房室阻滞、3：2 房室传导**

男，75 岁，窦性 P 波规律出现，PR 间期逐渐延长，直至 P 波后未继以 QRS 波，周而复始，脱漏后的第 1 个窦性 PR 间期 0.24 s，即一度房室阻滞，二度Ⅰ型房室阻滞、3：2 房室传导。

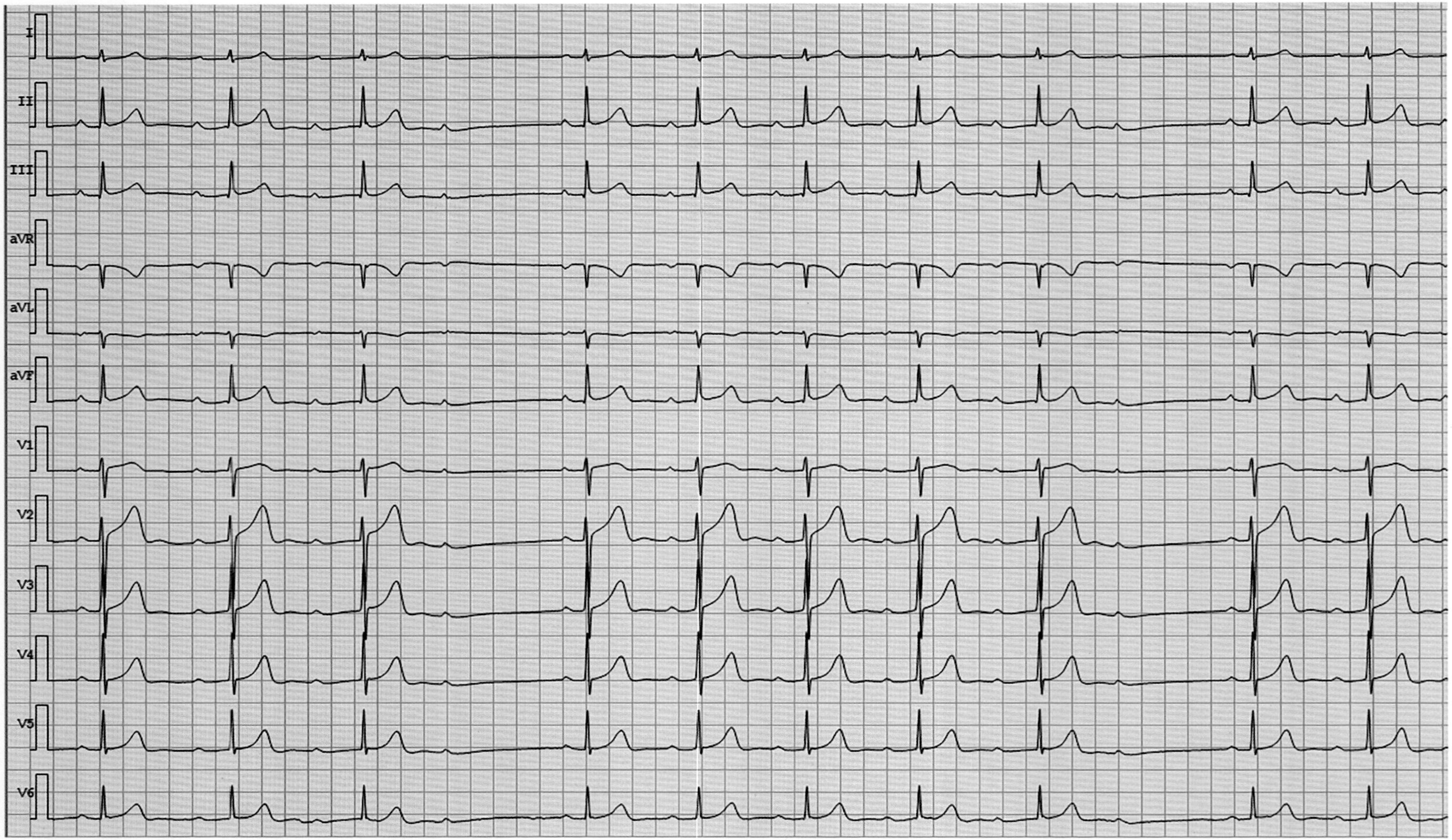


图 16-31　二度Ⅰ型房室阻滞，可见 6∶5 房室传导

女，45 岁，窦性 P 波规律出现，PR 间期逐渐延长，直至 P 波后未继以 QRS 波，周而复始，脱漏后的第 1 个 PR 间期 0.19 s，而长 RR 间期不等，即二度Ⅰ型房室阻滞，可见 6∶5 房室传导。

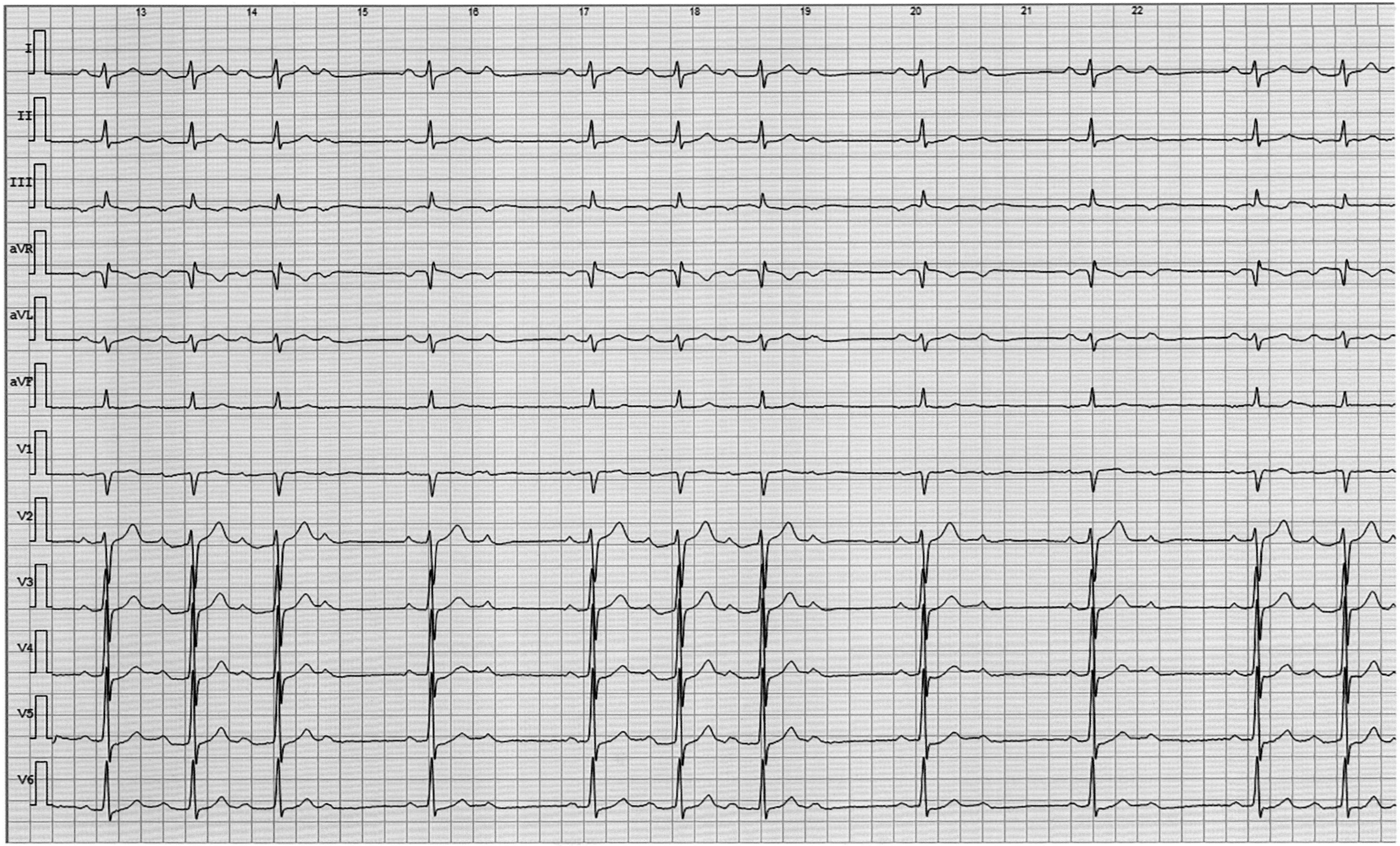


**图 16-32　一度房室阻滞、二度Ⅰ型房室阻滞、4∶3、2∶1 房室传导**

男，37 岁，窦性 P 波规律出现，第 1～3、5～7 组心搏中 PR 间期逐渐延长，直至 P 波后未继以 QRS 波，脱漏后的第 1 个 PR 间期 0.24 s，而长的 RR 间期不等，即一度房室阻滞、二度Ⅰ型房室阻滞、4∶3、2∶1 房室传导。

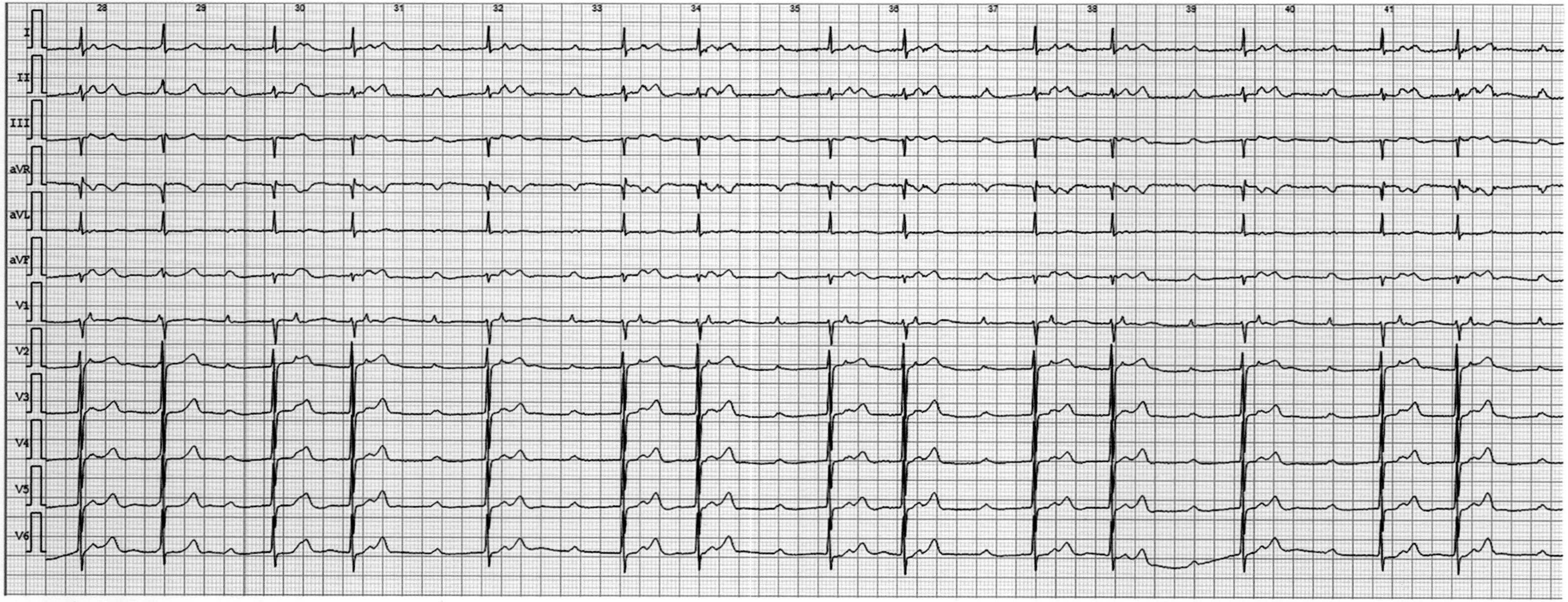


**图 16-33　一度房室阻滞，二度Ⅰ型房室阻滞、3∶2、2∶1 房室传导**

女，77 岁，窦性 P 波规律出现，第 3、4、6～11、13、14 组心搏中 PR 间期逐渐延长，直至 P 波后未继以 QRS 波，周而复始，脱漏后的第 1 个窦性 PR 间期 0.48～0.56 s，偶见 P 波后交替继以 QRS 波，$R_1R_2$ 中间可见两个 P 波，其中第 2 个 P 波位于 $R_2$ 的起始部，其与 $R_2$ 无相关性，第 1 个 P 波与 $R_2$ 相关，形成了跨越 P 传导，即一度房室阻滞，二度Ⅰ型房室阻滞、3∶2、2∶1房室传导。

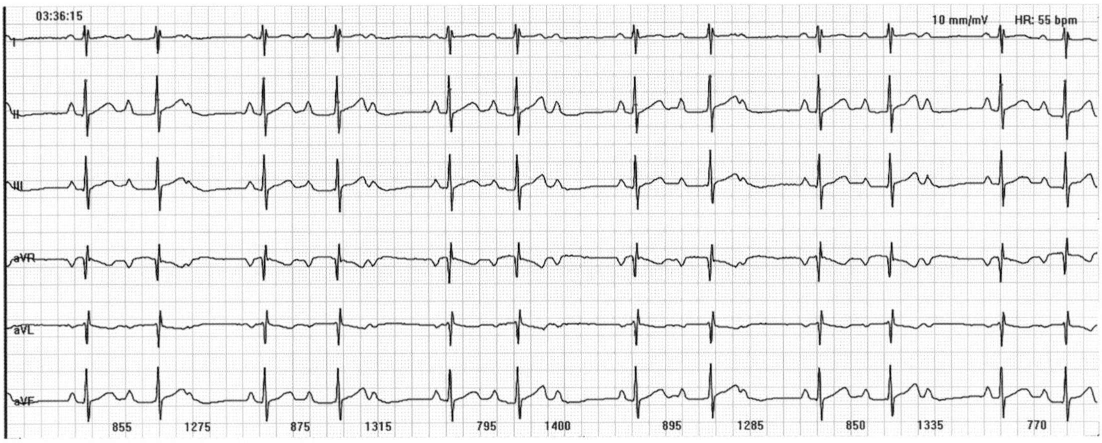


**图 16-34 二度Ⅰ型房室阻滞、3∶2 房室传导**

男，21 岁，动态心电图片段，窦性 P 波规律出现，PR 间期逐渐延长，直至 P 波后未继以 QRS 波，周而复始，脱漏后的第 1 个PR 间期 0.19 s，而长 RR 间期略有不等，即二度Ⅰ型房室阻滞、3∶2 房室传导。

### （三）二度Ⅱ型房室阻滞

不伴有文氏现象的二度房室阻滞，亦称莫氏Ⅱ型房室阻滞，简称Ⅱ型阻滞。由于房室传导系统绝对不应期病理性延长，少数相对不应期也有延长。多为器质性损伤所致，心室漏搏次数越多，心室率越慢，预后越差，易发展为高度或完全性房室阻滞。

心房波规律出现，伴随以下特点。

(1)下传心搏的 PR 间期正常或延长，PR 间期固定。

(2)每隔一个或数个心动周期出现一次 P 波后 QRS 波群脱漏。

(3)下传的 QRS 波群可正常或宽大畸形，见图 16-35、图 16-36。

### （四）二度Ⅲ型房室阻滞

一种不符合或不完全符合典型文氏现象的二度房室阻滞，亦称不典型二度Ⅰ型房室阻滞、莫氏Ⅲ型房室阻滞；通常是迷走神经张力变异所致的功能性改变，预后良好。

心房波规律出现，伴随以下的特点。

(1)下传的 PR 间期长短不一，无一定规律性，但不一定是传导中断前的 PR 间期最长。

(2)有一定比例的心室漏搏。

### （五）2∶1 房室阻滞

心房波规律出现，心房激动每间隔一次下传心室，呈 2∶1 房室传导同时排除干扰则为 2∶1 房室阻滞；这种情况，既可是二度Ⅰ型房室阻滞，也可是二度Ⅱ型房室阻滞；如典型文氏传导与 2∶1 传导相交替，此时阻滞类型是Ⅰ型房室阻滞；如Ⅱ型房室阻滞与 2∶1 房室阻滞并存，此时 2∶1 房室阻滞为Ⅱ型，如全程均为 2∶1 房室阻滞，诊断为 2∶1 房室阻滞。既往概念为 2∶1 房室阻滞时 PR 间期延长，不伴束支阻滞是典型Ⅰ型阻滞；而 PR 间期正常，伴束支阻滞则是Ⅱ型阻滞。当全图 PP 间期固定，RR 间期固定，PR 间期固定，P 波后交替继以 QRS 波，此时诊断 2∶1 房室阻滞需慎重，避免三度房室阻滞的巧合而引起误诊，此时嘱受检者吸闭气使心房波频率发生变化，如为 2∶1 房室阻滞，室率也随房率发生变化，反之为三度房室阻滞，见图 16-37、图 16-38。

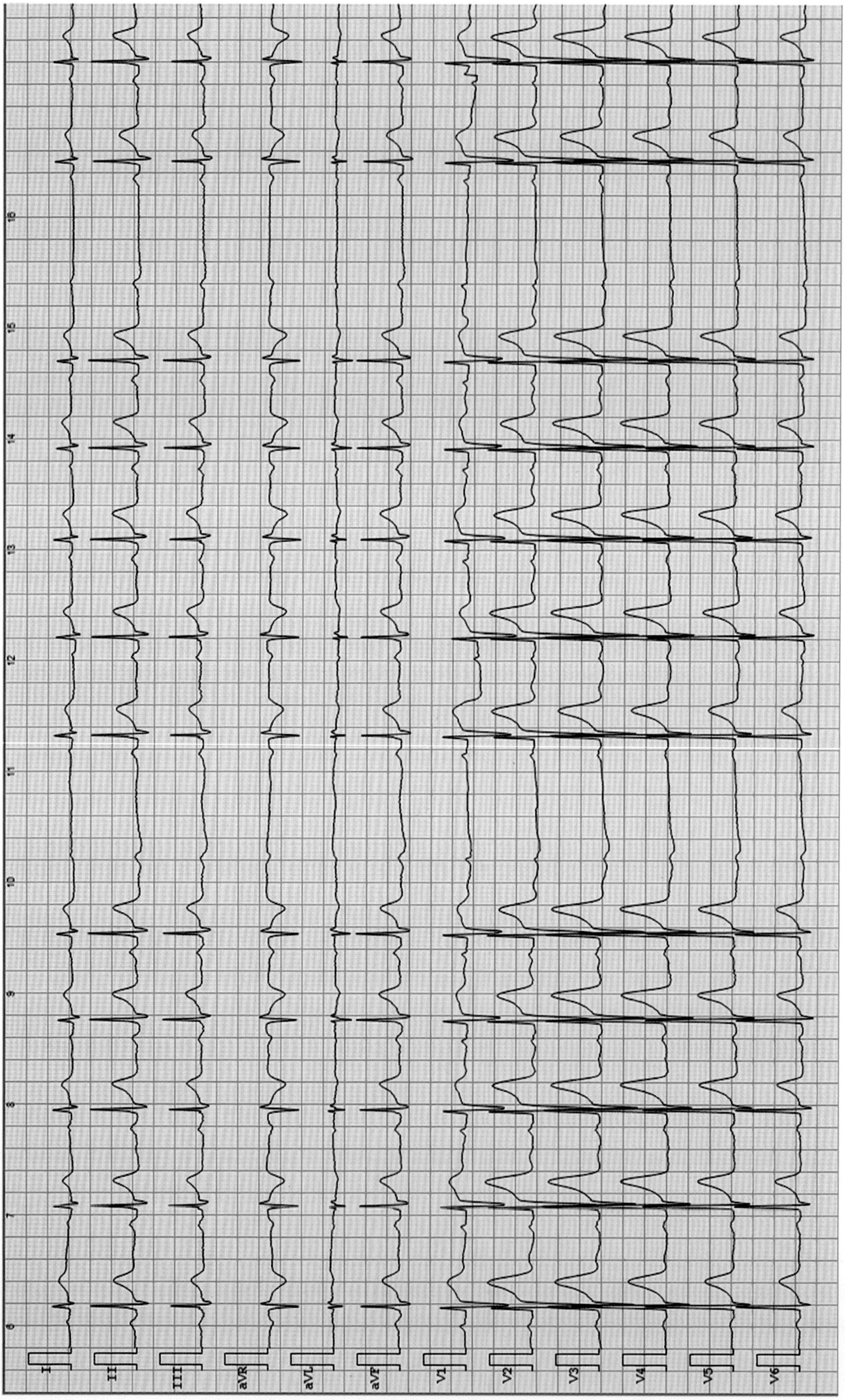


**图 16-35　二度Ⅱ型房室阻滞，可见 6∶5 房室传导**

男，26 岁，窦性 P 波规律出现，PR 间期固定，0.19 s，直至 P 波后未继以 QRS 波，即二度Ⅱ型房室阻滞，可见 6∶5 房室传导。

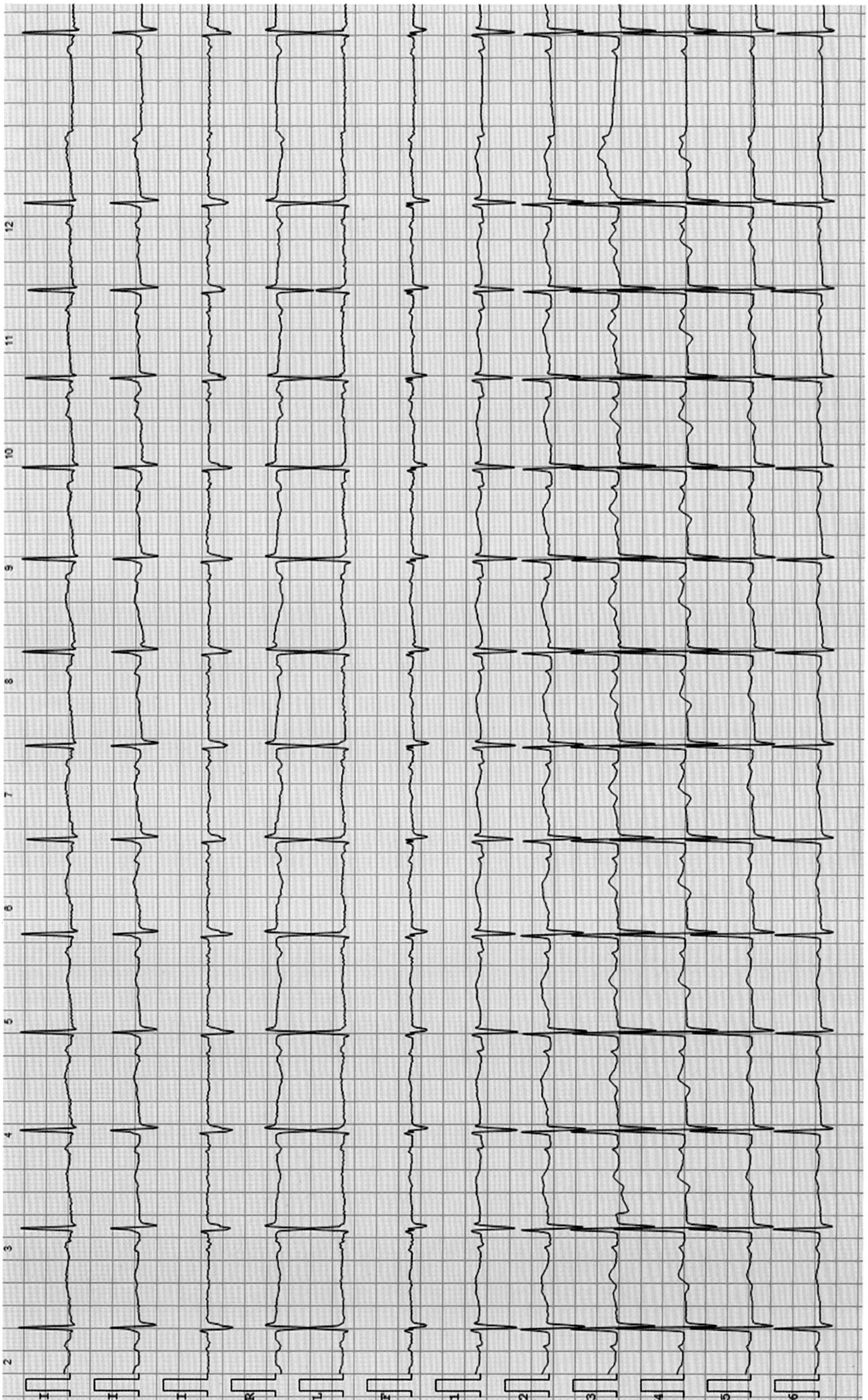


**图 16-36　二度Ⅱ型房室阻滞**

女，56 岁，窦性 P 波规律出现，PR 间期固定，0.16 s，直至 P 波后未继以 QRS 波，即二度Ⅱ型房室阻滞。

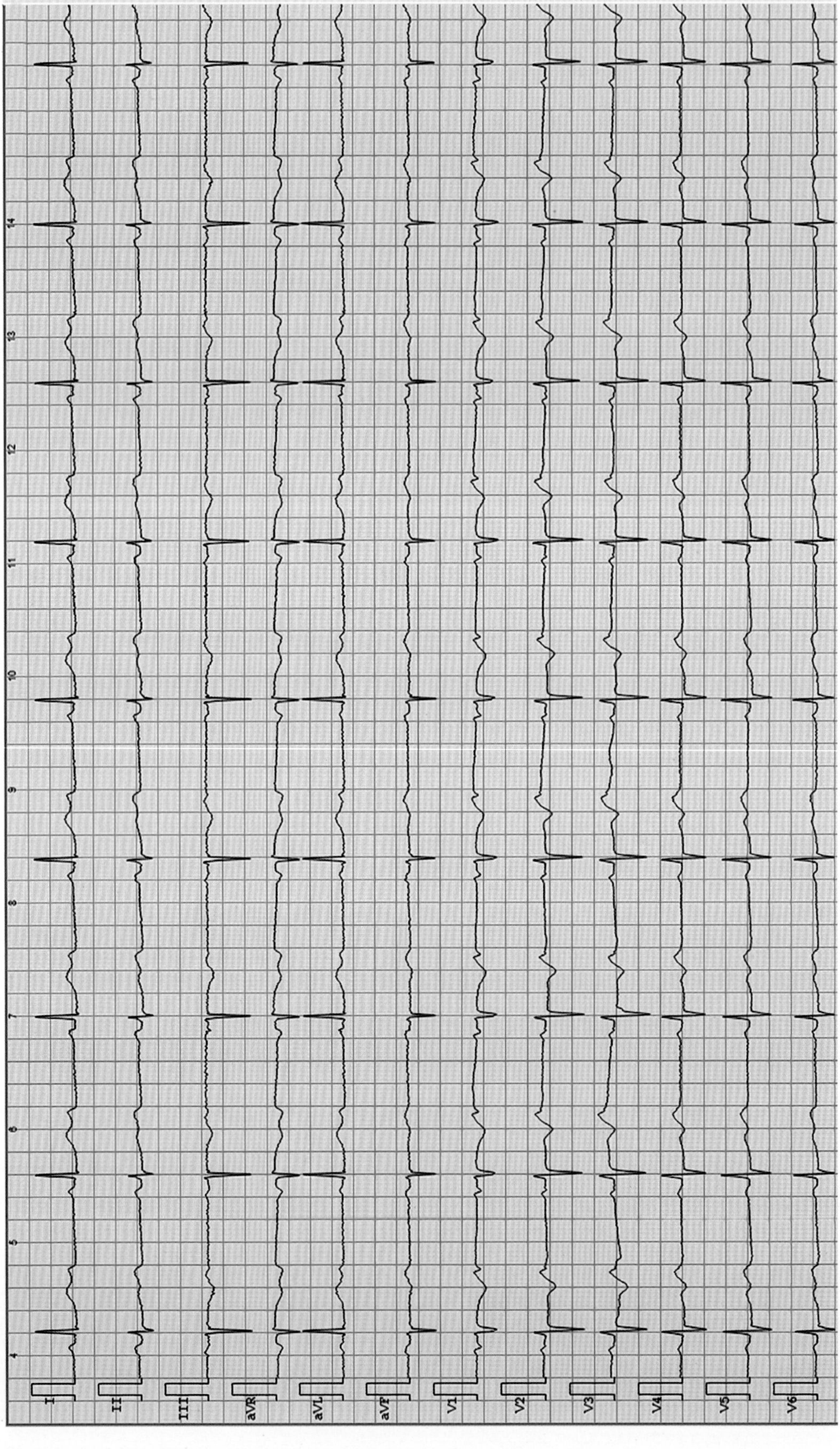


图 16-37　2：1 房室阻滞(1)

女,75 岁,窦性 P 波规律出现,频率 88 次/min,P 波后交替继以 QRS 波,PR 间期 0.18 s,即 2：1 房室阻滞。

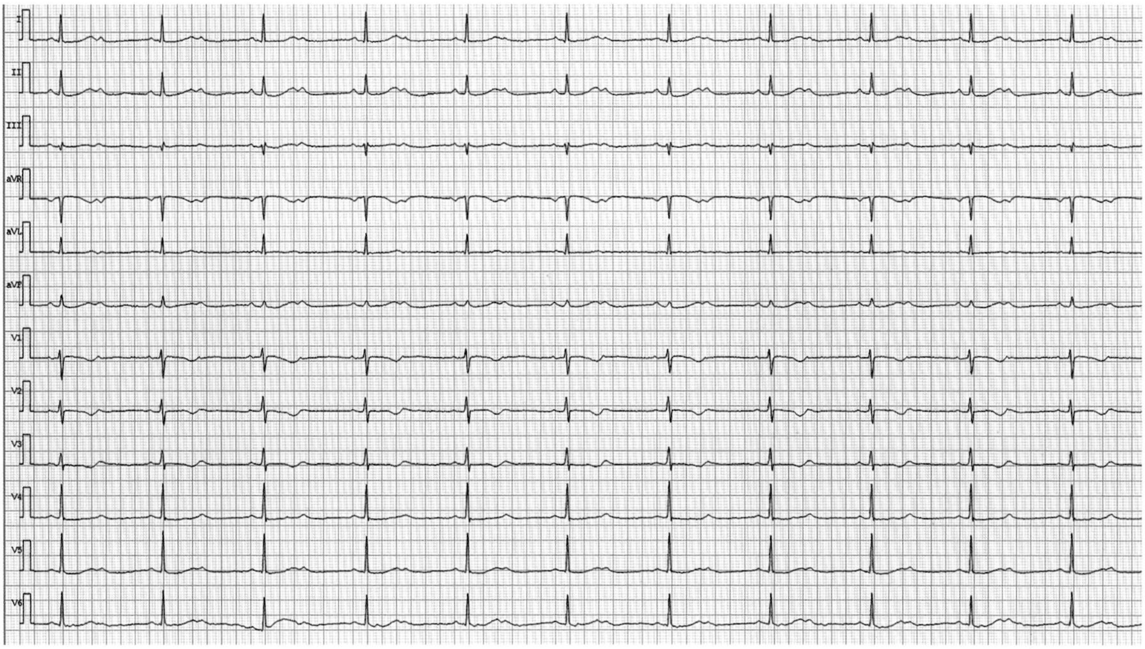

**图 16-38　2∶1 房室阻滞(2)**

女,55 岁,窦性 P 波规律出现,频率 100 次/min,P 波后交替继以 QRS 波,PR 间期 0.18 s,即 2∶1 房室阻滞。

### (六)高度房室阻滞

合适的房率(≤135 次/min)时有连续两次或两次以上的心房激动不能下传心室,且非交界性或室性异位激动的干扰所致者;是二度房室阻滞中较重的一种,是发生三度房室阻滞的前奏,临床意义与三度房室阻滞相同。高度房室阻滞亦分为Ⅰ型和Ⅱ型,主要依据阻滞部位区分,Ⅰ型大多发生在房室结水平,少数在希氏束近端阻滞;Ⅱ型则为希氏束远端和束支部位阻滞,见图 16-39。

心房波规律出现、频率≤135 次/min,伴有以下特点。

(1)半数以上的心房波未下传心室,使房室传导的比例低于 2∶1。

(2)下传的 PR 间期大多是固定的,但若由于心房波出现在相对不应期的不同阶段或隐匿性传导或超常传导则可不固定。

(3)可伴有逸搏或逸搏心律。

### (七)几乎完全性房室阻滞

若绝大部分心房激动受阻不能下传心室,仅偶有 1 ~2 个心房激动下传心室。

规律出现的心房波、频率≤135 次/min,绝大多数心房波未能下传心室,此外尚需具备下列特点。

(1)下传的 PR 间期大多固定。

(2)偶见心室夺获、几乎完全性房室分离,见图 16-40。

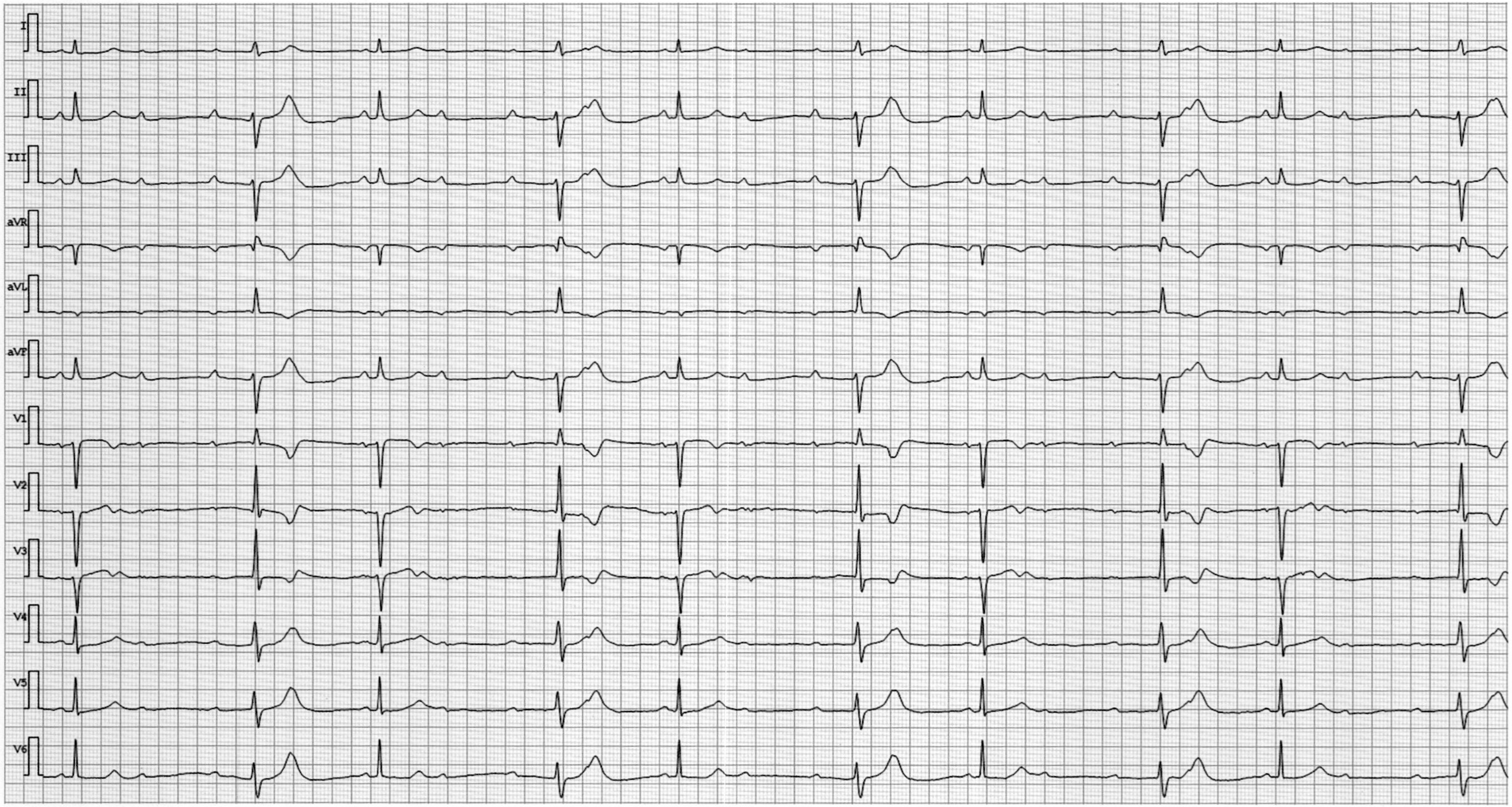


**图 16-39 高度房室阻滞**

男,71 岁,窦性 P 波规律出现,第 1、3、5、7、9 个 QRS 波为窦性下传(室上性),第 2、4、6、8、10 个 QRS 波延迟出现、异于室上性,即室性逸搏,长 RR 间期中间有两个窦性 P 波未下传,即高度房室阻滞。

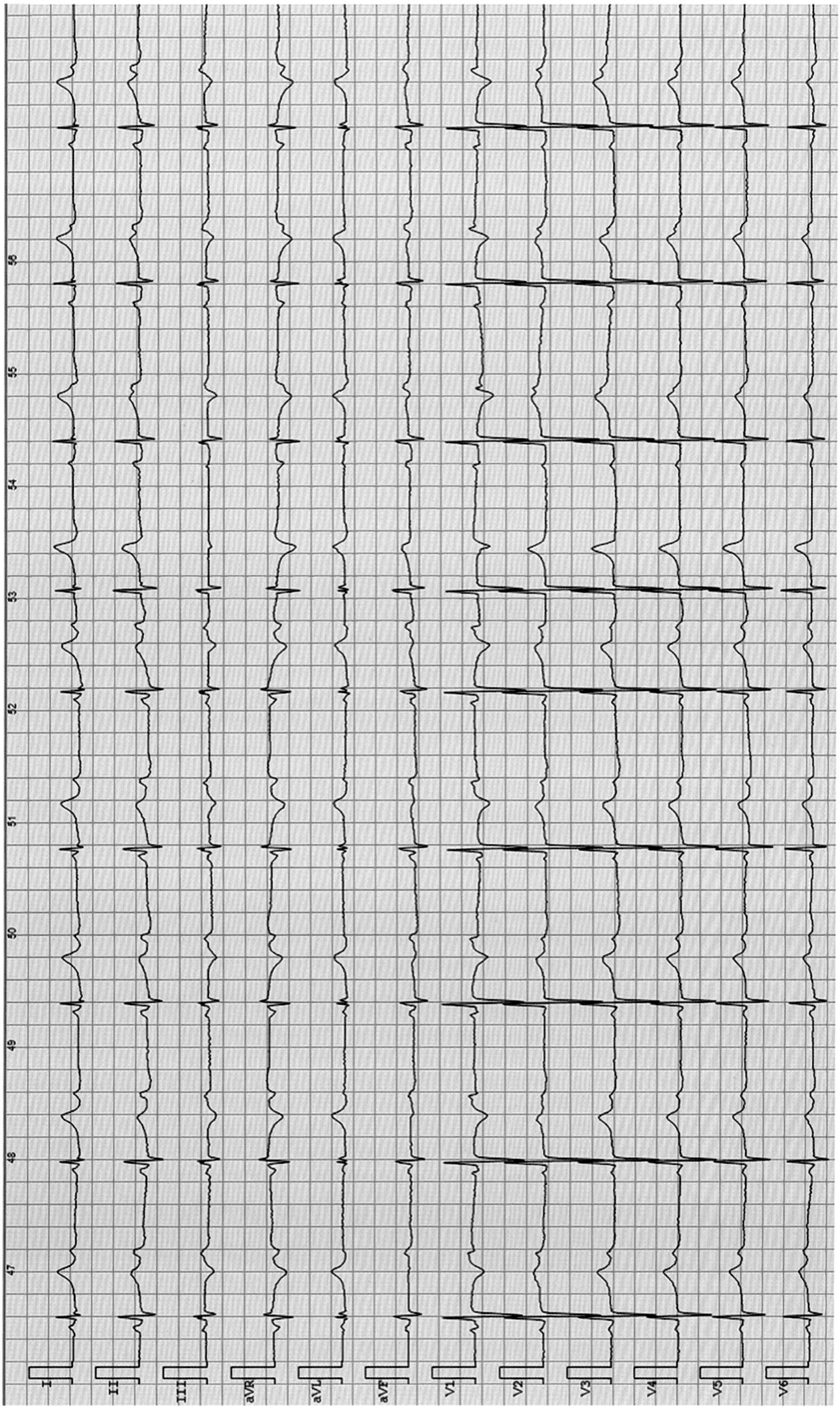


**图 16-40　几乎完全性房室阻滞**

女，29 岁，P 波规律出现，频率 88 次/min，第六个 QRS 波为心室夺获，即几乎完全性房室阻滞。

## 三、三度房室阻滞

当心房率≤135 次/min、心室率<45 次/min,房、室各自成节律呈完全性房室分离时,称为三度房室阻滞,亦称完全性房室阻滞;其发生是由于房室传导系统的绝对不应期显著病理性延长或由于房室传导系统解剖上的中断。阻滞部位多在双侧束支,少数在房室结。

### (一)心电图特点

(1)心房波与心室波各自成节律、呈完全性房室分离。

(2)心房率≤135 次/min,在任何时相的心房波后均不继以下传的 QRS 波。

(3)交界性或室性逸搏心律、缓慢规则,一般室率<45 次/min。

(4)一般 RR 间期>2PP 间期,见图 16-41。

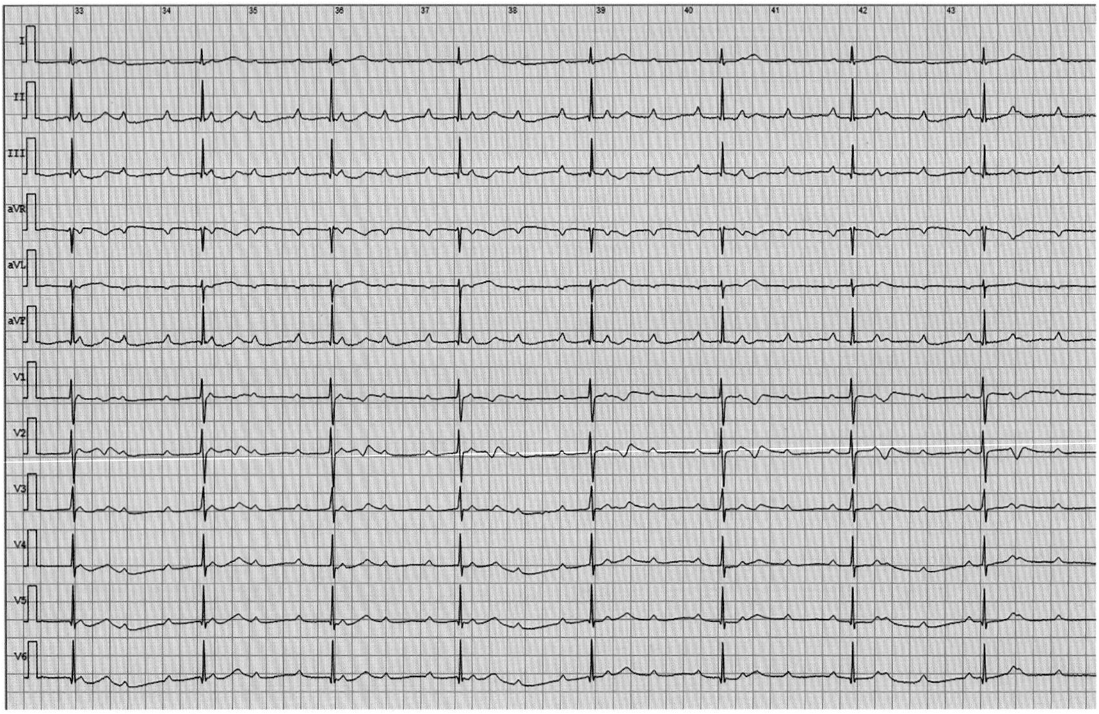


**图 16-41　三度房室阻滞**

女,25 岁,窦性 P 波规律出现,频率 120 次/min,窄 QRS 波规律出现,频率 40 次/min,即 PR 间期不固定,窦性心动过速,交界性逸搏心律,三度房室阻滞。

### (二)分类

1. 按病因分类

(1)先天性三度房室阻滞,见图 16-42。先天性三度房室阻滞是指出生前、出生时或出生后发生的完全性房室阻滞。小儿完全性房室阻滞中,以先天性多见。其病理改变多为房室结区纤维化,且在心房与房室结之间、房室结与心室之间以及希氏束分叉部与束支之间存在着传导中断现象。此外先天性心脏病、心脏肿瘤、传导组织缺如等均可引起先天性完全性房室阻滞。一般讲先天性完全性房室阻滞不仅在小儿期,甚至在胎内即可作出诊断,少数患者往往要等到成年期才发生完全性房室阻滞。

(2)获得性三度房室阻滞:①急性三度房室阻滞;②慢性三度房室阻滞。

2. 按传导阻滞的方向分类

(1)单向性阻滞,亦称完全性前向阻滞,心电图上可见一个或多个心房夺获,人工心室起搏偶有或持续出现心房夺获，提示逆行传导正常。

（2）双向性阻滞：既有前向性阻滞又有完全性逆行阻滞。

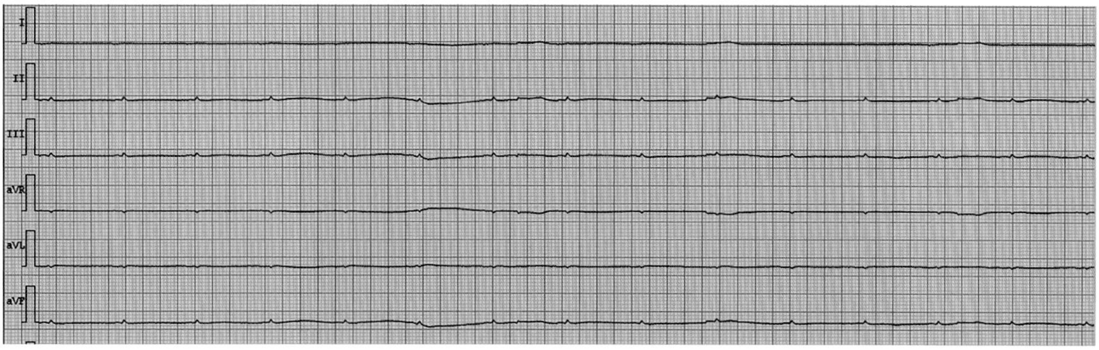


**图 16-42　先天性三度房室阻滞**

女，1 d，心房波规律出现，后均未继以 QRS 波，即先天性三度房室阻滞。

### （三）房室分离和房室阻滞

1. 房室分离　房室分离是心房与心室分别由两个不同起搏点控制，两者互不相干，各自独立地进行活动，分为干扰性和阻滞性。既往认为其是继发于其他心律失常之后的一种现象，亦称房室脱节，笔者认为干扰性才应称干扰性房室脱节。

2. 房室阻滞　房室阻滞是由于激动传导异常所引起，即房室传导系统发生了病理性传导阻滞。而干扰引起的生理不应期，则是房室分离更常见的原因。在一度或二度Ⅰ型的房室阻滞时次级起搏点兴奋性稍有增加，极易引起干扰性房室分离，长程心电图才可能显示原先存在的一度或二度Ⅰ型房室阻滞，因此动态心电图对房室分离的鉴别十分必要。

### （四）三度房室阻滞的鉴别

2∶1 房室阻滞时，极易形成干扰性房室分离酷似三度房室阻滞。存在完全性房室分离时观察 RR 和 PP 的关系，如 RR 间期<2PP 间期时，很可能是因 2∶1 房室阻滞而形成的干扰性房室分离，不宜轻易做出三度房室阻滞的诊断，此时动态心电图显得尤为重要，动态心电图中如窦律加快且 RR 间期>2PP 间期时，则很可能显示 2∶1 房室阻滞表现，即可证明房室分离是干扰性的，而不能诊断为三度房室阻滞，只有 RR 间期>2PP 间期同时伴有足够慢的心室率时为三度房室阻滞，见图 16-43、图 16-44。

## 四、心房颤动时的房室阻滞

心房颤动时快速的房颤波代替了窦性 P 波，不存在窦性或房性 P 波与 QRS 波的直观关系，使房室阻滞的诊断复杂化。

1. 心房颤动伴一度房室阻滞　心房颤动伴一度房室阻滞时体表心电图无法诊断。

2. 心房颤动伴二度房室阻滞　房颤伴二度房室阻滞时分 3 种不同临床情况。

（1）心房颤动伴重度二度房室阻滞：心房颤动伴高度、几乎完全性房室阻滞时，心电图出现频率缓慢而规律的室性逸搏或交界性逸搏占所记录的 QRS 波总数一半以上，见图 16-45 ~ 图 16-47。

（2）心房颤动伴轻度二度房室阻滞。①>1.5 s 的长 RR 间期出现 3 次以上。②室性逸搏或交界性逸搏出现 3 次以上。③平均心室率<50 次/min，见图 16-48。

（3）心房颤动伴偶发的长 RR 间期或逸搏：心电图记录中仅偶尔出现 1 ~ 2 次大于 1.5 s 的 RR 间期，或 1 ~ 2 次室性逸搏或交界性逸搏，见图 16-49、图 16-50。

（4）心房颤动伴三度房室阻滞：较容易，即房颤时出现缓慢而规则的心室率时诊断三度房室阻滞，见图 16-51、图 16-52。

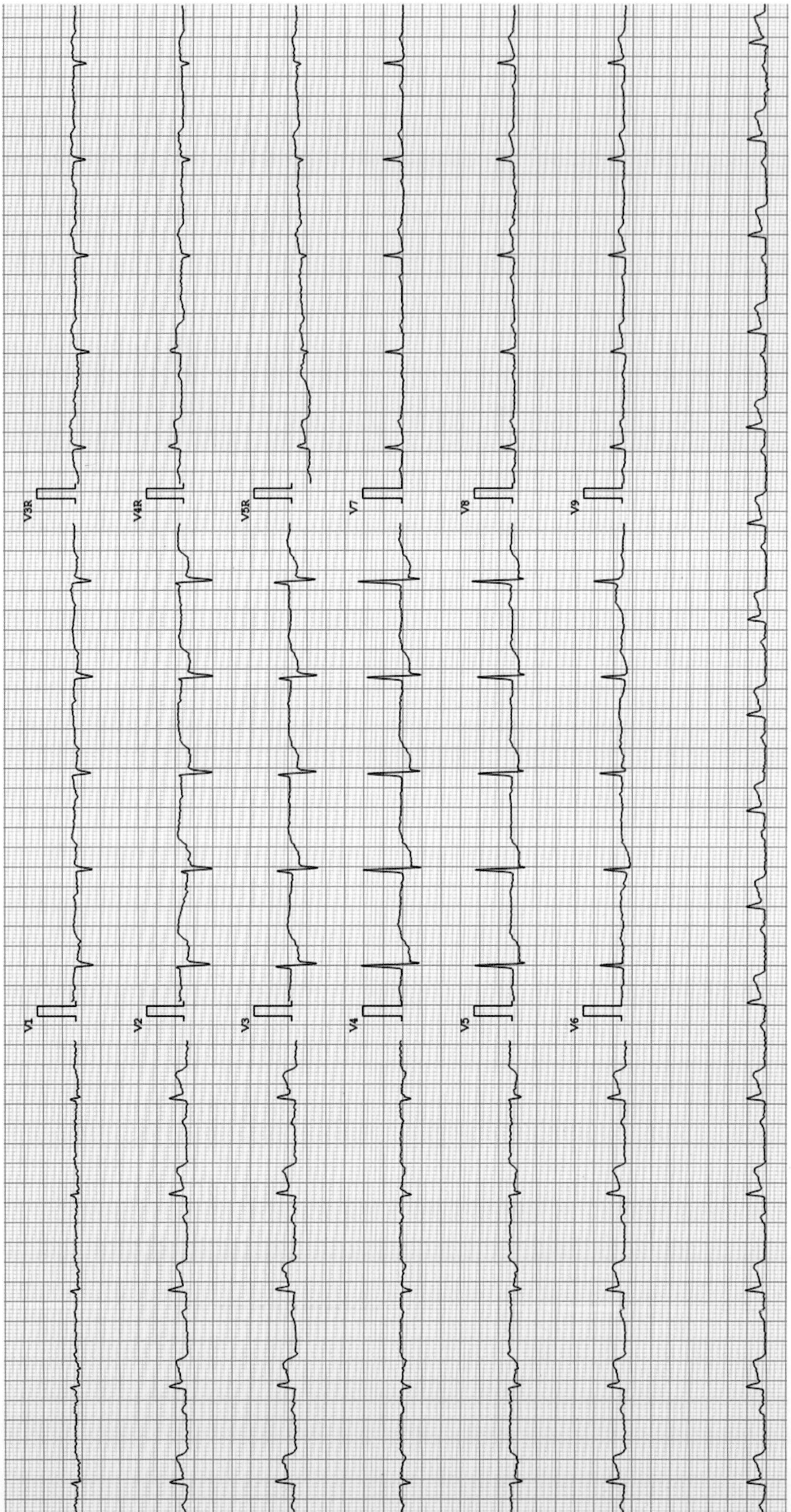


**图 16-43　窦性心动过速,2∶1 房室阻滞**

男,83 岁,窦性 P 波规律出现,RR 间期略有不等,PR 间期固定,即窦性心动过速,2∶1 房室阻滞。

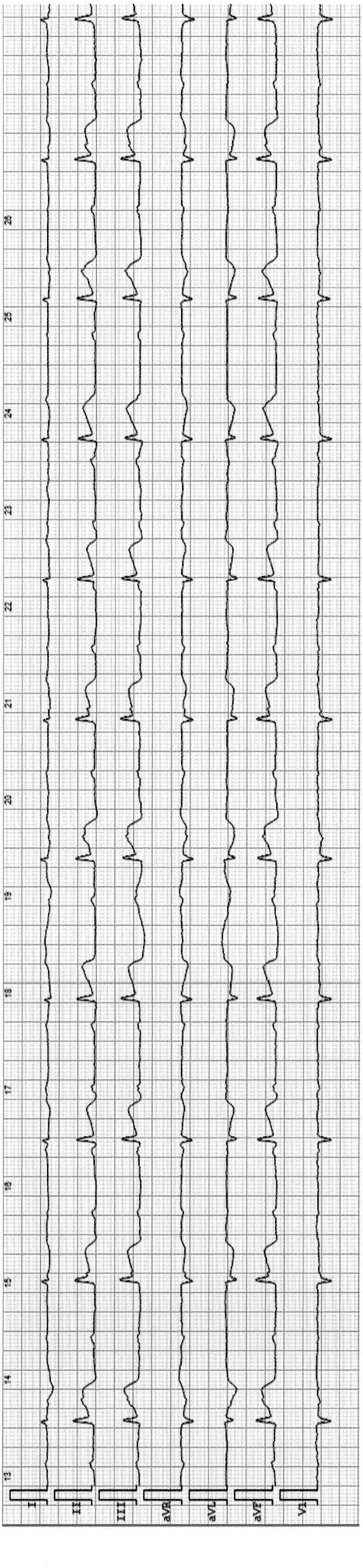


**图 16-44　三度房室阻滞**

与图 16-43 为同一患者，窦性 P 波规律出现，RR 间期相等，PR 间期不等，可见 RR>2PP，即窦性心律，交界性逸搏心律，三度房室阻滞。

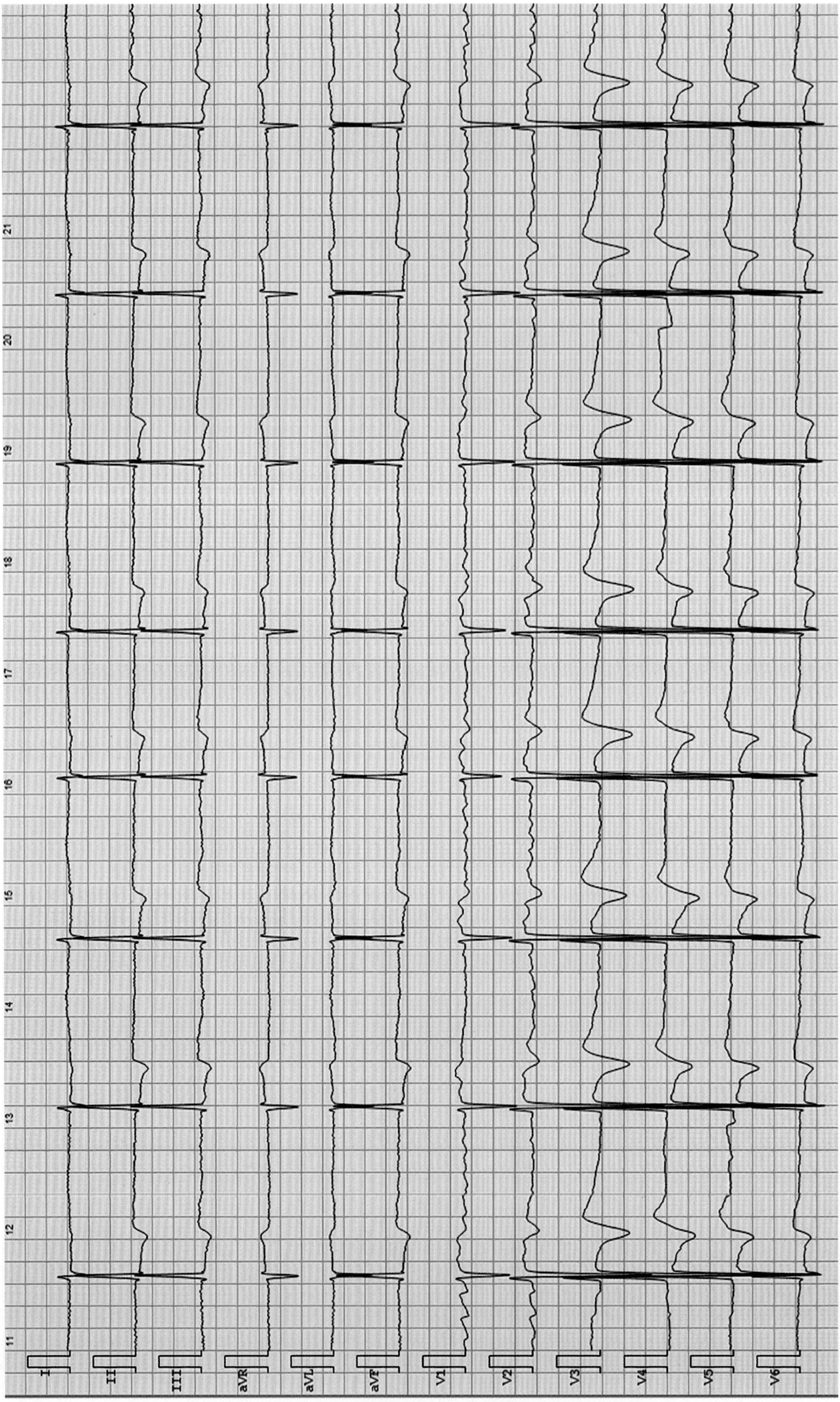


**图 16-45　心房颤动伴重度二度房室阻滞、交界性逸搏心律**

男，75 岁，心房颤动，$R_1R_2$、$R_2R_3$、$R_5R_6$、$R_6R_7$、$R_7R_8$ 间期相等，1.48 s，即心房颤动伴重度二度房室阻滞、交界性逸搏心律。

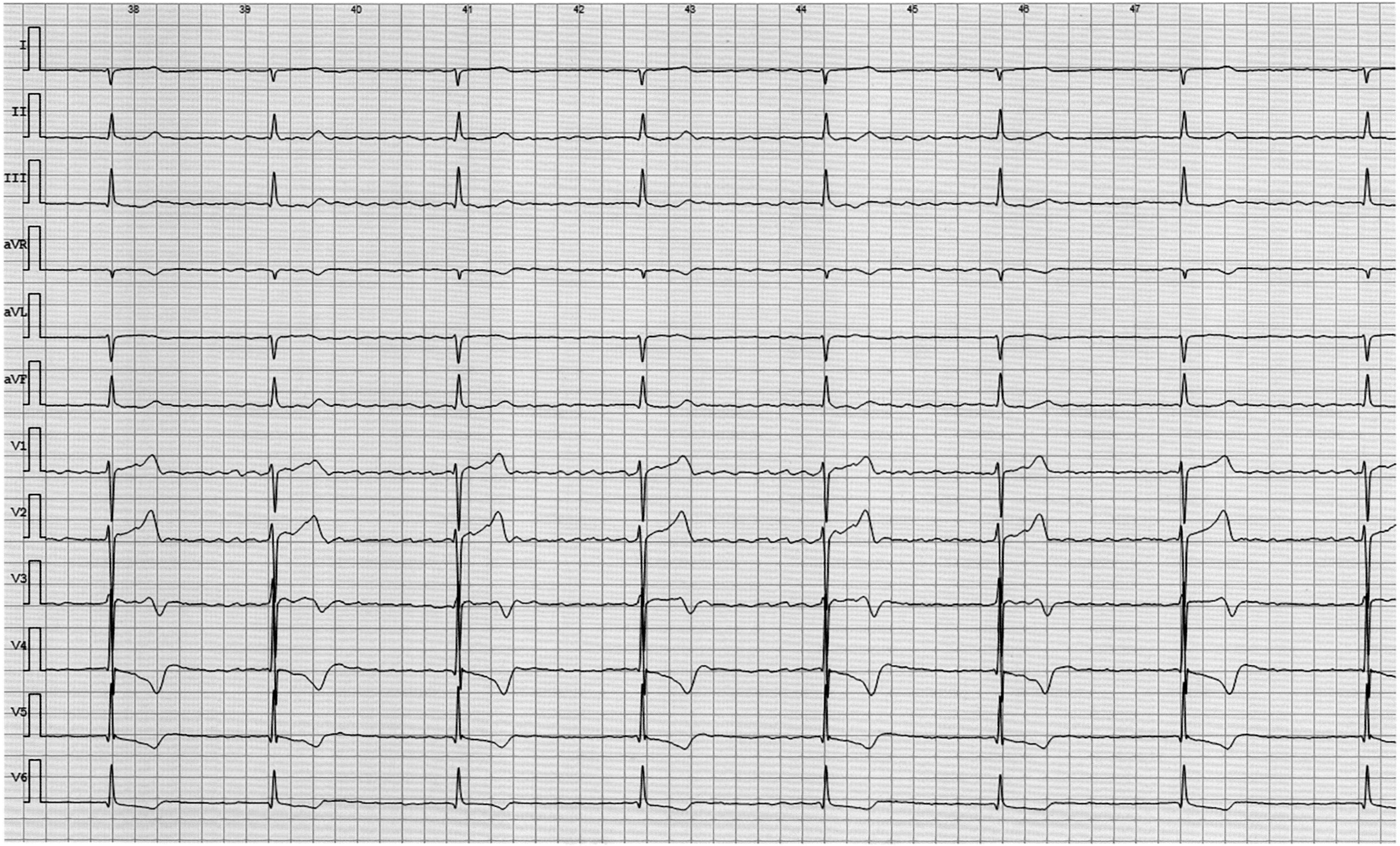


**图 16-46　心房颤动伴重度二度房室阻滞、过缓的交界性逸搏心律**

男,74 岁,心房颤动,$R_2R_3$、$R_3R_4$、$R_4R_5$、$R_6R_7$、$R_7R_8$、间期相等,1.64 s,即心房颤动伴重度二度房室阻滞、过缓的交界性逸搏心律。

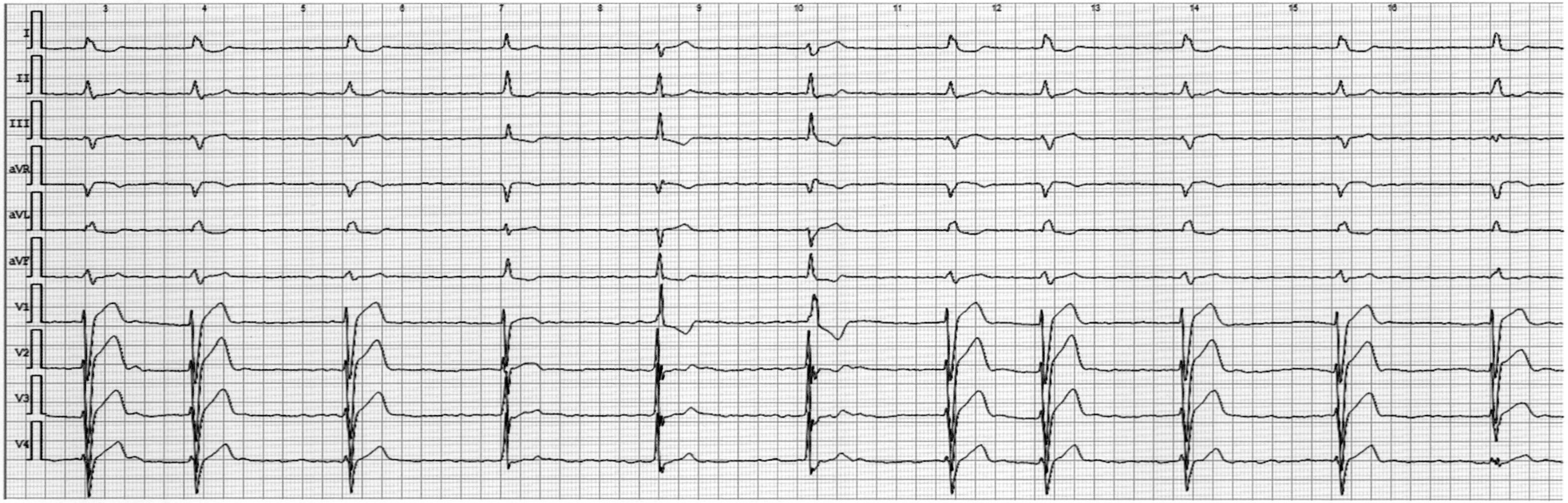


**图 16-47　心房颤动伴重度二度房室阻滞、交界性逸搏及心律、室性逸搏及心律、干扰性室内脱节**

女,79 岁,心房颤动,$R_1R_2$、$R_6R_7$、$R_7R_8$、$R_8R_9$间期不等,即心房颤动下传形成的 QRS 波($R_1$),即完全性左束支阻滞,$R_2R_3$、$R_4R_5$、$R_5R_6$、$R_9R_{10}$、$R_{10}R_{11}$间期相等,1.55 s、$R_3R_4$略长于$R_2R_3$,$R_3$、$R_4$、$R_5$、$R_6$、$R_{11}$形态不同于$R_1$,即心房颤动伴重度二度房室阻滞、交界性逸搏及心律、室性逸搏及心律、干扰性室内脱节。

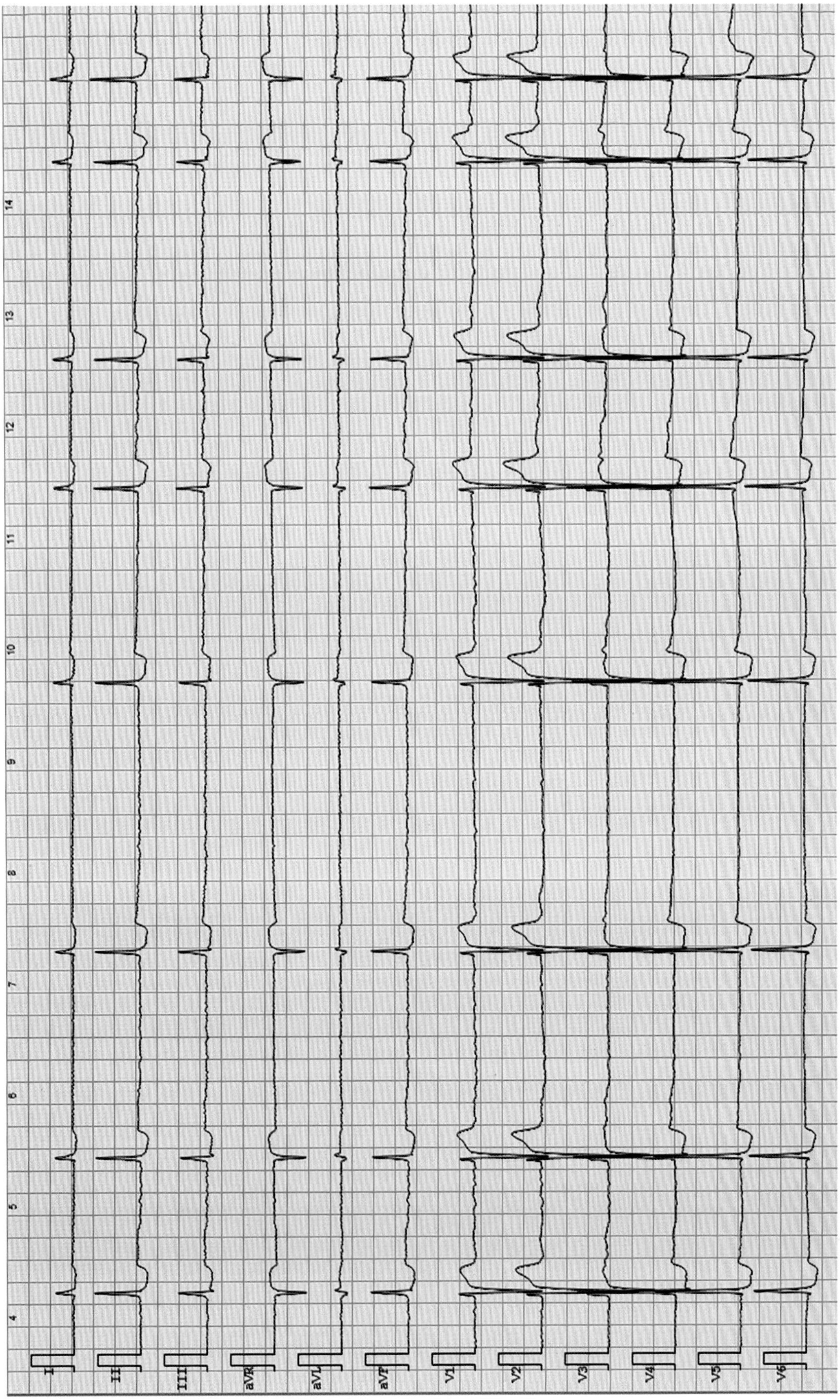


**图 16-48 心房颤动伴轻度二度房室阻滞**

女,63 岁,心房颤动,RR 间期不等,$R_2R_3$、$R_3R_4$、$R_4R_5$、$R_6R_7$ 间期均大于 1.5 秒,即心房颤动伴轻度二度房室阻滞。

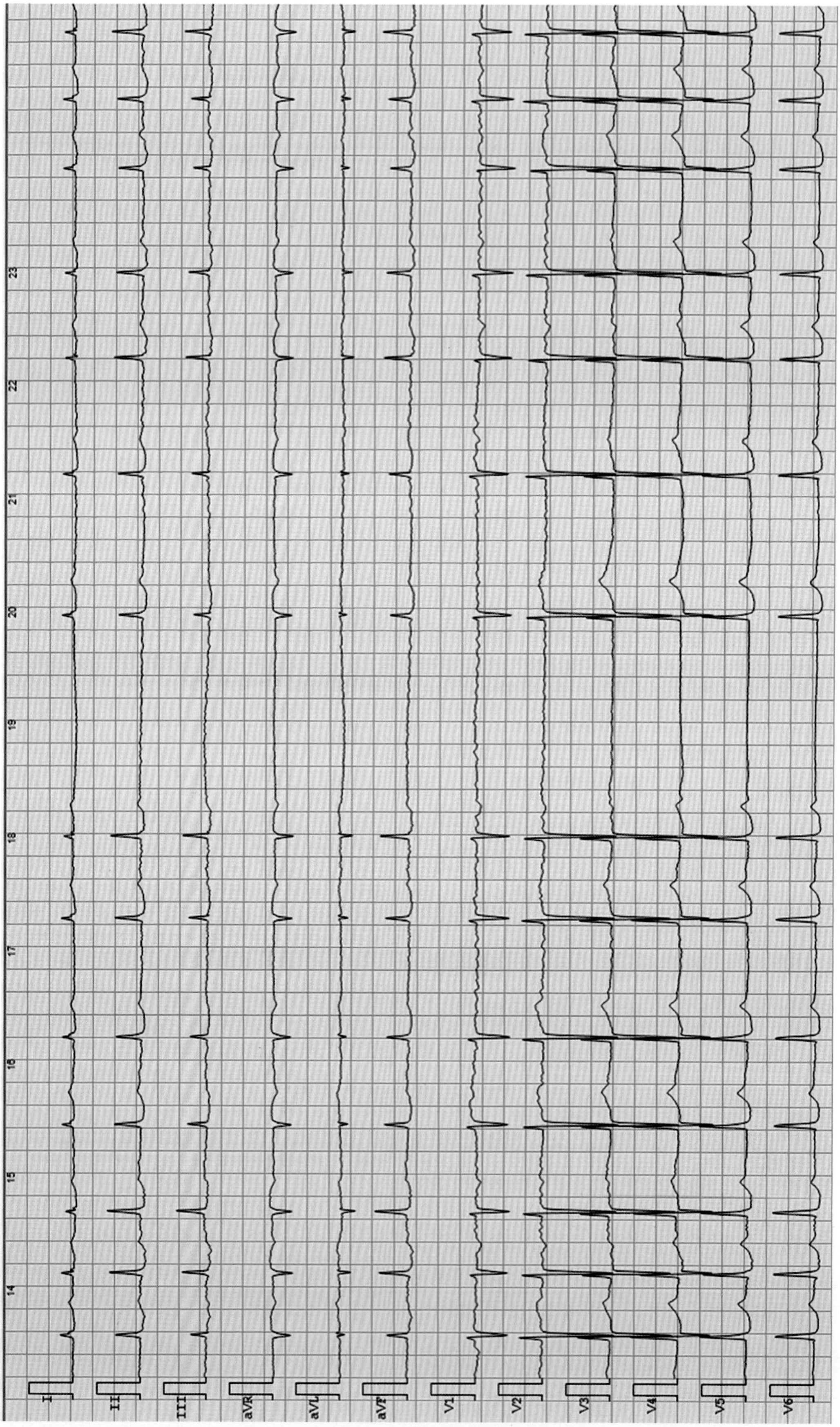


**图 16-49　心房颤动伴偶发的长 RR 间期**

女,73 岁,心房颤动,$R_7R_8$ 间期 1.95 s,即心房颤动伴偶发的长 RR 间期。

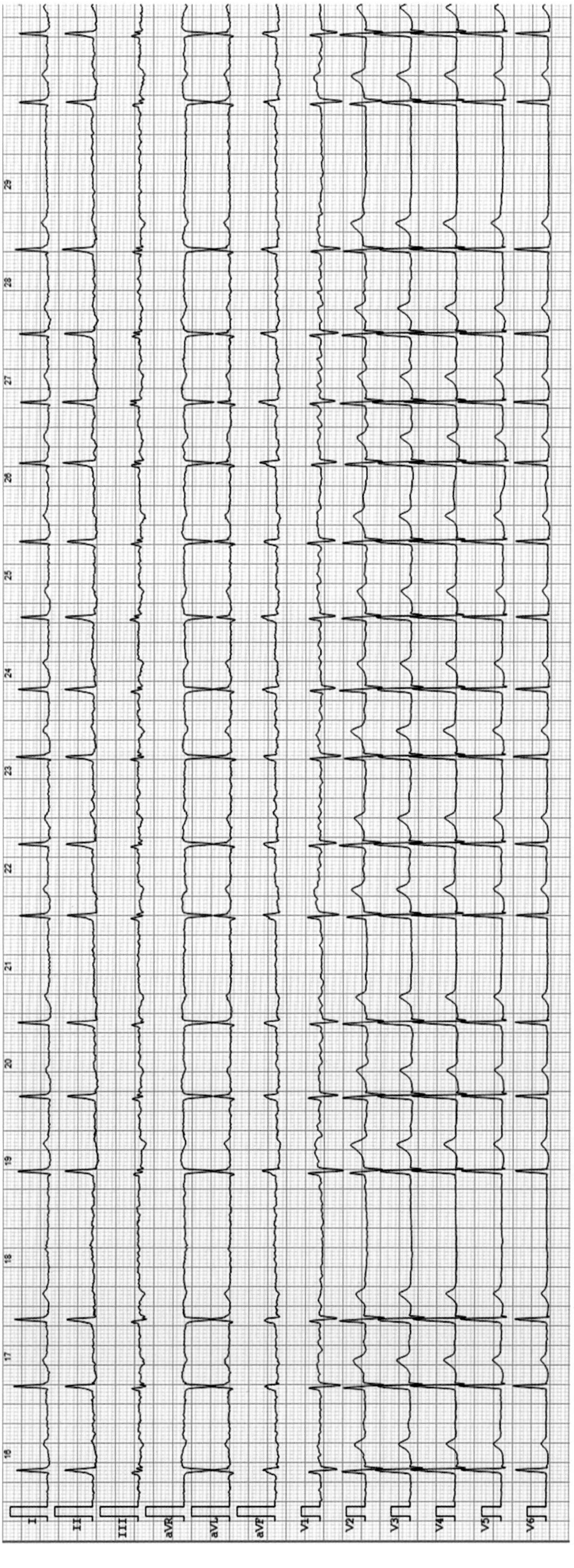


**图 16-50　心房颤动伴过缓的交界性逸搏**

男，54 岁，心房颤动，$R_3R_4$、$R_{16}R_{17}$间期相等，1.51 s，即心房颤动伴过缓的交界性逸搏。

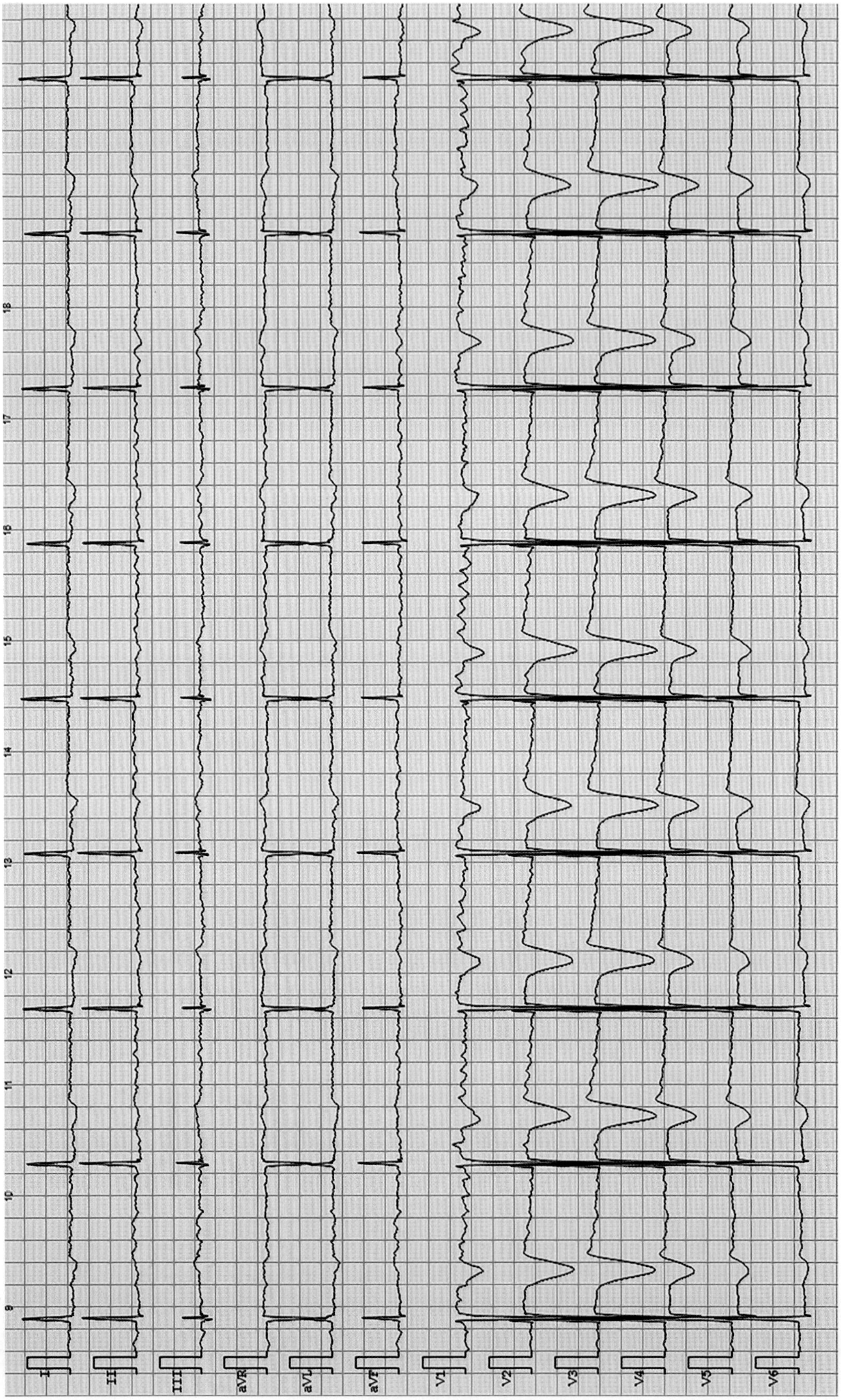


**图16-51　心房颤动伴交界性逸搏心律、三度房室阻滞(1)**

女,62岁,心房颤动,RR间期相等,1.4 s,即心房颤动伴交界性逸搏心律、三度房室阻滞。

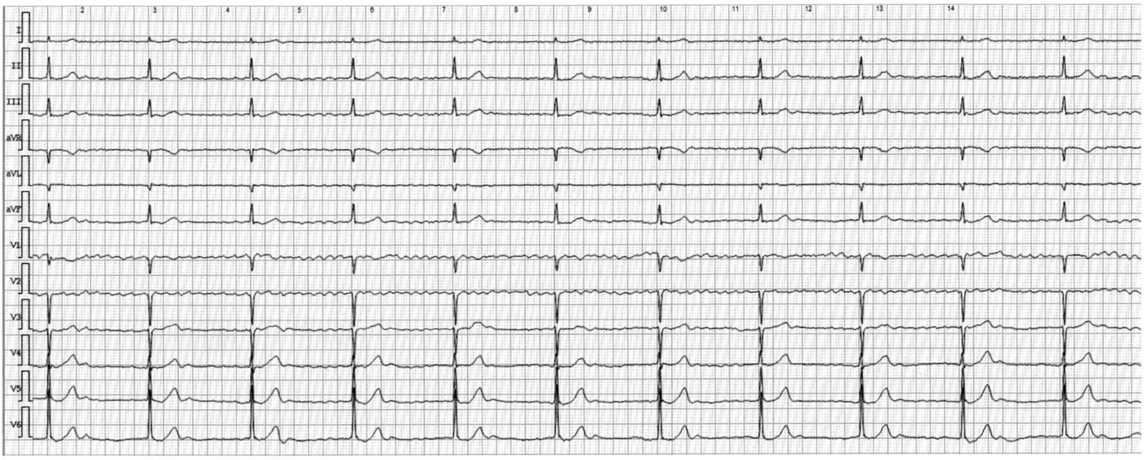


**图 16-52　心房颤动伴交界性逸搏心律、三度房室阻滞(2)**

女,101 岁,心房颤动,QRS 时限 0.08 s,RR 间期相等,1.41 s,即心房颤动伴交界性逸搏心律、三度房室阻滞。

## 五、心房扑动伴房室阻滞

心房扑动伴房室阻滞的诊断建议沿用常规心电图标准。

1. 心房扑动时不建议诊断一度房室阻滞。

2. 心房扑动伴二度房室阻滞。

(1)房率≤135 次/min 时房室传导比例≥4∶1。

(2)房率>135 次/min 时房室传导比例≥5∶1,见图 16-53。

3. 心房扑动伴三度房室阻滞　心室全部为缓慢而匀齐的逸搏心律控制,其逸搏心律需与心房扑动时传导比例固定的缓慢而匀齐的心室率相鉴别,见图 16-54。

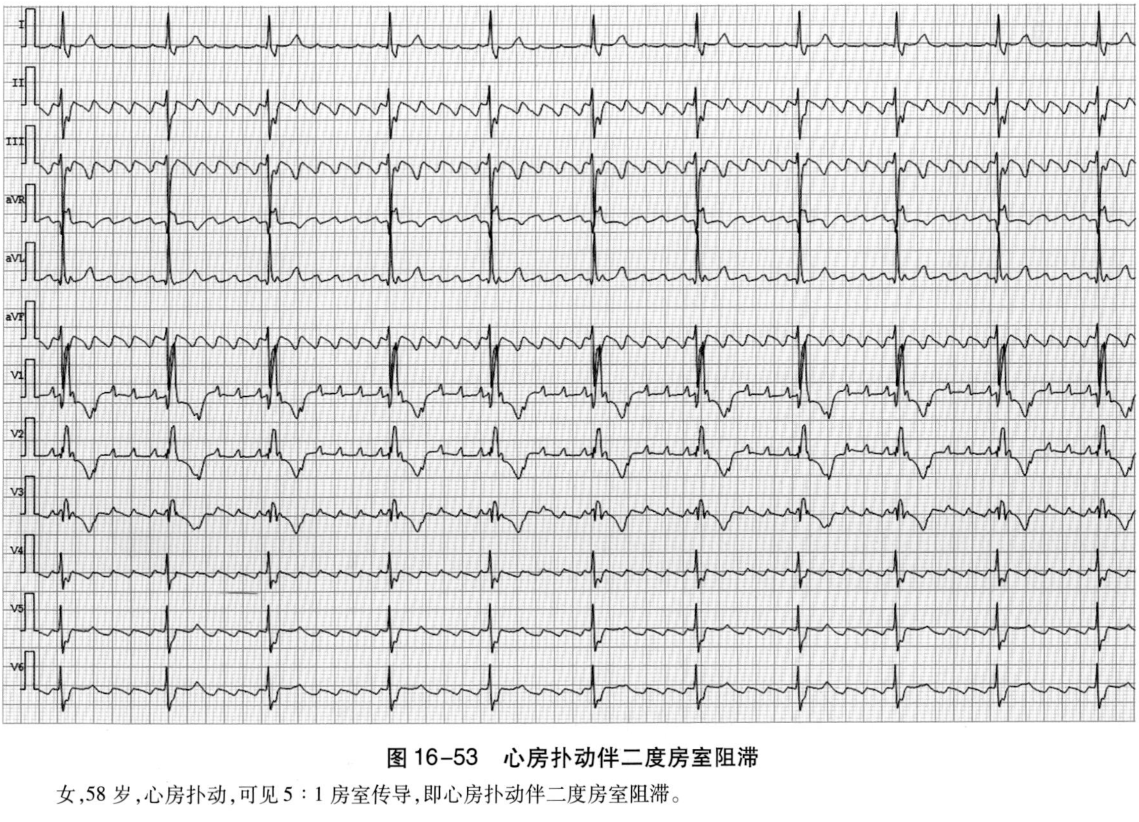


**图 16-53　心房扑动伴二度房室阻滞**

女,58 岁,心房扑动,可见 5∶1 房室传导,即心房扑动伴二度房室阻滞。

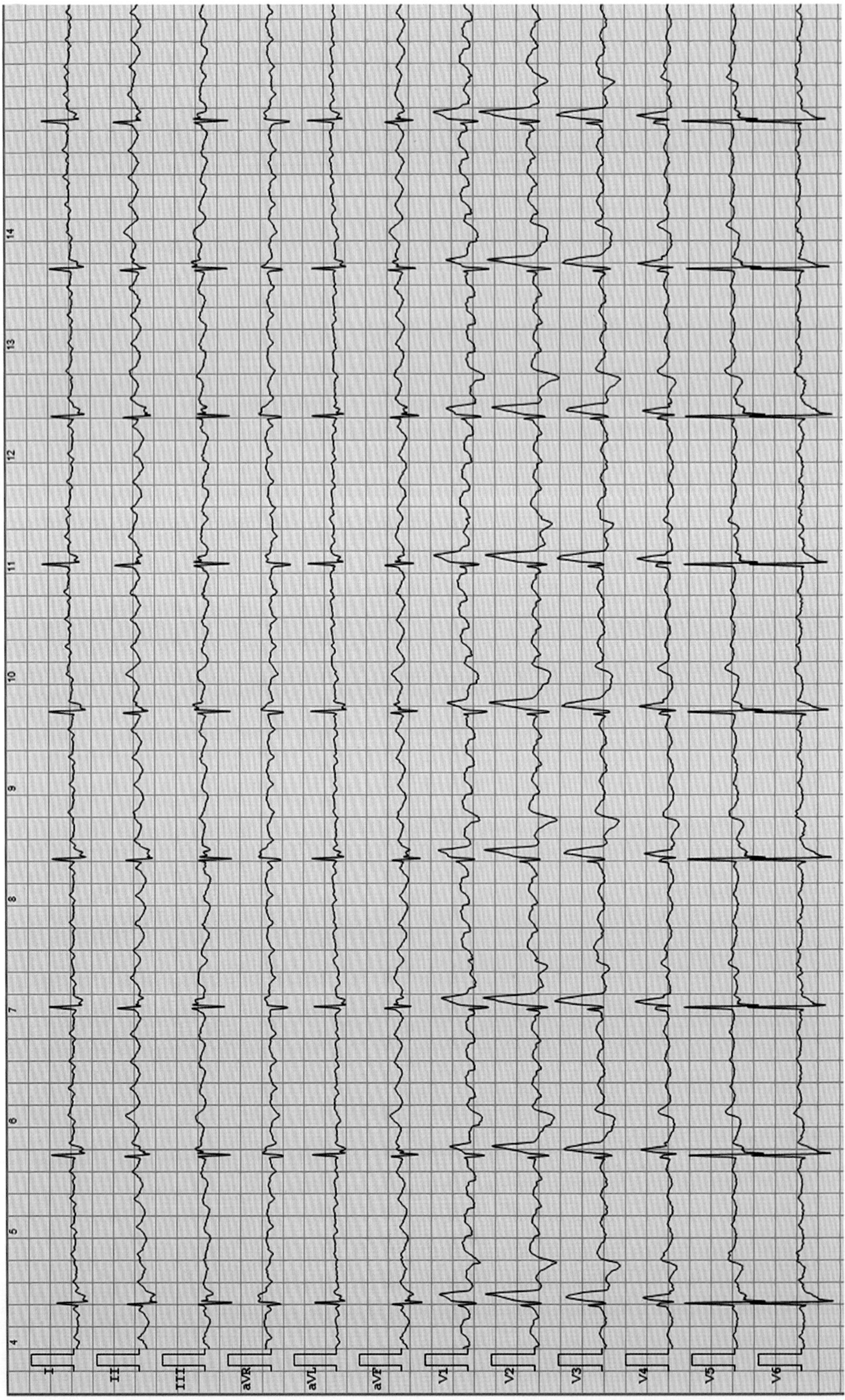


**图16-54　心房扑动伴三度房室阻滞，类右束支阻滞的宽QRS逸搏心律**

女，40岁，心房扑动，RR间期相等，1.3 s，QRS波呈类完全性右束支阻滞，FR间期不等，即心房扑动伴三度房室阻滞，类右束支阻滞的宽QRS逸搏心律。

## 六、三度房室阻滞伴宽 QRS 逸搏心律

三度房室阻滞时窄 QRS 逸搏心律常见于房室交界区起源，偶尔为交界性与室性或室性与室性所形成的一系列连续的室性融合波，表现为干扰性室内脱节。

三度房室阻滞时宽 QRS 心室节律可以是心室起源，也可为房室交界区起源伴束支阻滞或非特异性室内阻滞，若无证据确定宽 QRS 的性质，建议描述性诊断为宽 QRS 逸搏心律，见图 16-55 ~ 图 16-59。

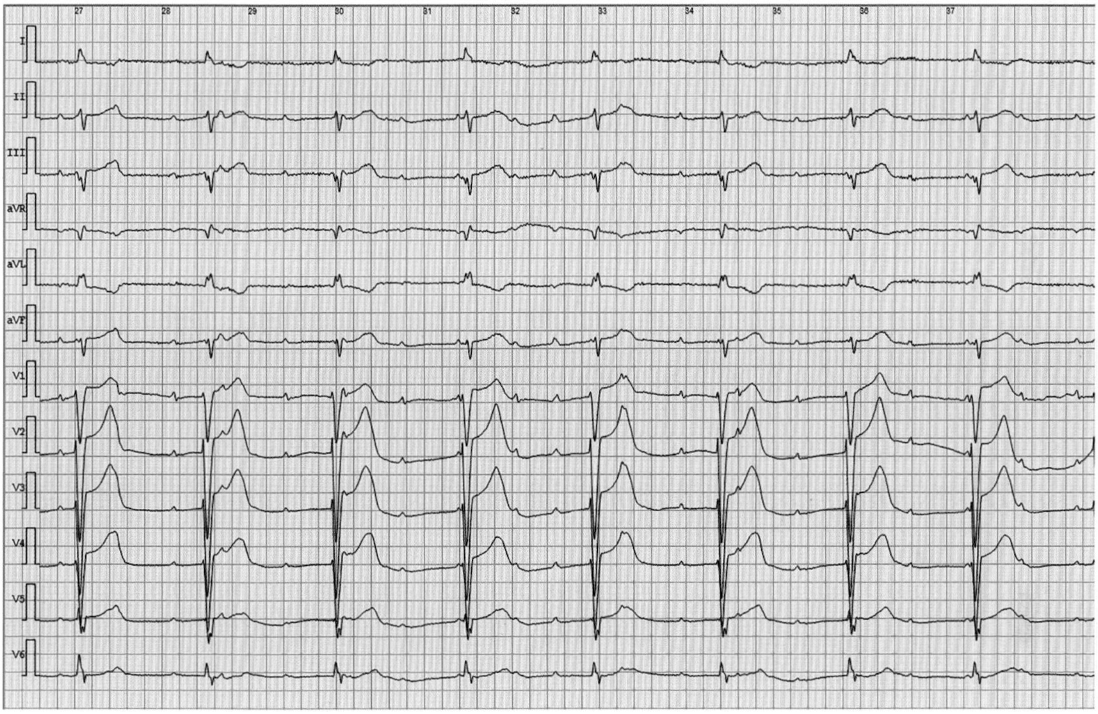


**图 16-55　窦性心律，房性早搏，宽 QRS 逸搏心律，三度房室阻滞**

女，91 岁，窦性 P 波规律发放，频率 88 次/min，第 2 组心搏的 ST 段及第 5 个 QRS 波前有提前出现的 P 波，形态异于窦性，RR 间期 1.48 s，QRS 时限 0.13 s，即窦性心律，房性早搏，宽 QRS 逸搏心律，三度房室阻滞。

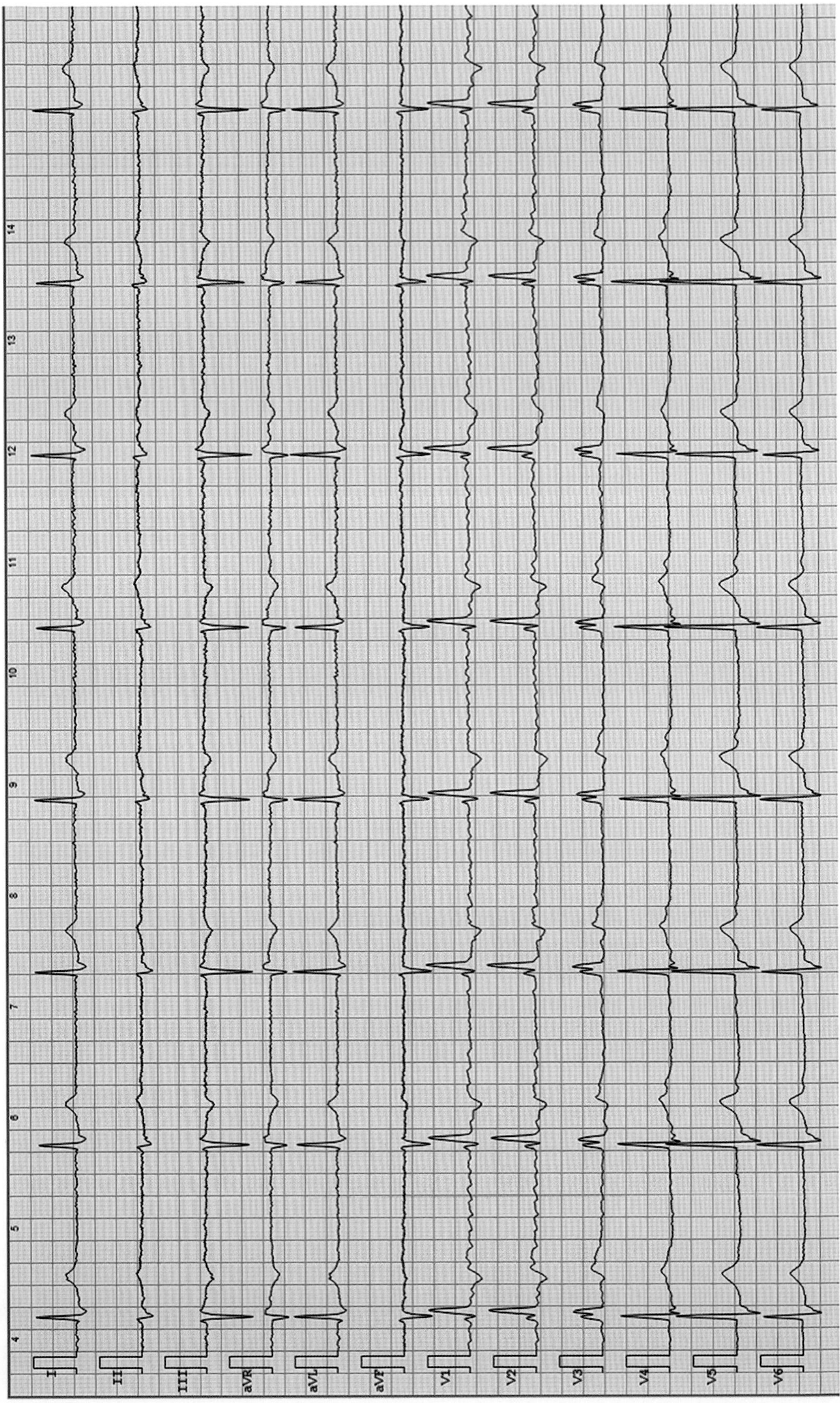


**图 16-56　心房颤动，宽 QRS 逸搏心律，三度房室阻滞**

男，75 岁，心房颤动，RR 间期 1.55 s，QRS 波类右束支阻滞图形，即心房颤动，宽 QRS 逸搏心律，三度房室阻滞。

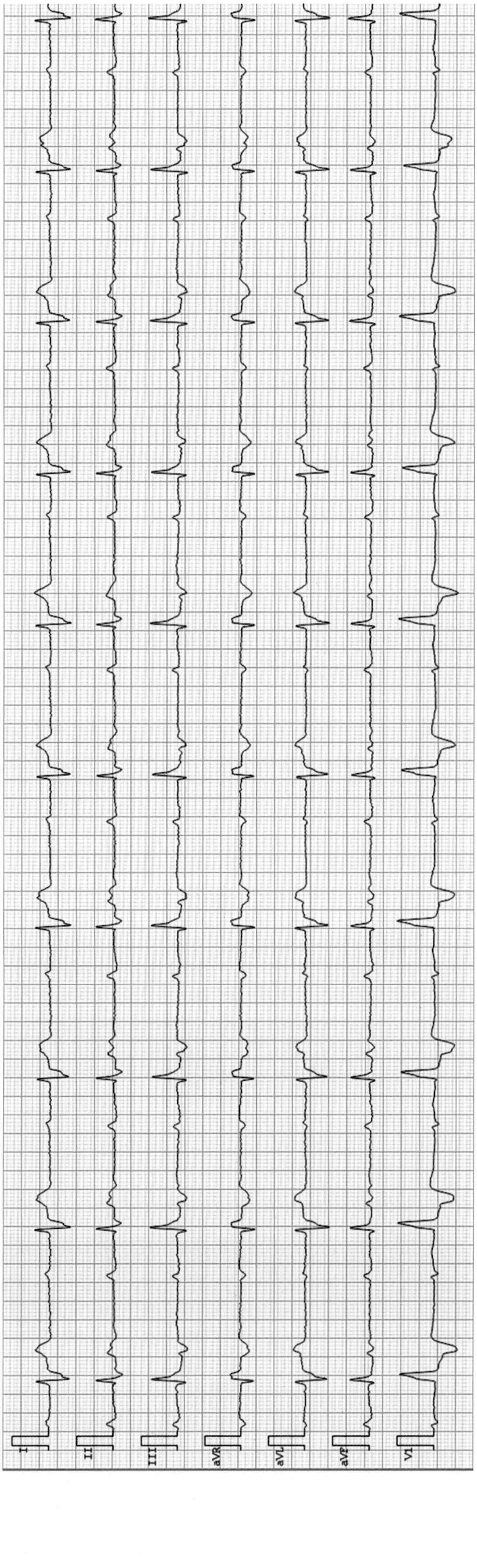


**图 16-57　窦性心律,类右束支阻滞型宽 QRS 逸搏心律,三度房室阻滞**

男,63 岁,窦性 P 波规律出现,RR 间期相等,QRS 波类右束支阻滞图形,PR 间期不等,即窦性心律,类右束支阻滞型宽 QRS 逸搏心律,三度房室阻滞。

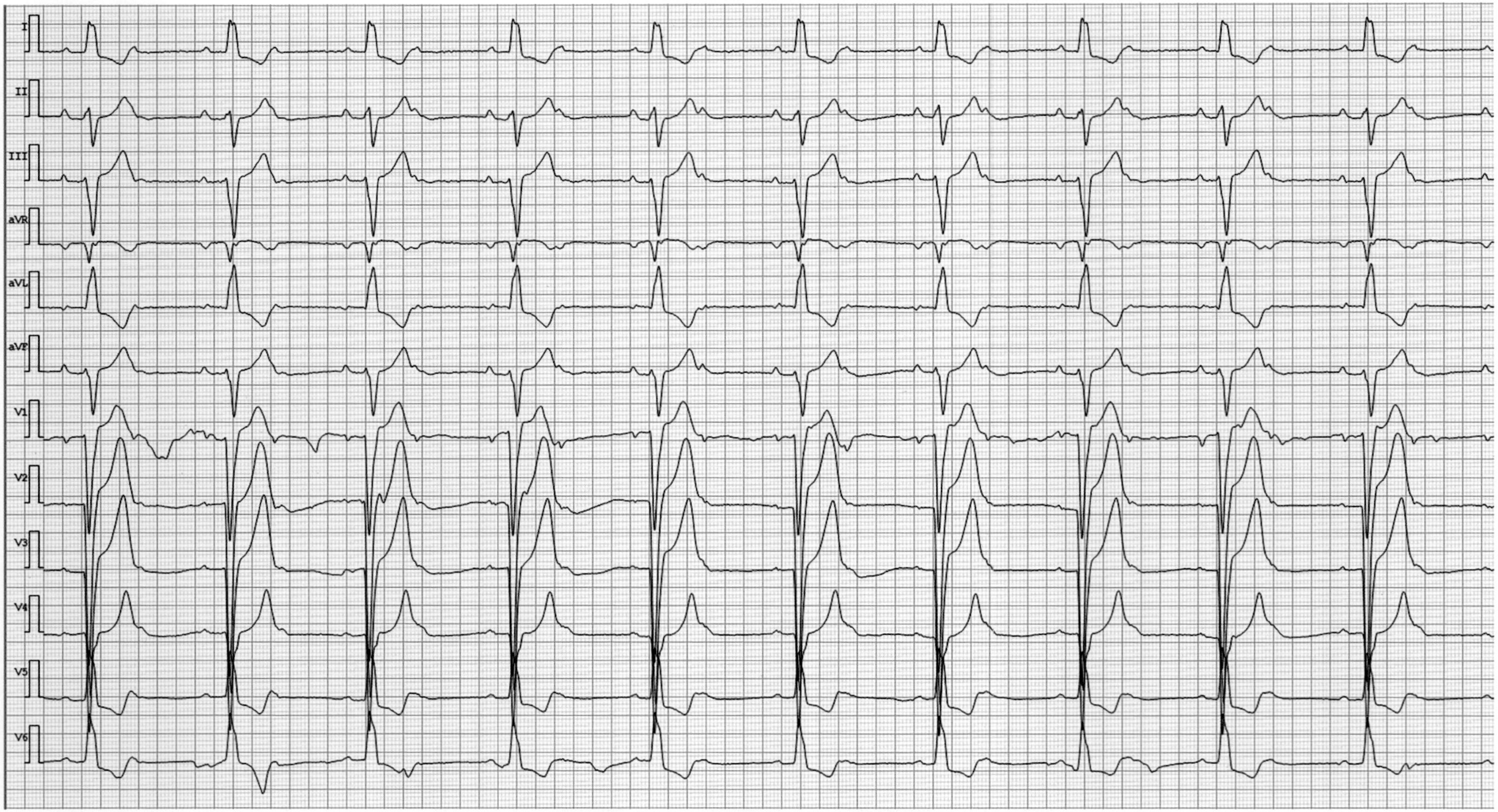


**图 16-58　窦性心律，类左束支阻滞型宽 QRS 逸搏心律，三度房室阻滞**

与图 16-57 为同一患者，窦性 P 波规律出现，RR 间期相等，QRS 波类左束支阻滞图形，PR 间期不等，即窦性心律，类左束支阻滞型宽 QRS 逸搏心律，三度房室阻滞。

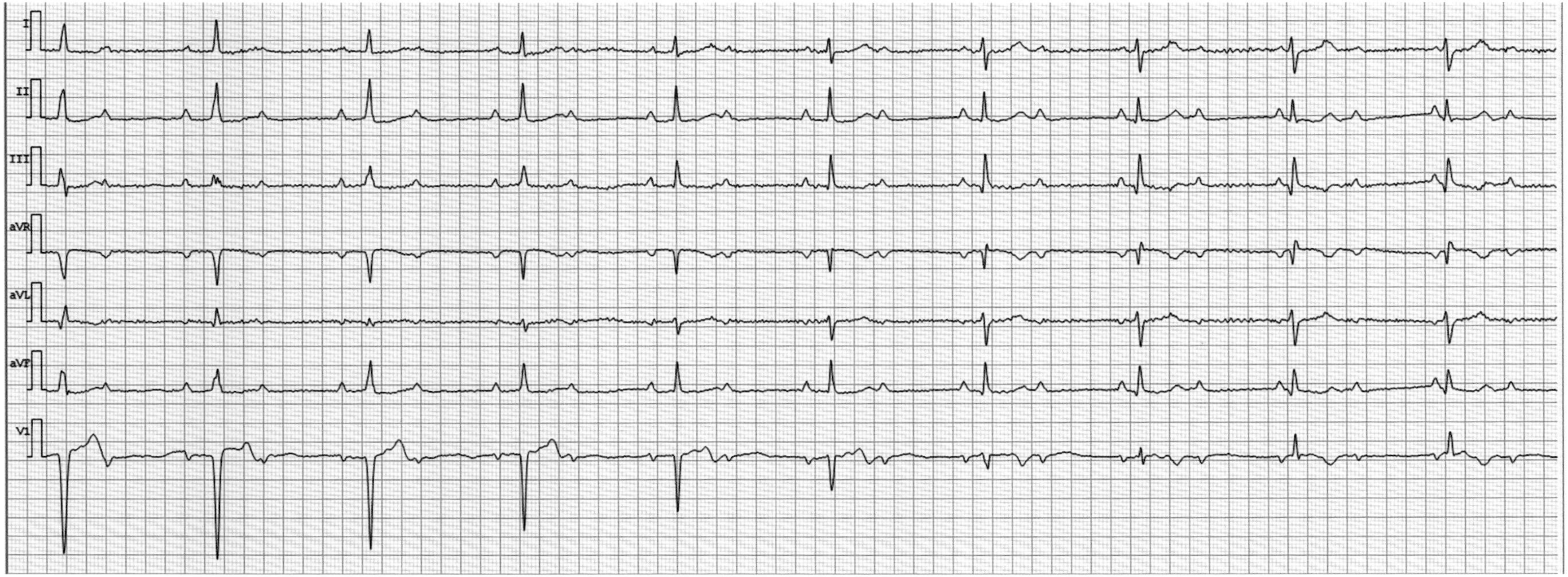


**图 16-59　窦性心律，两种宽 QRS 逸搏心律形成的室性融合波，干扰性室内脱节，三度房室阻滞**

与图 16-57 为同一患者，窦性 P 波规律出现，RR 间期相等，QRS 波形态多样（形态不同于类左束支阻滞、亦不同于类右束支阻滞），PR 间期不等，即窦性心律，两种宽 QRS 逸搏心律形成的室性融合波，干扰性室内脱节，三度房室阻滞。

## 七、房室阻滞伴随的特殊心电现象

### (一)超常传导

超常传导是在心脏传导功能受抑制的情况下,本应被阻滞的早期激动,却出乎意外地或反常地发生了传导功能暂时改善的现象。其产生是由于超常期内膜电位水平距离阈电位更近,引起激动所需要的刺激强度比正常的小(即兴奋性高),但其产生的动作电位速度和幅度均较正常小,传导较正常为慢。其本质是发生了与正常规则相矛盾的传导改善,常在心动周期的很短时间内发生。可发生于心脏传导障碍的任何部位,但临床最常见的是房室结、室内超常传导。

超常传导不发生在正常心脏,其特征性心电图主要表现为PR间期的矛盾性变化及原本脱落的心房波意外下传,见图16-60、图16-61。

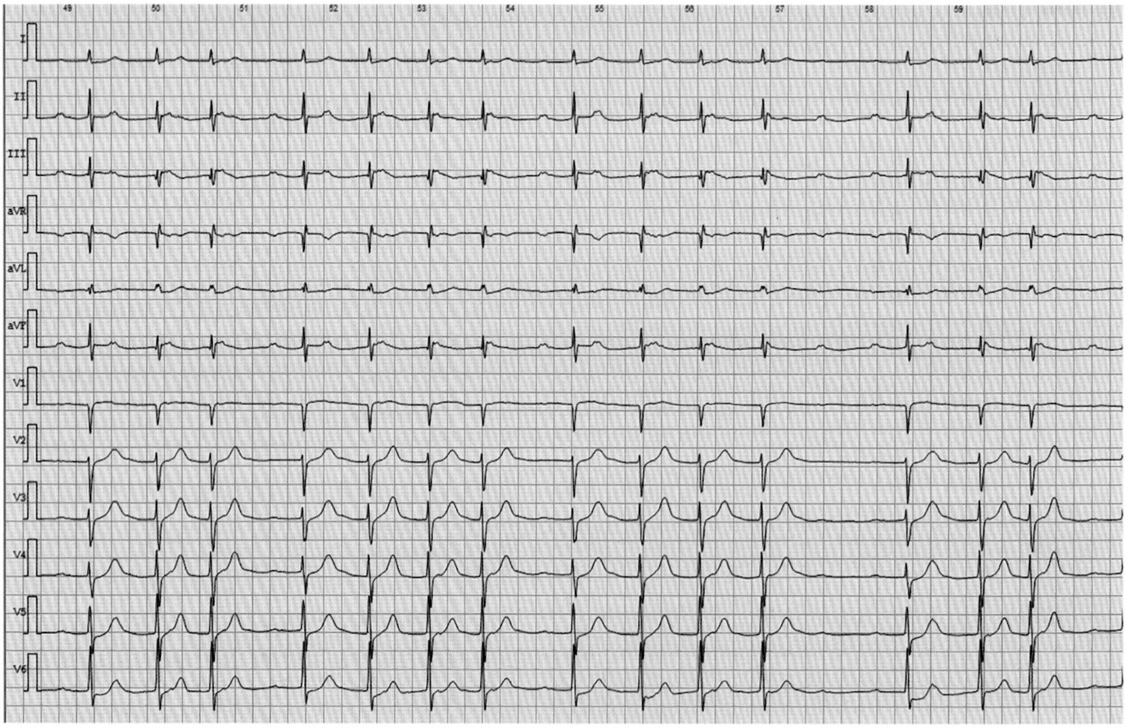


**图16-60 房室结超常传导**

男,70岁,窦性P波规律出现,PR间期逐渐延长,直至P波后未继以QRS波,周而复始,部分落在ST段的P波仍下传心室,即房室结超常传导。

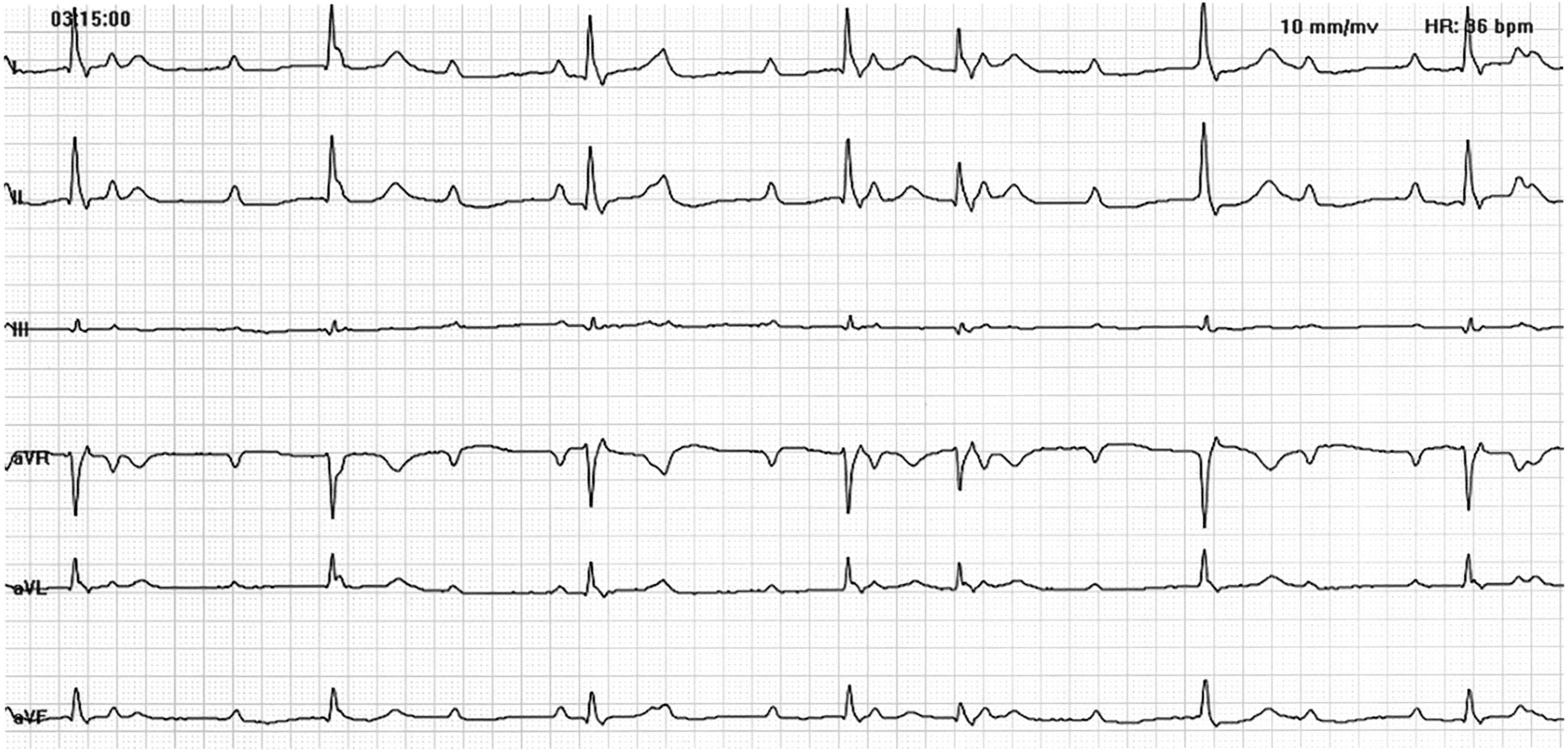


**图 16-61　房室结的超常传导**

动态心电图片段，二度房室阻滞，第 1 个 QRS 波后 ST 段上的窦性 P 波未下传心室，形成无传导关系的 $RP_1$ 间期 0.24 s，而第 4 个 QRS 波后 ST 段上的窦性 P 波下传心室，且该 RP<$RP_1$，即房室结的超常传导。

### (二)魏登斯基现象

魏登斯基现象是原来受抑制的传导组织,在一次强刺激后传导功能暂时改善的现象,是心脏的一种保护性反应,避免心脏停搏。

1. 分类

(1)易化作用是到达完全阻滞区远端的阈下刺激可使近端原来的激动得以传导(对侧促进作用)。

(2)魏登斯基效应是如前面的强刺激唤起了反应,可使后面的阈下刺激变成阈上刺激(同侧促进作用),见图16-62。

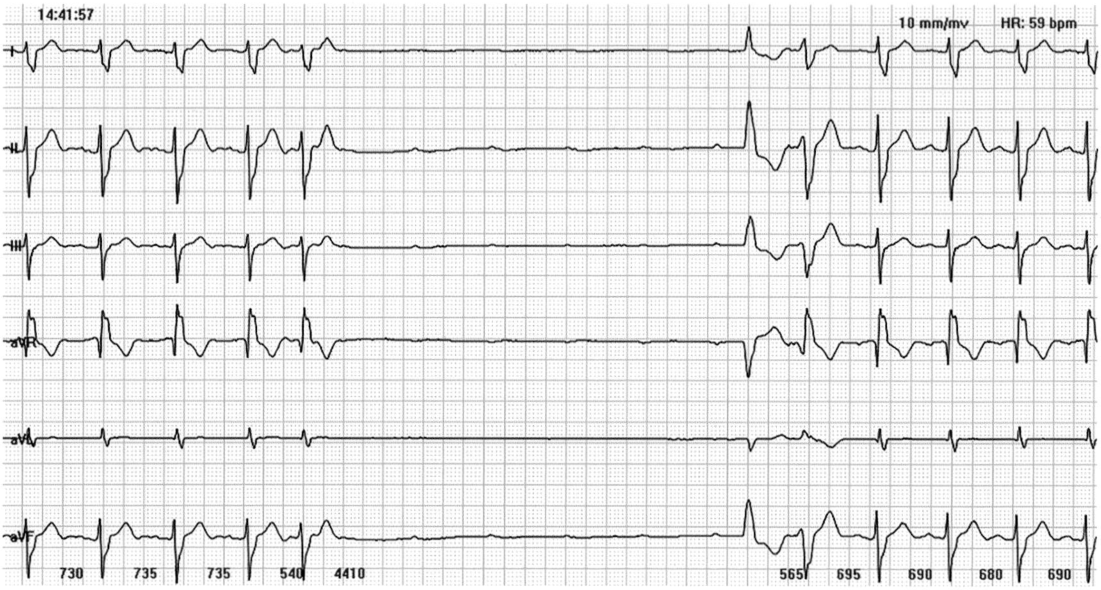


**图16-62　魏登斯基现象**

动态心电图片段,房性早搏后出现高度房室阻滞,强刺激(即阻滞区远端的室性逸搏)使阻滞区近端的心房波得以下传心室(易化作用);逸搏后的心室夺获引起心房波连续下传心室(魏登斯基效应)。

2. 在某些高度房室阻滞中,逸搏、魏登斯基促进作用、魏登斯基效应共同构成预防心室停搏的3项代偿机制。

(1)逸搏首先构成第一种代偿机制以维持心搏次数和排血量。逸搏通过魏登斯基促进作用激发了心室夺获,形成第二种代偿机制。

(2)心室夺获又通过魏登斯基效应使后继的室上性激动易于通过阻滞区而形成一系列心室夺获。

## 八、阵发性房室阻滞

阵发性房室阻滞是指随心率减慢或增快而出现的突发性三度房室阻滞,伴有≥2个连续P波下传中断和心室停搏>3 s。

注意与间歇性房室阻滞的鉴别,后者也呈间歇性发生,但其发生率更高,是指患者在房室正常1∶1传导的情况下,间歇性出现一度、二度Ⅰ型、二度Ⅱ型、2∶1等房室阻滞,持续时间可长可短,多数不引起患者明显血流动力学障碍。而阵发性房室阻滞间歇期比较长,有时1年发作一次;发作过后,没有任何传导系统的变化;往往伴有明显血流动力学障碍。

1. 分类　①原发性阵发性房室阻滞；②迷走性阵发性房室阻滞；③特发性阵发性房室阻滞。

2. 原发性阵发性房室阻滞　多数有器质性心脏病，阵发性房室阻滞晕厥为心源性晕厥，本身存在心脏传导系统的病变，有右束支、左束支及室内阻滞，提示传导系统远端有病变，有其他心律失常诱发。更多发生在老年患者，年龄为 26 ~ 99 岁，72% 的患者年龄 ≥60 岁，也能见于儿童患者。男女性别无差异。

发生机制是病变的希浦系统发生了 4 相阻滞。窦房结不断发生 4 相自动除极，为正常心电现象。缓慢心律依赖性 4 相阻滞是指前次 4 相的室上性或室性传导到有病变的希浦系时，其钠通道仍处于失活状态，使激动不能引起病变组织除极而导致心室停搏。

3. 迷走性阵发性房室阻滞　迷走性阵发性房室阻滞是指患者不存在自身房室传导系统病变，而是心外的迷走神经兴奋性过强，亦称外源性迷走性阵发性房室阻滞，其引起的晕厥为迷走神经反射性晕厥，晕厥前先兆晕厥的时间较长，使患者可做出防范摔倒的反应。患者晕厥病史较长，但不进展为持续性或慢性房室阻滞。患者多数年轻，夜间比白天多见，发作随年龄可缓解甚至消失，很少发展为房室阻滞。阻滞部位在房室结，其介导的死亡病例很少或几乎没有。

常无器质性心脏病，常无平素心电图异常，有迷走作用的全身症状（腹部不适、头晕、面色苍白、恶心、出冷汗），有迷走作用的心电图其他表现。

诊断迷走性阵发性房室阻滞时需与迷走反射性房室阻滞鉴别，后者常引起一度、二度Ⅰ型房室、二度Ⅱ型、2∶1 等房室阻滞，这时诊断患者发生了血管迷走性的房室阻滞，而不能诊断迷走性阵发性房室阻滞。

发生机制是患者体内迷走神经系统的过度兴奋，作用在房室结而引发的结果。

4. 特发性阵发性房室阻滞　特发性阵发性房室阻滞发作前与发作中，无其他心电图改变，属于一种孤立性三度房室阻滞，提示引发特发性阵发性房室阻滞的发病因素只影响了房室传导，而对其他心肌或组织无明显作用。多无器质性心脏病、无传导系统疾病、无平素心电图异常、无其他心律失常诱发。

发生机制不清楚，特发性阵发性房室阻滞患者基础状态时存在血浆低腺苷，腺苷对房室结 A2 受体有着高亲和性。当患者体内血浆低腺苷水平突然增高时有可能引发特发性阵发性房室阻滞。因此特发性阵发性房室阻滞患者的晕厥亦称低腺苷性晕厥。

## 第六节　心室内传导障碍

心室内传导障碍是指房室束的分叉部及其以下的室内传导系统及（或）心室肌发生的传导阻滞，即当各种原因引起的室上性激动下传心室，在室内传导出现异常形成 QRS 波群形态和（或）时限异常，既往亦称室内阻滞、心室内传导阻滞。其可由希浦系统结构异常或心肌坏死、纤维化、钙化、血供减少等心肌结构异常所致，同时也可由传导系统某一部位的相对不应期和（或）绝对不应期病理性延长和先天性畸形所致。常见于冠心病、心肌病、风心病、先心病等。

### 一、束支的解剖学特点

1. 希氏束及分支　房室结深部迷路样纤维逐渐移行为规整、平行排列的传导纤维而构成希氏束。希氏束的前半部分（穿越部）穿过中心纤维体，后半部分（非穿越部）沿室间隔膜部的下缘走行，穿越部与非穿越部均约 10 mm，见图 16-63。此后希氏束在室间隔膜部的左侧、室间隔肌部的上缘分出瀑布状、扁而宽的左束支。左束支的第 1 条分支分出之前即为希氏束未分叉部，分出左束支后,希氏束末端延续成细而长的右束支,从开始分出左束支的分支到延续为右束支之间即为希氏束分叉部。

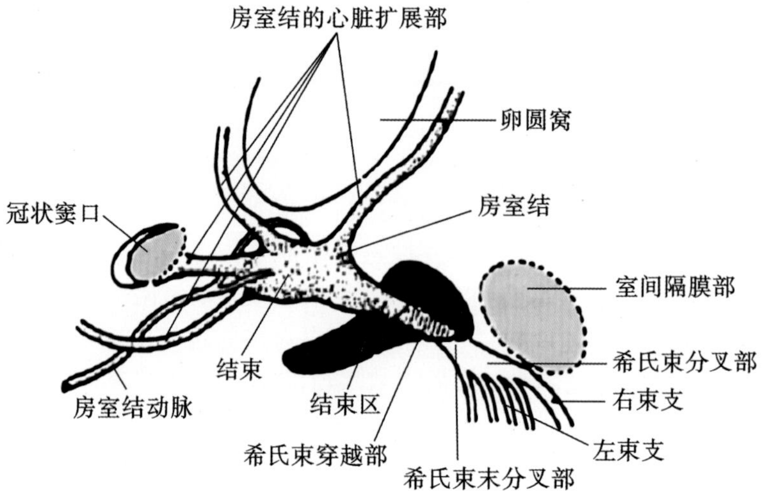


图 16-63　房室特殊传导系统示意

2. 左束支主干及分支　从希氏束分出的左束支主干长约 15 mm,宽约 5 mm,穿行于室间隔左侧心内膜深部,即室间隔上 1/3 处,并发出分支。

(1)左前分支:左前分支位于心脏纤维支架的左侧,邻近左室流出道,长约 35 mm。其主支斜向前、向下到达左室前乳头肌的根部,并连续发出细的分支。其分支到达的范围为前乳头肌,室间隔前半部,左室前壁、侧壁、高侧壁等。与左后分支相比,左前分支具有窄、薄、长的特点。其由冠状动脉左前降支的前间隔支供血。

(2)左后分支:左后分支可看成左束支主干的延续,邻近左室流入道,长约 30 mm,宽约 6 mm。其主支斜向后、向下到达左室后乳头肌,其延伸过程中发出的细分支到达的范围为后乳头肌、室间隔后半部、左室的后下壁。其形态特点宽、厚、略短。其由冠状动脉的后降支及回旋支供血。

(3)左中分支:左中分支即左间隔支,左间隔支及分支分布于室间隔,在室间隔中下部交织成网状,其分支主要分布在室间隔,部分细分支绕过心尖部而达左室游离壁。室上性激动经左束支主干传导时,沿前分支、间隔支、后分支同时进入左室,与右室激动相比约提前 5 ms,因左前分支与左后分支呈相反对称的分布,其产生的心室除极向量相互抵消,同时不参与心室除极初始向量的形成。而左间隔支引起心室的除极,使室间隔左侧早于心脏其他部位除极,形成自左向右、向前、向下的心室除极的初始向量,形成Ⅰ、aVL、$V_5$、$V_6$导联的 q 波。与左前、左后两分支相比,左间隔支细小。

3. 右束支　右束支可看成是希氏束的直接延续,呈圆柱状,长 15 ~ 20 mm,宽 1 ~ 3 mm。右束支沿肌性室间隔的右侧面向前、向下呈弓形走行,与左前分支平行地分别位于室间隔的右、左两个侧面。右束支在锥状乳头肌的后下方进入节制束,并到达右室前乳头肌的基底部后分出前分支,前分支发出后循右束支主干方向返回,直到肺动脉圆锥,前分支分布于室间隔前下部和右室前壁;外分支分布于右室游离壁,常为多支,后分支分布于室间隔后部、左室后乳头肌、左室后壁等部分见图 16-64。右束支从解剖学上可分成 3 支,但心电图没有其分支阻滞的心电图表现,故与左束支的 3 支概念不同。从电生理学的角度考虑右束支为单支传导束。

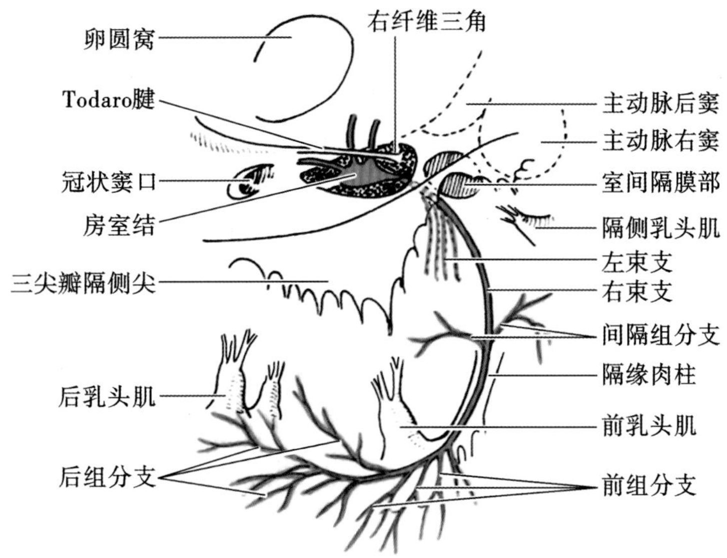


图 16-64　右束支及其分支的解剖示意

## 二、束支的血液供应及神经支配

1. 束支的血液供应　左束支由冠状动脉左前降支及右冠脉双重供血，左前分支和左间隔支由前降支的间隔支供血，左后分支由冠状动脉的后降支及左室后支双重供血，右束支由左前降支的间隔支供血。

临床前间壁心肌梗死并发右束支阻滞较为多见，这与两部分属于同源供血有关。右束支近端很少由房室结动脉单独供血，故下壁心肌梗死很少出现右束支阻滞。

左前分支由冠脉前降支的间隔支单源性供血，前壁心肌梗死时易引起左前分支阻滞，而冠脉前降支的间隔支常同时为右束支和左前分支供血，故右束支阻滞和左前分支阻滞同时存在的可能性大。

2. 神经支配　传导系统的神经分布并不均匀，窦房结及房室结比希浦系统有着更丰富的神经分布。颈交感神经节发出的交感神经在全传导系统均有分布，右侧的主要支配窦房结、结间束，左侧的主要支配房室结、希氏束及左右束支。过去认为迷走神经纤维仅分布于窦房结、房室结和心房，近年研究证实左侧迷走神经除支配房室结外，在希氏束及左、右束支近侧部位也有分布。

## 三、束支的电生理特征

左、右束支水平的电生理特征有明显不同。

1. 不应期　不同的束支及分支不应期存在着生理性差别，右束支的不应期比左束支约长 15%。以不应期的长短为序，右束支不应期最长，其后为左前分支、左束支、左后分支、间隔支。不应期长短与传导阻滞的发生有直接关系，因此上述排序与临床束支及分支阻滞发生率的高低一致。

2. 传导速度　左束支传导速度比右束支略快，差值不足 20 ms，左右束支间传导速度微小的差别对心电图 QRS 波不产生影响。当左右束支间传导速度的差值升高到 20 ~ 40 ms 时，传导速度慢的束支支配的心室肌将被沿对侧传导速度快的束支下传的激动所激动，此时 QRS 波时限可略有增宽，但小于 120 ms 而形成不完全性束支阻滞。当两侧束支间的传导速度相差 40 ms 以上时，则几乎所有心室肌的激动均由传导速度快的一侧束支下传，此时 QRS 波时限宽于 120 ms，QRS 波呈现完全性束支阻滞的图形。

临床心电图中完全性右束支阻滞的发生率最高,其产生的原因包括:①右束支不应期长;②右束支传导速度慢;③右束支主干细而长;④右束支主干在较浅的心内膜下走行而易受到损伤。

心电图左前分支阻滞的发生率也相对较高,其原因包括:①左前分支的不应期相对长;②左前分支主要由冠脉左前降支的间隔支单源性供血,容易发生缺血性损伤;③左前分支邻近流出道,承受的压力较高;④左前分支长而纤细,易受心肌各种病变的波及而发生传导阻滞。

右束支阻滞与左前分支阻滞常同时发生,其原因包括:①右束支及左前分支均细长;②右束支与左前分支分别位于室间隔的右、左侧对称的位置,解剖学十分靠近;③右束支和左前分支均由左前降支的间隔支供血,属于同源供血;④两者的生理性不应期都相对较长。

临床上不少患者有右束支及左前分支阻滞,室上性激动仅经左后分支下传而多年保持不变,左后分支被称为"安全传导支",能够长期安全传导的原因包括:①左后分支较粗,是左束支主干的延续;②左后分支邻近左室流入道,承受的压力小;③左后分支由冠脉左前降支的间隔支、右冠脉的后间隔支双重动脉供血;④左后分支的不应期较短。

## 四、分类

1. 根据发生阻滞部位

(1)右束支阻滞:①完全性右束支阻滞;②不完全性右束支阻滞。

(2)左束支阻滞:①完全性左束支阻滞;②不完全性左束支阻滞。

(3)左前分支阻滞。

(4)左后分支阻滞。

(5)束支阻滞伴分支阻滞。

(6)非特异性室内传导异常。

2. 根据阻滞程度　①一度室内阻滞;②二度室内阻滞;③三度室内阻滞。其中一度和二度室内阻滞为不完全性阻滞,三度室内阻滞为完全性阻滞。

3. 根据阻滞持续的时间　①暂时性;②持久性;③间歇性;④阵发性。

**注:不建议使用的心电图术语**

(1)双束支阻滞、双分支阻滞、三分支阻滞:心电图不能明确传导阻滞部位,建议对每一种传导阻滞异常单独描述,而不笼统用双束支阻滞、双分支阻滞、三分支阻滞等术语表示。

(2)左间隔支阻滞:心电图缺乏被接受的诊断标准而不建议应用。

## 五、右束支阻滞

右束支从房室束分出后沿室间隔右侧面弓向前下方,到锥状乳头肌后下方转向外下到达节制带,经节制带到达前乳头肌基底部开始分支,向室间隔后部、右室后壁和后乳头肌散开,形成右心室内膜下浦肯野纤维网,并与左心室内膜下浦肯野纤维网相连。右束支主干细长,大部分在心内膜下行走,易受到损害,且生理不应期较长,故右束支阻滞较常见,见图16-65。

当右束支传导较左束支慢0.04 s(或0.06 s)时心电图呈不完全性右束支阻滞图形;当两侧束支传导时间差>0.04 s(或0.06 s)时心电图呈完全性右束支阻滞图形。

近年研究显示在一般人群中完全性右束支阻滞的发生率约0.5%~1.4%,不完全性右束支阻滞的发生率约2.3%~4.7%,其中男性发生率约为女性的2倍。

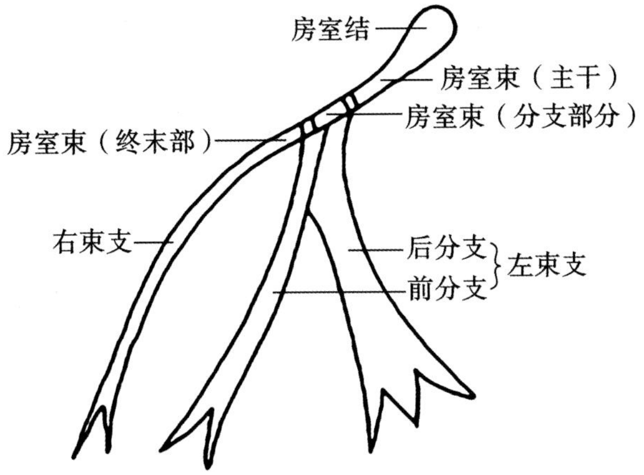


图 16-65 束支及分支的解剖示意

（一）心电图特点

1. 完全性右束支阻滞

(1) QRS 波群时限：成人 QRS 波群时限≥120 ms，4～16 岁儿童>100 ms，小于 4 岁儿童>90 ms。

(2) $V_1$或 $V_2$导联 QRS 波呈 rsr 型，rsR 型或 rSR 型，R' 或 r 时限通常比初始 R 波宽；少数 $V_1$和(或) $V_2$导联出现宽且有切迹的 R 波。

(3) 成人Ⅰ、$V_6$导联 S 波增宽，S 波时限>R 波时限或 S 波时限>40 ms。

(4) $V_5$、$V_6$导联 R 峰时限正常，$V_1$导联的 R 峰时限>50 ms。

(1)～(3) 条具备时诊断完全性右束支阻滞，当 $V_1$导联呈显著单一有或无切迹的 R 波时应满足第(4)条诊断标准，见图 16-66～图 16-69。

2. 不完全性右束支阻滞

(1) QRS 波群时限：成人 QRS 波群时限 110～120 ms，4～16 岁儿童 90～100 ms，小于 8 岁儿童 86～90 ms。

(2) 其他标准同完全性右束支阻滞。

(3) 在儿童 QRS 波群终末右向波时限≥20 ms、<40 ms 时可诊断。儿童中 $V_1$、$V_2$导联呈 rsr 型伴 QRS 时限正常属于正常变异，见图 16-70、图 16-71。

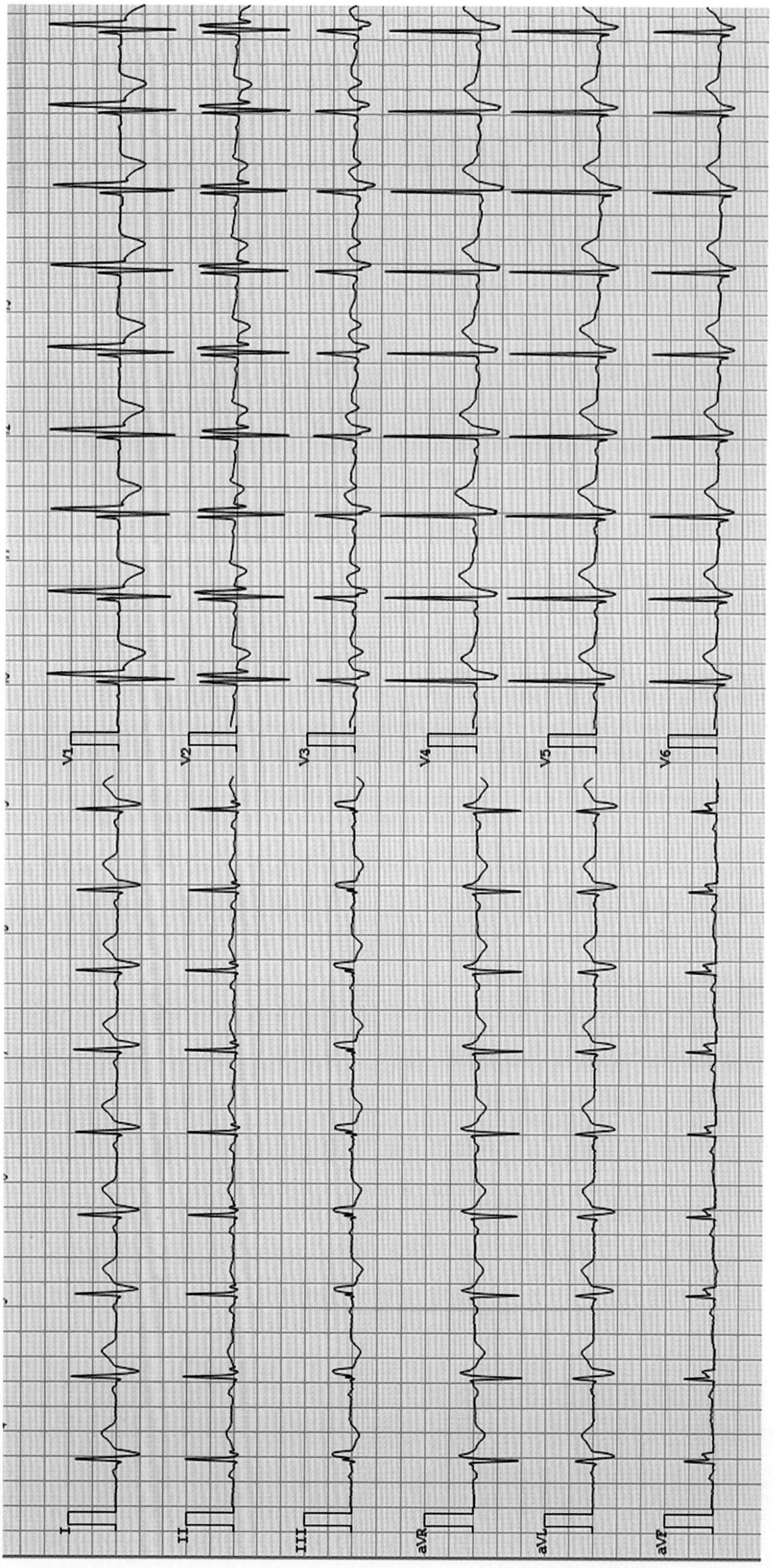


**图 16-66　窦性心律，完全性右束支阻滞(1)**

男，29 岁，窦性 P 波规律出现，后均继以 QRS 波，$V_1$ 导联 QRS 波呈 rSR 型，R 时限比初始 R 波宽，Ⅰ、$V_6$ 导联 S 波增宽，QRS 波时限 0.12 s，即窦性心律，完全性右束支阻滞。

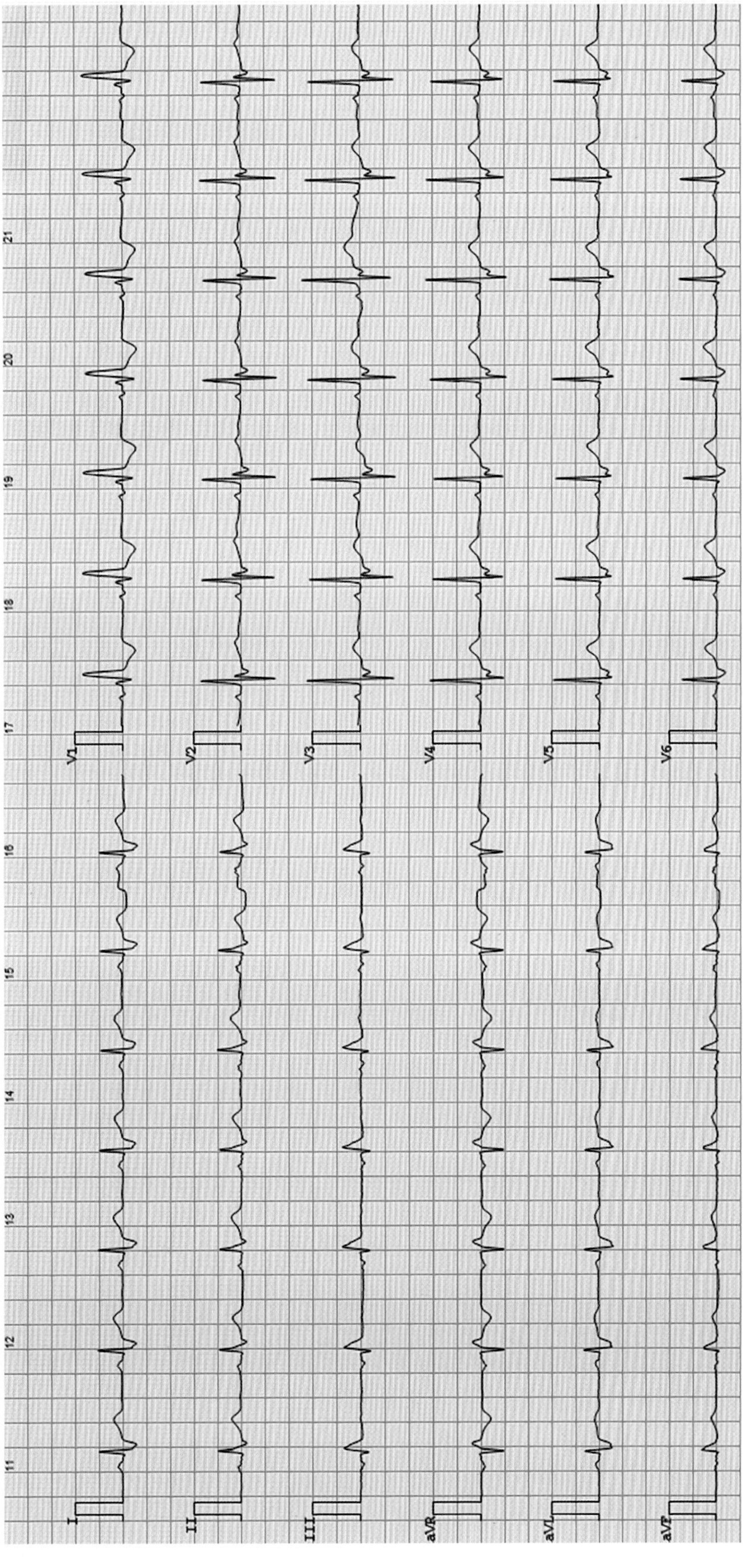


**图 16-67　窦性心律，完全性右束支阻滞（2）**

男，60 岁，窦性 P 波规律出现，后均继以 QRS 波，$V_1$ 导联 QRS 波呈 rSR 型，R 时限比初始 R 波宽，I、$V_6$ 导联 S 波增宽，QRS 波时限 0.12 s，即窦性心律，完全性右束支阻滞。

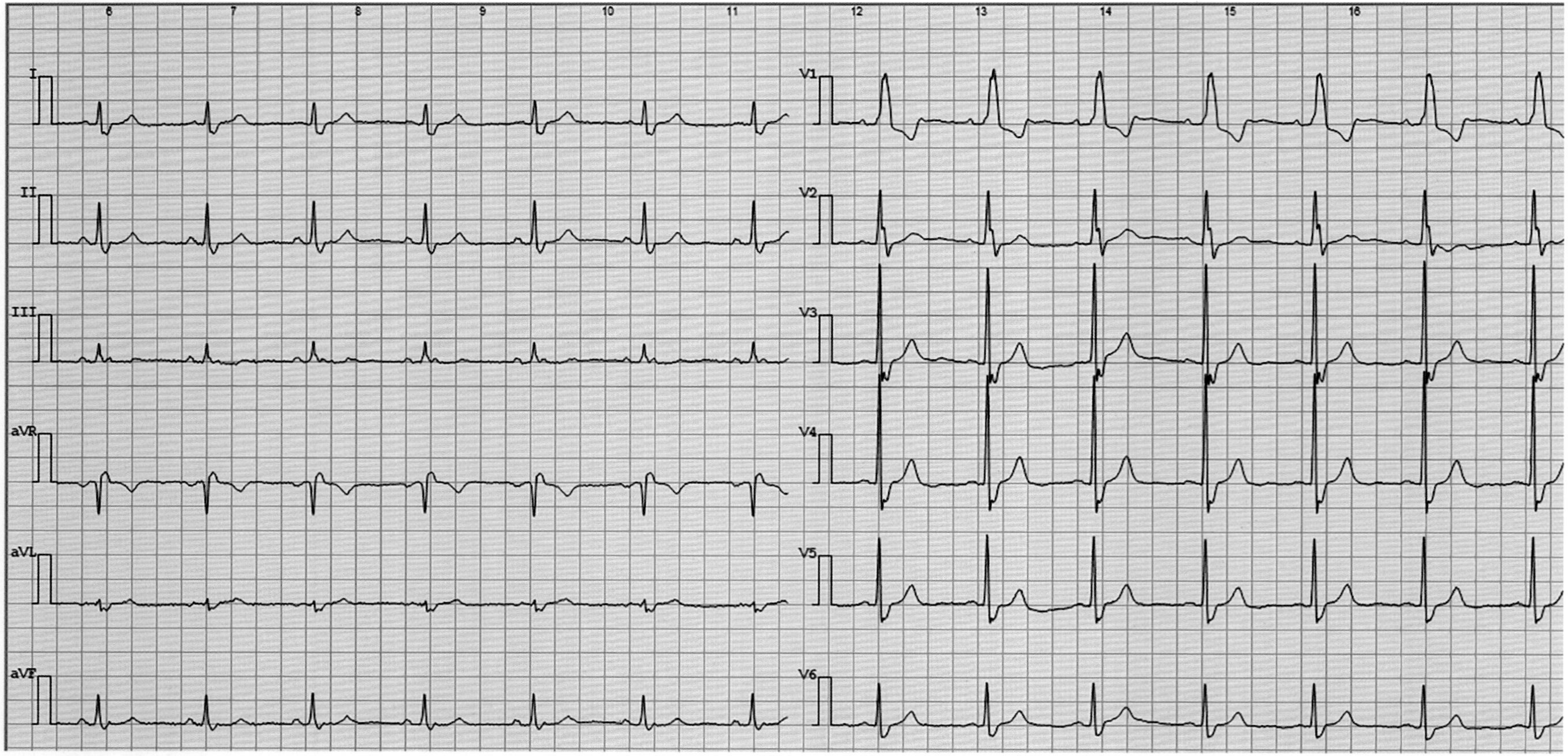


**图 16-68　窦性心律，完全性右束支阻滞(3)**

男，70 岁，窦性 P 波规律出现，后均继以 QRS 波，$V_1$ 导联呈单一有切迹的 R 波，I、$V_6$ 导联 S 波增宽，$V_5$、$V_6$ 导联 R 峰时限正常，$V_1$ 导联的 R 峰时限>50 ms，QRS 波时限 0.13 s，即窦性心律，完全性右束支阻滞。

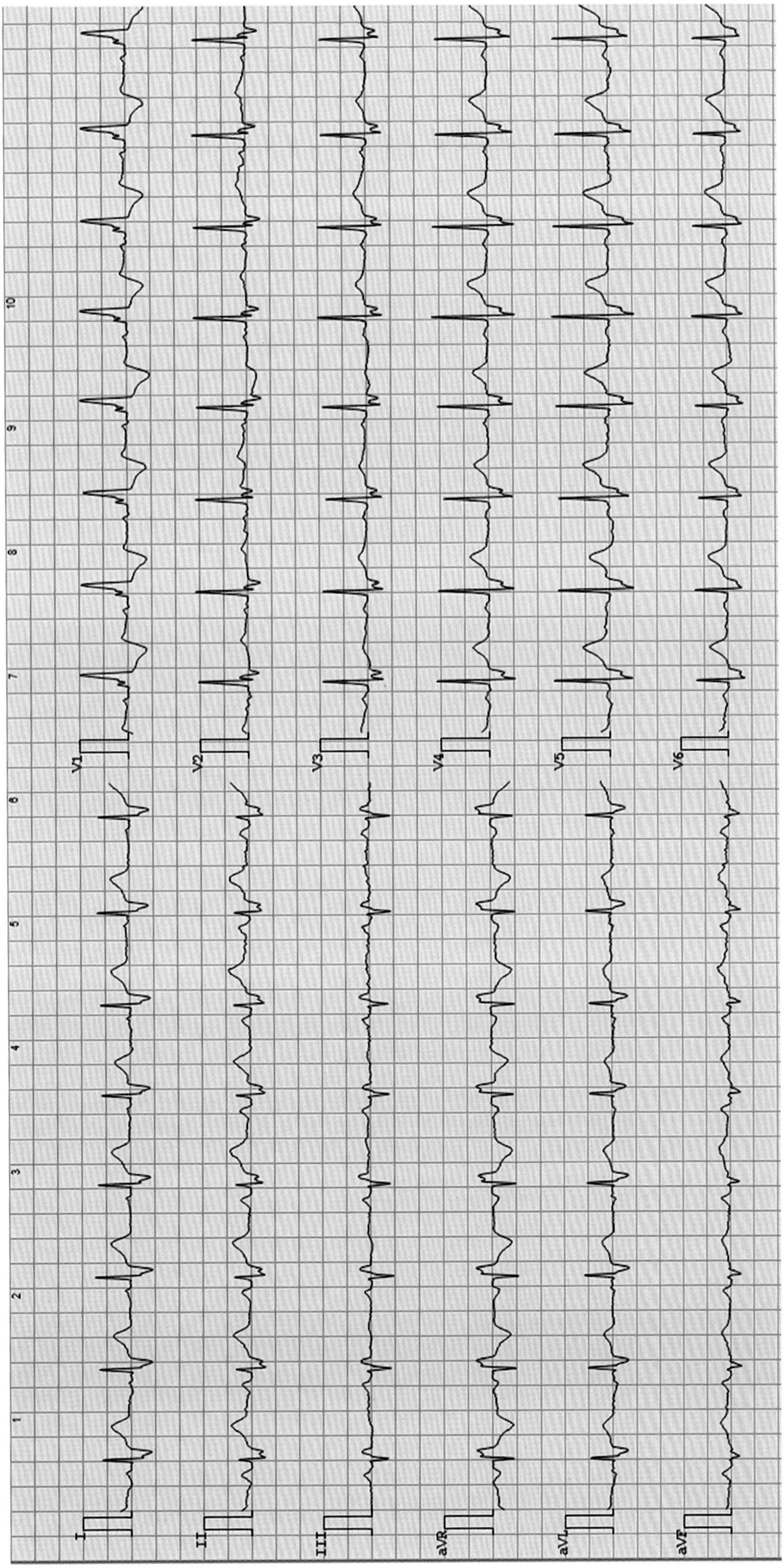


**图 16-69　窦性心律，完全性右束支阻滞(4)**

女，52 岁，窦性 P 波规律出现，后均继以 QRS 波，$V_1$ 导联呈单一有切迹的 R 波，Ⅰ、$V_6$ 导联 S 波增宽，$V_5$、$V_6$ 导联 R 峰时限正常，$V_1$ 导联的 R 峰时限>50 ms，QRS 波时限 0.13 s，即窦性心律，完全性右束支阻滞。

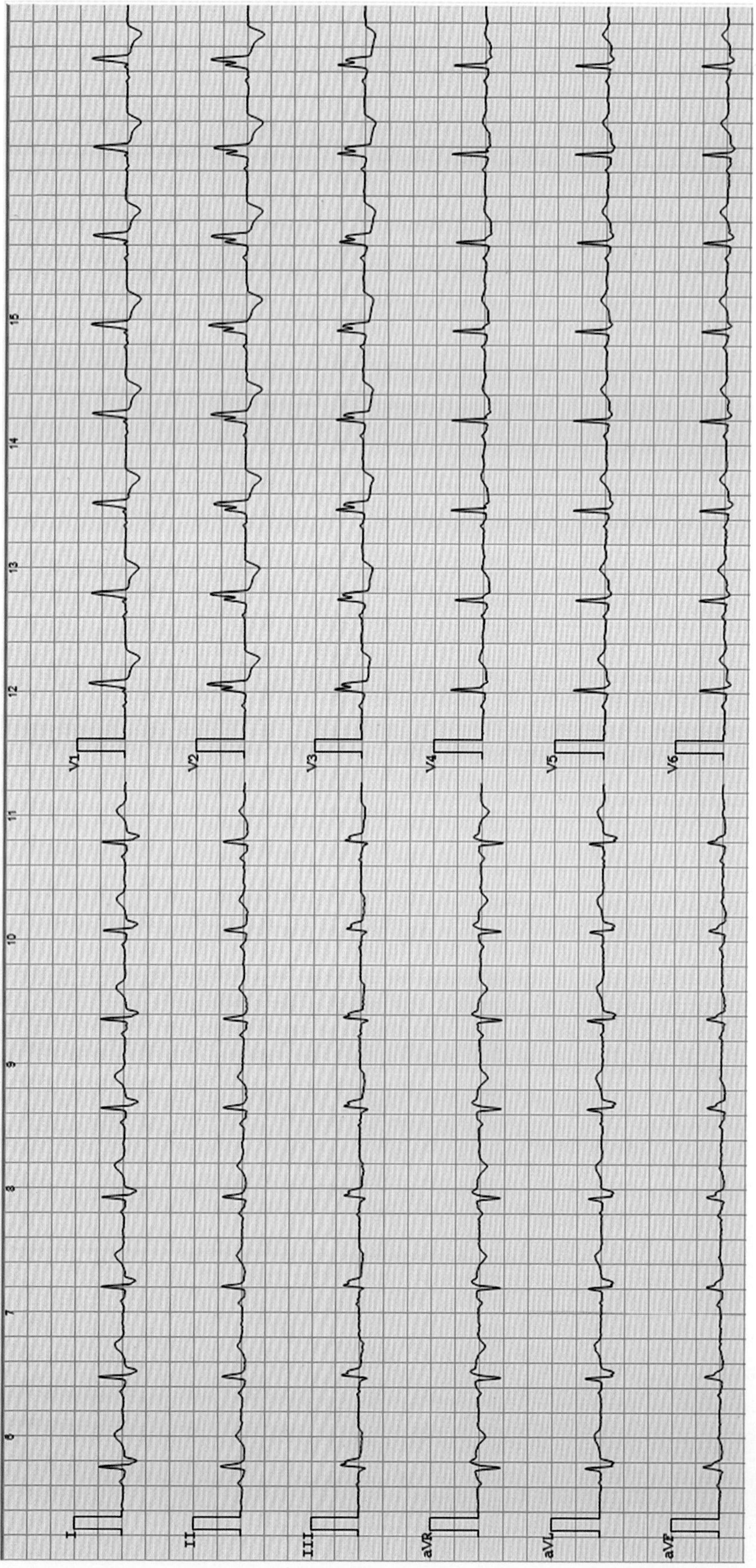


**图16-70　窦性心律，不完全性右束支阻滞(1)**

女，75岁，窦性P波规律出现，后均继以QRS波，$V_1$导联呈单一有切迹的R波，I、$V_6$导联S波增宽，$V_5$、$V_6$导联R峰时限正常，$V_1$导联的R峰时限>50 ms，QRS波时限0.11 s，即窦性心律，不完全性右束支阻滞。

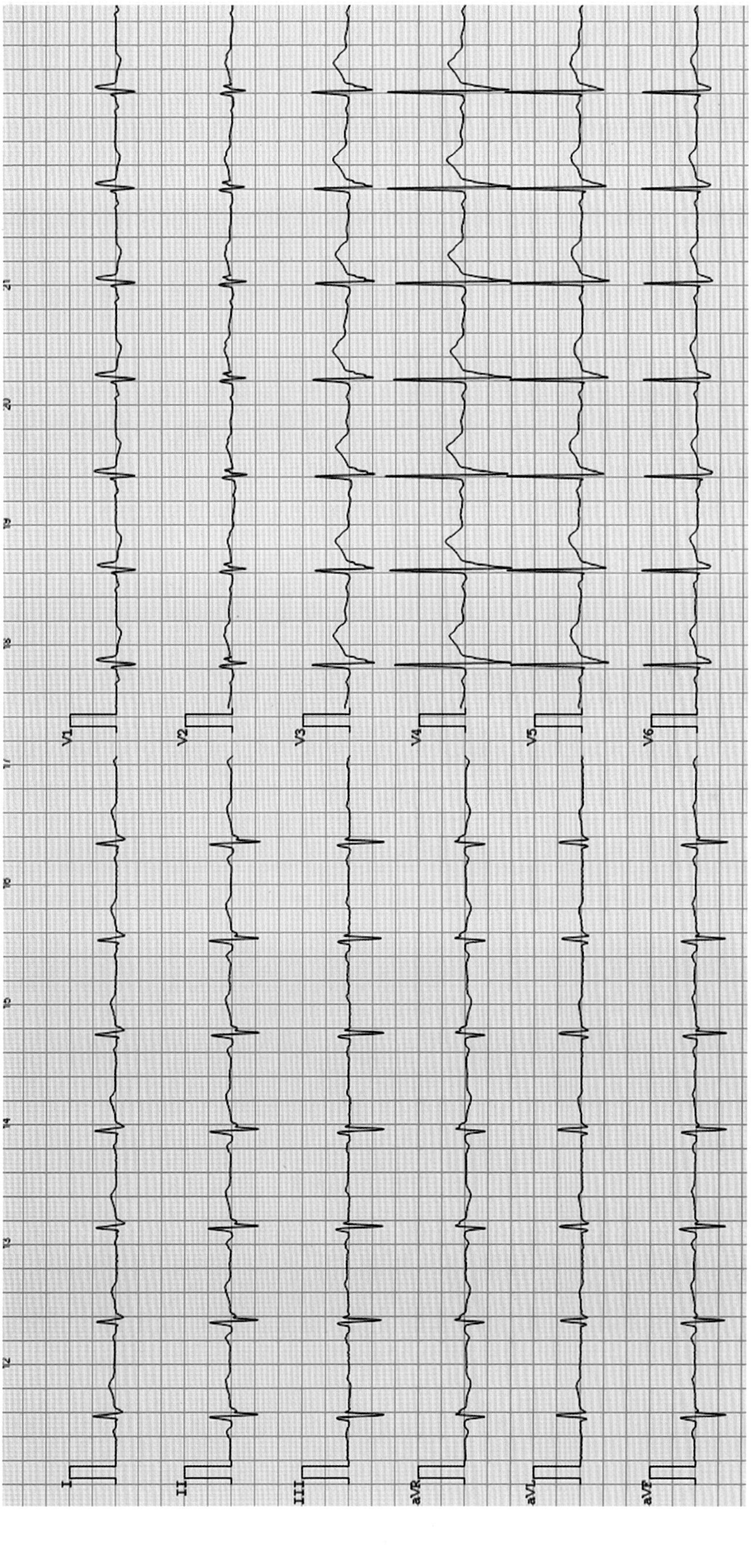


**图 16-71　窦性心律，不完全性右束支阻滞(2)**

女，55 岁，窦性 P 波规律出现，后均继以 QRS 波，$V_1$ 导联 QRS 波呈 rSR 型，R 时限比初始 R 波宽，I、$V_6$ 导联 S 波增宽，QRS 波时限 0.11 s，即窦性心律，不完全性右束支阻滞。

### (二)鉴别诊断

右束支阻滞有时需与右心室肥大相鉴别,前者引起 QRS 环终末向量的变化,即 QRS 波终末增宽。而后者引起终末右前附加环,即右侧面导联出现 R 波。

### (三)临床意义

右束支阻滞在临床上颇为常见,可出现在无心脏病变的人群中,更常见于器质性心脏病患者。

(1)儿童发生右束支阻滞常见于结构性心脏病。

(2)急性冠脉综合征并发右束支阻滞,第一穿隔支水平以上部位闭塞,提示心肌缺血、损伤、梗死面积大,预后差。

(3)发生右束支阻滞后部分或完全掩盖原发性 ST-T 改变。

(4)左、右束支阻滞并存,导致阻滞型心室停搏。

(5)各种大手术后突然发生的右束支阻滞,应警惕急性肺栓塞,见图 16-72 ~ 图 16-74。

(6)应用普罗帕酮等药物后发生右束支阻滞提示药物毒性反应。

(7)右束支阻滞时 QRS 时限≥160 ms 时见于缺血型心肌病、扩张型心肌病等。

(8)法洛四联症根治术后发生右束支阻滞是常见的并发症。

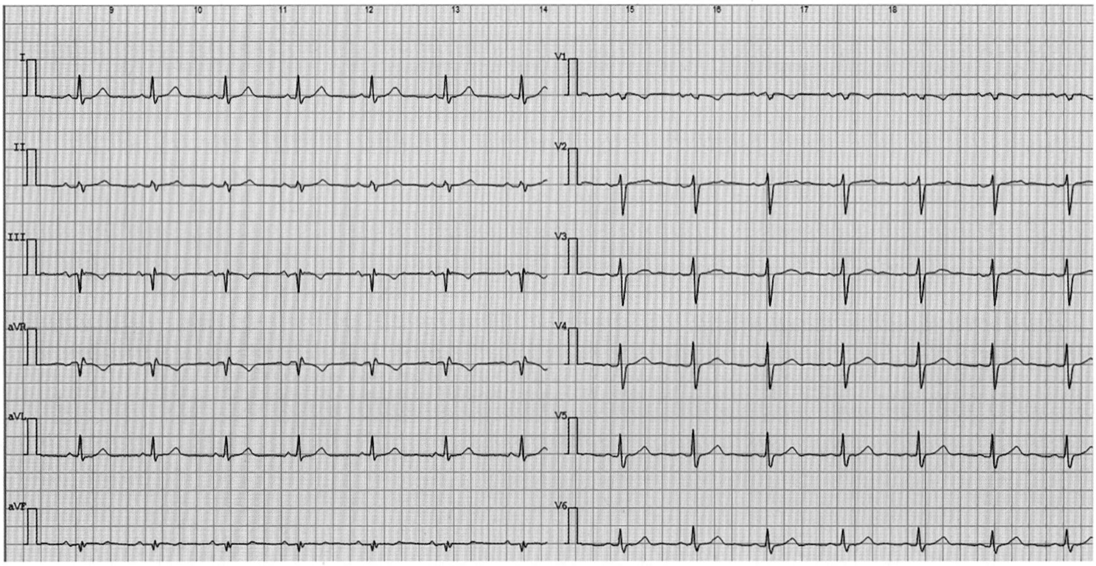


**图 16-72 窦性心律心电图**

男,77 岁,直肠癌术前,窦性心律,频率 71 次/min。

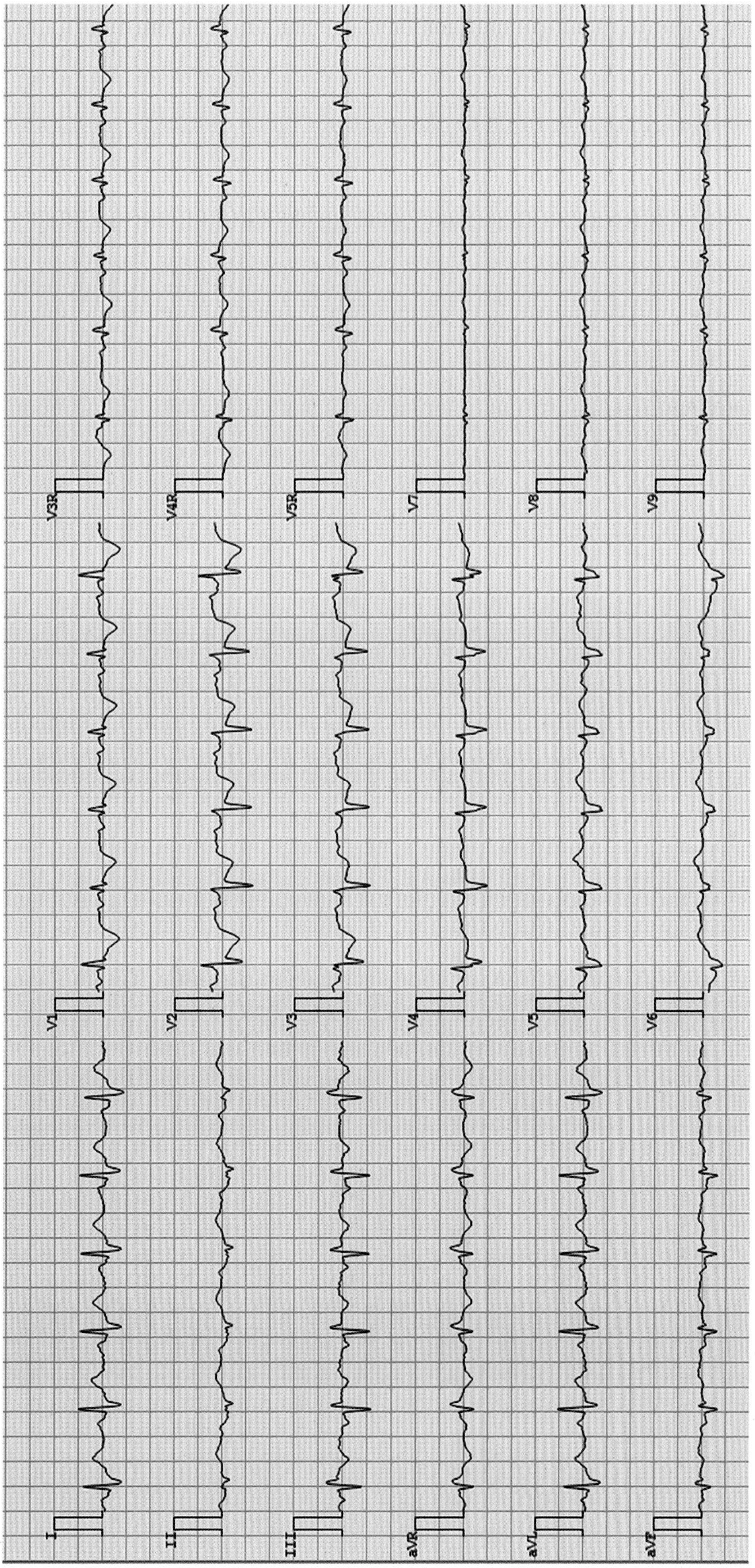


**图 16-73　突发心慌、胸闷时描记心电图**

与图16-72为同一患者，直肠癌术后11 d患者突发心慌、胸闷，急查心电图，窦性心律，频率96次/min。

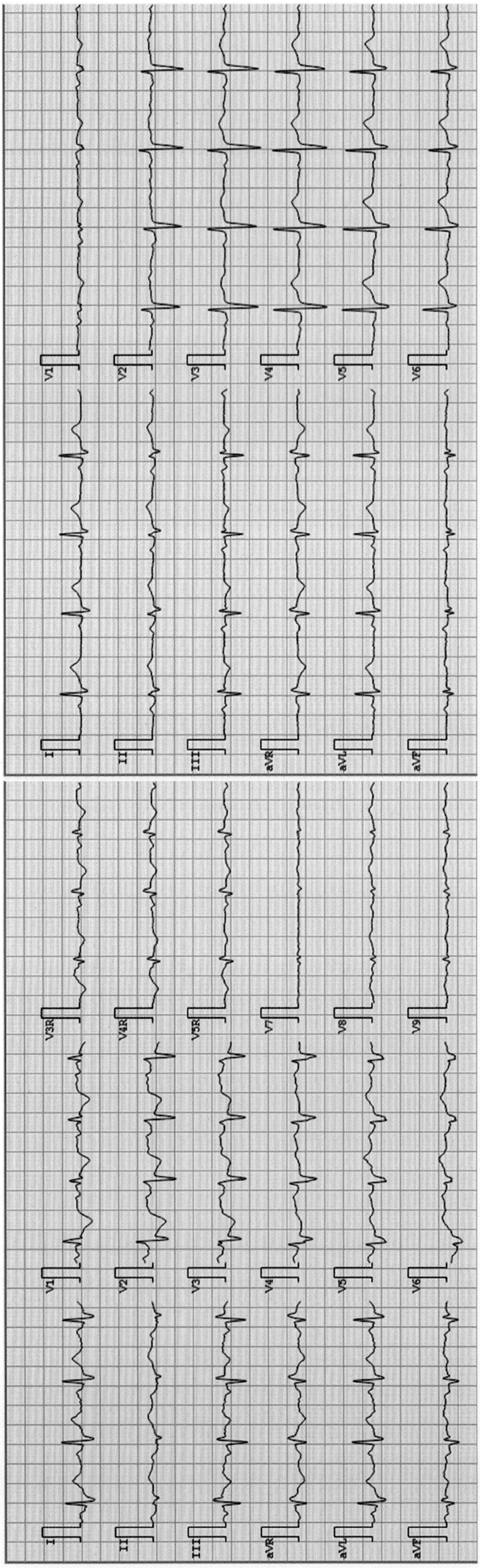


**图 16-74　直肠癌术前、后心电图对比分析**

与图 16-72 为同一患者，术后心电图呈不完全性右束支阻滞、Ⅰ导联 S 波较术前加深、Ⅲ导联 Q 波较前加深，经临床证实急性肺栓塞。

### (四)右束支阻滞新认识

右束支阻滞既往认为不会对人体产生严重危害,属于良性心律失常。而近年研究显示右束支阻滞可影响一般人群和较多患者的预后。

1. 常见病因和诱因

(1)心血管病:①冠心病是最常见的病因。②右心室受累为主的器质性心脏病,如风湿性心脏病、二尖瓣狭窄、急慢性肺源性心脏病、急慢性心力衰竭、心肌炎、致心律失常性右室心肌病等和Ebstein畸形、法洛四联症、室间隔缺损等部分先天性心脏病。③高血压病、原发性和继发性传导束退化症等其他心血管病。

(2)非心血管病:肺血栓栓塞症、慢性阻塞性肺病、高脂血症、系统性硬化症、肌营养不良症、染发剂中毒等。

(3)其他病因和诱因:①经右心室射频消融术、室间隔缺损封堵术、冠状动脉搭桥术等均可导致部分患者发生右束支阻滞。②少数健康人出生时即有右束支阻滞,部分学者认为是一种正常变异,可能由右心室基底部室上嵴或肺动脉圆锥部相对肥厚等原因所致。③无结构性心脏病的运动员亦可伴发右束支阻滞,可能与运动诱发的右心室重构相关。

2. 右束支阻滞与心肌梗死

(1)心肌梗死时右束支阻滞的发生率:右束支近端主要由左前降支动脉和(或)右冠状动脉的房室结动脉供血,中段和远端主要由左前降支的间隔支动脉供血。心肌梗死时梗死相关冠状动脉病变常波及右束支供血不足或供血中断,引发右束支阻滞。

(2)心肌梗死伴右束支阻滞的心电图特点及类型:①多数病例QRS波群呈右束支阻滞和异常Q波。②ST段和T波与QRS波群可呈同向性改变,即$V_1$、$V_2$导联ST段抬高,T波直立或双向,Ⅰ、$V_5$、$V_6$导联ST段压低,T波倒置或双向。③极少数病例可呈新发生的右束支阻滞依赖型异常Q波。在诊断心肌梗死伴右束支阻滞时,应排除引起ST段、T波同向性改变和异常Q波的其他病因,如心肌炎、心肌病、心包炎、电解质紊乱以及药物毒副作用等。

(3)心肌梗死伴右束支阻滞的预后:心肌梗死伴发的右束支阻滞可分为新发生的间歇性右束支阻滞、新发生的持续性右束支阻滞、心肌梗死前存在的右束支阻滞和不能确定发生时间的右束支阻滞等4种类型,其中新发生的右束支阻滞患者病情更重、预后更差。

鉴于心肌梗死伴右束支阻滞有较高的发生率、较危重的临床特征和较差的预后,欧美已有个别心肌梗死相关诊疗指南已将心肌梗死伴新发生的右束支阻滞列入直接PCI术的适应证。国内有学者建议患者出现心肌梗死症状和(或)血肌钙蛋白增高时,若伴有新发生的右束支阻滞,应列入心肌梗死的诊断依据之一,同时应列为心肌梗死患者行直接PCI术的适应证之一。

3. 右束支阻滞与心力衰竭　目前众多临床研究证实,QRS波时限延长的程度是心力衰竭患者是否适合心脏再同步治疗(CRT)的重要指标之一,故近年国内外心衰诊治指南已将符合特定条件的心力衰竭伴右束支阻滞患者列入CRT的适应证。慢性心力衰竭患者LVEF ≤35%,非左束支阻滞(包括右束支阻滞)伴QRS时限>0.15 s,经充分药物治疗后,NYHA心功能仍Ⅱ~Ⅳa级者,可置入CRT/CRT-D。部分报道对慢性心力衰竭伴右束支阻滞患者进行右室中下间隔部起搏,形成事实上的CRT治疗,使患者QRS时限明显缩短,症状显著改善。

4. 右束支阻滞与Brugada综合征

(1)Brugada综合征伴右束支阻滞的心电图表现类型:①间歇型Brugada综合征伴右束支阻滞。一份心电图全部显示Brugada综合征心电图图形,而另一份心电图全部显示右束支阻滞的心电图图形。②交替型Brugada综合征伴右束支阻滞。在同一份心电图中,有时显示Brugada综合征心电图图形,有时显示右束支阻滞的心电图图形,两者互不干扰。③共存型Brugada综合征伴右束支阻滞。

心电图显示每一个 QRS-T 波群同时具有 Brugada 综合征和右束支阻滞的心电图特征。

(2)Brugada 综合征伴右束支阻滞的心电图特点和影响因素:有学者认为间歇型和交替型 Brugada 综合征伴右束支阻滞是由于右束支阻滞掩盖了 Brugada 波所致。

在心电图分析中,当 $V_1$ 导联呈下斜型 ST 段抬高(1 型 Brugada 波)和 $V_5$、$V_6$ 导联有 QRS 波群终末 S 波粗钝和 QRS 波群时限延长时,或当 $V_1$ 导联呈 R(r)波增宽(完全性右束支阻滞)和下斜型 ST 段抬高时,应考虑 1 型 Brugada 波伴完全性右束支阻滞。可应用Ⅰc 类抗心律失常药或右心室起搏等方法揭示被掩盖的 Brugada 波。

Brugada 综合征的心电图图形具有隐匿性、多变性、间歇性等特点。右束支阻滞的心电图图形受病因或诱因、表现类型、心率等因素影响。以上两者均会影响 Brugada 综合征伴右束支阻滞的心电图图形,当两者合并存在时,可能会增加发生室性心律失常的风险。

5. 右束支阻滞与特发性心室颤动　特发性心室颤动是一种至今病因尚未完全阐明和非结构性心脏病所致的心室颤动,有时可伴有右束支阻滞。

(1)特发性心室颤动伴完全性右束支阻滞的发生率和心电图特征:在心脏性猝死样发作幸存者中特发性心室颤动占 5% ~14.5%。心电图可显示完全性右束支阻滞和发作性心室颤动,诱发心室颤动的室性早搏常呈类左束支阻滞图形伴心电轴左偏。

(2)特发性心室颤动伴右束支阻滞的临床特征:有学者报道,特发性心室颤动伴右束支阻滞者有较高的心室颤动复发率,其中 2/3 患者以心室电风暴的形式复发。心室颤动发作时应首选非同步电击除颤和奎尼丁、异丙肾上腺素等药物,植入 ICD 是首选的预防心脏性猝死的有效措施。个别特发性心室颤动伴完全性右束支阻滞患者可发生顽固性心室颤动型电风暴。近年文献报道,部分特发性心室颤动伴完全性右束支阻滞患者有猝死家族史,实验室检查有 SCN5A 或 L 型钙通道基因突变,故提示该病可能属于遗传性心律失常的范畴。

总之,右束支阻滞不再完全属于良性心律失常,其对一般人群的预后、对某些心内外疾病的诊断、危险分层和预后评估等有重要作用。

## 六、左束支阻滞

左束支从右后主动脉瓣的下方发出,包括左束支主干和左束支分支,即左前分支、左后分支和左束支间隔支。左束支主干短、扁、宽,且较早地分成细小分支,故不易发生阻滞。由于左束支与主动脉瓣邻近,主动脉瓣病变较易引起左束支阻滞。

当左束支传导较右束支慢 0.04 s(或 0.06 s)时心电图呈不完全性左束支阻滞图形;当两侧束支传导时间差>0.04 s(或 0.06 s)时心电图呈完全性左束支阻滞图形。

完全性左束支阻滞在一般人群中的发生率为 0.5%,且随年龄增长发生率有增加趋势。

### (一)心电图特点

1. 完全性左束支阻滞　①QRS 波群时限:成人 QRS 波群时限≥120 ms,4 ~16 岁儿童>100 ms,小于 4 岁儿童>90 ms。②Ⅰ、$V_5$、$V_6$ 导联呈宽阔有切迹顿挫的 R 波,偶有 $V_5$、$V_6$ 导联 QRS 波呈 RS 型,Ⅰ、$V_5$、$V_6$ 导联 q 波消失。③$V_5$、$V_6$ 导联 R 峰时限>60 ms。④ST 段和 T 波的方向通常与 QRS 波群方向相反,见图 16-75、图 16-76。

2. 不完全性左束支阻滞　①QRS 时限:成人 QRS 波群时限 110 ~119 ms,8 ~16 岁儿童 90 ~100 ms,小于 8 岁儿童 80 ~90 ms。②出现左心室肥厚图形。③$V_4$、$V_5$、$V_6$ 导联 R 峰时间>60 ms。④Ⅰ、$V_5$、$V_6$ 导联 q 波消失,见图 16-77、图 16-78。

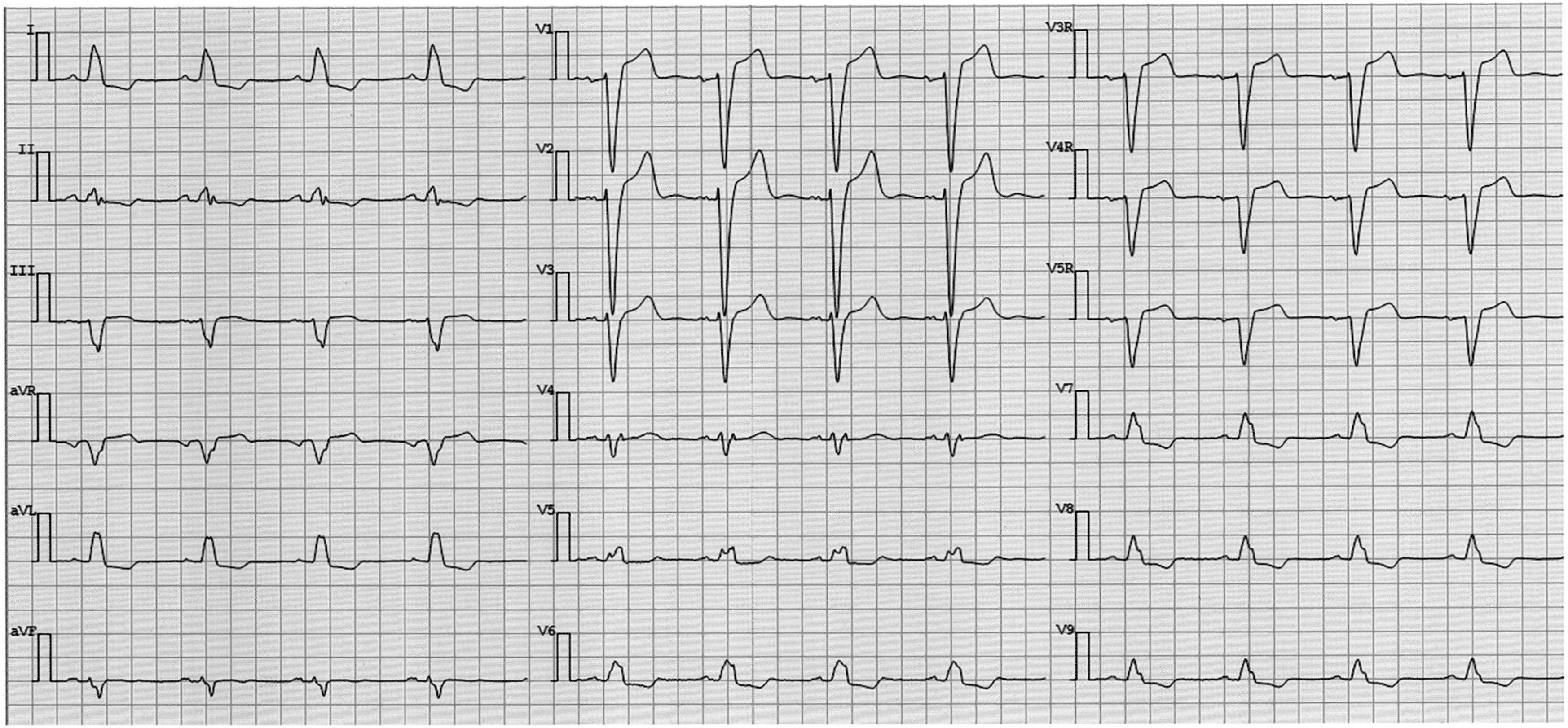


**图 16-75　窦性心律，完全性左束支阻滞(1)**

女，62 岁，窦性 P 波规律出现，后均继以 QRS 波，Ⅰ、$V_5$、$V_6$ 导联呈宽阔有切迹顿挫的 R 波，Ⅰ、$V_5$、$V_6$ 导联 q 波消失，$V_5$、$V_6$ 导联 R 峰时限>60 ms，QRS 波时限 0.16 s，左胸导联 ST 段压低，即窦性心律，完全性左束支阻滞。

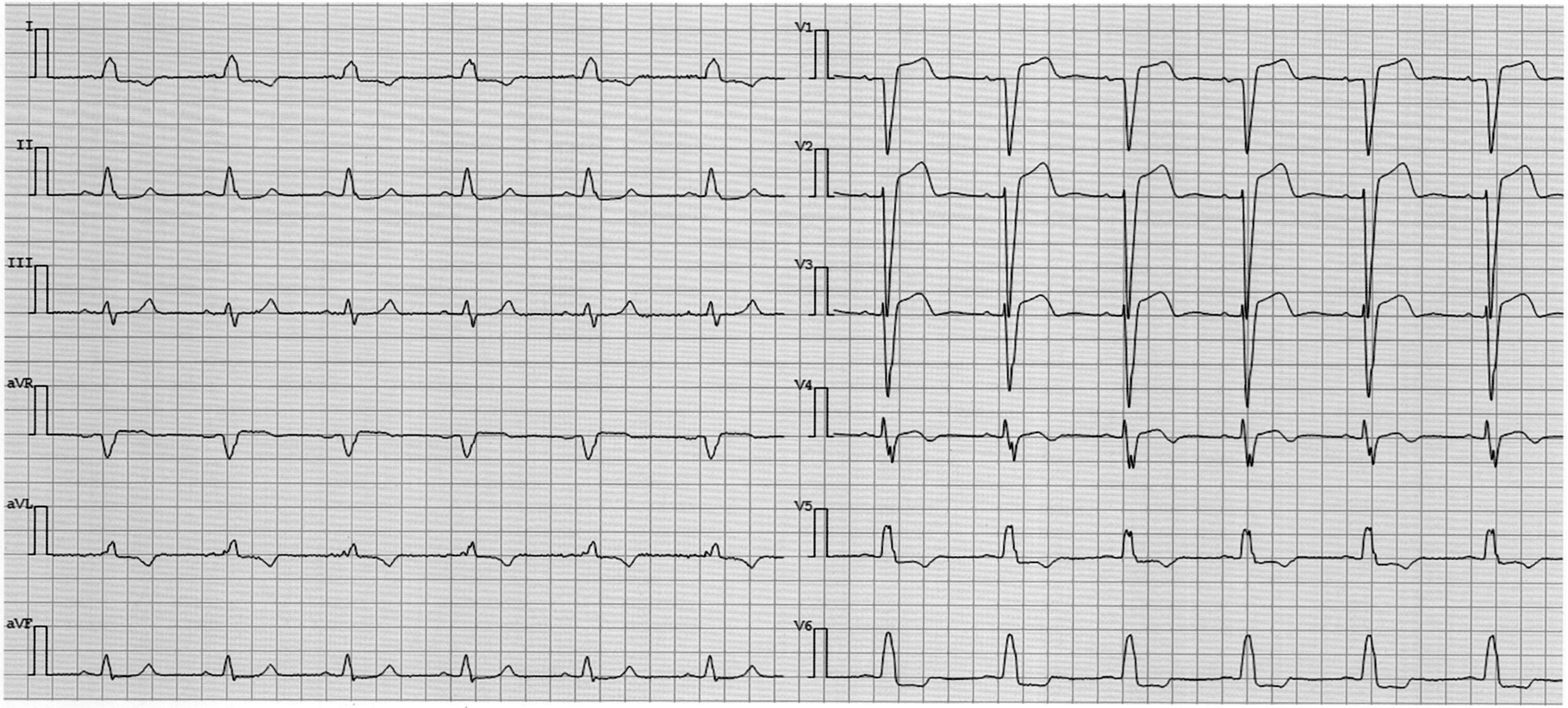


**图 16-76　窦性心律,完全性左束支阻滞(2)**

女,81 岁,窦性 P 波规律出现,后均继以 QRS 波,Ⅰ、$V_5$、$V_6$导联呈宽阔有切迹顿挫的 R 波,Ⅰ、$V_5$、$V_6$导联 q 波消失,左胸导联 ST 段及 T 波方向与 QRS 主波方向相反,QRS 波时限 0.13 s,即窦性心律,完全性左束支阻滞。

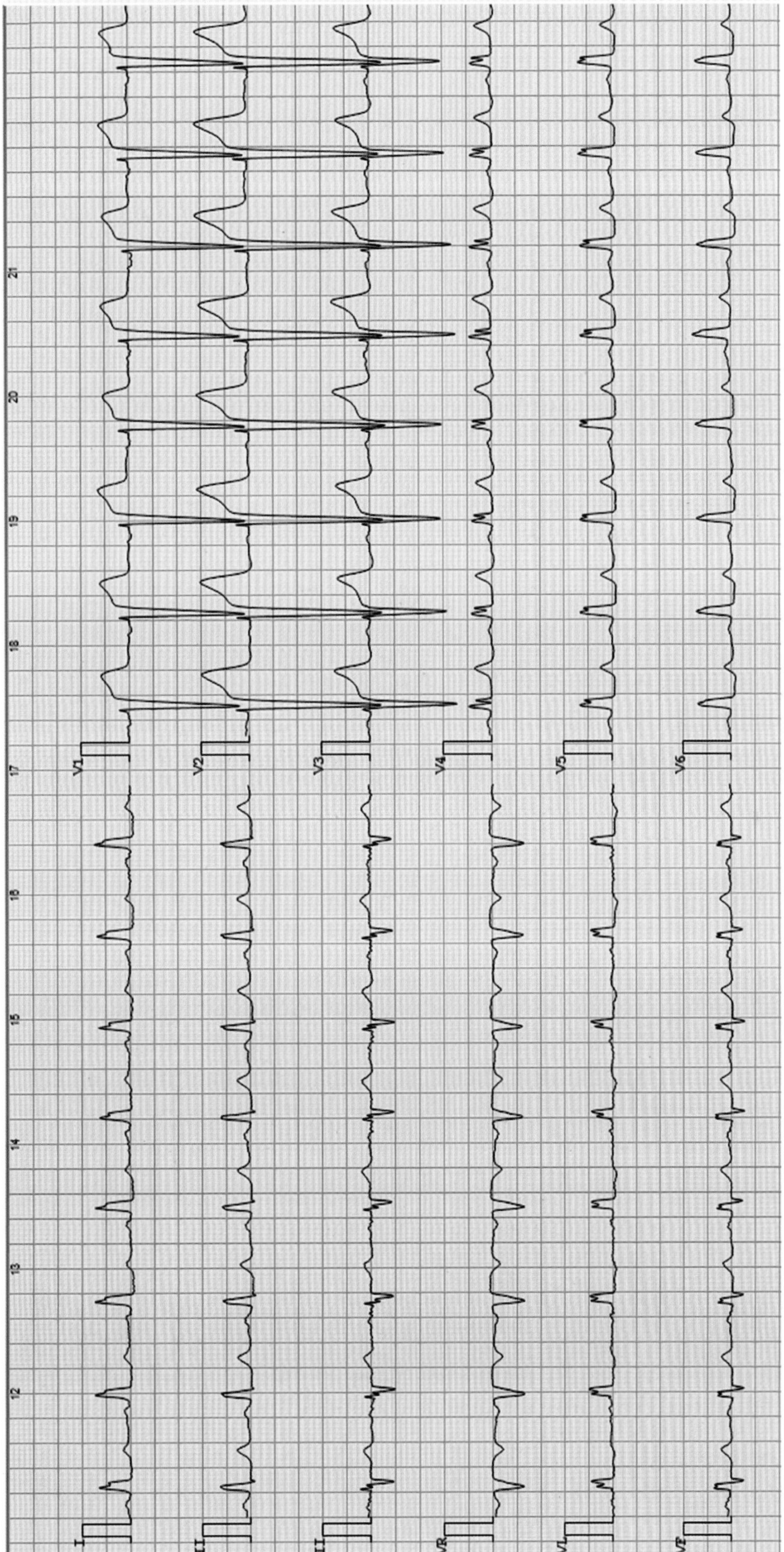


**图 16-77　窦性心律，不完全性左束支阻滞(1)**

女，73 岁，窦性 P 波规律出现，后均继以 QRS 波，Ⅰ、$V_5$、$V_6$ 导联呈有切迹顿挫的 R 波，Ⅰ、$V_5$、$V_6$ 导联 q 波消失，QRS 波时限 0.11 s，即窦性心律，不完全性左束支阻滞。

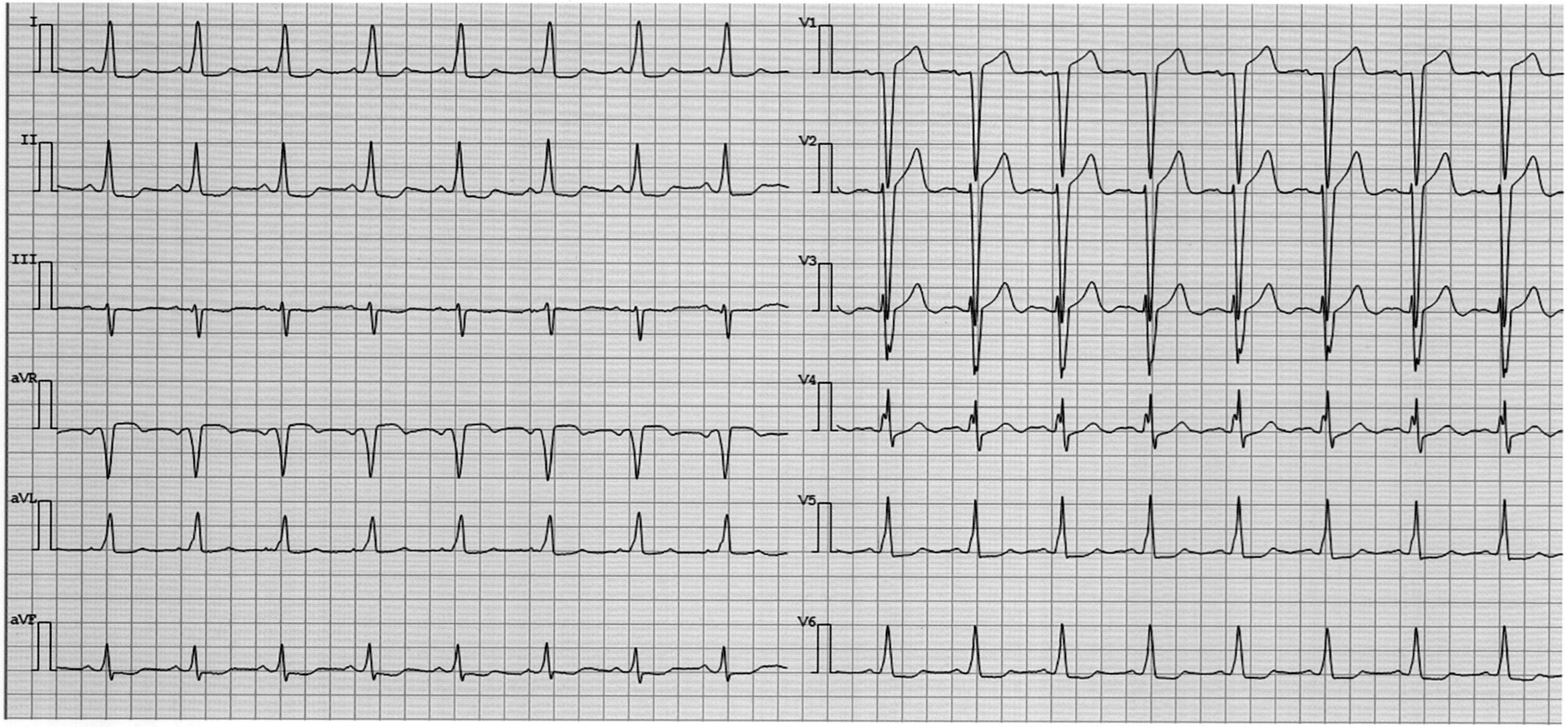


**图16-78　窦性心律，不完全性左束支阻滞(2)**

女，68岁，窦性P波规律出现，后均继以QRS波，Ⅰ、$V_5$、$V_6$导联呈有切迹顿挫的R波，Ⅰ、$V_5$、$V_6$导联q波消失，QRS波时限0.11 s，即窦性心律，不完全性左束支阻滞。

### （二）鉴别诊断

目前随着植入起搏器患者逐年增多，我们遇到的起搏心电图也日益增多，由于心室电极大多植入在右室心尖部，引起 QRS 波群呈类左束支阻滞图形，若遇起搏脉冲信号小，容易误诊为左束支阻滞，当房室顺序起搏心律时可根据起搏频率鉴别，当 VAT 工作方式确实难以鉴别时，可以通过加大电压、改变走纸速度、肢体导联 QRS 波形态、结合患者病史等来鉴别，见图 16-79。

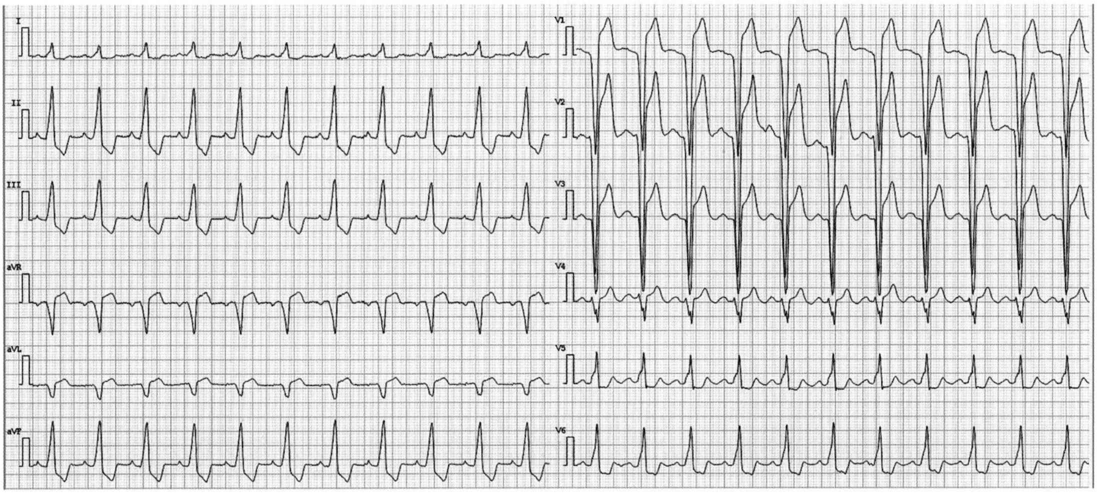


**图 16-79　窦性心律伴心室起搏呈 VAT 工作方式**

女，78 岁，窦性 P 波规律出现，后均继以 QRS 波，QRS 类似于左束支阻滞图形，即窦性心律伴心室起搏呈 VAT 工作方式。

### （三）临床意义

左束支阻滞最常见病因是冠心病、高血压病或退行性变。急性心肌梗死合并左束支阻滞增加患者死亡率。心功能不全或泵衰竭患者中，左束支阻滞发生率达 30%，预后差。

### （四）真性左束支阻滞

真性左束支阻滞是指左束支完全丧失传导功能。真性左束支阻滞引起心室激动顺序改变，造成左室收缩延迟，引起左、右心室除极不同步，室间隔运动异常，最终形成左束支阻滞性心肌病。

1. 心电图特点　应用左束支阻滞传统标准诊断的患者中，部分为假性左束支阻滞，即左束支传导并未完全丧失，仍然残存一定的传导功能。有些患者左束支的传导尚存在，只是传导的起始或速率比右束支滞后 0.04 s 以上，则产生左束支阻滞的心电图表现。用传统标准诊断的左束支阻滞患者中，约 30% 的人因左室肥厚伴左前分支阻滞而导致心电图这种改变，实际不存在左束支传导功能的完全丧失。

为提高心电图诊断左束支阻滞的特异性，2011 年，Strauss 提出真性左束支阻滞的新概念，在原心电图诊断标准的基础上又提出 3 条新标准。

（1）QRS 波形态：$V_1$ 导联的 QRS 波呈 QS 形或 r 波振幅<0.1 mV 而呈 rS 形，aVL 导联的 q 波振幅<0.1 mV。

（2）QRS 时限：男性 QRS 时限≥0.14 s，女性≥0.13 s。

(3)QRS 波伴有切迹或顿挫：Ⅰ、aVL、$V_1$、$V_2$、$V_5$、$V_6$导联中有两个或两个以上导联存在 QRS 波的切迹或顿挫。

真性左束支阻滞的诊断一旦成立，则提示患者左束支的传导功能完全丧失，否则，左束支仍残存传导功能。

2. 心电图新标准的机制

(1)$V_1$导联 QS 波或低振幅 r 波的形成：真性与假性左束支阻滞的根本区别是左束支是否残存传导，而这一差别的关键是室间隔的初始除极方向。

假性左束支阻滞时其残存的传导使室间隔除极仍从左指向右，面对 $V_1$导联形成向上的 r 波，而此时右室游离壁较早的除极从心内膜指向外膜，该除极方向同样面对 $V_1$导联，因两者除极方向相同，故除极向量相加后能在 $V_1$导联形成振幅较高的 r 波(≥1 mm)。

真性左束支阻滞不残存传导，使室间隔的最早除极从右指向左，其除极方向背离 $V_1$导联而形成 S 波，而同时除极的右室游离壁在 $V_1$导联形成 r 波，因两者除极方向相反，故除极向量抵消后才形成 QRS 波的初始除极波。当室间隔向量>右室游离壁向量时，$V_1$导联的 QRS 波将形成无 r 波的 QS 型。当右室游离壁除极向量>室间隔向量时，$V_1$导联的初始 r 波为两者相减的结果，将形成低振幅的 r 波(<1 mm)。

(2)QRS 波切迹与顿挫的形成：①右室除极波。左束支阻滞时，右室除极在前，形成 QRS 波的第一峰，即从 QRS 波起始并持续 40～50 ms，位于整个 QRS 波的前 1/3。②左室除极波。右室除极后，左室心肌的除极形成 QRS 波的第二峰，其位于整体 QRS 波的后 1/3。③QRS 波时限更长。这种右室与左室的前后除极，以及两者之间存在的缓慢传导，使 QRS 波时限延长。

3. 真性左束支阻滞的临床意义

(1)预警患者易发三度房室阻滞：一旦真性左束支阻滞诊断成立，则提示患者左束支传导功能完全丧失，这意味着患者容易发生三度房室阻滞。换言之，右束支传导一旦出现障碍，三度房室阻滞能马上发生。真性左束支阻滞已成为患者发生三度房室阻滞的心电图预警指标。

(2)心功能受损：存在真性左束支阻滞的患者，原本就有器质性心脏病时，心功能将受到损害，进而发生心力衰竭或原心力衰竭加重。当患者为特发性左束支阻滞时，可能发生左束支阻滞性心肌病。

(3)伴发心力衰竭者 CRT 治疗可获超反应：CRT 为双室同步起搏，能消除左束支阻滞引起的血流动力学不良作用，长期的 CRT 治疗将持续消除左束支阻滞的不良影响，可使心力衰竭伴真性左束支阻滞患者的 LVEF 值明显提高(≥15%)，获得 CRT 的超反应疗效。

### (五)特发性完全性左束支阻滞与左束支阻滞性心肌病

特发性完全性左束支阻滞是指患者诊断完全性左束支阻滞时临床未发现伴有任何心血管病因，故诊断为特发性左束支阻滞，其属于临床诊断。

左束支是心脏房室之间重要的传导束，其从希氏束分出时，粗大、扁宽，并瀑布样发出分支。左束支的传导能力强，不会轻易发生完全性阻滞，而一旦发生，患者几乎都有明显的心血管病因。因此，绝大多数的左束支阻滞患者均伴有心血管疾病，其中仅 10% 的患者因不伴器质性心血管疾病而诊断为特发性完全性左束支阻滞。长期随访中约 10% 以上的患者将发生心血管疾病，但不能排除最初诊断左束支阻滞时，患者的心血管疾病也处于早期，应用一般检测手段未能发现表现轻微的心脏病。另有患者最初诊断左束支阻滞时无心血管疾病，但随访期新发生了高血压、冠心病等。

特发性完全性左束支阻滞患者常不伴明显的血流动力学异常，也无明显的症状和体征，多数在体检时发现。

完全性左束支阻滞引起心脏电与机械功能不同步，引起血流动力学障碍的不良作用长期存在时，不断损害患者的左室收缩与舒张功能，进而引起心室扩张与心功能下降。总之，左束支阻滞时左室电活动的延迟将使主动脉瓣和二尖瓣开放与关闭延迟，这些异常都能损害患者的左室收缩与舒张功能。左束支阻滞时，室间隔的不协调收缩对左室功能也将产生严重影响。

多数左束支阻滞患者存在明显的室间隔异常运动，表现为左室收缩时的不运动或矛盾运动。

特发性左束支阻滞能引起心脏电与机械功能严重的不同步，进而引起心功能不全与心力衰竭，最终发生左束支阻滞性心肌病。

左束支阻滞性心肌病的诊断的三项标准。

1. 确诊特发性左束支阻滞　心电图能证实患者存在左束支阻滞，最初诊断时无其他心血管病，心功能正常。

2. 逐渐形成心肌病　特发性左束支阻滞诊断后，经较长时间出现左室扩张与肥厚，左室重构及心功能下降，最终发展为心肌病。在心肌病发生、发展过程中能除外其他心血管疾病的影响。

3. 纠正左束支阻滞能逆转心肌病　左束支阻滞性心肌病在原发病因（左束支阻滞）的影响消除后能获得逆转，心功能可恢复正常或明显改善。而去除左束支阻滞不良影响的最佳方法为 CRT 治疗，CRT 治疗后患者能获得超反应，LVEF 值可提高 15% 以上，或 LVEF 的绝对值>45%。诊断左束支阻滞性心肌病时，还要注意真性左束支阻滞的诊断，这可排除患者因存在心肌肥厚伴室内阻滞而引起类左束支阻滞的心电图改变。

## 七、左前分支阻滞

左前分支位于心脏支架组织的左侧，行走于左心室流出道，较左后分支窄、薄而长，动脉血供单一，生理性不应期较长，故多见。单纯左前分支阻滞无其他心血管异常时通常是良性室内传导障碍，不影响预后，最常见于冠心病。

诊断左前分支阻滞的主要条件是 QRS 波群电轴左偏和 aVL 导联 QRS 波群的图形特点。

（1）额面电轴在 $-90° \sim -45°$。

（2）aVL 导联呈 qR 型。

（3）aVL 导联 R 峰时间≥45 ms。

（4）QRS 波群时限<120 ms。

此诊断标准不适用于婴儿时期就出现心电轴左偏的先天性心脏病患者，见图 16-80、图 16-81。

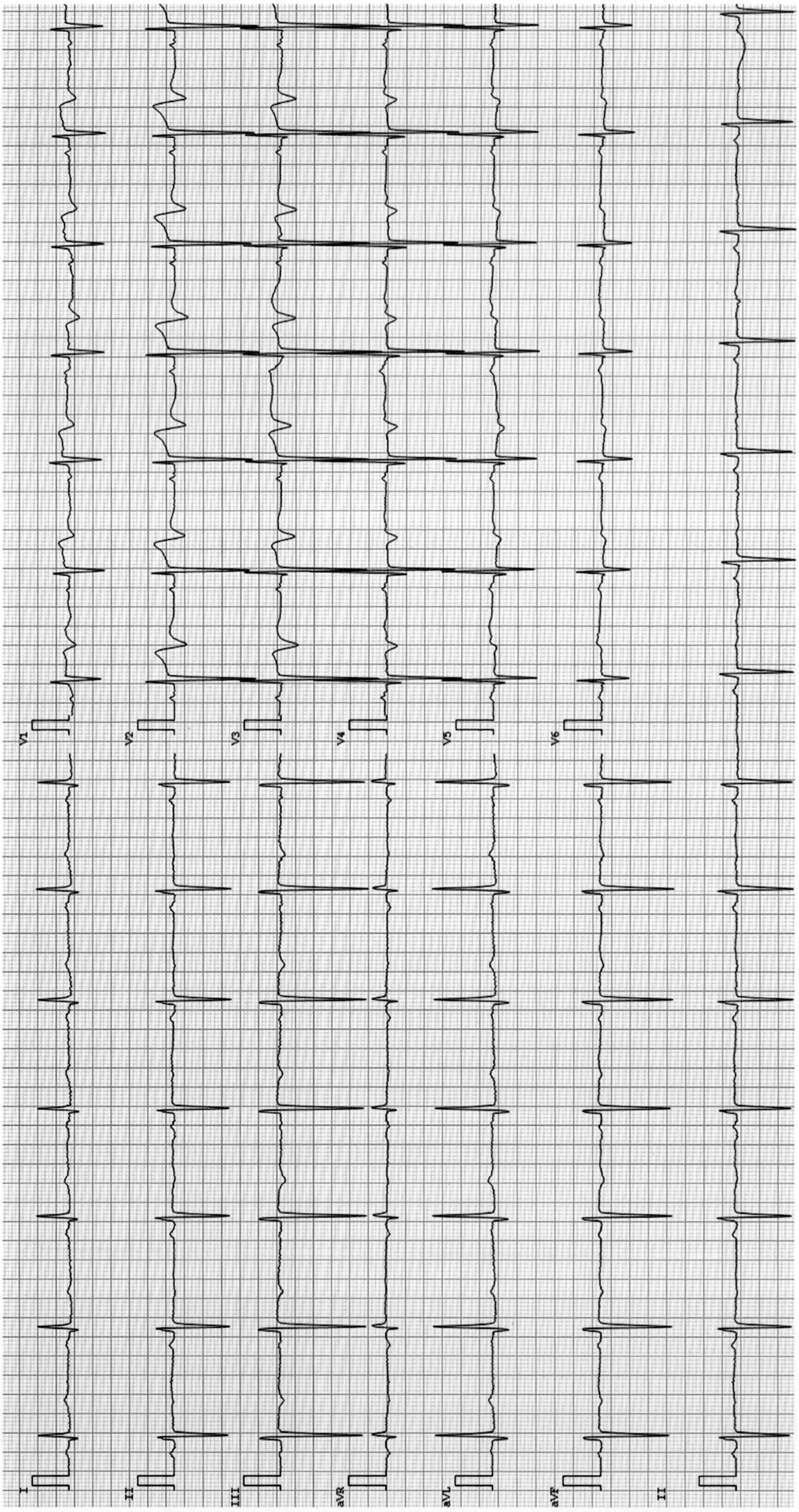


**图 16-80　窦性心律,左前分支阻滞(1)**

男,64 岁,窦性 P 波规律出现,后均继以 QRS 波,aVL 导联呈 qR 型,aVL 导联 R 峰时间 70 ms,QRS 电轴-68°,QRS 波时限 0.10 s,即窦性心律,左前分支阻滞。

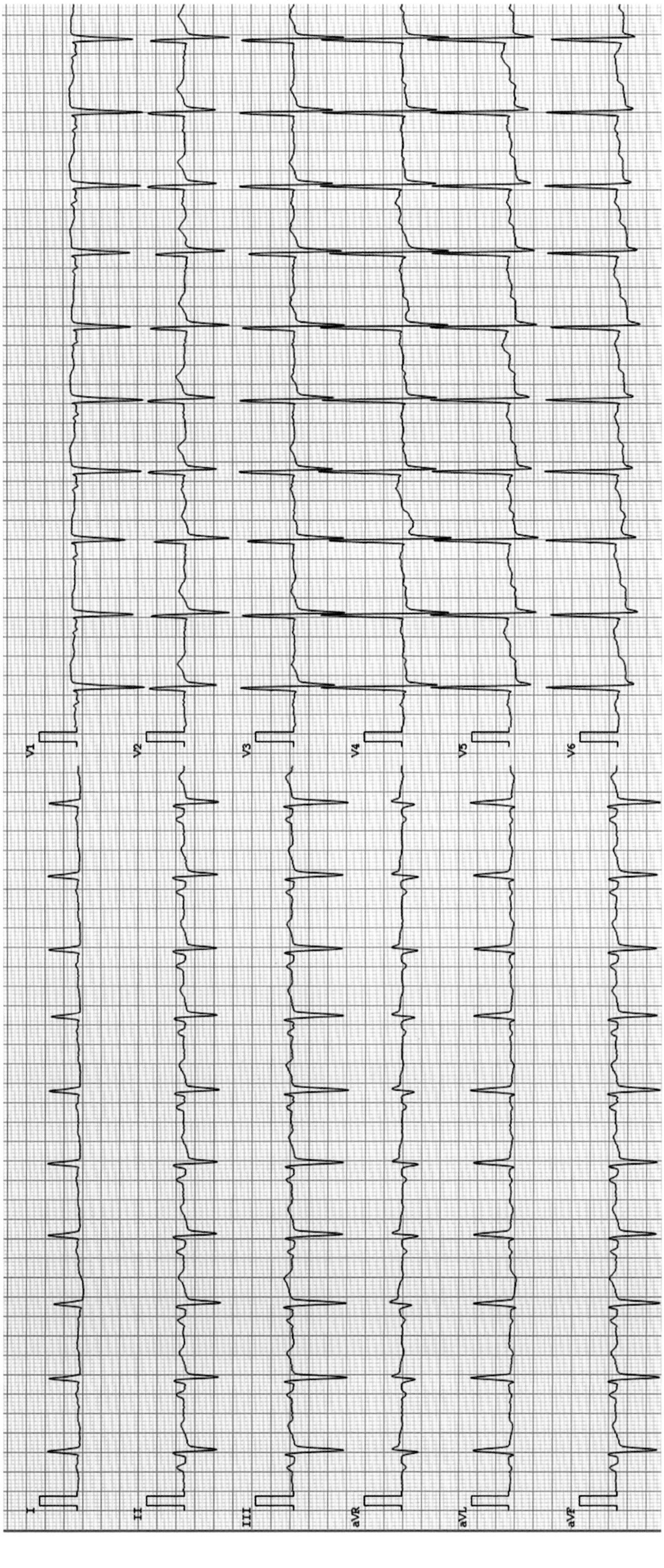


**图 16-81　窦性心律，左前分支阻滞(2)**

男，88 岁，窦性 P 波规律出现，后均继以 QRS 波，aVL 导联呈 qR 型，aVL 导联 R 峰时间 60 ms，QRS 电轴 -55°，QRS 波时限 0.11 s，即窦性心律，左前分支阻滞。

## 八、左后分支阻滞

左后分支是左束支主干的延续,接近左心室流出道,经心内膜下进入左心室乳头肌根部及后旁隔区。左后分支较左前分支短、宽且厚,呈放射状分布,多由右冠状动脉的后降支供血,有时则由左冠状动脉的左旋支供血,故单纯左后分支阻滞发生率很低。冠心病是左后分支阻滞的最常见病因。

心电图特点如下:

1. 成人额面电轴+90°~+180°,儿童额面电轴明显右偏。

2. Ⅰ、aVL 导联呈 rS 型,Ⅲ、aVF 导联呈 qR 型。

3. QRS 波群时限<120 ms,见图 16-82、图 16-83。

《心电图标准化和解析的建议与临床应用国际指南 2009》制定了左后分支阻滞的诊断标准,但对左后分支阻滞的诊断须谨慎,应除外右心室肥大、垂位心及高侧壁心肌梗死等。

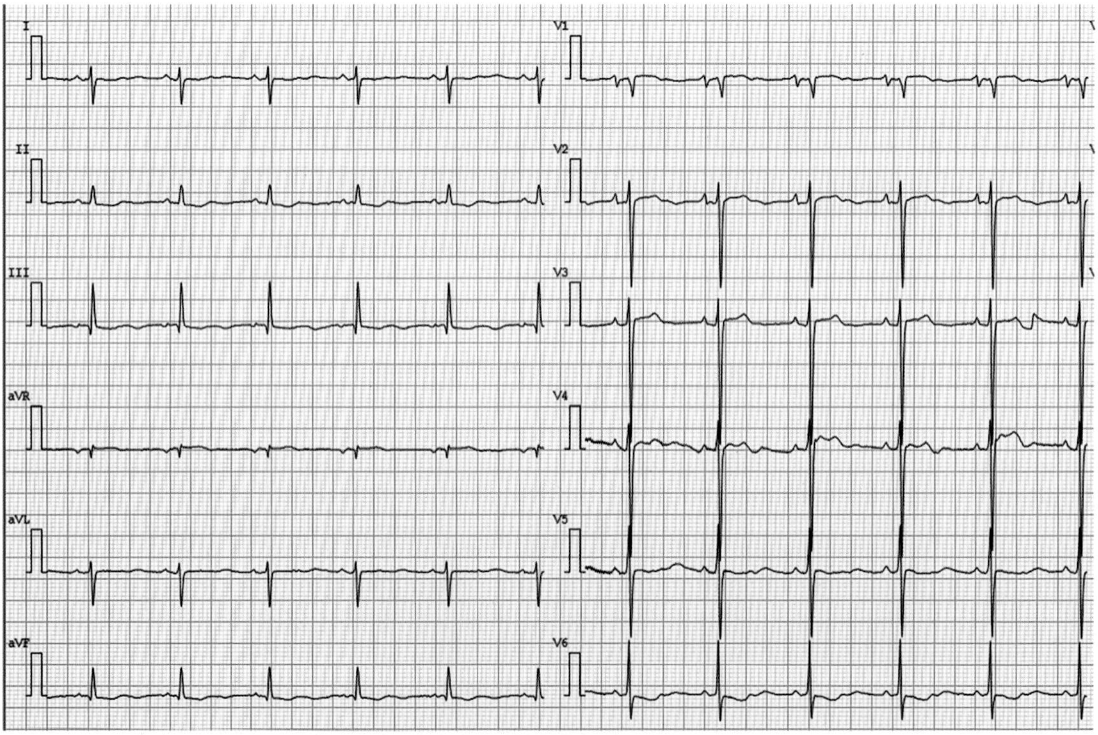


**图 16-82 窦性心律,左后分支阻滞(1)**

女,76 岁,窦性 P 波规律出现,后均继以 QRS 波,Ⅰ、aVL 导联呈 rS 型,Ⅲ、aVF 导联呈 qR 型,QRS 电轴 115°,QRS 波时限 0.07 s,即窦性心律,左后分支阻滞。

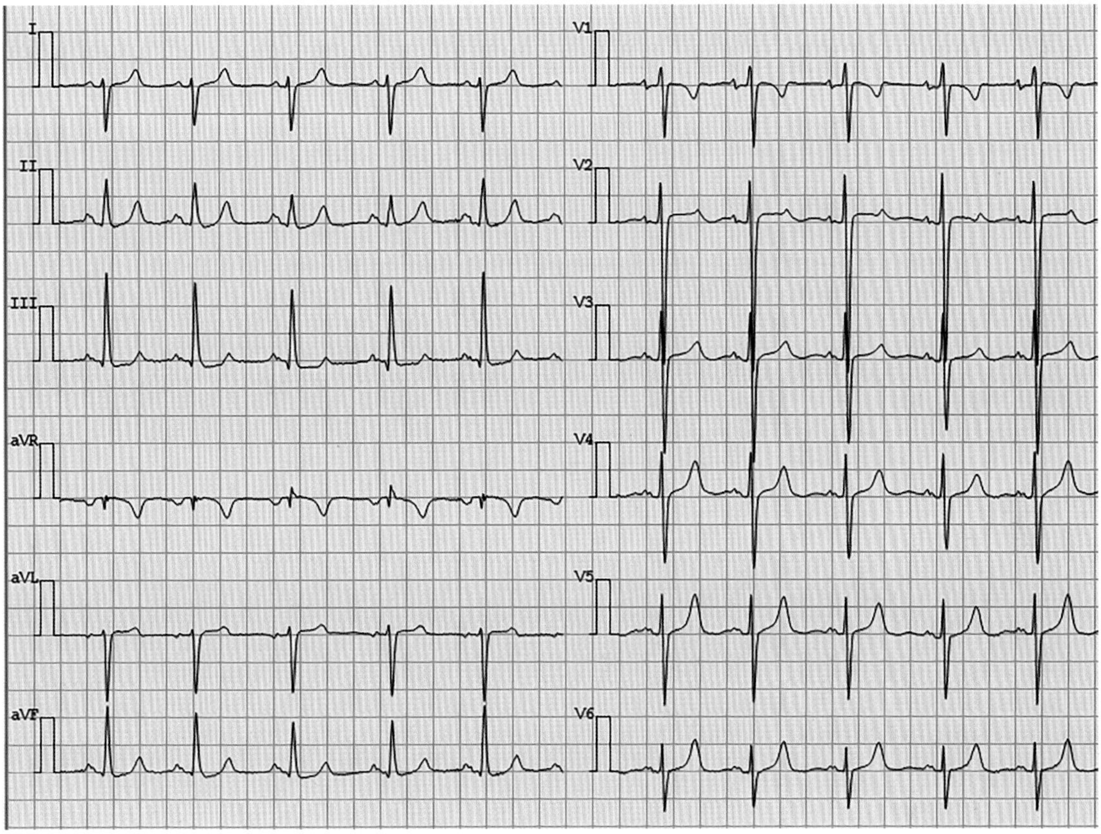


**图 16-83　窦性心律，左后分支阻滞（2）**

女，32 岁，窦性 P 波规律出现，后均继以 QRS 波，Ⅰ、aVL 导联呈 rS 型，Ⅲ、aVF 导联呈 qR 型，QRS 电轴 120°，QRS 波时限 0.09 s，即窦性心律，左后分支阻滞。

## 九、束支阻滞伴分支阻滞

右束支阻滞伴左束支分支阻滞分右束支阻滞伴左前分支阻滞或右束支阻滞伴左后分支阻滞，以右束支阻滞伴左前分支阻滞常见。多见于冠心病、心肌炎、原因不明的束支纤维化等。

### （一）右束支阻滞伴左前分支阻滞

左前分支在室间隔膜部下方与右束支起始部接近，且共同接受左冠状动脉前降支的血供，故室间隔和左室前壁缺血、心肌病变或心肌梗死，均可出现右束支阻滞伴左前分支阻滞，心电图特点符合同时右束支阻滞伴左前分支阻滞，见图 16-84 ~ 图 16-86。

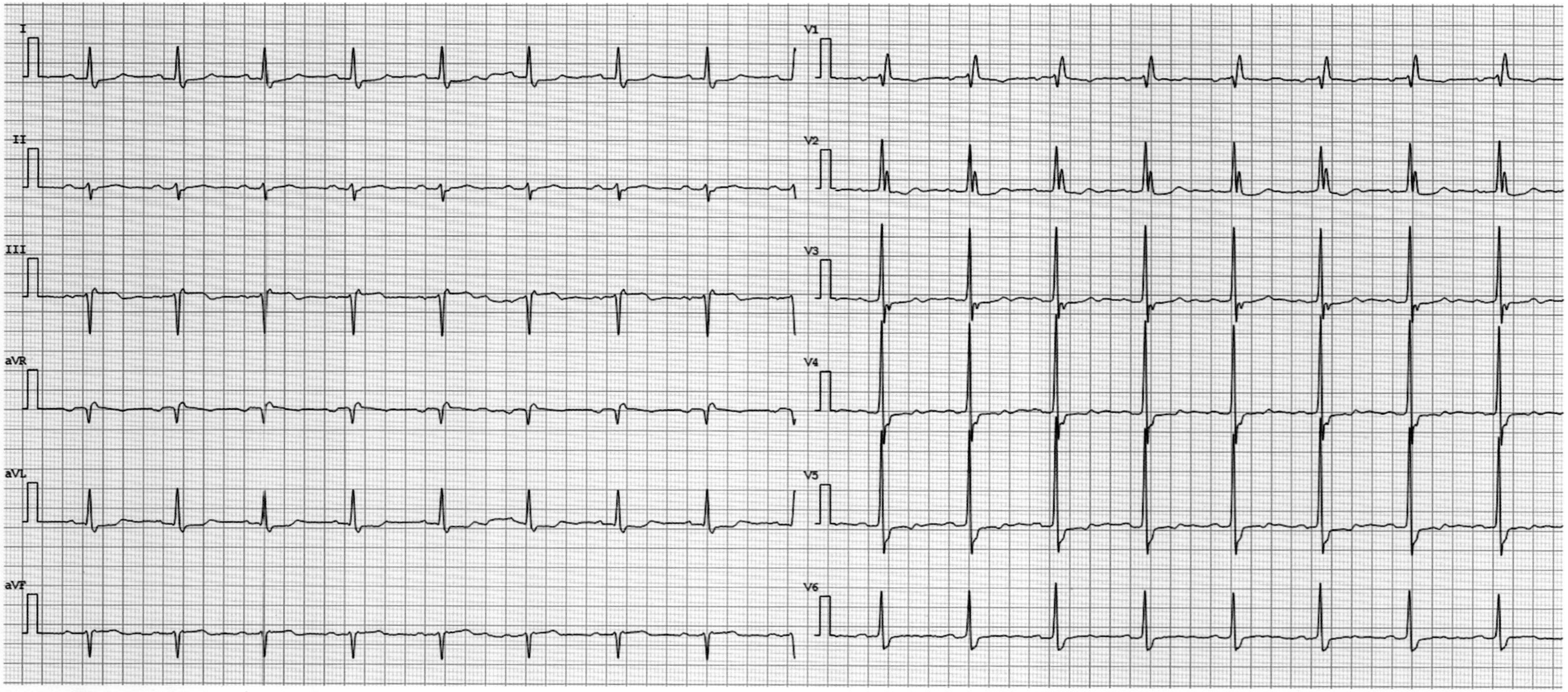


**图 16-84　窦性心律,完全性右束支阻滞,左前分支阻滞(1)**

女,80 岁,窦性 P 波规律出现,后均继以 QRS 波,$V_1$ 导联 QRS 波呈 rSR 型,R 时限比初始 R 波宽,Ⅰ、$V_6$ 导联 S 波增宽,aVL 导联呈 qRs 型,aVL 导联 R 峰时间 50 ms,QRS 电轴 -47°,QRS 波时限 0.14 s,即窦性心律,完全性右束支阻滞,左前分支阻滞。

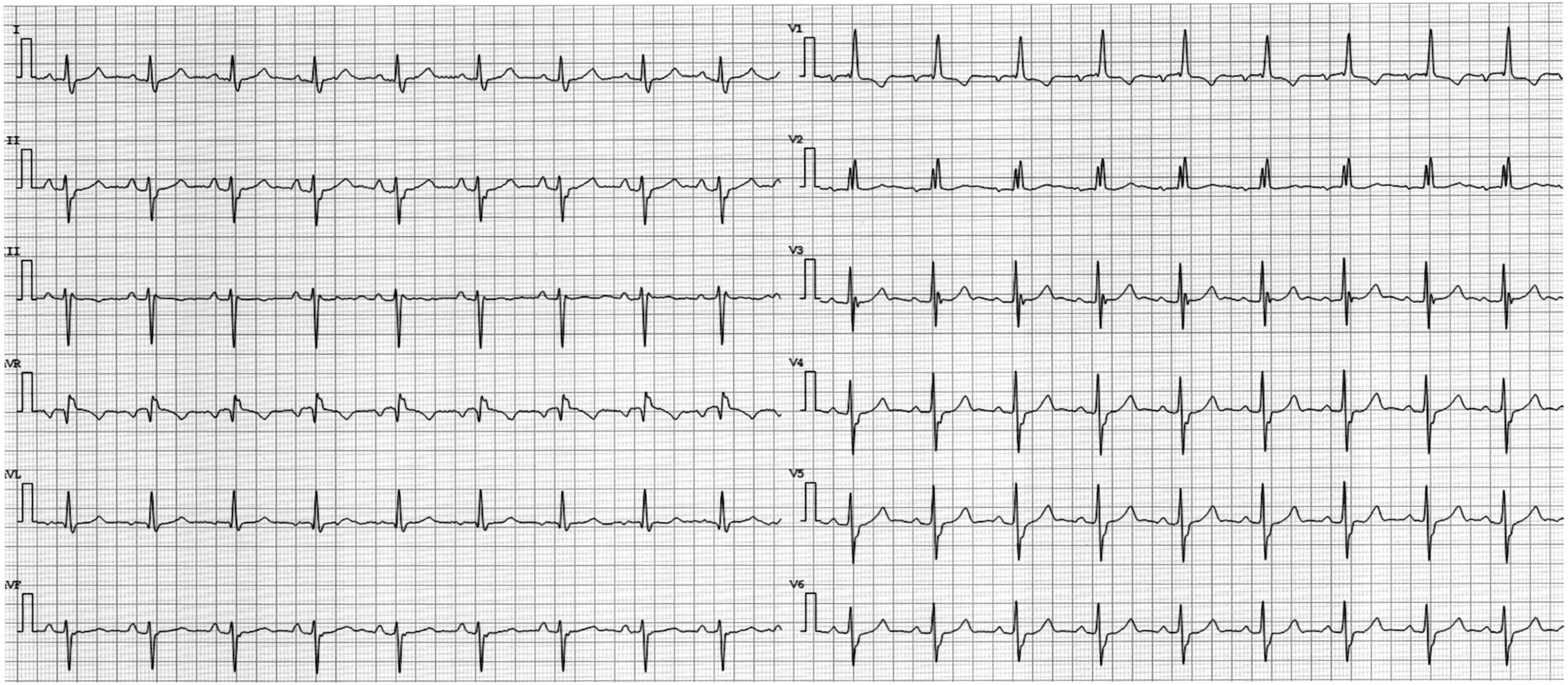


**图 16-85　窦性心律,完全性右束支阻滞,左前分支阻滞(2)**

女,86 岁,窦性 P 波规律出现,后均继以 QRS 波,$V_1$ 导联 QRS 波呈 rSR 型,R 时限比初始 R 波宽,Ⅰ、$V_6$ 导联 S 波增宽,aVL 导联呈 qRs 型,aVL 导联 R 峰时间 50 ms,QRS 电轴-70°,QRS 波时限 0.14 s,即窦性心律,完全性右束支阻滞,左前分支阻滞。

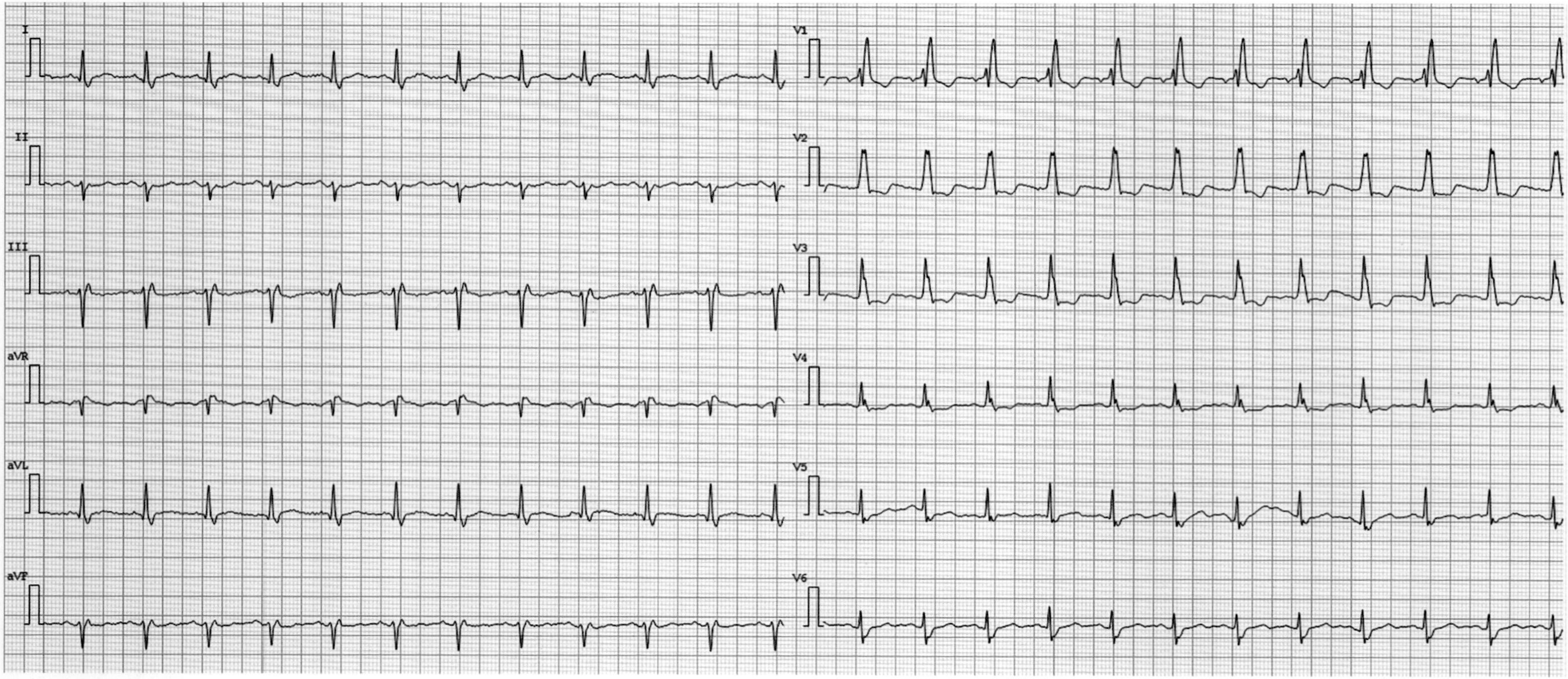


**图 16-86　窦性心律,完全性右束支阻滞,左前分支阻滞(3)**

男,77 岁,窦性 P 波规律出现,后均继以 QRS 波,$V_1$导联 QRS 波呈 rSR 型,R 时限比初始 R 波宽,Ⅰ、$V_6$导联 S 波增宽,aVL 导联呈 qRs 型,aVL 导联 R 峰时间 50 ms,QRS 电轴−46°,QRS 波时限 0.15 s,即窦性心律,完全性右束支阻滞,左前分支阻滞。

### (二)右束支阻滞伴左后分支阻滞

左后分支阻滞发生率较低,与右束支距离较远,且两者血供来源不同,故右束支阻滞伴左后分支阻滞较少见。一旦发生往往提示病变较重,受损范围广,预后较差,同时符合右束支阻滞伴左后分支阻滞心电图特点,见图 16-87、图 16-88。

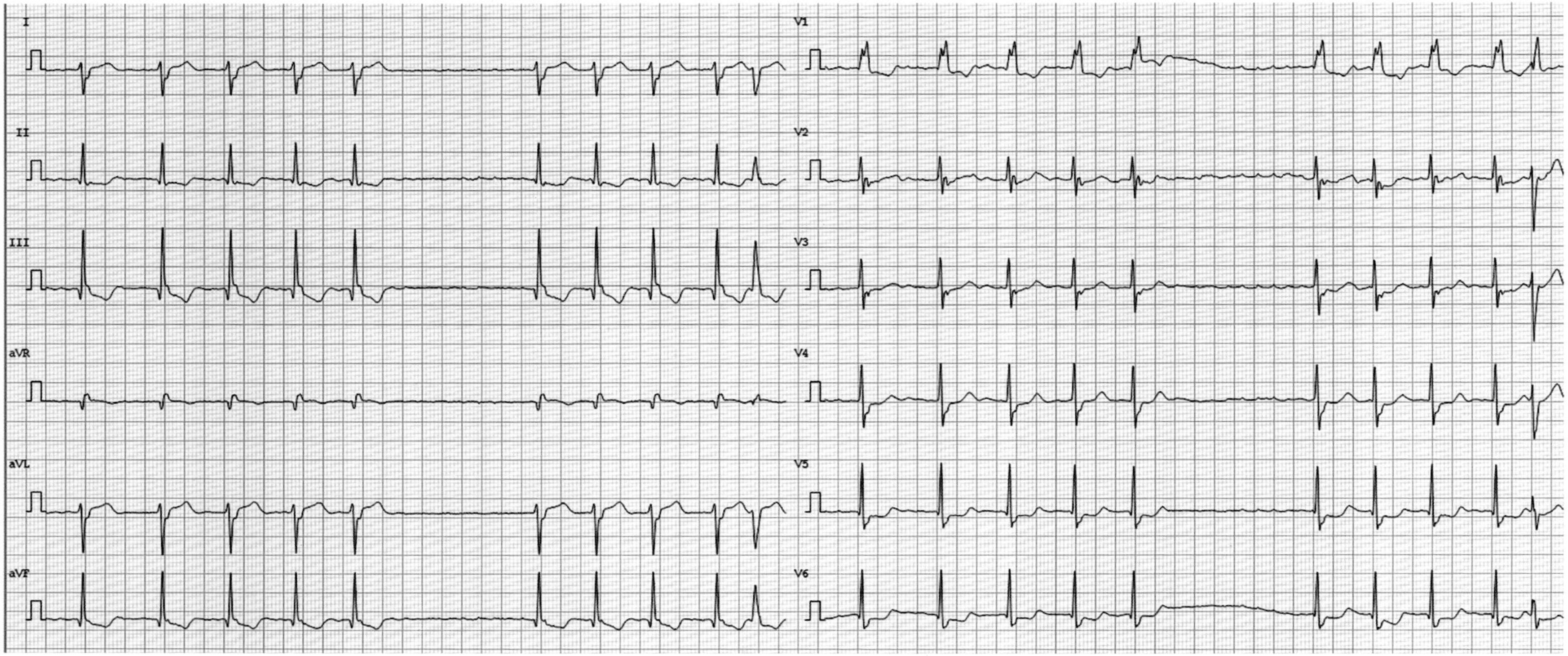


**图 16-87　不纯性心房颤动,完全性右束支阻滞,左后分支阻滞(1)**

男,56 岁,不纯性心房颤动,$V_1$ 导联呈单一有切迹的 R 波,Ⅰ、$V_6$ 导联 S 波增宽,$V_5$、$V_6$ 导联 R 峰时限正常,$V_1$ 导联的 R 峰时限>50 ms,Ⅰ、aVL 导联呈 rS 型,Ⅲ、aVF 导联呈 qR 型,QRS 电轴 130°,QRS 波时限 0.13 s,即不纯性心房颤动,完全性右束支阻滞,左后分支阻滞。

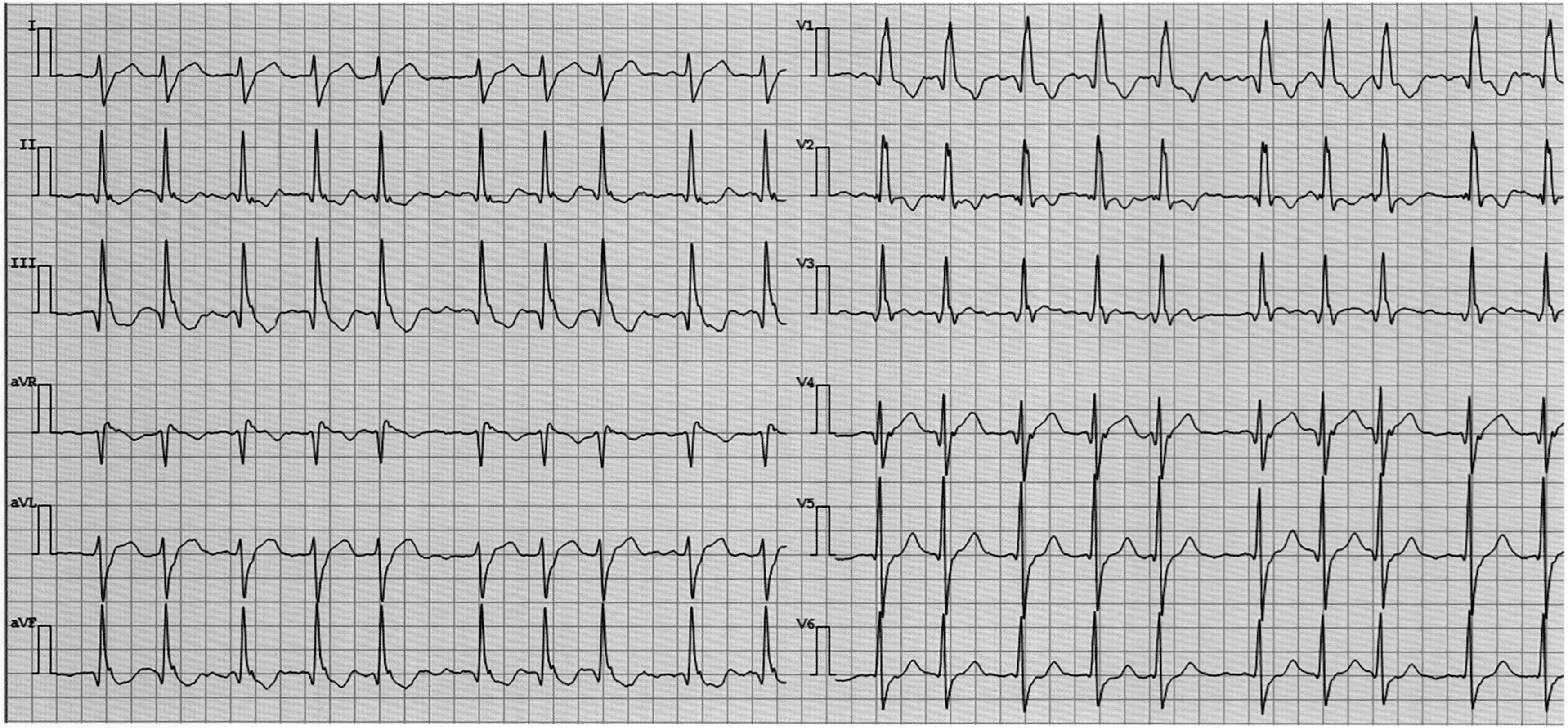


**图 16-88　心房颤动,完全性右束支阻滞,左后分支阻滞(2)**

男,64 岁,心房颤动,$V_1$ 导联 QRS 波呈 rSR 型,R 时限比初始 R 波宽,Ⅰ、$V_6$ 导联 S 波增宽,Ⅰ、aVL 导联呈 rS 型,Ⅲ、aVF 导联呈 qR 型,QRS 电轴 115°,QRS 波时限 0.16 s,即心房颤动,完全性右束支阻滞,左后分支阻滞。

## 十、非特异性室内传导异常

非特异性室内传导异常是 QRS 波增宽不呈典型的束支或分支阻滞图形。阻滞发生在浦肯野纤维或心室肌细胞水平。常见于冠心病、高血压、心肌病、双侧心室肥厚、心肌缺血、高钾血症或抗心律失常药物的毒副作用等。

### (一)心电图特点

成人 QRS 波群时限>110 ms,8～16 岁儿童 QRS 波群时限>90 ms,8 岁以下儿童 QRS 波群时限>80 ms,且达不到右束支阻滞或左束支阻滞的诊断标准,见图 16-89～图 16-92。

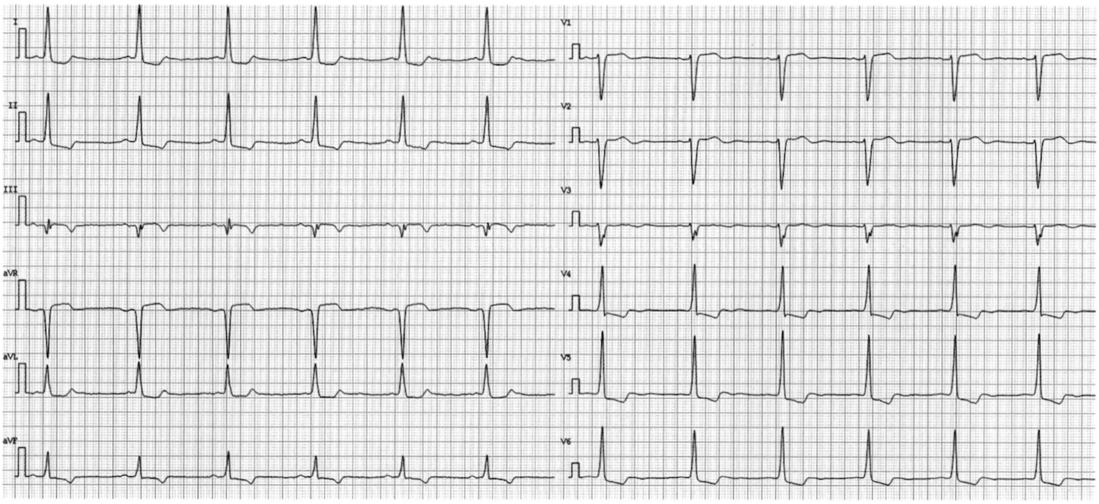


**图 16-89　非特异性室内传导异常(1)**

女,74 岁,QRS 电轴 20°,QRS 波时限 0.15 s,达不到右束支阻滞或左束支阻滞的诊断标准,即非特异性室内传导异常。

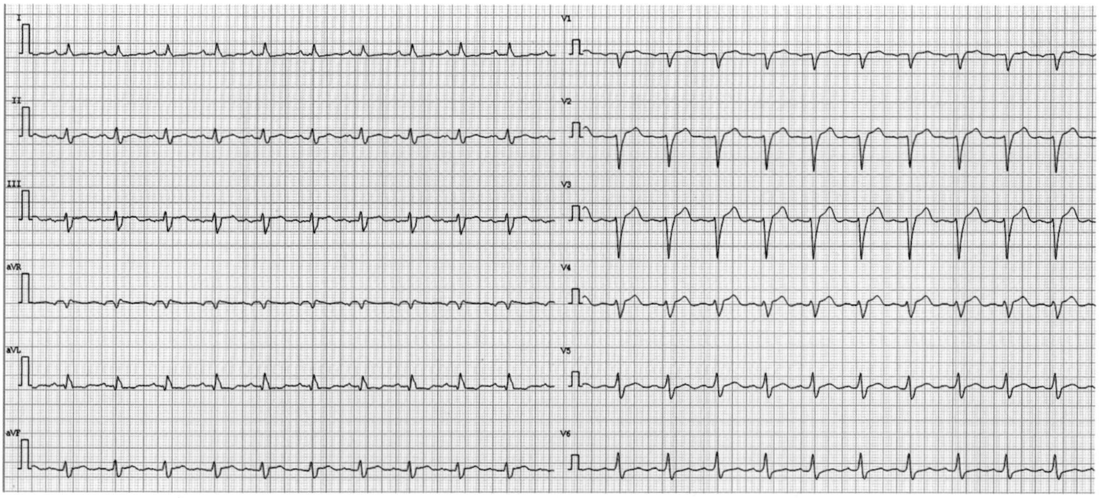


**图 16-90　非特异性室内传导异常(2)**

男,72 岁,QRS 电轴 1°,QRS 波时限 0.16 s,达不到右束支阻滞或左束支阻滞的诊断标准,即非特异性室内传导异常。

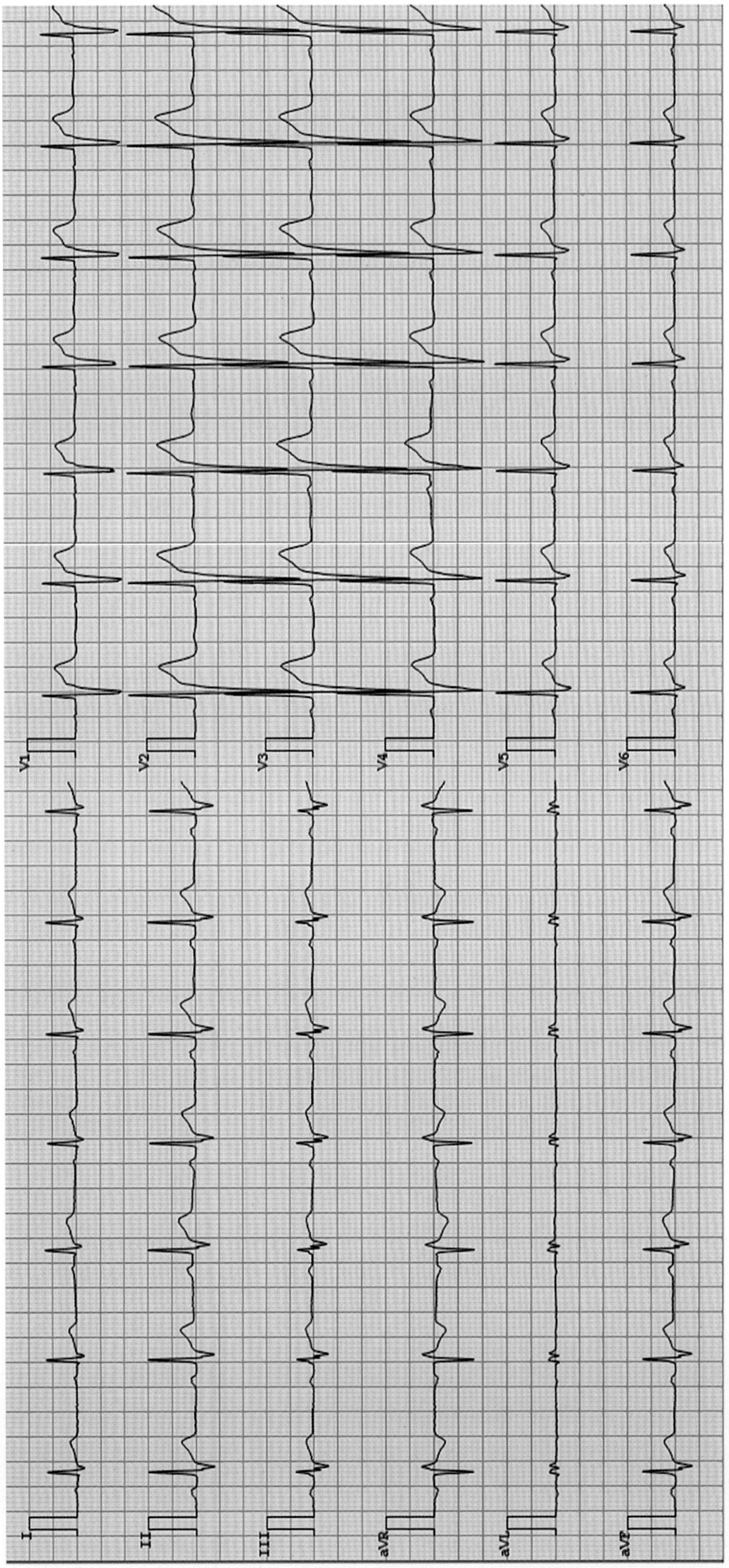


**图 16-91　非特异性室内传导异常(3)**

男,31 岁,QRS 电轴 33°,QRS 波时限 0.13 s,达不到右束支阻滞或左束支阻滞的诊断标准,即非特异性室内传导异常。

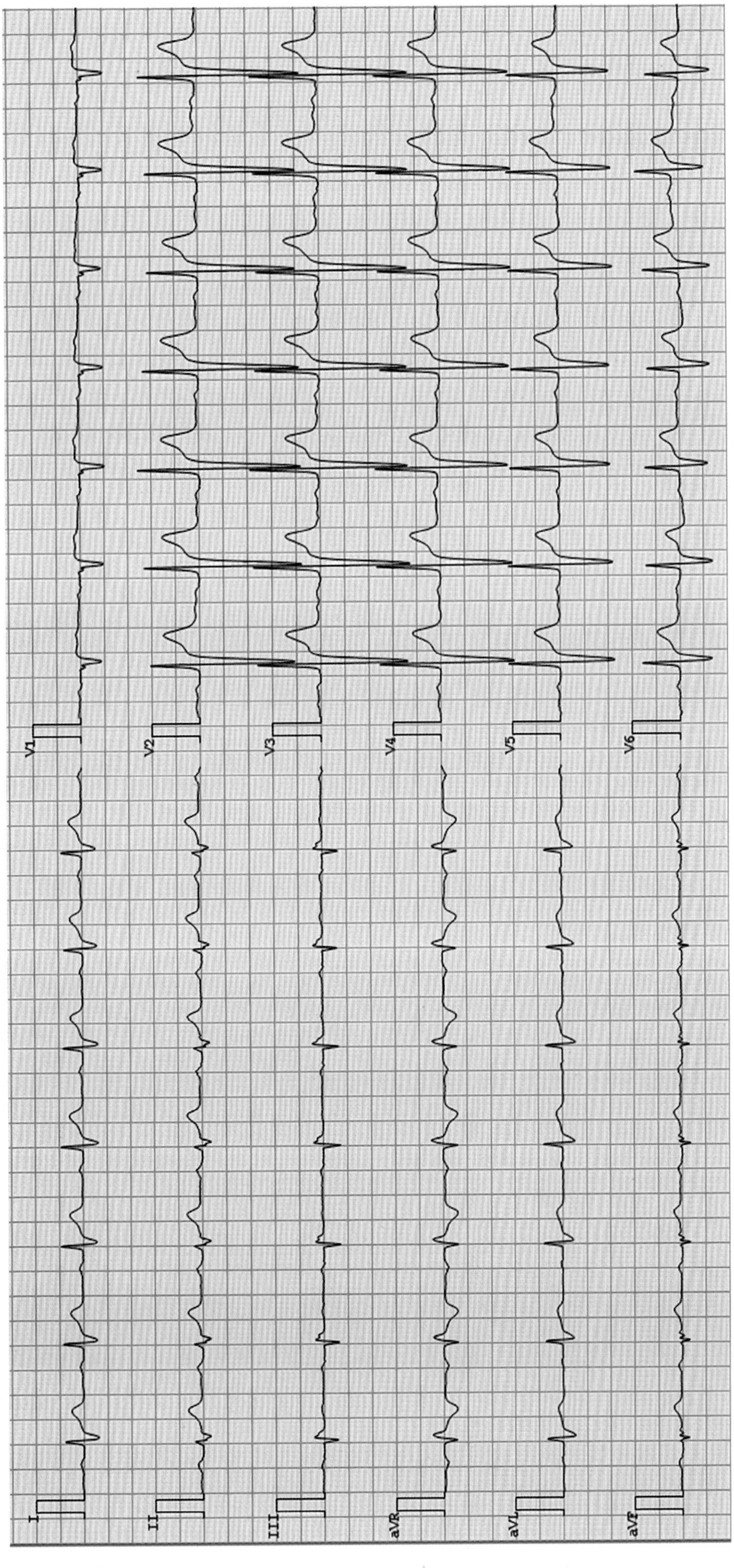


**图 16-92　非特异性室内传导异常(4)**

男,31 岁,QRS 电轴-52°,QRS 波时限 0.13 s,达不到右束支阻滞或左束支阻滞的诊断标准,即非特异性室内传导异常。

### (二)梗死周围阻滞带

在下壁心肌梗死时,梗死区导联出现异常 Q 波,如果 QRS 波群终末增宽,且与 Q 波方向相反(QR 型),那么梗死周围可能存在阻滞。

### (三)缺血周围阻滞带

急性心肌缺血损伤时,QRS 波群时限出现一过性增宽。

## 十一、隐匿性束支阻滞

隐匿性束支阻滞是指已经存在的束支阻滞未能在体表心电图表现出来,但通过其他心电检查技术或方法能够使之显现或证实。广义的隐匿性束支阻滞的概念包括间歇出现的束支阻滞,如快或慢频率依赖性束支阻滞。

隐匿性束支阻滞虽是一个心电图的老概念,但随着近年来心脏电生理的发展,这一概念有了扩展,充分认识它可使更多的单侧束支阻滞、双侧束支阻滞的患者得到及时的诊断和治疗。

### (一)分类

1. 间歇性隐匿性束支阻滞　间歇性隐匿性束支阻滞的本质是束支阻滞呈间歇性,即平素心电图没有束支阻滞,当心率变化或某些引发情况出现时,心电图出现束支阻滞的表现。

根据束支阻滞显现时有无心率的变化分为频率(快或慢)依赖性束支阻滞、非频率依赖性束支阻滞。

2. 伪装性隐匿性束支阻滞　伪装性隐匿性束支阻滞是指患者已有的束支阻滞被心电图同时存在的其他异常掩盖,如同心电图为之做了伪装,使束支阻滞变为隐匿性。

3. 真性隐匿性束支阻滞　患者存在束支阻滞,在心电图上未能出现束支阻滞的表现,但通过心内希氏束电图的记录使原有的束支阻滞得到诊断时称为真性隐匿性束支阻滞。

显然真性隐匿性束支阻滞的诊断,已超出了体表和无创心电学技术的范围,需有创的心内电生理技术才能完成。

### (二)间歇性隐匿性束支阻滞

间歇性隐匿性束支阻滞是指心电图上的束支阻滞时而出现,时而消失,出现时为显性束支阻滞,消失时为间歇性隐匿性束支阻滞。

心电图束支阻滞从隐匿性变为显性的常见因素包括自主心率的变化,应用运动试验、药物、电生理等人工诱发的方法,缺血、炎症等某些病理因素的出现或加重等。

1. 非频率依赖性间歇性隐匿性束支阻滞　此型束支阻滞从隐匿性转化为显性的过程与心率的变化无关,显性束支阻滞间歇出现的根本原因是束支的传导性本身已存在损伤,其有效不应期和相对不应期本身已存在一定程度的病理性延长,而这些损伤与延长在心肌暂时的缺血、电解质水平的波动、全身的感染、心肌的炎症等某些病理因素的作用下,使之加重而束支阻滞转变为显性,当这些病理因素发生某种程度的逆转后,又使束支阻滞的程度减轻而变为隐匿性。这种束支阻滞隐匿性与显性之间的转换与病理因素作用的强弱直接相关,心率的变化对其影响小,并且束支阻滞发生动态变化时心室率多在正常范围内。但有学者认为,任何一种间歇性束支阻滞都与心率或时相有关,只是一些病例束支阻滞的变化与心率的动态变化之间的关系不显著而已。

2. 频率依赖性间歇性隐匿性束支阻滞

(1)快频率依赖性间歇性隐匿性束支阻滞:快频率依赖性间歇性隐匿性束支阻滞亦称 3 位相束支阻滞,发生率相对较高,发生机制是束支传导纤维的不应期及传导性出现了病理性延长,当心率加快到某一临界周期,较快的激动抵达该束支时,束支的兴奋性还未从前次激动后完全恢复,处于

3 位相的束支传导纤维膜电位较低，引起传导缓慢、传导中断而发生束支阻滞。因右束支生理性不应期比左束支长，故右束支发生 3 位相阻滞的概率比左束支高。①功能性 3 位相束支阻滞。功能性 3 位相束支阻滞亦称室内差异性传导。其本质是束支本身的不应期及传导性都正常，只因心率过快，激动到达束支时遇到其处于上次激动后的 3 位相，或者因前一个心动周期过长，引起束支的不应期发生了生理性延长而致。心电图表现与右或左束支阻滞的图形一样，只是出现时的 RR 间期常短于 400 ms。功能性 3 位相束支阻滞可称为生理性 3 位相束支阻滞，本身无病理意义。②病理性 3 位相束支阻滞。病理性 3 位相束支阻滞常出现在心率不是太快时，出现的心率常低于 150 次/min，即 RR 间期长于 400 ms。有学者研究显示出现病理性 3 位相束支阻滞的 RR 间期的范围为450～1 400 ms，出现时的 RR 间期越长，提示该束支的不应期越长，发生 3 位相束支阻滞的机会越多，病理性意义也就越大。

(2) 慢频率依赖的间歇性隐匿性束支阻滞：慢频率依赖的间歇性隐匿性束支阻滞亦称 4 位相束支阻滞，束支阻滞常在心率减慢到临界心率时发生，与 3 位相束支阻滞相比，其发生率相对低，发生在左束支的概率高。发生 4 位相束支阻滞时传导纤维的不应期及传导性的病理性改变更为严重。当缓慢的激动到达时，束支传导纤维的膜电位已处于部分除极的低极化状态，传导功能进一步下降，最终使该缓慢的激动在束支发生传导障碍。有学者研究显示发生 4 位相束支阻滞的 RR 间期值为 480～520 ms。临床心电图发生 4 位相束支阻滞的患者，几乎都有严重的器质性心脏病。有人将 4 位相束支阻滞的心电图视为束支永久性传导阻滞的前驱表现。显然发生 4 位相束支阻滞的 RR 间期均很长，不可能属于生理性范围，因而也就不存在功能性 4 位相束支阻滞。

### (三) 伪装性隐匿性束支阻滞

伪装性隐匿性束支阻滞是指被掩盖的束支阻滞，即存在的束支阻滞被同时并存的其他心电图异常掩盖或伪装，使之不显露而变为隐匿性束支阻滞。其在临床心电图中并不少见，包括很多不同的情况。

完全性右束支阻滞能被同时存在的左前分支阻滞、左束支阻滞、局限性室内阻滞、心肌梗死、左室肥大等情况掩盖而成为隐匿性右束支阻滞，见图 16-93～图 16-95。

完全性左束支阻滞能被同时存在的右束支阻滞、左室肥大、B 型心室预激、下壁心肌梗死等情况掩盖而成为隐匿性左束支阻滞。

左、右束支同时存在阻滞，而且阻滞呈对称性时，左、右束支阻滞能够同时被掩盖。对称性束支阻滞是指左右束支阻滞的程度、类型、房室传导比例、传导开始的时间、缓慢传导持续的时间均一致，结果室上性激动经左、右束支下传时呈同步性传导延缓，却同时到达左、右心室肌细胞，使心室肌除极与正常无异，体表心电图只表现为束支内同步缓慢传导引起的 PR 间期延长，QRS 波形态和时限却完全正常，使左、右束支阻滞均变为隐匿性束支阻滞，见图 16-96。

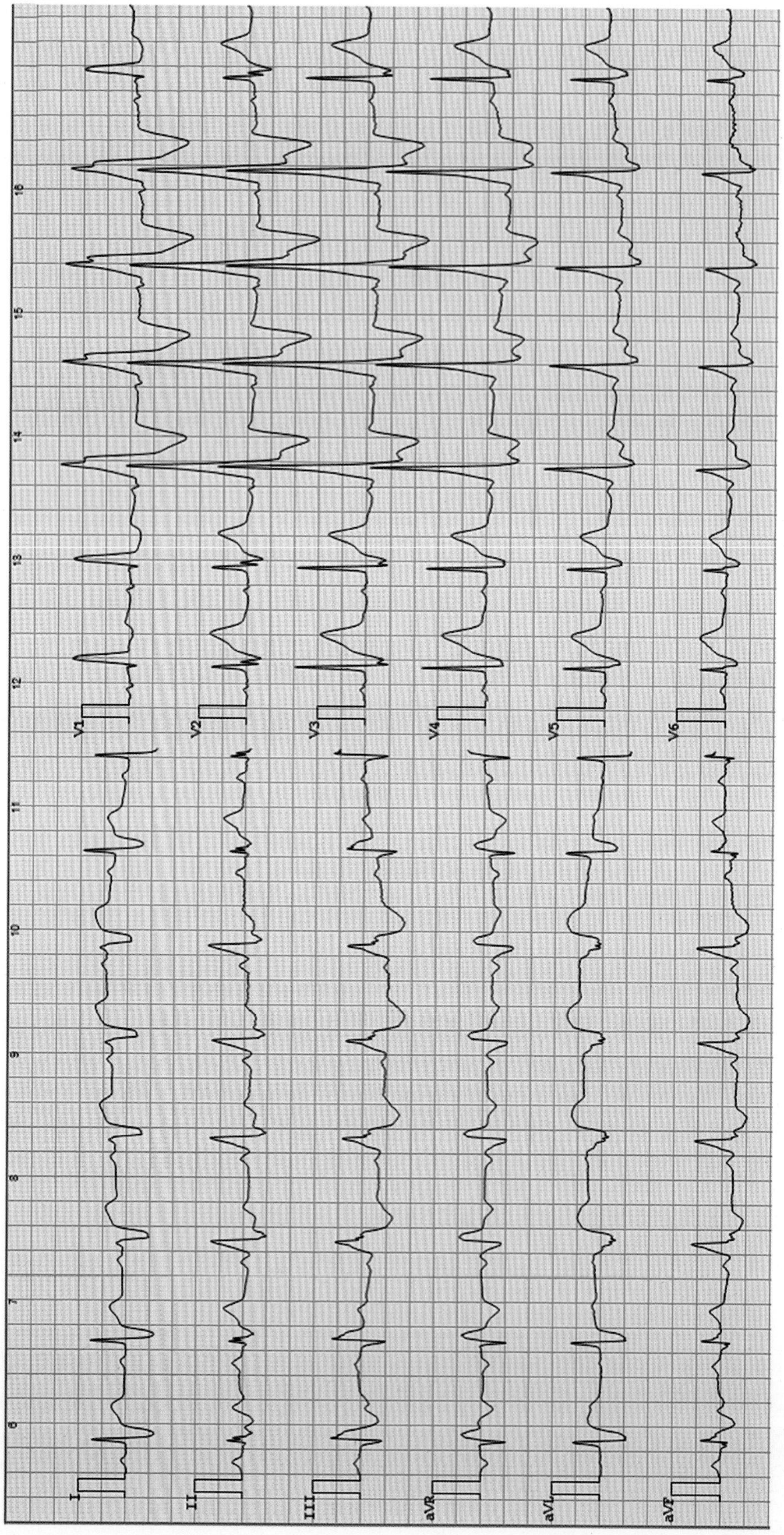


**图 16-93 心室预激掩盖完全性右束支阻滞(1)**

女,41岁,第1、2、7、8组心搏的QRS波呈完全性右束支阻滞,第3～6组心搏中PR间期<0.12 s,QRS波起始顿挫,即心室预激掩盖完全性右束支阻滞。

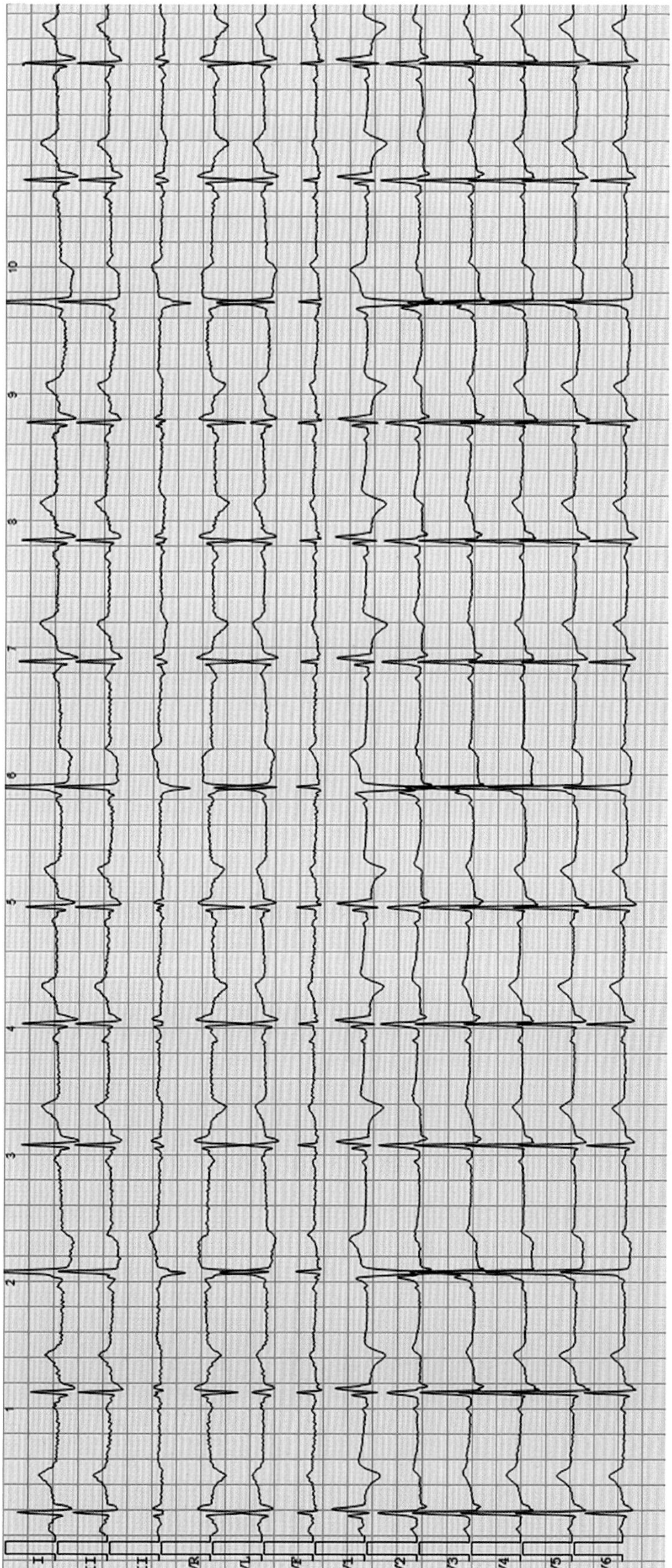


**图 16-94　心室预激掩盖完全性右束支阻滞(2)**

女,41 岁,第 1、2、4～6、8～10、12、13 组心搏的 QRS 波呈完全性右束支阻滞,第 3、7、11 组心搏中 PR 间期<0.12 s,QRS 波起始顿挫,即心室预激掩盖完全性右束支阻滞。

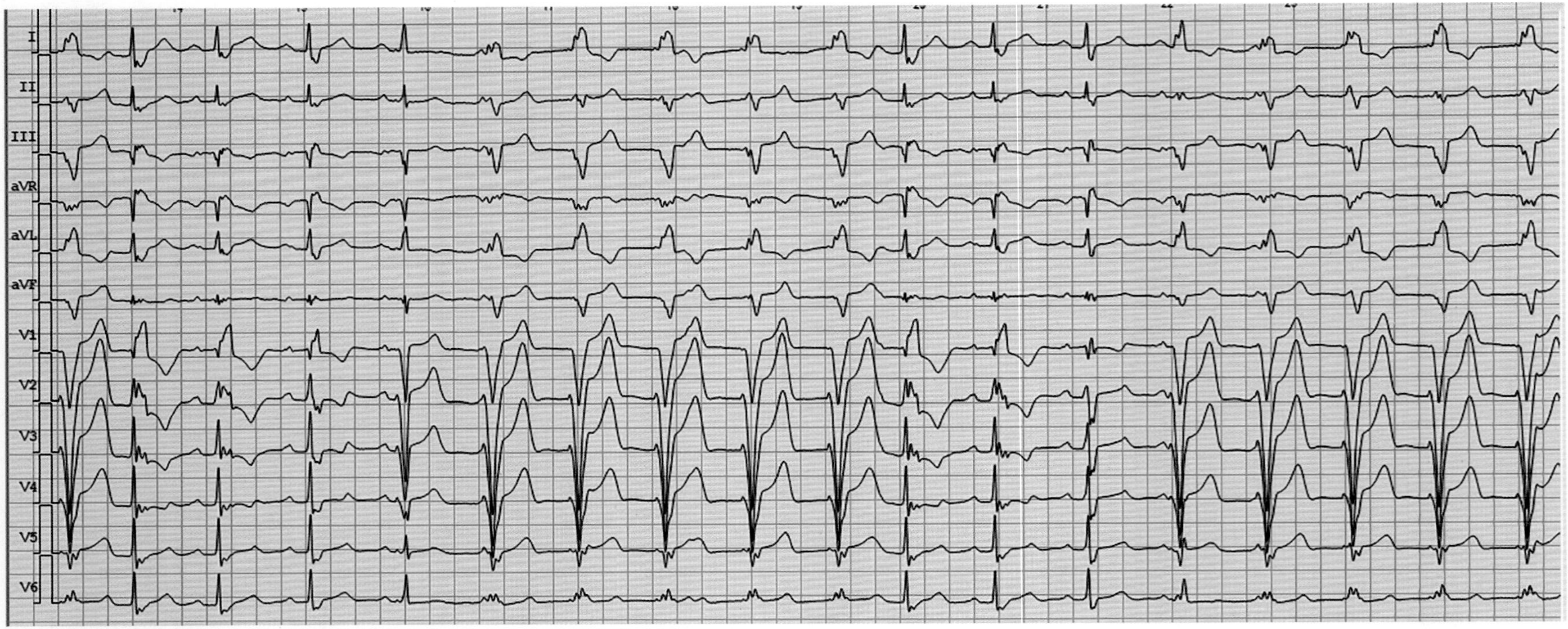


**图 16-95　心室起搏掩盖完全性右束支阻滞**

女,53 岁,第 2、3、11、12 组心搏的 QRS 波呈完全性右束支阻滞,第 1、6 ~ 10、15 ~ 18 组心搏的 QRS 波呈完全心室起搏,第 4、5、13、14 组心搏的 QRS 波为真性室性融合波,即心室起搏掩盖完全性右束支阻滞。

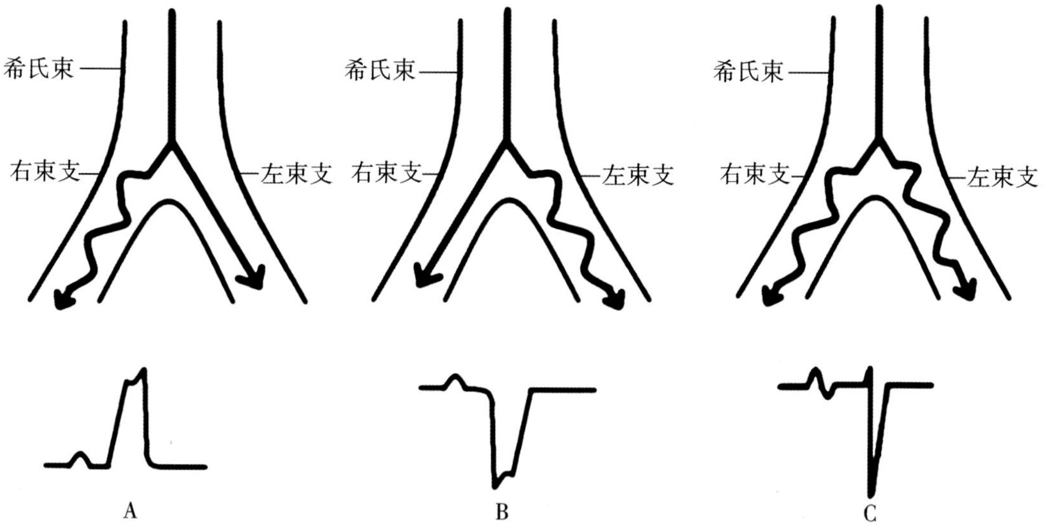


**图 16-96　对称性双束支隐匿性阻滞示意**

A. 发生右束支阻滞；B. 发生左束支阻滞；C. 同时发生双侧束支阻滞。

伪装性隐匿性束支阻滞经过一定的方法可获得诊断。当左前分支阻滞掩盖右束支阻滞，右束支阻滞时 Ⅰ 和 aVL 导联呈 qRs 波，可因共存的左前分支阻滞使 s 波消失而呈 qR 型，同时 $V_1$ 导联的 rSR 波因左前分支阻滞使 R 波消失而呈 rS 型，这些将导致右束支阻滞变为隐匿性。此时可加做上一肋间及下一肋间的胸导联心电图，如果下一肋间胸导联的 QRS 波与原胸导联的心电图图形相似，但上一肋间胸导联，尤其是右胸导联呈右束支阻滞的图形，则左前分支阻滞掩盖右束支阻滞的诊断可以确定。

### （四）真性隐匿性束支阻滞

当一侧束支发生完全性阻滞时，心电图的 PR 间期常能反映对侧束支的传导情况，即心电图出现一度房室阻滞的 PR 间期延长，或者发生的二度房室阻滞的 P 波脱落，均反映了对侧束支存在着传导延缓或文氏阻滞、2∶1 阻滞等。心电图出现这些表现时，对侧束支的不同程度的传导阻滞容易发现、容易诊断，使患者的双侧束支阻滞得到及时诊断。但有时体表心电图仅有一侧束支阻滞的表现，不伴有 PR 间期的延长，更没有 P 波的脱落，从体表心电图推断似乎不存在对侧束支的传导阻滞。对有单侧束支完全性传导阻滞患者电生理的研究表明，当患者存在左束支阻滞时，不论心电图 PR 间期是否延长，经过希氏束电图检查可以发现绝大多数患者的 HV 间期延长，提示右束支也存在着传导延缓，应诊断为双侧束支阻滞。有学者研究结果表明存在左束支阻滞而额面心电轴正常时，希氏束电图 HV 间期延长的发生率高达 50% 以上。合并额面心电轴左偏时，HV 间期延长的百分数更高，说明完全性左束支阻滞，PR 间期正常时的隐匿性束支阻滞的发生率很高。所以当一侧束支存在传导阻滞，对侧束支传导是否正常只有经希氏束电图的检查，测量 HV 间期后才能确定。而左束支阻滞者绝大多数都存在 HV 间期的延长，因此有人直接将左束支阻滞看成双侧束支阻滞。对于完全性右束支阻滞伴 PR 间期正常者，经希氏束电图记录可以发现，20% 的患者存在 HV 间期延长，证实这部分右束支阻滞的患者存在着隐匿性左束支阻滞。

## 十二、间歇性束支阻滞

室内传导阻滞多数是永久性的，但有时由于心肌短暂缺血、感染、中毒等病理情况下，可出现一过性或时有时无的传导阻滞现象，这种情况称间歇性束支阻滞，即当一次心电图记录中同时有正常 QRS 波群和束支阻滞图形，见图 16-97 ~ 图 16-102。

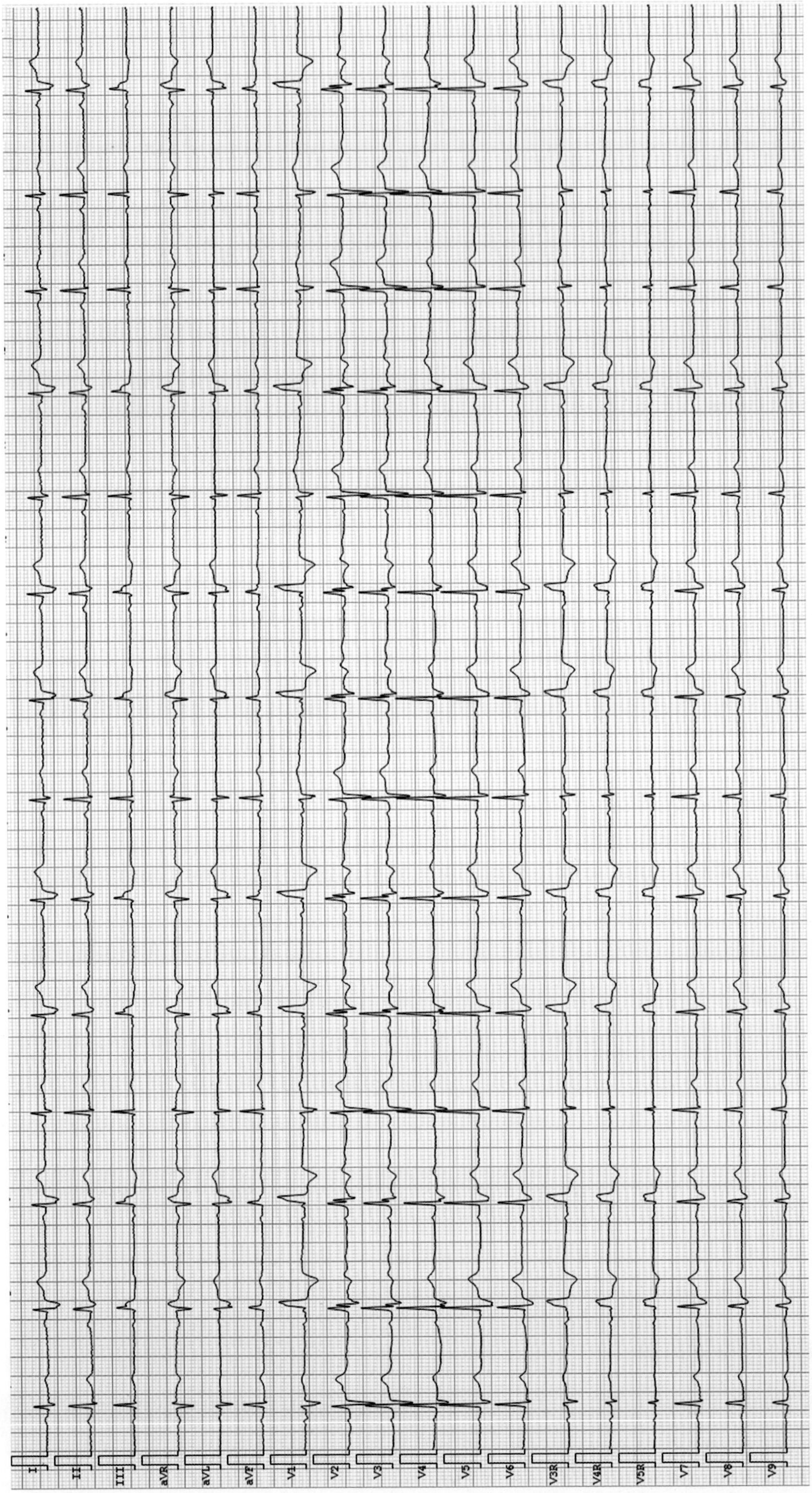


**图16-97　窦性心律不齐，间歇性右束支阻滞(1)**

女，45岁，窦性P波后均继以QRS波，PR间期0.16 s，$V_1$导联QRS波间断呈rSR′型，R′时限比初始R波宽，Ⅰ、$V_6$导联S波增宽，QRS波时限0.15 s，即窦性心律不齐，间歇性右束支阻滞。

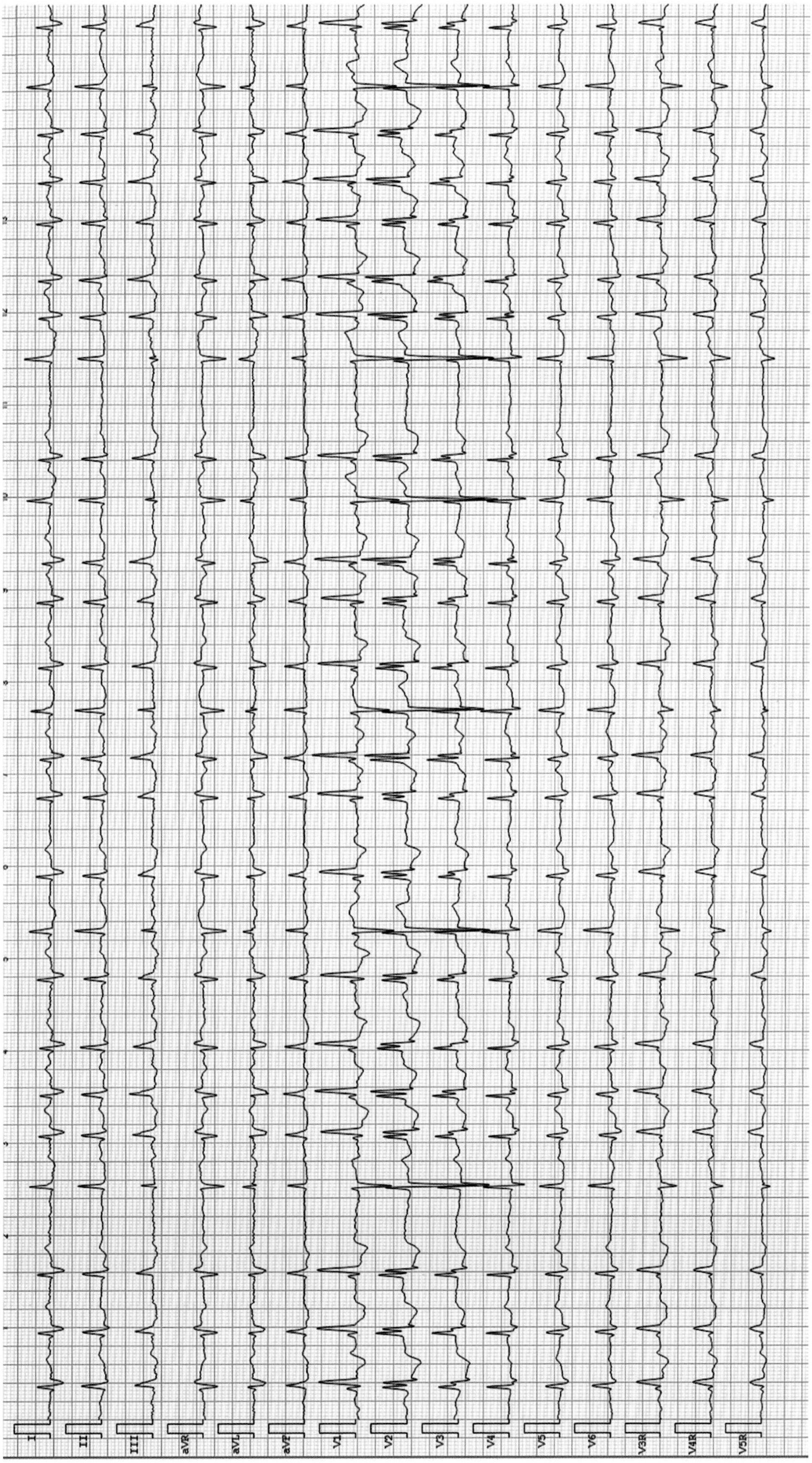


**图 16-98　心房颤动，间歇性右束支阻滞(2)**

女，72 岁，心房颤动，平均心室率 103 次/min，RR 间期不等，$V_1$ 导联 QRS 波间断呈 rSR' 型，R' 时限比初始 R 波宽，Ⅰ、$V_6$ 导联 S 波增宽，QRS 波时限 0.16 s，即心房颤动，间歇性右束支阻滞。

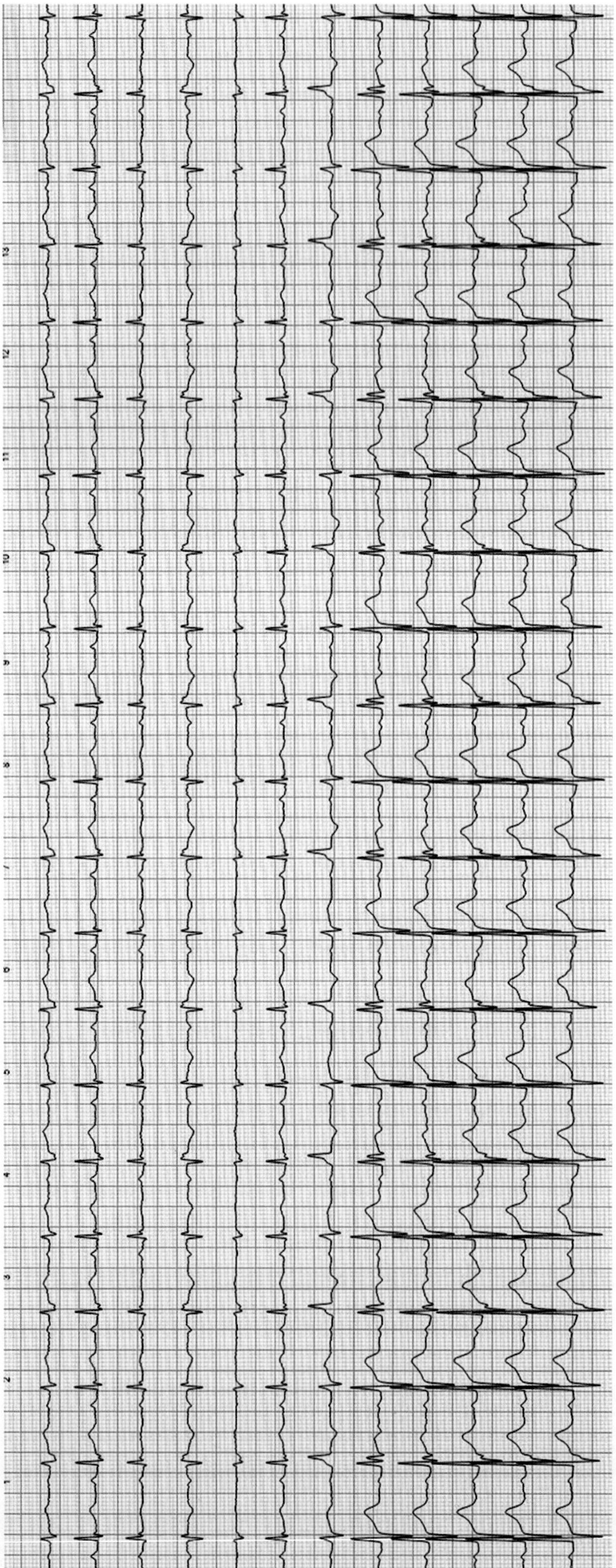


**图 16-99　窦性心律，间歇性右束支阻滞(3)**

女，85 岁，窦性 P 波后均继以 QRS 波，PR 间期 0.17 s，$V_1$ 导联交替呈单一有切迹的 R 波，Ⅰ、$V_6$ 导联 S 波增宽，$V_5$、$V_6$ 导联 R 峰时限正常，$V_1$ 导联的 R 峰时限>50 ms，QRS 波时限 0.16 s，即窦性心律，间歇性右束支阻滞。

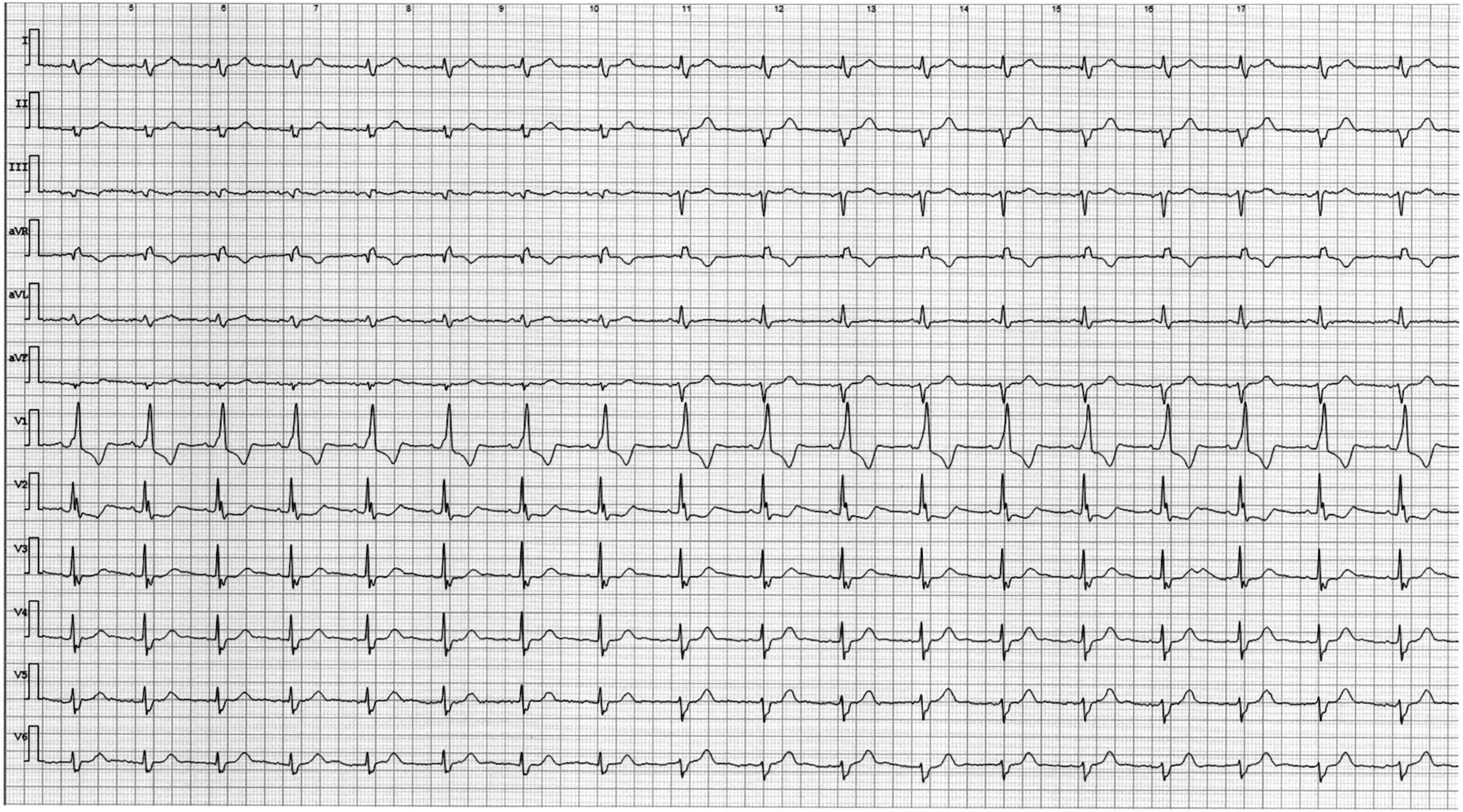


**图 16-100　窦性心律，完全性右束支阻滞，间歇性左前分支阻滞**

女，74 岁，窦性 P 波后均继以 QRS 波，PR 间期 0.17 s，$V_1$ 导联呈单一有切迹的 R 波，Ⅰ、$V_6$ 导联 S 波增宽，$V_5$、$V_6$ 导联 R 峰时限正常，$V_1$ 导联的 R 峰时限>50 ms，aVL 导联间断呈 qRs 型，aVL 导联 R 峰时间 70 ms，QRS 电轴-86°，QRS 波时限 0.14 s，即窦性心律，完全性右束支阻滞，间歇性左前分支阻滞。

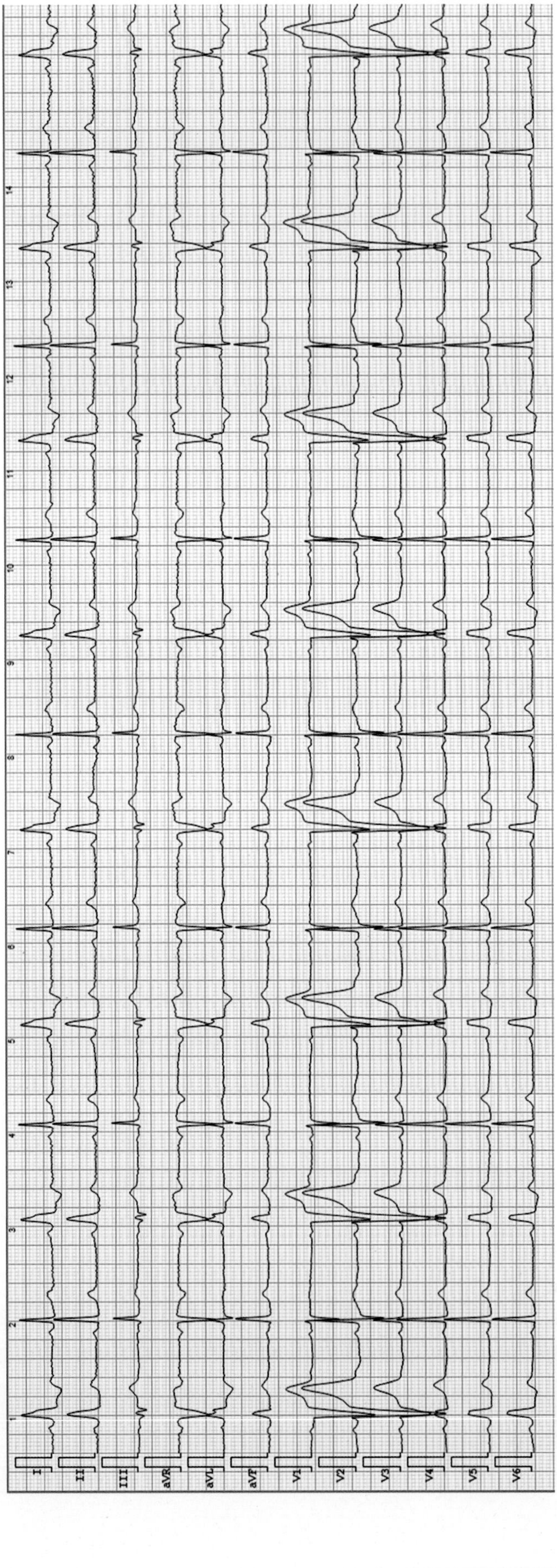


**图16-101　窦性心律，间歇性左束支阻滞，2∶1左束支传导中断**

女，75岁，窦性心律，QRS波交替呈左束支阻滞图形，即窦性心律，间歇性左束支阻滞，2∶1左束支传导中断。

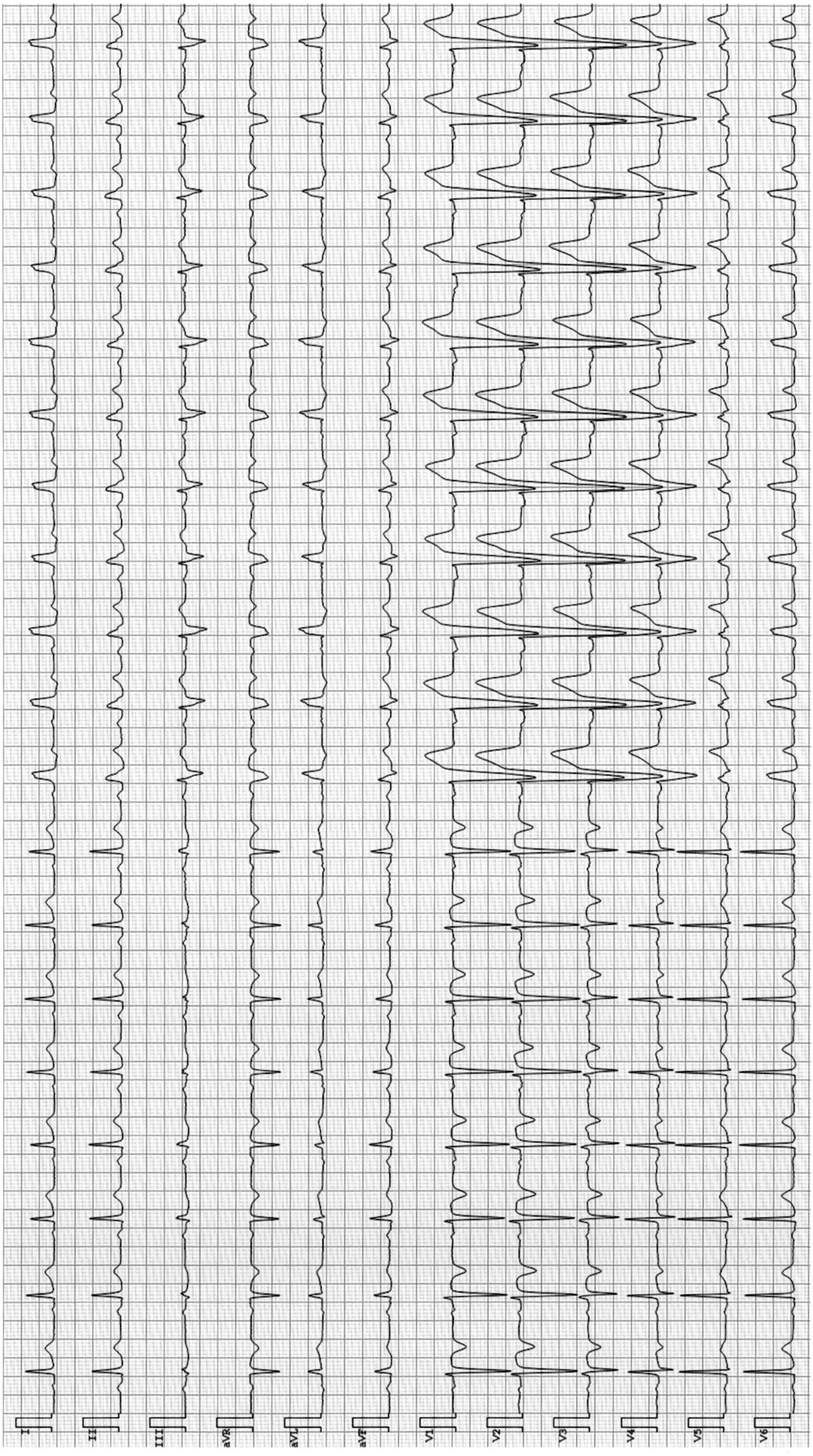


**图 16-102　窦性心律，间歇性左束支阻滞**

男，59 岁，窦性心律，PR 间期固定，第 9-19 个 QRS 波呈完全性左束支阻滞图形，即窦性心律，间歇性左束支阻滞。

间歇性束支阻滞可分非频率依赖性与频率依赖性束支阻滞两大类。非频率依赖性束支阻滞与心率快慢无关,常有病理意义;频率依赖性束支阻滞与心率快慢有关,病理意义不定。

频率依赖性束支阻滞还可以分快频率依赖性与慢频率依赖性两大类。由于快频率依赖性束支阻滞发生于心肌细胞动作电位的第 3 期,又称 3 相束支阻滞,在心率加快时发生,心率减慢时恢复,3 相阻滞以间歇性右束支阻滞图形多见,有生理现象,也可有病理意义。慢频率依赖性间歇性束支阻滞发生于心肌细胞动作电位的第 4 期,又称 4 相束支阻滞,在心率减慢时发生,心率加快时恢复,4 相阻滞以间歇性左束支阻滞图形多见,通常均为病理性。

## 第七节　传出阻滞

传出阻滞是指发生于心脏内某一起搏点与其周围心肌交界区之间或发生于折返环路内的传出障碍。起搏点与其周围心肌之间的传导时间在体表心电图上是无法测得的,特别是一度传出阻滞或传导延缓是隐匿的,因此缺乏直接的诊断依据,而借助于间接征象加以分析和推断。

### 一、分类与分度

1. 分类　根据传出阻滞部位分为窦房传出阻滞、异-房传出阻滞、异-交传出阻滞、异-室传出阻滞、起搏传出阻滞。

其中窦房传出阻滞亦称窦房阻滞,阻滞发生于窦房交界区,已在本章第二节讲述。

2. 分度　根据阻滞程度不同分度。

(1)一度传出阻滞:传出时间延长。

(2)二度传出阻滞:①二度Ⅰ型传出阻滞。传出时间逐渐延长,直至一次传出中断,结束一个文氏周期,并又开始新的文氏周期。②二度Ⅱ型传出阻滞。传出时间固定伴有传出中断。

(3)高度传出阻滞:半数以上激动传出中断、引起相应的 P 波或 QRS 波群缺失。

(4)几乎完全性传出阻滞:绝大多数激动传出中断,偶有激动传出引起相应的 P 波或 QRS 波群。

(5)三度传出阻滞:全部激动均未传出,发生完全性传出阻滞。

### 二、异-房传出阻滞

异-房传出阻滞是指发生于房性起搏点与其周围心房肌组织之间的传导障碍,或发生于心房折返环路内的阻滞,阻滞部位在房性起源点与其周围心房肌交界区。

异-房传出阻滞的发生机制与窦房阻滞类似,心电图有以下几种类型表现形式。

#### (一)房性逸搏心律伴传出阻滞

1. 二度Ⅰ型传出阻滞　PP 间期的变化符合文氏周期的规律,即 PP 间期逐搏缩短后,突然出现 1 个长的 PP 间期,尔后 PP 间期又逐渐缩短,周而复始。

2. 二度Ⅱ型传出阻滞　心房漏搏造成的长 PP 间期是基本 PP 间期的倍数。

3. 高度房-肌传出阻滞　高度房-肌传出阻滞是房-肌传出阻滞的比例在 3∶1 以上。

4. 三度房-肌传出阻滞　三度房-肌传出阻滞是房性心律消失,能除外房性停搏。

#### (二)加速的房性心律伴传出阻滞

加速的房性心律伴传出阻滞的心电图表现与房性心律相似。唯一不同的是加速的房性心律频率比房性逸搏心律快,心房率 70～130 次/min 之间,见图 16-103、图 16-104。

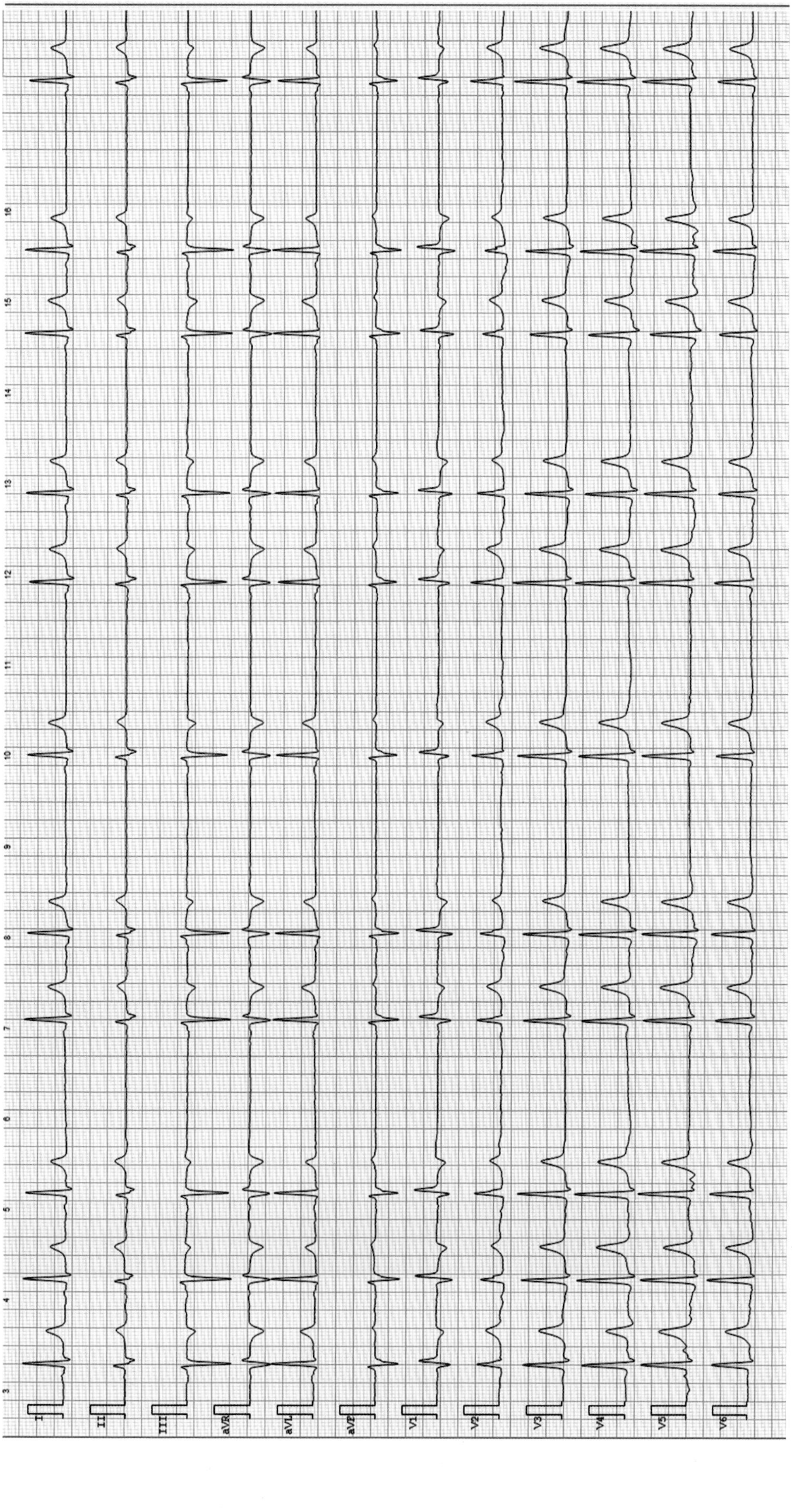


**图 16-103　加速的房性心律伴二度Ⅱ型传出阻滞（1）**

女，63 岁，P 波在Ⅰ导联直立，Ⅱ导联低平，频率 62 次/min，第 1、3、5 个长 PP 间期是基本 PP 间期的 2 倍数，即加速的房性心律伴二度Ⅱ型传出阻滞，第 2、4 个长 PP 间期不是基本 PP 间期的倍数，即加速的房性心律伴二度Ⅰ型传出阻滞。

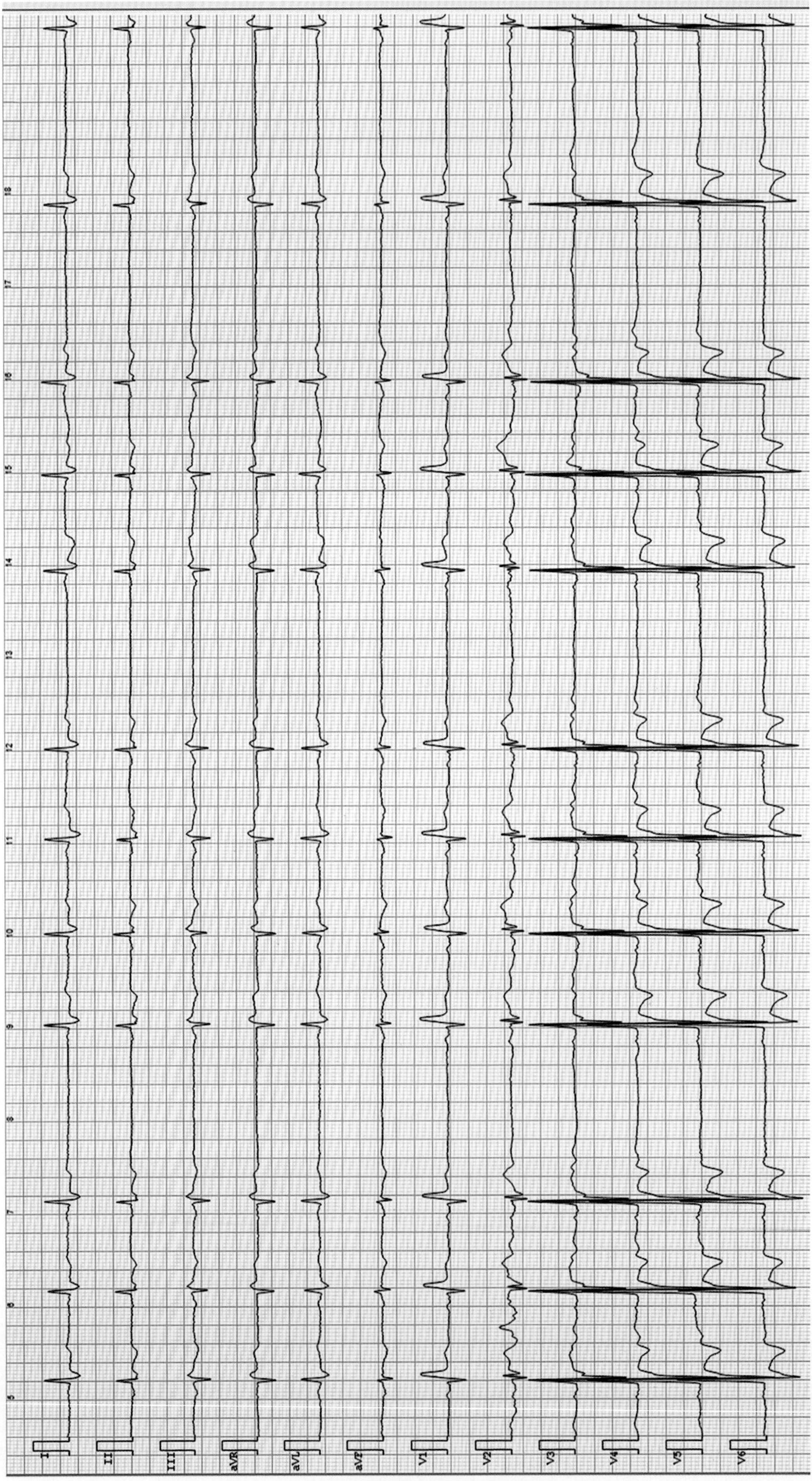


**图16-104　加速的房性心律伴二度Ⅱ型传出阻滞(2)**

男,73岁,P波在Ⅰ导联直立,Ⅱ导联正负双向,频率62次/min,长PP间期是基本PP间期的2倍数,即加速的房性心律伴二度Ⅱ型传出阻滞。

### （三）房性并行心律伴传出阻滞

房性并行心律伴传出阻滞时，不应期外预期出现的房性激动缺失。房性并行心律伴三度传出阻滞时，房性并行心律消失。

### （四）房性早搏伴传出阻滞

（1）房性早搏消失。

（2）房性早搏时隐时现。

（3）房性早搏隐匿性二联律、三联律时，其机制是传出阻滞。

### （五）房性心动过速伴传出阻滞

1. 自律性房性心动过速伴传出阻滞

（1）自律性房性心动过速伴二度传出阻滞时，部分 P 波漏搏。

（2）自律性房性心动过速伴三度传出阻滞时，房性心动过速消失。

2. 心房内折返性心动过速伴传出阻滞　心房内折返性心动过速一旦发生传出阻滞，房性心动过速立即终止。

### （六）心房扑动伴传出阻滞

1. 传出阻滞发生于子波的径路上　心房扑动无传出阻滞时心房扑动波呈锯齿状，频率 250 ~ 350 次/min。

（1）心房扑动伴二度Ⅰ型传出阻滞时，FF 间期由长到短，再突长，尔后又由长到短的周期性变化。

（2）心房扑动伴二度Ⅱ型传出阻滞时，长 FF 间期是短 FF 间期的倍数。

2. 传出阻滞发生于母环上　传出阻滞发生于母环上心房扑动立即终止。

### （七）心房颤动伴传出阻滞

心房颤动时心房由可供折返的环行径路很多。一处发生传出阻滞，又可立即沿着另一个或多个折返环路传导，心房除极程度复杂多变。

## 三、异-交传出阻滞

异-交传出阻滞是指交界性起搏点产生的激动发生阻滞性传导延缓或传导中断，阻滞部位在交界性起搏点与其周围组织之间，或发生于房室结折返环路内。引起的交界性 QRS 波群漏搏、交界性 P 波脱落或交界性 P-QRS 波群漏搏。不包括发生在交界区传导阻滞，也不包括发生于交界区的各种类型的干扰、隐匿性传导等。

### （一）交界区前向传出阻滞

1. 交界区一度前向阻滞　逆行 P 波位于交界性 QRS 波之前，PR 间期>0.12 s。

2. 交界区二度前向阻滞

（1）交界区二度Ⅰ型前向传出阻滞：PR 间期逐渐延长，直至 QRS 波漏搏，周而复始。见图 16-105 ~ 图 16-107。

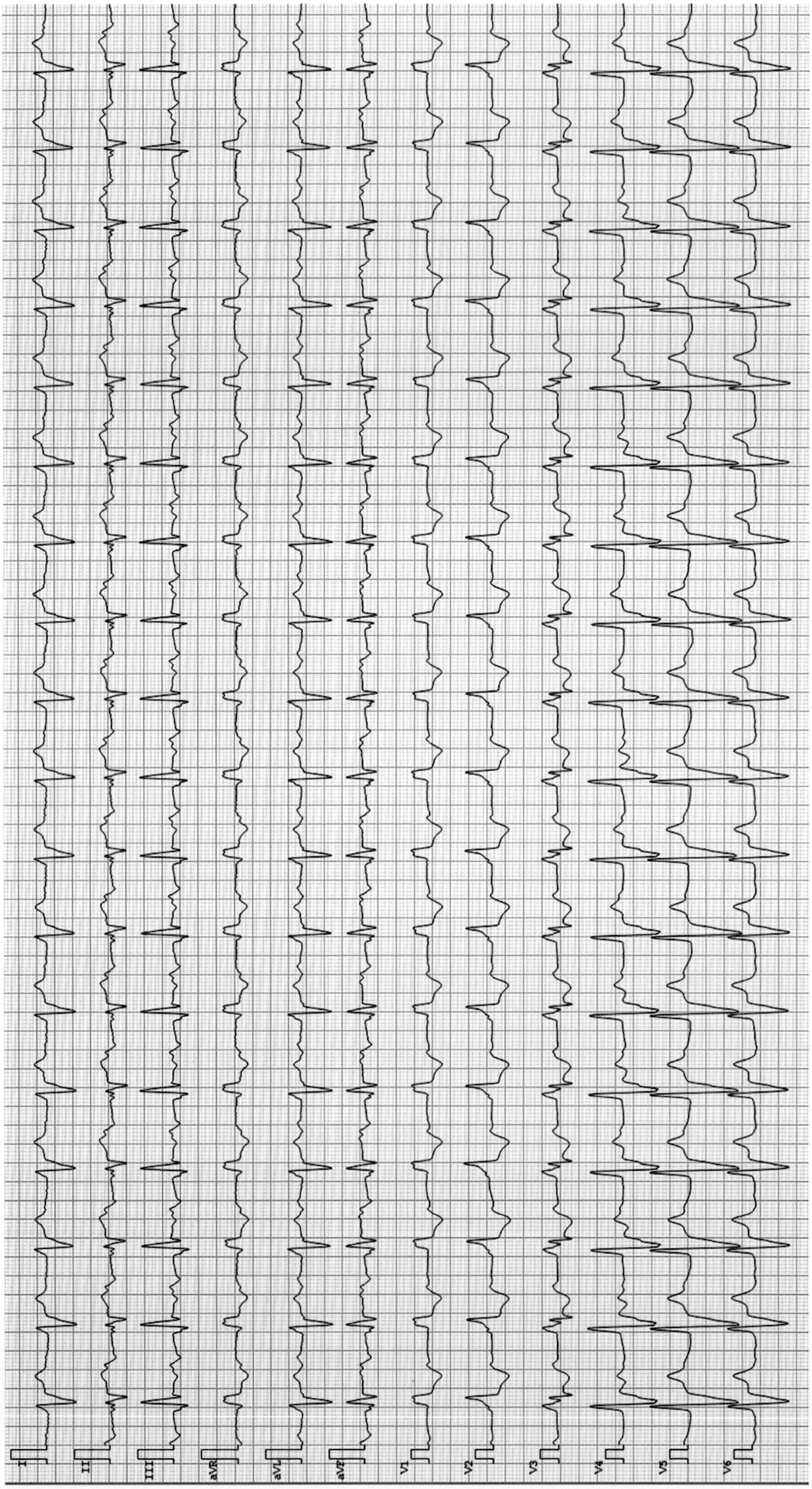


图16-105　窦性心律伴一度房室阻滞或房性心动过速伴2：1房室传导、完全性右束支阻滞

男，77岁，P波规律出现，QRS波规律出现，可视房率与室率均为71次/min，即窦性心律伴一度房室阻滞或房性心动过速伴2：1房室传导、完全性右束支阻滞。

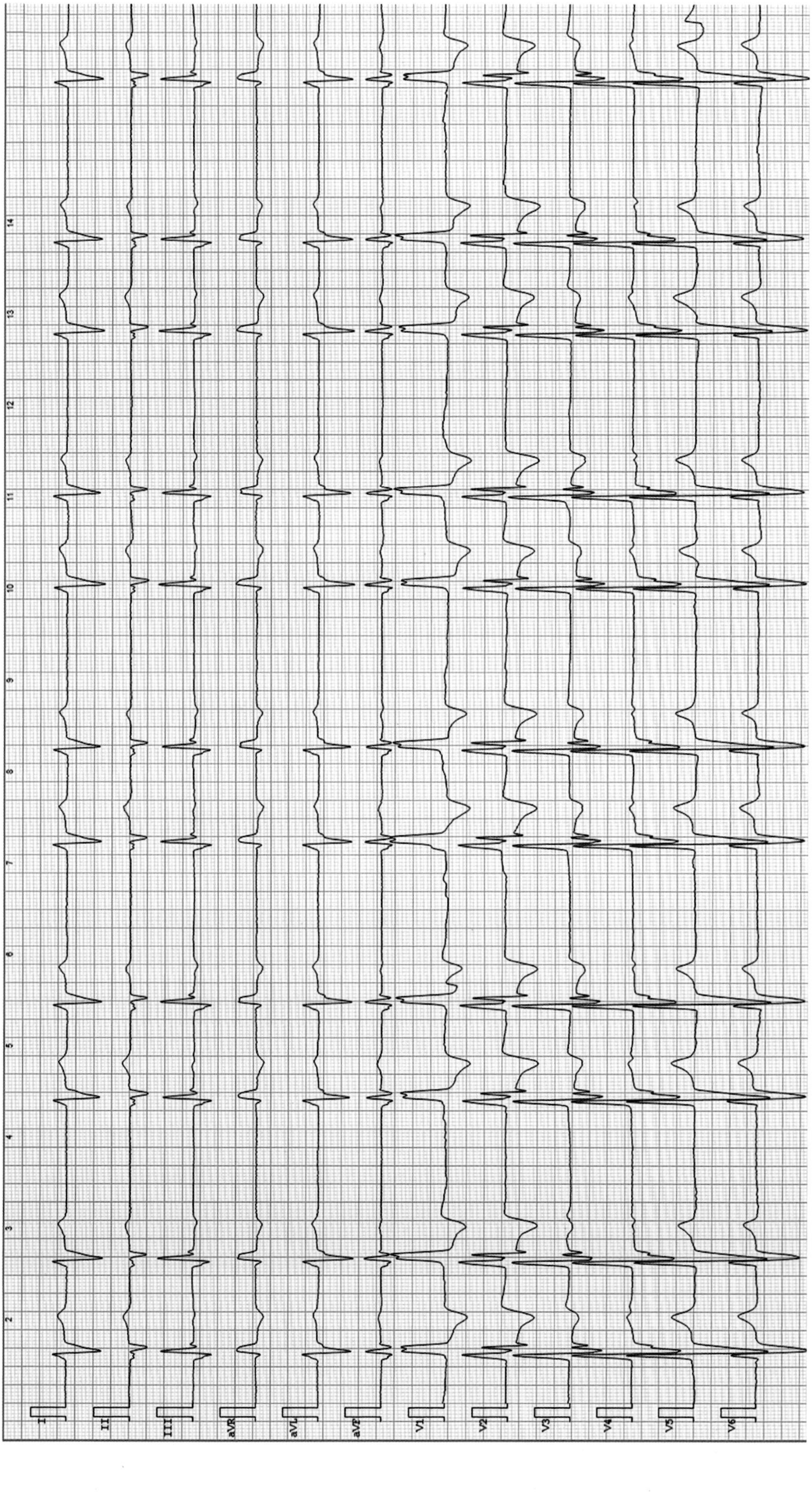


**图 16-106　交界性逸搏心律伴二度Ⅰ型前向传出阻滞，三度逆向传出阻滞，完全性右束支阻滞**

与图 16-105 为同一患者不同时间心电图，心房波不可明视，短长 RR 间期交替出现，两者不呈倍数关系，短 RR 间期 1.020 s，即交界性逸搏心律伴二度Ⅰ型前向传出阻滞，三度逆向传出阻滞，完全性右束支阻滞。

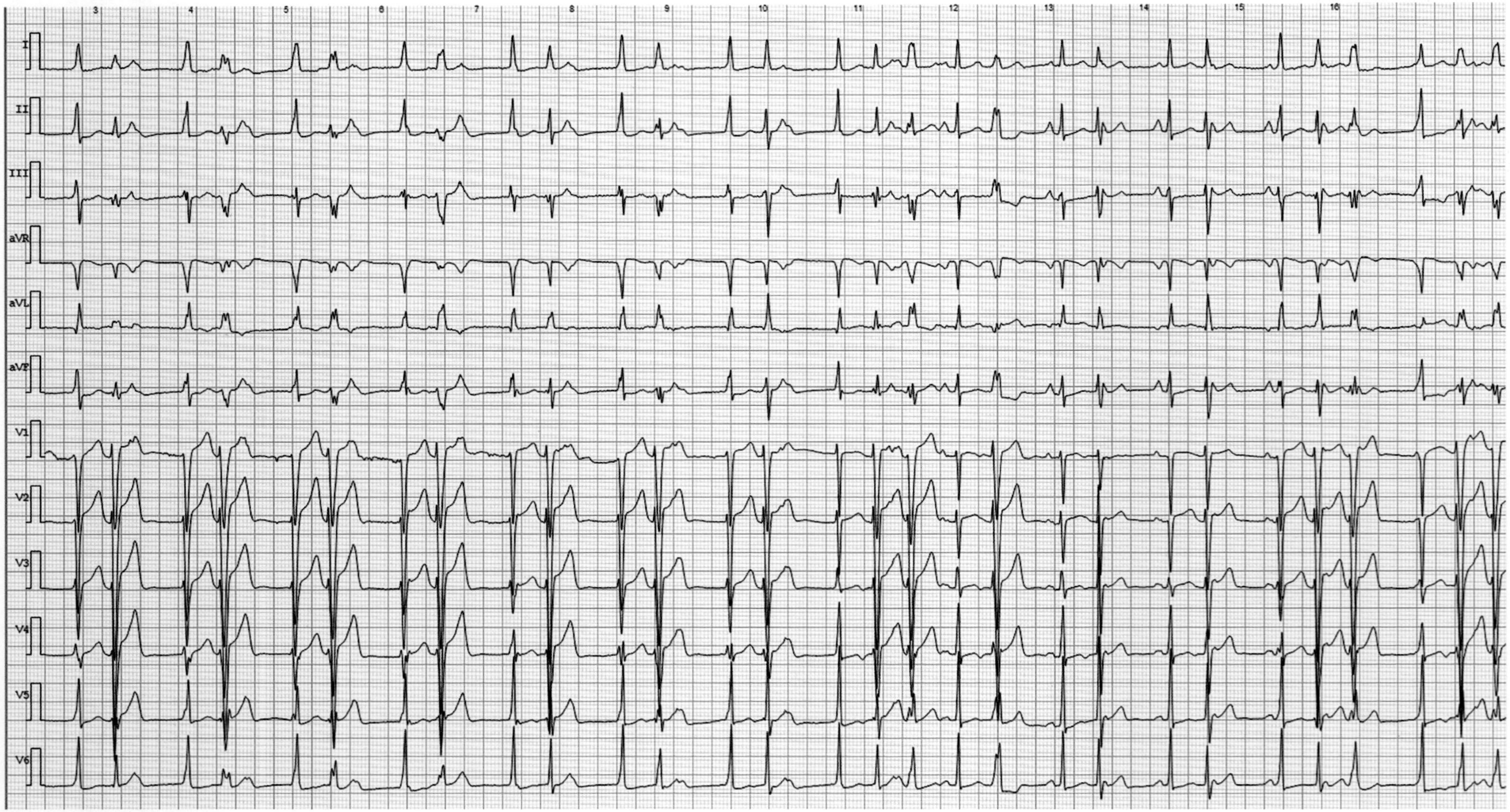


**图 16-107　加速的交界性心律伴二度Ⅱ型传出阻滞，部分伴室内差异性传导**

女，34 岁，P 波规律出现，频率 109 次/min，第 1～15、19～24、26、27 个 QRS 波形成短长 RR 间期交替，长 RR 间期为短 RR 间期的 2 倍，QRS 波形态略异，第 17、18 个 QRS 波为窦性夺获，即加速的交界性心律伴二度Ⅱ型传出阻滞，部分伴室内差异性传导。

(2)交界区二度Ⅱ型前向传出阻滞:PR 间期固定,直至 QRS 波漏搏,周而复始。

3. 交界区三度前向传出阻滞　存在交界性逆行 P 波而无交界性 QRS 波群。

### (二)交界区逆向传出阻滞

1. 交界区一度逆向传出阻滞　交界性 QRS 波后继以逆行 P 波,RP 间期>0.16 s。

2. 交界区二度逆向传出阻滞　部分交界性 QRS 波前、中、后无逆行 P 波。

3. 交界区三度逆向传出阻滞　交界性心律的 QRS 波前、中、后无逆行 P 波。

### (三)交界区双向传出阻滞

1. 交界区一度双向传出阻滞　交界性 QRS 波后继以逆行 P 波,RP 间期>0.16 s。

2. 交界区二度双向传出阻滞　部分交界性 P-QRS 波同步漏搏。

3. 交界区三度双向传出阻滞　未见任何交界性 QRS 波、逆行 P 波。

## 四、异-室传出阻滞

异-室传出阻滞是指发生于室性起搏点与其周围心室肌之间或在心室内的传导阻滞,阻滞部位在心室起源点与心室肌交界区。

1. 室性并行心律伴传出阻滞　室性并行心律伴传出阻滞成为室性并行心律的一大特点。

2. 室性早搏伴传出阻滞　隐匿性室性早搏二联律、三联律可能是异-室传出阻滞的结果。

3. 加速的室性心律伴传出阻滞

(1)加速的室性心律伴二度Ⅰ型传出阻滞:加速的室性心律,其心室周期即 RR 间期表现为渐短突长,周而复始。

(2)加速的室性心律伴二度Ⅱ型传出阻滞:加速的室性心律表现为长、短两种 RR 间期,长 RR 间期为短 RR 间期的整倍数。

(3)一度Ⅱ型继以二度Ⅱ型异-室传出阻滞:规则的加速的室性心律,突然出现一固定长的心室间歇,该长间歇比一个室性心动周期长,但较两个室性心动周期稍短。

4. 室性心动过速伴传出阻滞　室性心动过速的部分 QRS 波漏搏,发生三度传出阻滞时室性心动过速消失。

## 五、起搏传出阻滞

起搏器植入患者可发生不同程度的传出阻滞,阻滞部位在起搏电极与其周围心肌交界区,诊断二度以上传出阻滞时一定要注意与起搏不良相鉴别,前者有一定规律性,而后者无规律性。

### (一)单腔起搏器的传出阻滞

1. 心房起搏伴一度传出阻滞　心房起搏脉冲(S)与其后继的起搏心房波(A)之间的时距 >0.04 s,即 SA 间期>0.04 s,见图 16-108。

2. 心房起搏伴二度传出阻滞

(1)心房起搏伴二度Ⅰ型传出阻滞:起搏器依赖性患者容易识别。规律发放的心房起搏脉冲(S)与其后继的起搏心房波(A)之间的时距即 SA 间期逐渐延长,直至一次 S 后 A 波脱漏,周而复始。

(2)心房起搏伴二度Ⅱ型传出阻滞:规律发放的心房起搏脉冲(S)与其后继的起搏心房波(A)之间的时距即 SA 间期固定,间断 S 后 A 波脱漏。

3. 心房起搏伴三度传出阻滞　心房起搏脉冲规律发放,其后均未继以起搏的心房波(A),可见自主房性逸搏心律、交界性逸搏心律、室性逸搏心律。

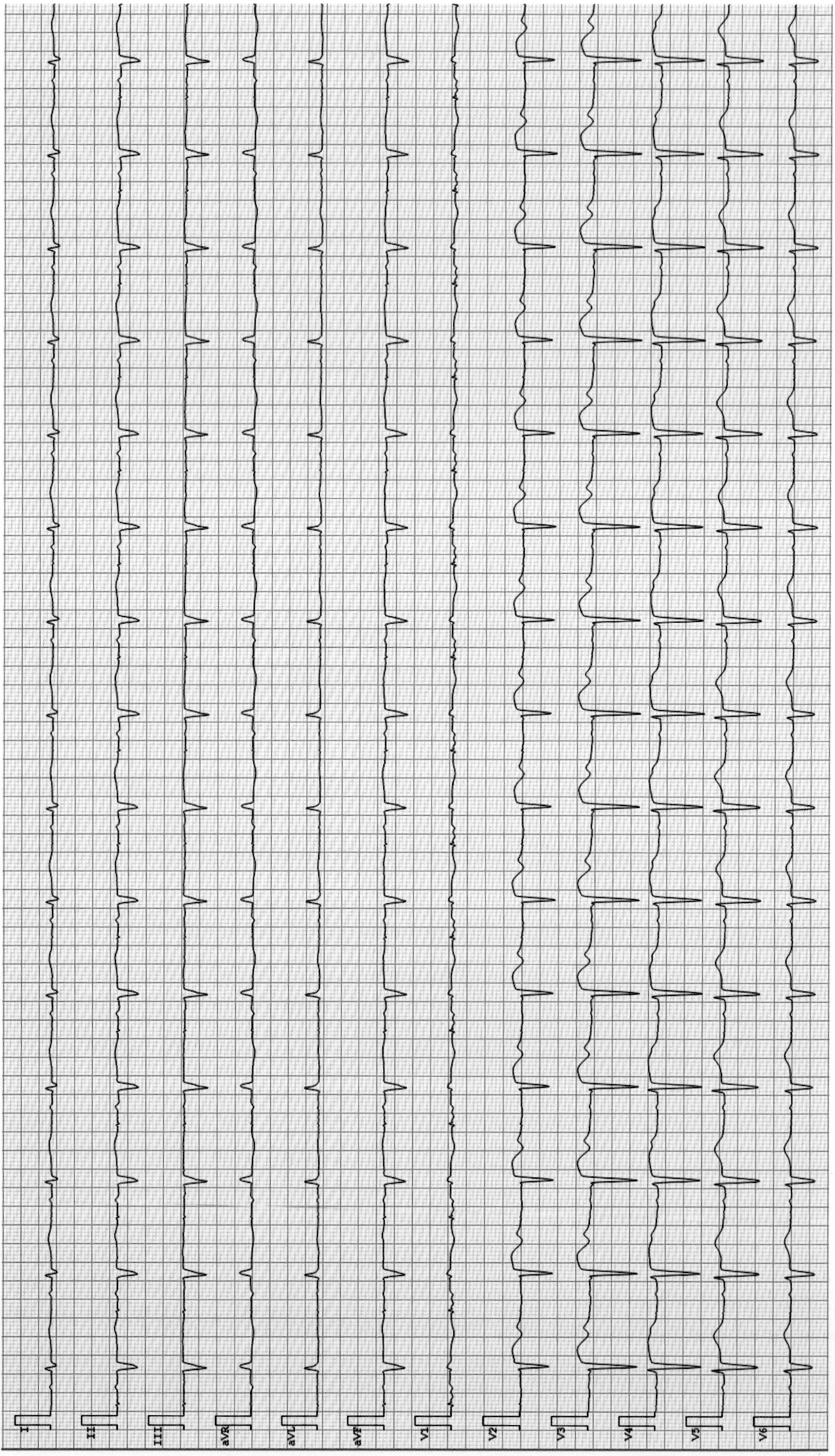


**图 16-108　心房起搏心律伴一度传出阻滞**

男,66 岁,心房起搏心律,心房起搏脉冲与其后继有的起搏心房波之间的时距>0.04 s,即心房起搏心律伴一度传出阻滞。

### （二）心室单腔起搏器伴传出阻滞

1. 心室起搏伴一度传出阻滞　心室起搏脉冲（S）与其后继的起搏心室波（V）之间的时距>0.04 s，即 SV 间期>0.04 s，见图 16-109。

2. 心室起搏伴二度传出阻滞

（1）心室起搏伴二度Ⅰ型传出阻滞：起搏器依赖性患者容易识别，规律发放的心室起搏脉冲（S）与其后继的起搏心室波（A）之间的时距即 SV 间期逐渐延长，直至一次 S 后 V 波脱漏，周而复始。

（2）心室起搏伴二度Ⅱ型传出阻滞：规律发放的心室起搏脉冲（S）与其后继的起搏心室波（V）之间的时距即 SV 间期固定，间断 S 后 V 波脱漏。

3. 心室起搏伴三度传出阻滞　心室起搏脉冲规律发放，其后均未继以起搏的心室波（V），心室可由交界性逸搏心律、室性逸搏心律控制。

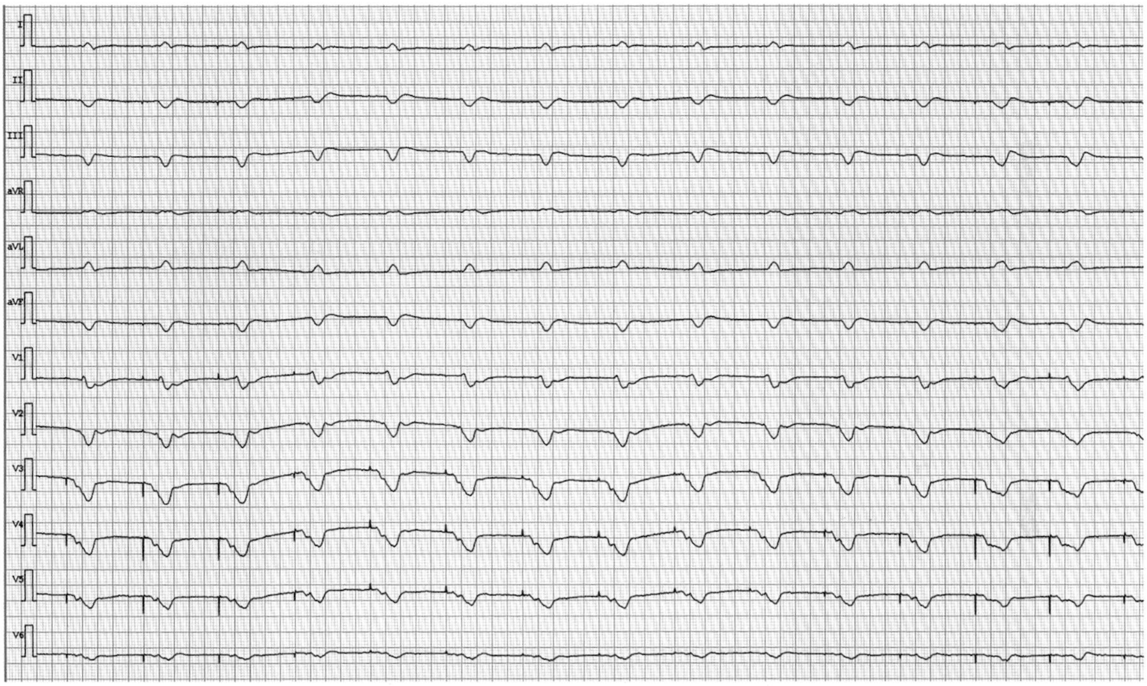


**图 16-109　心室起搏伴一度传出阻滞**

男，85 岁 VVI 起搏器植入术后，心室起搏脉冲与其后继的起搏心室波之间的时距>0.04 s，即心室起搏伴一度传出阻滞。

### （三）双腔起搏器的传出阻滞

双腔起搏器患者的心房、心室均植入有起搏电极，因此可以发生单一心房起搏传出阻滞或心室起搏传出阻滞，也可以同时发生心房、心室起搏传出阻滞。诊断时参考前述心房单腔起搏器及心室单腔起搏器的传出阻滞。

## 六、临床意义

发生于正常节律的传出阻滞可引起心室长间歇，发生于快速异位心律失常的传出阻滞是有益的，如房性心动过速伴传出阻滞时可终止心动过速。

# 第八节 并行心律

并行心律(parasystolic rhythm,PSR)是心脏内同时有两个独立的起搏点,一个由被传入阻滞所保护的独立起搏点,为保护起搏点,一个是未被传入阻滞所保护的起搏点,为无保护的主导起搏点,两者各自发出一系列激动相互并行竞争控制心房或心室,所形成的双重心律,亦称并行节奏点,并行收缩,平行收缩。被保护的起搏点可是1个也可是2个或3个,分别称为单一的并行心律、双重性并行心律、三重性并行心律。并行节律点可位于心脏的任何部位,以心室最多见,其次房室交界区、心房、窦房结少见。

## 一、发生机制

### (一)电生理基础

并行心律的电生理基础是心脏某个小范围区域因各种病因使细胞缺血、缺氧、变性等,从而膜通透性改变造成不同程度的膜电位降低,其中有些细胞产生3相阻滞,有些细胞自律性增高而发放激动形成异位起搏点同时可产生4相阻滞。起搏点周围的传导组织具有3相和4相阻滞联合作用造成的不应期,它们之间的正常传导间隙相当狭窄即形成完整的传入性保护作用。

### (二)异位起搏点

并行心律的异位起搏点有规律地发放激动,与其前主导心律的激动无关,具有保护性传入阻滞及传出阻滞。

1. 保护性传入阻滞　并行心律异位起搏点周围存在保护性阻滞区,外界刺激因阻滞不能传入,形成保护性传入阻滞。

通常认为在并行节律点周围存在单向阻滞带,凭借传入阻滞的保护,使并行节律点不受主导节律冲动的侵入及重整,解除主导节律的超速抑制效应,而使其能规律地发放冲动。保护性阻滞可暂时丧失,形成间歇性并行节律点。

并行心律保护性传入阻滞是一种传导异常,其机制完全不同于正常的不应期或干扰,因为和并行节律点连接的外周组织兴奋性被抑制而引起的传导障碍,这种由3相和4相阻滞区形成的传入阻滞,其形成并不依赖于外来冲动,而是并行节律点所特有的。

2. 传出阻滞　并行心律的异位起搏点有规律地发放激动,但不是每次搏动都能传出引起心脏相应部位除极,形成一种单向传出阻滞。引起单向阻滞可能的原因如下。

(1)3相阻滞:并行节律点规律的发放冲动,如其周围组织正处于生理性不应期,而被阻滞。

(2)4相阻滞:如果计算的并行节律点的频率比实际显现的频率要快时,或预期应当发生并行节律点搏动而未能发生时,则可能存在真正的二度传出阻滞,其发生可能与并行节律点周围组织的自动舒张期除极化使膜电位降低有关。

(3)隐匿性传导:若并行节律点周围组织较持久地同时存在传入阻滞和传出阻滞,即双向阻滞时,并行节律点则处于隐匿状态形成隐匿性并行节律点。

有人认为,传出阻滞的原因是隐匿性传导,即并行节律点周围组织可被来自主导节律和并行节律点本身的冲动不完全性侵入,使其周围组织的不应期延长,从而导致并行节律点冲动的传出阻滞。根据这一理论,传出阻滞可因局部儿茶酚胺增加或局部滋流的改善或窦性心律频率变慢等作用而被解除。

## 二、典型并行心律心电图特点

### (一)类联律间期

具有保护性传入阻滞的并行心律是一个独立的异位起搏点,有自己的固有频率,因此与主导节律无依赖关系,所发出的并行心律激动出现在主导节律心动周期的不同位置,因而其前间期即类联律间期不固定,互差≥0.08 s,见图 16–110 ~ 图 16–114。

### (二)最短异位搏动间期

最短异位搏动间期理论上恒定,一般互差小于 0.04 ~ 0.12 s;但并行心律的节律点有变化或呈文氏型传出阻滞等造成最短异位搏动间期存在很大差异,见图 16–115、图 16–116。

主导节律点与并行心律节律点所发出的激动几乎同时到达心房或心室,共同完成心房或心室的除极而形成房性或室性融合波,融合波的形态取决于两个节律点相互竞争对方的程度,其中室性融合波多见。如窦性心律伴室性并行心律形成的室性融合波,室性融合波前窦性 P 波与融合的 QRS 波形成的 PR 间期不短于正常窦 PR 间期的 0.06 s,因室性异位搏动 0.06 s 可逆传至房室交界区从而使得窦性激动下传落入房室交界区的有效不应期不得下传激动心室,故不能形成室性融合波,见图 16–117、图 16–118。

### (三)AOO、VOO 起搏器形成人工房性并行心律或室性并行心律

AOO、VOO 起搏器按照起搏器设定的基础起搏间期发放起搏脉冲,与自主心搏形成竞争心律,见图 16–119、图 16–120。

### (四)异位激动间期

简称异搏间期,即两个并行心律异位激动之间的时距,异位激动间期间存在一最大公约数或简单倍数关系。

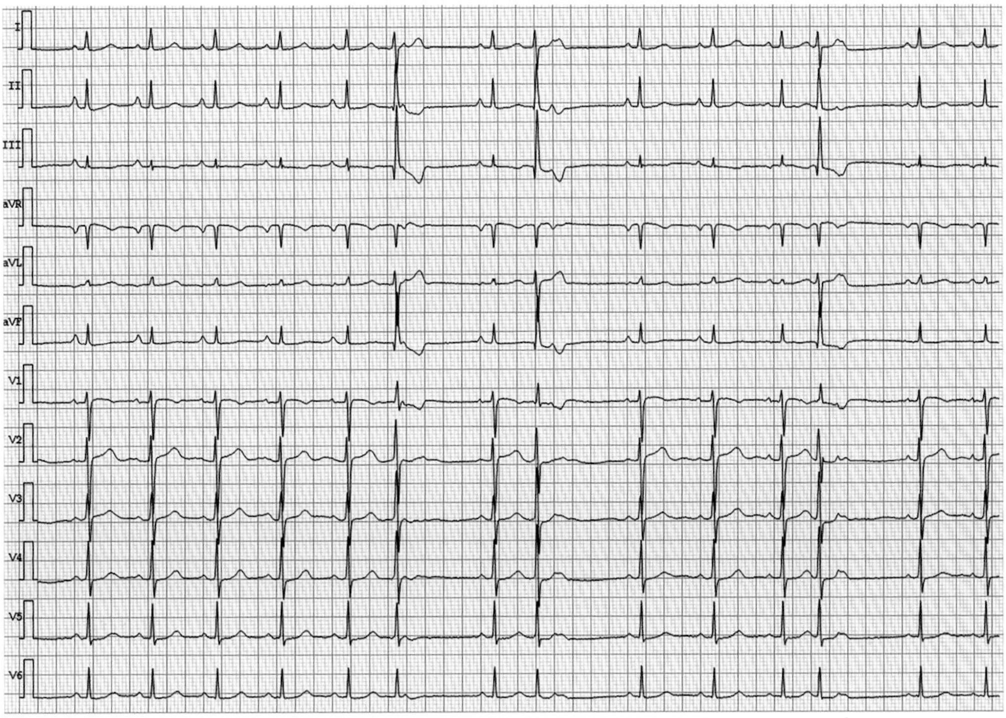


**图 16–110　联律间期不固定的单源室性早搏(1)**

第 6、8、12 个 QRS 波群提前出现,其类联律间期不固定。

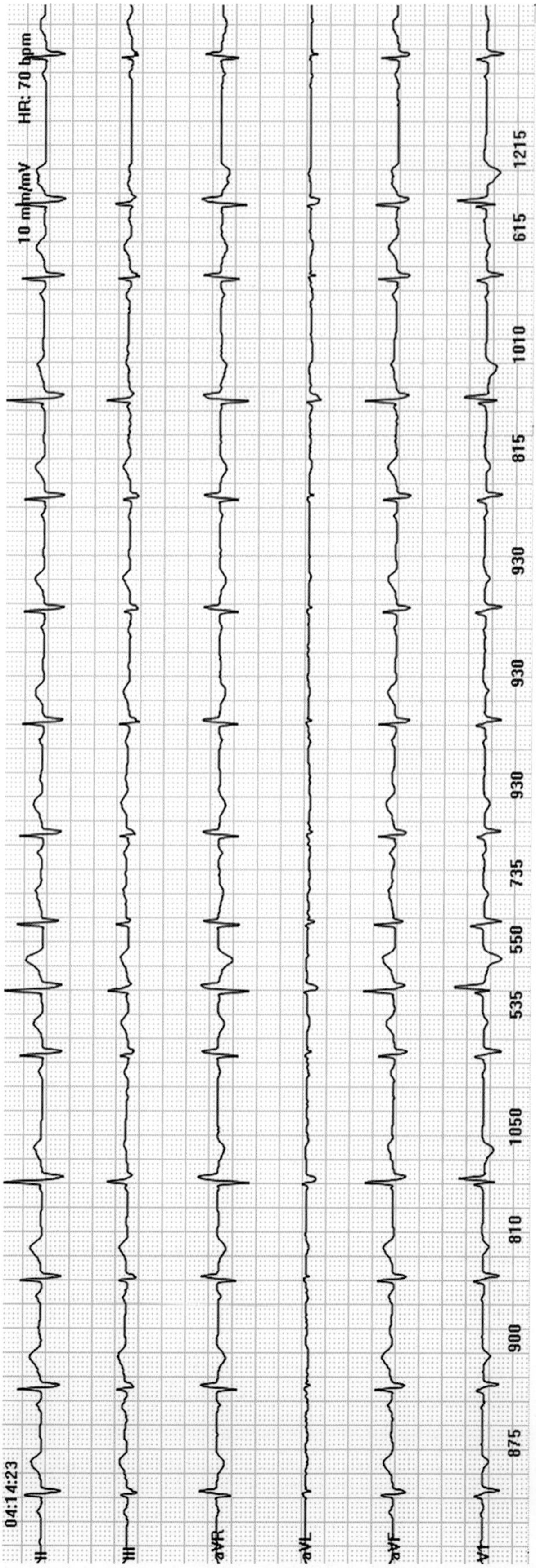


**图 16-111　联律间期不固定的单源室性早搏(2)**

第4、6、12、14个QRS波群提前出现，其类联律间期不固定。

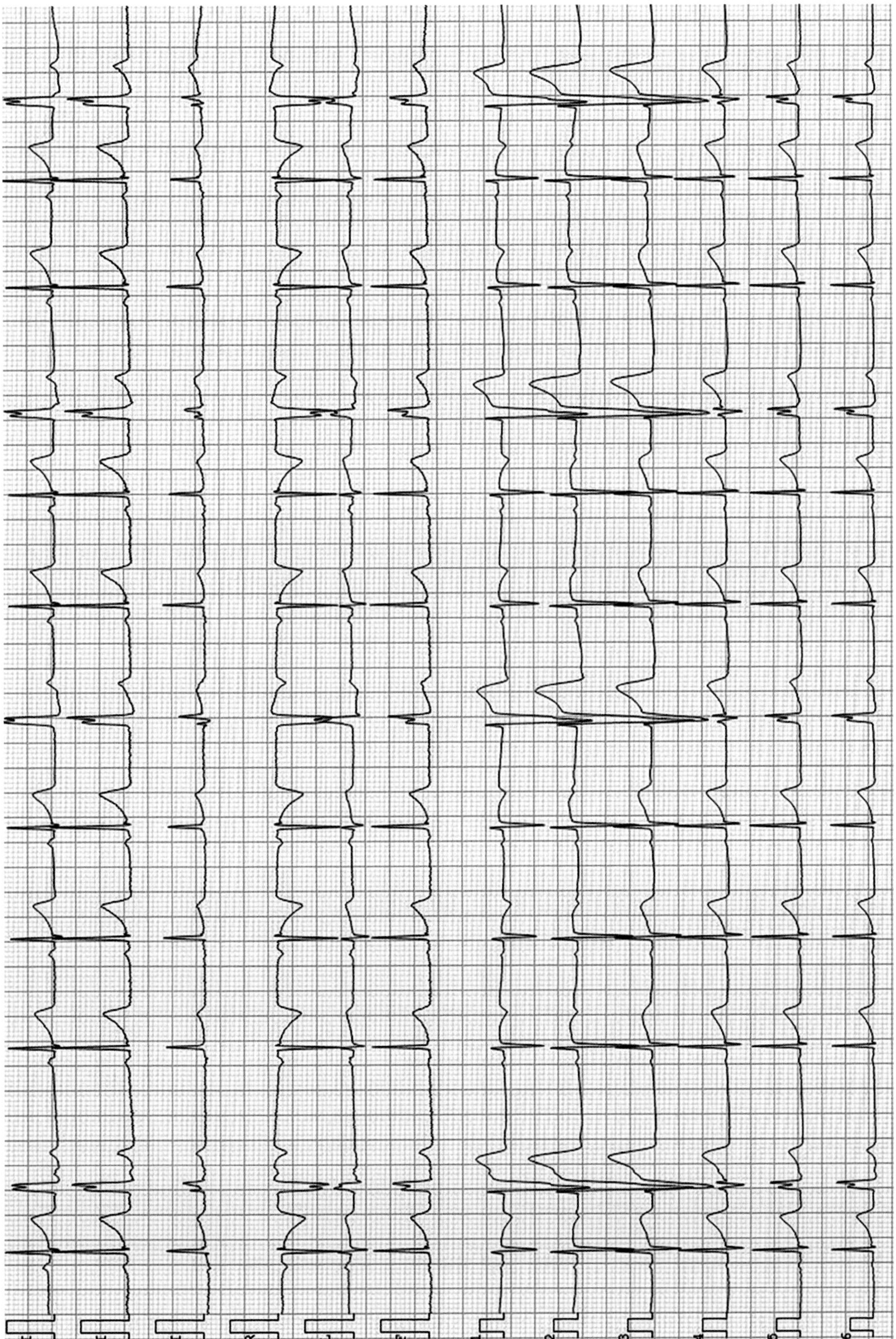


**图 16-112　联律间期不固定的单源室性早搏(3)**

第 2、6、9、12 个 QRS 波群提前出现，其类联律间期不固定。

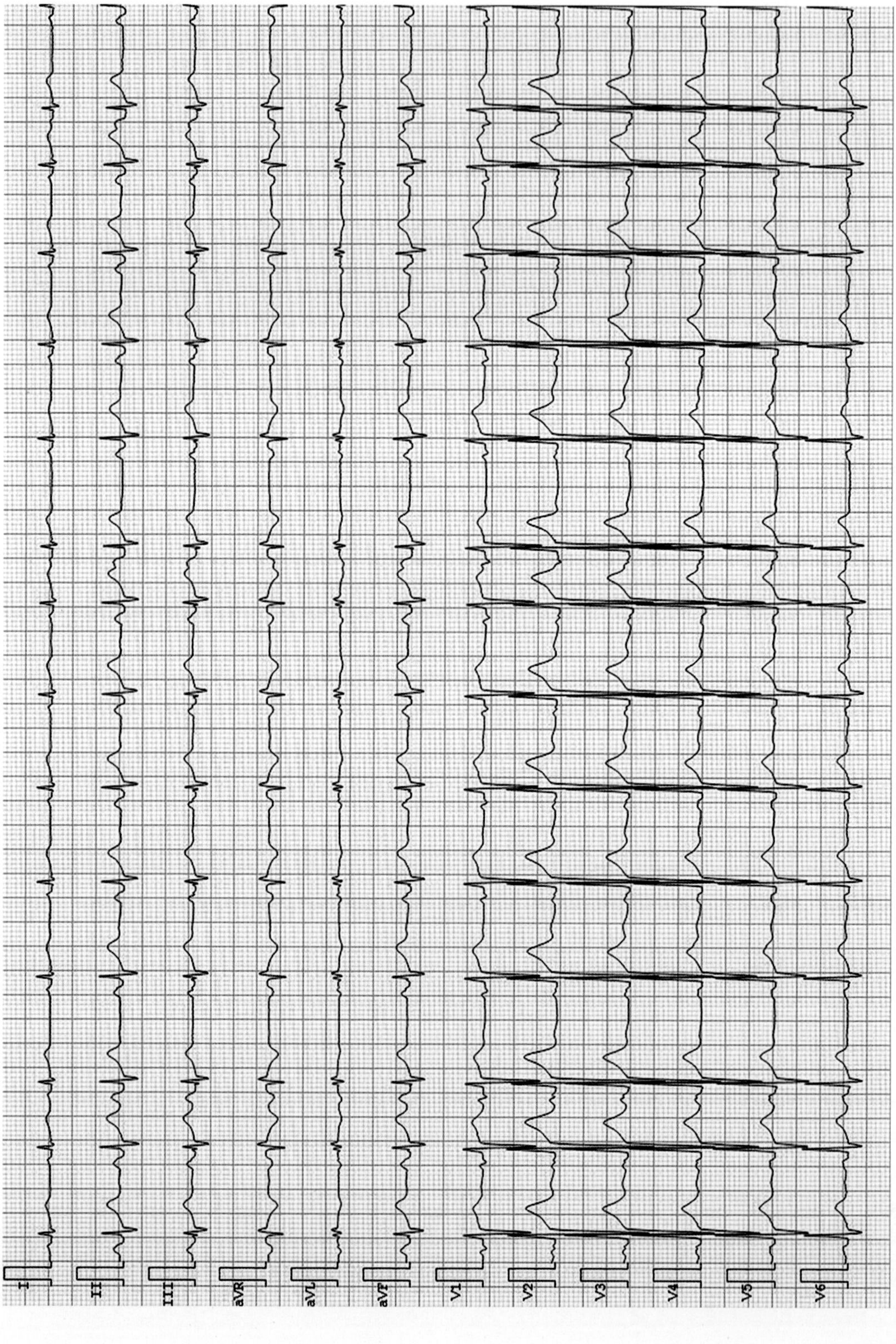


**图 16-113 联律间期不固定的单源房性早搏(4)**

第 3、9、14 个 P 波提前出现，其类联律间期不固定。

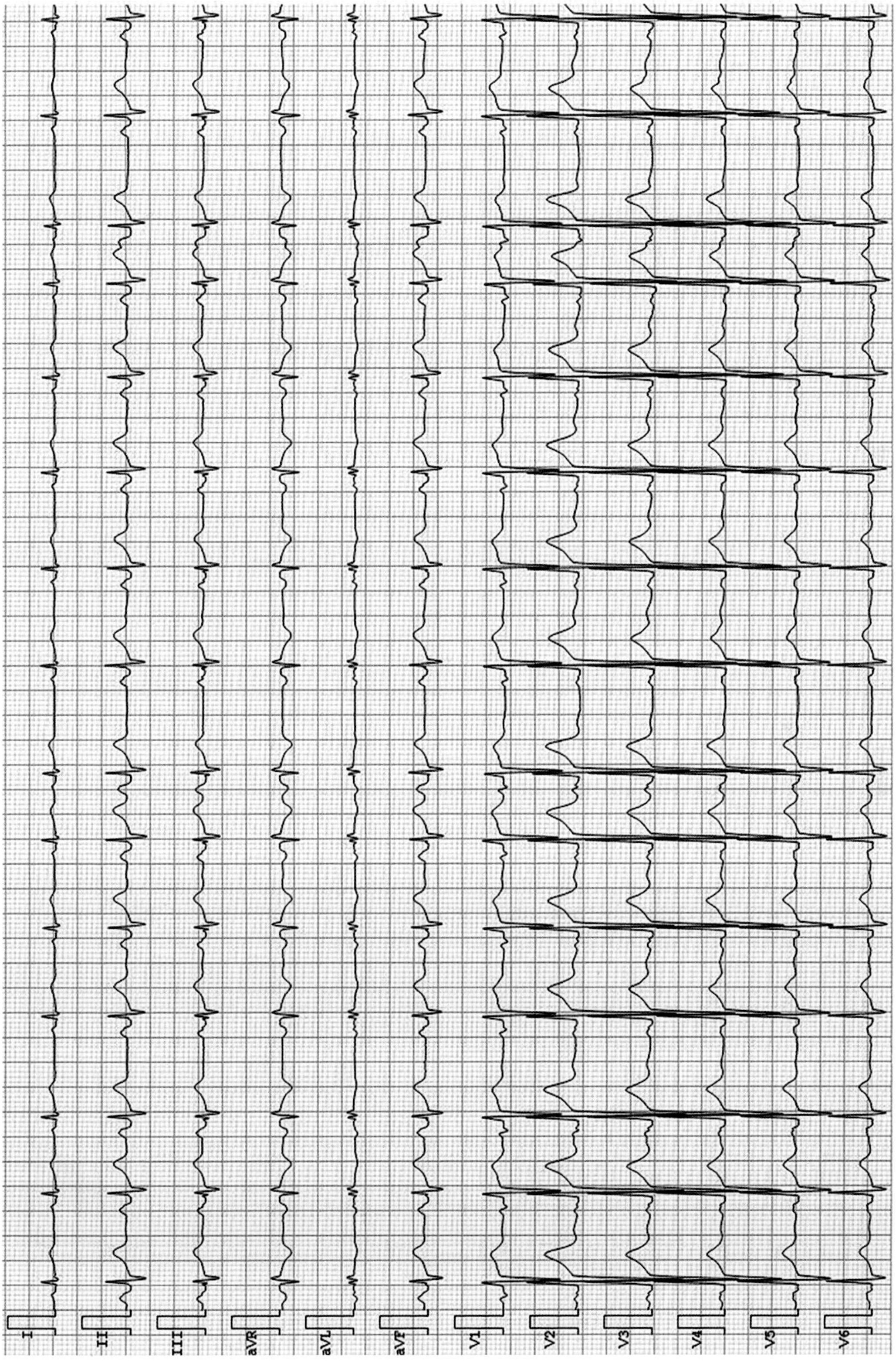


**图 16-114　联律间期不固定的单源房性早搏(5)**

第 3、7、13 个 P 波提前出现，其类联律间期不固定。

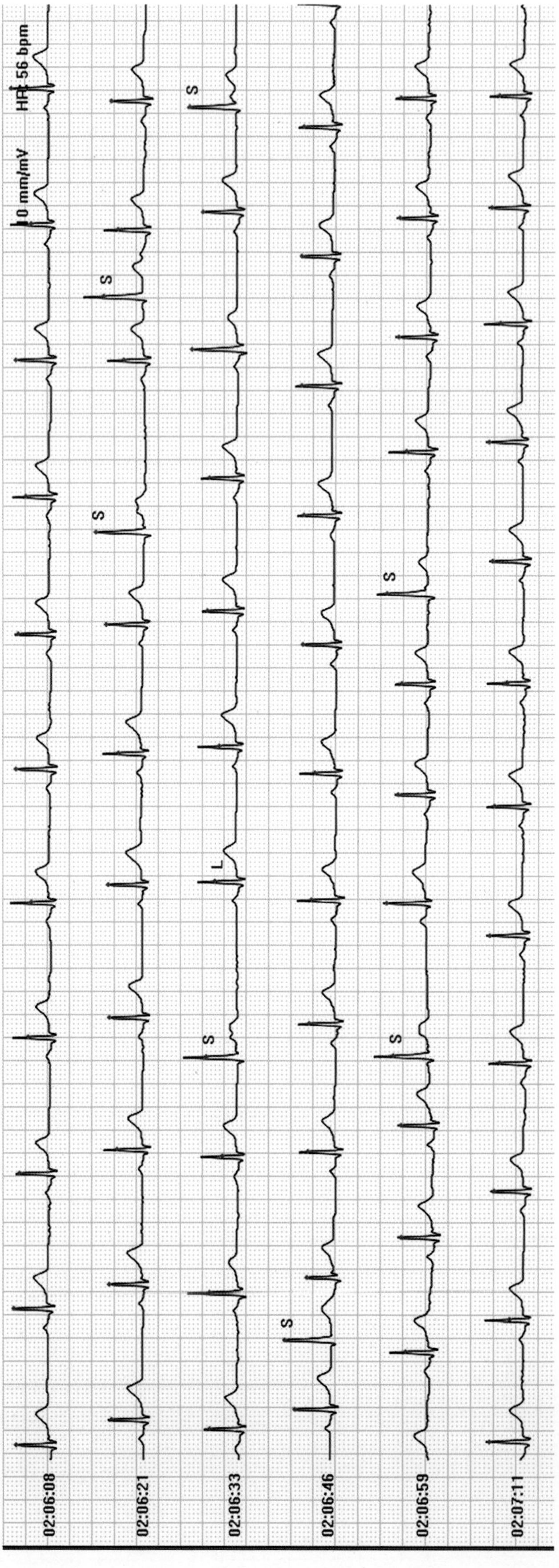


**图 16-115　交界性并行心律**

男，56 岁，动态心电图长Ⅱ导联片段，标注 S 的为交界性心搏，最短的 SS 间期恒定，长 SS 间期是最短 SS 的整倍数，即交界性并行心律。

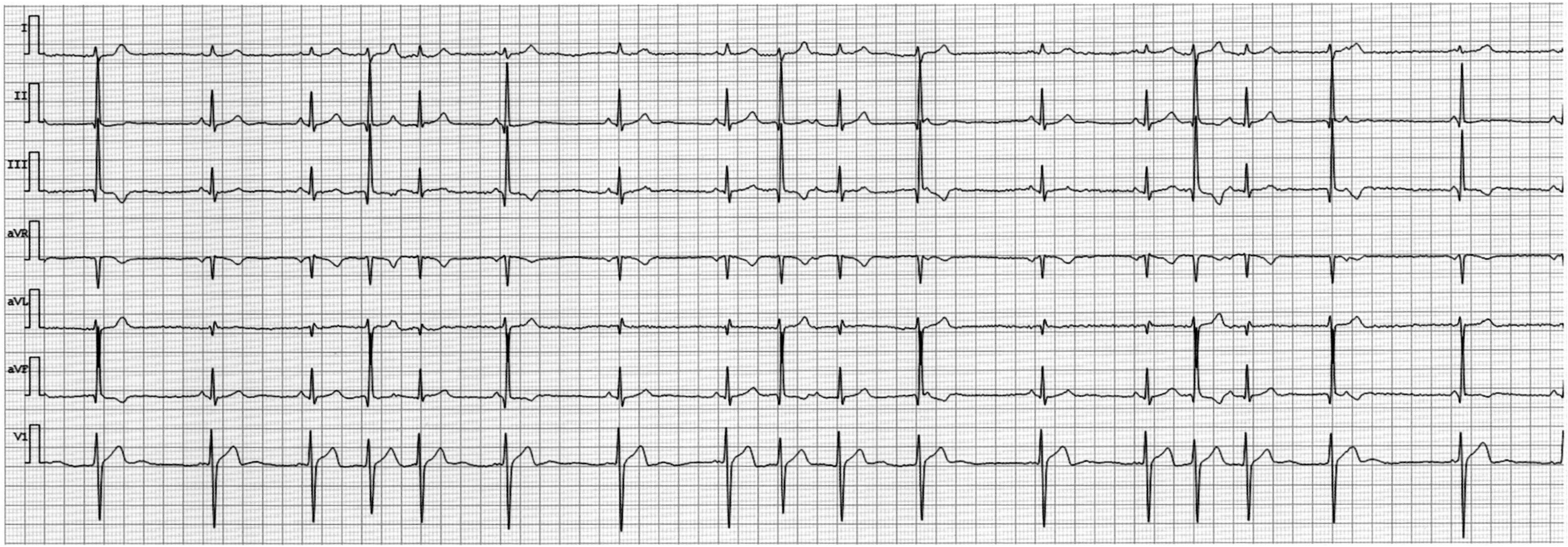


**图 16-116　室性并行心律**

男，17 岁，第 1、4、6、9、11、14、16、17 个 QRS 波为室性异位搏动，最短室性异位搏动间期恒定，长室性异位搏动间期是短的整倍数，即室性并行心律。

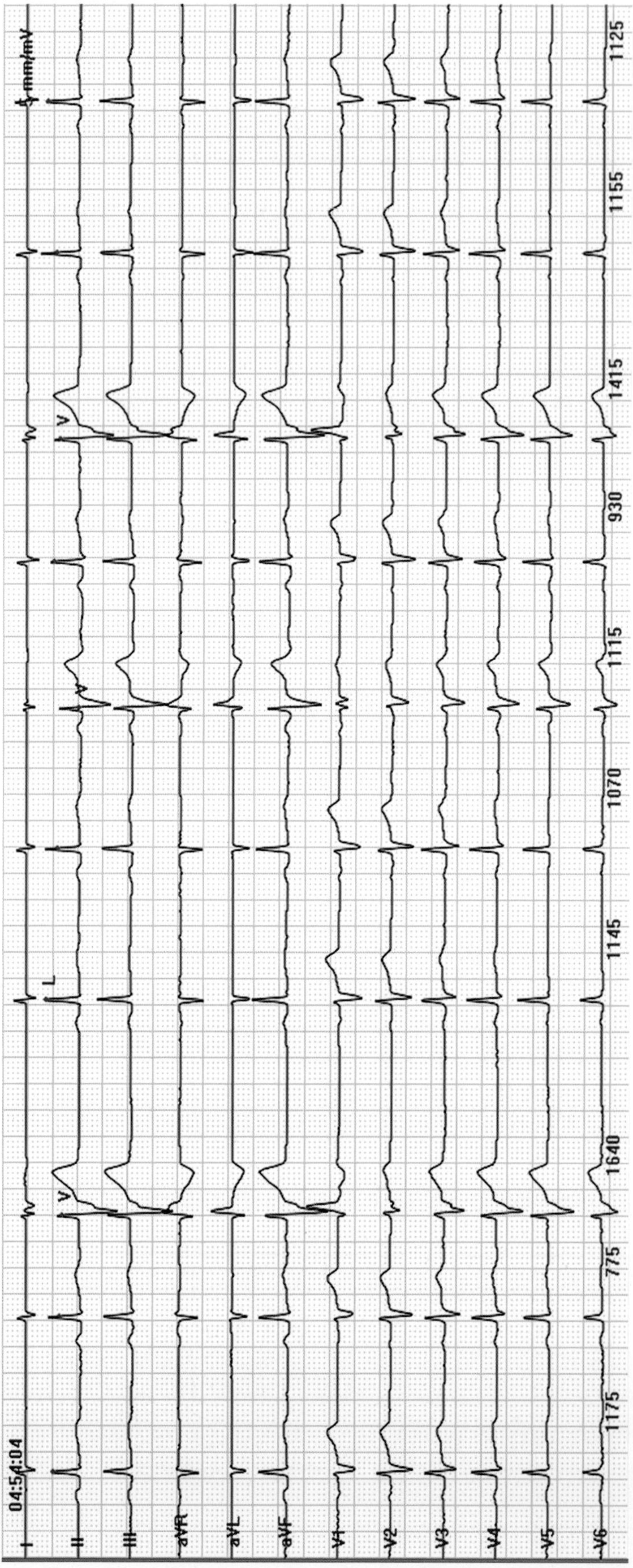


**图16-117　室性融合波**

女,68岁,动态心电图片段,第3、6、8个心搏为室性异位搏动,其中第6个心搏为室性融合波。

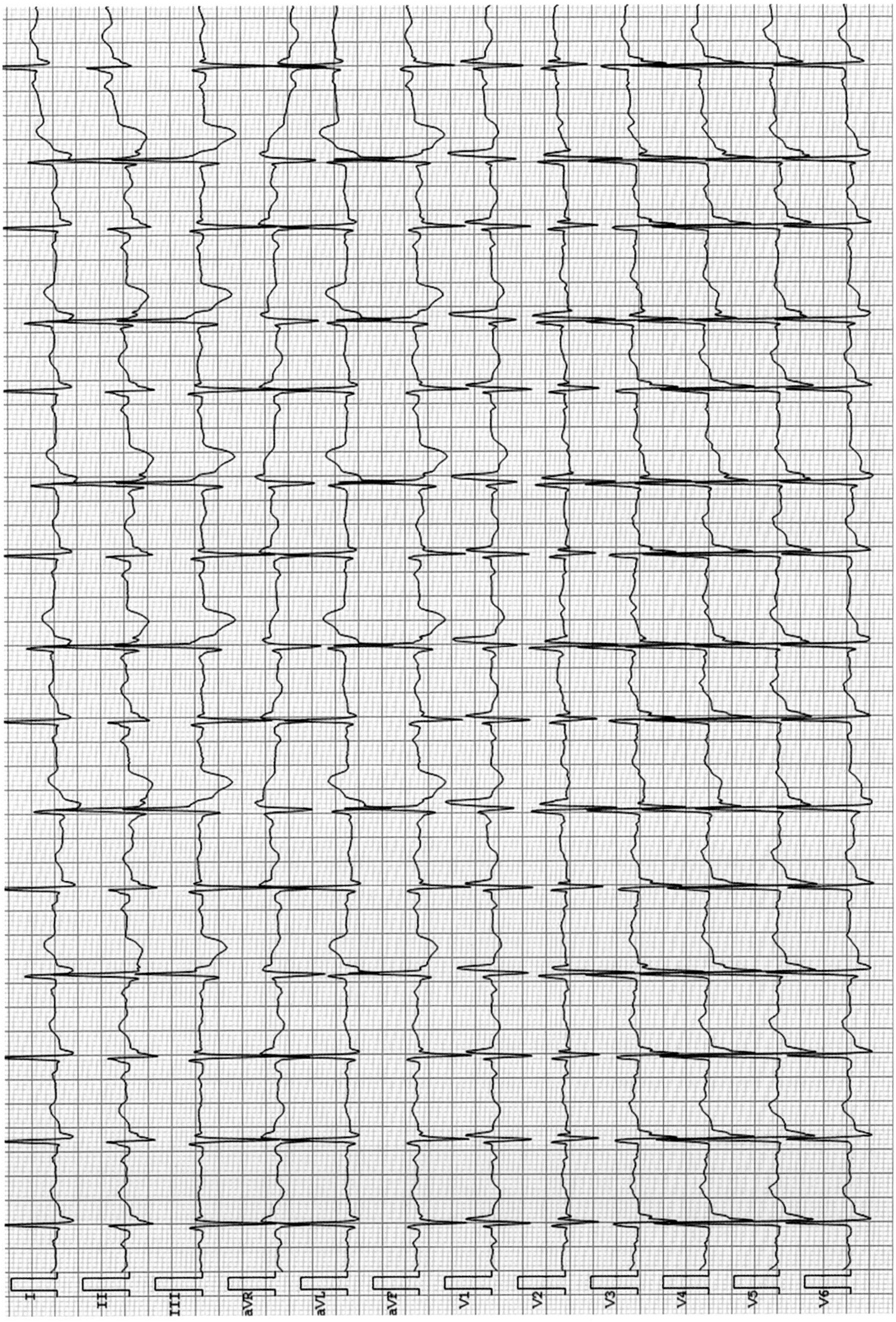


**图 16-118　室性融合波**

男,79 岁,第 4、6、8、10、12、14 个心搏为室性异位搏动,其中第 4 个心搏为室性融合波。

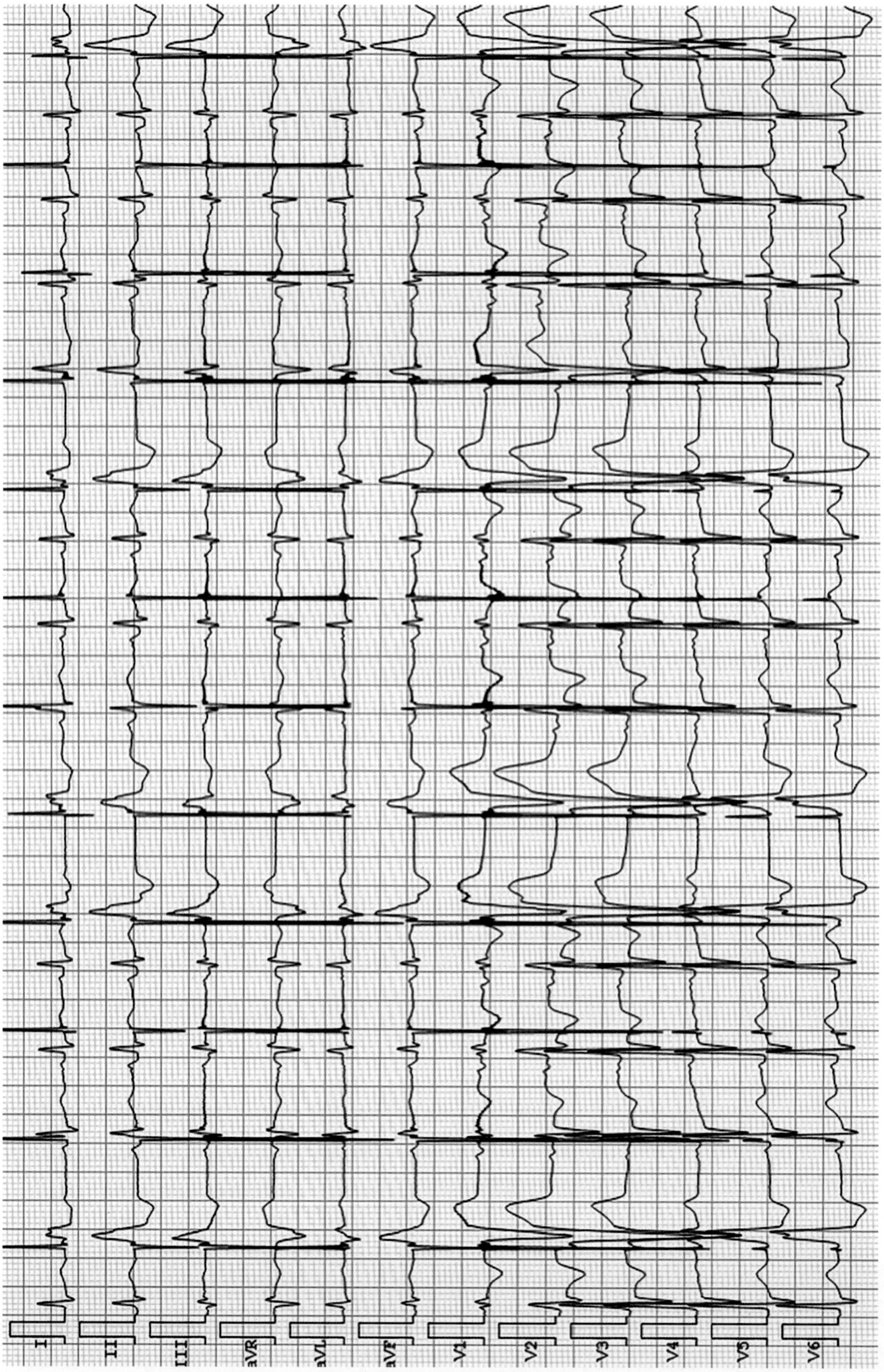


图16-119　人工室性并行心律

VOO临时起搏器植入术后，起搏频率75次/min，起搏器按照设定的基础起搏间期发放心室起搏脉冲，与自主心搏形成人工室性并行心律。

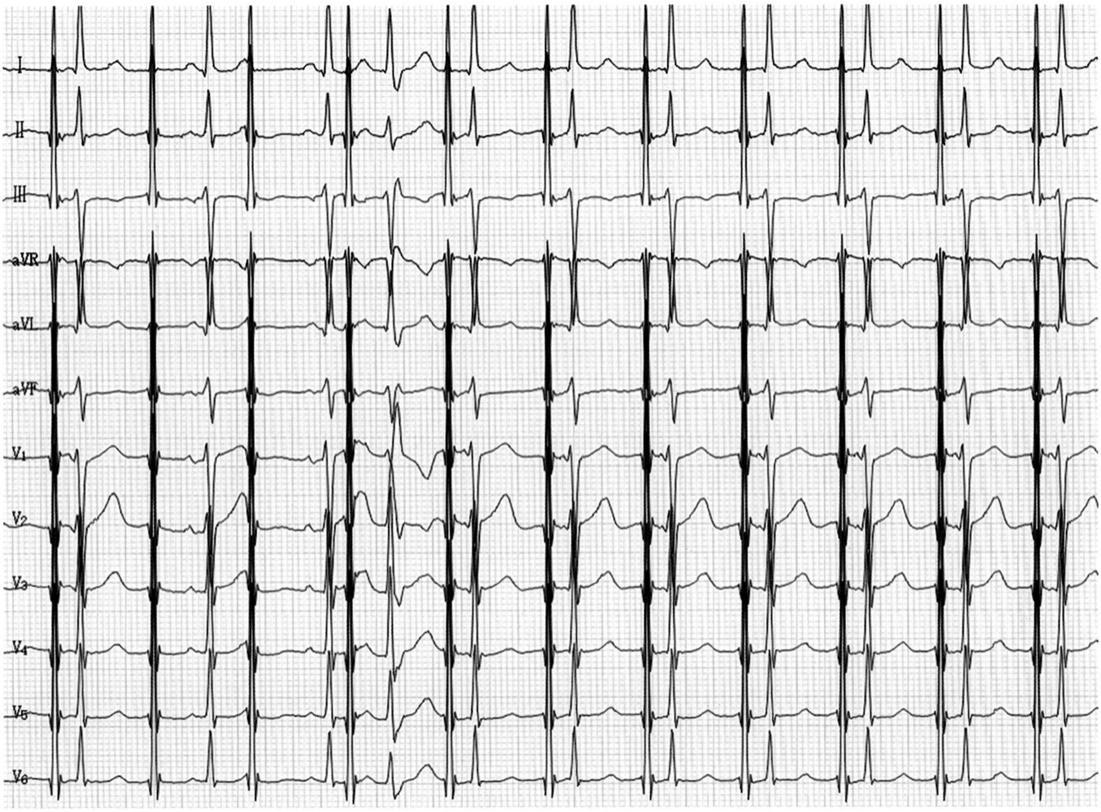


**图 16-120 竞争心律**

AOO 临时起搏器植入术后,起搏器按照起搏器设定的基础起搏间期发放心房起搏脉冲,与自主心搏形成竞争心律。

## 三、并行心律的诊断

### (一)早搏形式的并行心律

(1)频发单源、类联律间期不固定。

(2)舒张中晚期早搏。

(3)可呈插入性,见图 16-121。

(4)多伴有房性或室性融合波。

(5)频发短阵单源性室性心动过速而其节律很不规整,频率多在 70~140 次/min,间歇长短悬殊,发作长短不等,应考虑文氏型传出阻滞的室性并行心律性心动过速。

若出现类联律间期不固定的早搏符合以上特点时要选择 P-QRS-T 波群明显的导联长时间连续记录,测量异位搏动间期是否存在最大公约数,见图 16-122。

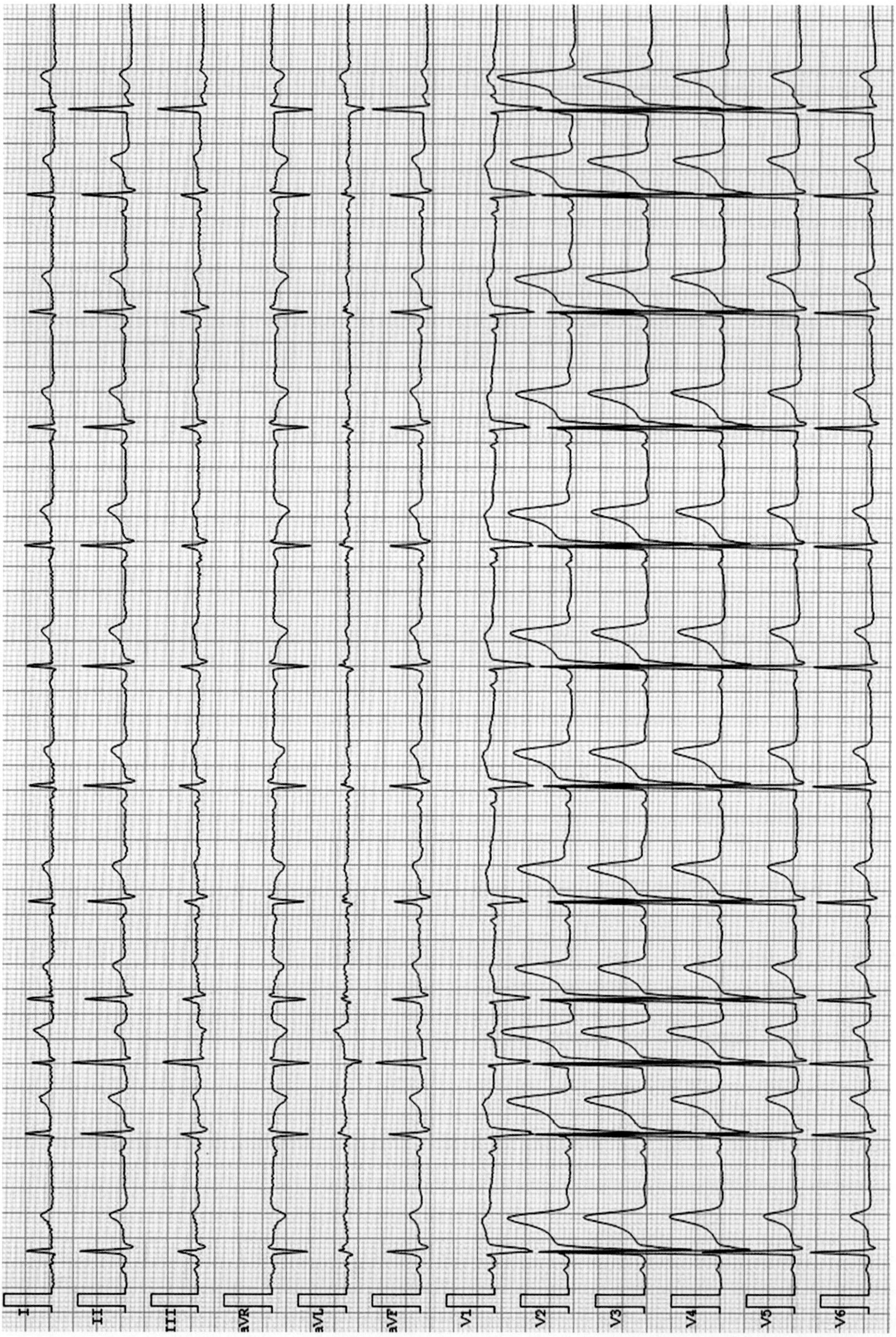


图 16-121　早搏形式的并行心律

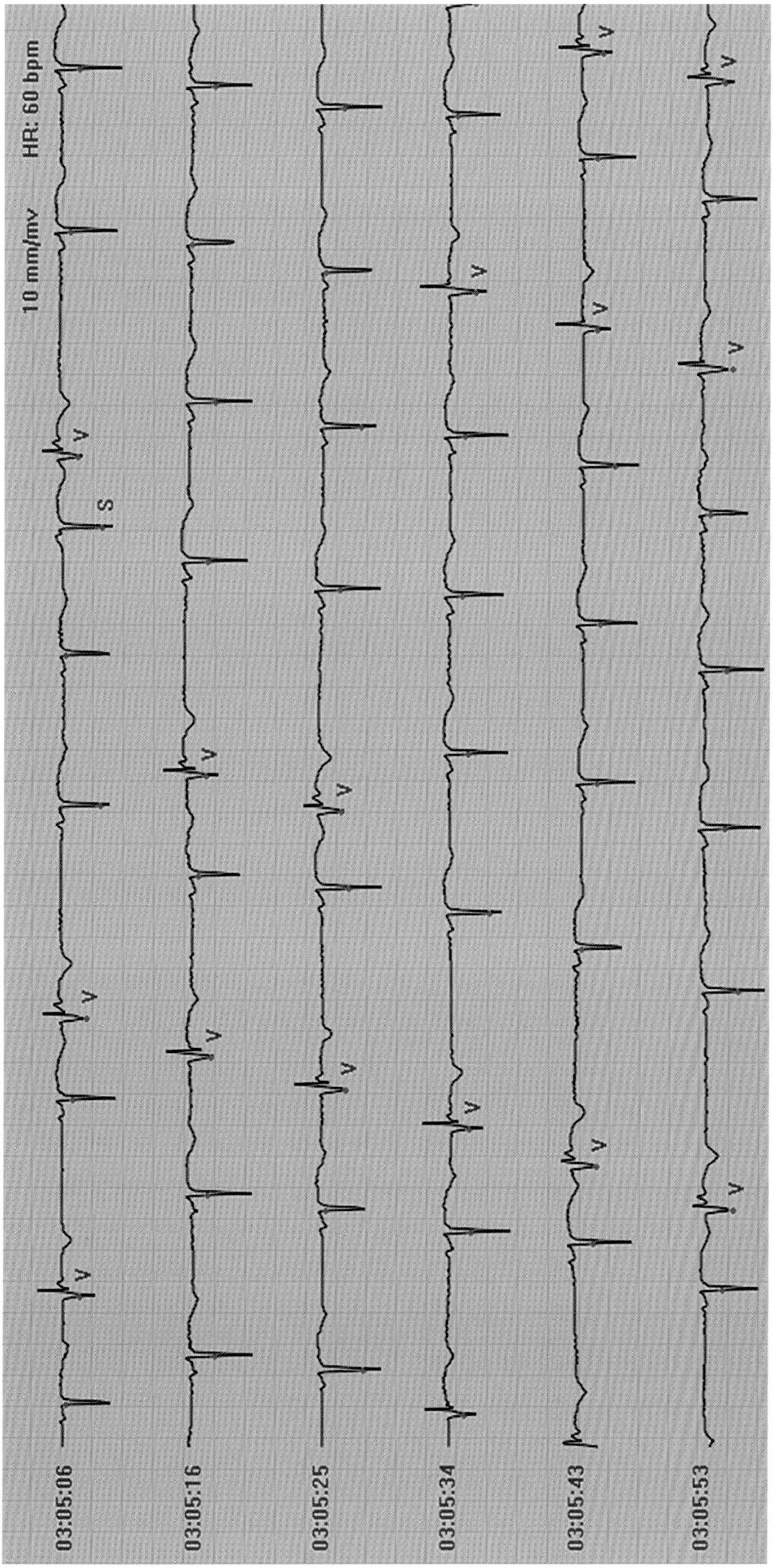


图16-122　动态心电图长时间连续记录，测量异位搏动间存在整倍数关系

### (二)类联律间期固定的并行心律

联律间期不固定是并行心律的基本特点之一,但这并不是绝对的,少数并行心律可呈类联律间期固定。诊断联律间期固定的并行心律,需依据心电图上有同时存在联律间期不等的并行心律搏动,否则无法与普通的早搏相区别。

1. 超常期应激　当并行心律规律发放的冲动较弱,均为阈下刺激时,只有落在主导节律的超常期才能引起兴奋,因此可表现为间歇性联律间期固定的早搏,形成间歇性并行心律。

2. 异位激动间期　是主导节律基本周期的简单倍数,巧合造成并行心律的类联律间期固定。如主导节律的频率改变,而并行心律的频率无明显改变,则可显露出联律间期不固定这一并行心律的特点。

3. 并行心律中的异位心搏重整主导节律形成逆型双联律　逆型双联律亦称逆配对间期、反向二联律、颠倒的配对间期,并行节律点有保护性传入阻滞,不受主导节律的侵入,但并行节律点的激动却可以重整主导节律周期,从而使主导节律与并行心律保持配对,形成固定的逆配对间期,这可引起一些复杂的心电图改变。逆向配对使并行心律配对固定、两种固定的联律间期、逆向联律间期逐渐延长,见图 16-123、图 16-124。

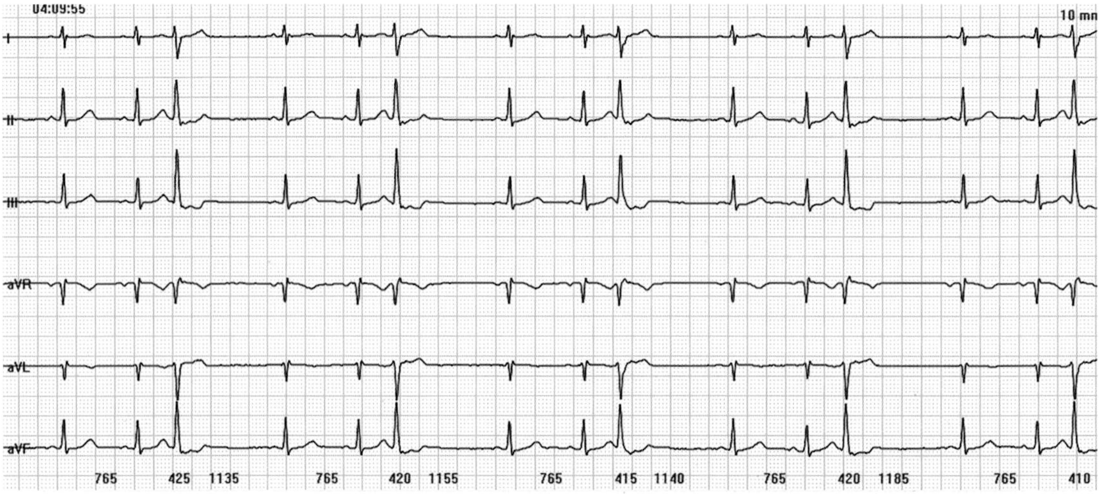


**图 16-123　逆向配对使并行心律配对固定**

动态心电图片段,第 3、6、9、12、15 个 QRS 波提前出现、宽大畸形,其前无相关的 P 波,联律间期固定,即逆向配对使并行心律配对固定。

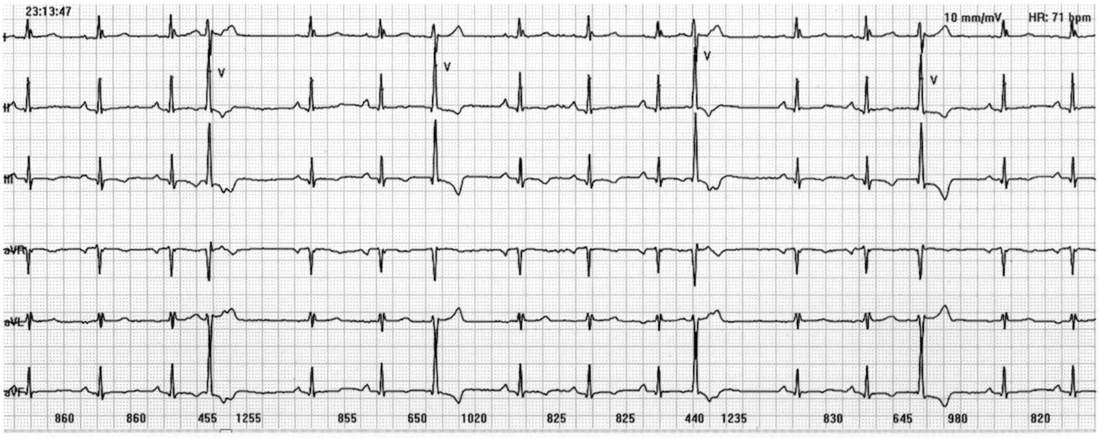


**图 16-124　逆向配对使并行心律出现两种固定的联律间期**

动态心电图片段,第 4、7、11、14 个 QRS 波提前出现、宽大畸形,其前无相关的 P 波,其中第 4、11 个的联律间期相等,第 11、14 个的联律间期相等,即逆向配对使并行心律出现两种固定的联律间期。

（三）配对时间文氏型并行心律

1. 并行心律的一种心电图变异，其心电图表现除具有并行心律的其他心电图特点外，还存在配对时间逐渐延长并继以早搏突然消失，见图16-125、图16-126。

一般异腔并行心律中，由于并行心律的异搏间期略长于主导节律心动周期的2倍，或主导节律心动周期逐渐缩短，并行心律心搏渐显落后，最终遇到主导节律心搏的不应期发生绝对干扰而传出中断，此时异搏间期间仍存在简单倍数关系。

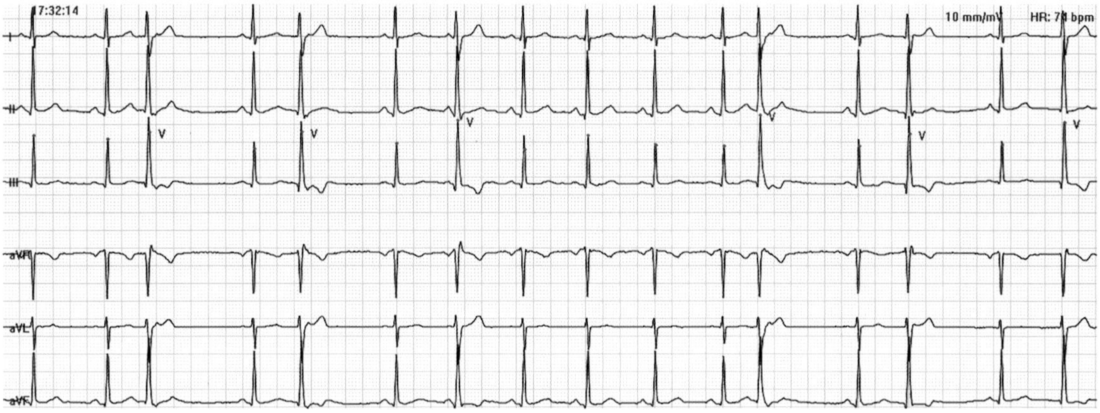


**图16-125　配对时间文氏型室性并行心律**

动态心电图片段，第3、5、7、12、14、16个QRS波提前出现，其前无相关的P波，形态异于窦性下传的QRS波，联律间期呈文氏型，最终遇到窦性心搏的不应期发生绝对干扰而传出中断，即配对时间文氏型室性并行心律。

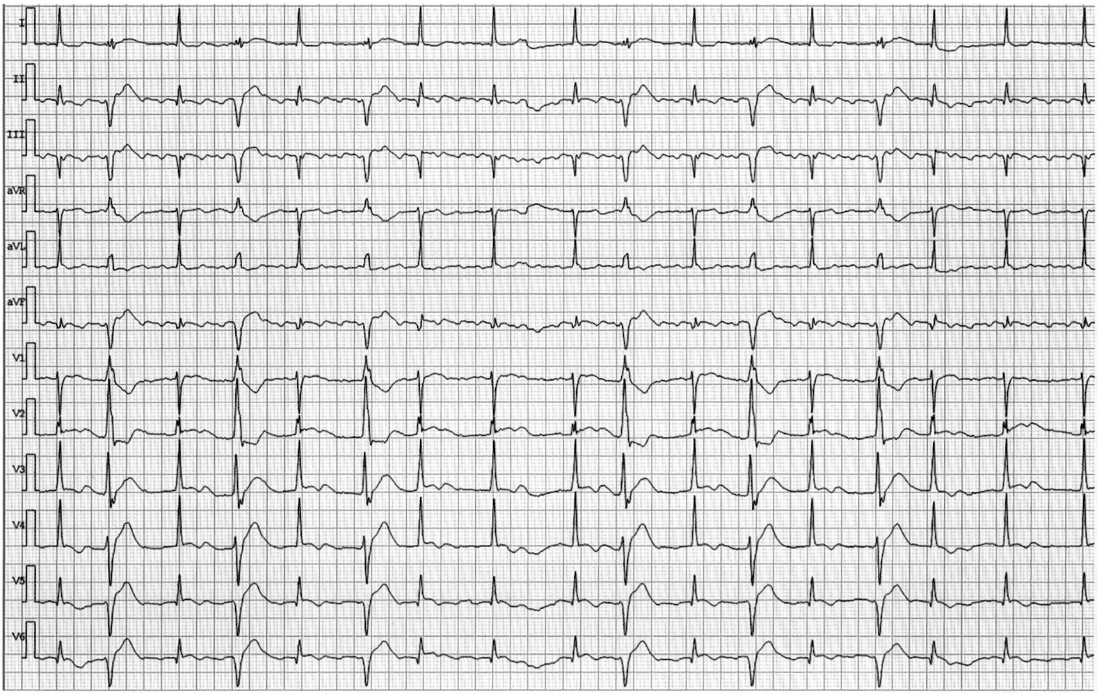


**图16-126　配对时间文氏型室性并行心律**

心房扑动，第2、4、6、10、12、14个QRS波提前出现、宽大畸形，联律间期呈文氏型，最终遇到心房扑动下传心室的不应期发生绝对干扰而传出中断，即配对时间文氏型室性并行心律。

2. 与折返性早搏配对时间文氏现象的鉴别　配对时间文氏现象的折返性早搏不具备并行心律的其他特征，早搏间时距受到窦性心律频率变动的影响也可能长短不一，在窦性心律不变的情况下，早搏间时距也受到折返配对时间的变动影响长短不一；反映折返性早搏是无保护心搏，显示该早搏是真正的折返性早搏，而非并行心律型早搏。

**(四)配对时间逆文氏型并行心律**

并行心律的一种心电图变异，心电图除具有并行心律的其他心电图特点外，还存在其配对时间逐渐缩短，继以早搏突然消失，多同时具有代偿间歇逐渐延长的现象，见图16-127。

1. 一般异腔并行心律中，由于并行心律的异搏间期略短于主导节律心动周期的2倍，或主导节律心动周期逐渐延长，并行心律心搏渐显提前，最后遇到主导节律心搏的不应期发生绝对干扰而传出中断、早搏即消失。

2. 在同腔性并行心律中若伴有代偿间歇的逐渐延长，应考虑并行心律重整主导节律过程中，在无保护起搏点和周围心肌联接处遭遇干扰性传出延缓。

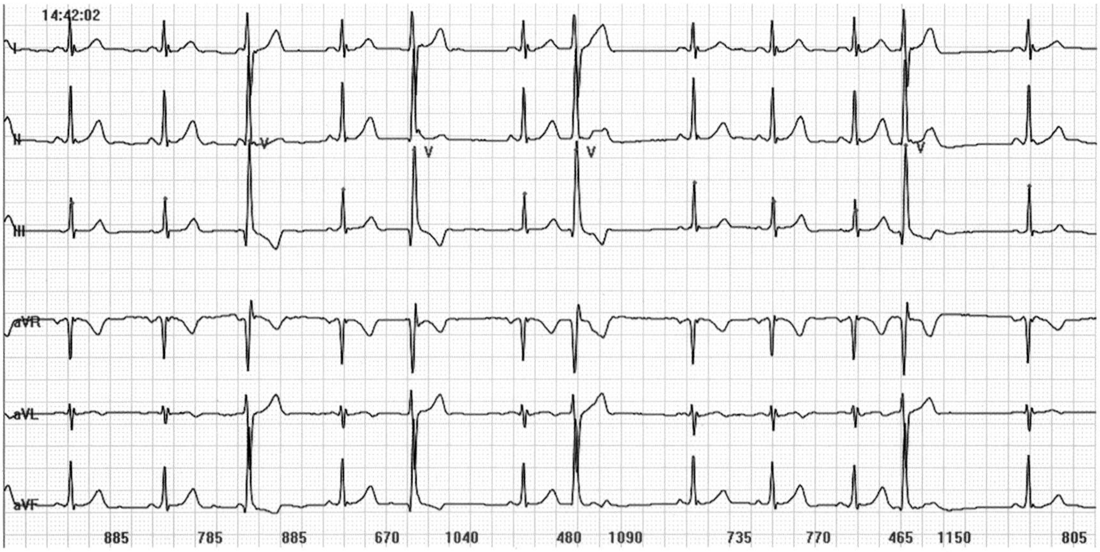


**图16-127　配对时间逆文氏型并行心律**

配对时间逆文氏型并行心律，第3、5、7、11个提前出现的QRS波类联律间期呈逆文氏型。

**(五)并行心律伴文氏型传出阻滞**

并行心律伴文氏型传出阻滞的心电图表现为异搏间期“渐短突长”，其倍数关系难以确定，往往造成并行心律诊断困难。若观察到异搏间期“渐短突长”规律重复出现，则利于确诊。以室性并行心律性心动过速中伴有文氏型传出阻滞较为多见，见图16-128、图16-129。

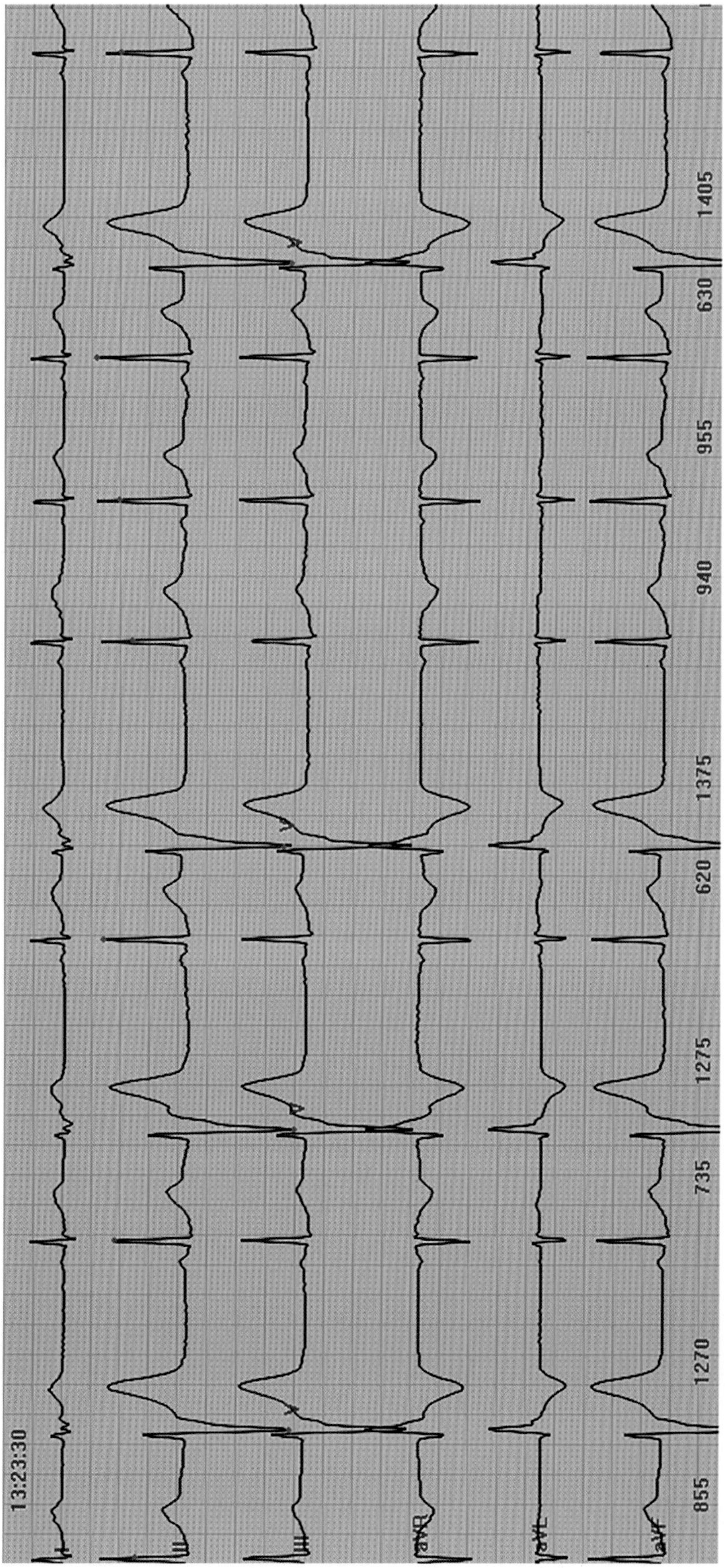


**图 16-128　并行心律伴文氏型传出阻滞(1)**

早搏间时距呈现渐短突长，第 1 个与第 3 个 QRS 波之间的间距与第 3 个与第 5 个 QRS 波之间的间距、第 5 个与第 9 个 QRS 波之间的间距逐渐缩短突然延长。

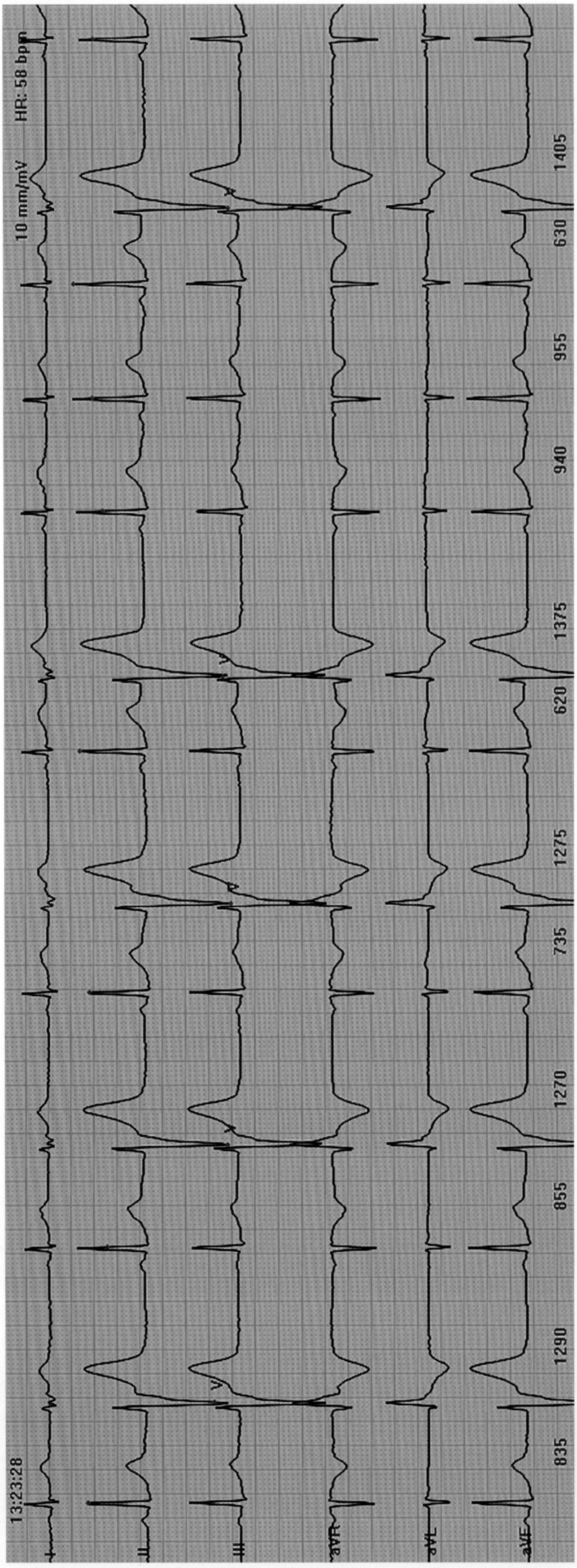


**图 16-129　并行心律伴文氏型传出阻滞(2)**

与图 16-128 为同一患者，早搏间时距呈渐短突长，$R_2R_4>R_4R_6>R_6R_8$，$R_8R_{12}$ 间期突然延长。

（六）典型并行心律的鉴别诊断

1. 房性并行心律的鉴别　①与房性早搏的鉴别；②与心房脱节的鉴别；③多源性早搏。

2. 室性和交界性并行心律的鉴别　①配对间期不等型早搏；②节律规则的窦性心律伴配对间期固定的早搏；③多源性早搏；④某些伴有窦-室竞争现象的加速的室性自主心律、窦-交竞争现象的加速的交界性自主心律。

## 四、并行心律性早搏

并行心律性早搏是图形相同而联律间期不一的早搏，异搏间期间有最大公约数或可见融合波。而并行心律的异位搏动表现为舒张期早搏，实质却是延迟出现的逸搏，并非真正的早搏，见图16-130～图16-132。

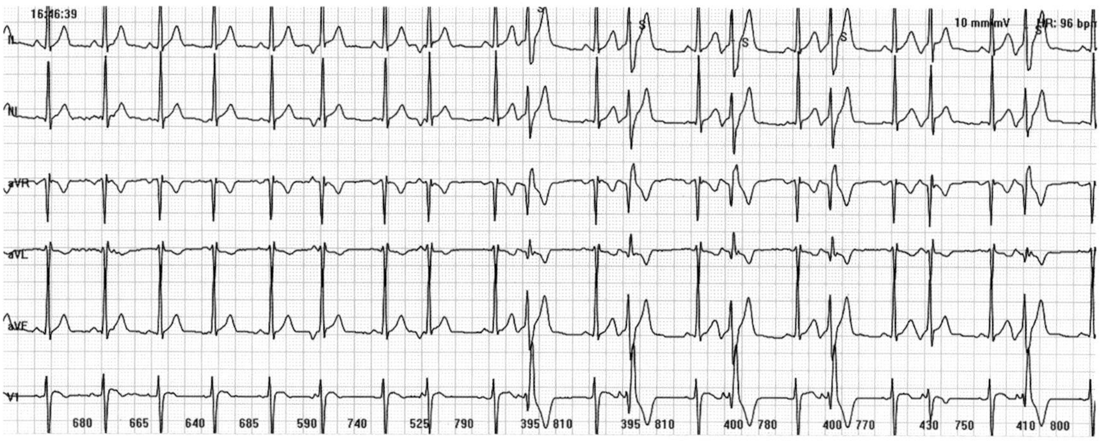


**图 16-130　房性并行心律(1)**

窦性心律，联律间期不等的房性早搏，提前的PP间期相等，可见到房性融合波，提示房性并行心律，第4个P波为窦性激动与异位激动形成的房性融合波，下传的QRS波有时呈右束支阻滞图形。

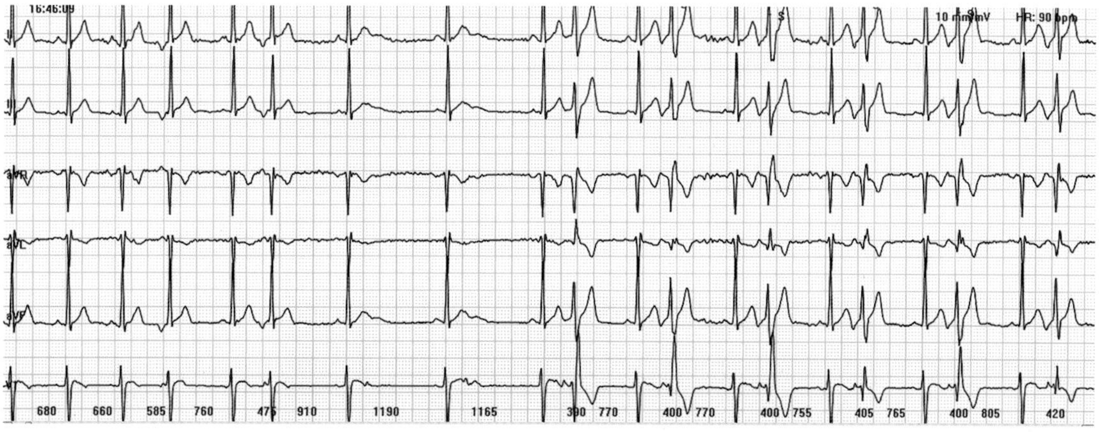


**图 16-131　房性并行心律(2)**

与16-130为同一患者，窦性心律，联律间期不等的房性早搏，提前的PP间期相等，可见到房性融合波，提示房性并行心律，图中两个长RR间期(1 190 ms、1 165 ms)为房性早搏未下传，下传的QRS有呈右束支阻滞图形，支持房性并行心律。

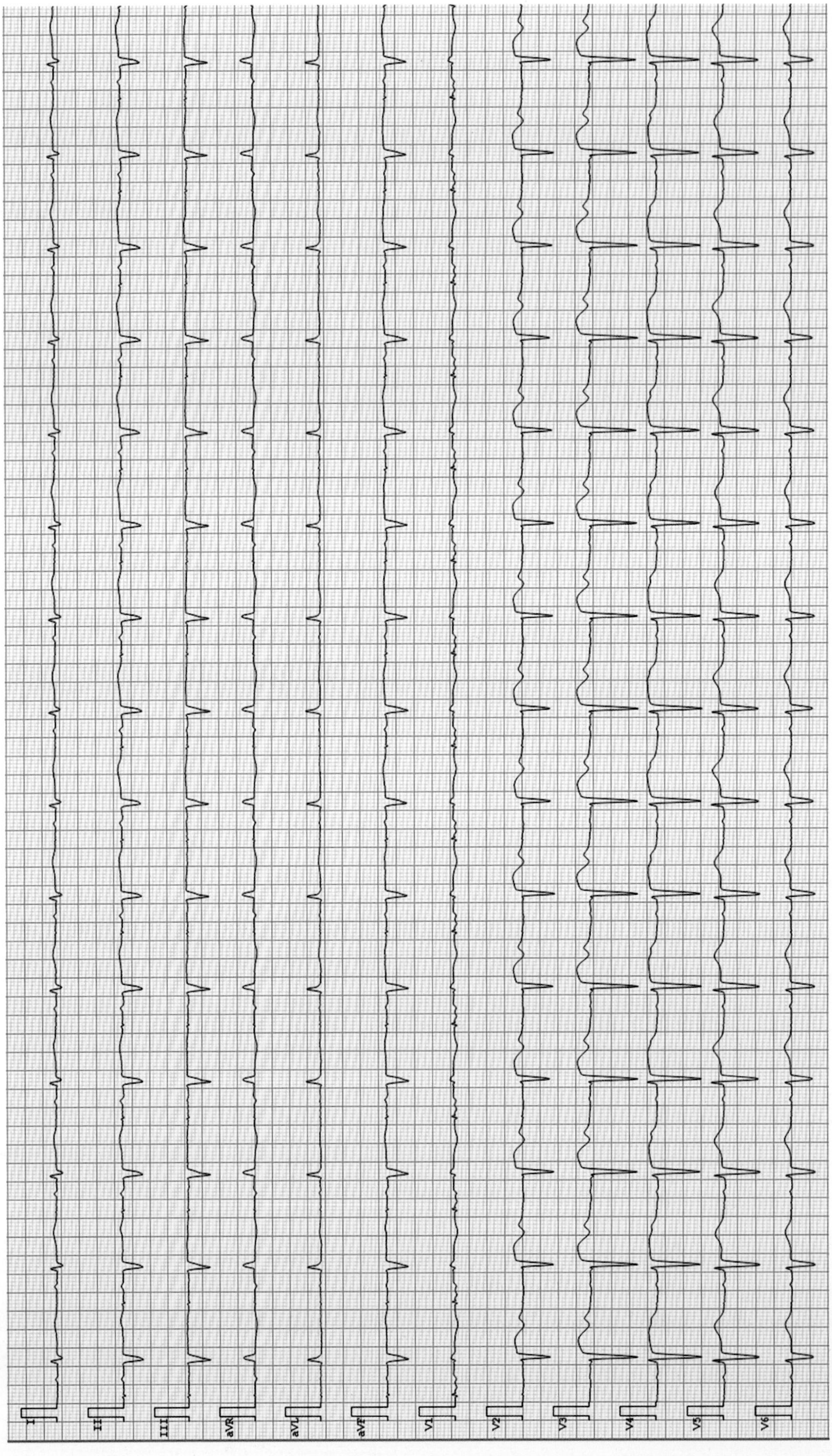


图16-132　男,44岁,A型心室预激合并交界性并行心律

## 五、并行心律性心动过速

并行心律性心动过速是一种加速的并行心律，在并行心律中当窦性频率较慢而异位起搏点频率较快且不伴传出阻滞时，异位起搏点控制了心房或心室。

1. 分类　根据异位起搏点的部位分为并行心律性房性心动过速，并行心律性交界性心动过速，并行心律性室性心动过速。

2. 心电图特点

(1)心动过速呈现一组一组的间歇形式出现，每组的频率 75 ~ 120 次/min。

(2)每组第一个提前的异位搏动的类联律间期不固定。

(3)每组心动过速间的时距为快速异位心动周期的整倍数。

(4)可见房性融合波、室性融合波。

3. 并行心律性室性心动过速　并行心律性室性心动过速是并行心律中的室性异位起搏点自律性增加，发放冲动的频率加速，形成并行心律性室性心动过速，亦称室性并行心律性心动过速。

心电图特点如下。

(1)形态相同的连续发生的室性 QRS 波群，节律 60 ~ 110 次/min，偶尔可达 180 ~ 200 次/min 以上。

(2)多呈间歇性发作，每次持续数秒至数分钟不等，因传出阻滞而终止，使心动过速间的时距恰为心动过速的 RR 间期的简单倍数。

(3)每组心动过速的第一个室性 QRS 的类联律间期不固定，这也是与早搏型室性心动过速的鉴别点。

(4)可见室性融合波。

(5)与主导节律交替出现，当主导节律频率增加超过室性异位节律点频率时心动过速终止。此时室性异位节律点继续发放激动，只是这些激动遇到了主导节律引起的心室不应期，而未能激动心室，由于存在保护性传入阻滞，主导节律也不能侵入室性异位起搏点。而加速的室性自主心律的终止截然不同，其主导节律不仅能下传心室，使心室除极，同时也进入异位起搏点并使之除极。

4. 并行心律性室性心动过速伴文氏型传出阻滞　并行心律性室性心动过速伴文氏型传出阻滞可使异搏间期的倍数关系不明显，心室率显著不齐，亦称室性并行心律性心动过速伴文氏型传出阻滞。

(1)室性异位搏动与主导节律的联律间期显著不等。

(2)心室率多在 100 ~ 160 次/min，偶尔可超过 200 次/min。

(3)异位心动过速多呈间歇性，亦可连续出现，当连续出现时可使心室律很不匀齐。

(4)异搏间距存在不明显的倍数关系。

# 第十七章　心室预激与预激综合征

## 第一节　概　述

### 一、概述

随着解剖学、组织胚胎学、心电生理学和外科手术学的进展，特别是目前射频消融术的广泛应用，已确认预激综合征的解剖基础是房室间除有正常房室传导系统外，还存在附加旁路，激动经旁路预先激动心室。

1944 年 Ohnell 将起源于心房的激动比经正常房室传导系统提早激动心室的一部分或全部称为预激综合征。

随着隐匿性旁路的发现，Gallagher 又进一步将其定义修改为激动从起源点比经正常房室传导系统提前激动远方区域称预激综合征，见图 17-1。

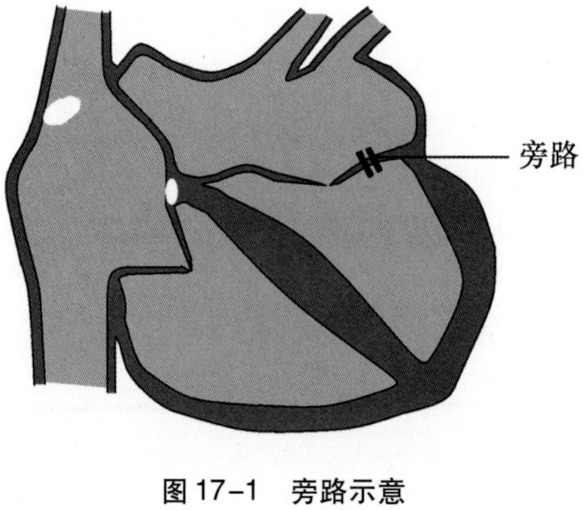


图 17-1　旁路示意

#### （一）心室预激

心室预激是指室上性激动比预期的传导时间提前到达心室引起心室除极，亦称心室预激现象，简称预激，通常是由于房室间解剖上存在其他传导途径或通道引起，这些附加传导途径或通道称为旁路或旁道。由于旁路的存在，自窦房结产生的激动在经由正常房室传导系统下传的同时，也通过传导速度更快的旁路提前到达心室，致使窦性激动部分地全部过早地使心室除极。

房室间除了正常的房室结-希浦系统外，还存在异常附加肌束或旁路，属一种先天性异常。即心电图仅有心室预激波或伴有偏心的固定室房传导而不伴心动过速者，称心室预激。

### （二）预激综合征

激动从起源点比经正常房室传导系统提前激动远方区域（心室或心房）所引起的心电图特点，并伴有临床与之有关的快速性心律失常发作，称为预激综合征，见图 17-2。

心室预激与预激综合征的概念并不完全相同。预激综合征是指在心室预激的基础上，又伴有快速性心律失常者。

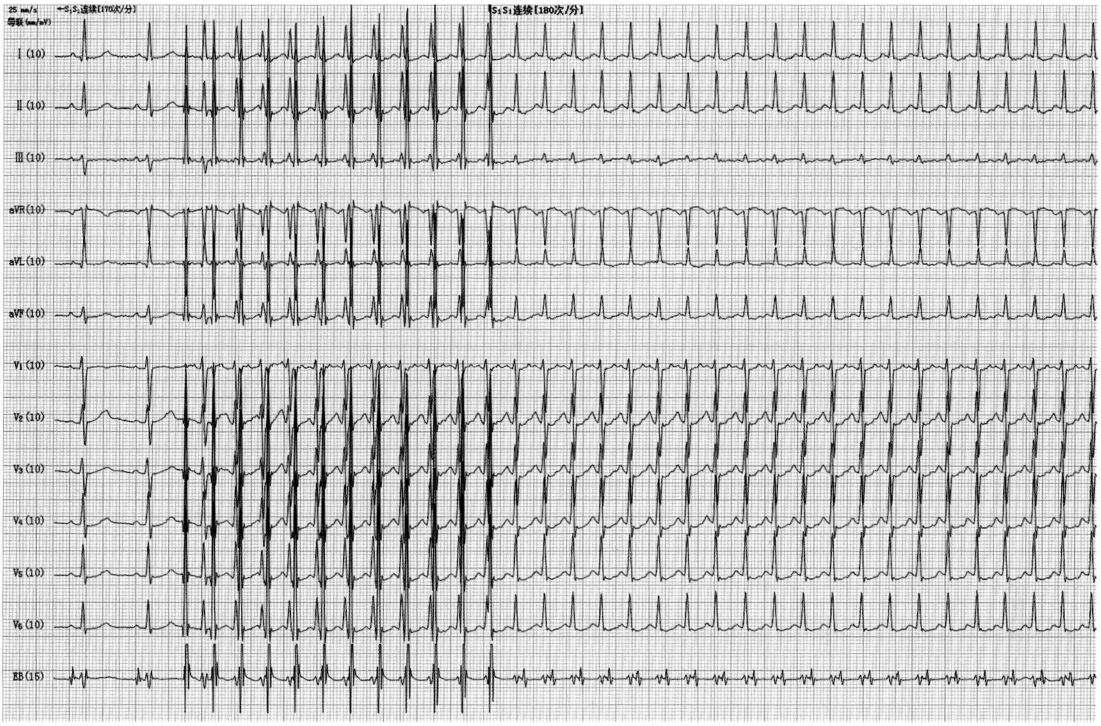

**图 17-2　顺向型房室折返性心动过速**

男，51 岁，隐匿性旁路引起的顺向型房室折返性心动过速。

### （三）与心室预激（预激综合征）有关的概念

1. 预激波　预激波是指通过旁路而预先激动心室所产生的心室肌除极波，亦称 delta 波、Δ 波、δ 波。由旁路下传的激动控制心室肌部分愈大，预激波愈明显，反之预激波不明显。

从心电图上有时可推测心室预激的程度，它既反映了经旁路提前被激动的心室预激的数量和范围，又决定了 PR 间期的长短和 QRS 波群的宽度。一般心室预激的程度与下列因素有关。

（1）旁路的位置：旁路愈接近窦房结，窦性激动到达旁路心房端愈快，进入心室肌愈早，这可解释右侧 Kent 束所致的预激程度通常大于左侧旁路。

（2）房内传导时间：激动从窦房结至旁路和激动从窦房结至房室结两者时间的关系，与预激程度有关。若窦房结内产生的激动到达 Kent 束心房端的时间比到达房室结的时间更快，则心室预激程度较大。

（3）旁路的传导时间：取决于旁路的长度及激动在旁路内的传导速度，传导时间愈短，心室预激程度愈大。

(4)房室结至希浦系统的传导时间:房室结内传导时间较短时,沿正常房室传导系统下传的激动可较早到达心室,则预激程度较小,左侧旁路多见。

2. 预激部位　预激部位是指激动通过旁路传入心室肌的入口。预激部位可在左心室、室间隔、右心室等不同部位,故引起的 QRS 环初段向量、预激波、整个 QRS 向量的方位也因之而异且各具其特征,投影在心电图导联轴上形成不同 QRS 波。

3. 预激向量　预激向量是指预激综合征所致的 QRS 向量环的初始部分运行缓慢。向量图表现为 QRS 环初段的光电运行缓慢而密集,有时几乎互相连成一曲线,投影在心电图导联轴上形成预激波。

4. 心室预激伴房性早搏　若房性早搏仅由旁路下传或经旁路及正常传导途径双路下传,则这一房性早搏可出现不同程度的预激波;若房性早搏的激动只由正常传导途径下传,则房性早搏的 QRS 波群呈正常形态。有时心室预激的诊断只能由表现为心室预激特征的房性早搏来确定,见图 17-3 ~ 图 17-11。

5. 心室预激伴室性早搏　当心脏内存在多条旁路时,同一窦性激动沿多条旁路下传心室,同时也由正常的房室传导系统下传心室,因旁路有效不应期不同,致使传导速度有差异,在心室肌内出现多点的不同步激动,产生心室肌内多点的竞争除极区在同一心肌内造成电位差异,当电位差异值达到构成阈值刺激时可产生室性早搏。其并非存在异位兴奋灶,而是由一个窦性激动经不同的房室传导途径下达心室肌时,出现多点心室肌不同步除极引起。旁路电位本身也能激动心室肌产生旁路性早搏,见图 17-12 ~ 图 17-14。

6. 心室预激的蝉联现象　心室预激的蝉联现象是指心室预激(预激综合征)中的旁路蝉联现象。1985 年有学者运用心腔内电生理学检查方法研究了折返激动中的蝉联现象,证实在预激综合征中激动既可以沿正常房室结通道下传,逆向激动 Kent 氏束,造成 Kent 氏束的持续性阻滞;也可以沿 Kent 氏束下传,逆向激动希浦系统,并使之产生传导延迟,目前研究表明蝉联现象是旁路正向传导发生功能性阻滞的原因,同时该现象可用于解释间歇性心室预激,见图 17-15、图 17-16。

7. 心室预激合并心肌梗死　心室预激(预激综合征)合并心肌梗死是指在原有心室预激(预激综合征)的病例中发生了心肌梗死。当两者合并出现时,向上的预激波可以改变 QRS 初始向量的方向,从而消除或掩盖了病理性 Q 波。预激综合征形成的 QRS 波是室性融合波,心室预激波形成 QRS 波的起始,典型心室预激合并心肌梗死的诊断,见图 17-17、图 17-18。

(1)伴随临床症状出现急性损伤、缺血样 ST-T 改变,或原有 ST-T 改变突然消失,结合临床和血清酶学改变有助于急性心肌梗死的诊断。

(2)消除 δ 波或诱发 AVRT 是鉴别是否并有陈旧性心肌梗死的可靠方法。

8. 心室预激(预激综合征)合并心房扑动。

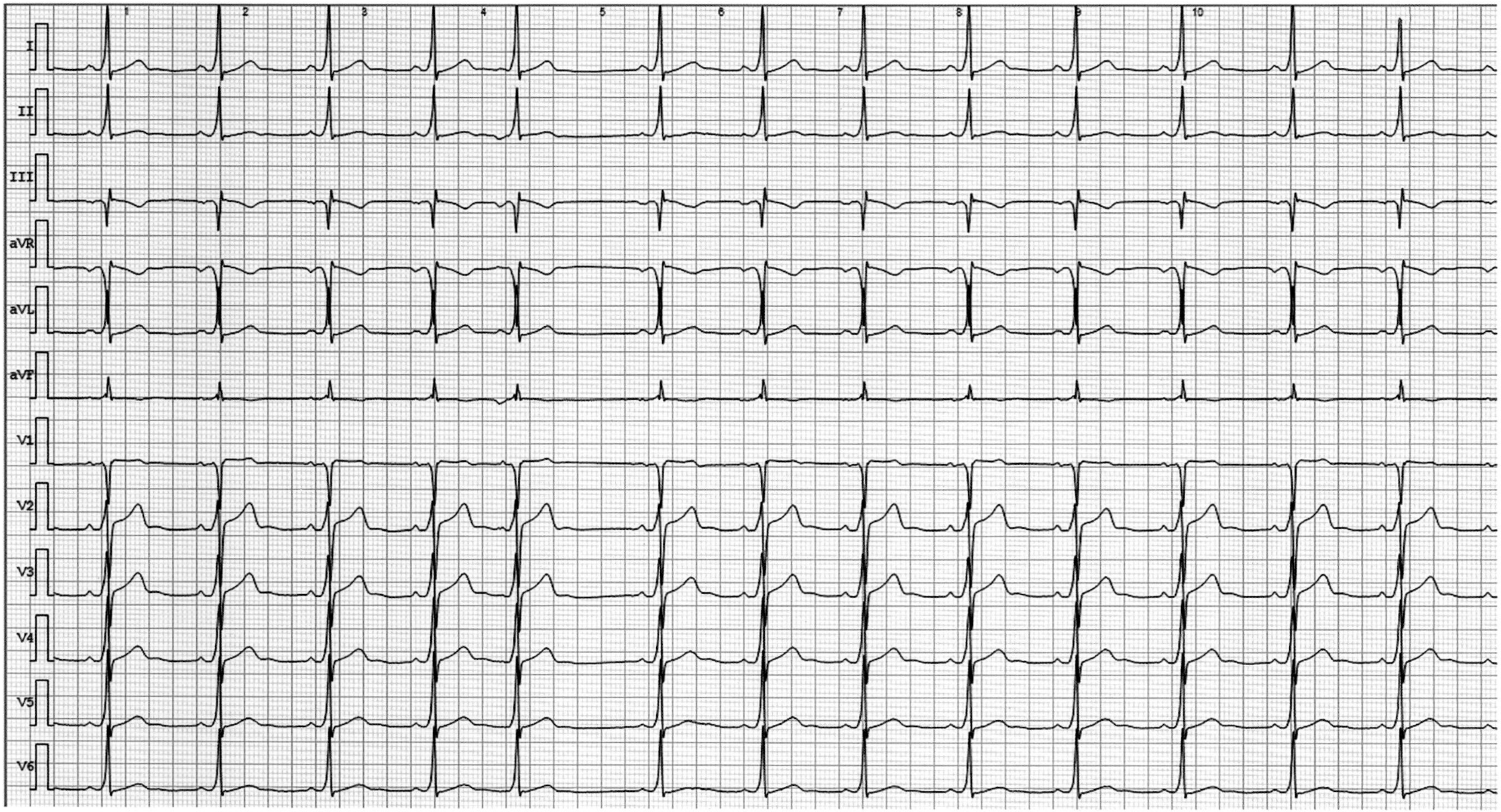


**图 17-3　心室预激,房性早搏(1)**

男,28 岁,心室预激,第 5 个 P 波提前出现,形态异于窦性 P 波,后继以室上性 QRS 波,心室预激程度加重,该房性激动经旁路及正常传导途径双路下传,形成单源室性融合波,即心室预激伴房性早搏。

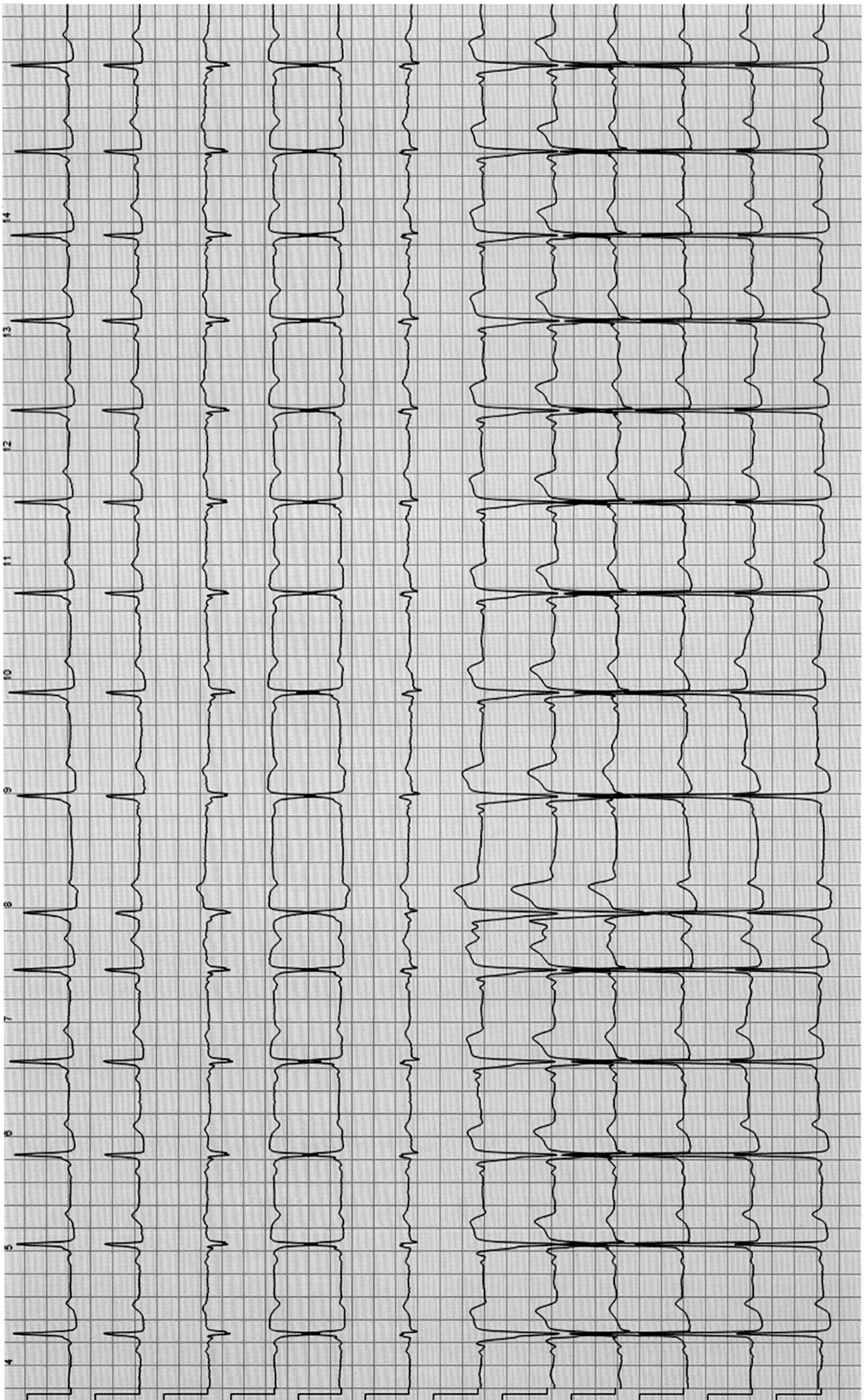


**图17-4　心室预激，房性早搏(2)**

男，64岁，心室预激，第6个P波提前出现，形态异于窦性P波，后继以室上性QRS波，心室预激程度加重，该房性激动经旁路及正常传导途径双路下传，形成单源室性融合波，即心室预激伴房性早搏。

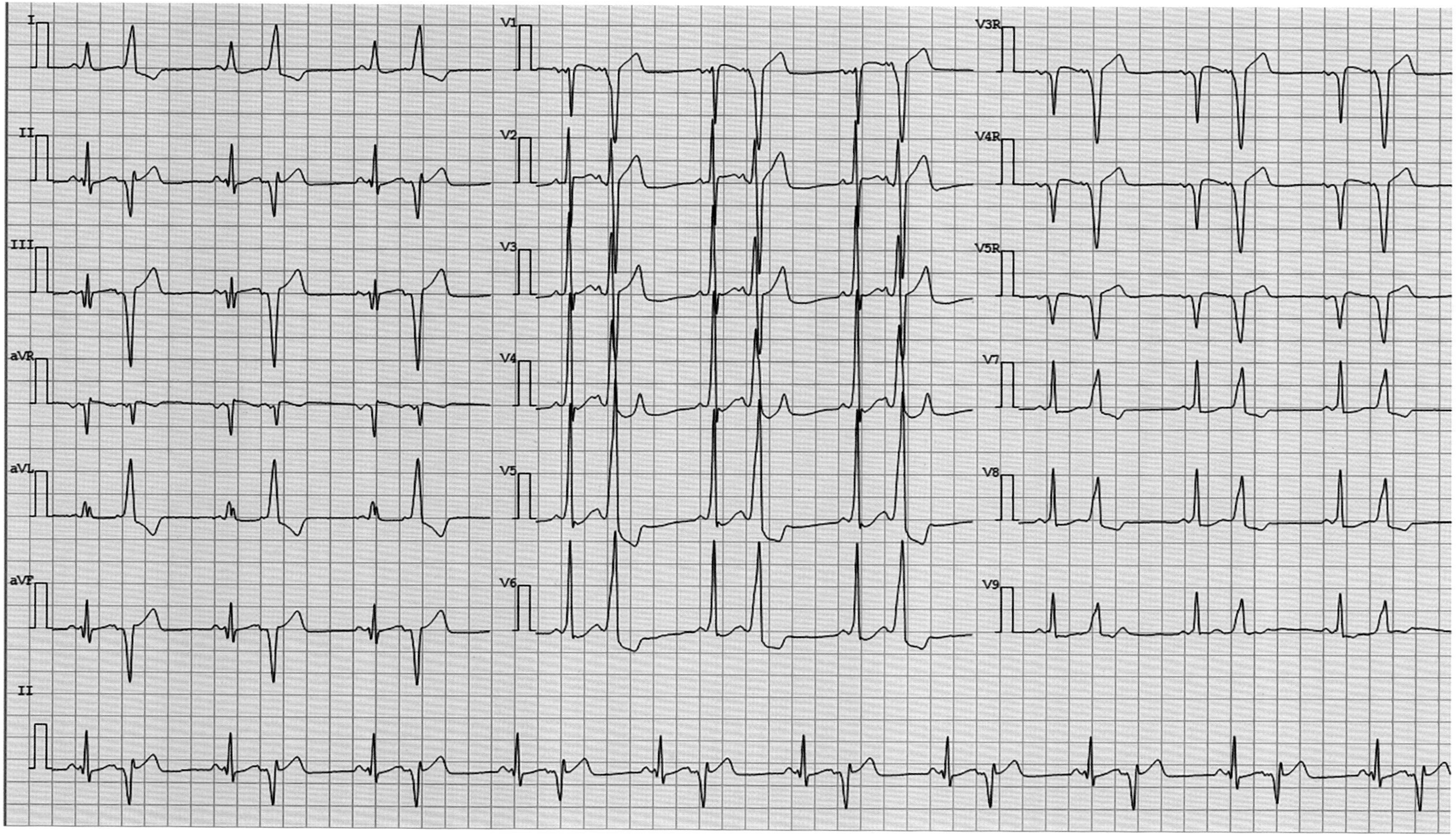


**图 17-5　心室预激，房性早搏(3)**

男，48 岁，心室预激，长Ⅱ导联第 2、4、6、8、10、12、14、16、18、20 个 P 波提前出现，形态异于窦性 P 波，后继以室上性 QRS 波，预激程度加重，该房性激动经旁路及正常传导途径双路下传，形成单源室性融合波，即心室预激伴房性早搏。

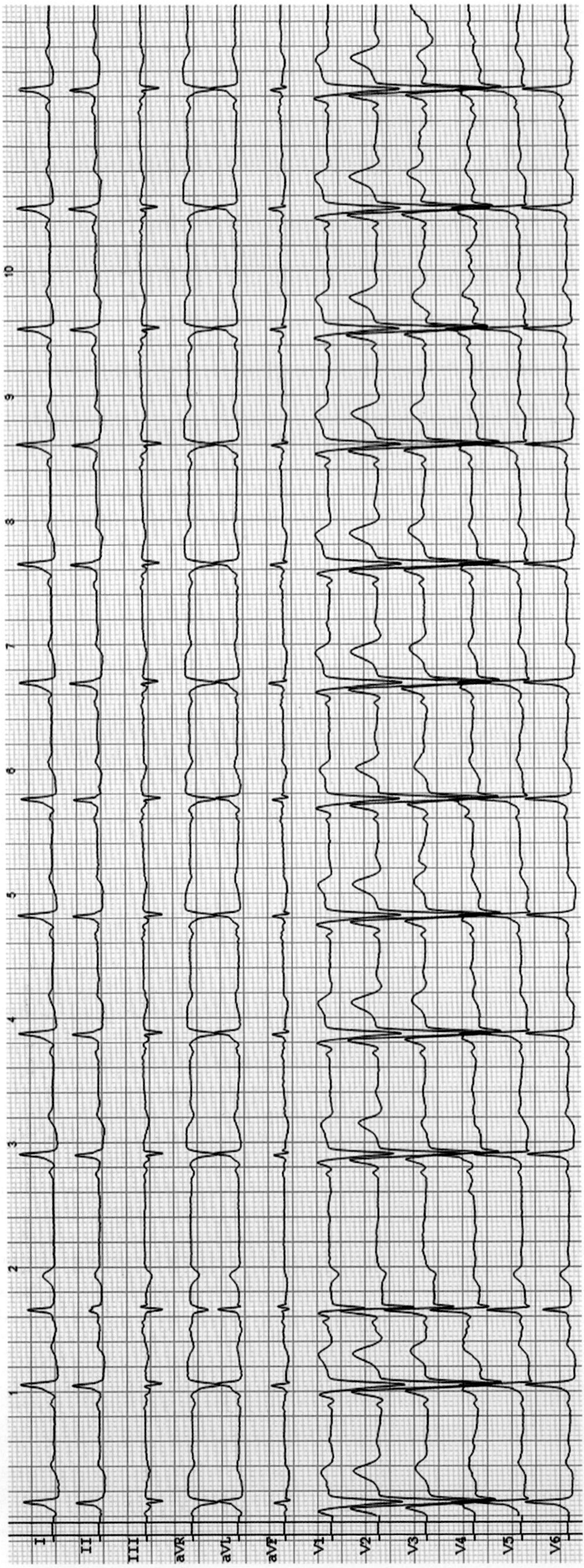


**图17-6　心室预激，房性早搏(4)**

男，67岁，心室预激，第3个P波提前出现，形态异于窦性P波，后继以室上性QRS波，该房性激动经旁路及正常传导途径双路下传，形成单源室性融合波，即心室预激伴房性早搏。

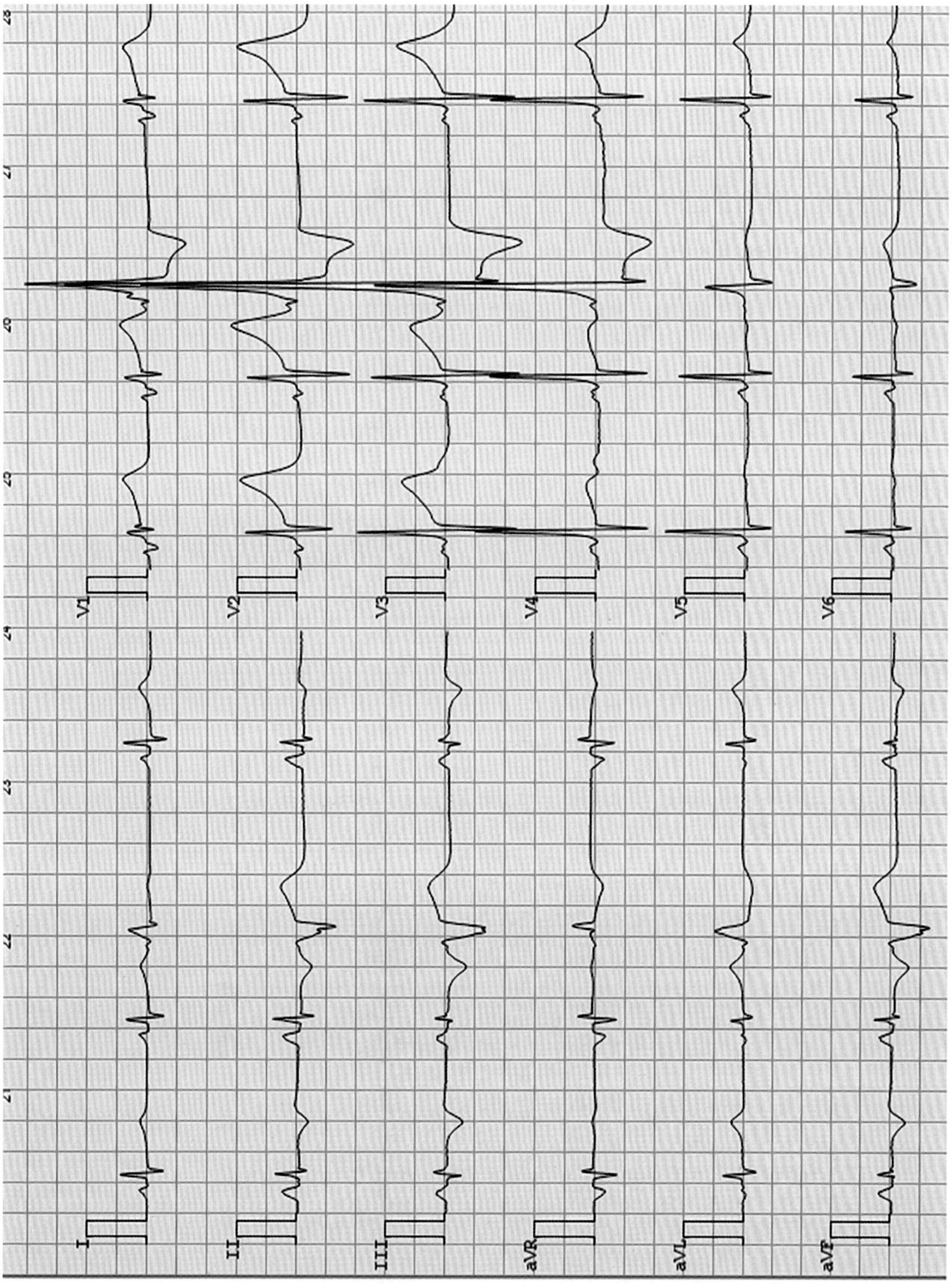


**图17-7　心室预激，房性早搏(5)**

男，49 岁，心室预激，第 3 个 P 波提前出现，形态异于窦性 P 波，后继以室上性 QRS 波，预激程度加重，该房性激动经旁路及正常传导途径双路下传，形成单源室性融合波，即心室预激伴房性早搏。

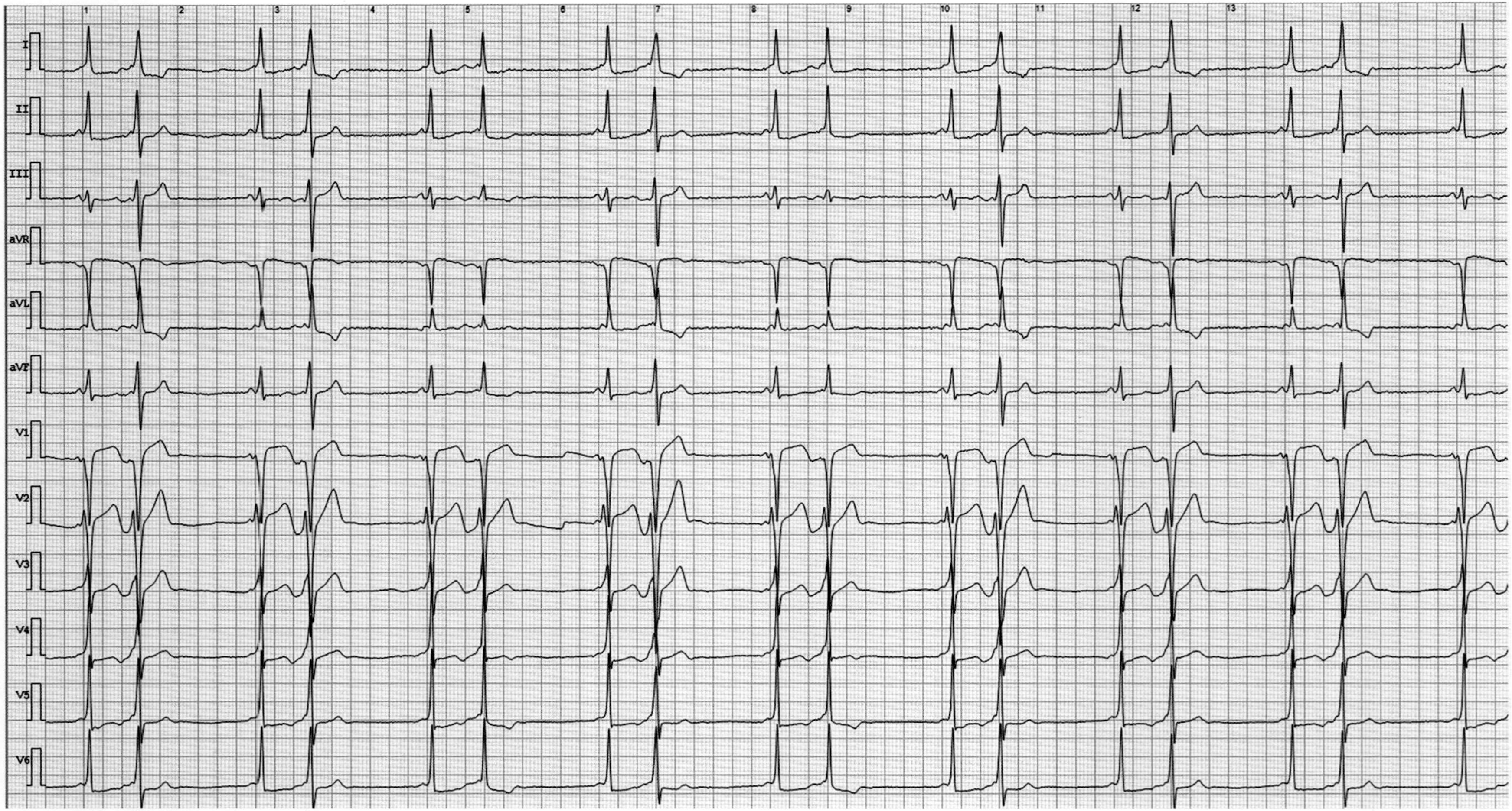


**图 17-8　心室预激,房性早搏(6)**

男,68 岁,心室预激,第 2、4、6、8、10、12、14、16 个 P 波提前出现,形态异于窦性 P 波,后继以室上性 QRS 波,预激程度加重,该房性激动经旁路及正常传导途径双路下传,形成单源室性融合波,即心室预激伴房性早搏。

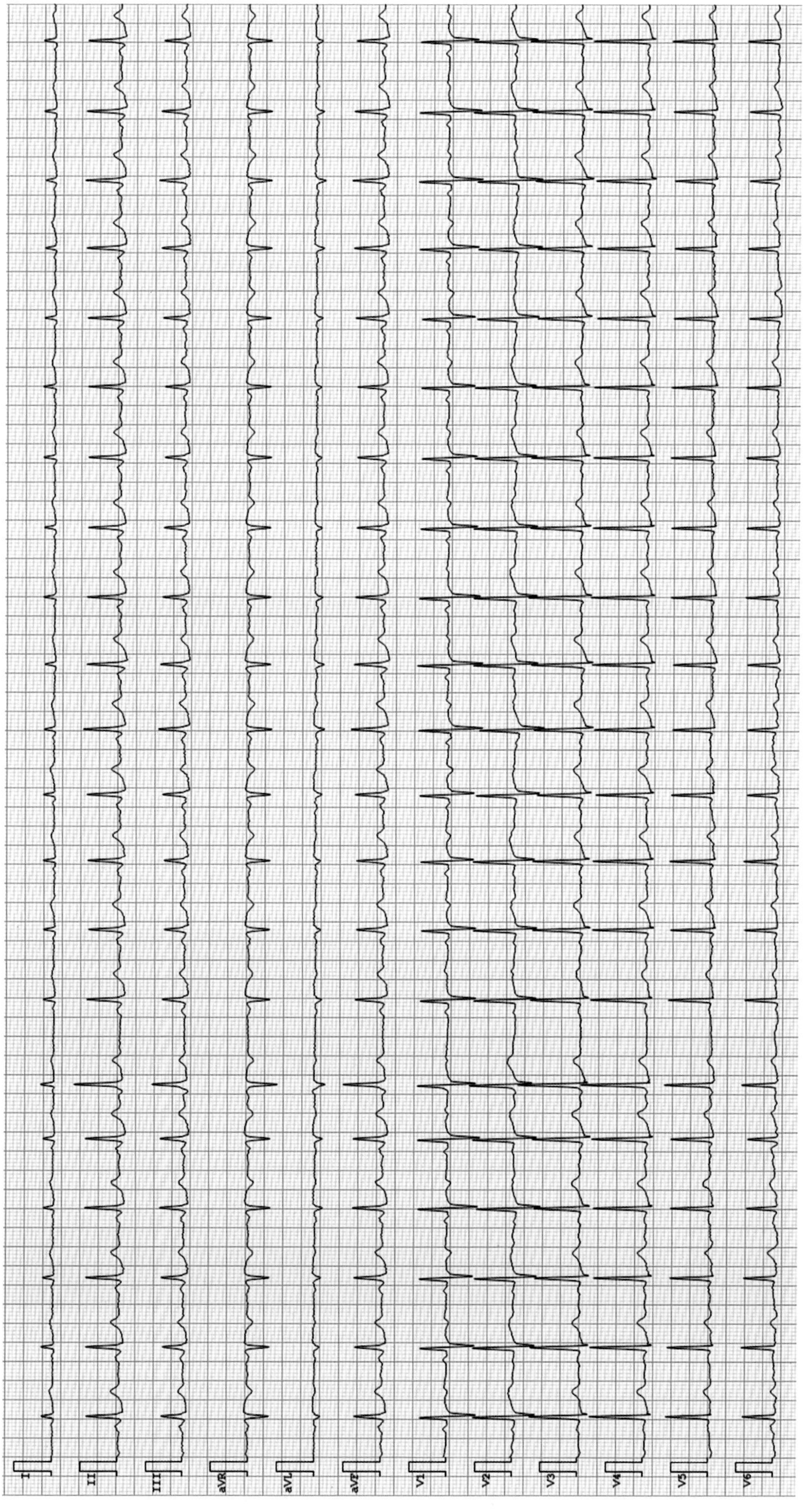

**图 17-9　房性早搏揭示心室预激(1)**

女,71 岁,窦性心律,第 6 个 P-QRS-T 波群提前出现,PR 间期缩短,QRS 波起始顿挫,即房性早搏揭示心室预激。

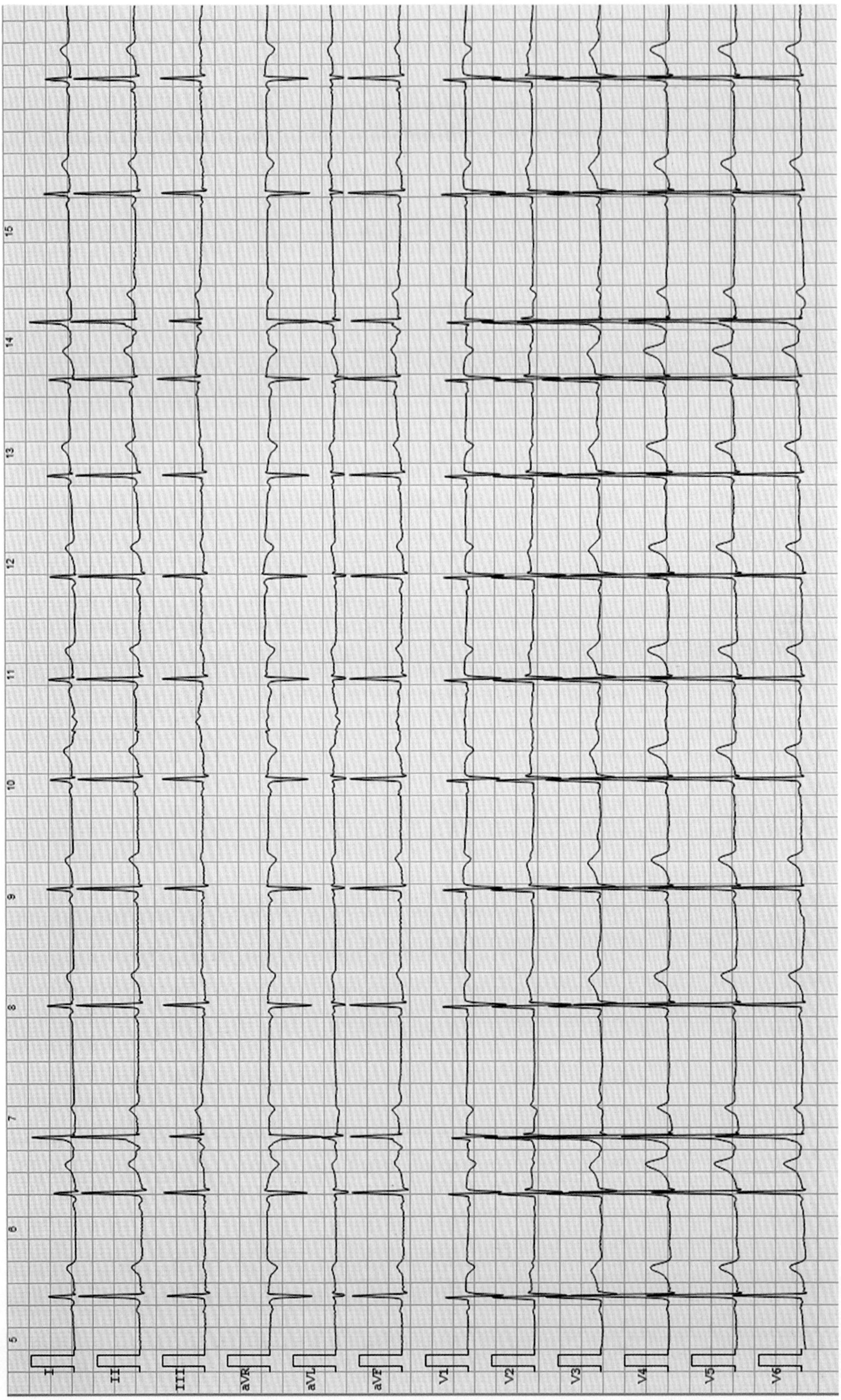


**图17-10　房性早搏揭示心室预激(2)**

女,23岁,第3、11个P波提前出现,形态异于窦性P波,后继以室上性QRS波,PR间期小于0.12 s,QRS波起始顿挫,即房性早搏揭示心室预激。

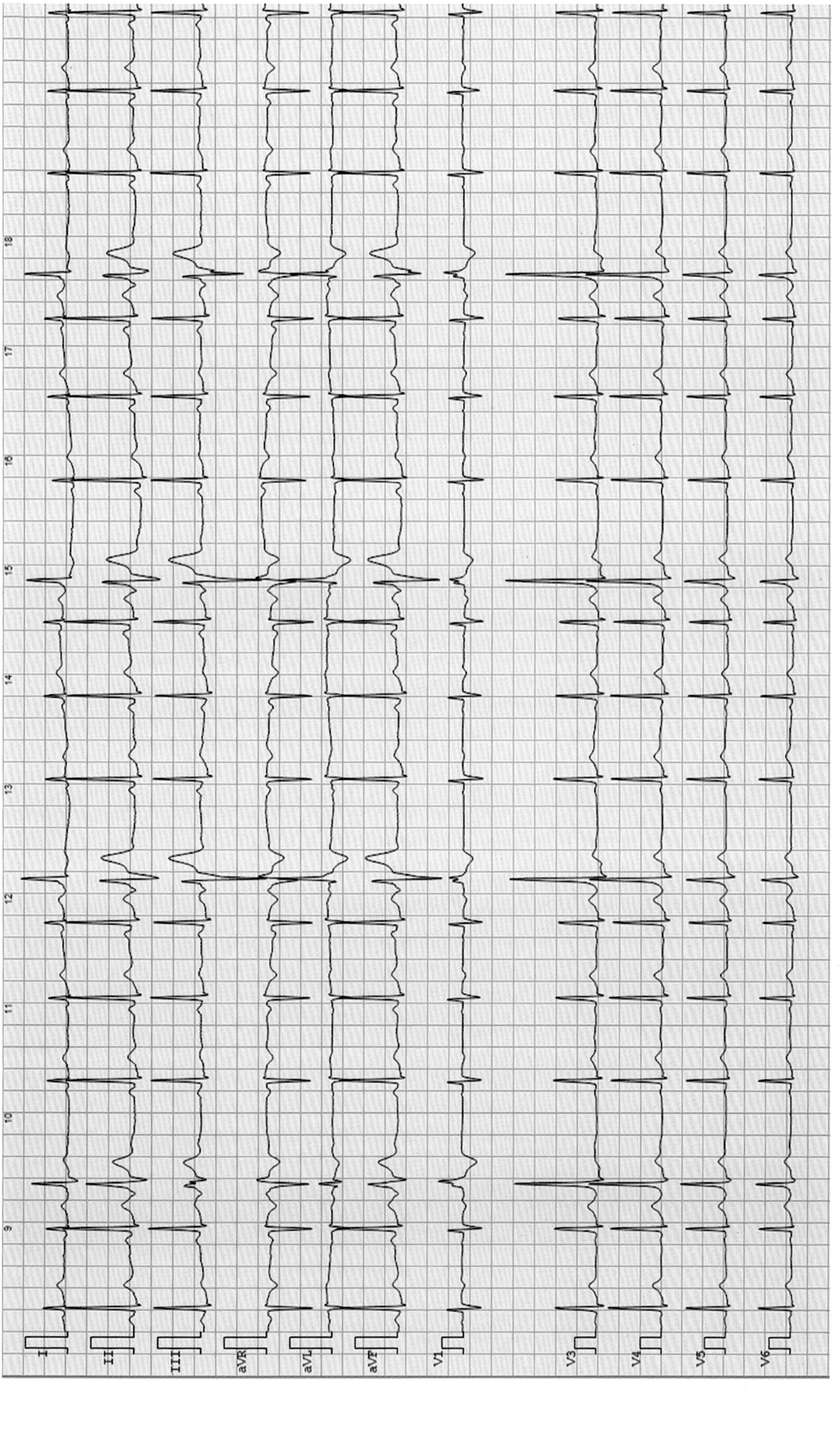


**图 17-11　房性早搏揭示心室预激(3)**

与图 17-10 为同一患者不同时间描记心电图,第 3、7、11、15 个 P 波提前出现,形态异于窦性 P 波,后继以室上性 QRS 波,PR 间期小于 0.12 s,QRS 波起始顿挫,即房性早搏揭示心室预激。

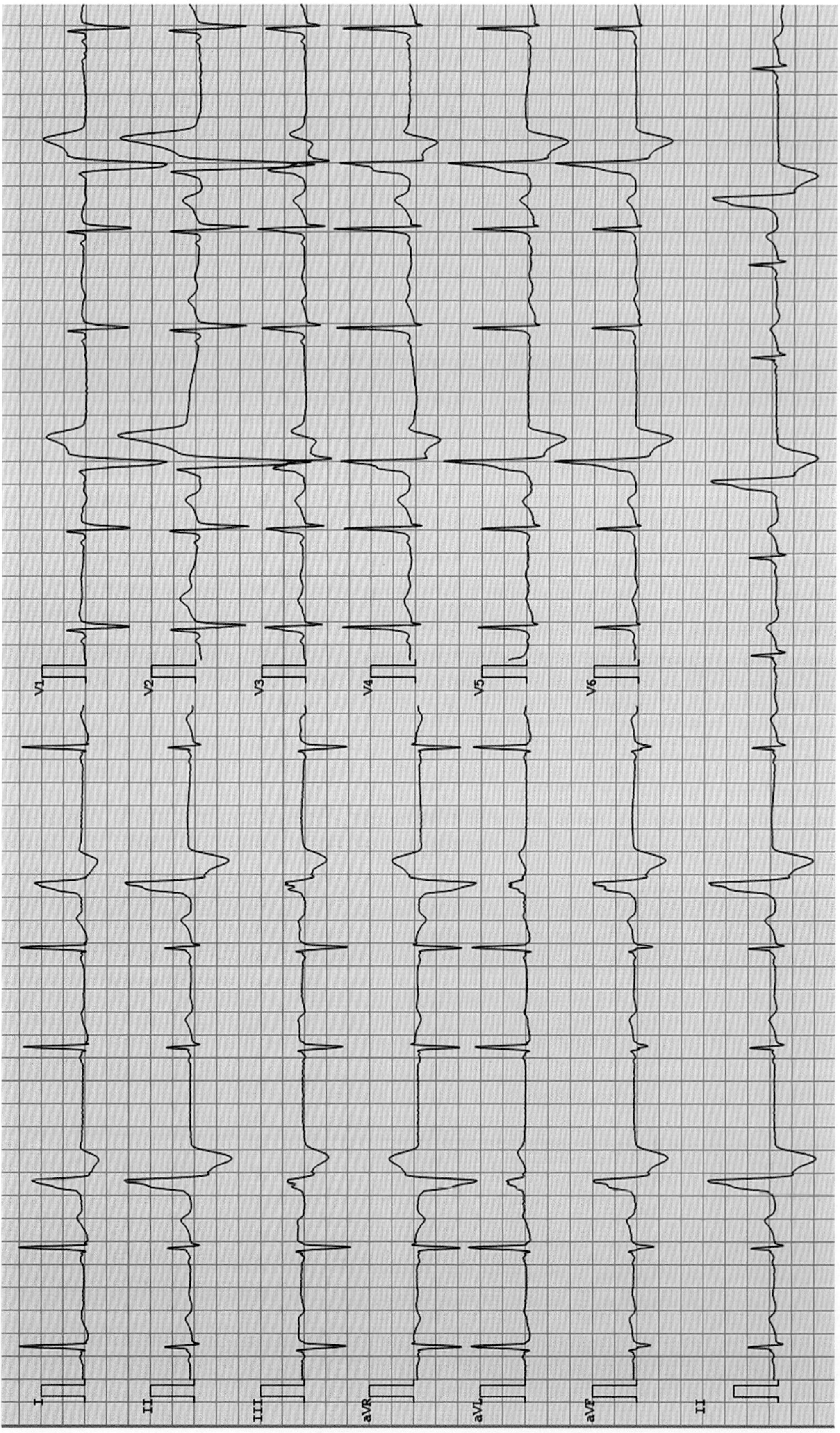


**图 17-12　心室预激，室性早搏**

男，28 岁，心室预激，长Ⅱ导联第 3、6、10、13 个 QRS 波提前出现，宽大畸形，其前无相关的 P 波，形态异于窦性下传的 QRS 波，即心室预激伴室性早搏。

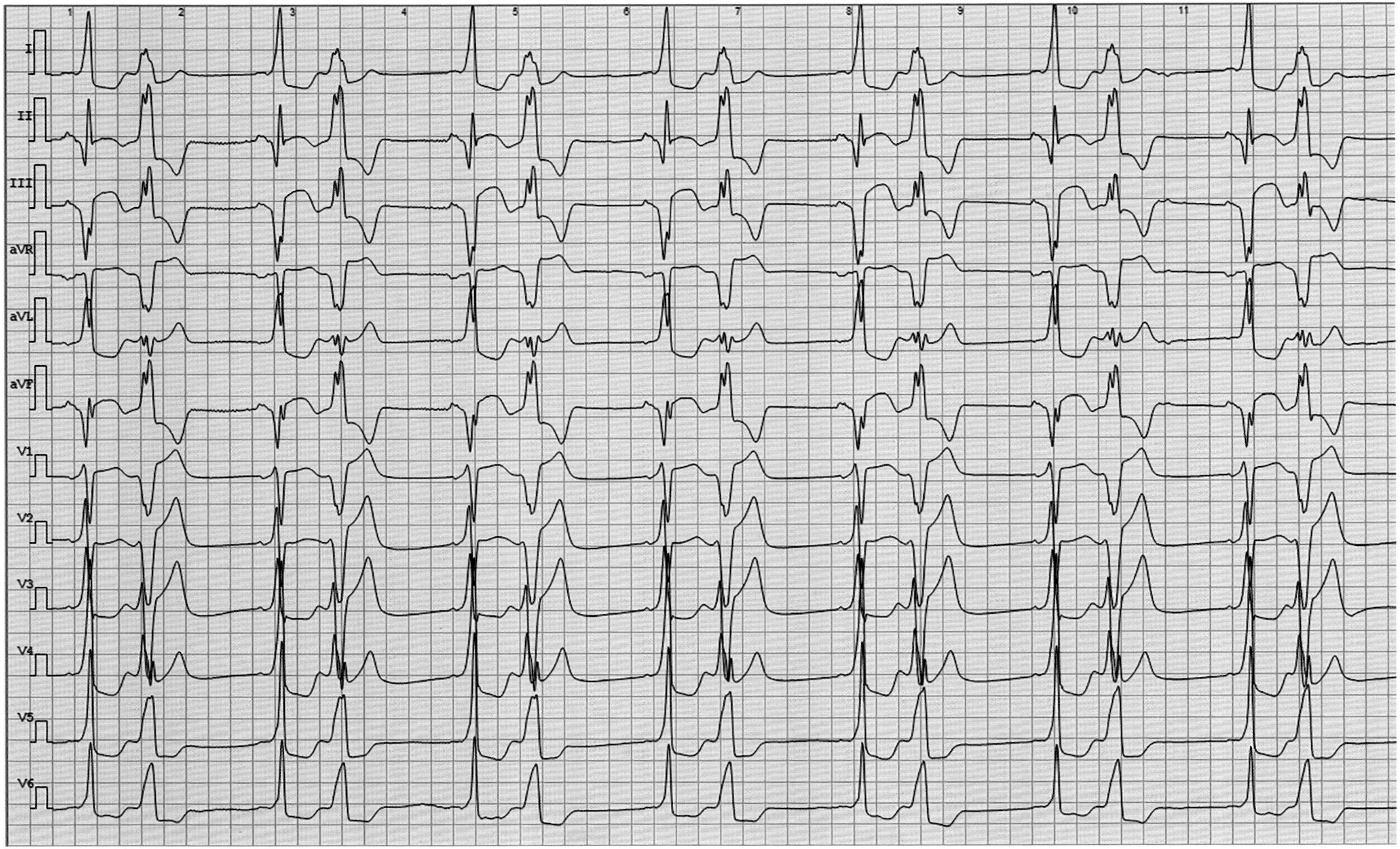


**图 17-13　心室预激，室性早搏二联律**

男，66 岁，心室预激，第 2、4、6、8、10、12、14 个 QRS 波提前出现、宽大畸形，其前无相关的 P 波，形态异于窦性下传的 QRS 波，即心室预激伴室性早搏二联律。

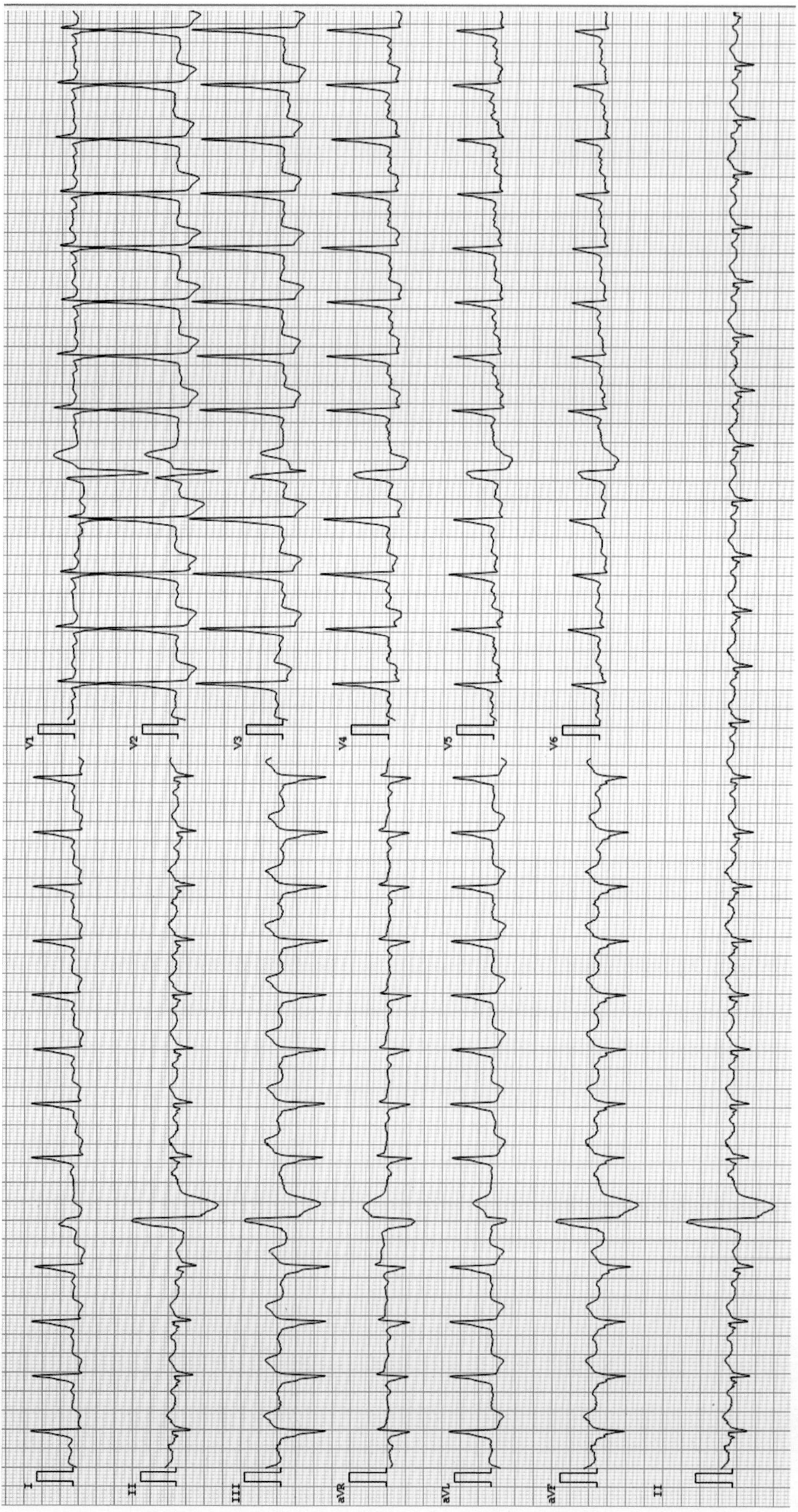


**图17-14　心室预激，室性早搏**

男，60岁，心室预激，第5个QRS波提前出现，宽大畸形，其前无相关的P波，形态异于窦性下传的QRS波，即心室预激伴室性早搏。

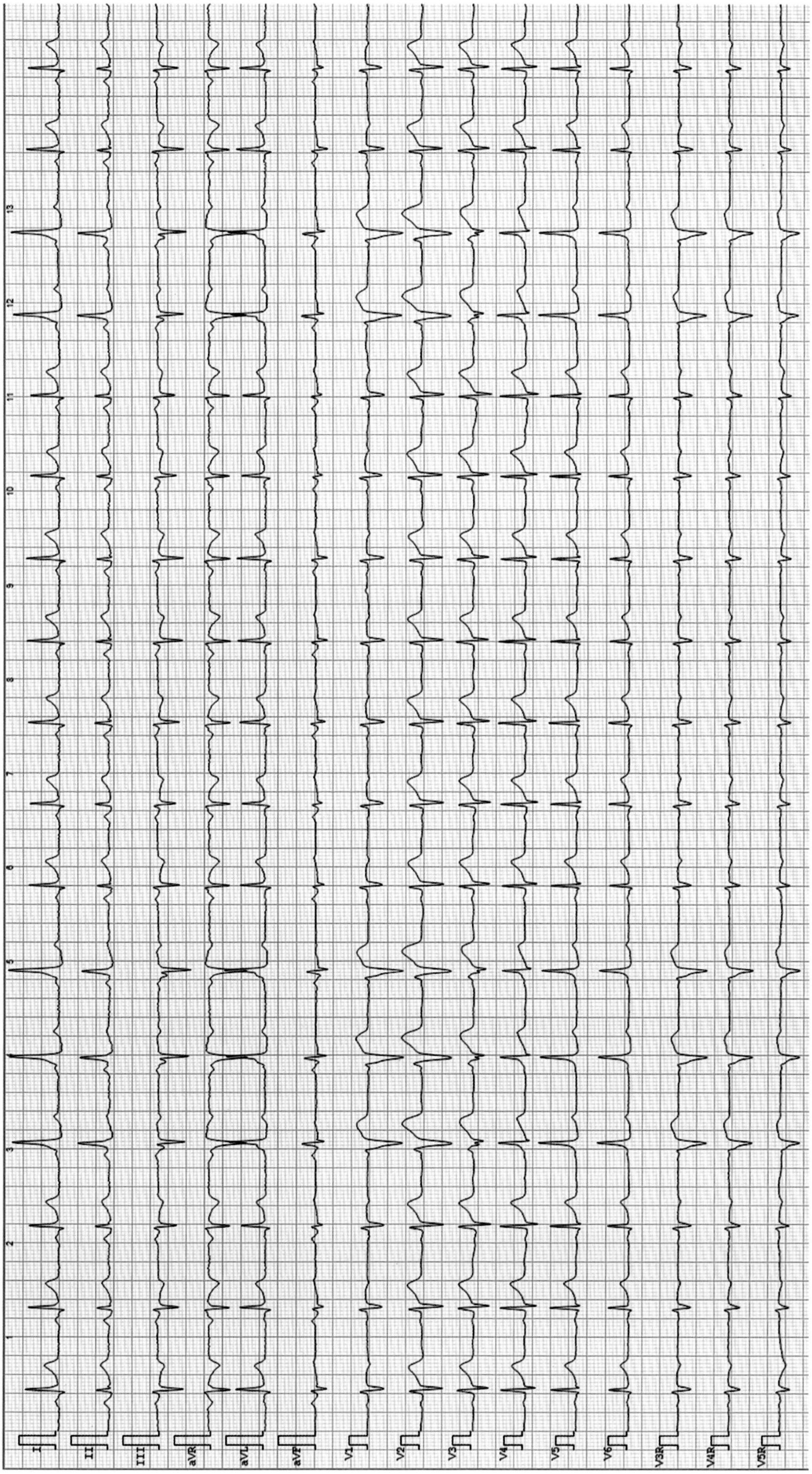


**图 17-15　间歇性心室预激(1)**

男,51 岁,窦性心律,第 4～6、14、15 个 QRS 波宽大畸形,其前有相关的 P 波,PR 间期<0.12 s,QRS 波起始有预激波,即间歇性心室预激。

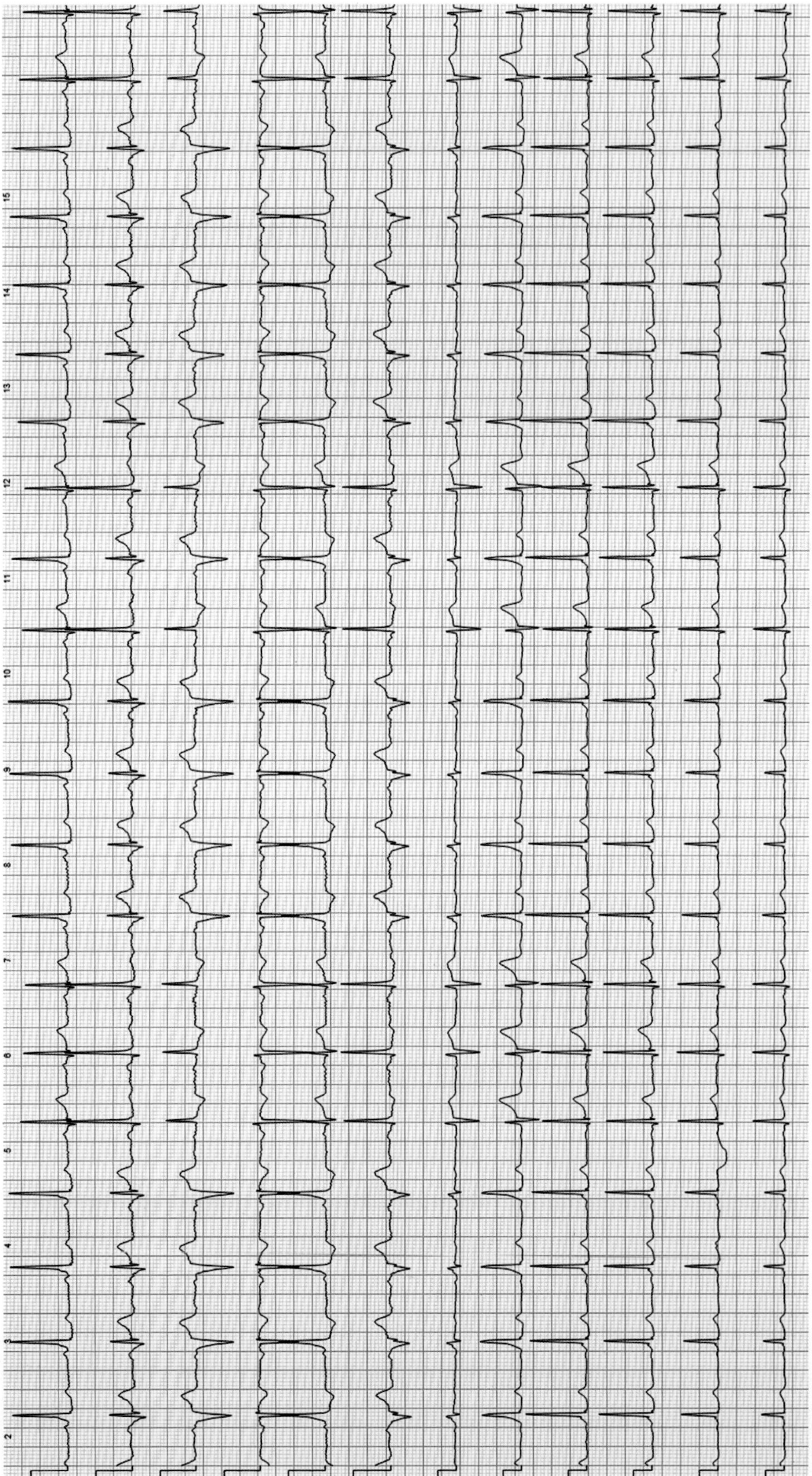


**图 17-16　间歇性心室预激(2)**

男,55 岁,窦性心律,第 1~4、8~11、13、15~19 个 QRS 波宽大畸形,其前有相关的 P 波,PR 间期<0.12 s,QRS 波起始有预激波,即间歇性心室预激。

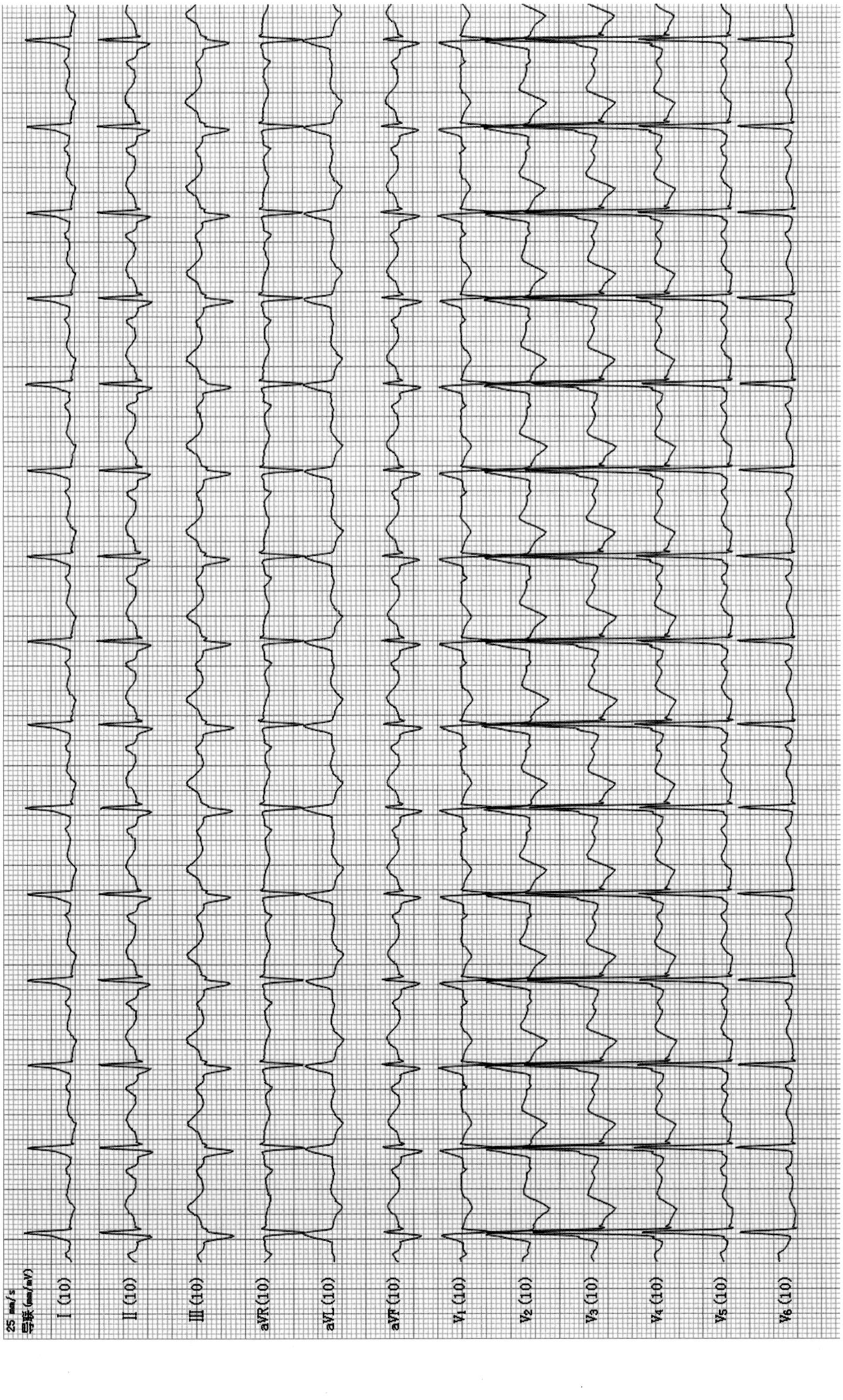


**图17-17　窦性心律，A型心室预激**

女，68岁，食管心房调搏检查，窦性心律，A型心室预激。

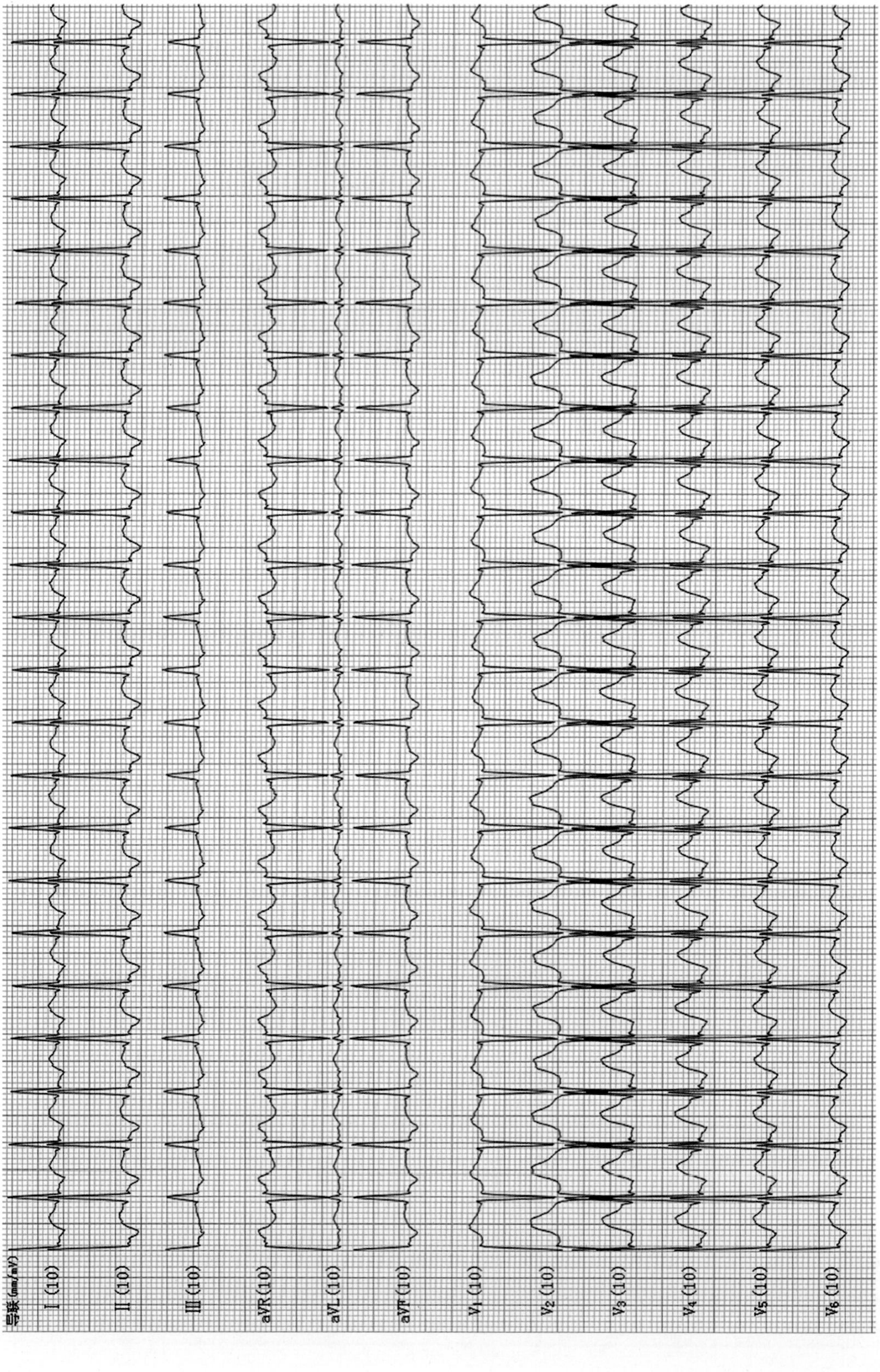


**图 17-18　窦性心动过速，陈旧性前壁心肌梗死**

与图 17-17 为同一患者，窦性心动过速，心室预激波消失，显示陈旧性前壁心肌梗死。

9. 心室预激（预激综合征）合并心房颤动　室性早搏或经正常房室传导系统到达心室的房性冲动从旁路折返回到心房时，若适逢落在心房的易损期，便可产生心房颤动，见图 17-19～图 17-21。快速的心房颤动波可沿正常的房室传导系统下传，也可沿旁路下传或沿两条路同时下传。引起的心电图表现。①多无器质性心脏病，大多为阵发性房颤。②房颤的 QRS 波群多宽大畸形，易被误诊。③室率多在 180～200 次/min 以上，与一般房颤的室率不同。④房颤的 QRS 波群易变性大，即 QRS 波群宽大畸形和呈正常 QRS 波群者交互出现，且正常的 QRS 波群多见于心室率较慢时。⑤洋地黄治疗不能使心室率减慢，有时反而加速心室率。⑥房颤消失并恢复窦性心律时可出现心室预激（预激综合征）的心电图改变。心室预激（预激综合征）合并心房颤动的意义在于心室率极为快速的房颤易诱发室颤。因室率极速的激动，在传入心室时易落于心室易颤期内，从而引起心室颤动及猝死。一般认为，当连续两个预激搏动的最短时距 RR 间期≤250 ms 时，则可能发生心室颤动。心脏电生理检查，心房内导管电极作极快速心房电刺激，再加以适当的期外刺激打进心房复极波 Ta 的易损期可引发房颤。

10. 心室预激（预激综合征）合并心室颤动　心室预激（预激综合征）合并心室颤动是心律失常病情恶化的结果，虽可以发生于无器质性心脏病病例，亦可造成骤然死亡。故并发心室颤动是预激综合征患者猝死的主要直接原因。心室预激（预激综合征）合并心室颤动具有如下特点。

（1）心室预激伴发原发性心室颤动者极少见，多数是由伴极快心室率的心房颤动演变而来。因心排血量急剧下降，心肌缺血而易诱发室颤。或使用大量洋地黄类药物，缩短旁路正向传导有效不应期，加重心肌缺氧易出现 R-on-T 而诱发室颤。

（2）多旁路患者，因旁路有效不应期相异，因此经旁路下传的冲动使心肌多点遭受不同步除极、复极，形成心室肌内多个微折返环而产生室颤。多旁路同时激动，电位叠加，产生的预激电位幅度高，此强电位干扰心室正常激动顺序，造成紊乱也可产生室颤。

（3）发生室早同时伴有 QT 间期延长因素，如低钾、缺血、药物因素易产生 R-on-T，产生室颤。

（4）心室激动经旁路直接快速回传心房，产生心房回搏，干扰窦房结激动，使窦房结功能受抑制，失去对全心传导系统的控制而出现 R-on-P 亦可产生室颤。发生室颤的病例经手术证实大部分为多旁路病例，术前、术中发生室颤机会多，术后心室颤动均不再出现。

（5）从体表心电图预测发生猝死的危险性尚无准确的方法，但发生心房颤动时的最短 RR 间期可为临床提供参考。

有观点认为最短 RR 间期<250 ms 的预激综合征患者可能具有较高的危险性；也有将心房颤动时最短 RR 间期<220 ms 作为极易发生心室颤动的标志。

部分预激综合征患者合并的快速性心律失常发作停止时，可以出现极缓慢的心律失常，可能是其发生晕厥猝死的另一个原因。

11. 心室预激合并束支阻滞　心室预激（预激综合征）合并束支阻滞时，其心电图表现依心室预激的部位和程度而定。

（1）典型的心室预激与束支阻滞的心电图表现并存：心室预激合并右束支阻滞时，PR 间期缩短，右束支阻滞的 QRS 波群起始部可受预激波的影响而变形，QRS 波群的终末部则仍为右束支阻滞图形。

（2）典型的束支阻滞表现不受单源性室性融合波的影响：激初有时沿正路下传，有时沿旁路下传，则二者图形可在同一导联间歇或交替出现。

（3）右束支阻滞图形的正常化：①不完全性 A 型心室预激合并右束支阻滞，后者的部分特征被掩盖，此时 QRS 的起始部可见预激波，终末部宽钝。②完全性 A 型心室预激合并右束支阻滞，后者图形完全被掩盖，预激波消失后可显示出右束支阻滞图形，见图 17-22。③不完全性 B 型心室预激合并右束支阻滞，后者的部分特征被掩盖，此时 QRS 的起始部可见预激波，终末部宽钝。④完全性 B 型心室预激合并不完全性右束支阻滞，后者图形完全被掩盖，合并完全性右束支阻滞，$V_1$ 导联可呈 Qr 型，此时的 r 波是右束支阻滞唯一的表现，见图 17-23。

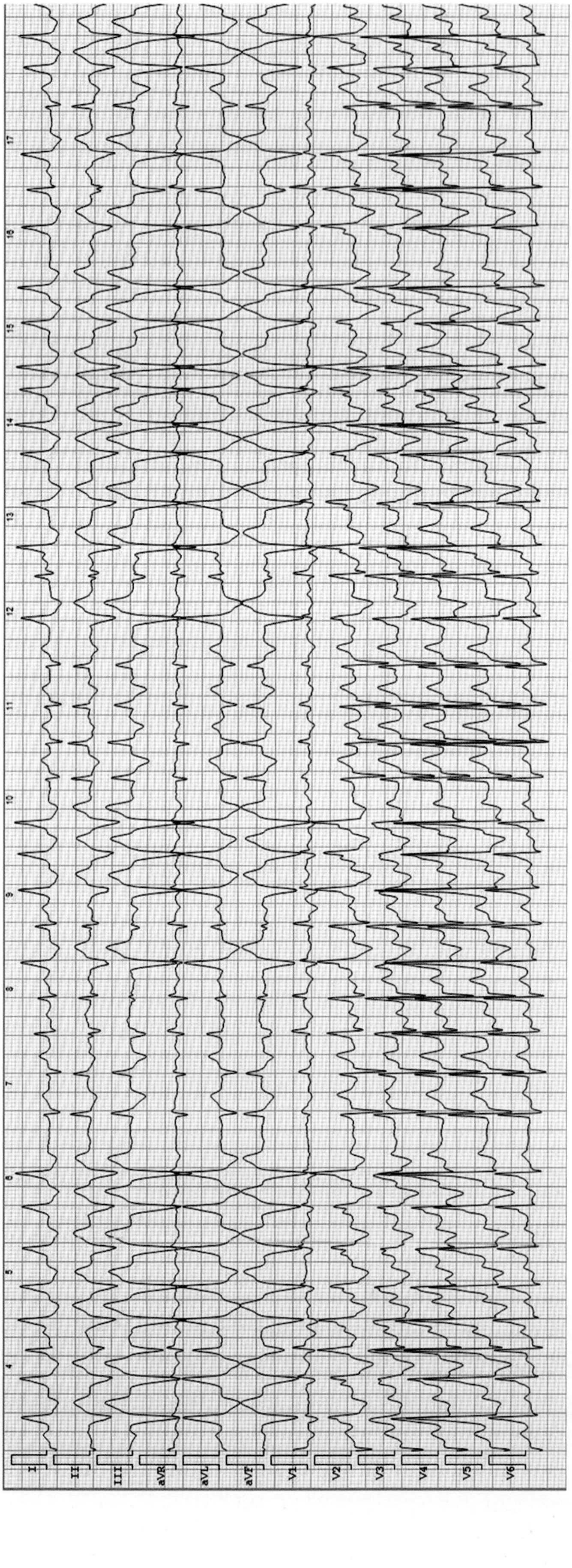


图 17-19　心房颤动,间歇性心室预激

男,62 岁,心房颤动伴间歇性心室预激。

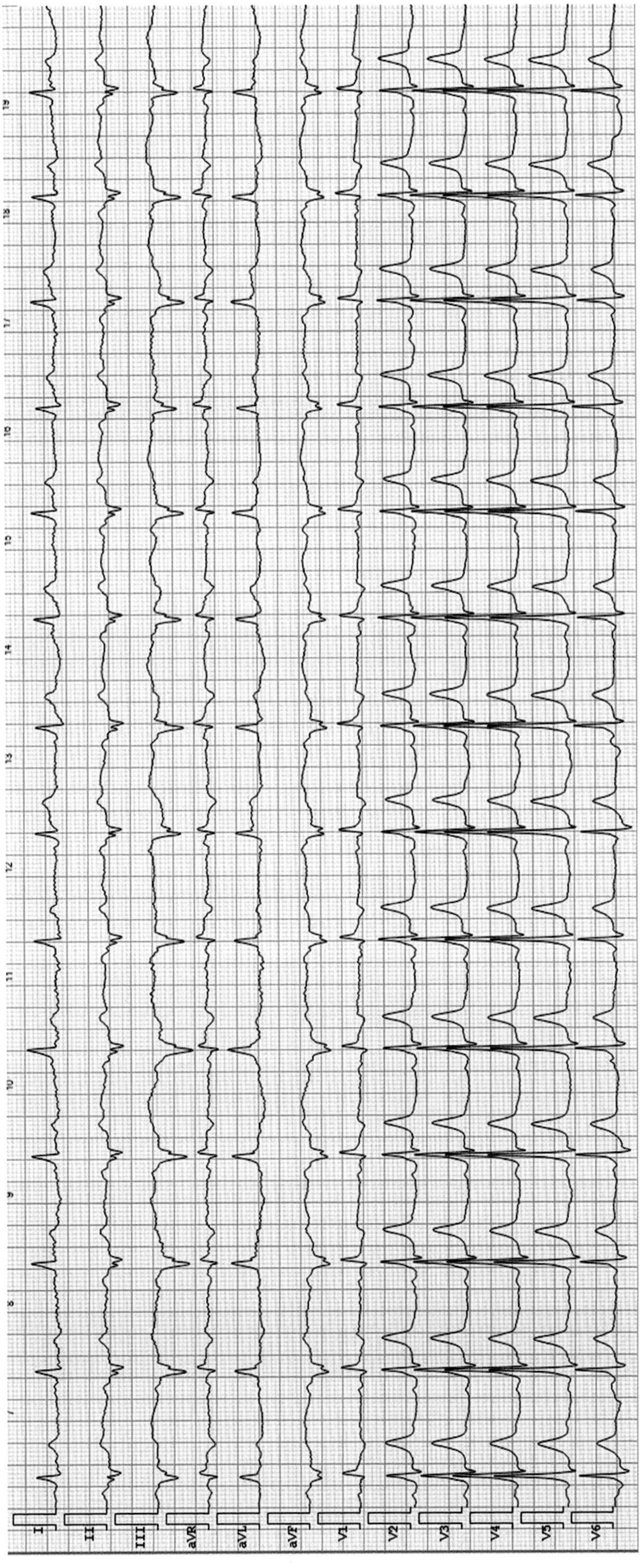


图 17-20　窦性心律，心室预激

与图 17-19 为同一患者不同时间心电图，窦性心律，心室预激。

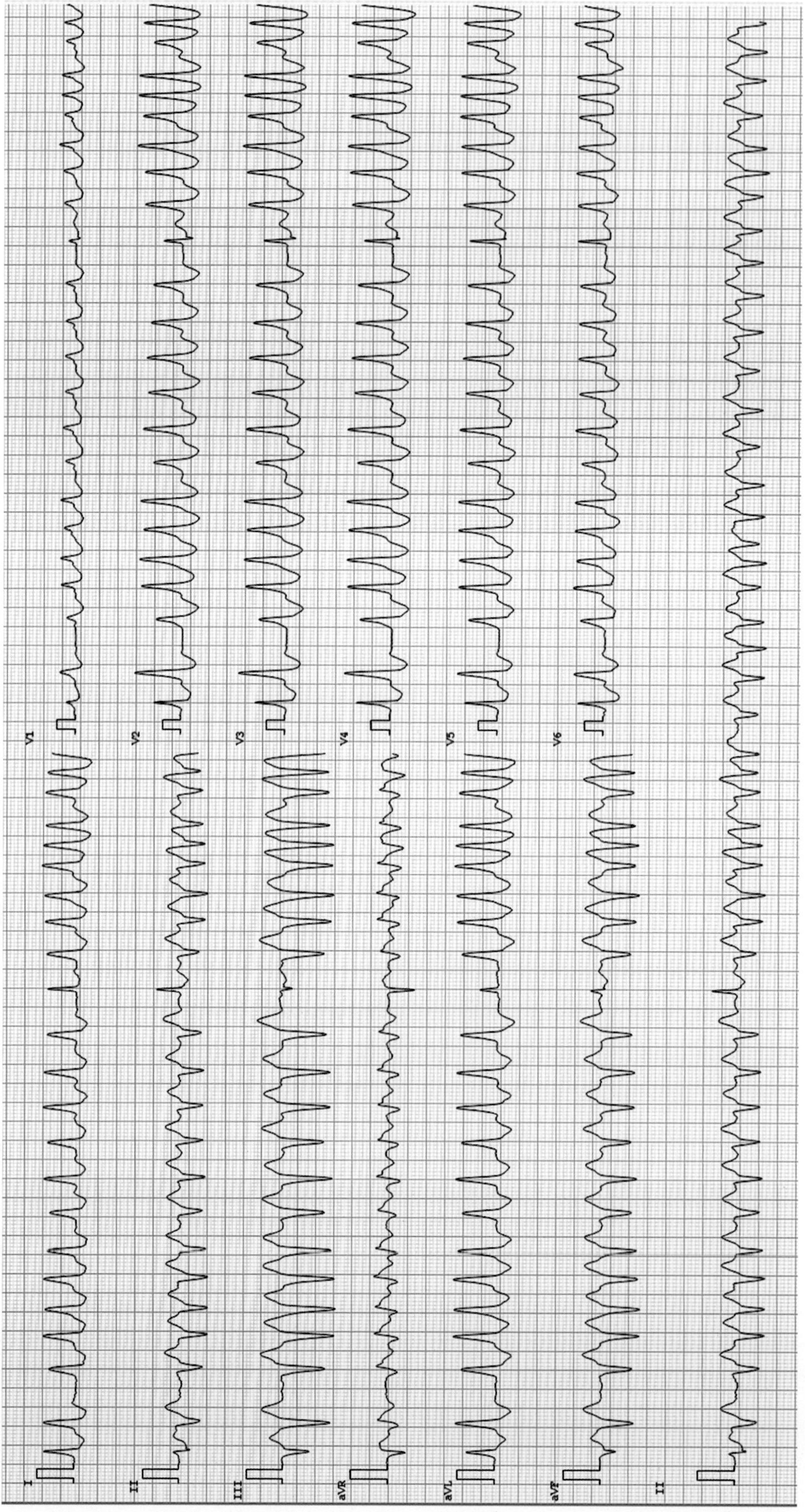


**图 17-21　心房颤动,间歇性心室预激**

女,85 岁,心房颤动伴间歇性心室预激。

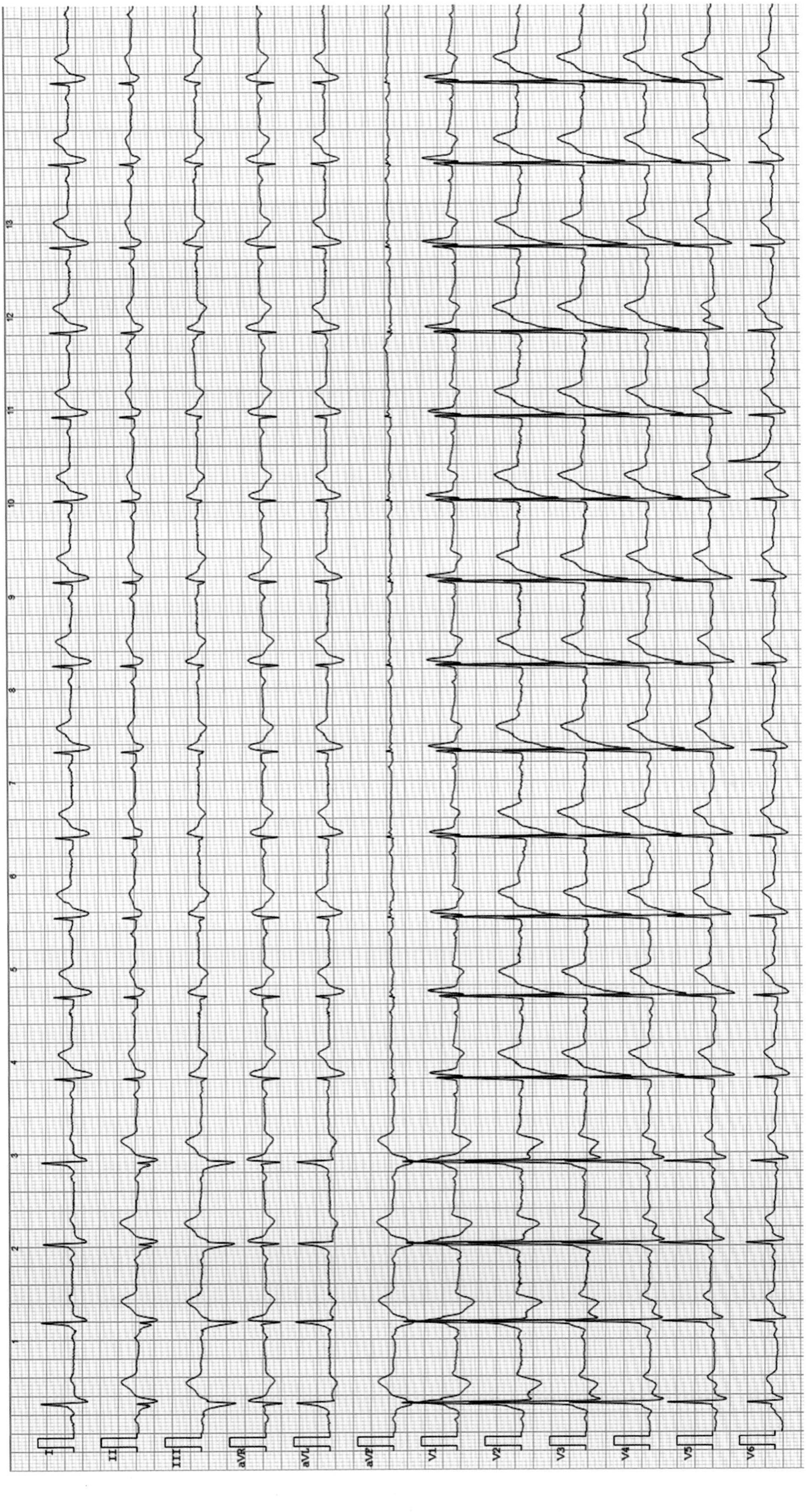


**图 17-22　窦性心律，完全性右束支阻滞，间歇性 A 型心室预激(1)**

男，46岁，窦性心律，第5~17组心搏为完全性右束支阻滞，第1~4组心搏为心室预激，掩盖了完全性右束支阻滞图形，即A型心室预激合并完全性右束支阻滞。

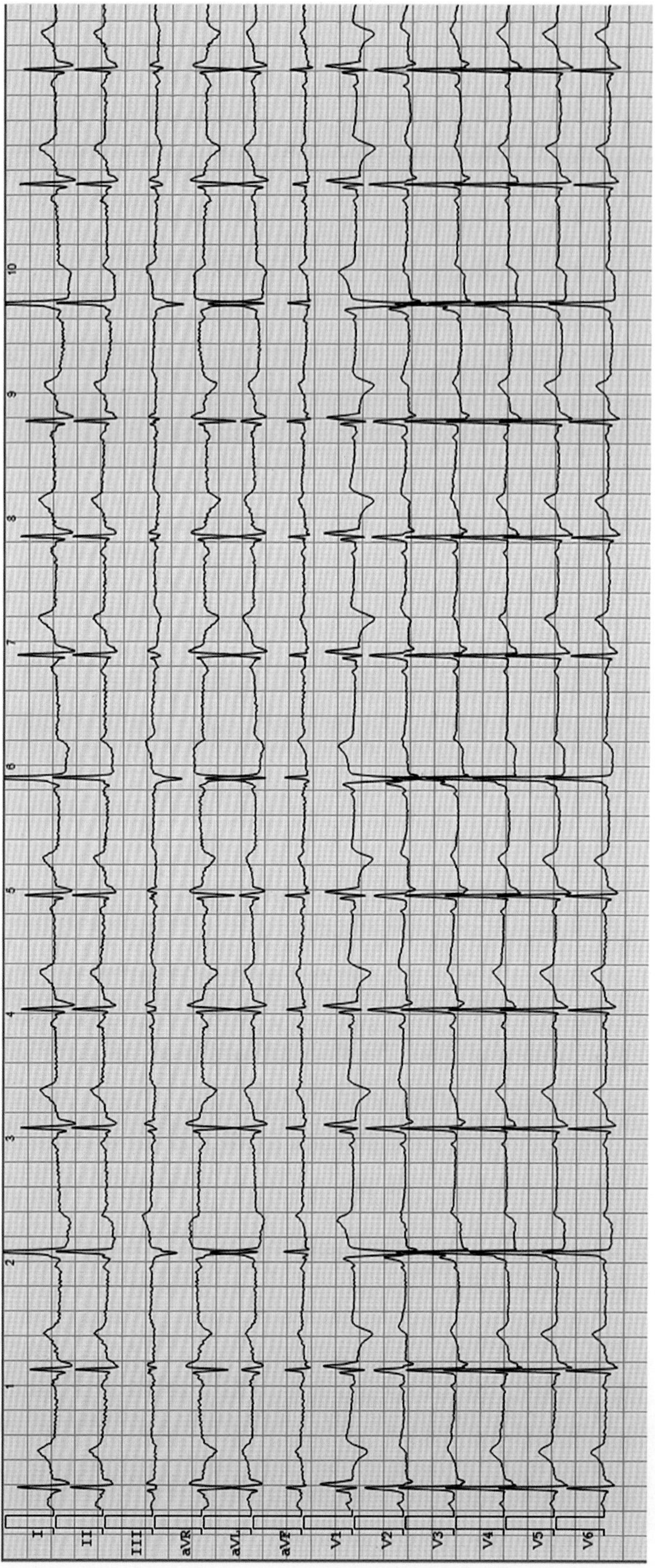


**图 17-23　窦性心律,完全性右束支阻滞,间歇性 A 型心室预激(2)**

女,41岁,窦性心律,第1、2、4～6、8～10、12、13组心搏为完全性右束支阻滞,第3、7、11组心搏为心室预激,掩盖了完全性右束支阻滞图形,即心室预激合并完全性右束支阻滞。

总之，当心室预激属完全性或束支阻滞发生在同侧时，束支阻滞被掩盖，此时如 PJ 间期>0.27 s，AVRT 时呈典型束支阻滞形，可诊断；当预激属不完全性，且旁路与阻滞束支不同侧或较远距离时，QRS 初始示 δ 波，而中或末部再次出现粗钝示束支阻滞特征；结合 PJ 延长和 AVRT 呈束支阻滞型有助于合并束支阻滞的诊断。A 型心室预激合并左束支阻滞时，后者被掩盖；B 型心室预激合并左束支阻滞时，后者无法诊断，待到预激波消失时方显左束支阻滞。

12. 心室预激合并房室阻滞　心室预激可合并一度或二度房室阻滞。

（1）心室预激合并一度房室阻滞：心室预激合并一度房室阻滞时，除具有预激波外，PR 间期可有不同程度的延长，由短到正常范围，甚至延长；而不伴有预激图形的 PR 间期则更长。

（2）心室预激合并二度房室阻滞：心室预激合并二度房室阻滞时，传导阻滞可单独发生于正常传导途径或附加径路之中，亦可二者同时发生。①正常传导途径与附加径路同时发生二度阻滞且同步（常见的为 2∶1 或 3∶2 传导阻滞），可表现为预激搏动合并心室漏搏，即 P 波后不继以 QRS 波群。②正常传导途径与附加径路发生不同步的二度（2∶1）房室阻滞，则表现为两种不同形态的宽大畸形预激搏动交替出现。③仅附加径路呈 2∶1 阻滞，则可出现交替性心室预激（预激综合征）。④仅正常传导途径发生 2∶1 传导阻滞，则可表现为不完全性心室预激与完全性心室预激交替出现。有时正常传导途径可发生二度Ⅰ型房室阻滞，心电图则表现为不完全性心室预激逐渐变为完全性心室预激，见图 17-24。

（3）心室预激合并三度房室阻滞：①窦性心律呈完全性心室预激，PJ 间期常>0.27 s；②合并快速心律失常多为房颤、房扑，且表现为完全性心室预激；③从无房室折返性心动过速，心房、心室调搏亦不能诱发房室折返性心动过速。

13. 发育不全性心室预激　发育不全性心室预激是指心房激动的大部分经正常的房室结-希浦系统下传，仅有少部分经旁路下传，心电图表现为 PR 间期接近 0.12 s，预激波小、持续时间短，QRS 波时限正常，PJ 间期多正常，只有极少数导联甚至个别导联有上述表现，有时易误诊为正常 R 波上的顿挫，见图 17-25。

## 二、解剖基础

旁路是胚胎发育过程中残存的房室间肌束连接未能完全退化。胚胎早期房室心肌是相连的，发育过程中心内膜垫和房室沟组织形成中央纤维体和房室环，替代了房室间心肌相连（房室结-希浦系统是发育中形成的正常房室间连接），但仍遗留一些散在心肌相连，出生后短期内继续发育，大多自行退化消失，但少数人未能完全退化则形成异常房室旁路。

绝大多数旁路纤维组织学特点不同于房室结组织，其与普通心肌类似，属于快反应纤维，传导速度快，无明显的频率依赖性传导速度递减特征。但是非典型旁路也可表现为房室结组织类似的递减传导特性。

## 三、分类

### （一）根据旁路的解剖学特征和心电图

1978 年 Gallagher 根据旁路的解剖学特征和心电图将心室预激（预激综合征）主要分为 Kent 束、James 束、Mahaim 束。

1. 典型心室预激（预激综合征）　起自邻近房室纤维的心房肌，经房室纤维环，终止于心室肌内，即房室旁路 Kent 束。根据其部位确定为 4 种，根据常见程度分左侧游离壁旁路、后间隔部旁路、右侧游离壁旁路、前间隔部旁路。

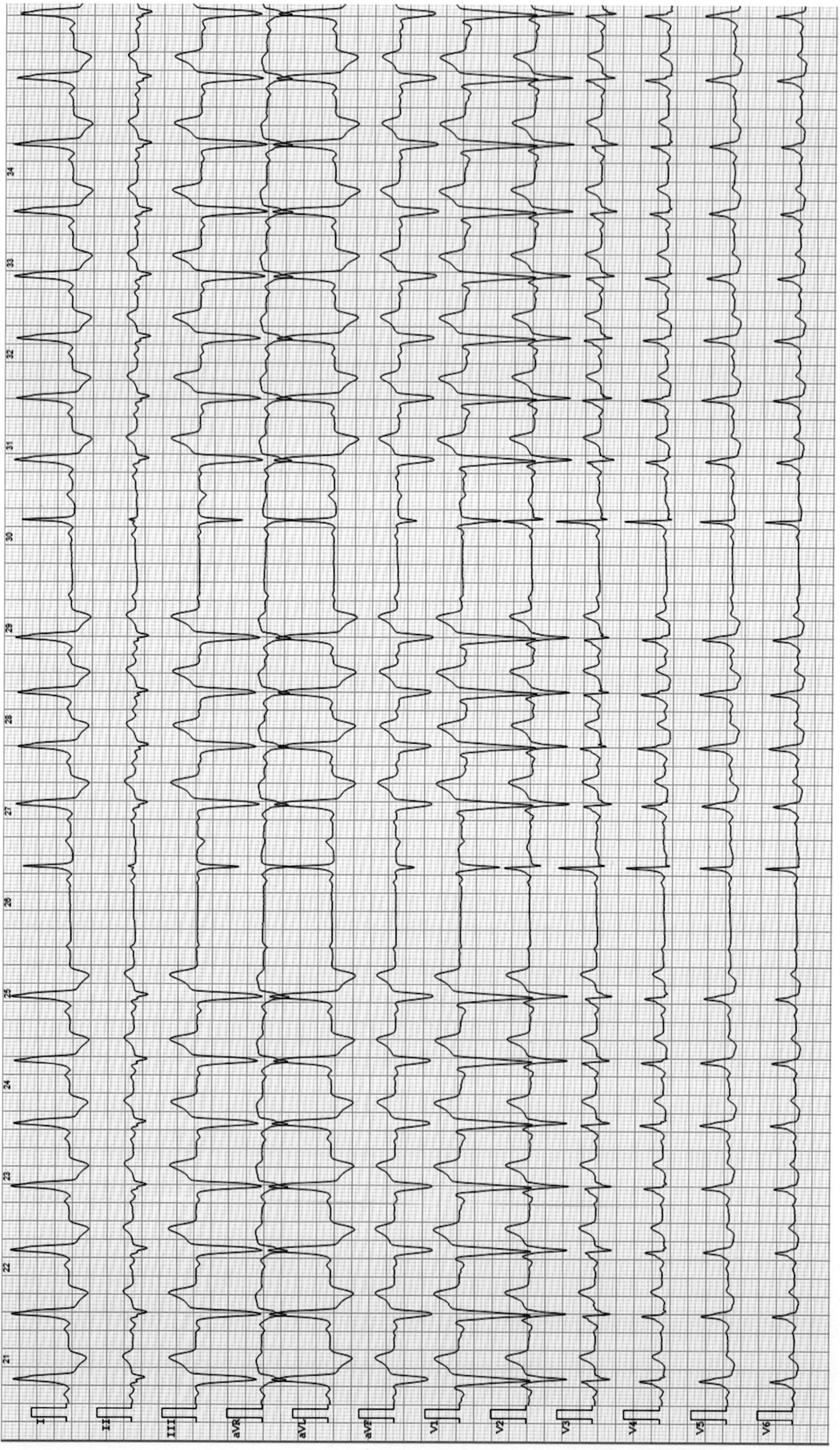


**图 17-24　心室预激合并二度房室阻滞**

女,35 岁,窦性心律,PR 间期<0.12s,QRS 波起始顿挫,其中第 8、14 个 P 波后未跟随心室波,即心室预激合并二度房室阻滞。

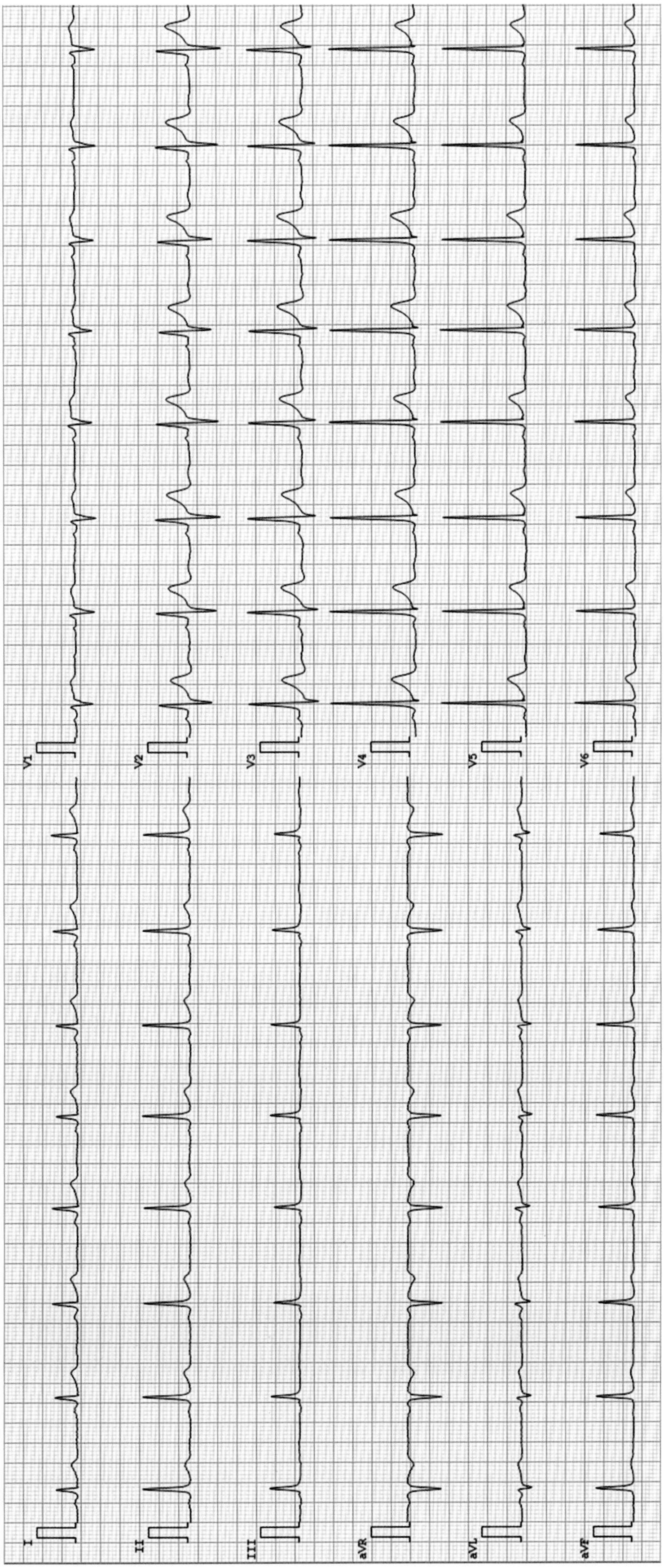


**图 17-25　发育不全性心室预激**

男,25 岁,窦性心律,PR 间期接近 0.12 s,部分导联 QRS 波起始顿挫,QRS 波时限及 PJ 间期正常,即发育不全性心室预激。

2. 短 PR 间期综合征(即 L-G-L 综合征) 房室结旁路绕行至房室结下部的后结间束纤维和连接心房与希氏束的房-希旁路,即 James 束,见图 17-26。还有学者提出“房室结”加速传导的概念及房室结发育短小,房室结内部存在旁路等。根据其是否完全绕过房室结分为完全性和不完全性两种。

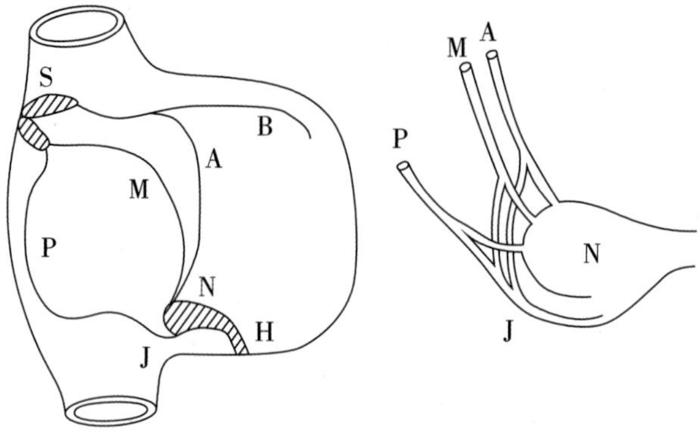


图 17-26 James 束解剖示意

3. 变异型心室预激(预激综合征) 起自房室结下部、房室束或左右束支左干,终止于室间隔上部的肌束,即 Mahaim 束,此型不能通过心电图做出诊断。

Mahaim 纤维绝大部分起源于右房,止于右束支远端(或附近心肌)的慢传导房束旁路;也有部分是起源于右房,止于右室的慢传导房室旁路;虽然不起源于房室结,前向传导时间长,具有递减传导特性,没有逆传功能,所以能产生与传统 Mahaim 纤维相同的心电图和临床表现。目前仍沿用 Mahaim 纤维一词,Mahaim 纤维意指能产生这类心电图表现的只有前传功能的“慢反应旁路”的总称。“慢反应旁路”包括结-束、结-室、束-室、慢传导房-束和慢传导房-室旁路等,临床以慢传导房-束和结-束旁路为常见。

4. James+Mahaim 束。

### (二)欧洲心脏病学会推荐采用 Andenion 分类

心室预激根据旁路的解剖学特征和心电图的分类方法不够精确,对不断发现的电生理现象和解剖学特征不能做出合理解释,因此欧洲心脏预激综合征专题研究小组根据旁路的解剖学特征提出 Andenion 分类方法。

1. 房室旁路 心房和心室间的直接联系,相当于 Kent 束,如合并房室折返性心动过速又称为 WPW 综合征。

2. 结室旁路 结室旁路是连接房室结与心室肌的旁路。

3. 束室旁路 束室旁路是连接于希浦系统与心室之间。

4. 房束旁路 房束旁路从心房与右束支或邻近心室肌间连接。

5. 结间旁路(结束旁路) 结束旁路从房室结与右束支或邻近心肌间连接。

6. 房室结异常(房室结旁路) 房室结旁路直接连接心房和希氏束,相当于 James 束,心电图表现为 PR 间期<0.12 s,QRS 波群时限正常,其起始部无 δ 波,如合并心动过速则又称为短 PR 综合征或 LGL 综合征。

## 四、旁路的电生理特点

### (一)兴奋性

旁路组织对刺激发生反应的能力称为旁路的兴奋性,但兴奋性低于正常心脏传导组织,旁路兴奋性的高低因旁路的类型不同而异,旁路在每次兴奋后也会产生不应期,但相对不应期很短难以测量。旁路的有效不应期变异范围较大,电生理测定旁路有效不应期分为 4 种。

1. 超短有效不应期　旁路不应期<280 ms 称为超短有效不应期。

2. 短有效不应期　旁路不应期的范围为 280 ~ 600 ms 称为短有效不应期。

3. 长有效不应期　旁路不应期的范围 600 ~ 1 000 ms 称为长有效不应期。

4. 超长有效不应期　旁路不应期>1 000 ms 称为超长有效不应期。

大多数旁路的不应期较短,常造成旁路参与折返的心动过速频率较快,短不应期旁路与房室结的递减传导特性不同,绝大多数旁路的不应期不会随着心脏刺激频率的增加而延长,一般旁路的前向不应期比逆向不应期要长,使激动相对容易在旁路前向发生阻滞,而旁路发生逆向阻滞极少见,故顺向型房室折返性心动过速常见。

### (二)自律性

旁路亦可有自律性,可产生不同频率等级的各种旁路性异位激动。

1. 旁路性早搏　提前发生的 QRS 波群在各导联与心室预激波形一致,心电图表现为早搏可有逆行 P 波或无逆行 P 波,则 PR 间期<0. 12 s。

2. 旁路性并行心律　起源于旁路的激动与窦性激动等主导节律形成并行心律,罕见起源于旁路的激动经房室结-希浦系统前传的窦性激动形成室性融合波。

3. 旁路性逸搏(心律)　发生于旁路内的逸搏,其形成的 QRS 波群在各导联与心室预激波形一致,有固定的逸搏周期。

4. 加速的旁路性心搏(心律)　QRS 波群在各导联与心室预激波形一致,其前无相关心房波的加速心搏(心律)。

### (三)传导性

1. 无递减传导

(1)绝大多数旁路属于快反应纤维,前向传导速度快,传导时间恒定。心房递增刺激时不随刺激频率增加而发生传导时间延长,无频率或周期依赖性递减传导。刺激频率达到旁路有效不应期时发生 2 : 1 传导,即全或无现象,不会发生传导延缓,见图 17-27、图 17-28。

全或无现象是指心肌发生反应之后的一段时间内,对任何刺激都不再发生反应,故兴奋是有阶段性的,是动作电位的特点之一,亦称为全或无定律,其中“全”就是心肌对刺激一旦发生反应,便呈现最大的全反应,“无”就是对阈下的刺激不发生反应及反应后的一段时间内亦不再发生反应。

(2)少数旁路在前向或逆向传导过程中均会发生传导衰减现象,形成文氏传导,房束旁路具有对心房刺激呈递减传导,但无逆传功能,形成逆向型房室折返性心动过速。

2. 大部分旁路具有双向传导能力,既有前向传导,又有逆向传导。

逆向传导的旁路具有的电生理特点:①在心室刺激频率改变或进行程控期前刺激时室房逆传的室房间期不变或稍延长(在 25 ms 以内)。②心室起搏时心房逆行激动顺序呈偏心性。见图 17-29 ~ 图 17-33。

一部分旁路只具有前向传导而无逆向传导,不会发生顺向型房室折返性心动过速,另外单旁路患者虽具有很好的前传功能,但大多数房室结-希浦系统的逆传功能较差故很少发生逆向型房室折返性心动过速。

仅有逆向传导能力的房室旁路称为隐匿性房室旁路,易形成顺向型房室折返性心动过速。

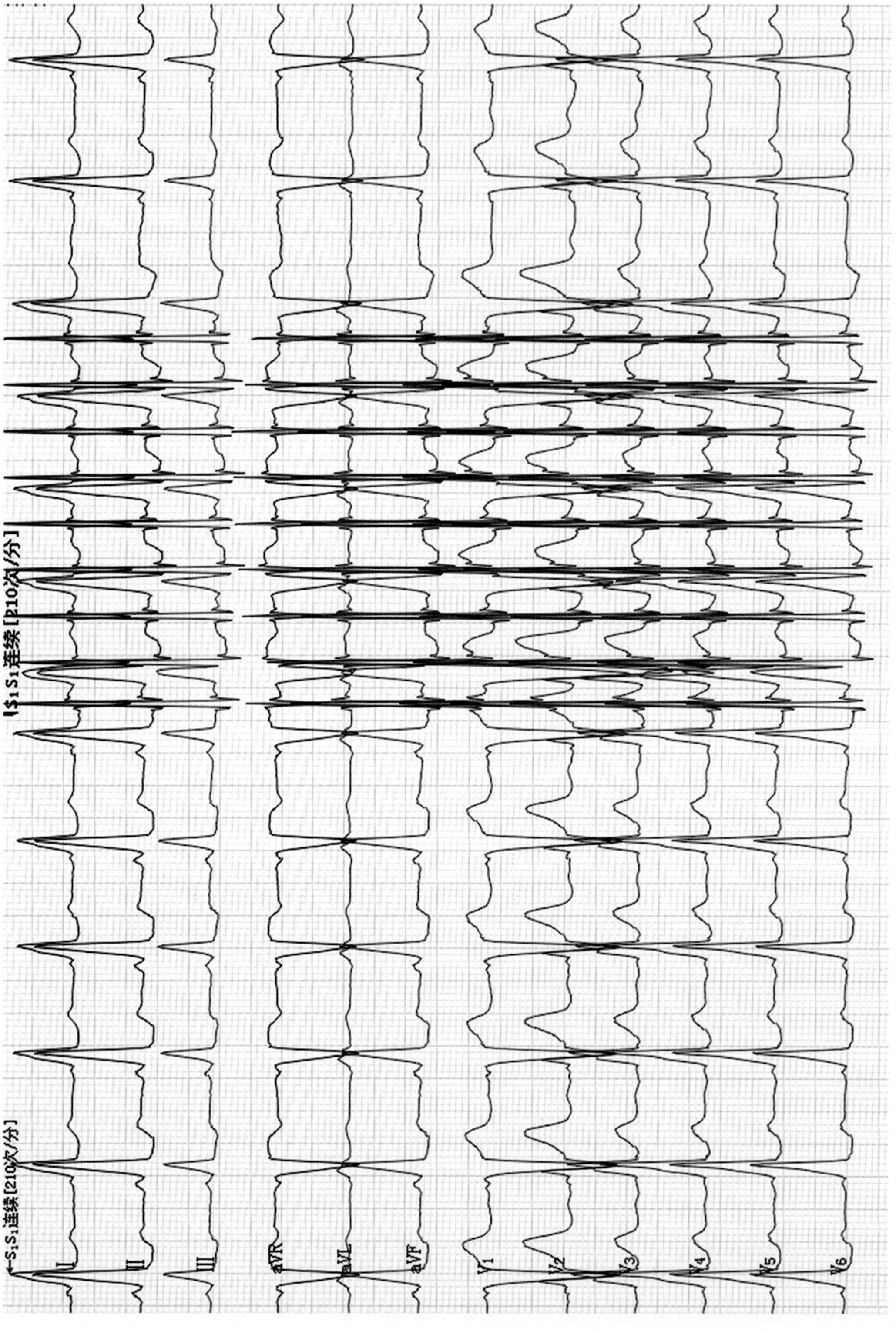


**图 17-27　旁路的全或无传导现象(1)**

女,27 岁,食管心房调搏检查 $S_1S_1$(210 次/min)显示旁路的全或无传导现象,即 $S_1$ 刺激信号后出现 2∶1 传导。

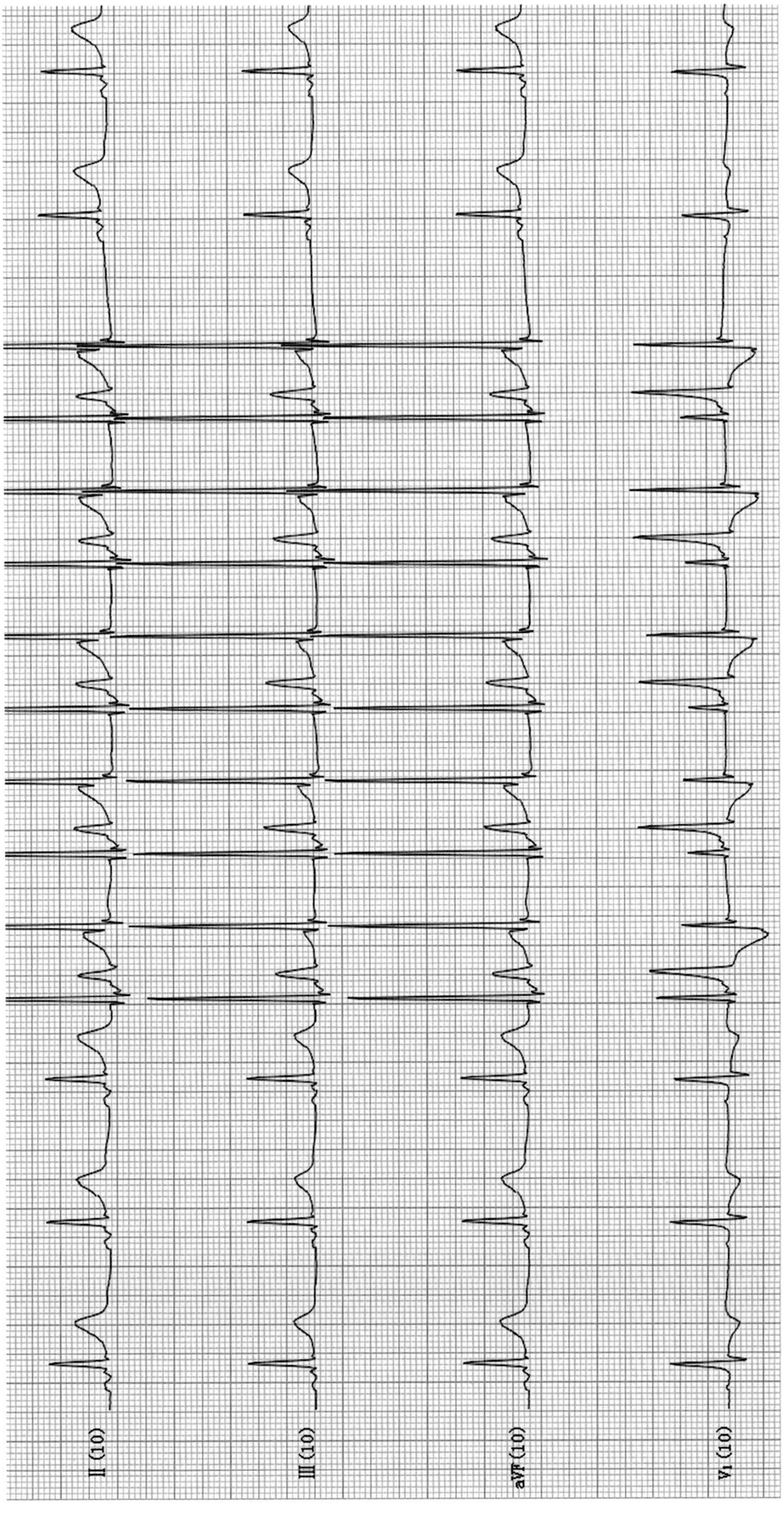


**图 17-28　旁路的全或无传导现象(2)**

食管心房调搏检查 $S_1S_1$(120 次/min)显示旁路的全或无传导现象。

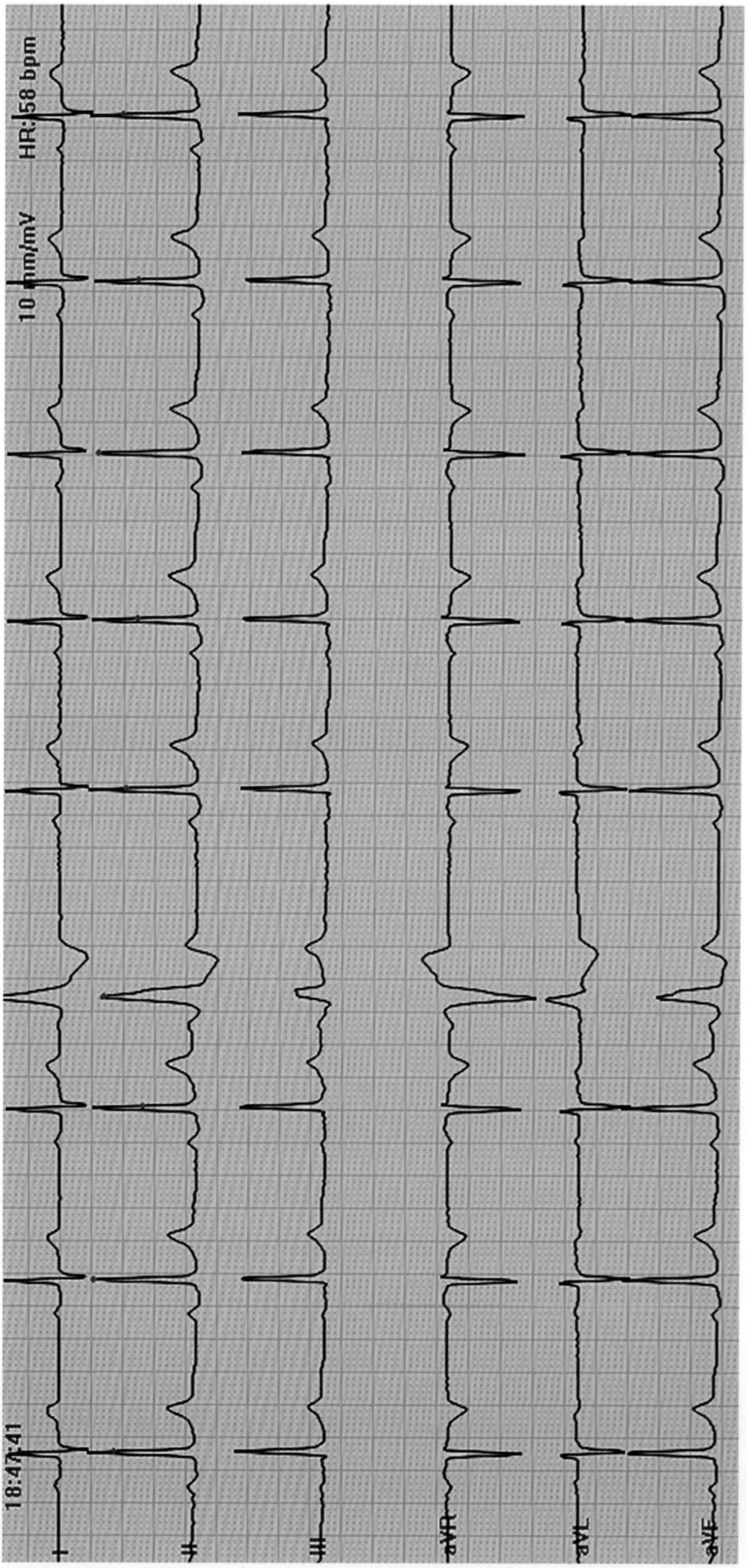


图17-29　房性早搏揭示心室预激

女,47岁,房性早搏揭示心室预激,显示旁路前传功能。

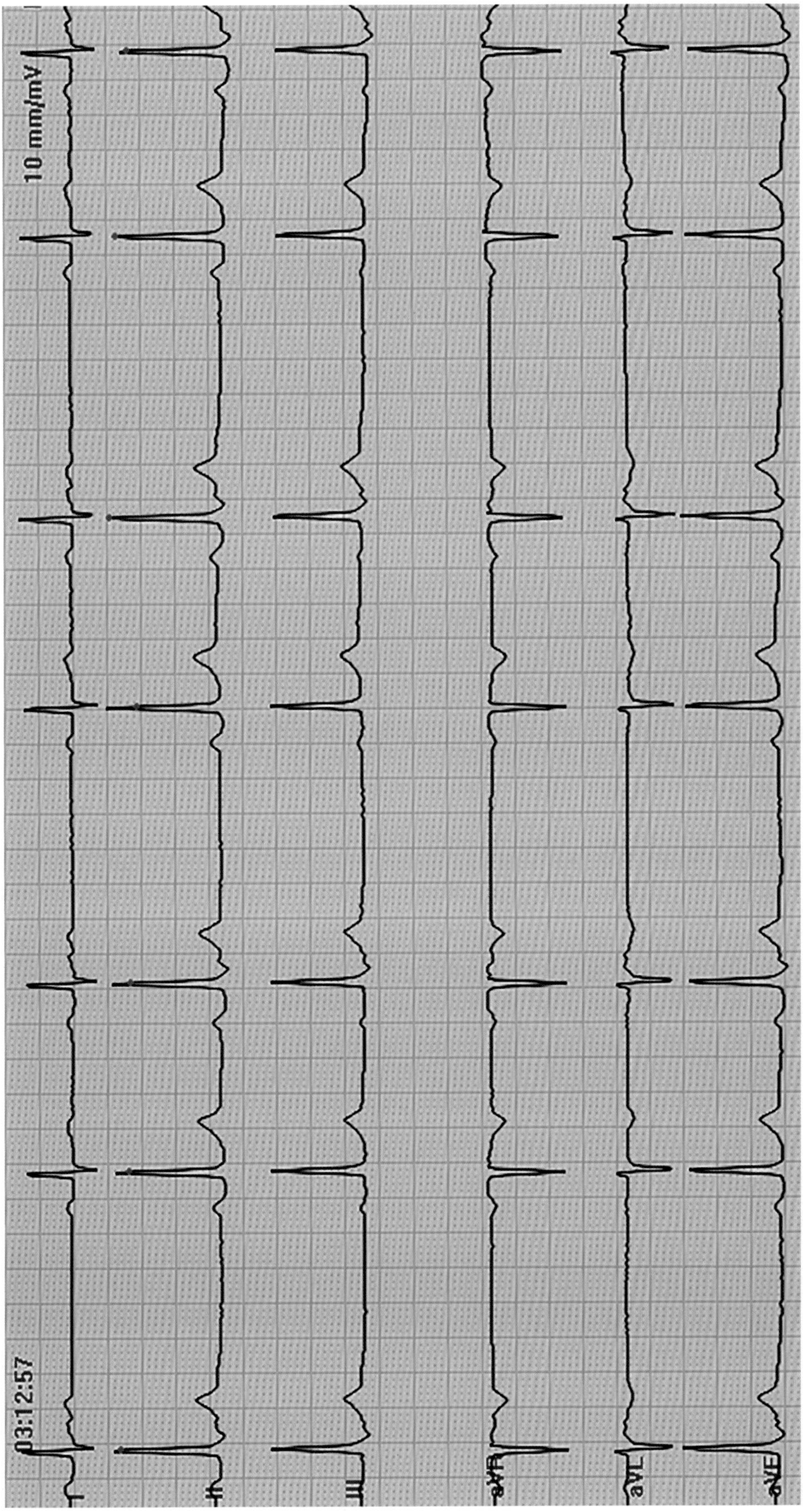


**图17-30　窦性心搏伴旁路逆传**

与图17-29为同一患者，偶见窦性心搏后逆传心房形成窦性反复搏动，RP>90 ms，有偏心现象，显示旁路逆传功能。

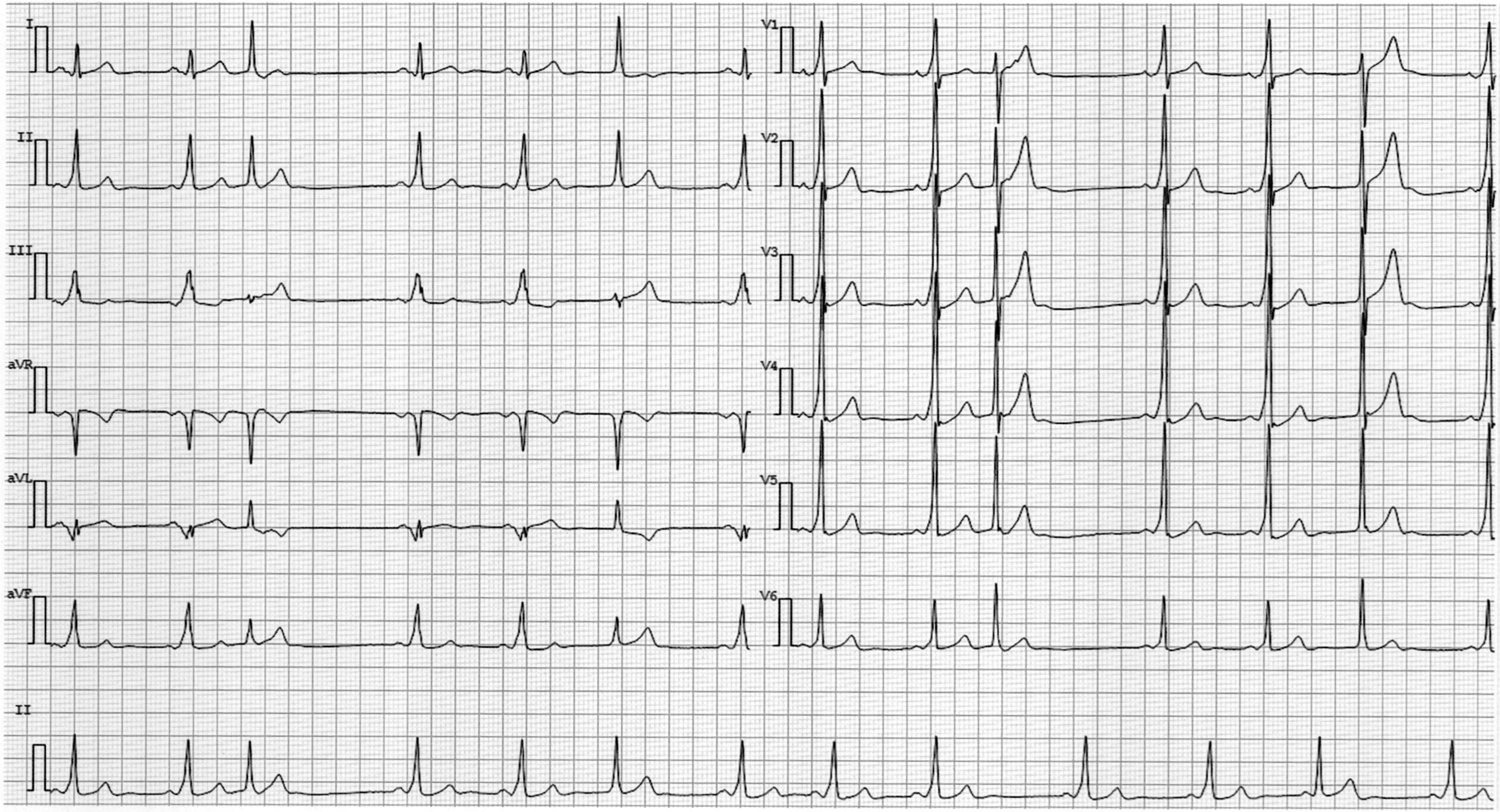


**图 17-31　左侧房室旁路的双向传导现象**

男,44 岁,A 型心室预激合并交界性并行心律,第一个交界性激动伴室房传导形成逆行 P 波,$RP_{V1}>RP_{V6}$初步判断为逆传发生在左侧房室旁路,与前传的房室旁路同侧,即左侧房室旁路的双向传导现象。

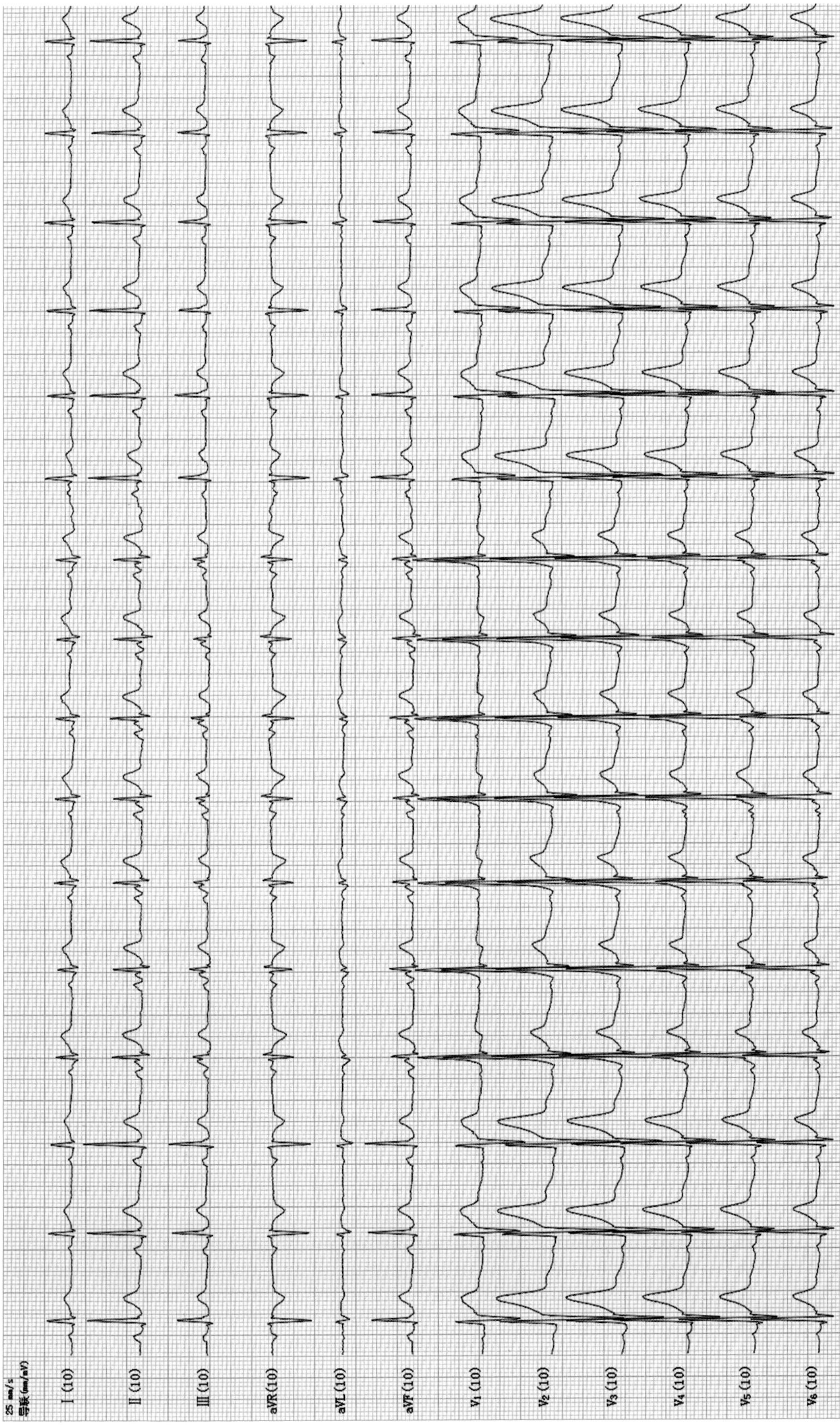


**图 17-32　窦性心律，间歇性心室预激**

男，41 岁，窦性心律，间歇性心室预激，左侧旁路。

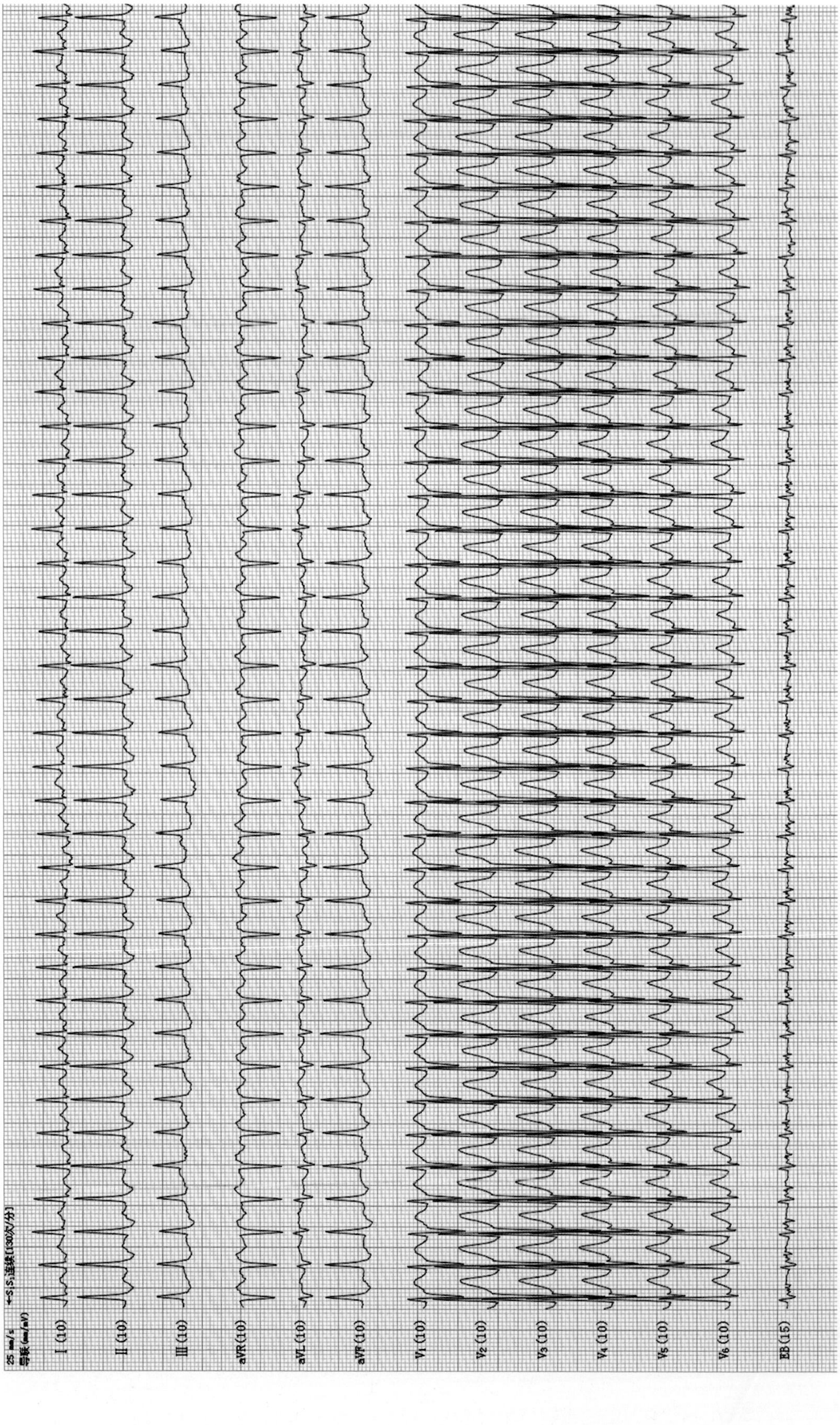

图 17-33　左侧旁路参与的顺向型房室折返性心动过速

与图 17-32 为同一患者，窄 QRS 心动过速发作，EB 显示 RP< PR，RP>70 ms，$RP_{EB}$<$RP_{V1}$，左侧旁路参与的顺向型房室折返性心动过速，揭示旁路有双向传导。

3. 慢旁路　旁路传导性的一种变异，绝大多数旁路传导速度快，但少数旁路为慢反应纤维，具有与房室结一样的递减传导等的特性，称为慢旁路，绝大多数的慢旁路仅具有逆传功能，在心室递增刺激时会出现文氏传导，少数慢旁路虽有前传功能，但因传导速度慢，可能被房室结-希浦系统传导掩盖无法显示。其参与形成的房室折返性心动过速有长 RP 间期的特点，部分呈无休止性发作，易造成心脏扩大及心功能不全。

4. 旁路与不应期有关的传导电生理特点

（1）间歇性心室预激：间歇性心室预激的发生主要与自主神经张力改变、旁路的不应期较长、电阻抗不匹配有关，造成旁路前向传导功能较差。

（2）旁路的隐匿性传导：①旁路有效不应期短于房室结有效不应期，激动可沿着旁路前传，隐匿性传导至房室结-希浦系统使后者形成持续性功能性阻滞。②旁路有效不应期长于房室结有效不应期，激动可沿着房室结-希浦系统旁路前传，隐匿性传导至旁路使后者形成持续性功能性阻滞。

（3）旁路的裂隙现象：裂隙现象的形成与旁路的不应期有关，也是心脏多层阻滞的表现。进行食管心房调搏心房期前刺激时，长联律间期的激动能沿着旁路前传，联律间期缩短至旁路的有效不应期时激动传导受阻，当联律间期进一步缩短，激动在心房等近端部位遇到相对不应期而发生了传导延缓，使得激动能脱离了远端旁路的有效不应期并再次下传。

（4）旁路的 3、4 相阻滞：心率快时心室预激波消失即旁路 3 相阻滞；反之在窦性心动过缓、早搏后长间歇时心室预激波消失即旁路 4 相阻滞，为部分潜隐性或间歇性心室预激形成的原因之一。

**（四）纵向分离**

旁路可因不应期和传导速度不同存在功能性纵向分离现象。

## 第二节　典型心室预激与预激综合征

典型预激综合征（WPW 综合征）的解剖基础为房室旁路，即 Kent 束，房室旁路具有双向传导功能，预激综合征中最常见，发生率为 0.1% ~0.3%，多见于年轻人，男性常见，多不伴器质性心脏病，伴有器质性心脏病患者中先天性心脏病较多见，Ebstein 畸形、二尖瓣脱垂、大血管转位的发生率较高，其中 Ebstein 畸形伴右房室旁路的发生率 5% ~25%，见图 17-34、图 17-35。

房室间存有房室结之外的异常附加旁路——Kent 束。1975 年 Anderson 等对旁路的命名提议用“旁路”在功能上的起止点为之命名，传统的 Kent 束称房室旁路，旁路是心脏发育过程中遗留的一种常染色体显性遗传性疾病，有家族聚集性，见图 17-36。

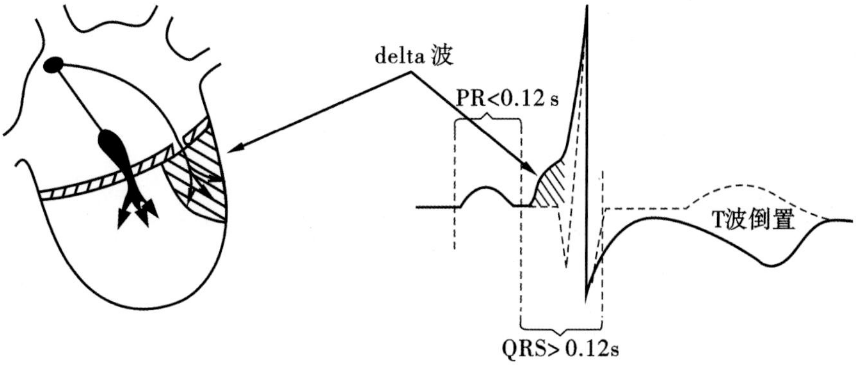


图 17-34　典型心室预激的示意

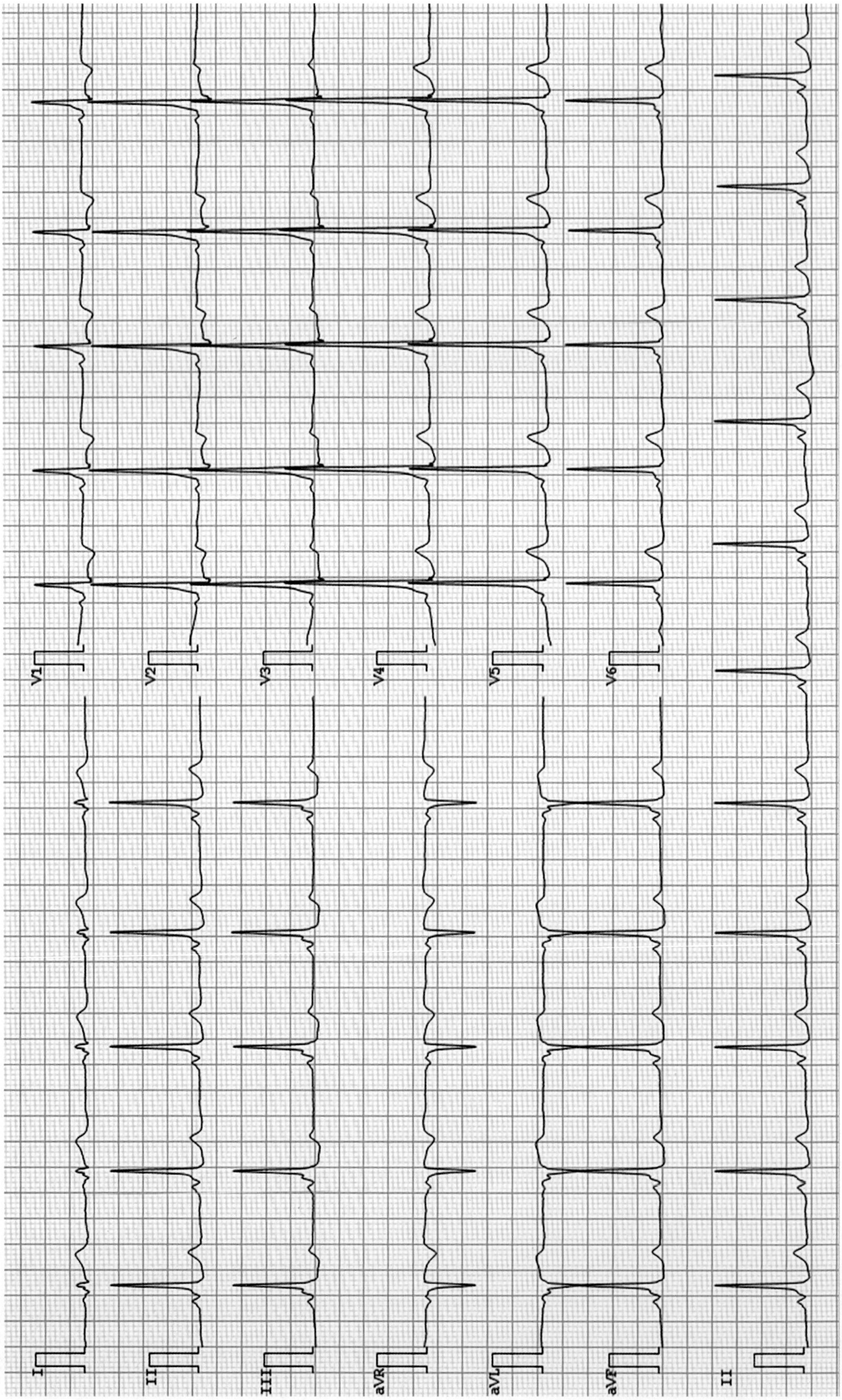


图 17-35　A 型心室预激

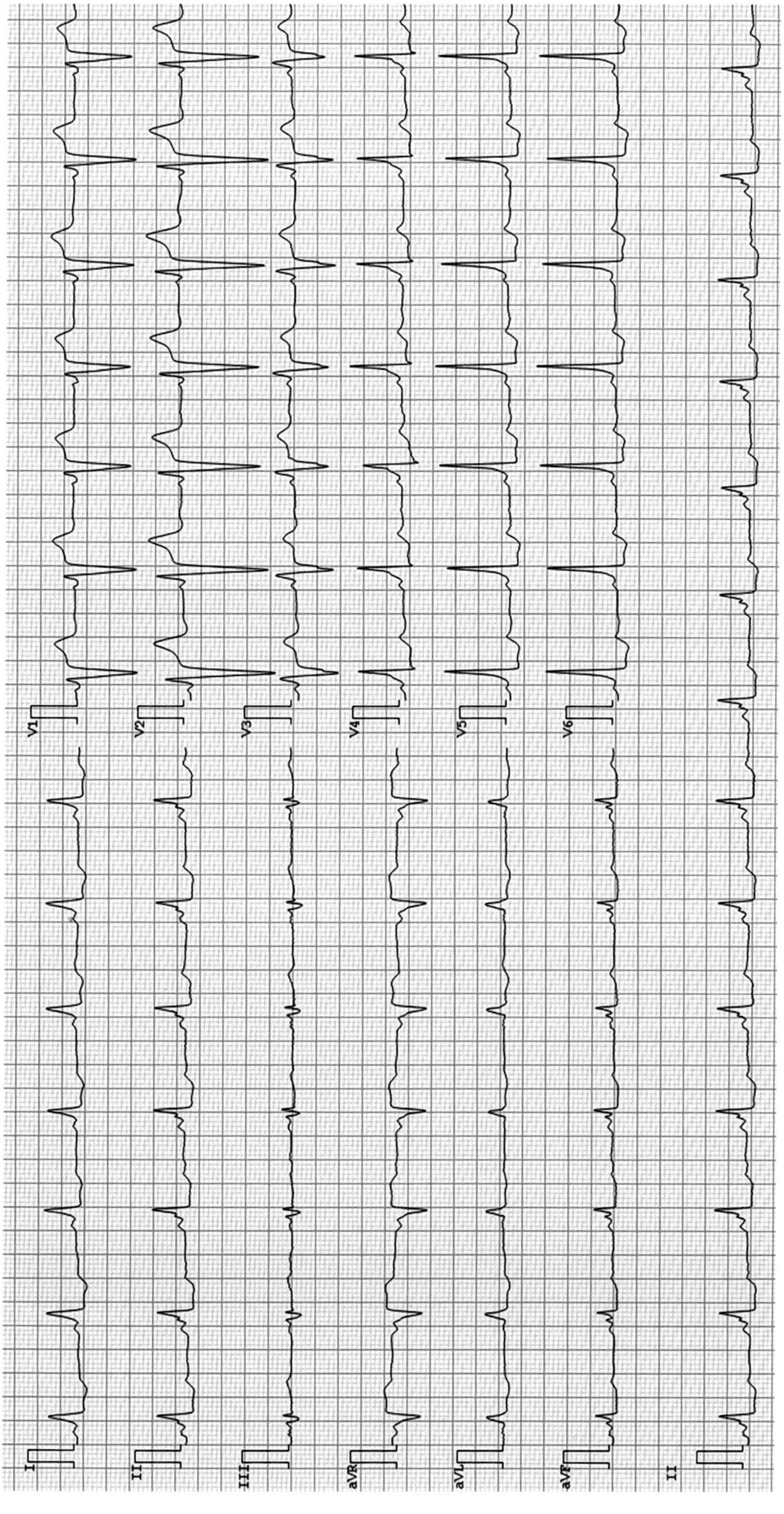


图 17-36　B 型心室预激

## 一、分型

根据心电图和旁路前传功能分为显性、间歇性、隐匿性和潜隐性旁路 4 型。

### (一)显性

1. 当室上性激动的一部分或全部经旁路前向传导且心电图上又能显示出特征性心室预激波时,称显性旁路;根据显性程度又分为完全性与不完全性两种。

(1)不完全性心室预激:不完全性心室预激实际是一种单源性室性融合波,其中单源性是指引起室性融合波的激动是由发源于同一起搏点的一个激动的两个部分;室性融合波是指同一激动因分路传导(旁路与正常房室传导系统)而在室内发生干扰,形成 QRS 波群的初始由预激波构成,中间至终末由正常室内传导所形成。这种室上性激动同时沿旁路与正常传导系统下传心室产生了单源室性融合波。若激动来源于房室交界区,当其前无心房波时不呈现 PR 间期缩短和 PJ 间期正常,而仅表现出预激波和 QRS 波群的特点,造成诊断困难,见图 17-37。①预激波与正常房室传导系统下传的正常 QRS 波群的融合波。②预激波与心室内差异性传导的融合波。由于预激波的激动不但预先激动了一部分心室肌,而且还激动了一部分正常心脏自律传导系统,而使后者的一部分处于不应期。当室上性激动沿着正路下传时便引起心室内差异传导,但一般 PJ 间期<0.27 s。

(2)完全性心室预激:由于激动完全经旁路下传心室,故宽大畸形的 QRS 波群全部由 δ 波组成,心电图表现为 PR 间期<0.12 s,QRS 波群全部由 δ 波组成,使 QRS 波时限显著增宽,时间多>0.14 s,PJ 间期亦可延长,同时伴有继发性 ST-T 改变,见图 17-38。

2. 根据胸导联 QRS 波特点分型　根据胸导联 QRS 波特点分型时在完全性心室预激判断可靠性大,A 型可靠性大。

(1)A 型:旁路位于左后底房肌-室肌,形成右前向量;$V_1$ ~ $V_6$ 导联 QRS 波主波向上,见图 17-39、图 17-40。

(2)B 型:旁路位于右肯氏束,形成左后向量;$V_1$、$V_2$ 导联 QRS 波主波向下,$V_4$ ~ $V_6$ 导联 QRS 波主波向上,见图 17-41 ~ 图 17-43。

(3)C 型:旁路位于左肯氏束,自左向右前向量;$V_1$、$V_2$ 导联 QRS 波主波向上,$V_5$、$V_6$ 导联 QRS 波主波向下,见图 17-44、图 17-45。

(4)D 型:旁路位于心室前壁;$V_1$ ~ $V_2$ 及 $V_4$ ~ $V_6$ 导联 QRS 波主波向下。

(5)E 型:旁路位于心室间隔;激动传导的方向与正常相同或仅有轻微差异,胸前导联可有心室预激波,余正常或轻微差异,见图 17-46。

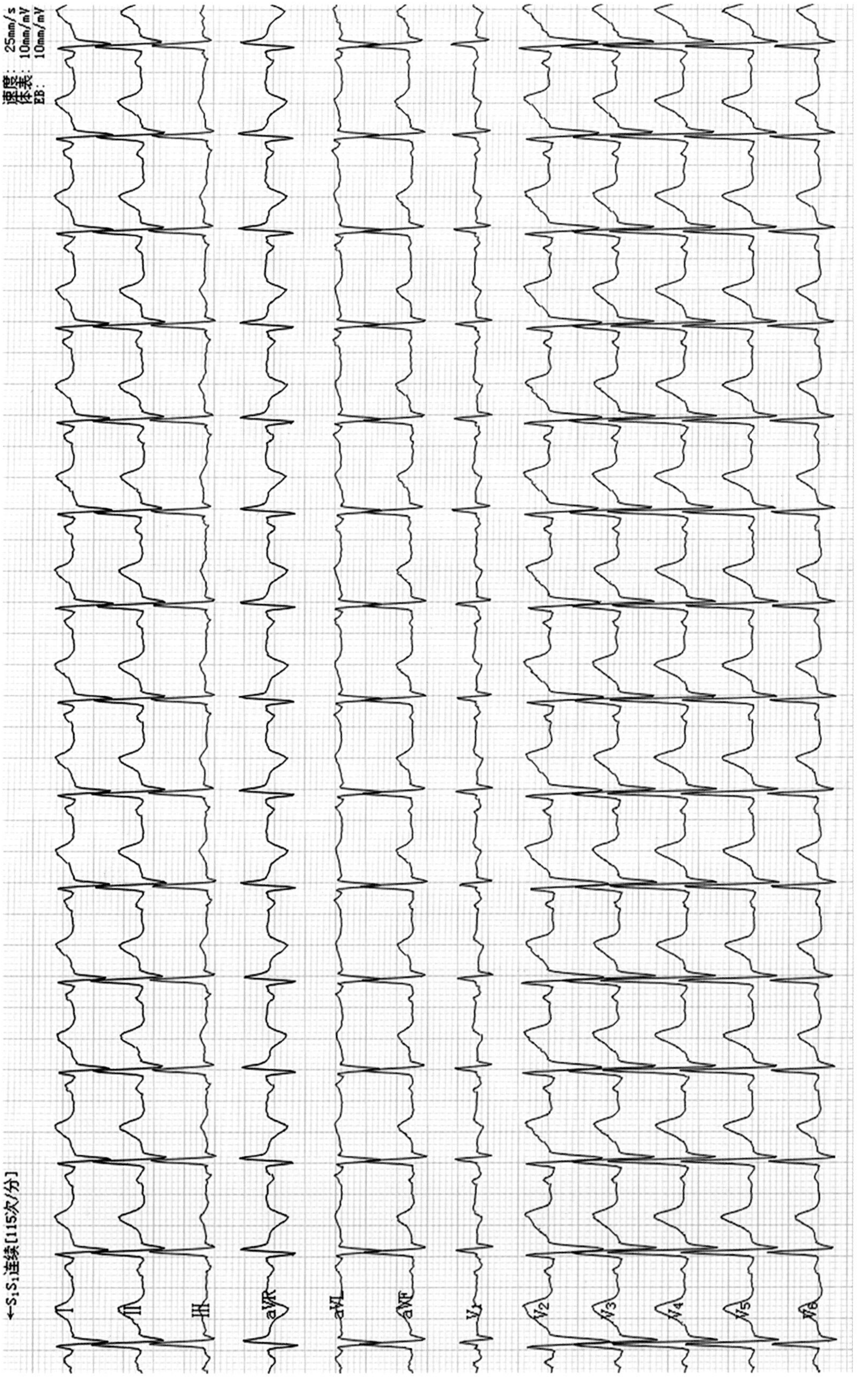


**图 17－37　窦性心律，不完全性心室预激**

女，15 岁，食管心房调搏检查心电图显示不完全性心室预激。

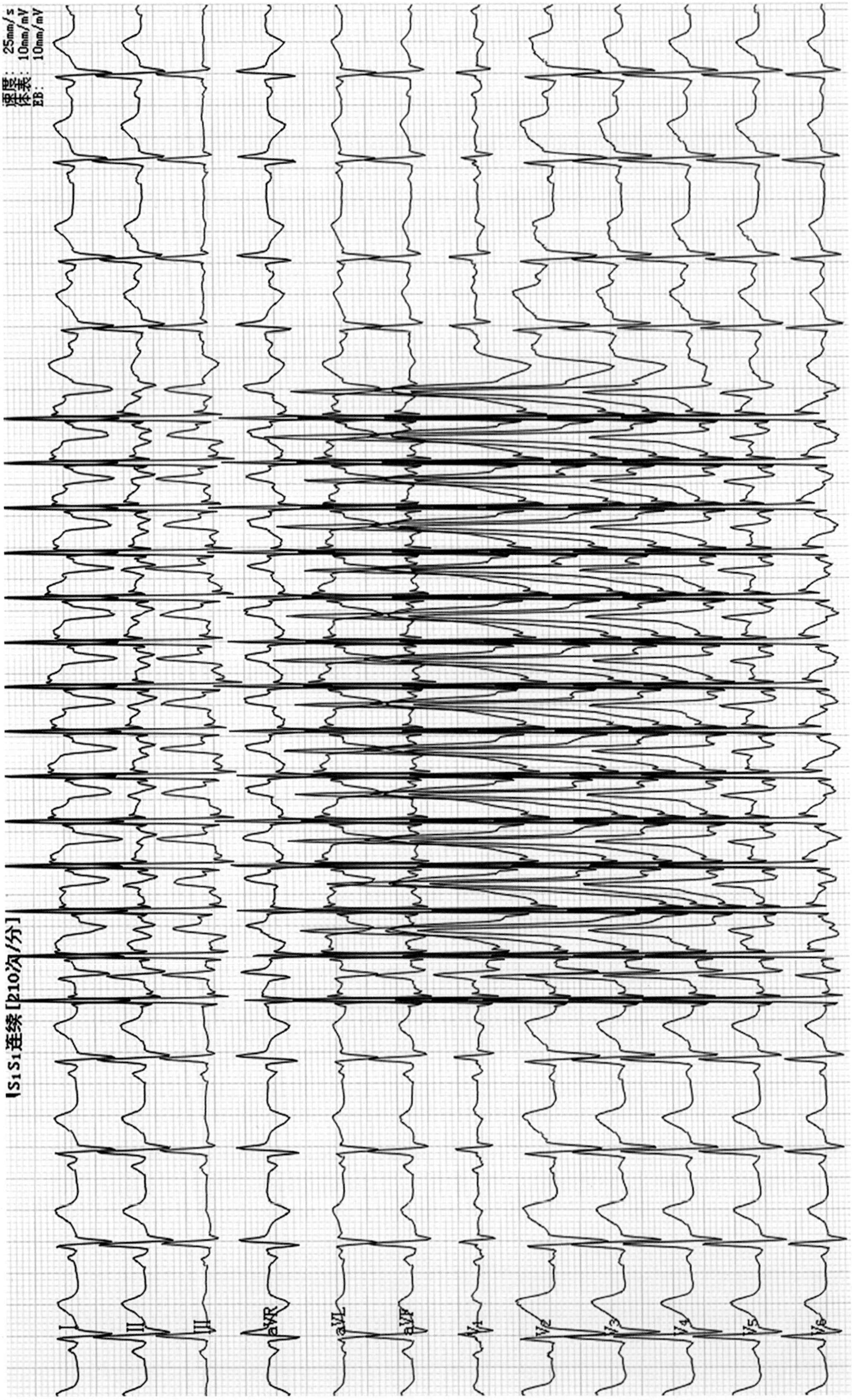


图 17-38　不完全性心室预激-完全性心室预激

与图 17-37 为同一患者，$S_1$ 刺激信号后显示完全性心室预激。

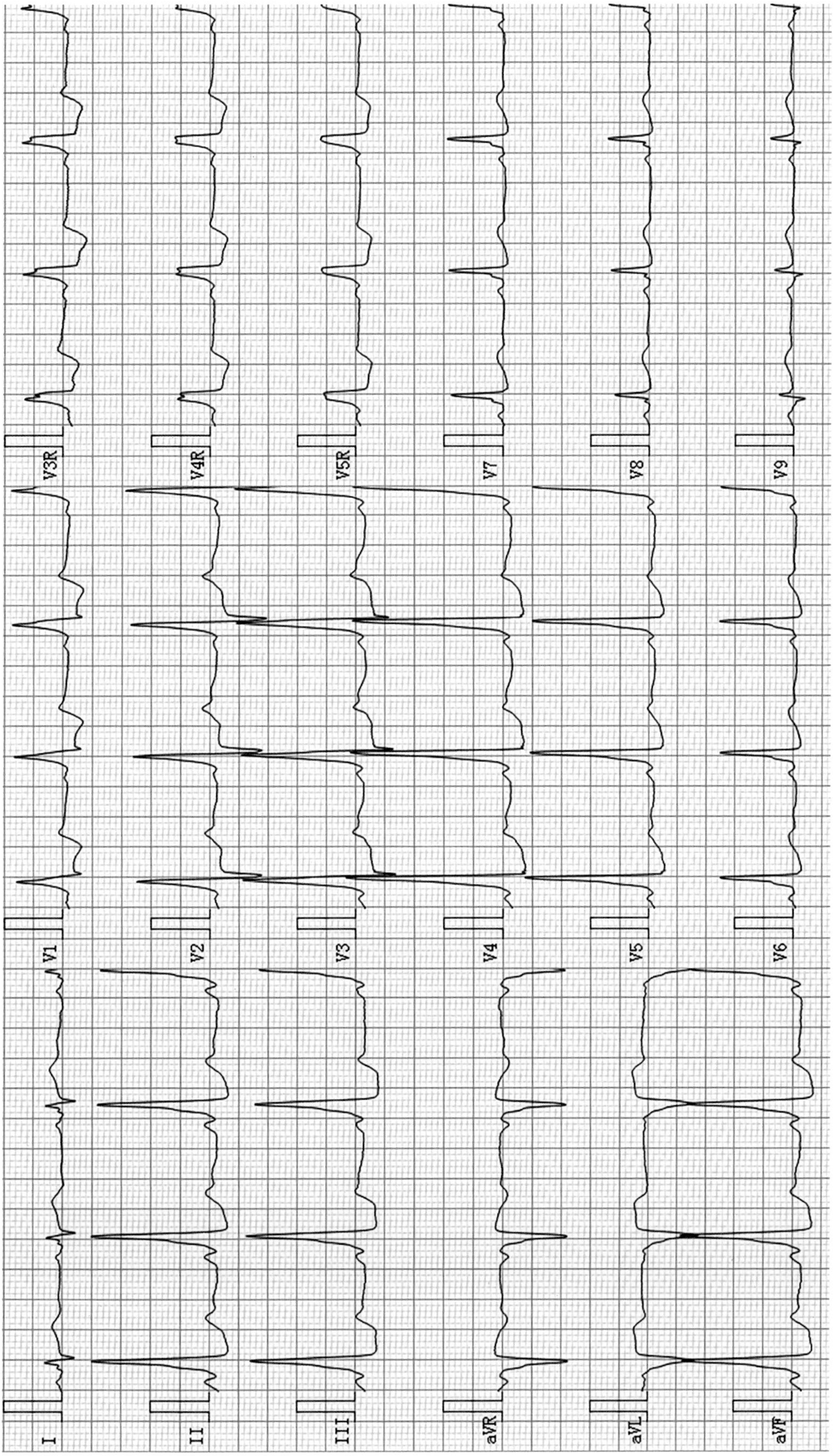


图 17-39　A 型心室预激(1)

女,31 岁,窦性心律,A 型心室预激。

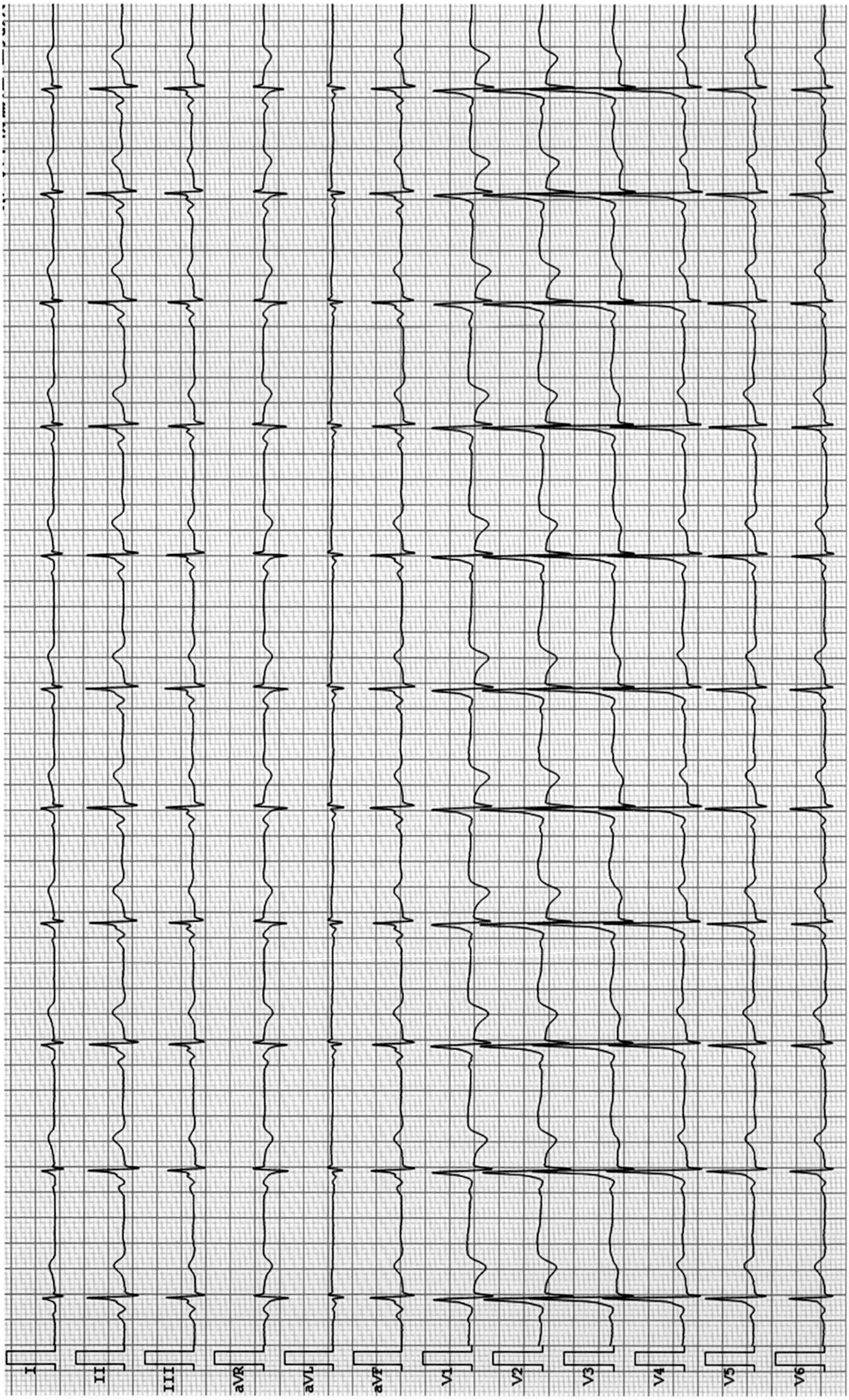


图17-40　A型心室预激(2)

女,24岁,窦性心律,A型心室预激。

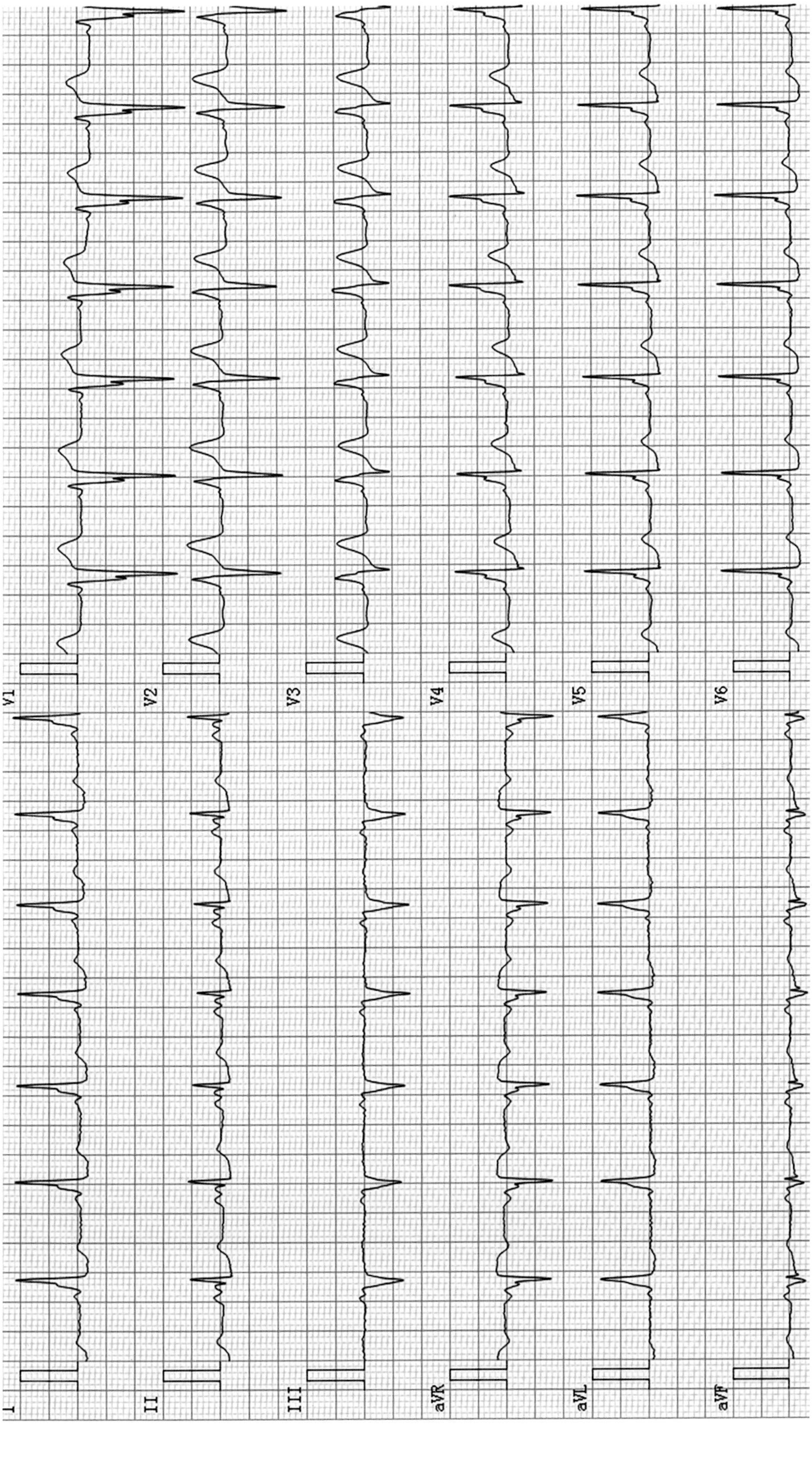


图 17-41　B 型心室预激(1)

女,29 岁,窦性心律,B 型心室预激。

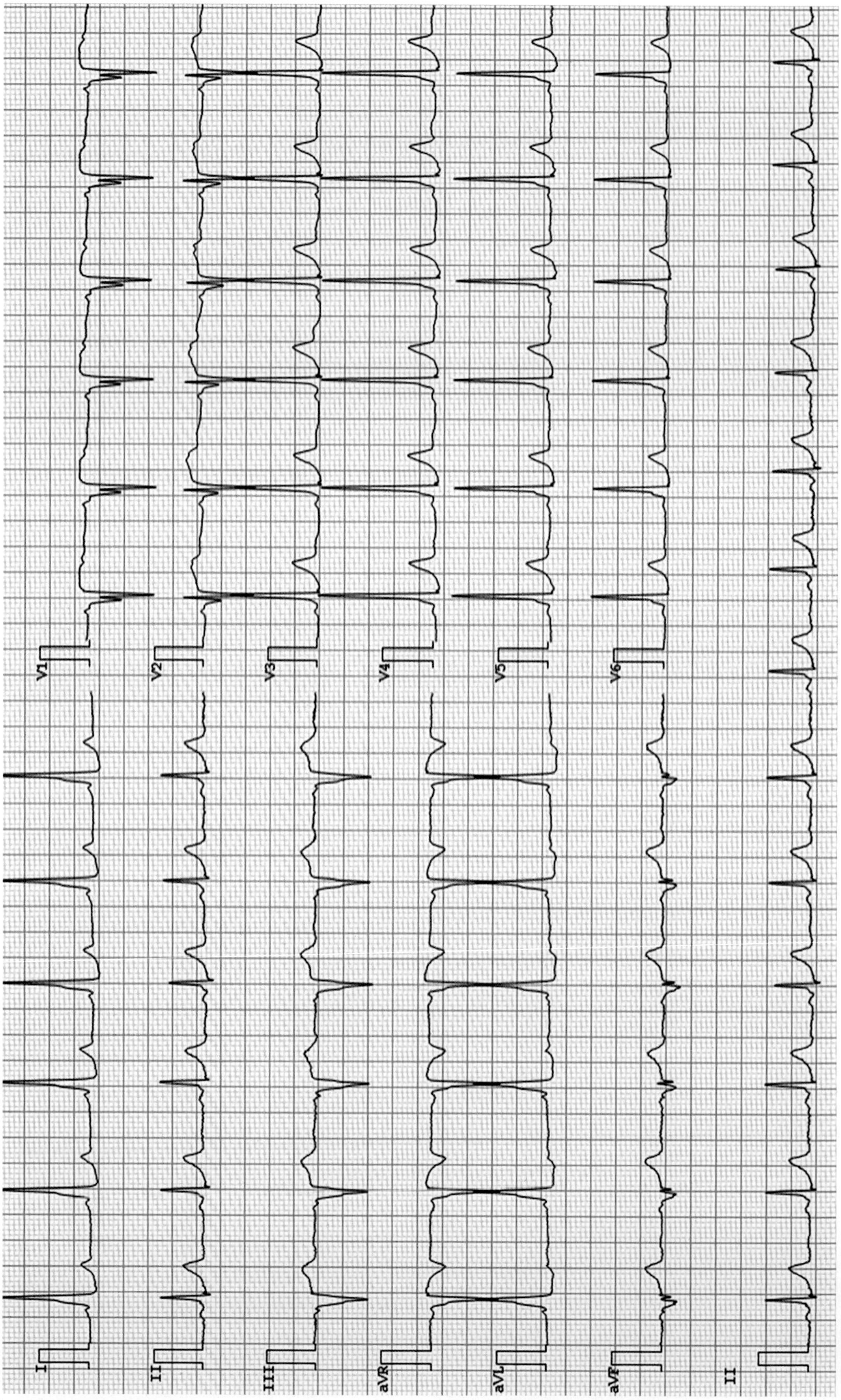


图 17-42　B 型心室预激(2)

女,13 岁,窦性心律,B 型心室预激。

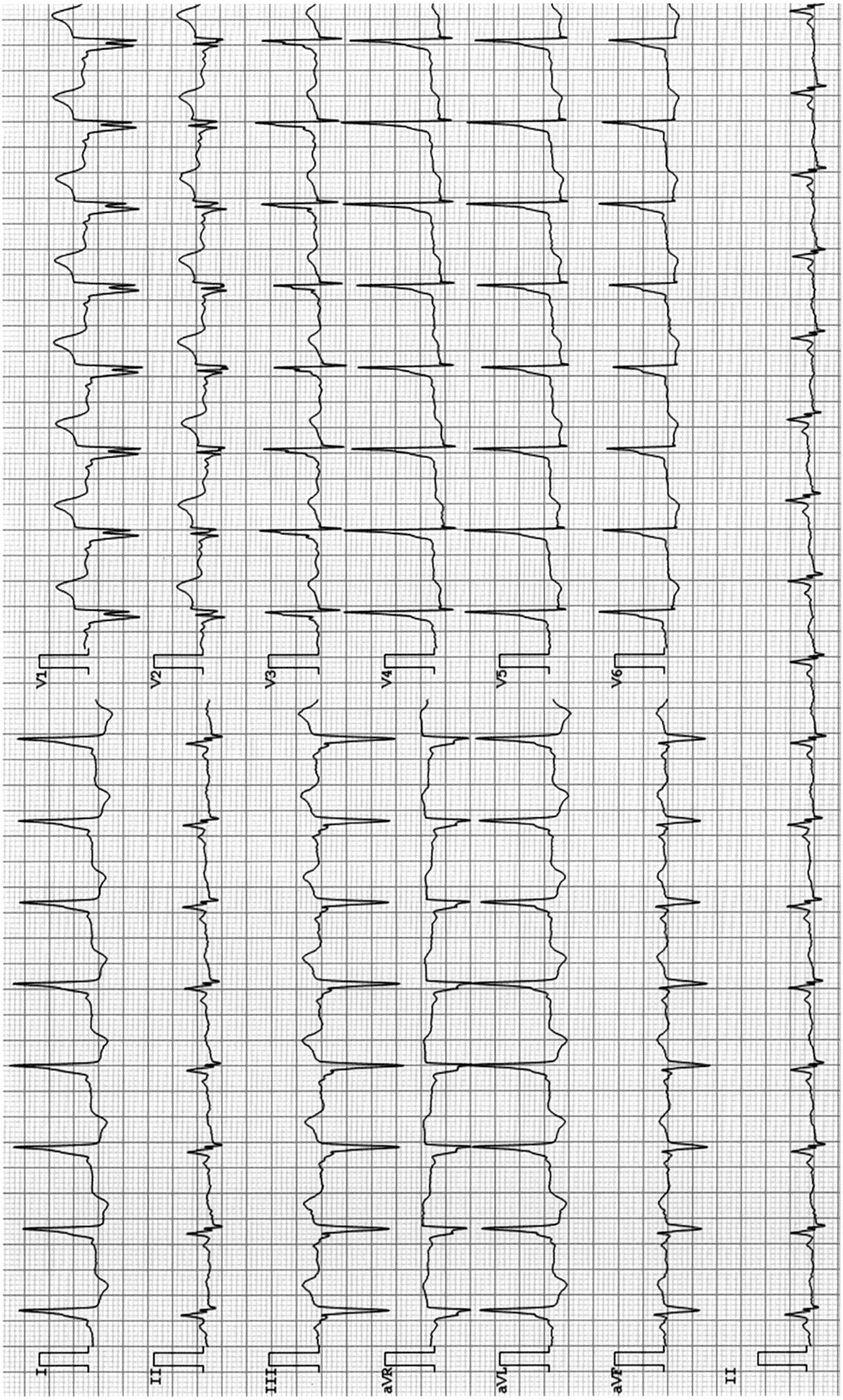


图 17-43　B 型心室预激(3)

男,46 岁,窦性心律,B 型心室预激。

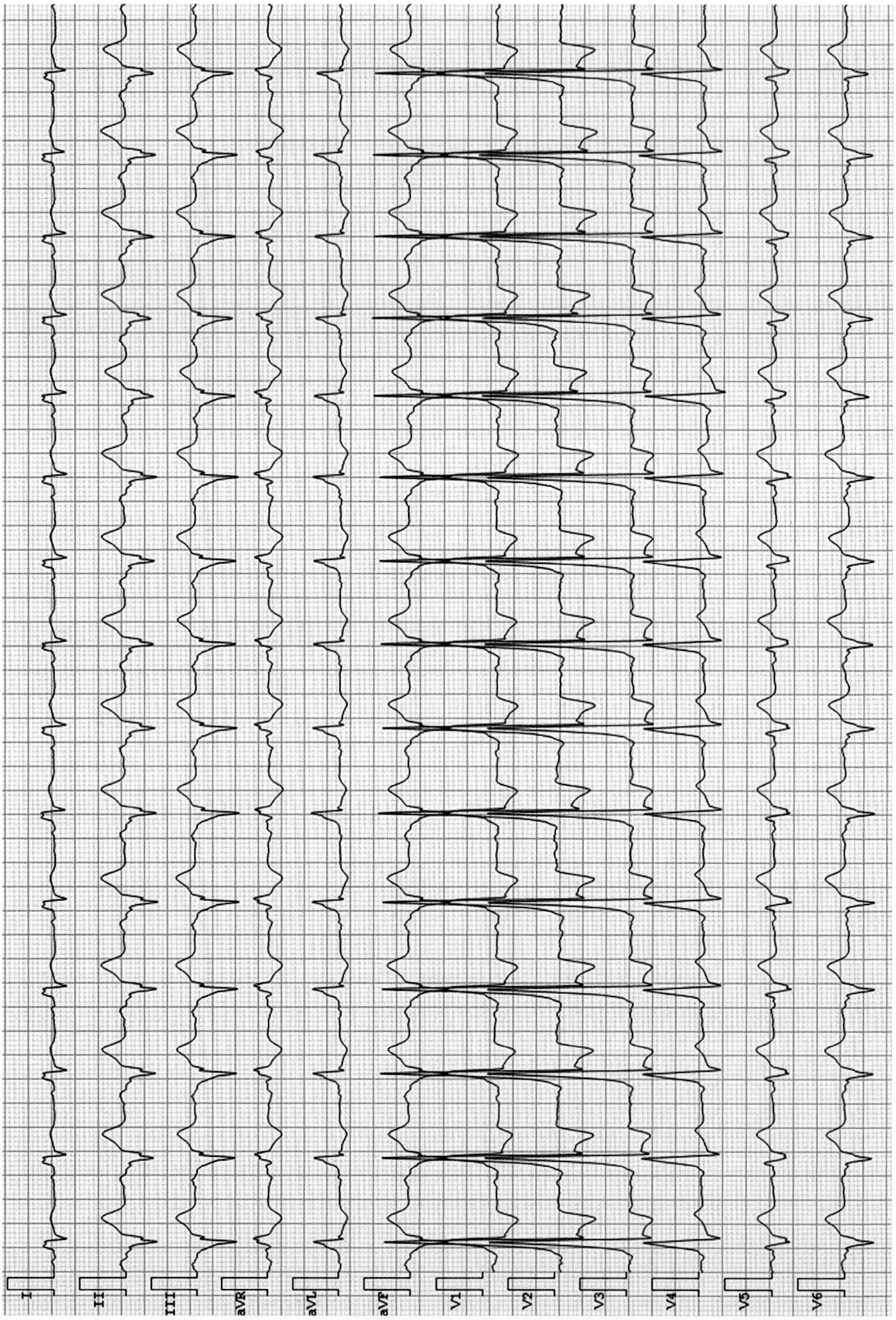


图 17-44　C 型心室预激

男，50 岁，窦性心律，C 型心室预激。

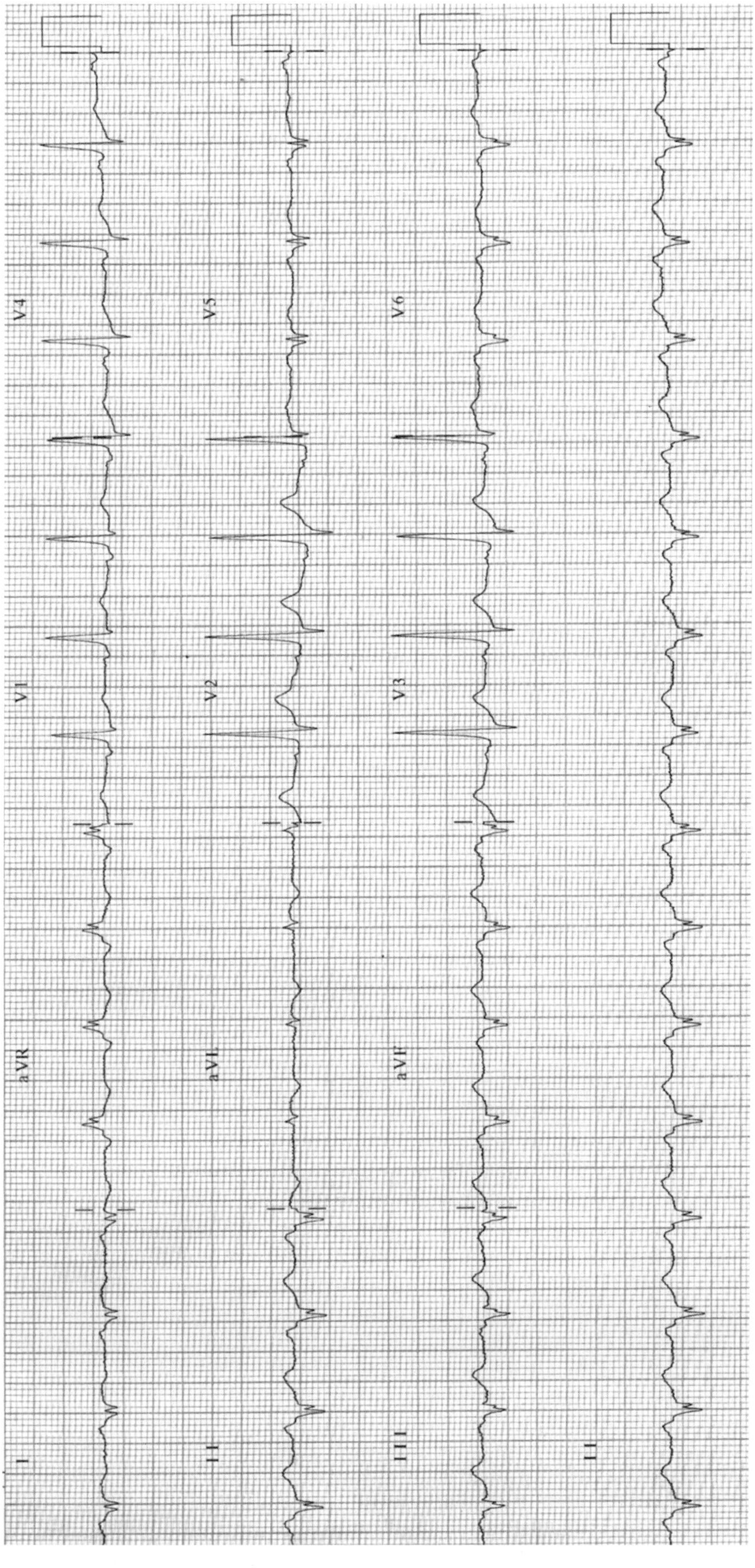


图 17-45　C 型心室预激

男，40 岁，窦性心律，C 型心室预激。

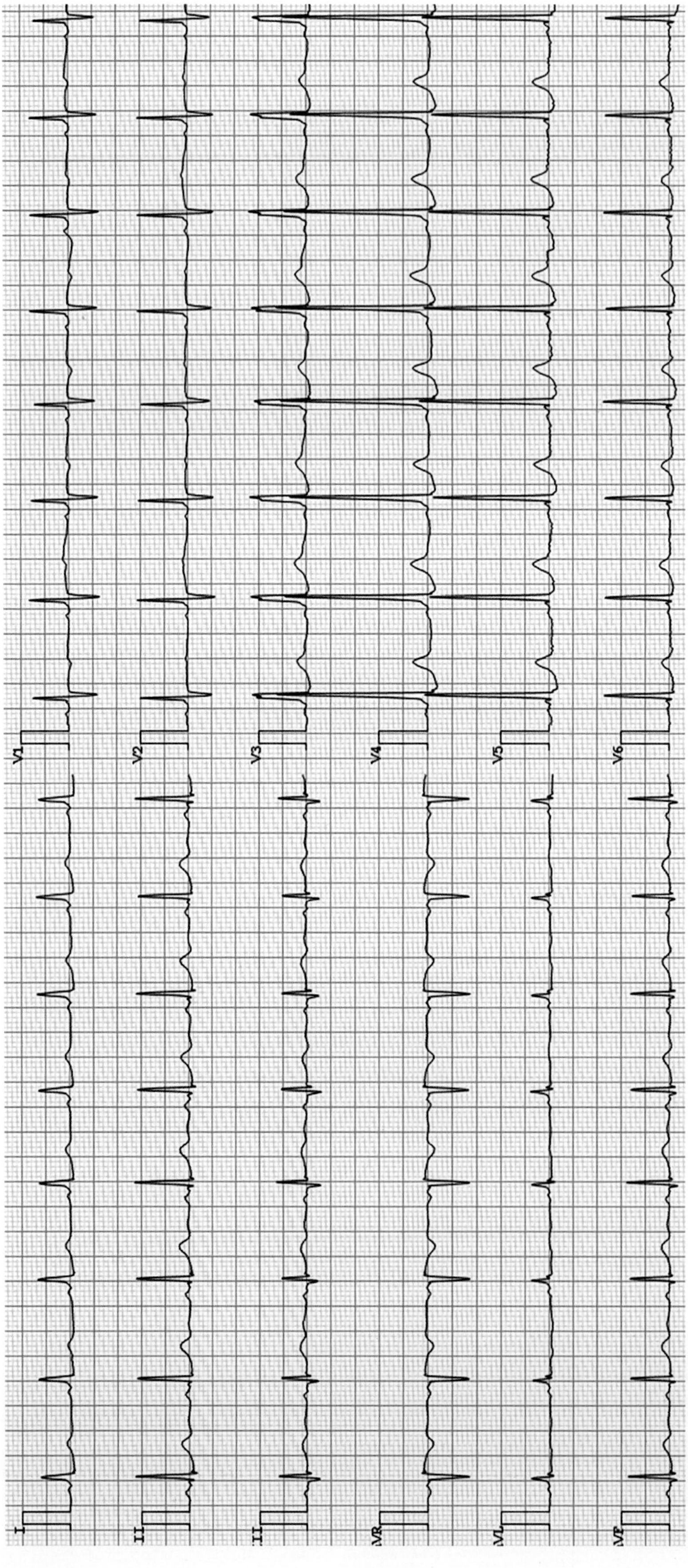


图 17-46　E 型心室预激

女,34 岁,胸导联可见不明显或较小的预激波。

### （二）间歇性心室预激

间歇性心室预激是指心室预激波间断出现，其出现和预激的程度改变有关。心电图上不出现预激波，并不表示房室旁路不能前向传导，而只是激动经房室旁路传导和正常房室旁路传导的时间关系发生了改变。偶尔会见到心室预激与正常心搏交替出现，易误诊为室性早搏二联律，预激搏动前有心房波，PR 间期缩短，PP 间期固定，PJ 时间正常，而室性早搏时 PR 间期不固定，PJ 时间延长，前间期不随 PP 间期改变而变化。见图 17－47～图 17－52。间歇性心室预激形成的有关因素如下。

1. 自主神经张力的变化

（1）自主神经张力变化是间歇性心室预激最常见的原因。迷走神经张力增高对房室结传导有显著的抑制作用，引起预激程度增大。睡眠时出现最大程度的预激及运动时呈间歇性预激都可能是自主神经张力改变所致。运动试验可使部分预激综合征患者的心电图正常化。其是由于交感神经张力增高而迷走神经张力减退所致。少数病例是由于心率加快时房室旁路的前向传导不应期长，而发生了频率依赖性 3 相阻滞，引起频率依赖性的间歇性预激。

自主神经张力的波动有时可引起窦性心律时预激程度逐渐变化，呈现典型的手风琴样效应。

（2）手风琴样效应：手风琴样效应是指当 QRS 波群呈进行性加宽和进行性变窄，其形状宛如手风琴音箱的拉开和闭合时。有人也将此种现象延伸至 P 波、PR 间期、ST 段、T 波上，但手风琴样效应主要指一系列 QRS 波群的动态变化。QRS 波群进行性加宽伴有畸形程度逐渐加重可见 4 种情况。

1）心室内差异性传导程度逐渐加重：见于窦性心律逐渐加速或房性心动过速伴有“温醒现象”。随着心率加速出现 QRS 波逐渐加宽，多系室内差异性传导。

窦性心律逐渐加速时可伴有室内差传程度逐渐加重，由不完全性束支阻滞型演变成完全性束支阻滞型。异位自律性房速开始发作时由于“温醒现象”节律可不规整，一般是逐渐加速，因而可伴有室内差传程度逐渐加重。

房性心动过速伴二度Ⅰ型房室阻滞时，由于 PR 间期增量逐渐递减，RR 间期逐渐缩短，也可伴有室内差传程度逐渐加重。

2）室性起搏点控制心室的成分逐渐加大：当室性异位起搏点与窦房结竞相控制心室时，可出现一系列的室性融合波。室性起搏点控制心室的成分逐渐加大，室性融合波时间逐渐增宽，PR 间期逐渐缩短，最后室性起搏点完全控制心室，出现单纯的室性异位心搏，此时 QRS 时限明显增宽，多呈完全性束支阻滞型，P 波埋没于 QRS 波群，或室性异位起搏点同时控制心房出现逆行 P 波。若手风琴样效应出现在起搏器患者中，则可使起搏器产生的起搏脉冲与室上性激动之间产生一系列不同程度的室性融合波。

3）束支阻滞的文氏现象：二度束支阻滞呈现直接显示性文氏现象时，一侧束支传导时间比对侧延迟 0.02 s 且逐渐延长，当两侧束支传导时间相差 0.04～0.06 s 时，传导延迟侧束支由对侧束支逆传的激动所除极，心电图上表现为 QRS 时限逐渐加宽，由不完全性束阻滞型逐渐演变为完全性束支阻滞型。PP 间期和 PR 间期均固定不变的 QRS 波逐渐加宽则系束支阻滞的直接显示性文氏现象。

4）预激程度逐渐加重出现的手风琴样效应：窦性激动常可通过房室旁路和正常房室传导途径下传心室形成单源性室性融合波。有时窦性激动通过旁路下传控制心室的范围逐渐增大，这样就表现为 PR 间期逐渐缩短，QRS 时限逐渐增宽，预激波愈来愈明显。随着 P、QRS 波的改变，还可伴有继发性 ST－T 改变，ST 段逐渐压低，T 波逐渐倒置。

随着 PR 间期逐渐缩短而出现 QRS 波群逐渐加宽，多系预激程度逐渐加重或一系列不同程度的室性融合波引起的手风琴样效应。

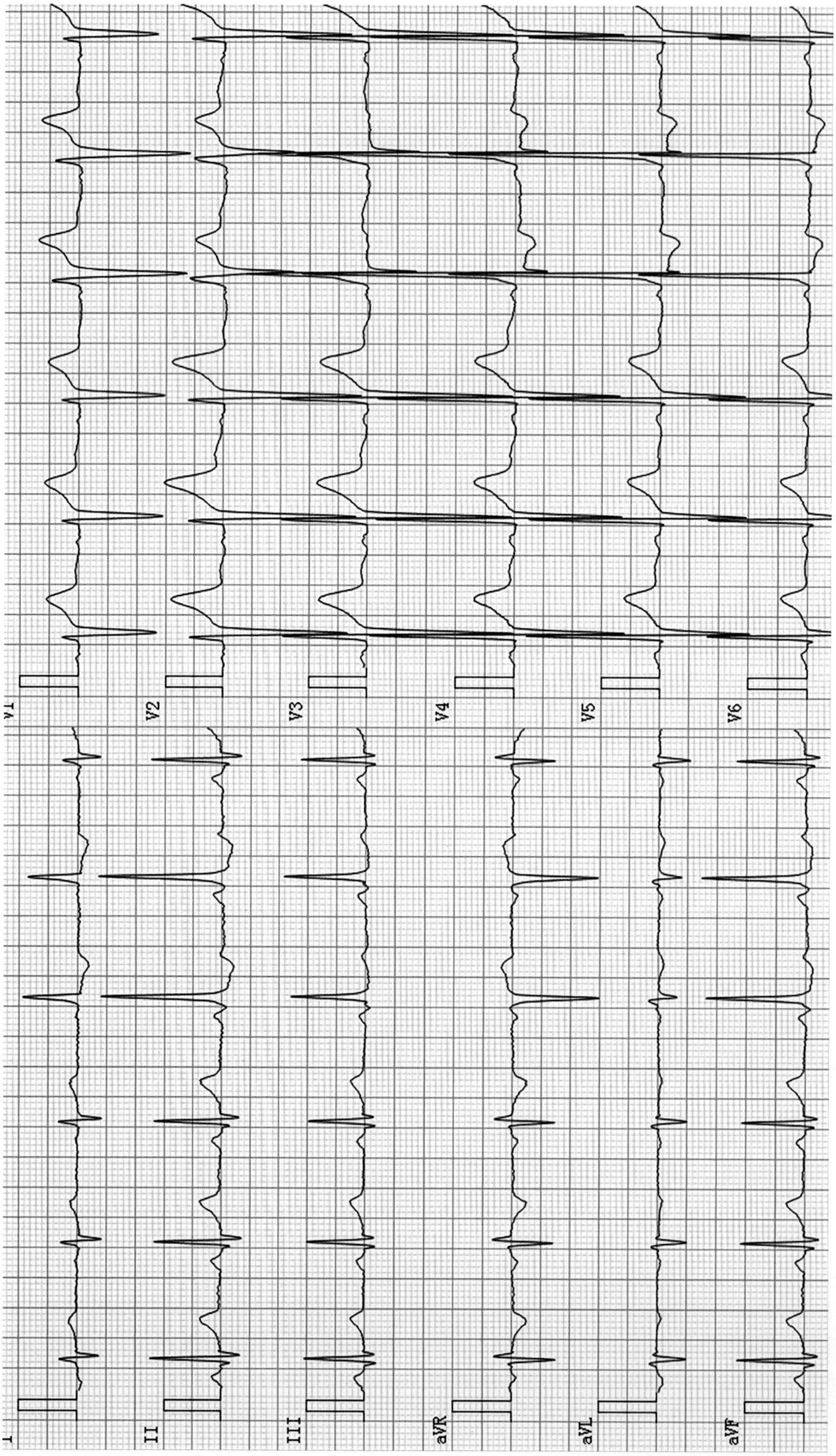


图 17-47　间歇性心室预激(1)

女,61 岁,间歇性心室预激,第 4,5 个心搏显现为心室预激图形。

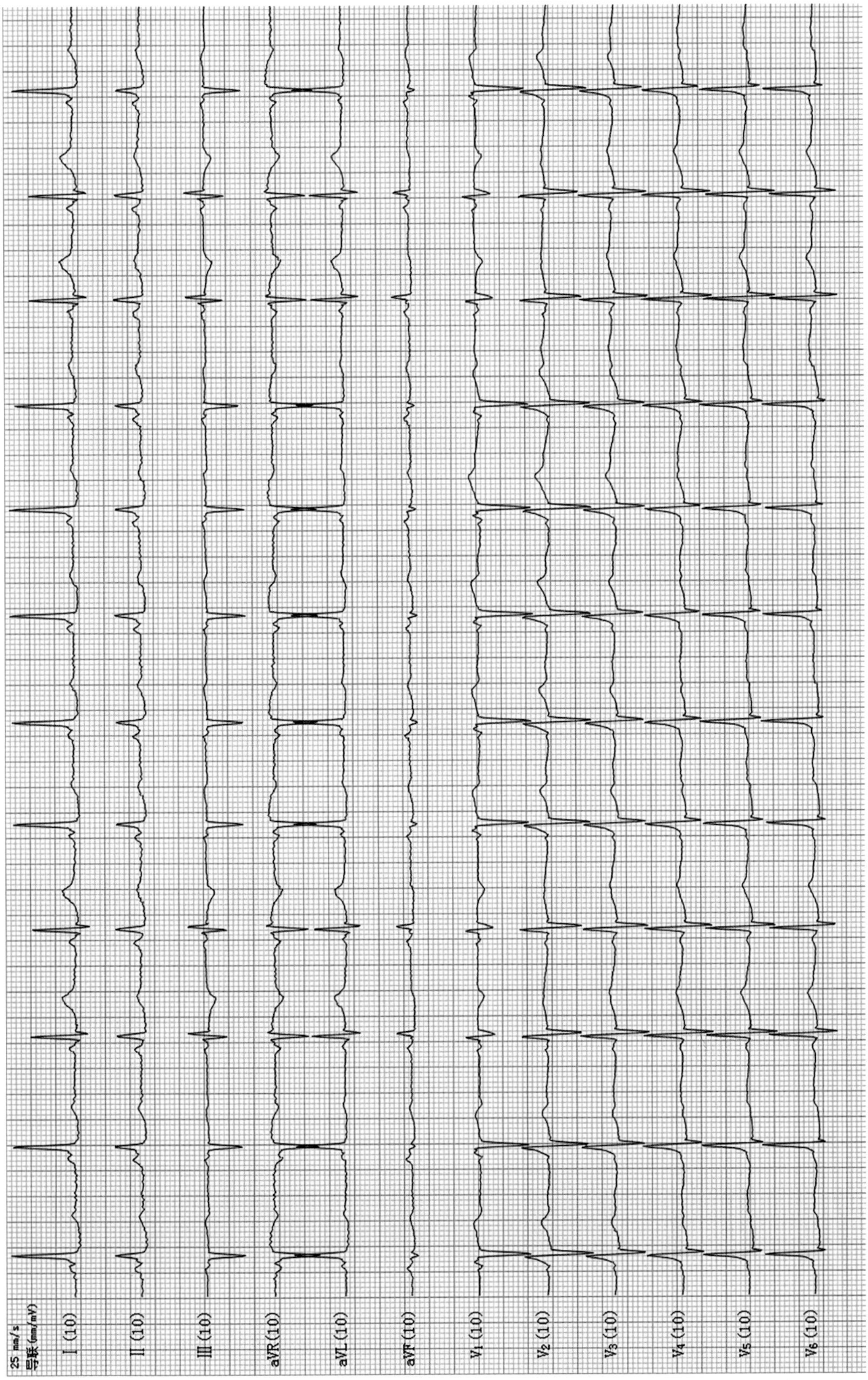


**图 17-48　间歇性心室预激(2)**

男,48 岁,窦性心律,间歇性心室预激。

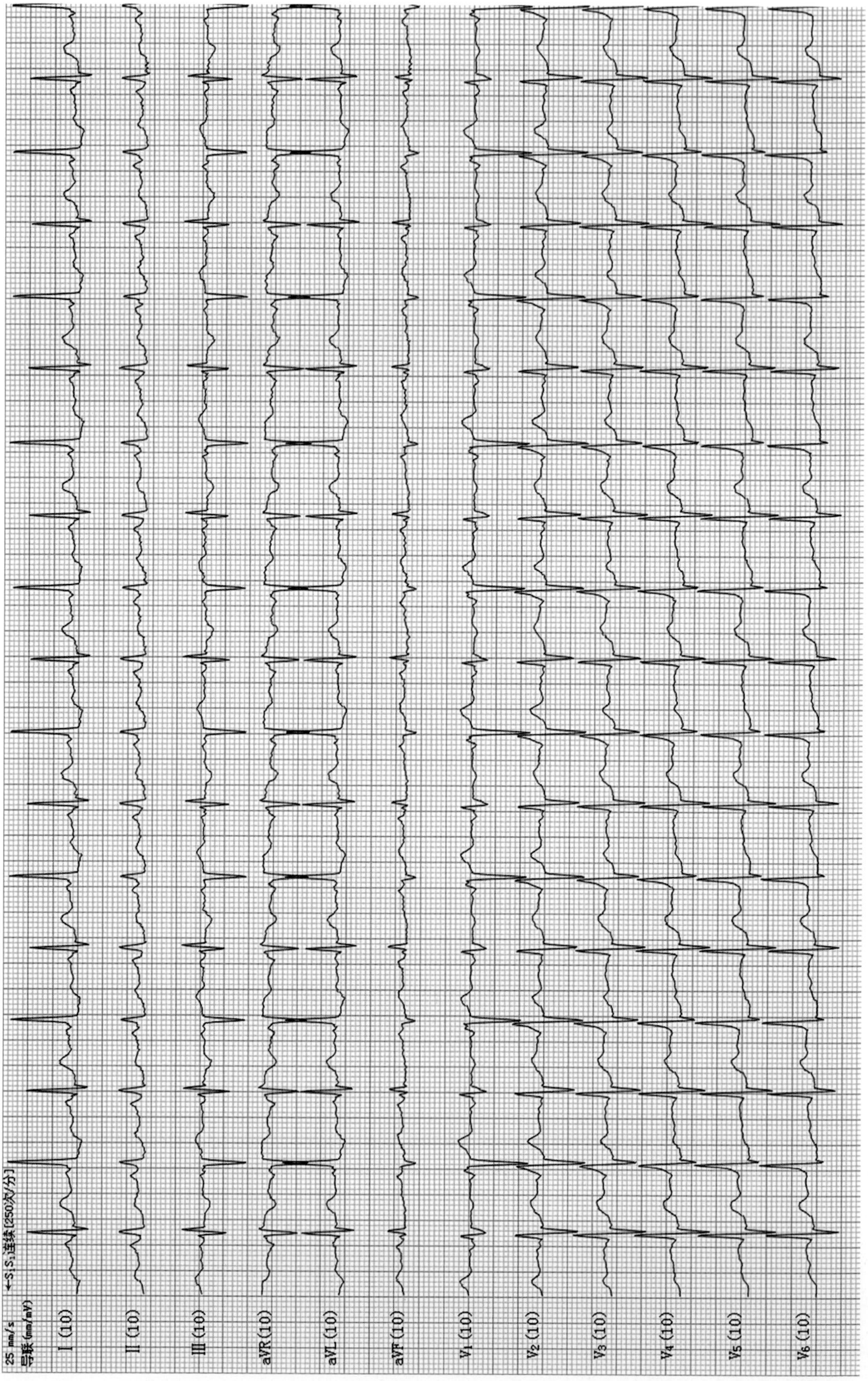


**图 17–49　旁路前传 2：1 阻滞**

与图 17–48 为同一患者，心室预激图形交替出现，显现旁路前传 2：1 阻滞。

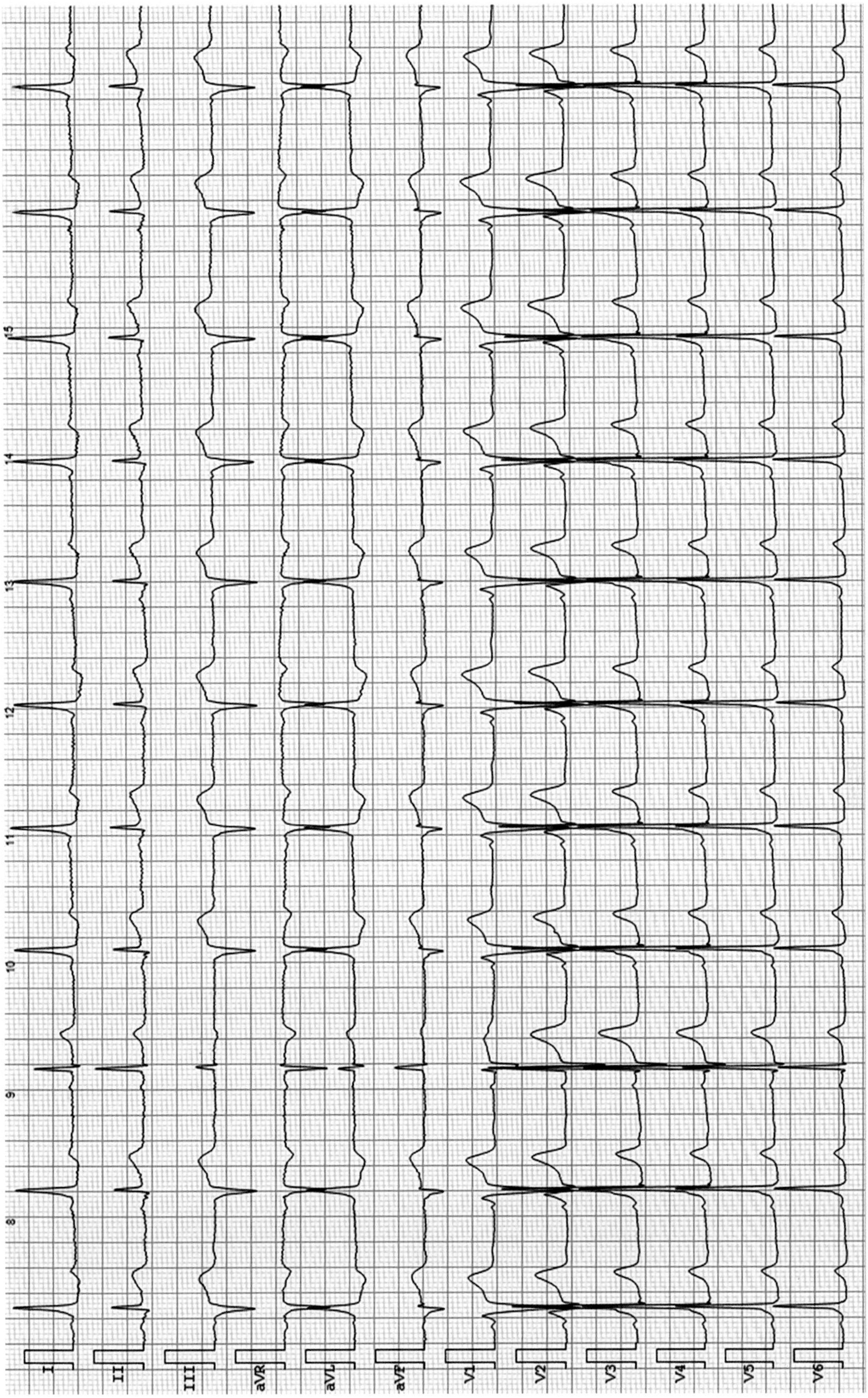


图 17-50　间歇性心室预激(3)

女,42 岁,窦性心律,间歇性心室预激。

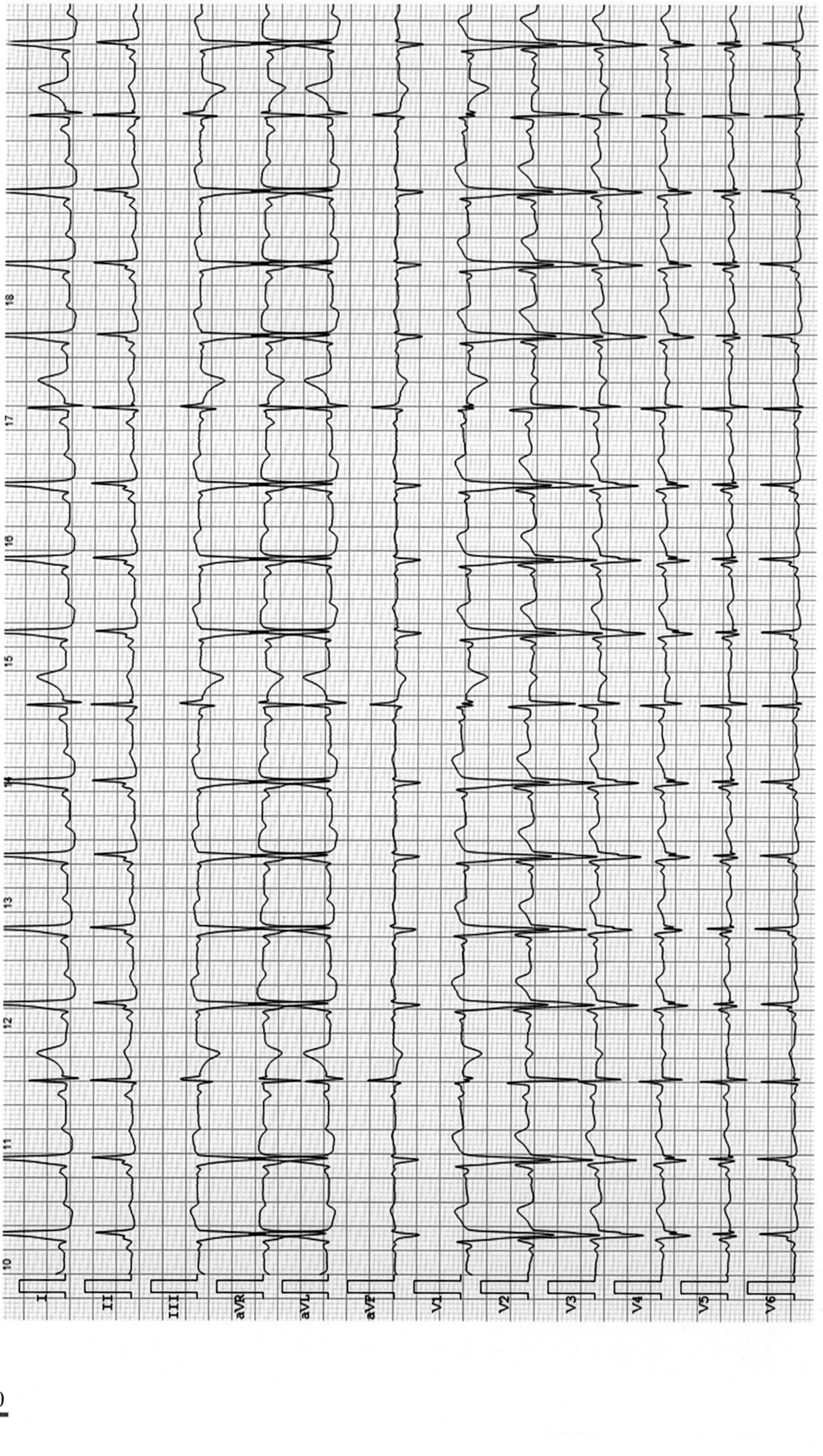


图 17-51 间歇性心室预激(4)

女,22岁,窦性心律,间歇性心室预激。

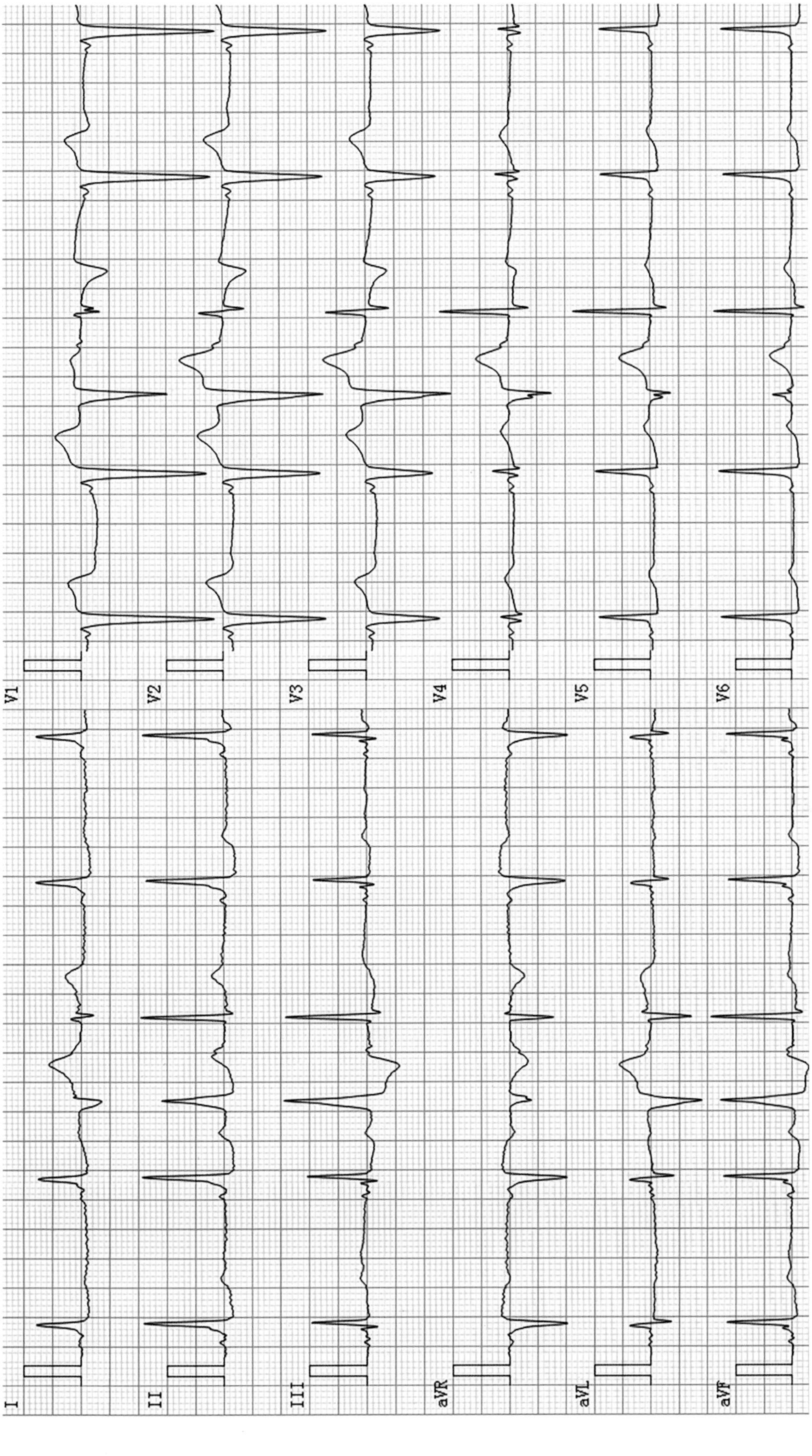


**图 17-52　B 型心室预激，室性早搏**

女，61 岁，B 型心室预激，第 3 组心搏为室性早搏，引起其后的 QRS 波正常化。

2. 左侧旁路　左侧旁路尤其是左侧游离壁的旁路,因其距离窦房结较远,激动在进入旁路前易先进入房室结,故预激程度较小或无预激表现。

3. 旁路的不应期延长　延长旁路前传的不应期,能使激动经旁路前传减少,而使预激程度减小呈间歇性预激。

4. 起搏点位置　心房激动点若位于距旁路的远侧或心房激动抵达旁路和房室结的相对时间关系变化都可形成间歇性预激,此时在 QRS 波发生改变的同时 P 波形态和极性也发生改变。

5. 房内传导时间　当心房梗死、肥厚扩张、慢性纤维化病变时若主要侵犯旁路插入心房区域,使激动抵达旁路时间延缓,可形成间歇性预激;若主要使房内正常传导时间延缓,则激动抵达房室结时间较晚,使预激程度增大。

6. 旁路内的隐匿性传导　心房颤动时由于隐匿性传导可使 QRS 波群变为正常,如室性早搏隐匿性传入旁路,常使室性早搏后的心搏的 QRS 波正常化。如房室结内的隐匿性传导则使预激程度增大。

7. 假性正常化　多旁路时且同时预先激动心室则可引起 QRS 波的假性正常化。有时预激程度小时 QRS 波群亦可貌似正常,但仍存在 delta 波并伴有 ST-T 改变,需与心肌梗死相鉴别。

### (三)隐匿性旁路

1. 概念　隐匿性旁路是指仅具有室房逆向传导功能,而无房室顺向传导能力的旁路。即旁路无前传功能或前传不应期极长,只显示逆传功能,心电图上窦性心律时无预激波,临床因房室折返性心动过速反复发作来诊而被发现,见图 17-53。

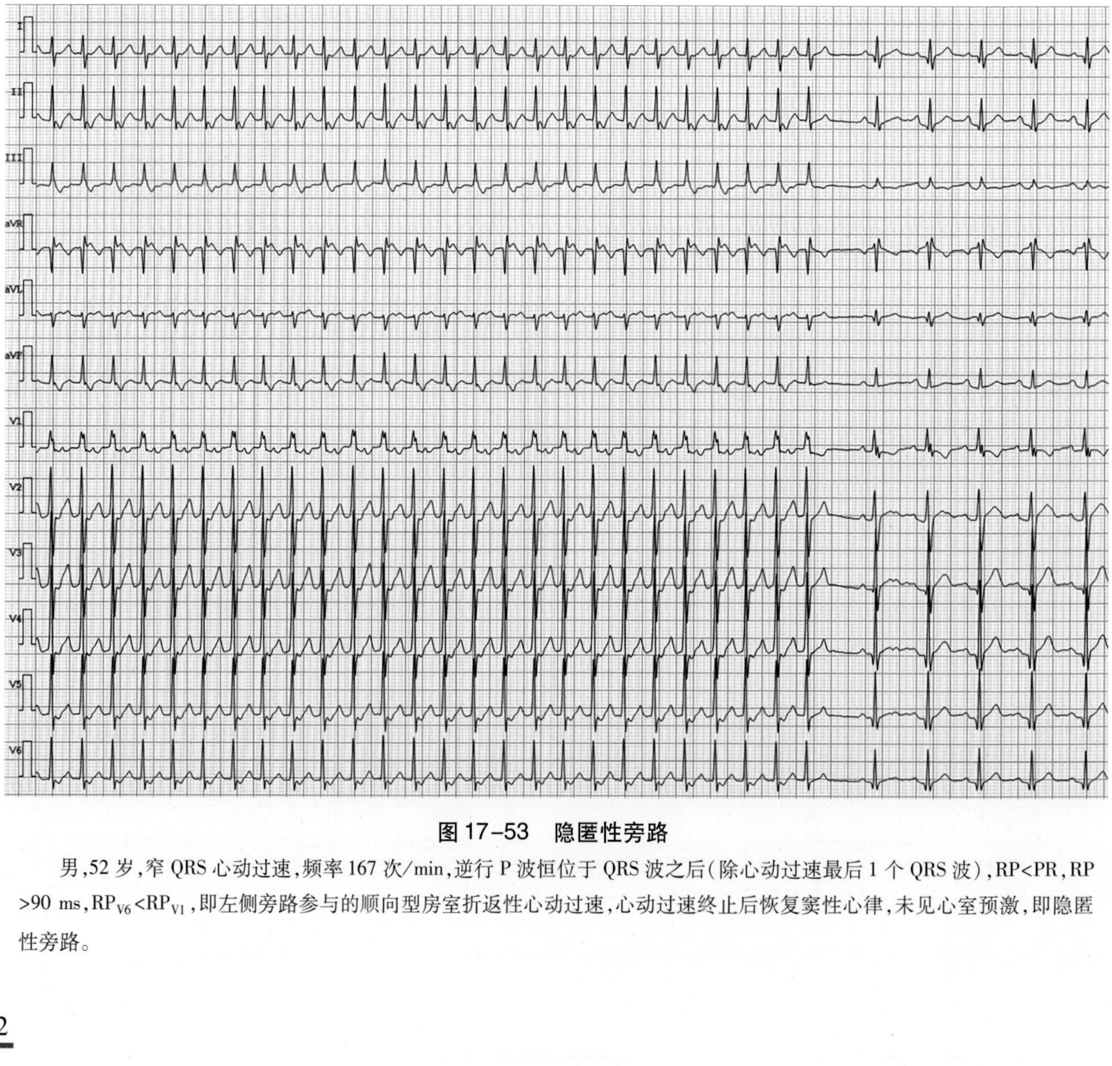


**图 17-53　隐匿性旁路**

男,52 岁,窄 QRS 心动过速,频率 167 次/min,逆行 P 波恒位于 QRS 波之后(除心动过速最后 1 个 QRS 波),RP<PR,RP>90 ms,$RP_{V6}$<$RP_{V1}$,即左侧旁路参与的顺向型房室折返性心动过速,心动过速终止后恢复窦性心律,未见心室预激,即隐匿性旁路。

隐匿性旁路易引起折返性心动过速，旁路逆传速度大多较快，故心动过速的频率一般较快，易引起患者不适症状。

2. 逆传旁路的特点

(1)快传型逆传旁路多位于房室环周边，不应期短，传导速度快，无递减传导。

(2)慢传型逆传旁路多位于室间隔，不应期长，具有递减传导的特点，阿托品、异丙基肾上腺素和运动能加速此型逆向传导，其引起的心动过速常可自行终止，但常在几次心搏后再次引起心动过速。

### (四)潜隐性旁路

潜隐性旁路是指旁路具有前传功能，但心电图无心室预激表现，仅在运动或房性早搏、经药物或经食管心房调搏检查等可诱发出旁路前传的典型心室预激图形，见图 17-54 ~ 图 17-56。

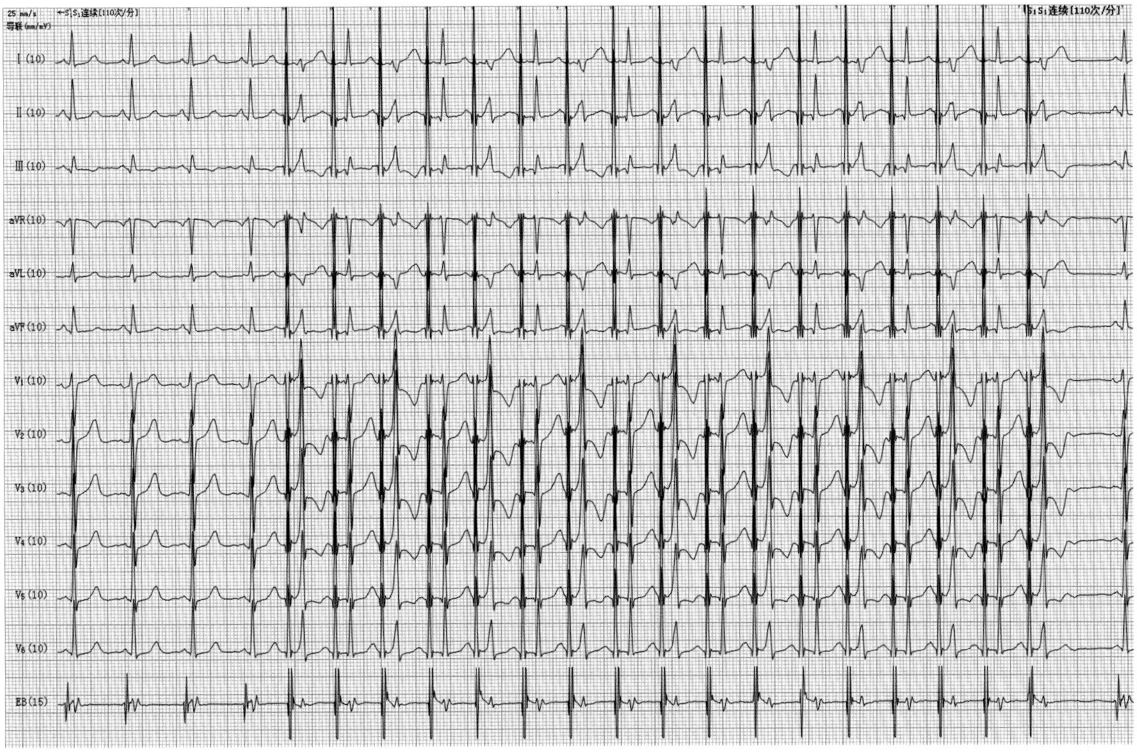


**图 17-54　潜隐性旁路**

女，43 岁，窦性心律无心室预激表现，食管心房调搏检查 $S_1S_1$ 刺激 110 次/min，$S_1$ 后交替出现心室预激图形，即潜隐性旁路。

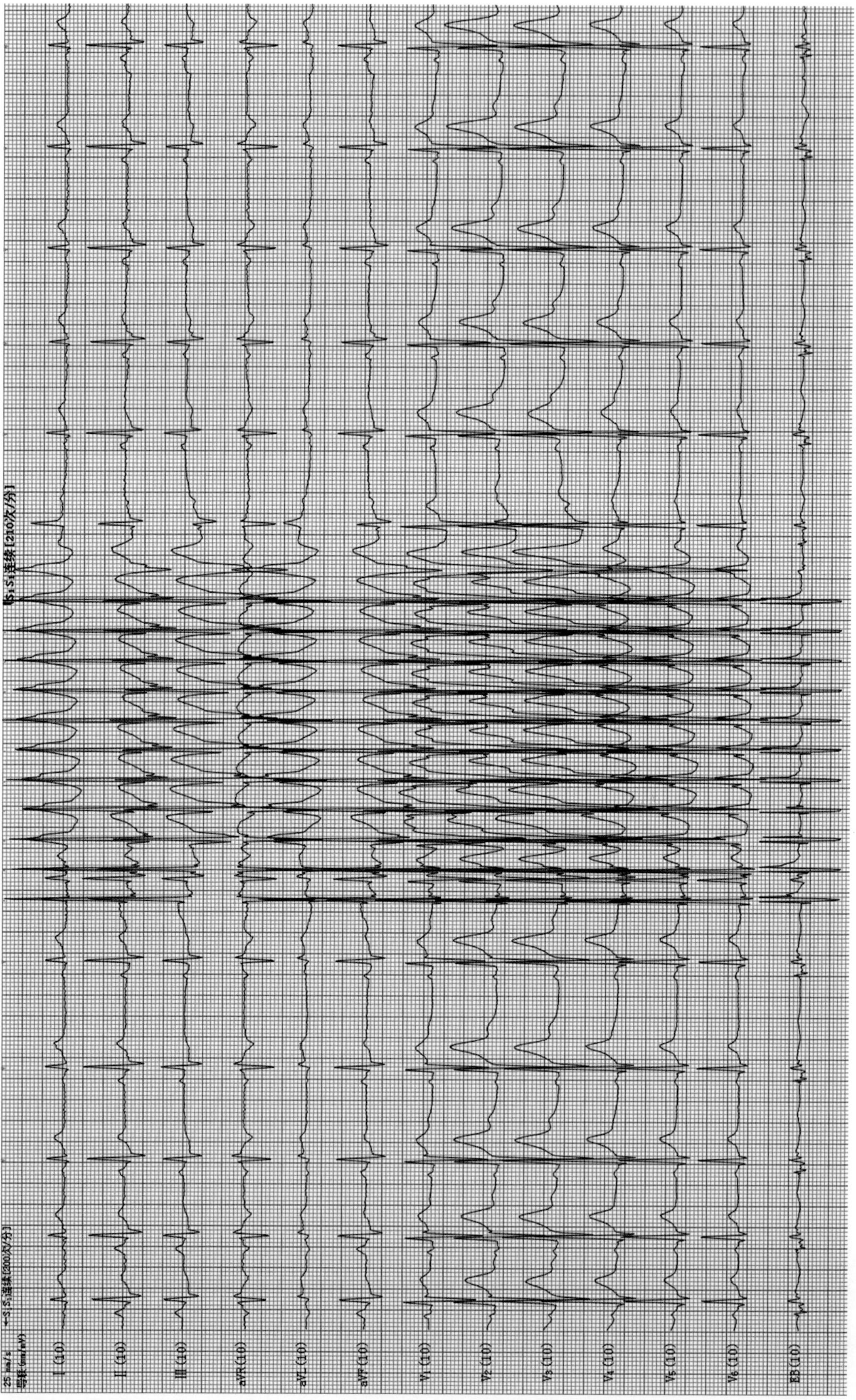


**图 17-55　食管心房调搏检查 $S_1S_1$ 刺激心电图**

男,34 岁,食管心房调搏检查,$S_1S_1$ 210 次/min,第 2～11 个 $S_1$ 刺激引起 $S_1R$ 延长伴完全左束支阻滞图形的 QRS 波。

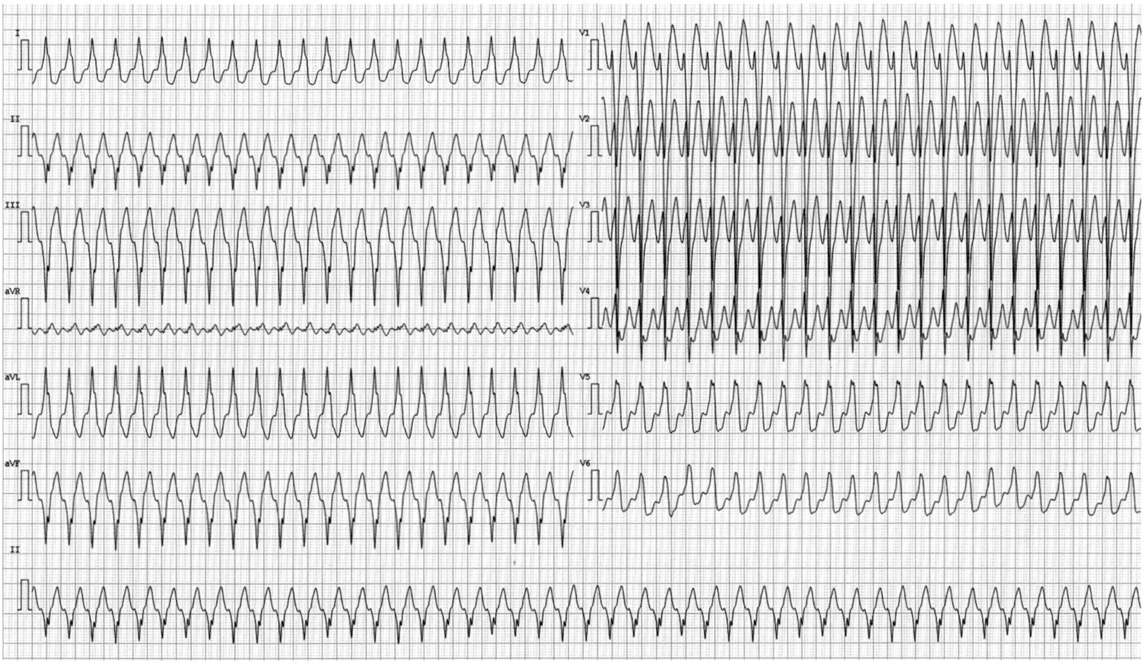


**图 17-56　潜隐性束室房室旁路**

与图 17-55 为同一患者，自发类左束支阻滞图形的宽 QRS 心动过速，频率 188 次/min，回顾分析图 17-55 中第 2～11 个 $S_1$ 后 QRS 波呈类左束支阻滞图形，$S_1$ 引起的心房波沿着束室旁路前传，揭示束室旁路，即潜隐性束室房室旁路。

## 二、心电图特点

### （一）短 PR 间期

旁路属快反应纤维，传导速度快，缩短了房室之间的传导时差，PR 间期<0.12 s。

### （二）预激波

激动通过旁路较正常房室结-希浦系统优先传入心室，引起部分心室肌提早缓慢除极形成预激波，即 δ 波，见图 17-57～图 17-59。

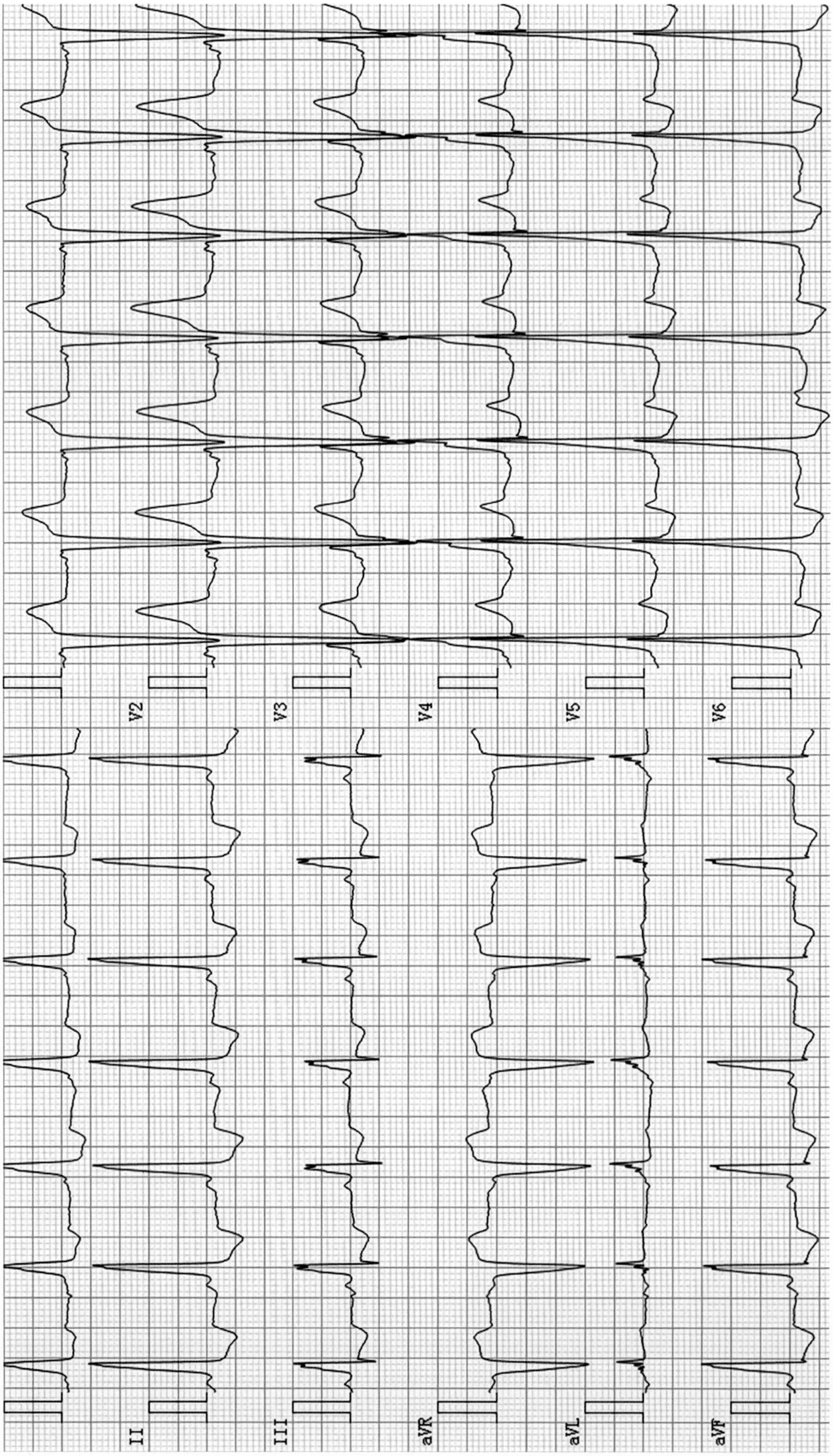


图 17-57　B 型心室预激

男,21 岁,PR 间期<0.12 s,可见 δ 波。

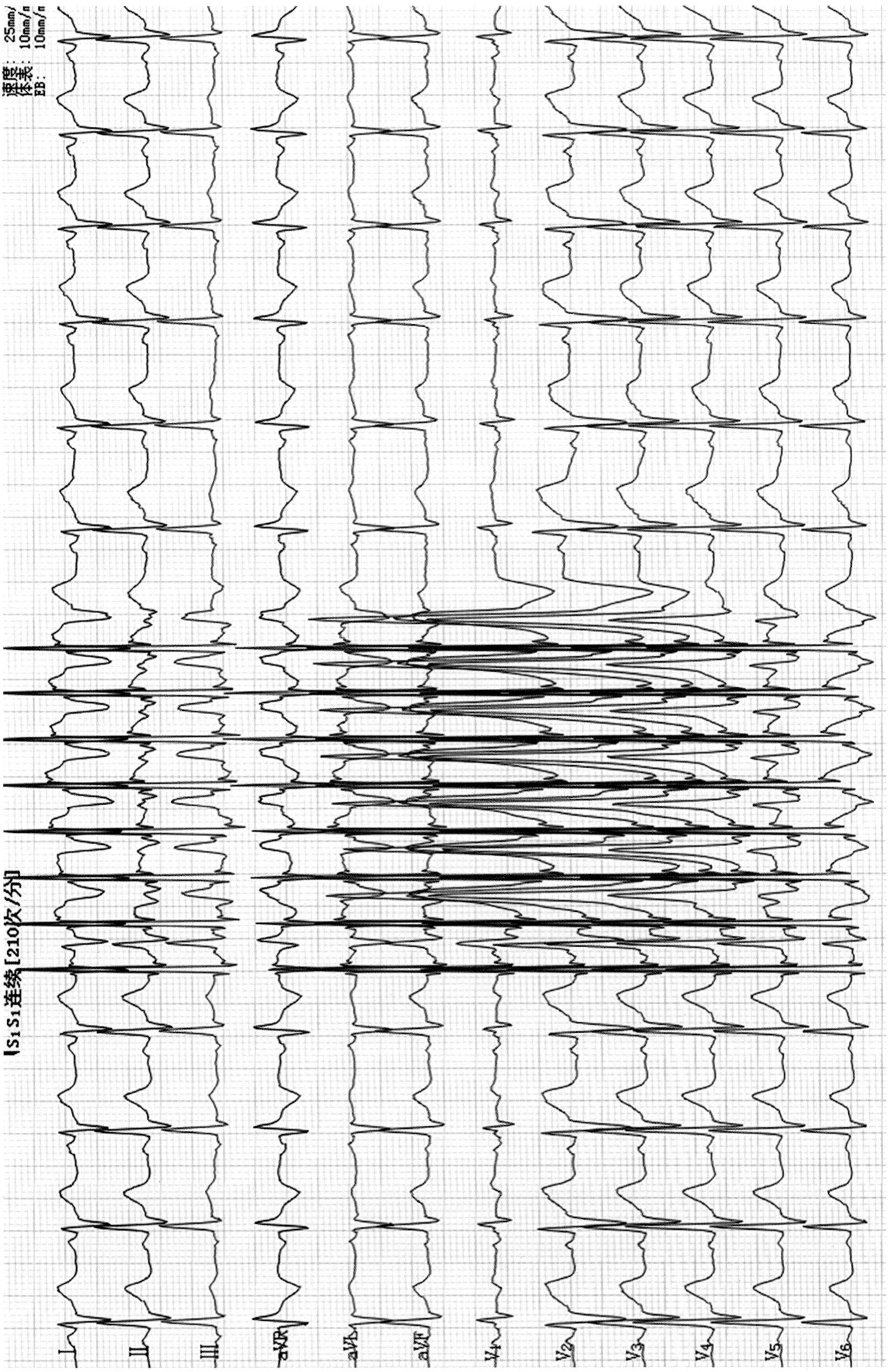


图 17-58　不完全性心室预激-完全性心室预激(1)

女，15 岁，窦性心律时显示不完全性心室预激，$S_1$ 刺激脉冲后显示完全性心室预激。

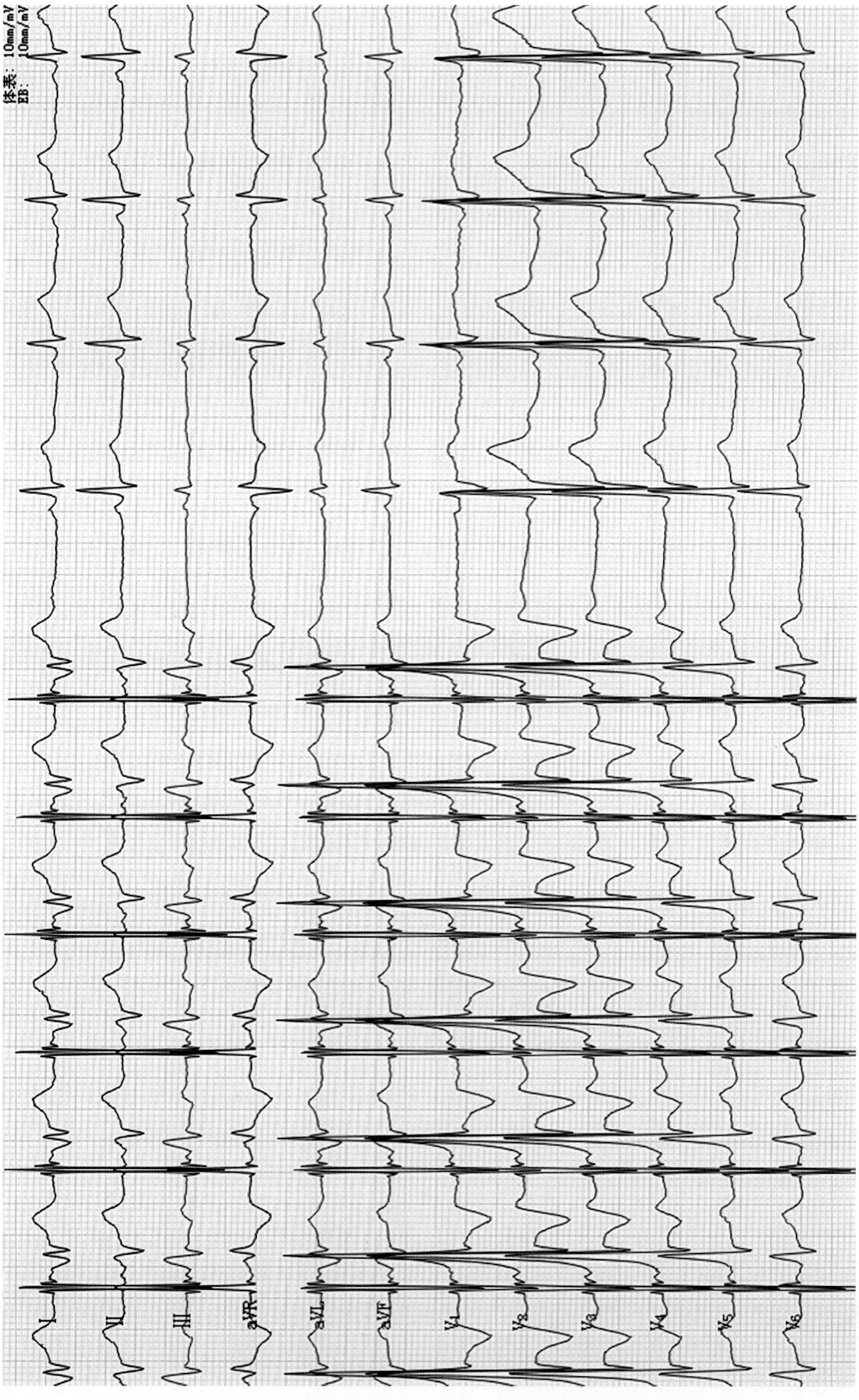


图 17-59 不完全性心室预激-完全性心室预激(2)

男,38 岁,窦性心律时显示不完全性心室预激,$S_1$ 刺激脉冲后显示完全性心室预激。

### （三）QRS 波群时限与形态

典型心室预激的 QRS 波为经房室结-希浦系统、旁路两条通道下传心室形成的单源性室性融合波，时限>0.10 s，见图 17-60。

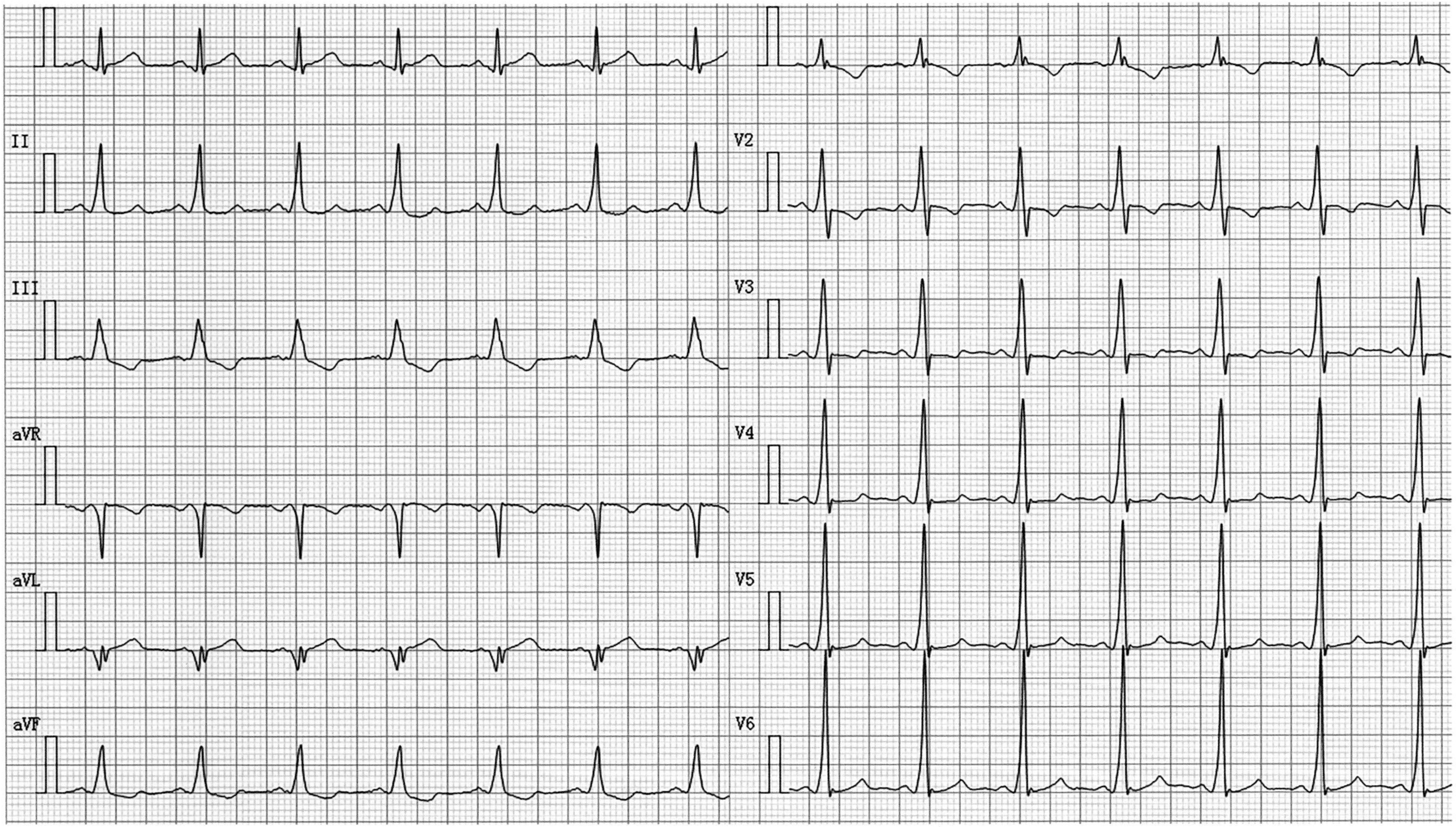


图 17-60　A 型心室预激

男，64 岁，A 型心室预激，QRS 波为单源性室性融合波。

### (四)PJ 间期

因旁路传导只能较房室结-希浦系统提早除极心室引起 QRS 波群初始的预激波，而不延长心室除极结束时间，虽 QRS 波群时限延长，但 PJ 间期(PR 间期与 QRS 波群时限之和)正常(<0.27 s)，见图 17-61。

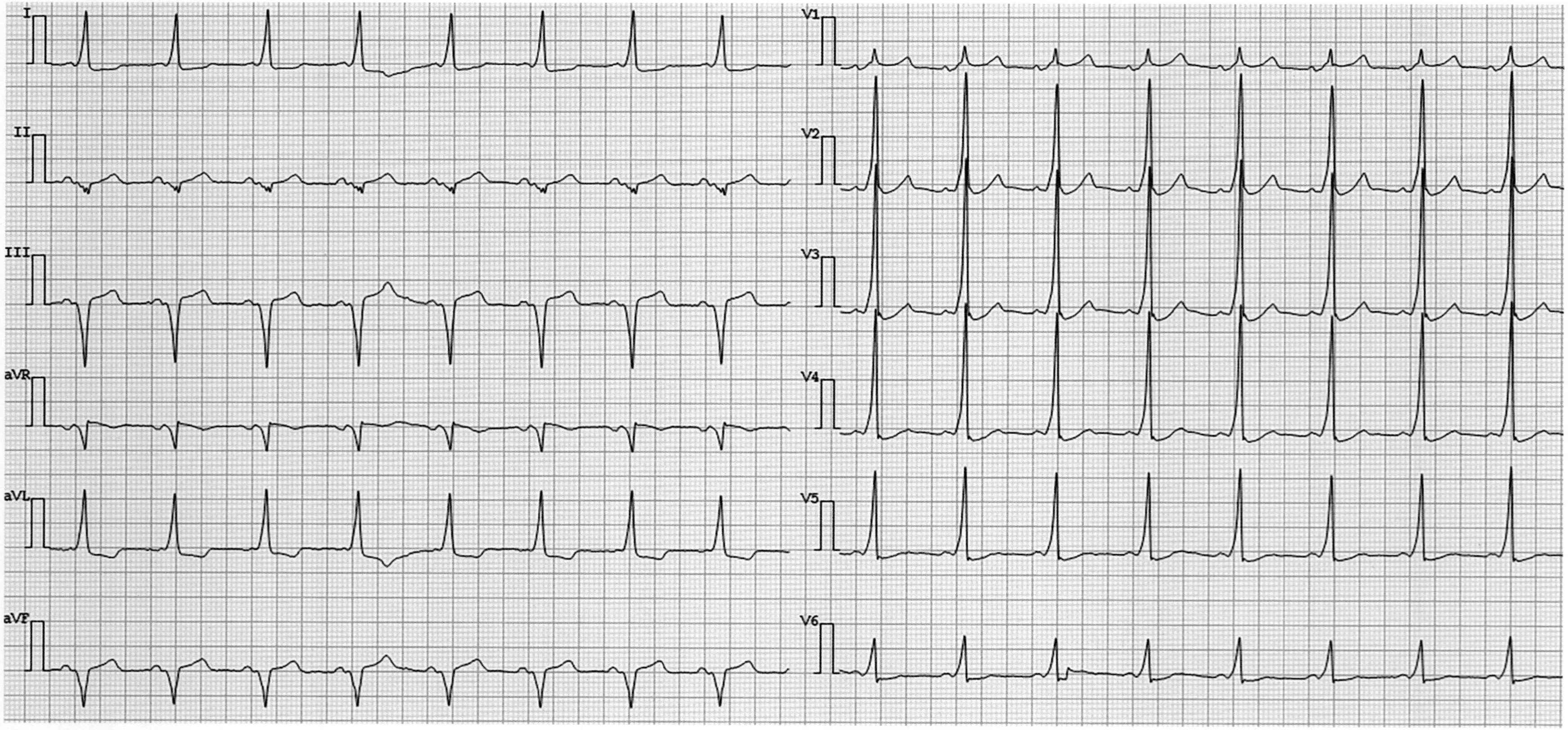


图 17-61　A 型心室预激

男，53 岁，心室预激，QRS 时限 0.12 s，PJ 间期<0.27 s。

### （五）ST-T 改变

1. 典型心室预激引起的继发性 ST-T 改变的特点

（1）方向与 δ 波方向相反。

（2）ST-T 改变程度与 δ 波大小呈正相关。

（3）ST 段呈非水平型改变，T 波非对称倒置。

2. 合并原发性 ST-T 改变的特点　当 ST-T 改变不符合上述特点，而出现下列心电图改变时考虑原发性 ST-T 改变。

（1）δ 波明显却无 ST 段改变。

（2）δ 波与 ST 段呈同向改变，见图 17-62。

（3）ST 段呈水平型压低，T 波呈对称样倒置，见图 17-63。

（4）特别是在 δ 波无明显动态变化而伴随临床症状出现的 ST-T 伪正常化。

3. 电张调整性 T 波改变　在间歇性心室预激或旁路经射频消融术后恢复正常节律时的 T 波改变，即 T 波方向与完全心室预激形成的 QRS 波主波方向一致的改变，恢复一段时间后，上述 T 波改变可完全消失。可能与心肌兴奋状态时限的变化导致心室梯度的改变有关。

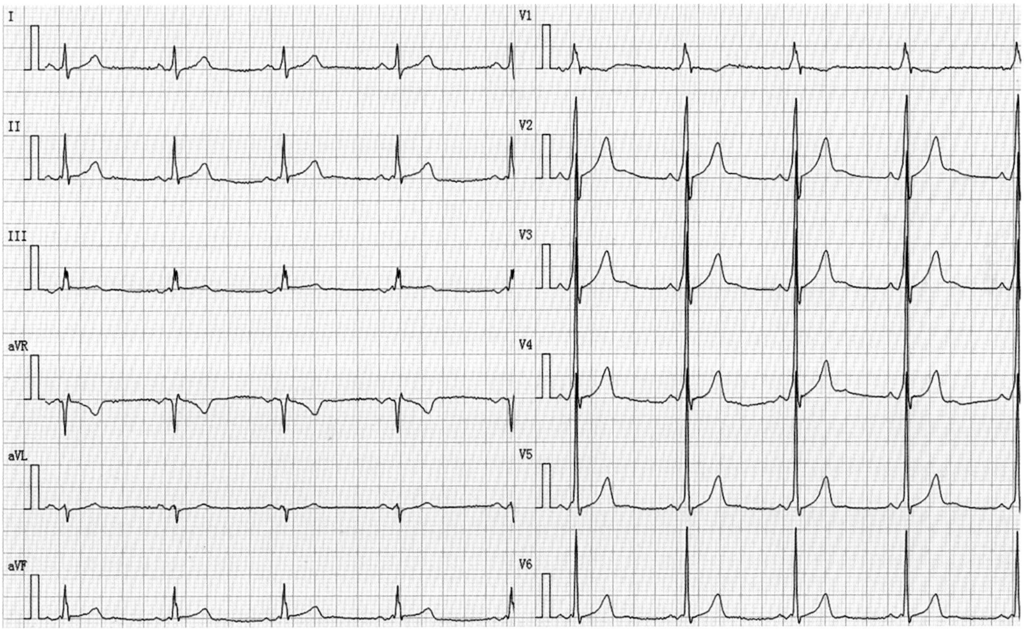


**图 17-62　A 型心室预激**

男，37 岁，A 型心室预激，无继发性 ST-T 改变。

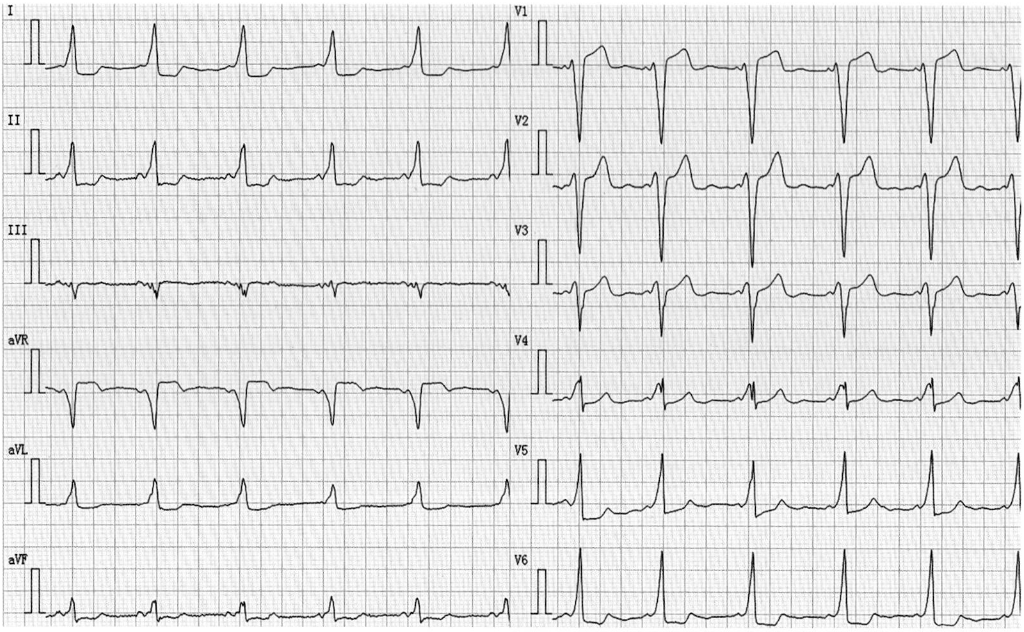


**图 17-63　B 型心室预激**

女,56 岁,B 型心室预激,Ⅰ、Ⅱ、aVL、aVF、$V_5$、$V_6$导联 ST 段水平型压低。

## 三、典型预激综合征合并其他异常心电图改变

### (一)心室预激合并房室阻滞

旁路前传可掩盖正路房室阻滞,心电图出现下列表现提示合并房室阻滞。

1. 合并一度房室阻滞　QRS 波群呈完全心室预激波,PJ 间期>0.27 s,发生 AVRT 时 QRS 波群正常,频率常较慢。

2. 合并二度房室阻滞　预激程度呈周期性变化,如 2∶1 房室阻滞时呈完全性与不完全性心室预激波交替出现,图 17-64、图 17-65。

3. 合并三度房室阻滞

(1)窦性心律呈完全心室预激波,PJ 间期常>0.27 s。

(2)合并快速心律失常多为房颤、房扑,且表现为完全性心室预激波。

(3)从无 AVRT,心房、心室调搏亦不能诱发 AVRT。

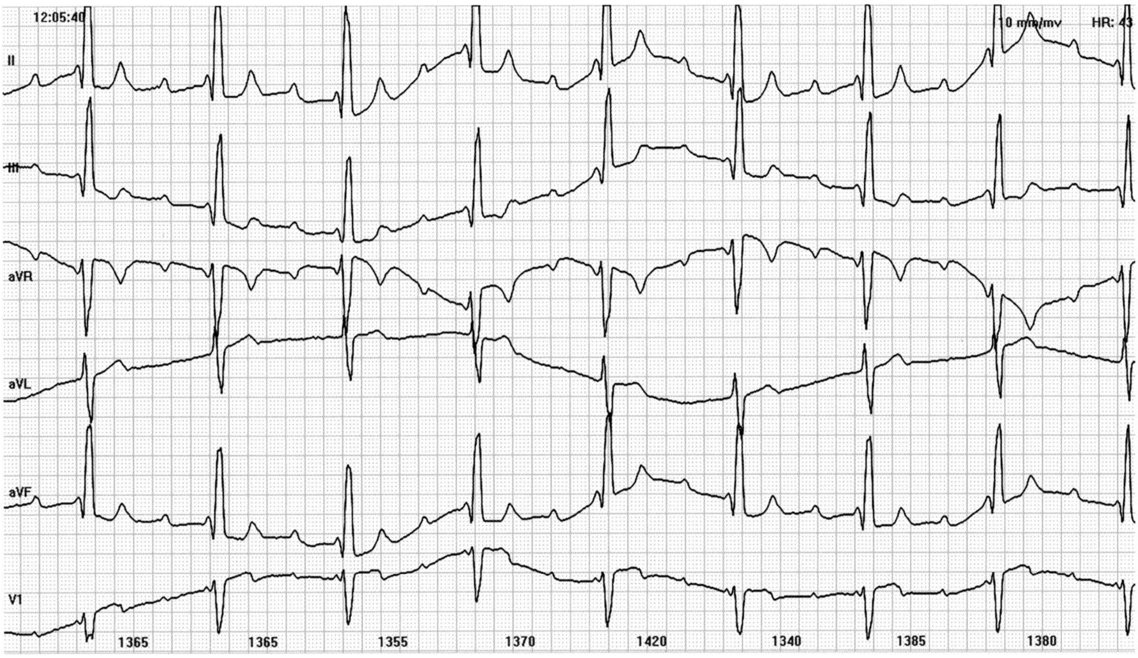


**图 17-64　窦性或房性心动过速，三度房室正路阻滞，高度房室旁路前向阻滞、3∶1 房室传导，B 型心室预激**

女，45 岁，P 波规律出现，$P_{II}$ 直立，房率 130 次/min，QRS 波规律出现，室率 43 次/min，PR 间期固定（<0.12 s），QRS 起始部顿挫，RR 间期中 3 个 P 波，即房室结希浦系呈三度房室阻滞，旁路呈高度房室阻滞（3∶1 房室传导）。

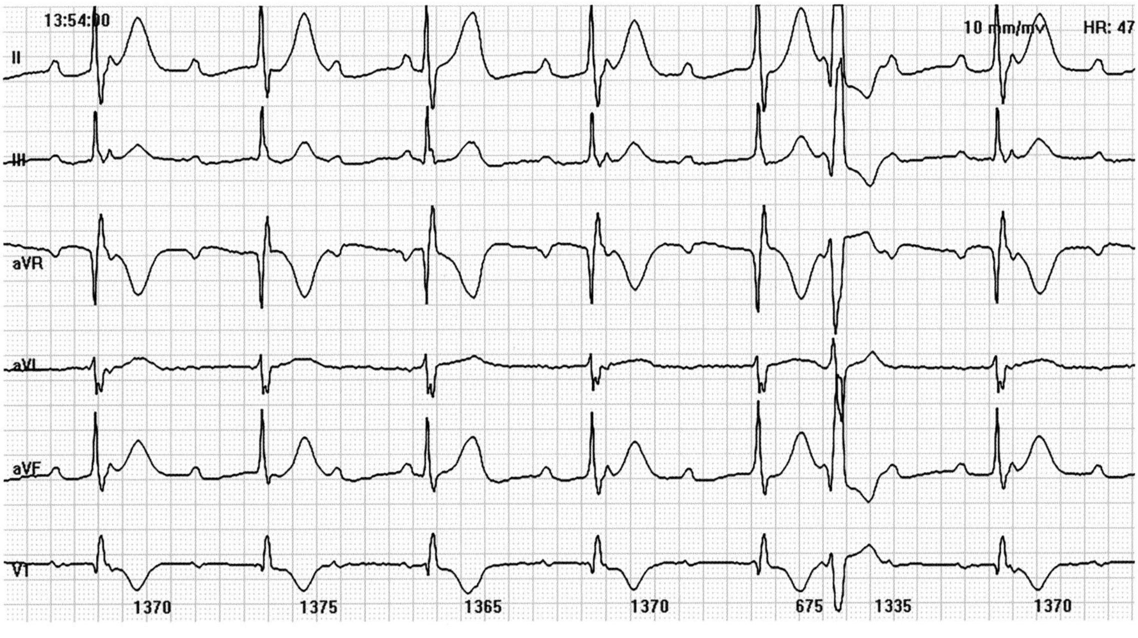


**图 17-65　窦性心动过速，完全性右束支阻滞型宽 QRS 逸搏及心律，三度房室正路阻滞，几乎完全性房室旁路前向阻滞、房室旁路室房传导，B 型心室预激**

与图 17-64 为同一患者，$R_1$、$R_4$、$R_7$ 后 ST 段上可见 P 波，RP 固定，余心房波规律出现，$P_{II}$ 直立，房率 105 次/min，$R_1$～$R_5$、$R_7$ 形态相同，PR 不等，$R_1R_2$、$R_2R_3$、$R_3R_4$、$R_4R_5$、$R_6R_7$ 相等，第 6 个 QRS 波提前出现（与图 17-64 形态相同），不同于前描述的心室波，PR 间期<0.12 s，QRS 起始部顿挫，即窦性心动过速，完全性右束支阻滞型宽 QRS 逸搏及心律，房室结希浦系呈三度房室阻滞，旁路前向呈几乎完全性房室阻滞，房室旁路室房传导，B 型心室预激。

### (二)心室预激合并束支阻滞

1. 当预激属完全性或束支阻滞发生在同侧时,束支阻滞被掩盖,此时如 PJ 间期>0.27 s,伴 AVRT 时呈典型束支阻滞型,可诊断为合并束支阻滞。

2. 当预激属不完全性,且旁路与束支阻滞位于异侧或较远距离时,此时 QRS 波初始示 δ 波,而中或终末部再次出现粗钝示束支阻滞特征;结合 PJ 间期延长和 AVRT 呈典型束支阻滞型有助于合并束支阻滞的诊断,见图 17-66、图 17-67。

### (三)心室预激合并心肌梗死

负向 δ 波可酷似心肌梗死,正向 δ 波可掩盖心肌梗死。典型预激综合征合并心肌梗死的诊断如下。

1. 伴随临床症状出现急性损伤、缺血样 ST-T 改变,或原有 ST-T 改变突然消失,结合临床和血清酶学改变有助于急性心肌梗死的诊断,见图 17-68 ~ 图 17-71。

2. 消除 δ 波或诱发 AVRT 是鉴别是否合并陈旧性心肌梗死的可靠方法,见图 17-72、图 17-73。

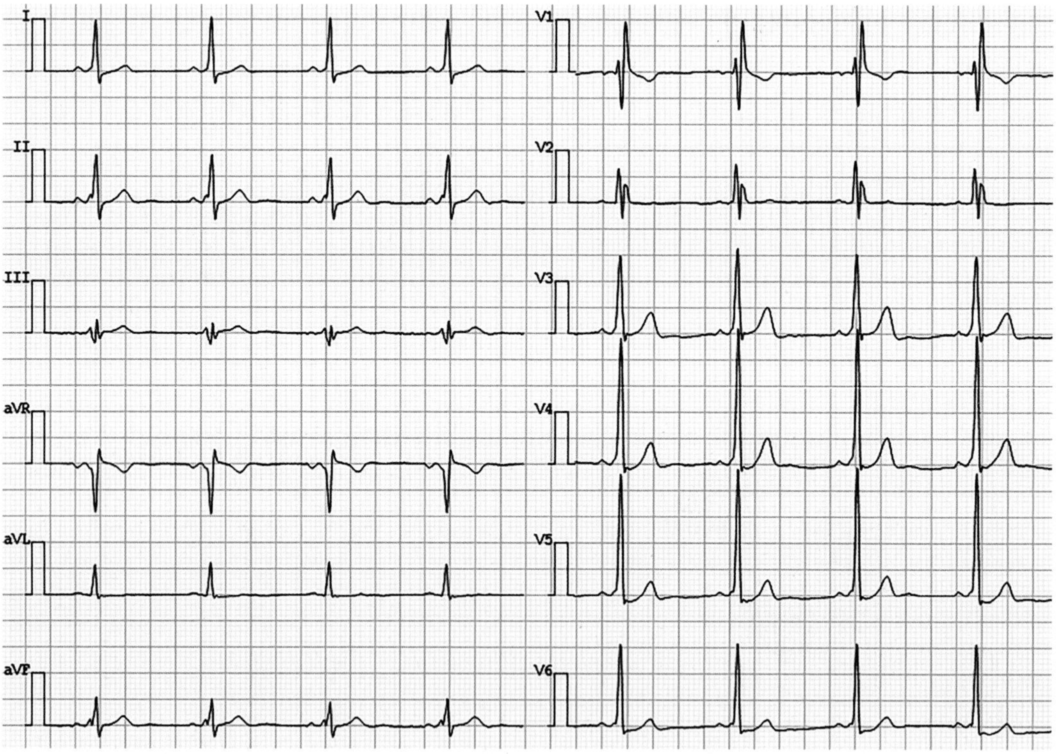


图 17-66　心室预激,不完全性右束支阻滞

男,40 岁,窦性心律,心室预激,不完全性右束支阻滞。

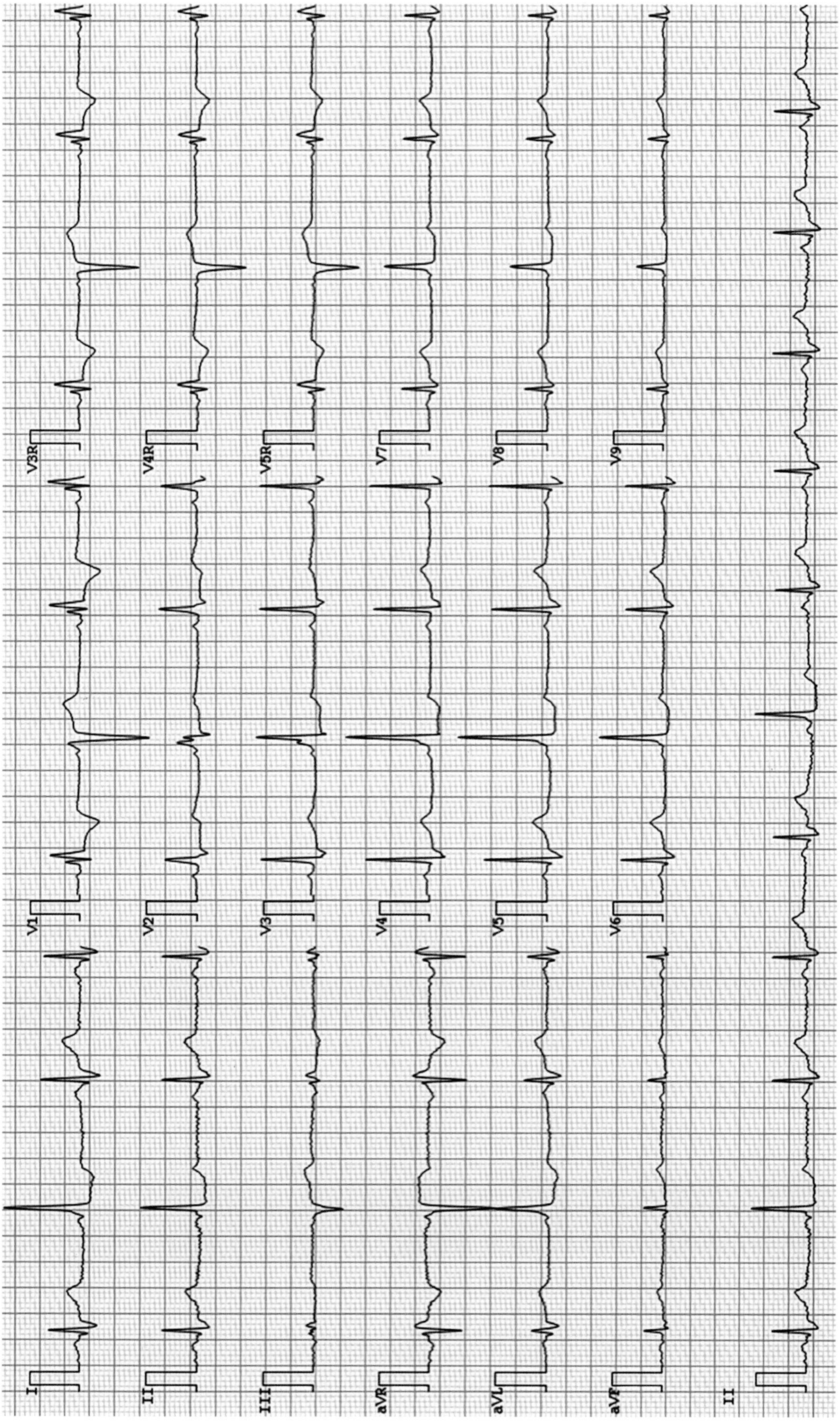


**图 17-67　间歇性心室预激，完全性右束支阻滞**

女，41 岁，窦性心律，间歇性心室预激，完全性右束支阻滞。

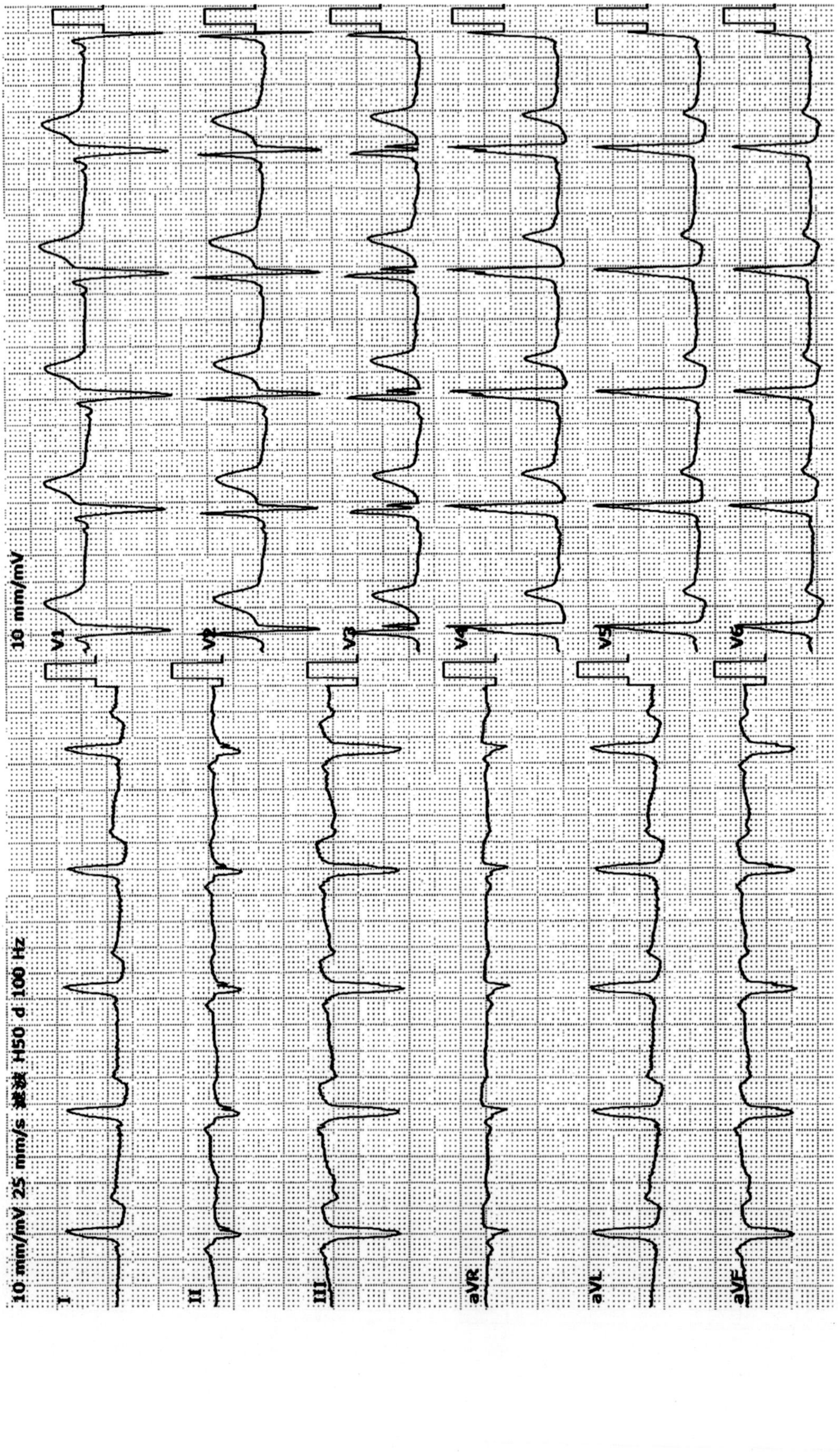


图 17-68　心室预激,急性下壁心肌梗死

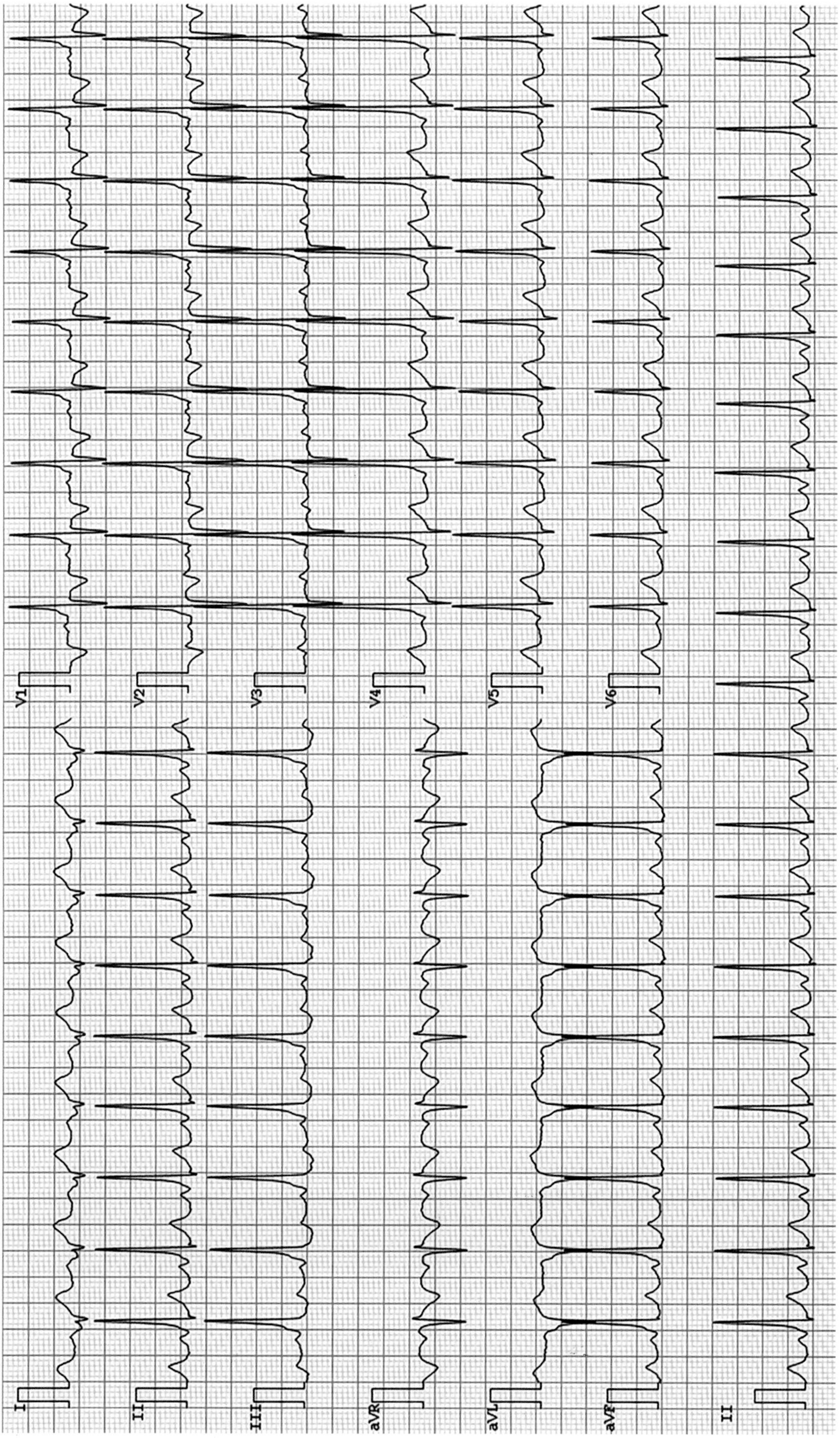


图 17-69　A 型心室预激，高侧壁 Q 波

女，10 岁，A 型心室预激，高侧壁 Q 波。

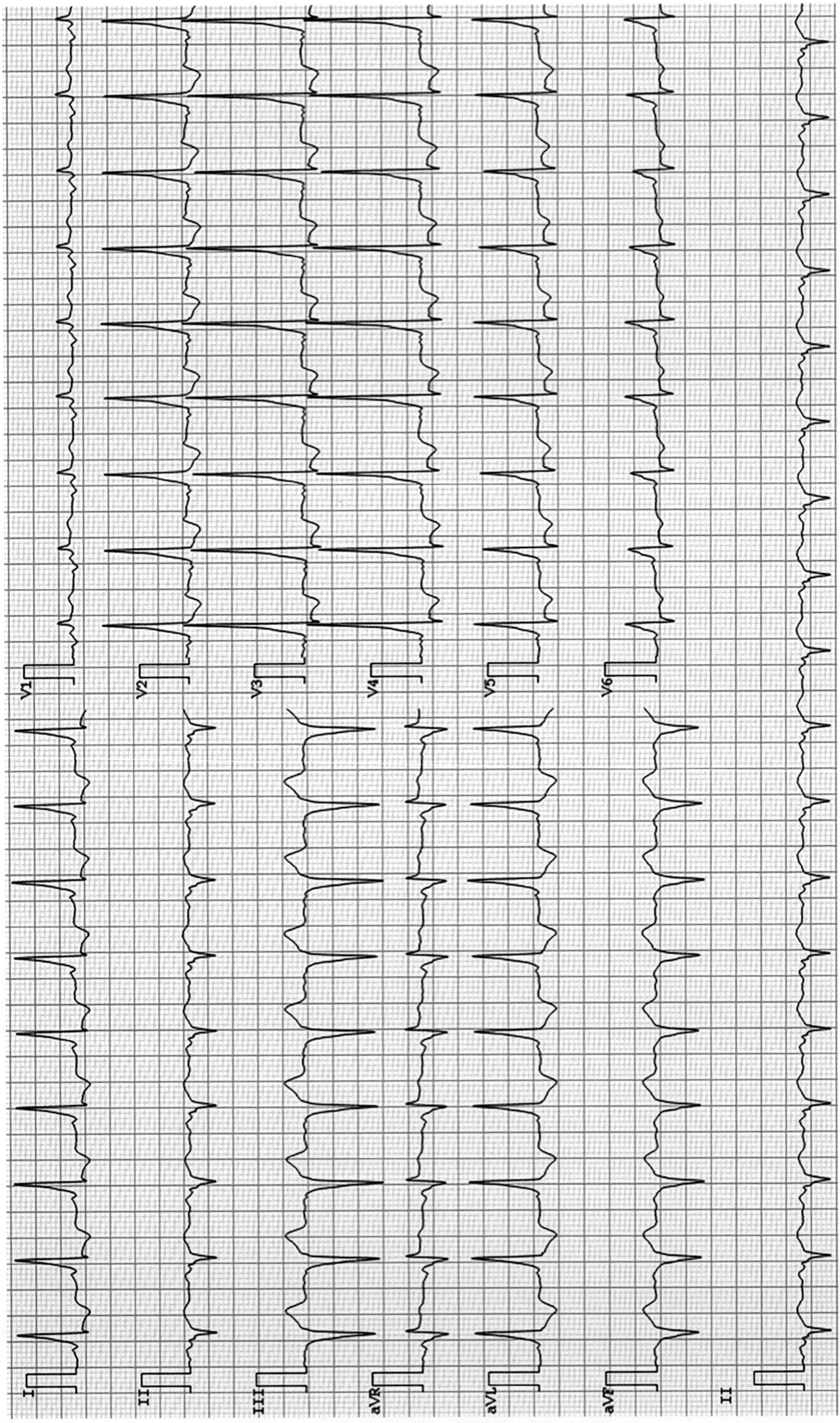


图 17-70 A 型心室预激，下壁 Q 波

男，65 岁，A 型心室预激，下壁 Q 波。

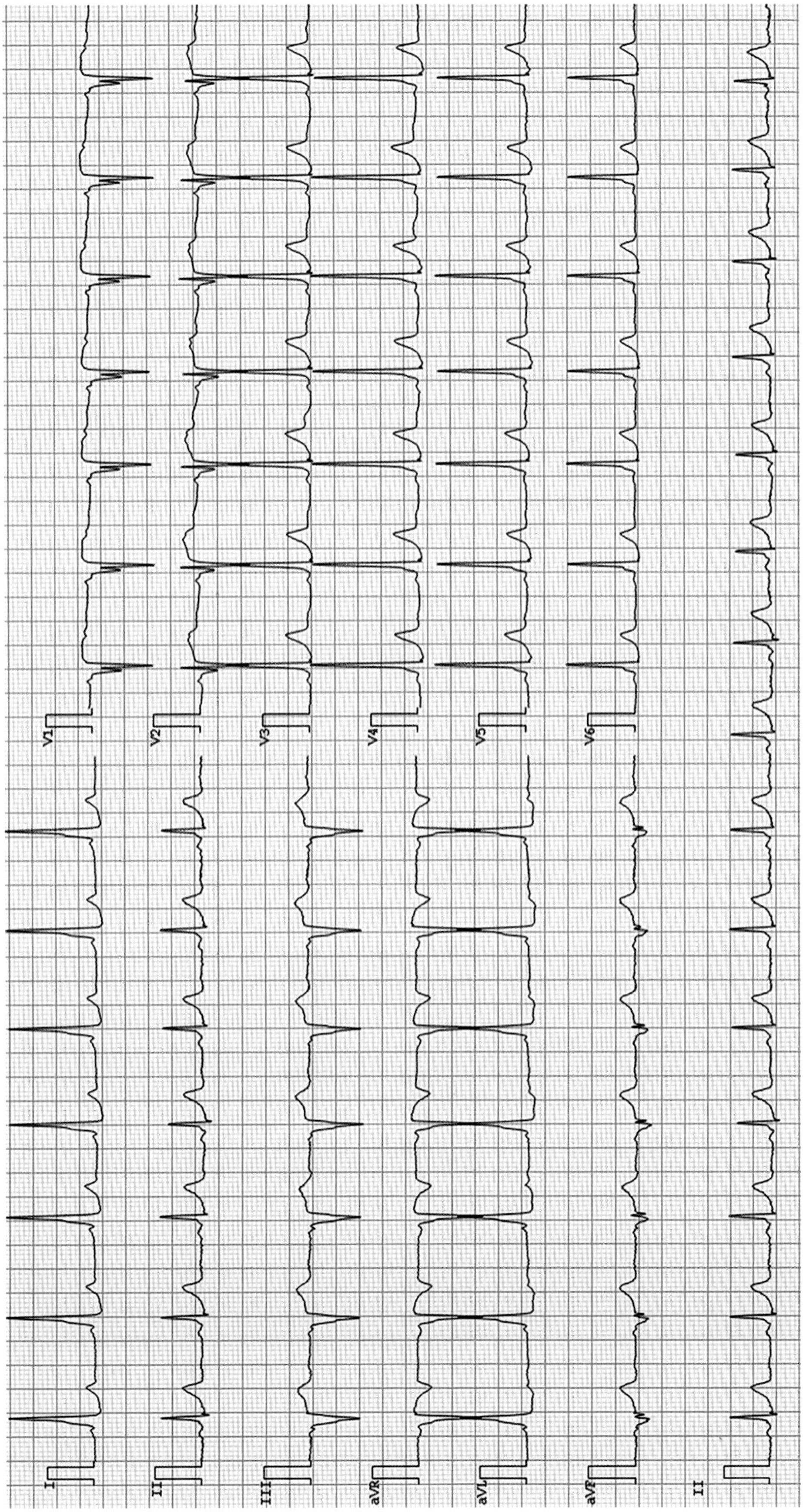


图 17-71　B 型心室预激，间隔部 Q 波

女，13 岁，B 型心室预激，间隔部 Q 波。

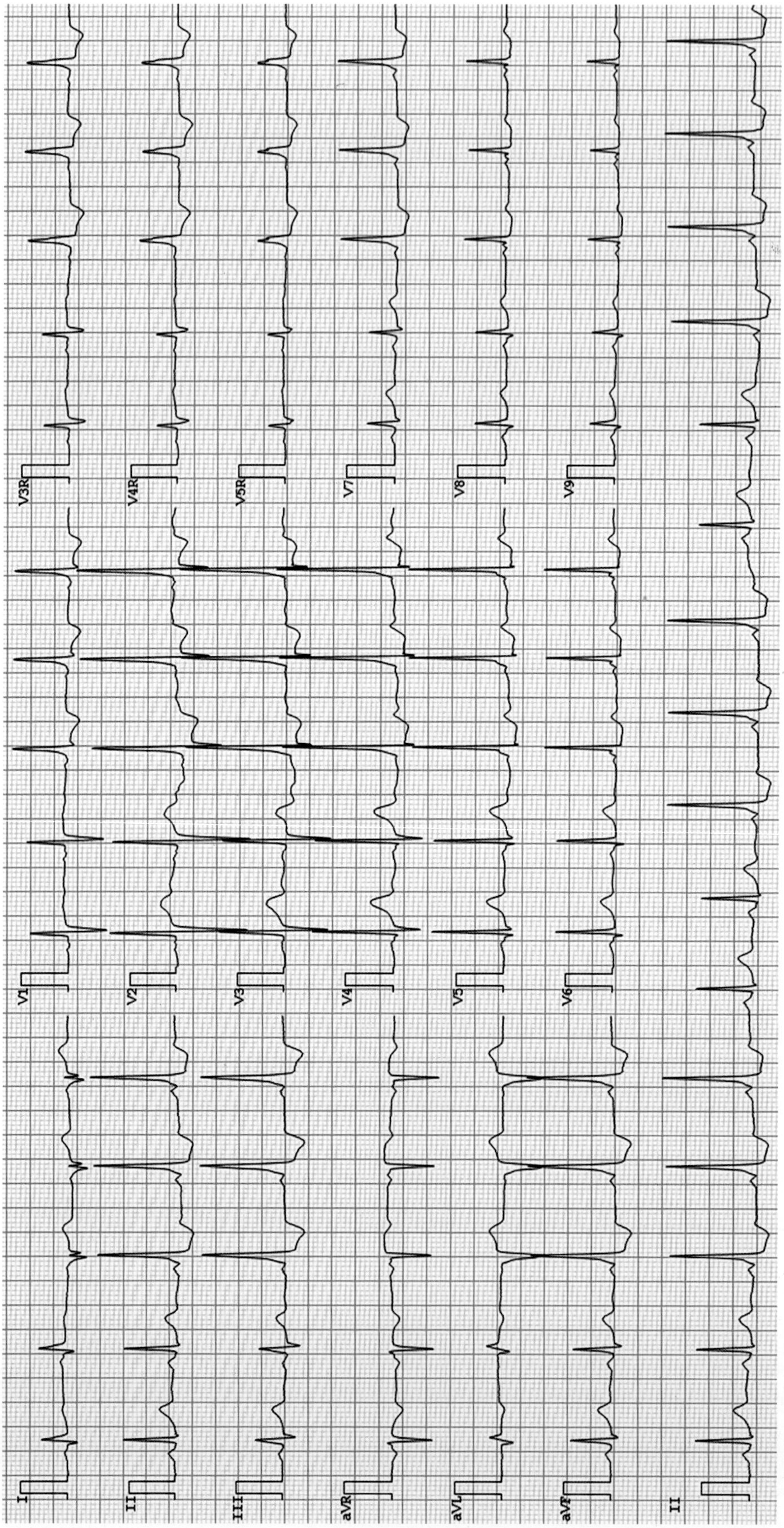


图 17-72　间歇性心室预激，高侧壁 Q 波变小

女，42 岁，间歇性心室预激，高侧壁 Q 波变小。

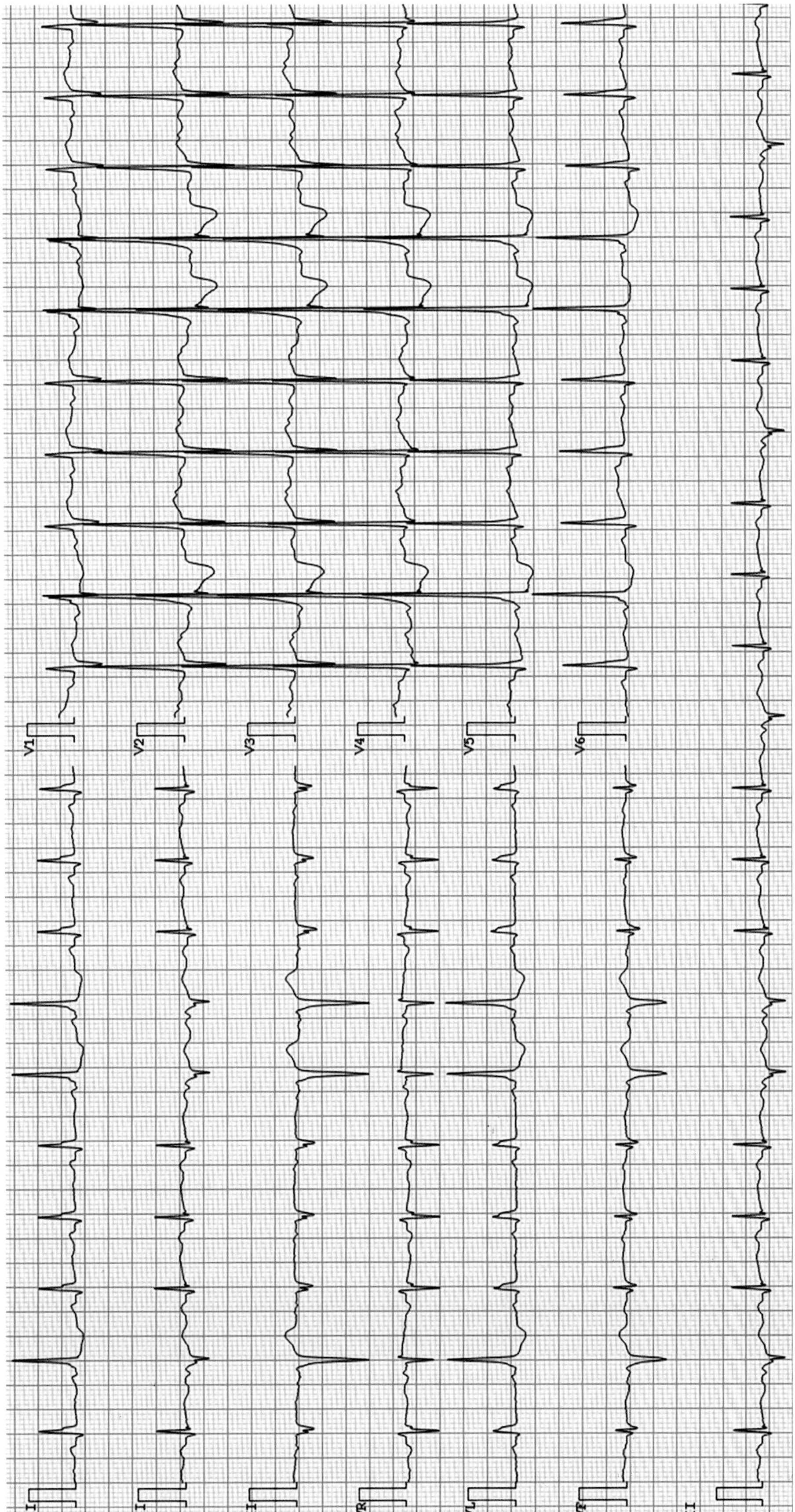


**图 17-73　间歇性心室预激，下壁导联 Q 波变小**

男，72 岁，间歇性心室预激，下壁导联 Q 波变小。

## 四、消除 δ 波的方法

典型预激综合征合并心肌梗死、束支阻滞的诊断与鉴别的最可靠依据是设法消除 δ 波。

(1)消除旁路是根治典型预激综合征消除 δ 波的有效方法。

(2)用物理或药物加速房室结-希浦系统传导(运动、阿托品、亚硝酸异戊酯等)或抑制旁路传导(普罗帕酮等药物)使房室结-希浦系统下传快于旁路,可使部分患者 δ 波消除,见图 17-74、图 17-75。

(3)食管心房调搏检查可消除 δ 波。

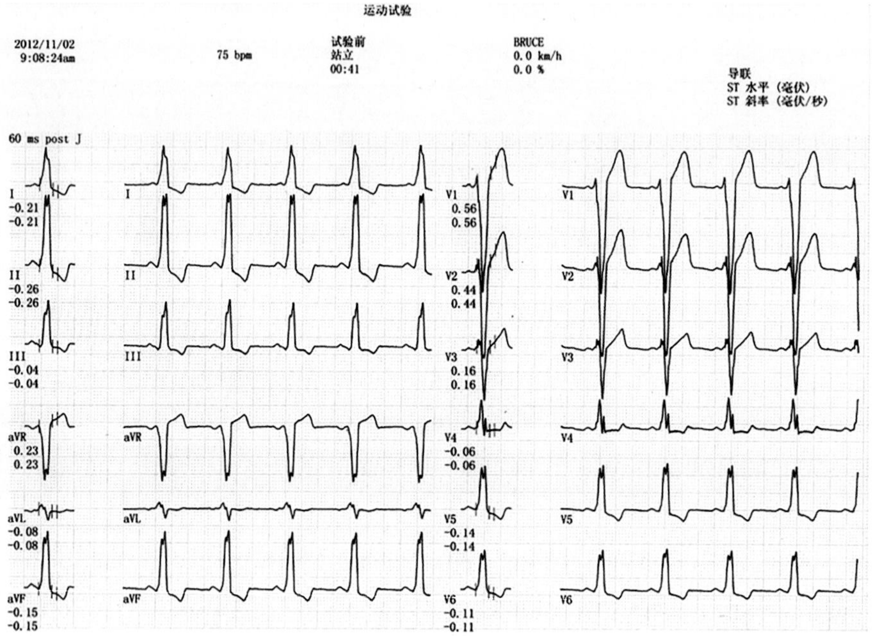


**图 17-74　平板运动试验前心电图,δ 波明显**

男,58 岁,平板运动试验前心电图,δ 波明显。

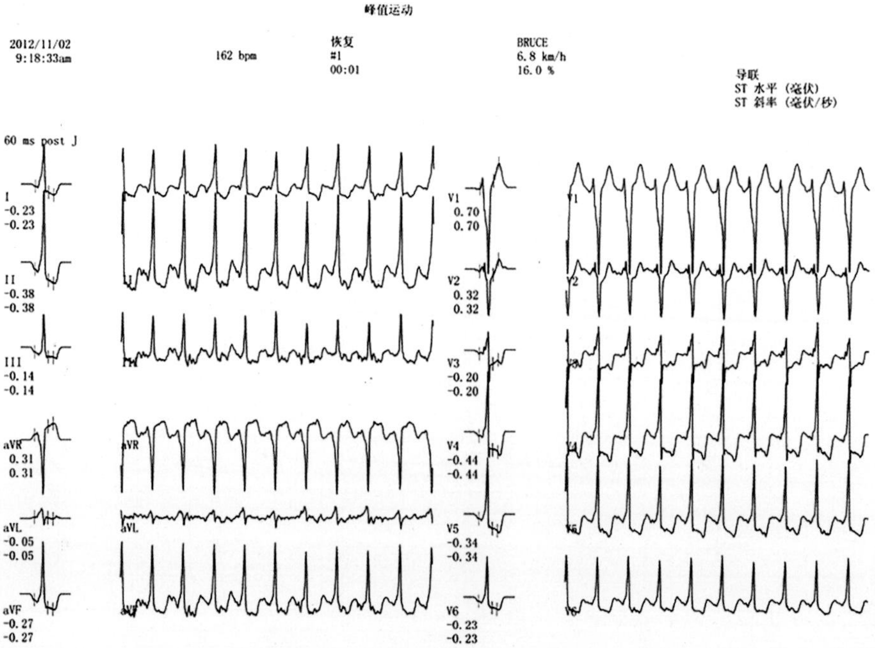


**图 17-75　运动达极量时心电图**

与图 17-74 为同一患者运动达极量时心电图,δ 波变小,预激成分减少。

## 五、心室预激伴快速心律失常

以阵发性室上性心动过速最为常见，其次为心房颤动，偶有报道心室颤动引起的猝死，近年又有学者提出与猝死可能有关的快-慢综合征。

### （一）阵发性室上性心动过速

典型心室预激由于房室旁路的存在为房室折返构成了解剖环路，80%患者伴有AVRT。典型心室预激亦可与房室结双径路并存，此时虽多为AVRT，但少数情况下旁路也以旁观者存在，实为AVNRT，明确二者，在射频消融治疗中尤为重要。

1. 房室折返性心动过速（AVRT）　根据心房冲动前传的位置分为顺向型房室折返性心动过速，逆向型房室折返性心动过速。

2. 房室结折返性心动过速（AVNRT）　心室预激与房室结双径路并存，心动过速时旁路不参与，即旁路旁观现象，下列几点有助于AVNRT诊断。

（1）P波重叠在QRS中不易辨认，或引起QRS波终末部变形。

（2）如能明确P波，RP<90 ms。

（3）心房、心室不是折返环路的必需组成部分，有时可出现房室或室房阻滞。

### （二）心室预激合并心房颤动

1. 概述　心室预激合并房颤达11%～39%（明显高于普通人群0.5%～2%）。显性多于隐匿性；多旁路多于单旁路；研究显示旁路成功消融后房颤发生率下降91%，说明典型预激综合征伴房颤的高发率与旁路存在有关。

2. 心室预激合并伴房颤的心电图特点

（1）房颤多呈阵发性，反复发作。

（2）心室率多呈极快速型，见图17-76。

（3）QRS波宽大畸形，具有多变性，但初始向量与δ向量方向相同。心室率越快，旁路下传比例越大，QRS波群增宽越明显。应注意与室性心动过速鉴别，见表17-1、图17-77。

（4）药物作用：控制心室率应选用抑制旁路传导药物，如胺碘酮、普鲁卡因胺等。禁用洋地黄、维拉帕米等可能促进旁路传导的药物。

**表17-1　心室预激伴心房颤动与心房颤动伴室性心动过速的鉴别要点**

| 鉴别点 | 心室预激合并心房颤动 | 心房颤动伴室性心动过速 |
|---|---|---|
| RR间期差值 | ≥130 ms | <130 ms |
| 宽QRS波形态 | 具有易变性（预激程度不同）；初始向量与δ向量相同，常可见粗顿 | QRS波形态一致 |
| 窄QRS波规律 | 延迟出现，正路下传比例增加 | 提早出现，心室夺获 |
| 临床情况 | 有室上速反复发作史，发作前后有典型预激综合征心电图表现 | 常有器质性心脏病，多在房颤、心衰、心肌缺血、电解质紊乱、药物影响等情况下发生 |

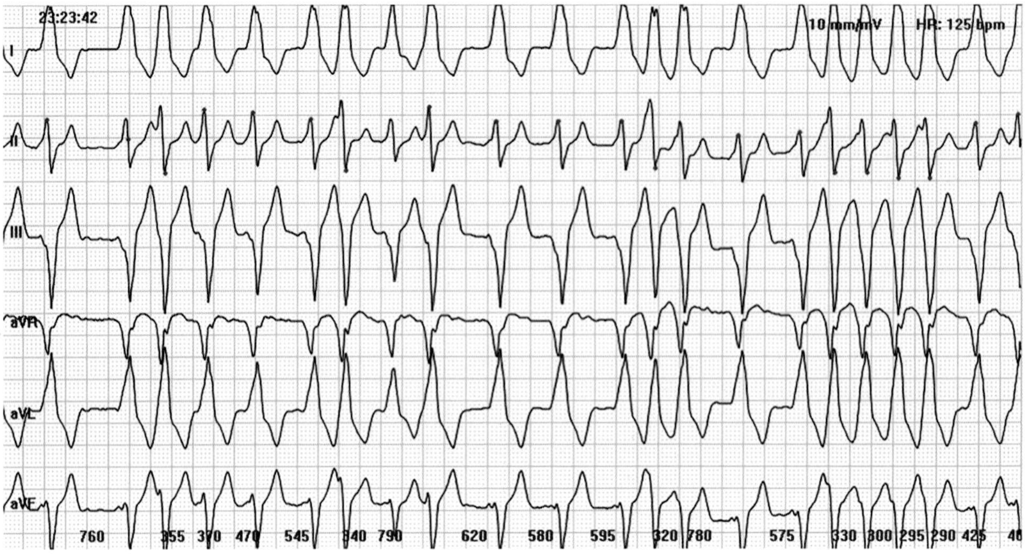


图 17-76　心室预激合并心房颤动

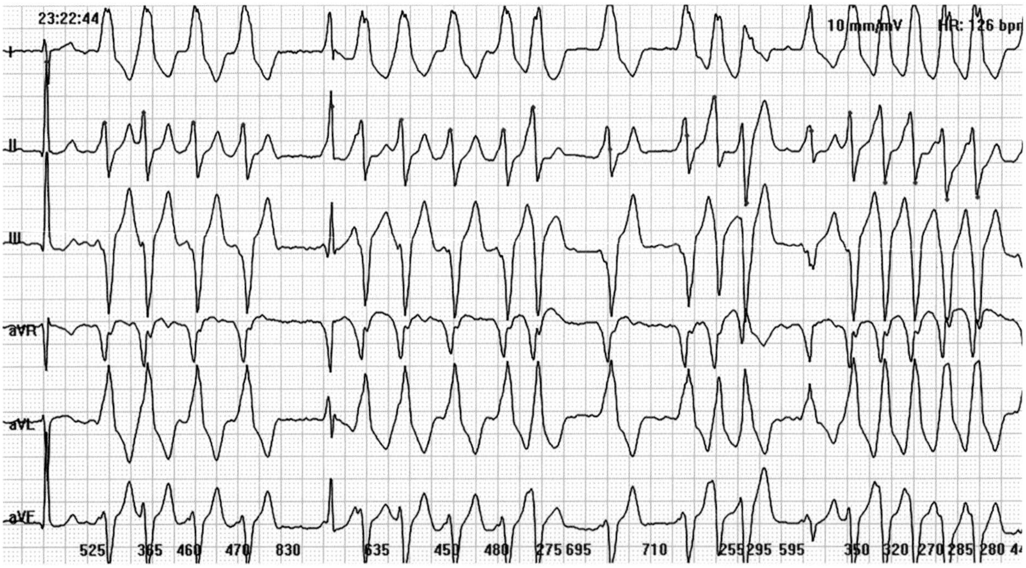


图 17-77　心室预激合并心房颤动，窄 QRS 波延迟出现

(三)心室预激合并心室颤动

1. 概述　典型预激综合征猝死发生率在欧美 0.01% ~0.3%，主要为室颤。典型预激综合征发生室颤者 81% 有房颤史，当发生房颤或房扑及快速室上速心室率>200 次/min 时，即快速的心房激动可通过不应期短的旁路迅速下传心室，引起极快的心室率，有恶化为室颤发生猝死的可能。

2. 发生室颤的主要危险因素与旁路有效不应期过短有关

(1)旁路有效不应期<300 ms，易引起极快速心室率。

(2)旁路有效不应期<250 ms 或房颤中最短 RR 间期<250 ms，应视为高危患者。

亦有人认为多旁路、房颤与房室折返性心动过速同时发生及伴有明显器质性心脏病者均应列入危险因素。

### （四）快慢综合征

部分典型预激综合征伴房室折返性心动过速终止时，出现极缓慢心律失常，是其发生晕厥甚至猝死的另一个原因，称之为快慢综合征。

1. 心电图特点

（1）AVRT 反复发作，发作时心率>200 次/min，伴有明显的 ST-T 改变。

（2）晕厥反复发作，且与心动过速终止同时发生，心电图示严重的窦性心动过缓、窦性停搏或窦房阻滞而呈现长 RR 间期，产生不同程度的急性脑缺血临床表现，甚至猝死。

（3）平素心率和窦房结功能正常，且多见于 20～40 岁无器质性心脏病的典型预激综合征患者。

2. 鉴别诊断　快慢综合征与病态窦房结综合征中的慢快综合征二者均有快速和缓慢性心律失常交替，临床都可有晕厥反复发作，易被混淆，二者鉴别要点详见表 17-2。

表 17-2　快慢综合征与慢快综合征鉴别要点

| 鉴别要点 | 快慢综合征 | 慢快综合征 |
|---|---|---|
| 基础心律失常 | 典型 WPW 伴 AVRT | 病窦综合征伴有缓慢及快速心律失常 |
| 平时心率和窦房结功能 | 正常 | 心率缓慢，窦房结功能异常 |
| 基础心脏病 | 多无 | 常伴有 |
| 晕厥诱发 | 多为 AVRT 终止后诱发 | 常为房扑、房颤终止后诱发 |
| 治疗和预后 | 射频消融可根治 | 难以治愈，严重者需植入起搏器 |
| 晕厥机制 | 急性（一过性）窦房结功能不全（可能与快速 AVRT 引起急性冠脉供血不足及过快心率对窦房结自律性的抑制有关） | 慢型窦房结功能不全（慢是起因） |

## 六、体表心电图的旁路定位

旁路的准确定位诊断是射频消融治疗成功的前提，旁路定位一般先根据心电图大致定位，然后进行电生理精确定位。

### （一）旁路的分布

旁路可位于二尖瓣环和三尖瓣环的任何部位；但二尖瓣和主动脉根部的移行区，因左房和左心室不直接接触，尚未发现旁路存在，见图 17-78。旁路分布于右侧游离壁、左侧游离壁和间隔部，见图 17-79。

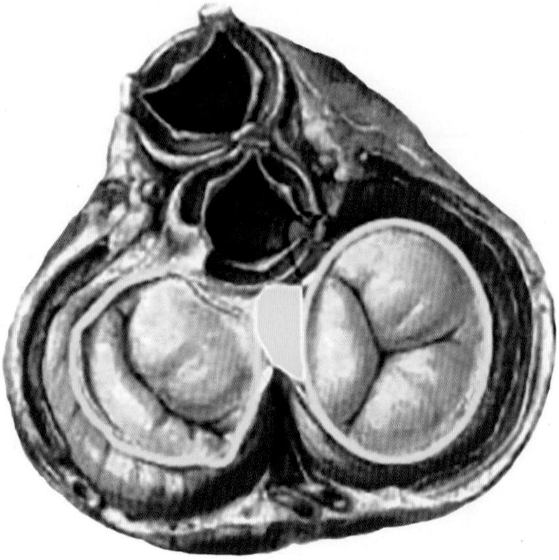

图 17-78　房室旁路分布示意

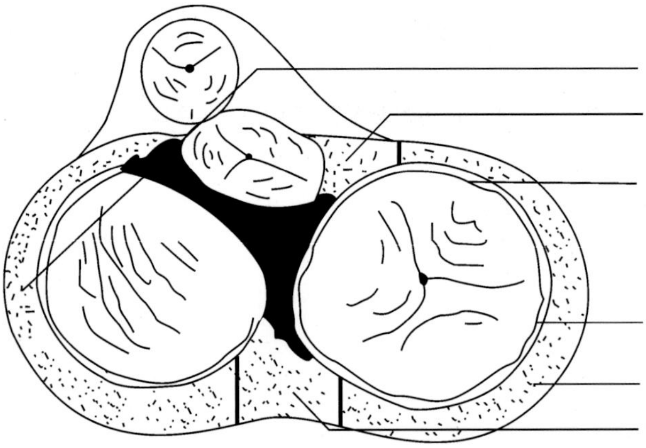


图 17-79　房室旁路的解剖分布示意

### (二)主要判断指标

(1)δ 波的极性:有预激特征的 QRS 波的起始 40 ms 作为 δ 波的极性,见图 17-80。

1)正向 δ 波:若 δ 波直立于基线上方,表示为(+)。

2)负向 δ 波:若 δ 波倒置于基线下方,表示为(-)。

3)水平 δ 波:若 δ 波不明确或起始部离开基线,但在 QRS 波开始之前又回到基线,亦称等电位线 δ 波,表示为(±)。

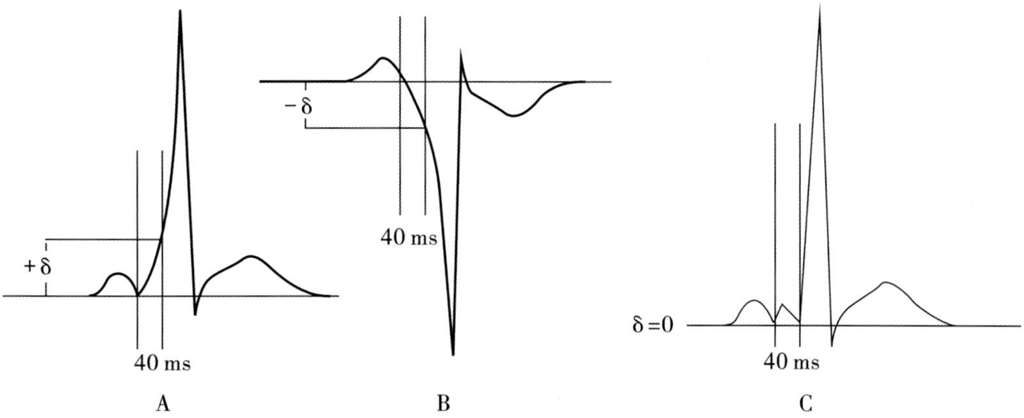


图 17-80　δ 波的极性示意图

A 代表正向 δ 波、B 代表负向 δ 波、C 代表水平 δ 波。

(2)δ 波的电轴。

(3)QRS 波的主波方向或形态。

(4)QRS 波电轴。

(5)胸前导联 R/S 移行部位。

### (三)旁路定位的原理

旁路在心室的插入点，即旁路与心室的连接点对于心室来说相当于一个异位起搏点，心室在该点最早激动，然后向其他部位扩布，因此产生 δ 波的向量应从该点指向与其相对应的部位。

### (四)旁路定位流程

1. 根据体表心电图的 δ 波和 QRS 波的极性和方向定位

(1)根据 $V_1$ 导联判定左右：观察 $V_1$ 导联 QRS 主波向上旁路位于左侧，反之位于右侧。

(2)根据Ⅱ、Ⅲ、aVF 导联 QRS 波主波方向判定前后：观察Ⅱ、Ⅲ、aVF 导联 QRS 主波向上旁路位于前，反之位于后。当Ⅱ、Ⅲ、aVF 导联 QRS 主波方向有向上，也有向下时以多数为准。

(3)根据不同导联判定游离壁还是间隔部：①左前旁路观察Ⅰ导联，Ⅰ导联 QRS 主波向上旁路位于左前间隔部，反之位于左前游离壁。②左后旁路观察 $V_6$ 导联，$V_6$ 导联 QRS 主波向上旁路位于左后间隔部，反之位于左后游离壁。③右前旁路观察 aVF 导联，aVF 导联 QRS 主波向上旁路位于右前间隔部，反之位于右前游离壁。④右后旁路观察 $V_2$ 导联，$V_2$ 导联 QRS 主波向上旁路位于右后间隔部，反之位于右后游离壁。不同导联 QRS 波主波向上间隔部，主波向下游离壁；见图 17-81 ~ 图 17-84。

2. 顺向型房室折返性心动过速时的定位

(1)左侧旁路参与的顺向型房室折返性心动过速：首先根据 $RP<PR$，$RP_{EB}>70$ ms 判断为顺向型房室折返性心动过速，$RP_{EB}<RP_{V1}$，结合逆行 P 波在 $V_1$ 导联直立，I 导联倒置，见图 17-85。

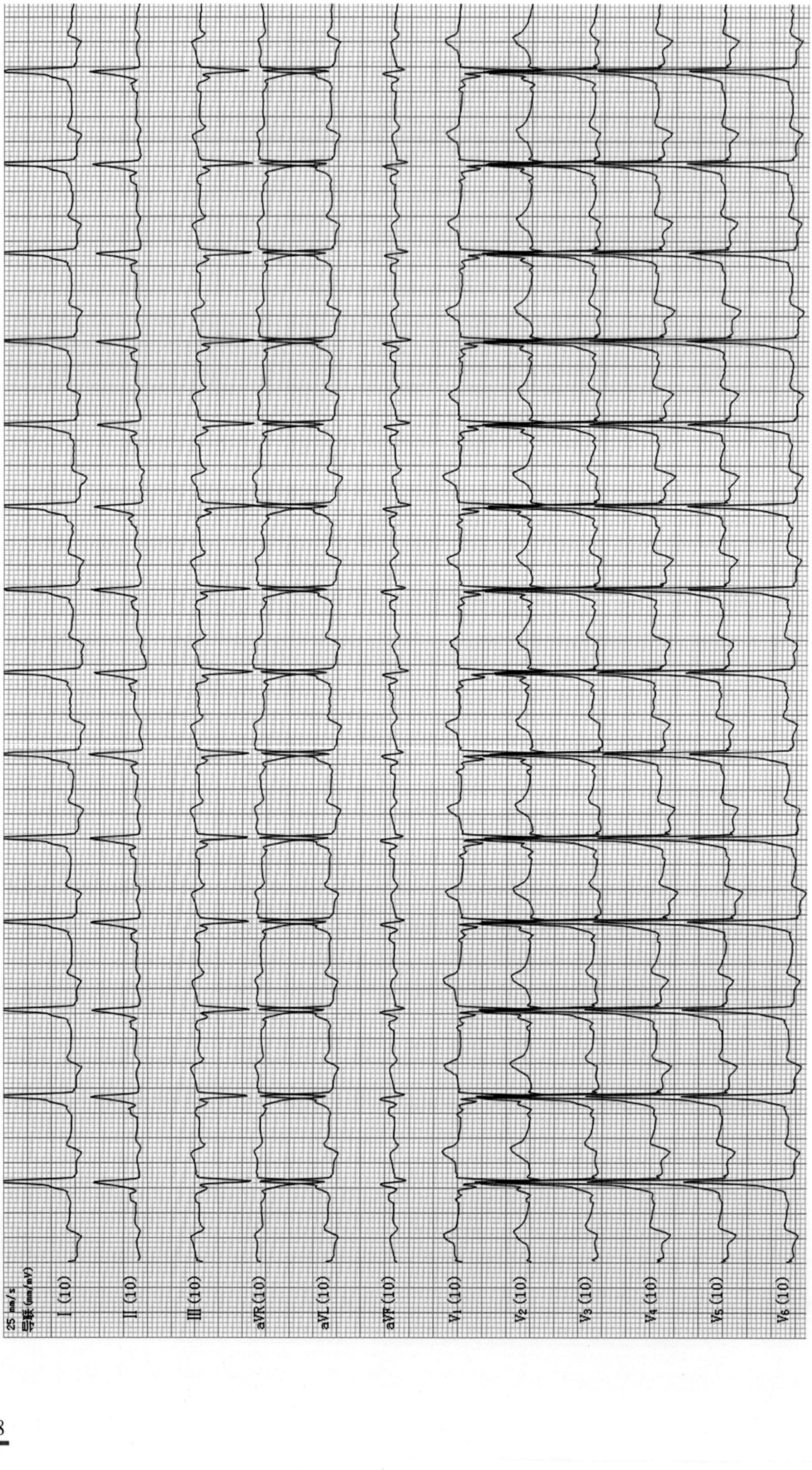


**图 17-81　心室预激(右前间隔部房室旁路)(1)**

心室预激，$V_1$主波向下，旁路右侧，Ⅱ、aVF 主波向上，旁路右前，右前看 aVF，aVF 主波向上为间隔部，右前间隔部房室旁路。

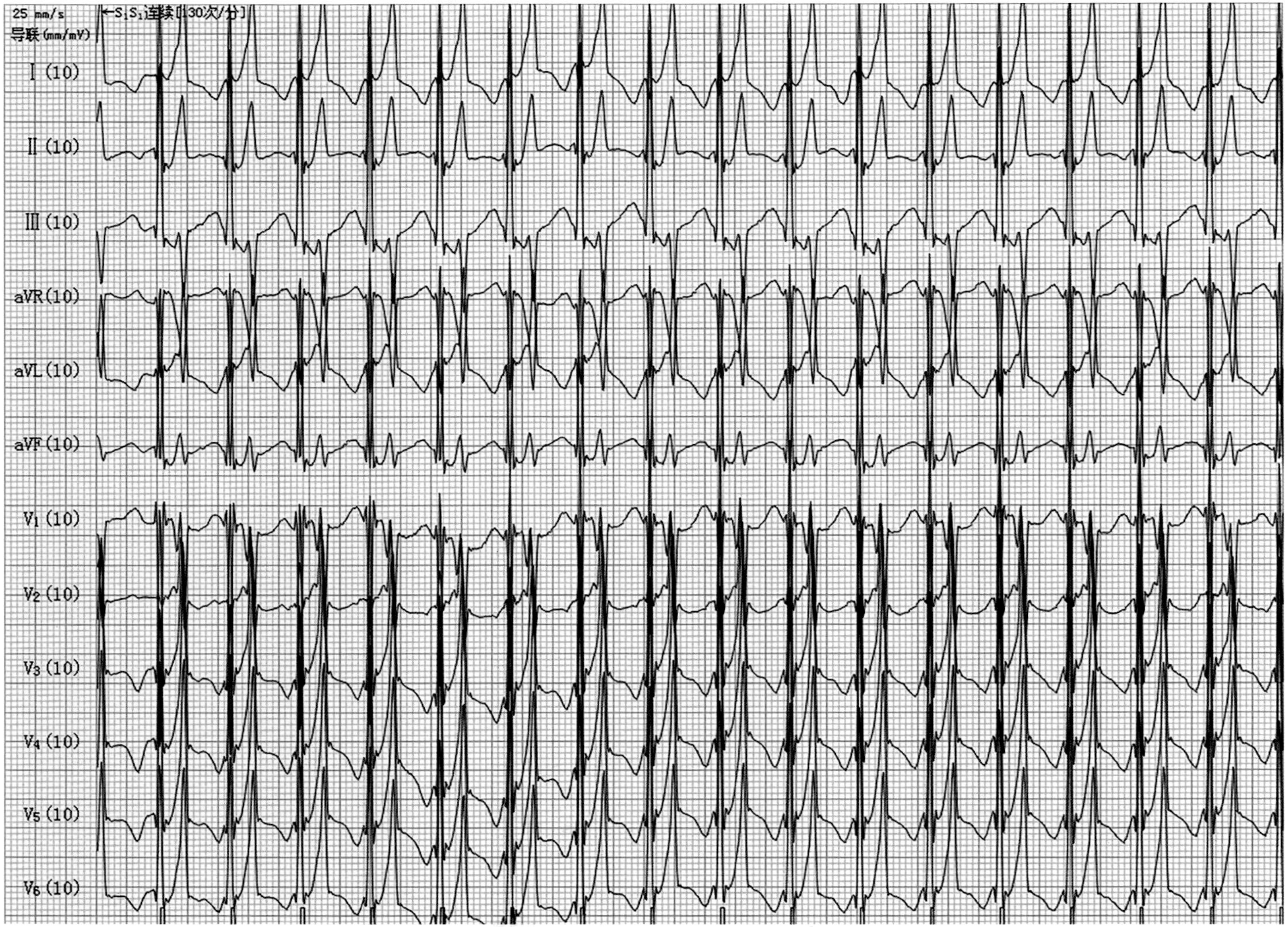


**图 17-82　心室预激(右前间隔部房室旁路)(2)**

与图 17-81 为同一患者,$S_1S_1$ 刺激时预激成分增大,$V_1$ 主波向下,旁路在右侧,Ⅱ、aVF 主波向上,旁路在右前,右前看 aVF,aVF 主波向上为间隔部,右前间隔部房室旁路。

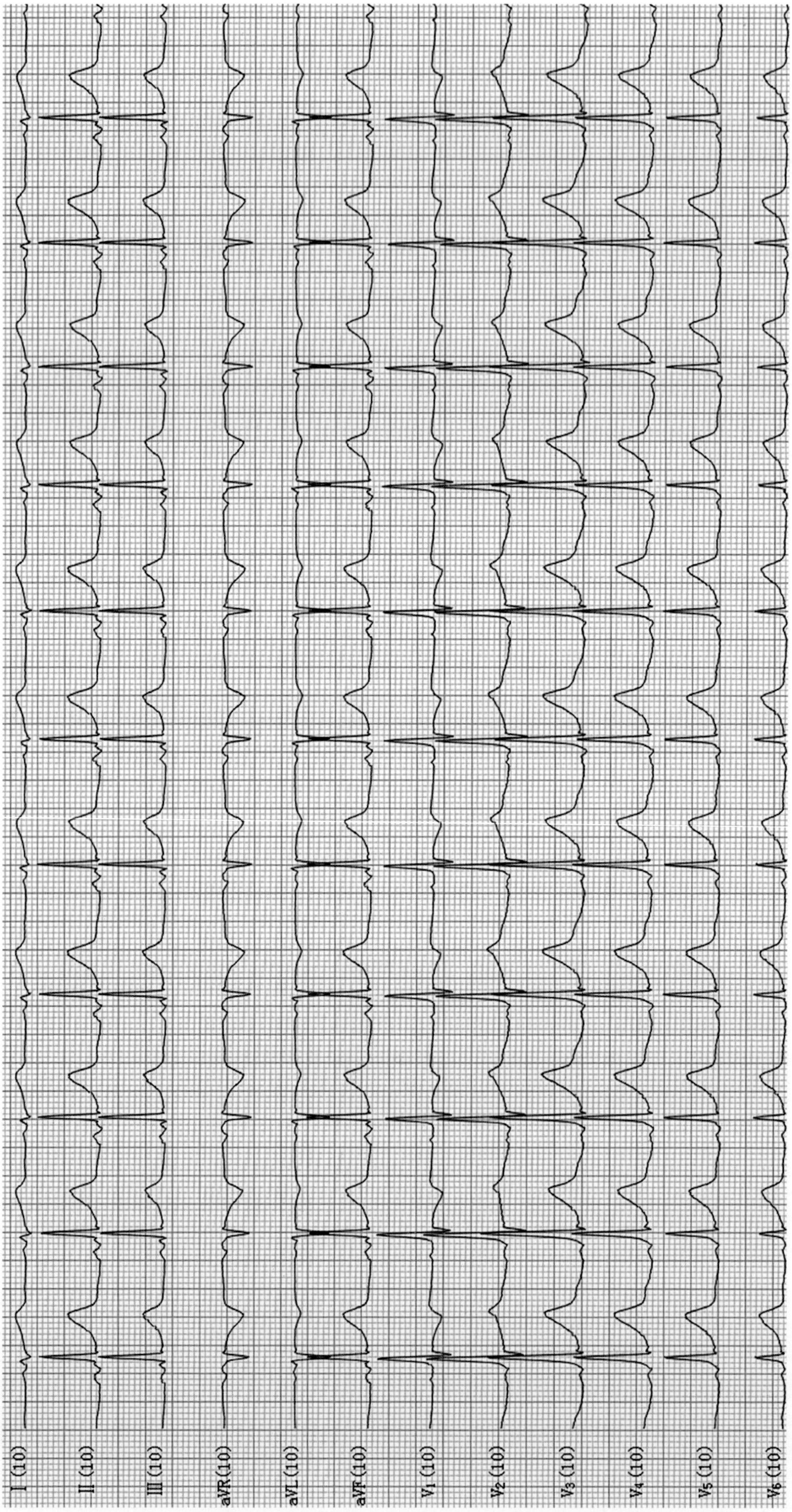


**图17-83　心室预激(左前游离壁房室旁路)(1)**

心室预激，$V_1$主波向上，旁路左侧，Ⅱ、Ⅲ、aVF主波向上，旁路左前，左前看Ⅰ，Ⅰ主波向下为游离壁，左前游离壁房室旁路。

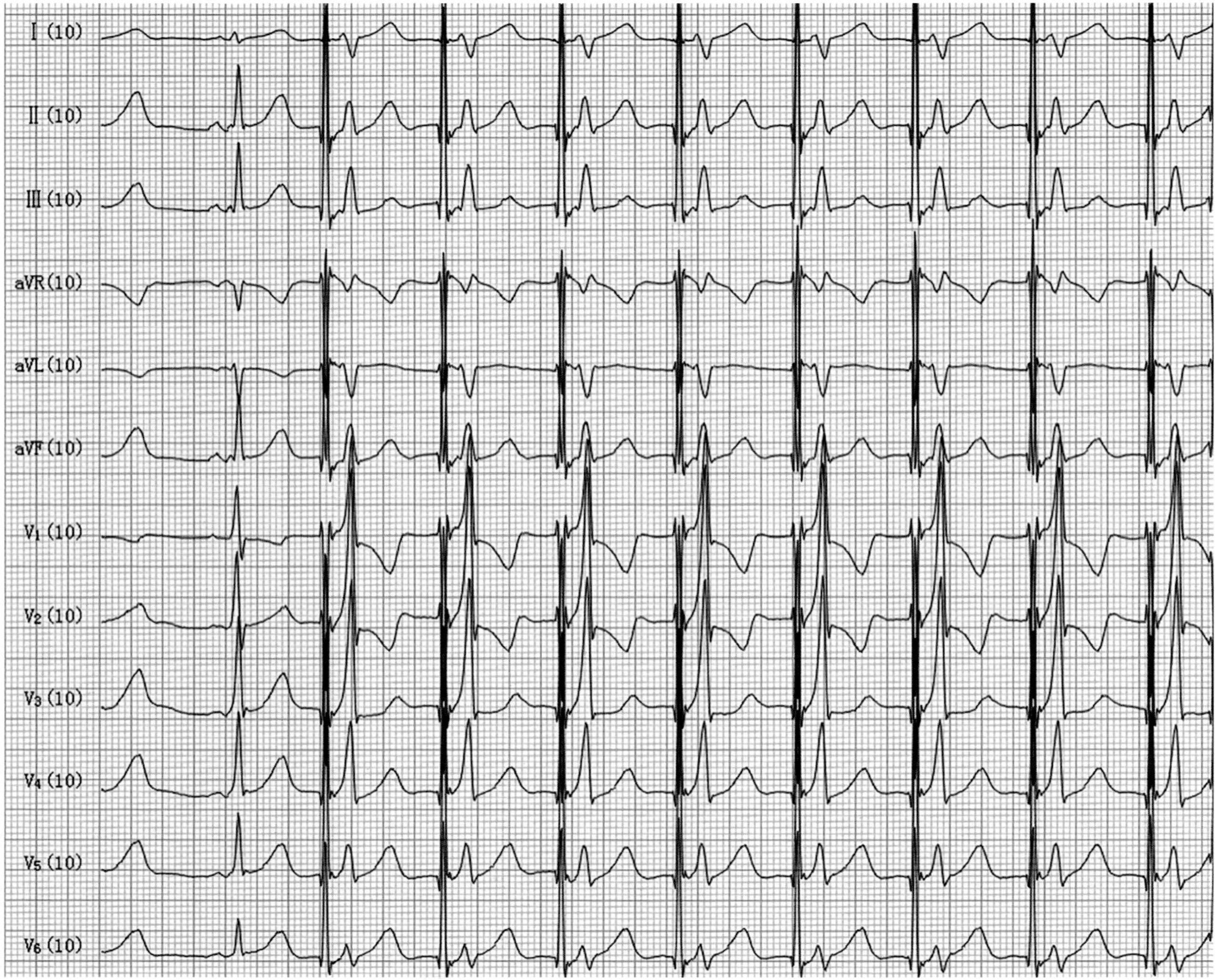


**图 17-84　心室预激(左前游离壁房室旁路)(2)**

与图 17-83 为同一患者，$S_1S_1$ 刺激时预激成分增大，$V_1$ 主波向上，旁路左侧，Ⅱ、Ⅲ、aVF 主波向上，旁路左前，左前看Ⅰ，Ⅰ主波向下为游离壁，左前游离壁房室旁路。

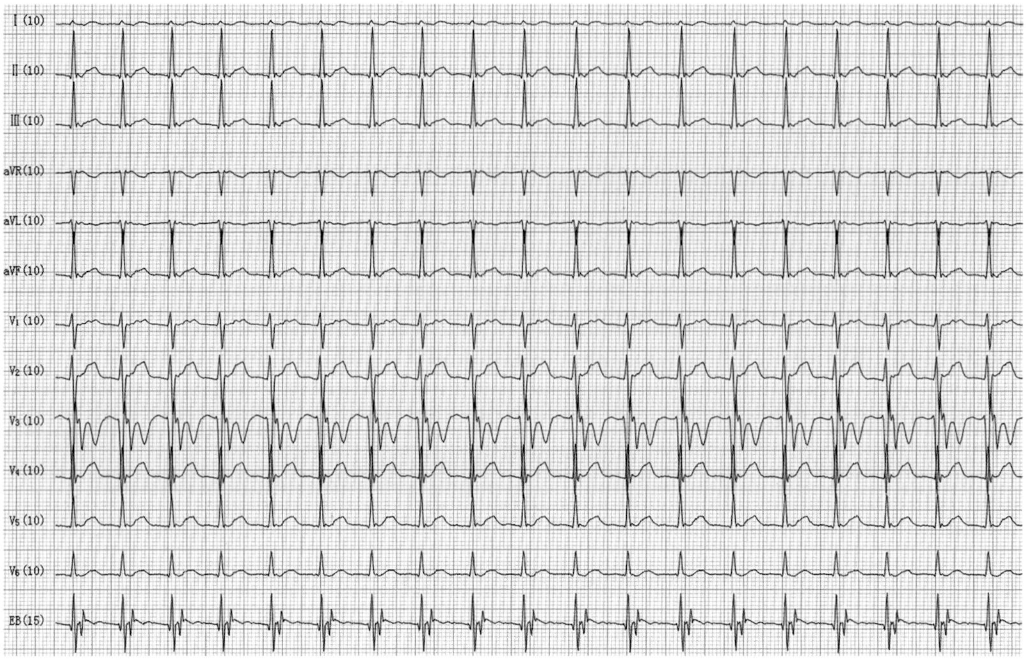


**图 17-85　左侧旁路参与的顺向型房室折返性心动过速(1)**

左侧旁路参与的顺向型房室折返性心动过速,ESO($V_3$位置)和 EB 显示 RP<PR,RP>70 ms,$RP_{EB}$<$RP_{V_1}$,P 波在 $V_1$、aVR↑,I、aVL 和Ⅱ、Ⅲ、aVF↓。

(2)右侧旁路参与的顺向型房室折返性心动过速:首先根据 RP<PR,$RP_{EB}$>70 ms 判断为顺向型房室折返性心动过速,$RP_{EB}$≥$RP_{V_1}$,结合逆行 P 波在 I、aVL 导联直立,$V_1$导联倒置,见图 17-86。

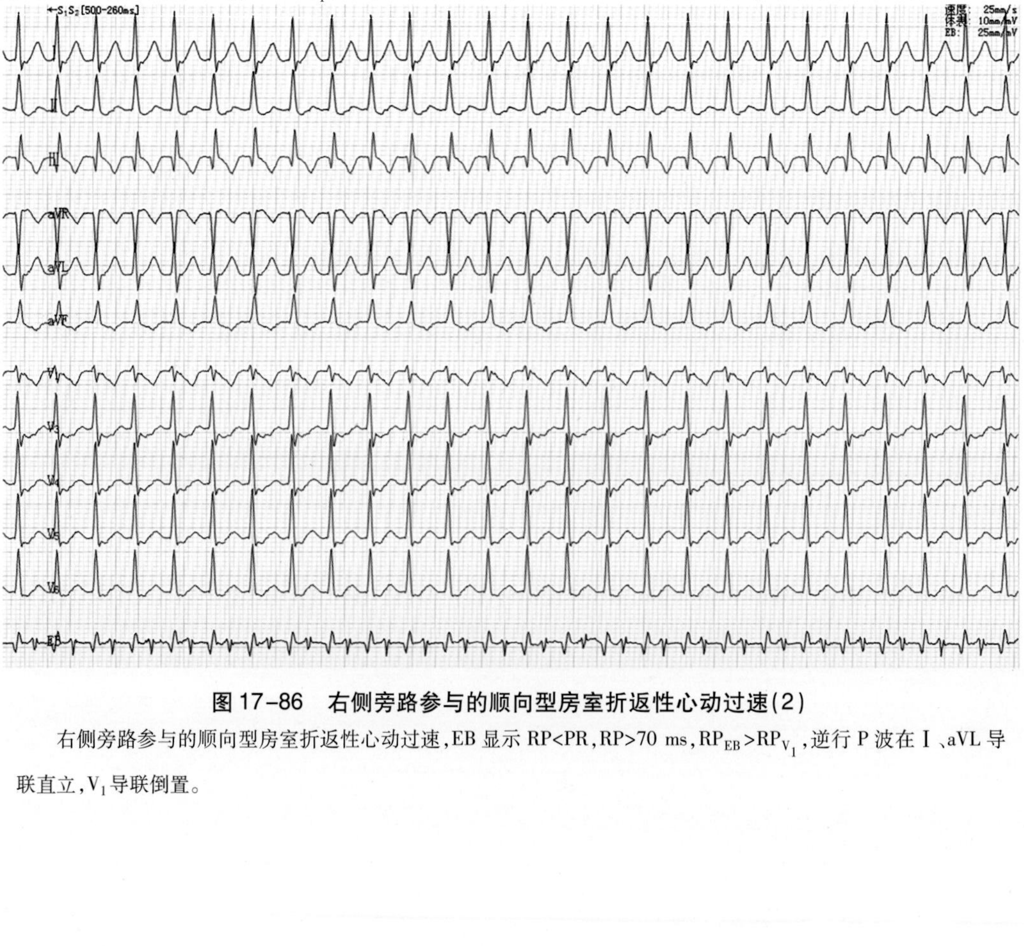

**图 17-86　右侧旁路参与的顺向型房室折返性心动过速(2)**

右侧旁路参与的顺向型房室折返性心动过速,EB 显示 RP<PR,RP>70 ms,$RP_{EB}$>$RP_{V_1}$,逆行 P 波在Ⅰ、aVL 导联直立,$V_1$导联倒置。

(3)心动过速发生功能性束支阻滞:心动过速发生功能性束支阻滞时可根据 Coumel 定律判定旁路位置。

经典的 Coumel 定律是发生顺向型房室折返性心动过速时,房室旁路所在部位的同侧束支发生功能性束支阻滞时,激动便沿对侧束支下传,折返环路增大致折返激动时间延长 35 ms 以上,造成心动过速的周期长度(RR 间期)比不合并束支阻滞的心动过速周期长度延长 35 ms 以上,而心率减慢的现象。即同而不同(心动过速的 RR 间期相同,旁路位于与束支阻滞不同侧),不同则同(心动过速的 RR 间期不相同,旁路位于与束支阻滞同侧),见图 17-87 ~ 图 17-94。

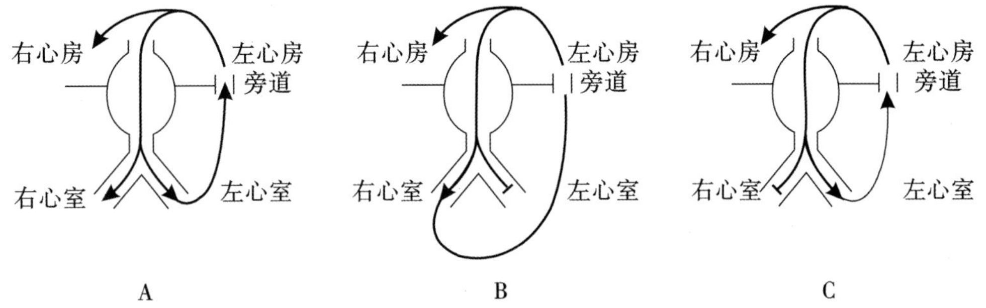


图 17-87　Coumel 定律形成机制示意

A. L-OAVRT 未发生功能性阻滞时折返环路;B. L-OAVRT 伴旁路同侧束支发生功能性阻滞,折返环路增大心动周期延长;C. L-OAVRT 伴旁路对侧束支发生功能性阻滞,折返环路无影响,心动周期长度不变。

顺向型房室折返性心动过速发作时的 RR 间期 = RP+PR,RP 间期代表室内传导时间与旁路逆传时间之和,PR 间期代表房内传导时间与房室传导时间之和,当发生顺向型房室折返性心动过速伴功能性束支阻滞时影响室内传导而不影响房内和房室传导时间,故发生功能性束支阻滞只影响 RP 间期,而 PR 间期不变。当房室旁路所在部位的同侧束支发生功能性束支阻滞时,激动便沿对侧束支下传,折返环路增大致折返激动时间延长 35 ms 以上,其实 RR 间期延长多少 RP 间期就延长多少。Coumel 定律仅适用旁路位于左或右室游离壁者。

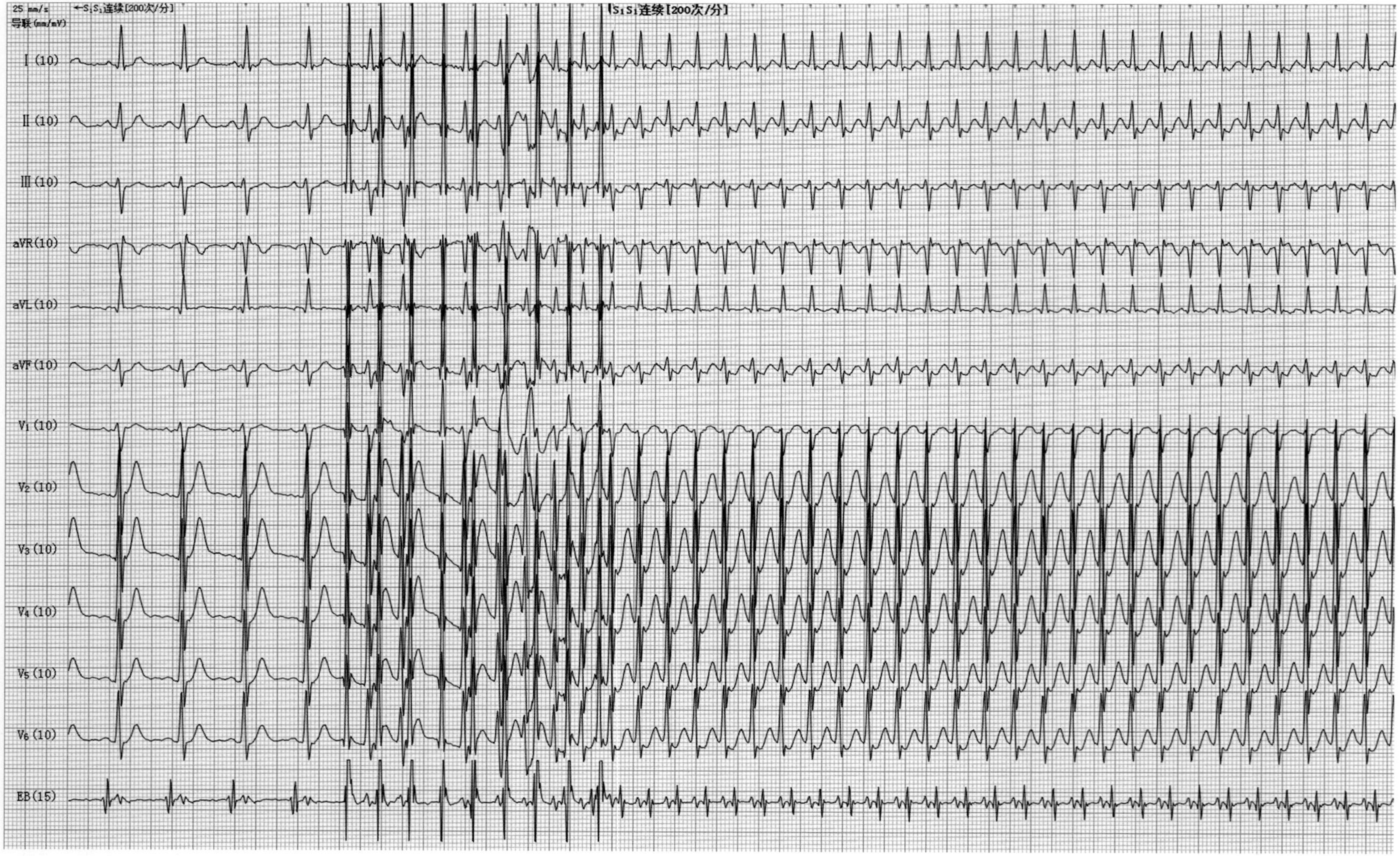


图 17-88　Coumel 定律辅助判定旁路位置

男,45 岁,食管心房调搏检查,窦性心律无心室预激表现,$S_1S_1$ 刺激 200 次/min 诱发窄 QRS 心动过速,频率 210 次/min,EB 显示 RP<PR,RP>70 ms,$RP_{EB}<RP_{V1}$,即左侧隐匿性旁路参与的顺向型房室折返性心动过速。

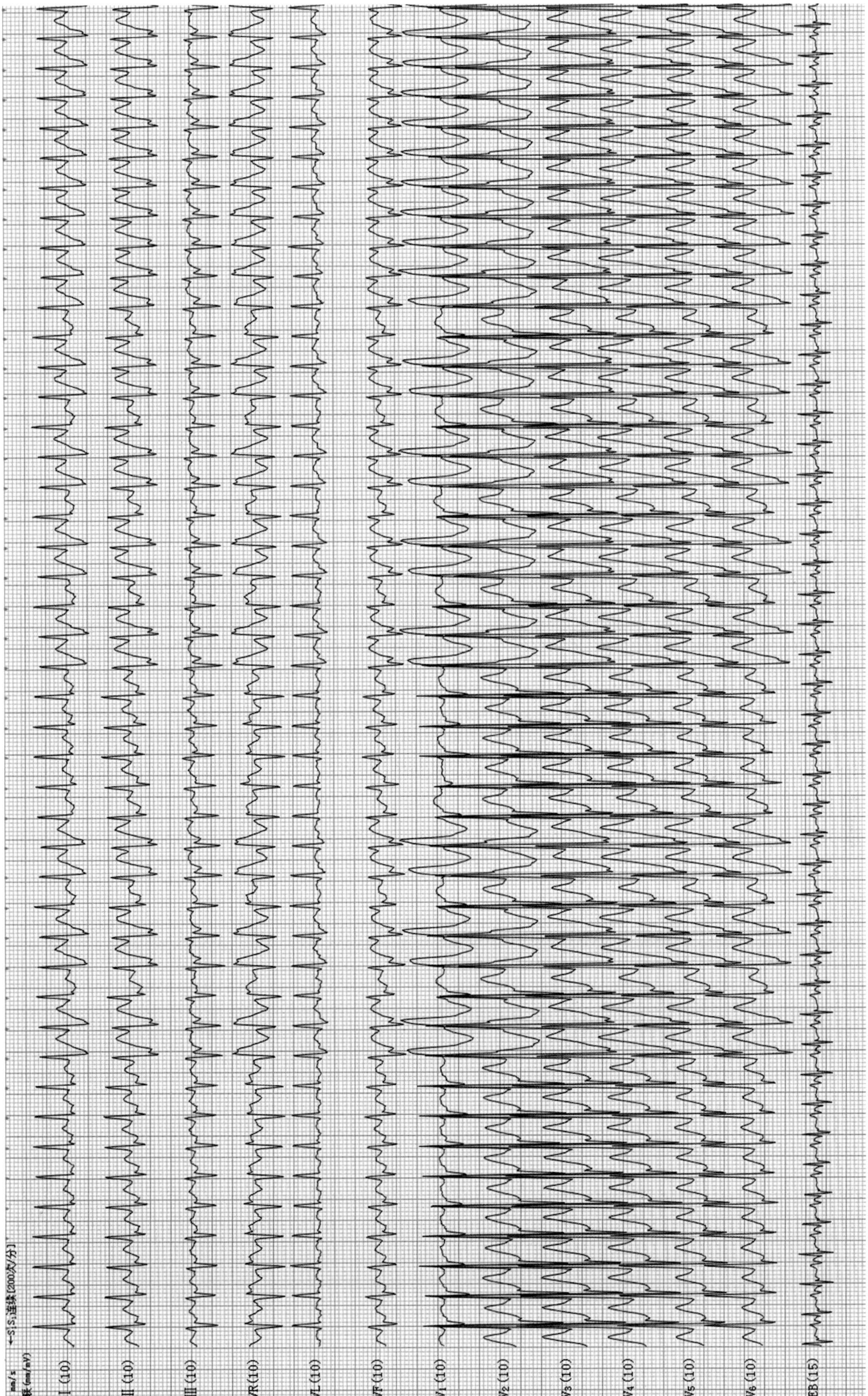


**图 17-89　宽窄两种形态的心动过速**

与图 17-88 为同一患者持续描记心电图，心动过速发作中出现类右束支阻滞图形的宽 QRS 波，宽窄 RR 间期相等，利用 Coumel 定律判断旁路位于左侧。

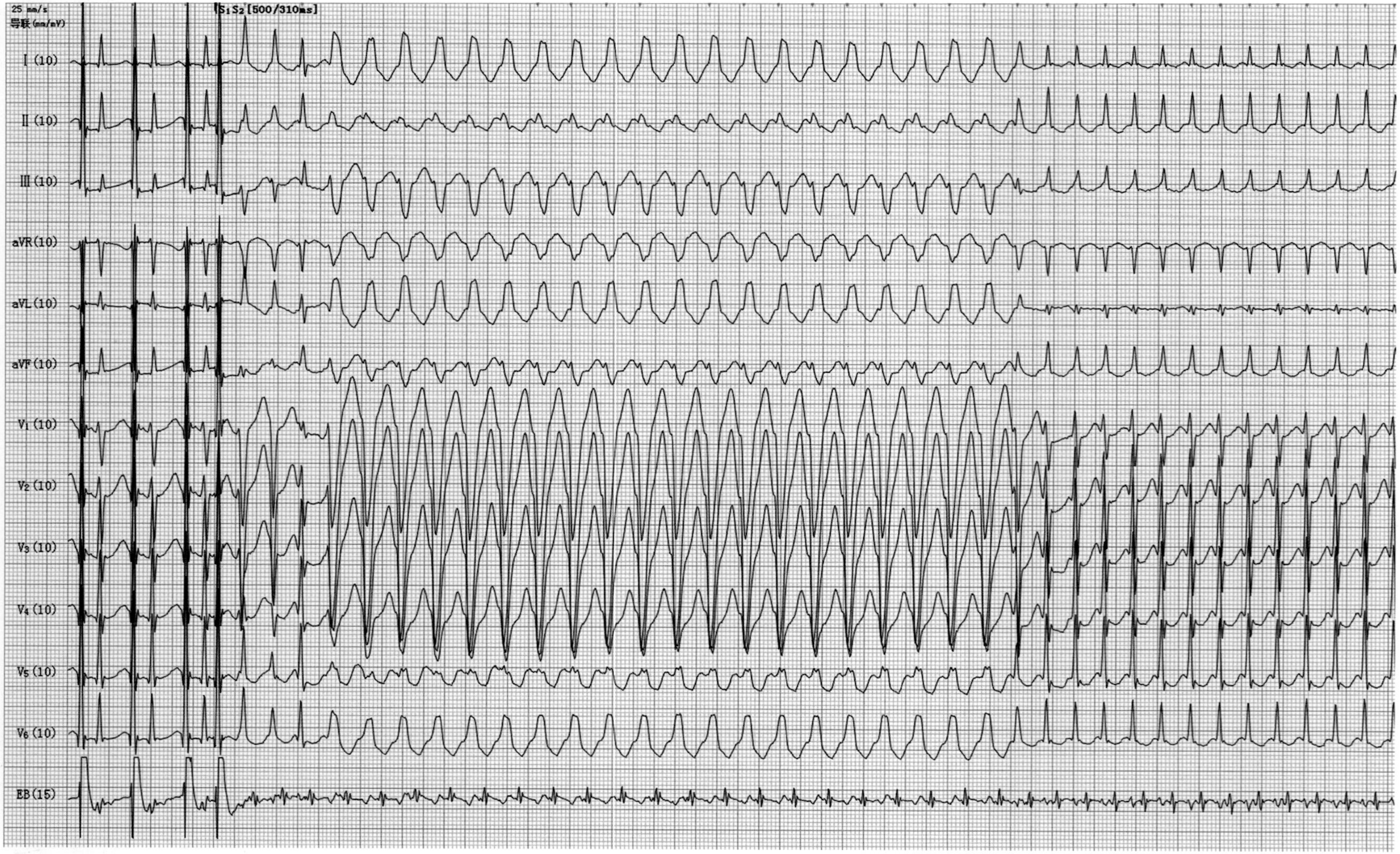


图 17-90　Coumel 定律辅助判定旁路位置

男,38 岁,食管心房调搏检查 $S_1S_2$(500-310 ms),诱发宽窄两种 QRS 波心动过速,宽 QRS 波类左束支阻滞图形,RP<PR,$RP_{EB}$>70 ms,两者 RR 间期互差>35 ms,根据 Coumel 定律旁路位于左侧(不同而同,即 RR 间期不相同,旁路位于与左束支阻滞侧同侧)。

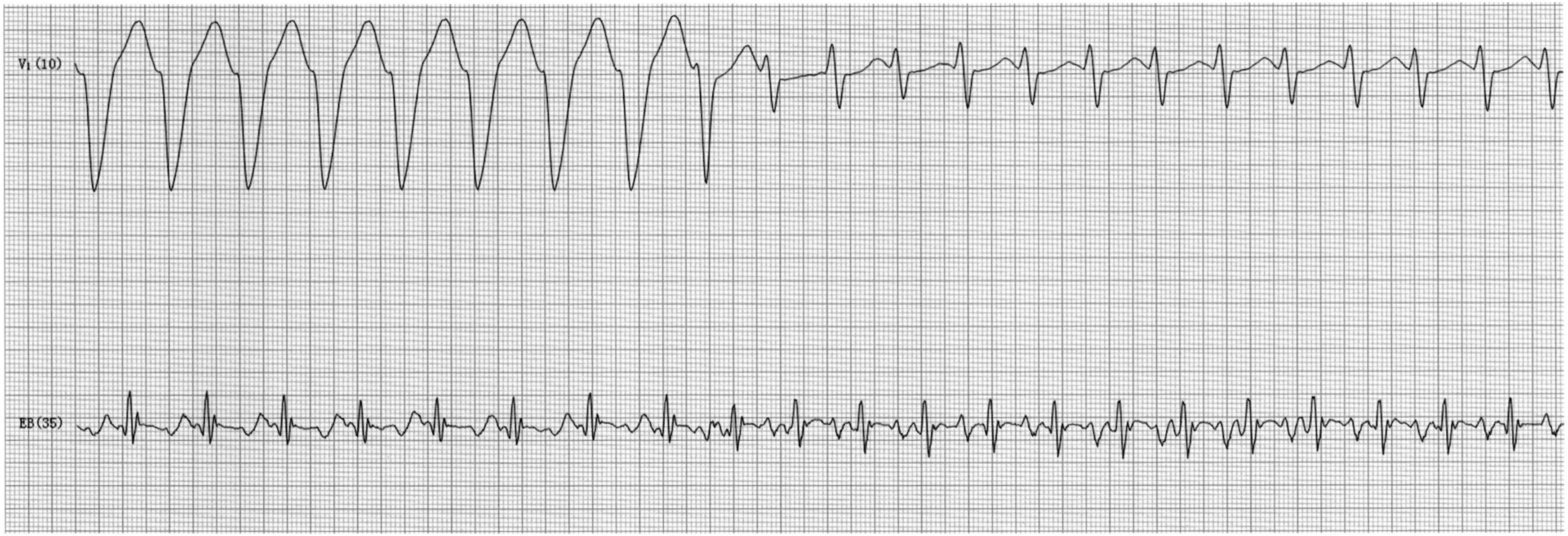


**图 17-91　Coumel 定律辅助判定旁路位置**

为图 17-90 的 $V_1$、EB 导联的放大图，宽与窄的 RR 间期互差>35 ms，RP<PR，$RP_{EB}$>70 ms，根据 Coumel 定律旁路位于左侧(不同而同，即 RR 间期不相同，旁路位于与左束支阻滞侧同侧)。

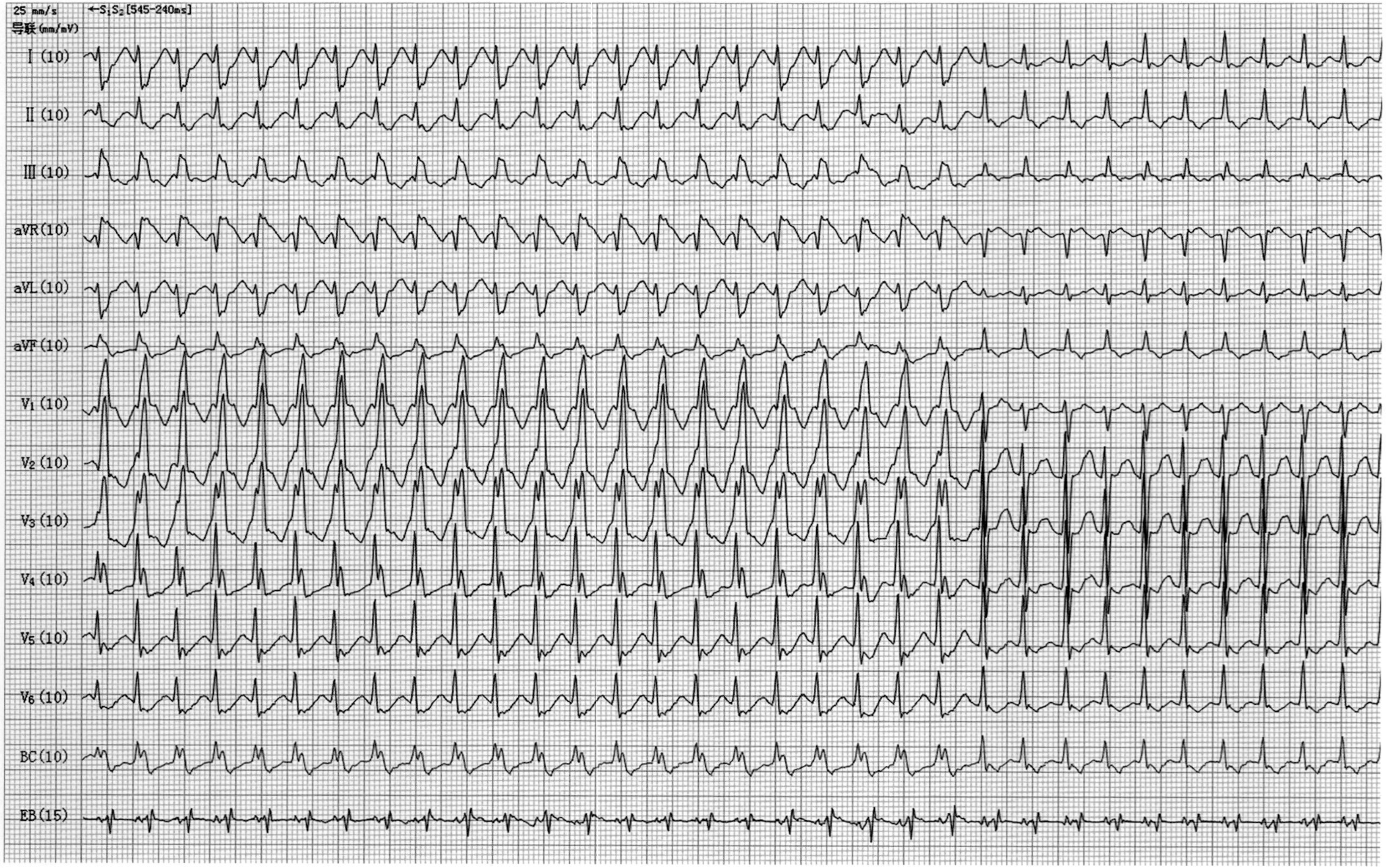


**图 17-92　Coumel 定律辅助判定旁路位置**

女,48 岁,食管心房调搏检查 $S_1S_2$(545-240)ms,诱发宽窄两种 QRS 波心动过速,宽 QRS 波类右束支阻滞图形,$RP<PR$,$RP_{EB}>70$ ms,两者 RR 间期相等,根据 Coumel 定律旁路位于左侧(同而不同,即 RR 间期相同,旁路位于与右束支阻滞侧对侧)。

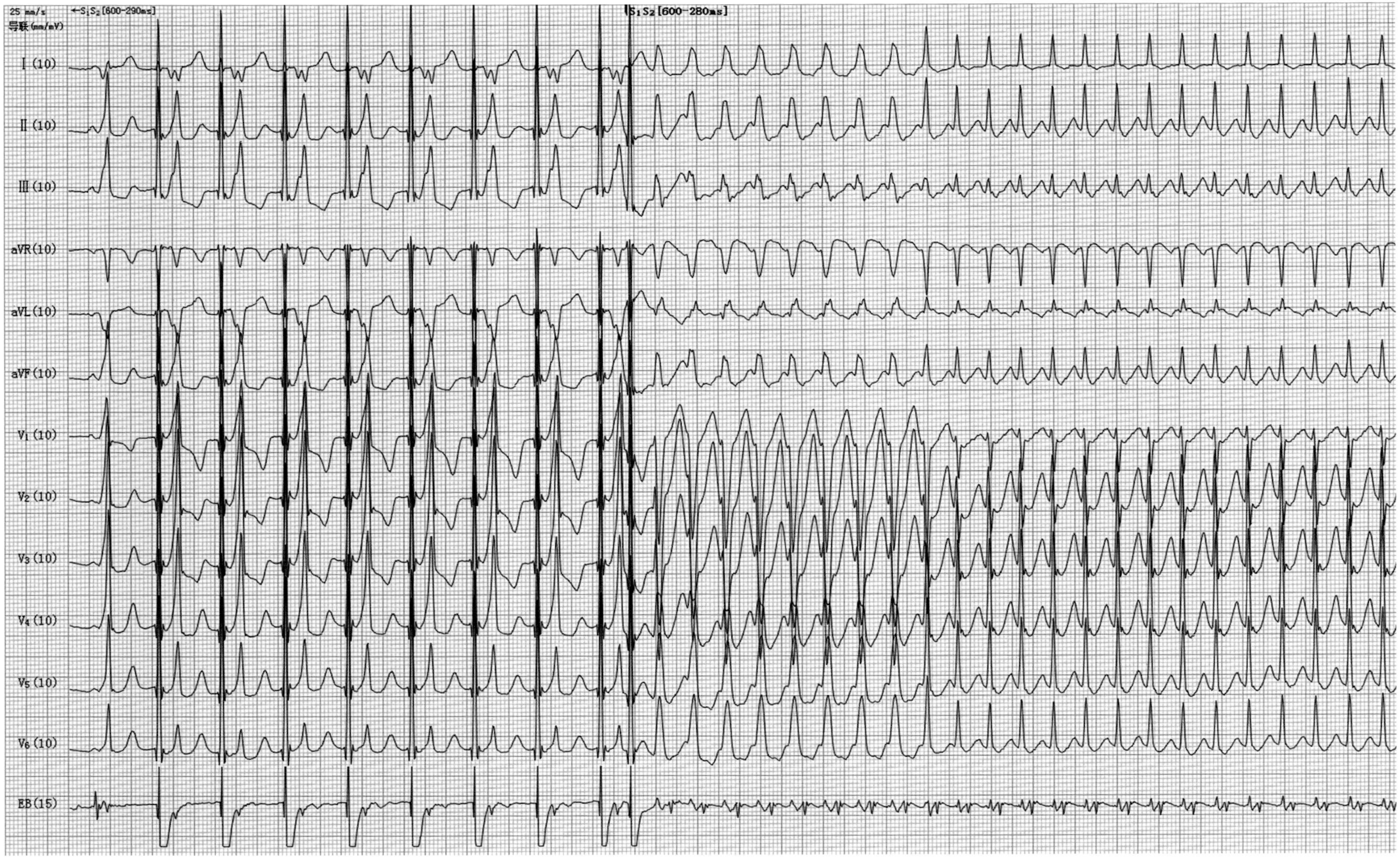


**图 17-93　Coumel 定律的“矛盾现象”**

女，56 岁，食管心房调搏检查 $S_1S_2$（600–280 ms），诱发宽窄两种 QRS 波心动过速，宽 QRS 波类左束支阻滞图形，RP<PR，$RP_{EB}$>70 ms，两者 RR 间期相等，顺向型房室折返性心动过速，$RP_{EB}<RP_{V_1}$，根据左偏心，旁路位于左侧，似乎发生了与 Coumel 定律矛盾现象。

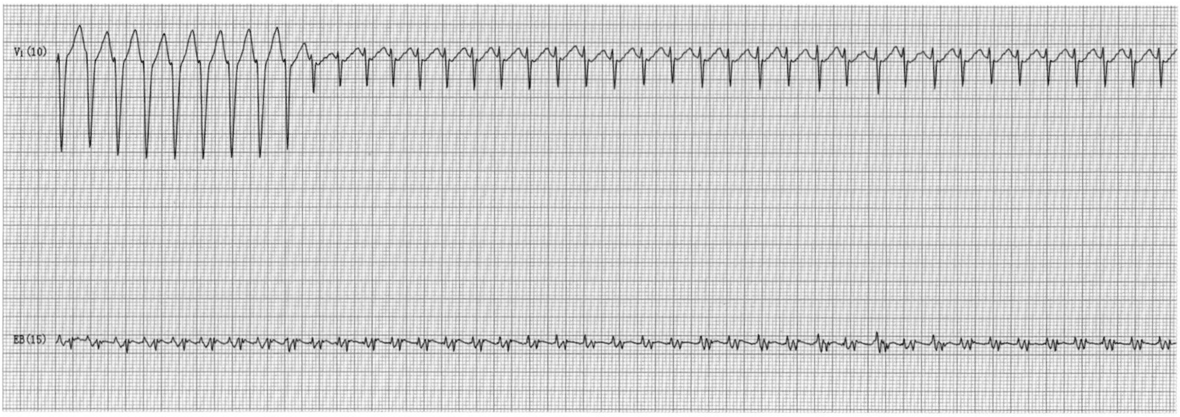

图 17-94 Coumel 定律再认识

为图 17-93 $V_1$ 与 EB 图,仔细观察 EB 发现 RP 间期不等,PR 间期不等,类左束支阻滞图形的 RP 间期长于窄 QRS 波的 RP 间期,而类左束支阻滞图形的 PR 间期短于窄 QRS 波的 PR 间期,造成宽窄两种 RR 间期相等,顺向型房室折返性心动过速伴房室结双径路,发生功能性左束支阻滞时激动沿着房室结快径路前传,未发生功能性左束支阻滞时激动沿着房室结慢径路前传,本例患者类左束支阻滞图形的 RP 间期延长量与 PR 间期的缩短量正好相等造成两种形态的 QRS 波的 RR 间期相同,其实抛开 PR 间期,类左束支阻滞图形的 RP 间期长于窄 QRS 波的 RP 间期 35 ms 以上,此时只能根据 RP 间期运用 Coumel 定律判断旁路位置,旁路位于左侧(不同而同,即 RP 间期不同,旁路位于与左束支阻滞侧同侧)。

## 七、鉴别诊断

### (一)心室预激与心肌梗死的鉴别

预激时的负向 δ 波在心电图上可以表现为异常 Q 波,容易误诊为心肌梗死,见图 17-95、图 17-96。

(1)PR 间期是否缩短。

(2)某些导联是否可见到明确 δ 波。

(3)QRS 波是否增宽。

(4)询问有无心梗病史,对比既往心电图、有无间歇性预激等。

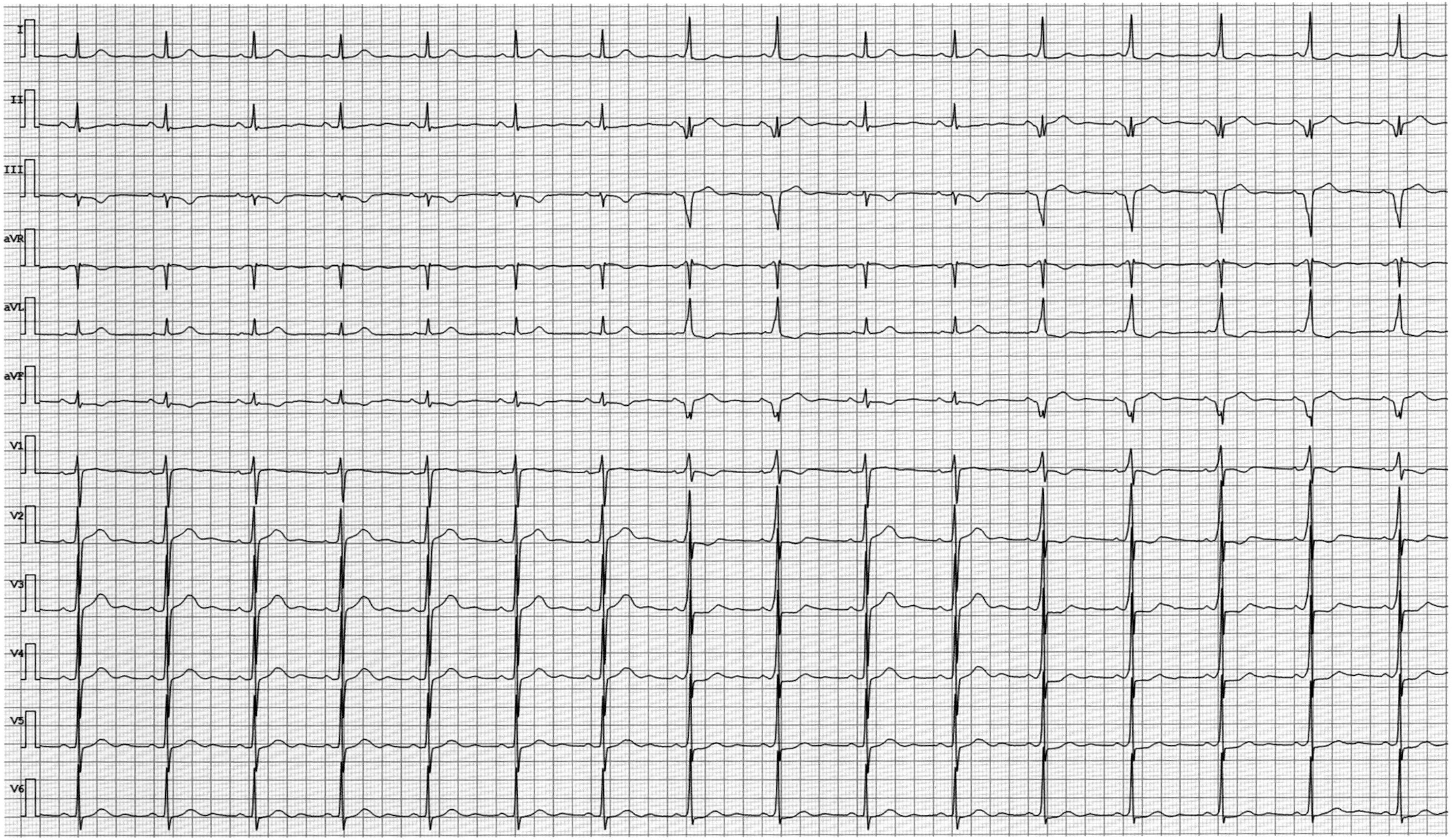


**图 17-95　间歇性 A 型心室预激**

女,60 岁,间歇性 A 型心室预激,预激时 PR 间期缩短、负向 δ 波引起下壁导联异常 Q 波,无预激表现时异常 Q 波消失。

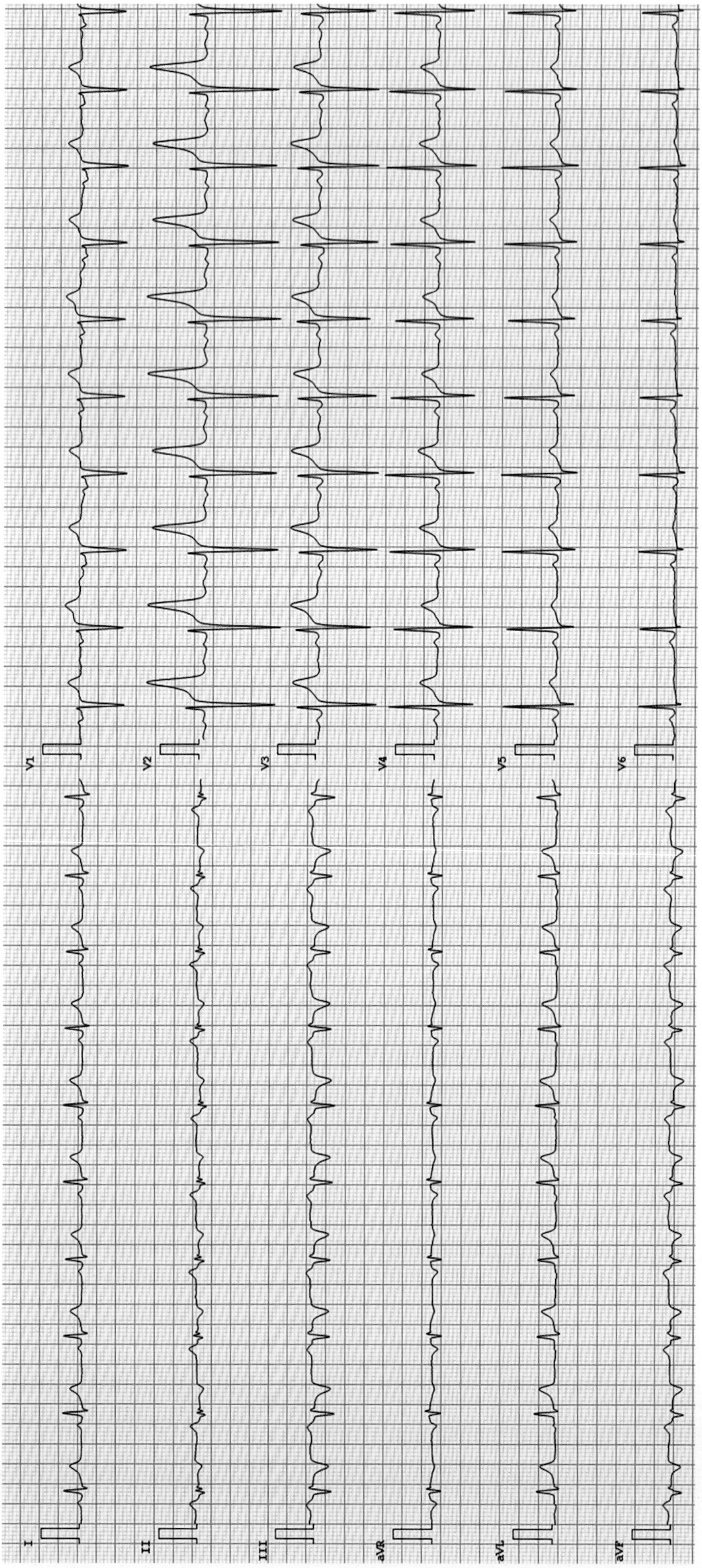


**图 17-96　下壁心肌梗死**

男，57 岁，窦性心律，PR 间期 160 ms，无 δ 波，下壁导联异常 Q 波伴 T 波倒置，即下壁心肌梗死引起的异常 Q 波。

### （二）心室预激与右心室肥厚的鉴别

A 型预激需与右心室肥厚相鉴别，见图 17-97、图 17-98。①PR 间期是否缩短。②有无 δ 波。③电轴的偏向。④$V_5$、$V_6$导联 S 波的深度等。⑤临床上有无引起右心室肥厚的病因存在。

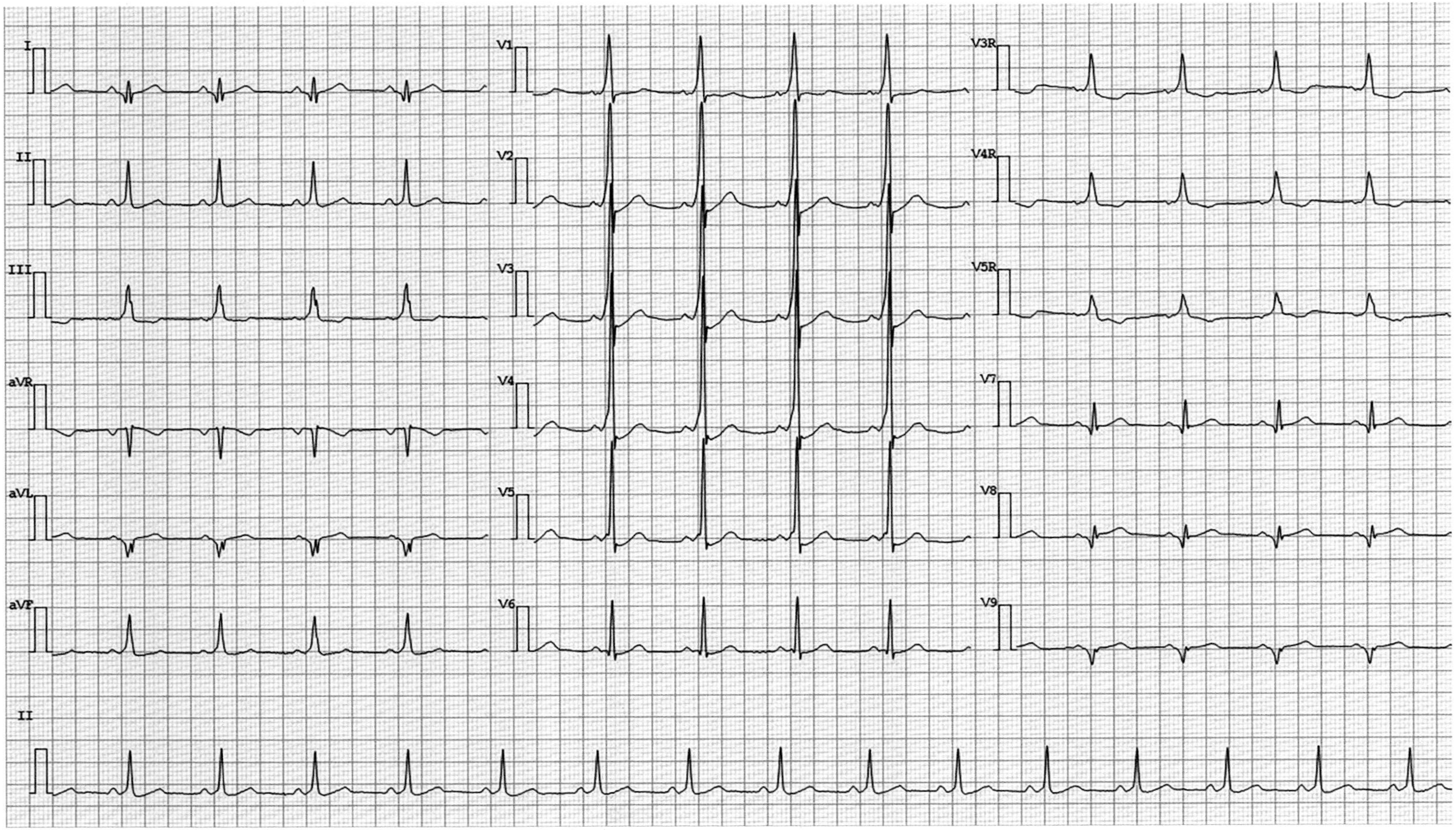


**图 17-97　A 型心室预激**

A 型心室预激，电轴正常，$V_1$导联的 R 波增高，QRS 波起始部 δ 波明显，并伴有 PR 间期缩短。

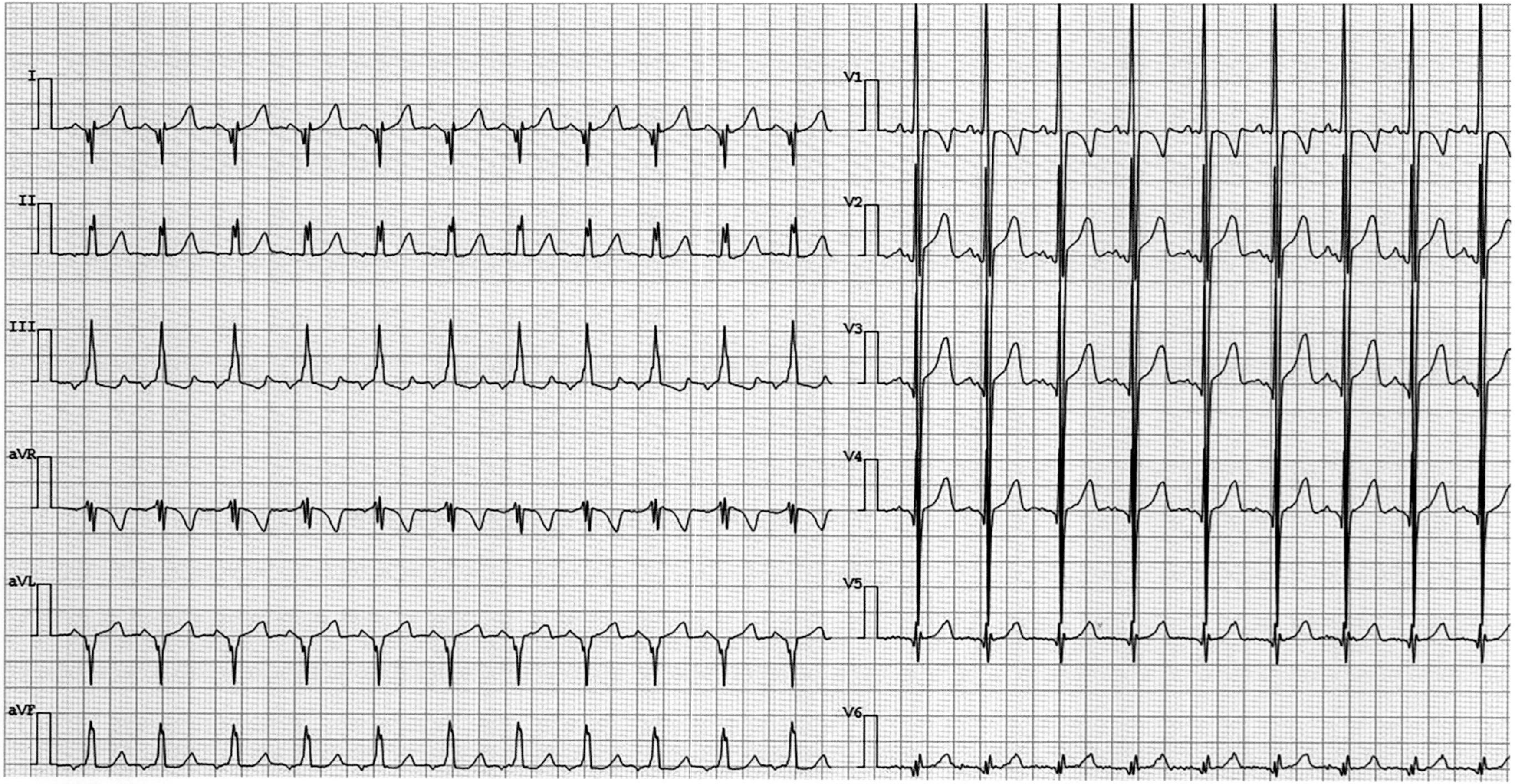


图 17-98　右心室肥厚心电图

$V_1$导联的R波高电压、R/S>1，心脏彩超显示右心室肥厚，PR间期正常，且QRS起始部无δ波，电轴右偏。

### （三）心室预激与束支阻滞的鉴别

心室预激患者有时可以合并束支阻滞，但也可能被误认为束支阻滞。B 型预激容易误诊为左束支阻滞，见图 17－99～图 17－101。①PR 间期是否缩短。②有无 δ 波。③心室预激 QRS 波增宽的程度不似左束支阻滞那样明显。④左束支阻滞多存在器质性心脏病，不伴有阵发性心动过速。

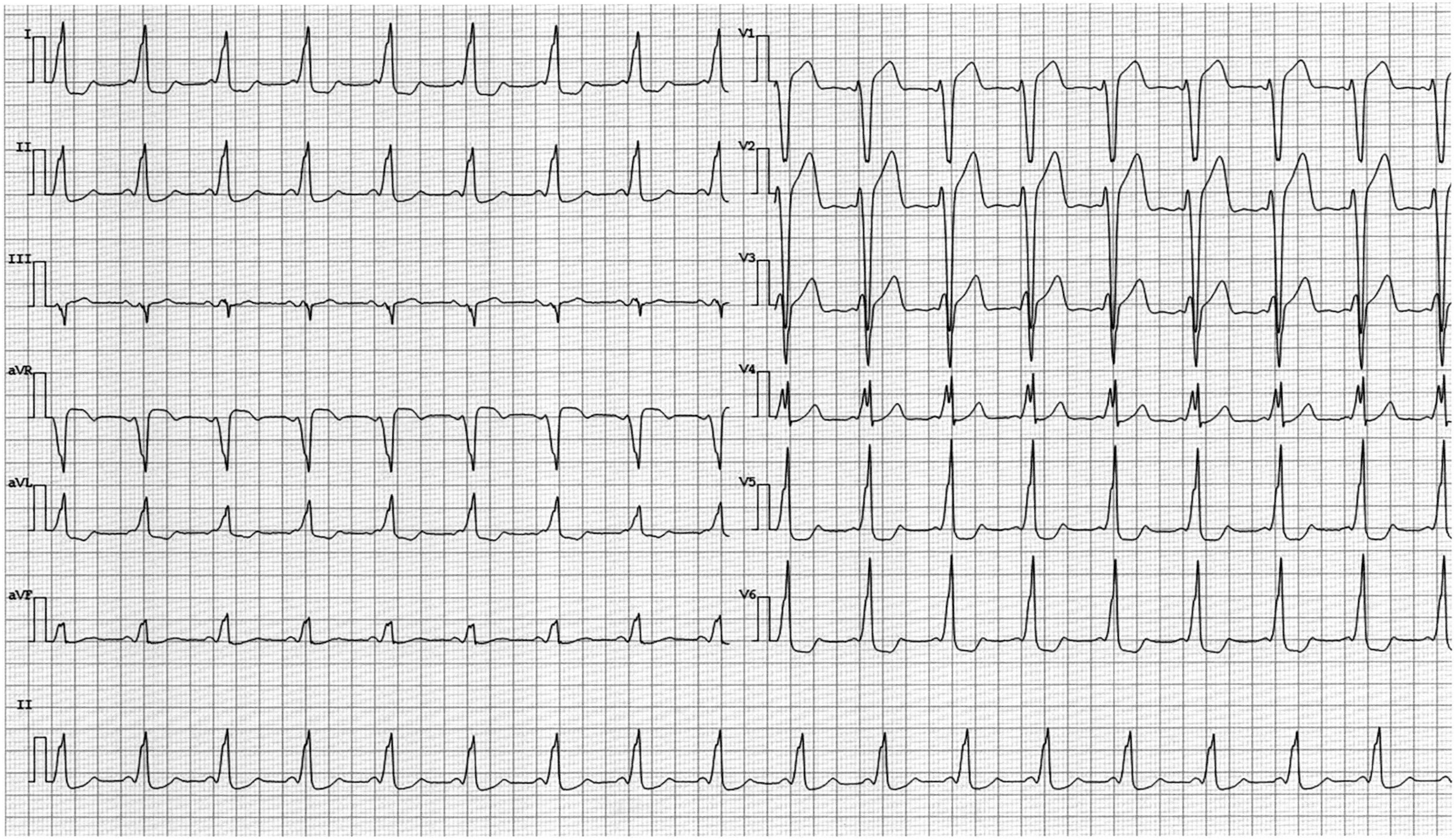


图 17－99 B 型心室预激

B 型预激，类左束支阻滞图形，但 $V_1$ 及 $V_2$ 导联的 QRS 波起始部明显增宽、且伴 PR 间期缩短，可资鉴别。

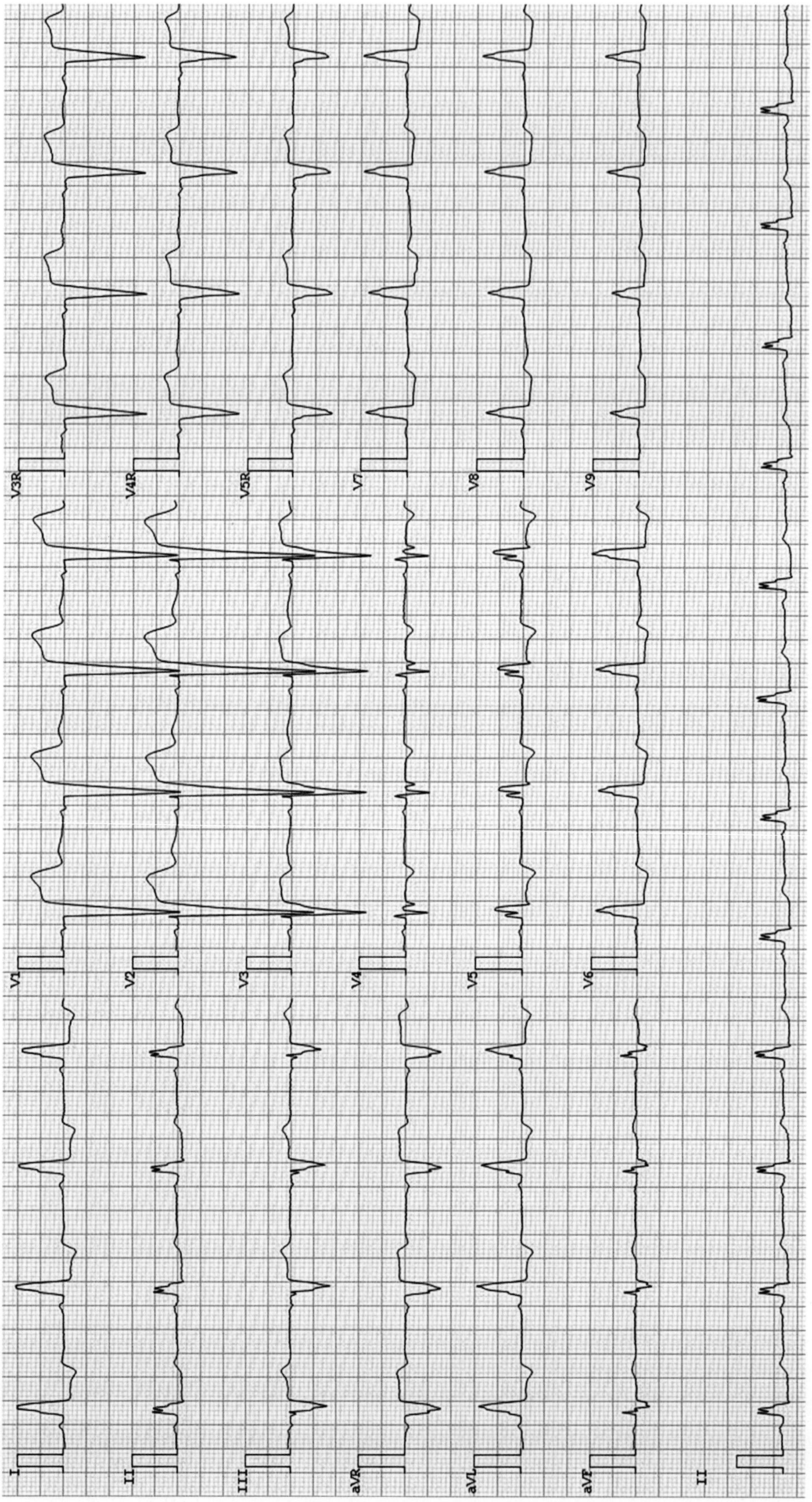


**图 17-100　完全性左束支阻滞**

完全性左束支阻滞，类 B 型心室预激图形，但 $V_1$、$V_2$ 导联的 QRS 波起始部明显细窄伴正常 PR 间期，可资鉴别。

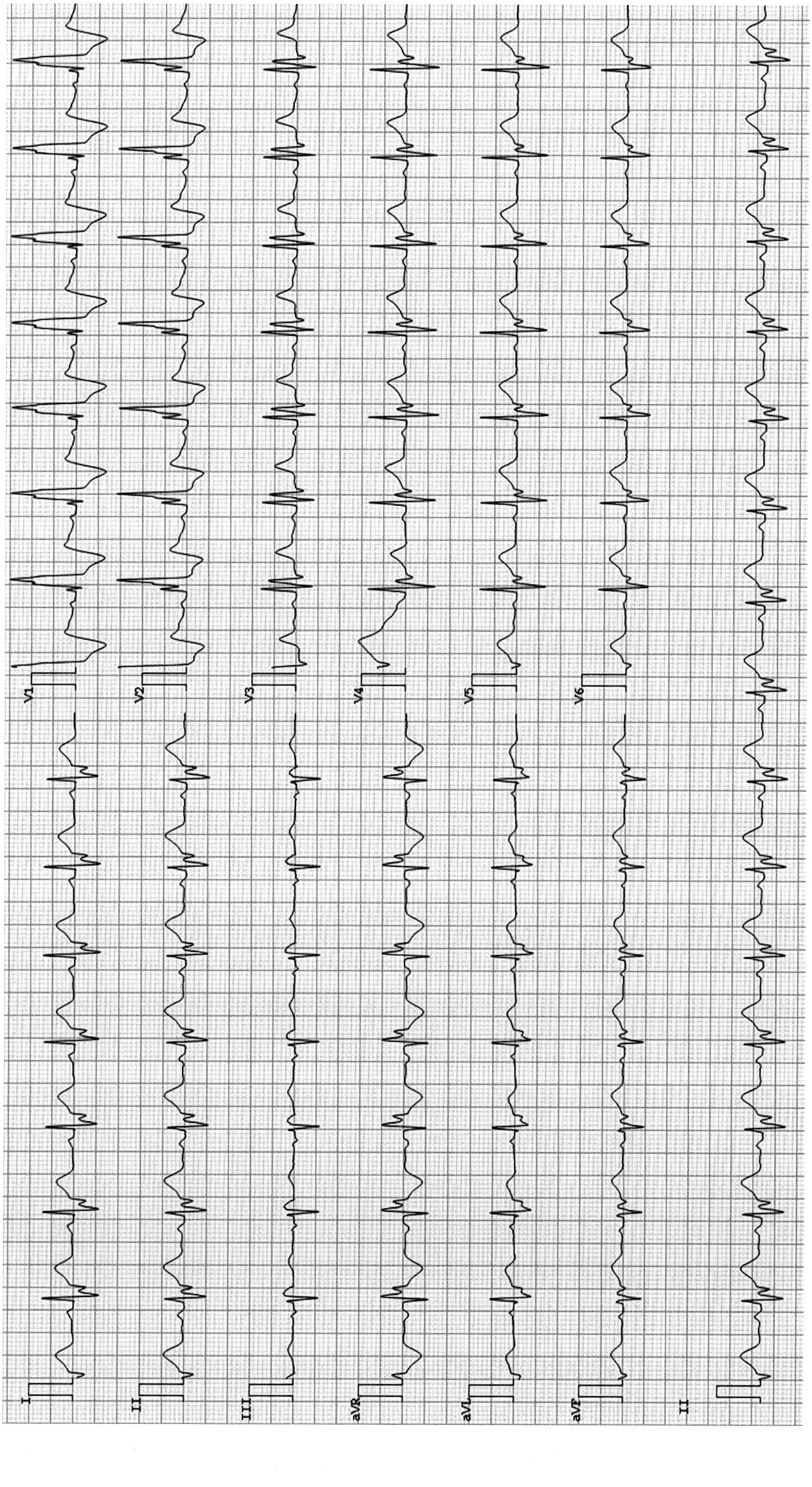


**图 17-101　完全性右束支阻滞**

完全性右束支阻滞，类 B 型预激合并右束支阻滞图形，但 $V_1$ 导联的 QRS 波起始部明显细窄伴正常的 PR 间期，可资鉴别。

### (四)心室预激与室性心动过速

心室预激患者发生室性心动过速很少见,多与潜在心脏疾病有关。应注意预激波明显的心房颤动与室性心动过速的鉴别,见图 17-102 ~ 图 17-104。

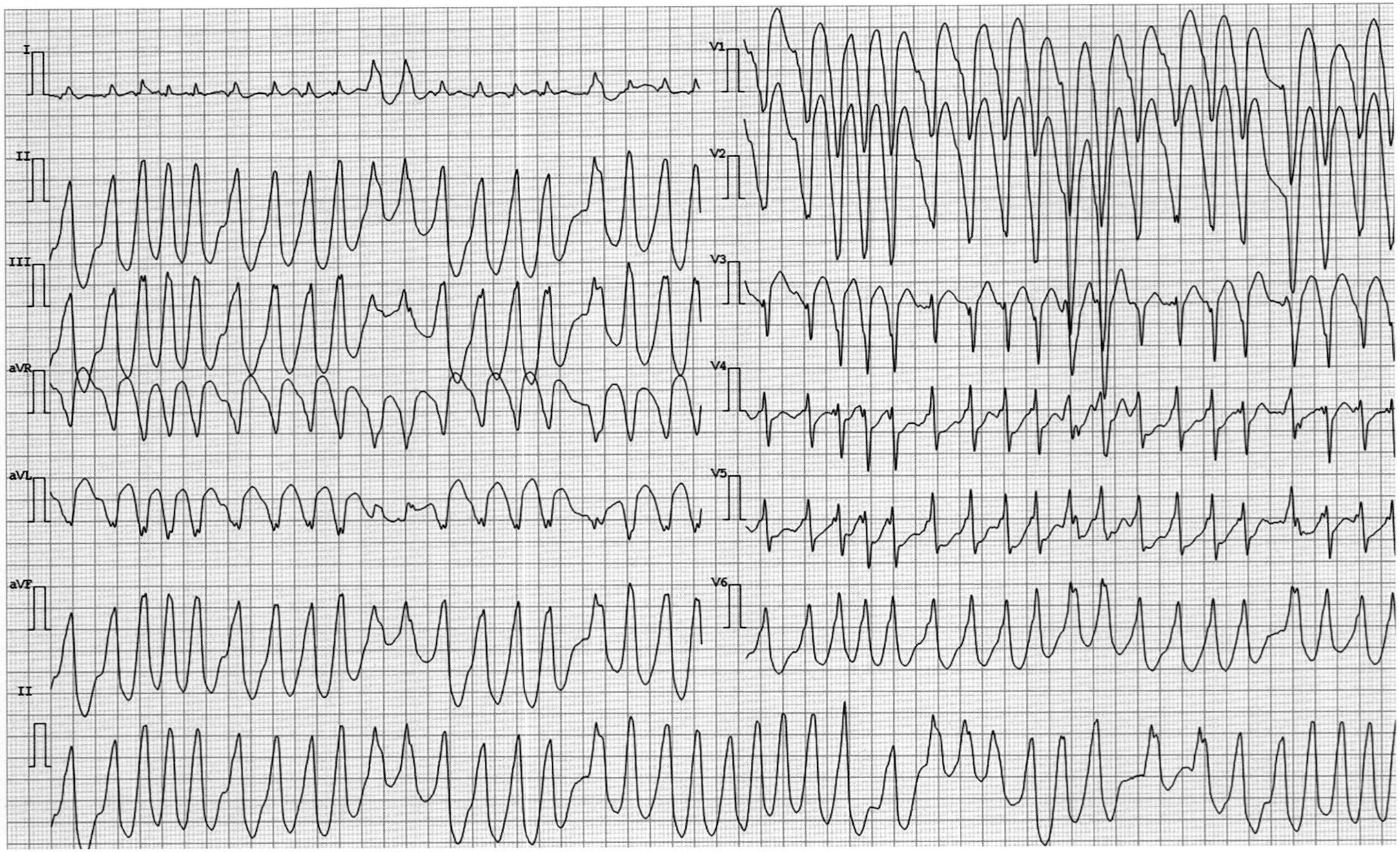


图 17-102　室性心动过速

室性心动过速,室速时 RR 间期绝对不齐,容易误诊为房颤合并心室预激。

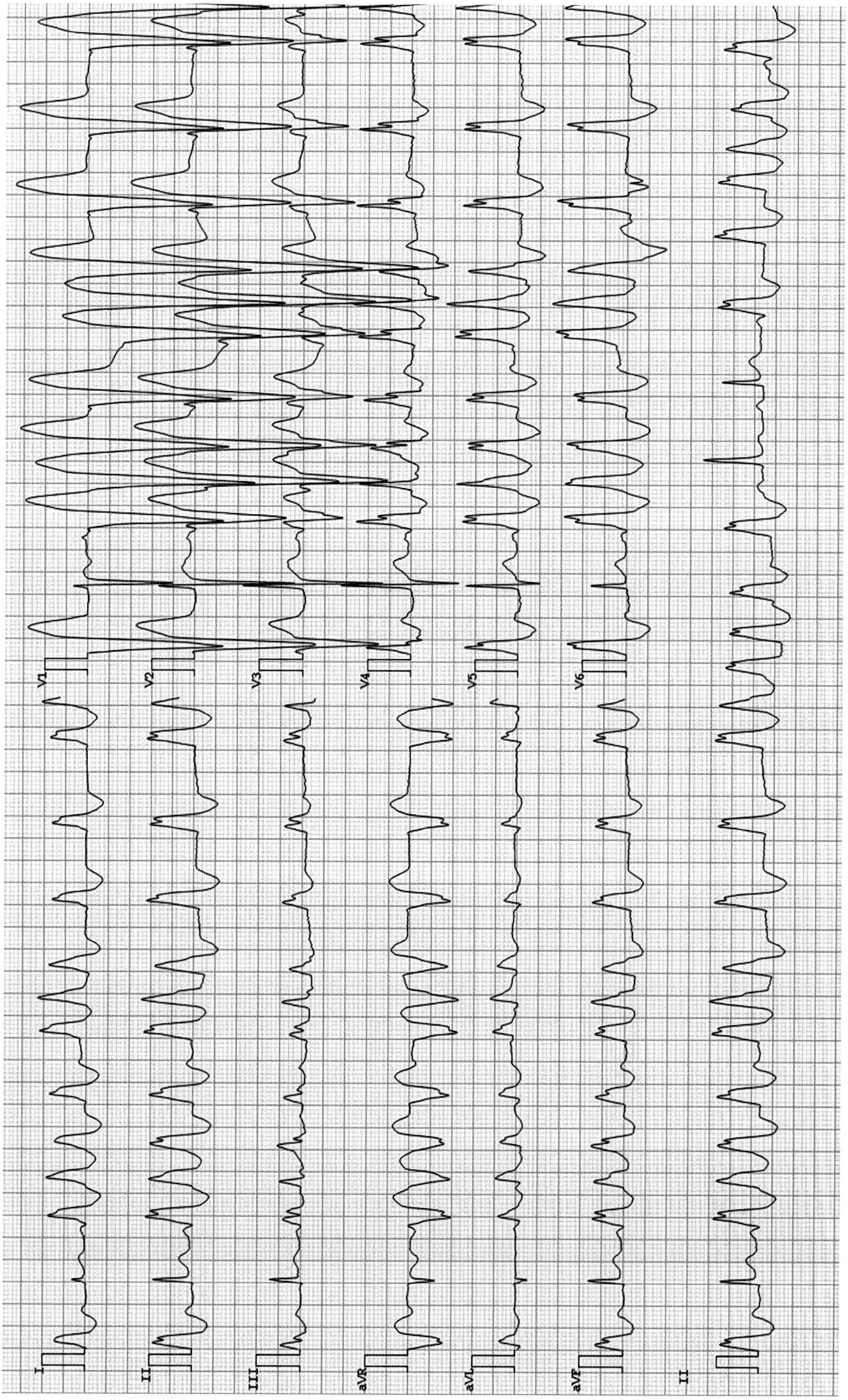


**图 17-103　室性心动过速,心室夺获**

与图 17-102 为同一患者,室性心动过速,可见心室夺获。

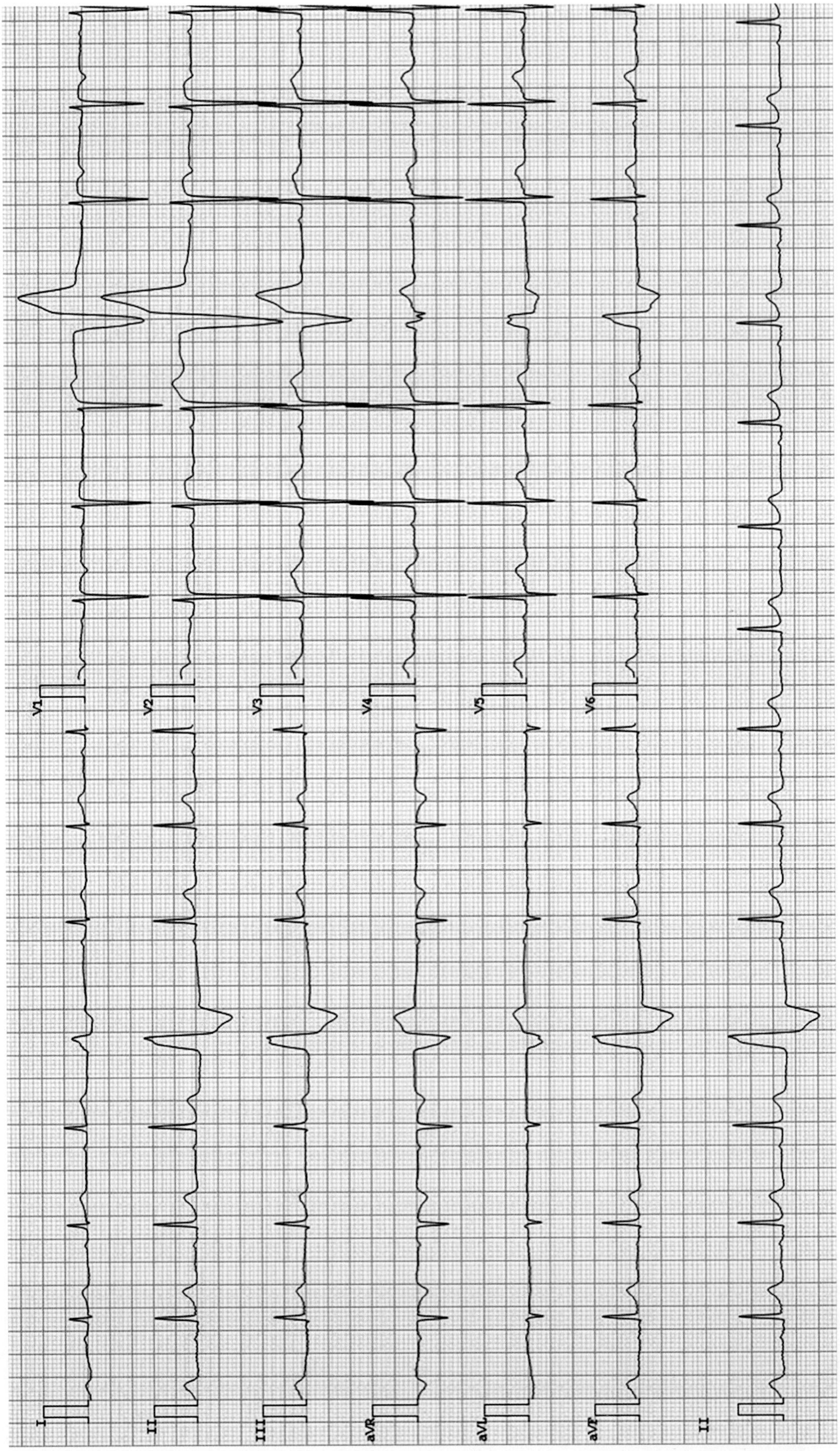


**图 17-104　窦性心律，室性早搏**

与图 17-102 为同一患者，可见与前两图宽 QRS 波形态相似的单发室性早搏，进一步说明图 17-102 为室性心动过速。

# 第三节　短 PR 间期

## 一、解剖基础与电生理特性

### （一）解剖基础

1. 短 PR 间期是有房室结旁路存在

（1）房室结内旁路，即结内特殊的加速传导纤维。

（2）心房-希氏束旁路。

（3）James 纤维：后结间束绕过房室结，终止在房室结下部。

2. 先天性房室结发育不全　如小房室结、缺乏递减功能等。

3. 交感神经张力高　运用自主神经阻滞剂观察，这类患者虽有交感神经张力增高，但并不是本综合征的主要机制。

### （二）电生理学特性

（1）AH 间期<60 ms。

（2）心房频率≥200 次/min，仍能 1∶1 房室传导。

（3）心房频率增快时，AH 间期增加幅度<100 ms（心房-希氏束旁路恒定，房室结双径路 AH 间期延长幅度可>100 ms）。

## 二、心电图特点

（1）窦性心律时 PR 间期<0.12 s。

（2）QRS 波群时间正常（初始无预激波）。临床可有阵发性心动过速反复发作。1952 年 Lown、Ganong、Levine 把它作为综合征描述，故称 LGL 综合征，因其以 PR 间期短为特征，又称短 PR 间期综合征，2009 年国际心电图标准和诊断指南建议只写描述性报告，即短 PR 间期，见图 17-105、图 17-106。

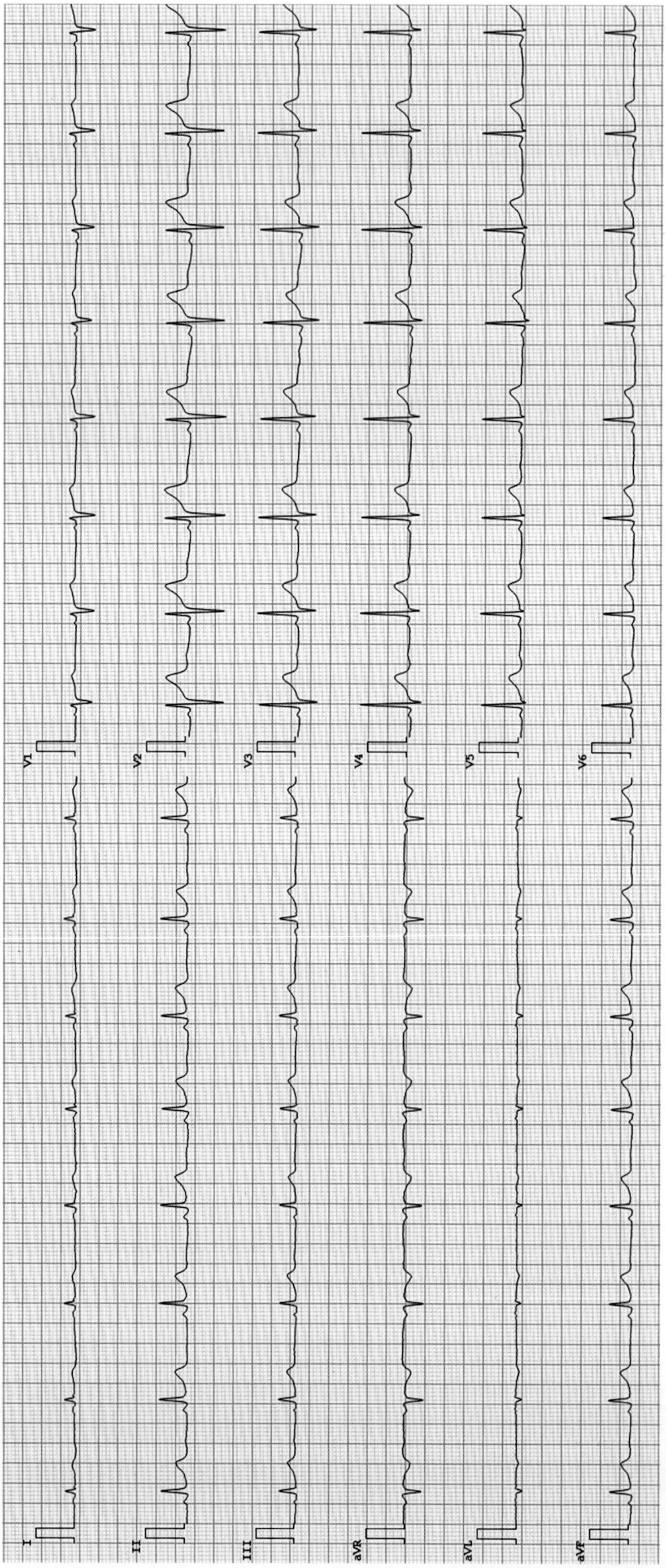


图 17−105　短 PR 间期(1)

女,55 岁,窦性心律,PR 间期缩短,QRS 起始部没有 δ 波。

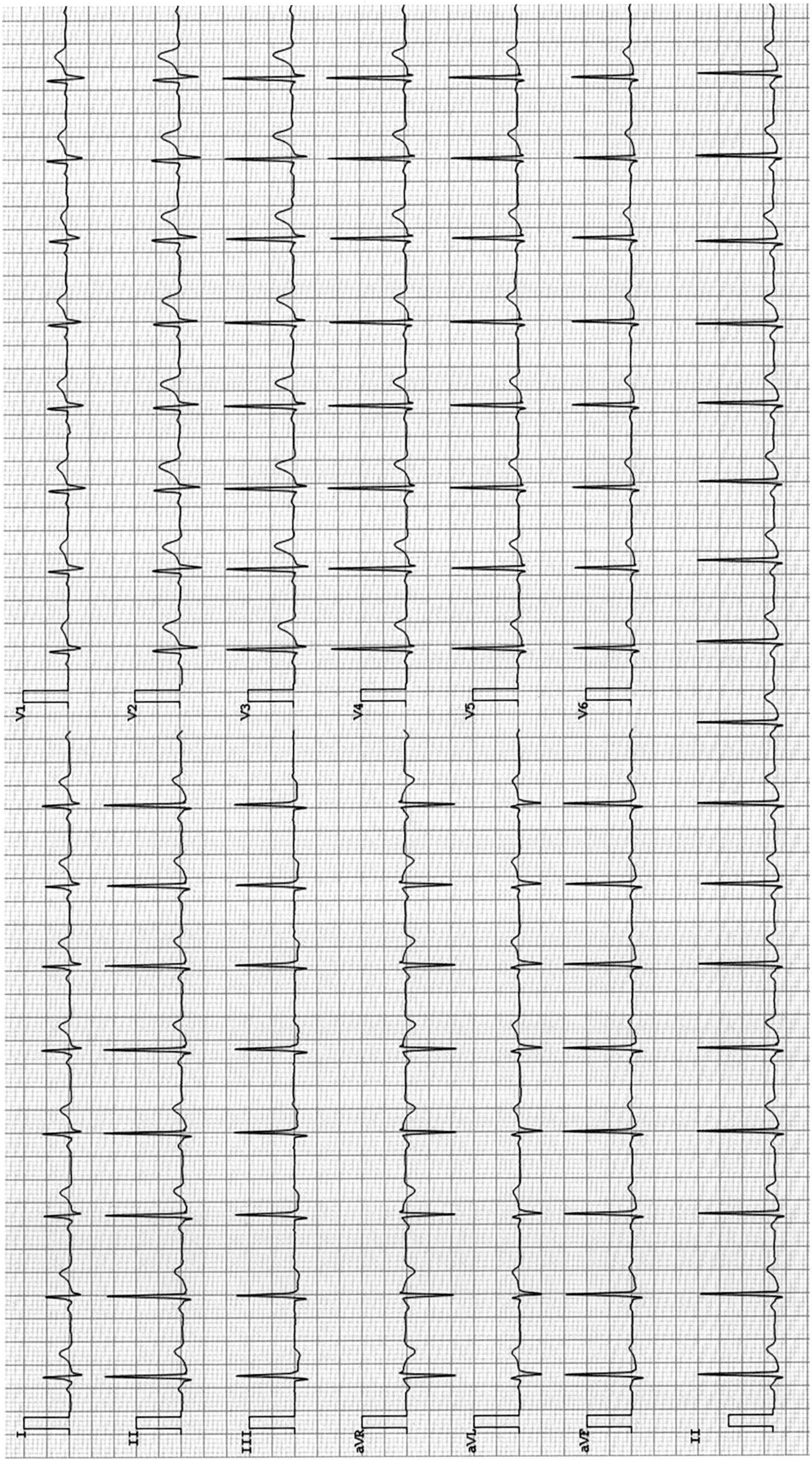


图 17-106　短 PR 间期(2)

窦性心律,PR 间期缩短,QRS 波起始部没有 δ 波。

### 三、伴快速心律失常

短 PR 间期综合征可伴 AVRT、AVNRT、心房颤动和心房扑动。

伴 AVRT 中,加速房室结传导为前传支,此时 AVRT 周长要比 PR 间期正常者短。当 AVRT 周长≤250 ms 应想到加速房室结传导的可能。

伴 AVNRT 中,加速房室结传导为快径路(快径路的极端),对心动过速周长无明显影响,此时 AVNRT 周长主要决定于慢径路前传速度。加速房室结传导的快径路具有房室结的传导特征。

发生心房颤动时,加速房室结传导能加速心室反应,尤其是心房-希氏束旁路,心室率会更快,甚至有恶化为室颤的危险。

心房-希氏束旁路尚无参与折返性心动过速的报道。

## 第四节　变异型预激综合征

### 一、解剖基础

1937 年和 1941 年 Mahaim 报道了结室和束室旁路,满意地解释了 PR 间期正常,QRS 波初始有 δ 波的变异型预激综合征;Anderson 进一步将 Mahaim 纤维分为结束、结室和束室旁路。

近些年来发现引起左束支阻滞型室上速的传统 Mahaim 纤维实际上绝大部分是起源于右房,止于右束支远端(或附近心肌)的慢传导房束旁路;也有部分是起源于右房,止于右室的慢传导房室旁路;二者虽然不起源于房室结,但前向传导时间长,具有递减传导特性,没有逆传功能,所以能产生与传统 Mahaim 纤维相同的心电图和临床表现。

目前仍沿用 Mahaim 纤维一词,意指能产生这类心电图表现的只有前传功能的“慢反应旁路”的总称,包括结束、结室、束室、慢传导房束和慢传导房室旁路等。在临床以慢传导房束和结束旁路为常见。

### 二、心电图特点

(1)PR 间期延长或正常。

(2)QRS 波群时限延长或正常,起始部可有 δ 波。

(3)伴 ST-T 改变。

(4)常伴有心动过速发作,心动过速发作时 QRS 呈类左束支阻滞图形(Mahaim 纤维前传,正常房室传导系统逆传)。

### 三、诊断

心电图和食管心房调搏可提示 Mahaim 纤维的诊断,心内电生理检查有助进一步明确诊断。目前国际标准要求体表心电图不建议诊断。

1. 心电图

(1)窦性心律 PR>0. 12 s,有 δ 波或伴快心率依赖性左束支阻滞。

(2)常规心电图类左束支阻滞图形,但 $V_1$ 和或 $V_2$ 初始 R 波宽。

(3)心动过速呈左束支阻滞型,多伴电轴左偏。

2. 食管心房调搏　食管心房调搏检查可使 δ 波加大,QRS 波群呈上述左束支阻滞型。

3. 其他　明确 Mahaim 纤维诊断中应注意区别旁路类型(起、止点),同时应注意与右侧房室旁路,右室特发室速等相鉴别,见图 17-107。

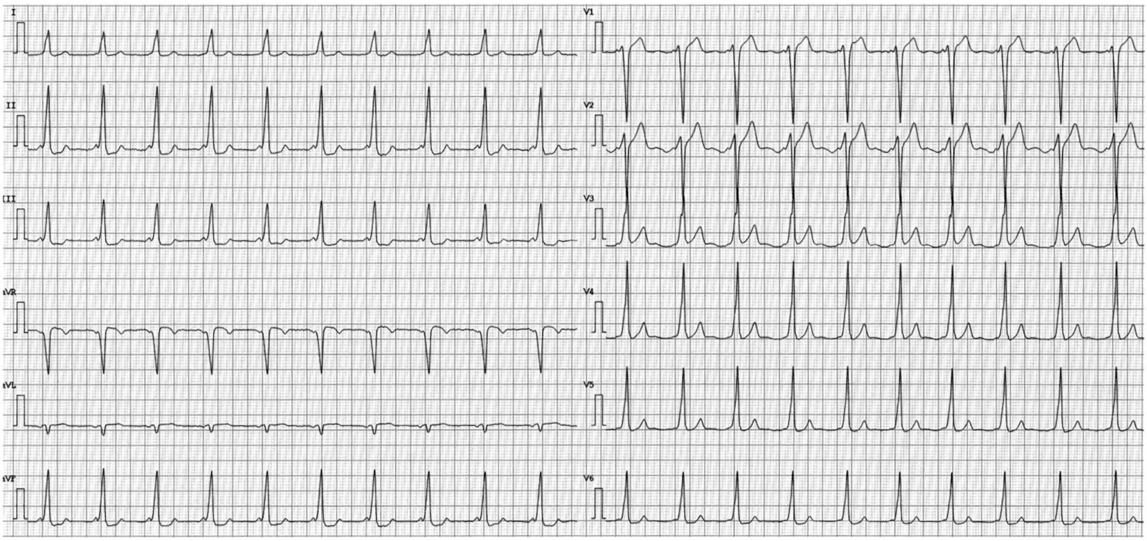

**图 17-107　B 型心室预激**

男,29 岁,窦性心律,PR 间期缩短伴 δ 波,即 B 型心室预激。

## 四、Mahaim 纤维与心动过速

各型 Mahaim 纤维中除束室旁路外尚未发现形成折返性心动过速,慢传导房束、结束、慢传导房室、结室旁路都可引起折返性心动过速。由于 Mahaim 纤维没有逆传功能,只能做前传支,表现为左束支阻滞型的特点。Mahaim 纤维可以与房室旁路、房室结双径路并存,使心动过速更为复杂,分析中应注意识别。

Mahaim 纤维参与的折返性心动过速易被房性或室性早搏终止,对钙通道阻滞剂和 β 受体阻滞剂的反应较好,射频消融是根治的有效方法,见图 17-108、图 17-109。

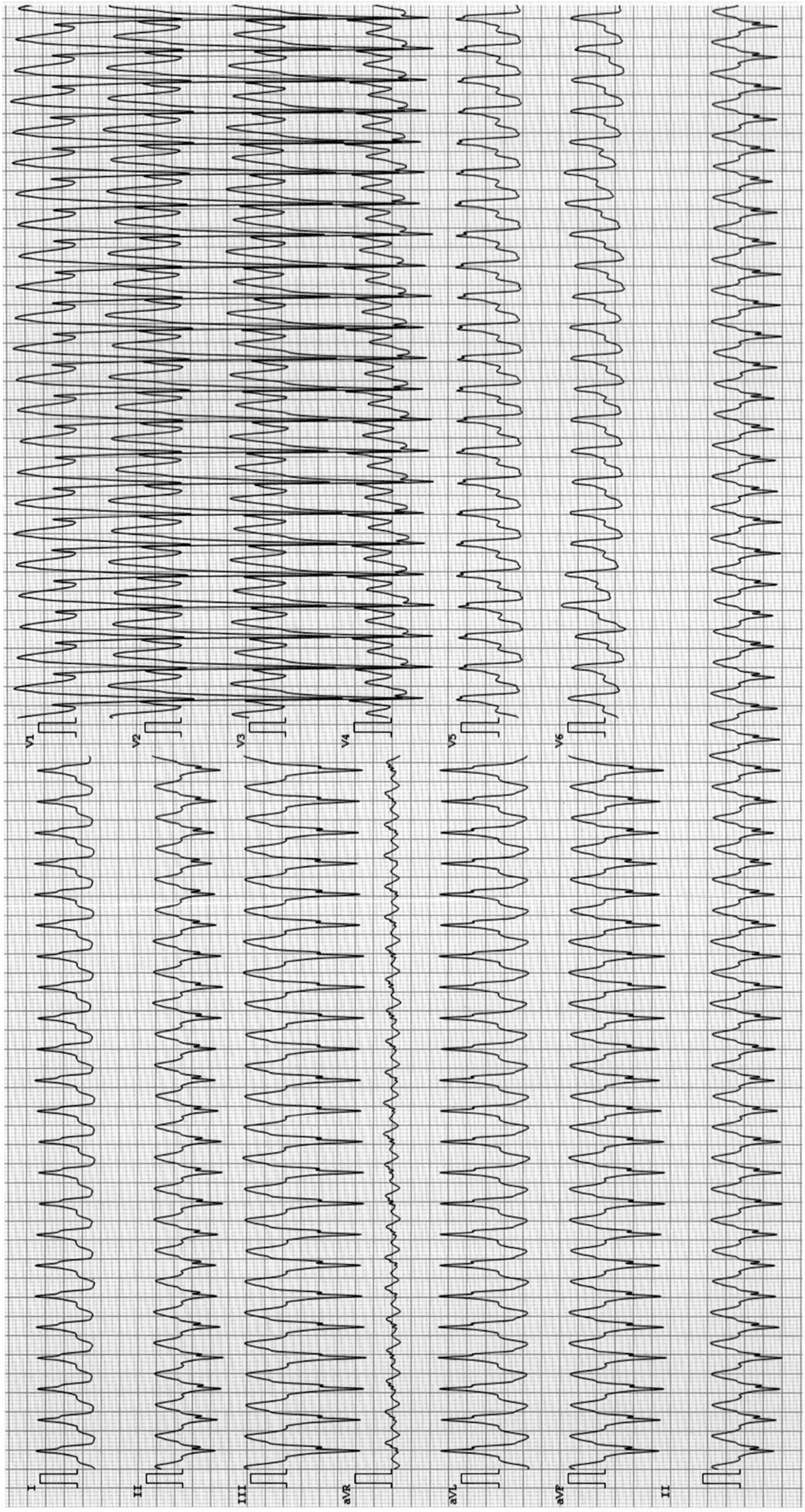


**图 17-108　类左束支阻滞图形宽 QRS 心动过速**

男,34 岁,宽 QRS 心动过速,类左束支阻滞图形,频率 180 次/min。

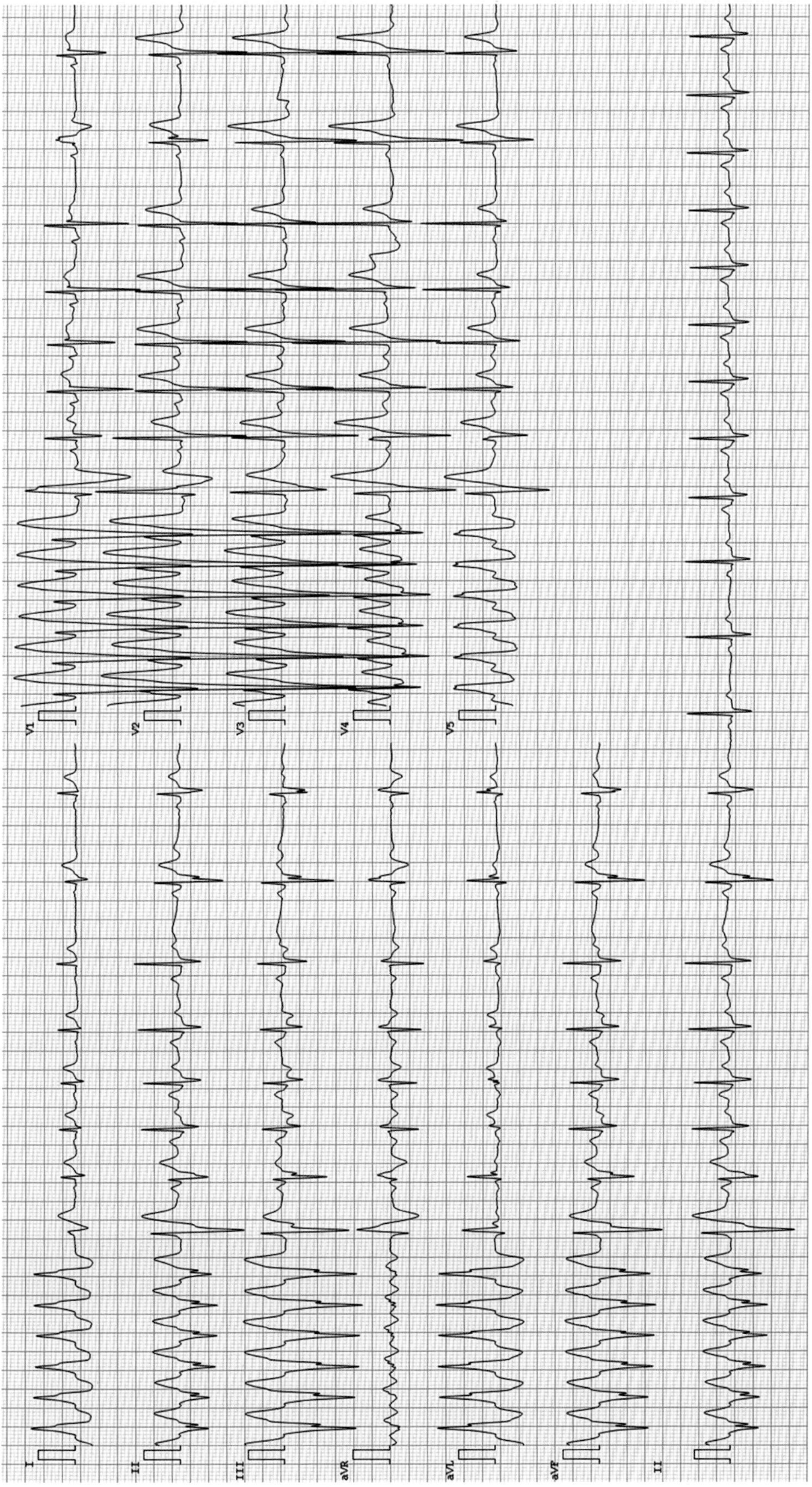


图 17-109　宽 QRS 心动过速终止心电图

与图 17-108 为同一患者连续记录，宽 QRS 心动过速自行终止。

# 第十八章　起搏器介导的心律失常

起搏器介导的心律失常是由于人工心脏起搏器的介入所发生的心律失常，换句话说，也就是起搏器参与了心律失常的形成。其形式多种多样，多是起搏器与自身心脏共同引起的心律失常，也见于不适当的起搏器参数设置、起搏器功能发生异常、起搏器电极缘故、起搏器特殊功能引起的心律失常等。

## 第一节　房室分离

起搏器介导的房室分离有以下两种情况。

1. 心房由窦房结或心房自身起搏点控制，而心室由起搏器完全控制、也可以由交界性或室性自身起搏点与起搏器共同控制，形成完全性或不完全性房室分离，见图 18-1 ~ 图 18-10。

（2）心房由窦房结、心房自身起搏点控制，心室由心房感知触发心室起搏即 VAT 工作方式，也可以由窦性、房性起搏点自身发放激动下传心室，或由自身下传与起搏器起搏共同控制，形成了完全性房室分离或不完全性房室分离。从表面上看，VAT 工作方式是心房自主经起搏器下传心室，实则两者之间没有传导和被传导的关系，见图 18-11 ~ 图 18-15。

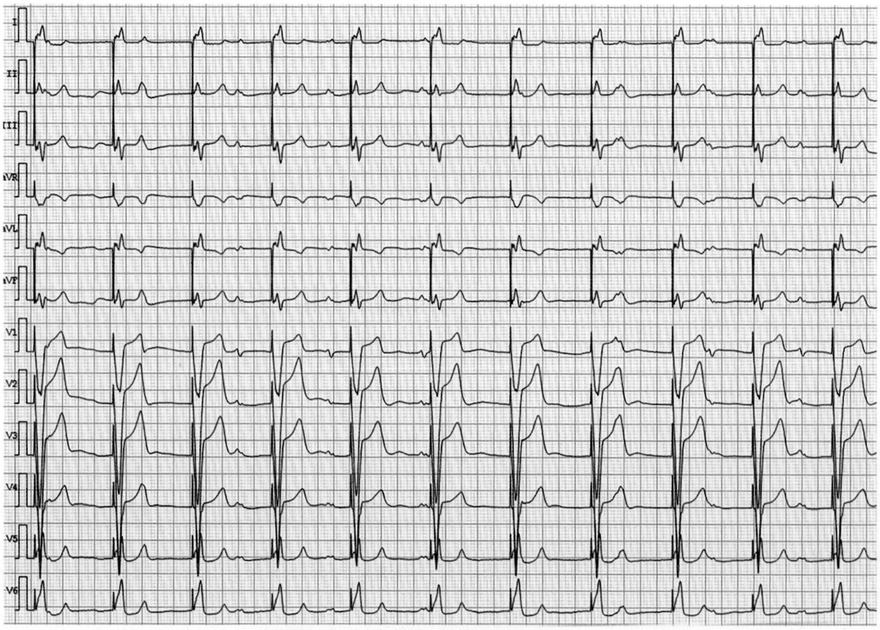


图 18-1　完全性房室分离(1)

窦性心律+心室起搏心律，窦性心动过缓，完全性房室分离。

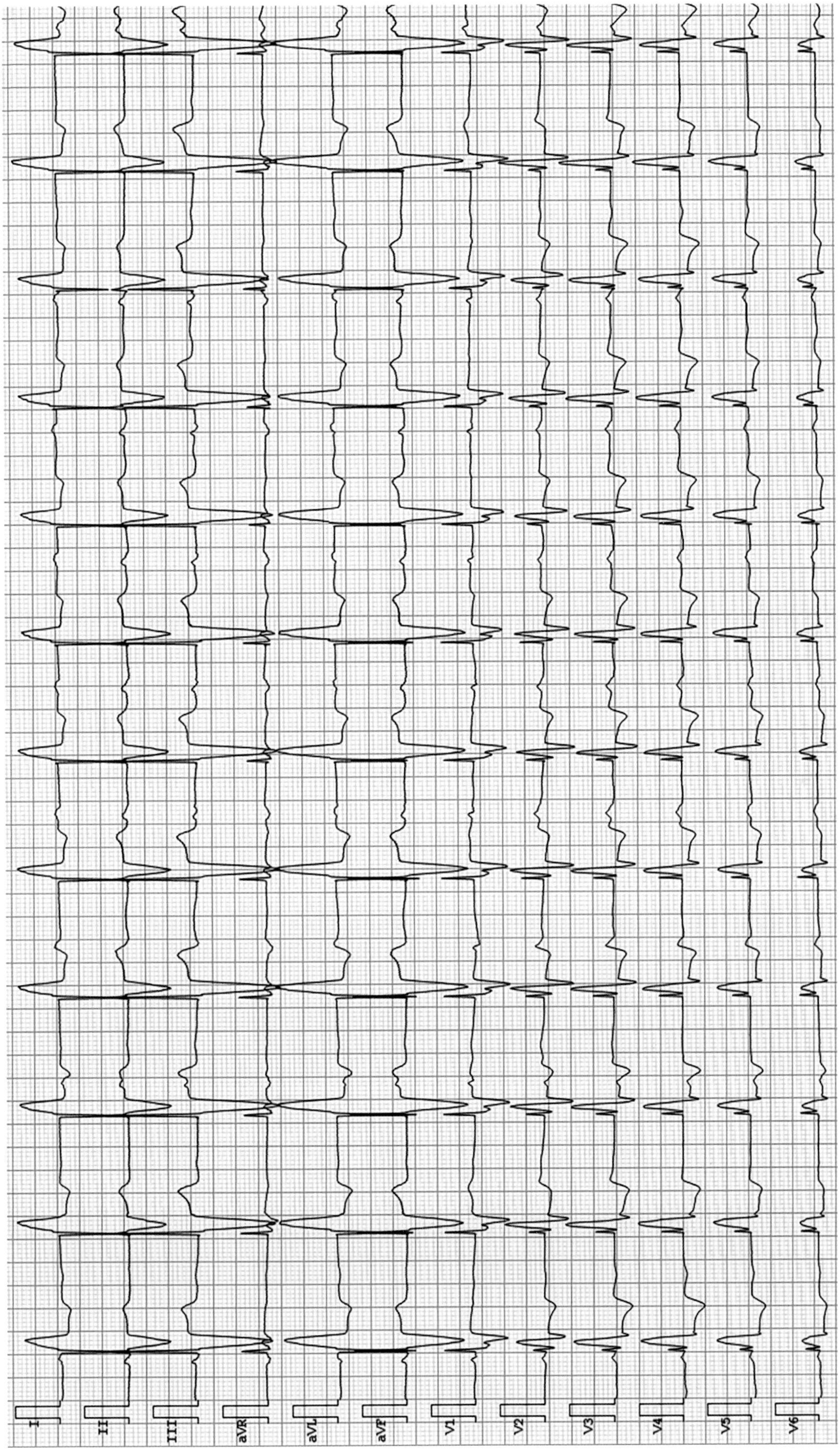


图18-2　完全性房室分离(2)

窦性心律+心室起搏心律，完全性房室分离。

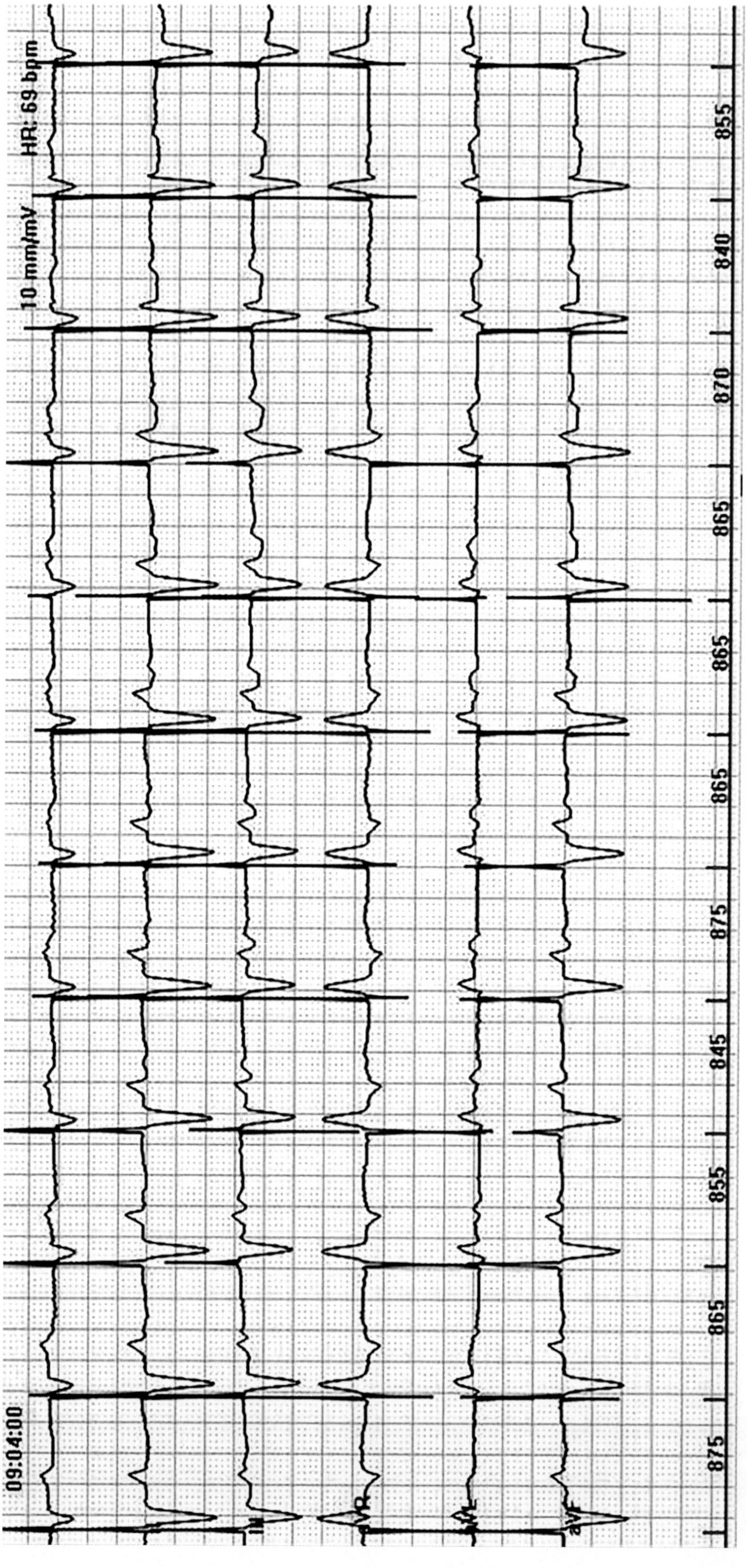


图 18-3　完全性房室分离(3)

窦性心律+心室起搏心律,完全性房室分离。

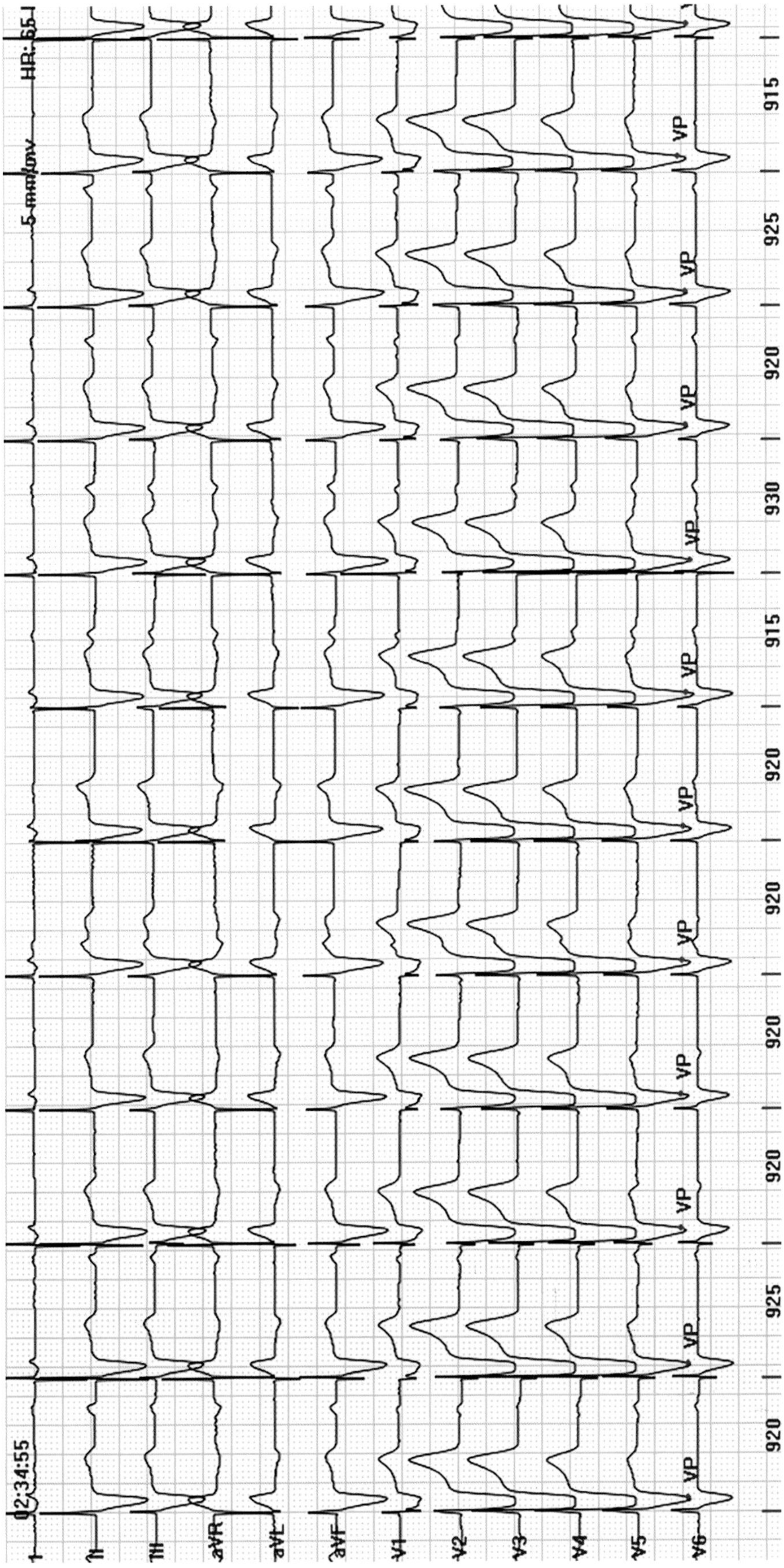


图 18-4　完全性房室分离(4)

窦性心律+心室起搏心律，完全性房室分离。

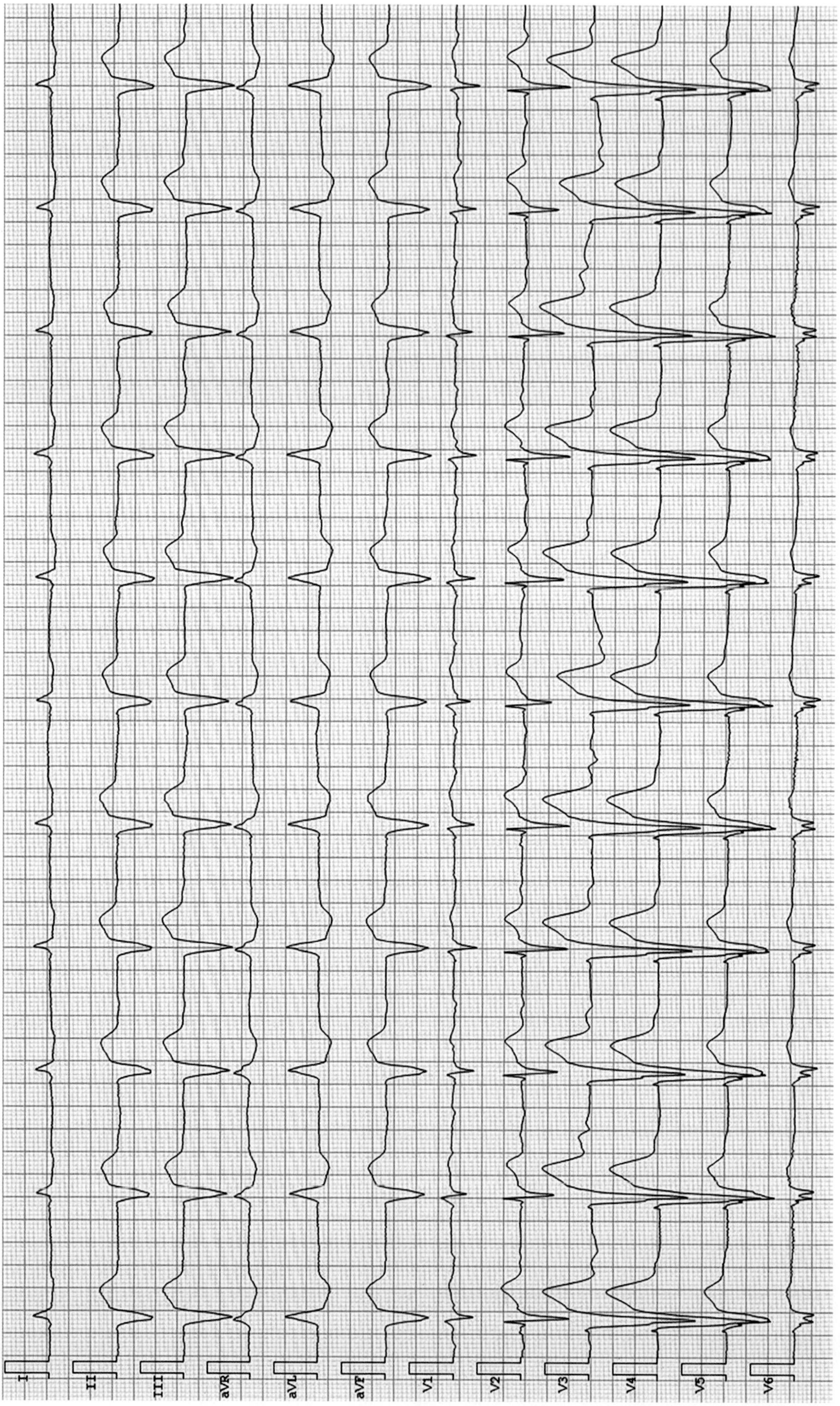


图18-5　完全性房室分离(5)

异位心律+心室起搏心律，房性心动过速，完全性房室分离。

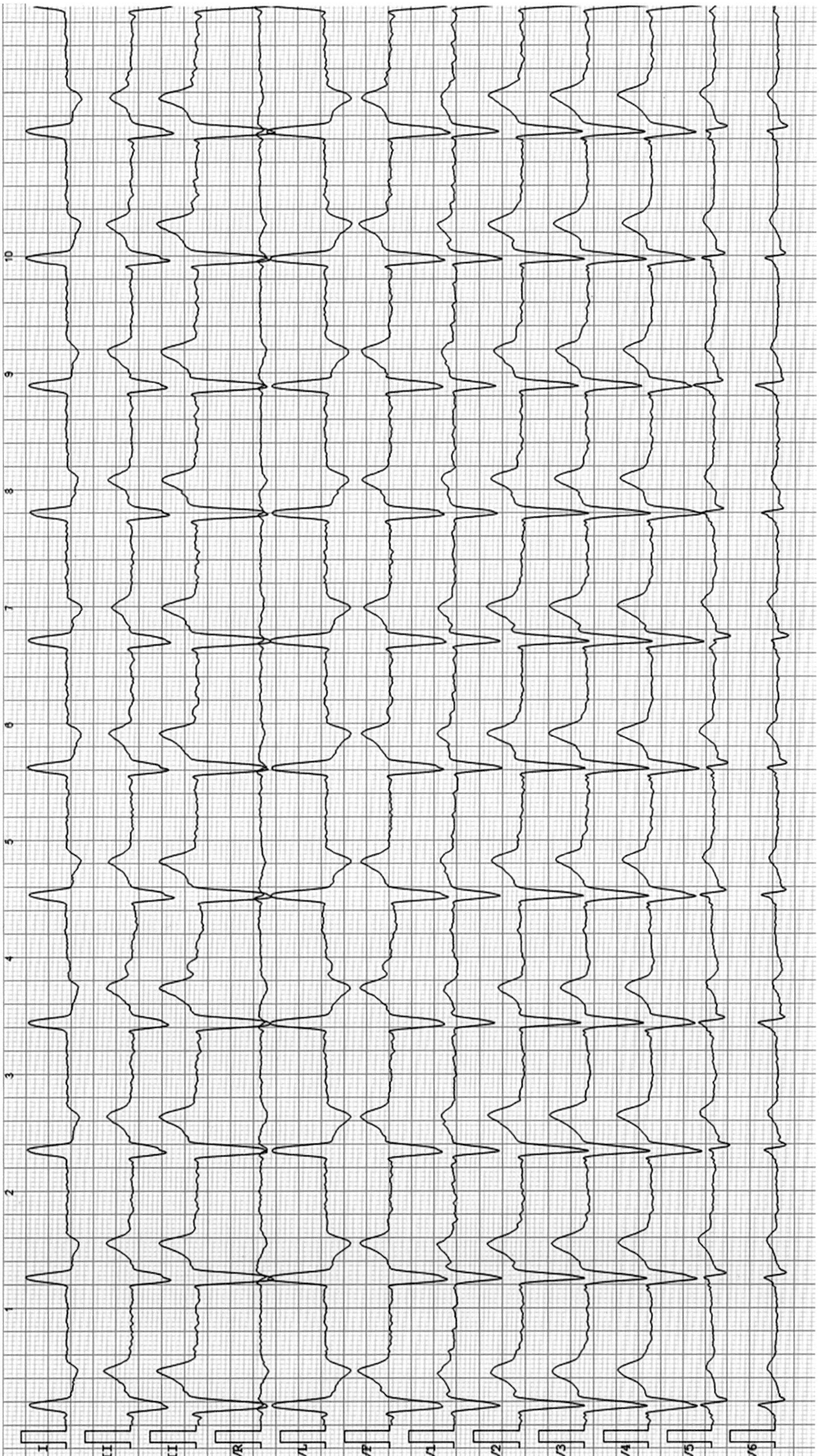


**图 18-6　完全性房室分离(6)**

异位心律+心室起搏心律，心房颤动，完全性房室分离。

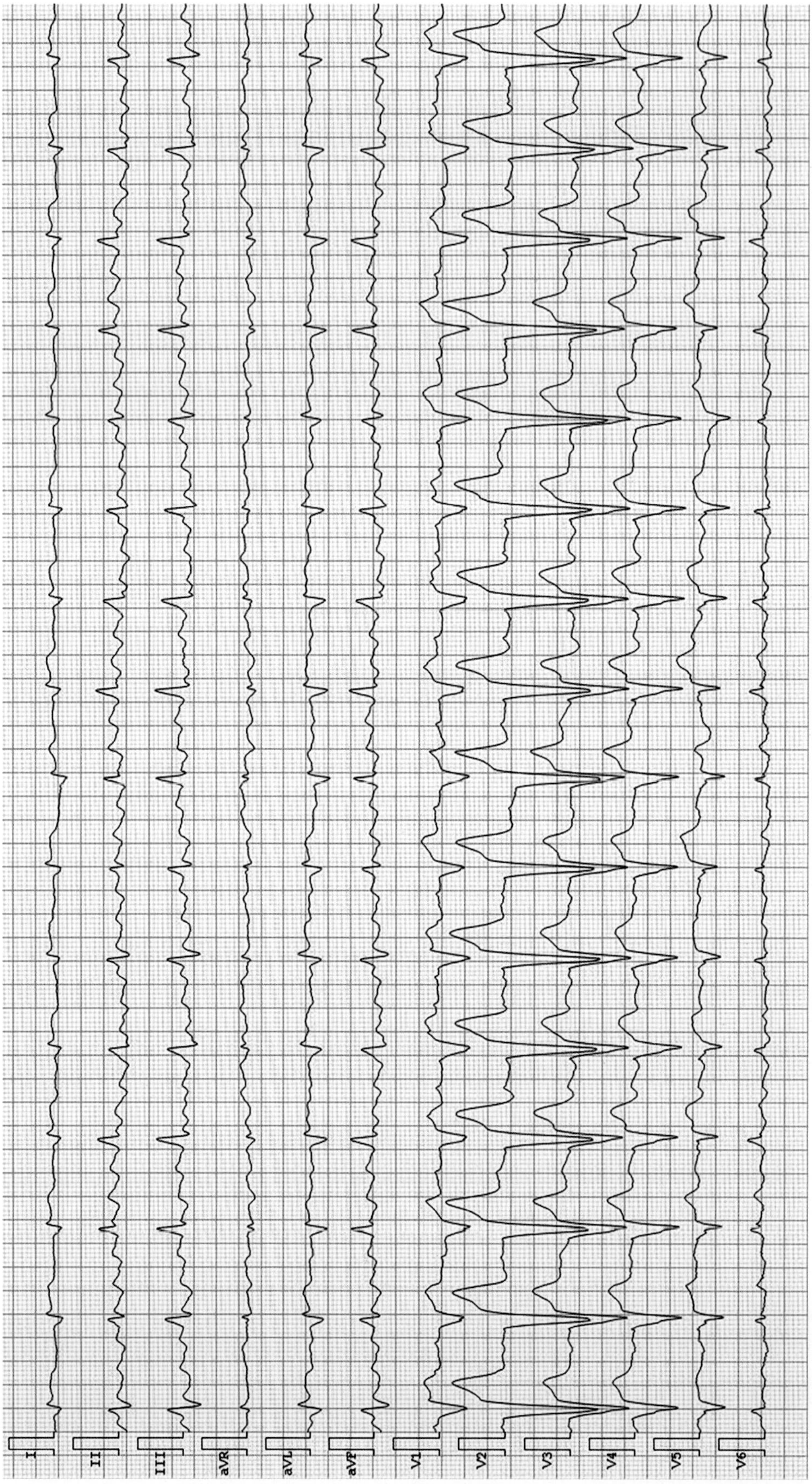


图18-7 完全性房室分离(7)

异位心律+心室起搏心律,心房扑动,完全性房室分离。

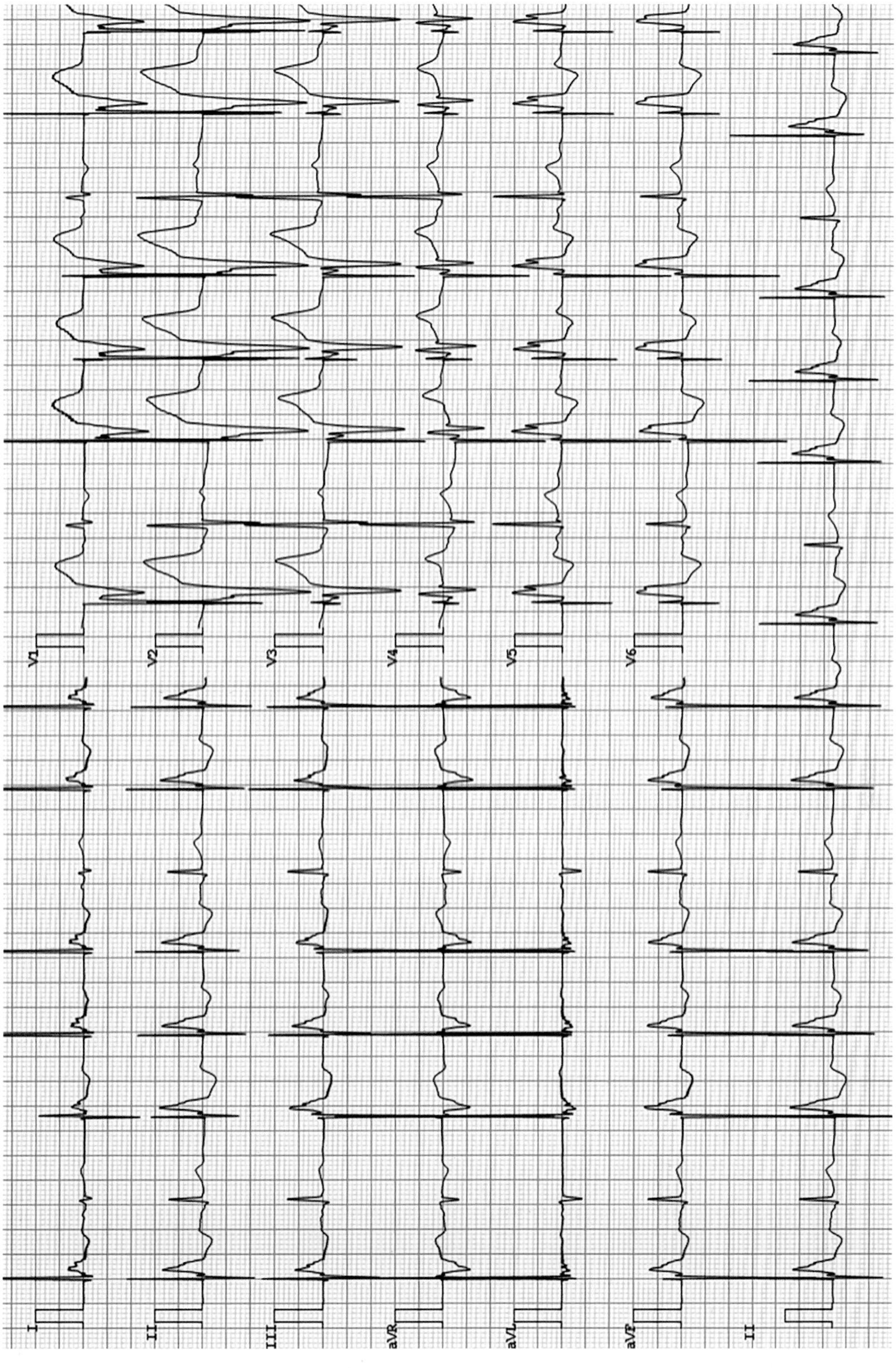


**图 18-8　不完全性房室分离(1)**

VVI 起搏器植入术后，窦性心律+起搏心律，长 II 导联 $R_2$、$R_6$、$R_{10}$、$R_{14}$ 为完全性心室夺获，不完全性房室分离。

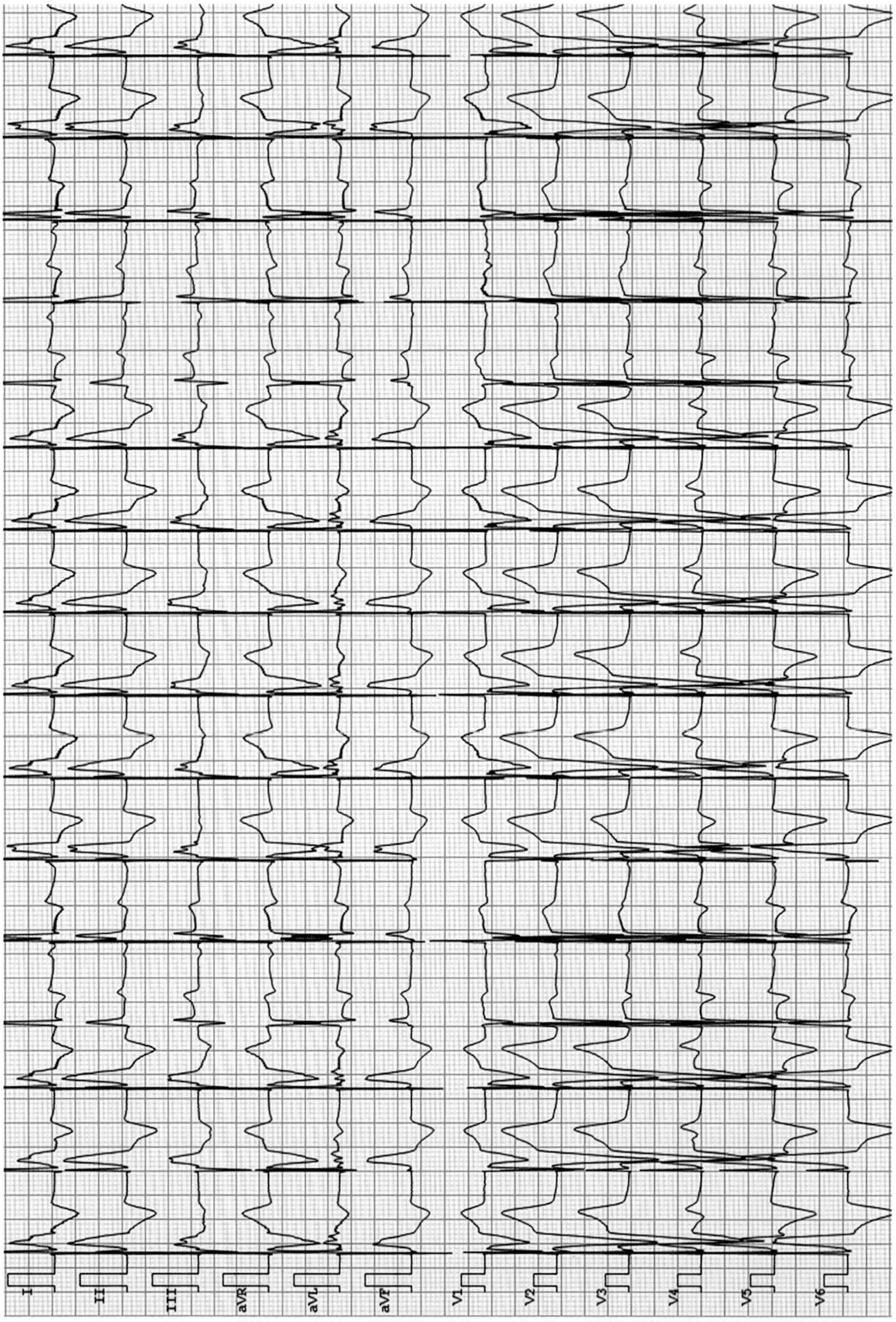


图 18-9　不完全性房室分离(2)

VVI 起搏器植入术后，窦性心律+起搏心律，$R_4$、$R_{12}$为完全性心室夺获，不完全性房室分离。

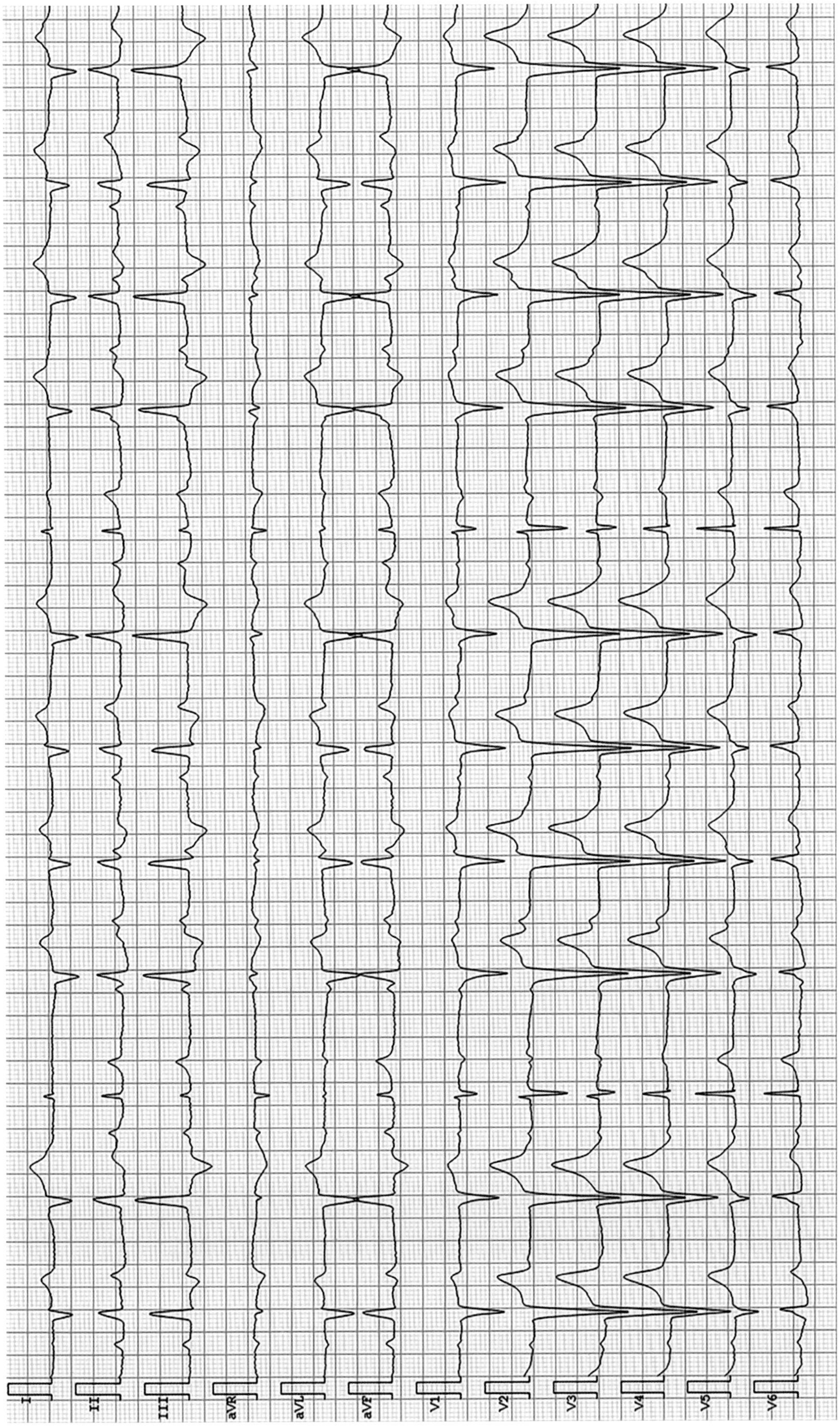


图18-10 不完全性房室分离(3)

VVI起搏器植入术后，窦性心律+起搏心律，$R_3$、$R_8$为完全性心室夺获，不完全性房室分离。

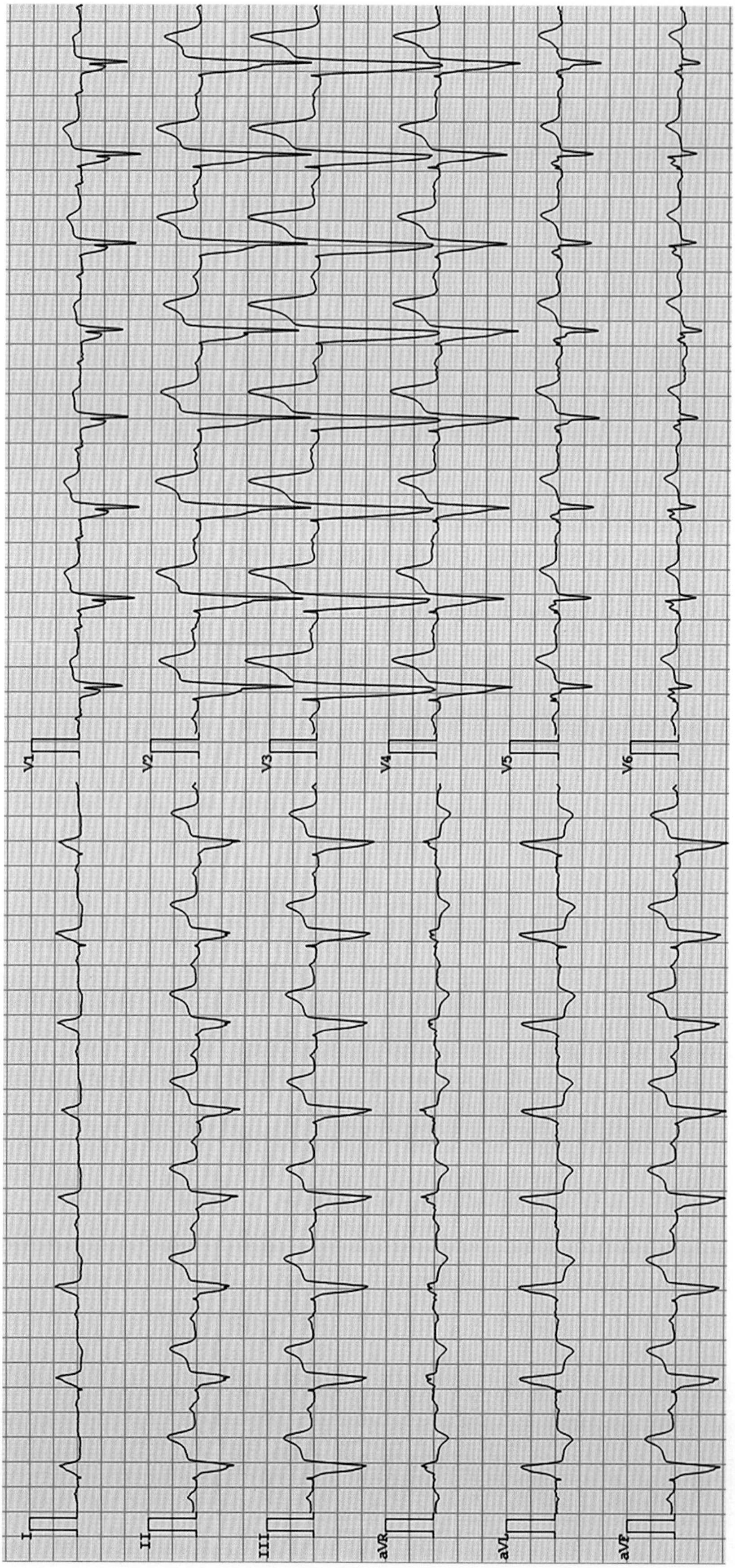


图 18-11　VAT 工作方式(1)

女,68 岁,心房由窦房结起搏点控制,84 次/min,心室由心房感知触发心室起搏,即窦性心律+起搏心律,起搏器呈 VAT 工作方式。

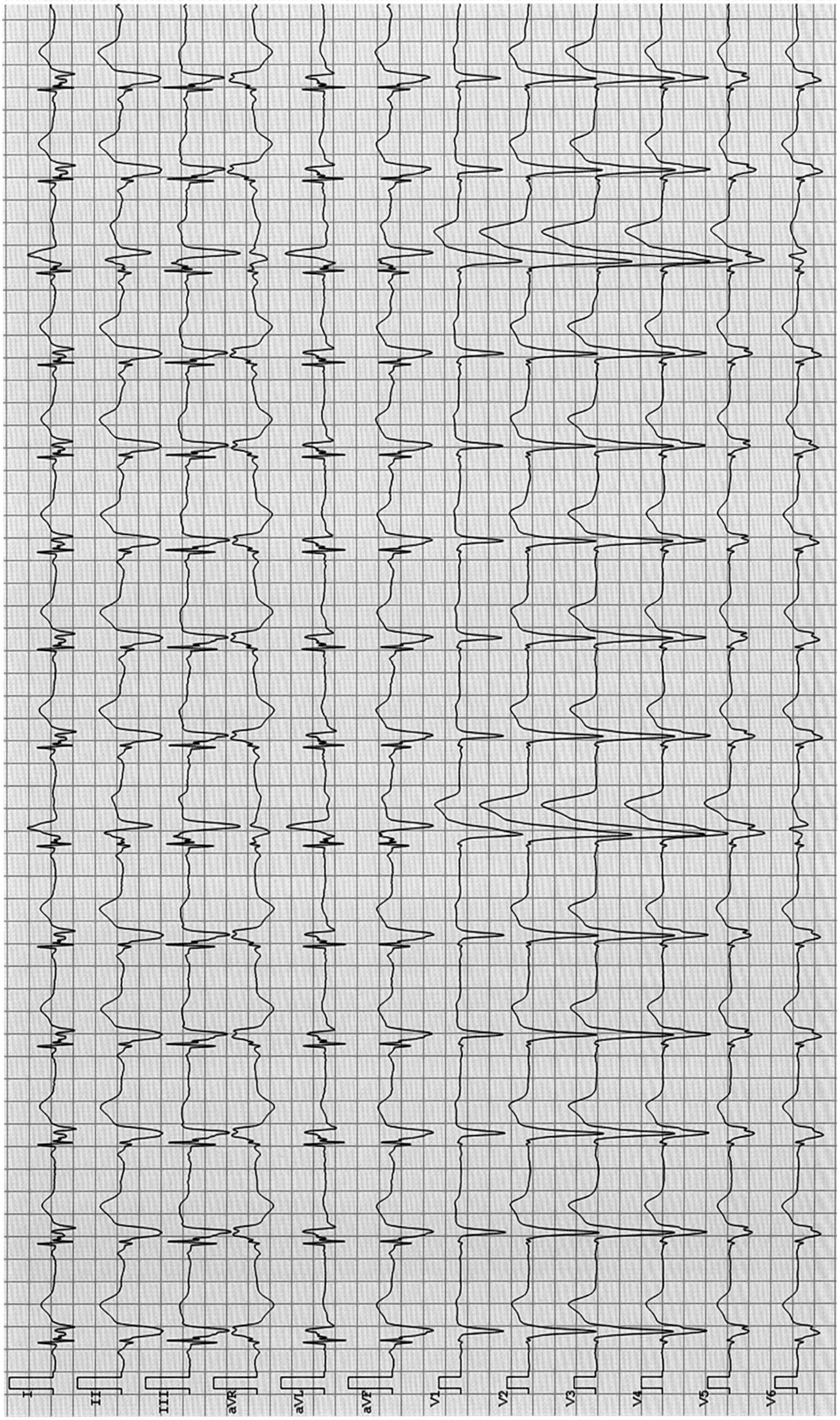


**图 18-12　VAT 工作方式(2)**

男,62 岁,心房由窦房结起搏点控制,频率 70 次/min,心室由心房感知触发心室起搏,即窦性心律+起搏心律,起搏器呈 VAT 工作方式。

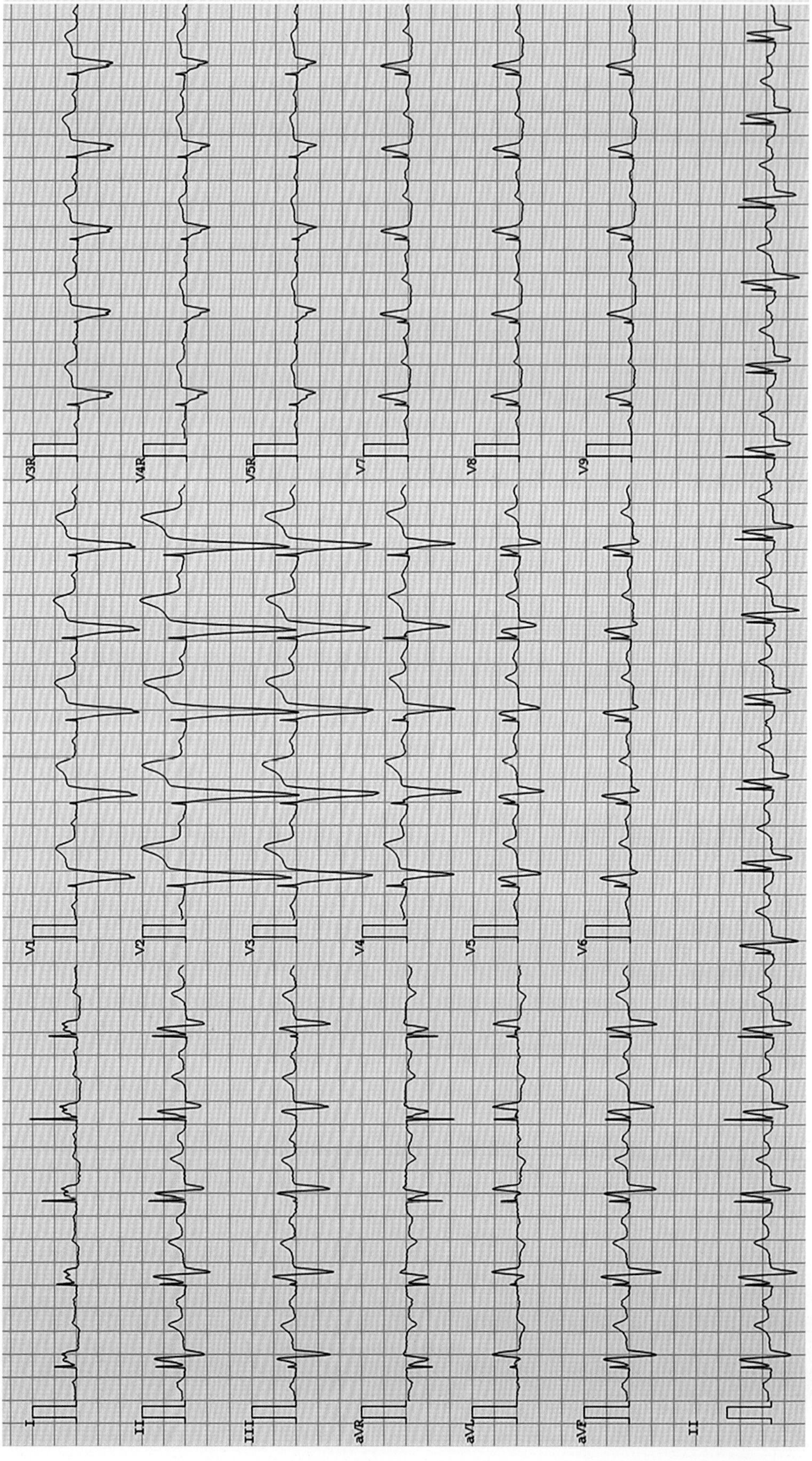


图18-13　VAT工作方式(3)

女,71岁,心房由窦房结起搏点控制,频率83次/min,心室由心房感知触发心室起搏,即窦性心律+起搏心律,起搏器呈VAT工作方式。

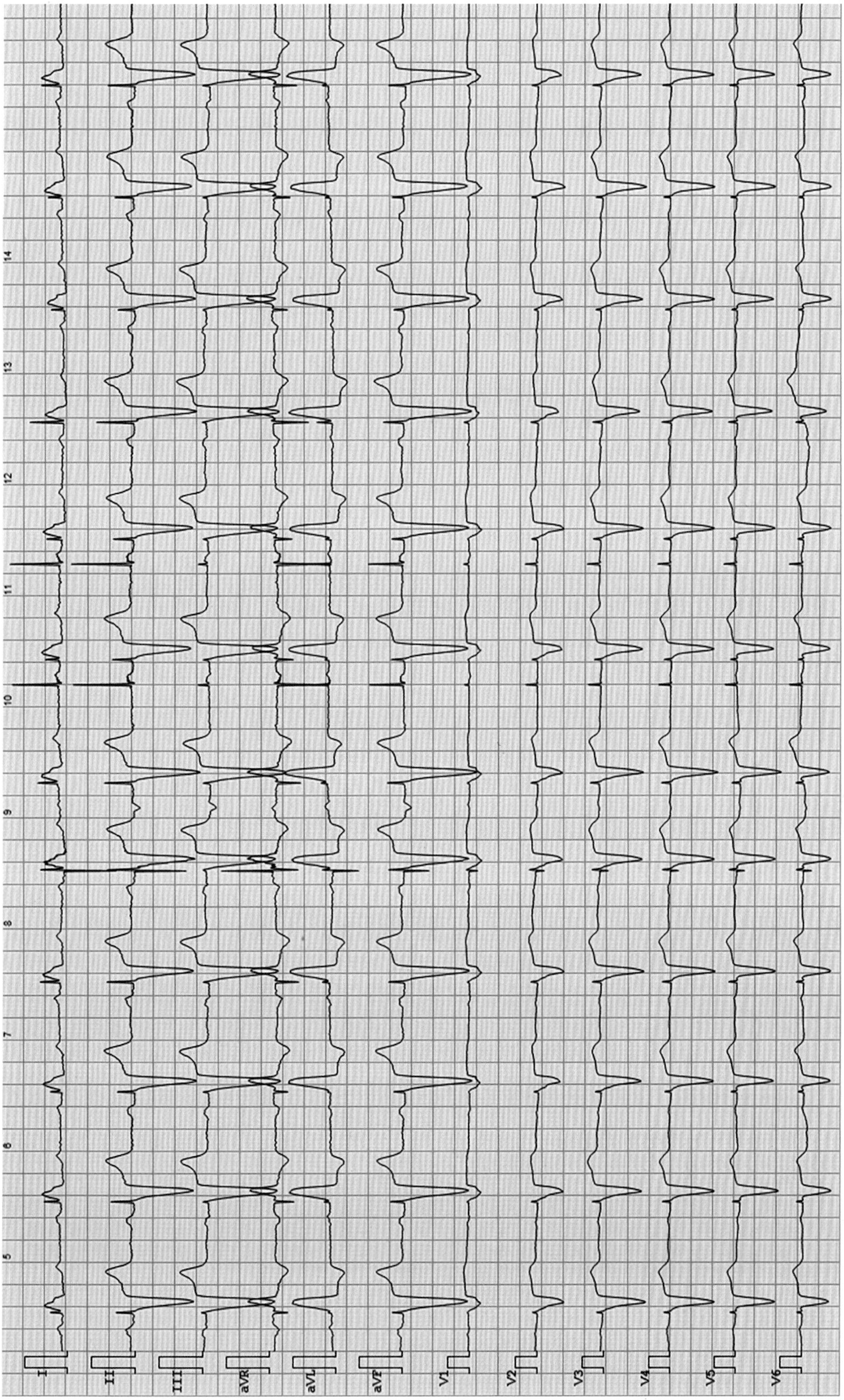


**图18-14　DDD工作模式,房性早搏**

女,75岁,窦性心律+起搏心律,第1~5、9~12个P波为窦性,第6个P波为房性早搏,心室均由心房感知触发心室起搏,即窦性心律+起搏心律,起搏器呈VAT工作方式,第7、8组心搏为房室顺序起搏工作方式。

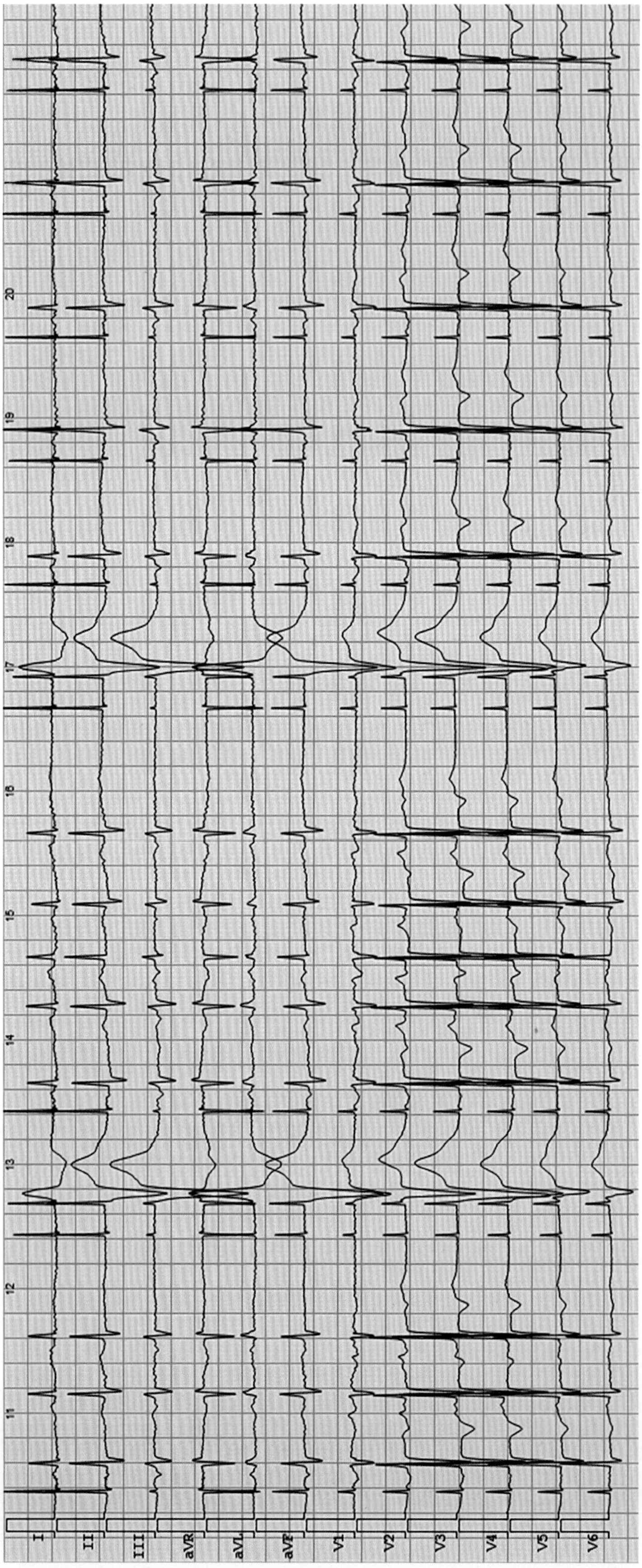


**图18-15　DDD工作模式，房性早搏，短阵房性心动过速**

女，65岁，第1、5、11～15组心搏为AVI工作方式，第2、3、6～9组心搏为ODI工作方式，第4、10组心搏为房室顺序起搏时心房起搏功能不良。

# 第二节　融合波

心电学里的融合波(fusion wave)通常是指来自不同方向的激动同时或几乎同时到达心房或心室,共同完成心房或心室的除极,在心电图上表现为第三种形态的 P 波或 QRS 波,其实质是发生在心房或心室内的绝对干扰,分别称为房性融合波和室性融合波;而对于植入起搏器的患者,当自主心律和起搏心律并存且频率接近时,同样会发生上述融合波现象。

## 一、真性融合波

1. 概念　当起搏心律和自主心律并存且二者频率接近时,会出现因起搏心搏与相应自主心搏共同完成心房或心室除极而形成的 P 波或 QRS 波,即真性房性融合波或真性室性融合波,其起始可见相应起搏脉冲信号、其形态介于起搏波形和自主波形之间。

2. 真性房性融合波　起搏的心房激动巧遇自主的心房激动、并共同完成心房除极所形成的P 波称真性房性融合波,形态介于自主心房波和起搏心房波之间;由于心房起搏电极通常植入右心耳,位置靠近窦房结,起搏的心房波形态类似于窦性 P 波,同时心房除极波振幅较低,其微小的改变不易识别,造成真性房性融合波诊断困难。

当单腔心房起搏器或双腔起搏器类 AVI 工作方式时形成真性房性融合波的 SR 间期均相等(无二度 I 型房室阻滞时),而双腔起搏器房室顺序起搏心律时形成真性房性融合波 PAV 间期均相等,只能从心房波的形态鉴别,见图 18-16 ~ 图 18-25。

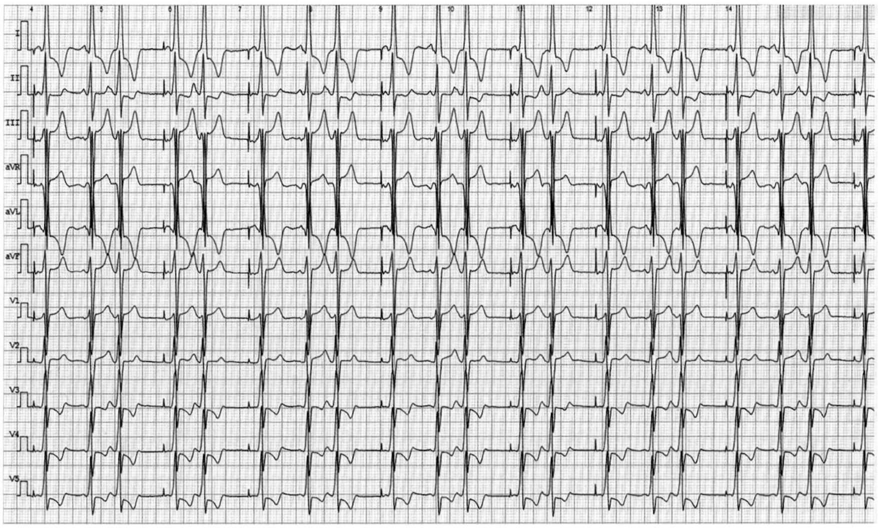


**图 18-16　真性房性融合波**

AAI 起搏器植入术后,第 1、4、9、12、14、17、20 组心搏中形成起搏的心房波,第 6 组心搏中形成真性房性融合波。

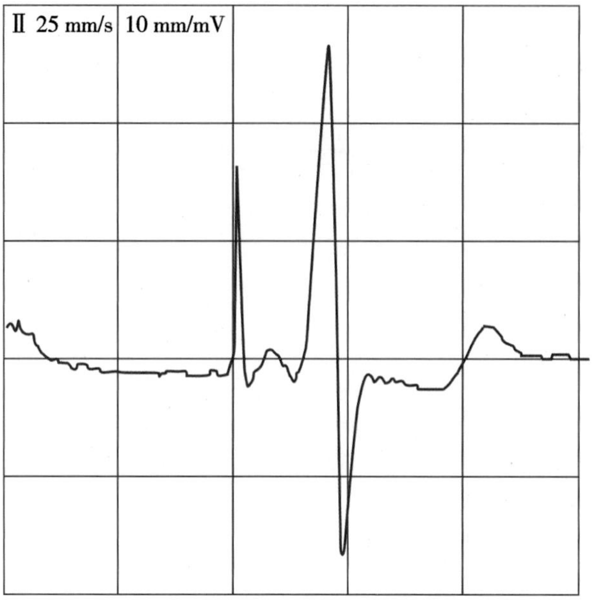


**图 18-17　心房波形态**

为图 18-16 图中第 1 组心搏Ⅱ导联放大图显示起搏的心房波形态。

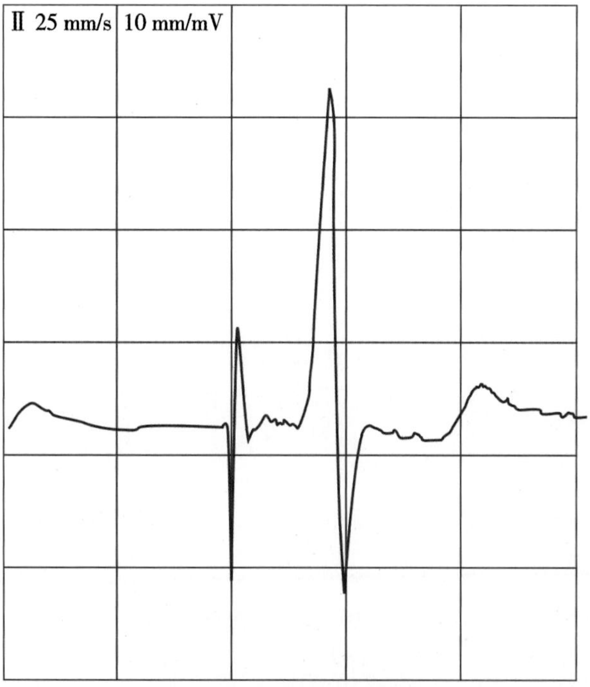


**图 18-18　真性房性融合波**

为图 18-16 图中第 6 组心搏Ⅱ导联放大图显示真性房性融合波。

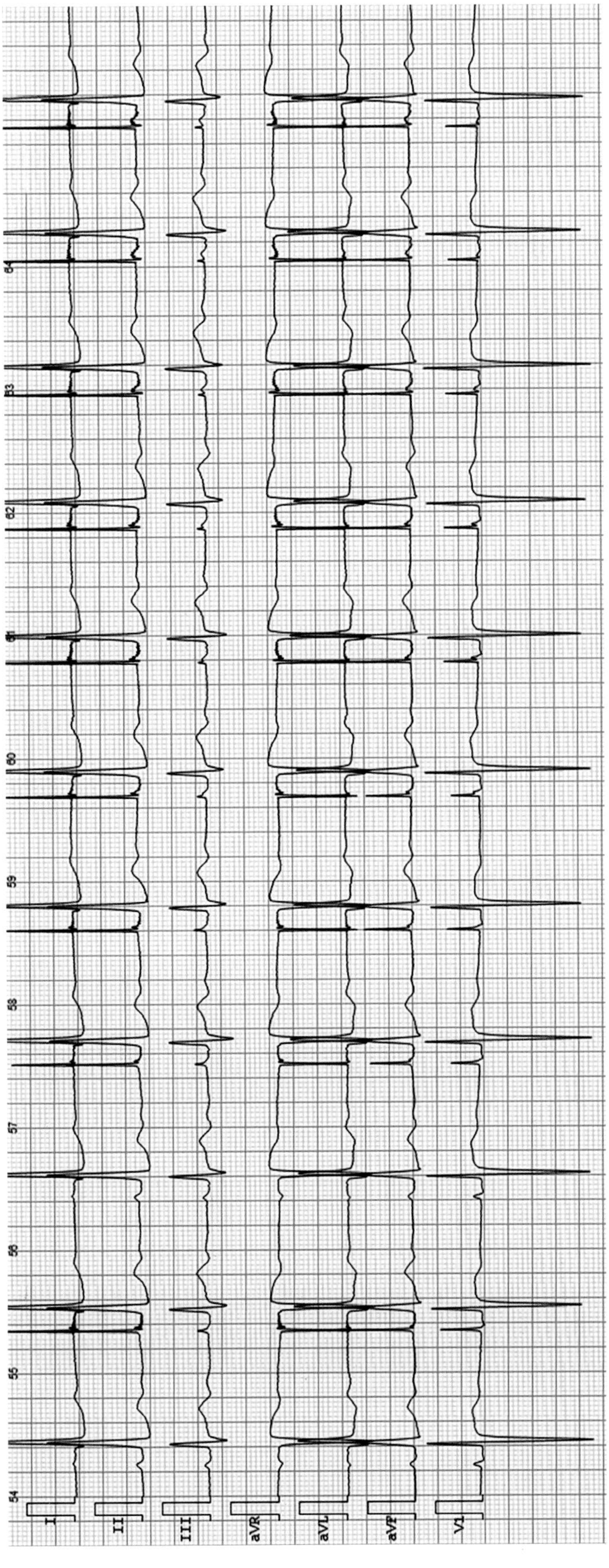


**图18-19　假性房性融合波(1)**

AAI起搏器植入术后，第1、3组心搏中的心房除极波为自主心房波，第2、4～11组心搏中有心房起搏脉冲，其中第2、4～9组心搏中心房起搏脉冲与自主心房波形成假性房性融合波，第10、11组心搏中形成起搏的心房波。

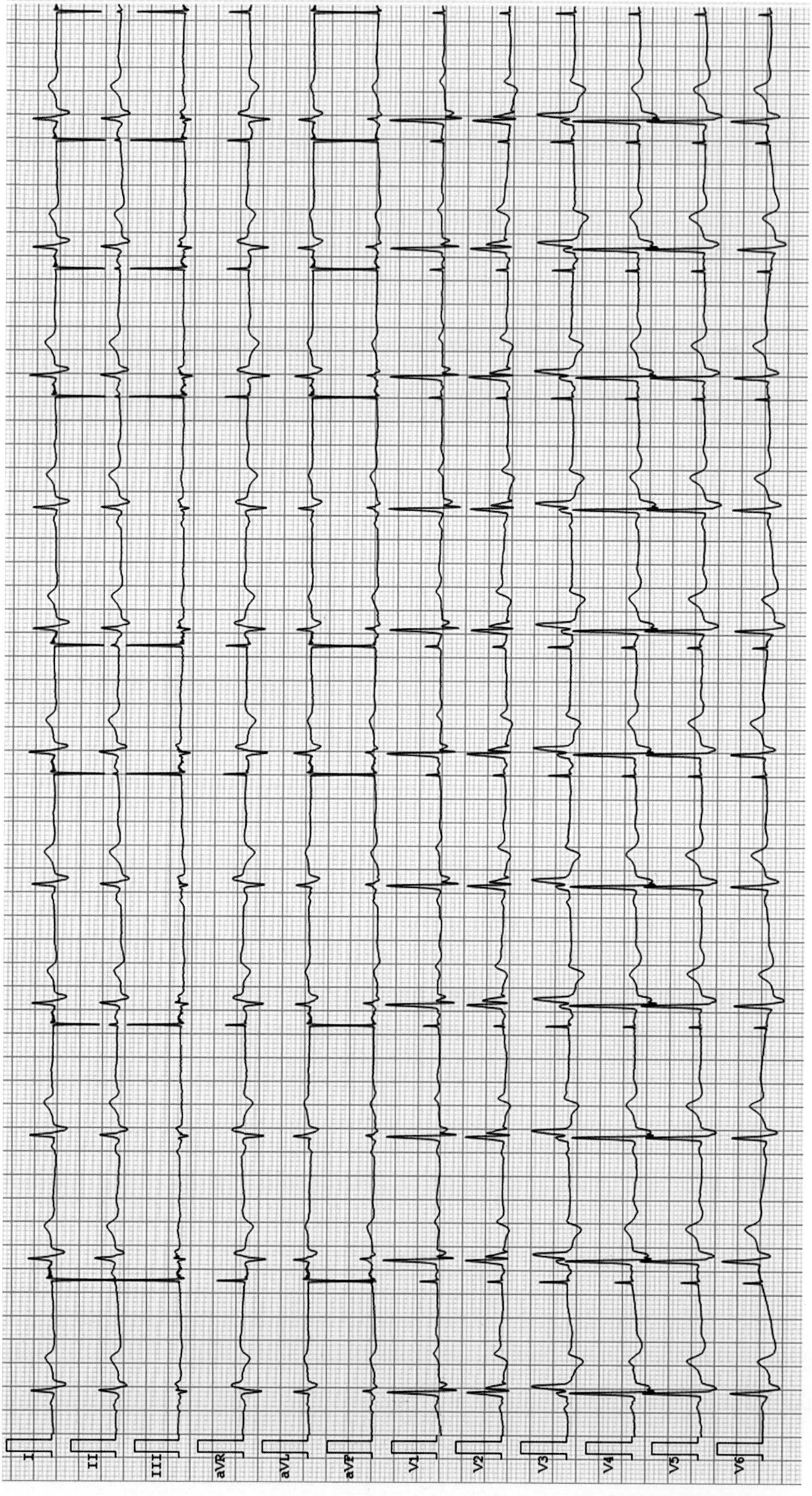


**图18-20　假性房性融合波(2)**

第1、3、5、8组心搏中的心房除极波为自主心房波，第2、4、6、9～11组心搏中形成起搏的心房波，其中第7组心搏中心房起搏脉冲与自主心房波形成假性房性融合波。

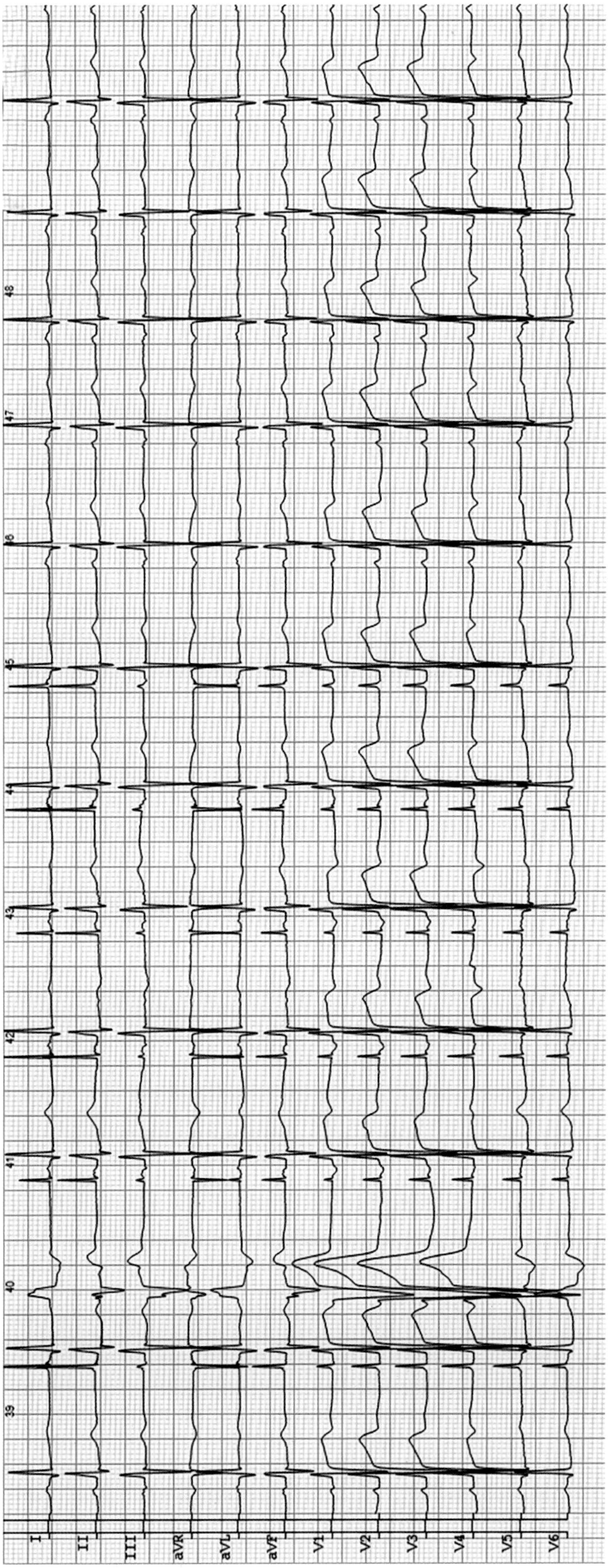


**图 18-21　假性房性融合波(3)**

第1、3、9～13组心搏中的心房除极波为自主心房波，第4～6组心搏中形成起搏的心房波，其中第2、7、8组心搏中心房起搏脉冲与自主心房波形成假性房性融合波。

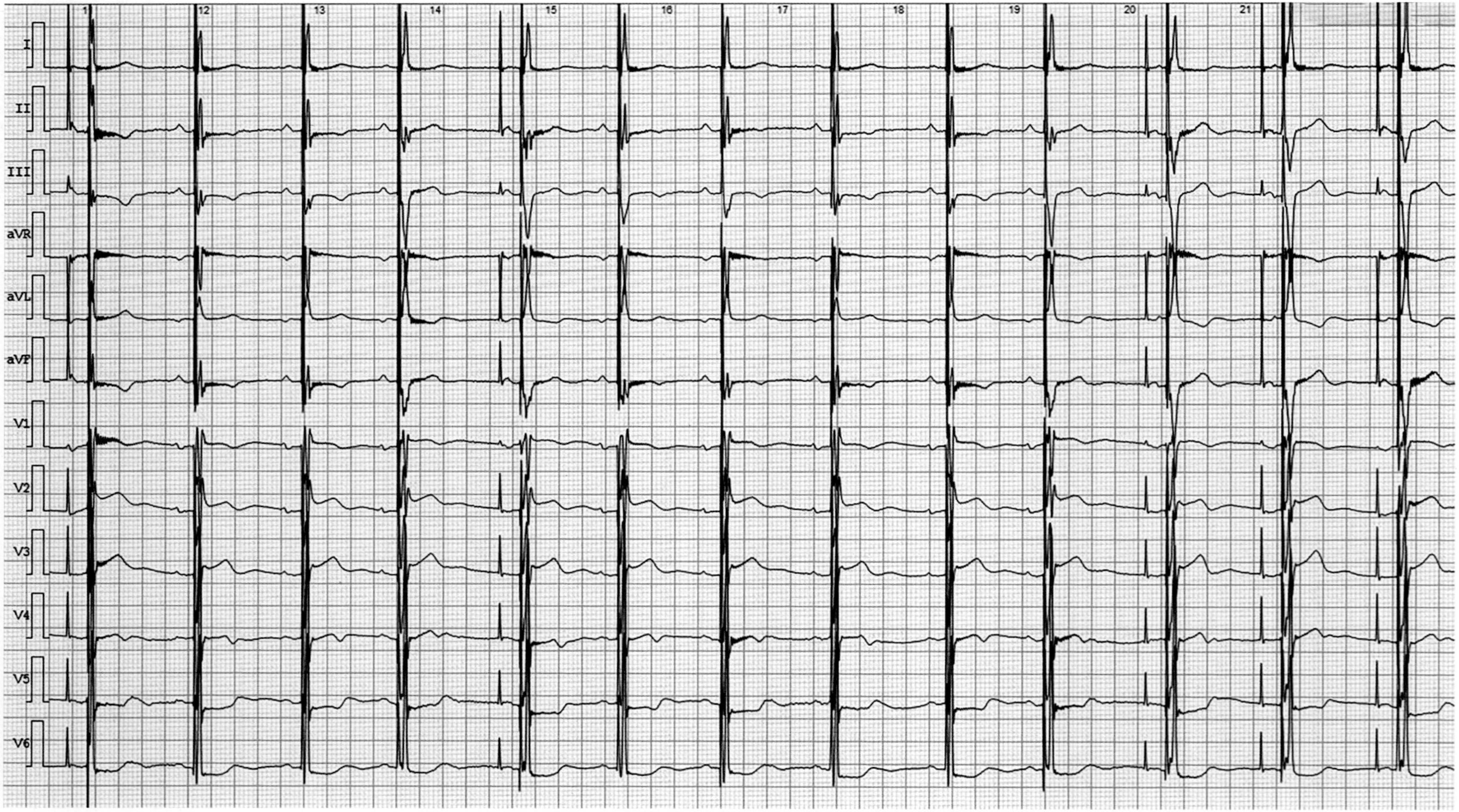


**图18-22　假性房性融合波、真性房性融合波**

双腔起搏器植入术后，第1组心搏中心房起搏脉冲与自主心房波形成假性房性融合波，第2～4、6～10组心搏中的心房除极波为自主心房波，第5、11～13组心搏中心房波的起始有心房起搏脉冲，但是心房波的形态不同（不同于自主心房波），其中有真性房性融合波。

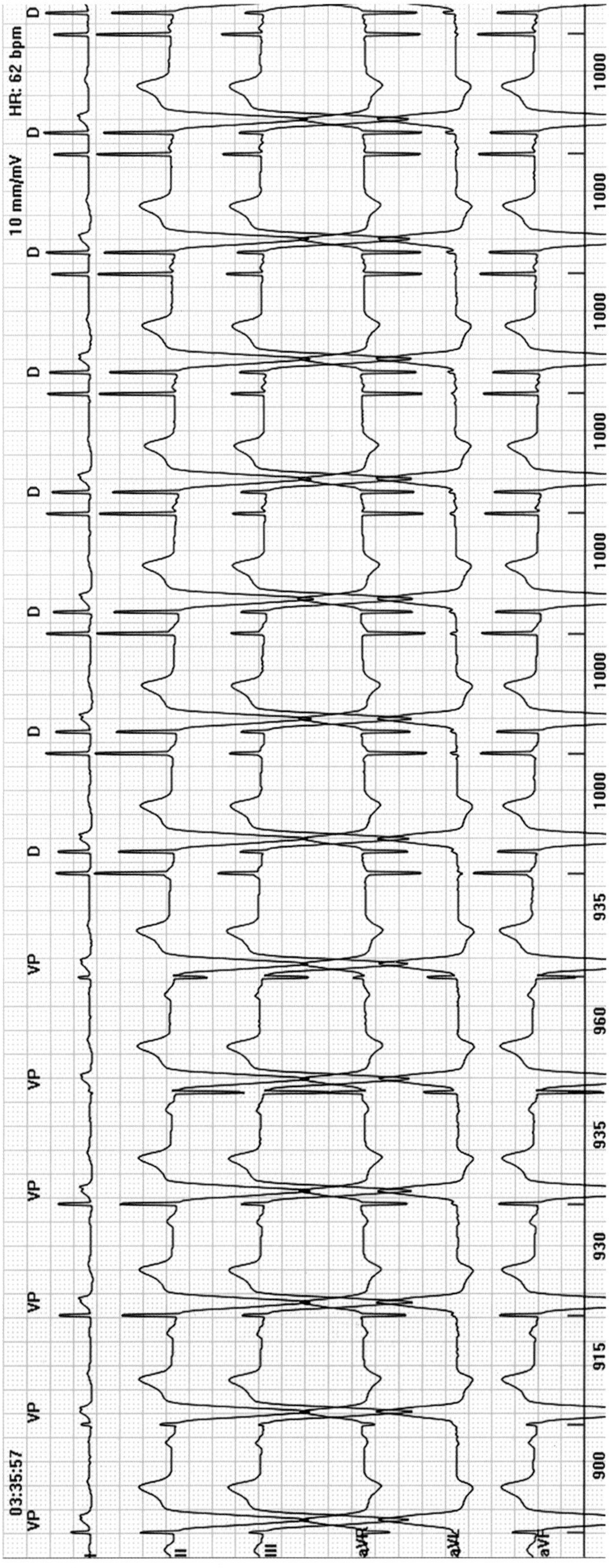


**图 18-23　房性融合波**

双腔起搏器植入术后，动态心电图片段，第1～6组心搏中的心房除极波为自主心房波，第7～9组心搏中心房起搏脉冲与自主心房波形成假性房性融合波，第10～14组心搏中心房波的起始有心房起搏脉冲，但是心房波的形态不同于自主心房波，存在起搏心房波的成分（完全心房起搏或真性房性融合波）。

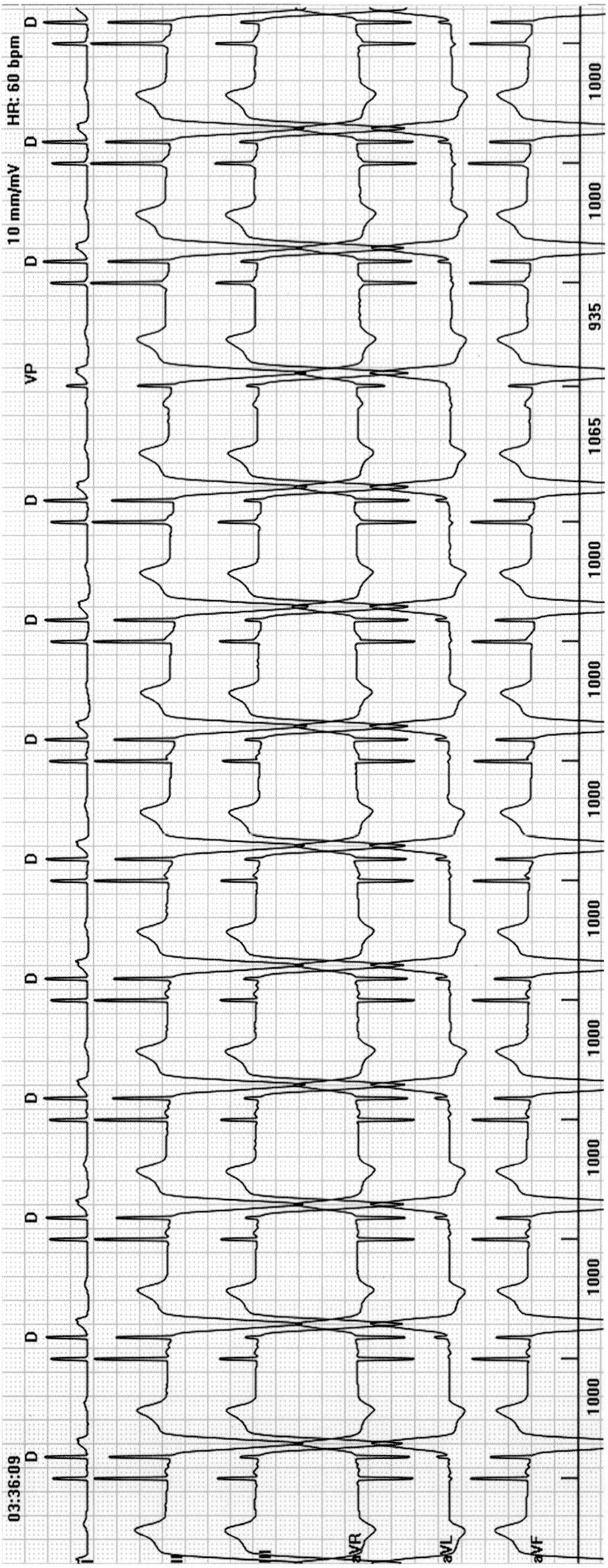


**图 18-24　房室顺序起搏心律**

与图 18-23 为同一患者动态心电图不同时间的片段,第 1 ~ 9、11 ~ 13 组心搏为房室顺序起搏,第 10 组心搏中的心房除极波为自主心房波。

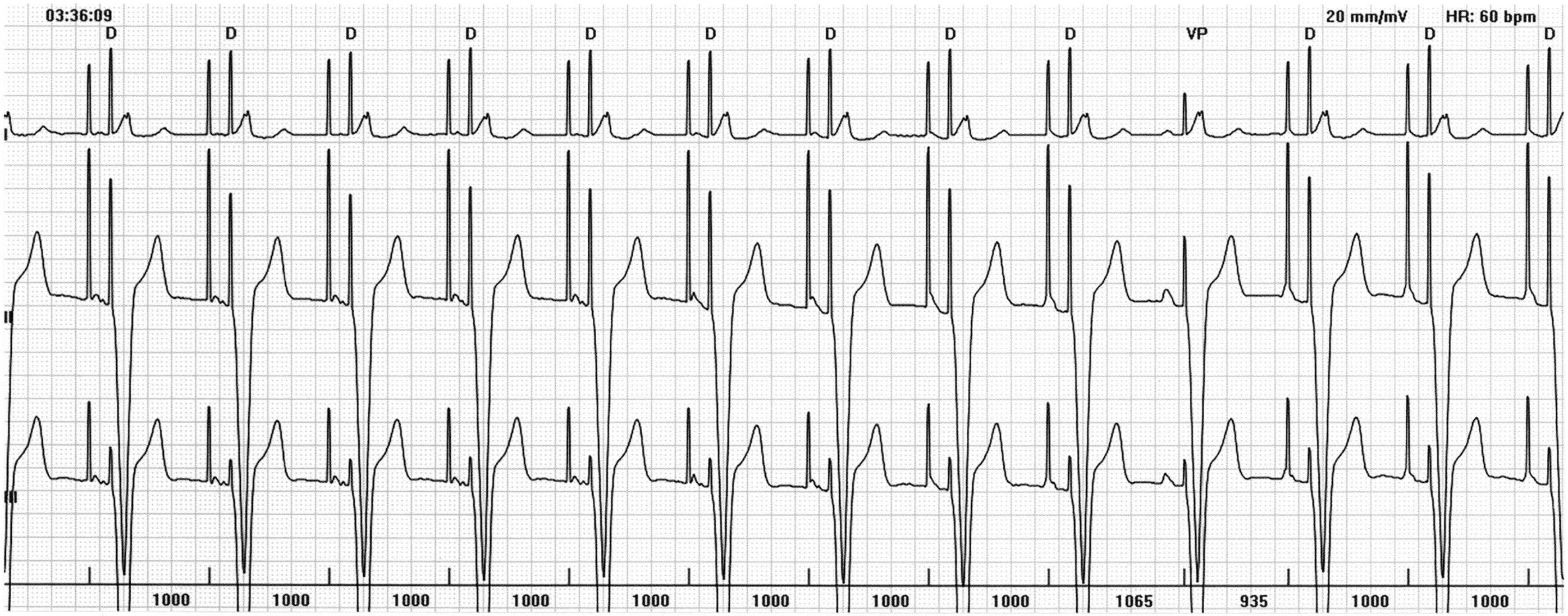


**图 18-25　真性房性融合波、假性房性融合波**

与图 18-23 为同一患者动态心电图同一时间的片段 2 倍电压，明确显示第 1 ~ 5 组心搏中的心房波的形态一致，为完全起搏的心房波，第 6 组心搏中的心房波为真性房性融合波，第 7 ~ 9、11 ~ 13 组心搏中心房起搏脉冲与自主心房波形成假性房性融合波。

3. 真性室性融合波　起搏的心室激动巧遇自主的心室激动、并共同完成心室除极所形成的QRS波时称真性室性融合波；形态介于自主心室波和起搏心室波之间；心室除极波振幅较心房除极波振幅高，室性融合波较易诊断，同时由于融合程度不同可形成多种形态的融合波；有时还可以通过T波的改变来鉴别。

(1)单腔心室起搏器引起的真性室性融合波：植入单腔心室起搏器后，脉冲发生器按照设定的基础起搏频率发放起搏脉冲，并夺获心室形成宽大畸形的QRS波群，同时室上性激动或室性激动也引起心室除极，当两个激动同时或近乎同时各自激动心室一部分共同完成整个心室的除极，即形成真性室性融合波，见图18-26。

1)单腔心室起搏器与窦性心律引起的真性室性融合波：窦性激动可引起心室除极，单腔心室起搏器亦可引起心室除极，当窦性激动下传心室巧遇起搏器起搏心室、二者共同形成的QRS波，即真性室性融合波，见图18-27～图18-30。

2)单腔心室起搏器与心房颤动、心房扑动引起的真性室性融合波：心房颤动、心房扑动时部分心房波可引起心室除极，单腔心室起搏器亦可引起心室除极，当颤动或扑动波下传心室巧遇起搏器起搏心室、二者共同形成的QRS波，即真性室性融合波，见图18-31～图18-34。

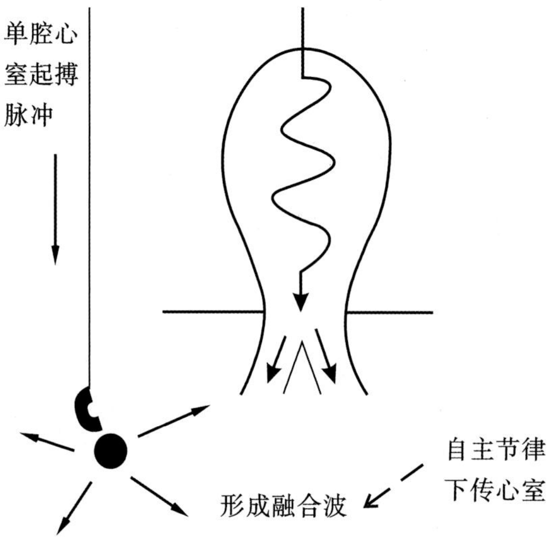


**图18-26　单腔心室起搏器引起的真性室性融合波示意**

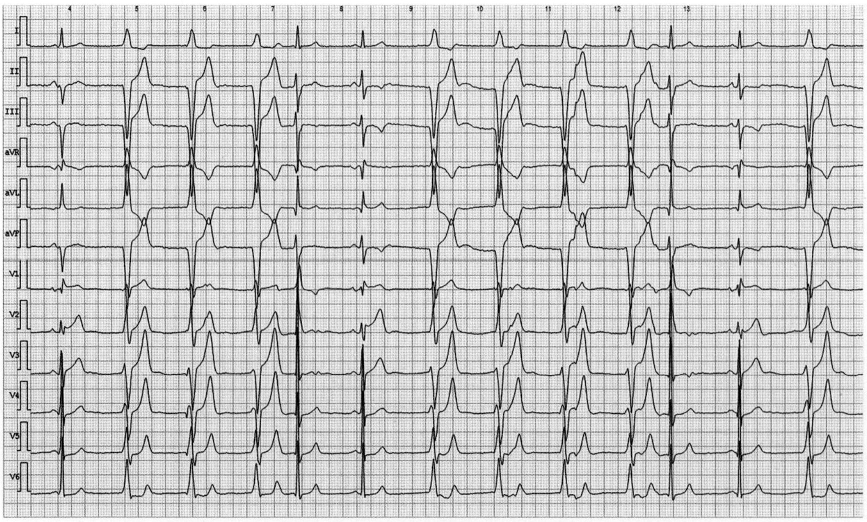

**图18-27　真性室性融合波(1)**

VVI起搏器植入术后，第1、6、12组心搏中的心室除极波为真性室性融合波。

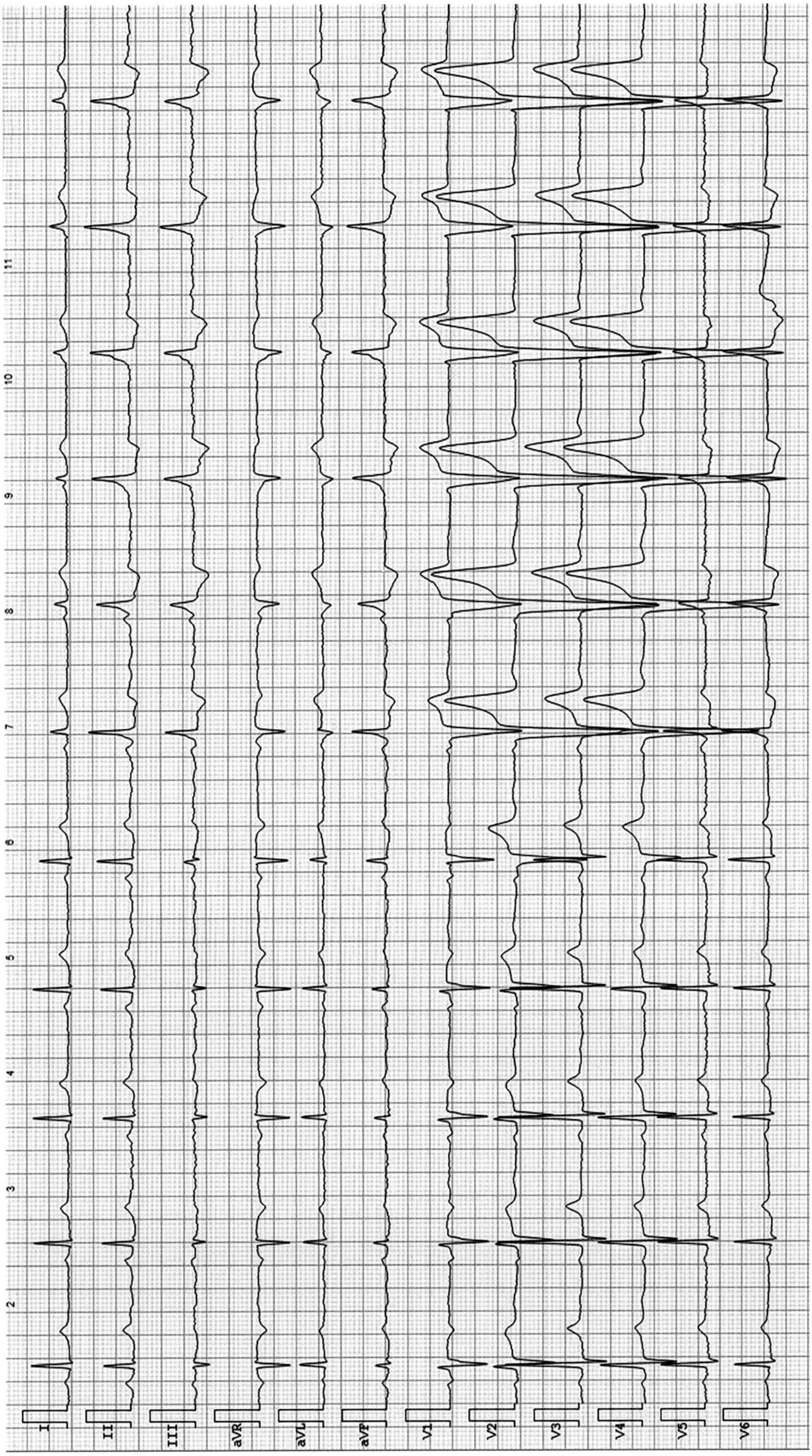


**图 18-28　真性室性融合波(2)**

VVI 起搏器植入术后，第 5、6 组心搏中的心室除极波为真性室性融合波，其中第 5 个容易鉴别，而第 6 个可以通过 T 波与其完全起搏的 QRS-T 波中的 T 波不同来鉴别。

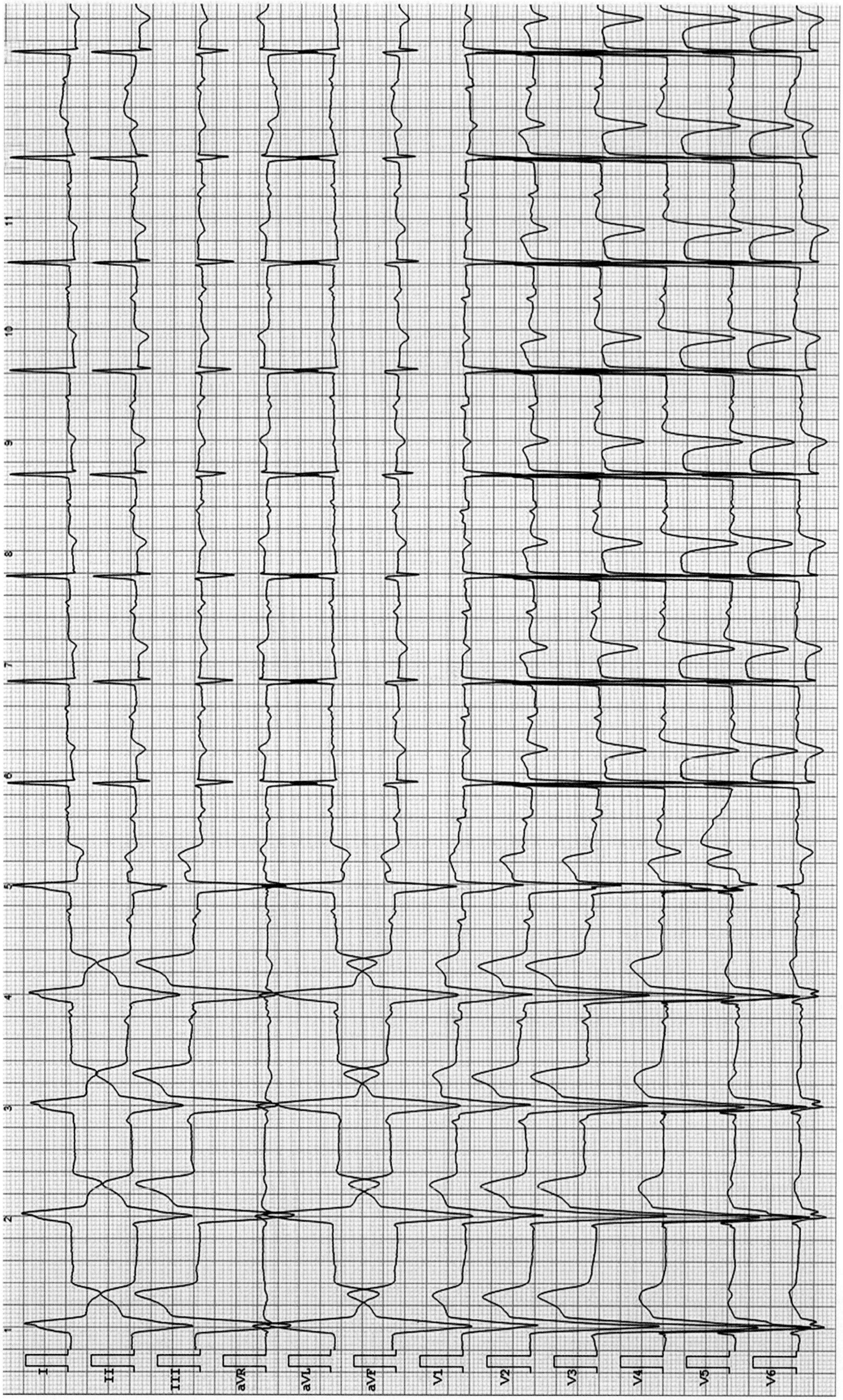


**图 18-29　真性室性融合波(3)**

VVI 起搏器植入术后,第 5 组心搏中的心室除极波为真性室性融合波,其不仅 QRS 波形态不同于完全起搏的 QRS 波,也不同于窦性下传的 QRS 波,同时也可以通过 T 波来鉴别。

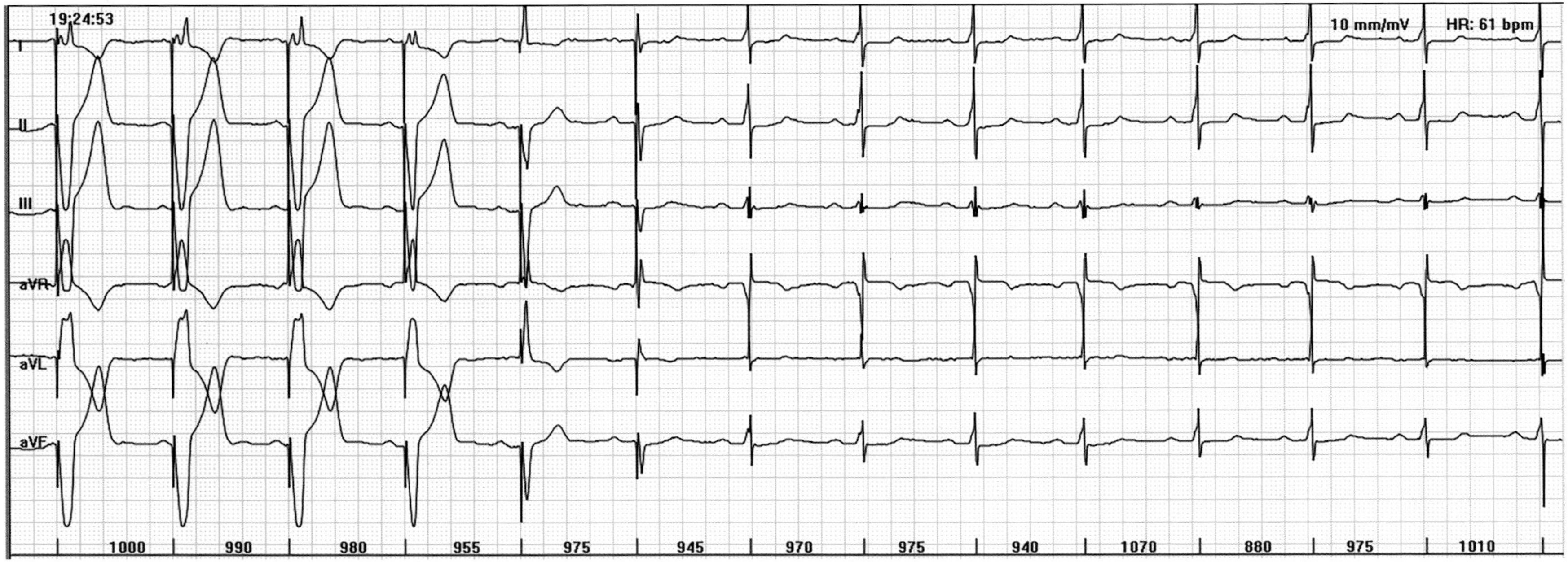


**图 18-30 真性室性融合波、假性室性融合波**

VVI 起搏器植入术后，第 4、5、6 组心搏中的心室除极波为真性室性融合波，其不仅 QRS 波形态不同于完全起搏的 QRS 波，也不同于窦性下传的 QRS 波，同时也可以通过 T 波来鉴别，第 14 组心搏中的心室除极波为假性室性融合波。

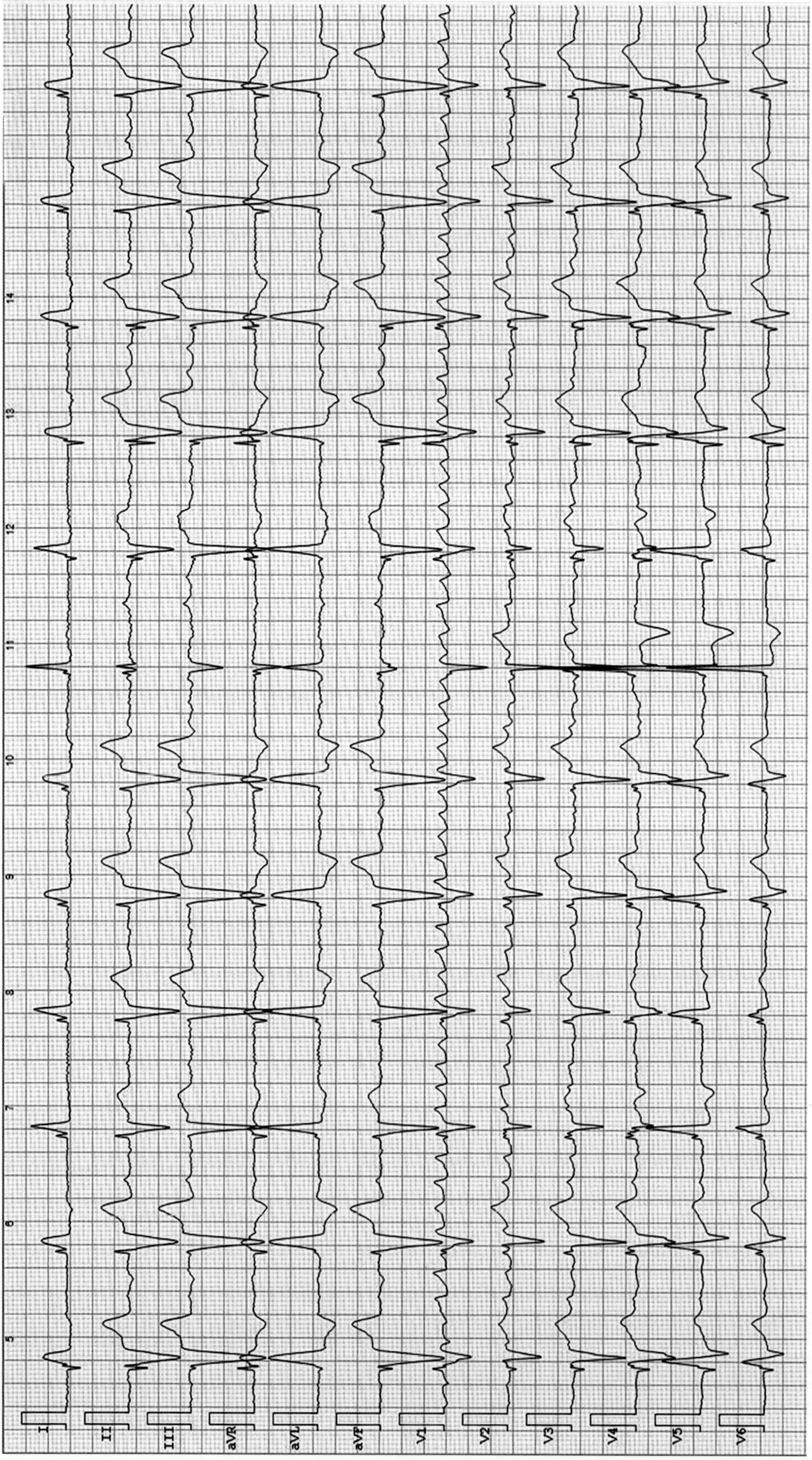


**图18-31 真性室性融合波**

单腔心室起搏器与不纯性心房颤动引起的真性室性融合波,第3、4、7、8组心搏中的心室除极波为真性室性融合波。

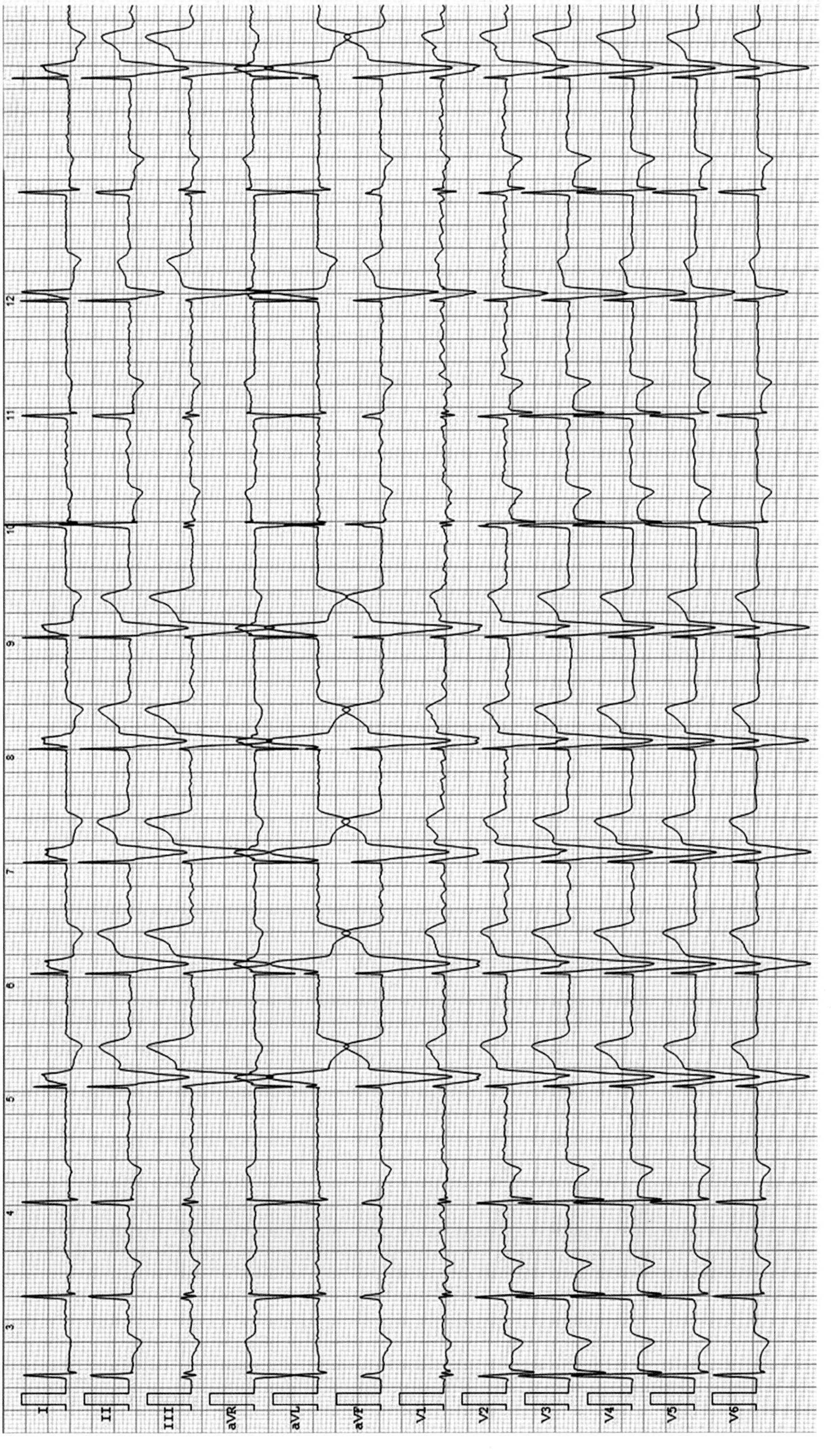


**图 18-32　室性融合波**

单腔心室起搏器与心房颤动引起的室性融合波，第 9 组心搏中的心室除极波为假性室性融合波，第 11 组心搏中的心室除极波为真性室性融合波。

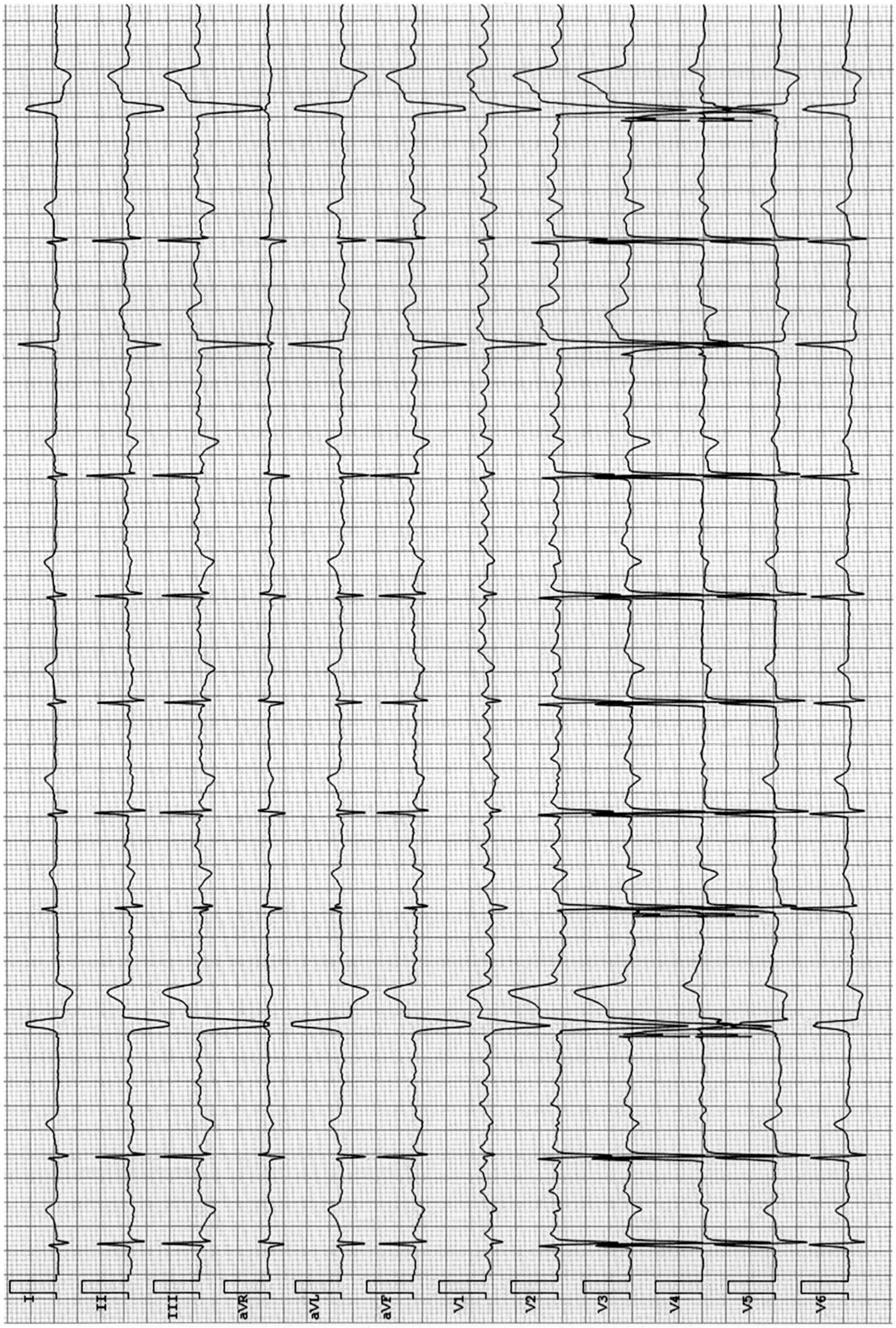


图 18-33　真性室性融合波(1)

单腔心室起搏器与心房扑动引起的真性室性融合波，第 4、9 组心搏中的心室除极波为真性室性融合波。

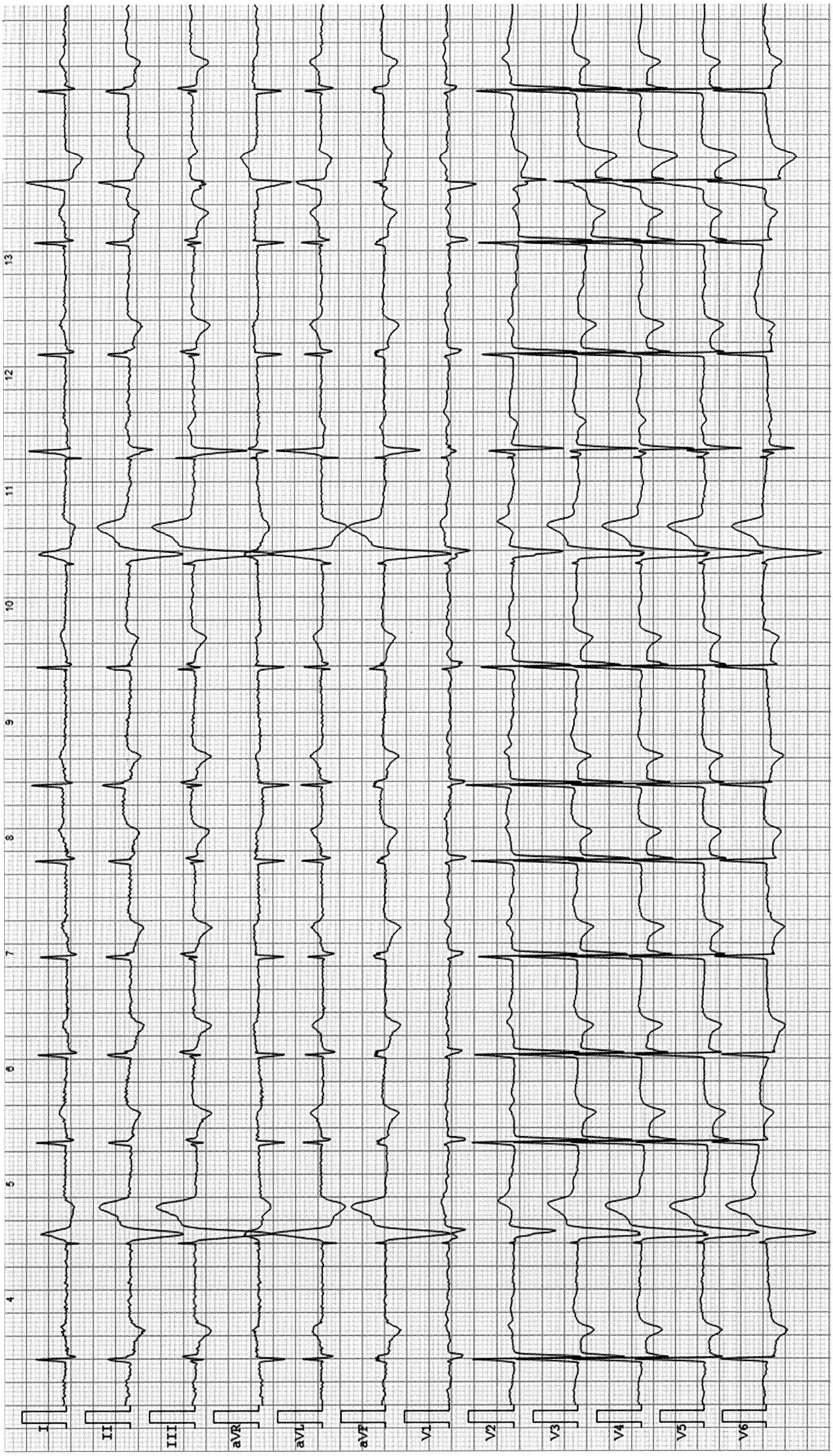


**图18-34　真性室性融合波(2)**

单腔心室起搏器与心房颤动引起的真性室性融合波,第10组心搏中的心室除极波为真性室性融合波(不仅QRS波形态不同于自主QRS波,同时T波也不同于自身心搏的T波)。

(2)DDD起搏器引起的真性室性融合波:植入DDD起搏器后,窦性、房性或起搏的心房激动分别沿房室结及起搏器下传,同时或几乎同时到达心室共同完成心室的除极所形成的QRS波,即真性室性融合波,见图18-35、图18-36。

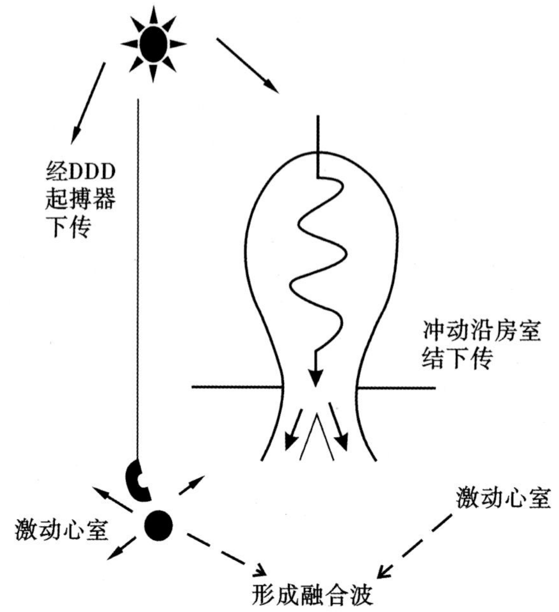


图18-35　DDD起搏器引起的真性室性融合波示意

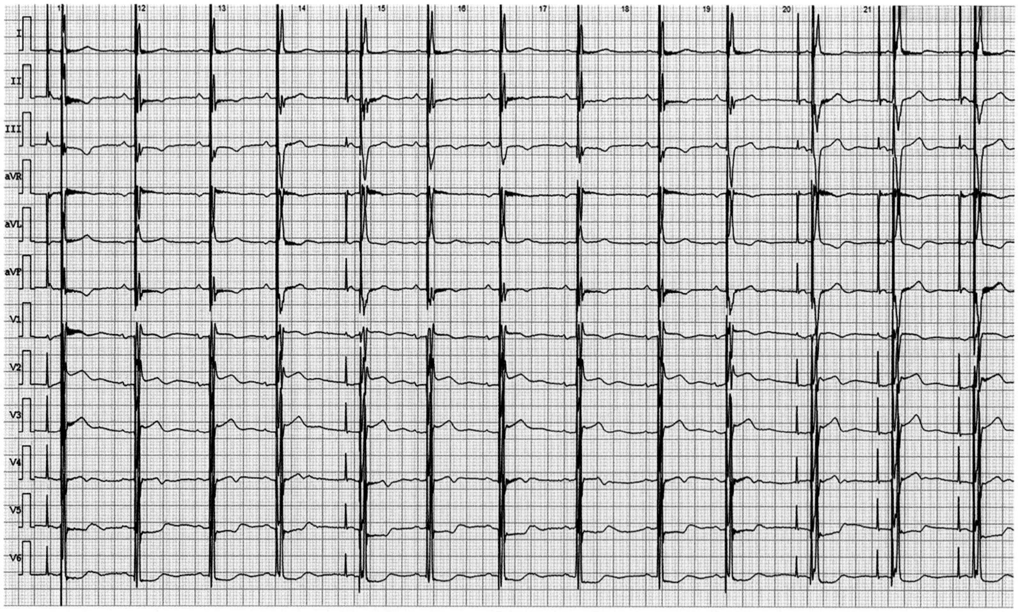


图18-36　真性室性融合波

双腔起搏器植入术后,引起的真性室性融合波。

(3)三腔起搏器引起的真性室性融合波:近年治疗顽固性心力衰竭可植入单房双室三腔起搏器,当双室同步起搏时,一根电极导线起搏左心室侧后壁,另一根电极导线起搏右心室,心室起搏脉冲发放时左右心室的电极同时或几乎同时起搏心室所形成的 QRS 波,即真性室性融合波;当起搏器设定的 AV 间期与自身 PR 间期相近时,出现由 3 个节律点的激动共同完成心室除极所形成的特殊室性融合波,该心室除极波既不同于双心室起搏的融合波,也不同于其中任何一种心室起搏与自主节律形成的室性融合波,见图 18-37 ~ 图 18-46。

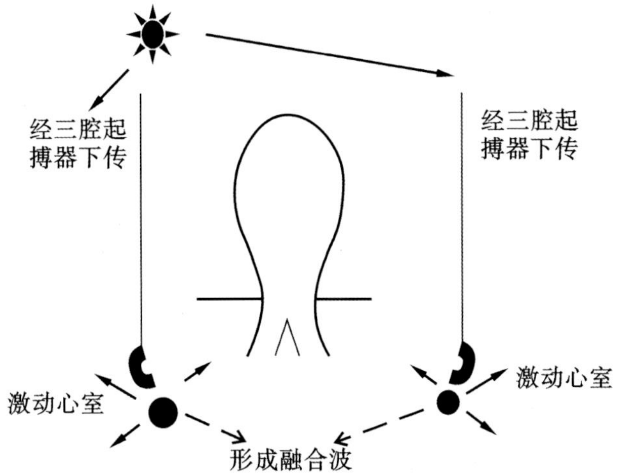


图 18-37　单房双室三腔起搏器引起的真性室性融合波示意

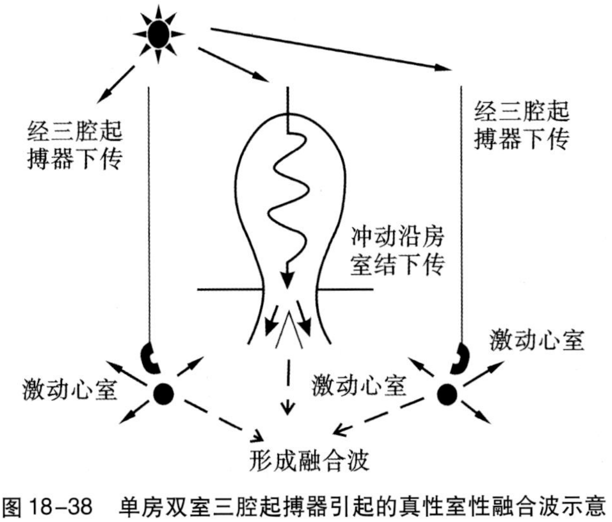


图 18-38　单房双室三腔起搏器引起的真性室性融合波示意

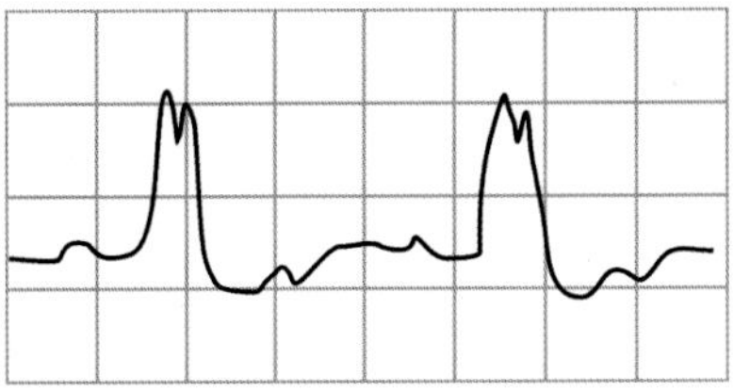

图 18-39　单房双室三腔起搏器植入前自主的心室除极波

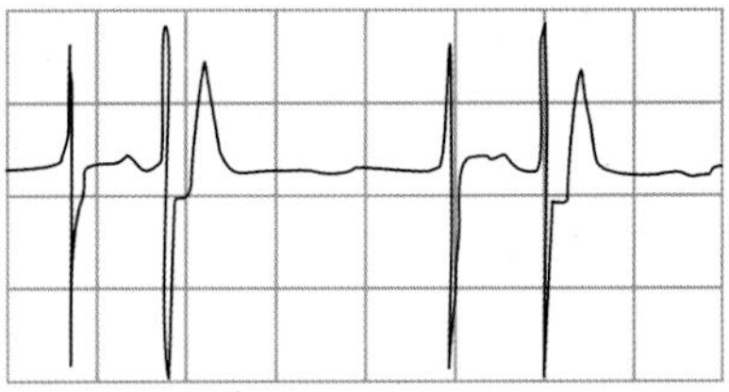

图 18-40　单房双室三腔起搏器植入后形成的心室除极波为真性室性融合波

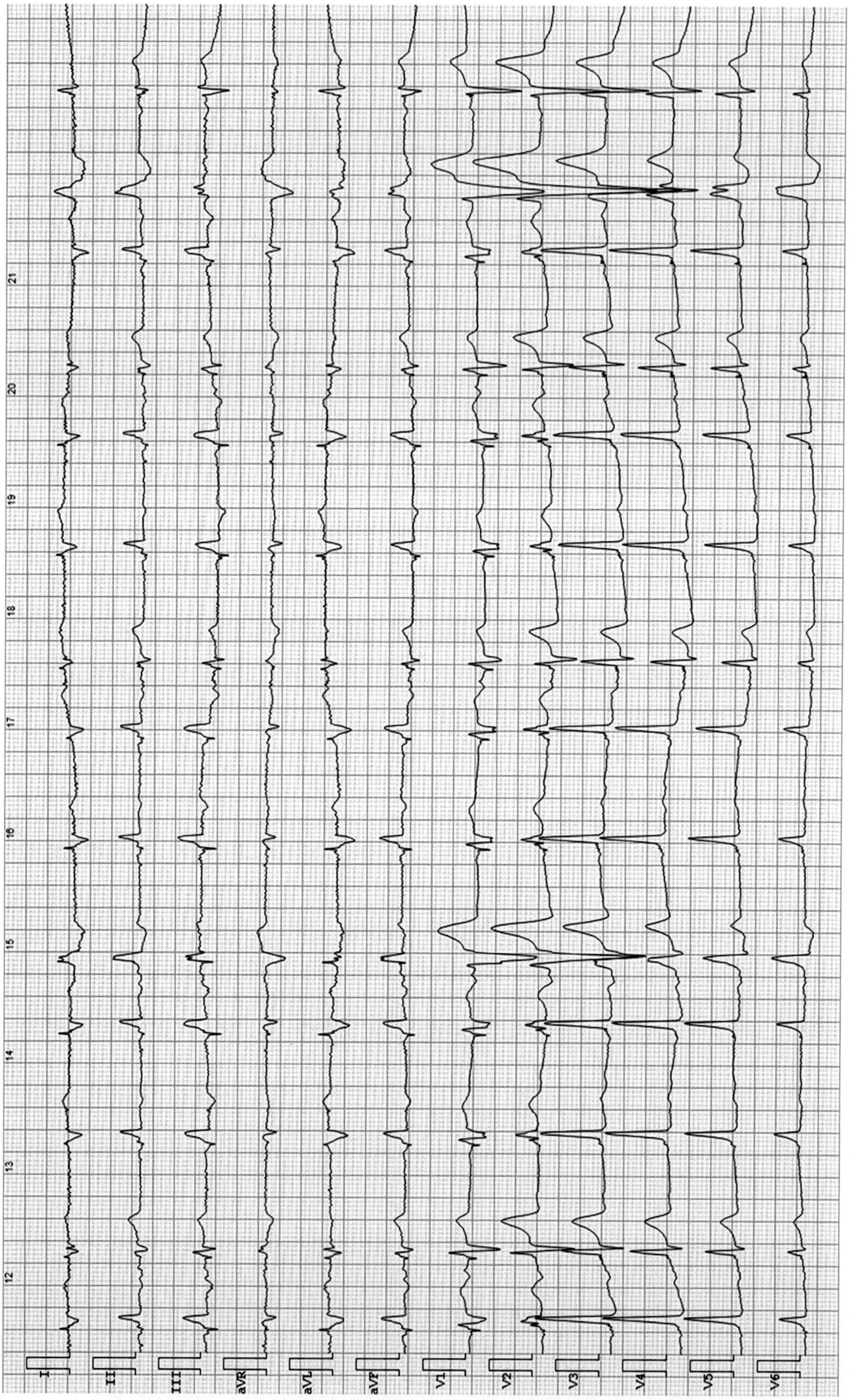


图 18-41　真性室性融合波

单房双室三腔起搏器植入术后，QRS 波为真性室性融合波，融合程度不同形成 QRS 波形态不同。

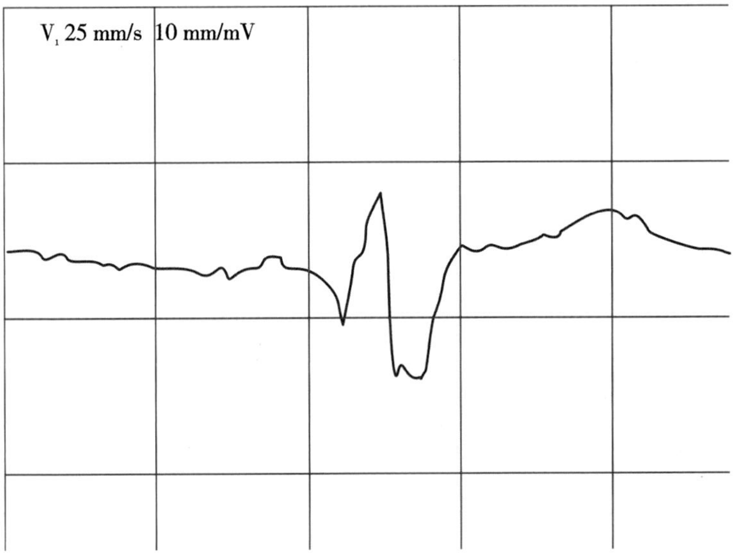


图 18-42　起搏的 QRS 波形态(1)

为图 18-41 中第 3 组心搏的 $V_1$ 导联放大图显示起搏的 QRS 波形态。

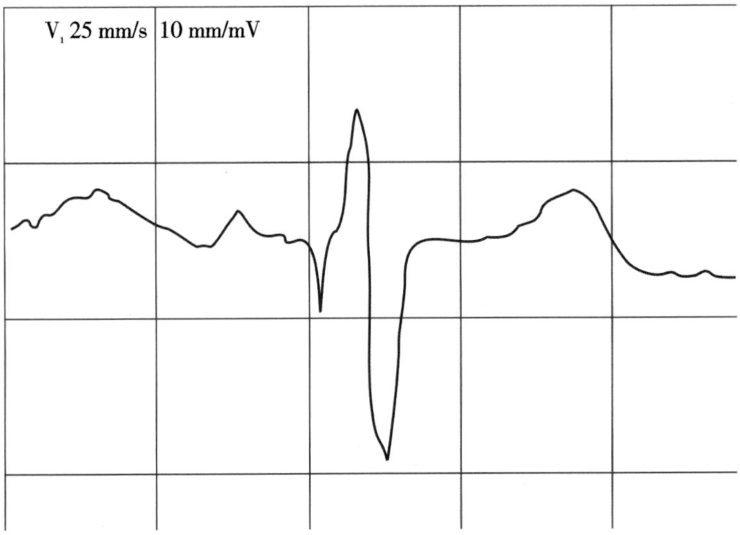


图 18-43　起搏的 QRS 波形态(2)

为图 18-41 中第 2 组心搏的 $V_1$ 导联放大图显示起搏的 QRS 波形态。

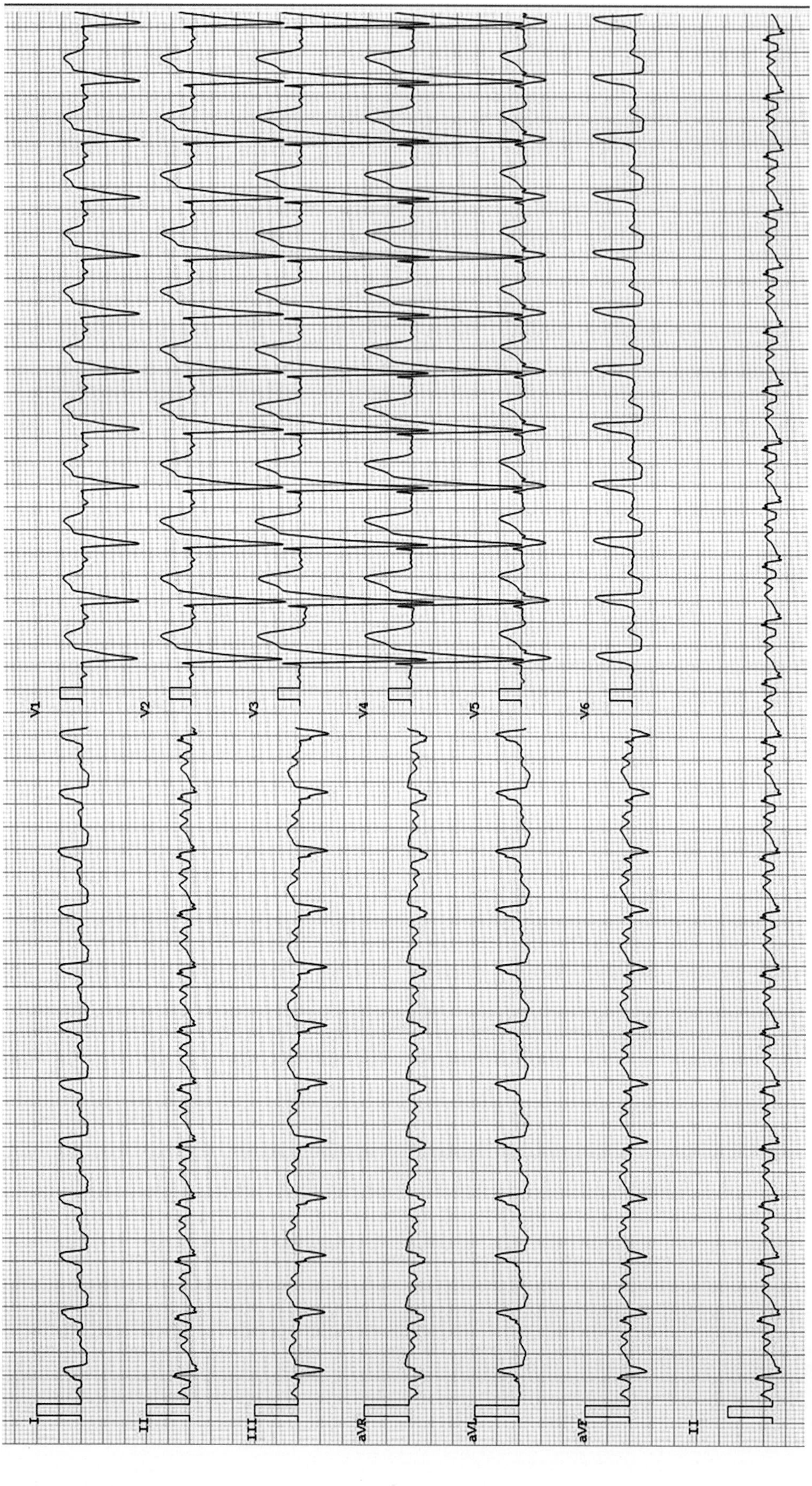


**图 18-44　窦性心动过速，完全性左束支阻滞**

单房双室三腔起搏器植入术前，窦性心动过速，完全性左束支阻滞。

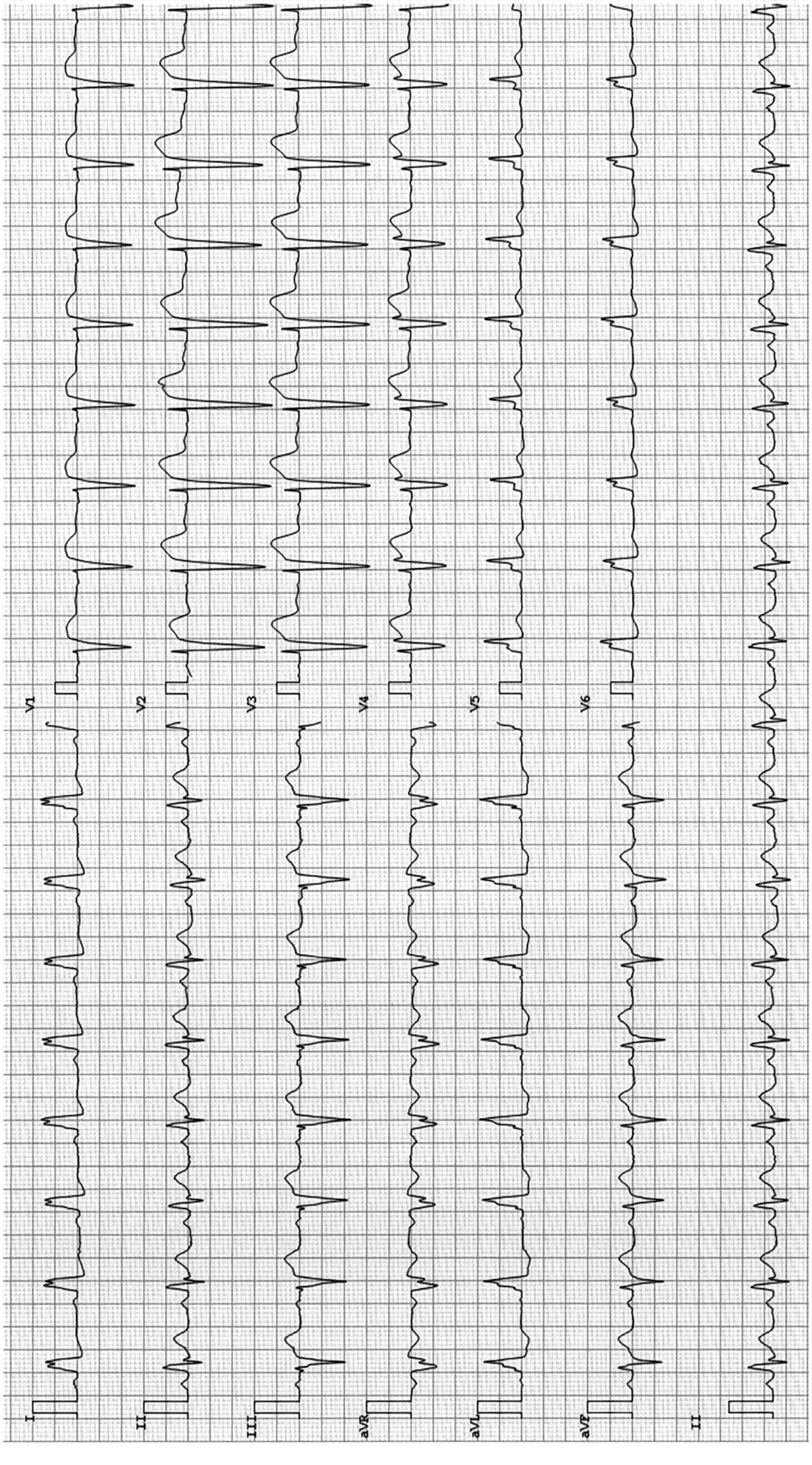


图 18-45　VAT 工作方式

与图 18-44 为同一患者单房双室三腔起搏器植入术后，窦性心律伴心室起搏心律。

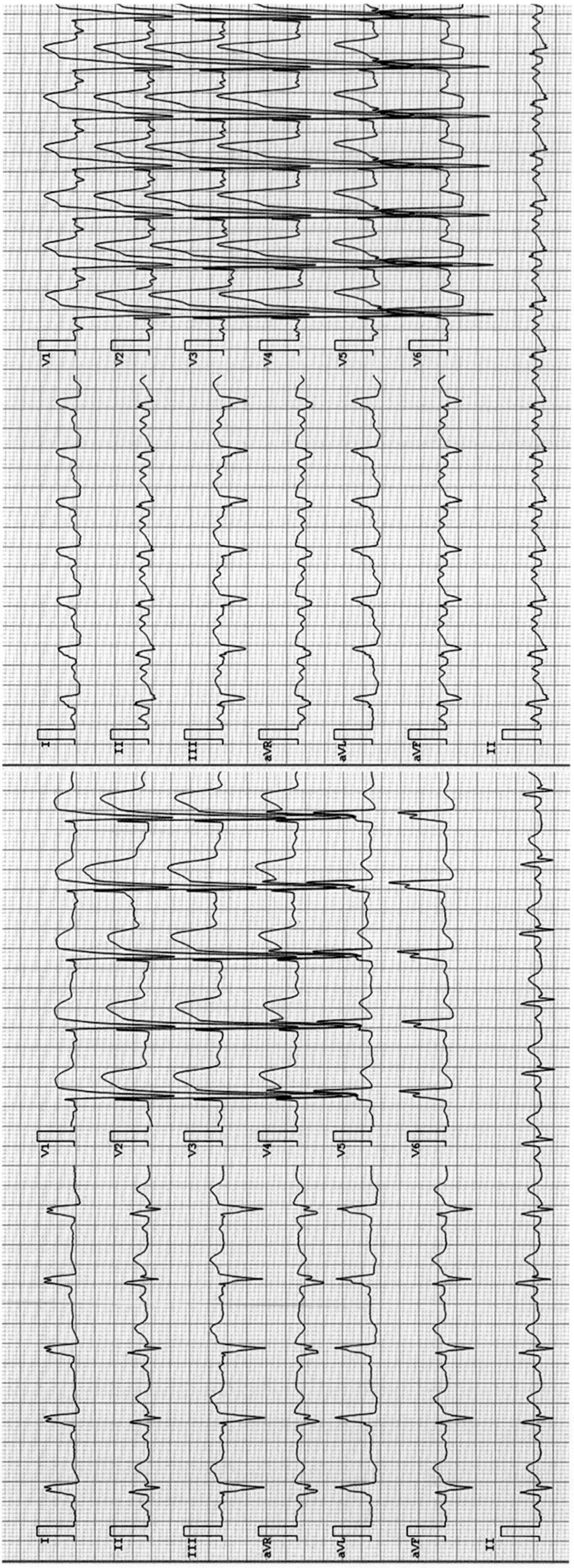


图 18-46　三腔起搏器植入术前(右图)、术后(左图)心电图对照

为图 18-44 患者单房双室三腔起搏器植入术前(右图)、术后(左图)心电图对照，植入术后 QRS 时间缩短。

## 二、假性融合波

1. 概念　当起搏脉冲信号重叠于相应的自身心搏中时称假性房性融合波或假性室性融合波。起搏脉冲信号巧遇同心腔的自主心搏，出现两种成分的同步记录心电图，仅仅是脉冲信号重叠在自主 P 波或 QRS 波中，而非心肌除极成分的融合，此时的 P 波或 QRS 波不含起搏除极成分，仍属于纯粹的自主心搏。

当单腔心房起搏器或双腔起搏器类 AVI 工作方式时形成假性房性融合波的 SR 间期各不相等，同时短于完全起搏的 SR 间期或自身的 PR 间期，容易鉴别；而双腔起搏器房室顺序起搏心律时形成假性房性融合波 PAV 间期均相等，从心房波的形态及心房起搏脉冲重叠于自主心房波中鉴别。

2. 产生原因　自主心率与起搏频率几乎相等，电极周围心肌已被自主冲动激动而处于不应期，但起搏器尚未感知又发放起搏脉冲，但不能再次激动心房或心室，见图 18-47 ~ 图 18-57。

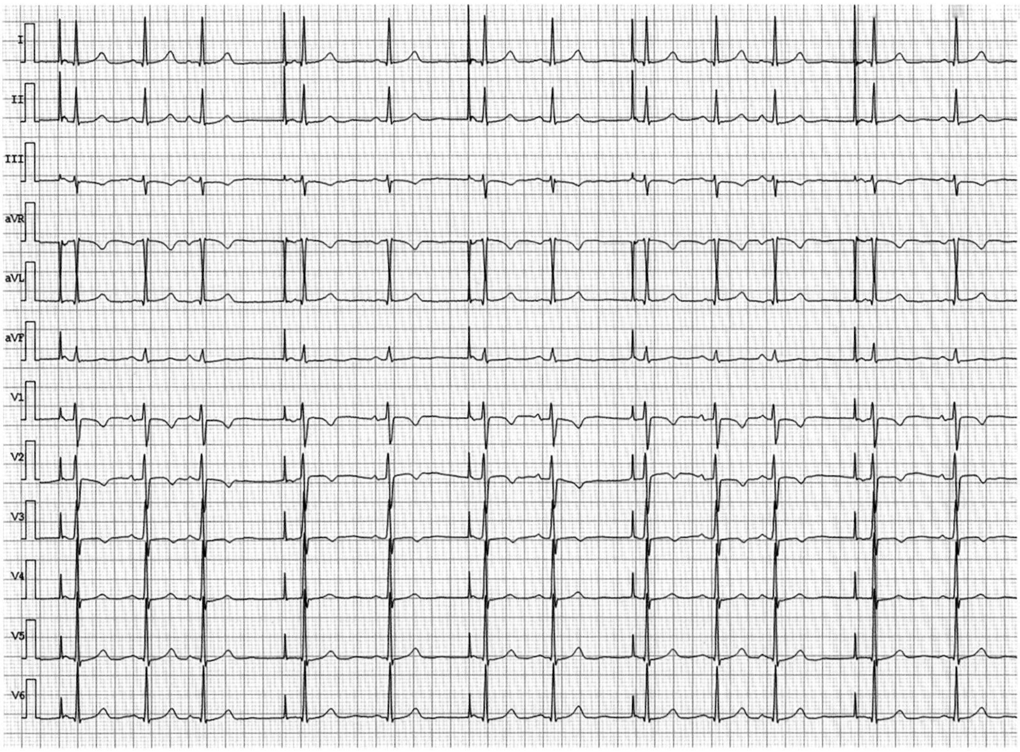


图 18-47　假性房性融合波(1)

第 1、6、8 心搏中心房起搏脉冲与自主心房波形成假性房性融合波，第 2、3、5、7、9、10、12 组心搏中的心房除极波为自主心房波，第 4、11 组心搏中形成起搏的心房波，从 SR 间期中可以判断假性房性融合波，假性房性融合波的 SR 间期短于起搏的 SR 间期。

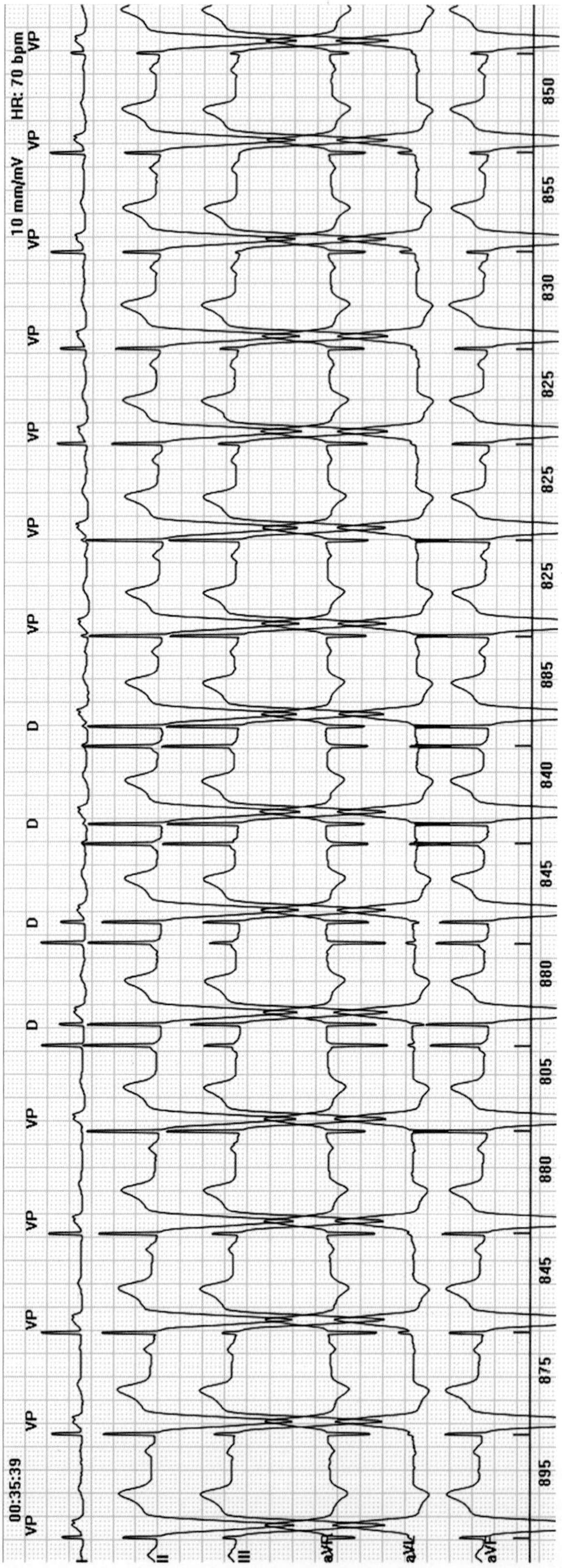


**图 18-48　假性房性融合波(2)**

双腔起搏器植入术后，动态心电图片段显示第 1～5、10～16 组心搏中的心房除极波为自主心房波，第 6～9 组心搏中心房起搏脉冲与自主心房波形成假性房性融合波。

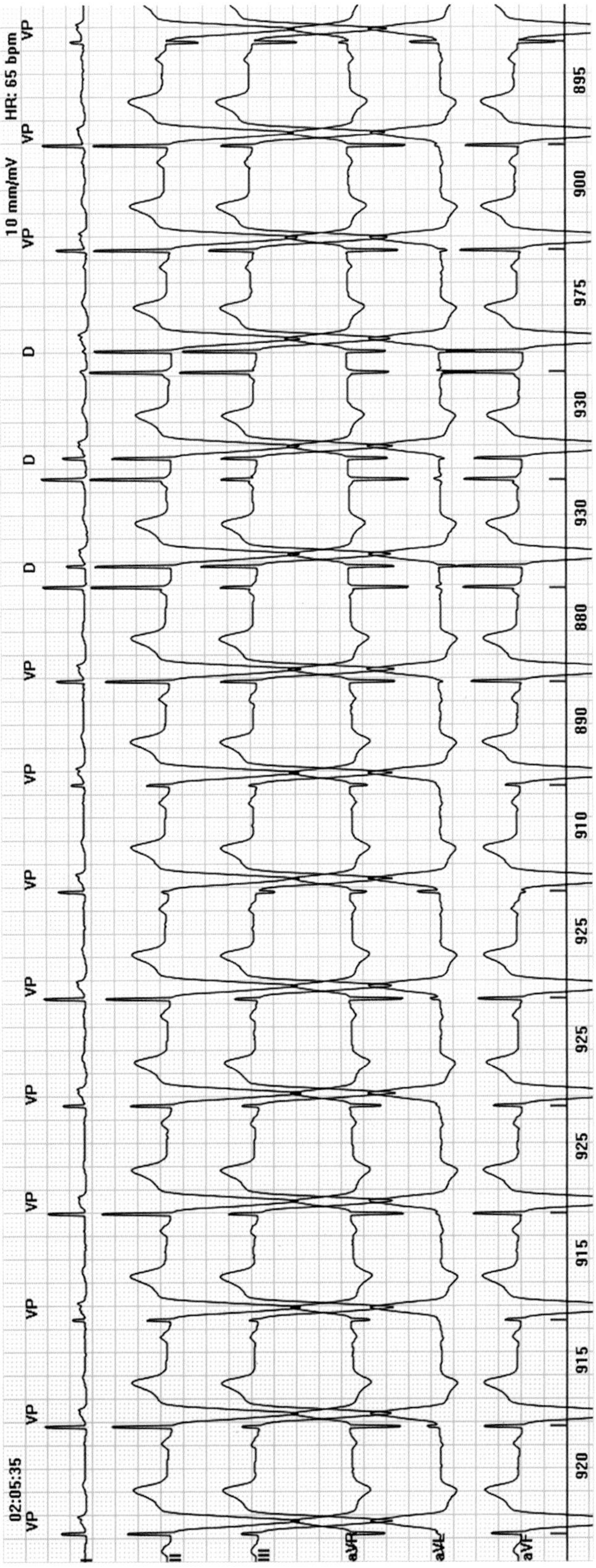


**图18-49　假性房性融合波(3)**

与图18-48为同一患者动态心电图不同时间片段显示第1～9、13～15组心搏中的心房除极波为自主心房波，第10～12组心搏中心房起搏脉冲与自主心房波形成假性房性融合波。

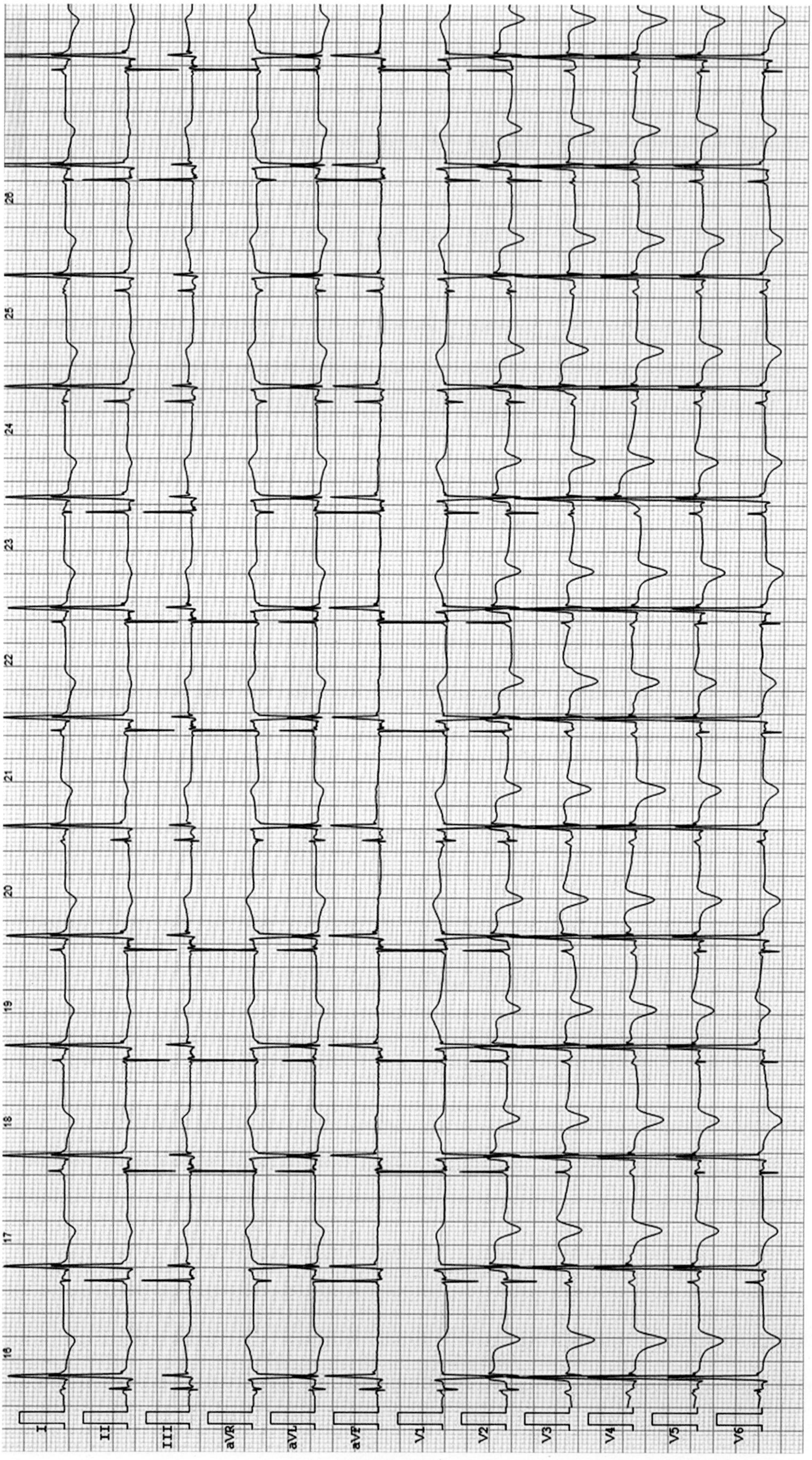


图18-50　假性房性融合波(4)

每组心搏中心房起搏脉冲与自主心房波形成假性房性融合波。

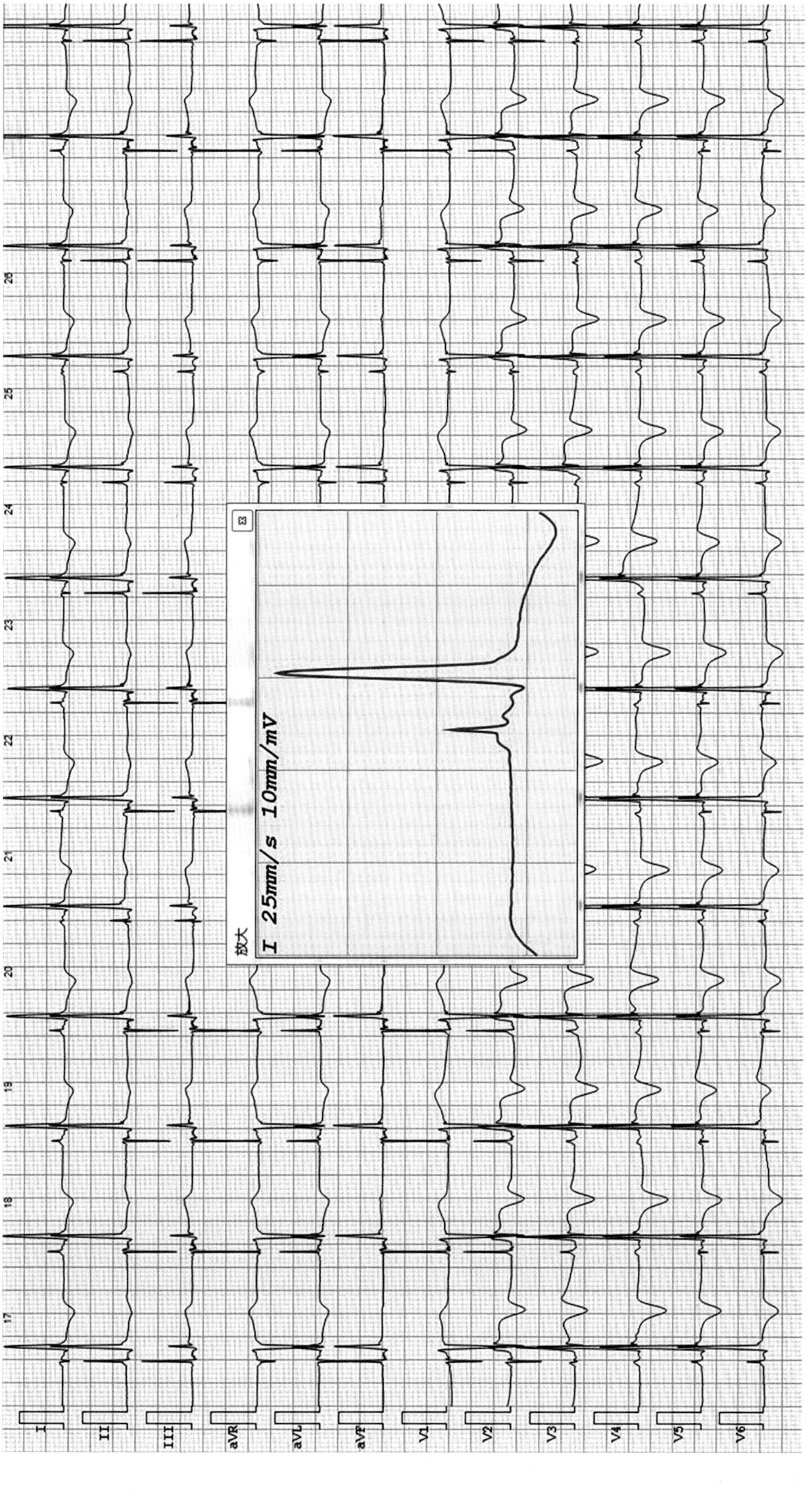


**图 18-51　假性房性融合波 I 导联放大图**

与图 18-50 为同一患者心电图及 I 导联放大图显示心房起搏脉冲重于自主心房波中形成假性房性融合波。

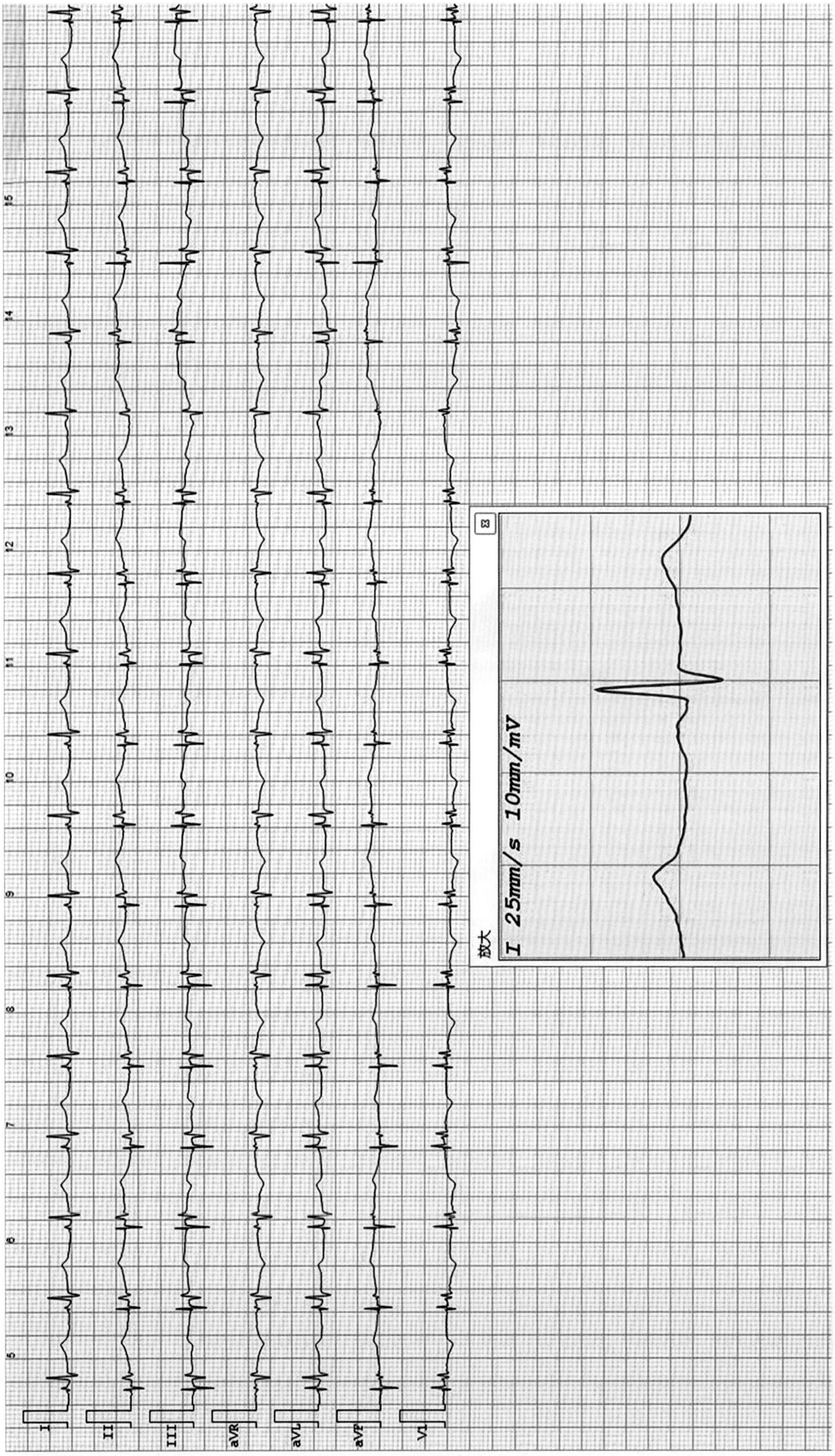


**图 18-52　自主心房波 I 导联放大图**

AAI 起搏器植入术后的心电图及第 13 组心搏 I 导联放大图显示自主心房波。

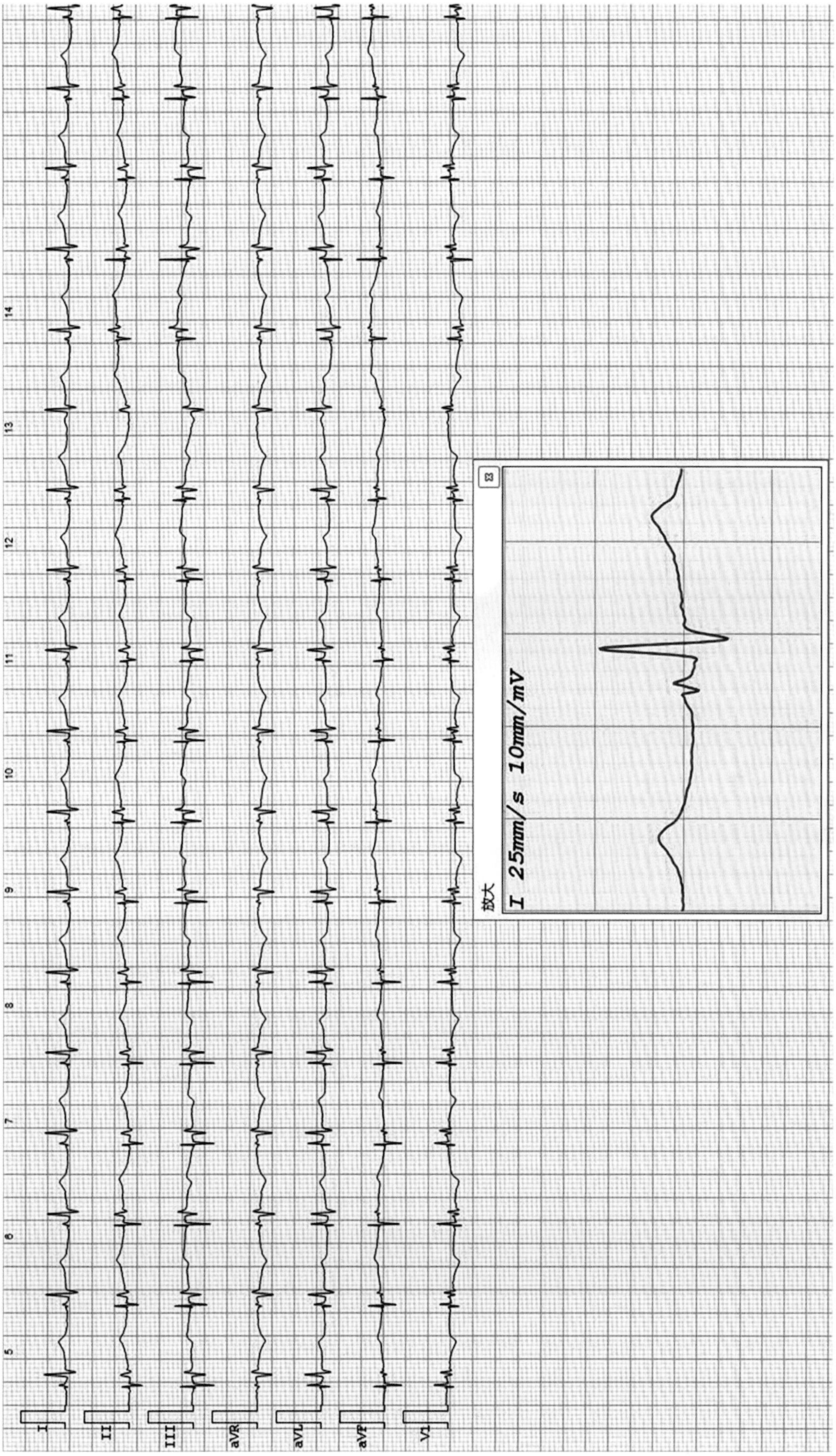


**图 18-53　假性房性融合波 I 导联放大图**

与图 18-52 为同一患者的心电图中第 2 组心搏 I 导联放大图显示心房起搏脉冲与自主心房波形成假性房性融合波。

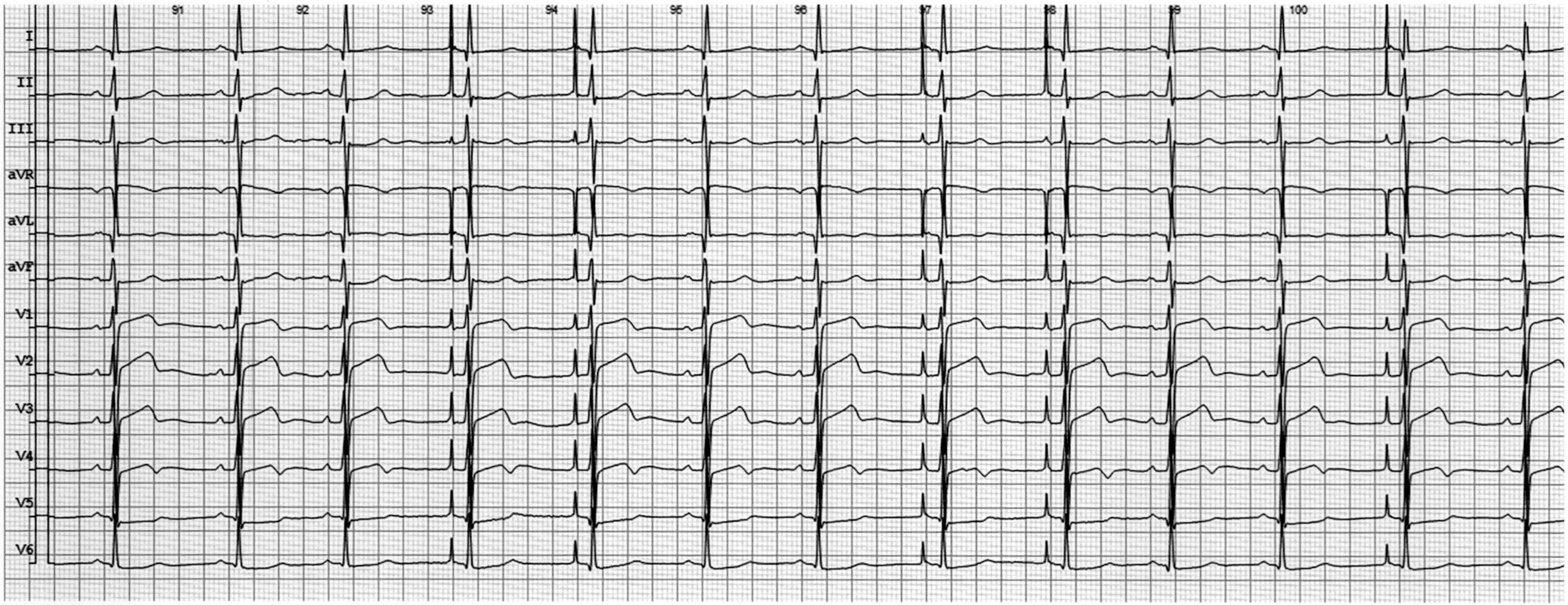


**图 18-54　假性房性融合波(1)**

第 1～3、6、7、10、11、13 组心搏中的心房除极波为自主心房波，第 4、5、8、9、12 组心搏中心房起搏脉冲与自主心房波形成假性房性融合波，从 SR 间期中可以判断假性房性融合波，假性房性融合波的 SR 间期短于自身的 PR 间期。

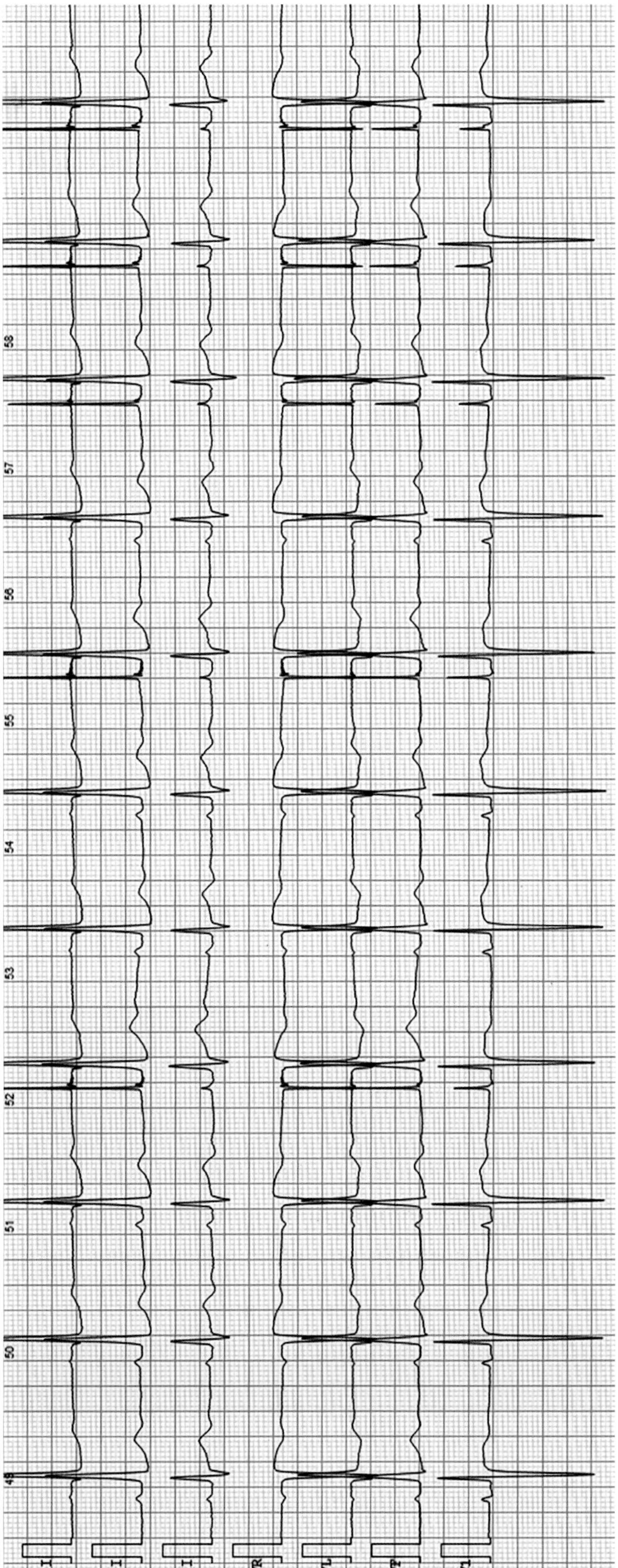


图 18-55　假性房性融合波(2)

第 1～3、5、6、8 组心搏中的心房除极波为自主心房波，第 4、7、9～11 组心搏中心房起搏脉冲与自主心房波形成假性房性融合波，从 SR 间期中可以判断假性房性融合波，假性房性融合波的 SR 间期短于自身的 PR 间期。

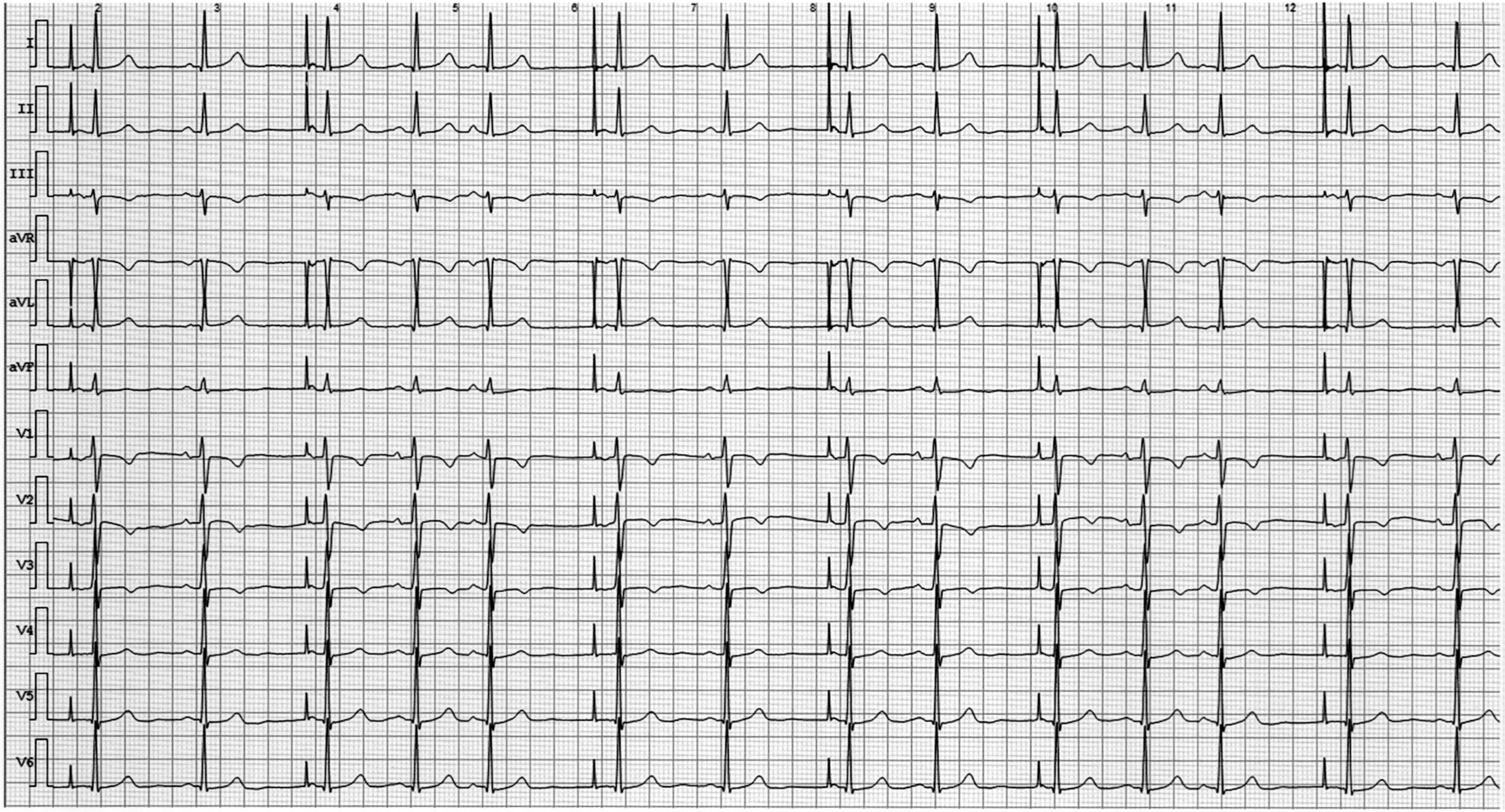


**图 18-56　假性房性融合波(3)**

第 3、8、10 组心搏中心房起搏脉冲与自主心房波形成假性房性融合波,第 2、4、5、7、9、11、12、14 组心搏中的心房除极波为自主心房波,第 1、6、13 组心搏中形成起搏的心房波,从 SR 间期中可以判断假性房性融合波,假性房性融合波的 SR 间期短于起搏的 SR 间期。

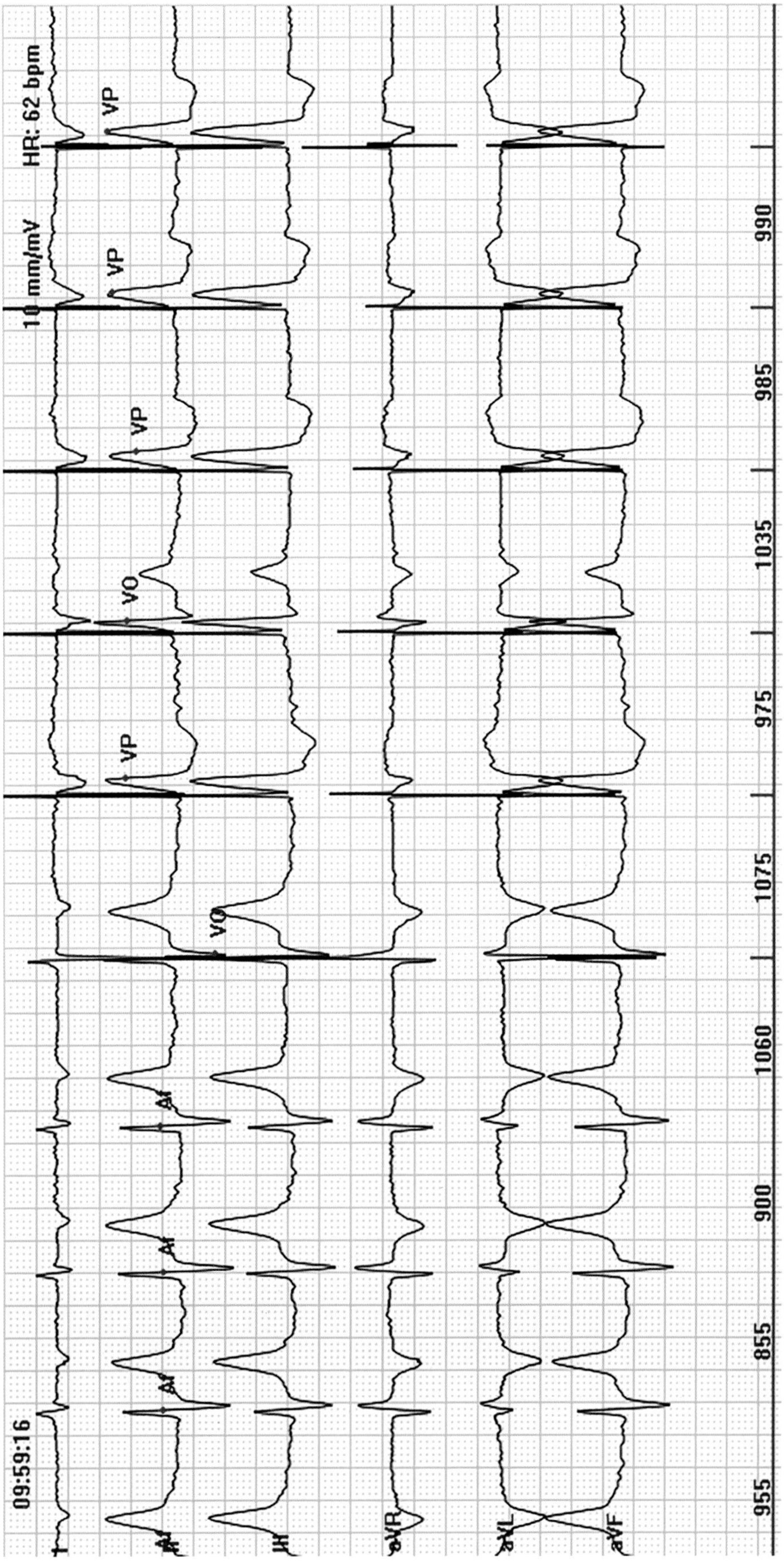


**图 18-57　假性室颤，真性室性融合波**

VVI 起搏器植入术后，心房颤动伴心室起搏心律，第 4 组心搏中的 QRS 波为假性室性融合波，第 6 组心搏中的 QRS 波为真性室性融合波。

## 三、重叠波

起搏脉冲信号重叠在异腔的自主 P 波或 QRS 波的任一部位,见图 18-58 ~ 图 18-64。

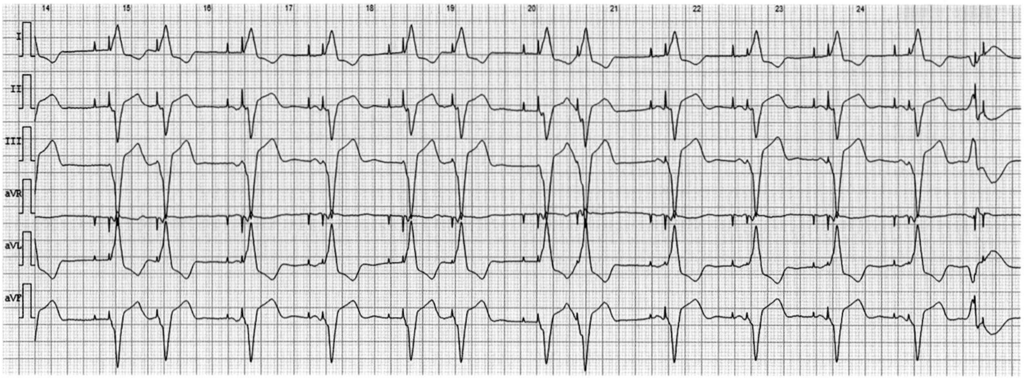


**图 18-58　重叠波**

双腔起搏器植入术后,最后 1 组心搏的 QRS 波中重有心房起搏脉冲形成重叠波。

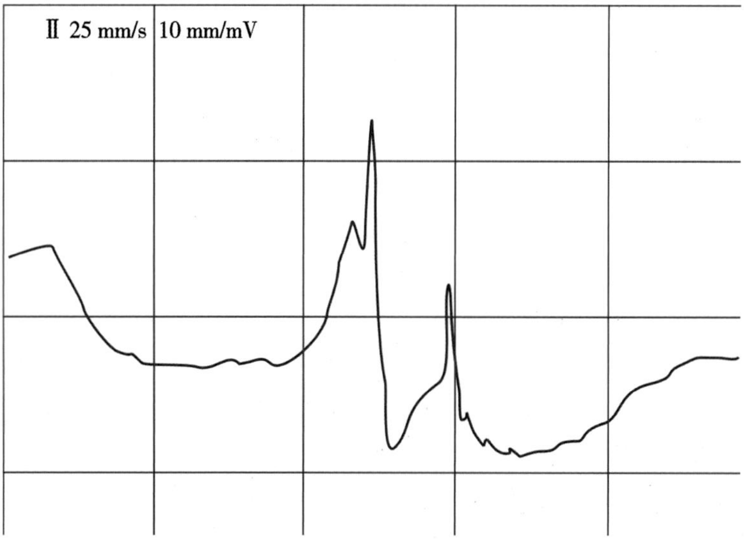


**图 18-59　重叠波 Ⅱ 导联放大图**

为图 18-58 中的最后 1 组心搏的Ⅱ导联放大图显示 QRS 波中重有心房起搏脉冲形成重叠波。

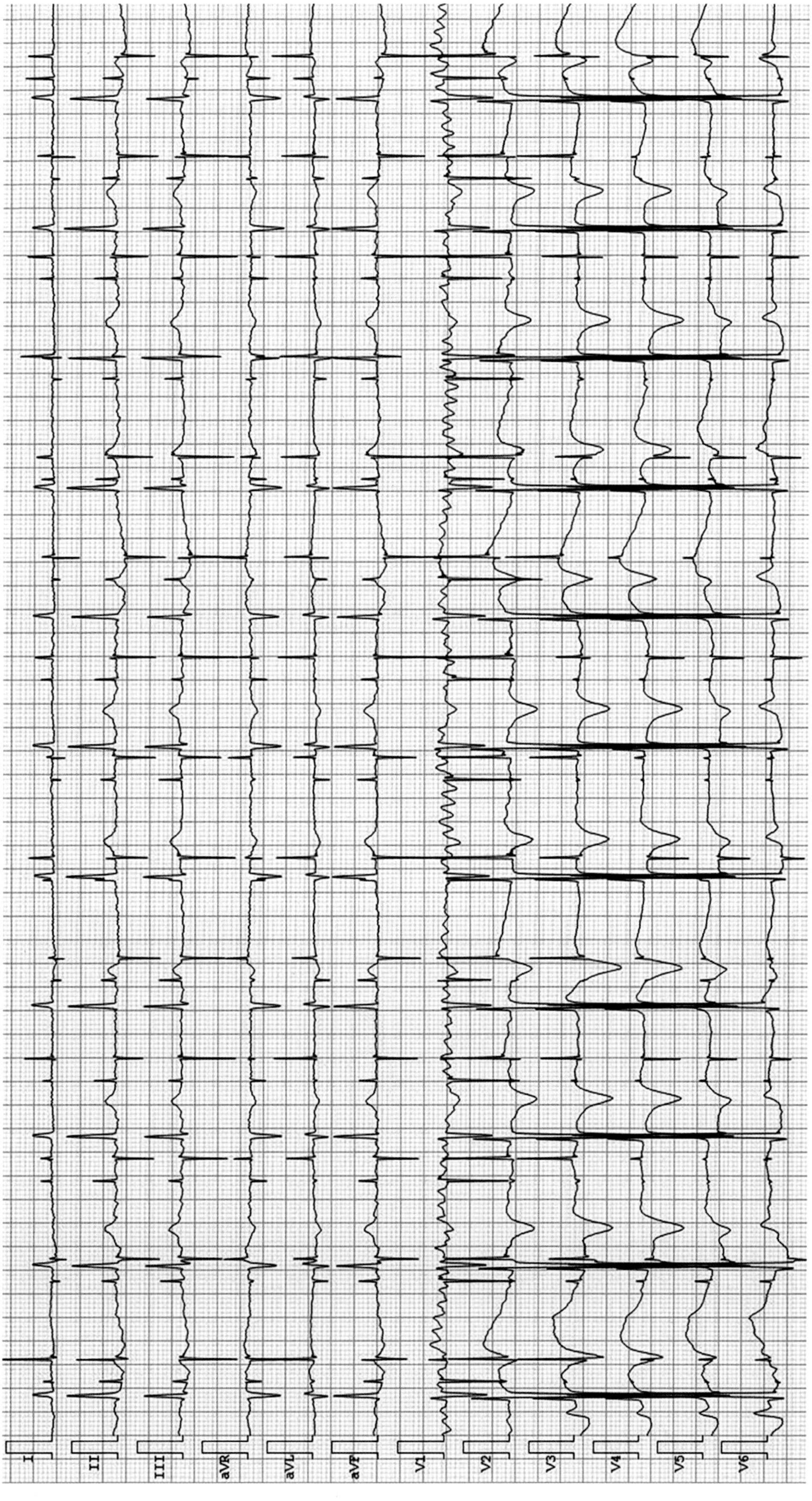


**图18-60　重叠波(1)**

双腔起搏器植入术后，第5组心搏的QRS波中重有心房起搏脉冲形成重叠波。

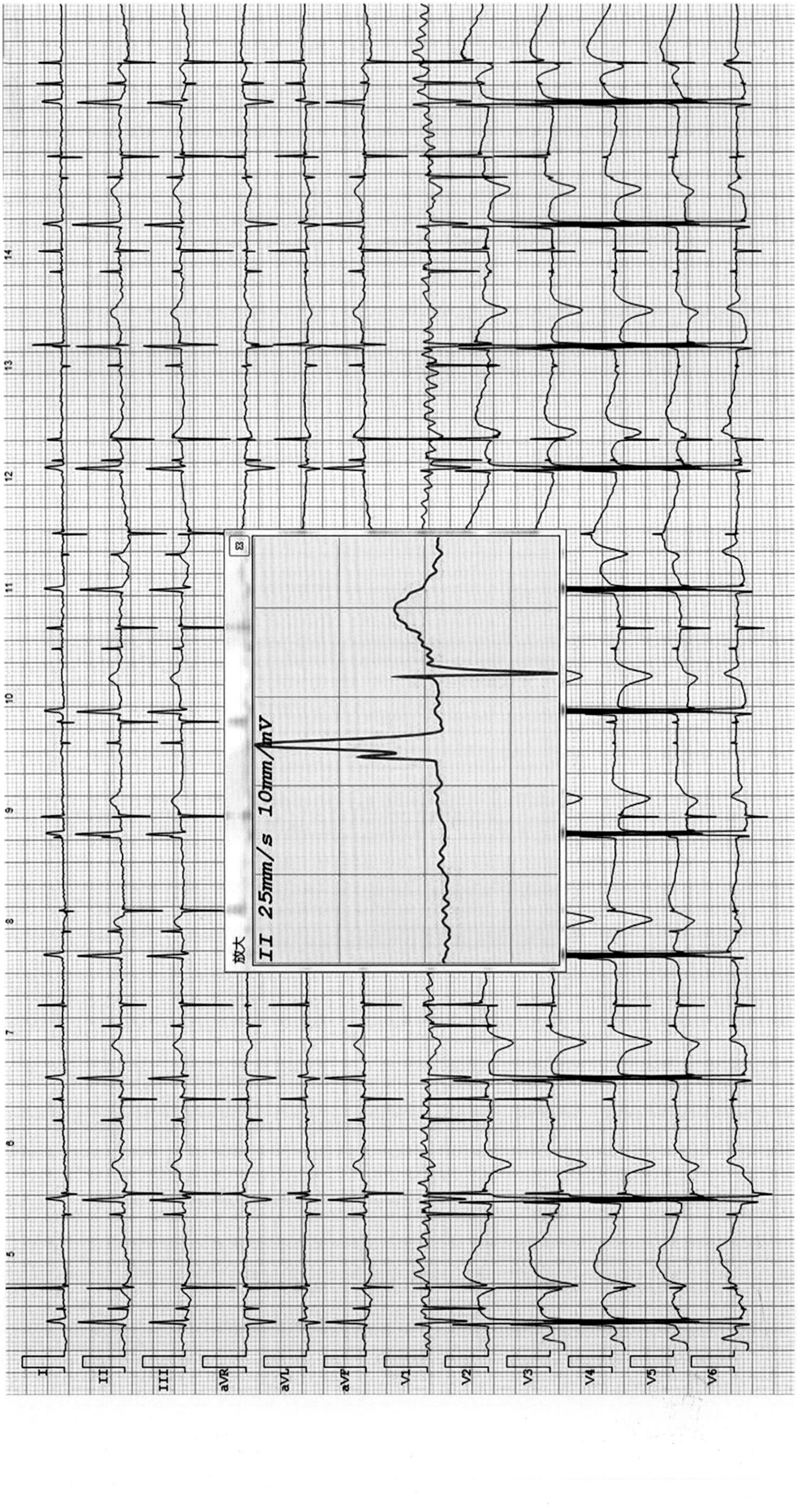


**图 18-61　重叠波(2)**

为图 18-60 中第 5 组心搏的 II 导联放大图显示 QRS 波中重有心房起搏脉冲形成重叠波。

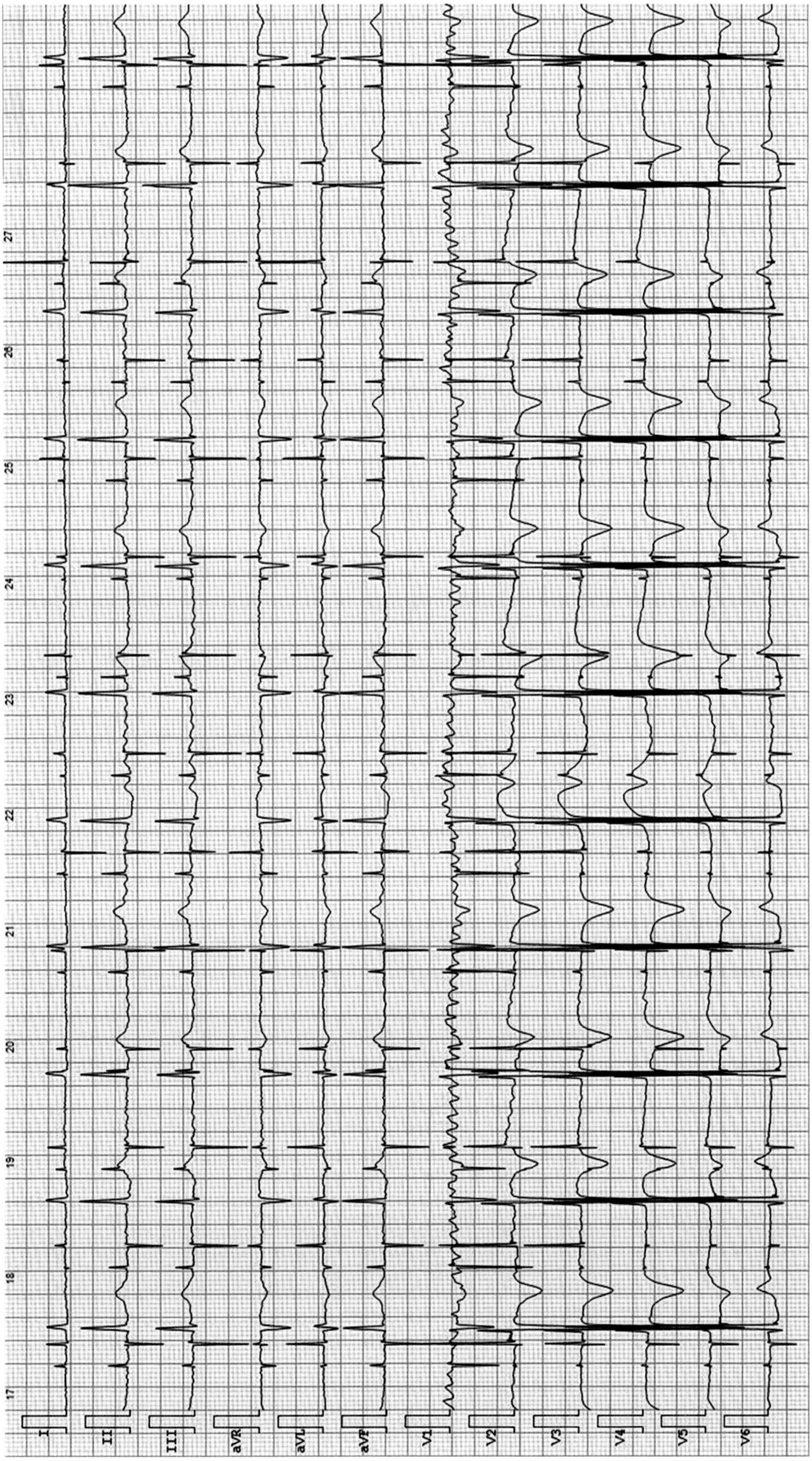


**图 18-62　重叠波(3)**

与图 18-60 为同一患者不同时间的常规心电图，第 3 组心搏的 QRS 波中重有心房起搏脉冲形成重叠波。

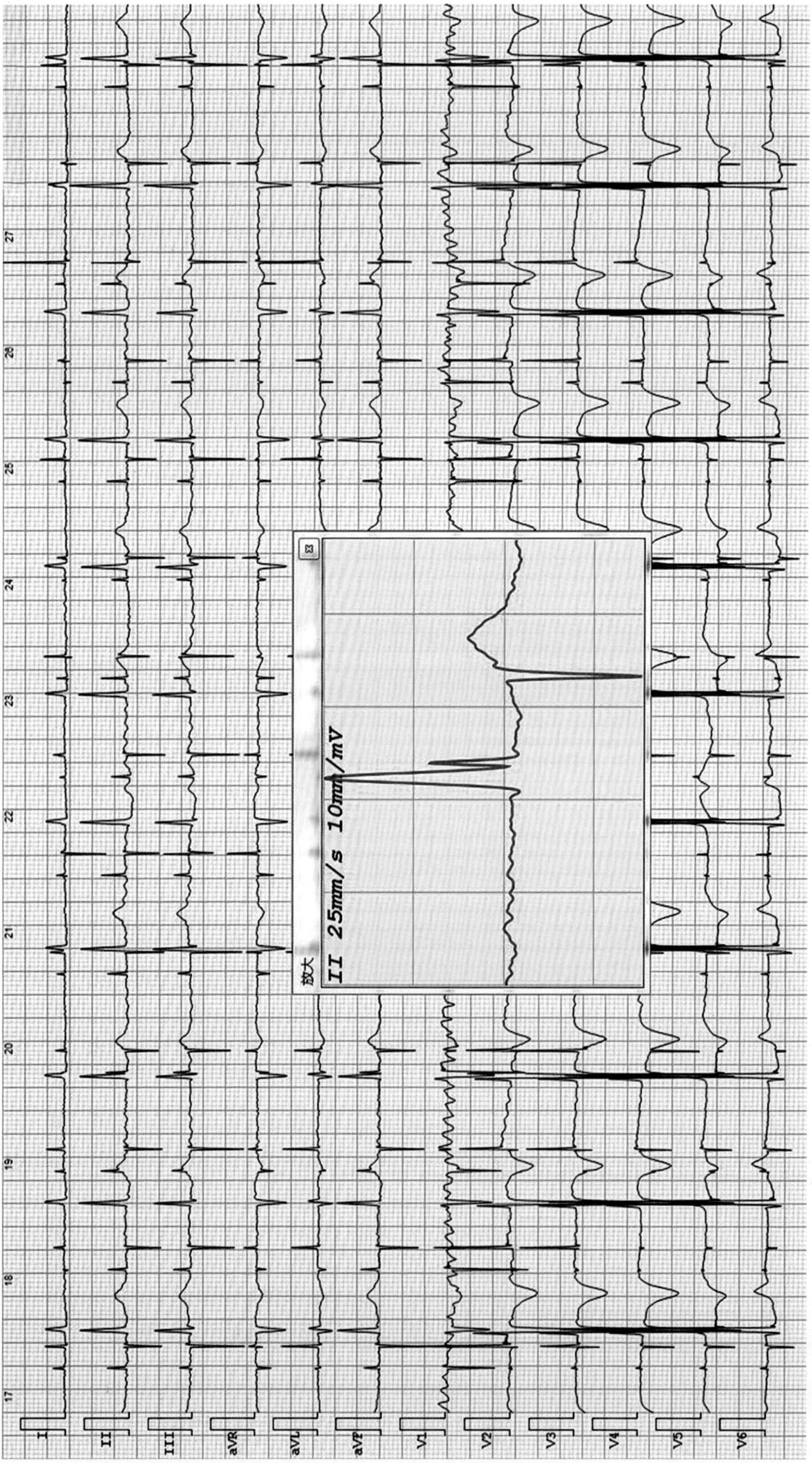


图 18-63　重叠波(4)

为图 18-62 中的第 3 组心搏的Ⅱ导联放大图显示 QRS 波中重有心房起搏脉冲形成重叠波。

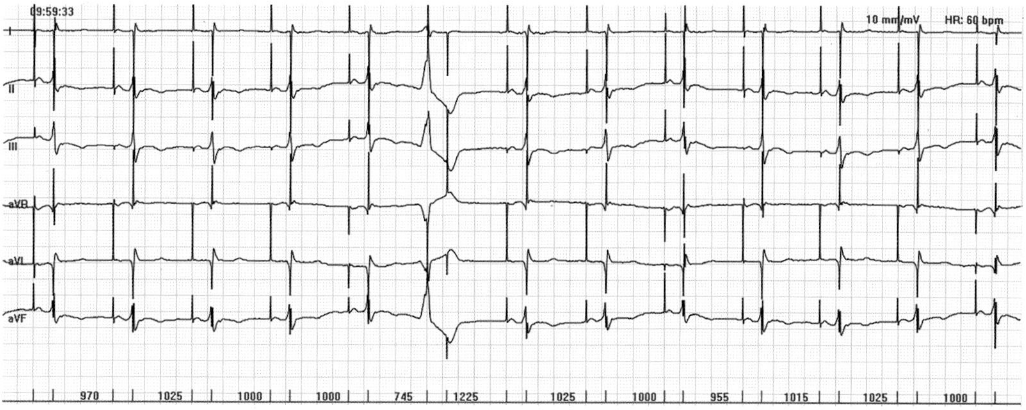


**图 18-64　重叠波(5)**

双腔起搏器植入术后,第 6 组心搏的 QRS 波中重有心房起搏脉冲形成重叠波。

# 第三节　干扰性脱节

经典的干扰性脱节是指心脏两个独立的起搏点并行地产生激动,并各自控制一部分心肌,在双重心律之间的一系列连续的搏动上都产生了干扰现象,简称脱节。对于起搏器而言可以是心脏自主起搏点与起搏形成的心律,也可完全是起搏器形成的心律。

根据干扰发生的部分可分为干扰性房内脱节、干扰性房室脱节、干扰性交界区内脱节、干扰性室内脱节。

根据脱节的程度可分为完全性干扰性脱节、不完全性干扰性脱节。

**(一)干扰性房内脱节**

干扰性房内脱节是一系列(连续 3 次或 3 次以上)的真性房性融合波,亦称干扰性房内脱节,其中房性融合波可以是自身心房波与心房起搏形成,或自身心房波与心室起搏伴室房逆传引起的心房波形成,或双心房起搏形成,或自身心房波与双心房起搏形成,见图 18-65、图 18-66。

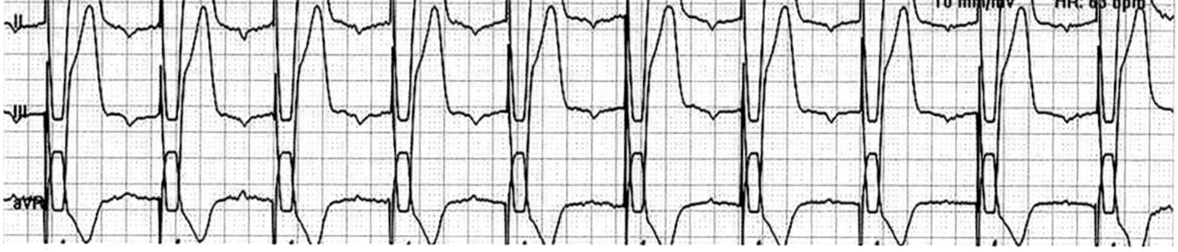


**图 18-65　房性逸搏心律+起搏心律**

双腔起搏器植入术后,动态心电图片段,房性逸搏心律+起搏心律,心房波在Ⅱ、Ⅲ导联倒置,形态不同。

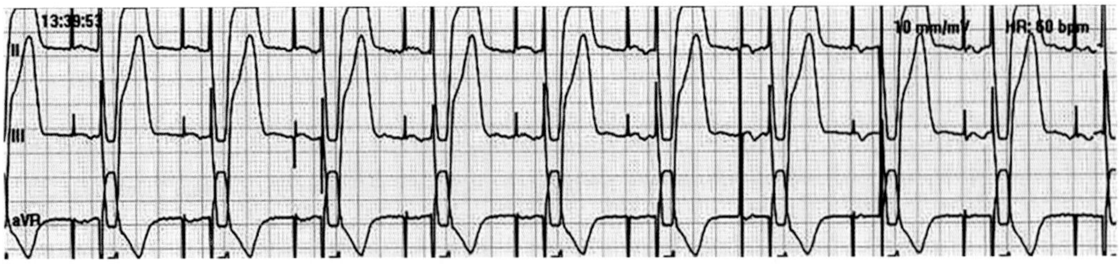


**图 18-66　真性房性融合波,不完全性干扰性房内脱节**

与图 18-65 为同一患者动态心电图不同时间片段,第 1～5 组心搏中的心房波为起搏的心房波,在Ⅱ、Ⅲ导联直立;第 6～10 组心搏中的心房波在Ⅱ、Ⅲ导联正负双向,为起搏的心房波与自主心房波形成的真性房性融合波,不完全性干扰性房内脱节。

### (二)干扰性室内脱节

干扰性室内脱节指一系列(连续 3 次或 3 次以上)的真性室性融合波,其实质是一种不完全性干扰性室内脱节,因为不同程度的室性融合波反映了双重心律互相夺获对方的程度不同,其中室性融合波可以是自身心室波与心室起搏形成,或双心室起搏形成,或自身心室波与双心室起搏形成,见图 18-67。

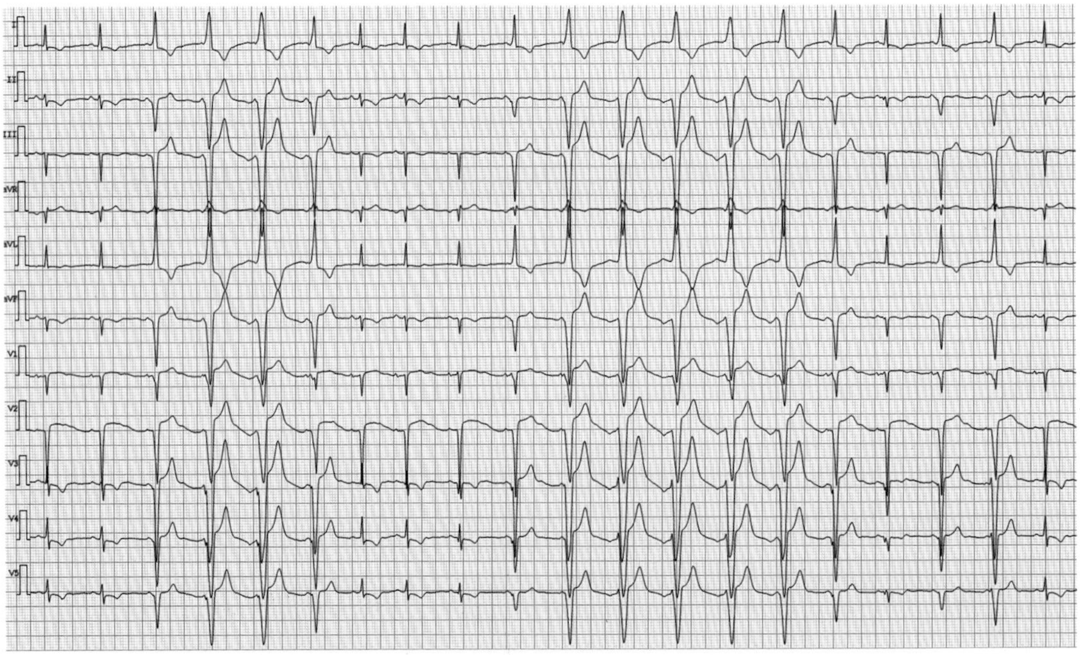

**图 18-67　真性室性融合波,不完全干扰性室内脱节**

男,7 岁,VVI 起搏器植入术后,窦性+起搏心律,第 3、6、9～11、16～19 个 QRS 波形态不同于室上性与心室起搏的 QRS 波,即真性室性融合波,其中存在连续 3 个真性融合波、形成室内脱节,即不完全干扰性室内脱节。

# 第四节　起搏-夺获心律

## 一、起搏-夺获心律

起搏-夺获心律是起搏器以 VVI 模式工作时、间歇出现窦性或房性激动下传心室而形成的心脏心律,见图 18-68。

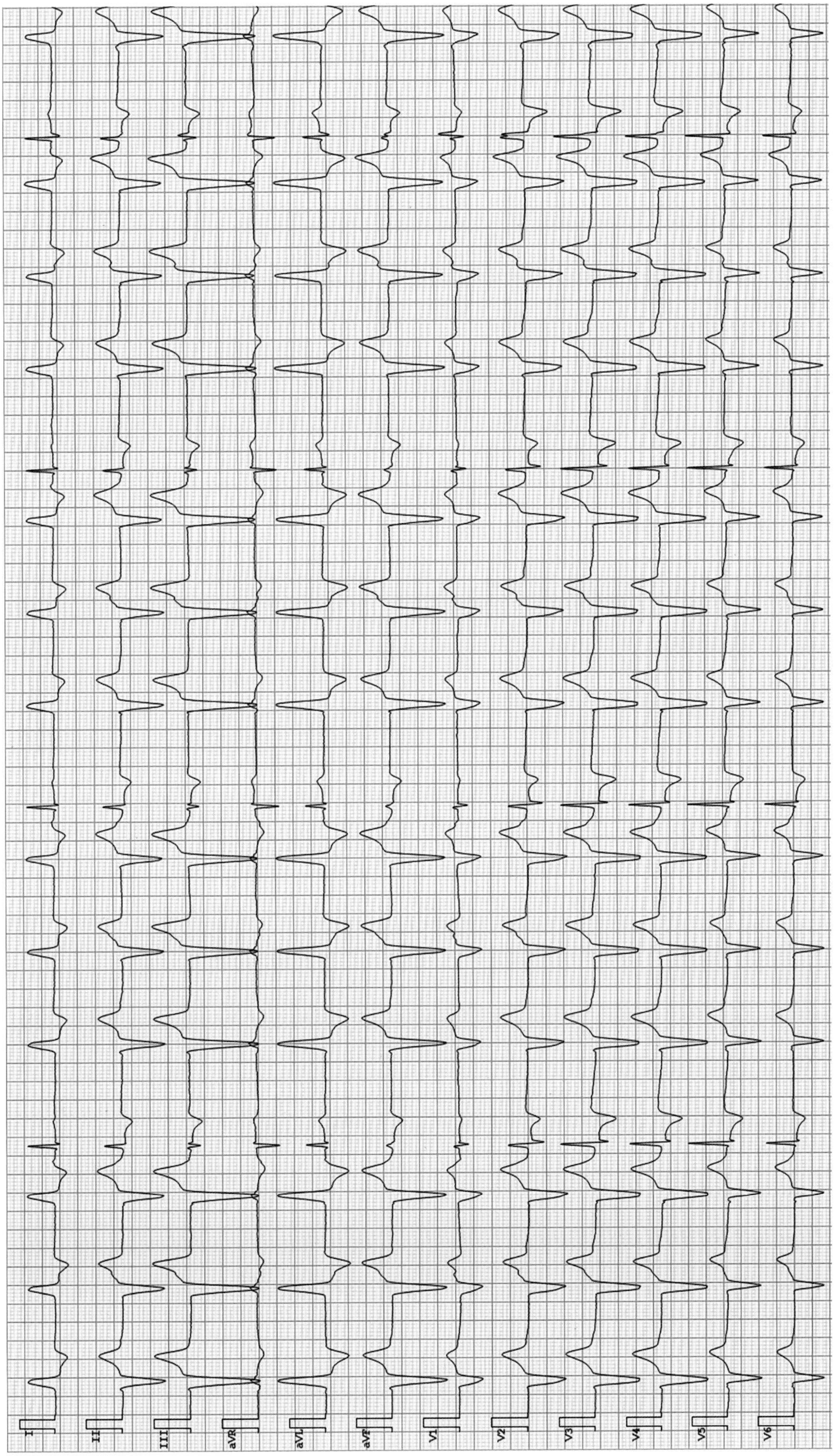


**图 18-68　起搏-夺获心律**

女，40 岁，VVI 起搏器植入术后，窦性心动过缓+起搏心律，第 4、8、12、16 个心搏为心室夺获，即起搏-夺获心律。

## 二、起搏-夺获二联律

当心室起搏与心室夺获交替出现、连续3次或3次以上所形成的心脏节律称起搏-夺获二联律，心电图表现为两个QRS波中间夹有一个窦性(房性)P波，即起搏的QRS波-P-室上性QRS波序列，为了区别真正的反复心律的起搏的QRS波-P-自主的QRS波(中间的心房波为逆行P波)，亦称为伪反复心律，见图18-69。

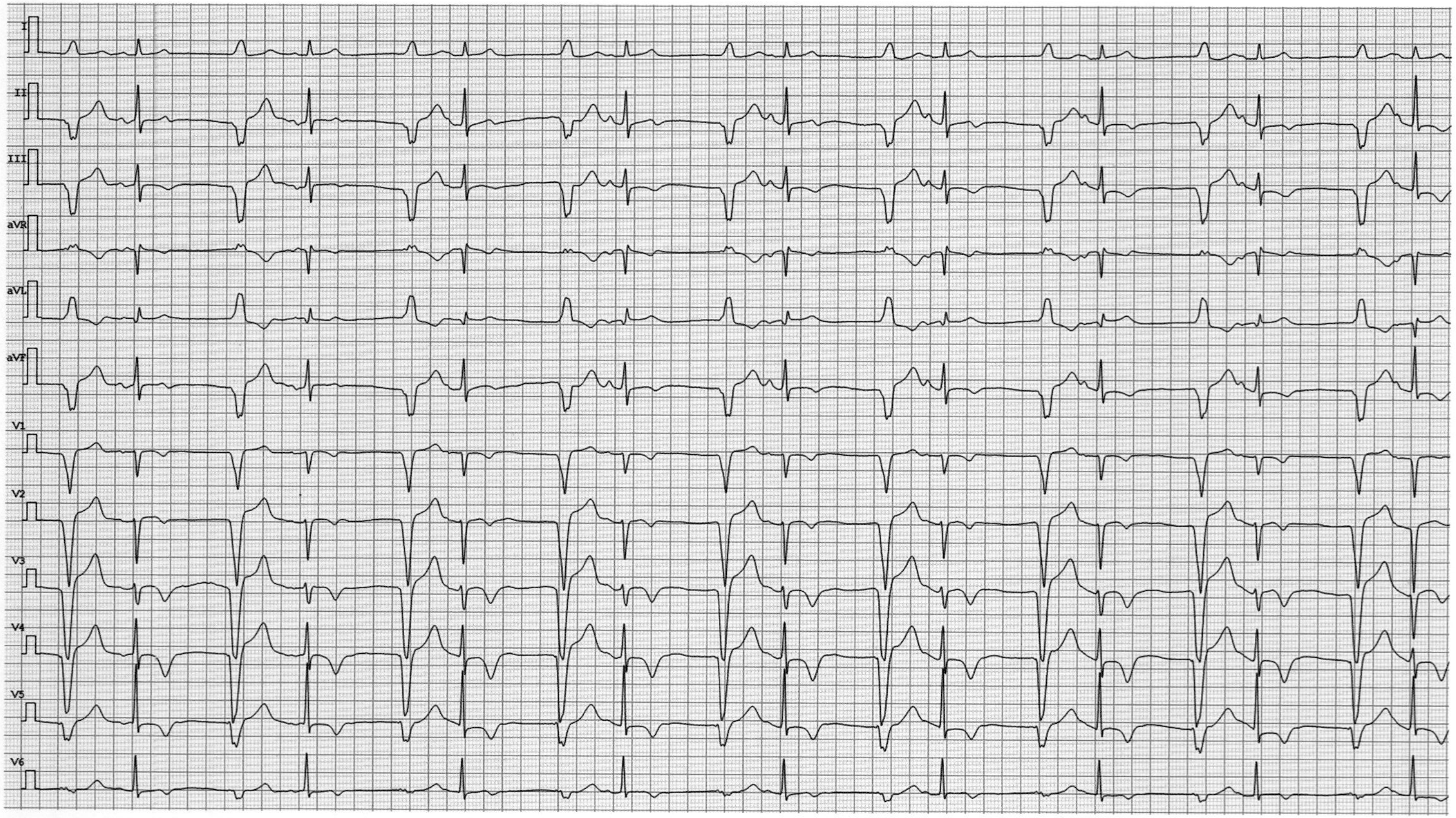


**图18-69　起搏-夺获二联律**

男，67岁，VVI起搏器植入术后，窦性心动过缓+起搏心律，心室起搏与夺获交替出现，即起搏-夺获二联律。

## 三、起搏-夺获三联律

当 2 次心室起搏与 1 次心室夺获交替出现、连续 3 次或 3 次以上所形成的心脏节律称起搏-夺获三联律，见图 18-70、18-71。

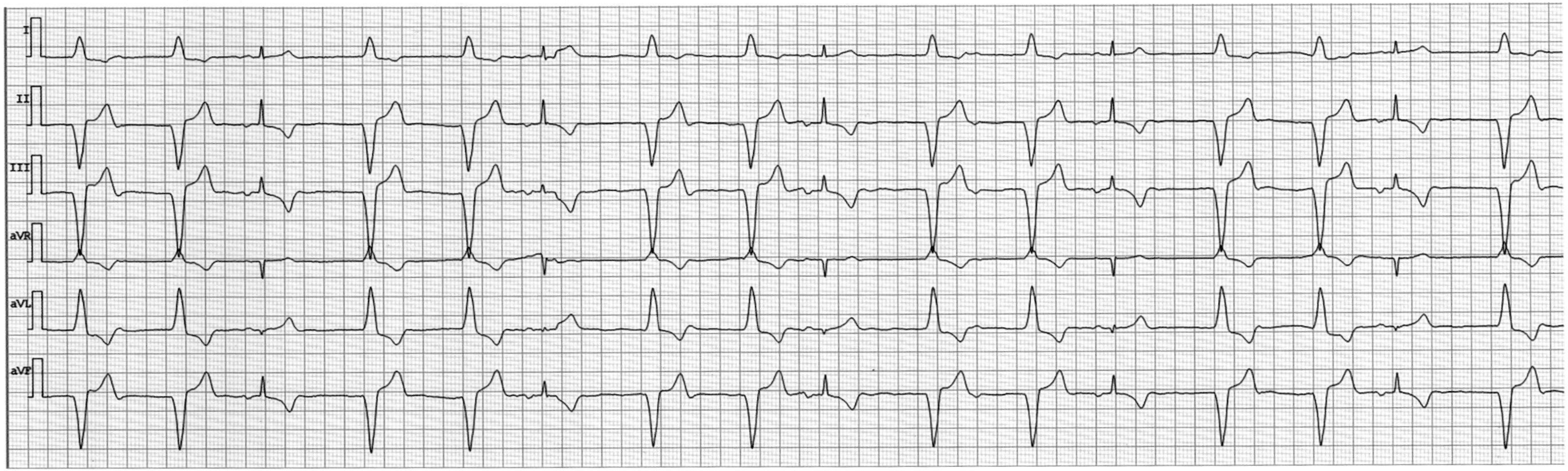


图 18-70　起搏-夺获三联律(1)

男，67 岁，VVI 起搏器植入术后，过缓的房性逸搏心律+起搏心律，两次心室起搏与一次夺获循环出现，即起搏-夺获三联律。

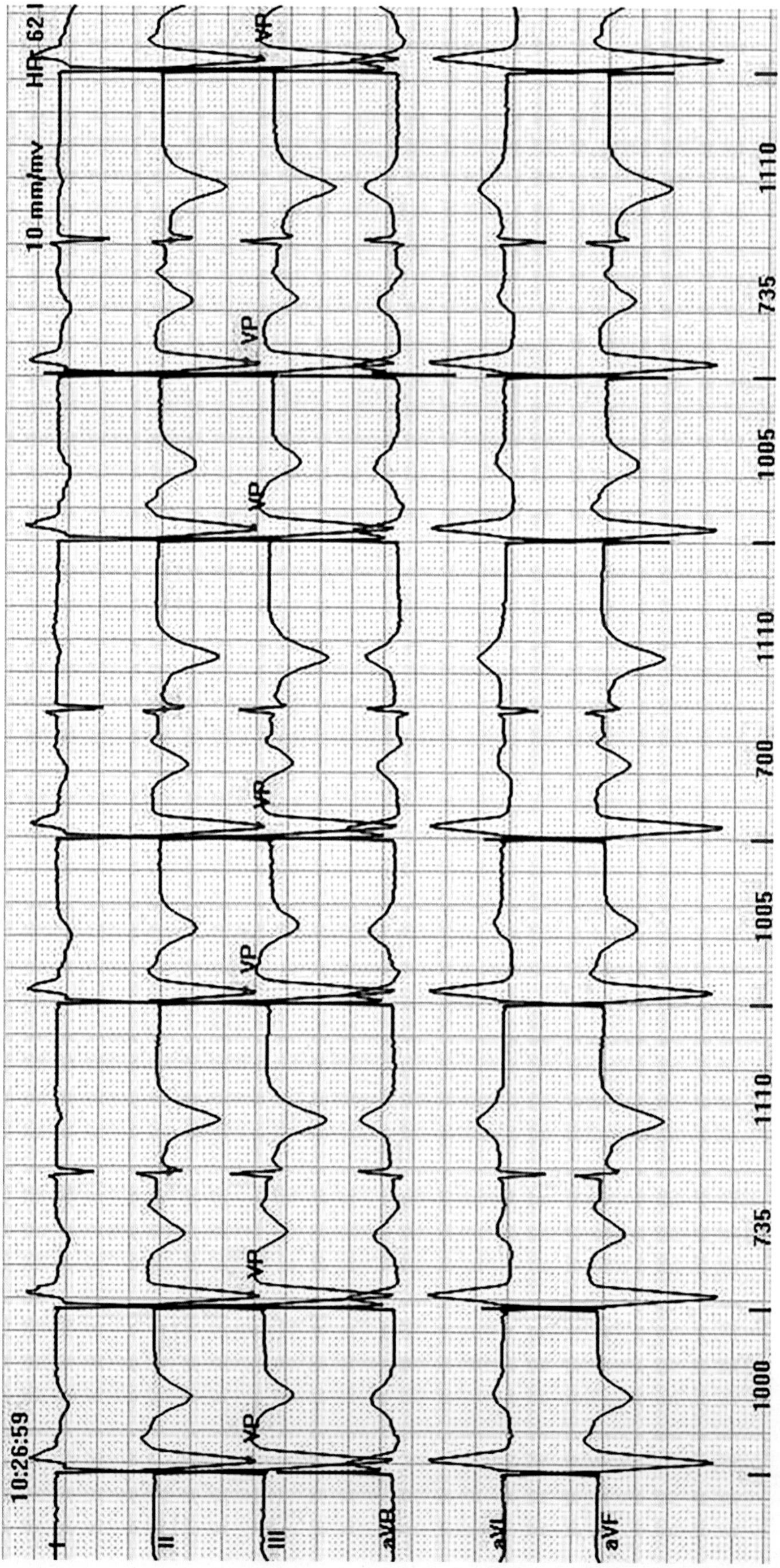


图 18-71　起搏-夺获三联律(2)

VVI起搏器植入术后，动态心电图片段，第1、2、4、5、7、8、10组心搏为心室起搏，第3、6、9组心搏为心室夺获，连续2次心室起搏出现1次心室夺获，起搏-夺获三联律。

# 第五节　室房传导和反复搏动

## 一、室房传导

起搏器发放的电脉冲在引起心室除极后、其激动又经室房传导通路逆传引起心房除极的现象，即起搏器介导的室房传导，心电图表现为起搏的 QRS 波后继以逆行 P 波，见图 18-72 ~ 图 18-80。

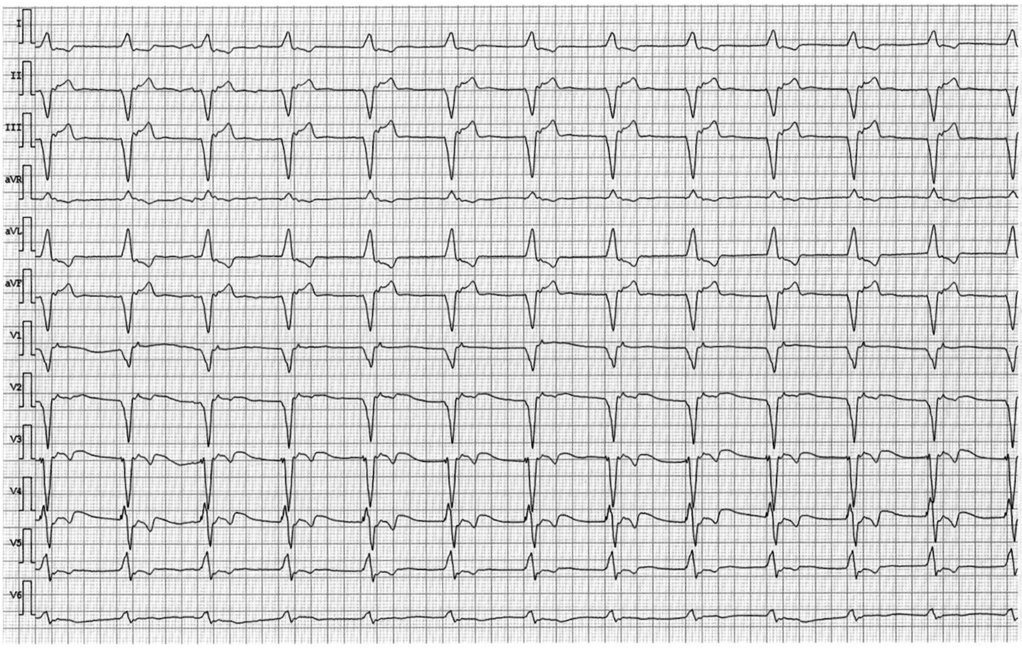


**图 18-72　起搏器介导的 1∶1 室房传导**

VVI 起搏器植入术后，心室起搏心律，每组心搏中的 QRS 波后均继以逆行 P 波，RP 固定（小于 200 ms），起搏器介导的 1∶1 室房传导。

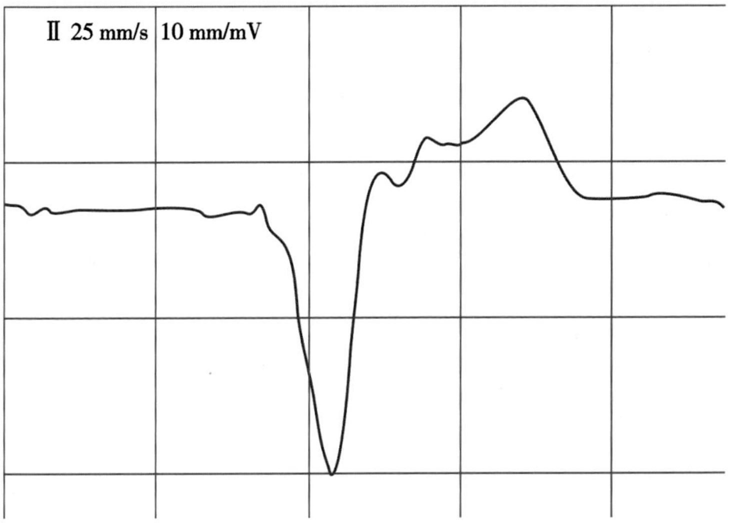


**图 18-73　QRS 波后继以逆行 P 波**

为图 18-72 中第 2 组心搏的Ⅱ导联放大图显示 QRS 波后继以逆行 P 波。

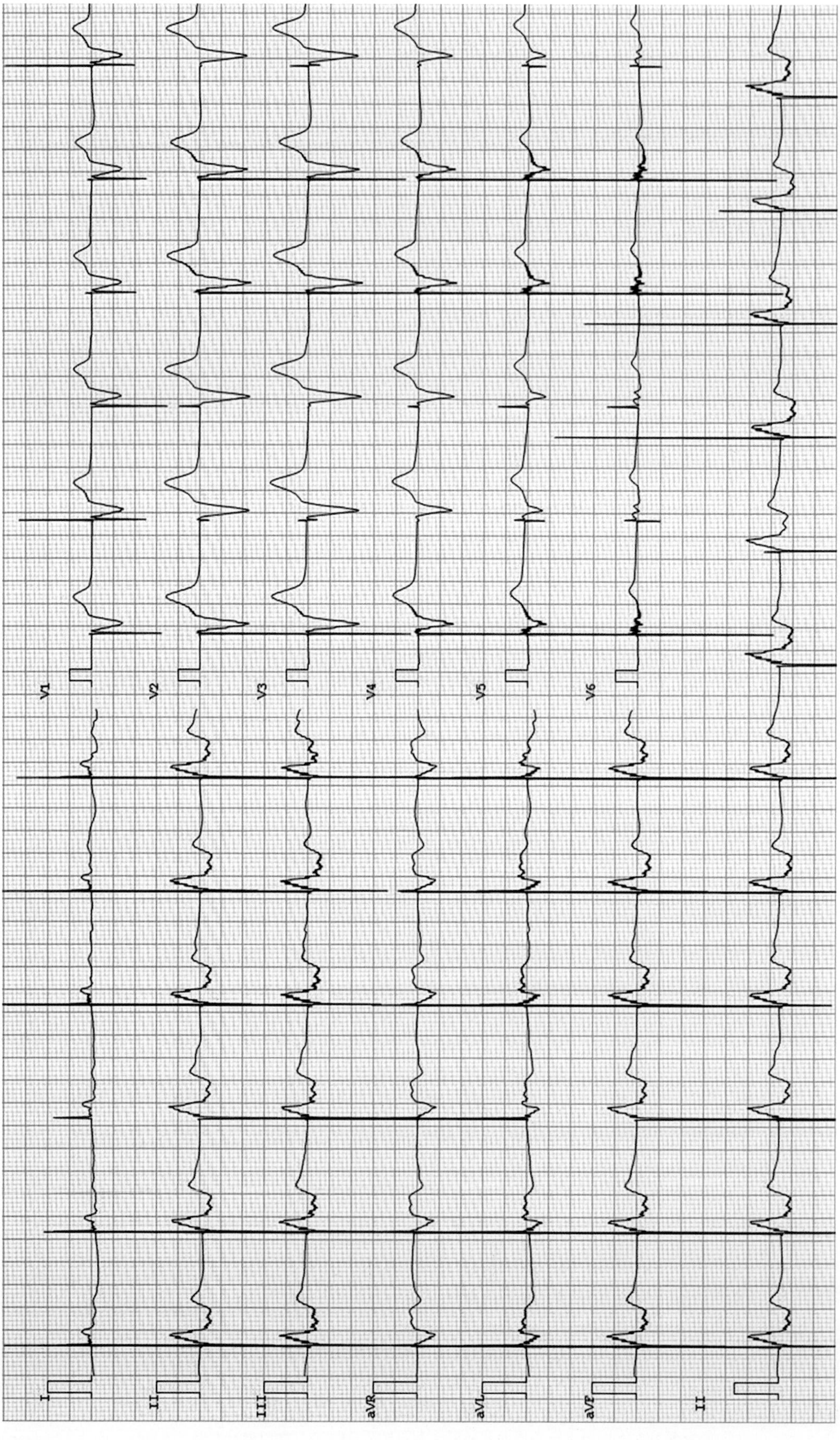


**图 18-74　起搏器介导的 1∶1 室房传导(1)**

VOO 起搏器植入术后，心室起搏心律，每组心搏中的 QRS 波后均继以逆行 P 波，RP 固定（小于 200 ms），起搏器介导的 1∶1 室房传导。

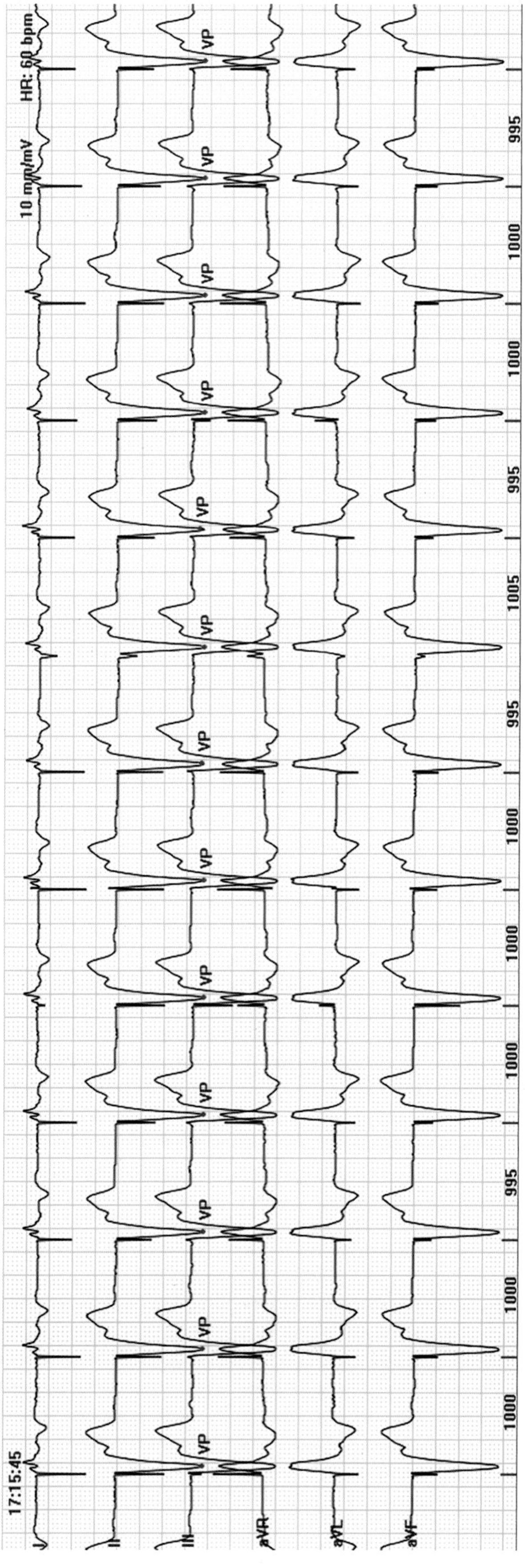


**图 18-75　起搏器介导的 1：1 室房传导(2)**

VVI 起搏器植入术后，动态心电图片段，心室起搏心律，每组心搏中的 QRS 波后均继以逆行 P 波，RP 固定（小于 200 ms），起搏器介导的 1：1 室房传导。

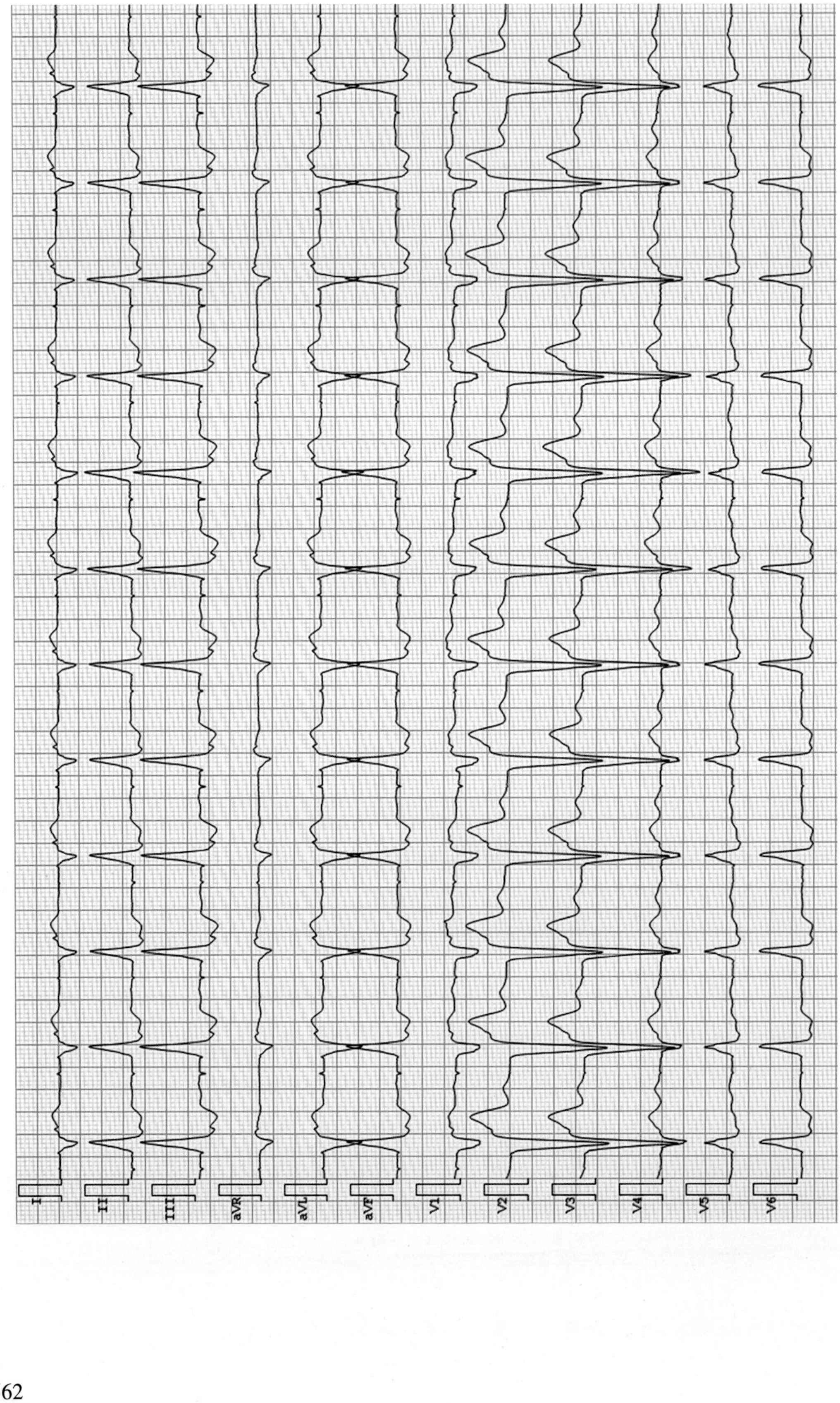


**图18-76　起搏器介导的1：1室房传导(3)**

双腔起搏器植入术后，房室顺序起搏心律，每组心搏中心房起搏脉冲后均未继以心房波，心房起搏功能不良，心室起搏脉冲后均继以心室波，心室起搏功能正常，每组心搏中的QRS波后均继以逆行P波，RP固定（小于200 ms），起搏器介导的1：1室房传导。

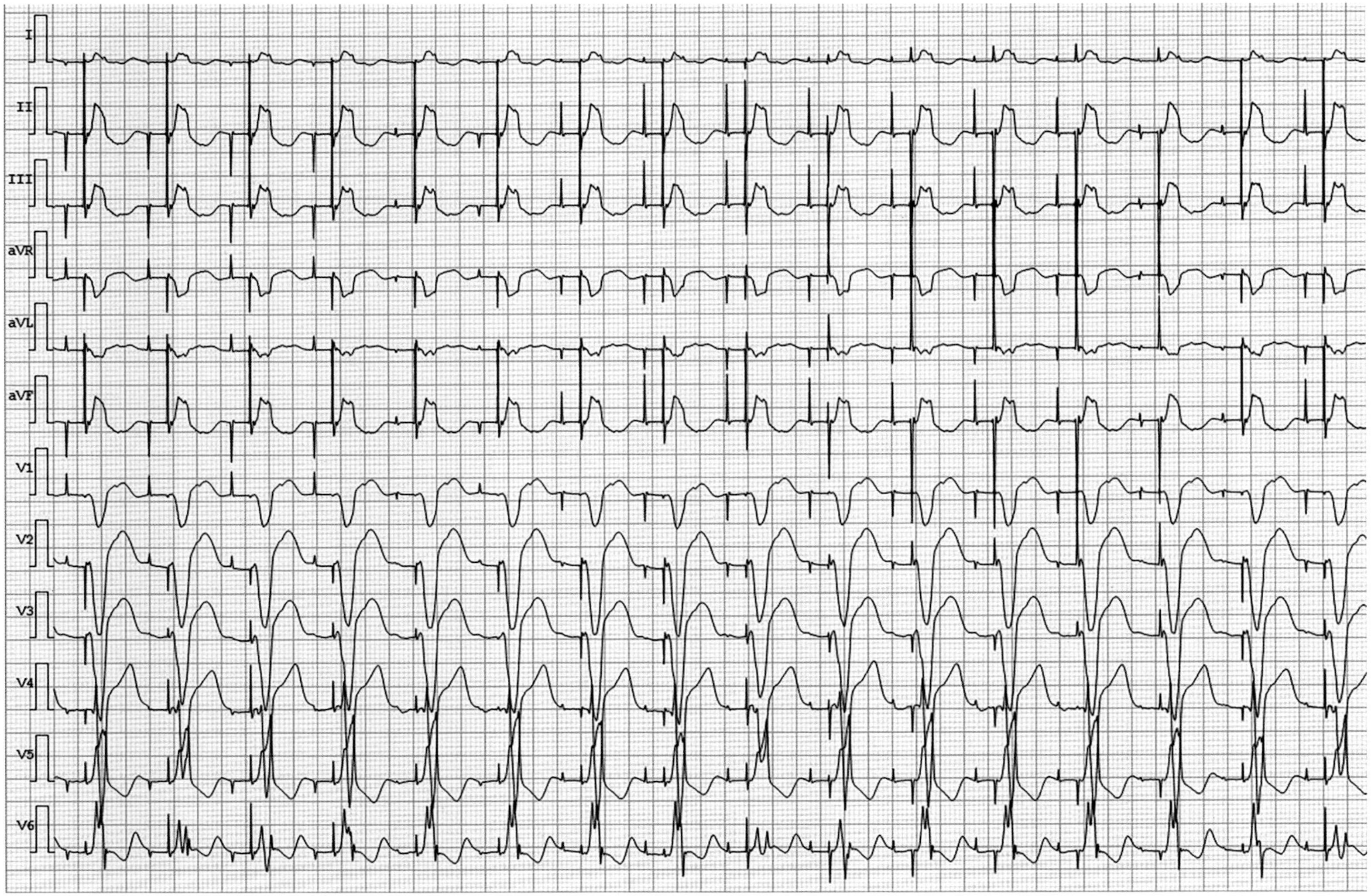


**图 18-77　起搏器介导的 1：1 室房传导(4)**

双腔起搏器植入术后，房室顺序起搏心律，每组心搏中心房起搏脉冲后均未继以心房波，心房起搏功能不良，心室起搏脉冲后均继以心室波，心室起搏功能正常，每组心搏中的 QRS 波后均继以逆行 P 波，RP 固定(小于 200 ms)，起搏器介导的 1：1 室房传导。

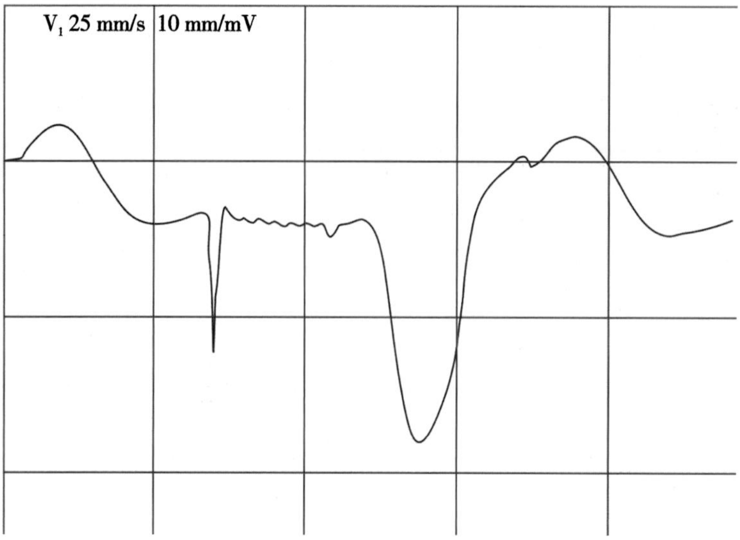


**图 18-78　心房起搏脉冲后未继以心房波，QRS 波后继以逆行 P 波**

为图 18-77 中第 2 组心搏的 $V_1$ 导联放大图显示心房起搏脉冲后未继以心房波，QRS 波后继以逆行 P 波。

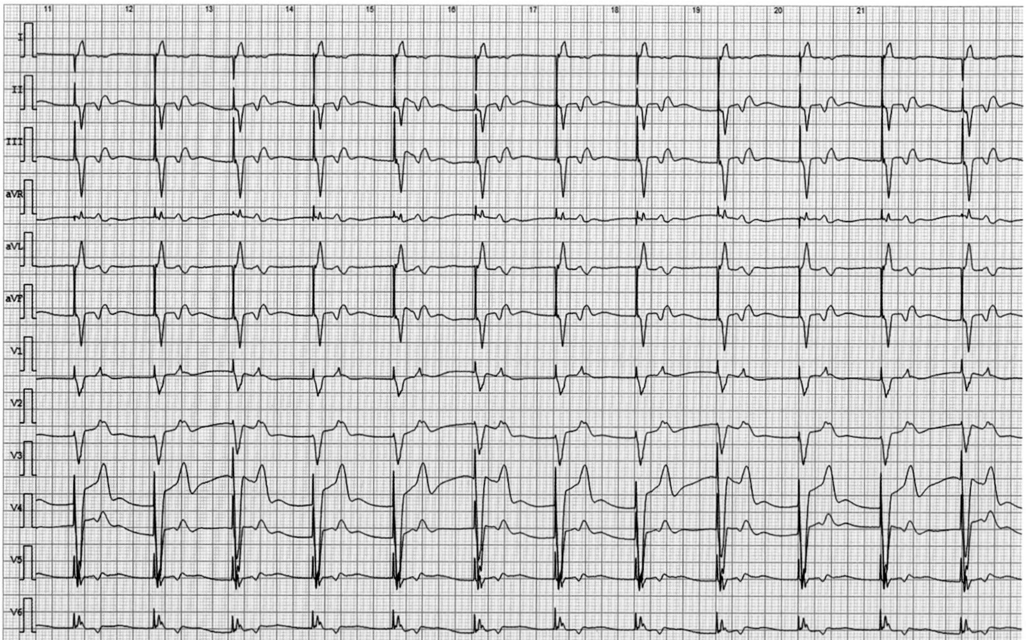


**图 18-79　起搏器介导的一度室房阻滞**

VVI 起搏器植入术后，心室起搏心律，每组心搏中的心室波后均继以逆行 P 波，RP 固定(大于 200 ms)，起搏器介导的一度室房阻滞。

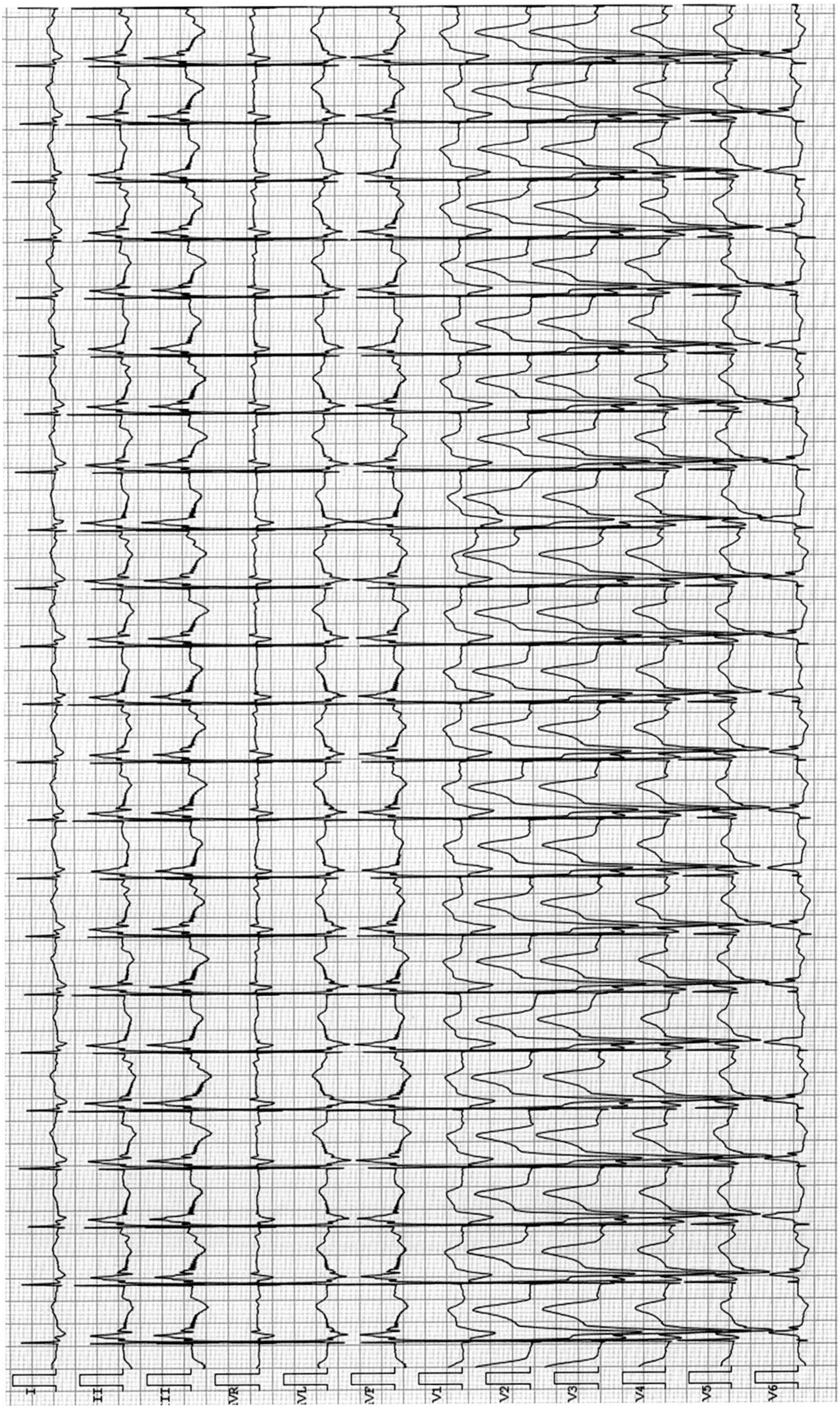


**图 18-80　起搏器介导的 3：2 文氏型室房传导**

VVI 起搏器植入术后，心室起搏心律，每三组心搏的前两组心搏中的心室波后均继以逆行 P 波，RP 间期逐渐延长，直至 QRS 波后 P 波消失，周而复始，起搏器介导的 3：2 文氏型室房传导。

## 二、室性反复搏动

起搏器介导的室性反复搏动是心室起搏经室房传导通路逆传心房,与此同时,激动的传导方向发生突然回折而反向传导,并使心室再次激动的一种心电现象,心电图表现为起搏的 QRS 波-逆行 P 波-室上性 QRS 波序列,见图 18-81 ~ 图 18-84。

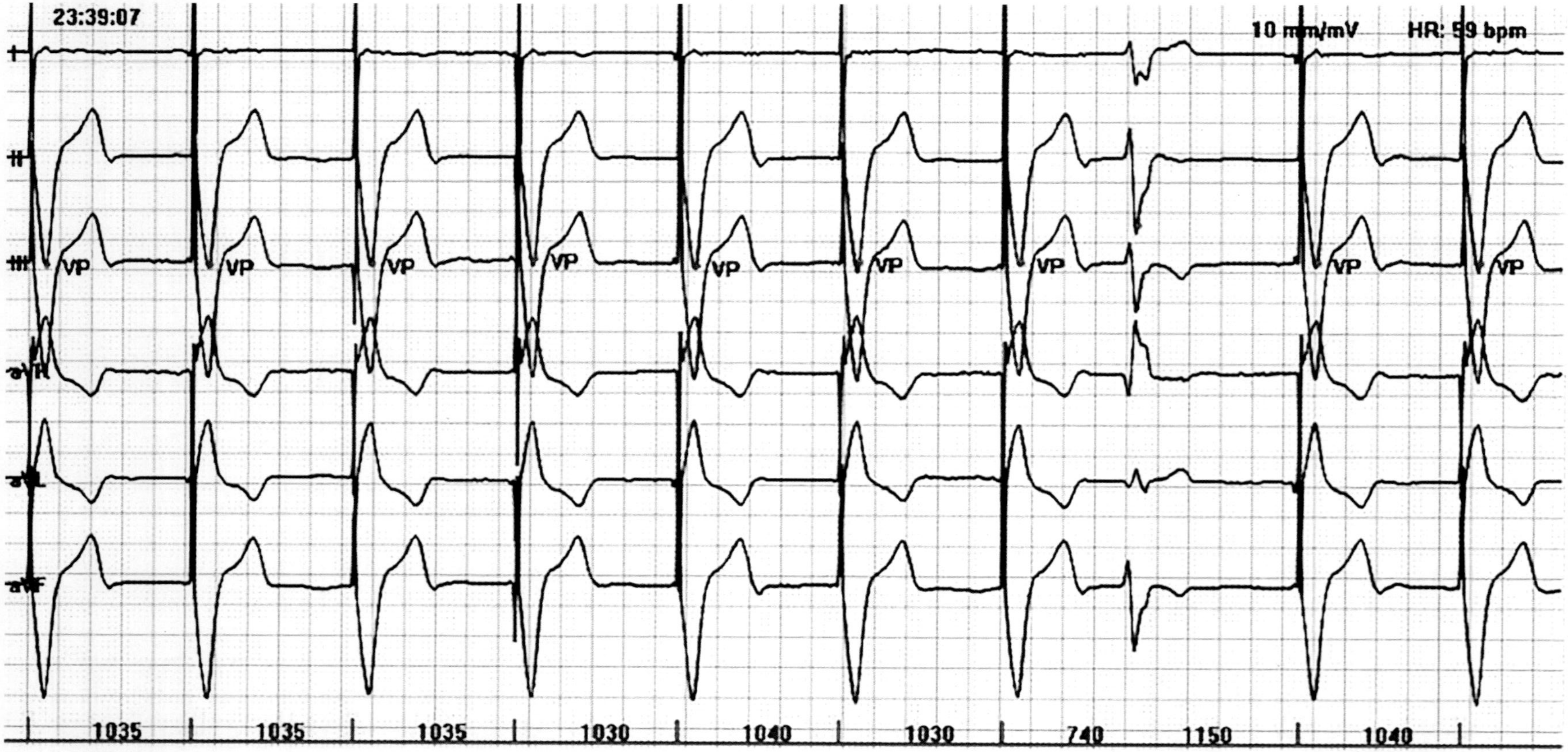


图 18-81　完全性室性反复搏动(1)

VVI 起搏器植入术后,动态心电图片段,第 1 ~ 7、9、10 组心搏为心室起搏,第 7 组心搏中的心室波后继以逆行 P 波,该逆行 P 波再次下传心室,形成起搏的 QRS 波-逆行 P 波-室上性 QRS 波序列,完全性室性反复搏动。

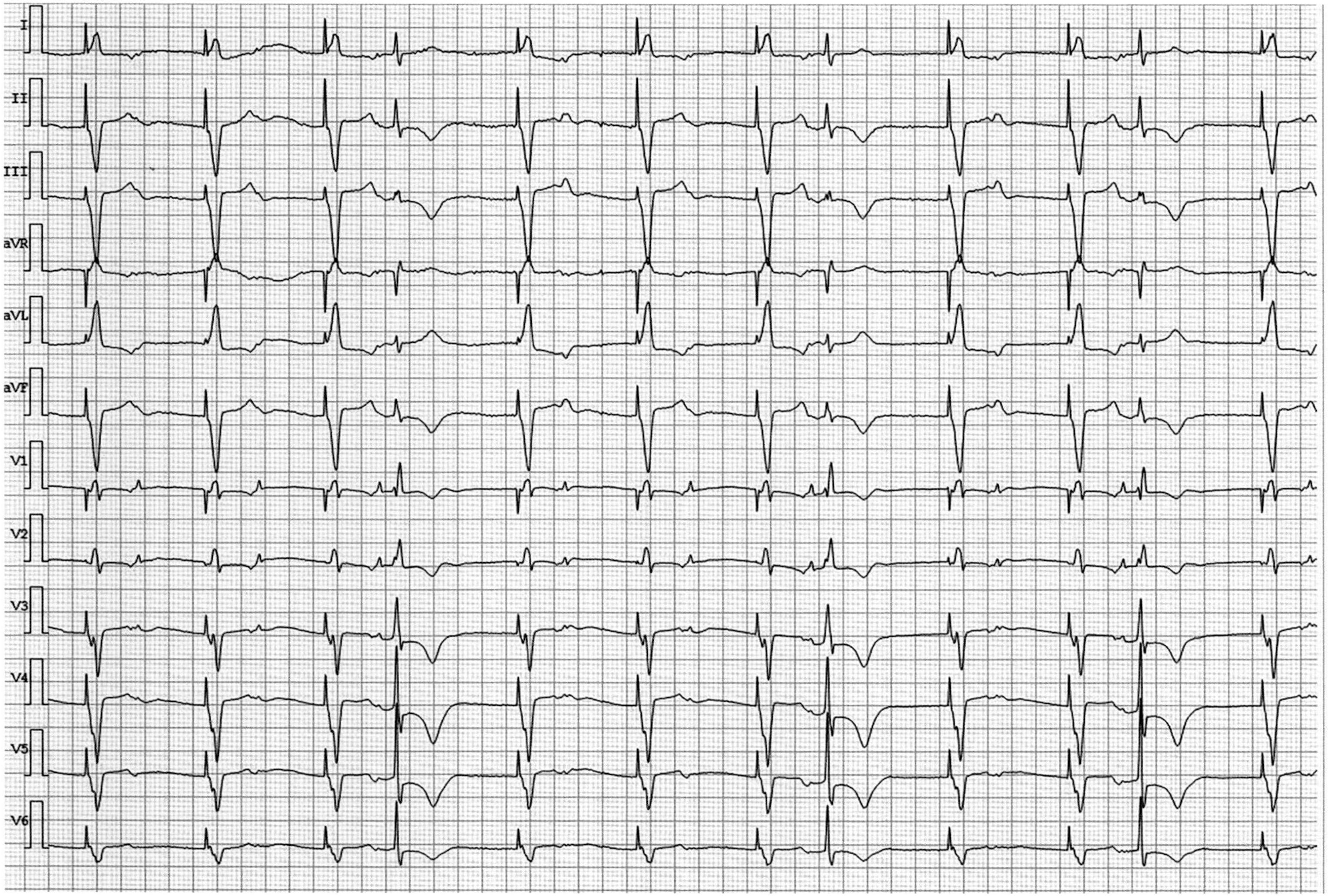


**图 18-82　完全性室性反复搏动(2)**

VVI 起搏器植入术后，第 1 ~ 3、5 ~ 7、9、10、12 组心搏为心室起搏，其 QRS 波后均继以逆行 P 波，RP 间期逐渐延长，第 3、7、10 组心搏中的 QRS 波后的逆行 P 波再次下传心室，形成起搏的 QRS 波-逆行 P 波-室上性 QRS 波序列，心室起搏伴文氏型室房传导部分形成完全性室性反复搏动。

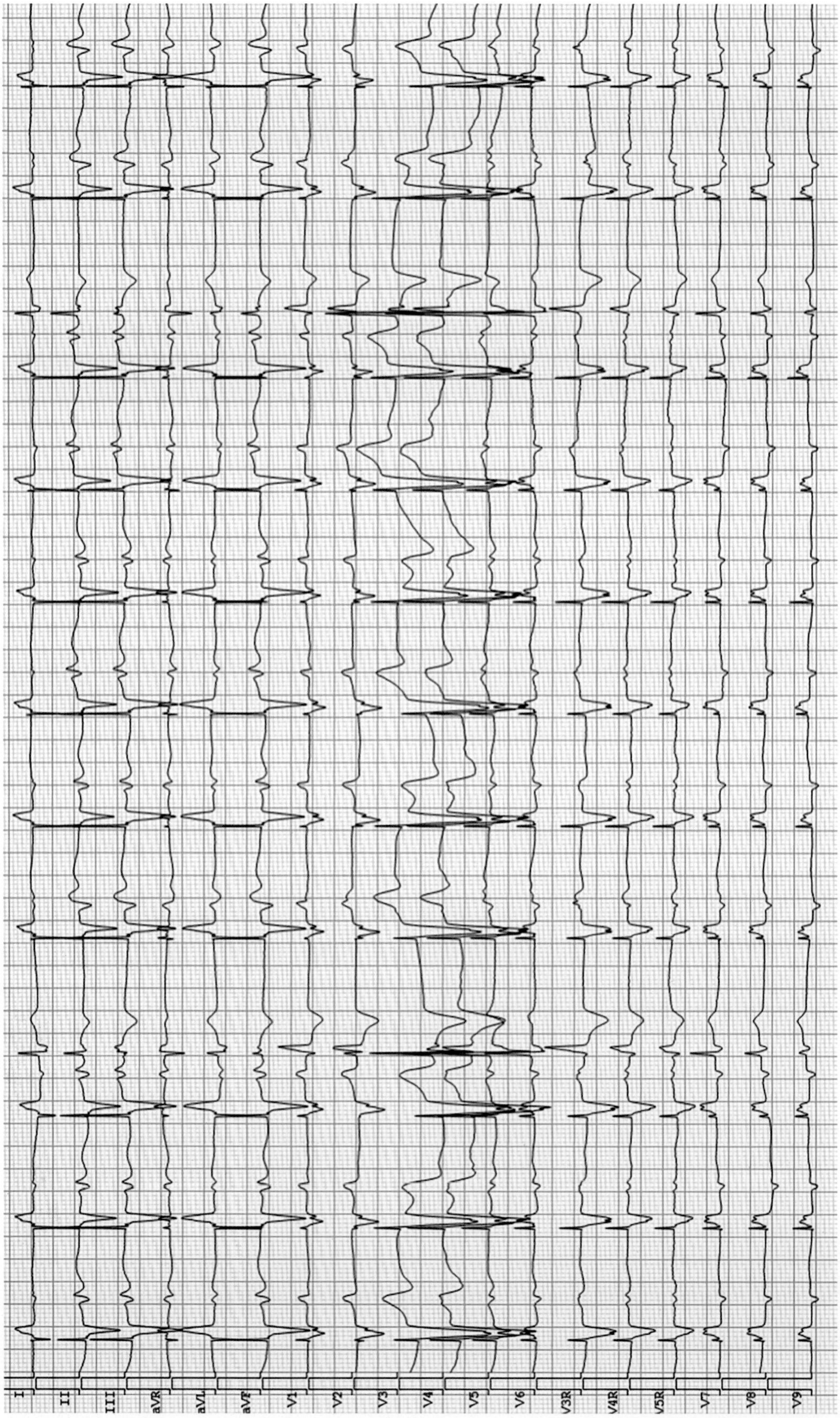


**图 18-83　心室起搏伴文氏型室房传导部分形成完全性室性反复搏动(1)**

VVI 起搏器植入术后,第 1~3、5~10、12、13 组心搏为心室起搏,其 QRS 波后均继以逆行 P 波,RP 间期逐渐延长,第 3、10 组心搏中的 QRS 波后的逆行 P 波再次下传心室,形成起搏的 QRS 波-逆行 P 波-室上性 QRS 波序列,心室起搏伴文氏型室房传导部分形成完全性室性反复搏动。

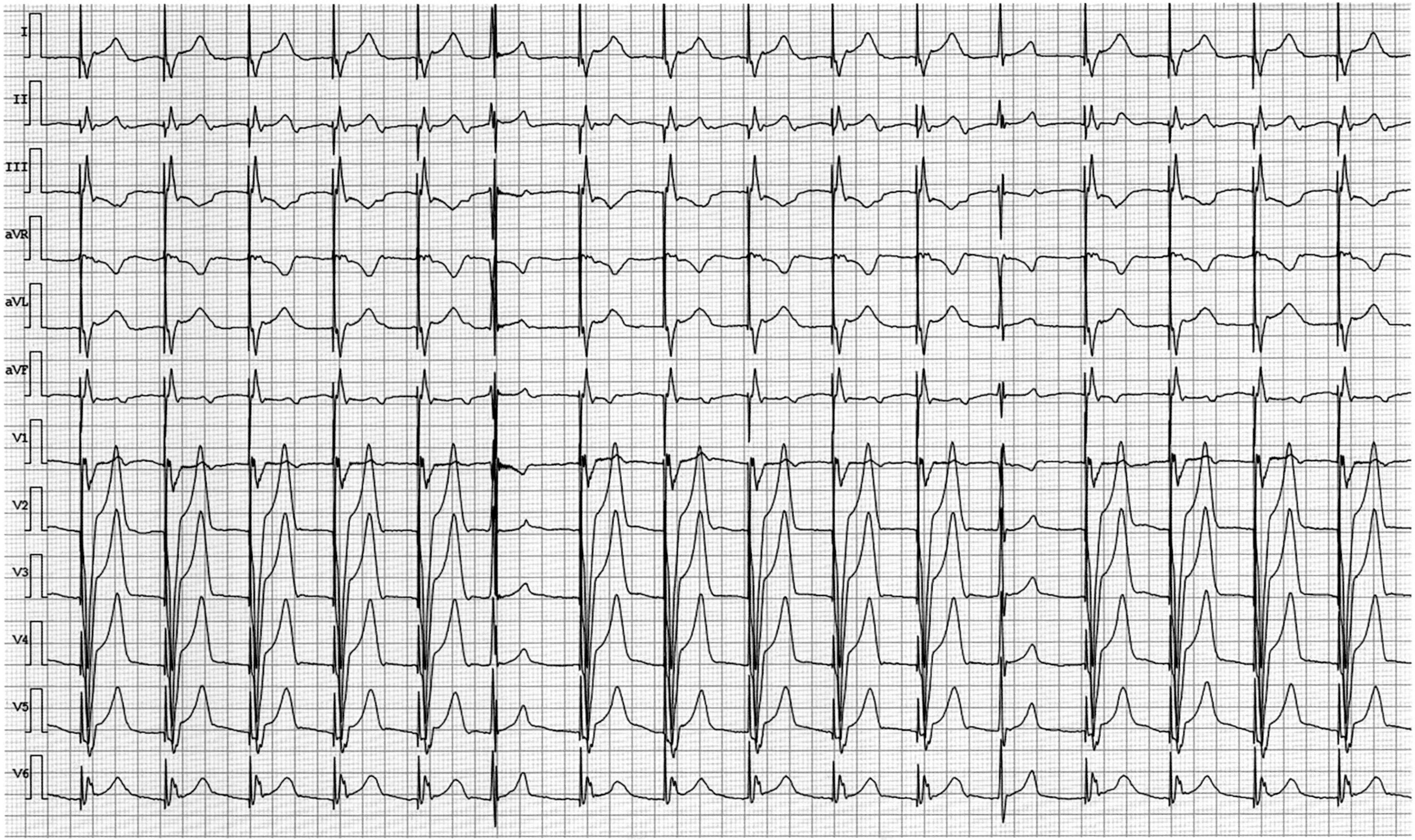


**图 18-84　心室起搏伴文氏型室房传导部分形成完全性室性反复搏动(2)**

VVT 起搏器植入术后，第 1～5、7～11、13～16 组心搏为心室起搏，其 QRS 波后均继以逆行 P 波，RP 间期逐渐延长，第 5、11 组心搏中的 QRS 波后的逆行 P 波再次下传心室，形成起搏的 QRS 波-逆行 P 波-室上性 QRS 波序列，$R_6$、$R_{12}$ 中重有心室起搏脉冲形成假性室性融合波，心室起搏伴文氏型室房传导部分形成完全性室性反复搏动。

# 第六节　起搏器介导性心动过速

## (一)概述

起搏器介导性心动过速(pacemaker mediated tachycardia,PMT)是指起搏器感知自主心房波或其他信号触发快速心室起搏的现象。

1. 狭义的起搏器介导性心动过速　狭义的起搏器介导性心动过速是一种由双腔起搏器系统参与诱发和维持的环形运动性心动过速;发生机制是起搏的心室激动经室房传导通路逆传到心房形成逆行 P 波,该逆行 P 波触发心室起搏,该起搏的心室波再次逆传形成逆行 P 波,逆行 P 波再次触发心室起搏,周而复始形成狭义的起搏器介导性心动过速,见图 18-85。

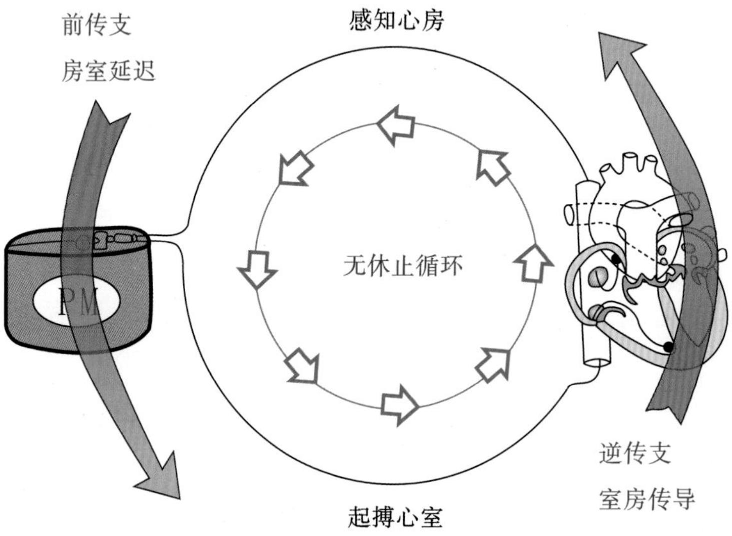


图 18-85　狭义的起搏器介导性心动过速形成示意

2. 广义的起搏器介导性心动过速　广义的起搏器介导性心动过速是由起搏器自身心房电极感知过快的房性异位心律而触发心室起搏、其他干扰信号或相互影响引起的心室起搏频率异常增高的一种心电现象。

常见原因:①心房电极感知肌电位;②心房电极感知快速窦性 P 波;③心房电极感知快速房性心律失常;④心房电极感知 T 波。

## (二)前提条件

(1)具有感知心房触发心室起搏的双腔起搏器。

(2)心脏传导系统存在逆向传导功能。

(3)逆向传导时间必须长于心室后心房不应期。

## (三)起搏器介导性心动过速常见诱因

(1)室性早搏逆传心房被心房电极感知触发心室起搏。

(2)感知或夺获故障。

(3)心房失夺获、心房感知不良。

(4)感知心肌电位。

(5)过长的 PR 间期。

**(四)心电图特点**

(1)发生快速整齐的心室起搏,心室起搏频率≤程控的上限频率,常在 90 ~ 130 次/min,可突然停止。

(2)心室起搏可由房性早搏、室性早搏伴室房逆传引起的逆行 P 波等因素诱发。

(3)室房逆传形成的逆行 P 波常落入心室起搏的 T 波中而被掩盖,若能分辨出逆行 P 波,则 PR 间期即为程控的 SAV 间期或 RP 间期与 SAV 间期之和接近起搏器上限频率间期,SAV 间期固定,见图 18-86 ~ 图 18-89。

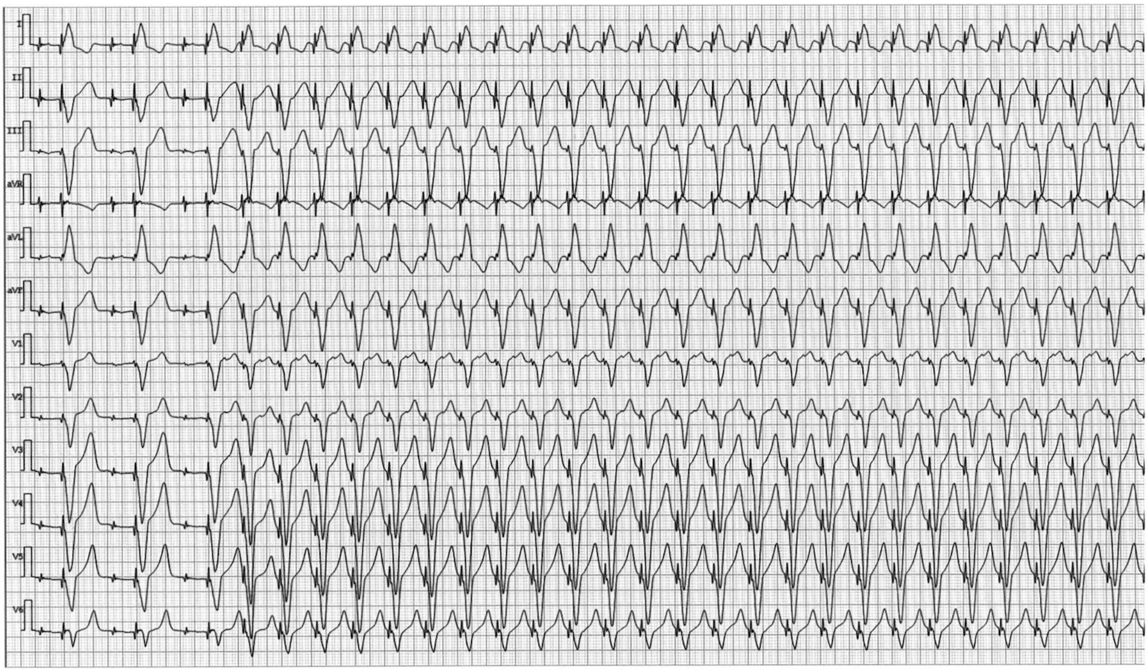


**图 18-86　狭义的起搏器介导性心动过速**

男,66 岁,双腔起搏器植入术后,第 1 ~ 3 组心搏为房室顺序起搏,其中第 3 组心搏 ST 段上逆行 P 波触发心室起搏、并引起狭义的起搏器介导性心动过速。

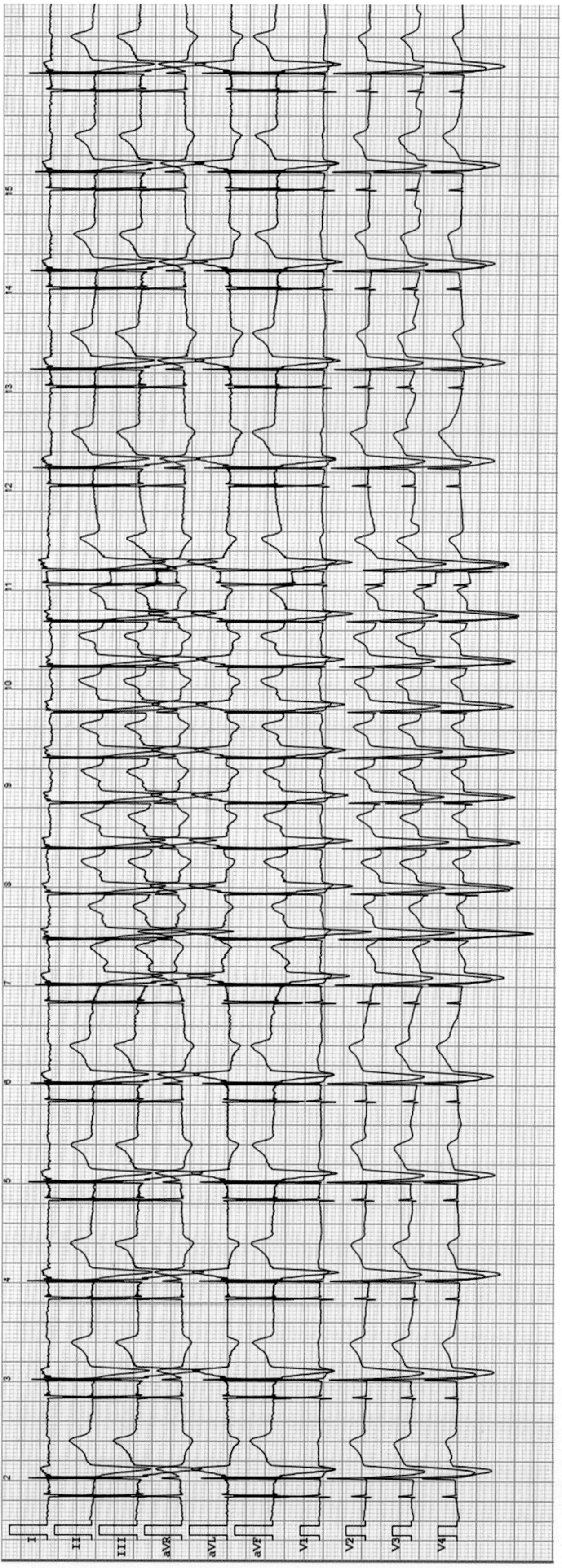


**图18-87　狭义的起搏器介导性心动过速**

男，75岁，双腔起搏器植入术后，第1～6、15～20组心搏为房室顺序起搏，其中第6组心搏的心房起搏脉冲前P波未被感知，其ST段上逆行P波触发心室起搏，并引起狭义的起搏器介导性心动过速。

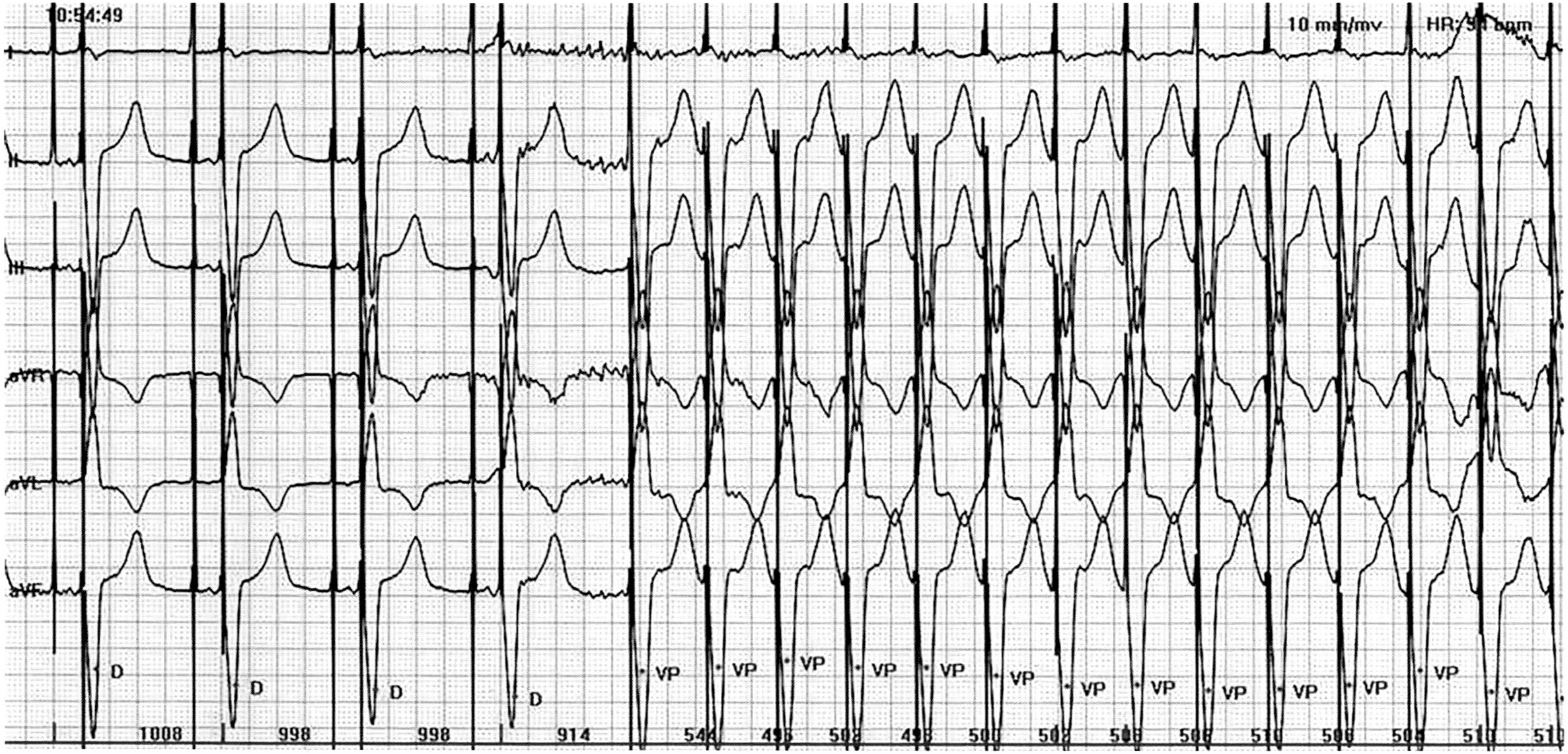


图 18-88　狭义的起搏器介导性心动过速

双腔起搏器植入术后，动态心电图片段，第 5 组心搏为心房过感知触发心室起搏，该心室起搏发生室房传导，逆行 P 波触发心室起搏，心室起搏又逆传入心房，周而复始形成狭义的起搏器介导性心动过速。

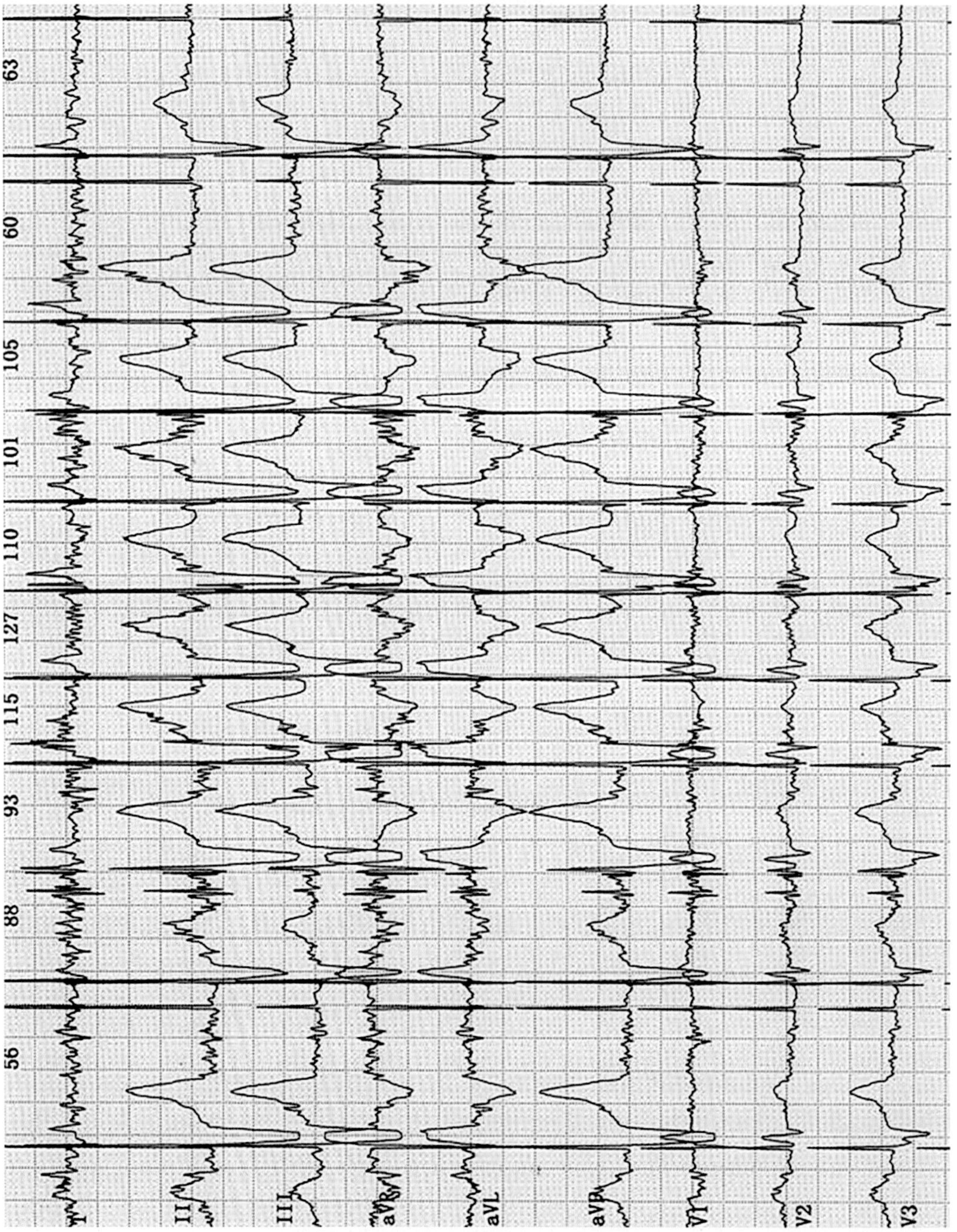


**图 18-89　广义的起搏器介导性心动过速**

双腔起搏器植入术后，心房电极过感知肌电信号触发心室起搏，形成广义的起搏器介导性心动过速。

# 第七节　起搏器参数设置不当或起搏器故障所致心律失常

1. 心室起搏不良致长 RR 间期　由于电极导线脱位、起搏电压过低、起搏阈值增高、起搏器电池耗竭等原因致心室起搏不良，形成长 RR 间期，见图 18-90。

2. 心房感知不良致心室律不齐　见图 18-91。

3. 竞争性心房起搏　心房无感知功能或间歇性心房感知功能不良时，起搏器仍按基础起搏间期发放心房起搏脉冲，于不应期之外起搏心房，亦称起搏器介导的房性早搏，见图 18-92～图 18-95。

4. 竞争性心室起搏　心室无感知功能或间歇性心室感知不良时，起搏器仍按基础起搏间期发放起搏脉冲，于不应期之外起搏心室，亦称起搏器介导的室性早搏，见图 18-96～图 18-100。

5. 心室感知过度致长 RR 间期　心室感知器将肌电位等心外电信号误判为自身的心室除极波造成感知过度时，抑制心室起搏脉冲的发放，造成长 RR 间期，见图 18-101。

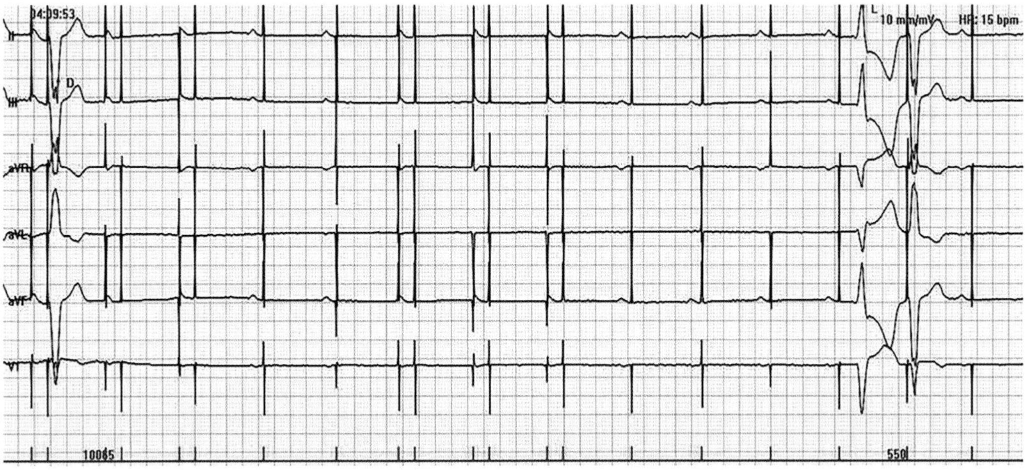


**图 18-90　心室起搏不良致长 RR 间期**

双腔起搏器植入术后，动态心电图片段，心室电极脱位，第 1～3、6～8 组心搏为房室顺序起搏工作方式，第 4、5、9～12、14、15 组心搏为 VAT 工作方式，其中第 2～12、15 组心搏中的心室起搏脉冲后均未继以心室波，间歇性心室起搏不良引起 10.065 s 的心室停搏，三度房室阻滞。

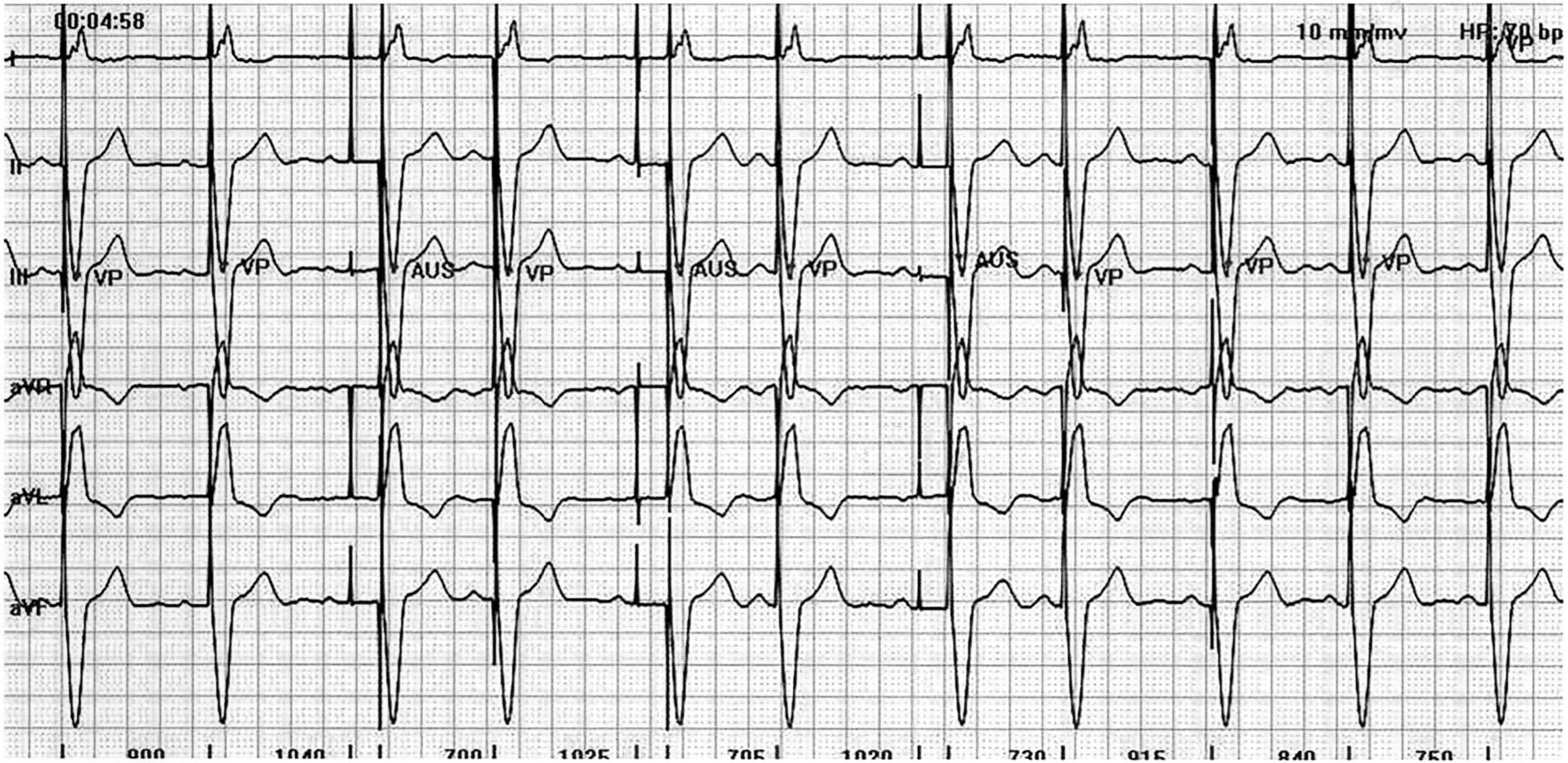


**图 18-91　心房感知不良致心室律不齐**

双腔起搏器植入术后，动态心电图片段，第 3、5、7 个窦性 P 波未被感知，心房感知不良形成假性心房起搏不良，但窦性 P 波仍按其自身节律发放，第 4、6、8 个 P-QRS 心搏为 VAT 工作方式，QRS 波提前出现造成心室律不齐是由心房感知不良所致。

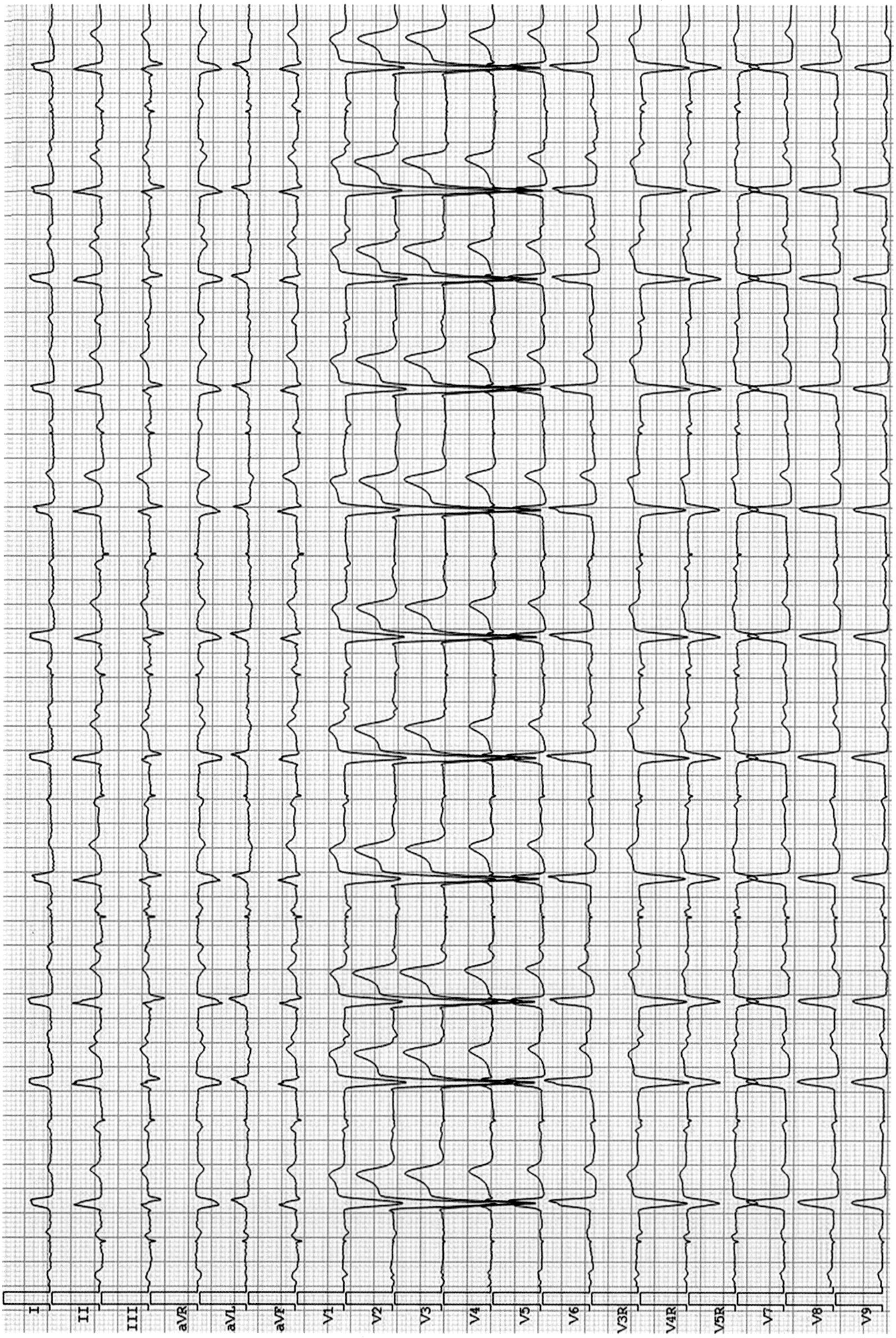


**图18-92　竞争性心房起搏(1)**

双腔起搏器植入术后，间歇性心房感知不良，出现竞争性心房起搏。

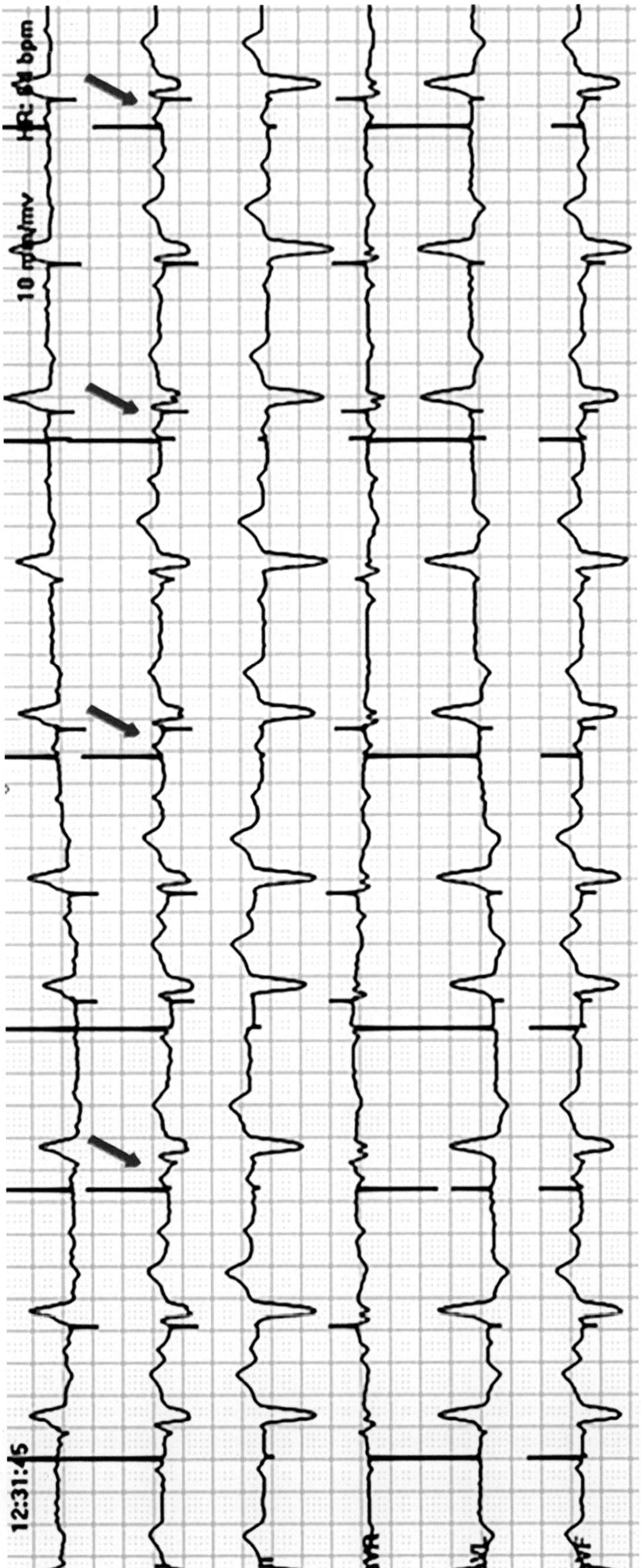


图 18-93　竞争性心房起搏(2)

双腔起搏器植入术后，箭头所示间歇性心房感知不良，出现竞争性心房起搏。

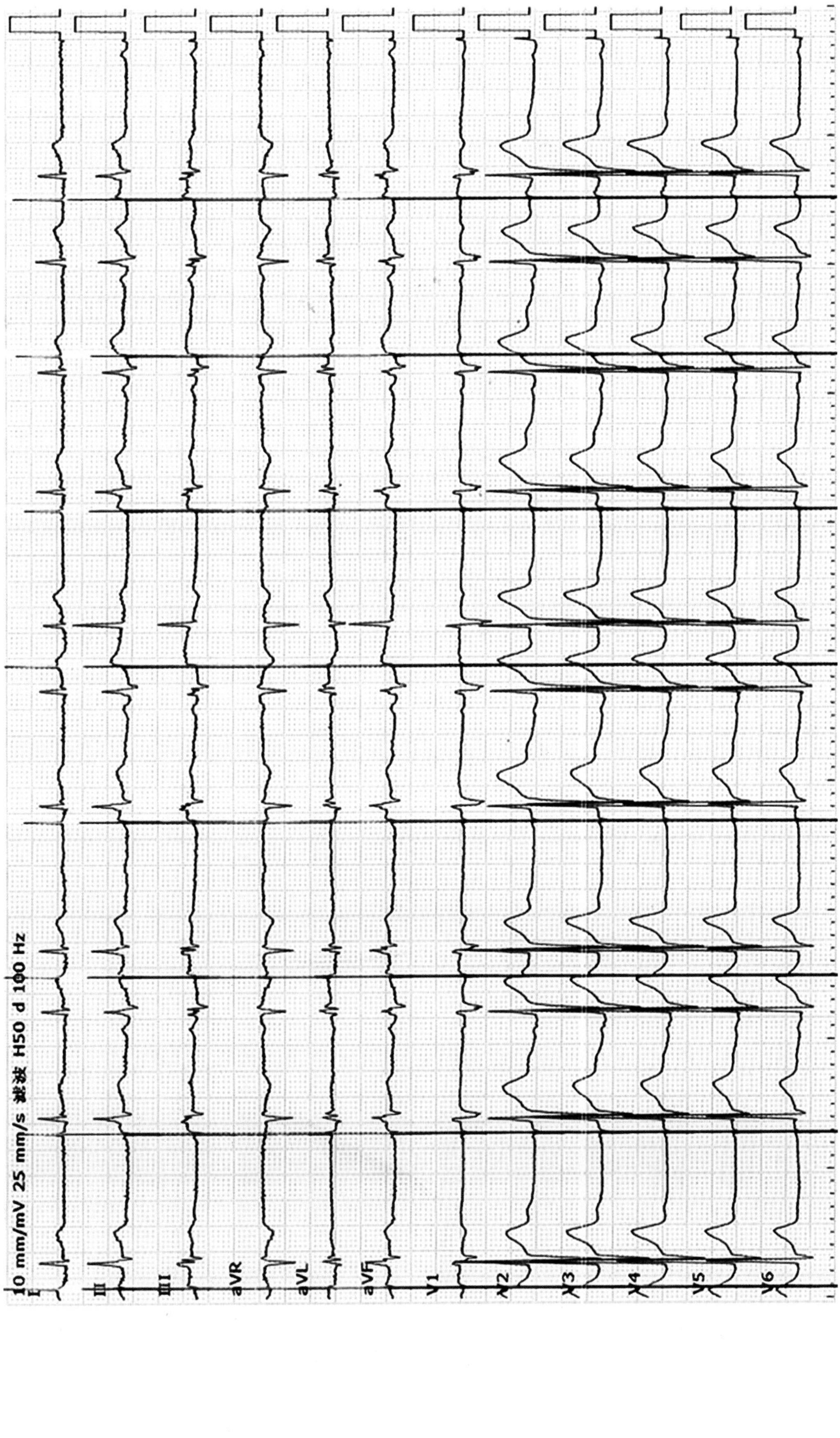


**图 18-94　竞争性心房起搏(3)**

AOO 起搏器植入术后，心房没有感知功能而出现固定频率的心房起搏，竞争性心房起搏。

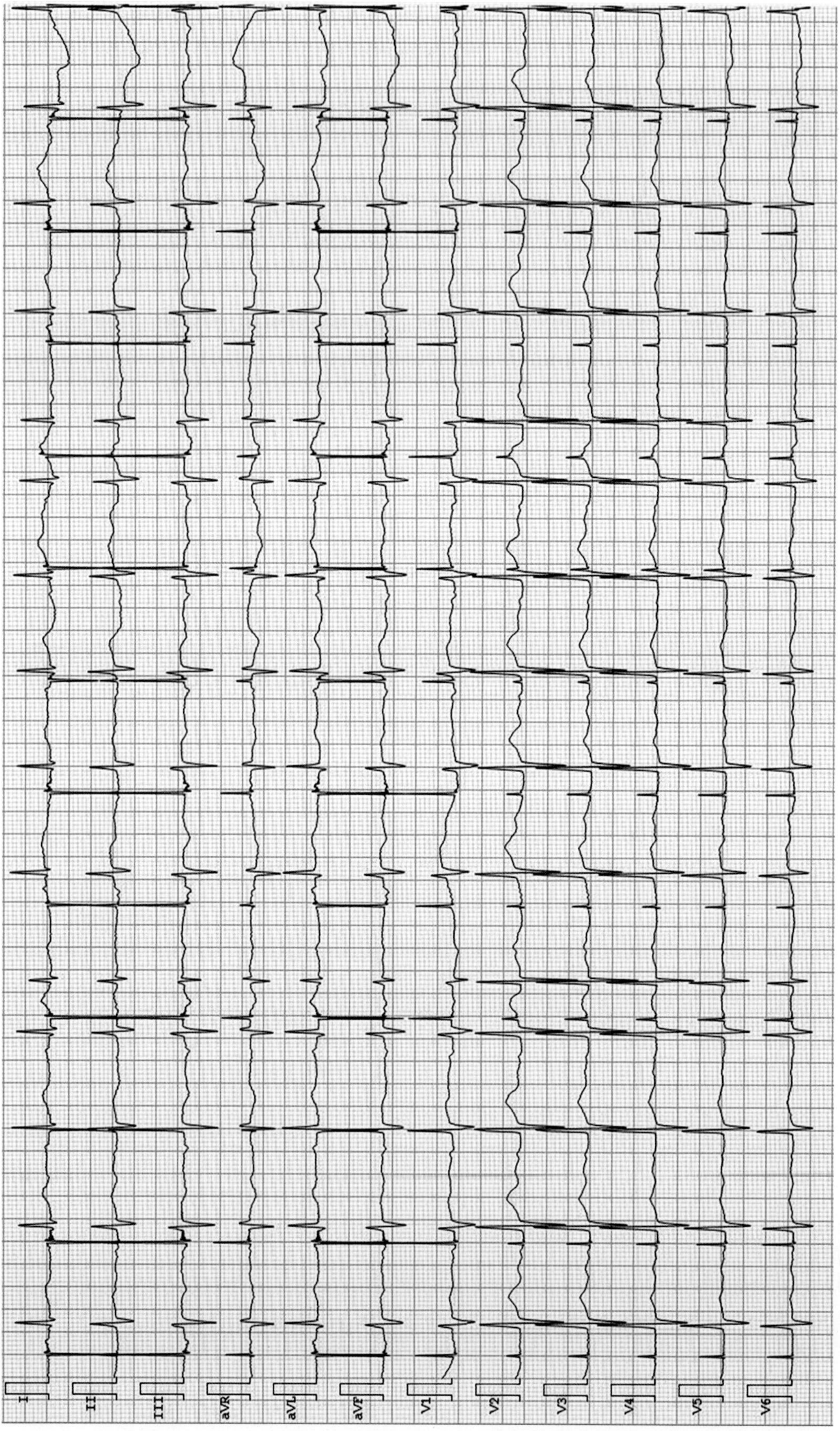


**图 18-95　竞争性心房起搏(4)**

AOO 起搏器植入术后，心房没有感知功能而出现固定频率的心房起搏，竞争性心房起搏。

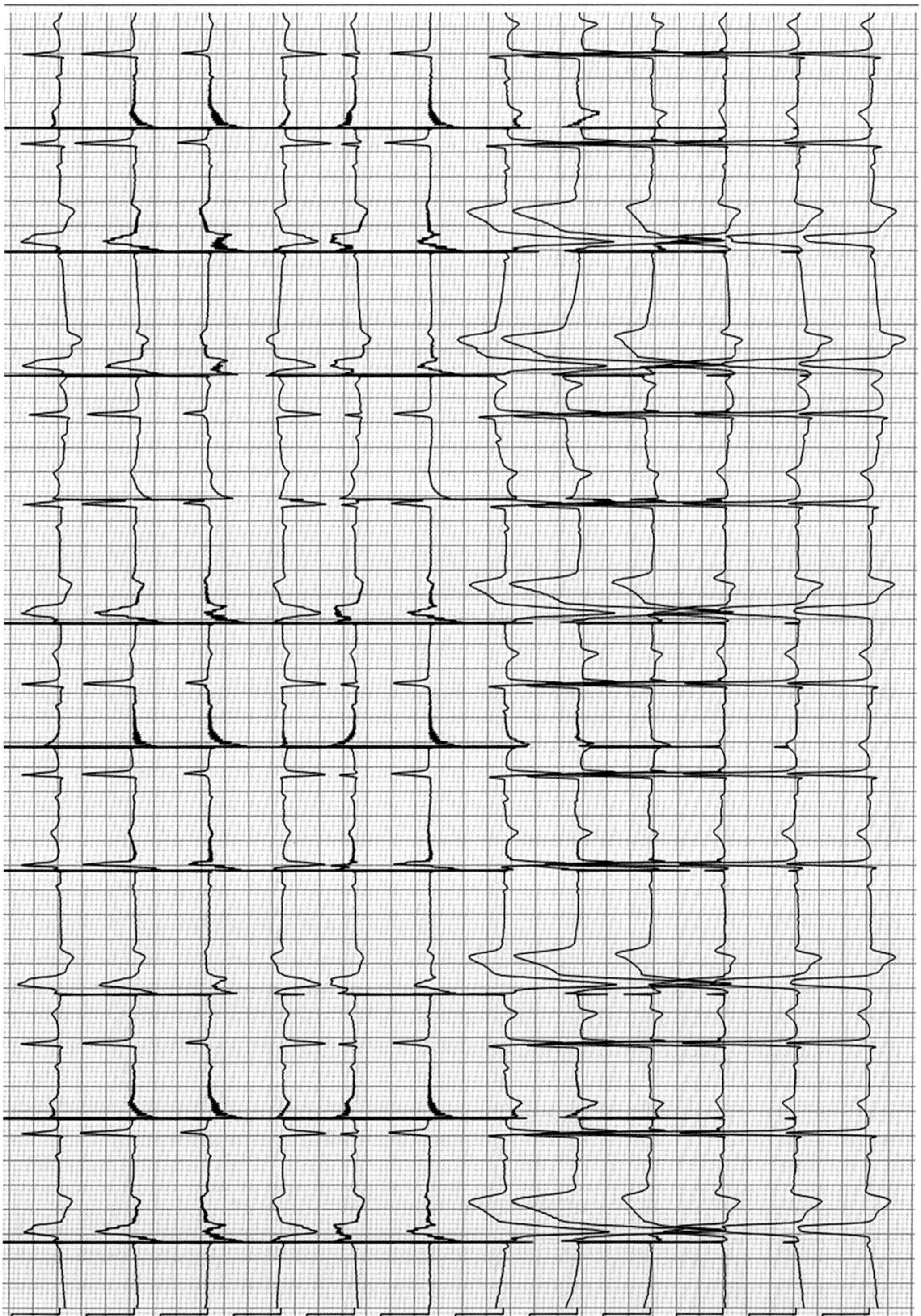


**图18-96　竞争性心室起搏(1)**

VOO起搏器植入术后，心室没有感知功能而出现固定频率的心室起搏，出现竞争性心室起搏。

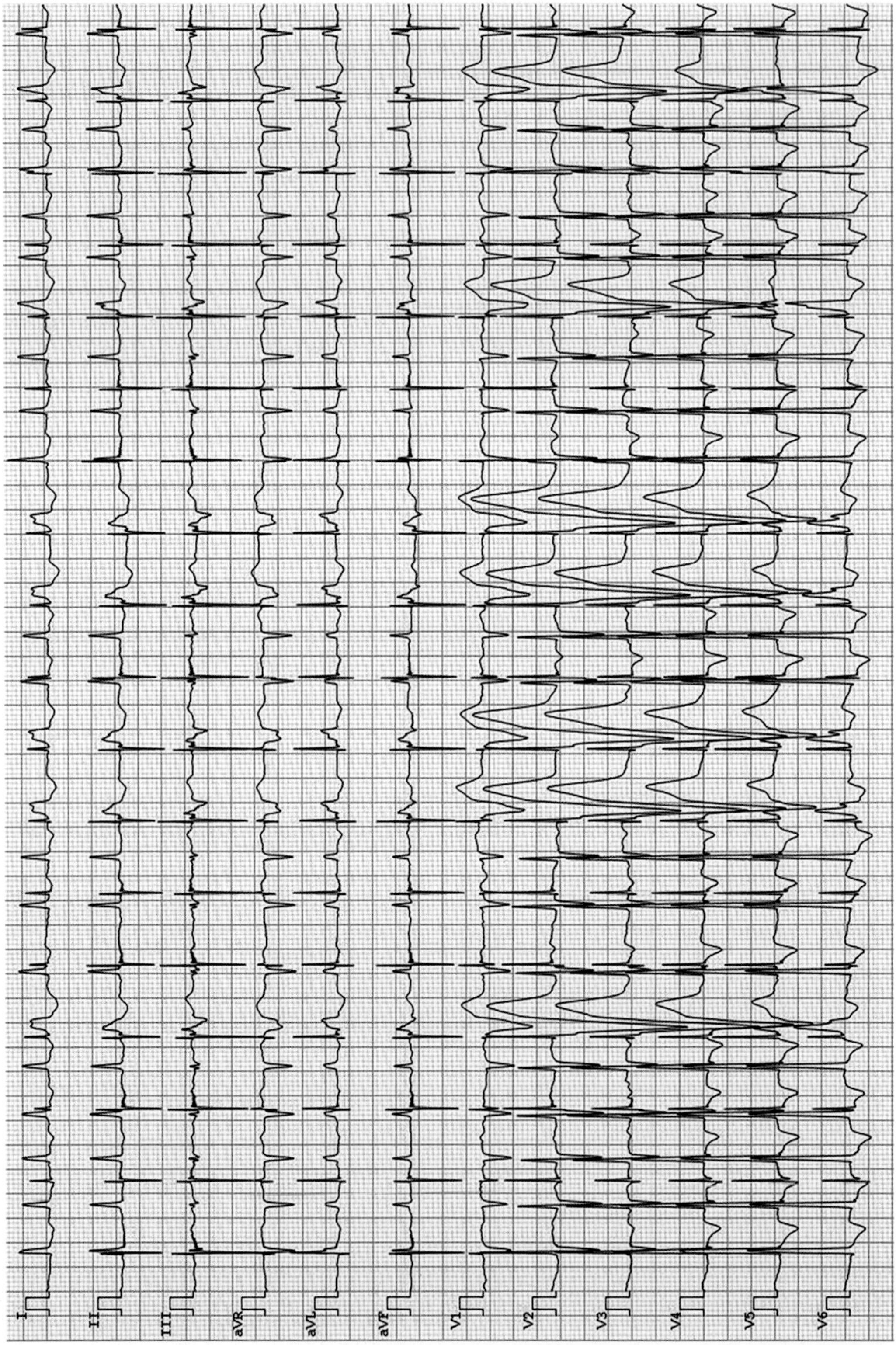


图 18-97 竞争性心室起搏(2)

VOO 起搏器植入术后，心室没有感知功能而出现固定频率的心室起搏，出现竞争性心室起搏。

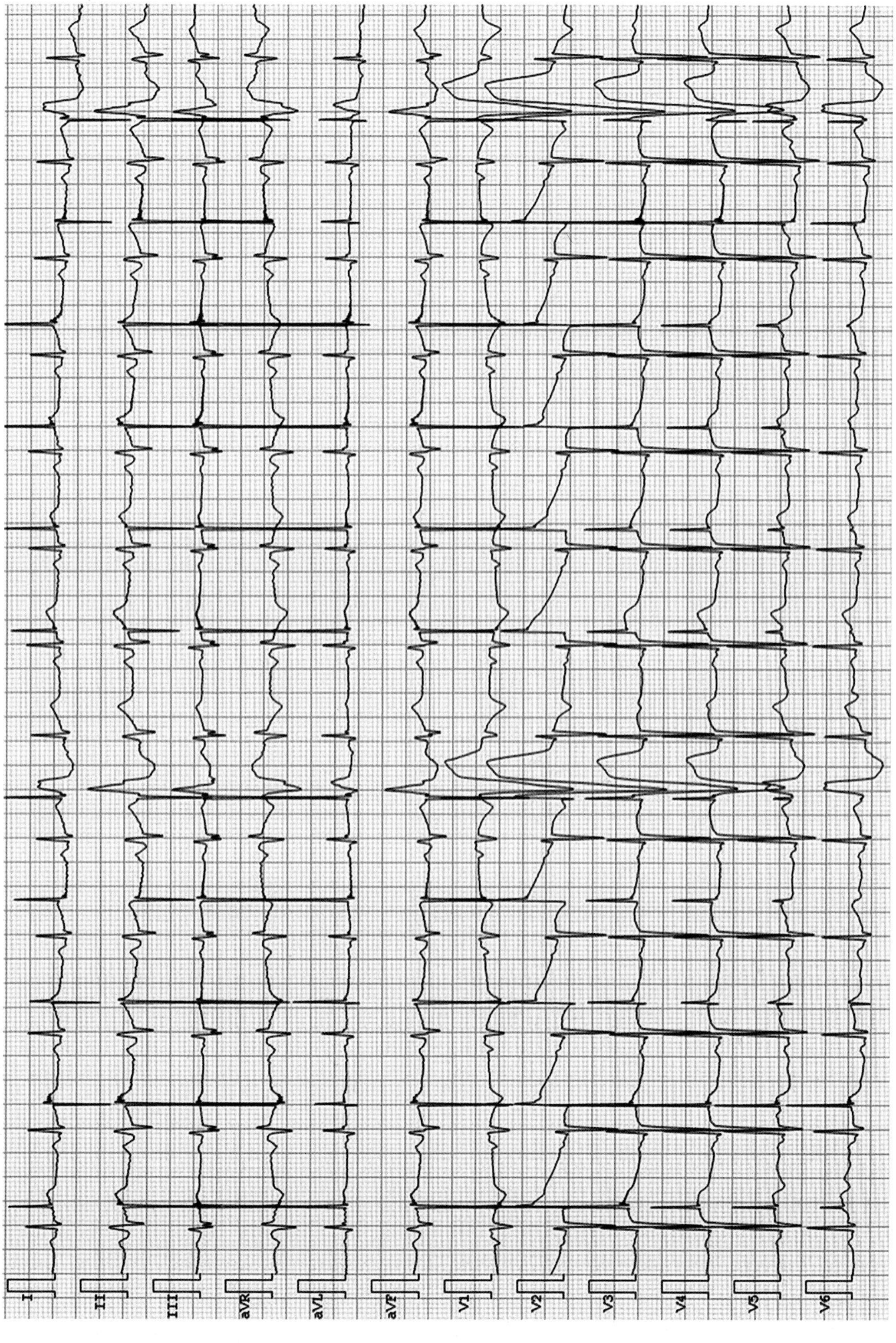


**图 18-98　竞争性心室起搏**

VVI 起搏器植入术后，间歇性心室感知功能不良，出现竞争性心室起搏。

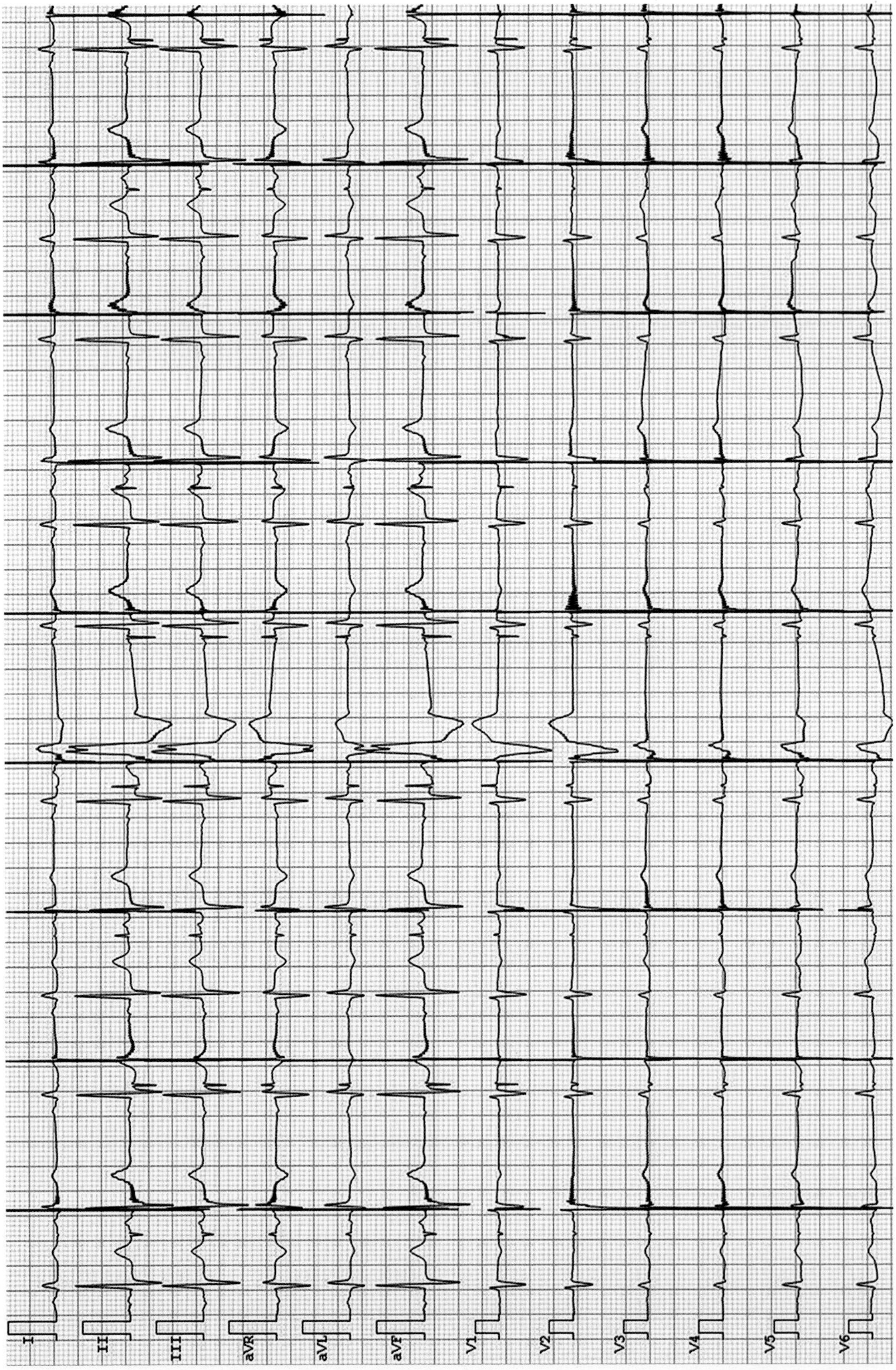


**图18-99　竞争性心房、心室起搏心律**

双腔起搏器植入术后，心房和心室没有感知功能而出现固定频率的房、室顺序起搏，即竞争性心房、心室起搏心律。

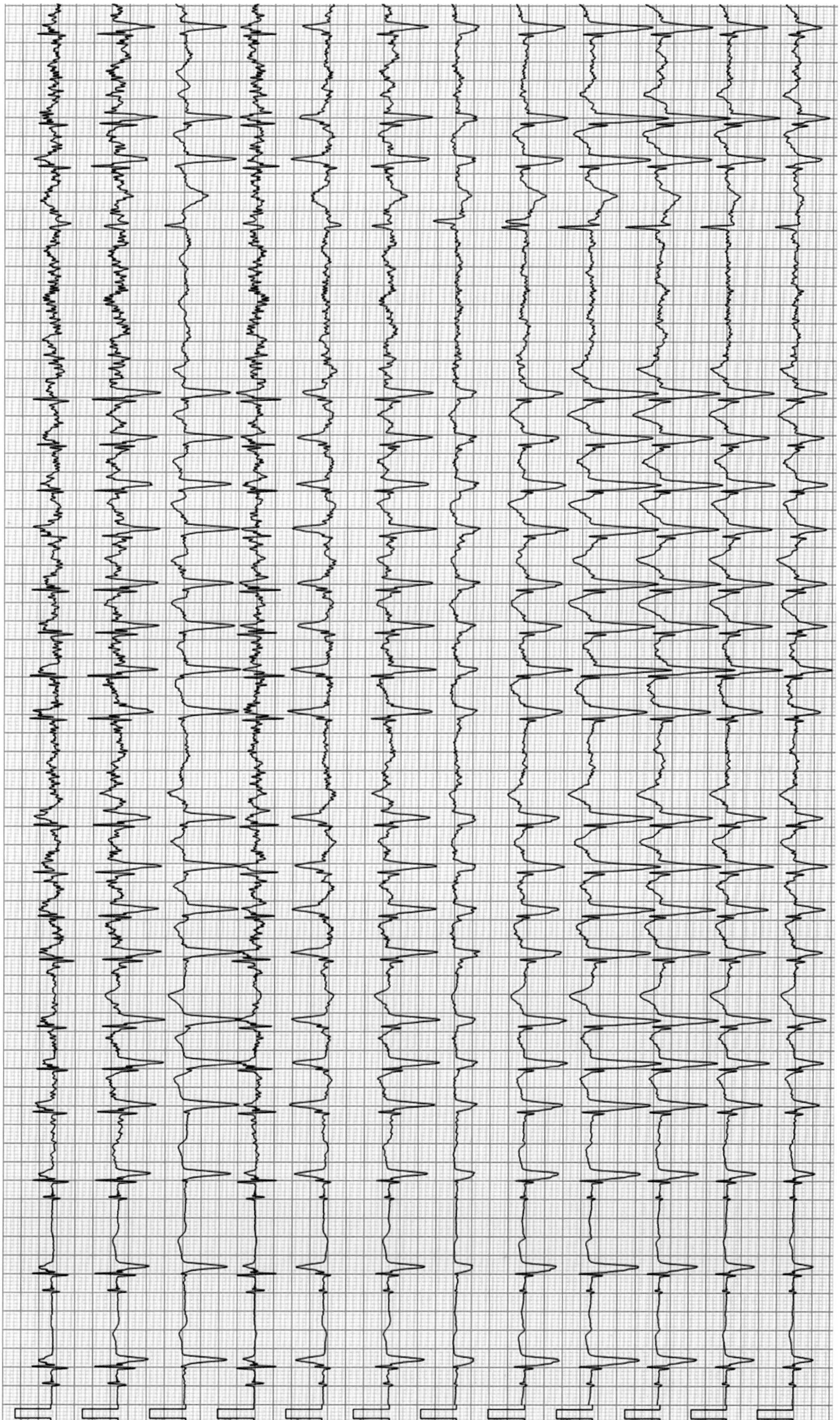


**图 18-100　心房过感知、心室过感知**

女，73 岁，双腔起搏器植入术后，第 1～3 组心搏为房室顺序起搏，基础起搏间期 1 000 ms，刷牙干扰波触发心室起搏，即心房过感知，长于 1 000 ms 的起搏间期及起搏-自主心搏间期，即心室过感知。

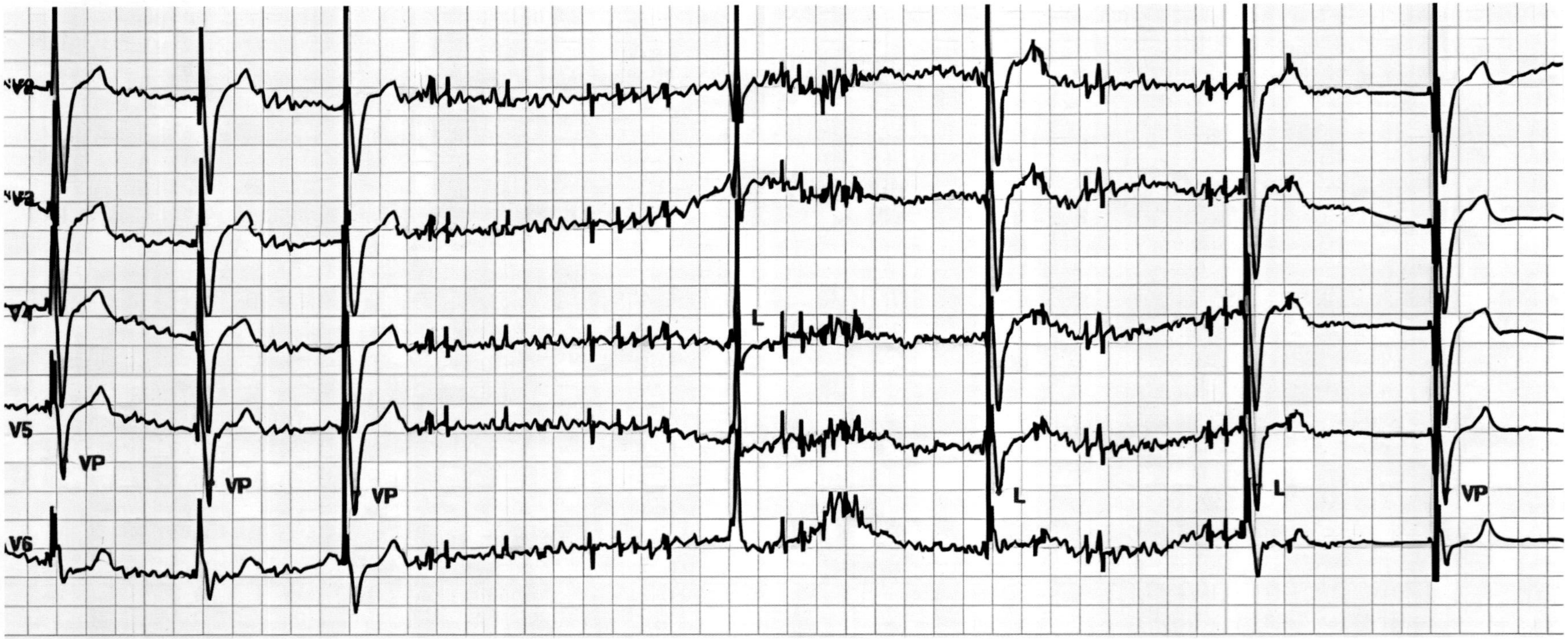


图 18-101　心室感知过度致长 RR 间期

VVI 起搏器植入术后，$R_1R_2$、$R_2R_3$ 为基础起搏间期，由于心室电极过感知肌电信号抑制心室起搏脉冲的发放，$R_3R_4$、$R_4R_5$、$R_5R_6$、$R_6R_7$ 间期均长于基础起搏间期。

# 第八节　起搏器介导的房室阻滞

双腔起搏器植入后，犹如植入了一个人工房室结，心房的电活动既可以沿着自身房室结下传心室，又可以沿着人工房室结下传心室。当自身房室传导功能异常时，起搏器的传导功能可以在心电图上显示出来。

天然房室结位于心房和心室之间，是激动自心房向心室或心室向心房传导的必经之路，具有兴奋传导、传导延搁、过滤冲动、起搏功能。起搏器这个人工房室结模拟天然房室结的功能，表现出1∶1房室传导，房室传导文氏现象、2∶1房室传导和自动模式转换，见图18-102。

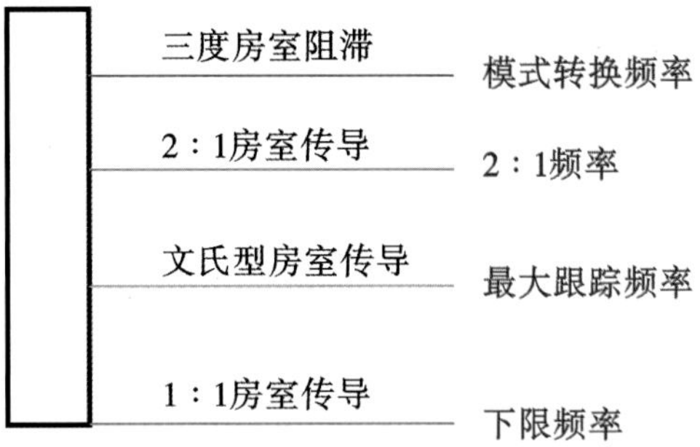


图18-102　双腔起搏器传导功能示意

### （一）最大跟踪频率

双腔起搏器感知心房活动后触发心室起搏，这种心房激动触发心室起搏的最快频率称为最大跟踪频率，即起搏器对快速心房率保持1∶1跟踪并触发心室的最高频率，亦称上限跟踪频率（upper tracking rate，UTR）、最高跟踪频率，多数设置为120～130次/min；该功能的设置既能保证双腔起搏器房室顺序起搏的生理需求，又能避免因跟随快速房性心律失常而引发快频率心室起搏，其限制的是最高心室起搏频率，防止起搏器感知快速的房性心律失常触发较快的心室率。

最大跟踪频率的心电图表现为当心房活动超过最大跟踪频率后，心房激动将可能落入心室后心房不应期，不能触发心室起搏，而出现起搏器传导的文氏型阻滞甚至2∶1阻滞现象。

### （二）双腔起搏器的1∶1房室传导

当自主心房率高于起搏器的下限频率，同时低于最大跟踪频率、自身的PR间期长于SAV间期时，心室起搏以1∶1的反应方式，即VAT工作方式的1∶1房室传导，见图18-103～图18-105。

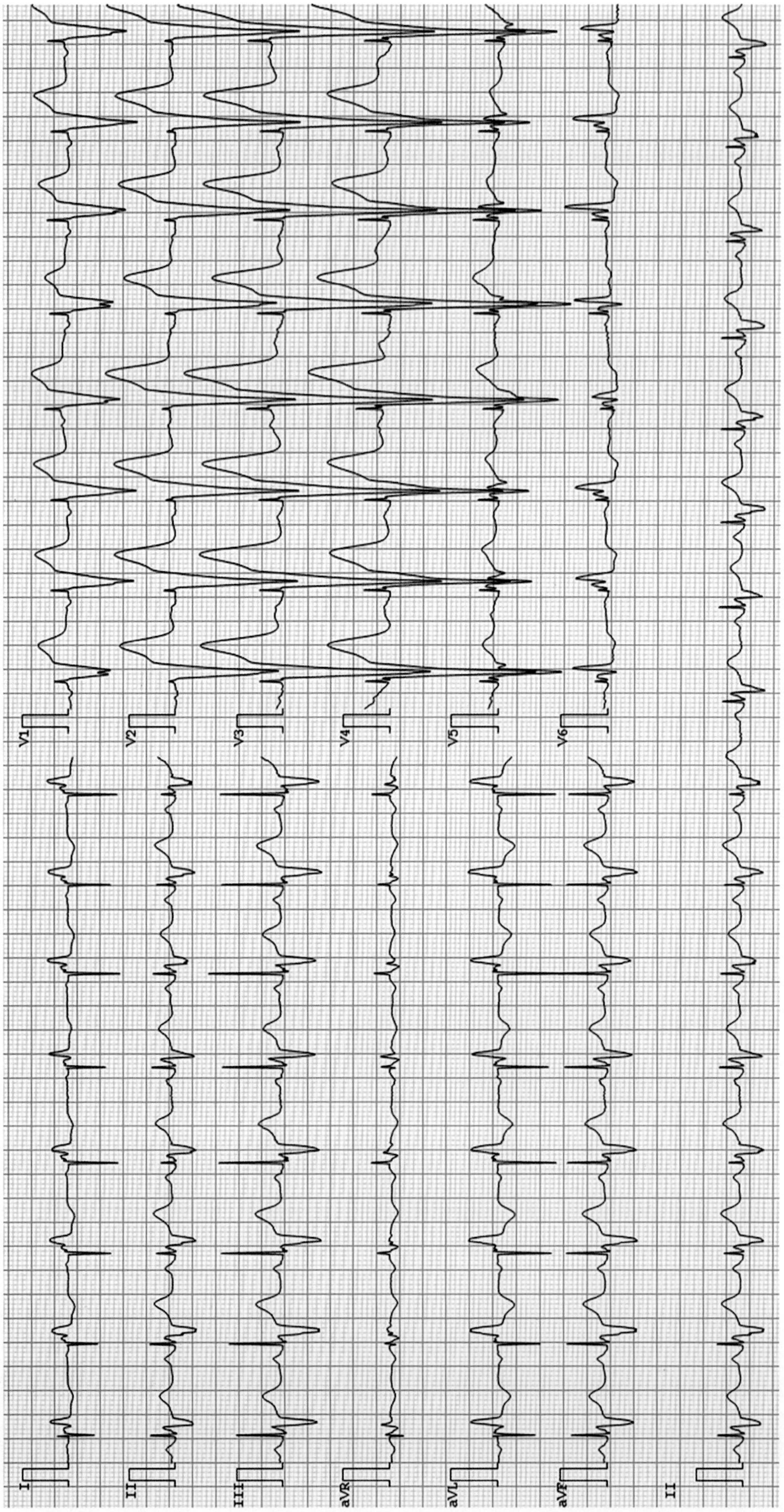


图18-103　双腔起搏器的1：1房室传导(1)

窦性心律，VAT工作方式，1：1房室传导。

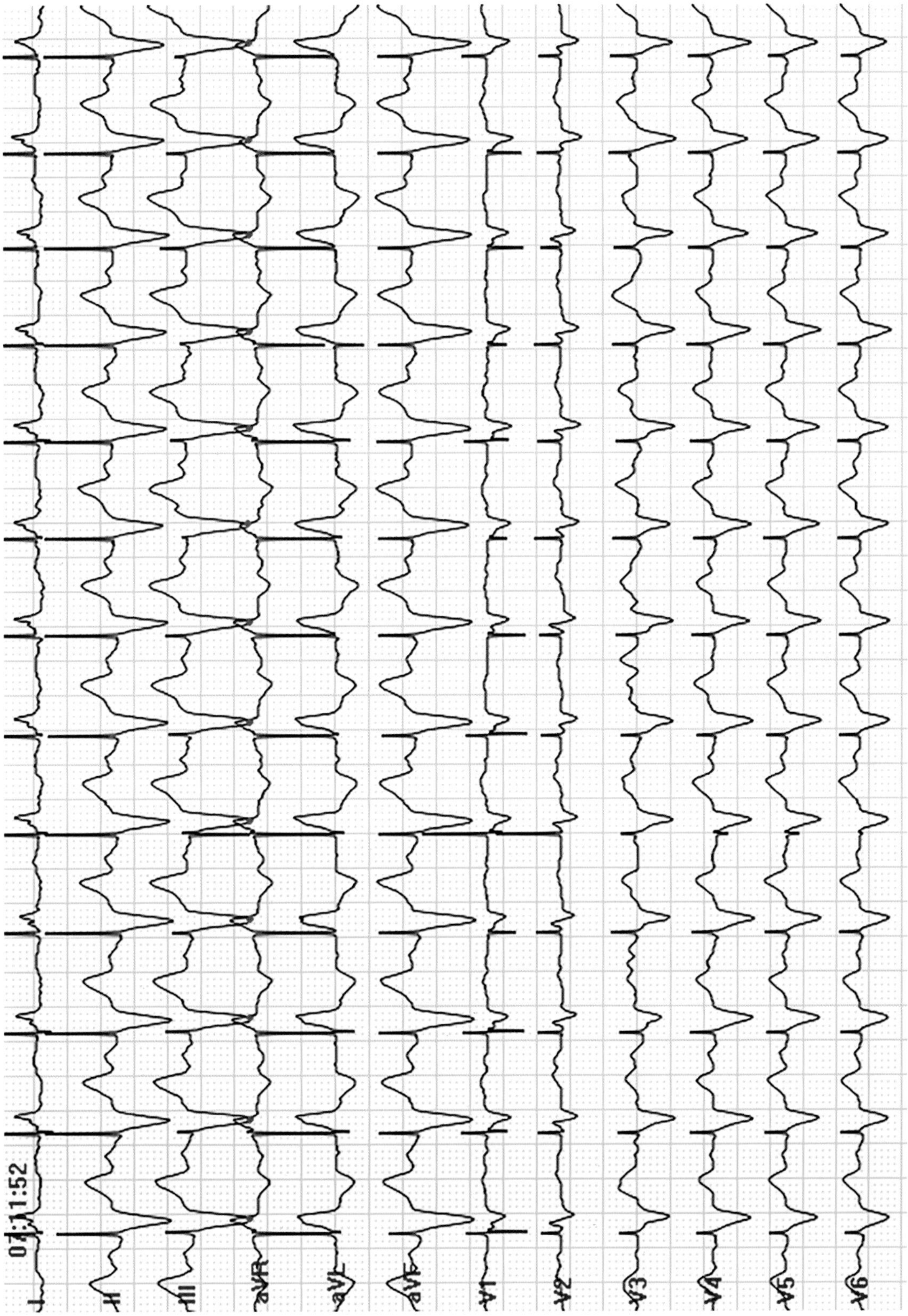


**图 18-104　双腔起搏器的 1：1 房室传导(2)**

双腔起搏器植入术后，动态心电图片段，窦性心律，VAT 工作方式，1：1 房室传导。

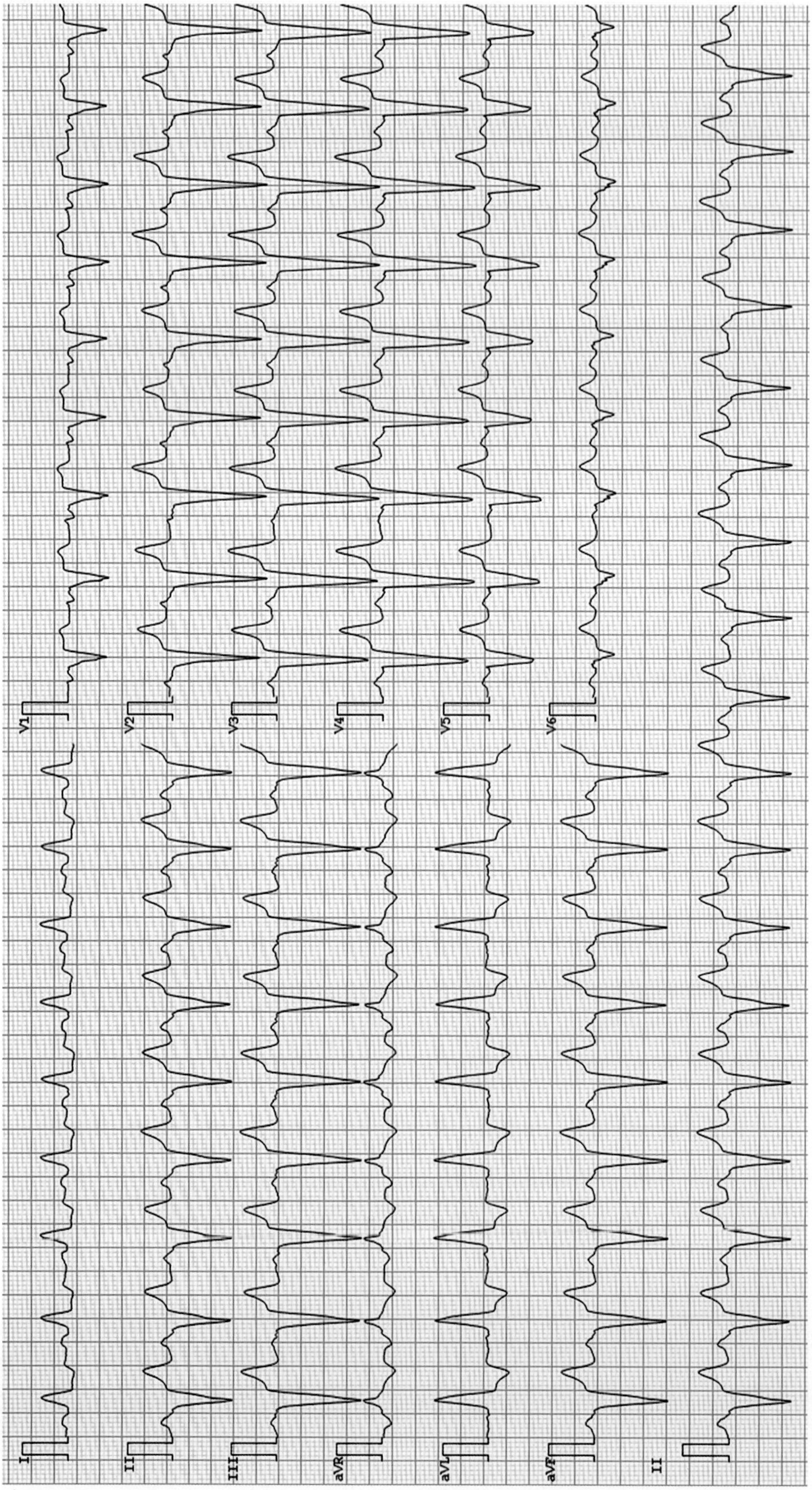


图18-105　双腔起搏器的1∶1房室传导(3)

双腔起搏器植入术后,窦性心律,VAT工作方式,1∶1房室传导。

### （三）双腔起搏器的房室传导文氏现象

当自主心房率高于起搏器的最大跟踪频率、自主心房频率间期长于心房总不应期（TARP），自身的 PR 间期长于 SAV 间期时，表现为 VAT 工作方式的文氏型房室传导，因受最大跟踪频率的限制，SAV 间期被动性逐渐延长，VA 间期相应缩短，直至心房波落入心室后心房不应期（PVARP），心室不再跟踪心房，与二度 I 型房室阻滞相似，见图 18-106 ~ 图 18-113。

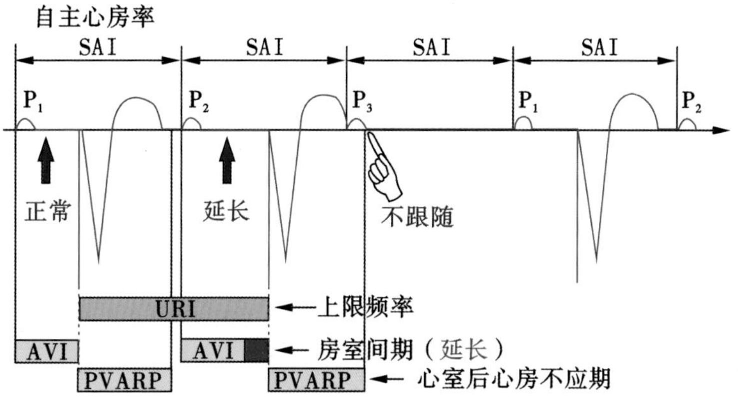


图 18-106　双腔起搏器 VAT 工作方式的文氏型房室传导示意

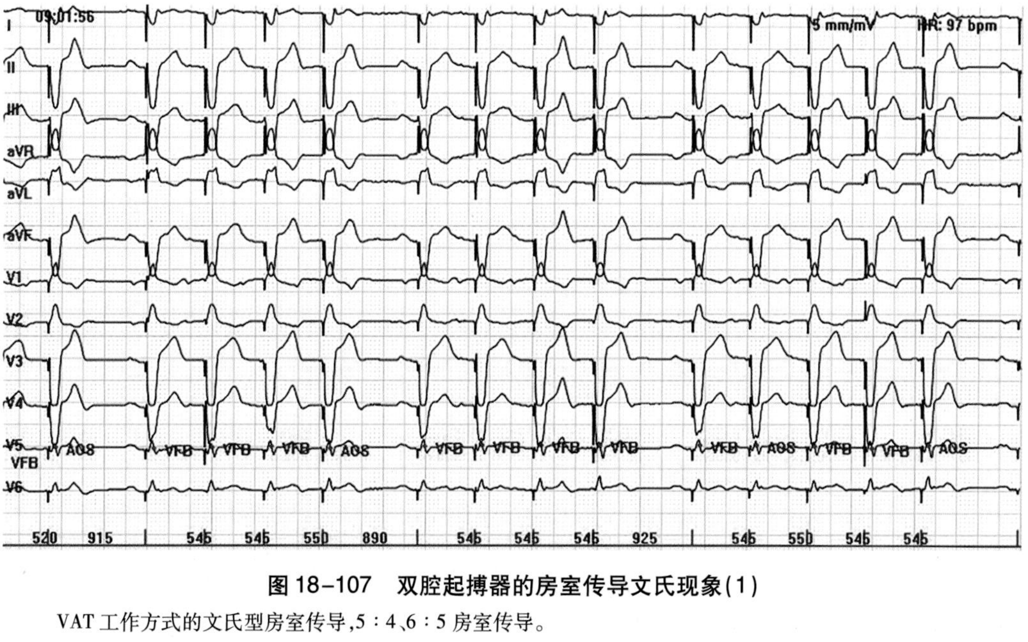

图 18-107　双腔起搏器的房室传导文氏现象(1)

VAT 工作方式的文氏型房室传导，5 : 4、6 : 5 房室传导。

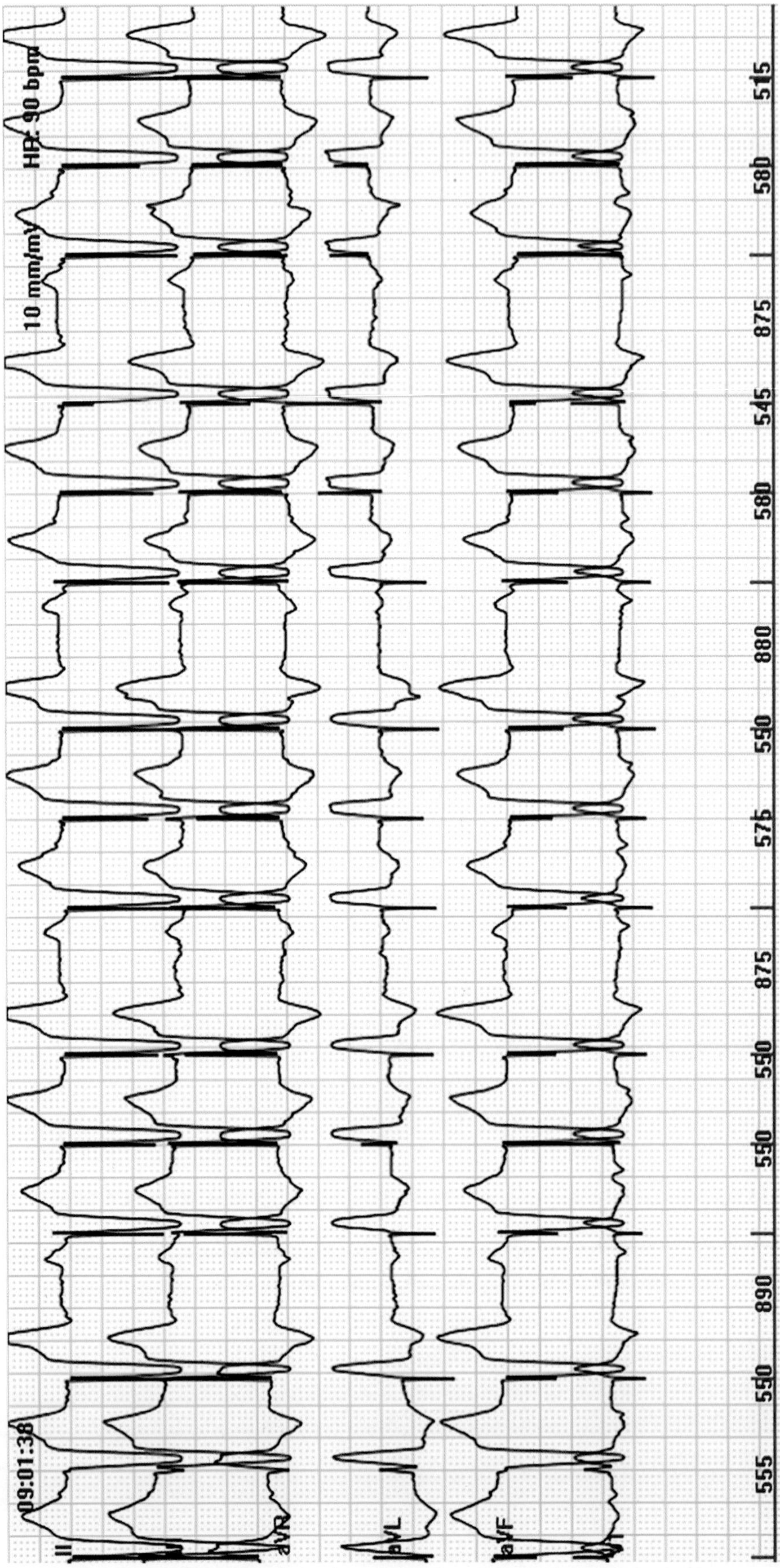


**图 18-108　双腔起搏器的房室传导文氏现象(2)**

与图 18-107 为同一患者，VAT 工作方式的文氏型房室传导，4∶3 房室传导。

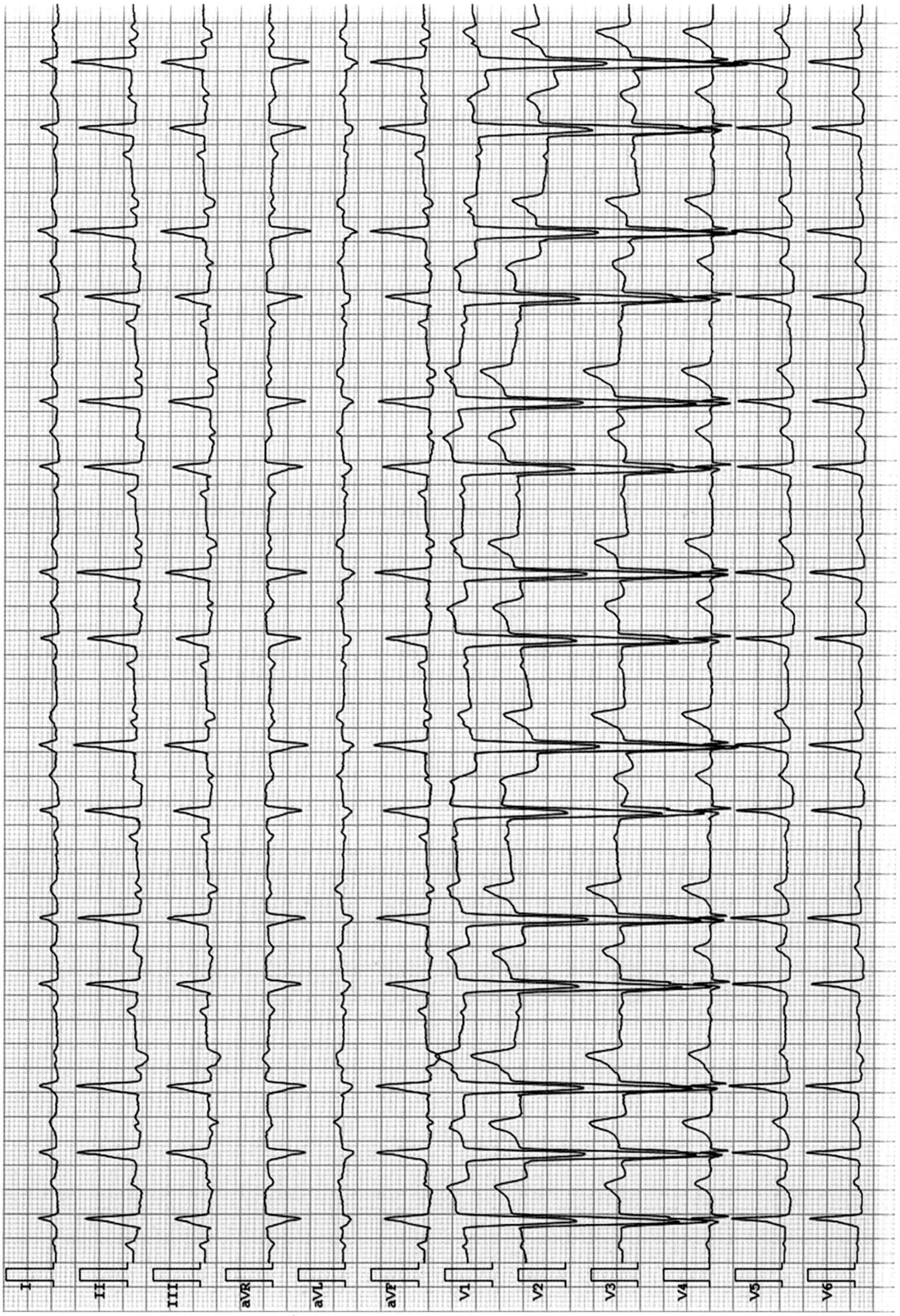


**图 18-109　双腔起搏器的房室传导文氏现象(3)**

双腔起搏器植入术后，窦性心动过速，VAT 工作方式的文氏型房室传导，3∶2、4∶3 房室传导。

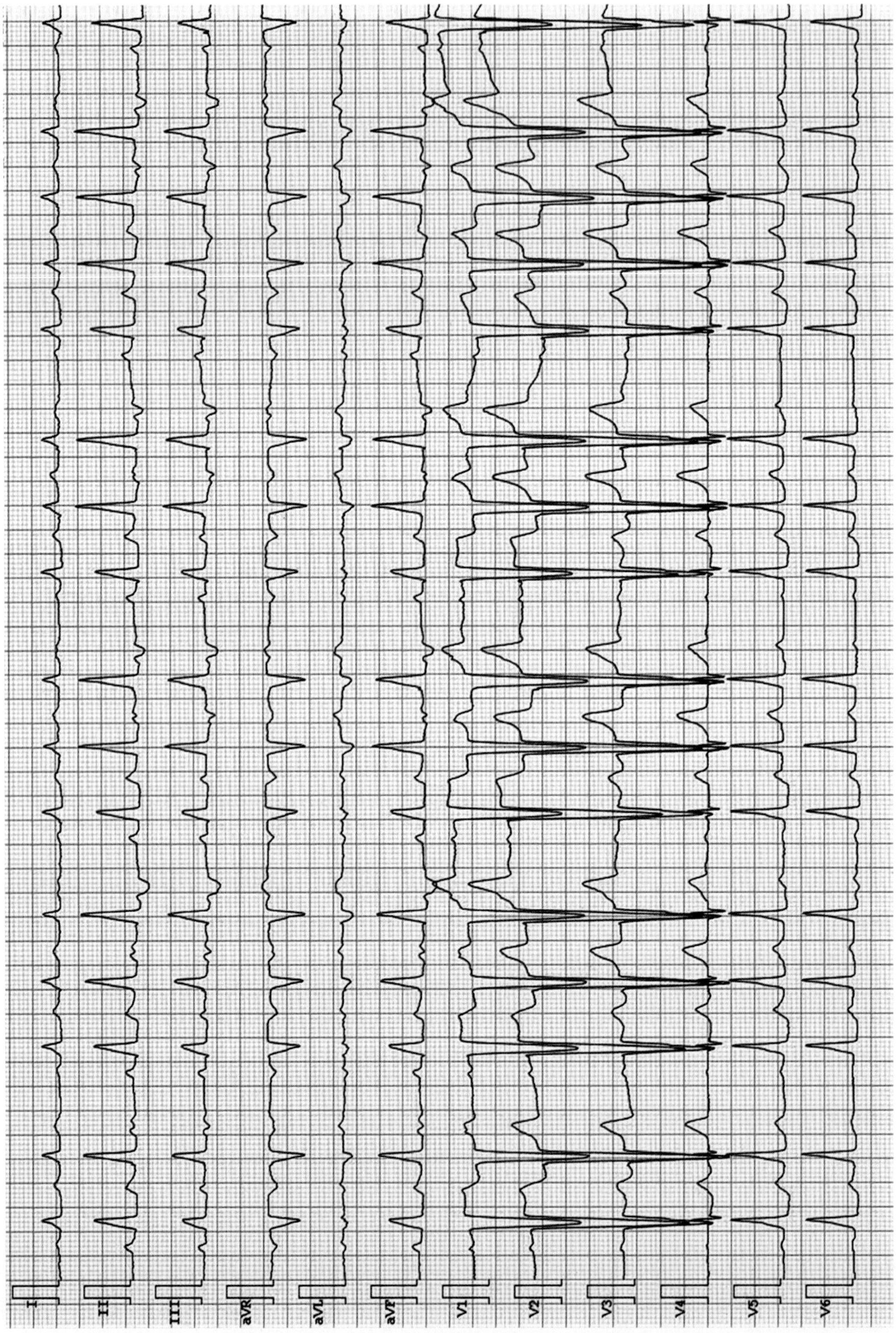


**图 18-110　双腔起搏器的房室传导文氏现象(4)**

与图 18-109 为同一患者常规心电图，窦性心动过速，VAT 工作方式的文氏型房室传导，3∶2、4∶3、5∶4 房室传导。

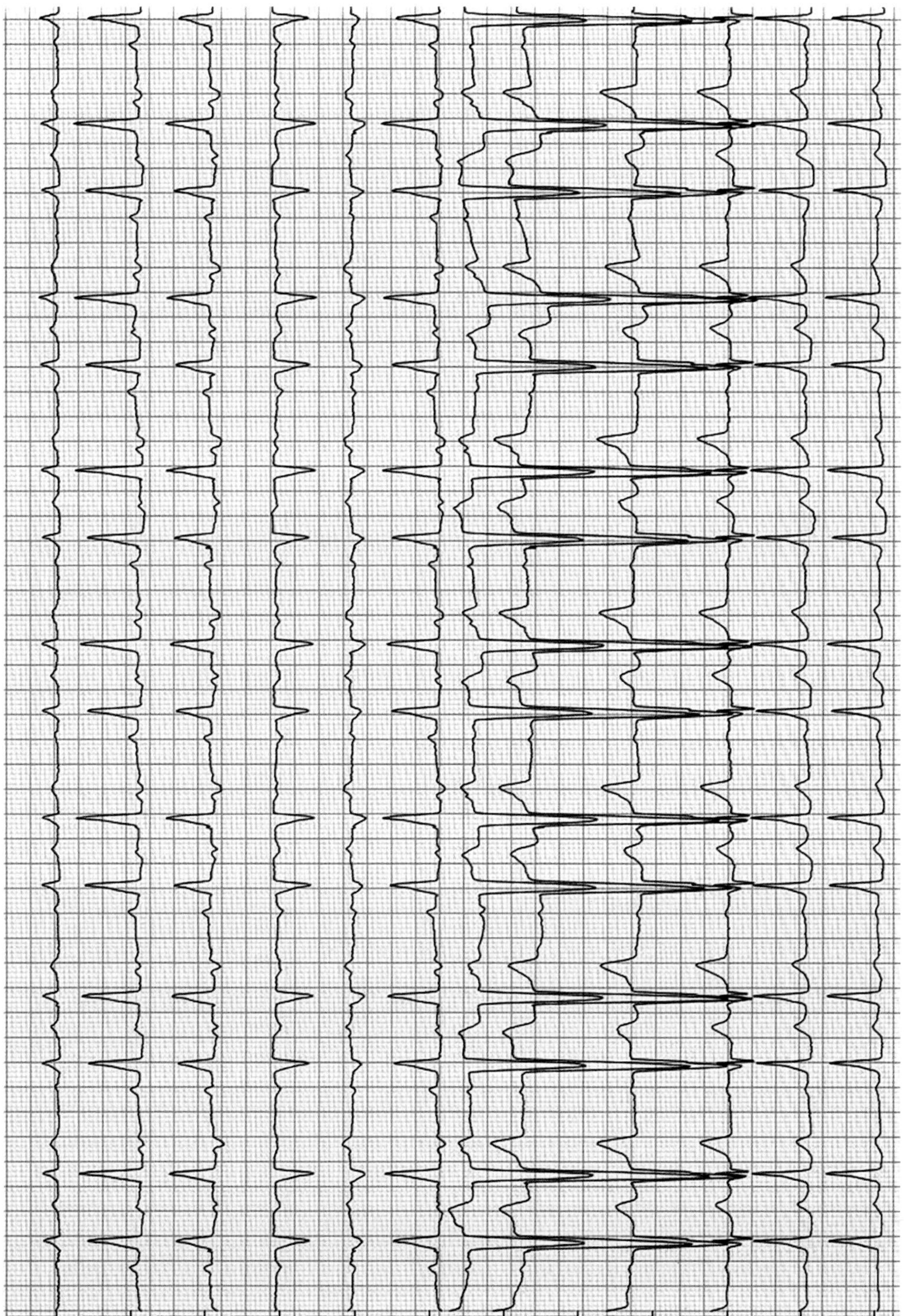


**图 18-111　双腔起搏器的房室传导文氏现象(5)**

与图 18-109 为同一患者常规心电图，窦性心动过速，VAT 工作方式的文氏型房室传导，3∶2 房室传导。

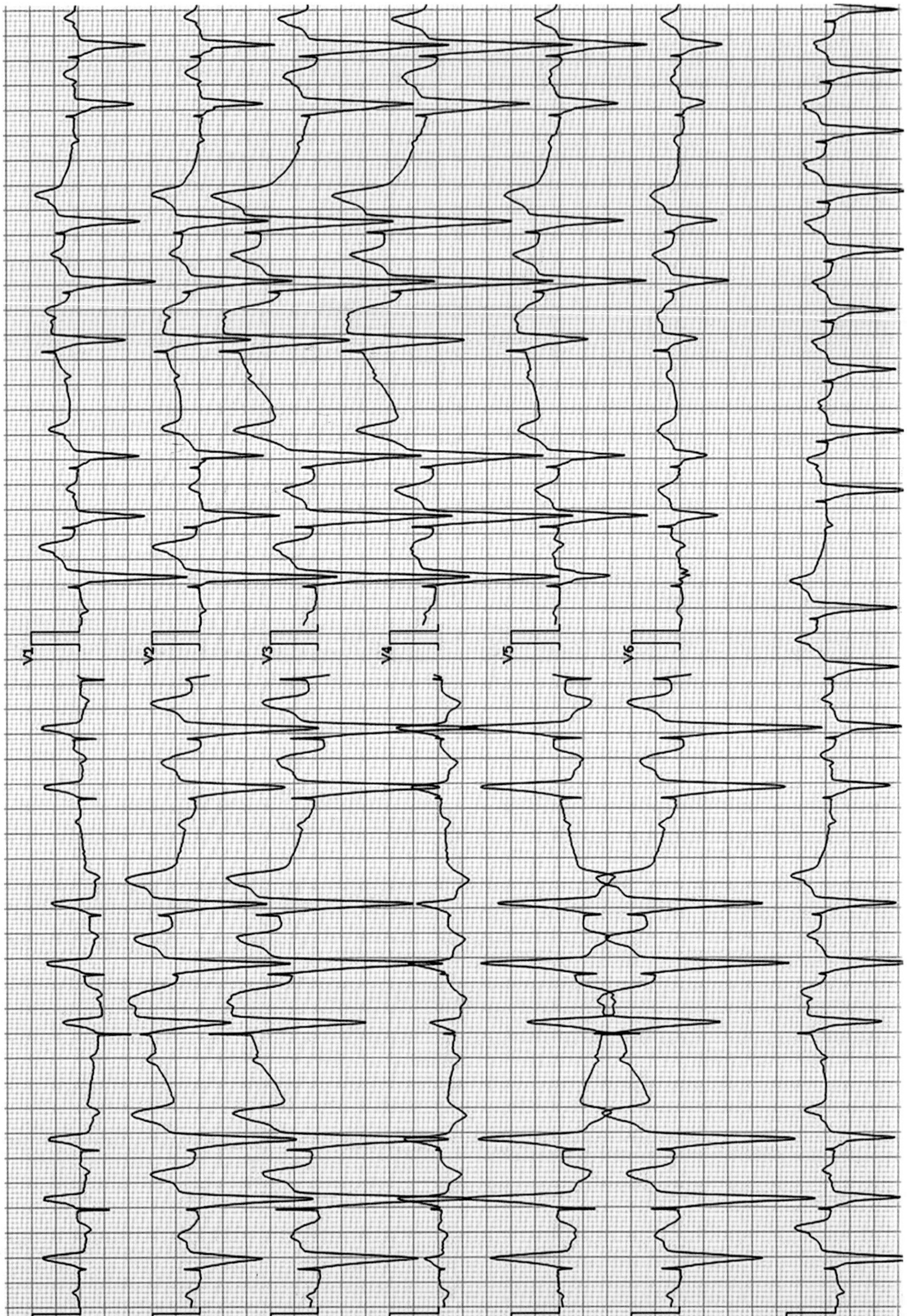


**图18-112　双腔起搏器的房室传导文氏现象(6)**

双腔起搏器植入术后，窦性心动过速，VAT工作方式的文氏型房室传导。

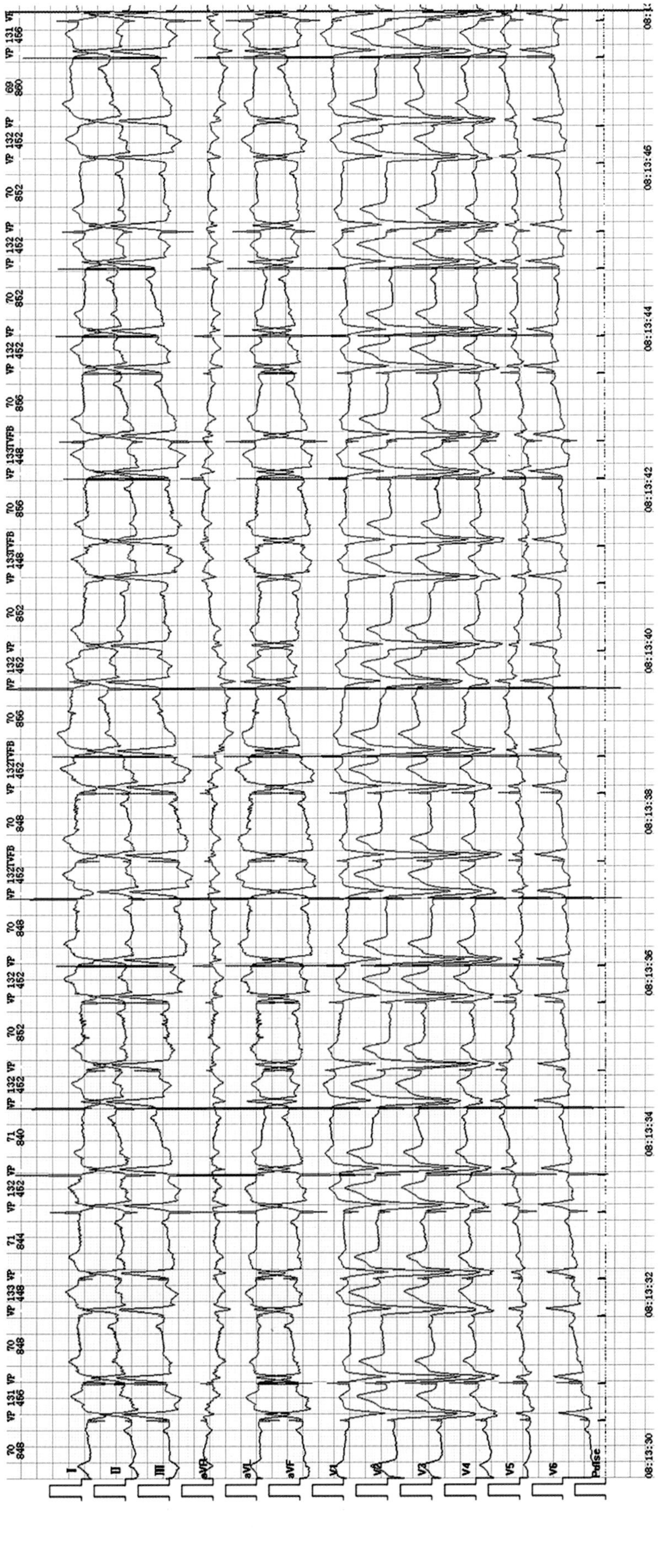

图18-113　双腔起搏器的房室传导文氏现象(7)

动态心电图片段,窦性心动过速,VAT工作方式的文氏型房室传导,3∶2房室传导。

### (四)双腔起搏器的2∶1房室传导

当自主心房率高于起搏器的最大跟踪频率,自主心房频率间期短于心房总不应期,自主心房率低于自动模式转换频率时,出现每2个心房波中有1个落入心室后心房不应期内不触发心室起搏,表现为VAT工作方式的2∶1房室传导,见图18-114~图18-119。

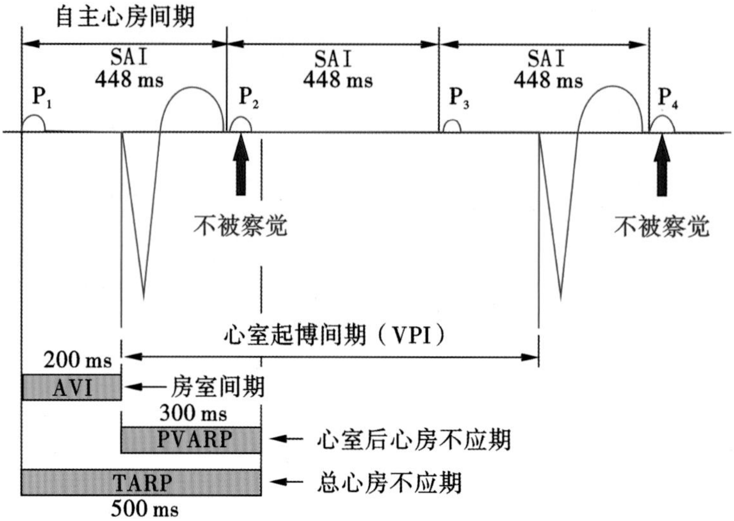


图18-114　双腔起搏器VAT工作方式的2∶1房室传导示意

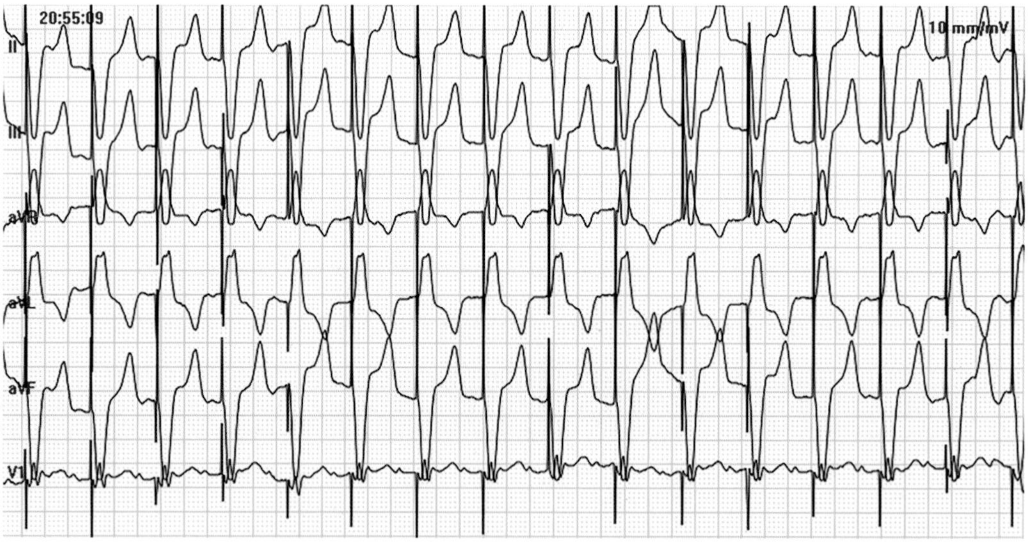


图18-115　双腔起搏器的2∶1房室传导(1)

双腔起搏器植入术后,动态心电图片段,房性心动过速,VAT工作方式的2∶1房室传导。

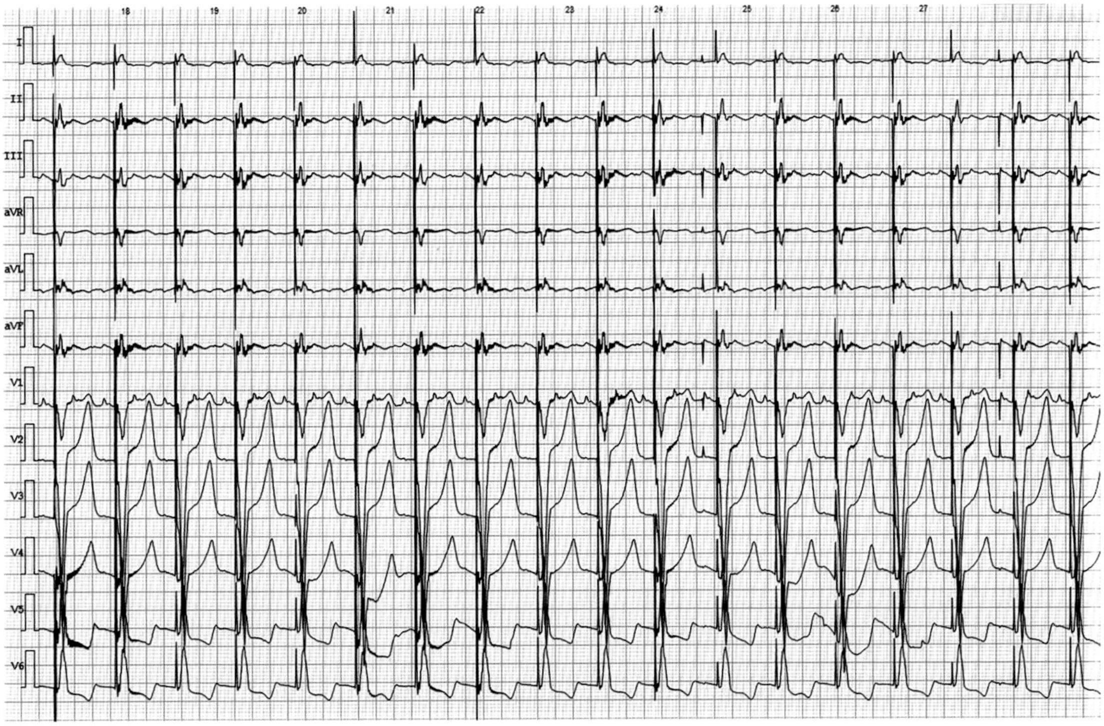


**图 18-116　双腔起搏器的 2∶1 房室传导(2)**

双腔起搏器植入术后，房性心动过速，VAT 工作方式的 2∶1 房室传导。

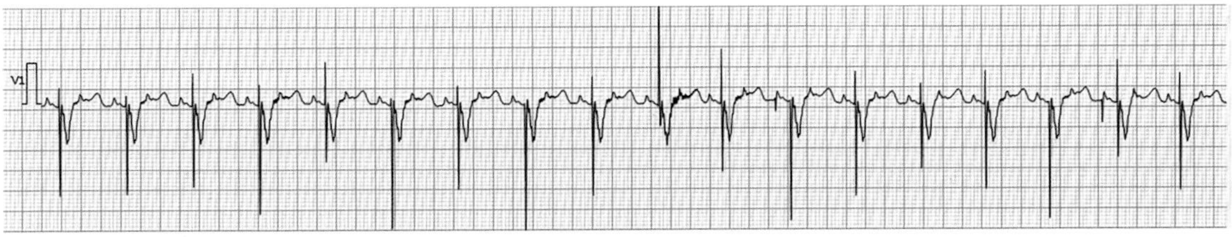


**图 18-117　双腔起搏器的 2∶1 房室传导(3)**

为图 18-116 中 $V_1$ 导联显示位于 ST 段中的自主心房波后均无起搏脉冲跟随，而位于 T 波之后的自主心房波均有起搏脉冲跟随并起搏心室，表现为 VAT 工作方式的 2∶1 房室传导。

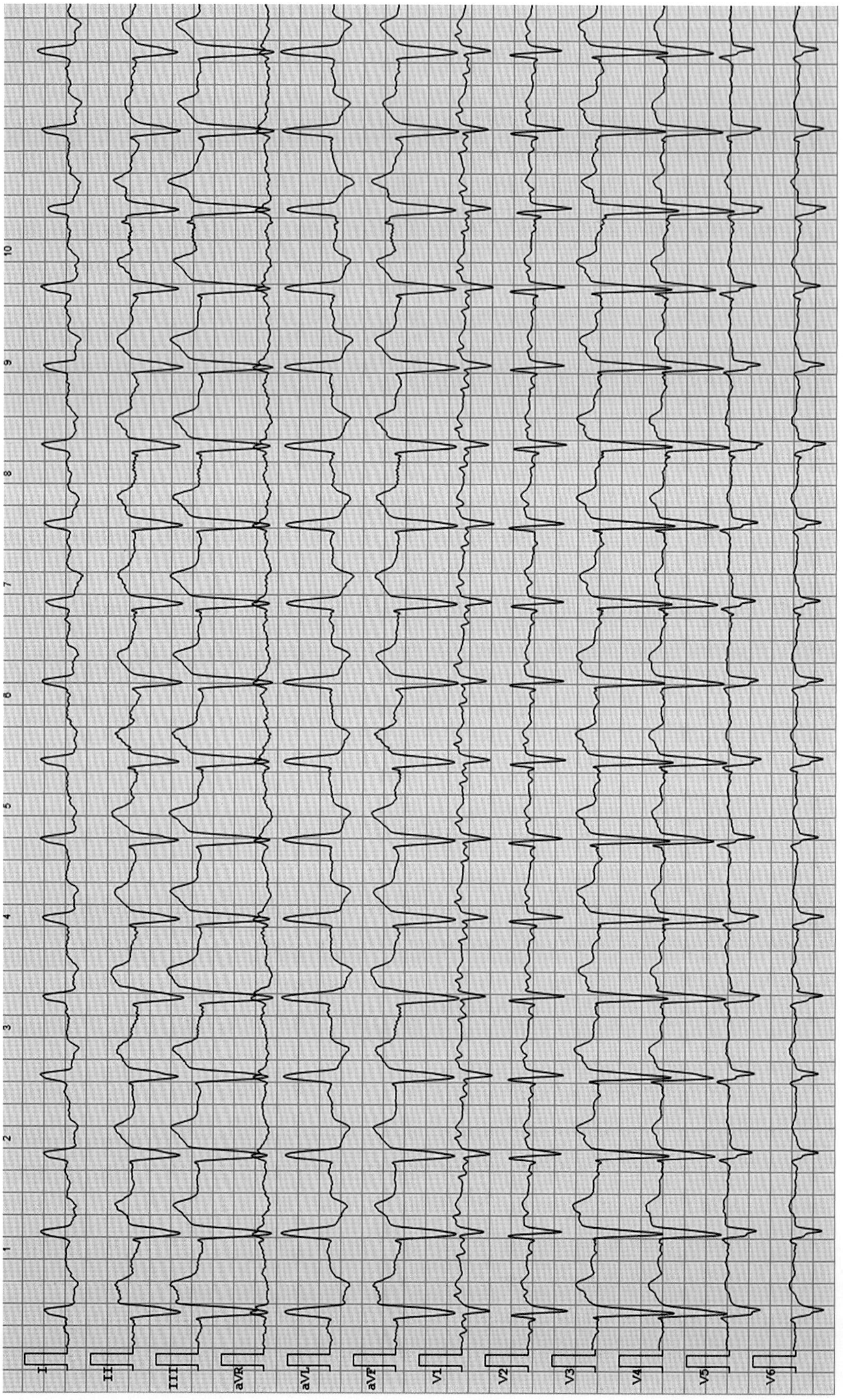


**图 18-118　双腔起搏器的 2∶1 房室传导(4)**

男,81 岁,双腔起搏器植入术后,心房波规律发放,频率 168 次/min,心室波为心室起搏,频率 84 次/min,即房性心动过速伴 VAT 工作方式,呈 2∶1 房室传导。

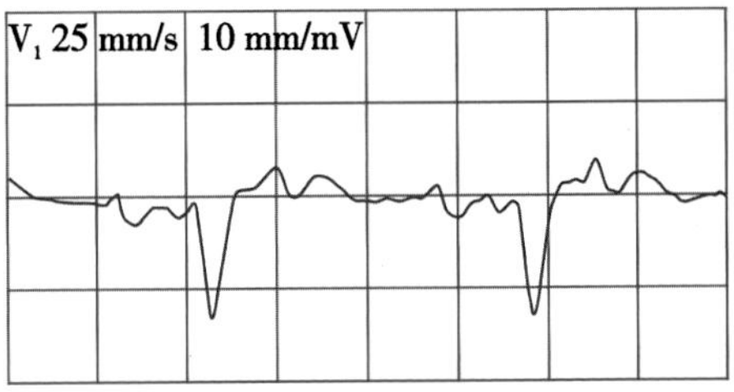


**图 18-119　双腔起搏器的 2∶1 房室传导(5)**

为图 18-116 中的 $V_1$ 导联放大图，心室起搏的 QRS 波前有被感知的心房波，QRS 波后 ST 段上有未被感知的心房波，形成房性心动过速伴 VAT 工作方式、呈 2∶1 房室传导。

**（五）双腔起搏器的自动模式转换**

(1) 当自主心房率进一步升高，达到自动模式转换频率时，起搏器可自动转换为 VVI、DDI 或 DVI 工作方式，形成类完全性房室分离，见图 18-120 ~ 图 18-123。

(2) 当快速房性心律失常发生时，起搏器自动关闭心房跟踪功能而转换成 DDI、DVI 等非心房跟踪模式，以达到保护心脏目的，见图 18-124 ~ 图 18-132。

1) 自动模式正转换：双腔起搏器因快速房性心律失常的发生自动从心房跟踪模式转换成非心房跟踪模式的过程；从具有房室传导功能转变为暂时关闭状态的过程称起搏器工作模式的正转换。

2) 自动模式反转换：发生了自动模式正转换的双腔起搏器因快速房性心律失常的终止自动恢复心房跟踪模式的过程。

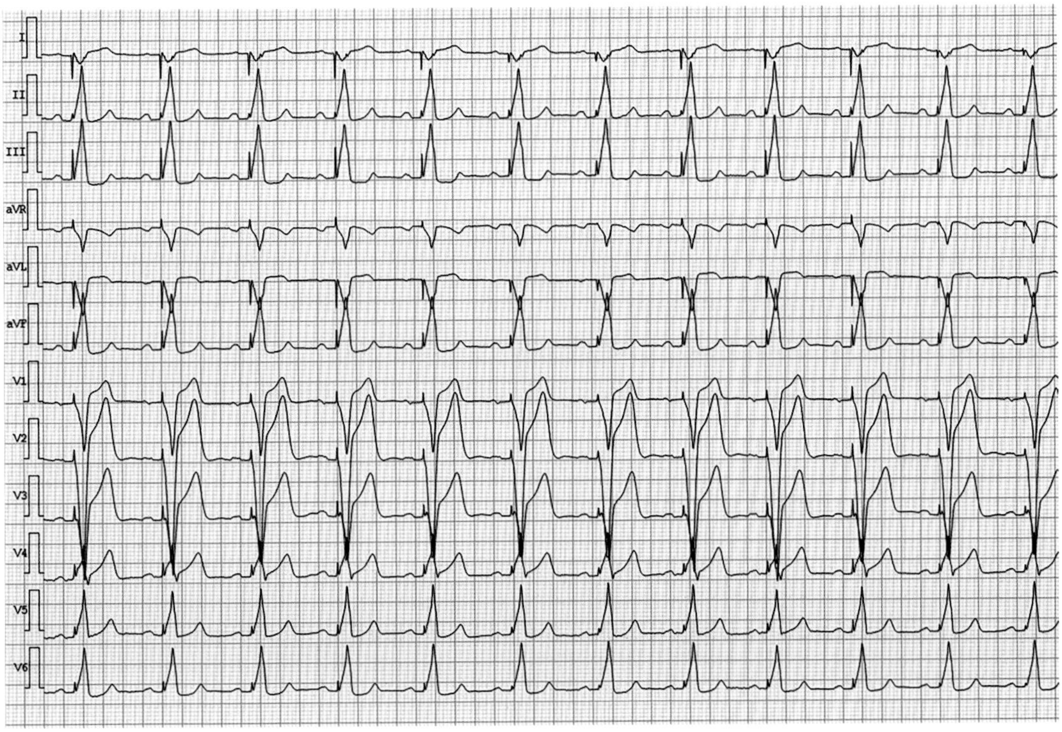


**图 18-120　双腔起搏器的 1∶1 房室传导**

双腔起搏器植入术后，自主心房率在下限频率与最大跟踪频率之间，自身的 PR 间期 >SAV 间期；自主心房波被感知后抑制心房起搏脉冲发放，经起搏器“下传”起搏心室，表现为心房感知触发心室起搏 1∶1 房室传导。

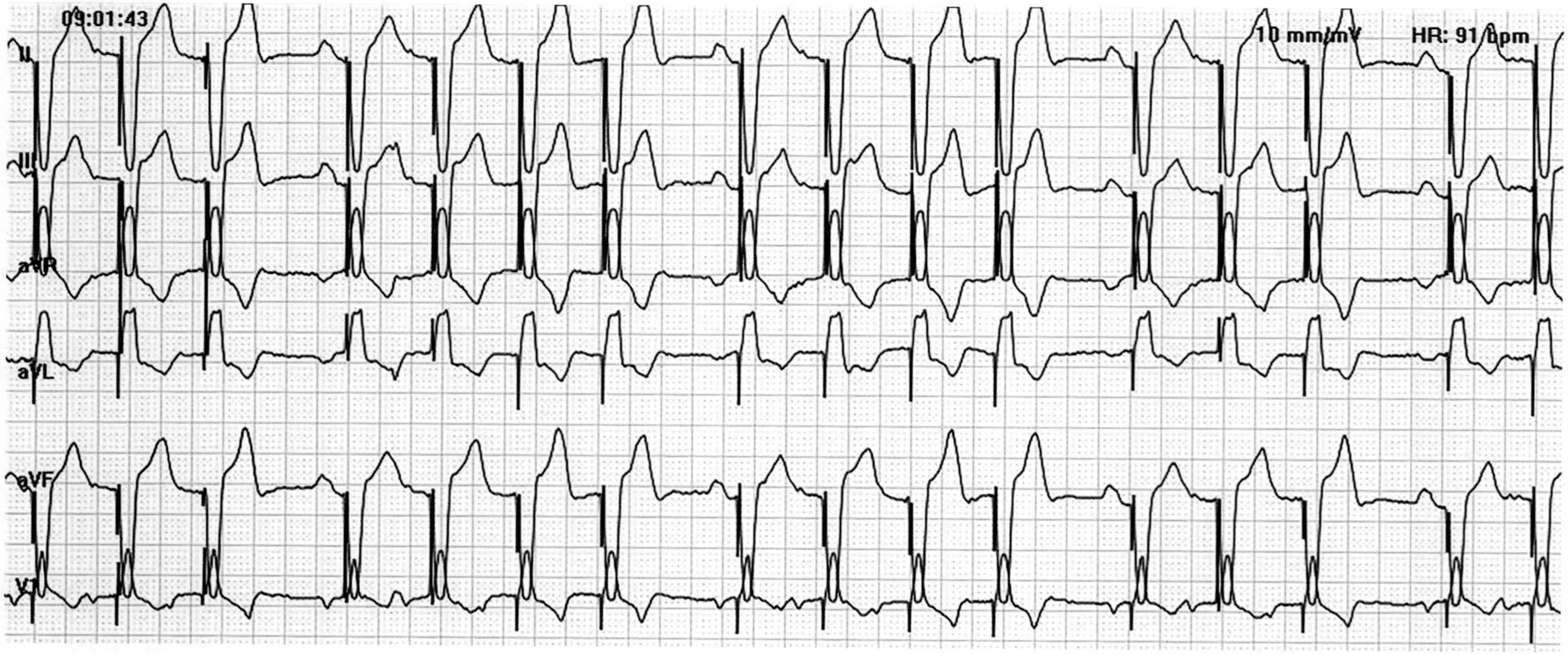


图 18-121　双腔起搏器的房室传导文氏现象

双腔起搏器植入术后，动态心电图片段，自主心房率高于最大跟踪频率，心房频率间期长于心房总不应期，自主心房波被感知并经起搏器文氏下传起搏心室。

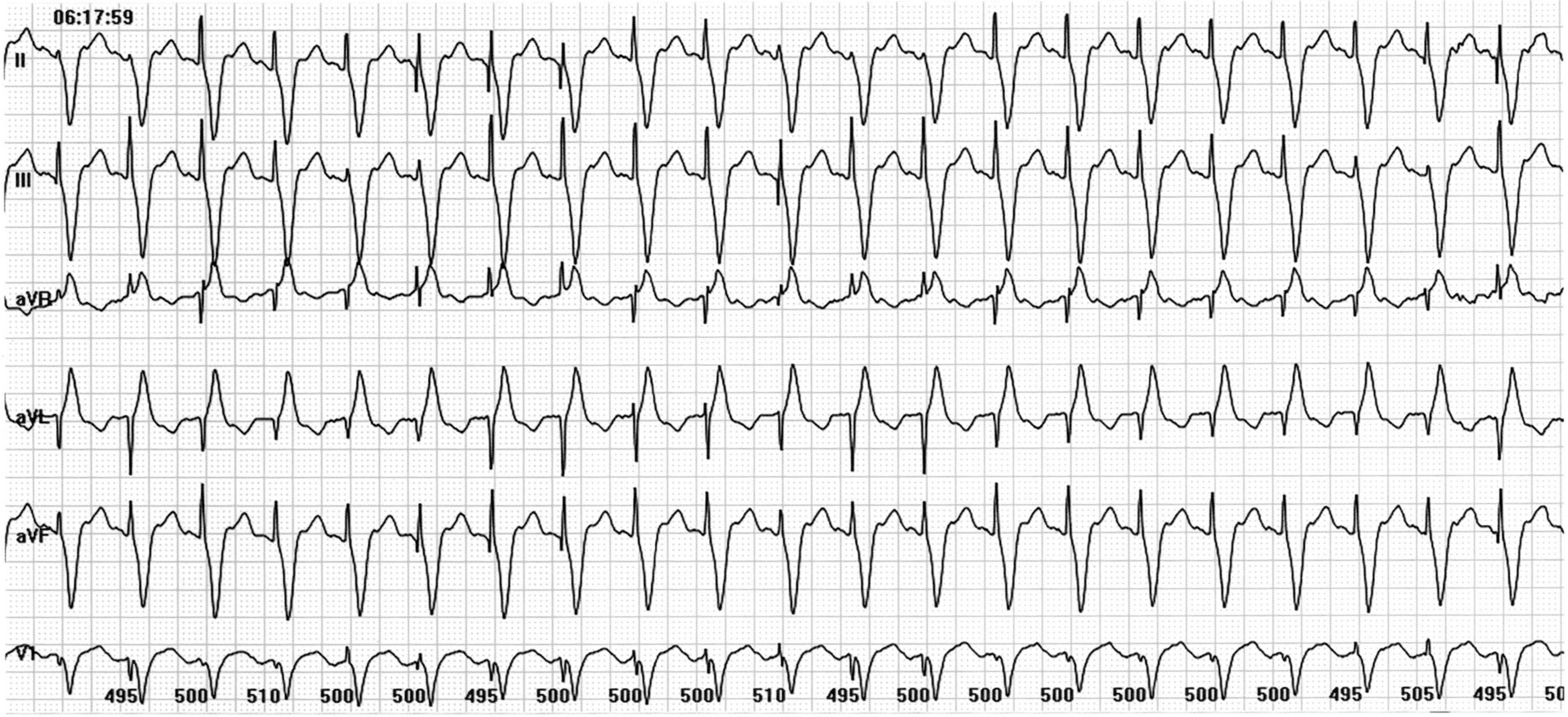


图 18-122　双腔起搏器的 2∶1 房室传导

女,74 岁,双腔起搏器植入术后,动态心电图片段,自主心房率超过起搏器最大跟踪频率,心房频率间期短于心房总不应期,自主心房率低于自动模式转换频率,被感知的心房波经起搏器 2∶1 下传起搏心室。

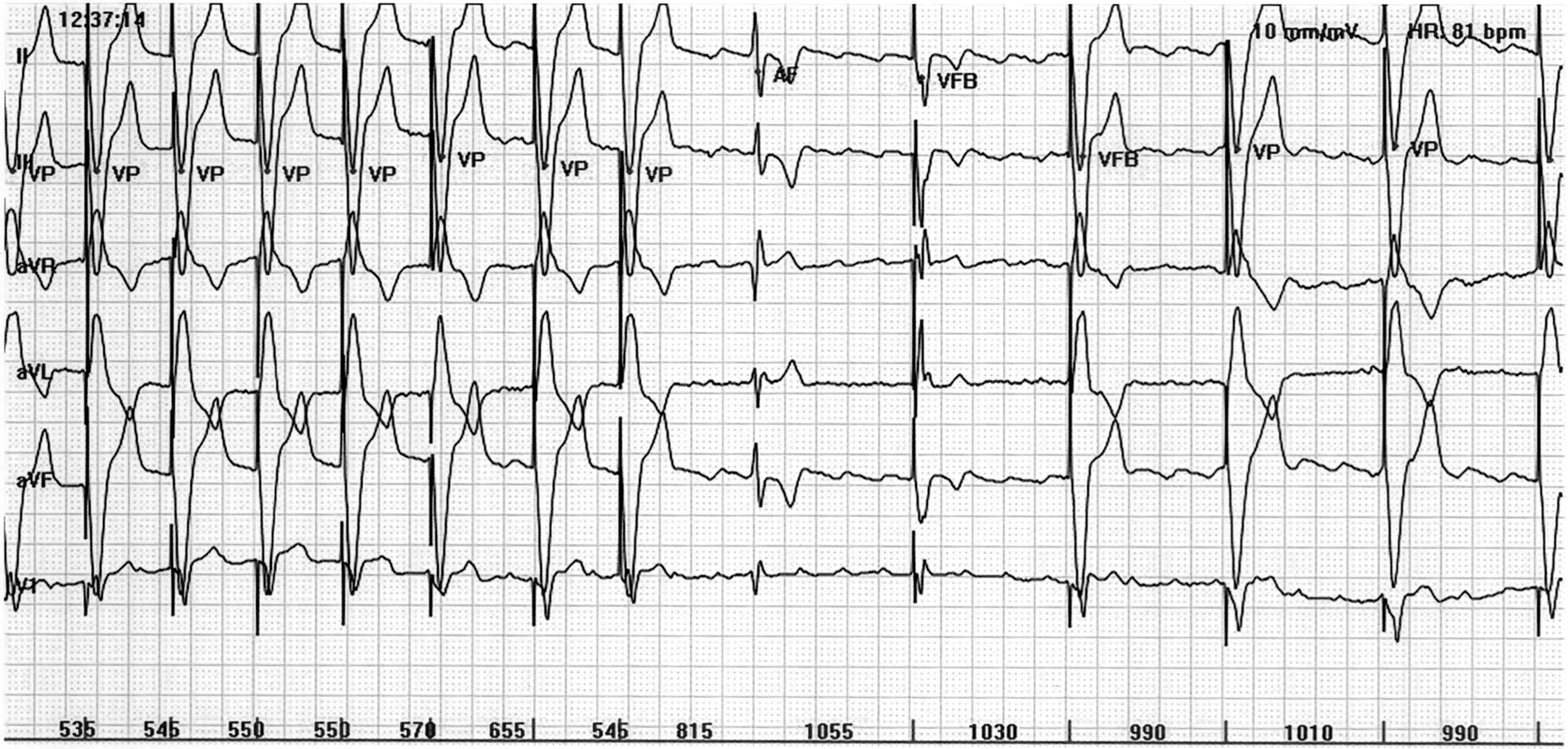


**图 18-123　双腔起搏器的自动模式转换(1)**

与图 18-122 为同一患者,动态心电图片段,自主心房率异常增高时,文氏或 2∶1 阻滞不足以达到保护心室的目的,此时起搏器关闭自己的类房室传导功能而自动转换为 VVI 或 DDI 模式工作,表现为三度房室阻滞。

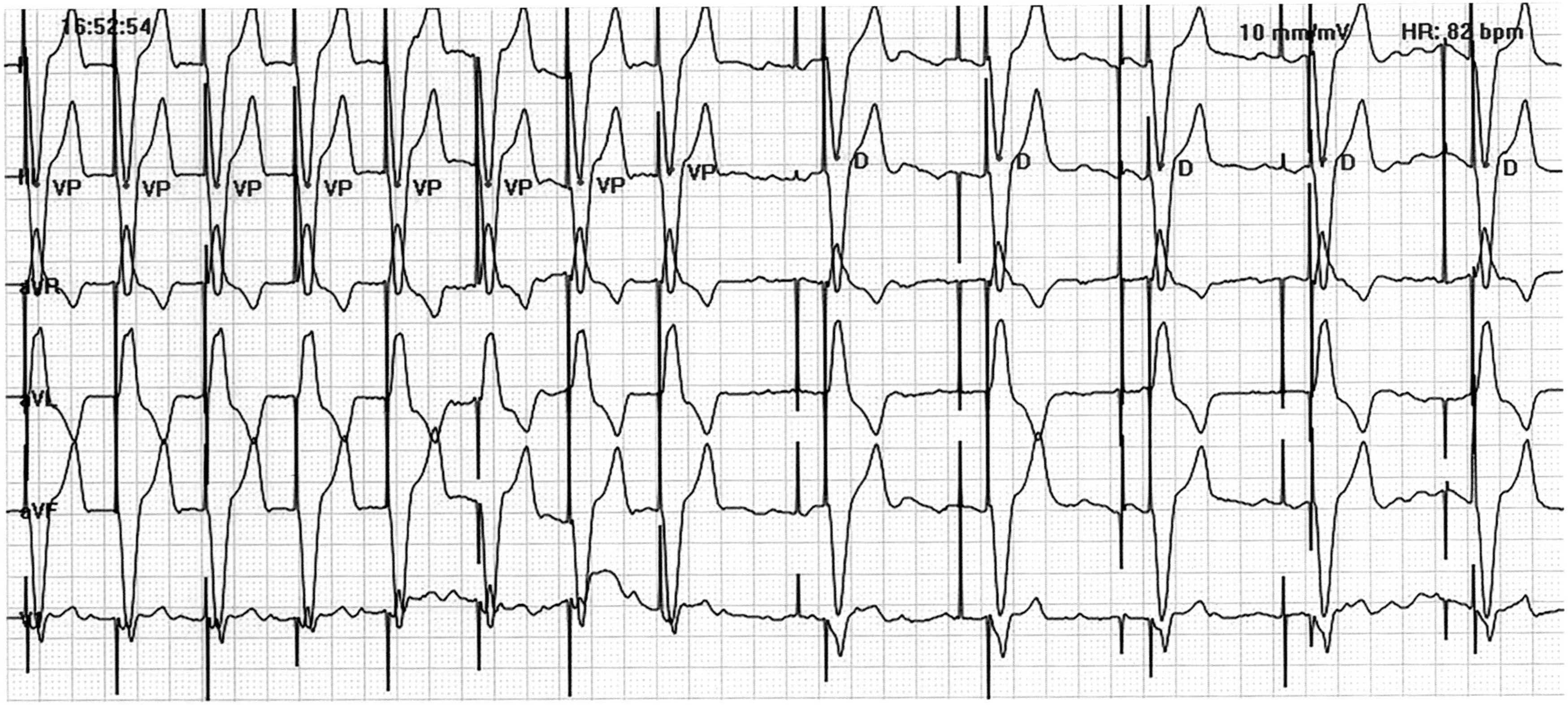


**图18-124　双腔起搏器的自动模式转换(2)**

双腔起搏器植入术后，动态心电图片段，自主心房率异常增高时，文氏或2：1阻滞不足以达到保护心室的目的，此时起搏器关闭自己的类房室传导功能而自动转换为DVI模式工作，暂时变为心房无感知功能。

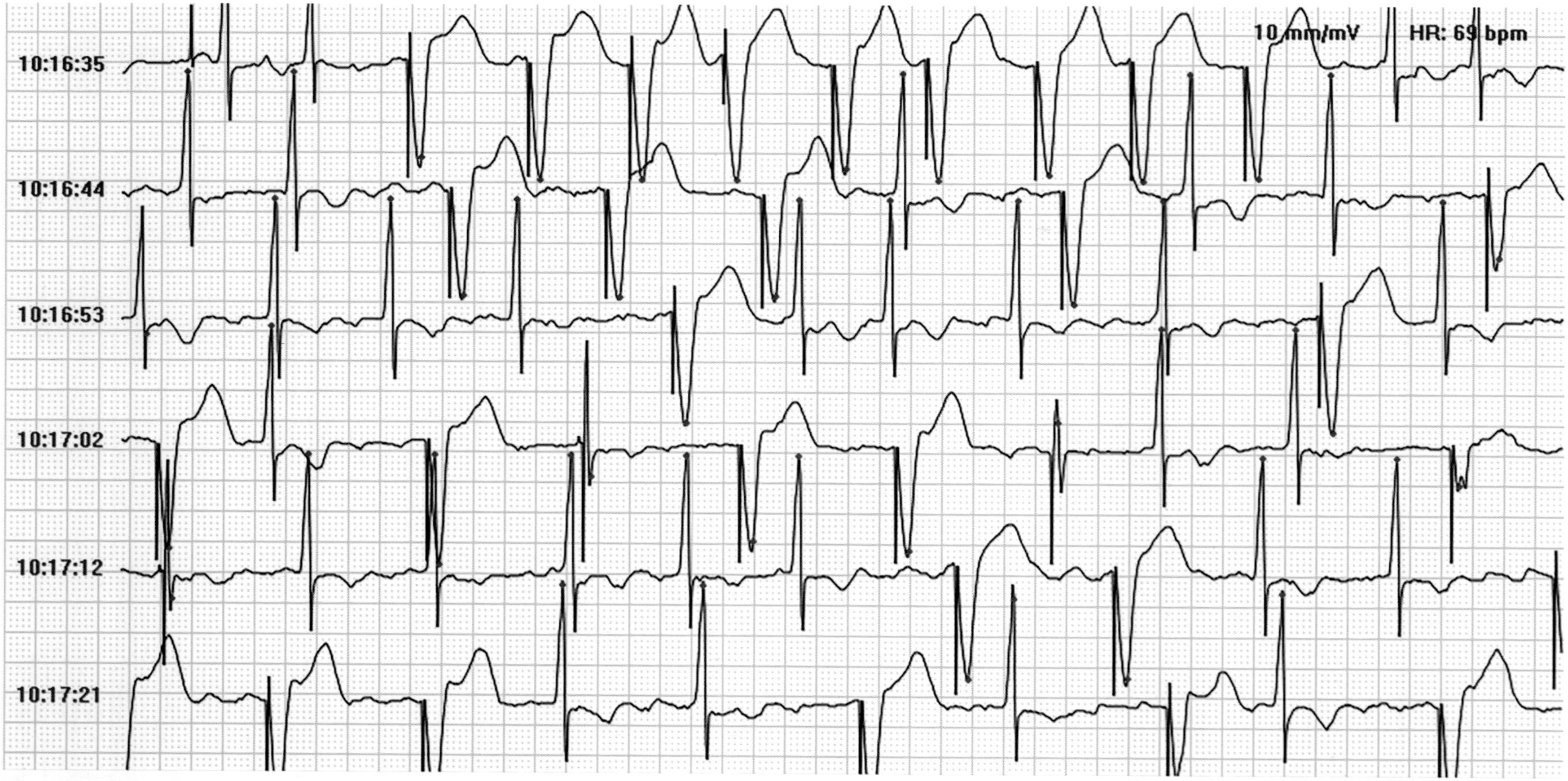


**图 18-125　双腔起搏器的自动模式转换(3)**

圣犹达双腔起搏器植入术后,动态心电图长Ⅱ导联片段,自主心房率异常增高时,文氏或 2 : 1 阻滞不足以达到保护心室的目的,此时起搏器关闭自己的类房室传导功能而自动转换为 VVI 或 DDI 模式工作,表现为三度房室阻滞。

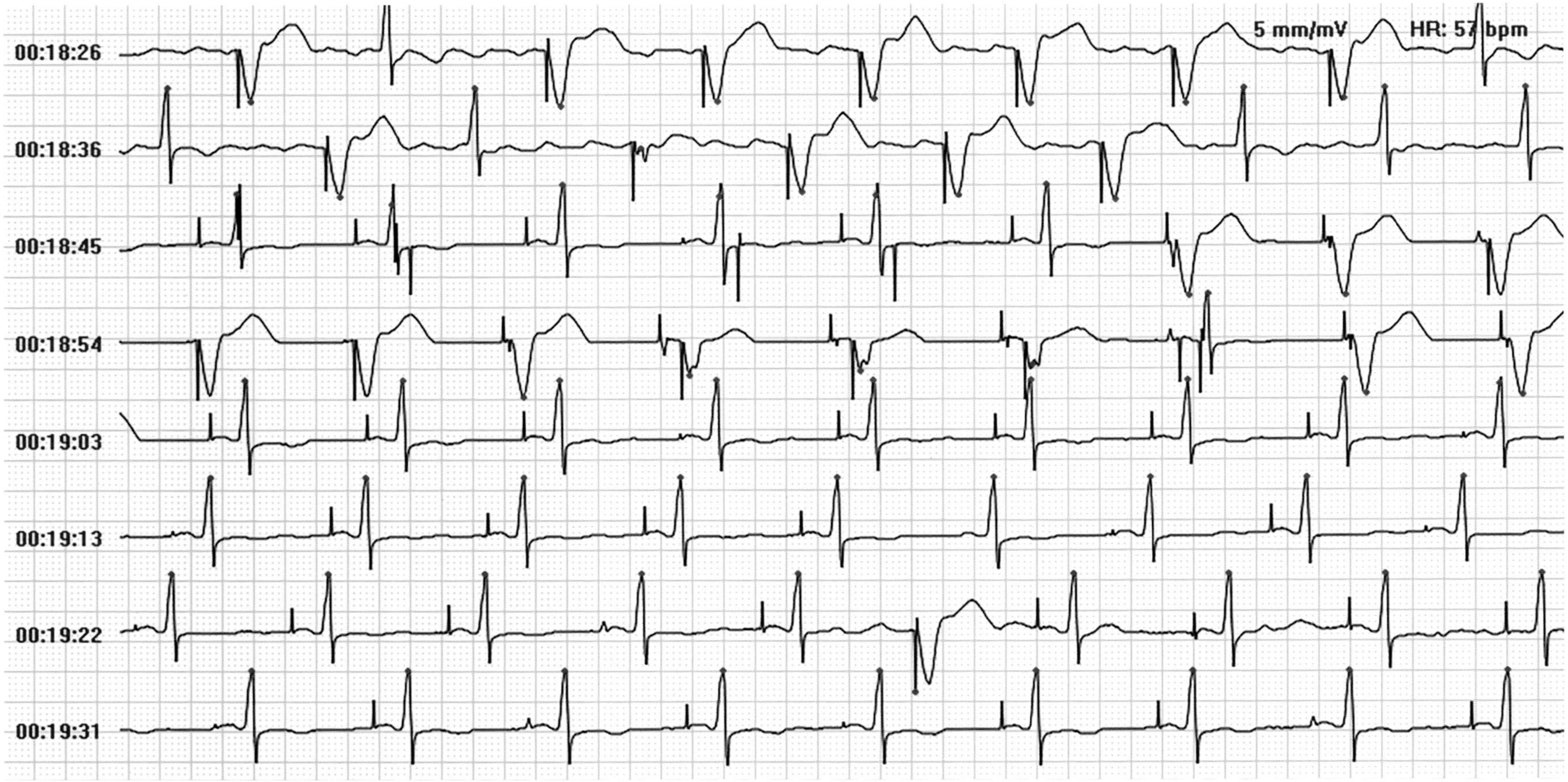


**图 18-126　双腔起搏器的自动模式转换(4)**

与图 18-125 为同一患者动态心电图不同时间长Ⅱ导联片段,快速房性心律失常终止时,由非心房跟踪模式自动转换至 DDD 模式工作。

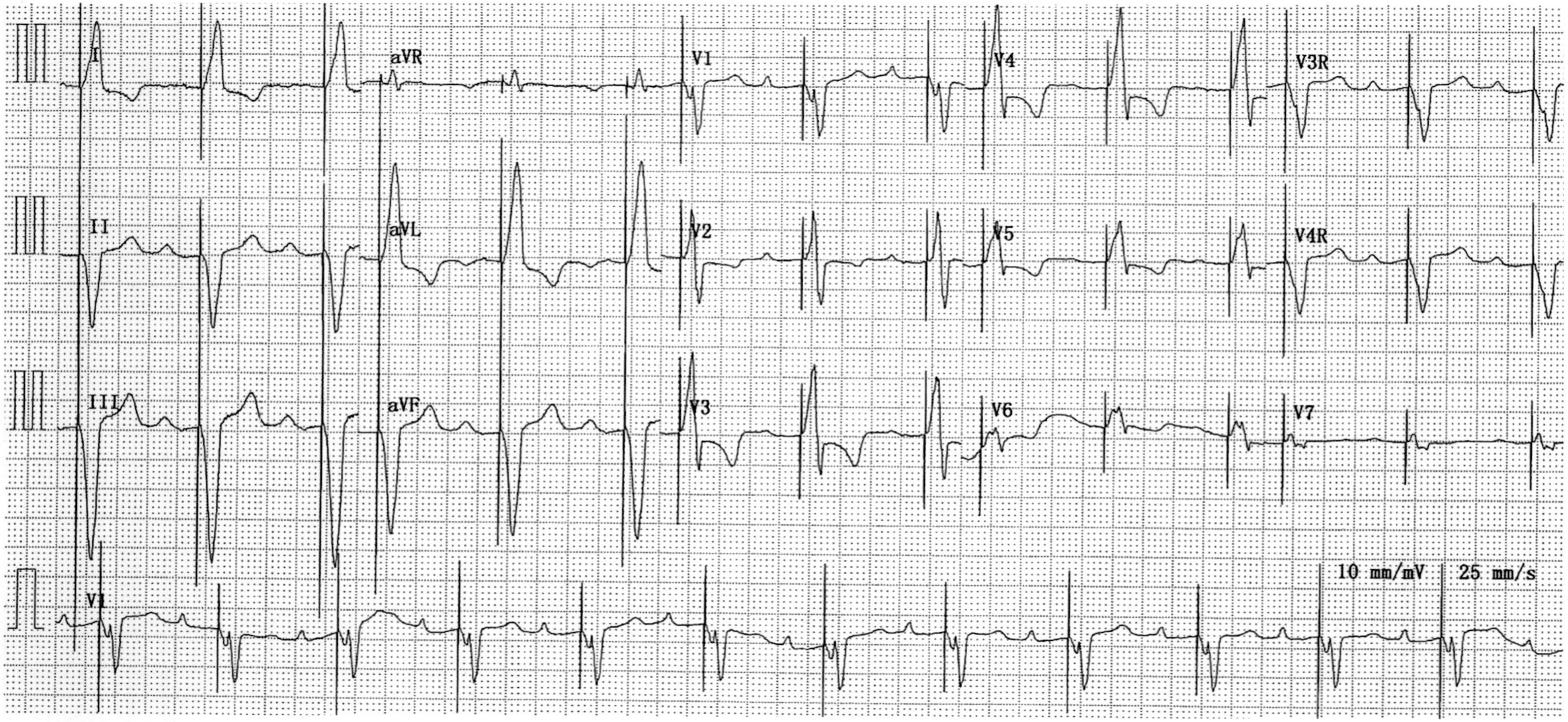


图18-127　VAT工作方式

双腔起搏器植入术后，窦性心律伴心室起搏心律，VAT工作方式。

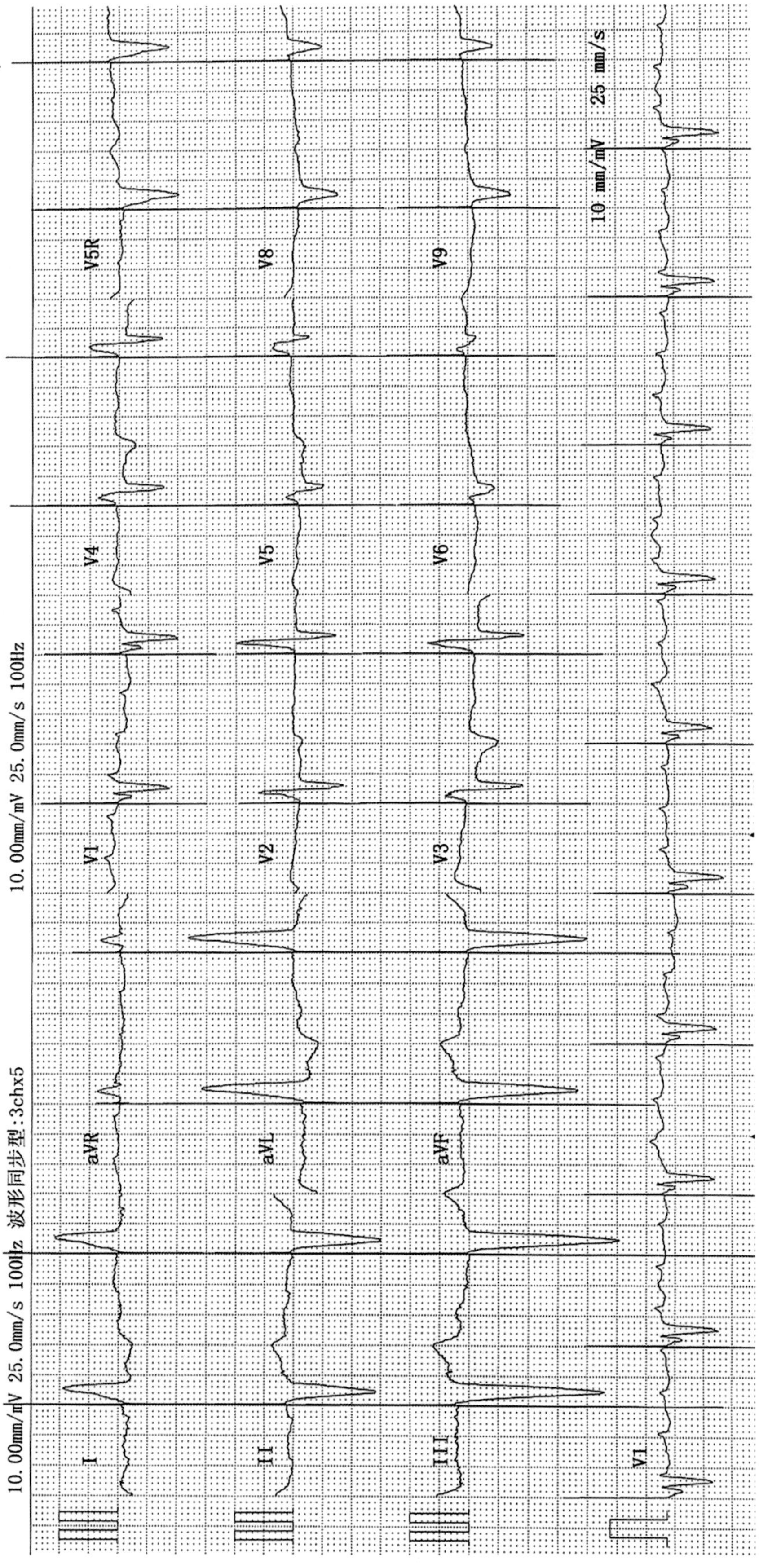


**图 18-128　VVI 或 DDI 工作方式**

与图 18-127 为同一患者，当发生自主心房率异常增高时自动转换为 VVI 或 DDI 模式工作。

| Boston Scientific | ZOOM ® View™<br>QUICK NOTES®报告<br>出生日期 N/R-N/R-N/R<br>装置 PROPONENT MRI EL L231/546826 | 报告已创建 2023-05-18<br>上次医生询问<br>2023-05-18<br>植入日期<br>N/R |
|---|---|---|

**我的警报**

没有警告可显示。

**自上次复位以来的事件 (2023-02-13)**

| | |
|---|---|
| 2023-05-09 05:11 | ATR at 76 min⁻¹, ATR平均心室频率：71 min⁻¹ |
| 2023-05-02 05:47 | ATR at 95 min⁻¹, ATR平均心室频率：90 min⁻¹ |

自上次重置以来的完整事件列表，参见最后一页。

**电池 确认**

| | |
|---|---|
| 移除的大致时间： | 14 年 |
| 磁频 | 100 min⁻¹ |

剩余一年

移除

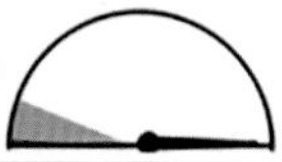

| 导线数据 | 植入<br>N/R N/R N/R | 上一次会话 | 最近 |
|---|---|---|---|
| 心房 | | | |
| 自身振幅 | N/R mV | 2.5 mV | 1.8 mV |
| 起搏阻抗 | N/R Ω | 458 Ω | 468 Ω |
| 起搏阈值 | N/R V @ N/R ms | 0.5 心室 @ 0.4 ms | 1.1 心室 @ 0.4 ms |
| 心室 | | | |
| 自身振幅 | N/R mV | 起搏 mV | 起搏 mV@N/R min⁻¹ |
| 起搏阻抗 | N/R Ω | 577 Ω | 578 Ω |
| 起搏阈值 | N/R V @ N/R ms | 0.6 心室 @ 0.4 ms | 自动 0.8 V @ 0.4 ms |

**自上次复位以来的心动过缓（Brady）计数器 (2023-02-13)**

| | |
|---|---|
| 计数器 | |
| 心房 | 31%起搏 |
| 心室 | 100%起搏 |
| 房性心律失常 | |
| % AT/AF | <1 |

**设置**

| | | | |
|---|---|---|---|
| 室性心动过速设置 | | 房性心动过速设置 | |
| 室性心动过速EGM存储 | 开启 | ATR模式转换 170 min⁻¹ DDI | |
| 检测频率 | 160 min⁻¹ | | |
| **Brady设置** | | | |
| 模式 | DDD | 起搏输出 | |
| RYTHMIQ™ | 关闭 | 心房 | 趋势3.5 V @ 0.4 ms |
| 低限频率 | 55 min⁻¹ | 心室 | 自动1.3 V @ 0.4 ms |
| 最大跟踪频率 | 130 min⁻¹ | 感知灵敏度 | |
| 起搏AV延迟 | 120 - 200 ms | 心房 | 固定值2.0 mV |
| 感知AV延迟 | 100 - 170 ms | 心室 | 固定值2.5 mV |
| A-不应期（PVARP） | 260 - 310 ms | 导线配置（起搏/感知） | |
| V-不应期（VRP） | 230 - 250 ms | 心房 | 双极 |
| | | 心室 | 双极 |

图 18–129 波士顿科学双腔起搏器程控报告

男,68 岁。Brady 设置:最大跟踪频率 130 次/min;房性心动过速设置:ATR 模式转换 170 次/min、DDI。

起搏器型号: Medtronic　Sensia L SEDRL1　序列号: NWJ030849　　　随访日期: 2023.11.09

| 患者姓名: | 证件: | 医生: |
|---|---|---|

**起搏器状态 (植入日期: 2016.11.24)**

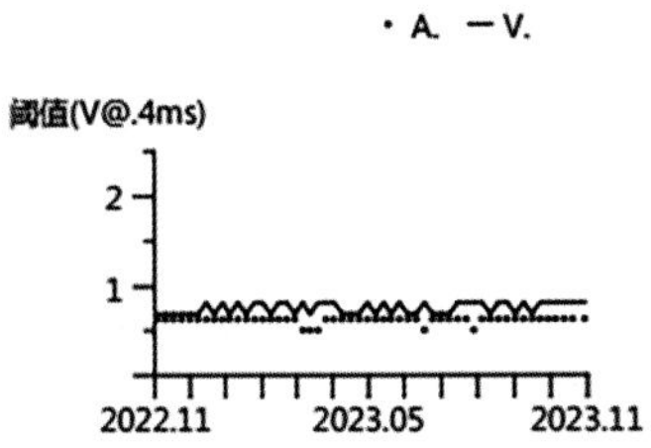


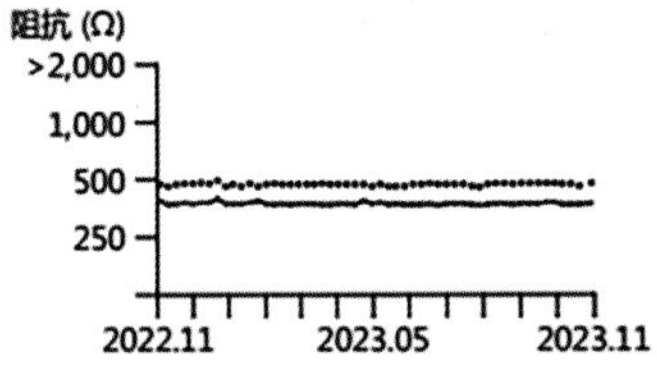


**电池状态**

| | |
|---|---|
| 预计剩余寿命:<br>基于历史数据 | 8.5 年, 6 - 10.5 年 |
| 电压/阻抗 | 2.78 V / 521 Ω |

| 电极导线汇总 | 心房 | 心室 |
|---|---|---|
| 测量阈值 | 0.625 V@0.40 ms | 0.750 V@0.40 ms |
| 测量日期 | 2023.11.08 | 2023.11.09 |
| 程控输出 | 1.500 V / 0.40 ms | 2.000 V / 0.40 ms |
| Capture | 自适应调整 | 自适应调整 |
| P/R波测量值 | >=80% 起搏 | 11.2 至 >22.4 mV |
| 感知灵敏度设置 | 0.50 mV | 5.60 mV |
| 阻抗测量值 | 454 Ω | 364 Ω |
| 电极导线状态 | OK | OK |
| 电极导线型号 | | |
| 植入日期 | | |

**参数汇总**

| | | | | | |
|---|---|---|---|---|---|
| 模式 | DDD | 低限频率 | 55 ppm | Search AV+ | On |
| 模式转换 | On | 上限跟踪频率 | 130 ppm | 最长可增加AV间期 | 170 ms |
| 检测频率 | 175 bpm | 传感器上限频率 | 130 ppm | PAV | 150 ms |
| | | | | SAV | 120 ms |

**临床数据: 2022.10.31 至 2023.11.09**

**心房长期数据直方图**

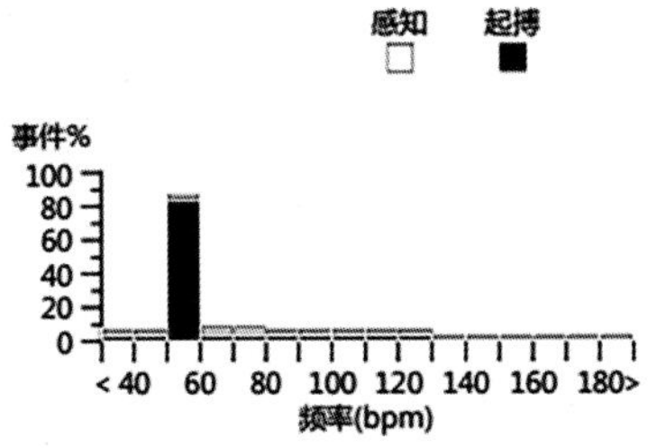


**心室长期直方图**

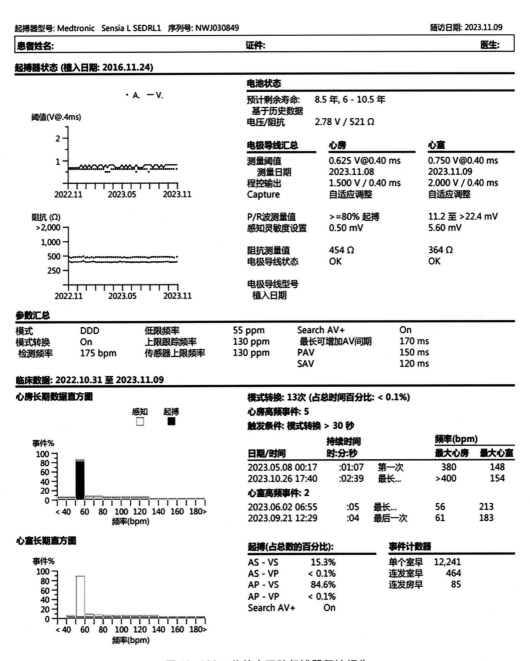

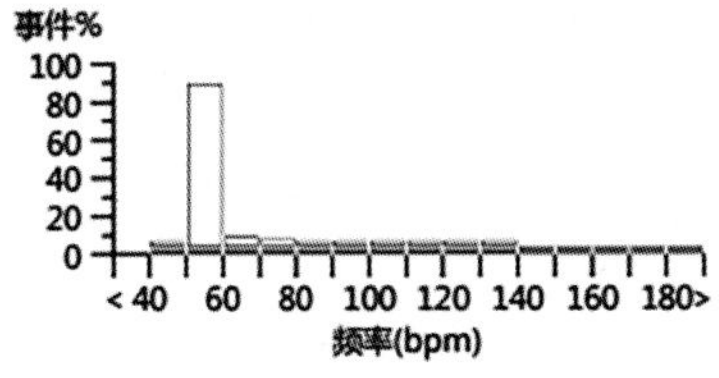


**模式转换: 13次 (占总时间百分比: < 0.1%)**

**心房高频事件: 5**

**触发条件: 模式转换 > 30 秒**

| 日期/时间 | 持续时间<br>时:分:秒 | | 频率(bpm)<br>最大心房 | 最大心室 |
|---|---|---|---|---|
| 2023.05.08 00:17 | :01:07 | 第一次 | 380 | 148 |
| 2023.10.26 17:40 | :02:39 | 最长... | >400 | 154 |

**心室高频事件: 2**

| | | | | |
|---|---|---|---|---|
| 2023.06.02 06:55 | :05 | 最长... | 56 | 213 |
| 2023.09.21 12:29 | :04 | 最后一次 | 61 | 183 |

| 起搏(占总数的百分比): | |
|---|---|
| AS - VS | 15.3% |
| AS - VP | < 0.1% |
| AP - VS | 84.6% |
| AP - VP | < 0.1% |
| Search AV+ | On |

| 事件计数器 | |
|---|---|
| 单个室早 | 12,241 |
| 连发室早 | 464 |
| 连发房早 | 85 |

图 18-130　美敦力双腔起搏器程控报告

女,80 岁。参数汇总:上限跟踪频率 130 次/min,模式转换检测频率 175 次/min。

ST. JUDE MEDICAL　　Endurity MRI™ 2172 起搏器 6467546　　26 十二月 2023 16:01 院内

## 参数

第 1 页，共 2 页

| 病人 | | 植入适应征 | | |
|---|---|---|---|---|
| 出生日期 | | | | |
| EF % | 未知 | | | |

| 脉冲发生器 | 制造商 | 型号 | 序列 | 植入日期 |
|---|---|---|---|---|
| 起搏器 | St. Jude Medical | Endurity MRI™ 2172 | 6467546 | 25 八月 2022 |
| 心房导线 | | | | |
| 心室导线 | | | | |

其它心脏硬件 - 未知

| 基本操作 | |
|---|---|
| 模式 | DDD |
| 心室触发 | 关闭 |
| 磁铁反应 | 电池测试 |
| 心室噪音反转模式 | DOO |
| 传感器 | 观察 |
| 阈值(测得的平均值) | 自动(+0.0) (2,0) |
| 斜率(测得的自动) | 自动(+2) (4) |
| 最大传感器频率 | 130 min-1 |
| 反应时间 | 快 |
| 恢复时间 | 中 |

| 频率 | |
|---|---|
| 基本频率 | 60 min-1 |
| 休息频率 | 关闭 |
| 最大传感器频率 | 130 min-1 |
| 最大跟踪频率 | 130 min-1 |
| 滞后频率 | 关闭 |
| 2:1 阻滞频率 | 186 min-1 |

| 间期 | |
|---|---|
| 起搏的 AV 间期 | 200 ms |
| 感知的 AV 间期 | 150 ms |
| 频率适应性 AV 间期 | 中 |
| 最短 AV 间期 | 100 ms |
| 心室自身优先功能(VIP™) | 关闭 |
| 负向 AV 滞后/搜索 | 关闭 |

| 不应期和空白期 | |
|---|---|
| PVARP | 275 ms |
| 心室后心房空白期 | 150 ms |
| 频率适应性 PVARP/心室不应期 | 高 |
| 最短 PVARP/心室不应期 | 175 ms |
| 心房/心室起搏不应期 | 190/250 ms |
| A/V 感知不应期 | 93/250 ms |
| 心室空白期 | 44 ms |
| 心室安全备用 | 打开 |
| PVC 反应 | 关闭 |
| PMT 反应 | 心房起搏 |
| PMT 检测频率 | 130 min-1 |

| AT/AF 检测和反应 | |
|---|---|
| 自动模式转换 | DDIR |
| 房性心动过速检测频率 | 180 min-1 |
| AMS 基本频率 | 70 min-1 |
| AF Suppression™ | 关闭 |

| 夺获与感知 | 心房 | 心室 |
|---|---|---|
| ACap™ Confirm/心室 AutoCapture | 打开 | 关闭 |
| 备用脉冲配置 | 双极 | |
| 搜索间期 | 8 小时 | |
| 脉冲振幅(范围) | 1,625 V Ⓐ | 2,5 V (2.0:1) |
| 脉宽 | 0,4 ms | 0,4 ms |
| AutoSense | 关闭 | 关闭 |
| 感知灵敏度(安全范围) | 0,5 mV (7.2:1) | 2,0 mV |

图 18-131　圣犹达(雅培)双腔起搏器程控报告

男,51 岁。频率:最大跟踪频率 130 次/min,2∶1 阻滞频率 186 次/min;AT/AF 检测和反应:房性心动过速检测频率 180 次/min,自动模式转换 DDIR。

**BIOTRONIK**
PSW 1902.A/2

患者：XXXXXXXXXXXXXX
设备：PHILOS II D
序列号：68155625

## Parameters (perm.)

日期：12/18/2023
时间：10:52

**Patient data**

| | | |
|---|---|---|
| Patient index | 0 | |
| Patient name | XXXXXXXXXXXXXX | |
| Date of birth | xx/xx/xx | |
| Symptom | XXX | |
| Etiology | XXX | |
| ECG indication | XXX | |
| Implant date | 07/17/15 | |
| Lead | Atrium | Ventricle |
| Polarity | BIPL | BIPL |
| Type | XXXXXXXXXXXX | XXXXXXXXXXXX |
| Manufacturer | XXX | XXX |
| Last follow-up | 05/20/22 | |
| RAM ID | 00.48 | |

**Parameters**

| | | |
|---|---|---|
| Battery status | | ERI 10/29/2023 |
| Calculated ERI | | 0 Y. 0 Mo. |
| Magnet effect | | AUTO |
| | **Previous** | **Current** |
| Mode | | DDD |
| Basic/Night rate... | | 55/55 bpm |
| Rate hysteresis... | | OFF bpm |
| Repetitive | | ----- |
| Scan | | ----- |
| Night program | | OFF bpm |
| Night begins | | ----- |
| Night ends | | ----- |
| Sensor/Rate fading | | |
| Max. activity rate | | 120 bpm |
| Sensor gain | | 16 |
| Auto-gain | | ON |
| Sensor threshold | | Medium |
| Rate increase | | 2 bpm/cyc |
| Rate decrease | | 0.5 bpm/cyc |
| Rate fading (RF) | | OFF |
| Upper rate... | | 130 bpm WKB |
| Max. sync. rate | | 130/141 bpm |
| PVC lock-in protection | | OFF |
| PMT protection | | ON |
| VA criterion | | 380 ms |
| Overdrive | | ----- |
| Mode switching... | | DDIR/160 bpm |
| Intervention rate | | 160 bpm |
| Switch to | | DDIR |
| Onset criterion | | 5 |
| Resolution criterion | | 5 |
| Mode switch. basic rate | | +10 bpm |
| 2:1 Lock-in protection | | OFF |

图 18-132　百多力双腔起搏器程控报告

女,65 岁。频率:最大跟踪频率 130 次/min;模式转换:检测频率 160 次/min,自动模式转换 DDIR。

# 第十九章　心电现象

## 第一节　节律重整

当两个起搏点先后发放激动时，基本节律的起搏点（即被整起搏点，频率较慢或发放激动较迟的起搏点）在没有保护机制的条件下，可受另一起搏点（即主整起搏点，频率较快或较早发放激动的起搏点）所形成有效激动的影响，而发生节律重新调整的现象称为节律重整。被整起搏点常为窦性心律、起搏器心律、各种心动过速等。

节律重整分为直接的节律重整和间接的节律重整两种。

直接的节律重整是指被整起搏点，直接为主整起搏点提前发出的激动侵入而被冲消或抑制所发生的节律改变，心电图表现为出现早搏后节律顺延、早搏后节律抑制或超速抑制、早搏后窦性心律不齐或超速抑制后的心律不齐、早搏后节律提前、早搏后频率加速等。

间接的节律重整是指基本心律的起搏点并未被侵入，而是另一个起搏点所发出的激动，通过神经反射、血液供应或机械刺激等机制，对被整的基本心律起搏点施行影响所发生的节律改变，如室相性窦性心律不齐、室相性房性心律不齐、早搏后反射性抑制。

### 一、发生条件

1. 主整起搏点的激动提前出现　心脏同时存在被整起搏点和主整起搏点时，被整起搏点的频率常比较快，占主导地位，而主整起搏点的频率较慢，占辅助位置。当某个心电周期中，主整起搏点的激动比被整起搏点的激动提前出现时，被整起搏点的下一个激动还未积聚成熟，则被主整起搏点的电活动侵入，触发无效除极，提前复位。该侵入的时间点就是无效除极和提前复位的时间点，即为两个节律点之间的干扰点。以干扰点为起点，被整起搏点又重新酝酿积聚激动，经过 4 相自动除极等过程，激动成熟后再次发放。因干扰点到下一次激动发放的间期与其原来的节律间期相等，因而称为节律重整现象。

一般主整起搏点提前发放的激动愈早，侵入被整起搏点的机会愈多，发生节律重整的可能性愈大。但提前发放的激动适时性也十分重要，较晚到来的主整起搏点的激动发放并传导到被整起搏点时，被整起搏点的激动可能已经成熟和发放，因而不再被侵入、触发无效除极、提前复位及发生节律重整。而主整起搏点发放过早的激动到达被整起搏点时，可能遇到被整起搏点处于前次激动后的有效不应期，出现功能性的传入阻滞，因而未引发节律重整。

2. 被整起搏点和主整起搏点相互邻近　一般情况下，两个节律点常在心脏的同一个双房单腔或同一双室单腔中。如果节律点不在同一单腔时，也是主整起搏点的激动经传导到达了被整起搏点的单腔中。两个节律点的电活动位于同一单腔时，主整起搏点的激动侵入对方的机会更多。房性早搏易引起窦性心律的节律重整，因为两者都在同一个“双房单腔”中，而室性早搏几乎不能引起窦性心律的节律重整，因为两者位于电活动的“两腔”中。

3. 被整起搏点没有完全性传入保护机制　完全性传入保护机制是指该节律点在其心动周期中处于传入保护状态，不可能被其他起搏点侵入和干扰。如果被整起搏点具有完全性传入保护机制，则主整起搏点的激动根本不能侵入，肯定不会发生节律重整现象。当两个节律点处于电的“双腔”时，则易出现完全性传入保护。三度房室阻滞时，窦性激动根本不能穿过房室结侵入室性节律点，因此，两者总处于“并行节律”状态。此时，房室结传导的完全中断形成了室性节律点的完全性传入保护机制。高度房室阻滞时，传导阻滞尚不完全，因而室性节律点的传入保护机制也不完全，节律重整则可出现。

上述条件中，第1、3两条是产生节律重整的必需条件，第2条是重要条件。

## 二、窦性心律的节律重整

窦性心律的节律重整是最常见的心电图节律重整现象。一方面其作为主整起搏点，不断发出频率较快的激动，使心内其他潜在的起搏点成为被整起搏点，持续发生节律重整现象，使潜在起搏点的活动处于隐匿状态而保持统一的窦性心律。除此，窦性心律还可作为被整起搏点，被心内同时存在的其他起搏点（主整起搏点）干扰而发生重整。能使窦性心律发生重整的其他心律包括窦性早搏、房性早搏、房性心动过速及其他心动过速等，其中房性早搏最为常见。

从节律重整的角度分析，窦房结对不同联律间期的单次房性早搏可有以下几种反应。

1. 窦房结周干扰区（Ⅰ区）　当房性早搏发放较晚，联律间期较长时，其传导到窦房结时，窦性激动已积聚成熟并发出，两者在窦房结周围相遇并发生干扰现象。结果使该次窦性激动未能有效地使心房肌除极，只是窦性激动点本身除极并复位。复位的窦性激动将重新积聚，发放下一次激动，此区称为窦房结周干扰区（Ⅰ区）。心电图则表现为该房性早搏引起完全性代偿间歇，完全性代偿间歇提示该次正常的窦性激动因干扰未能激动心房而成为隐匿性激动，但并未发生节律重整。应当指出，有些房性早搏出现并不晚，但距窦房结较远或房内传导缓慢，使其传导到窦房结时也能发生窦房结周干扰。

2. 窦房结内干扰区（Ⅱ区）　适时的、联律间期短的房性早搏可能较早地到达窦房结，此时窦性激动还未成熟，房性早搏则侵入窦房结内，使未成熟的窦性激动发生无效除极并提前复位。提前复位的窦性心律将再次积聚激动，激动成熟后发放下次窦性激动，即发生窦性心律的节律重整，此区称为窦房结内干扰区（Ⅱ区）、窦房结节律重整区。心电图表现为房性早搏引起不完全性代偿间歇。

3. 窦房结不应区（Ⅲ区）　当房性早搏发生过早并到达窦房结时，窦房结仍处于上次激动后的有效不应期中，形成暂时性、功能性传入保护机制，使之不被房性早搏干扰，未被干扰的窦性激动成熟后正常发出下一次激动，形成插入性房性早搏。

上述Ⅰ区和Ⅲ区均为窦房结非重整区，但落入窦房结不应区的房性早搏对窦房结根本未发生干扰现象，因此不可能发生节律重整，而落入窦房结周干扰区的房性早搏对窦性心律发生了干扰，但发生在窦房结周，此时正常窦性激动已发出，只是未能引起心房除极，也未出现节律重整。

4.窦房折返区(Ⅳ区) 窦房折返区归于窦性心律的非重整区。部分患者的窦房结不应期可能很短,因此窦房结出现功能性传入保护机制的机会少,因而在心房程序刺激中不出现窦房结不应区反应。

连续的房性早搏或房性心动过速可使窦性心律出现连续的干扰和节律重整,直到最后一次房性早搏发放后,才表现出完整的节律重整现象。频率较快的室上性心动过速发生时,窦性心律也常处于连续的节律重整的抑制中。

## 三、心动过速的节律重整

自律性、折返性室性或室上性心动过速发生的同时,肯定还存在着其他起搏点,如果心动过速节律不存在完全性传入保护机制,其他起搏点的激动就可侵入心动过速,发生干扰及节律重整。此时,心动过速为被整起搏点,其他的起搏点为主整起搏点。根据心动过速发生机制不同,可将心动过速的节律重整分为两种。

1.自律性心动过速的节律重整 自律性心动过速十分常见,如非阵发性交界性心动过速、非阵发性室性心动过速等。发生非阵发性交界性心动过速时,交界区节律点的自律性明显增高并高于窦性心律时,则与窦性P波形成干扰性房室分离,这种干扰性房室分离是在交界性自律性心动过速与频率较慢的窦性P波之间形成的。如果交界性心动过速不存在传入性保护机制,则能被窦性P波侵入,侵入的窦性P波可使未成熟的交界性激动无效除极并提前复位,然后以原心动过速间期重整发放下一次激动。窦性P波穿过房室结夺获心室,使该QRS波提前出现,窦性P波夺获的QRS波与下一次QRS波的间期等于心动过速的间期,形成不完全性干扰性房室分离,从本质看是频率较慢的窦性心律为主整起搏点,使交界性心动过速发生了一次节律重整,心电图上QRS波是结区电活动下传的结果,间接反映其电活动情况。可以看出,完全性与不完全性干扰性房室分离的区别在于后者发生节律重整,而前者无。产生这种差别的根本原因可能是前者频率快,形成或本身就具有传入保护机制。

高度房室阻滞时,窦性P波偶尔可通过房室传导系统下传,夺获心室,形成早搏,并能够侵入室性或交界性自主节律点,使其未成熟的激动提前无效除极和复位,并发生节律重整现象,心电图表现为窦性P波夺获的、提前出现的QRS波与下一次室性或交界性自律性节律的QRS波之间的间期与其他间期相等。

三度房室阻滞时,房室传导系统的传导完全中断,形成室性或交界性自主性节律点的传入保护机制,不发生窦性P波夺获心室,也不发生室性或交界性自主心律的节律重整。

2.折返性心动过速的节律重整 激动沿折返环路周而复始地做环形运动形成心动过速。折返环路可位于心腔的局部,如房内折返、室内折返,也可涉及心腔的多部位,如预激综合征患者发生的房室折返性心动过速的折返环包括心房、房室传导系统、心室、预激旁路。

折返性心动过速发生时,折返环路总存在可激动间隙,其他节律点的激动可以进入折返环使该间隙提前除极,除极后形成一个短时间内失去兴奋性的有效不应期,下次环形运动的波峰到达时被阻滞,环形运动终止,心动过速也终止。

当一定联律间期的激动进入可激动间隙时,除了在环形运动的前方形成有效不应期阻滞波峰通过、终止心动过速外,在相反的方向,侵入的激动还可随环形激动的尾部形成新的除极波,并沿原环路形成频率与前频率相同的折返性心动过速。进入可激动间隙的激动为早搏,其后又引发等周期的代偿间歇,因此可看成一次折返性心动过速的节律重整。

自律性心动过速被主整起搏点的激动终止时,经节律重整后又恢复了原心动过速。折返性心动过速的节律重整是在干扰点发生了一次原心动过速的终止,此后又以该干扰点为起始,循原折返环路形成新的折返性心动过速。实际是发生了单次拖带现象，心电图表现为规律的心动过速记录中，提前出现了一次心电激动，该激动使原心动过速终止，同时其距下一次心动过速的除极波间期与心动过速的周期相等或略长，提示心动过速又重新开始。

## 四、按需型起搏器的节律重整

按需型起搏器具有起搏及感知双重功能，感知功能使起搏心律具备发生节律重整的基本条件。当患者自主心率较慢时，起搏器则以设置的起搏间期积聚激动，发放起搏脉冲。如在两次起搏间期中出现了患者的自主电活动则被感知，并传送回起搏器，相当于侵入起搏节律点，使尚未成熟的起搏脉冲发生无效除极而提前复位。复位后的起搏节律重新积聚激动，并以原起搏间期发放下一次起搏脉冲，因而发生了起搏心律的节律重整。自主心律相当于主整起搏点，起搏心律为被整起搏点。

## 五、心电图特征与诊断

(1)心电图上可以确定心脏同时存在两种心律，两种心律位于双房或双室电活动的“单腔”内，或在心房和心室电活动的“双腔”内。后者发生节律重整时需借助较好的房室传导系统的前传或逆传功能。

(2)在被整起搏点规则的心电周期活动中，某个周期突然出现提前的主整起搏点的电活动，并对被整起搏点发生干扰，使其未成熟的激动发生无效除极和提前复位。

(3)提前复位的被整起搏点重新积聚激动，并以等周期代偿间歇发放下一次激动。等周期代偿间歇是指早搏后间期与基本节律周期相等。因此，早搏+等周期代偿间歇的出现，几乎可以立即诊断发生了节律重整现象。

(4)当早搏后间期比被整起搏点的基本节律周期略长，同时其形成的代偿间歇短于两个基本心动周期，称为早搏后的不完全性代偿间歇。此时是否发生了节律重整需要考虑以下几个问题。①被整起搏点的基本心动周期是否整齐，是否存在心律不齐。②被整起搏点的自律性是否稳定，提前激动能否对其产生一定程度的抑制。③提前激动的传导时间有无延缓。④不完全性代偿间歇是否能够重复。一般认为，能够重复的不完全性代偿间歇的出现多数由节律重整现象引起。

(5)早搏伴完全性代偿间歇发生时可以排除节律重整的发生。当早搏的联律间期与早搏后间期之和等于基本心动周期的两倍时，称为完全性代偿间歇，其说明基本心律的起搏点具有保护机制，不受早搏的影响，没有发生节律重整。

可以看出，节律重整(包括心动过速节律重整)的心电图表现特征性强，诊断容易。

## 六、节律重整的临床意义

节律重整实际是一种干扰现象，它与发生在传导途径的中引起传导障碍的干扰现象不同，其是发生在起搏点内的干扰，形成起搏点内的干扰条件有 3 个，即节律重整的发生有严格的时相性、主整起搏点与被整起搏点必须在同一个双房单腔或同一个双室单腔，或两者互相邻近，被整起搏点必须缺乏保护机制。节律重整是隐匿性传导的一种特殊心电图表现形式，绝大多数发生在交界区。

(1)频率优势控制规律：频率优势控制规律是指在没有保护机制的情况下，心脏频率占优势的起搏点发出的心律控制心电活动，形成单一心律，如窦性心律。窦性心律的自律性电活动频率高,其发出后,使潜在的、较慢的心房、房室结、心室的节律点持续不断地发生隐匿性节律重整,使还未成熟的激动不断"流产"。

(2)心脏两种节律同时存在时,干扰作用的发生是双方的、相互的,节律重整也是相互的。对于某一电活动心腔,如双房或双室中,频率较快的心律对频率较慢的心律通过单一快频率优势控制规律产生抑制,此时频率较慢的心律发生持续不断的节律重整是潜在的、隐匿的。而频率较慢的心律对频率较快的心律引起的节律重整是"显性"的,表现在心电图上一目了然。

(3)节律重整的发生和存在,意味着某起搏点缺乏保护机制。相反,可以发生但又未能发生节律重整时提示传入保护机制的存在。

(4)节律重整时表现的不完全性代偿间歇或等周期代偿间歇,对早搏的鉴别诊断有一定的辅助价值,窦性早搏引起窦性心律重整时一定出现等周期代偿间歇,房性早搏常引起窦性心律的不完全性代偿间歇,而短阵房性心动过速可能引起连续、隐匿性节律重整,房速停止时表现出完全的节律重整。

(5)心房颤动时的类代偿间期:心房颤动伴发室性早搏时,室早后可见到较长的代偿间期。因为房颤下传的 RR 间期本身长短不一,因此不像窦性心律那样,可以用窦性周期作标准判断代偿间歇是否完全,代偿间歇是不是等周期性,为此,房颤发生的室早后间期称为类代偿间期,有无类代偿间期常用于鉴别房颤时出现的宽 QRS 波是室性早搏,还是心室内差异传导。

类代偿间期的本质是提前出现的室性早搏隐匿性逆行侵入房室传导系统,使经房室传导系统传导的激动、隐匿性激动等统统提前除极并复位,并干扰此后的若干个房颤波不能经房室结下传,即室早引起了房室传导系统的节律重整。

## 第二节 室房传导

室房传导是交界性或室性激动通过房室结、房室束或房室附加通路逆传入心房的过程,亦称逆行性房室传导,室房传导的条件为逆行传导通路的存在、畅通及室房传导发生的时机。

正常的室房传导是每个交界性或室性激动均能通过房室交界区或房室附加通路逆传入心房形成 1∶1 室房逆传,且传导时间正常,见图 19-1。

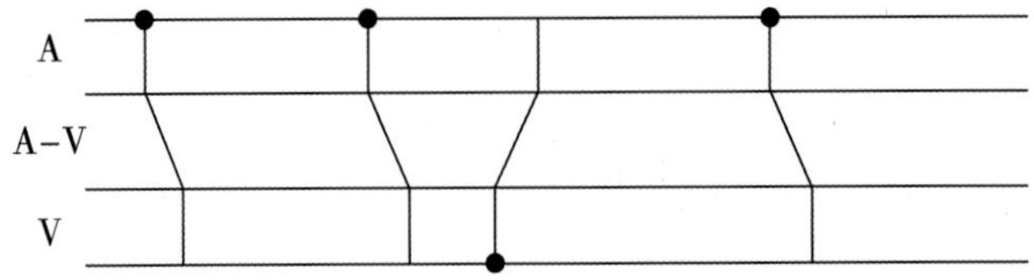


图 19-1 室性早搏伴室房传导示意

### 一、心电图特点

#### (一)逆行 P 波

逆行 P 波是交界性或室性激动逆行传入心房所产生的心房除极波。因其激动的传导方向与窦性相反,故称为逆行 P 波。逆行 P 波的额面电轴在-90°~-60°之间,所以 P 波在Ⅱ、Ⅲ、aVF 导联倒置,aVR 导联直立,$V_1$ 导联直立,正常倒置的后半部 P 波常消失。根据心房最先激动的位置不同而表现为不同形态的心房除极波。

1. 心房夺获

（1）心房恢复不应期之后，交界性或室性激动逆传入心房而产生逆行 P 波，称为心房夺获。心房夺获常引起窦性 P 波或房性 $P^-$ 波的节律重整。

（2）根据激动起源部位不同分为交界–房（或窦）夺获、室–房（或窦）夺获，即交界性/室性激动夺获心房或窦房结。

（3）心电图表现室上性 QRS 波群前后有相关的逆行 P 波，或室性 QRS 波群后有相关的逆行 P 波，且 RP 间期固定。

（4）完全性心房夺获表示交界性或室性激动逆传至心房、独自完成心房的除极形成孤立的逆行 P 波，见图 19–2。

（5）不完全性心房夺获表示交界性或室性激动逆传至心房、与其他激动共同完成心房除极形成房性融合波，见图 19–3。

（6）心房夺获的逆行 P 波若再返回激动心室，则形成反复搏动。

2. 房性融合波

（1）当单腔双房由两个起源于不同起搏点的激动分别兴奋时，一部分心房肌受窦性（或房性或逆行 P 波）激动所兴奋而除极后即转入有效不应期，另一部分心房肌受到与之来源不同的房性（或窦性或逆行 P 波）激动所兴奋而除极后也转入有效不应期。这两个激动在心房肌内有一条融合边界，由于边界两侧的心房肌处于绝对不应期，故两个激动受绝对干扰而不能越过融合边界进入对方的领域；整个心房除极波分别由两个激动兴奋的除极波融合而成，称为房性融合波，亦称心房融合波。最常见的是加速的交界性心动过速伴窦–交竞争现象引起的心房融合波。

（2）房性融合波的绝对干扰部位是在两个心房除极波交界之处，即融合边界，而并不在窦一房或异一房联接处，故心房融合波为完全性房内干扰，或房内绝对干扰。

（3）心电图表现为同一导联可见 3 种形态的心房除极波，见图 19–4、图 19–5。

3. 逆传心房激动顺序　逆传心房激动顺序即逆行性 P 波的偏心现象，分为 3 种。

（1）中心性激动：心房间隔部最早逆行激动，同时向心房两侧传导，$V_1$ 导联与食管导联（单极食管导联 ESO/滤波双极食管导联 EB）的逆行性 P 波同时出现，见图 19–6。

（2）右侧偏心性激动：右心房激动在先，$V_1$ 导联的逆行性 P 波早于 ESO/EB 的逆行性 P 波出现，见图 19–7。

（3）左侧偏心性激动：左心房激动在先，ESO/EB 的逆行性 P 波早于 $V_1$ 导联的逆行性 P 波出现，见图 19–8。

4. 正相性逆行 P 波

（1）通常逆行 P 波在Ⅱ、Ⅲ、aVF 导联倒置，但某些情况双心房下部、交界性及室性激动经房室传导系统或房室旁路逆行激动心房时可产生正相 P 波，称为正相性逆行 P 波。Dressier 1956 年首次提出房室交界区心律发生逆行性直立 P 波的概念。随后国外学者研究显示直接刺激双心房下部及房室交界区可在下壁导联出现类似窦性 P 波的正相 P 波，即房室交界区的激动可通过位于房间隔的前结间束快速逆行到房间束和窦房结先激动心房上部，然后由该部下传至左、右心房，使心房激动顺序与窦性类似。正相性逆行 P 波较少见，多数情况下的 P 波是呈等相（–+）。如房室旁路在心房端出口位于心房上部，则可产生正相性逆行 P 波，见图 19–9。

（2）正相性逆行 P 波需与房性搏动鉴别，房性搏动不会总发生在 PR 间期延长之后。

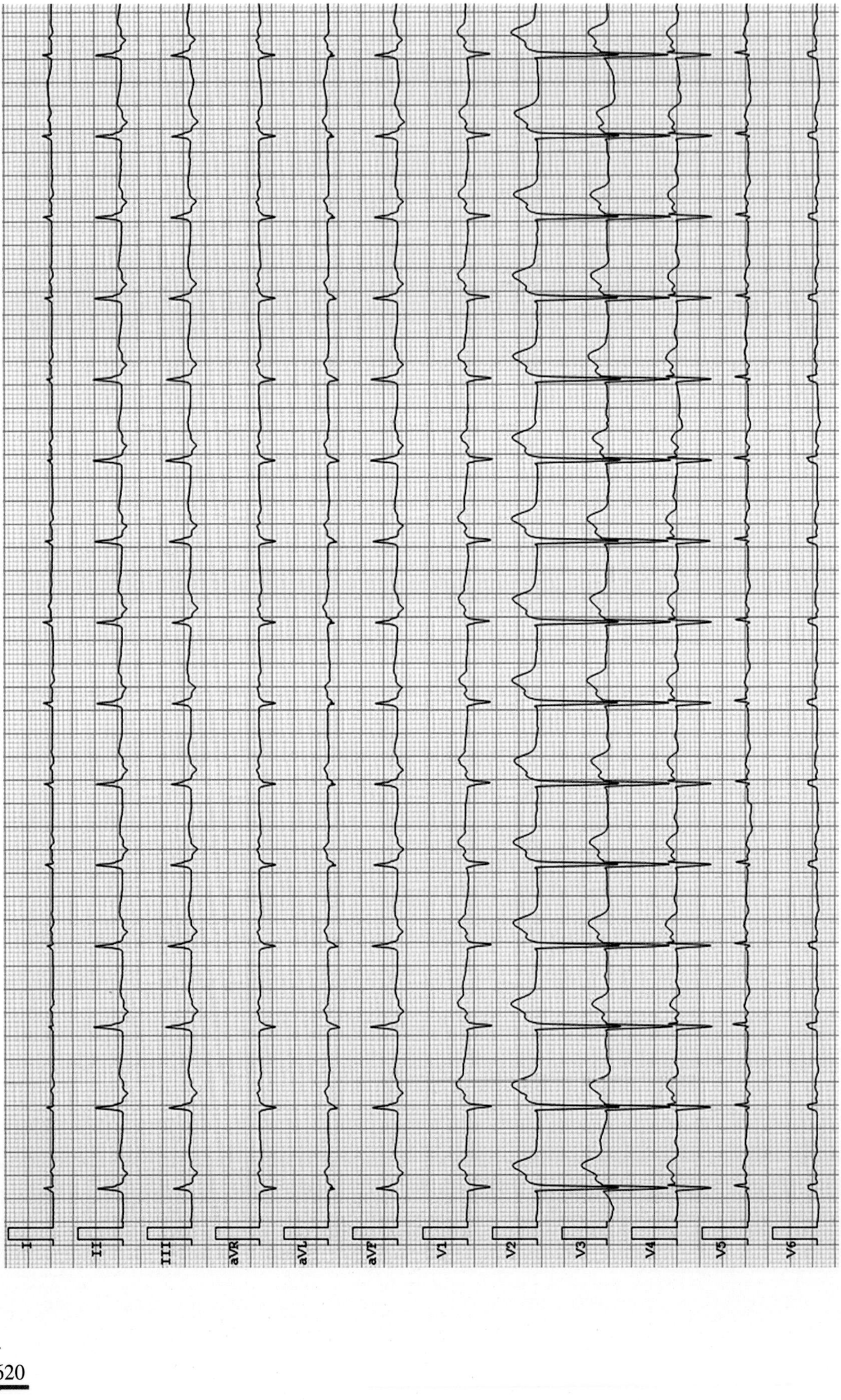


**图 19-2　完全性心房夺获**

加速的交界性心律伴 1∶1 室房传导，RP 固定，形成完全性心房夺获。

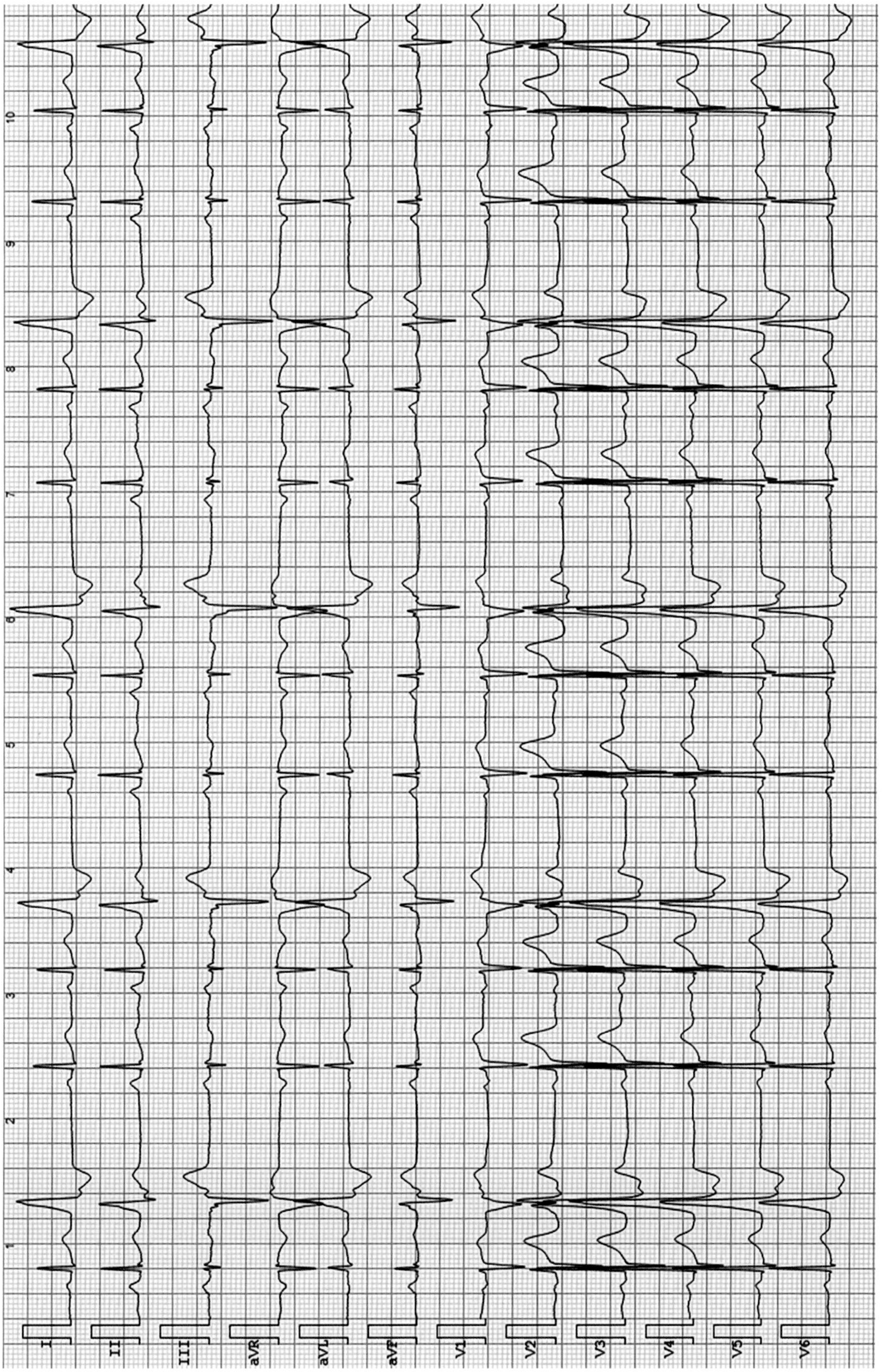


**图 19-3　心房夺获**

窦性心律，室性早搏、三联律，第1个室性早搏后可见逆行P波，即完全性心房夺获，第4、5个室性早搏后可见窦性P波，第2、3个室性早搏后可见第3种形态的P波，即不完全性心房夺获。

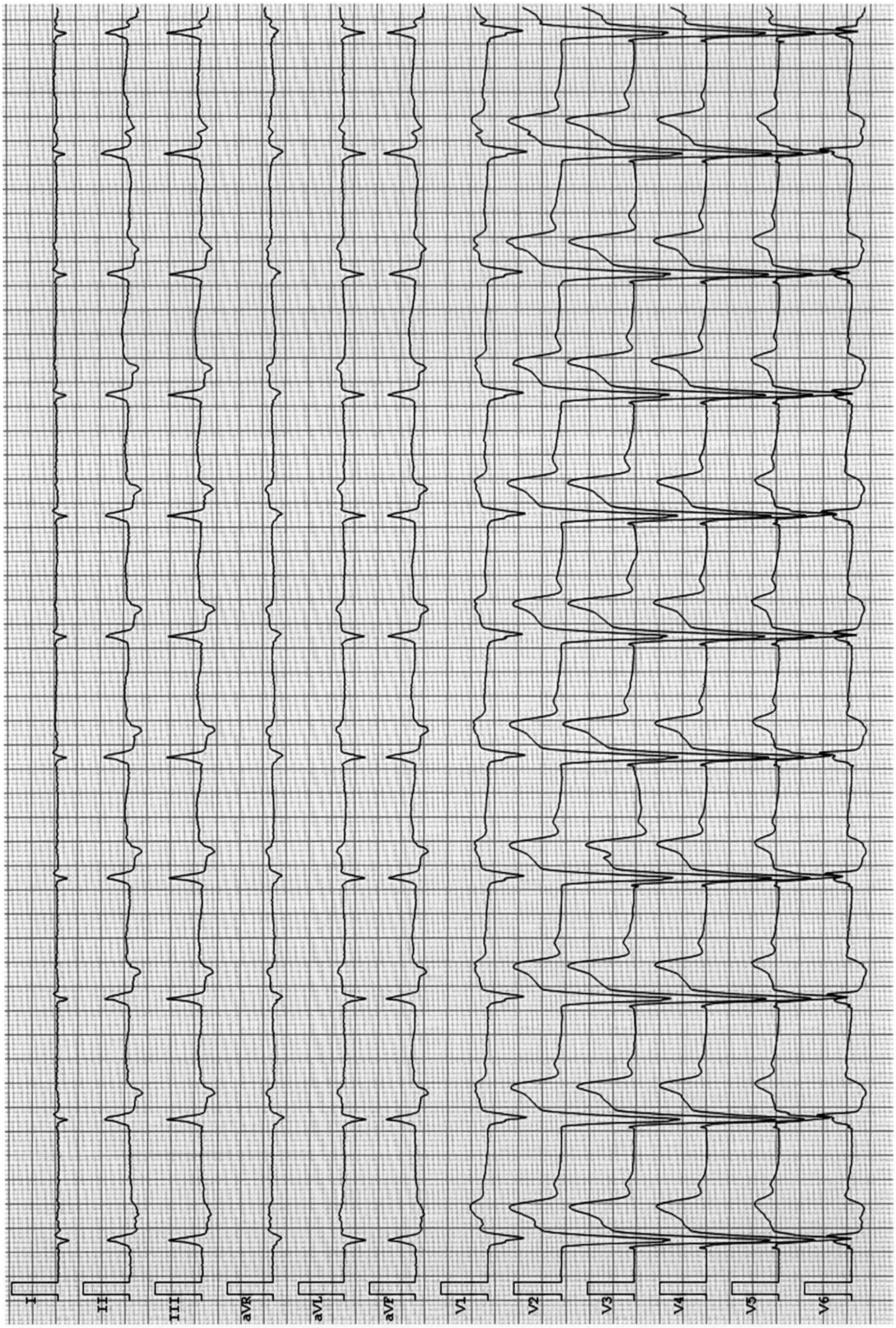


**图 19-4 房性融合波(1)**

心室起搏心律,第 2～7 个 QRS 波后为室房传导形成的 P 波,第 10,11 个 QRS 波后窦性 P 波,第 1,8,9 个 QRS 波后形成房性融合波。

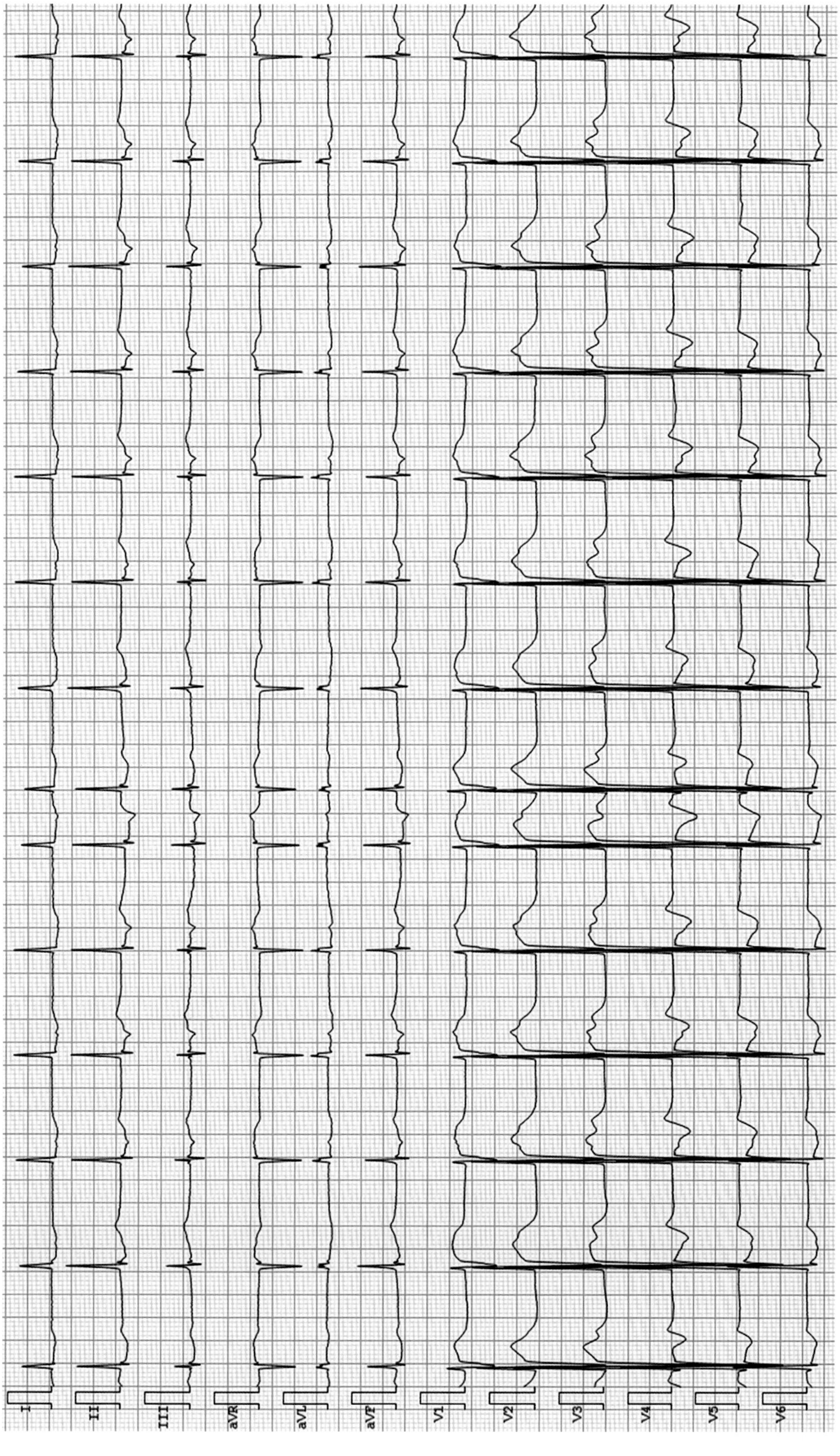


**图 19-5　房性融合波(2)**

加速的交界性心律伴文氏型室房传导形成反复搏动，房性融合波。

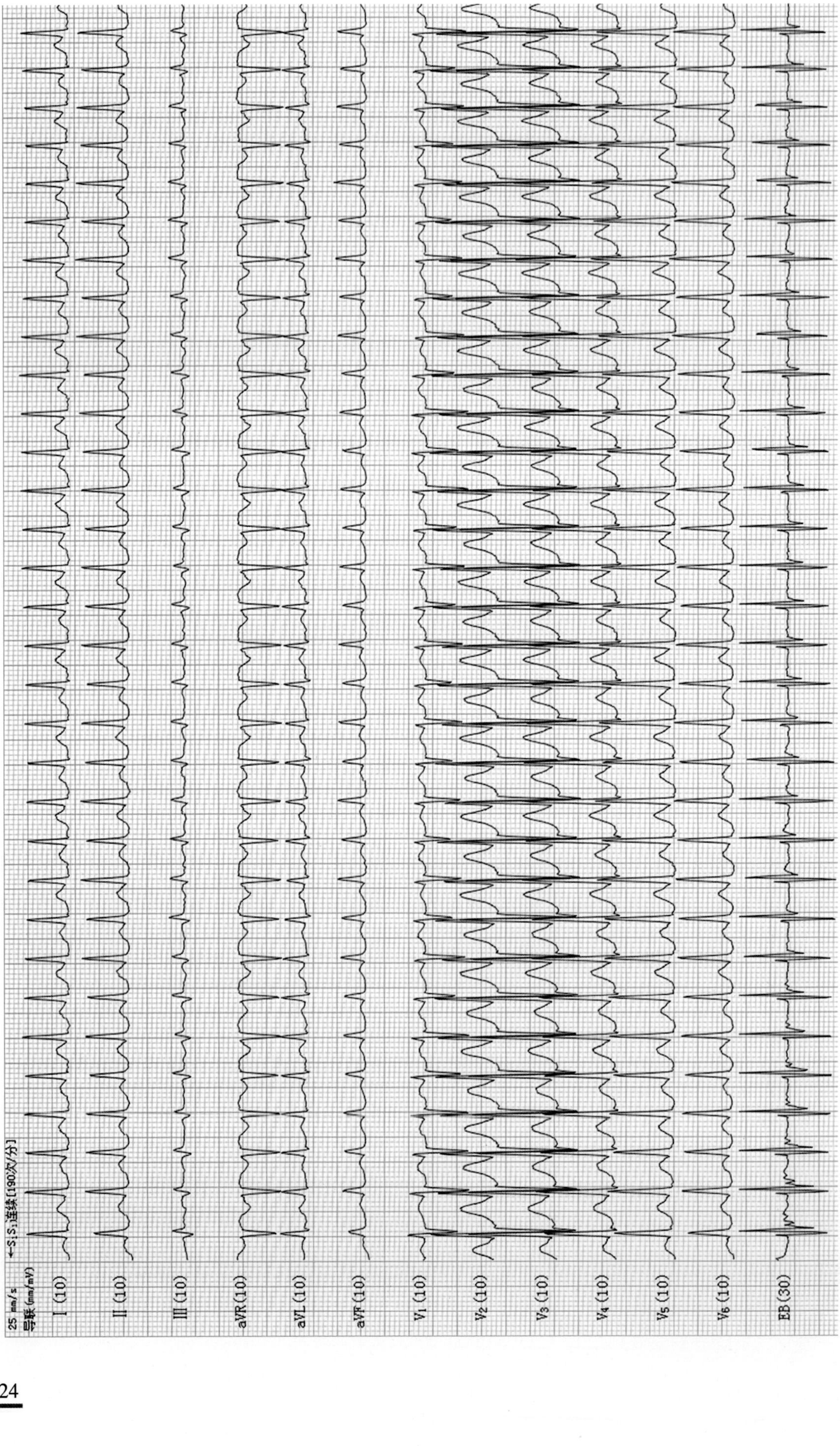
25 mm/s
导联 (mm/mV)
←S1S1连续[190次/分]
I (10)
II (10)
III (10)
aVR (10)
aVL (10)
aVF (10)
V1 (10)
V2 (10)
V3 (10)
V4 (10)
V5 (10)
V6 (10)
EB (30)

图 19-6　中心性激动

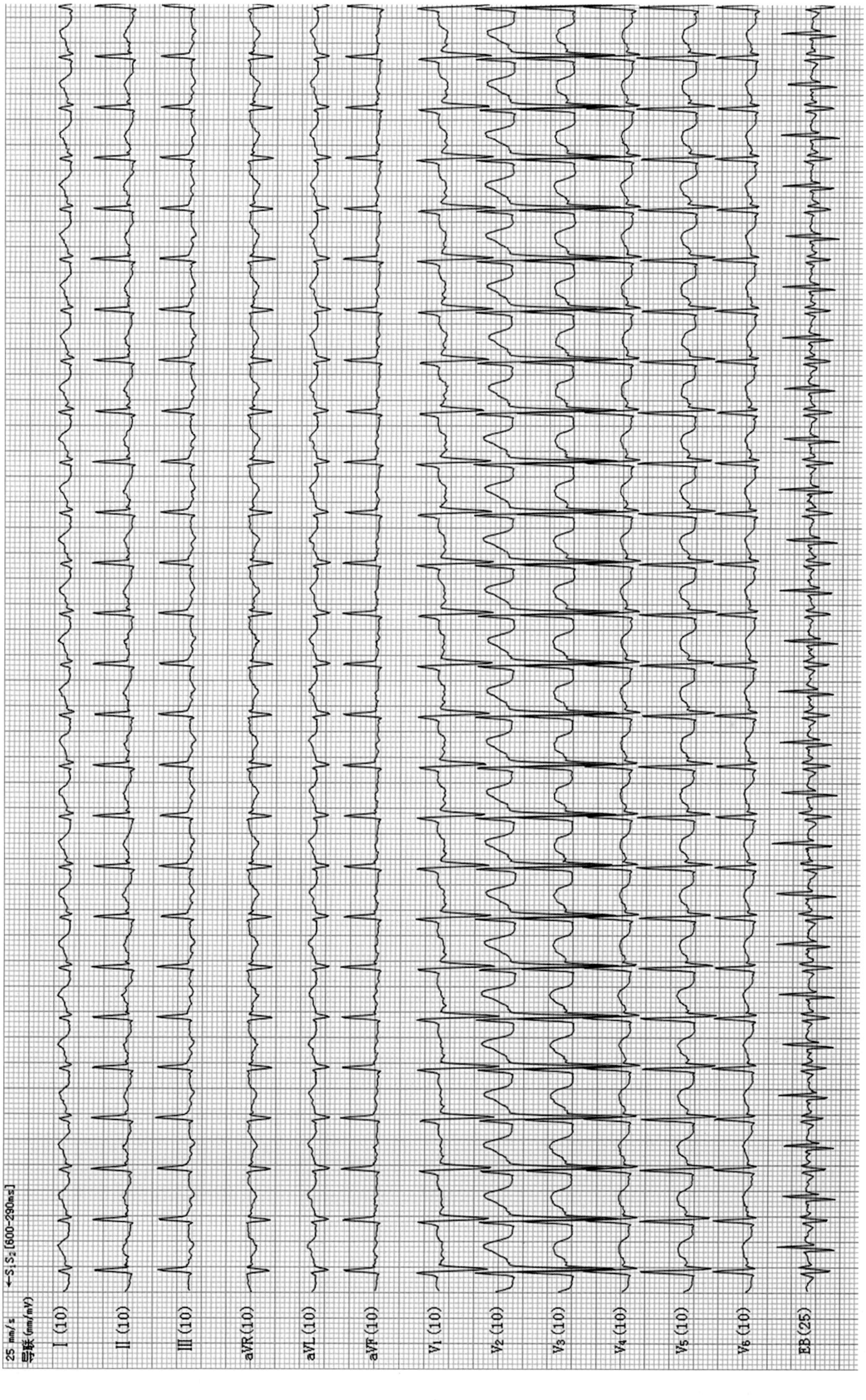


图 19-7　右侧偏心性激动

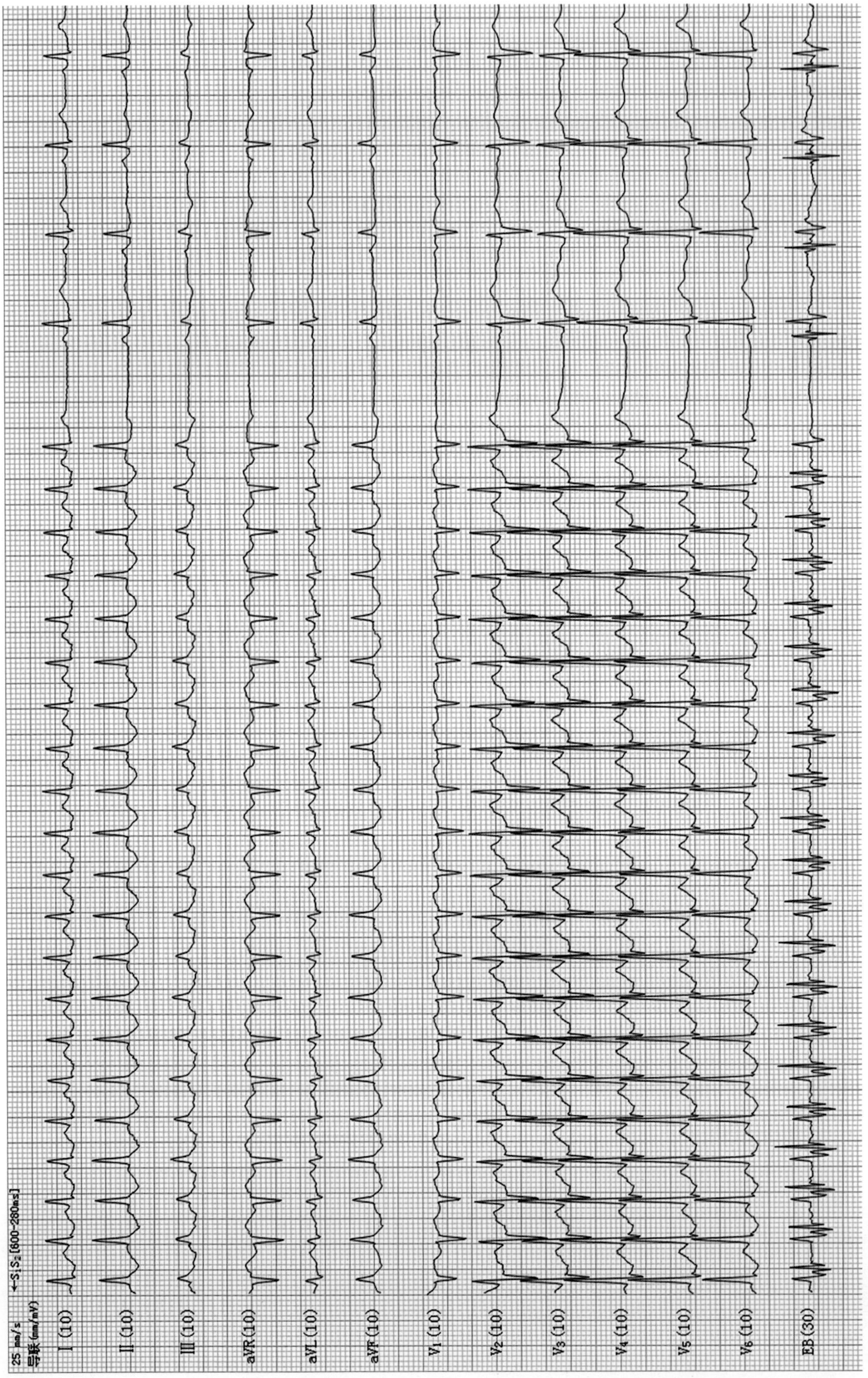


图 19-8　左侧偏心性激动

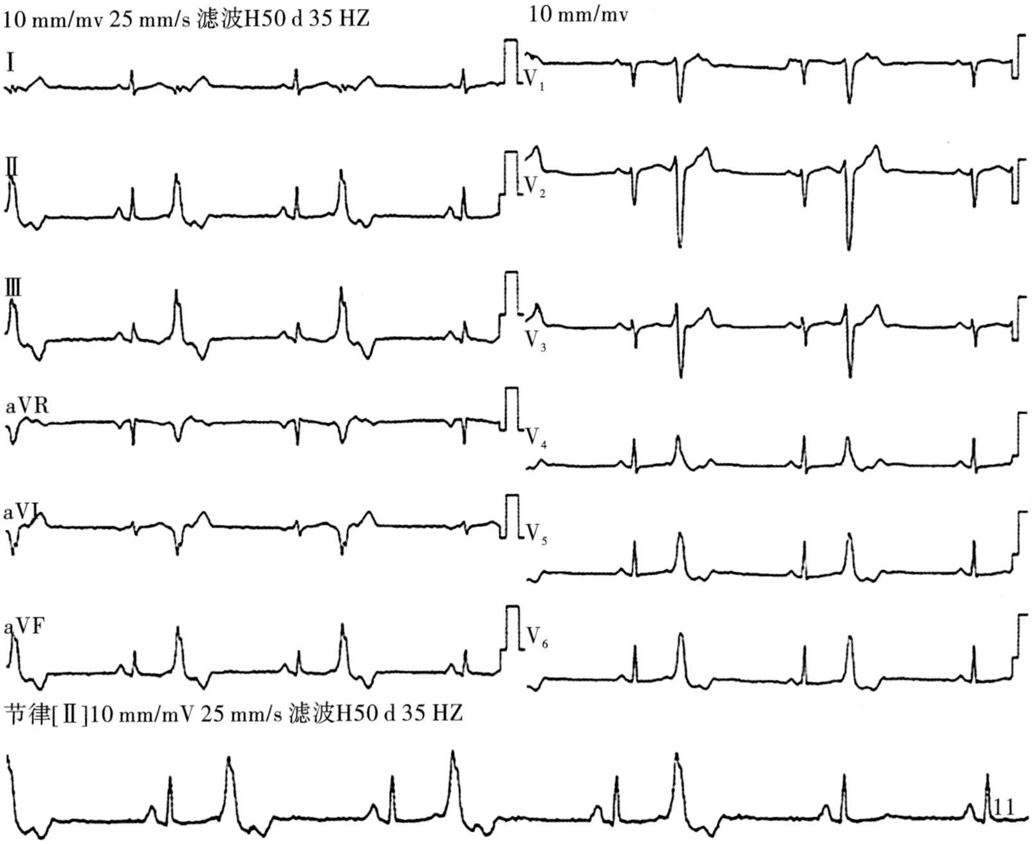


**图 19-9　正相性逆行 P 波**

室性早搏后均继以逆行 P 波，Ⅰ、aVL 导联倒置，Ⅱ、Ⅲ、aVF、aVR 导联直立。

### （二）RP 间期

RP 间期是 QRS 波的起点至逆行 P 波起点的时间，代表两个心腔最早激动的时间差，长短不一，有时逆行 P 波重于交界性或室性 QRS-T 波群中，只能根据代偿间歇不完全而诊断可疑室房传导，常规心电图不易辨认，食管导联可辨别。主要参考起源部位或逆传径路及传导速度，因此 R 与 P 可有直接或间接关系。

1. 激动来自房室交界区　若 P 波在 QRS 波之后，RP<0.16 s；若 P 波在 QRS 波之前 PR<0.12 s。RP 或 PR 代表交界性激动到达心室与到达心房的传导时间差，见图 19-10、图 19-11。

2. 激动来自心室　RP 间期代表室性激动通过房室交界区逆传入心房的时间，即室性激动到达心室肌与到达心房肌的传导时间差，RP<0.20 s，见图 19-12。

3. 室房阻滞　室房阻滞是交界性或室性激动经房室交界区逆传心房时发生传导延缓或中断的一种生理现象；其分度和分型与房室阻滞相似；临床意义与其他阻滞截然不同，其阻滞程度越重越好。可分为一度室房阻滞、二度室房阻滞、三度室房阻滞。

（1）一度室房阻滞：一度室房阻滞是指在交界性搏动中 RP>0.16 s 或室性搏动的 RP>0.20 s，而无心房漏搏，亦称一度逆行性房室阻滞，见图 19-13。

1）一度Ⅰ型室房阻滞：心电图表现为 RP 间期逐搏延长，亦称文氏型一度室房阻滞。

2）一度Ⅱ型室房阻滞：心电图表现为延长的 RP 间期固定，亦称 RP 固定型一度室房阻滞。

3)一度Ⅲ型室房阻滞:心电图表现为延长的 RP 间期长短不一,无一定规律,亦称 RP 不定型一度室房阻滞。

(2)二度室房阻滞:二度室房阻滞是指非干扰所致的间歇性室房传导中断,亦称二度逆行性房室阻滞。

1)二度Ⅰ型室房阻滞:非干扰所致的室房传导障碍逐渐加重,直至一次室房传导中断。心电图表现为 RP 间期逐渐延长,直至一次 QRS 后逆行 P 波缺失,结束一个文氏周期,常常周而复始。见图 19-14。

2)二度Ⅱ型室房阻滞:突然出现非干扰所致的室房传导中断,心电图表现为间歇性 QRS 后逆行 P 波缺失,RP 间期固定。

3)二度Ⅲ型室房阻滞:非干扰所致的间歇性室房传导中断,心电图表现为间歇性 QRS 后逆行 P 波缺失,RP 间期长短不一,无规律性。

(3)三度室房阻滞:三度室房阻滞是指非干扰所致的任何交界性或室性激动的室房传导中断,亦称三度逆行性房室阻滞。

1)交界性心律伴三度室房阻滞:缓慢的窦性或房性心律与不伴有逆行 P 波的交界性心律呈完全性房室分离状态,且这种逆行 P 波的缺失非干扰所致。

2)室性心律伴三度室房阻滞:缓慢的窦性或房性心律与不伴有逆行 P 波的室性心律呈完全性房室分离状态,且这种逆行 P 波的缺失非干扰所致。

3)同时合并三度房室阻滞,诊断较明确。

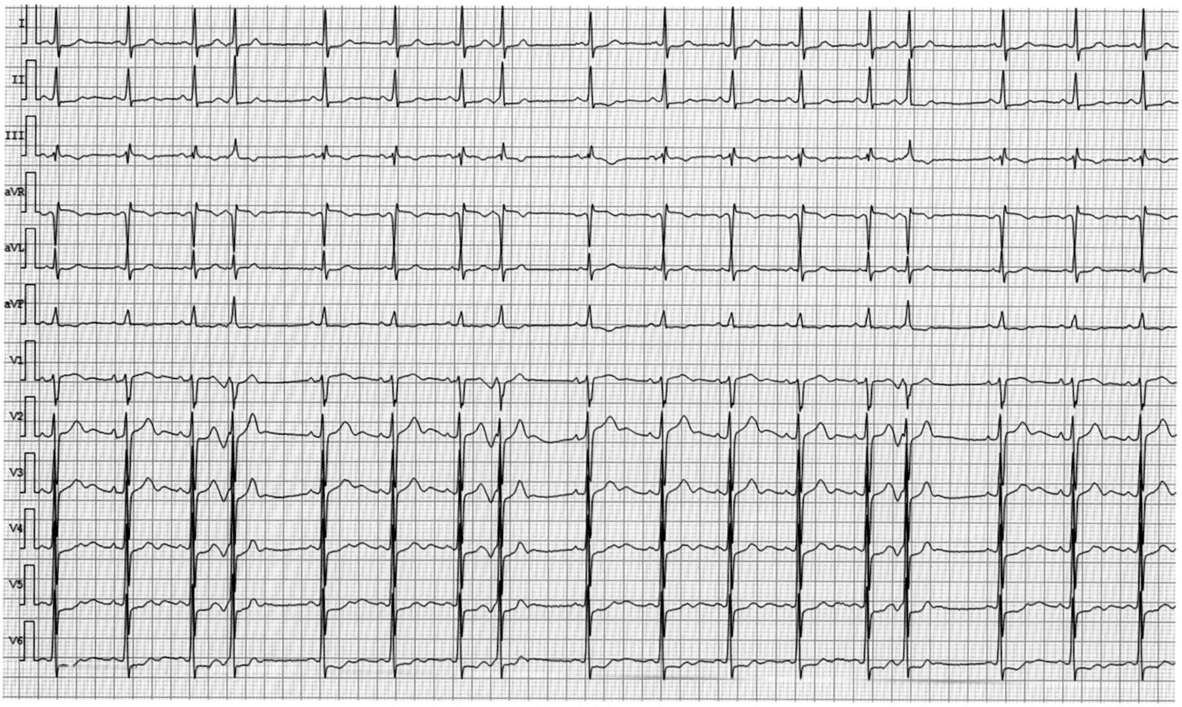


**图 19-10　交界性早搏伴室房传导**

交界性早搏(第 4、8、14 个)伴室房传导,PR 固定。

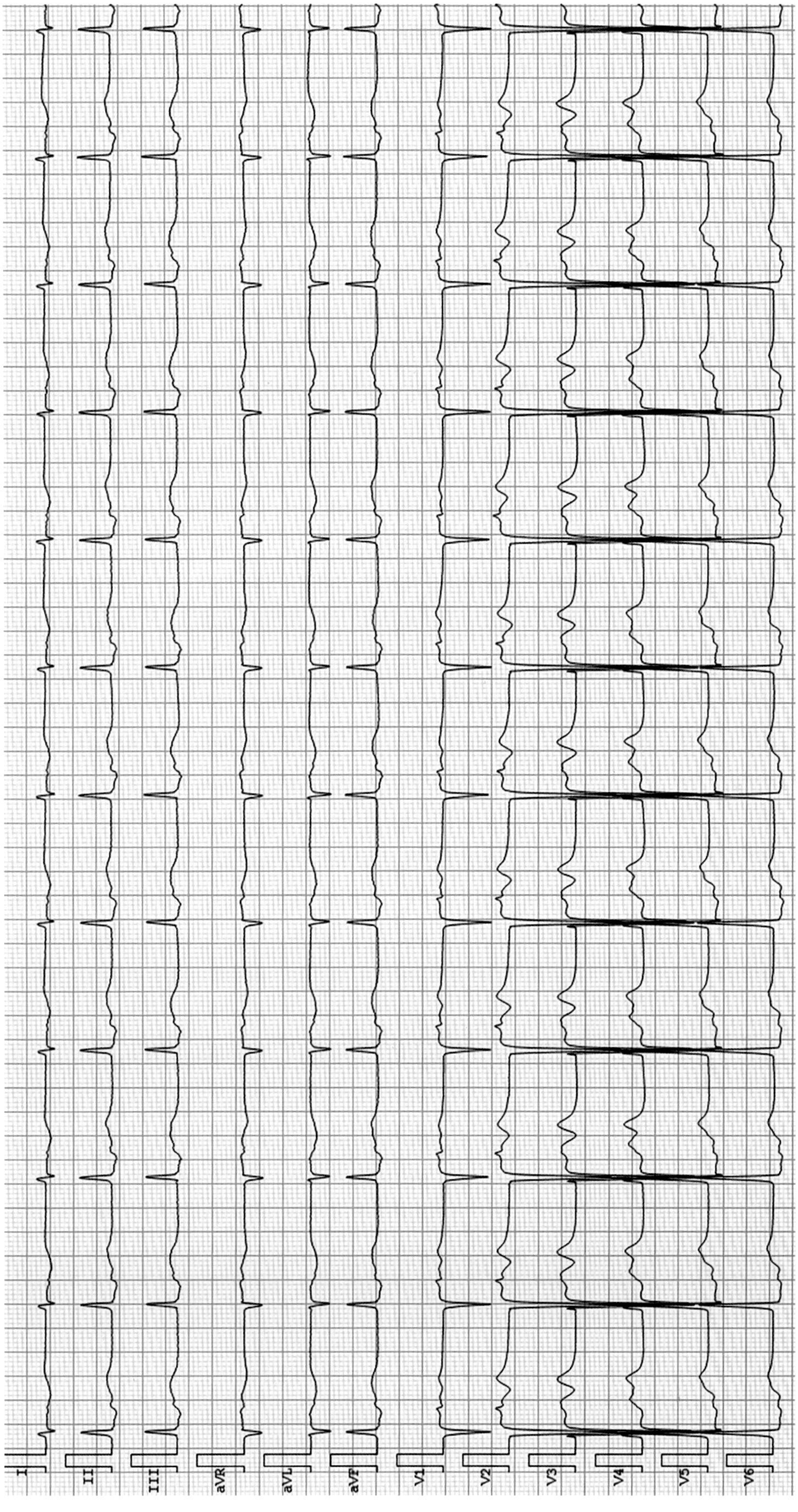


图 19-11 交界性早搏伴室房传导

交界性逸搏心律伴室房传导,RP 固定。

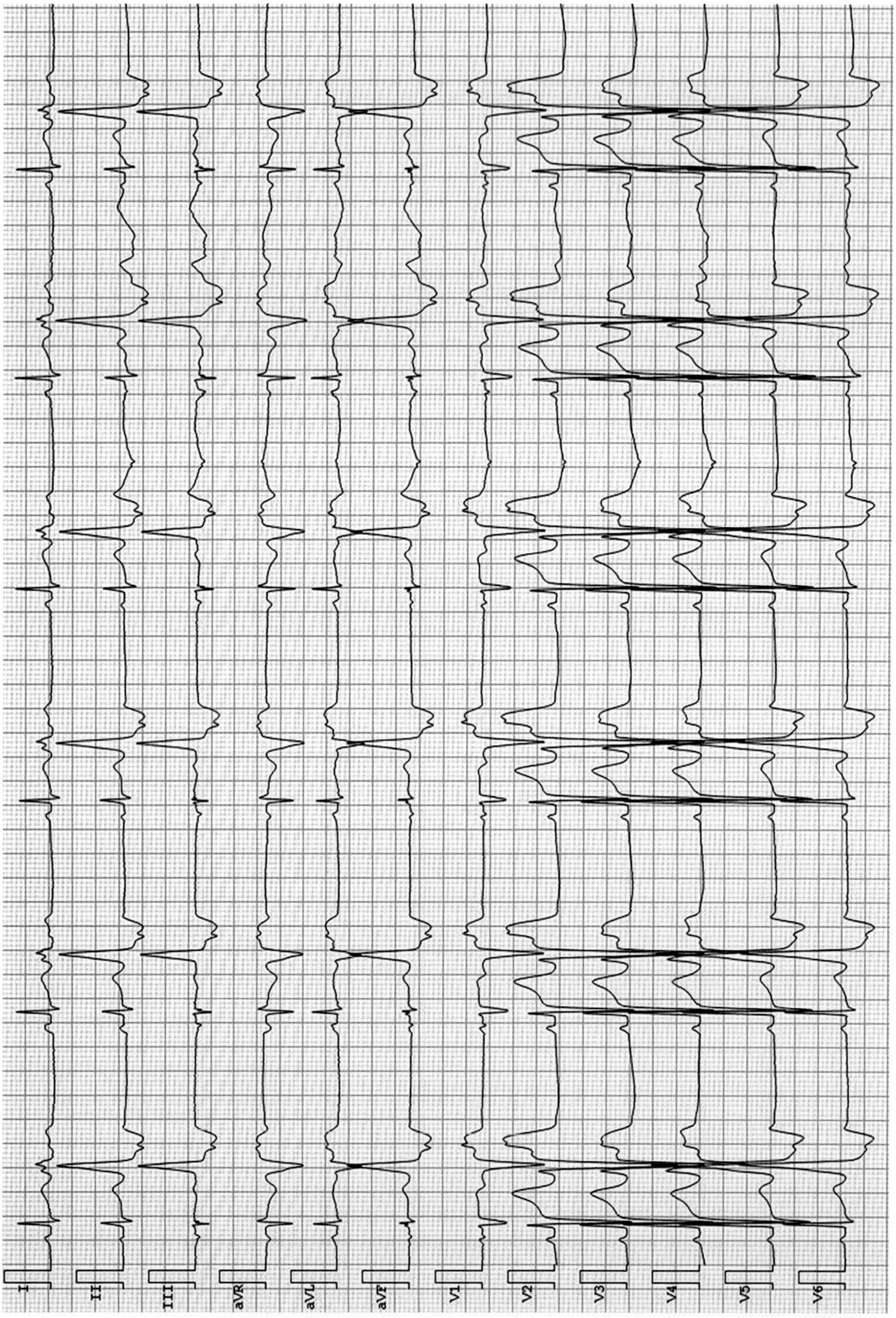


图 19-12　室性早搏伴室房传导

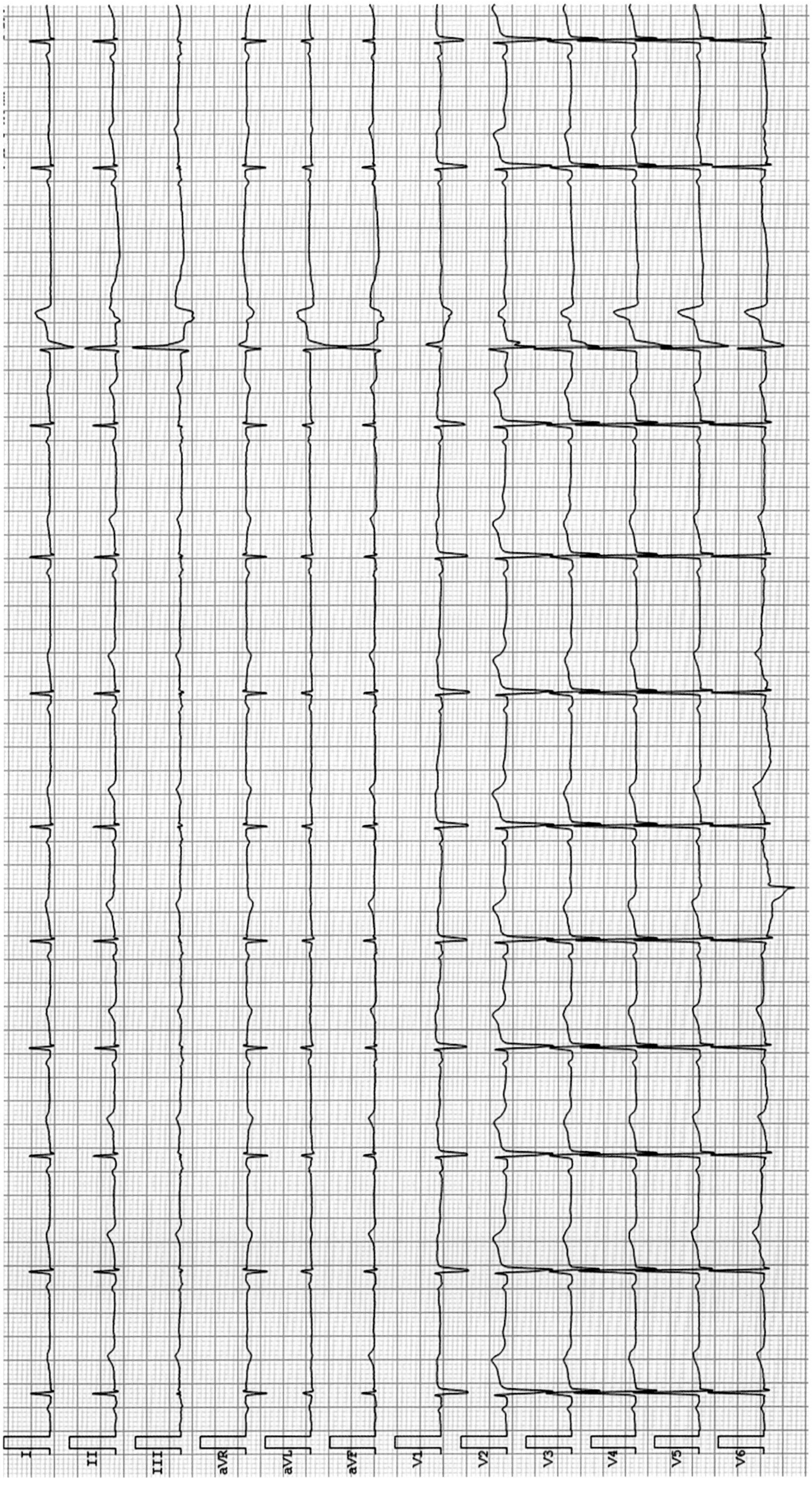


图 19-13　室性早搏伴一度室房阻滞

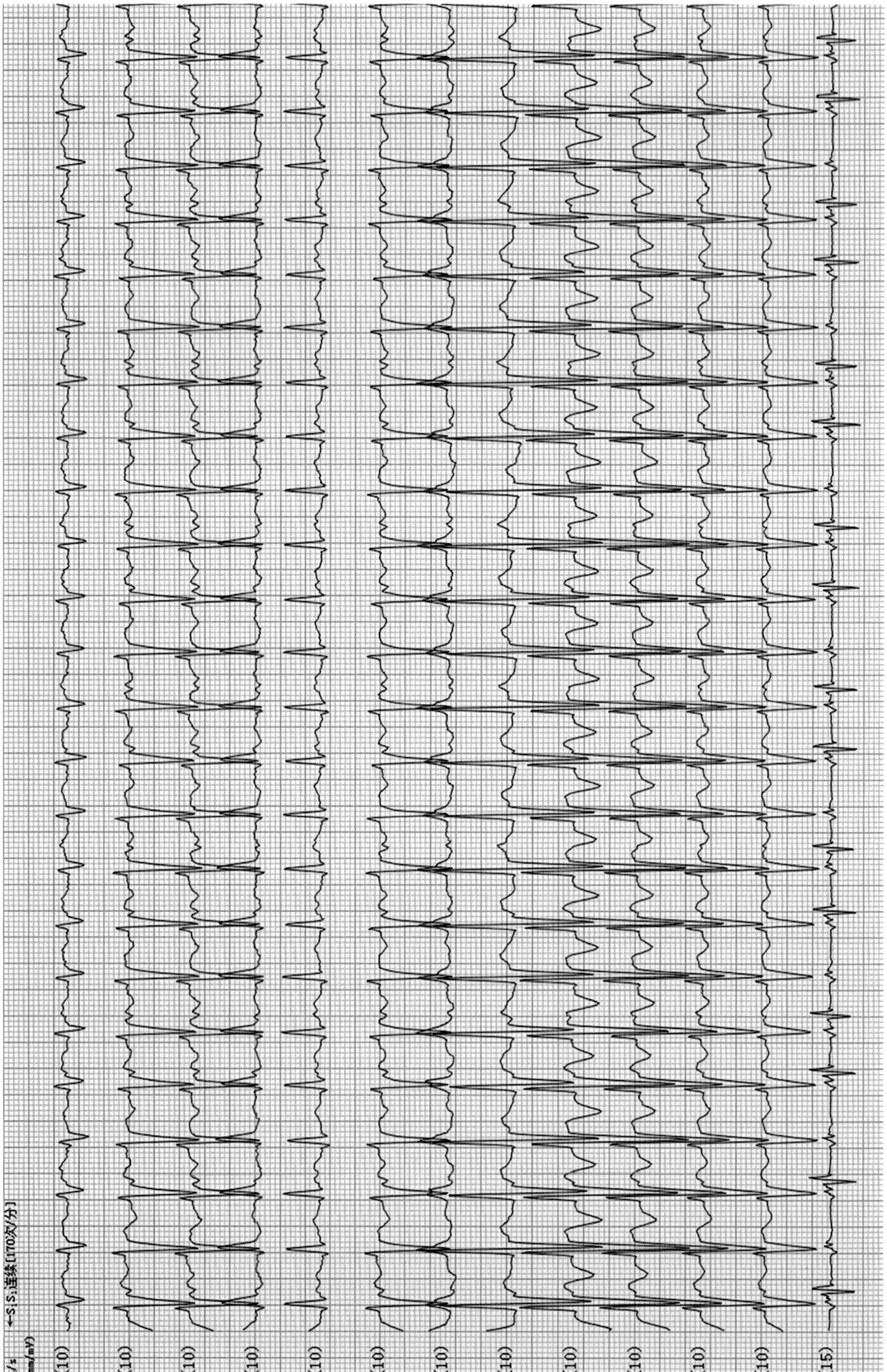


图 19-14　室性心动过速伴二度Ⅰ型室房阻滞

## 二、与室房传导相关的概念

### （一）反复搏动

详见第十九章第五节相关内容。

### （二）折返

1. 概念　折返是心脏某部位的一次激动经过传导再次激动心脏某一部位的现象。折返发生三要素即“双径路”及组成的折返环路，前传单向阻滞和缓慢传导。

2. 分类

（1）根据折返发生部位：心脏各个部位均可发生折返，窦房折返、房内折返、房室结折返、房室折返、束支折返、室内折返等，见图 19-15。

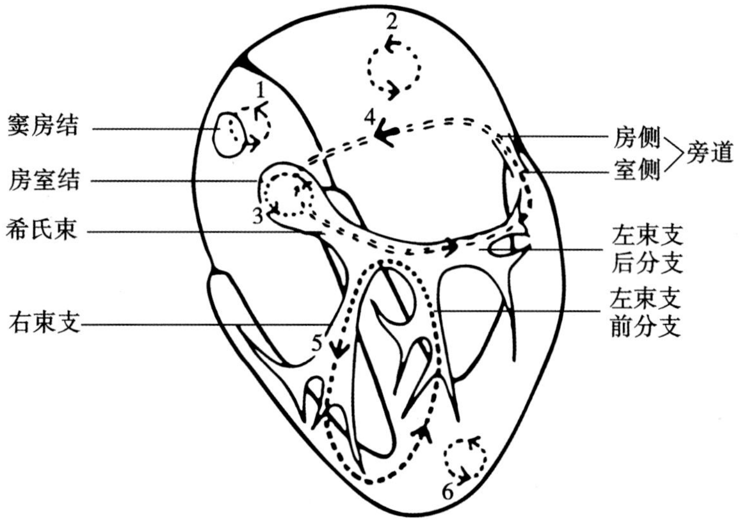


图 19-15　折返发生部位分类示意

1 代表窦房折返；2 代表房内折返；3 代表房室结内折返；4 代表房室折返；5 代表束支折返；6 代表室内折返。

（2）根据折返环大小：心房扑动是房内的大折返，心房颤动是微折返。

## 三、不同部位的室房传导

### （一）窦性搏动的室房传导

窦性搏动的室房传导发生率比交界性或室性低。因窦性激动在房室传导过程中所引起的绝对不应期一般比该激动在房室交界区折返逆传至相应的房室交界区上部的时间长，导致该激动的室房传导受阻。只有当窦性激动伴有一度房室阻滞（PR 间期延长）或一度室房阻滞（RP 间期延长）时，才可能产生逆行 P 波形成窦性反复搏动，见图 19-16。

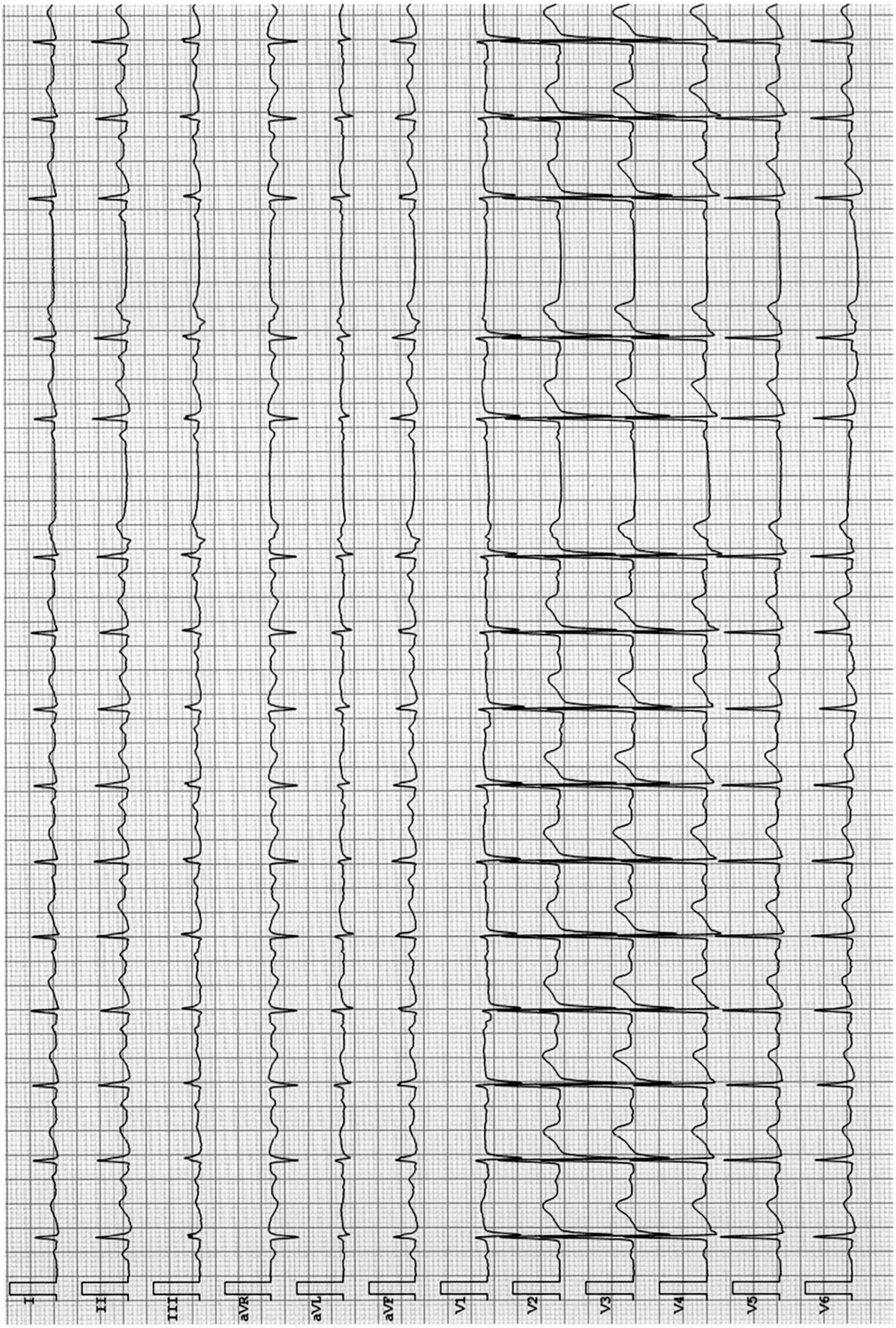


图 19-16　窦性反复搏动

窦性反复搏动第 10、12 个窦性心搏形成窦性反复搏动。

## （二）房性搏动的室房传导

房性反复心搏中室房传导较房室交界性或室性搏动少见，也要有 PR 间期或 RP 间期延长为前提，见图 19-17 ~ 图 19-20。

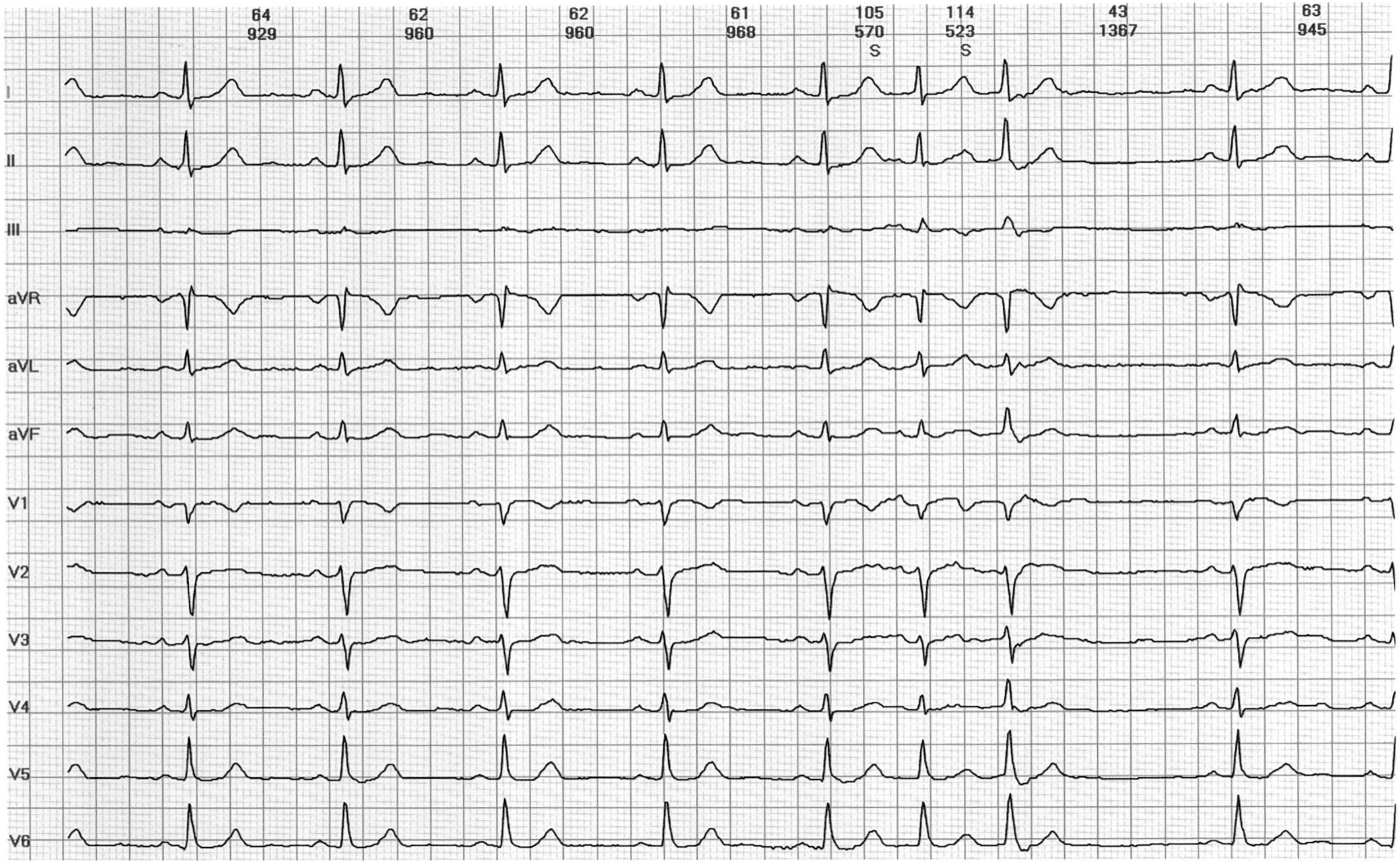


**图 19-17　房性反复搏动(1)**

第 5 个 QRS 波后连续两个房性早搏，其中第 2 个房性早搏形成的 QRS 波（第 7 个）后有一逆行 P 波（$V_1$ 导联），形成房性反复搏动。

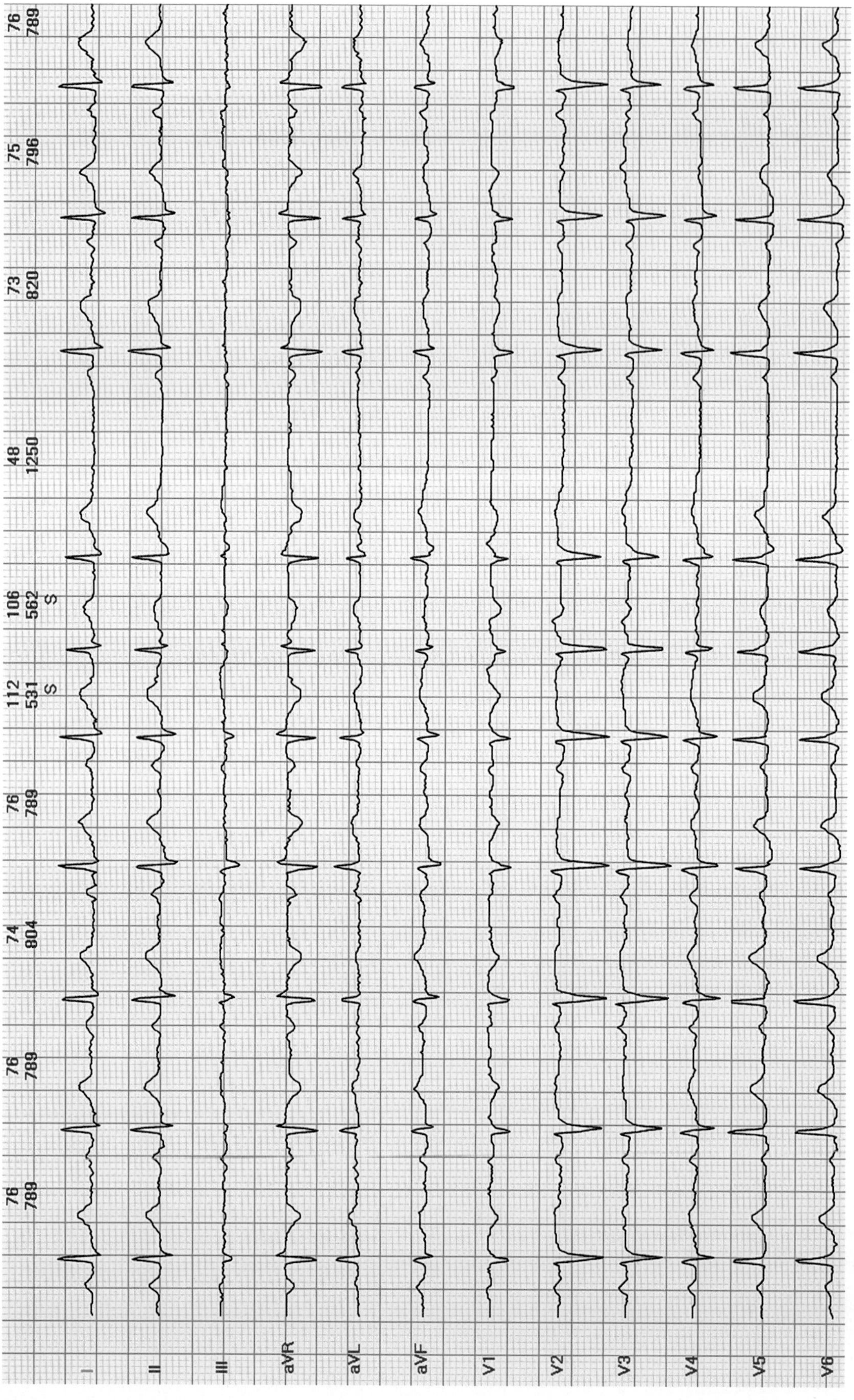


**图19-18　房性反复搏动(2)**

与图19-17为同一患者，第5个QRS波后连续两个房性早搏，其中第2个房性早搏形成的QRS波(第7个)后有一逆行P波($V_1$导联)，形成房性反复搏动。

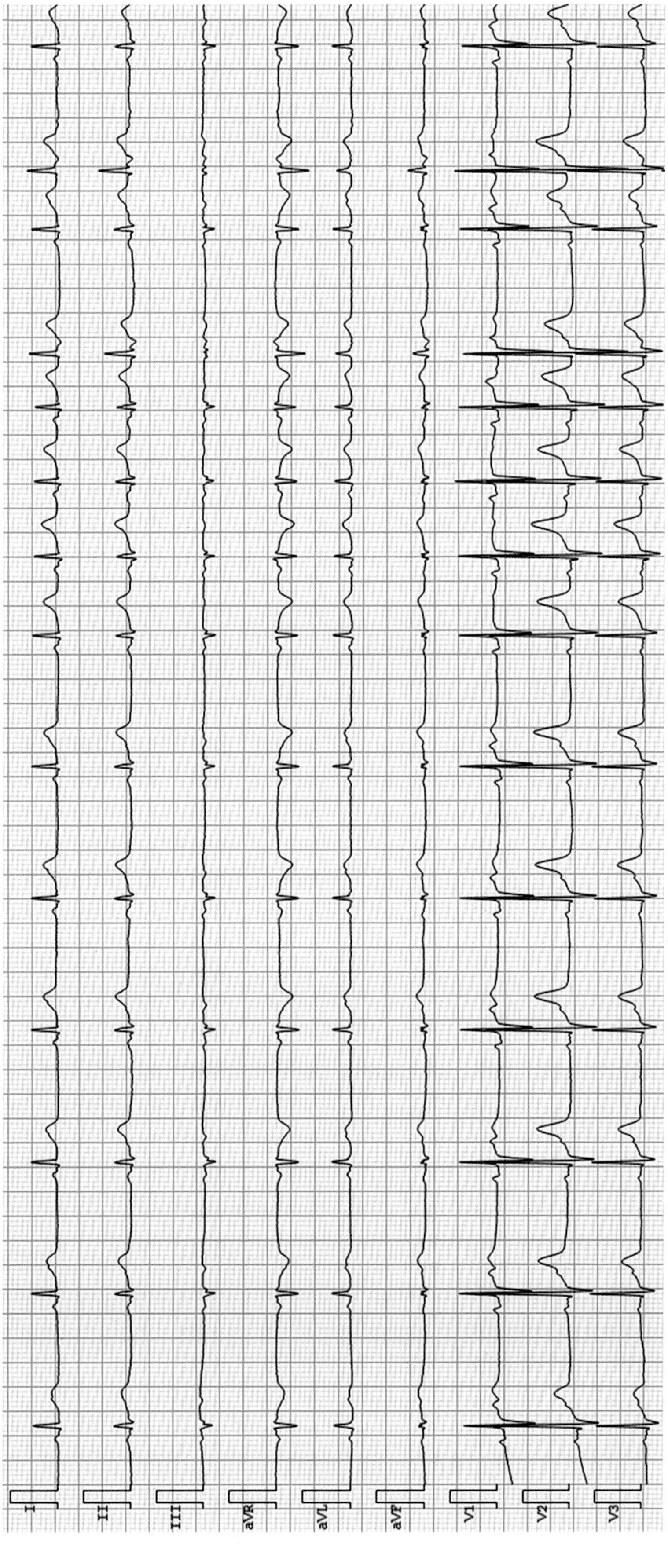


**图 19-19　房性反复搏动(3)**

第 1～6 个 QRS 波后均有 1 个房性早搏未下传形成房性早搏二联律，第 10、12 个 QRS 波后房性早搏形成的 QRS 波（第 11、13 个）后有一逆行 P 波（$V_1$ 导联），形成房性反复搏动。

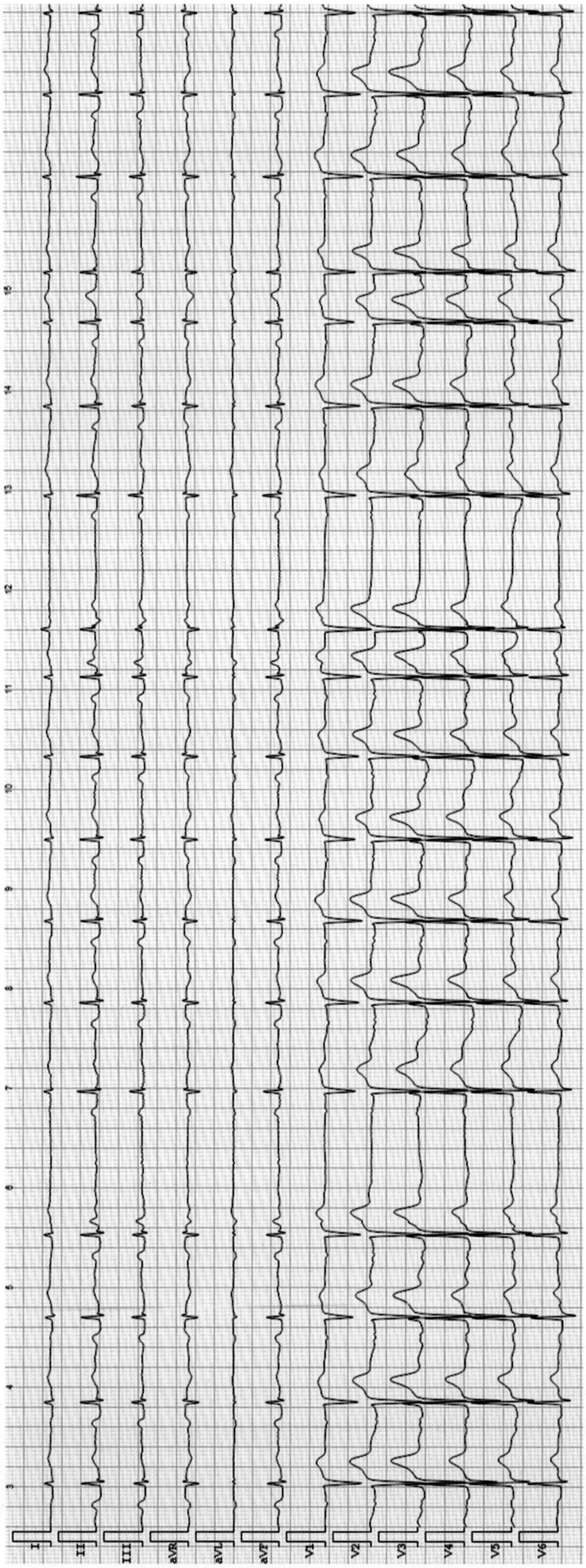


**图 19-20　房性反复搏动(4)**

男,70岁,窦性心律,第10个QRS波后ST上有提前出现的P波,异于窦性,其后有相关QRS波,发生相对干扰现象引起PR间期延长,该QRS波后有逆行P波,即房性反复搏动。

### （三）交界性搏动的室房传导

1. 交界区起源的激动一面可以沿房室交界区逆行传导至心房而产生逆行 P 波，另一面沿房室交界区下行传导至心室而产生 QRS 波群，按其房室激动顺序先后，形成逆行 P 波和 QRS 波群之间各种不同的时间关系，见图 19-21 ~ 图 19-26。

研究发现房室结的前向传导功能对逆向传导功能有一定的提示意义，但是无法通过前向功能准确预测其逆向传导功能，如持续性三度房室阻滞患者仍可能存在逆向室房传导，即房室结的单向阻滞性。提示房室结的双向传导存在不对称，即室房逆传功能状态与前向传导功能可能存在不一致的情况。事实上，完全性房室阻滞患者存在室房逆传的情况并不罕见。

2. 心电图特点

（1）逆行 P 波：交界性激动逆传入心房使其除极所致。其除极方向指向左上方，额面 P 波电轴在-90° ~ -60°，故 P 波在Ⅱ、Ⅲ、aVF 导联倒置，在 aVR 导联直立，Ⅰ导联为低平或双向，$V_1$导联的 P 波主要为直立，正常倒置的终末部分 P 波消失。

（2）QRS 波群：多数呈室上性，有时可伴非时相性室内差异性传导而与窦性下传 QRS 波有所不同。

（3）逆行 P 波与 QRS 波群的关系：两者的关系多变。P 波可出现在 QRS 波前形成 PR 间期，出现在 QRS 波后形成 RP 间期，与 QRS 波群重叠，P 波不显现。

（4）不伴房室或室房阻滞时，PR 间期<0.12 s，RP 间期 0.10 ~ 0.16 s。伴有前向性、逆向性传导延缓或传导中断时，则分别产生 PR 间期延长>0.12 s，RP 间期延长>0.16 s 或逆行 P 波之后不继以下传的 QRS 波群。

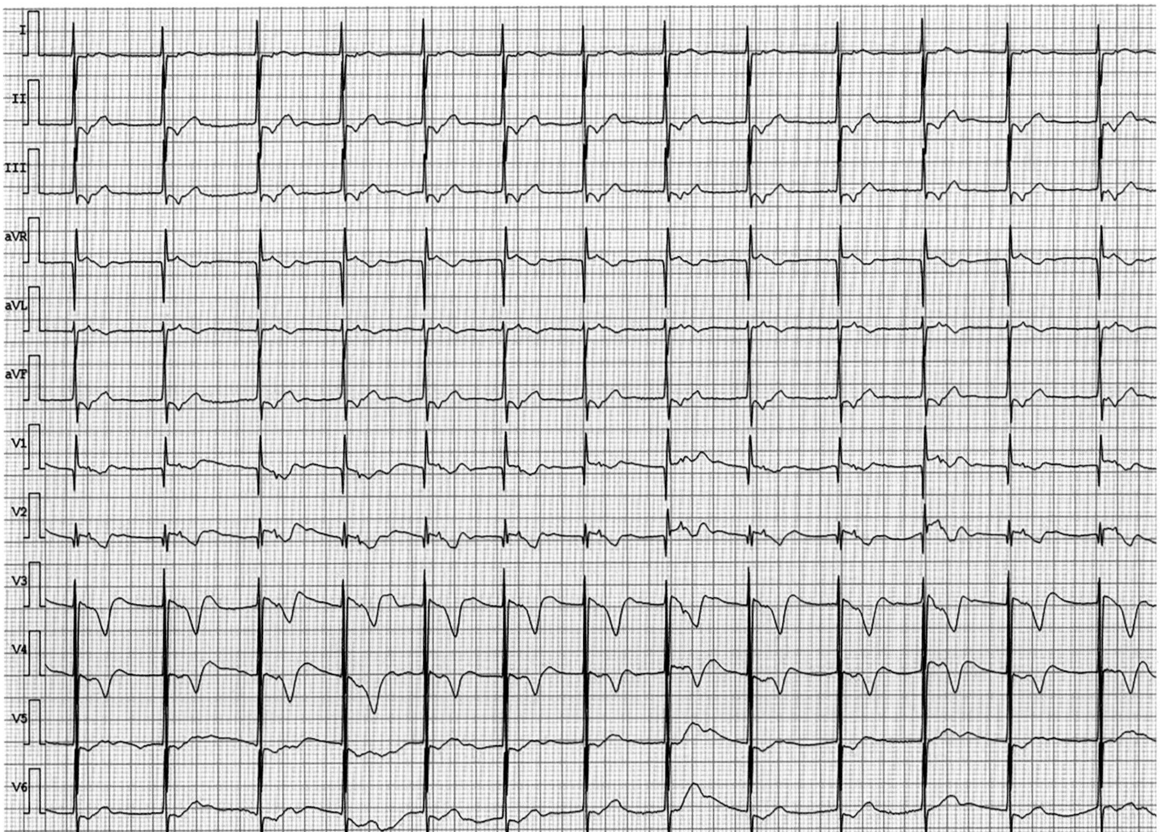


图 19-21　加速的交界性心律伴 1∶1 室房传导

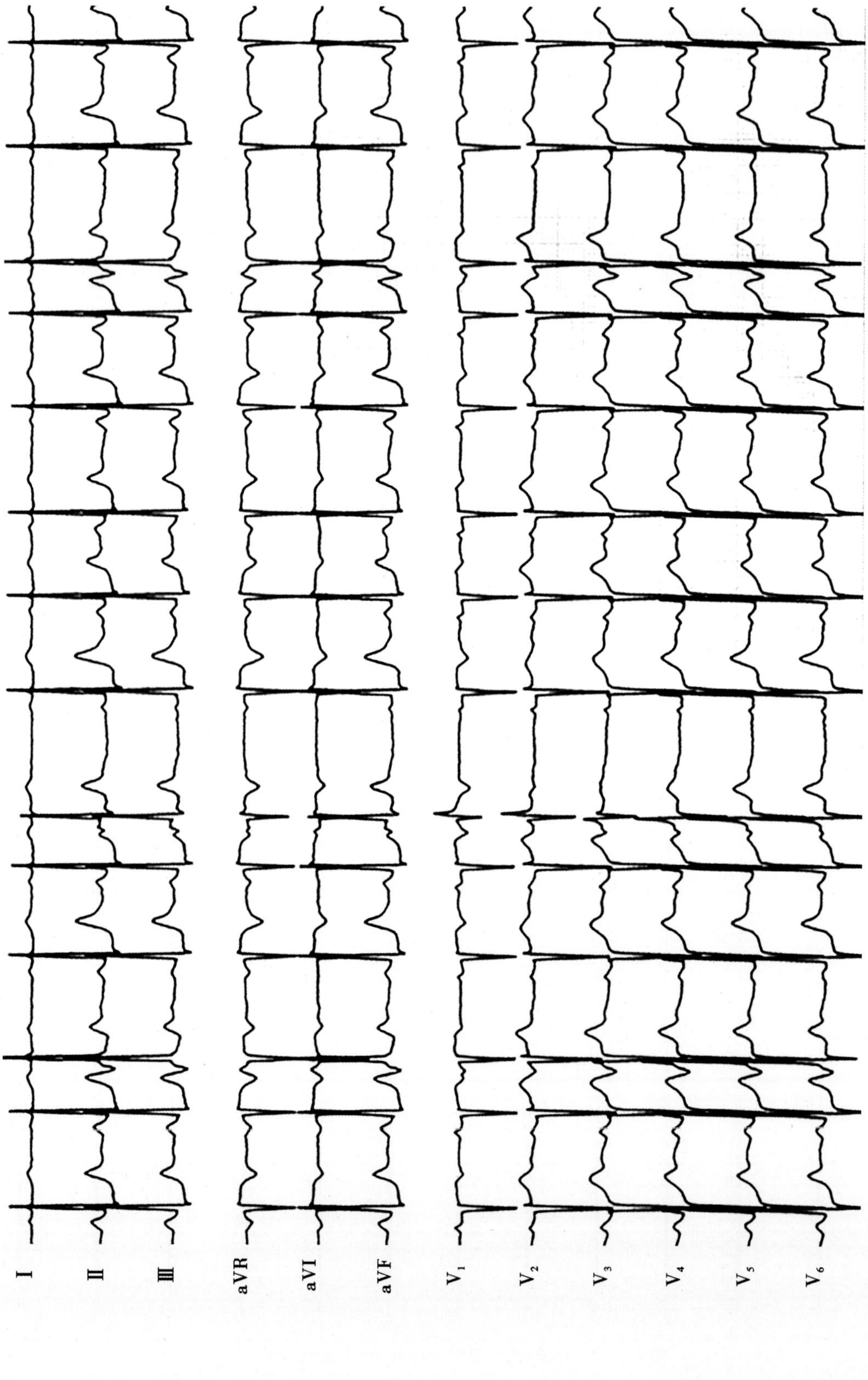


图 19-22　交界性早搏伴室房传导

第 3、12 个 P-QRS-T 波为交界性早搏，其 PR<0.12 s。

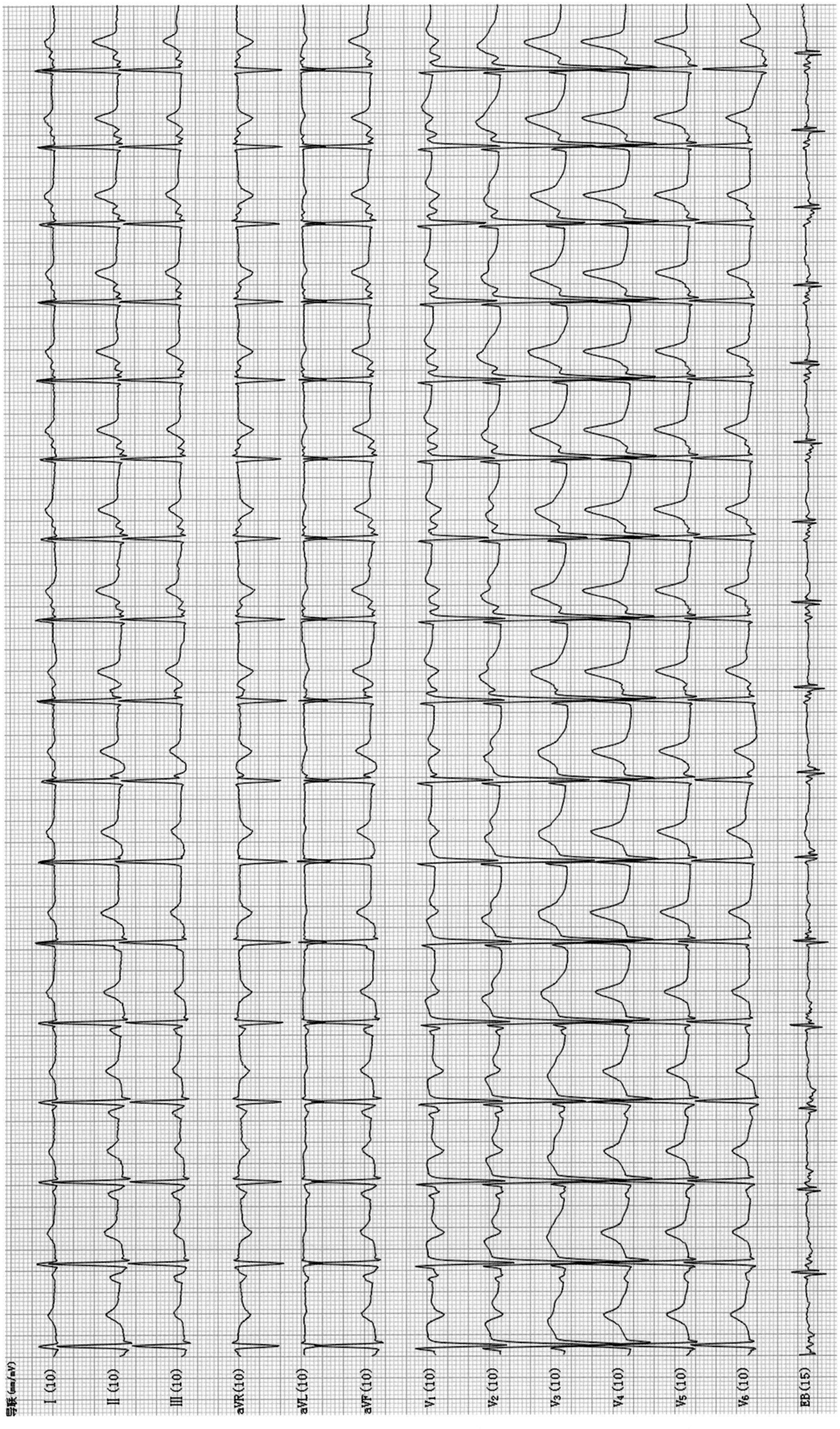


**图 19-23　加速的交界性心律伴室房传导**

加速的交界性心律伴室房传导，RP<0.16 s。

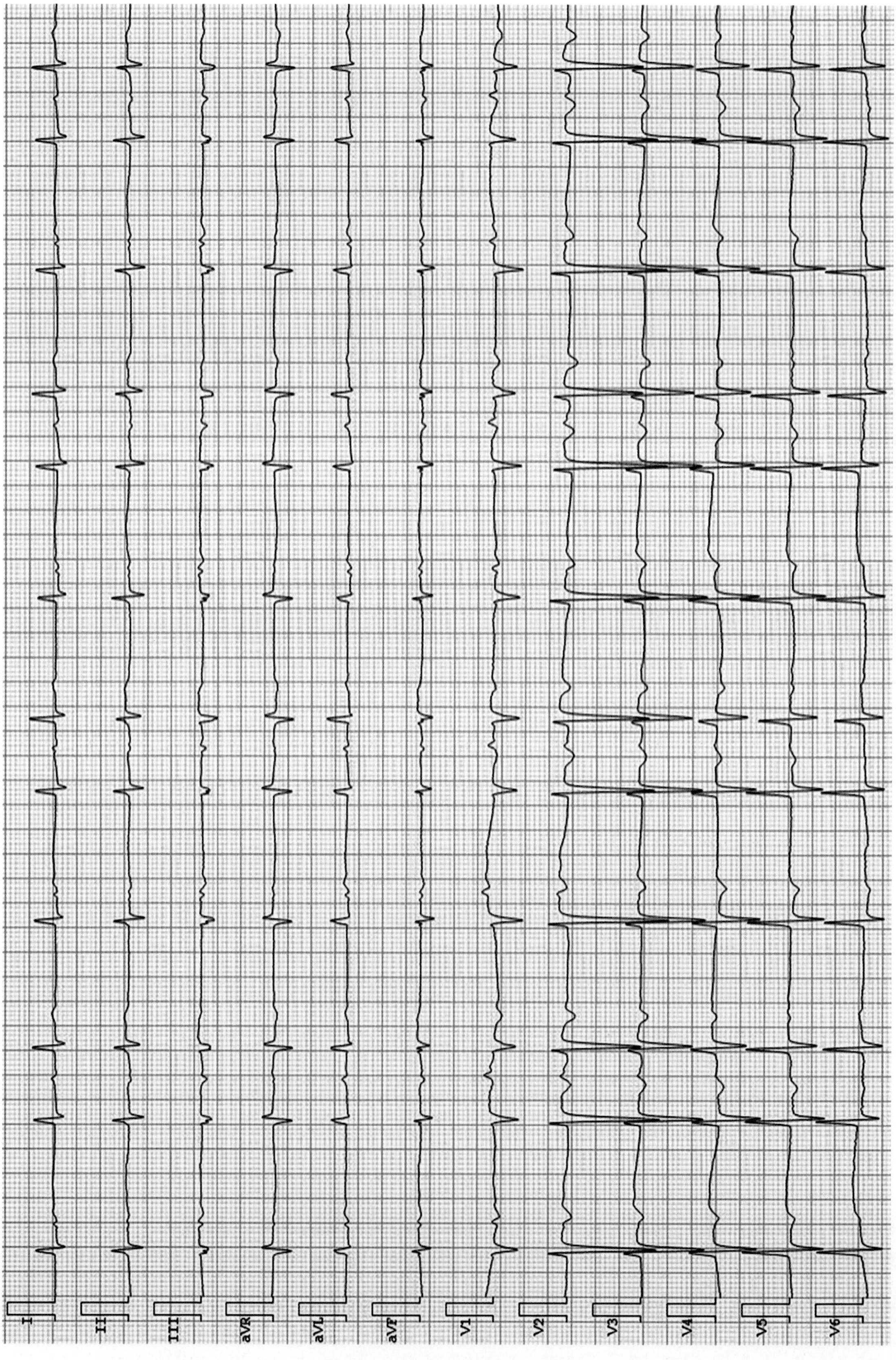


图 19-24　交界性逸搏文氏型室房传导部分形成前向完全性交界性反复搏动

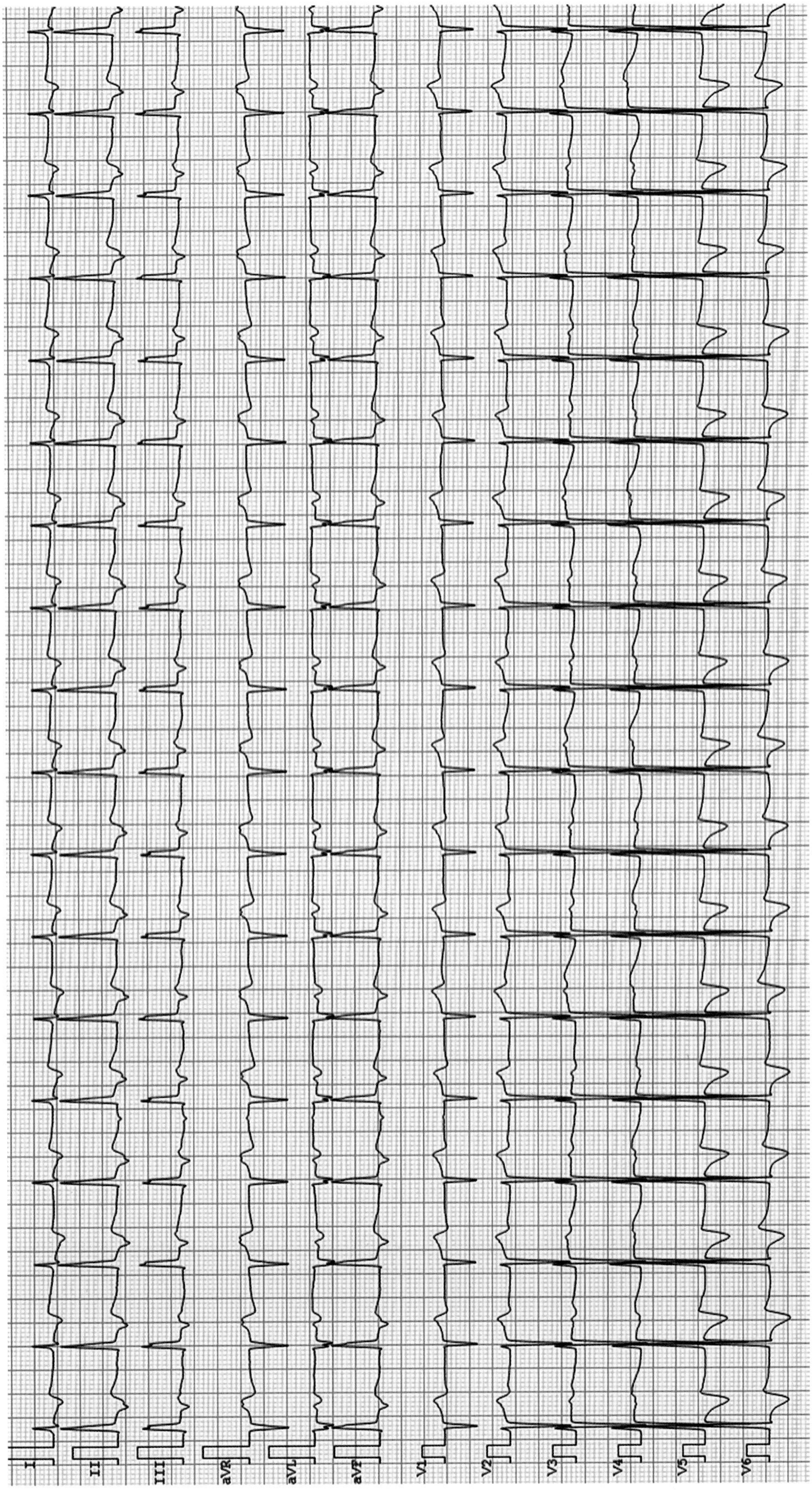


图 19-25　加速的交界性心律伴室房传导(1)

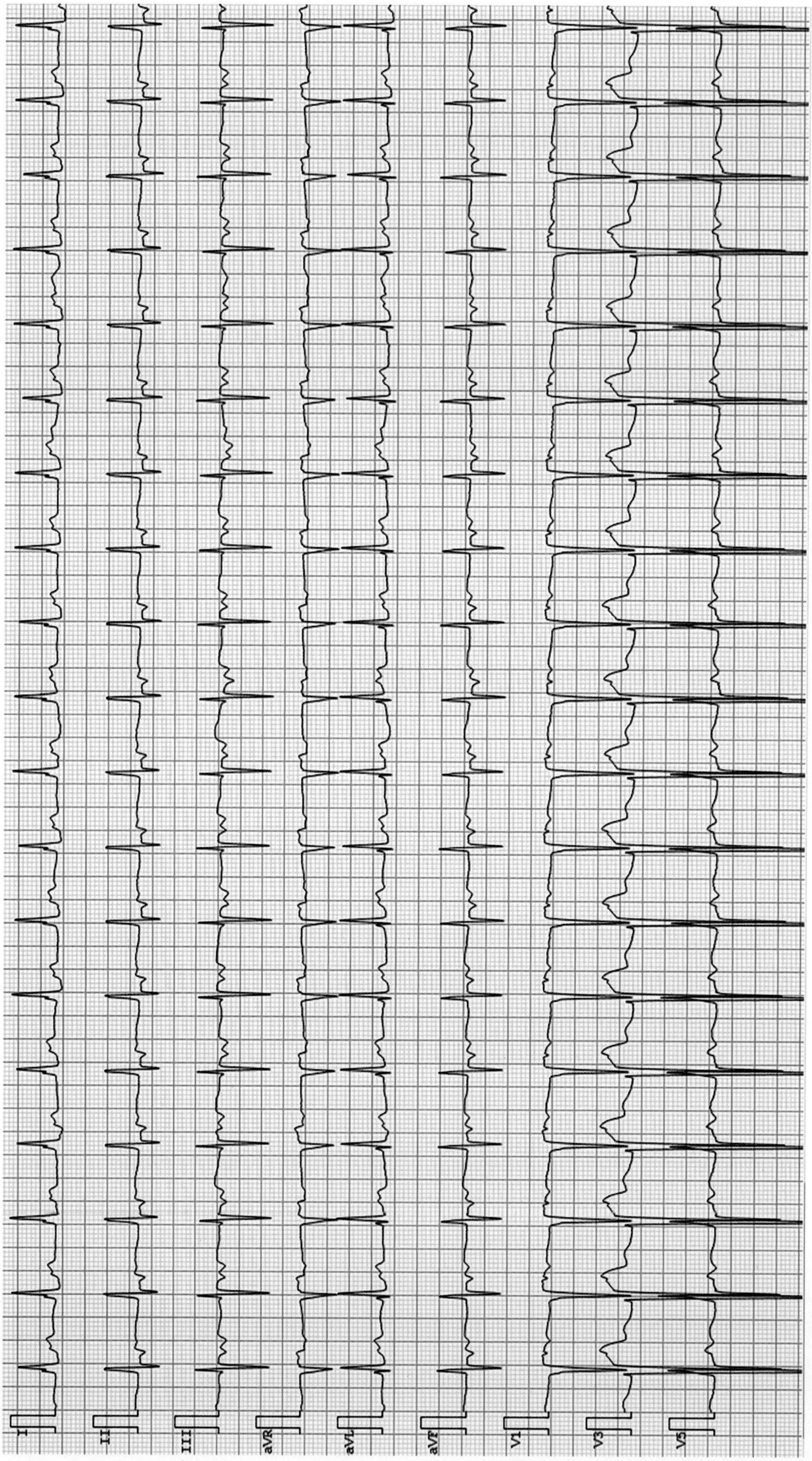


图 19-26　加速的交界性心律伴室房传导(2)

### （四）室性搏动的室房传导

1. 室性早搏发生室房传导时，由于 QRS 波宽大畸形使得逆行 P 波埋于 QRS－T 波中不易辨认，有报道室性早搏伴室房传导者约占室性早搏的 23%，见图 19－27～图 19－30。

2. 发生机制

（1）室房传导途径与房室前向性传导途径可能相同。

（2）室性早搏中影响室房传导的因素如下。①室性早搏的时相：只有适时的室性早搏才有可能完成室房传导的全过程，而在室性 QRS 波后出现逆行 P 波。②窦性频率：窦性心动过速时，由于心房肌和室房通道有较多机会处于绝对不应期，故室性早搏难于形成室房传导。人工心室起搏频率超过窦性心率 10% 时，有可能形成室房传导。③心房肌绝对不应期：心房肌绝对不应期长，发生室房传导的机会少，短发生室房传导的机会多。

### （五）心室起搏伴室房传导

起搏器发放的电脉冲在引起心室除极后、其激动又经室房传导通路逆传引起心房除极的现象，称心室起搏伴室房传导。心电图表现为起搏的 QRS 波后继以逆行 P 波，见图 19－31、图 19－32。

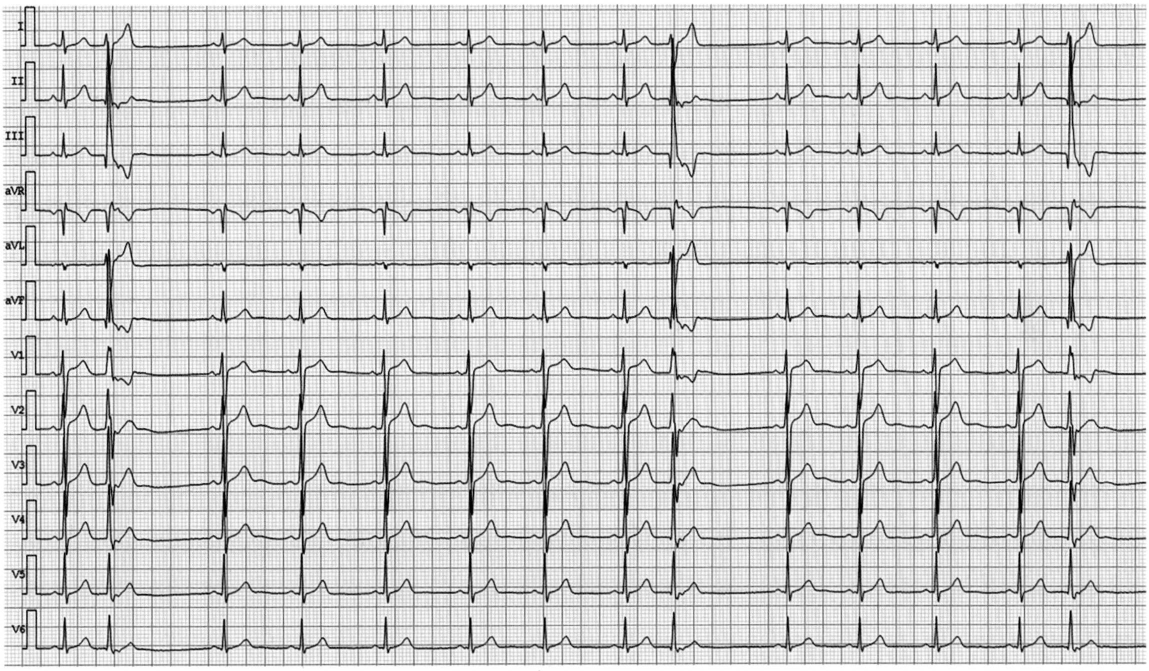


图 19－27　室性早搏（第 2、9、14 个 QRS 波）伴室房传导

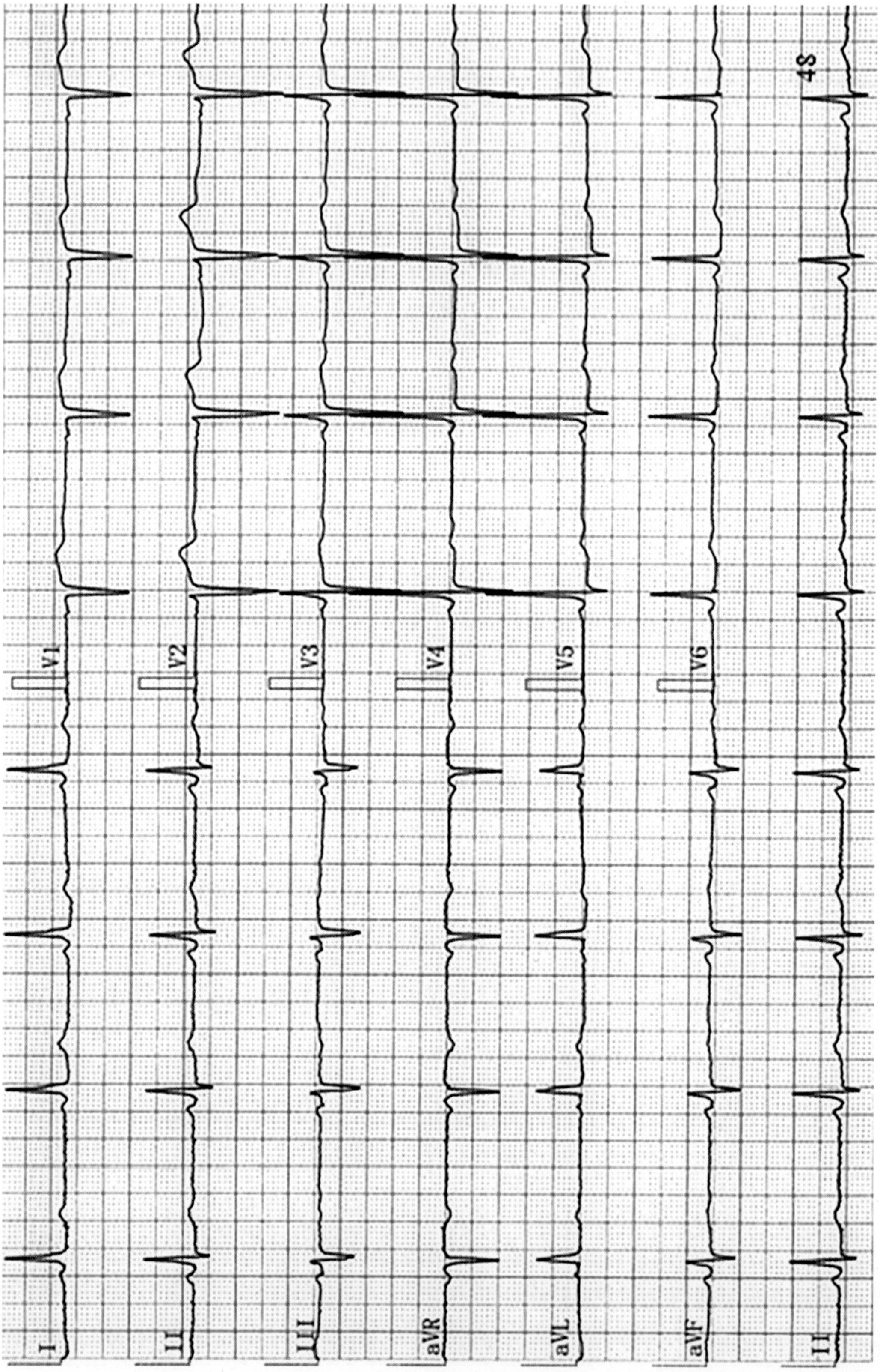


图 19-28　女,63 岁,心室预激

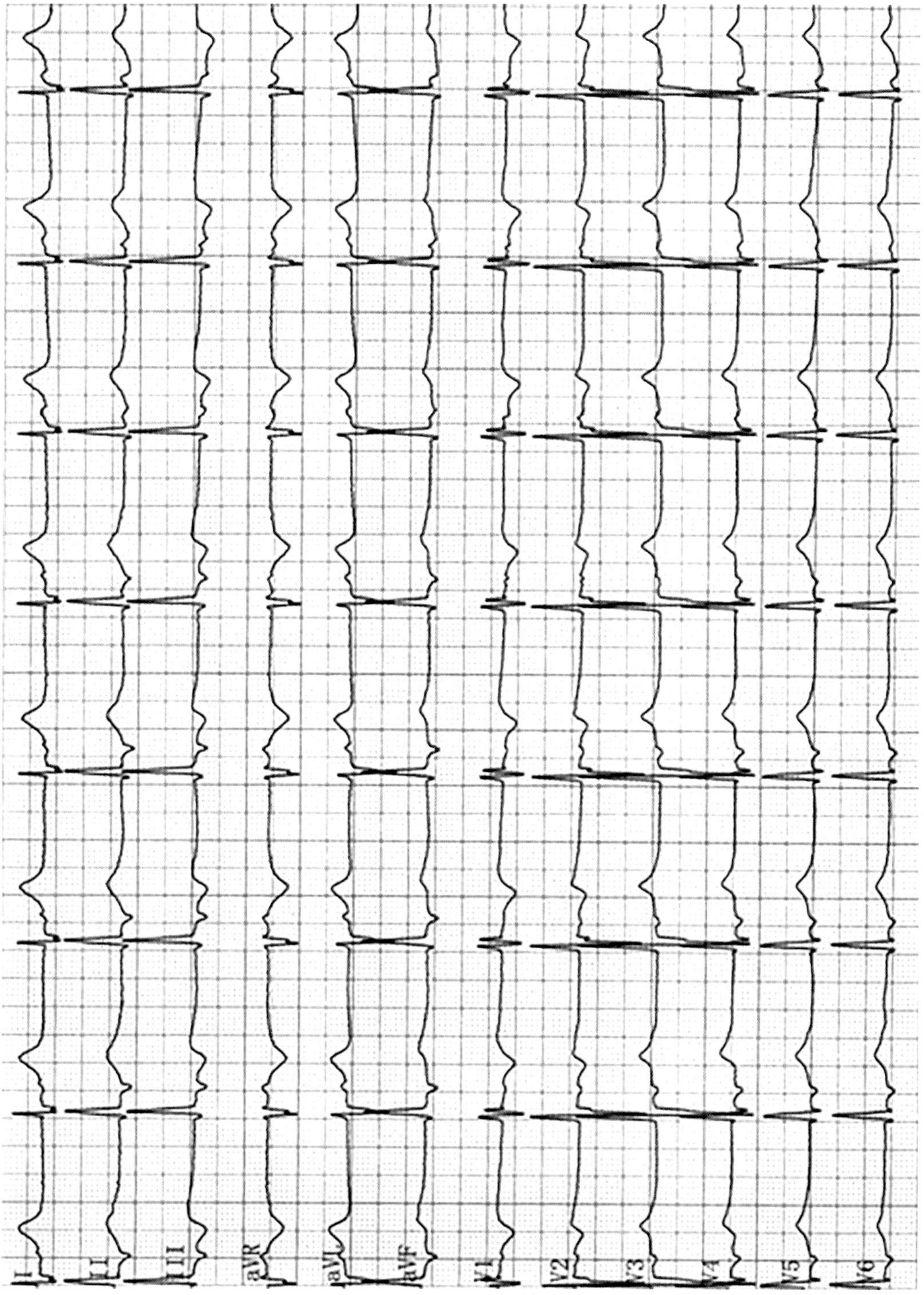


**图 19-29　加速的室性自主心律伴室房传导房性融合波**

与图 19-28 为同一患者，加速的室性自主心律伴室房传导部分与窦性形成房性融合波。

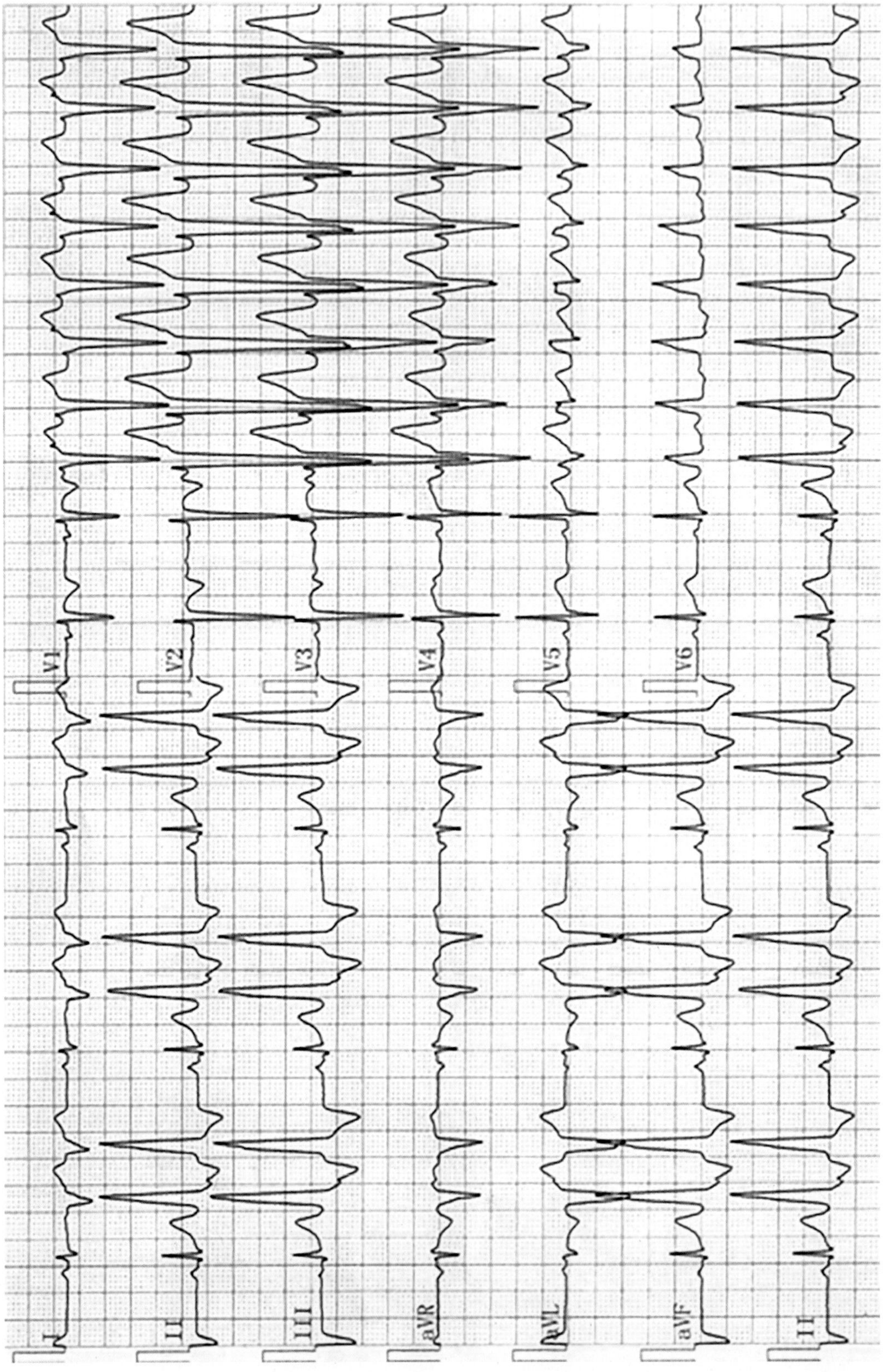


图 19-30 室性早搏、室性心动过速伴 2：1 室房传导

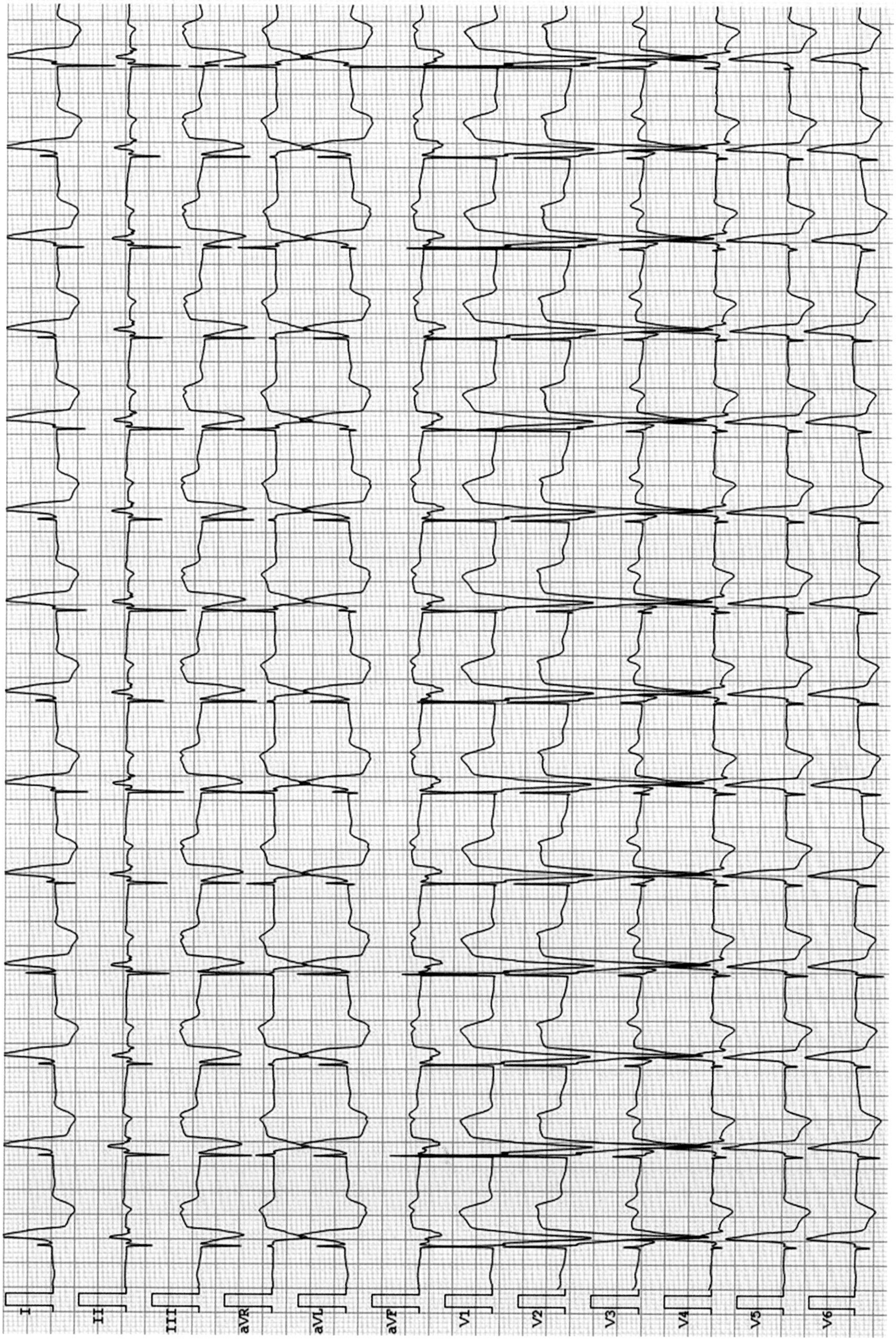


图 19-31　心室起搏心律伴 1：1 室房传导

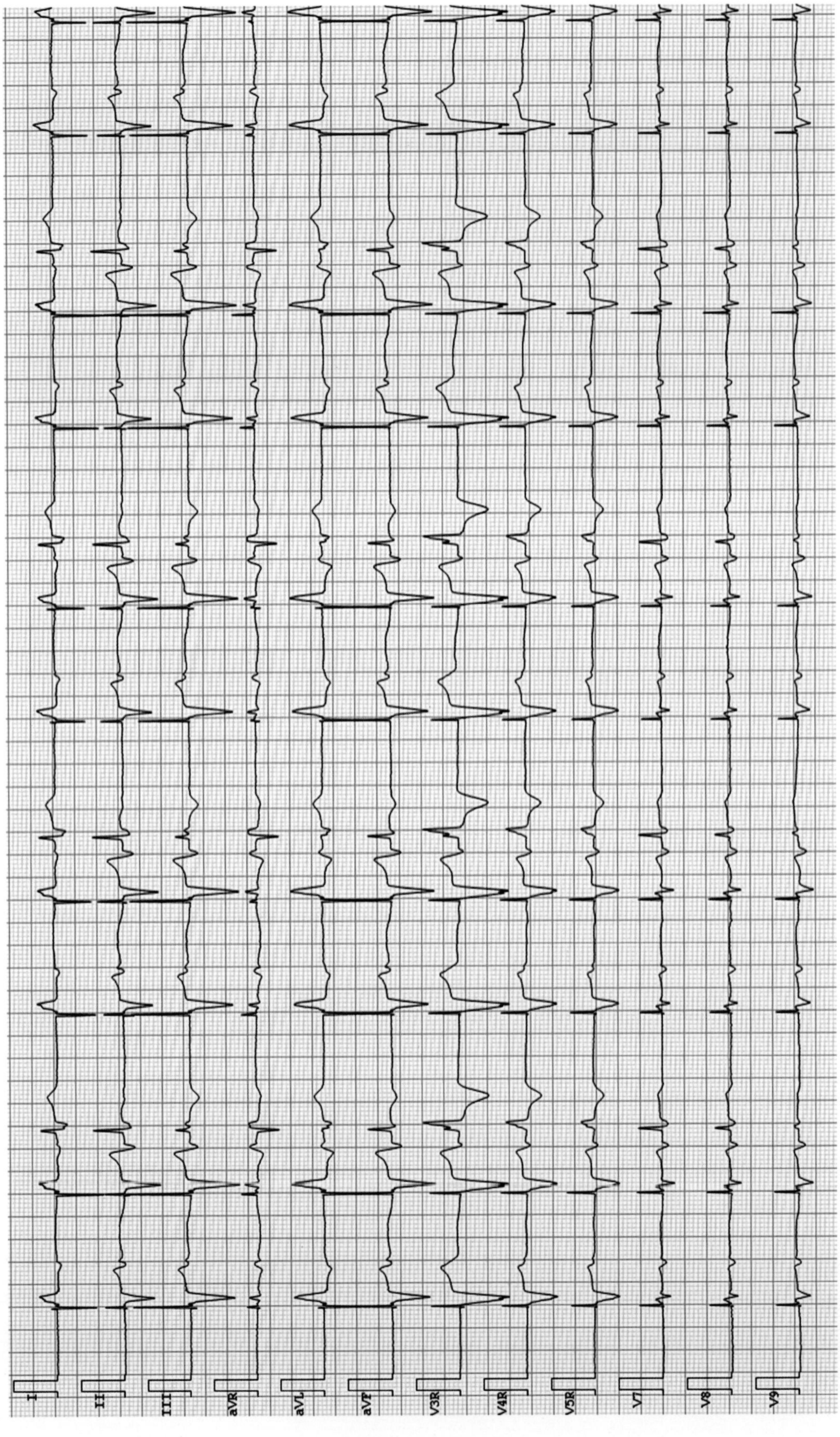


图 19-32　心室起搏伴文氏型室房传导、部分形成室性反复搏动

## 四、室房传导的意义

对于结构和电生理方面完全正常的心脏来说,室房传导多无更多的临床意义,对于心律失常患者、安装人工心脏起搏器或ICD患者室房传导具有重要的临床意义和学术价值。室房传导是绝大部分阵发性室上性心动过速发生的必备条件。室房传导参与了双腔起搏器介导性心律失常的发生,如起搏器介导性心动过速与房室失同步性心律失常。合并室房传导的起搏器植入患者更容易发生起搏器综合征;合并逆行P波的频发室性早搏患者更易出现室早相关性左室功能障碍,可能原因是室房传导在一定程度上改变了生理状态下心房心室的同步,引起血流动力学障碍所致。

1. 室房传导与室上性心动过速　房性心律失常,房室结对于心律失常的维持无关紧要,心房率与房室结传导及室房传导无关。

房室结折返性心动过速或房室折返性心动过速完整的逆向传导几乎是维持折返机制的必需条件。如果室房传导不存在时,室上性心动过速就不太可能由房室交界区折返所致。

2. 室房传导与室性心动过速　房室分离是诊断室性心动过速的最重要依据之一。文献报道在室性心动过速发生时,50%患者可以发生1∶1或2∶1甚至文氏室房传导,这将使房室分离消失,增加了鉴别难度。此种情况下可酌情考虑静脉使用腺苷阻断室房传导,显露出房室分离以协助鉴别。在罕见情况下,房室分离可见于房室结折返性心动过速和Mahaim心动过速的少见类型,这些情况下不会出现室房传导。

对于某些ICD的患者,室房逆传或许会造成不良影响。部分ICD的节律鉴别算法基于室房比,V∶A=1∶1可能被诊断为室上性心动过速,V∶A>1提示室速。如果该患者存在1∶1室房逆传,此种算法或许不能有效地鉴别室性心动过速。

3. 室房传导与起搏器介导性心律失常　双腔起搏器比单腔起搏器更符合生理,为患者提供更多的工作方式选择和更加优化的参数设置。随着双腔起搏器的广泛使用,出现了两种依赖于室房同步的特殊类型心律失常,称为起搏器介导性心律失常(pacemaker- mediated arrhythmias)。一种是起搏器介导性心动过速(pacemaker-mediated tachycardia,PMT),另一种是房室失同步性心律失常(AV desynchro- nization arrhythmia)。

(1)室房传导与起搏器介导性心动过速:当心脏本身存在室房传导时,存在心房感知功能的起搏器可作为人工的第二条房室传导路径,即该装置可作为前传路径,与室房传导形成折返环,进而导致了起搏器介导性心动过速(PMT),亦称即无休止性环形心动过速(endless loop tachycardia,ELT),也叫反复折返性室房同步(repetitive reentrant VA synchrony)。

起搏器介导性心动过速最常见的触发因素是起搏器心房失夺获或室性早搏合并室房传导。一旦起搏器心房通道感知到心室后心房不应期外的逆行P波时,在经过程控的AV间期后,起搏器发放的脉冲起搏心室,完成大折返环的前传,心室激动再次逆传入心房,逆行P波随后被心房通道感知,完成无休止环。

某些情况下起搏器介导性心动过速可自行终止,如心脏传导系统发生疲劳现象不再室房逆传、室性早搏足够早以至于兴奋落入了房室结逆传的不应期内无法继续室房逆传。也可以通过以下方式阻断折返环前向路径从而终止PMT。①磁频模式:将起搏器转换为DOO模式,不再感知心房活动。②延长PVARP。③将起搏器程控为DVI或VVI等非心房跟踪模式。④可以干预室房逆传从而打断折返环,如按压颈动脉窦、服用β受体阻滞剂等。⑤自动模式转换功能,即在一段快速心房感知事件后,自动模式转换算法生效,尽管起搏器能“看见”甚至计数心房事件,但起搏器自动关闭心房跟踪,工作模式由DDD自动转换为DDI/VVI,从而有效迅速地终止PMT。

(2)室房传导与房室失同步性心律失常:当逆行P波落入双腔起搏器的PVARP内时,可造成心房通道功能性不感知,起搏器会“认为”无心房激动进而以固定的起搏间期起搏心房,但该刺激信号正好落入逆行P波的心房有效不应期因而无法夺获心房,AV间期后起搏器起搏心室,发生室房逆传后重复以上过程,因无折返环参与,故称反复非折返性室房同步),亦称反复非折返性室房同步(repetitive nonreentrant VA synchrony,RNRVAS),该心律失常容易被误认为心房起搏功能异常。并且,这会导致心房与心室收缩的不同步,可能会使患者出现心悸,严重者可致起搏器综合征。干预方法包括:延长心房逸搏间期以使心房有时间从室房逆传的不应期恢复、降低低限频率、缩短AV间期等。

4. 室房传导与起搏器综合征　起搏器综合征是指起搏器植入患者心房和心室收缩时间不足所引起的一系列症状和体征,包括乏力、疲劳、呼吸困难等,而这些症状在重新获得房室同步后消失。研究发现20%的VVIR患者出现起搏器综合征,将其模式调整为DDD后症状获得缓解,提示起搏器综合征机制为房室失同步,同时发现发生起搏器综合征的VVI植入患者,大部分合并1∶1室房逆传,室房逆传加重房室失同步,房室收缩生理顺序的丧失使得静息条件下心排量下降约20%。在一些特定条件下,双腔起搏器亦会引起起搏器综合征。当发生房室失同步性心律失常时,双腔起搏器工作模式实际上等同于VVI合并室房1∶1逆传,当心房收缩时三尖瓣和二尖瓣正好处于关闭状态,进一步使肺循环及体循环静脉压增高、血压下降、心排血量降低,引起起搏器综合征相关症状。

5. 室房传导与室早性心肌病　室性早搏后逆行P波提示室性早搏后心房逆向收缩,这种异常的室房收缩,进一步可导致短暂的血流动力学障碍,长此以往可能更容易进展为左室功能障碍。

# 第三节　长短周期心电图

## 一、概念

### (一)二联律

二联律是指两个P波或QRS波接踵出现,其后有一较长的间歇,连续出现3组以上者;其是长短周期的一种,二联律分为房性二联律和室性二联律两种。

1. 房性二联律　房性二联律是指当两个P波连接出现形成联律,其后伴有一较长的间歇,很多心律失常可出现房性二联律,如窦性心律伴有交替性房性早搏或交替性窦性早搏、交替性交界性早搏逆传至心房、交替性室性早搏逆传至心房、窦性心搏伴3∶2窦房阻滞、房性异位心律伴3∶2传出阻滞、交界性心律伴3∶2逆行传导阻滞及每一个窦性心搏伴发一个心房回波。

2. 室性二联律　室性二联律是指两个QRS波群接踵出现,其后有一较长的间歇,并连续出现3组以上者。形成室性二联律的最常见原因是交替性室性早搏,其次为交替性交界性早搏、3∶2房室传导、3∶2窦房传导、逸搏-夺获二联律、心房扑动伴2∶1与4∶1房室传导交替出现、房性心动过速伴3∶2房室传导、房性心动过速伴1∶1与2∶1房室传导交替出现、每两个窦性心搏之后出现一个未下传的房性早搏、交界性心律伴3∶2前向阻滞、室性心律伴3∶2传出阻滞等。

3. 假二联律　1924年Wenckebach等在一篇论文中应用了“假二联律”这一名词,其含义是指成对的心室搏动可由规则释放地窦性心搏以持续的3∶2房室传导所引起,并非由于规则出现的异位早搏后的间歇所致。Pick等既往曾同意这种命名方法,但是现在他们认为为了对二联律和其他组合性搏动描述的一致性,不论其搏动起源于何处或引起这种成对搏动的机制如何,最好还是用二联律作为描述的名称。因而一些作者根据Pick等的意见将成组出现的两个心房波或两个心室波群分别称之为房性二联律或室性二联律。

4. 窦性二联律　窦性二联律是指两个窦性 P 波接踵出现形成联律，其后有一较长间歇，其是一种特殊的窦性心律不齐。可能系窦性心律伴 3∶2 窦房阻滞，窦房结内另外的起搏细胞发出的早搏形成了交替性窦性早搏，窦房结起搏点舒张期除极速度快慢交替出现。

## （二）二联律法则

1. 概念　1955 年 Langendorf 等学者研究发现心房颤动患者间歇性室性早搏二联律的出现与室性早搏前心动周期的长短密切相关，室性早搏仅出现在超过 600 ms 的心动周期之后，这一现象被称为二联律法则。

二联律法则是指房性、交界性、室性早搏容易出现于长心动周期后，这些早搏引起的代偿间期又易于下一个早搏出现，如此重复下去可形成早搏二联律，亦称双联律定律。显著窦性心律不齐的慢相、心房颤动伴长 RR 间期、窦房阻滞、房室阻滞、停搏、原发性早搏引起的代偿间期等原因均可造成较长的心动周期，见图 19-33、图 19-34。缓慢心律后第一个早搏的发生可以有多种机制引起，第一个早搏后的代偿间期可引起上述的等同作用，进而形成二联律。其中符合二联律法则的早搏为继发性早搏，不符合的为原发性早搏。

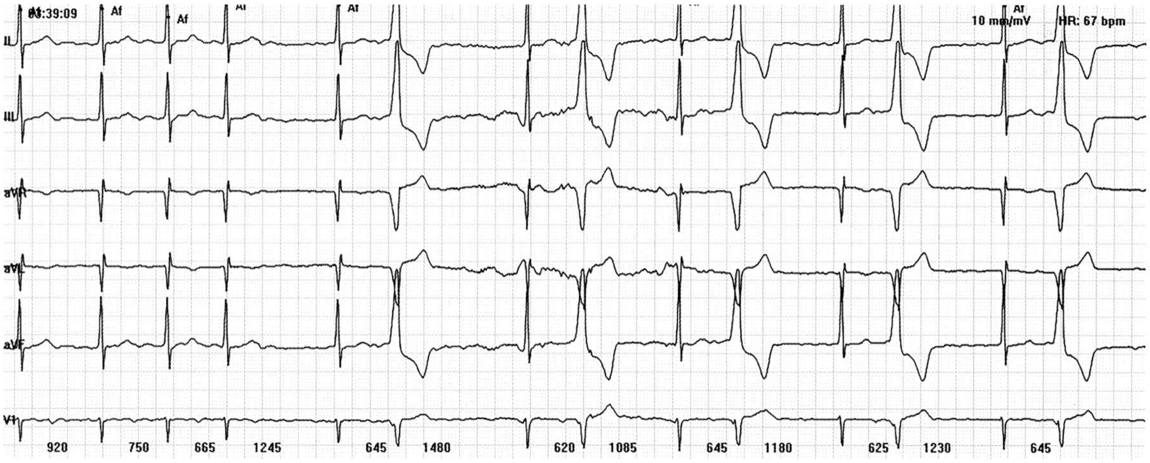


**图 19-33　心房颤动，室性早搏二联律（1）**

动态心电图片段显示心房颤动伴室性早搏二联律，RR 间期不等，$R_4R_5$ 长间期后提前出现宽 QRS 波，随后与之形态固定、联律间期相等的宽 QRS 波与正常室上型波交替出现。

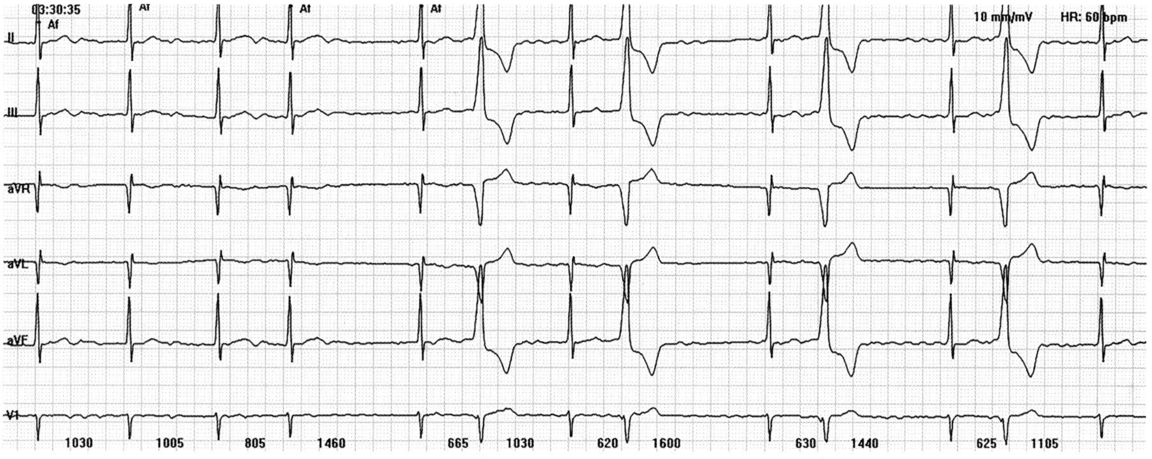


**图 19-34　心房颤动，室性早搏二联律（2）**

与图 19-33 为同一患者，动态心电图不同时间片段显示心房颤动伴室性早搏二联律，$R_4R_5$ 长间期后再次提前出现形态相同的宽 QRS 波。

原发性早搏通常是不规则地单独出现,并因此引发出继发性早搏而形成二联律,其通常以隐匿性二联律或三联律形式出现。继发性早搏很少单独引发出二联律或无规则地单独出现,都是在原发性早搏出现后产生二联律。

2. 发生机制

(1)长心动周期的出现表明主导节律点的自律性下降,频率减慢,其对心脏同时存在的其他节律点的超速抑制作用减弱,使早搏容易出现。

(2)长的心动周期可使下一心动周期中心房或心室的不应期延长,导致不同部位的心肌不应期出现离散,易形成折返性早搏或触发性早搏。

### (三)长短周期现象

某些恶性室性心律失常及快速房性心律失常的发生与“二联律法则”密切相关,称为长短周期现象。

## 二、心室水平的长短周期现象

1985 年 Denker 首先应用动物试验证实了长短周期现象在室性心动过速发生中的作用,当 $S_1$ 刺激的基础起搏周期长度从 400 ms 延长到 600 ms 时,用期前刺激诱发室性心动过速的阳性率提高了。Rosenfeld 给一位心肌梗死伴慢性心房颤动的患者用联律间期固定为 310 ms 的心室 $S_2$ 刺激进行诱发,患者因房颤 RR 间期绝对不等,结果表明只在大于 700 ms 的心动周期后诱发持续性或非持续性多形性室性心动过速。心电图长短周期现象引发恶性室性心律失常十分常见,见图 19-35。

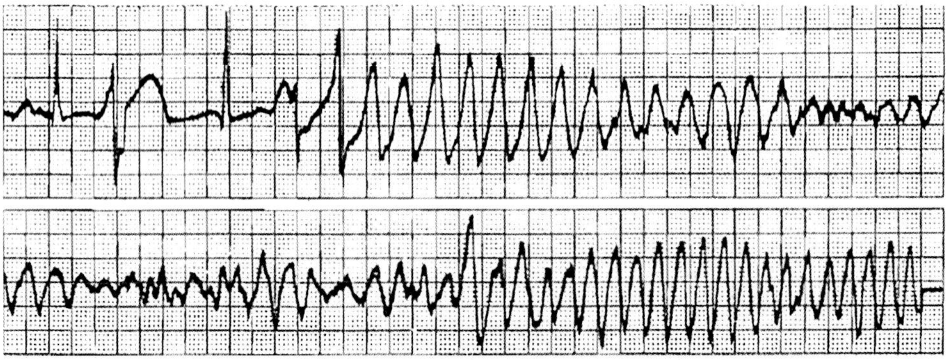

**图 19-35 心室水平的长短周期现象**

长 QT 间期,室性早搏后代偿间期导致尖端扭转型室性心动过速,尔后心室颤动。

### (一)发生机制

(1)心动周期(RR 间期)延长对不同部位的心室肌纤维的电生理特性影响不同,随心动周期延长离散度也相应增加,心室肌除极不同步及复极离散度的增加促发折返性心律失常。

(2)浦肯野纤维与心室肌不应期长短受心动周期的影响,两者相比对浦肯野纤维的影响更大,造成局部组织间不应期的离散,易于折返和心律失常的形成。

(3)心动周期延长心肌细胞舒张自动除极时间延长,膜电位降至临界水平,易引起单向阻滞和传导障碍,为折返的形成提供了条件。

(4)心动周期延长使血流动力学出现“长间歇”,引起动脉血压降低,促使交感神经张力增加,易诱发心律失常。

### （二）临床意义

（1）动态心电图及临床心脏电生理的资料表明，室速与室颤的发生常与长短周期现象相关。进而有人推论一半以上的心脏性猝死与该现象有关。除此，在长短周期现象发生前，常有平均心率增快的现象。

（2）长短周期现象多诱发多形性室速、尖端扭转型室速等恶性室性心律失常，很少诱发单形性室速。

（3）运动诱发的室速与此现象有关。

（4）起搏器治疗时稍快的心室起搏可以消除这种长短周期现象，因而可以预防和治疗这种恶性心律失常。美国研究发现ICD患者18%的室颤及3%的室速因心房颤动引发，尤其多见于快速房颤者。快速房颤引发室速、室颤的原因可能与患者的交感神经兴奋性突然增高有关，也可能与房颤伴快速心室率引起心功能下降有关。

## 三、心房水平的长短周期现象

### （一）长短周期现象与房颤和房扑的发生

1. 房颤和房扑的发生机制包括心房解剖学、心房肌电生理学因素，而长短周期现象对于阵发性房颤和房扑的反复发生形成一个重要的启动机制。

心房肌不应期具有生理性频率自适应性，即心房肌每个周期的不应期值与前一心动周期的长短呈正变规律，前一心动周期长则紧随其后一周期中心房不应期也长，反之亦然。长短周期现象中前一个心动周期长，决定了后面心动周期中心房不应期延长。

2. 心房不应期延长的危害

（1）不同部位心房肌不应期的延长程度不平衡，而使不同部位心房肌不应期的离散度增大，表现心房肌复极的离散与不同步。当房性早搏激动在心房肌中扩布时，心房肌电活动的非均质性状态易形成折返或一定数量的微折返而诱发房颤和房扑。心房不应期延长意味心房肌的有效不应期、相对不应期、易损期都相应延长，而易损期的延长增加了房早诱发房颤的机会。

（2）心房不应期的长短与心房肌兴奋性相关，从而影响心房传导，不应期延长的同时传导性也相应下降，易发生传导延缓和单向阻滞，也增加了房颤和房扑的发生机会。

房性早搏伴发长短周期现象中的短周期是指房性早搏的联律间期，该间期越短说明房性早搏来的越早，越易落入心房肌的易损期而诱发房颤或房扑。

3. 心房起搏可以治疗和预防长短周期现象诱发的房颤　心房起搏时频率较快的心房起搏可逆转患者出现的长短周期现象，使房性早搏不构成长短周期现象，从而达到治疗和预防长短周期现象诱发的房颤。

### （二）功能性长短周期现象引起阵发性房颤及房扑的特点

（1）长短周期现象中的长周期可以是窦性心动过缓、窦性停搏、窦房阻滞，房性早搏后代偿间期等。

（2）多数长的心动周期大于700 ms。

（3）电生理检查表明长短周期现象与房颤、房扑发生的关系可以复制，$S_1S_1$基础刺激周期较长时房颤、房扑的诱发率也高。

（4）长短周期现象启动房颤及房扑的频度，与患者同时存在的房性早搏频度、心动过缓、病窦的程度密切相关，见图19-36。

(5)长短周期现象对于慢快型病窦综合征的患者有重要意义。

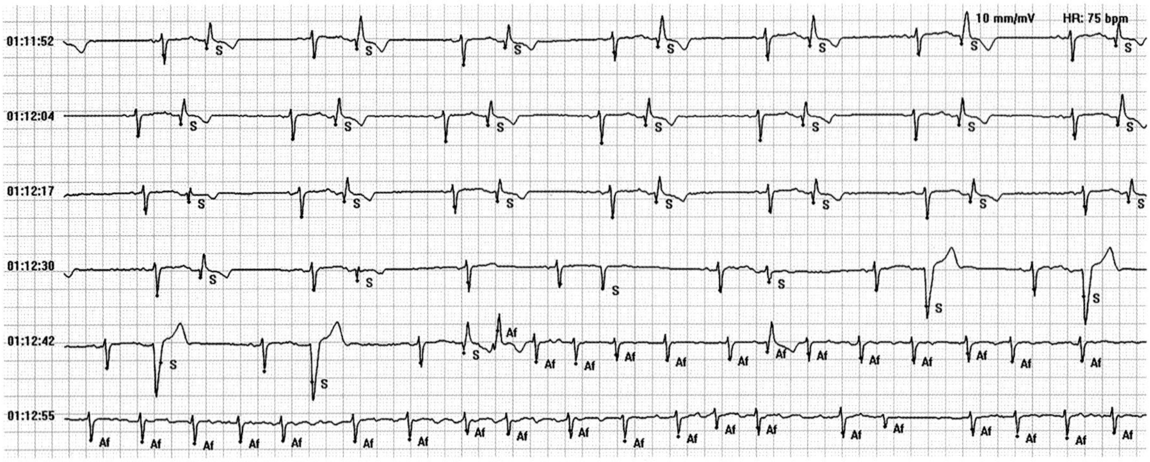


图 19-36 心房水平的长短周期现象

房性早搏二联律伴室内差异性传导诱发心房颤动。

## 四、常见的二联律表现形式

### (一)窦性早搏二联律

(1)提前出现的 P 波,其形态同于同导联窦性 P 波。

(2)联律间期常恒定。

(3)等周期代偿(PP 间期=正常窦性 PP 间期)。

(4)早搏下传的 QRS 波形态多同于窦性下传 QRS 波,少数可伴室内差异性传导,使 QRS 波群变形,见图 19-37、图 19-38。

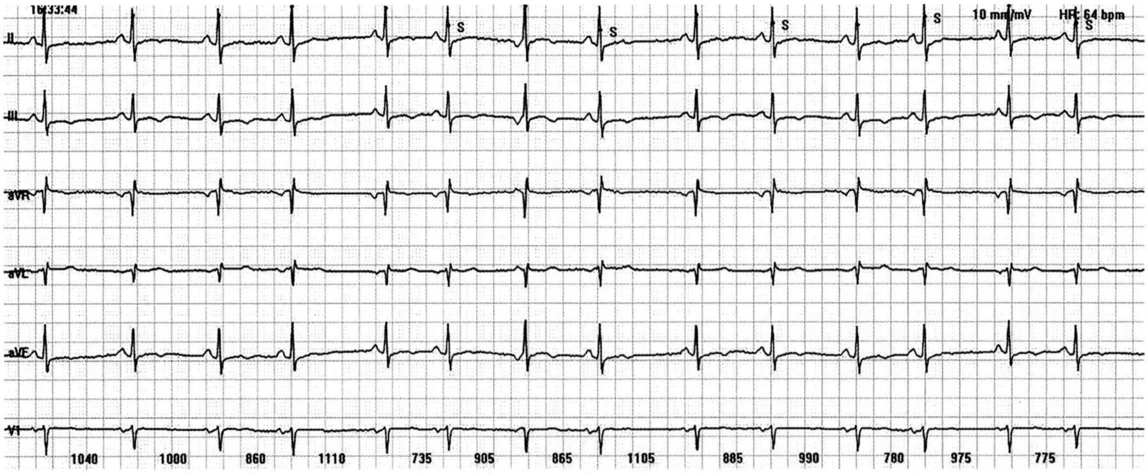


图 19-37 窦性早搏二联律(1)

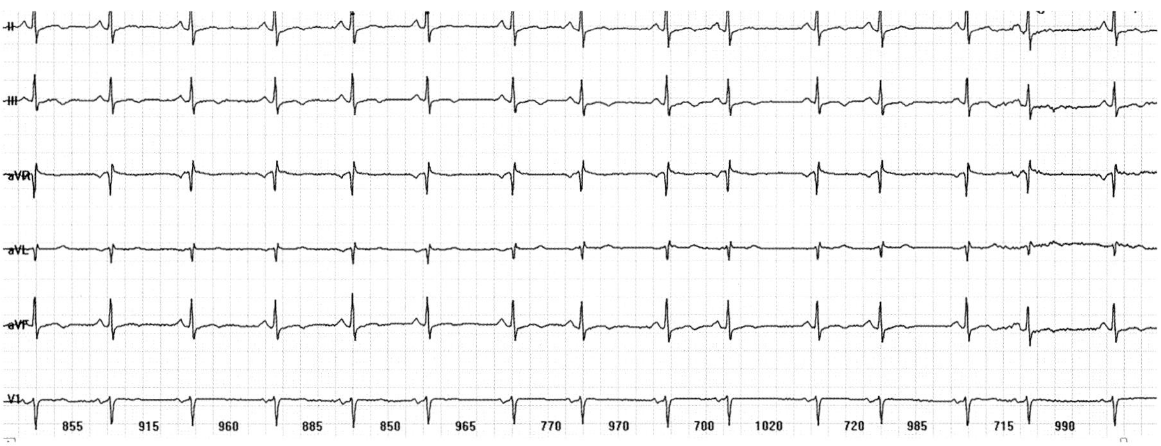


图 19-38　窦性早搏二联律(2)

**(二)窦房交界区折返性早搏二联律**

(1)提前出现 P 波的形态与同导联窦性 P 波相一致或稍异,取决于折返激动下传的途径与窦性激动心房的顺序是否一致,凡一致者 P 波与 P 波相同,反之两者形态略异。

(2)次等或等周期代偿,即早搏后的代偿间期小于或等于窦律周期,见图 19-39。

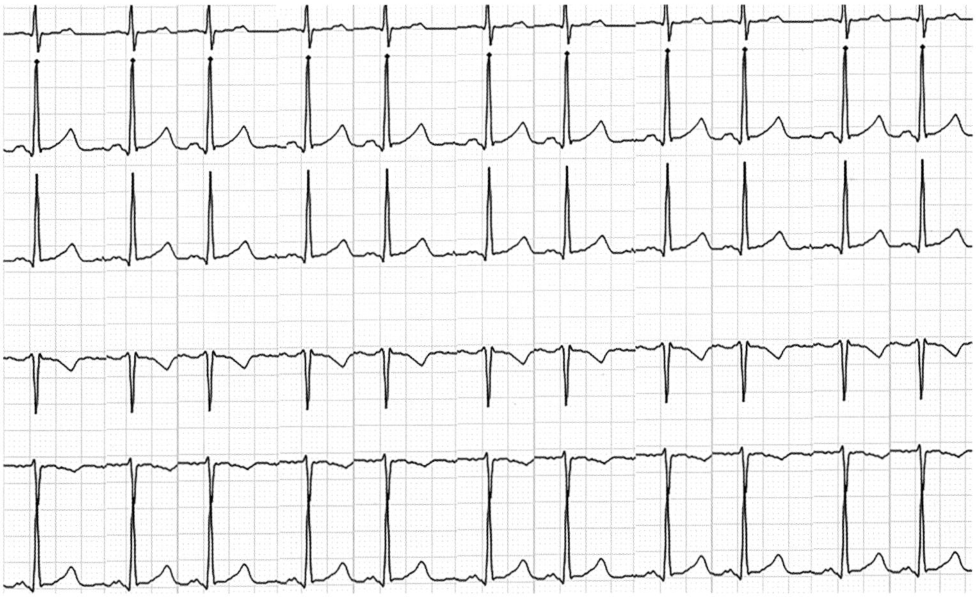

图 19-39　窦房交界区折返性早搏二联律

**(三)房性早搏二联律**

(1)提前出现房性 P 波,其形态异于同导联窦性 P 波。

(2)联律间期多固定,也可不固定。

(3)PR 间期≥0.12 s。

(4)多形成不完全性代偿间歇。

(5)早搏下传的 QRS 波形态多同于窦性下传 QRS 波,少数可伴室内差异性传导,使 QRS 波群变形,见图 19-40 ~ 图 19-44。

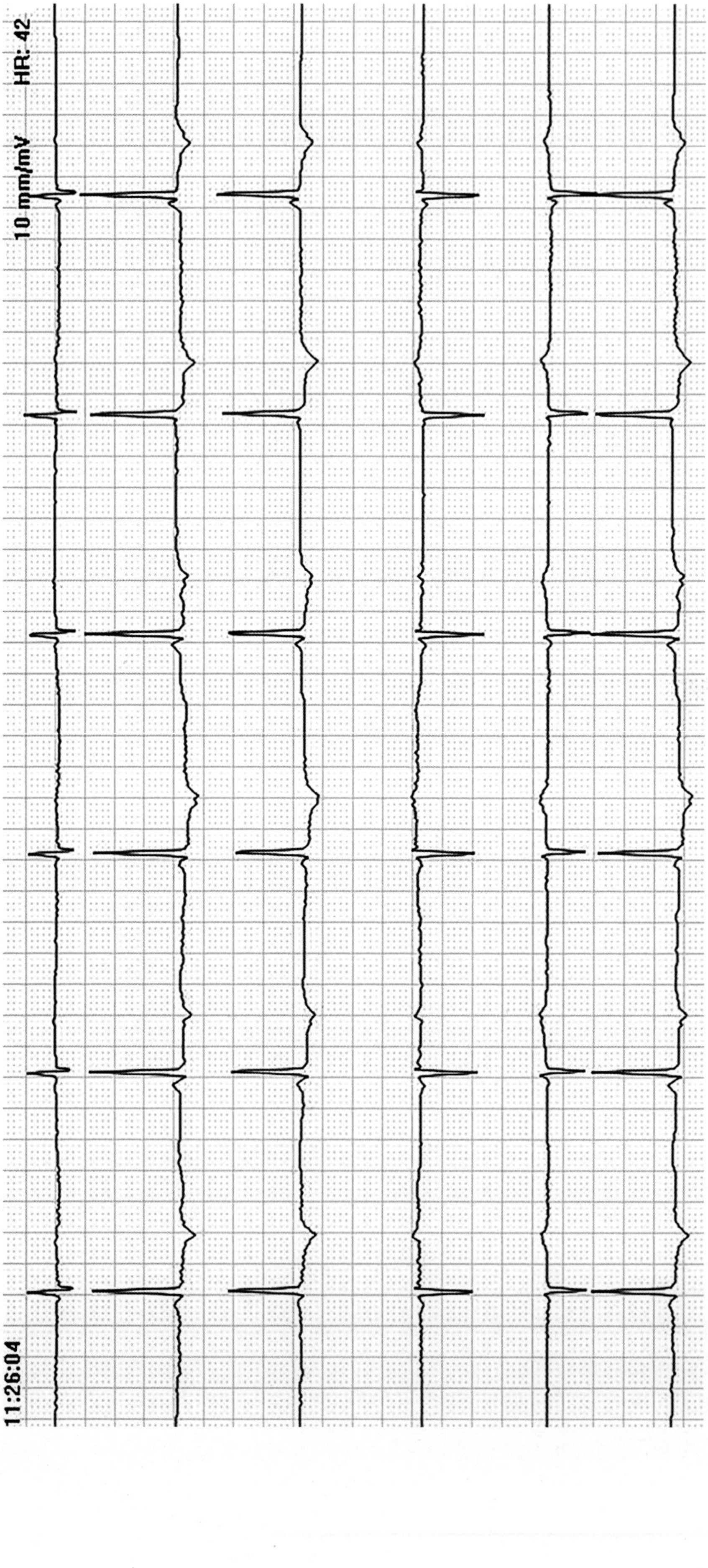


图 19-40 房性早搏二联律(1)

窦性心律+交界性逸搏心律,房性早搏二联律,完全性干扰性房室脱节。

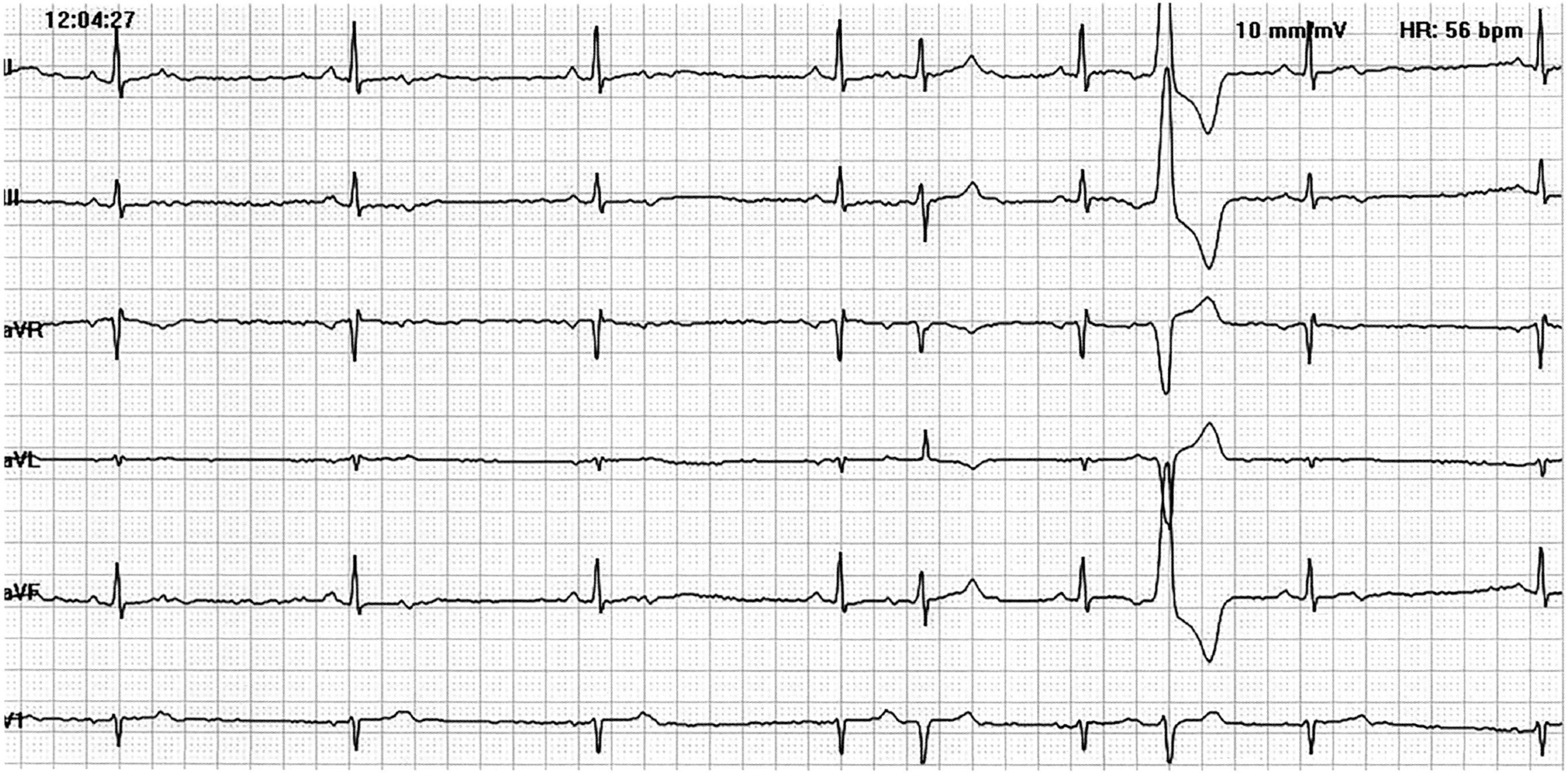


图 19-41 房性早搏二联律(2)

前 3 个提前的 P 波与 T 波重叠形成房性早搏未下传二联律,第 5 个 QRS 波为房性早搏伴室内差异性传导。

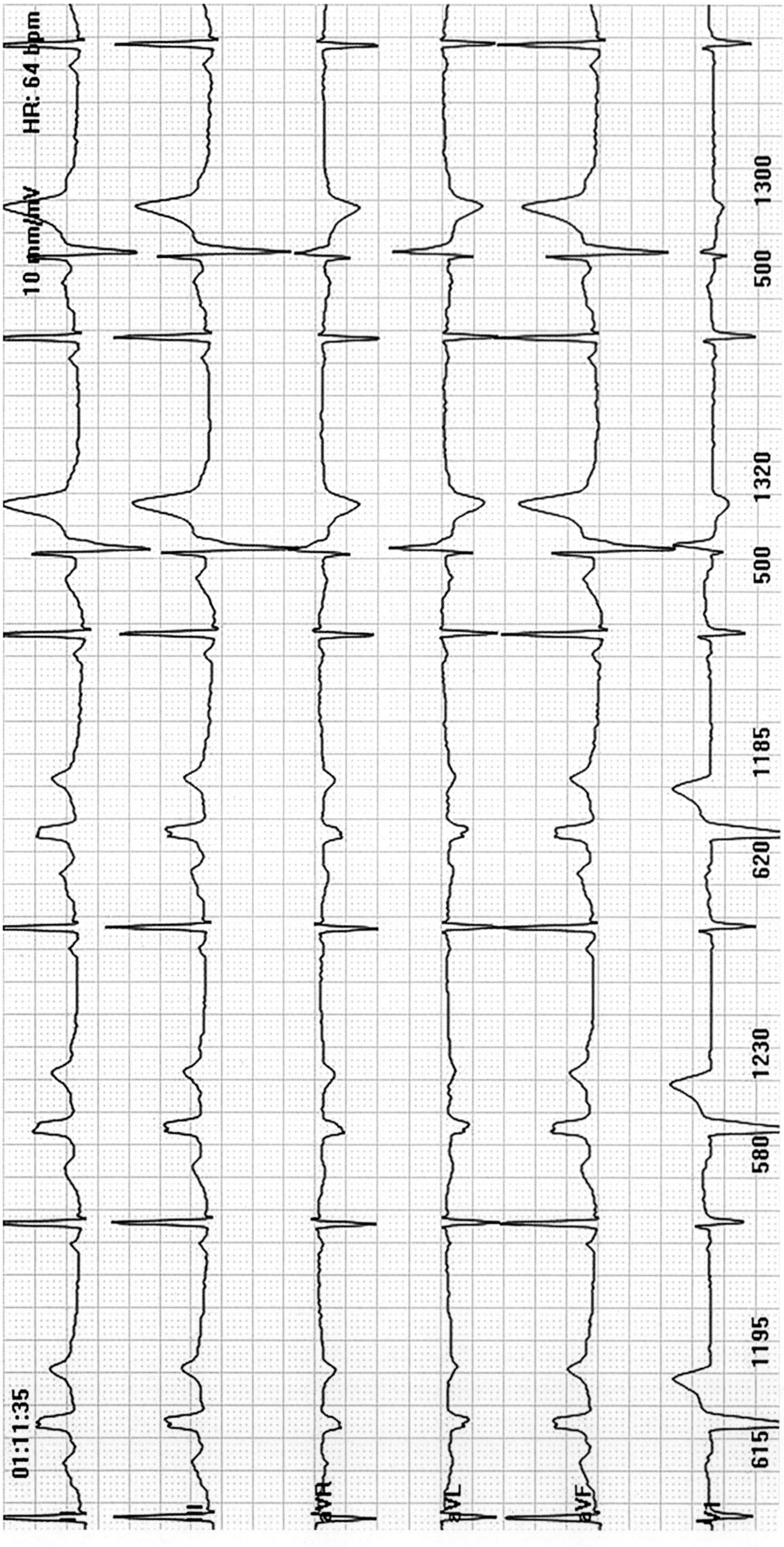


图19-42 房性早搏二联律(3)

第2、4、6组心搏的QRS波群呈类左束支阻滞图形,第8、10组心搏的QRS波呈类右束支阻滞图形。

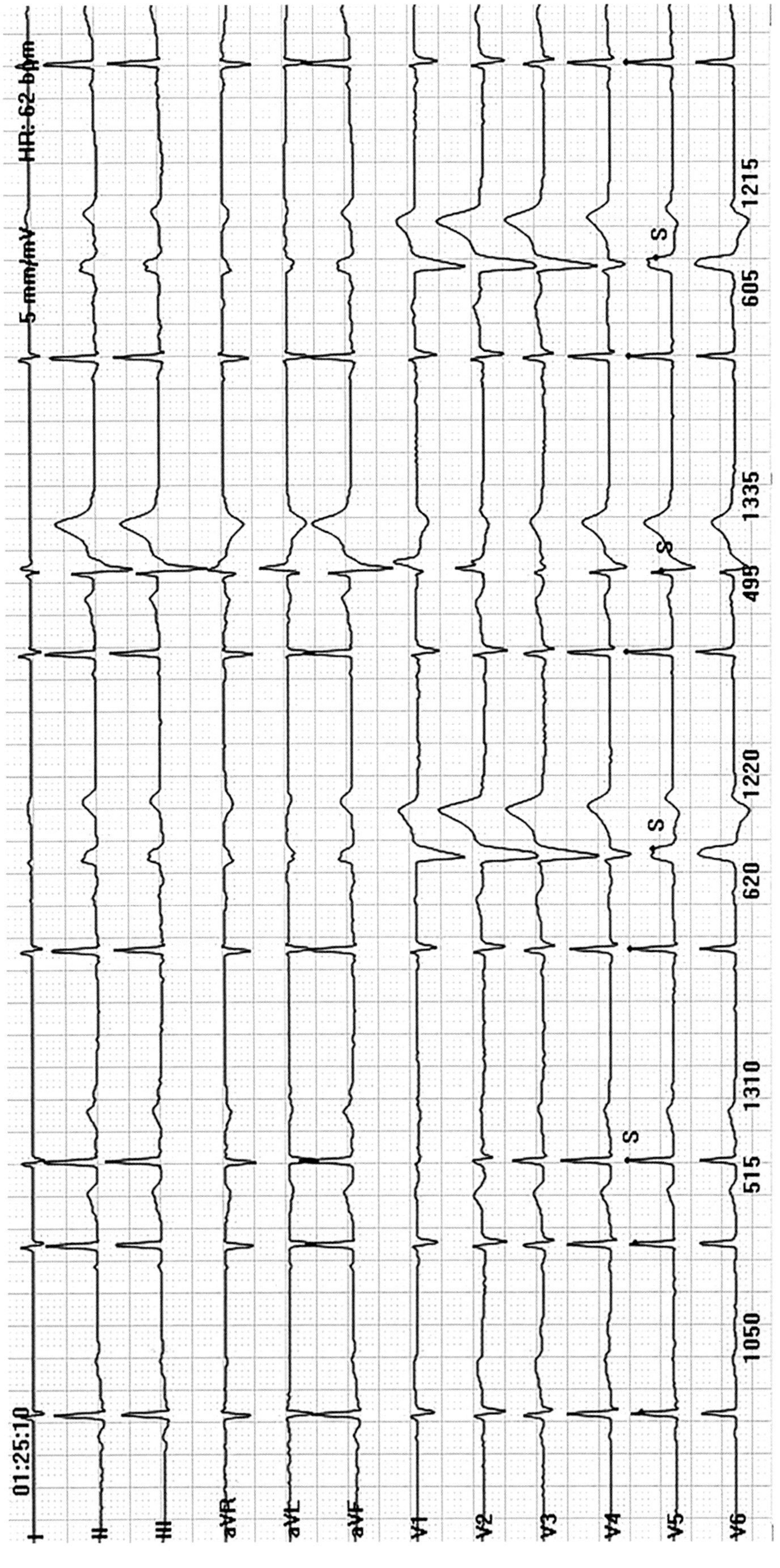


图 19–43　房性早搏二联律（4）

下传的 QRS 波群交替呈类右束支阻滞图形和类左束支阻滞图形。

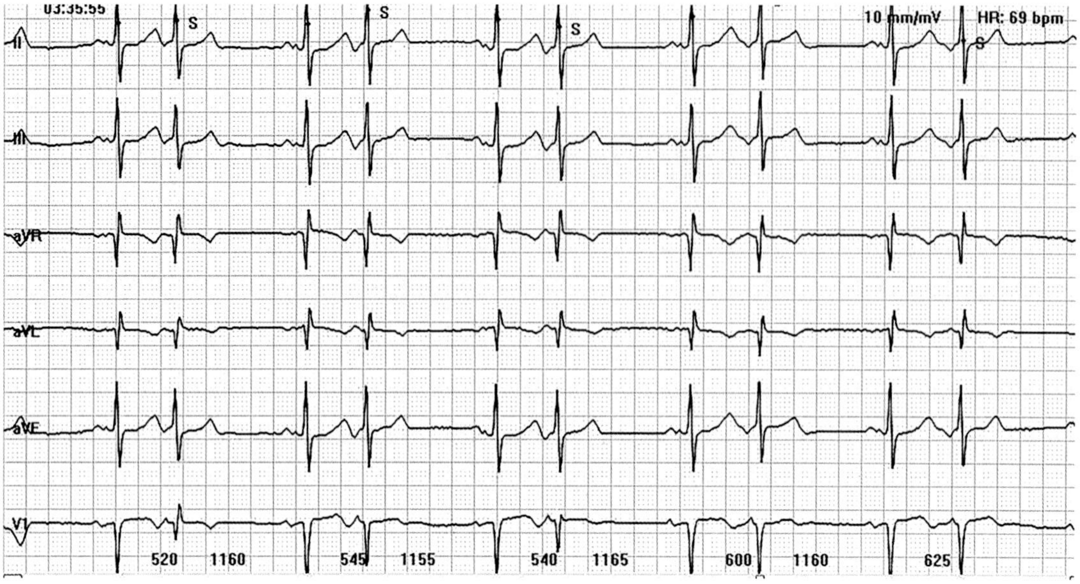


**图 19-44　房性早搏二联律(5)**

Ⅱ导联 P 波倒置,联律间期相等考虑为房内折返性房性早搏。

## (四)未下传的房性早搏三联律形成 QRS 波二联律

1. 未下传的房性早搏假三联律形成 QRS 波二联律　每两个窦性心搏后提前出现一个房性 P 波,该房性激动抵达房室交界区时正处于其有效不应期,房性早搏在交界区因绝对干扰而未下传心室,连续出现 3 组及 3 组以上。未下传的房性 P 波常重叠于前一窦性心搏的 T 波内,形成不完全性代偿间歇,见图 19-45。

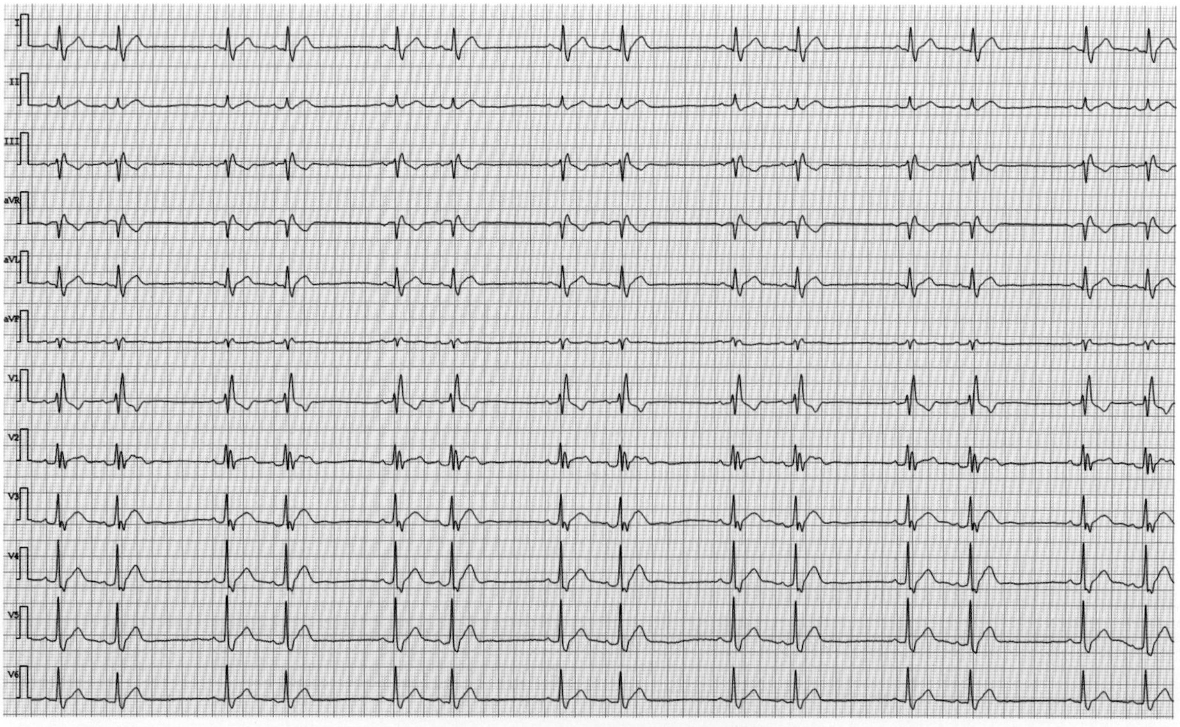


**图 19-45　房性早搏未下传三联律**

男,46 岁,窦性心律,第 2、4、6、8、10、12 组心搏的 T 波中重叠一提前的 P 波,异于窦性,即房性早搏未下传三联律。

2. 未下传的房性早搏真三联律形成 QRS 波二联律　每一个窦性心搏后提前出现两个房性 P 波，第 1 个提前的房性激动下传心室形成 QRS 波，而第 2 个房性激动抵达房室交界区时正处于其有效不应期，房性早搏在交界区因绝对干扰而未下传心室，连续出现 3 组及 3 组以上。

### （五）隐匿性房性早搏三联律形成窦性二联律

（1）每两个窦性心搏后提前出现的房性 P 波，该房性激动循结间束逆传入窦房结内，使窦性节律重整，呈现窦性心搏后不完全性代偿间歇。

（2）由于心房肌尚处于生理性有效不应期或病理性房内阻滞，该房性早搏也未能使心房肌除极，心电图上无房性 P 波出现。

（3）长时程心电图记录有显性房性早搏者即可诊断，见图 19-46。

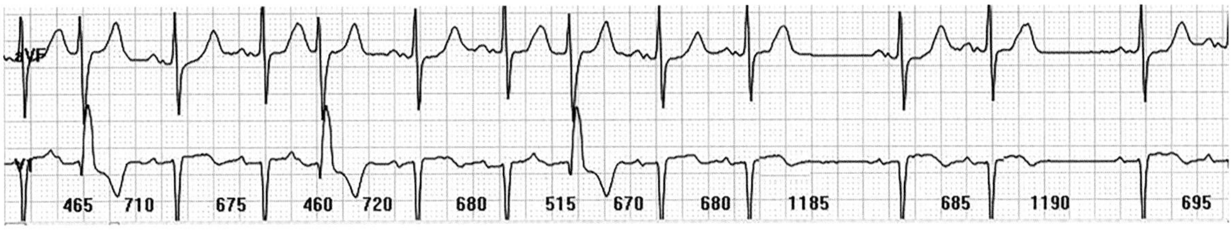


图 19-46　隐匿性房性早搏三联律

第 2、5、8 组心搏为显性房性早搏，长 PP 间期等于夹有显现房性早搏的前后两个窦性 PP 间期。

### （六）二度Ⅰ型或二度Ⅱ型 3∶2 窦房阻滞

（1）各导联长短周期前后之 P 波均为窦性 P 波，且各导联 P 波形态、电压、极性及时限均相同

（2）发生二度Ⅱ型窦房阻滞时长窦性 PP 间期恰为正常窦性 PP 间期的 2 倍，而二度Ⅰ型窦房阻滞时长窦性 PP 间期短于窦性 PP 间期的 2 倍，见图 19-47、图 19-48。

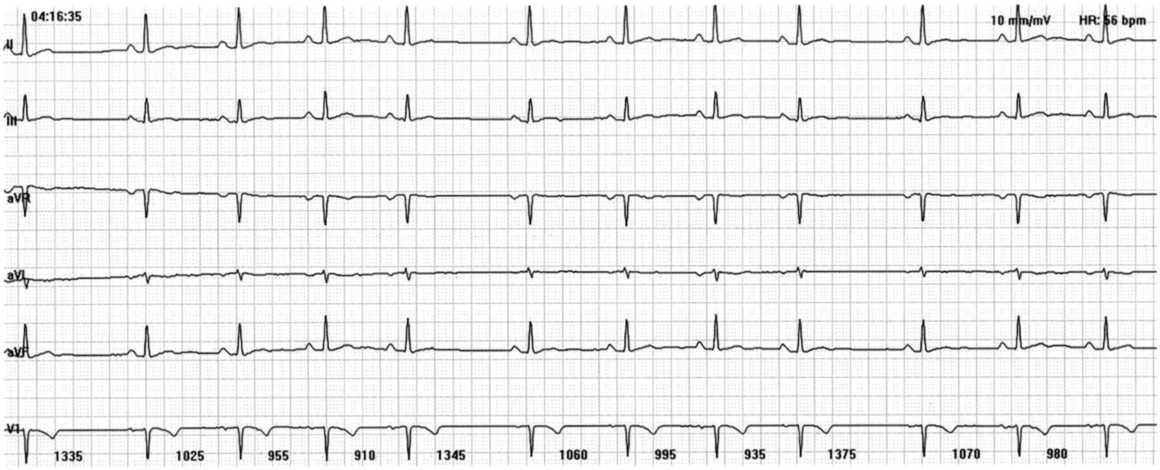


图 19-47　二度Ⅰ型窦房阻滞(1)

窦性 PP 间期渐短突长，长窦性 PP 间期小于短窦性 PP 间期的 2 倍，窦性激动呈 5∶4 下传心房。

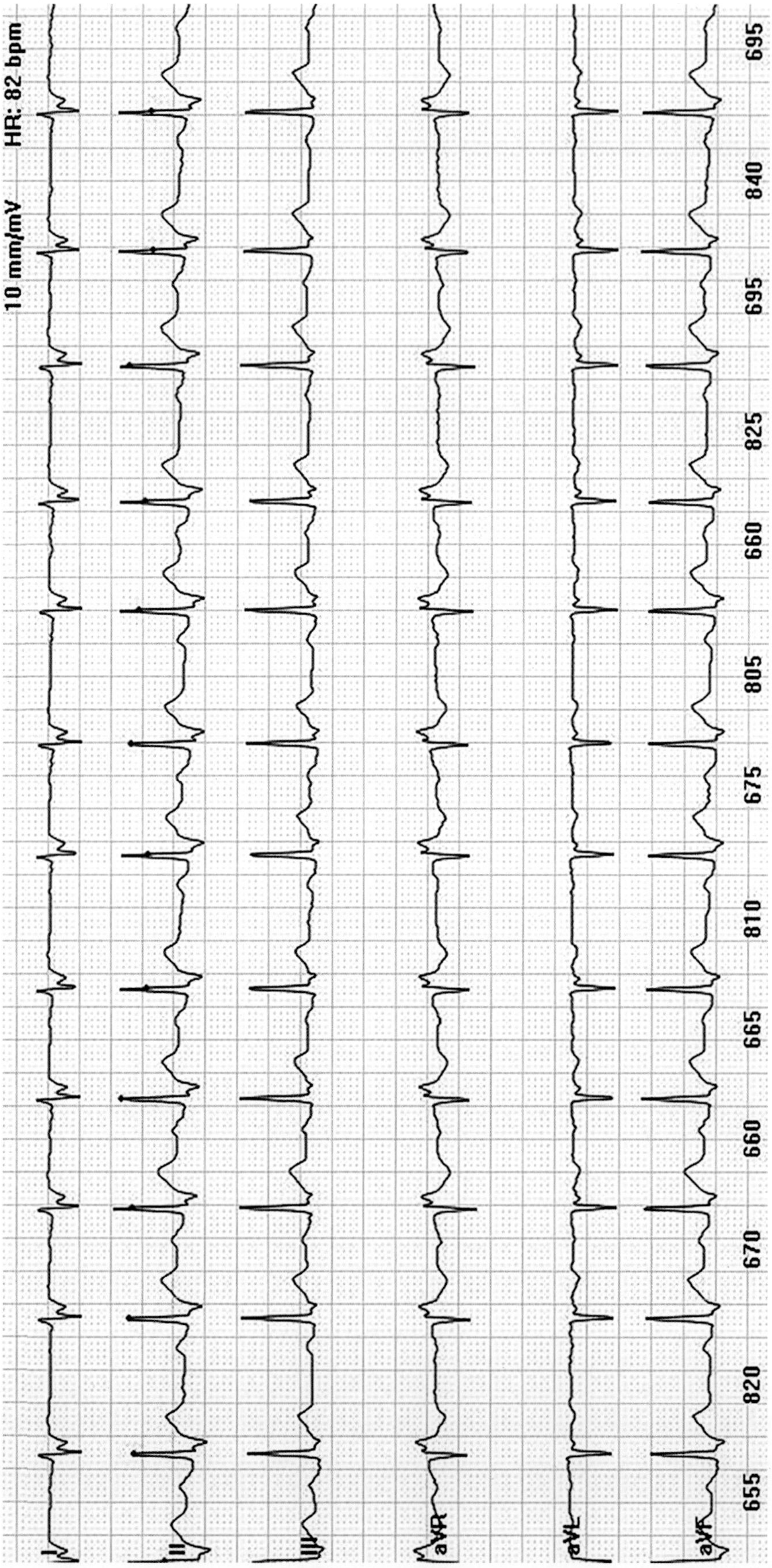


图19-48　二度Ⅰ型窦房阻滞(2)

二度Ⅰ型窦房阻滞，窦性PP间期渐短突长，长窦性PP间期小于短窦性PP间期的2倍，前窦性激动呈5∶4下传心房，后为3∶2下传心房呈二联律形式。

### （七）房性心动过速伴 2∶1 与 4∶1 房室传导交替出现

房性心动过速伴 2∶1 与 4∶1 房室传导交替出现，见图 19–49。

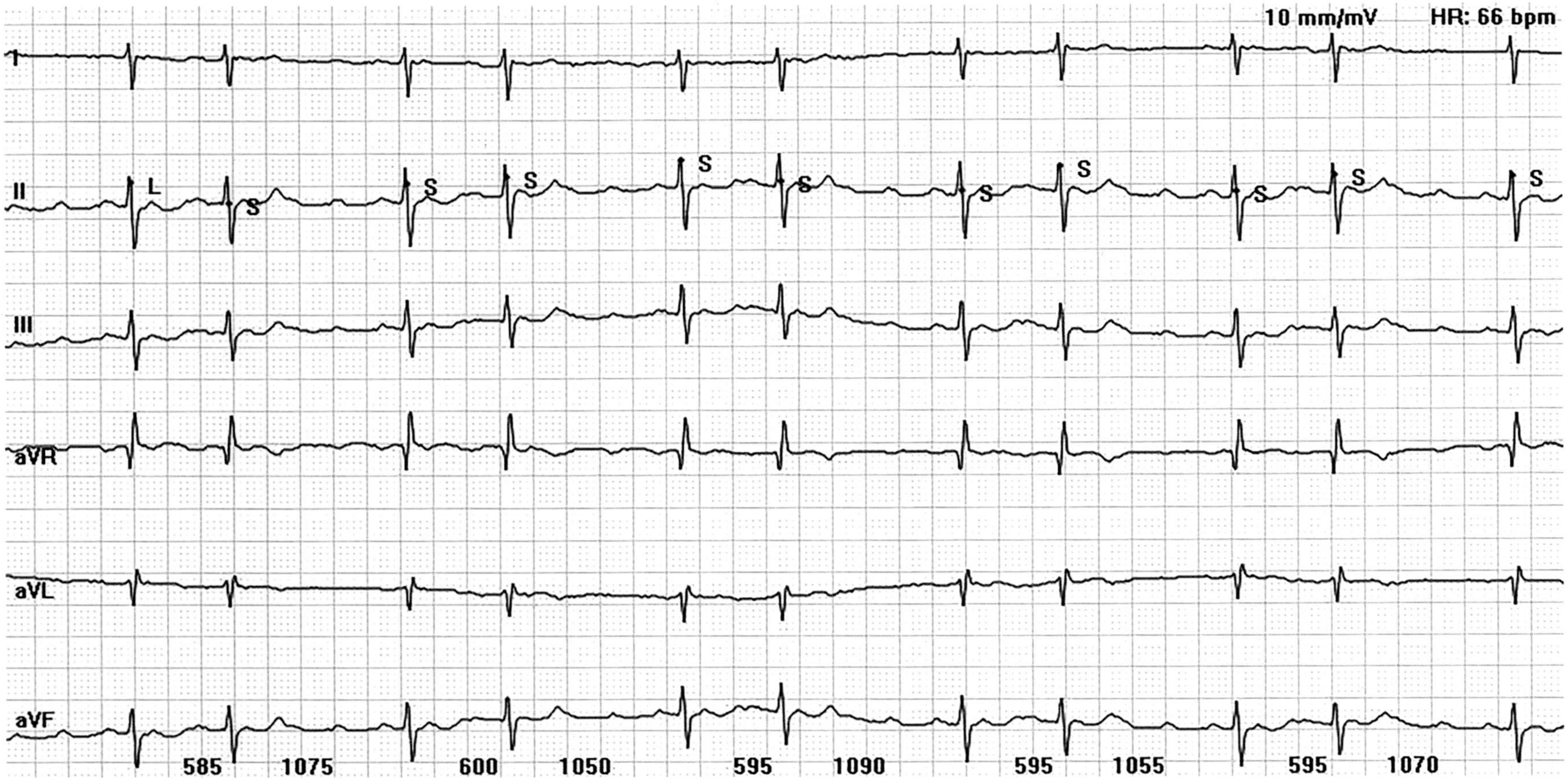


图 19–49　房性心动过速伴 2∶1 与 4∶1 房室传导交替出现

### (八)心房扑动伴 2∶1 与 4∶1 房室传导交替出现

心房扑动伴 2∶1 与 4∶1 房室传导交替出现,见图 19-50。

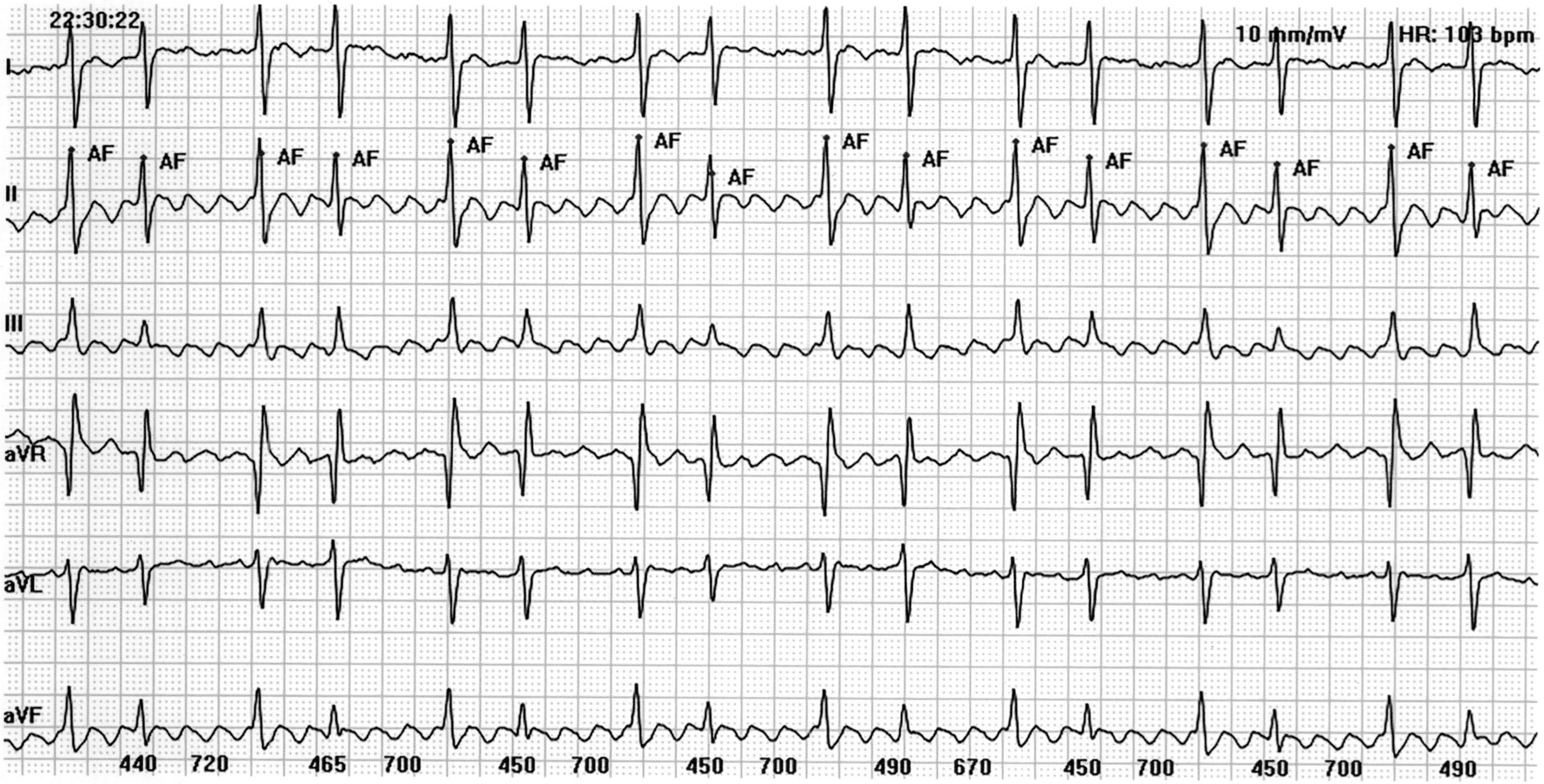


图 19-50　心房扑动伴 2∶1 与 4∶1 房室传导交替出现

### (九)心房颤动下传心室呈二联律的巧合现象

心房颤动下传心室呈二联律的巧合现象,可通过短 RR 间期不等,长 RR 间期不等相鉴别,见图 19-51、图 19-52。

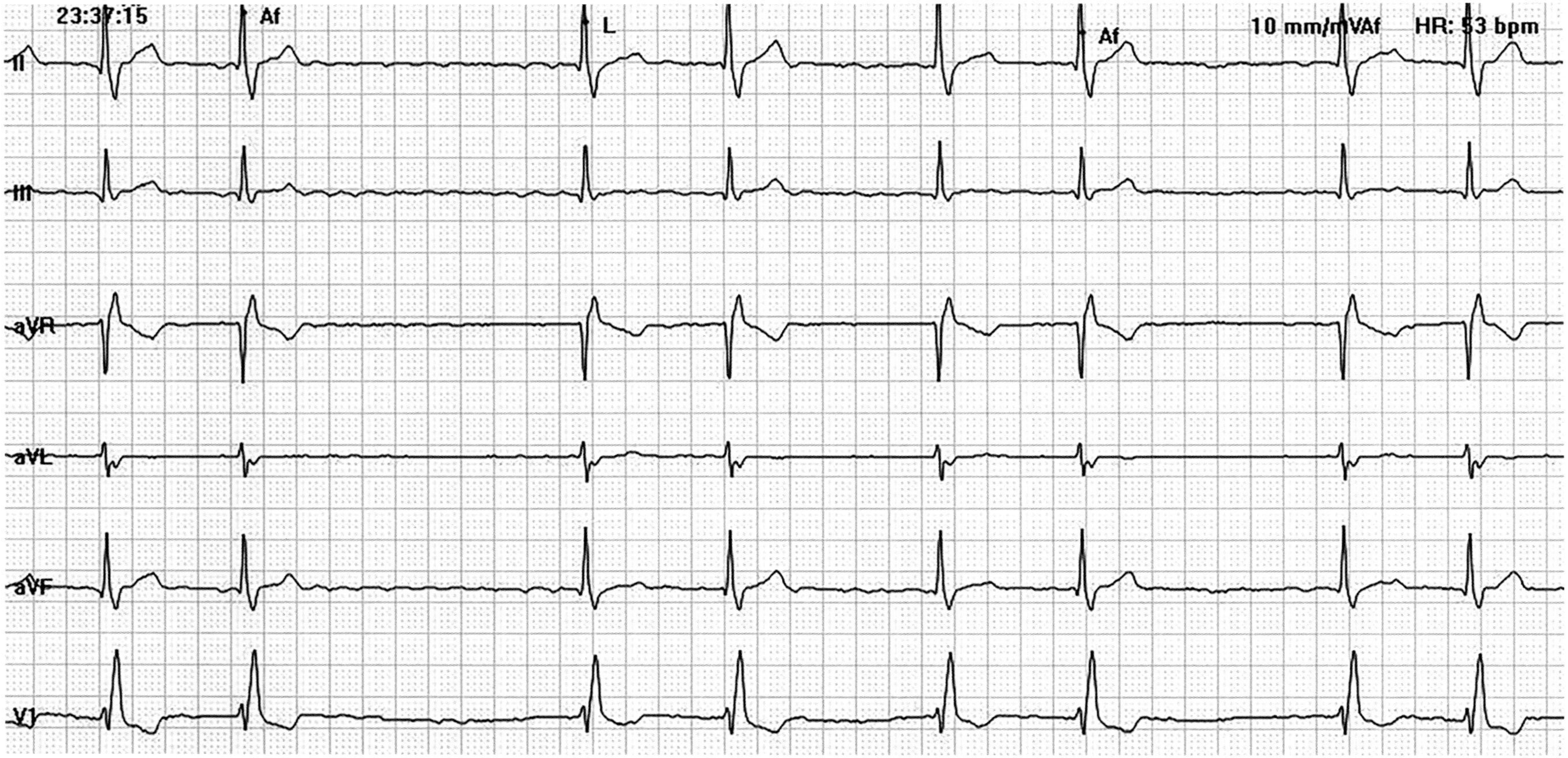


图 19-51　心房颤动下传心室呈二联律的巧合现象

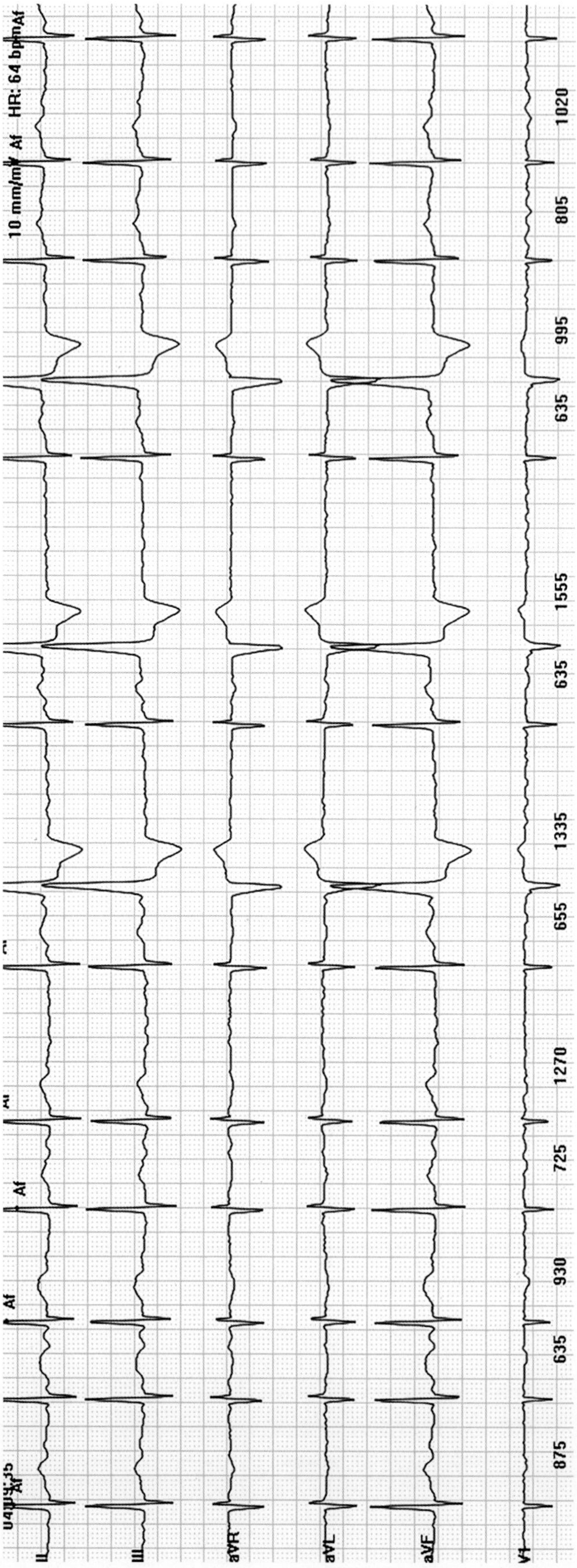


图 19-52　心房颤动伴室性早搏二联律

### （十）室性早搏二联律

室性早搏二联律，见图 19–53。

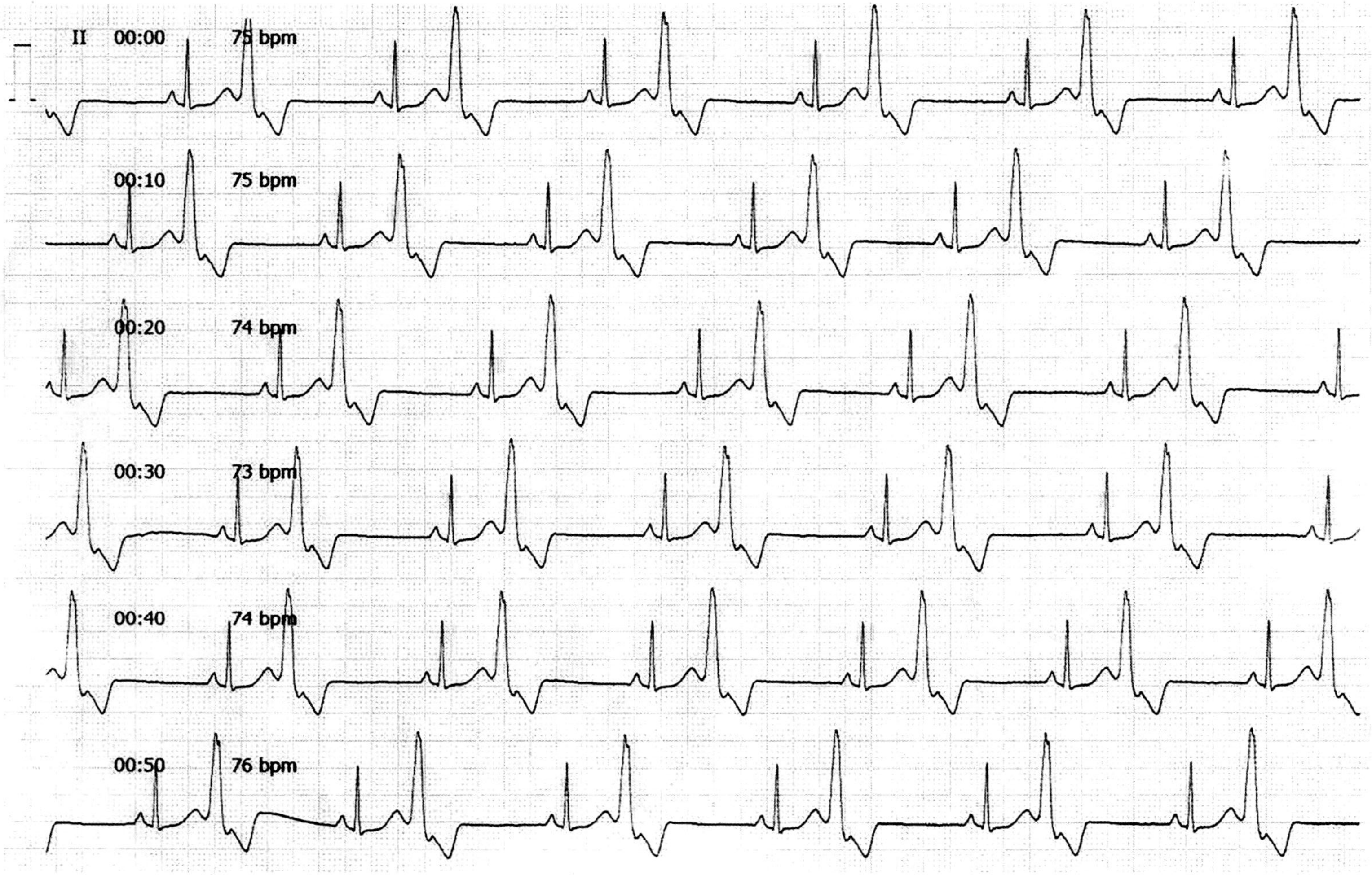


图 19–53 Ⅱ导联连续描记显示室性早搏二联律

## (十一)二度Ⅰ型房室阻滞或二度Ⅱ型房室阻滞伴3∶2房室传导

二度Ⅰ型房室阻滞或二度Ⅱ型房室阻滞伴3∶2房室传导,见图19-54。

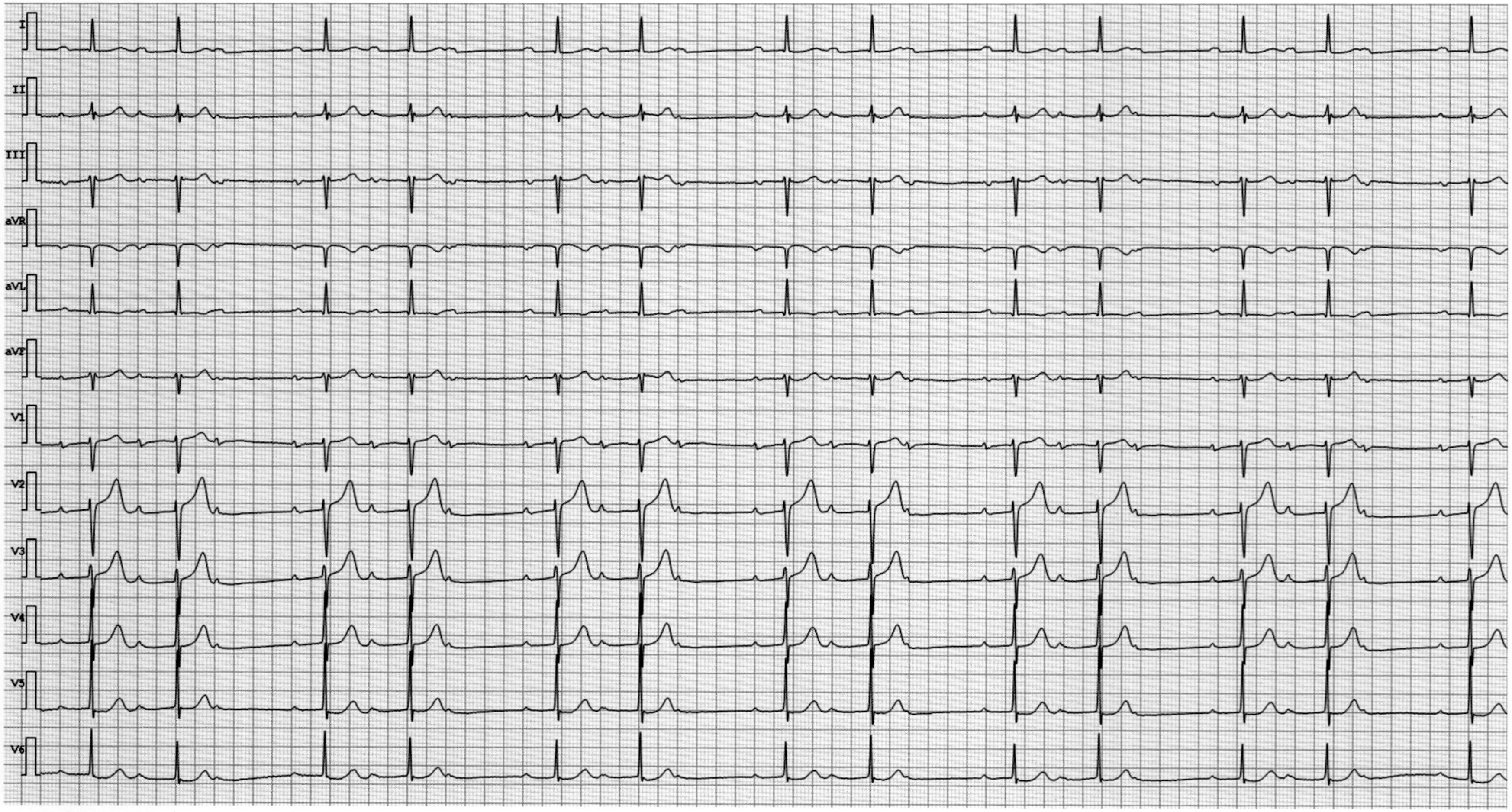


**图19-54　一度房室阻滞,二度Ⅰ型房室阻滞伴3∶2房室传导**

男,82岁,窦性P波规律出现,PR间期逐渐延长,直至脱漏,文氏周期中的第1个PR间期>0.2 s,2个窦性P波下传心室,即一度房室阻滞,二度Ⅰ型房室阻滞伴3∶2房室传导。

### （十二）交界性逸搏-夺获二联律

（1）长 RR 间期后第一个 QRS 波为交界性逸搏，其后是窦性或房性 P 波下传形成的 QRS 波，呈 QRS-P(P)-QRS 序列，而心房波与其前 QRS 波无关，与其后的 QRS 波有关。

（2）RP(RP)间期不固定，RP(RP)与 PR(PR)呈反比关系。

（3）常伴有基础心律的激动起源异常和（或）传导异常，如严重的窦性心动过缓、窦房阻滞、窦性停搏，见图 19-55、图 19-56。

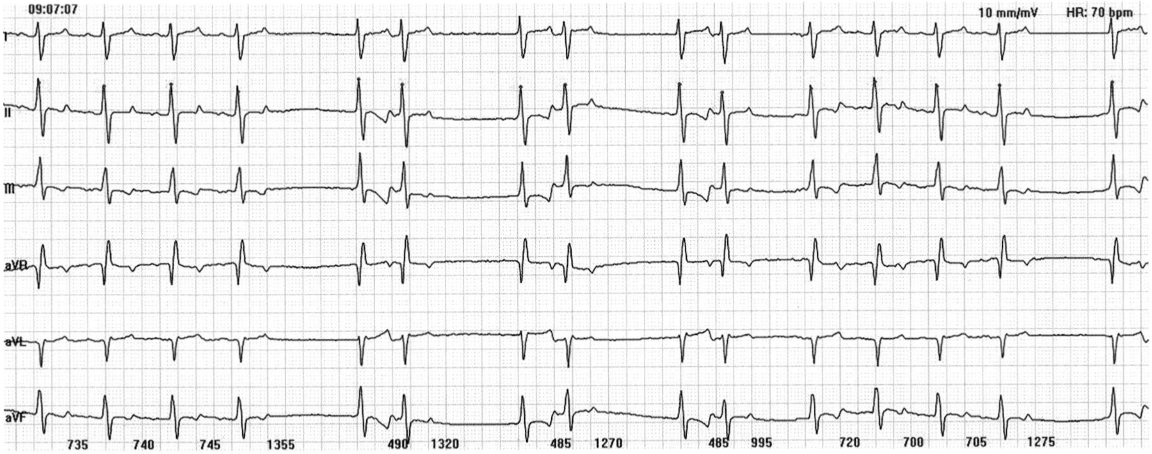


图 19-55　交界性逸搏-夺获二联律（1）

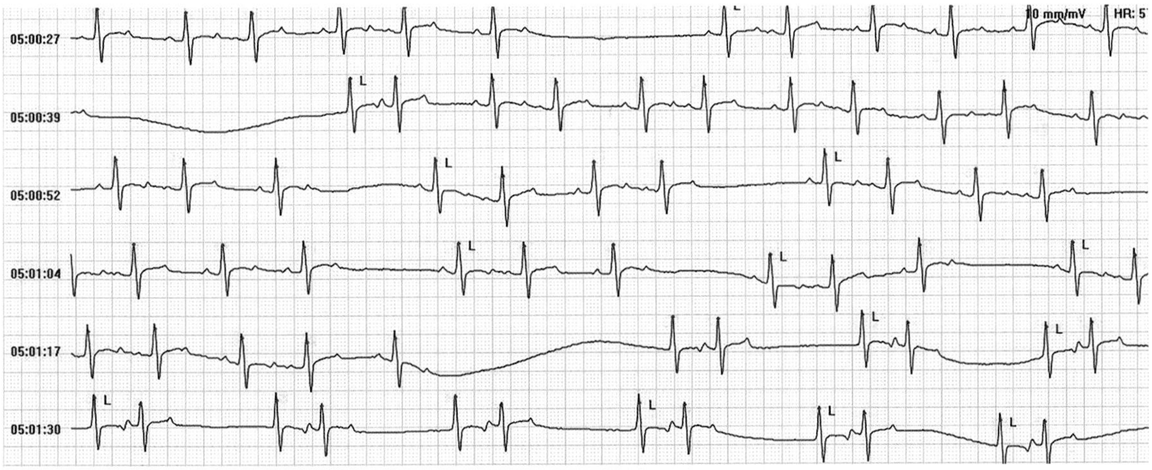


图 19-56　交界性逸搏-夺获二联律（2）

与图 19-55 为同一患者Ⅱ导联连续记录。

### （十三）交界性逸搏-反复搏动二联律

（1）在一个较窦性心动周期为长的 RR 间期后出现室上性 QRS 波群，其前无相关的窦性 P 波，长 RR 间期相等（逸搏间期固定）即交界性逸搏。

（2）每组有两个 QRS 波组成，其间夹有一逆行 P 波，故呈 QRS-P-QRS 序列，第一个 QRS 为交界性逸搏，第二个 QRS 波为反复搏动，亦称心室回波，见图 19-57。

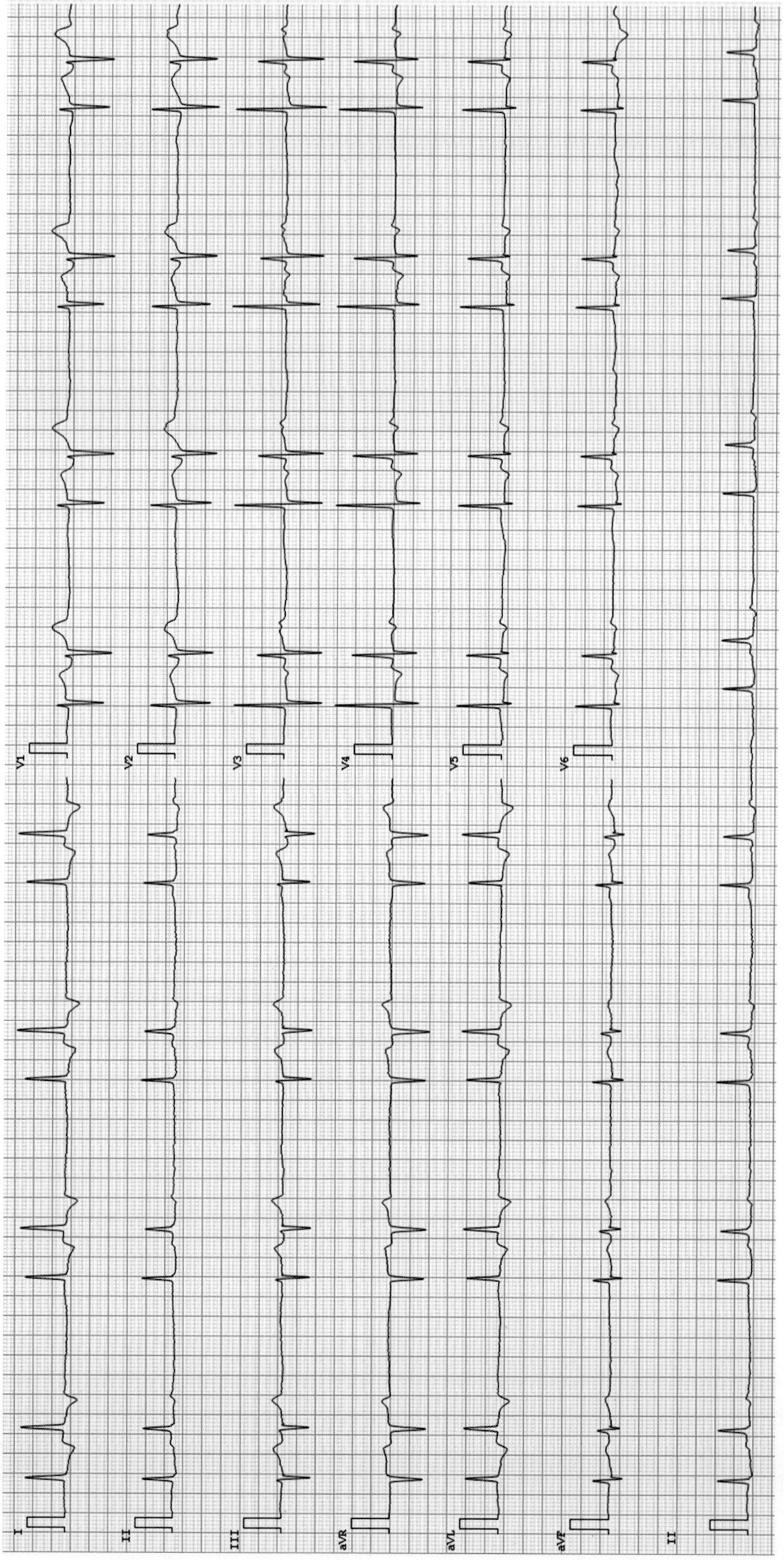


**图 19-57　交界性逸搏-反复搏动二联律**

女，81 岁，短 RR 间期相等，长 RR 间期相等，每组有两个 QRS 波组成，其间夹有一逆行 P 波，形成 QRS-P-QRS 序列，第一个 QRS 波前无相关的心房波，为交界性逸搏，第二个 QRS 波为反复搏动，即交界性逸搏-反复搏动二联律。

### （十四）交界性逸搏-室性早搏二联律

①在一个较窦性心动周期为长的 RR 间期后出现室上性 QRS 波群，其前无相关的窦性 P 波，长 RR 间期相等（逸搏间期固定）即交界性逸搏。②每组有两个 QRS 波组成，第一个 QRS 为交界性逸搏，第二个 QRS 波为宽大畸形，两个 QRS 波中间无 P 波，需与不完全性前向交界性反复搏动相鉴别，见图 19-58、图 19-59。

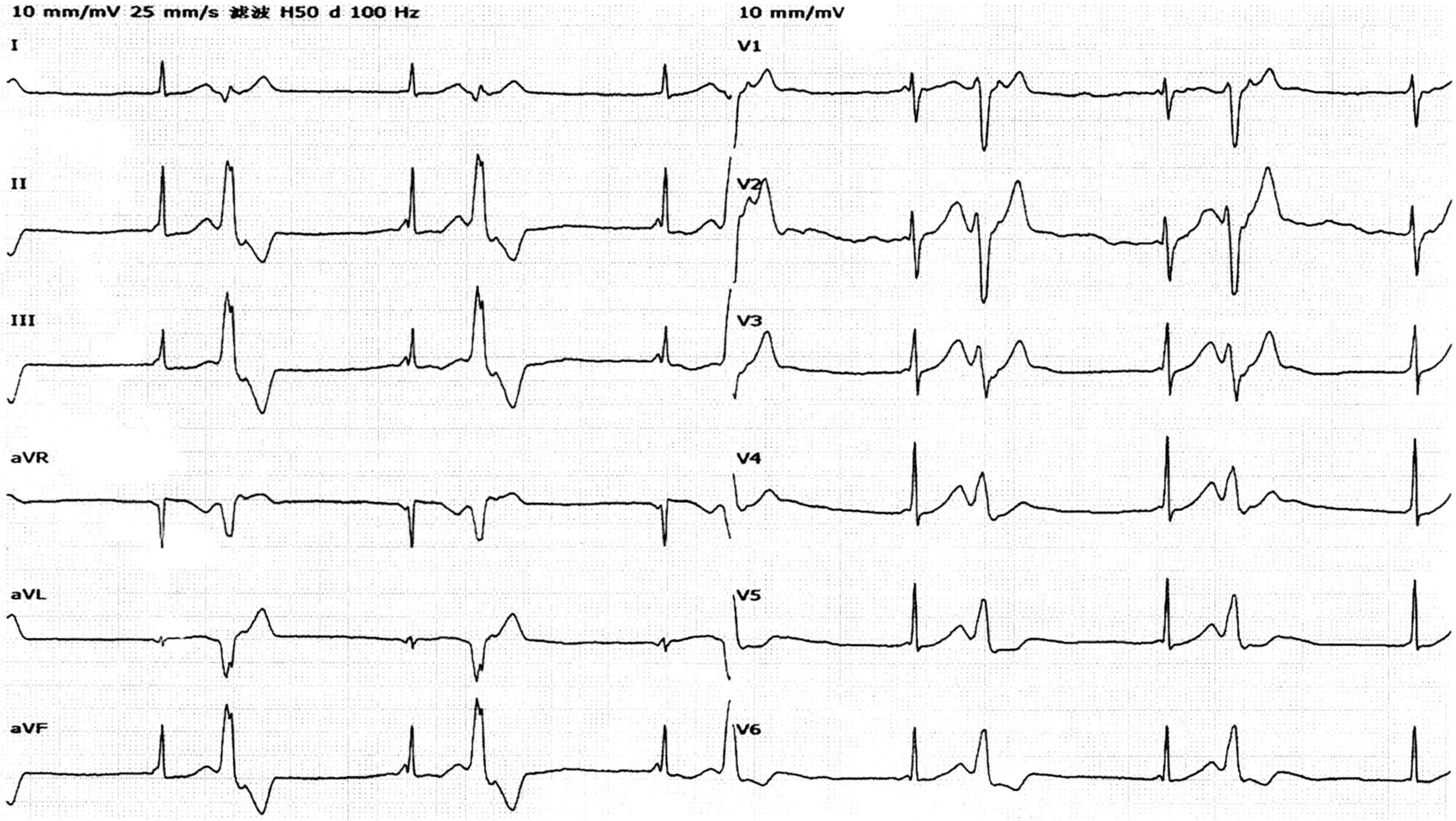


图 19-58 交界性逸搏-室性早搏二联律

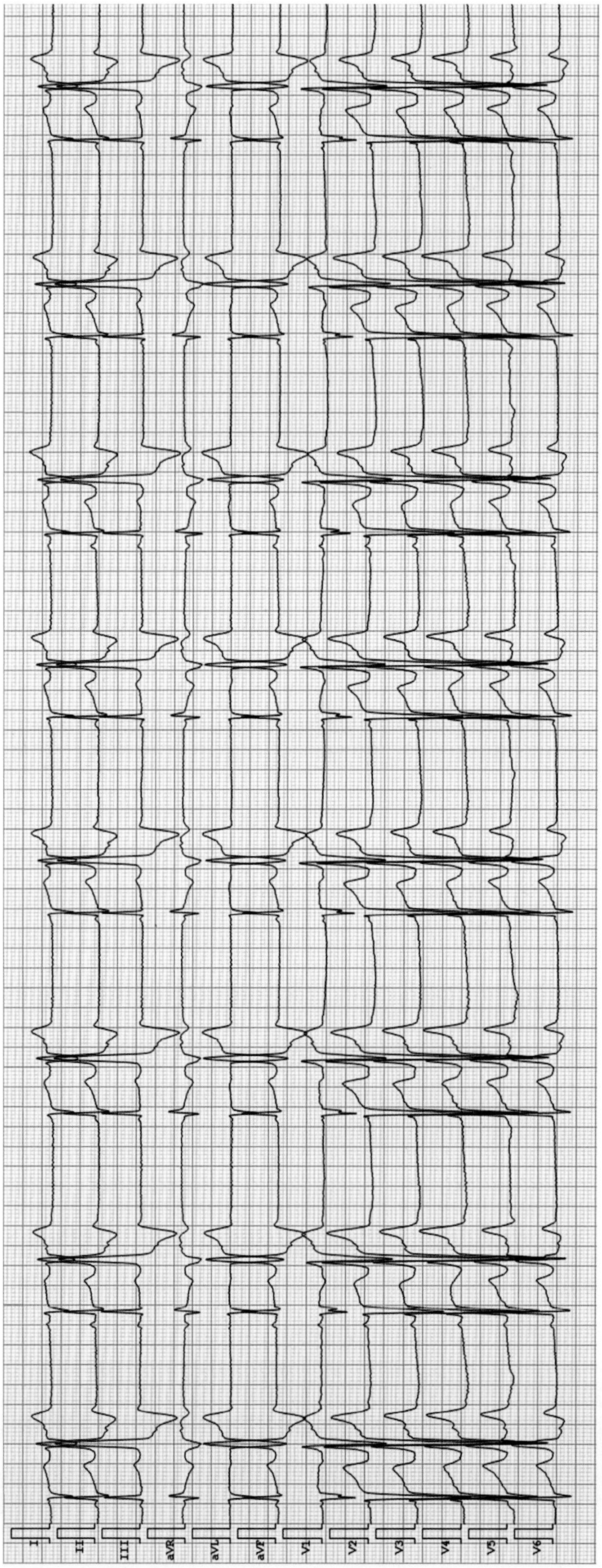


**图 19-59　交界性逸搏-室性早搏二联律**

男，16 岁，窄宽 QRS 波交替，第 3、11 个 QRS 波与其前 P 波相关，即窦性 P-QRS 波群，第 1、5、7、9、13、15 个 QRS 波与其前 P 波无关，即交界性逸搏，宽大畸形的 QRS 波提前出现，其前无相关 P 波，即室性早搏，第 5～10 组心搏形成交界性逸搏-室性早搏二联律。

### （十五）房性逸搏-室性早搏形成二联律

房性逸搏-室性早搏形成二联律，见图 19-60。

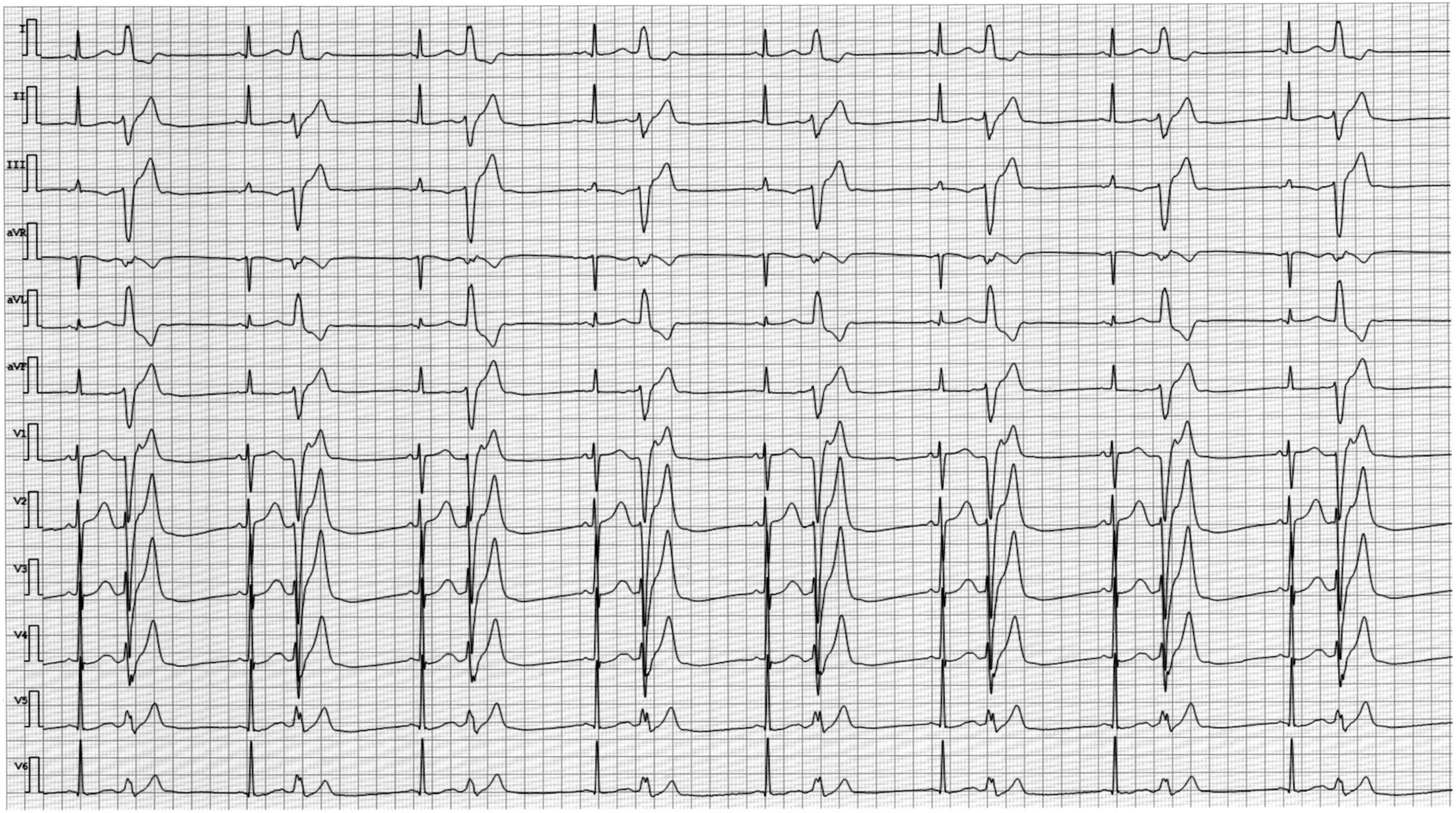


**图 19-60　房性逸搏-室性早搏二联律**

男，65 岁，与窄 QRS 波相关的 P 波符合房性特征，宽窄 QRS 交替出现形成长短 RR 间期，宽 QRS 波前无相关 P 波，其后可见逆行 P 波、RP 固定，即房性逸搏-室性早搏二联律。

### (十六)室性早搏二联律伴室房传导形成房性早搏二联律及室性二联律

室性早搏二联律伴室房传导形成房性早搏二联律及室性二联律,见图19-61。

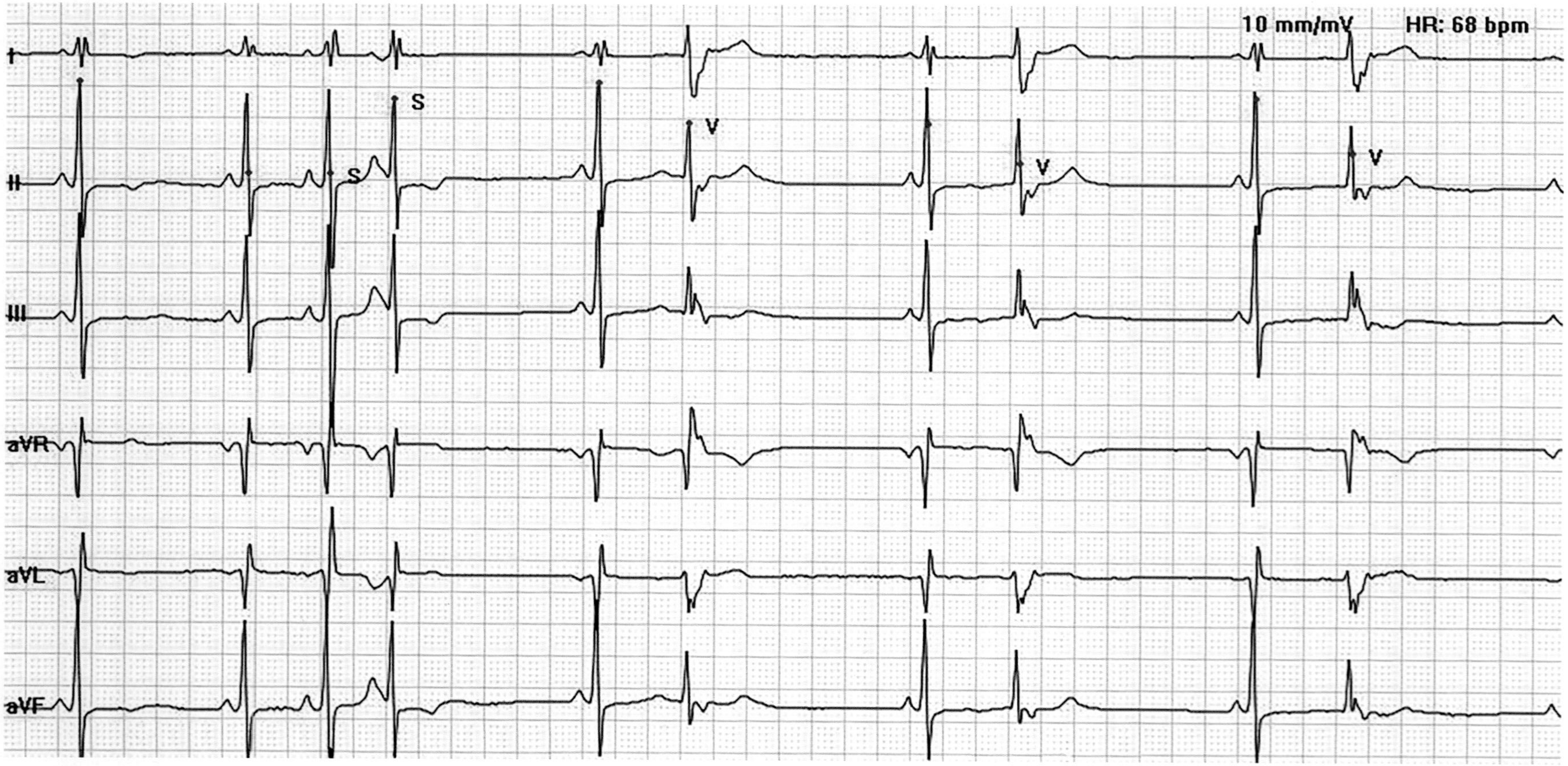


图19-61 成对房性早搏引起的代偿间期诱发室性早搏二联律伴室房传导形成室性、房性早搏二联律

### （十七）室性逸搏-室性早搏二联律

室性逸搏-室性早搏二联律，见图19-62。

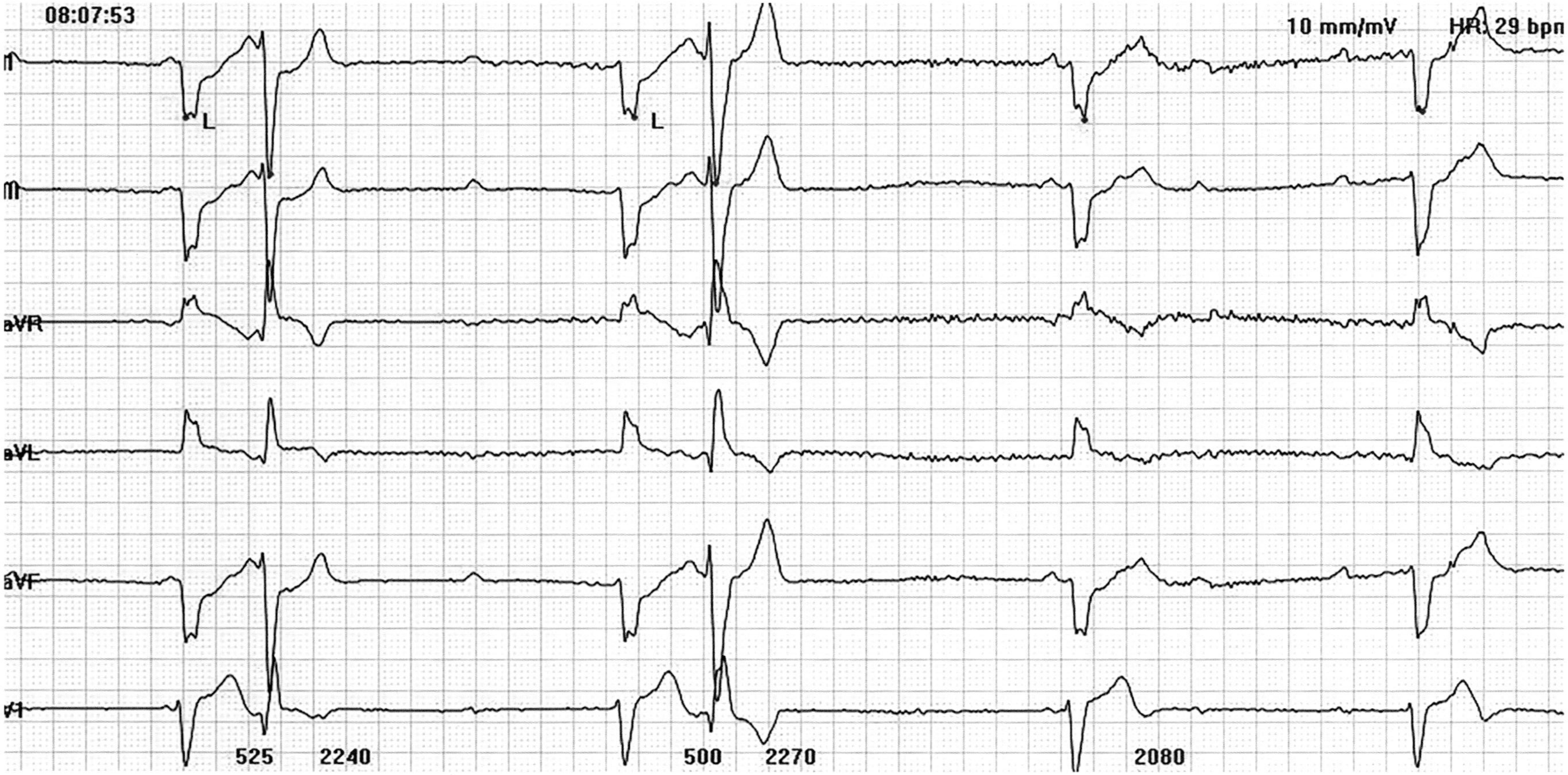


图19-62 三度房室阻滞，室性逸搏-室性早搏

### (十八)旁路前传2∶1传导

旁路前传2∶1传导，见图19-63、图19-64。

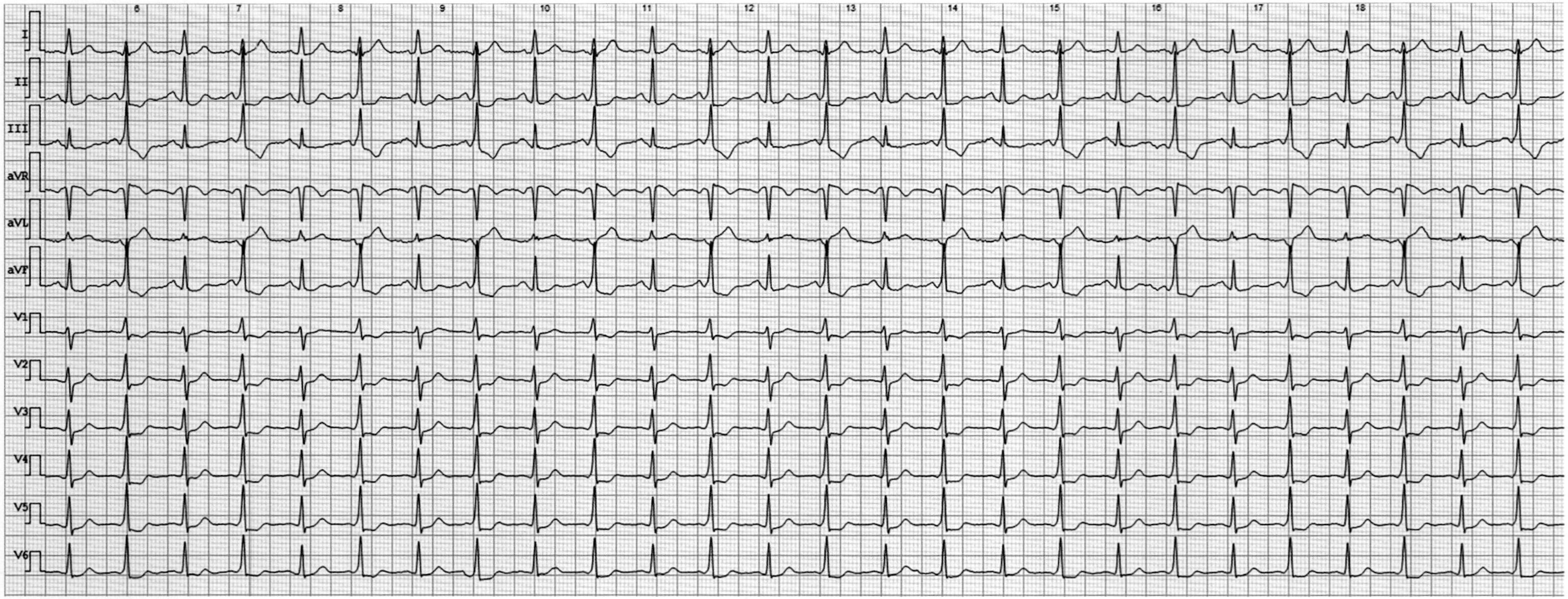


**图19-63　旁路前传2∶1阻滞**

女，32岁，窦性心律，窄宽QRS波交替出现，宽QRS波PR间期缩短并固定、起始部顿挫，即旁路前传2∶1阻滞。

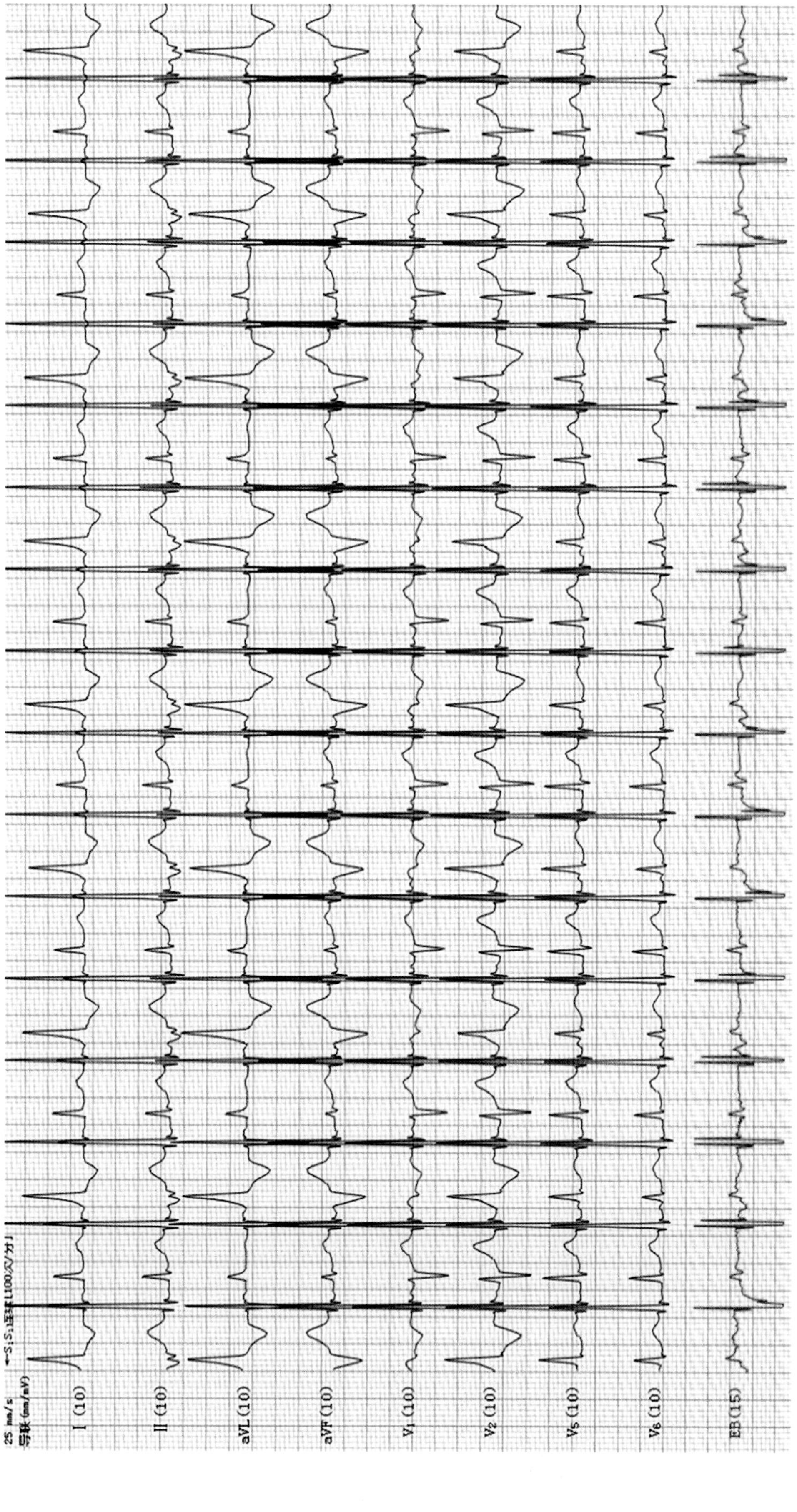


图 19-64　经食管心房调搏 $S_1S_1$ 100 次/min 刺激呈现旁路 2：1 传导

### (十九)起搏器参与的二联律

起搏器参与的二联律,见图 19-65、图 19-66。

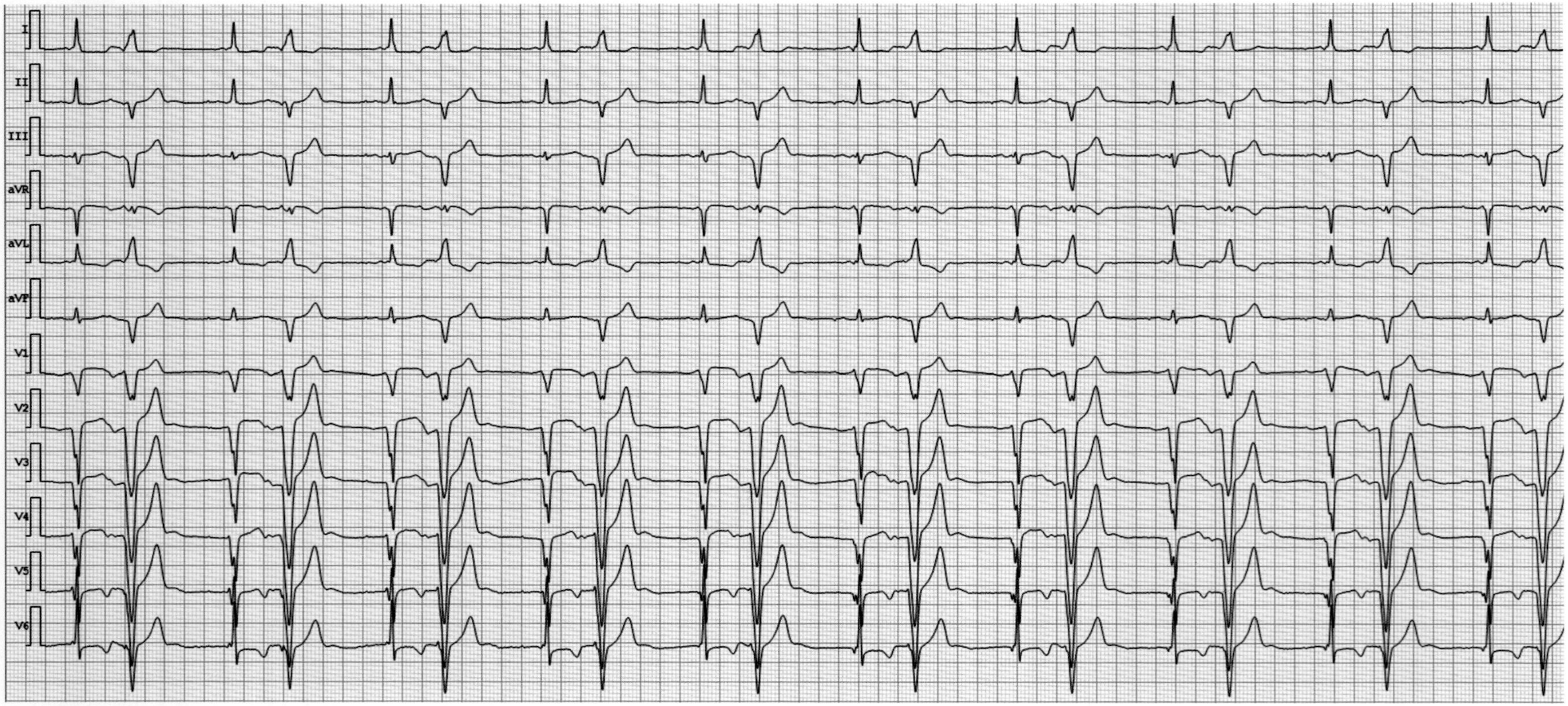


图 19-65　起搏器参与的二联律

女,86 岁,双腔起搏器植入术后,短长 RR 间期交替,长 RR 间期后为房室顺序起搏、真性室性融合波,提前出现的 QRS 波前有“相关”P 波,P 波异于起搏 P,房性早搏伴心室起搏形成 VAT 工作方式,即房性早搏二联律。

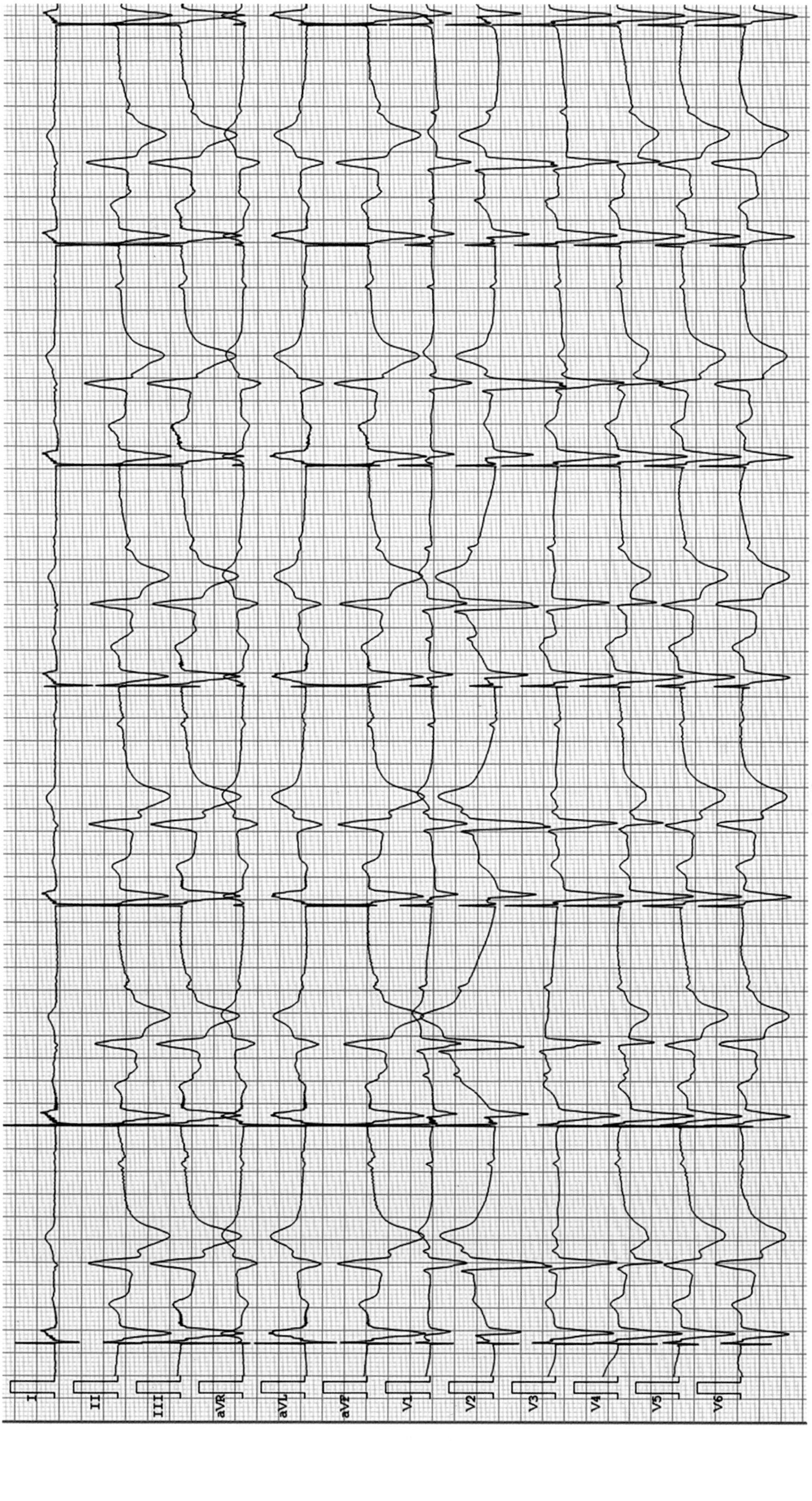


图 19-66　VVI 起搏器植入术后，室性早搏二联律

### (二十)室上性心动过速中的长短周期现象

室上性心动过速中的长短周期现象,见图19-67~图19-77。

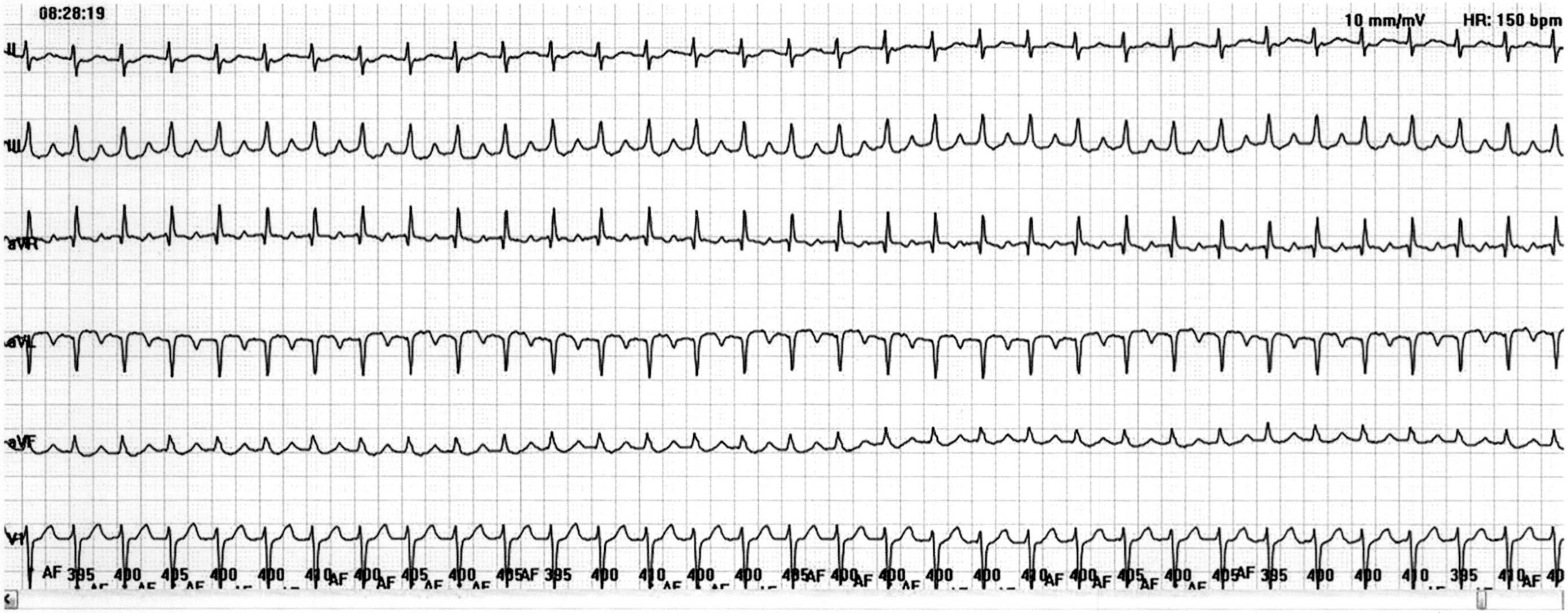


图19-67 动态心电图片段,窄 QRS 心动过速

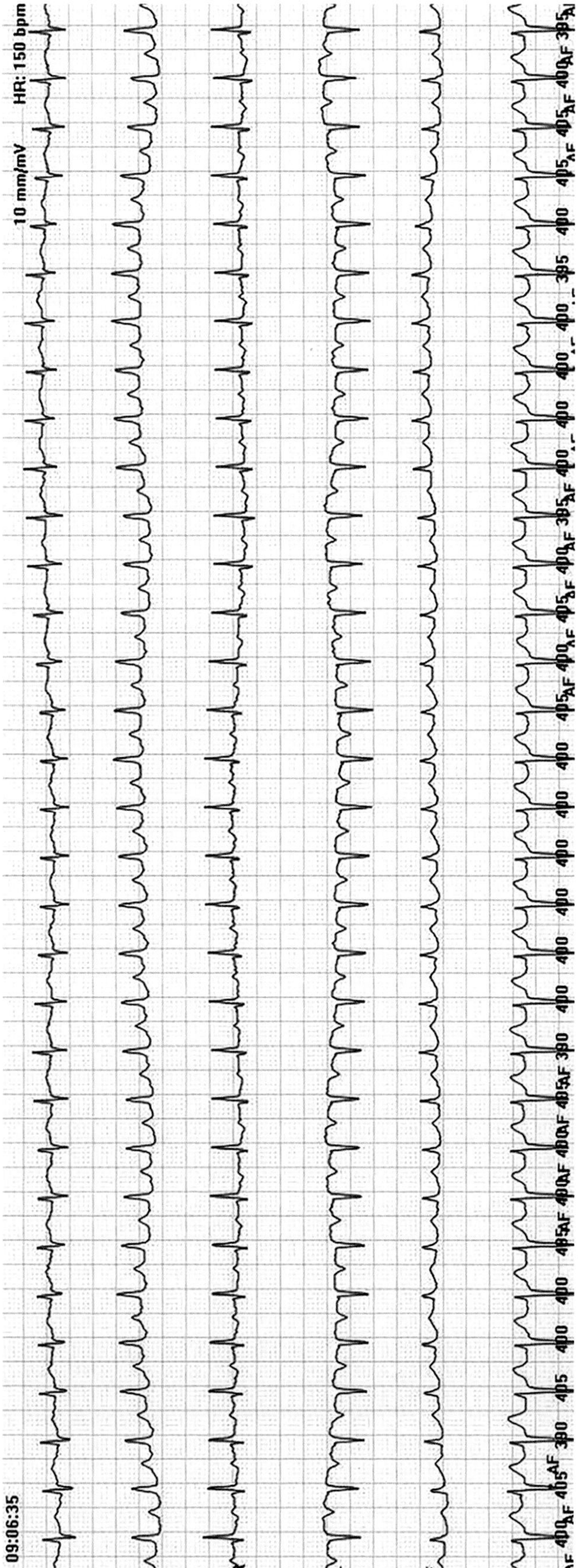


图 19-68　窄 QRS 心动过速

与图 19-67 为同一患者不同时间动态心电图片段。

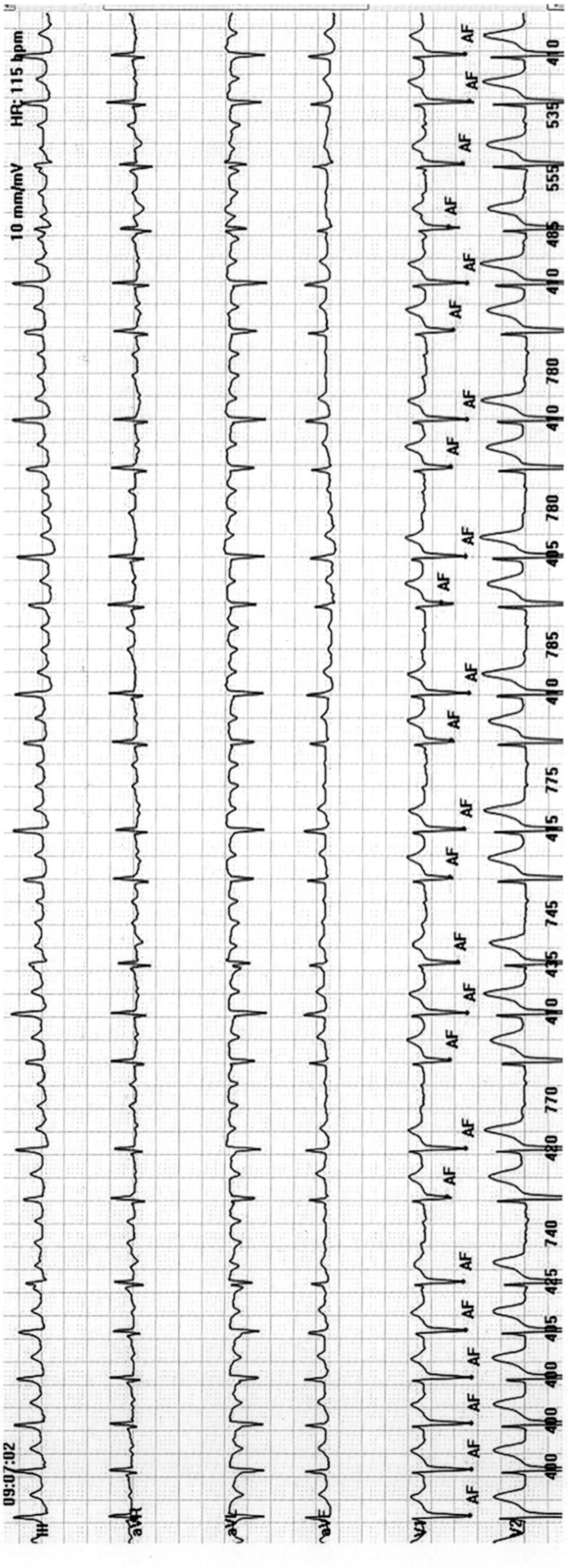


图 19-69　二联律

与图 19-67 为同一患者不同时间动态心电图片段，房室传导比例发生改变形成二联律，有助于室上速的诊断及鉴别。

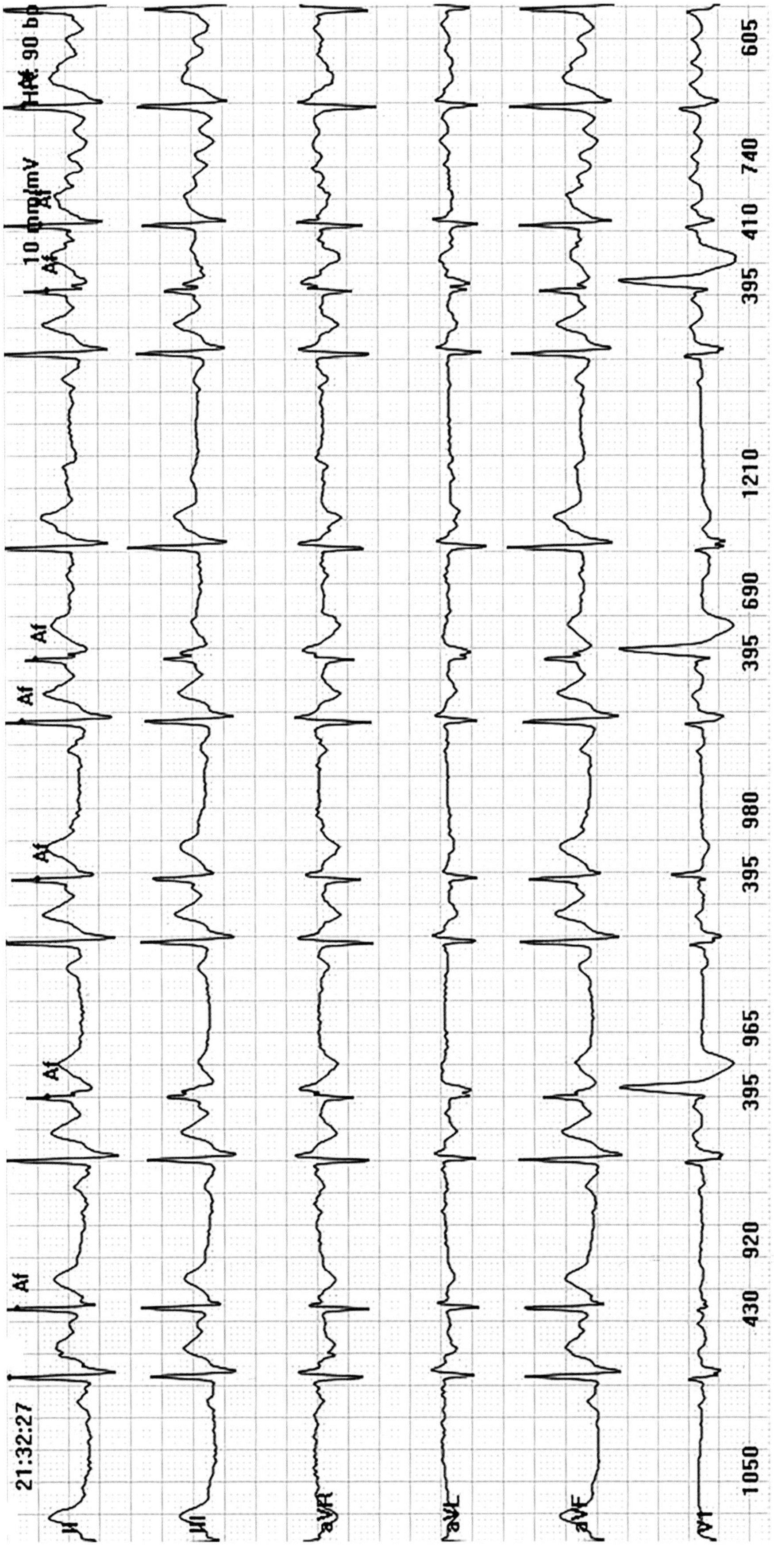


图 19-70　房性早搏二联律伴室内差异性传导，长短周期诱发心房颤动

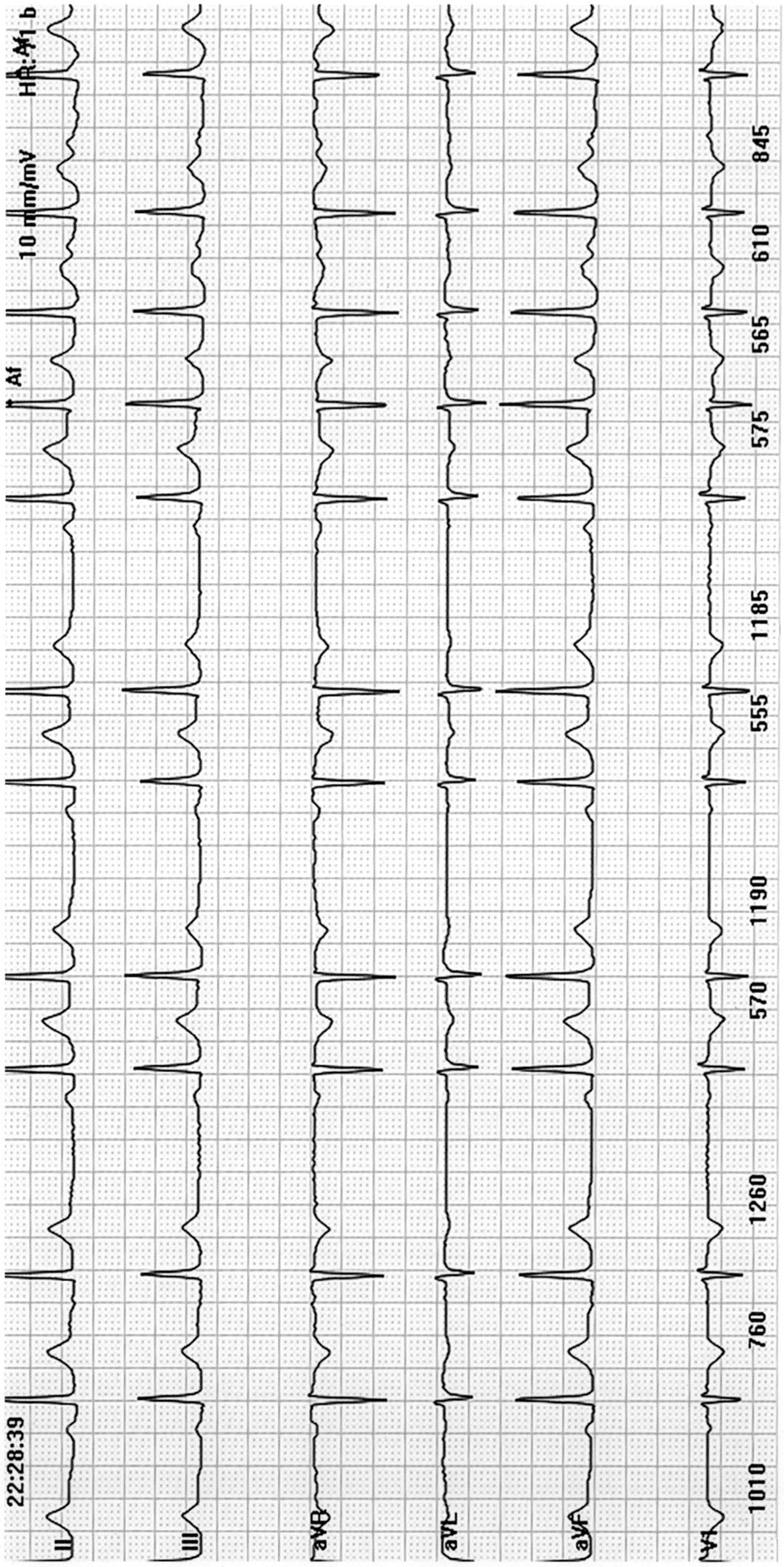


图19-71 房性早搏二联律，长短周期诱发房性心动过速

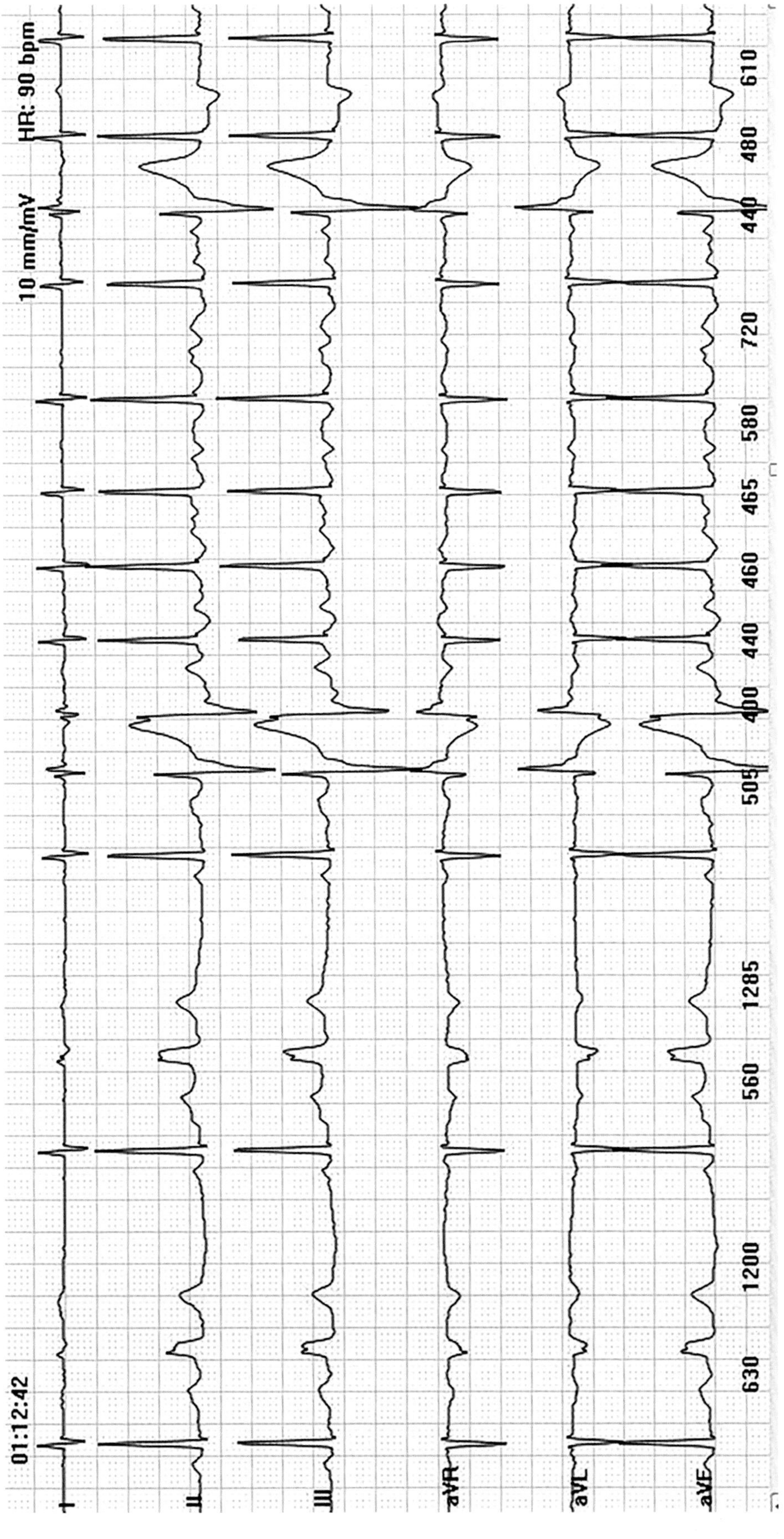


图 19-72　房性早搏伴左束支阻滞型室内差异性传导，长短周期诱发不纯性心房颤动

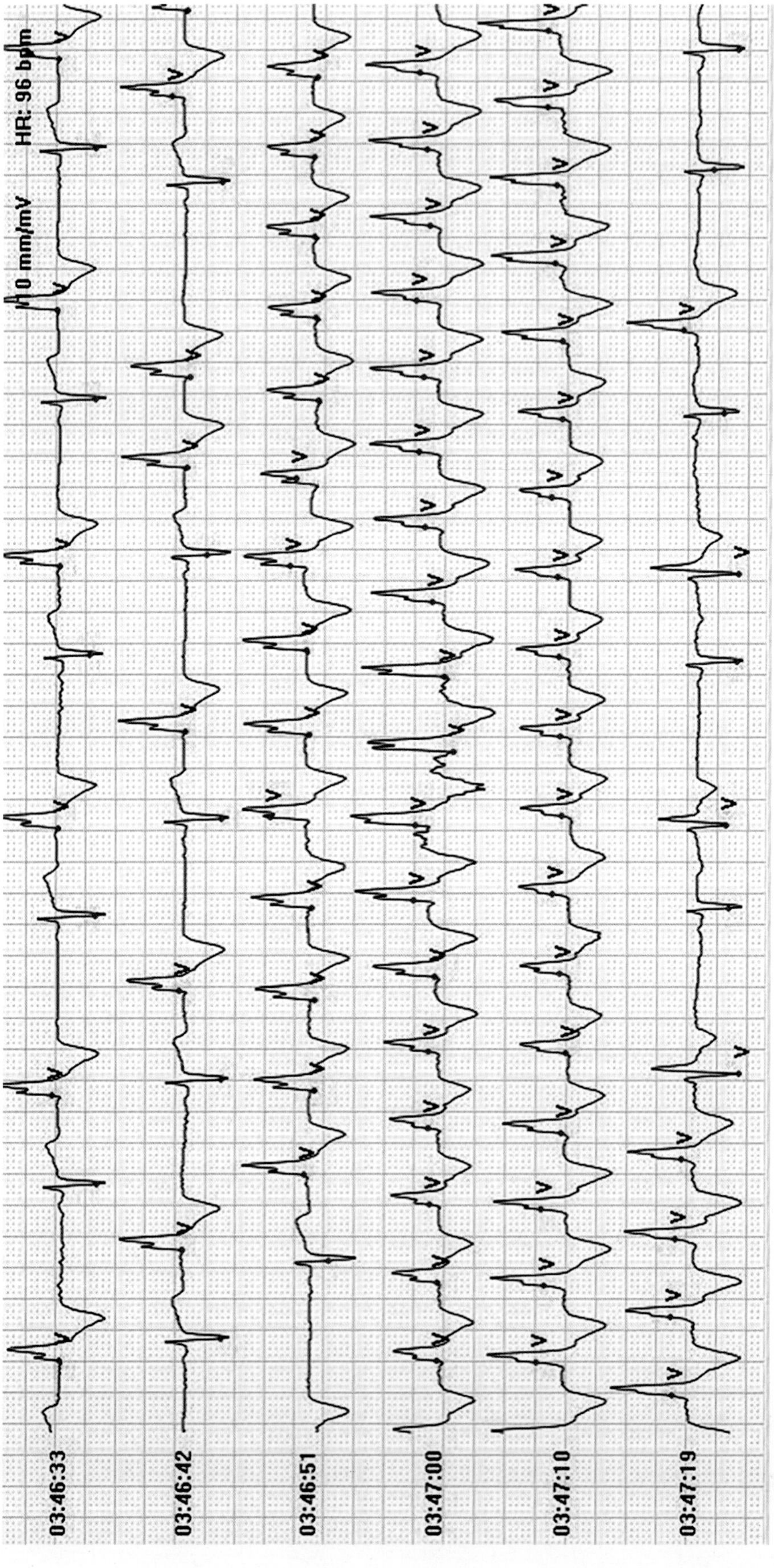


图 19-73 室性早搏二联律诱发室性心动过速

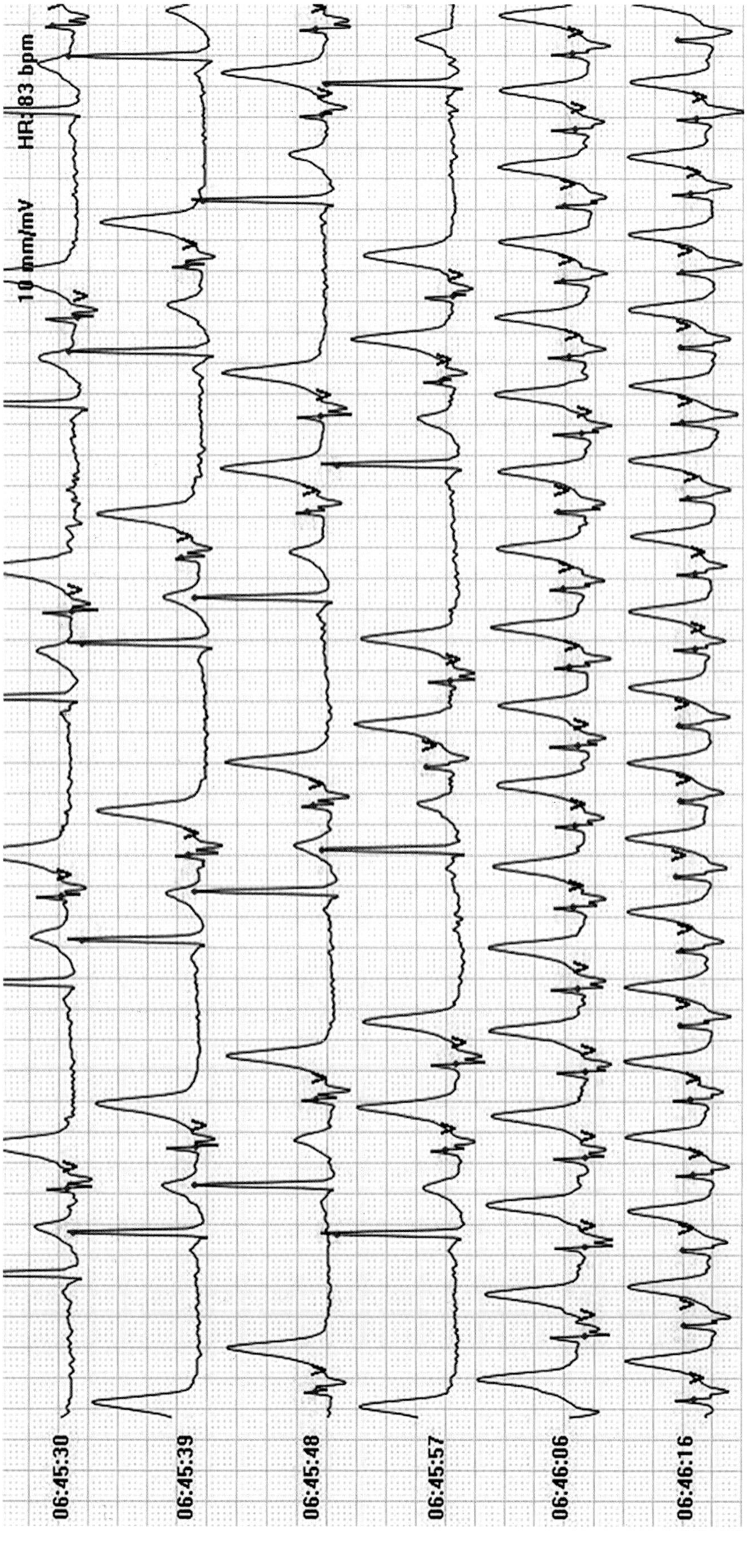


**图 19-74　折返性室性心动过速反复发作**

与图 19-73 为同一患者不同时间动态心电图片段，均在长 RR 间期后发作。

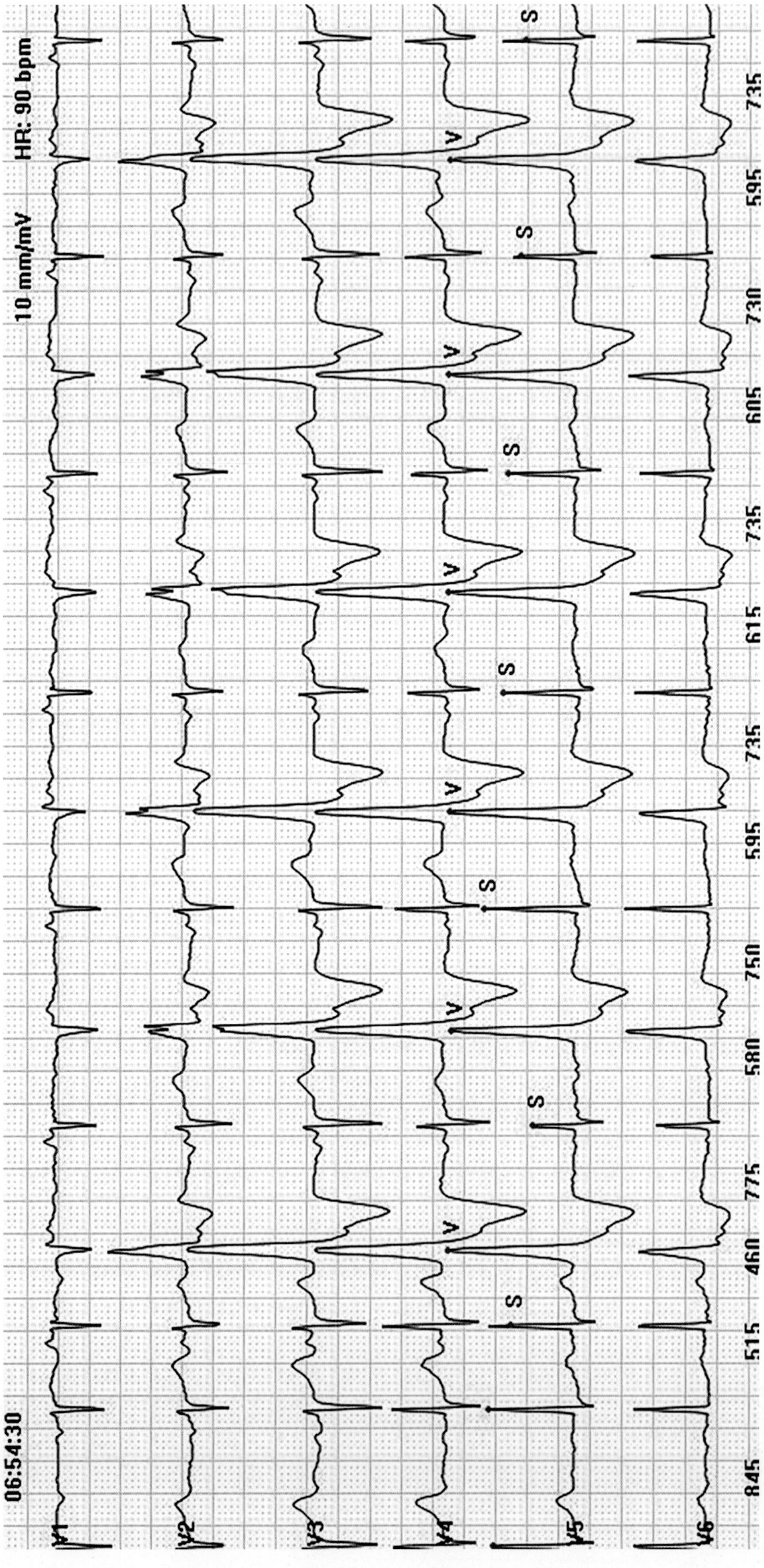


图19-75 房性早搏二联律、室性早搏二联律(1)

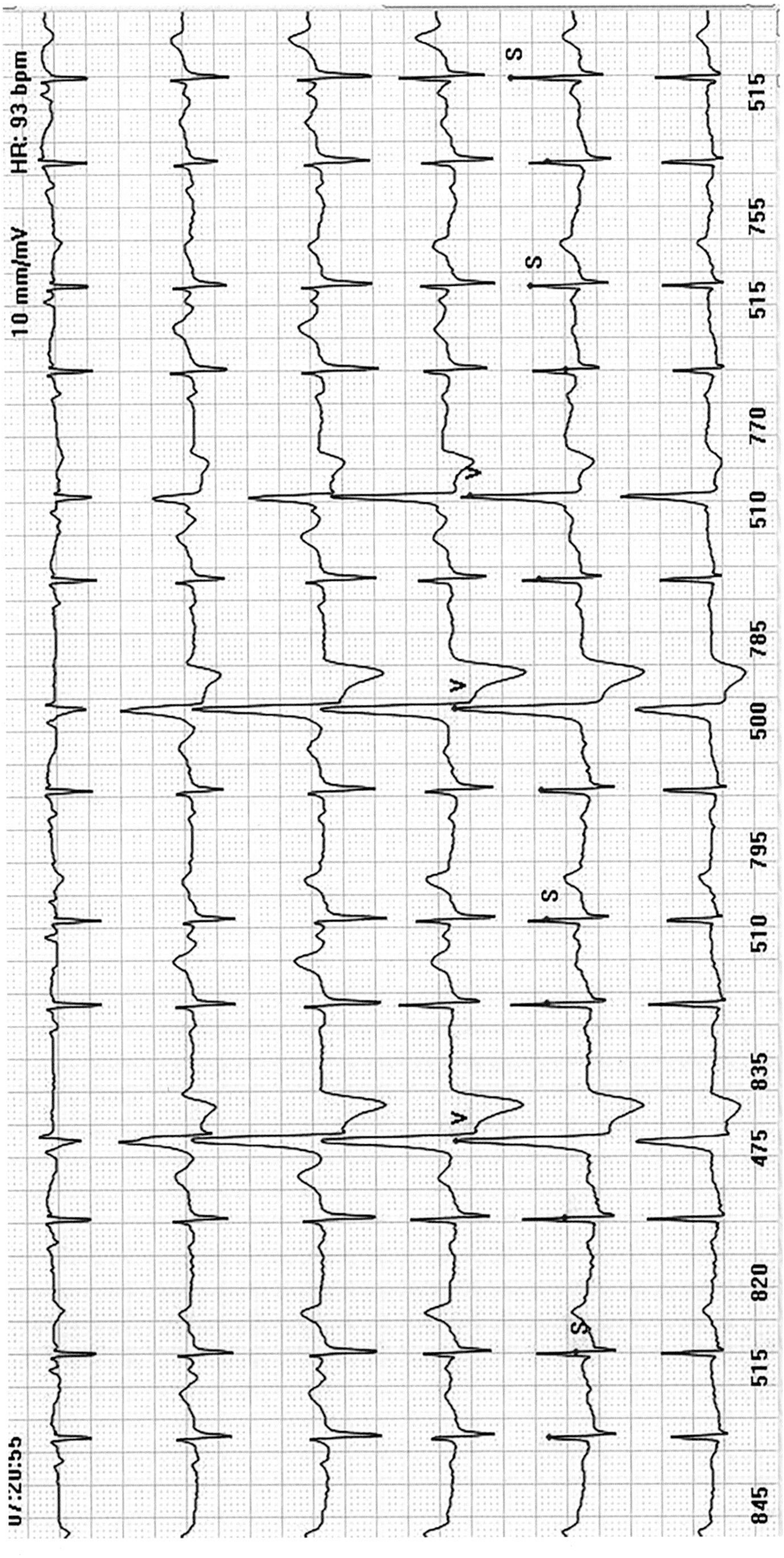


图 19-76　房性早搏二联律、室性早搏二联律(2)

与图 19-75 为同一患者不同时间动态心电图片段。

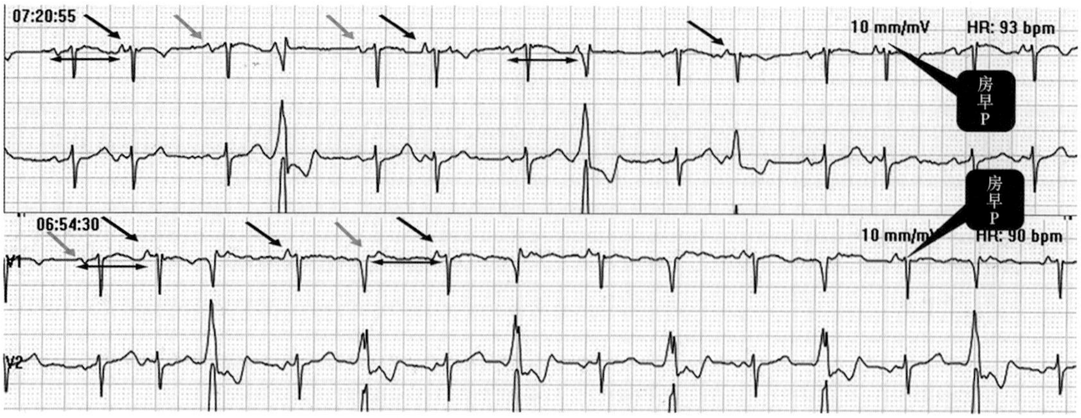


**图 19-77　房性早搏二联律、室性早搏二联律(3)**

与图 19-75 为同一患者不同时间动态心电图片段。

### (二十一)还有一些呈长短周期心电图

异-房 3∶2 传出阻滞,异-交 3∶2 传出阻滞,异-室 3∶2 传出阻滞,房性反复搏动二联律,室性反复搏动二联律,旁路逆传伴快、慢径路交替性前传形成顺向型房室折返性心动过速,快径路逆传伴慢、慢径路交替性前传形成的慢-快型房室结折返性心动过速,房室结双径路形成的双房室结非折返性心动过速,慢-快型房室结折返性心动过速伴下部共径 2∶1 传导,并行心律型室性早搏二联律,起搏器反复心律,房颤时洋地黄中毒致室性早搏二联律等。

## 第四节　隐匿性传导

隐匿性传导是指窦性或异位激动在心脏中或心脏的特殊传导系统中传导时,已经传导到足够的深处,但未能"走完全程"的一种传导受阻现象。因该激动未能抵达心房或心室,不能形成 P 波或 QRS 波,却产生了一次新的不应期,使接踵而至的下一次激动的传导或某一起搏点激动的形成受到影响,这种传导在体表心电图上隐匿不见,只能间接地进行诊断,故称隐匿性传导。隐匿性传导最易发生在心脏组织的有效不应期和相对不应期过渡的极短时间内。隐匿性传导是许多心律失常中的常见现象,是造成复杂心律失常的重要原因之一。

隐匿性传导可以发生于心脏传导组织的任何部位,包括窦房结周组织、房室交界区、束支及其分支、浦肯野纤维以及房室间的各种附加束,但最常发生于房室交界区。窦性以及各种异位(房性、交界性、室性)心搏和心律(如逸搏、早搏、扑动、颤动)等自律性异常均可引起隐匿性传导。

受隐匿性传导影响的激动可与造成隐匿性传导的激动来源相同,也可以不同。隐匿性传导可以是前向性或逆向性的。前向性隐匿性传导是指窦性、房性或交界性激动通过房室交界区或束支系统下传时所形成的隐匿性传导,即隐匿性传导的方向与正常窦性激动传导方向相同者。逆向性隐匿性传导是指室性激动逆行上传时形成的隐匿性传导,即与正常传导方向相反者;先前向、后逆向,或先逆向、后前向者,称为折返性隐匿性传导。隐匿性传导连续发生可形成蝉联现象。

### 一、发生机制

隐匿性传导的本质是心脏特殊传导组织中的传导阻滞,而阻滞前的隐匿性传导产生的影响是认识隐匿性传导的基础。心脏特殊传导组织内不应期的不均一性引起的激动递减性传导则是隐匿性传导的发生机制。

生理干扰导致的传导延缓或中断以及病理性阻滞所产生的传导延缓或中断是形成隐匿性传导的电生理基础，干扰现象尤为多见。从本质上看，隐匿性传导是一种递减性传导，是传导组织发生传导阻滞的一种特殊表现形式，其阻滞程度介于传导时间延长和传导完全中断之间。它会引起下一次心脏激动的干扰性或阻滞性传导障碍，或者引起另一异位起搏点的节律重整。它可以是传导系统功能性变化的一种表现，也可以是传导系统器质性损害的一种反映。隐匿性传导的原因是传导组织不应性的不均一。

隐匿性传导所产生的影响是通过干扰、折返、重整、超常传导、魏登斯基现象来实现的。虽然阻滞前激动的传导并未能到达心房或心室，但途经的特殊传导系统已被除极，并产生了新的不应期；或使途经的起搏点发生节律重整。这种新产生的不应期和起搏点的节律重整对接踵而至的下一次激动的传导和形成造成影响，使心电图出现各种反常现象，即预期该出现的搏动并未按时出现，本应能够传导的激动却不能传导。根据这些影响带来的心电图改变，可以推断发生了隐匿性传导。

## 二、心电图特点

隐匿性传导可发生于多种心律失常中，大部分隐匿性传导常不能从心电图中反映出来。我们所述的隐匿性传导是指其中能造成下次激动形成或传导改变的一部分。

1. 对随后激动传导的影响　隐匿性传导使随后的激动传导延缓、传导阻滞、重复的隐匿性传导、易化作用、显性折返或隐匿性折返。

2. 对随后激动形成的影响　隐匿性传导使主导或次级起搏点除极，节律重整。

3. 对随后激动的传导和形成的联合影响　隐匿性传导使规则的自律性被打乱，轻度的传导阻滞突然变成严重的传导阻滞，产生与不应期规律不符的室内差异性传导，持续的差异性传导，超常传导现象，以及造成不典型文氏现象和并行心律等。

## 三、窦房交界区隐匿性传导

外来激动在引起心房除极的同时也会隐匿性传向窦房交界区或侵入窦房结内部，并对即将发生的窦性激动的形成和传导造成不同的影响，称为发生在窦房交界区的干扰现象。

窦房结与心房之间的传导组织一窦房结周组织可产生隐匿性传导，而引起各种心电图表现。

1. 早搏发生的窦房交界区隐匿性传导

(1) 最常见的是房性早搏或交界性早搏逆行隐匿性传导至窦房结，使窦房结发生节律重整，则形成不完全性代偿间歇，见图 19-78、图 19-79。

大多数的房性早搏均能逆向传入窦房结，使窦性周期重整，这种窦性周期重整在心电图上没有波形可见，但通过随后窦性心律节奏的改变，可以察觉逆向传导的存在。有时并无传导的受阻，是一种特殊类型的隐匿性传导。

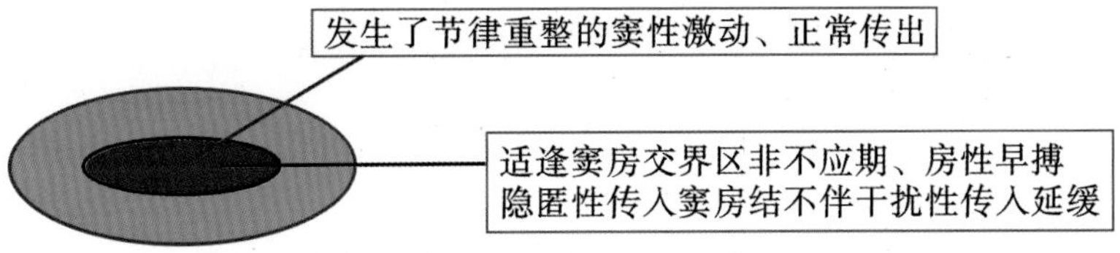


图 19-78　隐匿性传导致房性早搏呈不完全性代偿间歇示意

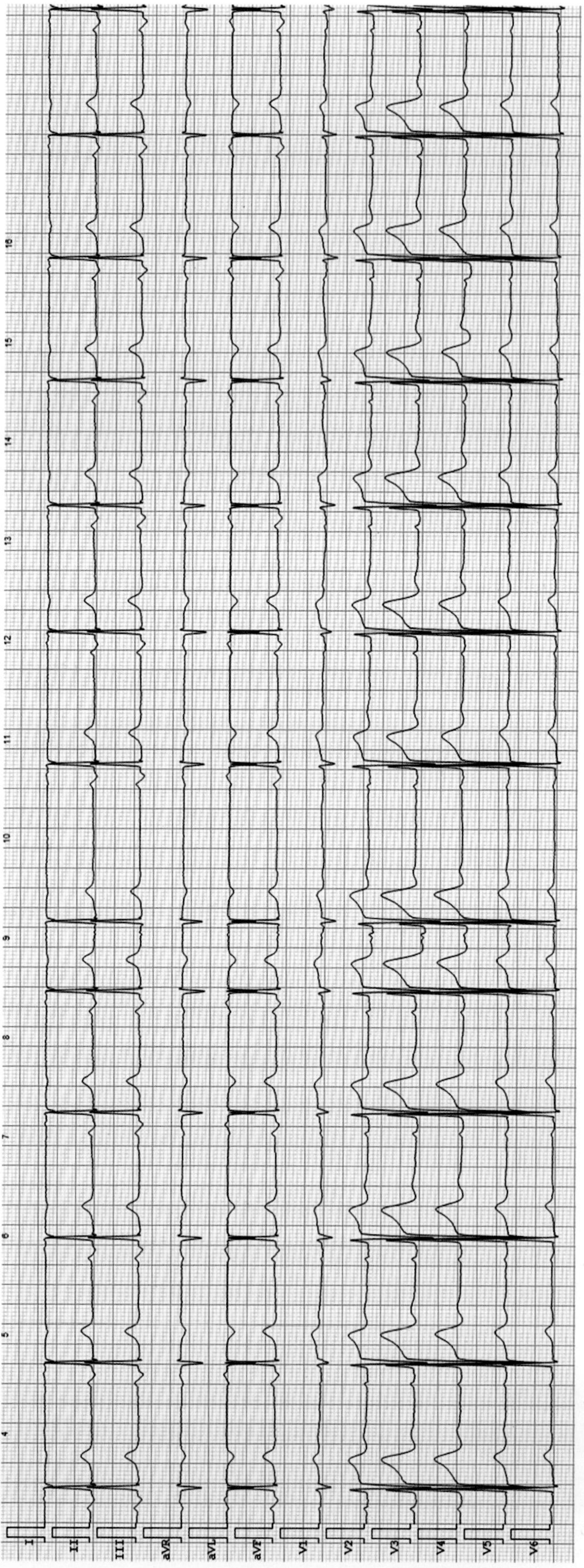


**图 19-79　发生在窦房交界区的隐匿性传导**

男，83 岁，第 6 个 P-QRS 波群提前出现，形态异于窦性，该 P 波其前、后相邻的窦性 PP 间距<2 倍基本窦性 PP，即房性早搏伴不完全性代偿间歇，推测房性早搏适逢窦房交界区非不应期，房性早搏隐匿性传入窦房结，不伴干扰性传入延缓，引起窦房结节律重整，形成不完全性代偿间歇。

（2）房性早搏隐匿性传入窦房结适逢窦房交界区相对不应期，窦房传入延缓，传至窦房结的时间延长了，加上节律重整的时间，异位心搏后间期便延长了，则形成完全性代偿间歇，见图 19-80 ~ 图 19-82。

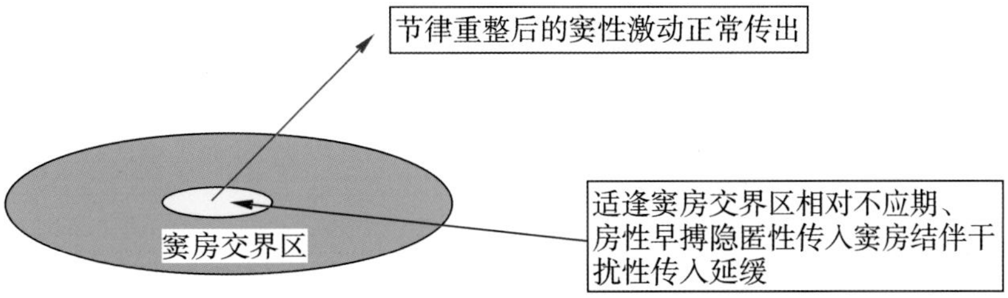


图 19-80　隐匿性传导致房性早搏形成完全性代偿间歇示意

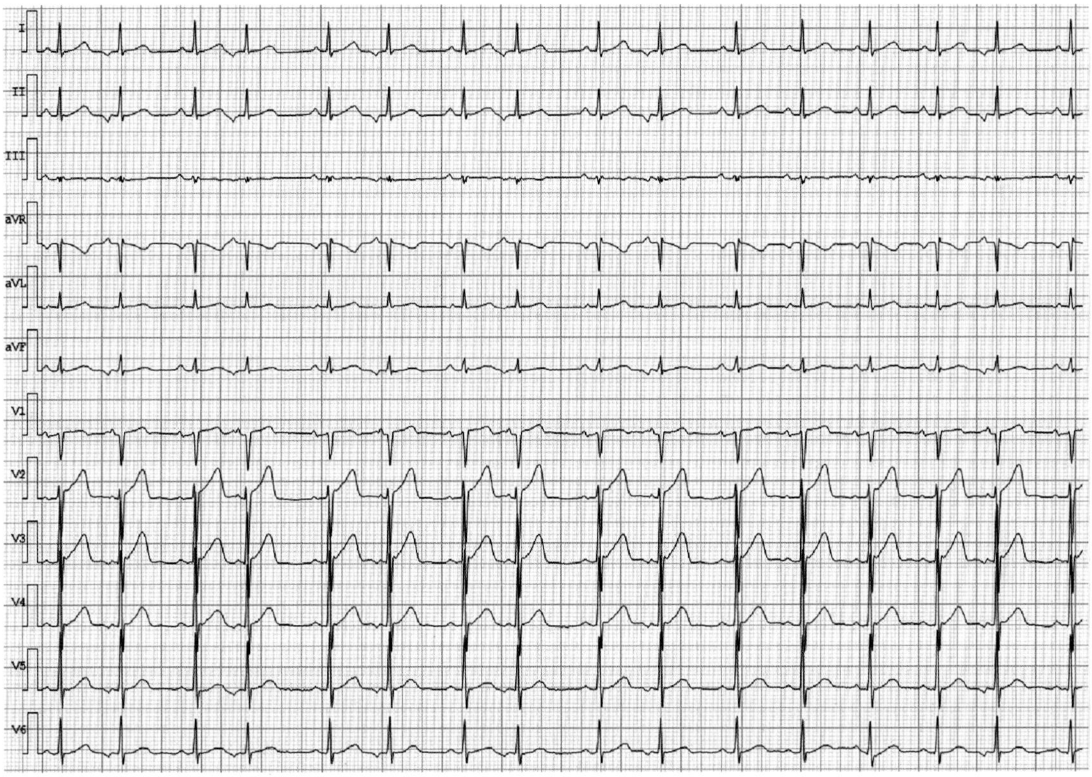


图 19-81　发生在窦房交界区的隐匿性传导

男，81 岁，第 2、4、6、8、10、15 组心搏为房性早搏伴完全性代偿间歇，推测房性早搏适逢窦房交界区相对不应期、发生隐匿性缓慢传导并通过窦房交界区、引起了窦房结节律重整。

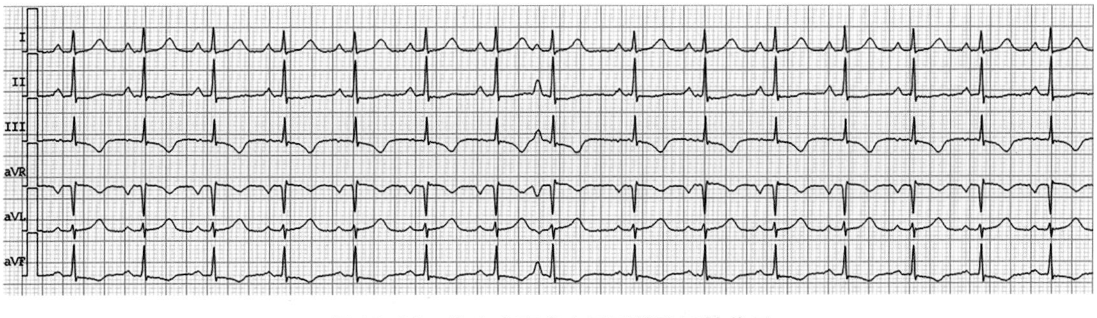


图 19-82　发生在窦房交界区的隐匿性传导

男，52 岁，第 8 组心搏为房性早搏伴完全性代偿间歇，推测房性早搏适逢窦房交界区相对不应期、发生隐匿性缓慢传导并通过窦房交界区、引起了窦房结节律重整。

(3)插入性房性早搏隐匿性逆行传入并中断于窦房结交界区，未达窦房结，窦性激动如期顺利传出，则可形成无代偿间歇，见图 19-83、图 19-84。

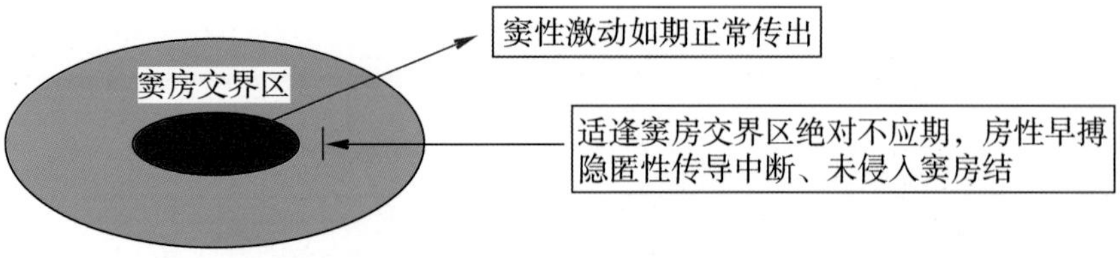
窦性激动如期正常传出
窦房交界区
适逢窦房交界区绝对不应期，房性早搏隐匿性传导中断、未侵入窦房结

**图 19-83　隐匿性传导致插入性房性早搏形成无代偿间歇示意**

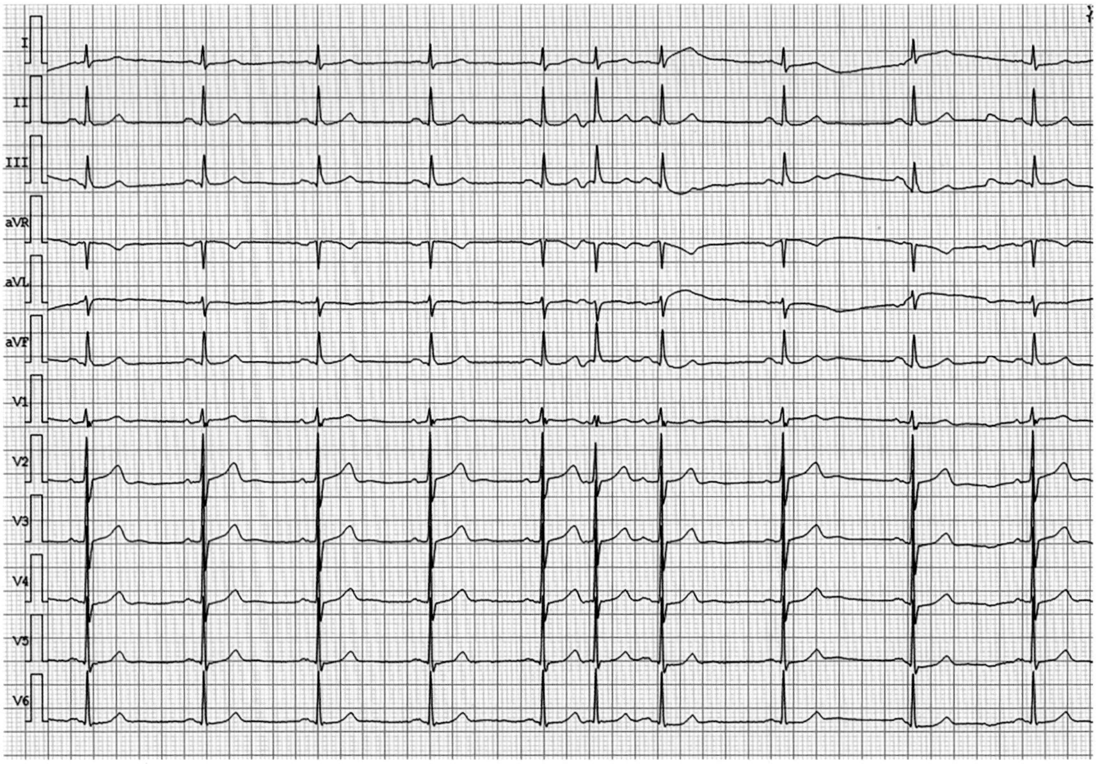
I
II
III
aVR
aVL
aVF
V1
V2
V3
V4
V5
V6

**图 19-84　发生在窦房交界区的隐匿性传导**

男，77 岁，第 6 组心搏为房性早搏，呈插入性、无代偿间歇，推测房性早搏适逢窦房交界区绝对不应期，发生隐匿性传导中断、未侵入窦房结，未引起窦房结节律重整。

(4)插入性房性早搏之后的窦性 P 波可暂时延迟发生，称不完全插入性房早，是由于房性早搏逆行传入窦房结周组织一定的深度，没有侵入窦房结，但该次隐匿性传导使其后的一次窦性激动传到心房的时间延长，引起 P 波的暂时延迟发生，见图 19-85 ~ 图 19-87。

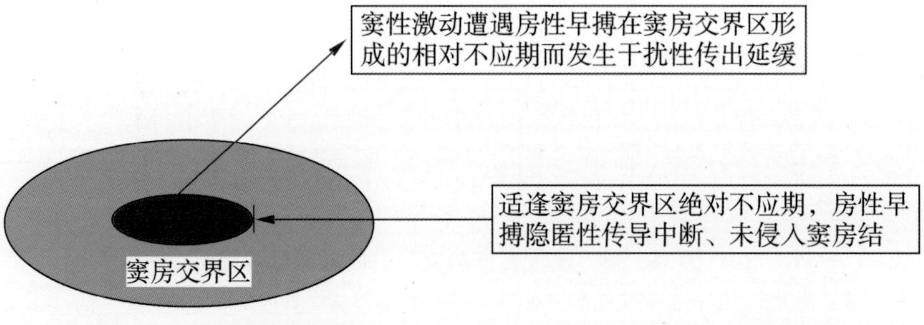
窦性激动遭遇房性早搏在窦房交界区形成的相对不应期而发生干扰性传出延缓
适逢窦房交界区绝对不应期，房性早搏隐匿性传导中断、未侵入窦房结
窦房交界区

**图 19-85　隐匿性传导致插入性房性早搏形成次等周期代偿间歇示意**

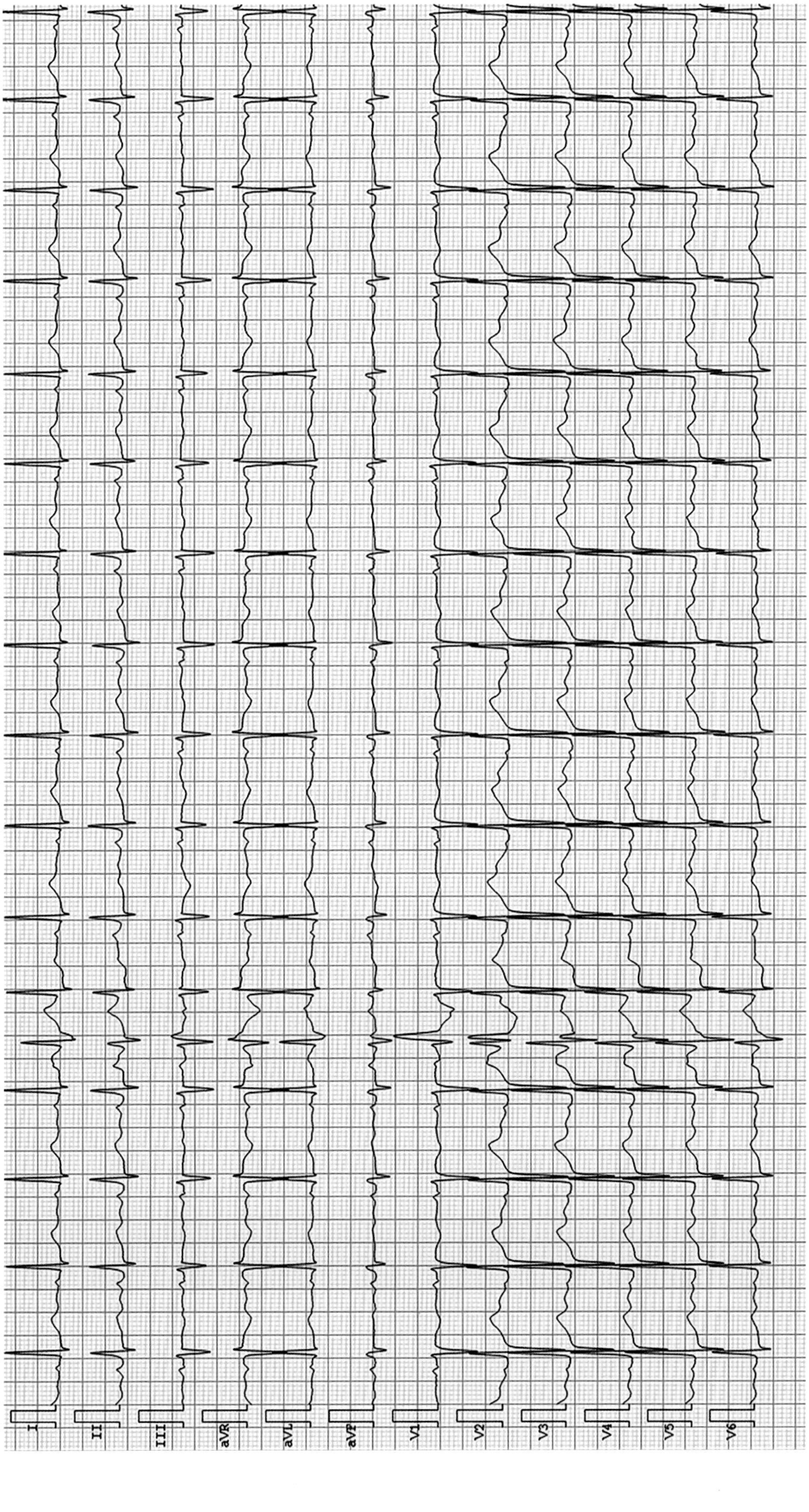


**图 19-86　发生在窦房交界区的隐匿性传导**

女，64岁，房性早搏，呈插入性、无代偿间歇，推测房性早搏适逢窦房交界区绝对不应期，发生隐匿性传导中断，未侵入窦房结（未引起节律重整），接踵而至的窦性激动遭遇房性早搏在窦房交界区形成的不应期而发生干扰性传出延缓。

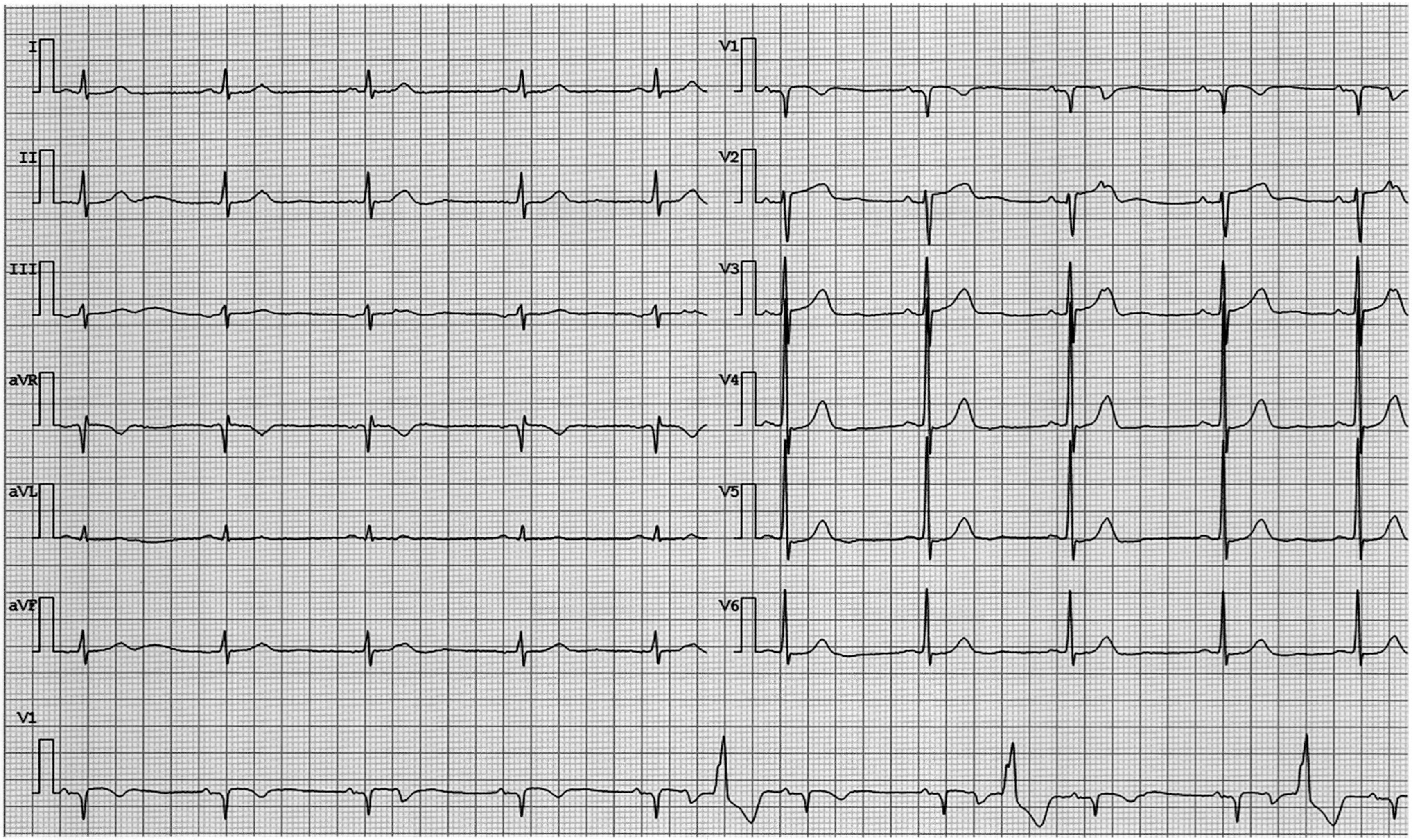


图 19-87　发生在异房交界区的隐匿性传导

男,81 岁,基本心律为房性逸搏心律。房性早搏,呈插入性、无代偿间歇,推测房性早搏适逢异房交界区绝对不应期,发生隐匿性传导中断、未侵入房性逸搏节律点(未引起节律重整);接踵而至的房性逸搏遭遇房性早搏在异房交界区形成的不应期而发生干扰性传出延缓。隐匿性传导致插入性房性早搏形成次等周期代偿间歇。

(5)特早型房性早搏,隐匿性传导使房性早搏先发生了传入中断,而窦性激动传出中断后发生,则形成完全性代偿间歇,见图19-88、图19-89。

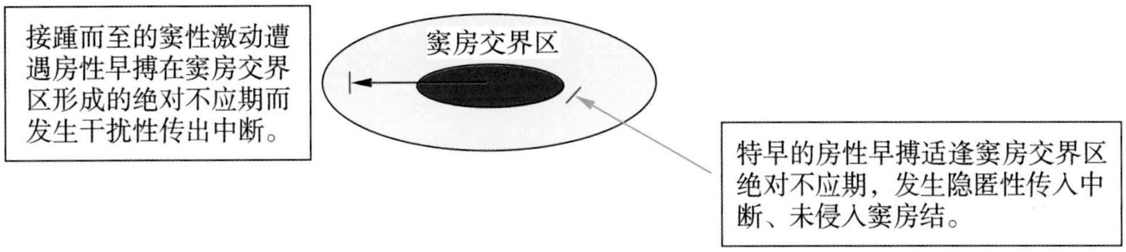
接踵而至的窦性激动遭遇房性早搏在窦房交界区形成的绝对不应期而发生干扰性传出中断。
窦房交界区
特早的房性早搏适逢窦房交界区绝对不应期，发生隐匿性传入中断、未侵入窦房结。

**图19-88　隐匿性传导致特早型房性早搏形成完全代偿间歇示意**

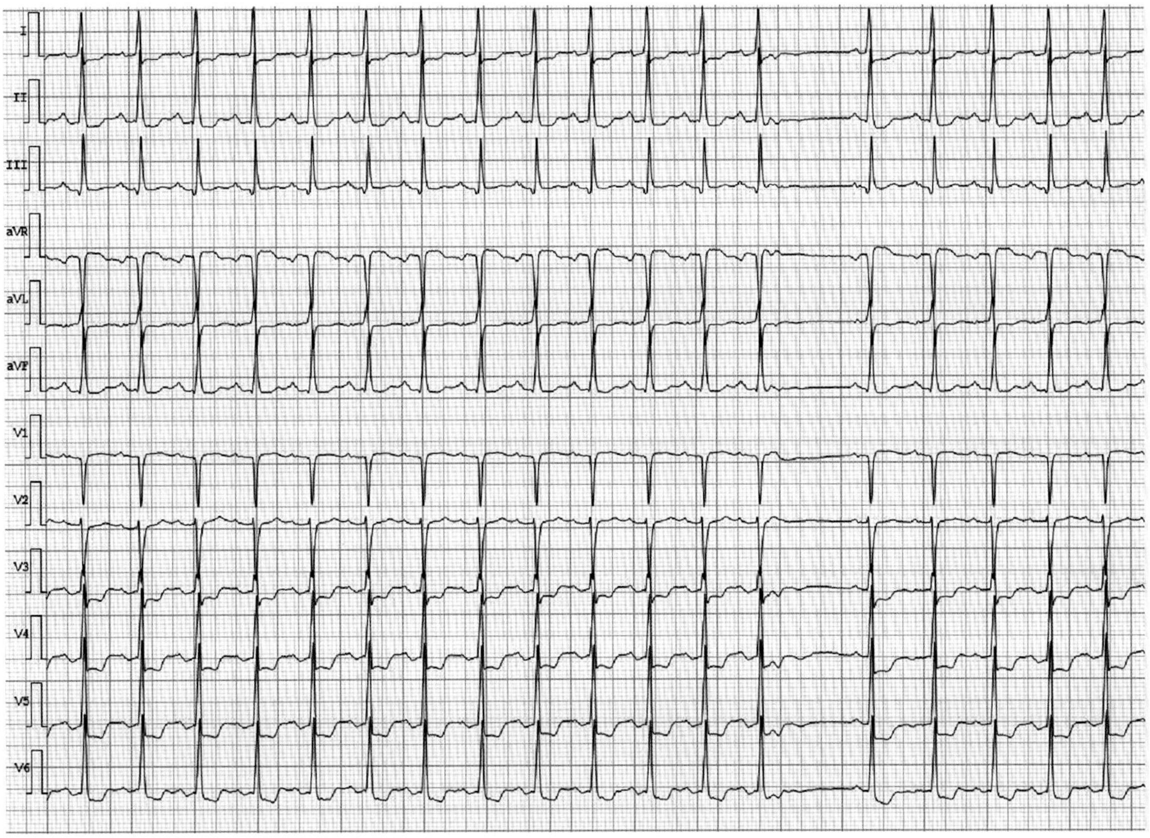
I
II
III
aVR
aVL
aVF
V1
V2
V3
V4
V5
V6

**图19-89　发生在窦房交界区的隐匿性传导**

女,80岁,未下传的房性早搏,位于第13组心搏的ST段上,完全性代偿间歇。推测该特早型房性早搏适逢窦房交界区绝对不应期,发生隐匿性传导中断、未侵入窦房结(未引起节律重整);接踵而至的窦性激动遭遇房性早搏在窦房交界区形成的绝对不应期而发生干扰性传出中断。

(6)特迟型房性早搏,房性早搏来得稍晚,逆行隐匿性传导至窦房结周组织,使窦性激动未能下传心房,但又未能使窦房结重整周期,则形成完全性代偿间歇,见图19-90、图19-91。

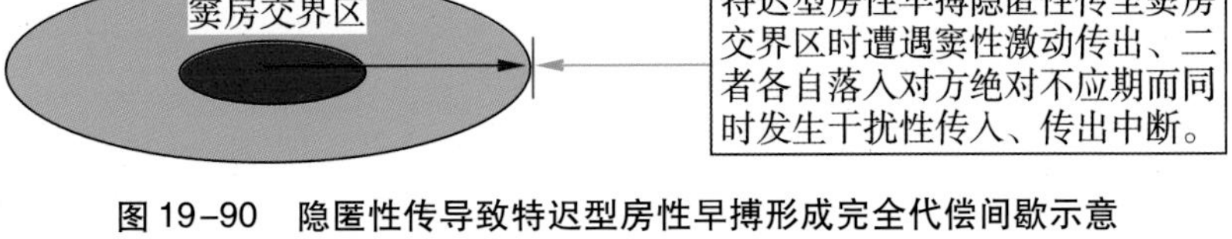
窦房交界区
特迟型房性早搏隐匿性传至窦房交界区时遭遇窦性激动传出、二者各自落入对方绝对不应期而同时发生干扰性传入、传出中断。

**图19-90　隐匿性传导致特迟型房性早搏形成完全代偿间歇示意**

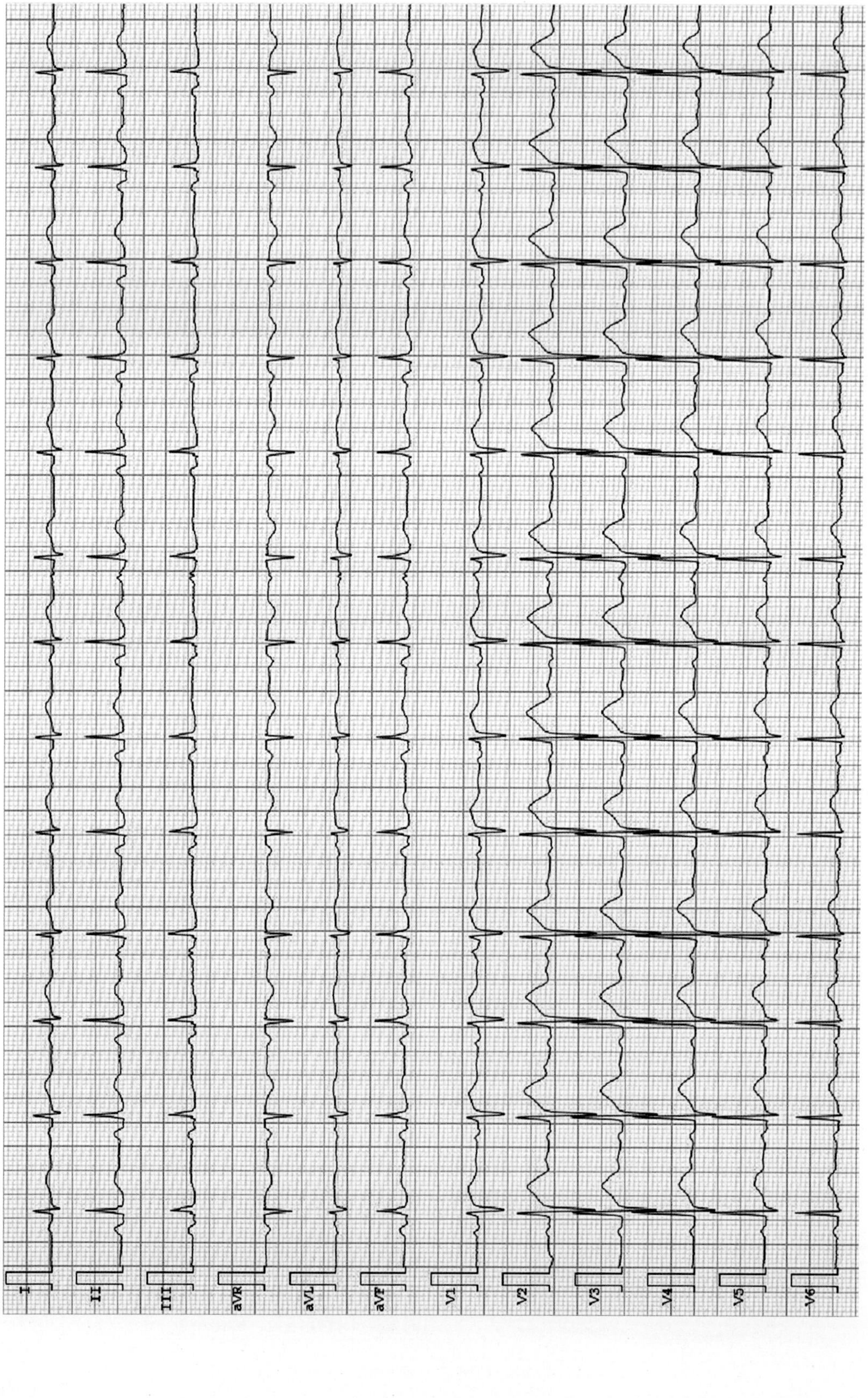


**图 19-91　发生在窦房交界区的隐匿性传导**

男,57 岁,第 4、8 组心搏为房性早搏,配对间期仅比基本窦性周期短 0.08 s,完全性代偿间歇。推测该特迟型房性早搏隐匿性传至窦房交界区时,遭遇窦性激动传出,二者各自落入对方绝对不应期而同时发生干扰性传入、传出中断,此时如同发生二度Ⅱ型窦房阻滞,故出现完全性代偿间歇。

2. 房-窦并行心律伴干扰性窦房传出中断　被保护的窦性激动遭遇前一次无保护的房性激动在窦房交界区形成的绝对不应期而发生传出中断，此时如同发生二度Ⅱ型窦房阻滞，致一长的窦性PP间期，该PP间期是短窦性PP间期的整数倍，见图19-92。

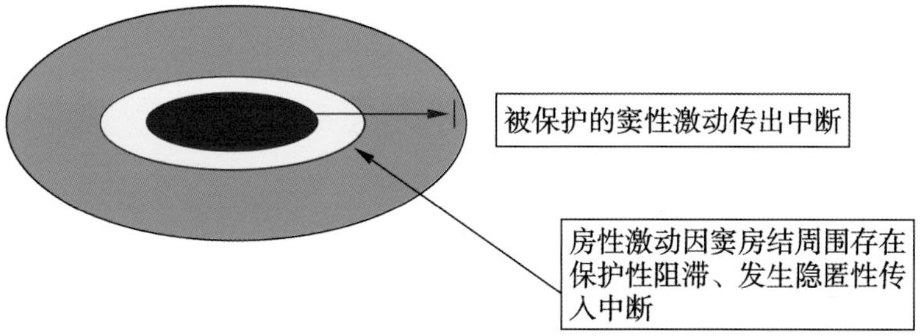


图19-92　房-窦并行心律伴干扰性窦房传出中断示意

3. 二度窦房阻滞时窦房传导比例突然改变　出现连续心房漏搏，如4：3、3：2下传突然变成3：1、4：1，提示部分窦性激动虽未传到心房，但已使窦房结周组织除极，前向隐匿性传导产生了新的不应期，随后的窦性激动因落入有效不应期而受阻。此时如果潜在起搏点不能及时发出逸搏，便可造成长时间的心脏停搏。

4. 其他　高度窦房阻滞时，如伴有房性逸搏或伴有逆行P波的交界性逸搏，这些异位激动可逆传入窦房交界区，但不能传入窦房结，故窦房结的原始周期并未被打乱，该隐匿性传导可以在窦房交界区造成魏登斯基现象，使随后适时的激动能够传入心房。

## 四、房室交界区隐匿性传导

房室交界区隐匿性传导影响下一次激动的传导，可以使其延迟、阻断或加速；也可影响下一次激动的形成。

为方便临床应用，下面主要按照在不同心律状态下房室交界区隐匿性传导产生的影响进行阐述。

### （一）对随后激动传导的影响

1. 室性早搏在房室交界区的隐匿性传导　室性早搏后窦性P波不能下传，造成完全性代偿间歇；插入性室性早搏后的窦性PR间期延长，这些都是临床常见的室性早搏在房室交界区隐匿性传导的表现。室性早搏逆行上传，激动在房室交界区重整不应期，其后的室上性激动下传时，如恰遇到房室交界区的有效不应期，则室上性激动不能下传，形成完全代偿间歇；如房室交界区已经渡过了有效不应期，而正处于相对不应期，则室上性激动下传减慢，PR间期延长。少数情况下，这种传导减慢可以持续至后面数次，但程度可逐渐减轻，形成反文氏现象，见图19-93～图19-97。

2. 房性早搏在房室交界区的隐匿性传导　在一次未下传的房性早搏后，如紧接另一个房性激动（少数情况下也可为窦性，如较晚的房性早搏之后），后者会因房性早搏在交界区的隐匿性传导，使其下传缓慢或者不能下传。发生机制与上述室性早搏在房室交界区的隐匿性传导相仿，只是隐匿性传导发生的方向相反，室性早搏是在房室交界区内自下而上发生隐匿性传导，与下一次室上性激动方向相反；而房性早搏是自上而下，与下一次室上性激动方向相同，见图19-98、图19-99。

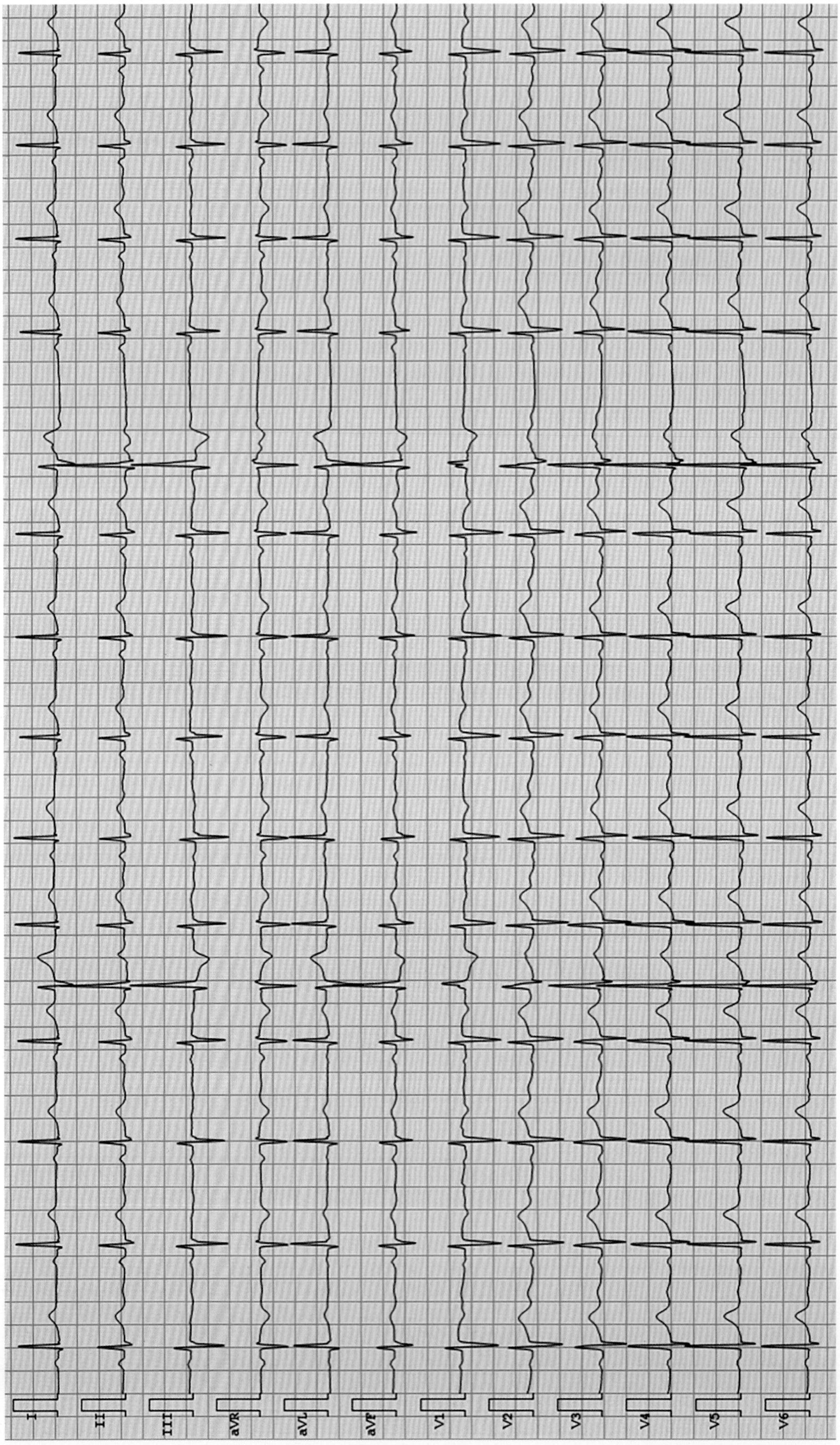


**图19-93　发生在房室交界区的隐匿性传导(1)**

女,40岁,第5、11个QRS波提前出现,宽大畸形,其前无相关P波,即室性早搏,其中第1个室性早搏后的第一个窦性PR间期延长,第2个室性早搏后的第一个窦性P波后未继以QRS波,即室性早搏在房室交界区的隐匿性传导引起传导延缓、传导中断。

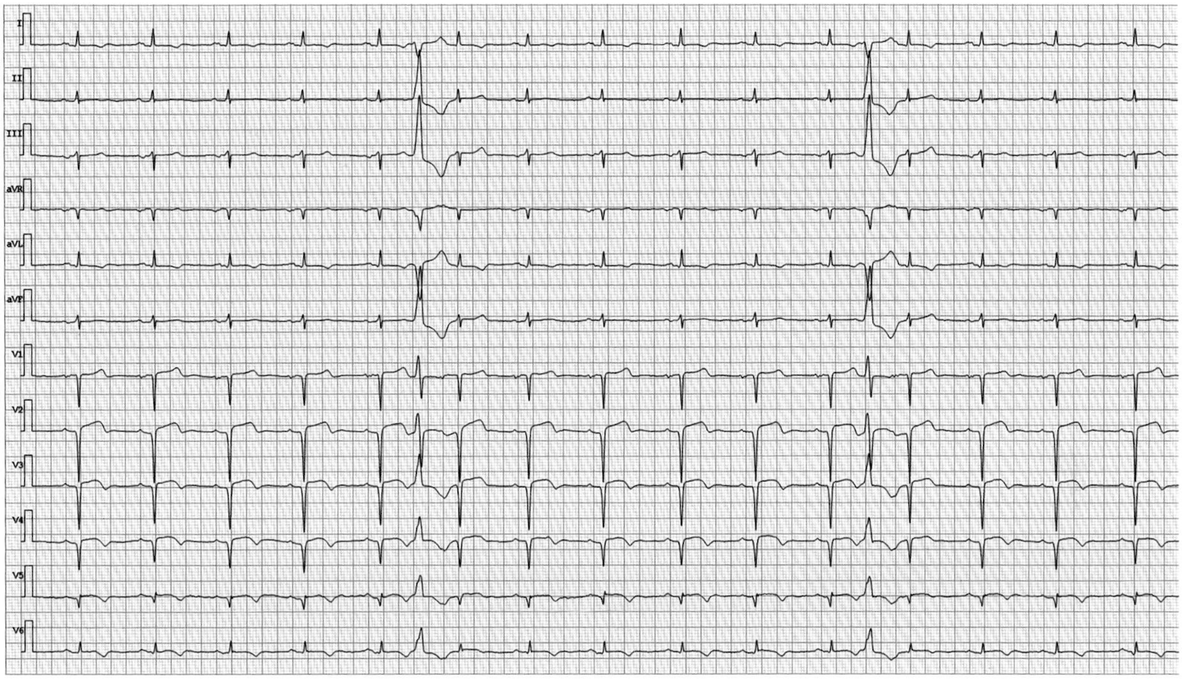


**图 19-94　发生在房室交界区的隐匿性传导(2)**

女,68 岁,第 6、13 个 QRS 波宽大畸形,其前无相关的 P 波,为插入性室性早搏,其后的窦性激动因遭遇室性早搏隐匿性逆行在房室交界区产生的相对不应期而出现干扰性传导延缓,致 PR 间期延长。

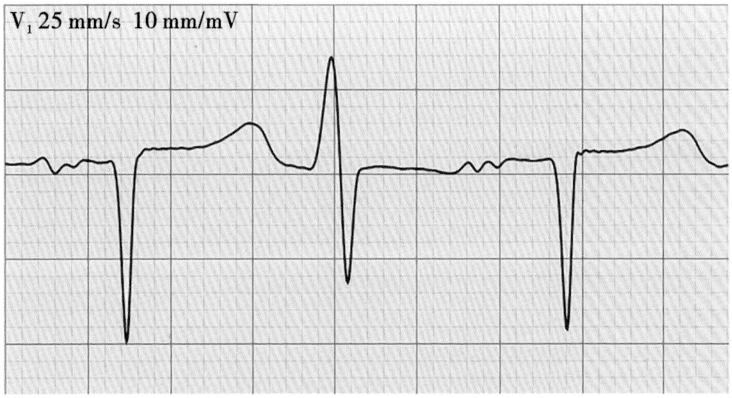


**图 19-95　发生在房室交界区的隐匿性传导(3)**

为图 19-94 中 $V_1$ 导联第 5 ~7 组心搏的放大图,插入性室性早搏后的窦性激动伴干扰性 PR 间期延长。

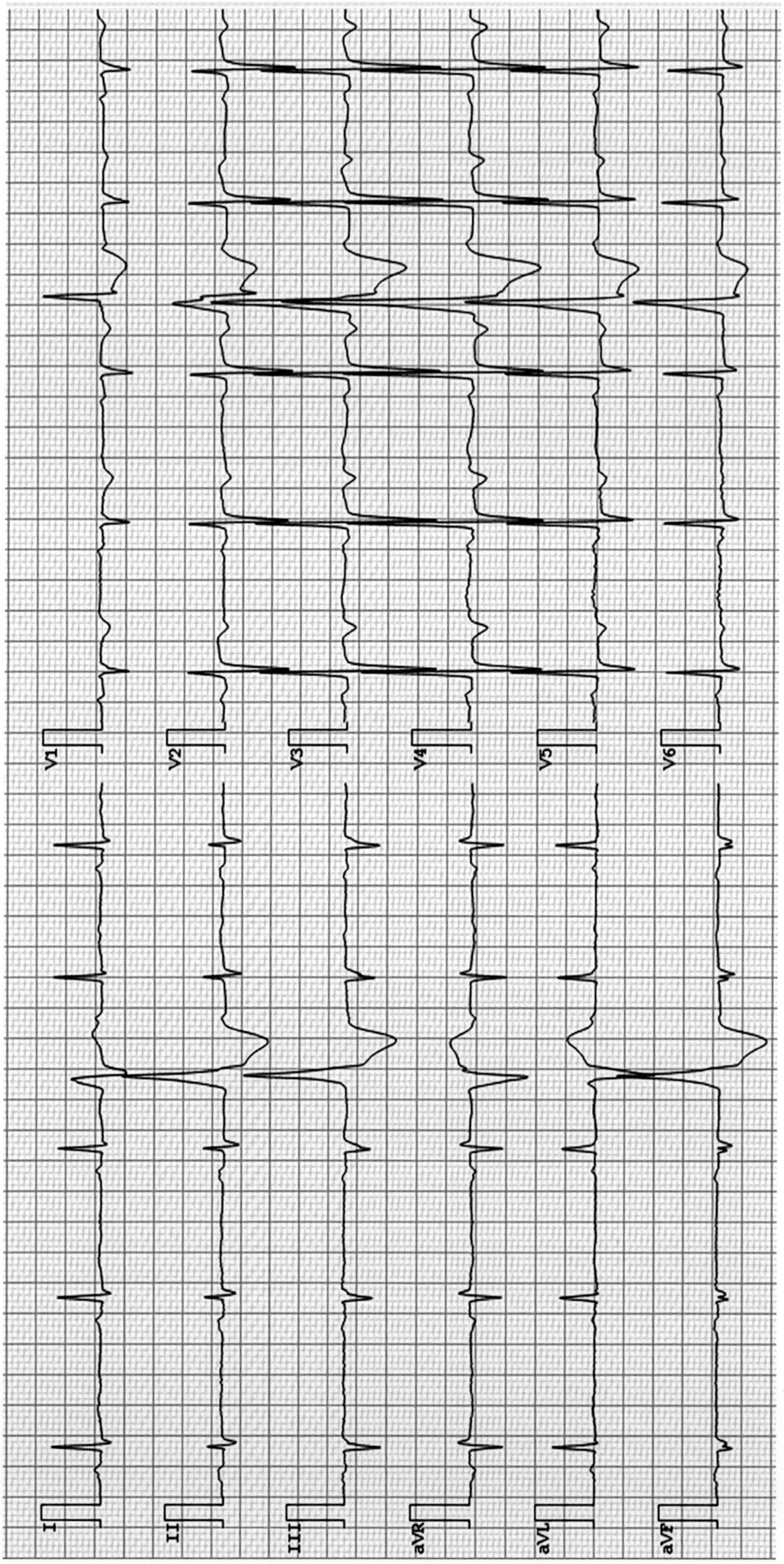


图 19-96　发生在房室交界区的隐匿性传导(4)

男,75 岁,第 3 个 QRS 波宽大畸形,其前无相关的心房波,为插入性室性早搏,其后的窦性激动因遭遇室性早搏隐匿性逆行在房室交界区产生的相对不应期而出现干扰性传导延缓,致 PR 间期延长。

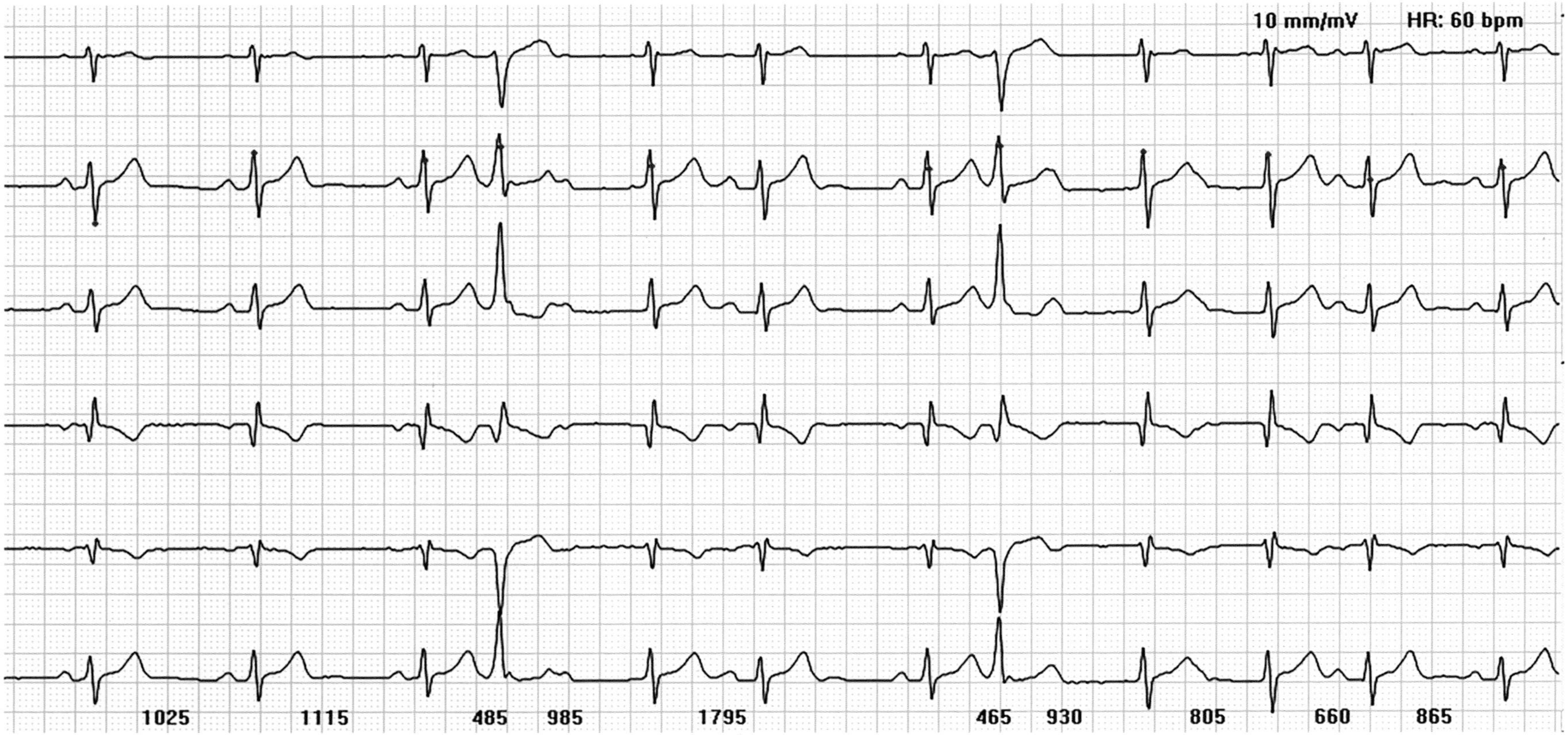


图 19-97　发生在房室交界区的隐匿性传导(5)

女,74 岁,第 4、8 个 QRS 波宽大畸形,其前无相关的 P 波,为插入性室性早搏,其后的窦性激动因遭遇室性早搏隐匿性逆行在房室交界区产生的相对不应期而出现干扰性传导延缓,致 PR 间期延长,并形成反文氏现象。

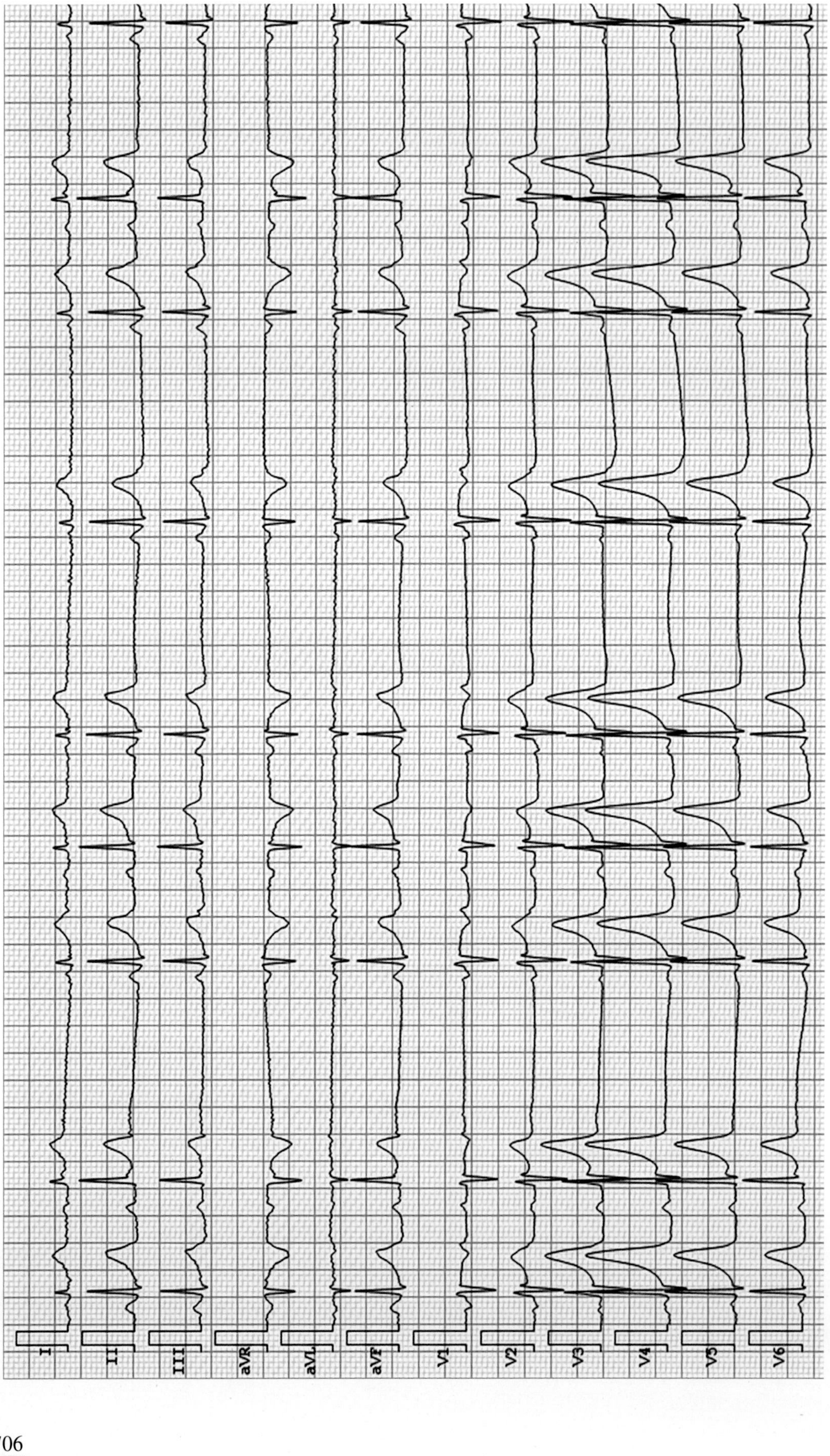


**图19-98　发生在房室交界区的隐匿性传导(6)**

女，62岁，第1、3、5、6、7、9组心搏为窦性，第1、3、7组心搏的T波中有一提前的房性P波，后未继以QRS波，但是该房性早搏在交界区的隐匿性传导，使其后的房性激动下传缓慢，形成干扰性PR间期延长（第2、4、8个QRS波前相关的PR间期）。

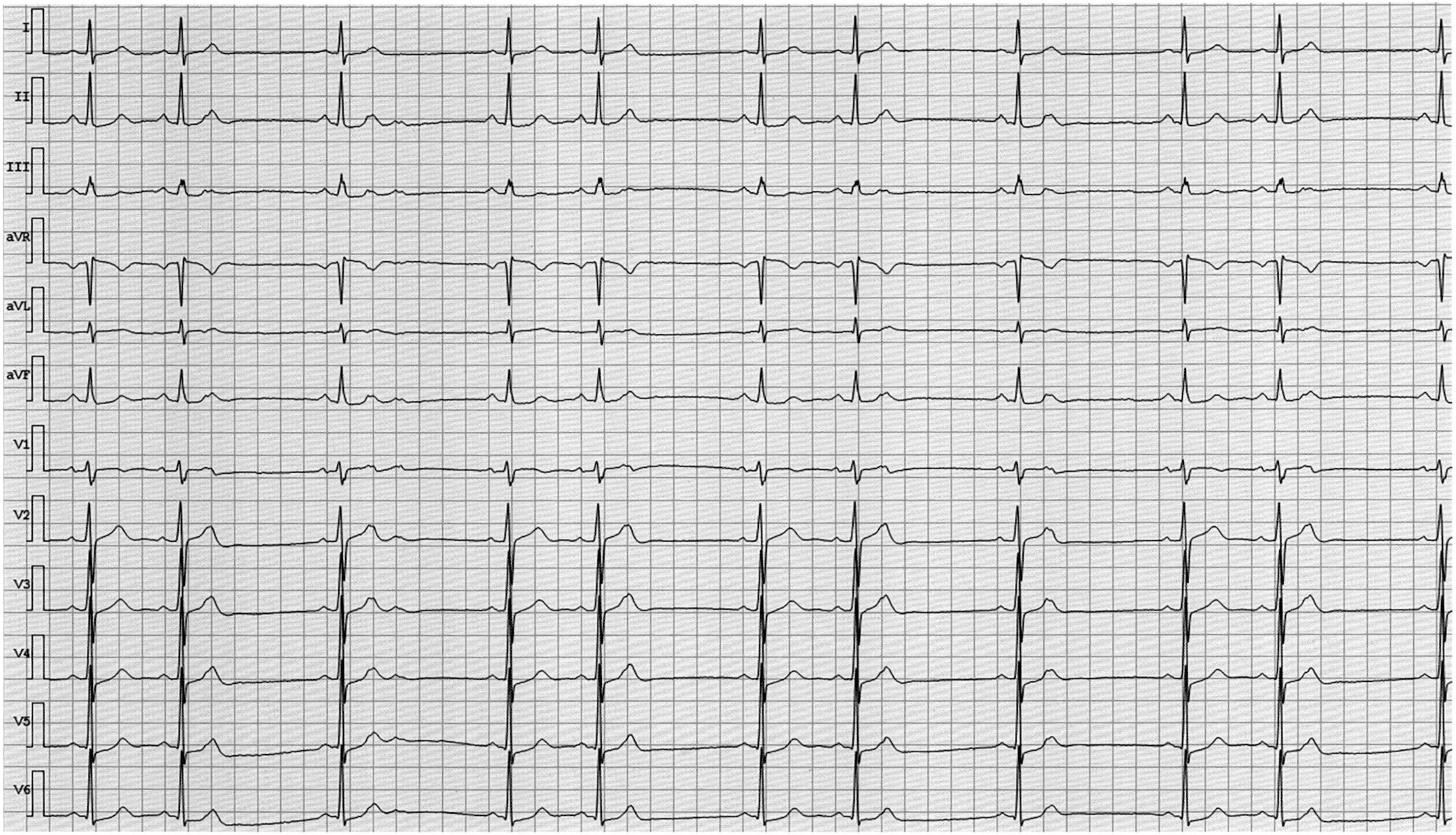


**图 19-99　发生在房室交界区的隐匿性传导(7)**

男,68 岁,第 2、3、5、7、8、10 组心搏的 T 波中有一提前的房性 P 波,后未继以 QRS 波,其中第 3 组心搏 T 波中一次未下传的房性早搏后,紧接另一个房性激动因第一个房性早搏在交界区的隐匿性传导,使其不能下传,即连续两个房性早搏未下传。

3. 房性心动过速、心房扑动在房室交界区的隐匿性传导　房性心动过速、心房扑动时,同样会在房室交界区产生类似的隐匿性传导。

(1)房性心动过速在房室交界区的隐匿性传导,可导致连续数个异位房性激动不能下传,或阻滞的 P 波之后的第一个 PR 间期意外地延长,见图 19-100。

(2)如果房性心动过速或心房扑动时,呈 2 : 1 与 4 : 1 房室传导交替,常常提示 4 : 1 下传时在房室交界区发生了隐匿性传导,见图 19-101。

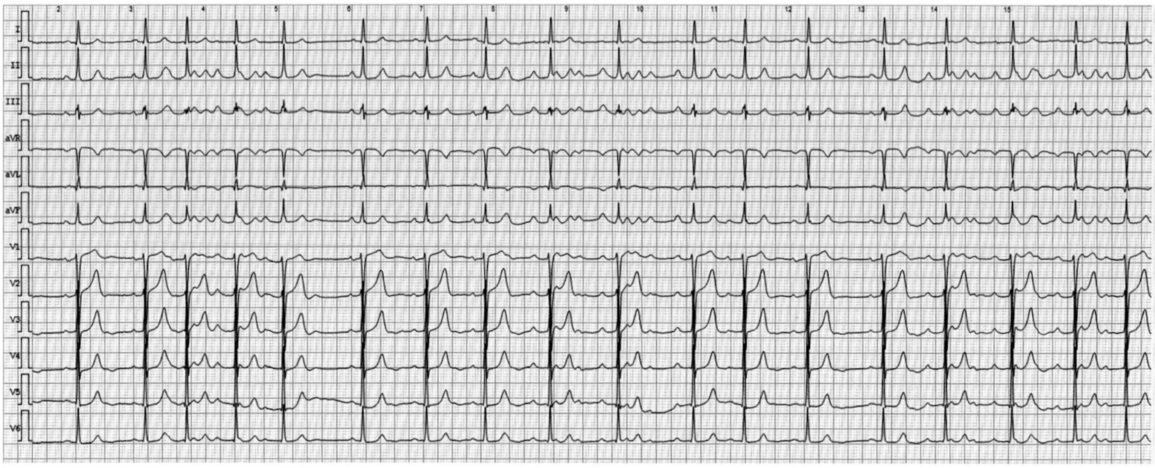

图 19-100　发生在房室交界区的隐匿性传导(8)

女,69 岁,无休止性房性心动过速,连续数个异位房性激动未能下传心室或阻滞的心房波之后的第一个 PR 间期延长,即房性心动过速在房室交界区发生了隐匿性传导。

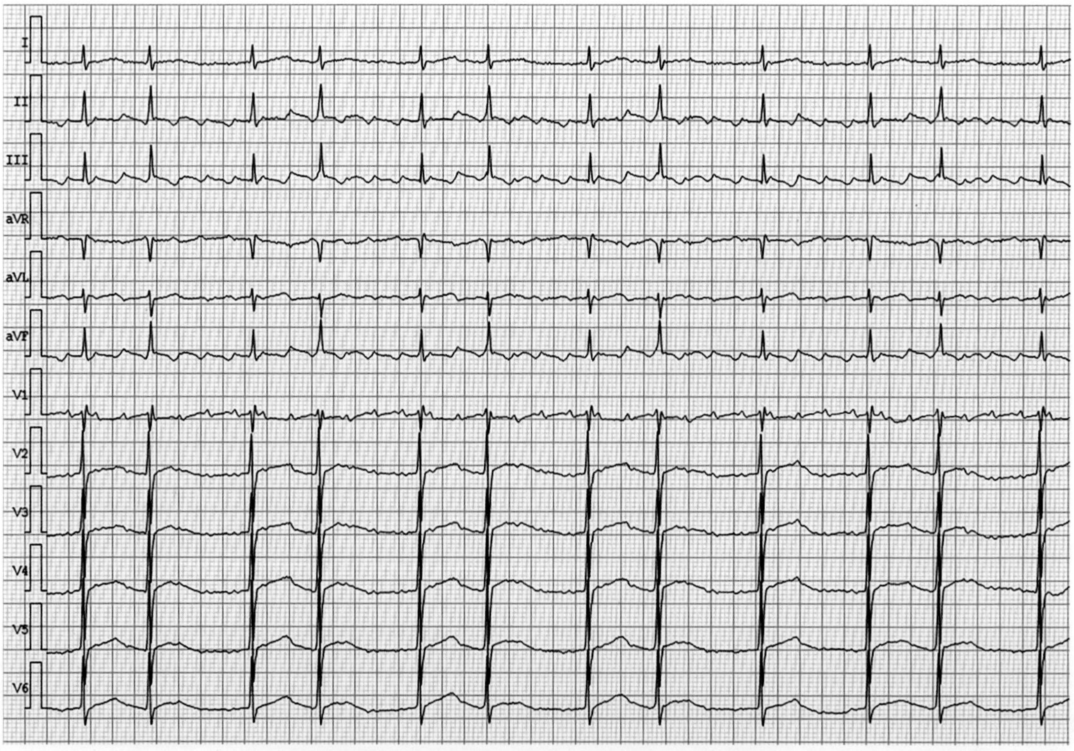

图 19-101　发生在房室交界区的隐匿性传导(9)

女,55 岁,心房扑动,2 : 1 与 4 : 1 房室传导交替,提示 4 : 1 下传中第三个扑动波遭遇第二个扑动波在房室交界区发生隐匿性传导时形成的绝对不应期。

（3）房性心动过速和心房扑动时伴交替性文氏现象，提示在房室交界区发生了双层阻滞并伴隐匿性传导，也是隐匿性传导的一种表现。阻滞于远端的激动必然已经在近端造成不应期，从而影响了其后激动的传导。

交替性文氏现象是指在 2∶1 房室传导时下传心搏的 PR 间期逐渐延长，直至脱漏，造成以 2～3 个 P 波连续下传受阻而结束一个文氏周期的现象，亦称交替性房室传导的文氏周期，交替下传心搏的文氏周期，提示在房室交界区内存在着两个功能与水平不同的双层阻滞区，即文氏型阻滞区和 2∶1 阻滞区。

在一定频率下，每隔一个激动在下传过程中，适逢传导系统处在绝对不应期，便导致 2∶1 传导，其余的激动则逐渐落在相对不应期较早阶段和绝对不应期，使传导时间逐渐延长以致传导中断而形成文氏周期。

交替性文氏现象体表心电图上仅能分为两型。①A 型交替性文氏现象：近端阻滞区 2∶1 阻滞，远端阻滞区是文氏传导，最终以连续 3 个未下传的心房激动终止文氏周期。②B 型交替性文氏现象：近端阻滞区文氏传导，远端阻滞区是 2∶1 阻滞，最终以连续 2 个未下传的心房激动终止文氏周期。

交替性文氏现象经心房程序调搏的希氏束电图证明分 3 型。①Ⅰ型：2∶1 阻滞发生在希氏束远端、文氏周期在近端，交替性文氏周期以 2 个心房波连续受阻结束。②Ⅱ型：双平面阻滞在希氏束远端，交替性文氏周期以 3 个心房波连续受阻结束。③Ⅲ型：双平面阻滞在希氏束近端，交替性文氏周期以 2 个心房波连续受阻结束。

4. 心房颤动在房室交界区的隐匿性传导　心房颤动时的心房率高达 350～600 次/min，快速的房性激动以高达每分钟数百次的频率下传，必然有很多次下传激动落入房室交界区的相对不应期，表现为干扰性房室阻滞，因此，心房颤动时在房室交界区发生隐匿性传导的机会非常之多。因为房室交界区的传导能力有一定的限度，正常时心室率一般不超过 180～200 次/min，但房颤时心室反应不可能达到这一水平，在多数情况下心室率只是在 100～200 次/min 左右，其原因就在于隐匿性传导。

快速的房性激动有的进入房室交界区，有的被完全阻滞，也有少数得以通过交界区到达心室引起心室激动，产生 QRS 波。进入交界区的激动，贯穿房室结的程度不等，但都在交界区产生一个新的不应期，其后的激动因而受到传导延缓或阻滞，这就是隐匿性传导。后者显著降低了交界区传导激动的能力，其结果是通过交界区的房性激动减少，仅有少数激动得以兴奋心室，而且，从颤动的心房进入交界区的激动愈多，交界区的隐匿性传导也愈多，心室率愈慢。

（1）心房颤动时的心室率极不规则，固然与心房率不规则有关，但房室交界区内产生的不同程度和频繁的隐匿性传导，也起着一定的作用。

（2）当心房扑动突然转变为心房颤动时，心室率反而减慢，这是由于转为心房颤动时心房率几乎增快了一倍多，在房室交界区连续发生多次隐匿性传导，使随后的激动连续不能下传所致。

（3）心房颤动时室性早搏之后的类代偿间歇，提示该室性早搏激动有可能逆行进入房室交界区产生不应期，使其后较长时间内的房颤波不能下传，此为在房室交界区内逆向型隐匿性传导，当然同时也有房室交界区内前向型隐匿性传导的协同作用。

（4）在心房颤动伴有房室交界区或室性逸搏心律时，有时可出现比逸搏周期更长的 RR 间期，这是由于隐匿性传导使逸搏节律点发生了周期重整，使逸搏推迟出现所引起的，见图 19－102、图 19－103。

（5）心房颤动时出现与正常不应期规律不相符合的室内差异性传导，也常提示发生了隐匿性传导。

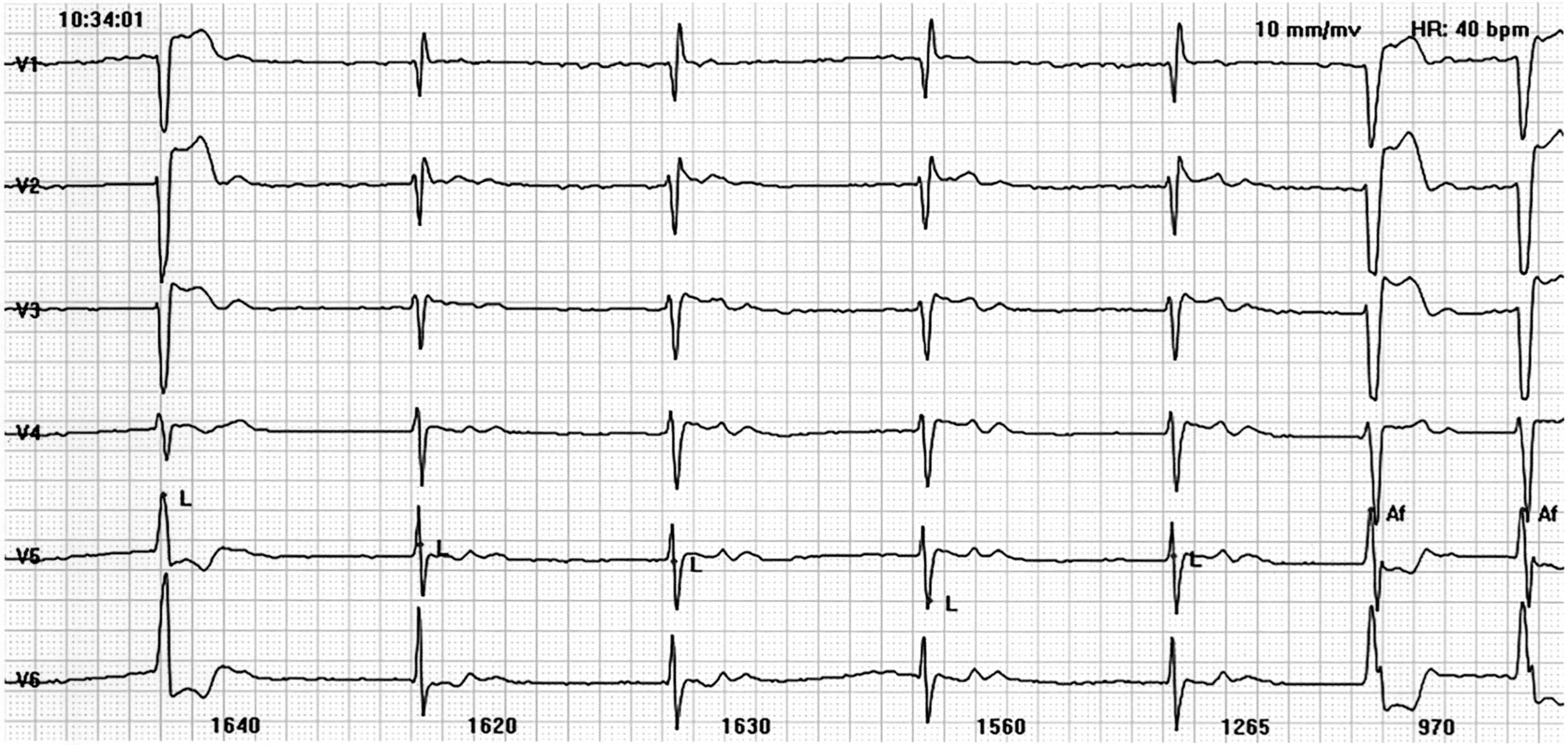


**图 19-102　心房颤动，室性逸搏心律**

男，45 岁，动态心电图片段，心房颤动，第 1、6、7 个 QRS 波为室上性，第 3～5 个 QRS 波为室性逸搏心律，第 2 个 QRS 波为融合波，逸搏间期 1.6 s。

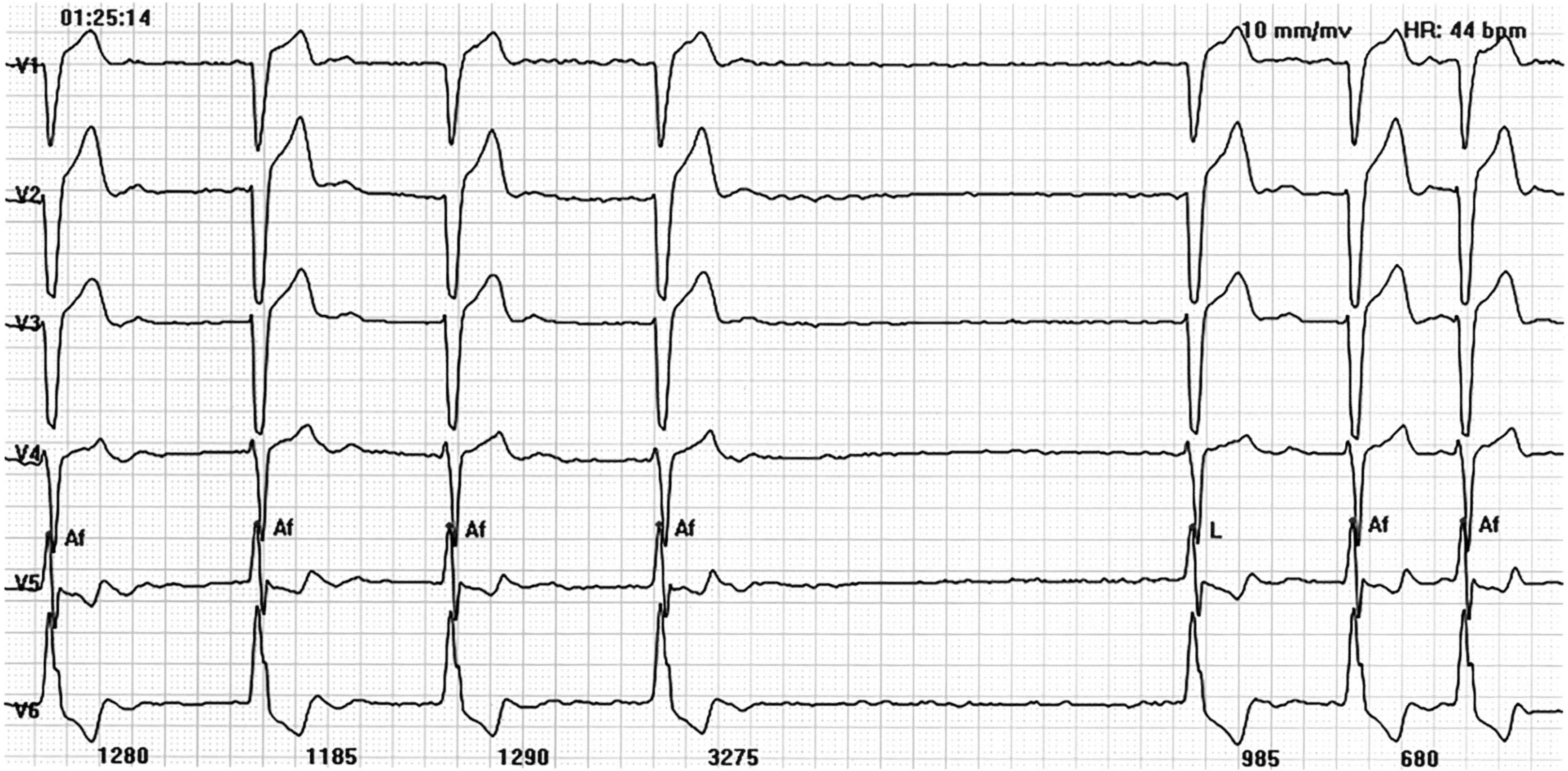


**图 19-103　发生在房室交界区的隐匿性传导**

与图 19-102 为同一患者不同时间的动态心电图片段，心房颤动，出现了比室性逸搏周期更长的 RR 间期（$R_4R_5$ 间期），推测快速的颤动波虽未到达心室肌终点、但却引起了室性起搏点连续的节律重整。

5.二度房室阻滞时房室交界区的隐匿性传导　二度房室阻滞时,房室交界区组织的传导障碍也易于造成隐匿性传导。

(1)传导比例的改变,如2∶1房室阻滞突然变为3∶1或4∶1房室阻滞或更低的传导比例,或3∶2房室阻滞变为3∶1或4∶1房室阻滞,提示在房室交界区发生了前向性隐匿性传导。

(2)二度Ⅰ型房室阻滞时,心室漏搏后的第一个PR间期未能恢复至正常值,提示此传导中断的P波虽未下传至心室,但已隐匿地传导至房室交界区一定深度,产生了新的不应期,致使文氏周期结束后的第一个PR间期延长,见图19-104。

(3)2∶1房室阻滞时,下传的PR间期长短交替,可能是由于长PR间期之前被阻滞的激动在房室交界区产生了隐匿性传导,见图19-105。

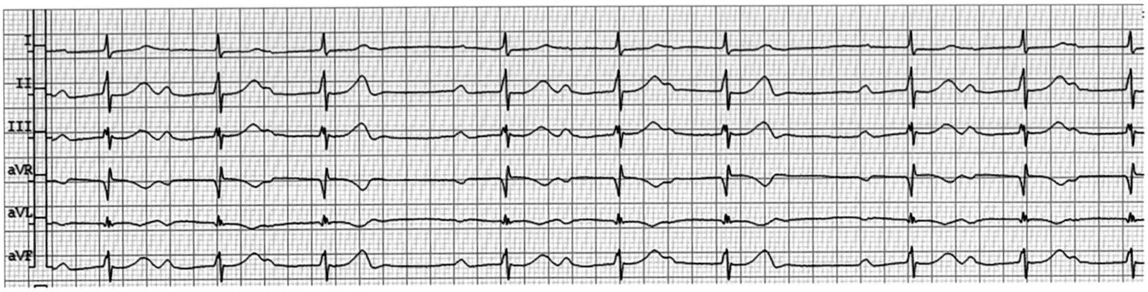


**图19-104　发生在房室交界区的隐匿性传导**

男,65岁,二度Ⅰ型房室阻滞,文氏周期结束后的第一个PR间期未能恢复至正常值,推测第5、9个窦性P波分别遭遇第4、8个窦性P波在房室交界区发生隐匿性传导时所形成的相对不应期。

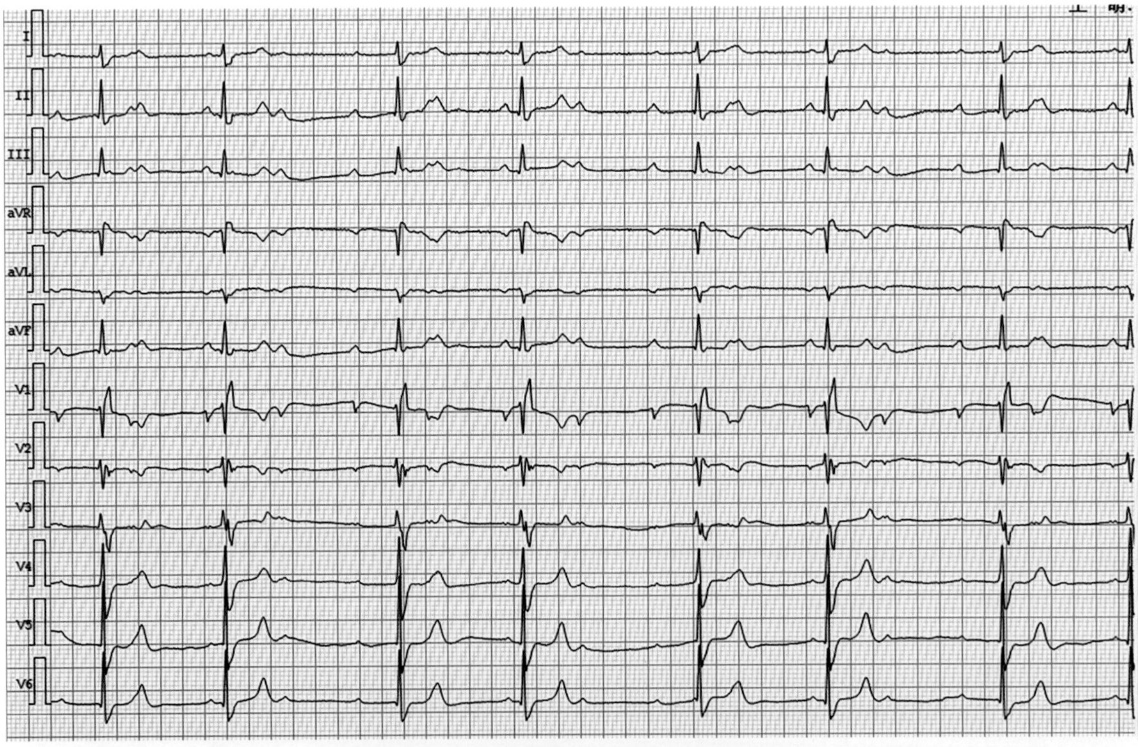


**图19-105　发生在房室交界区的隐匿性传导**

男,48岁,2∶1房室阻滞,下传的PR间期长短交替,推测长PR间期之前的窦性P波虽然未下传至心室,却在房室交界区发生了隐匿性传导并形成了新的不应期,致使接下来的窦性P波发生干扰性传导延缓。

(4)二度房室阻滞合并室性早搏(或逸搏)时,室性早搏(逸搏)产生的逆向激动可在房室交界区产生隐匿性传导,使房室传导比例下降或传导时间延长。

6. 交界性早搏在房室交界区的隐匿性传导 交界性早搏同时存在前向性和逆行性传导阻滞,由于早搏激动既未传至心室产生 QRS 波,又未逆传至心房产生逆行性 P 波,故心电图上难以做出明确诊断,但由于该早搏在交界区处发生前向和(或)逆向隐匿性传导,使接踵而至的窦性 P 波突然出现一过性传导延缓或中断,据此推断发生了交界性早搏,即隐匿性交界性早搏。这一情况只有在同时伴有显性交界性早搏时或应用心内电生理检查时才能明确诊断,见图 19-106 ~ 图 19-108。

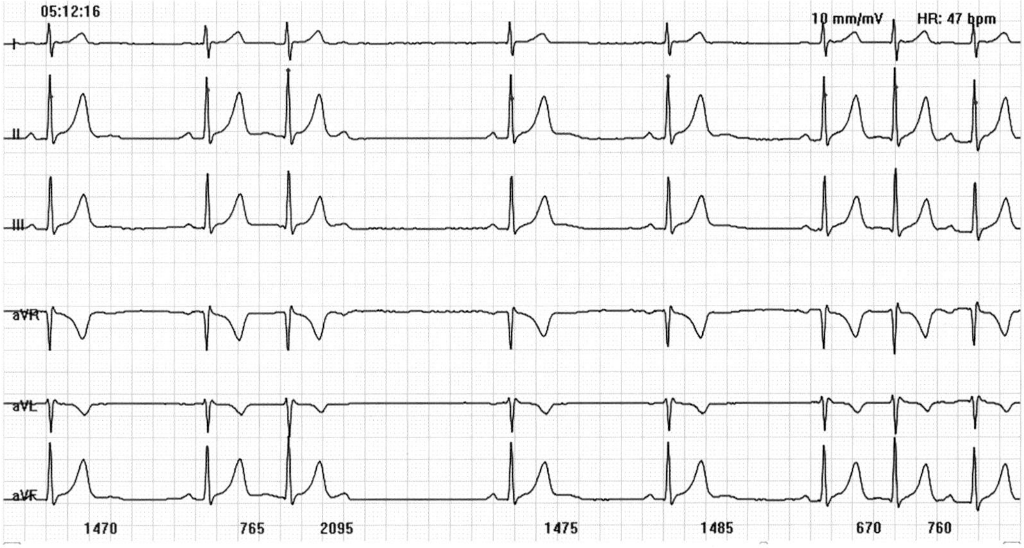


**图 19-106 发生在房室交界区的隐匿性传导**

男,52 岁,动态心电图片段,第 3、7 个窄 QRS 波提前出现,其前无相关的 P 波,为交界性早搏,其后接踵而至的窦性 P 波分别出现了传导中断、传导延缓。推测该窦性 P 波分别落入了交界性早搏在房室交界区发生了隐匿性传导而形成的绝对和相对不应期。

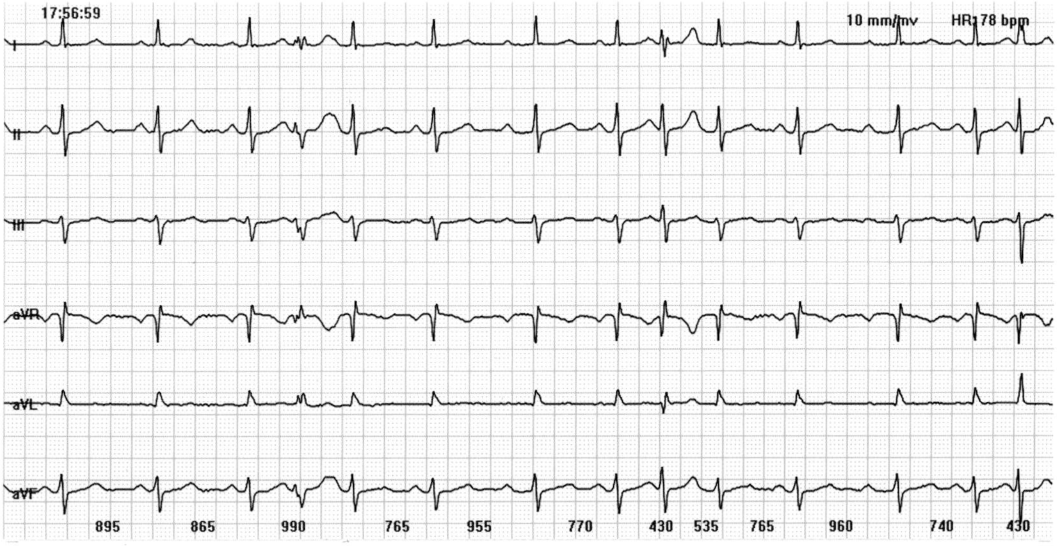


**图 19-107 发生在房室交界区的隐匿性传导**

女,50 岁,动态心电图片段,节律匀齐的窦性 P 波顺序发生,第 4、9、14 个 QRS 波提前出现,其前无相关的 P 波,配对间期相同,形态互有差异,但其前周期均不相同,故可诊断为交界性早搏,其后的窦性 P 波均出现了传导延缓。且与第 7、12 个 QRS 波前的 PR 间期一致。推测这些长 PR 间期是因窦性激动下传时分别遭遇显性和隐匿性交界性早搏在房室交界区隐匿性传导所形成的相对不应期而致。

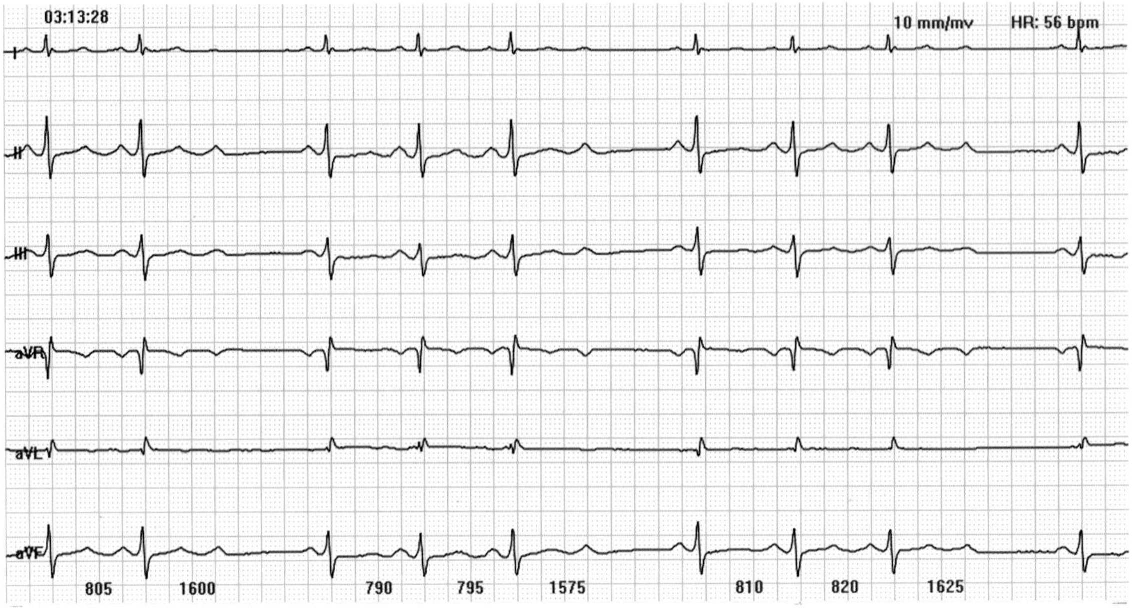


**图 19-108 发生在房室交界区的隐匿性传导**

与图 19-107 为同一患者不同时段的动态心电图片段,节律匀齐的窦性 P 波顺序发生,第 3、7、11 个窦性 P 波传导中断,类二度Ⅱ型房室阻滞。结合图 19-107,推测这些窦性 P 波未下传是因遭遇了隐匿性交界性早搏在房室交界区双向隐匿性传导所形成的绝对不应期而致。

倘若隐匿性交界性早搏呈二联律,PR 间期可逐渐延长直至漏搏,呈假性文氏周期,极易被误认为文氏型二度房室阻滞。倘若单个的隐匿性早搏突然阻滞了窦性激动下传,或者早搏隐匿性贯穿入近端的希浦系统,就可以产生酷似二度Ⅱ型房室阻滞的心电图表现。

临床上隐匿性早搏值得重视,它的出现本身就是交界区存在病变的征兆,同时它可使心律失常的心电图表现更加复杂,并可误诊为二度Ⅰ型或Ⅱ型房室阻滞。误诊为二度Ⅰ型房室阻滞并无特殊临床意义,如与Ⅱ型房室阻滞相混淆,有可能导致治疗上的失误。因为二度Ⅱ型房室阻滞大多为交界区以下的低位阻滞,临床上认为是永久起搏的适应证。

7. 房室结双径路的房室交界区隐匿性传导　房室结双径路的患者,窦性激动沿快径下传,快径下传后逆向隐匿性传导至慢径,故慢径路的传导被掩盖,这类隐匿性传导称为隐匿性折返,心电图上并未表现出来。一旦快径传导中断,激动仍可沿慢径缓慢下传,PR 间期突然延长,但不会出现心室脱漏。快径路经过一次休息后,理应恢复传导,下一个 PR 间期应该缩短,但实际上其后的 PR 间期常会保持多次延长,原因在于激动沿慢径下传时,到达共同通路后一方面下传心室,一方面同时也向快径路逆向传导,在快径路连续产生逆向性隐匿性传导,使快径路不能恢复传导而出现慢径路连续下传,实际已构成了隐匿性传导的蝉联现象,见图 19-109。

由于在自然状态下 PR 间期突然延长,并可持续数个心动周期,且 PR 间期恒定,临床上有时易误诊为一过性一度房室阻滞,此时一定要注意除外房室结双径路。

8. 房室传导的魏登斯基现象　少数情况下,隐匿性传导也可使原本不能下传的激动传导能力加强,即隐匿性传导促进了随后激动的传导,这实际上是隐匿性传导在房室交界区引起超常传导的缘故,如高度房室阻滞时的魏登斯基易化作用,以及在阵发性房室阻滞时,逸搏的隐匿性传导使房室恢复 1∶1 传导,见图 19-110。

9. 单向性房室阻滞　窦性激动虽然不能下传到心室,但在房室交界区发生的前向性隐匿性传导,可间歇地阻碍房室交界区或室性激动逆传心房。

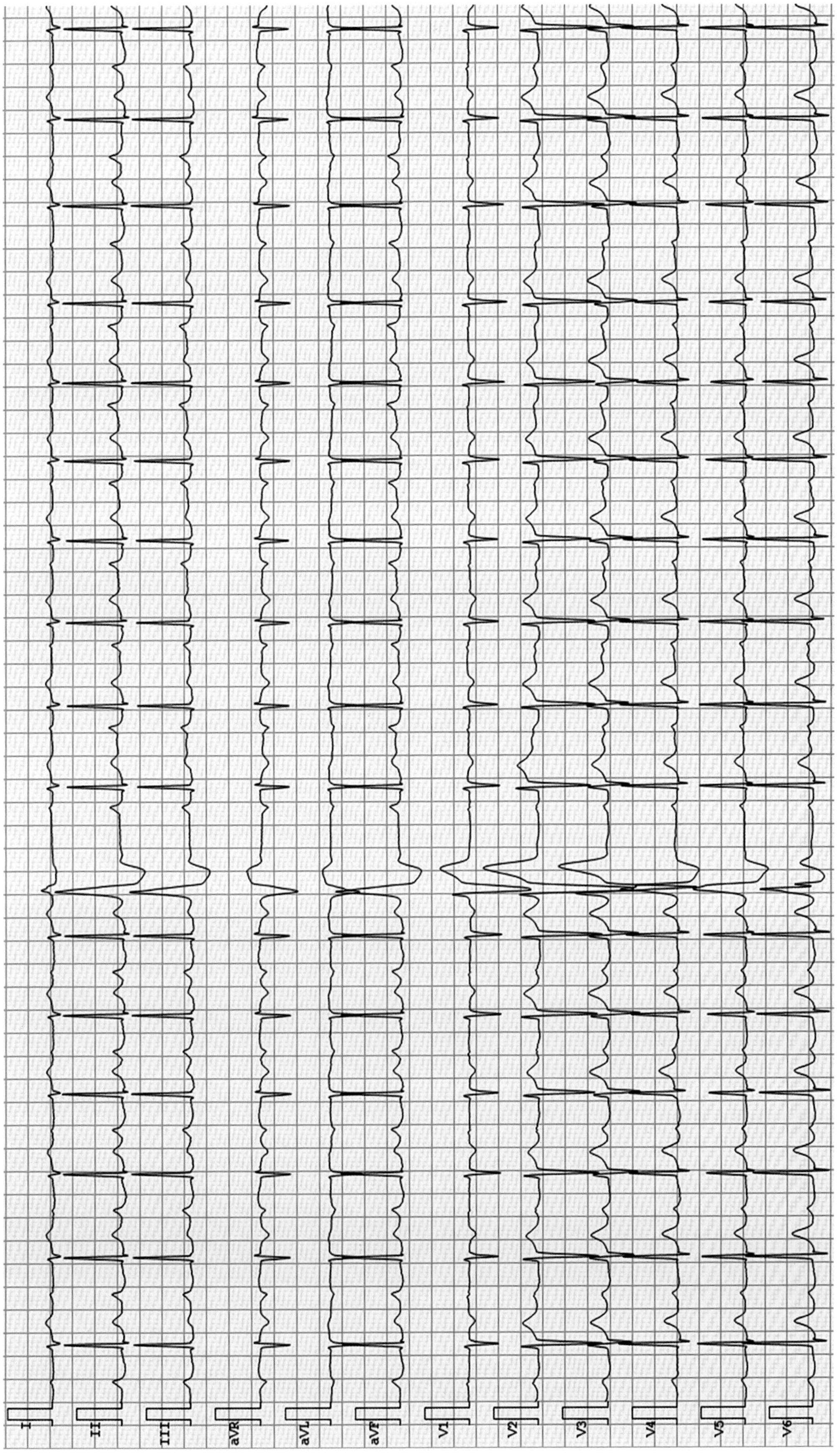


**图 19-109　发生在房室交界区的隐匿性传导**

女，29 岁，窦性心律，两种相对恒定的 PR 间期，分别持续数个心动周期，即房室结双径路的房室交界区隐匿性传导。

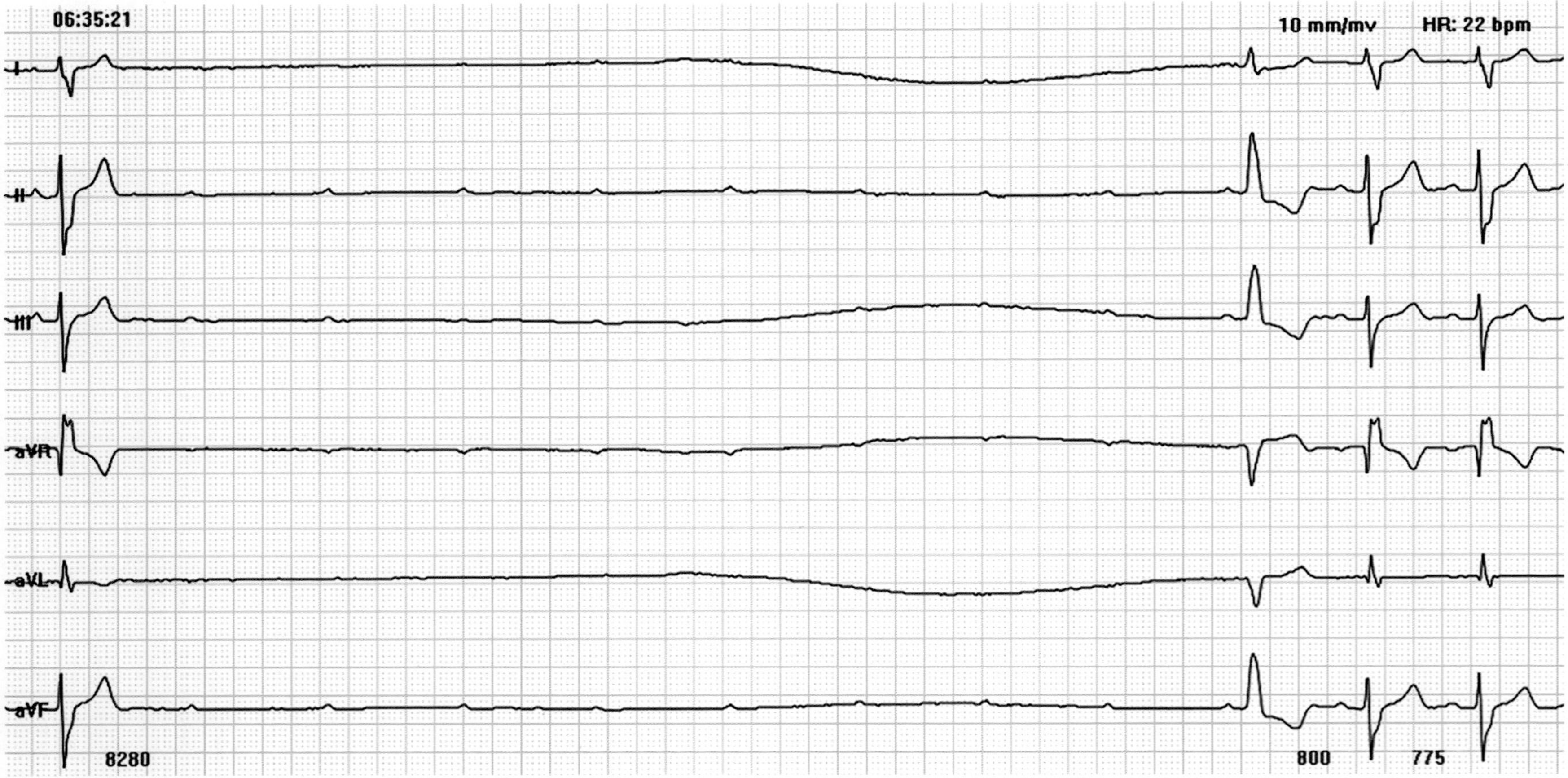


**图 19-110　房室传导的魏登斯基现象**

女,80 岁,动态心电图片段,持续多个窦性 P 波传导中断至一明显的长 RR 间期,即高度房室阻滞;第 2 个宽 QRS 波明显延迟,且与其他 QRS 波形态不同,其前 PR 间期明显缩短,该宽 QRS 为过缓的室性逸搏,推测其后的窦性 P 波巧遇该室性逸搏在房室交界区隐匿性传导产生的超常期得以下传心室(魏登斯基易化作用),房室传导恢复正常。

### (二)对随后激动形成的影响

主要是由于隐匿性传导经过并进入了房室交界区的异位起搏点,使之除极并重建其发放周期,即发生了节律重整。

(1)在高度房室阻滞时,P 波的隐匿性传导可使房室交界区逸搏节律点在 4 相自动除极到达起搏阈值之前再次除极,即重新开始 4 相自动除极,这种情况称为逸搏周期重整,因此,交界区逸搏并未能按时发生,而代之以室性逸搏,或造成较长时间的心室停搏。

(2)不完全性房室分离时,偶尔心房激动仅能夺获交界区逸搏点,引起逸搏周期重整,而不能夺获心室,逸搏便会延迟发生,该前向性房室交界区隐匿性传导,被称为隐匿性心室夺获,还可以成为等频性房室分离的一种机制。

(3)二度房室阻滞或三度房室阻滞时,心房激动可前向性隐匿传导进入阻滞区远端逸搏点,使其重新安排周期而延迟发生,见图 19-111、图 19-112。

(4)三度房室阻滞并发室性早搏时引起不完全性代偿间歇,提示该室性早搏逆向性隐匿地传入交界区逸搏节律点,使其发生节律重整,见图 19-113。

(5)室性心动过速伴干扰性房室分离时,P 波可隐匿地进入心动过速节律点,造成隐匿性夺获,见图 19-114。

(6)房室分离伴交界性逸搏时,有时或偶尔心房激动仅能夺获交界区引起周期重整,而不能夺获心室,交界性逸搏便会延迟发生或呈长短交替,同时干扰了心室夺获,该前向性交界区隐匿性传导称为隐匿性心室夺获,即窦性激动在房室交界区发生下行性隐匿性房室传导的现象,亦称隐匿性交界性夺获,使房室分离易呈完全性,见图 19-115。

(7)并行心律节奏点内的隐匿性折返,可使并行心律异位搏动间距失去倍数关系,而发现部分间距有一个等长的余数。

(8)少数情况下隐匿性传导也可使交界区逸搏提早出现:由于隐匿性传导对其后激动的影响,可使心律失常心电图异常复杂,比如在较短的长间歇末是次级起搏点的逸搏,而在相对较长的长间歇末却反而是窦性激动的下传。

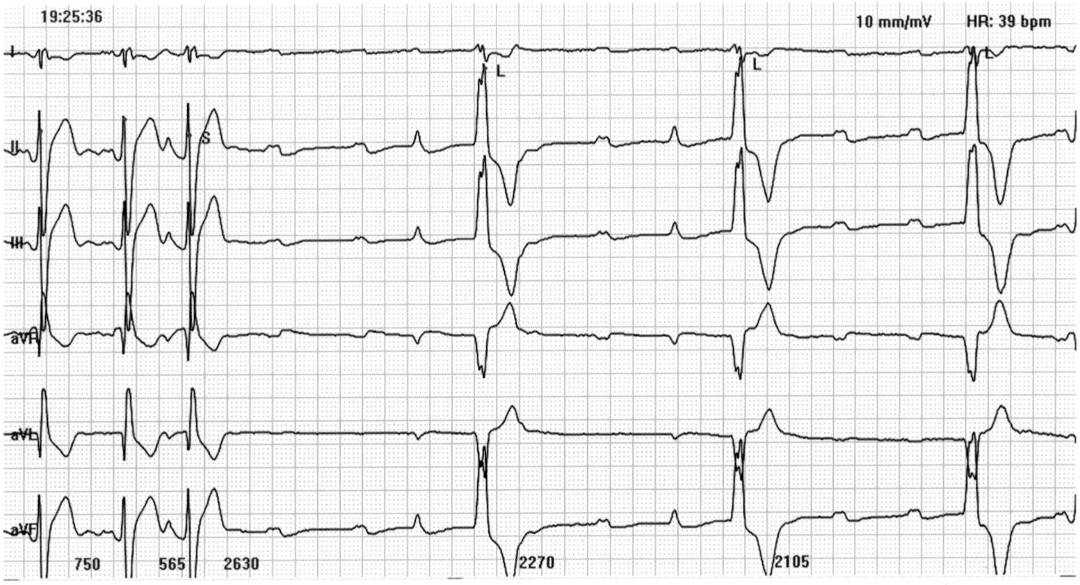


**图 19-111　高度房室阻滞,室性逸搏心律**

女,61 岁,第一个房性早搏后发生高度房室阻滞,第 4-6 个宽 QRS 波延迟出现,其形态不同于窦性 P 波、房性早搏下传的 QRS,其前无相关的 P 波,即室性逸搏心律。

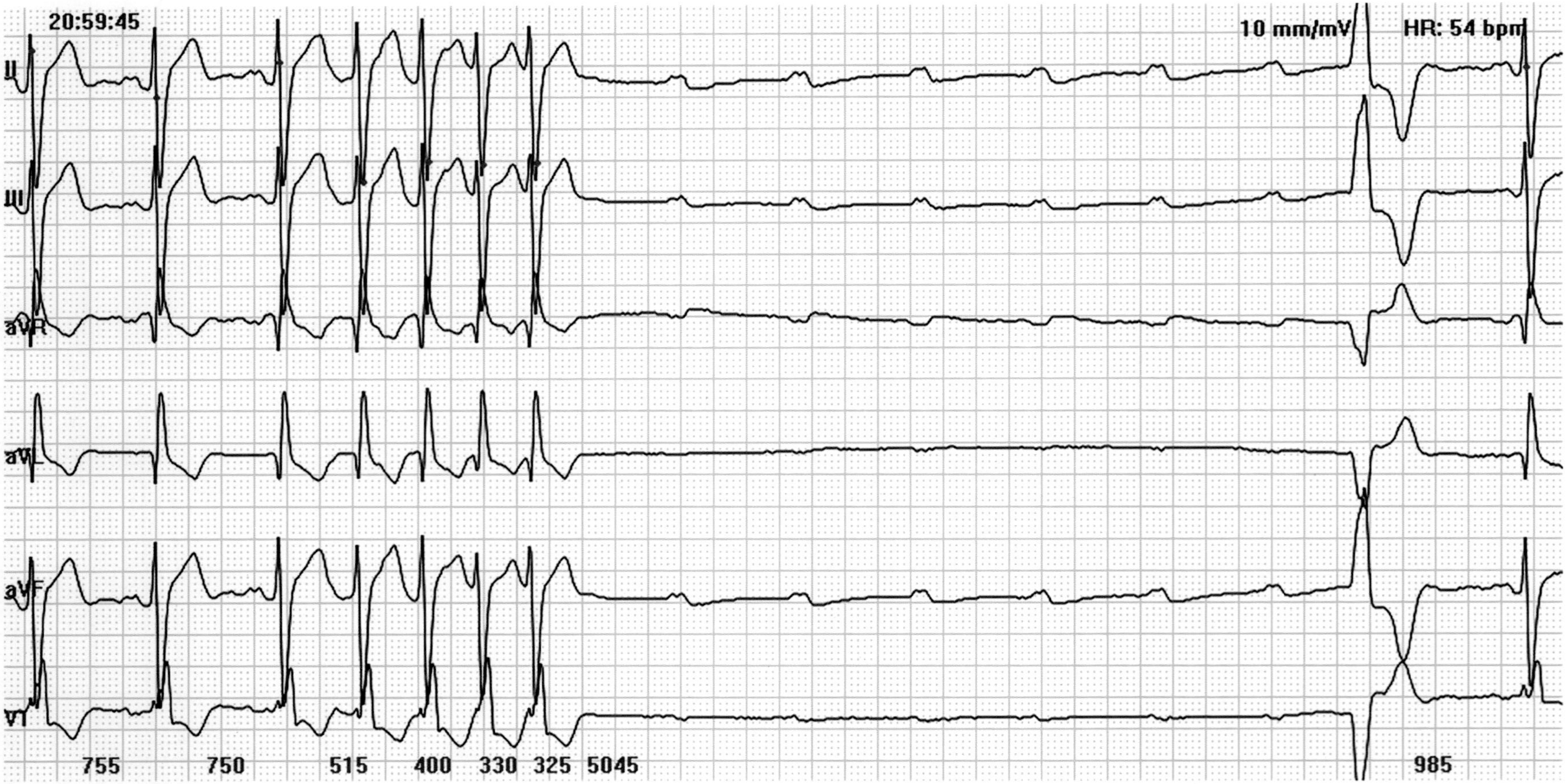


**图 19-112　发生在房室交界区的隐匿性传导**

与图 19-111 为同一患者不同时间的动态心电图片段，短阵房性心动过速后连续的窦性 P 波未下传并继以过缓的室性逸搏，其前间期远长于图 19-111 中的室性逸搏间期，推测未下传的 P 波发生了连续的隐匿性前向传导，使室性起搏点发生了连续的节律重整而致比逸搏周期更长的 RR 间期。

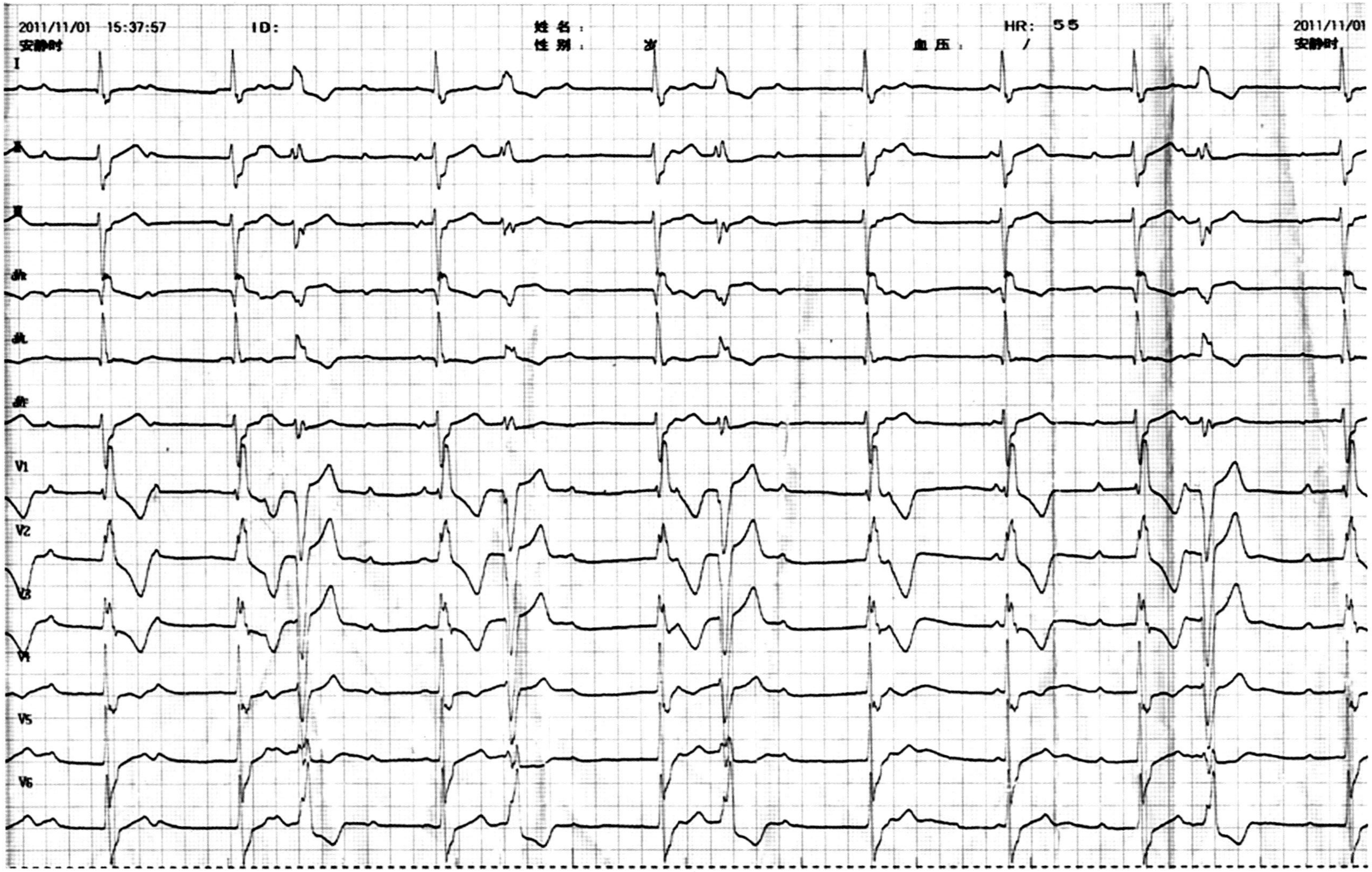


图 19-113 室性早搏逆向性隐匿性传导

男，42 岁，几乎完全性房室阻滞，第 $R_1R_2$ 及 $R_8R_9$ 为基本逸搏间期，$R_{10}$ 稍提前、前有相关的 P 波、为心室夺获；$R_3$、$R_5$、$R_7$、$R_{11}$ 明显提前，配对间期恒定，其前无相关的 P 波，为室性早搏，但是代偿间歇不完全，推测室性早搏逆向性隐匿性逆向传导侵入交界性逸搏节律点，使其发生节律重整。

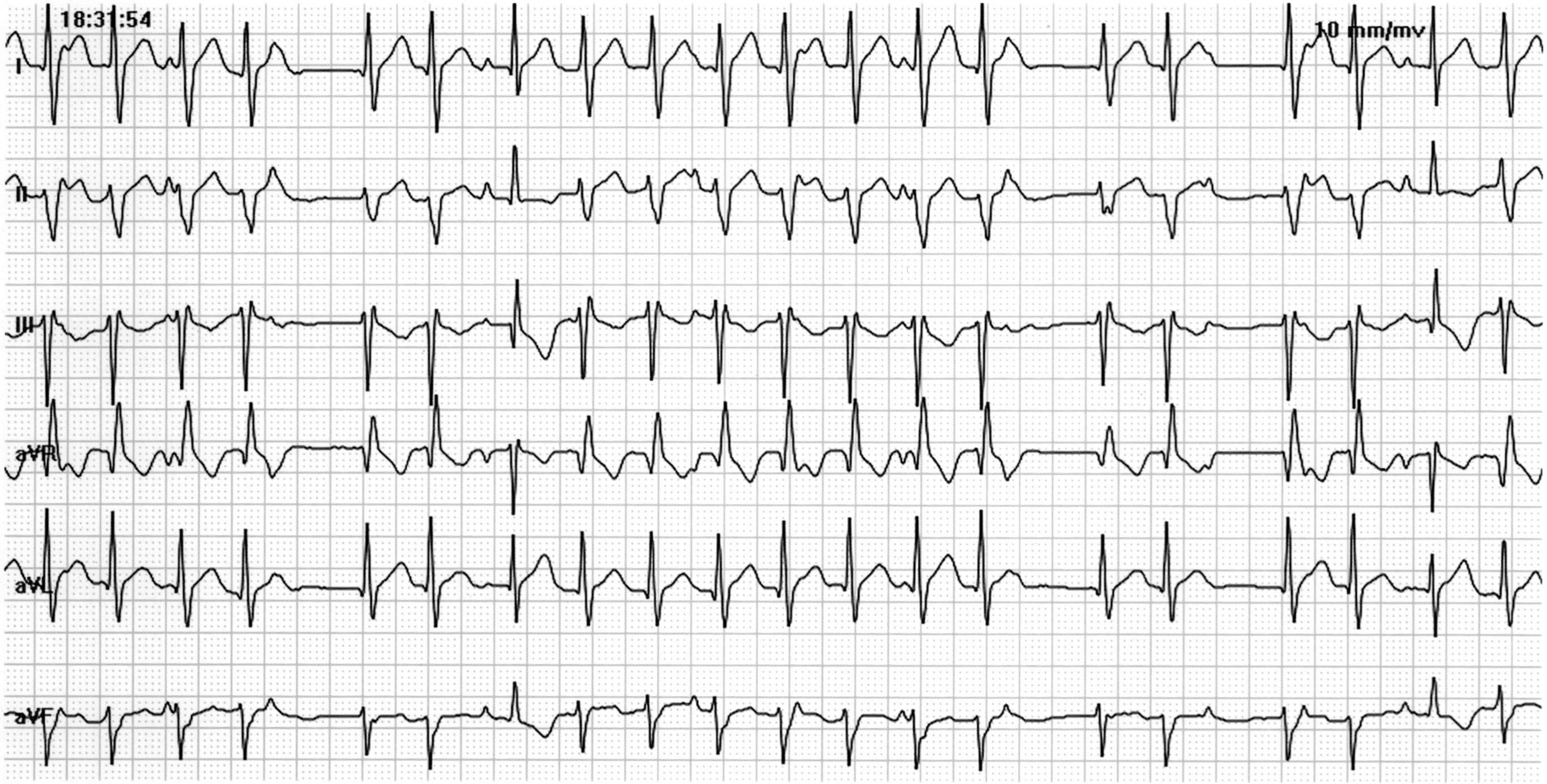


**图 19-114　隐匿性心室夺获**

男,58 岁,动态心电图片段,因有明确的心室夺获而诊断为室性心动过速,但该室性心动过速的 RR 间期不等,长、短 RR 间期无倍数关系,且每一个长 RR 间期内都含有 1 个传导中断的窦性 P 波,推测该窦性 P 波虽未能引起心室除极但却隐匿性传至心室引起了室性起搏点的节律重整,即隐匿性心室夺获。

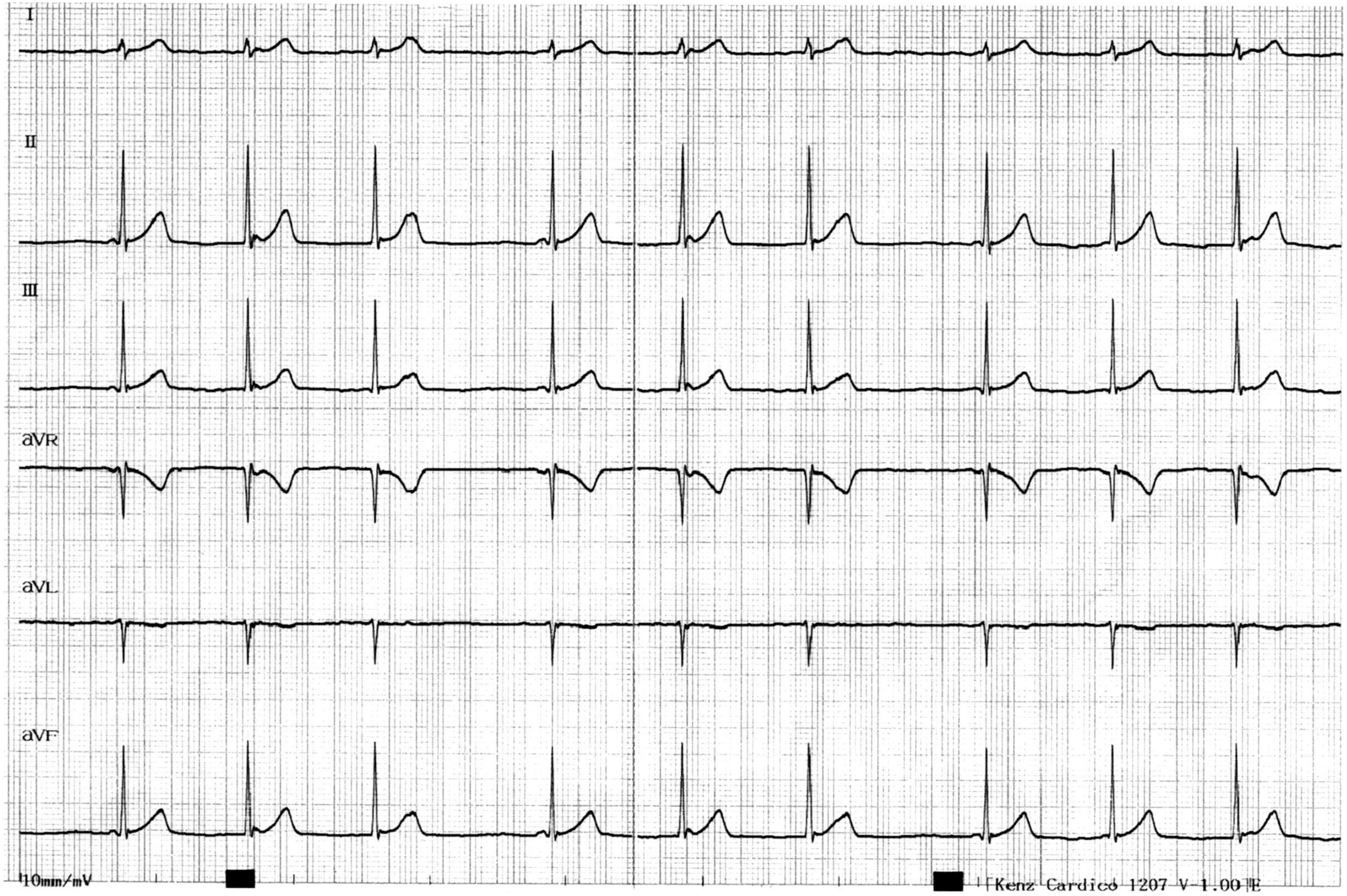


**图19-115　隐匿性交界性夺获**

男,18岁,窦性心律,交界性心律,完全性房室分离,但交界性心律的RR间期明显不等,长、短RR间期无倍数关系,且每一个长RR间期中的T波相同位置上都有1个传导中断的窦性P波,推测该窦性P波虽未能下传至心室,但却隐匿性传至交界区引起了交界性起搏点的节律重整,形成不完全性代偿间歇,即隐匿性交界性夺获。

**(三)同时影响随后激动的传导和形成**

这种情况可以在同一幅心电图上先后发生,也可以为同一次隐匿性传导同时产生的两种作用。因此可使心律失常更为复杂,但经仔细分析后,仍可推断出这种隐匿性传导的发生。

在房室交界区的隐匿性传导,可以引起多次房性激动不能下传,称为重复的隐匿性传导。有些是生理性的,如心房颤动时,重复的隐匿性传导可以引起长的RR间期。有些是病理性的,如文氏型二度房室阻滞时,心室脱漏之P波隐匿性传导至交界区深部,使其后的窦性P波不下传,甚至第2个不下传的P波再次隐匿性传导至交界区深部,干扰其后的窦性P波的下传,造成长的心室停搏。甚至一次室性早搏可因重复的隐匿性传导引起假性房室阻滞。

隐匿性传导可引起显性折返或隐匿性折返,因此也是心动过速的诱发因素之一。最常见的是,由于室性早搏或交界性早搏的隐匿性逆向传导,使随后一个窦性激动传导延缓,从而发生了房室折返或房室结折返。

总之,房室交界区内的隐匿性传导是颇为常见的,其产生的影响也是复杂多样的,因此,在分析疑难心律失常心电图时,如遇以下情况,应考虑隐匿性传导的存在。

(1)两个或多个P波连续在交界区内被阻滞。

(2)早搏后,第一个窦性P波的房室传导时间延长,第二个窦性P波被阻滞。

(3)不典型的文氏现象,如心室漏搏后的第一个心搏的PR间期不缩短、多个P波连续被阻滞,以及文氏周期中最后一个心搏的PR间期增量最大。

(4)高度房室阻滞时,交界性逸搏的周期突然延长。

(5)心房颤动时,突然出现长的间歇,或室性早搏后出现的类代偿间歇。

(6)心房扑动时连续多个房扑波被阻滞。

(7)折返性阵发性室上性心动过速时的心室节律突然不规整,或出现较长的心房或心室间歇。

(8)高度房室阻滞或阵发性房室阻滞时,在室性逸搏后突然出现房室传导的改善。

## 五、室内隐匿性传导

室内隐匿性传导包括发生于希氏束、束支及其分支的隐匿性传导。主要表现为受阻的下行激动,造成其后的室上性激动下传的QRS波呈束支或分支阻滞图形。双束支同等程度的隐匿性传导对QRS波形无影响,而表现为PR间期延长,但这种情况很少见。束支或分支内隐匿性传导产生的超常期,可使其后室上性激动产生意料之外的差异性传导或使原来的传导阻滞得以改善或消失。

1. 前向性束支内隐匿性传导　心房颤动时,由于室内前向性隐匿性传导进入束支或分支,使在长短周期规律时本应出现的室内差异性传导未能出现,或不符合长短周期规律出现室内差异性传导。此外心房颤动时长心动周期末的QRS波群异形,也可能与心房颤动时的前向性隐匿性传导进入该侧束支有关。

束支间的隐匿性传导可使房性早搏交替呈现正常传导与室内差异性传导,或交替出现左、右束支型室内差异性传导。房性心动过速伴文氏型传导也可以出现类似现象。

2. 逆向性束支内隐匿性传导　室上性心动过速时,可因频率依赖性的束支阻滞而产生宽QRS波心动过速,这时如出现一个室性早搏,则可能终止室内差异性传导而恢复窄QRS波心动过速。这是因为室性早搏在室上性激动下传之前,提前隐匿性逆向传导至双侧束支,由于双侧束支的反应性不同,逆传进入健侧较深,结果使双侧束支的不应期趋于一致,室上性激动可同时沿双侧束支下传,室内传导恢复正常。也可能该侧为单向阻滞,室性早搏的逆向隐匿性传导隐匿地经过了阻滞区,产生易化作用,使随后的室上性激动得以沿双束支下传。

3. 室内差异性传导蝉联现象　在一侧束支传导受阻后,激动可沿另一侧束支逆向进入受阻侧的束支从而产生隐匿性传导,使下一次激动更容易在受阻侧束支内受阻。当这种隐匿性传导连续发生时，即使心率减慢，这时本不应出现差异性传导，也会连续出现受阻侧的差异性传导，称为蝉联现象。房颤时的蝉联现象使室内差异性传导酷似室性心动过速。

房颤、房扑或室上性心动过速中产生与不应期规律相矛盾的室内差异性传导，提示束支或分支内存在隐匿传导。如室内差异性传导的蝉联现象，蝉联现象指当激动从一条径路下传，而在另一条径路受阻时，下传的激动可以逆行传入原来受阻的径路，产生一个推迟的不应期，使第二次激动更容易在受阻的径路再次受阻，但逆行隐匿性传导可照常发生，使受阻持续，因此，称为蝉联现象。其本质是重复性逆向隐匿性传导。只有当下传的径路发生前向阻滞或者激动极晚到达，隐匿性传导的不应期已过，蝉联现象才能结束。

蝉联现象最常出现在左、右束支之间，产生持续的一侧束支阻滞或室内差异性传导。另外尚可发生于房室结双径路之间或发生于房室结与 Kent 束之间。

## 六、房室旁路的隐匿性传导

既往认为房室旁路的传导呈“全或无”现象，临床上常用房室旁路的隐匿性传导来解释预激综合征合并房颤时 RR 间期的不规则。

1974 年 Zipes 用早搏刺激揭示了房室旁路的逆向隐匿性传导，随着临床心脏电生理学的进展，对房室旁路前向及逆向隐匿性传导的刺激方法更趋完善。房室旁路前向隐匿性传导可应用 $A_1A_2A_3$ 刺激、$A_1V_2V_3$ 刺激等方法，房室旁路逆向隐匿性传导可应用 $A_1A_2A_3$ 刺激、$V_1V_2A_3$ 刺激、$V_1V_2V_3$ 刺激等方法进行检查。以上方法对单房室旁路隐匿性传导的检测效果较好，对多房室旁路及非房室旁路的预激旁路的隐匿性传导观察尚缺乏较理想的方法。房室旁路隐匿性传导的体表心电图的主要表现如下。

(1) 预激综合征并房颤或房扑时 RR 间期不整，见图 19-116。

(2) 预激综合征并房颤或房扑时出现连续的窄 QRS 波，见图 19-117。

(3) 未经旁路下传的房性早搏其后的窦性心律 QRS 波正常，见图 19-118。

(4) 室性早搏后，室上性激动引起的心室除极无预激波，见图 19-119。

(5) 上述情况如发生反复隐匿传导即为房室旁路的蝉联现象。

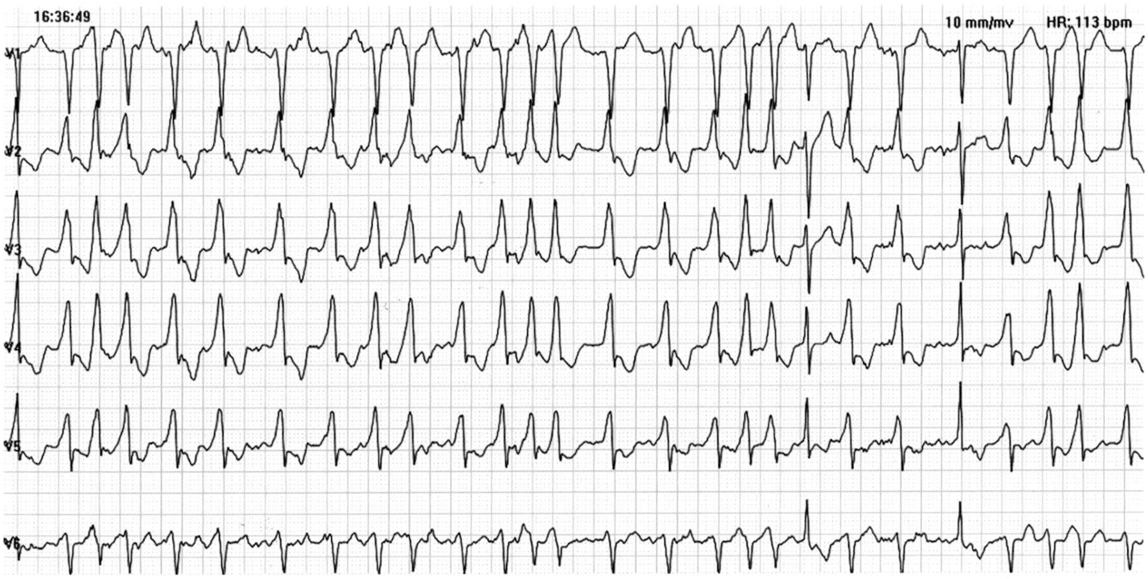


**图 19-116　发生在房室旁路的隐匿性传导(1)**

男，76 岁，动态心电图片段，心室预激合并心房颤动，房室旁路的隐匿性传导造成 RR 间期不规则。

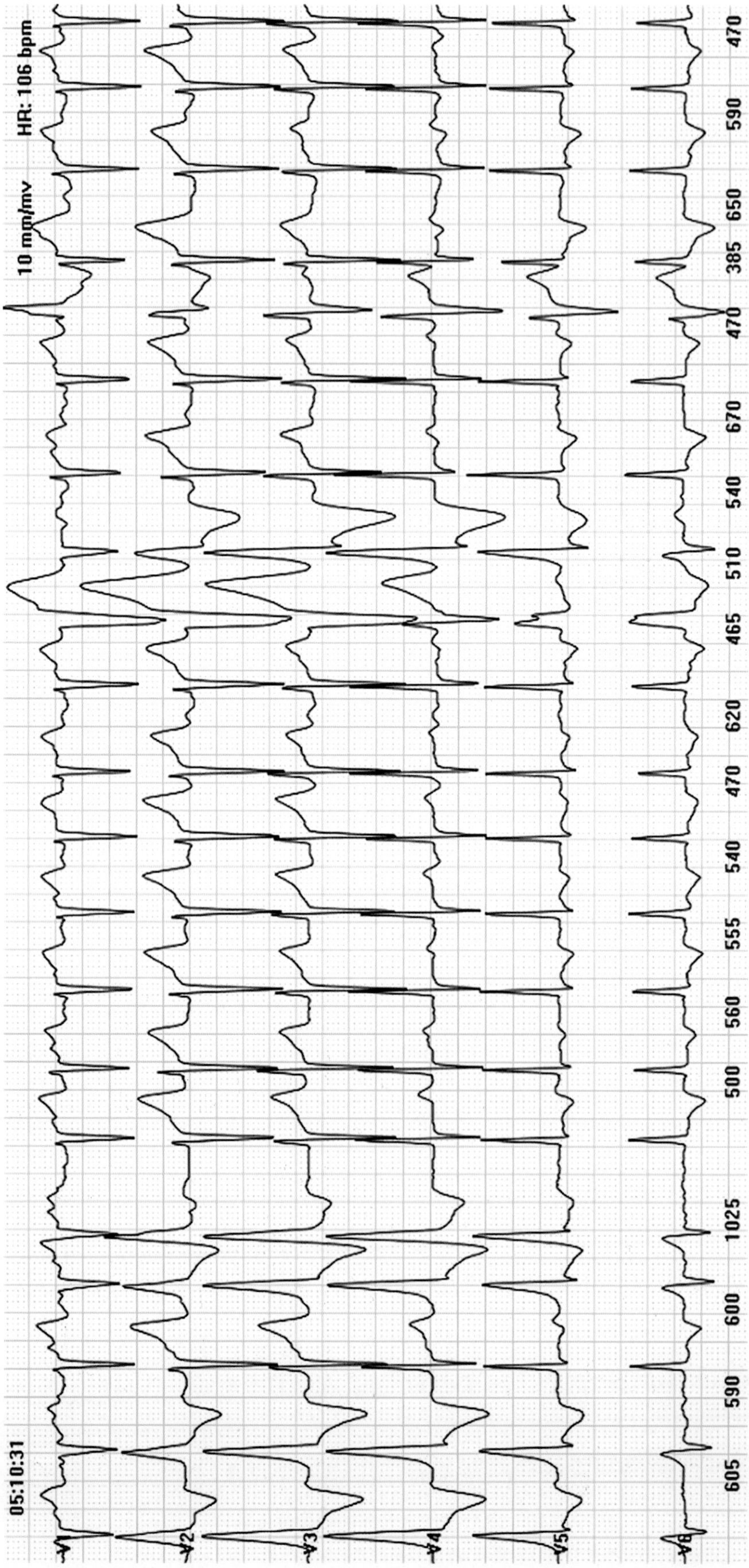


**图 19-117　发生在房室旁路的隐匿性传导(2)**

与图 19-116 为同一患者动态心电图不同时间片段,心室预激合并心房颤动,房室旁路的隐匿性传导出现连续的窄 QRS 波。

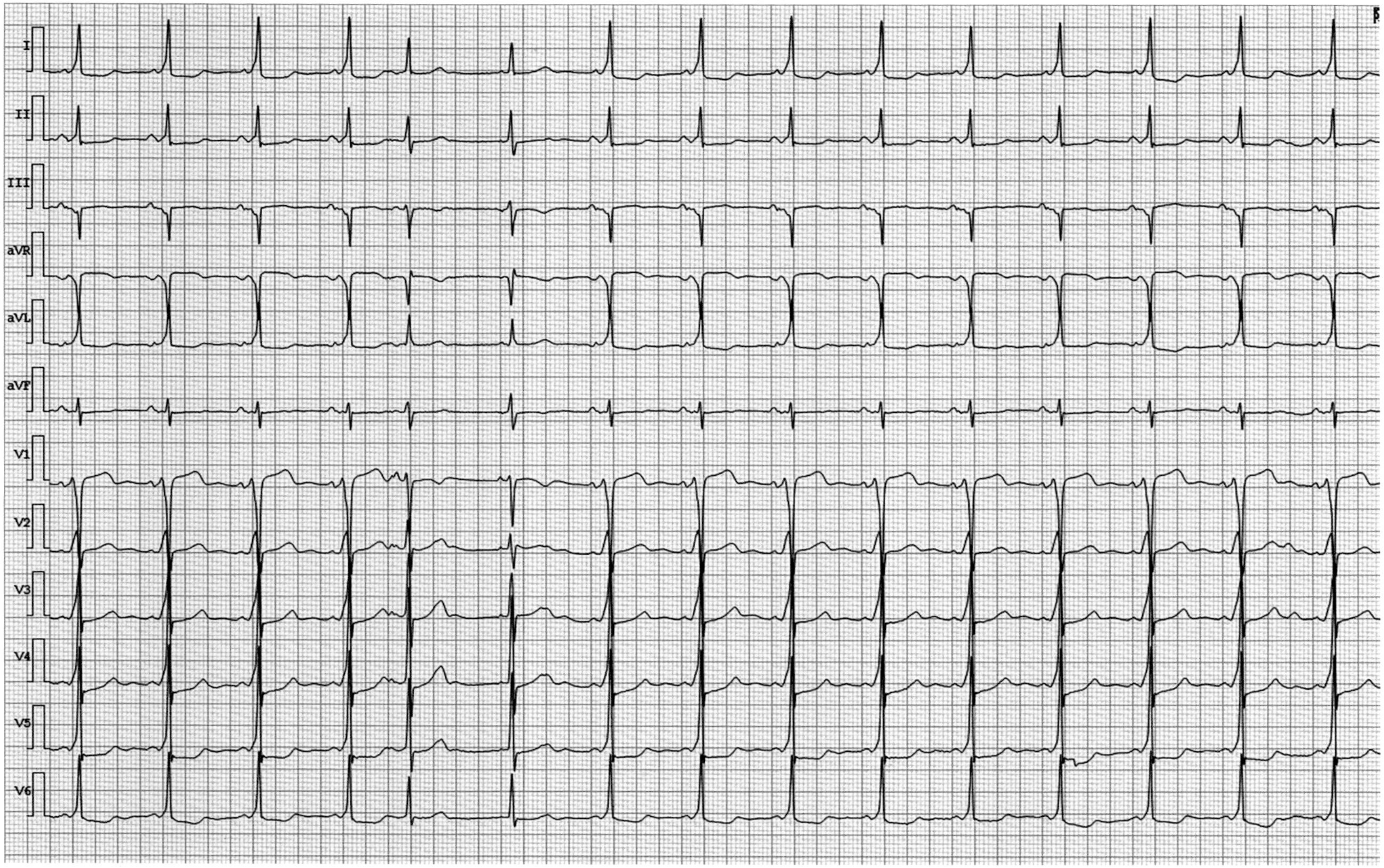


图 19-118　发生在房室旁路的隐匿性传导(3)

男,64 岁,心室预激,第 5 个 P 波提前出现,下传的 QRS 波形态正常,为房性早搏,接下来的第 6 个 P 波亦继以形态正常的 QRS 波,推测该 P 波遭遇房性早搏在旁路发生的隐匿性前向传导所形成的绝对不应期、而沿正常房室传导通路下传心室。

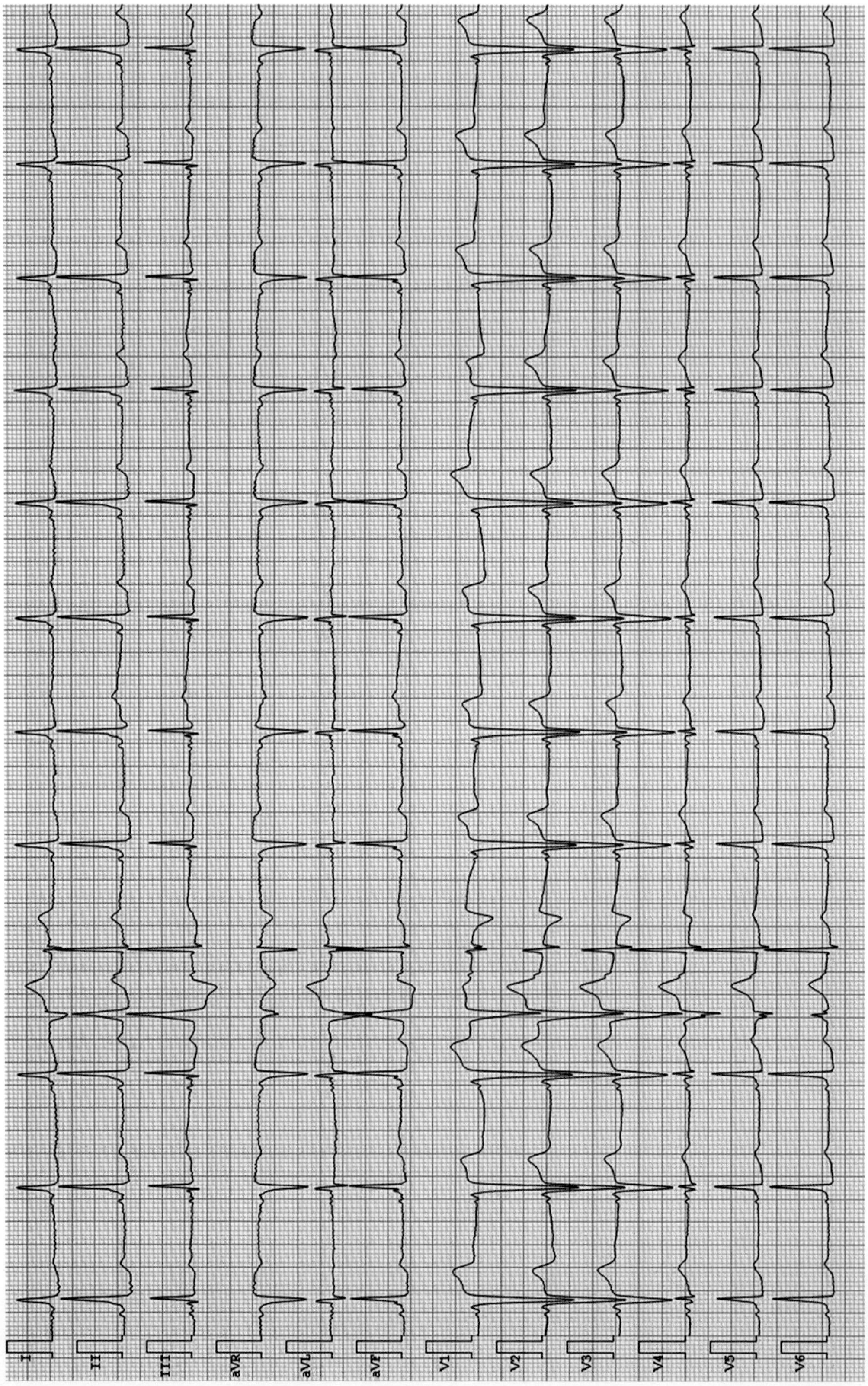


**图 19-119　发生在房室旁路的隐匿性传导(4)**

女,61 岁,心室预激,第 4 个 QRS 波提前出现,宽大畸形,其前无相关的 P 波,为插入性室性早搏,但接踵而至的窦性 P 波却继以形态正常的 QRS 波,推测该窦性 P 波遭遇插入性室性早搏在旁路发生的隐匿性逆向传导所形成的绝对不应期,而沿正常房室传导通路下传心室。

### 七、其他部位的隐匿性传导

心房或心室内各种异位起搏点与心肌之间的交界部均可发生隐匿性传导，其发生方式及心电图表现与窦房结周组织隐匿性传导相仿，为传出阻滞中的隐匿性传导，使传出阻滞突然成倍加重，从 2∶1 变成 4∶1，从 1∶1 变成 3∶1 或 4∶1 等。

### 八、临床意义

隐匿性传导发生在各种各样的心律失常中，无隐匿性传导便无心律失常。由于隐匿性传导常使各种心律失常变得更加复杂，规则的自律性被打乱，轻度的传导阻滞突然变成严重的传导阻滞，产生与不应期规律不符的室内差异性传导、持续的差异性传导、超常传导现象及造成不典型文氏现象和并行节律。因此对隐匿性传导的认识，可以帮助分析复杂的心律失常。

从病因方面分析：①干扰现象中隐匿性传导不一定与器质性心脏病直接相关，在正常人中亦不少见。②器质性心脏病患者发生隐匿性传导可能是传导系统器质性损害，也可能系功能性变化。③药物作用，特别是洋地黄中毒时隐匿性传导相当多见。④隐匿性传导也常由电解质紊乱引起。

隐匿性传导在临床上可有两种迥然不同的影响。①生理性代偿作用，对人体有利，如房颤时，使心室率不致过速，维护心功能。②可能产生病理生理变化，对人体有害，如使逸搏延迟出现，心率突然减慢引起晕厥，甚至发生阿斯综合征。

总之，隐匿性传导心电图表现千变万化，它可发生于心脏的任何部位，既可发生于正常的心脏，也可出现在器质性心脏病中。隐匿性传导本身并不引起症状或体征，但有时会引起心室率明显减慢和长时间的心室停搏，甚或造成严重的后果，影响临床治疗与预后，应予以高度重视并采取相应的措施。

## 第五节　反复搏动

1906 年荷兰心电学大师 Wenckebach 首次报告了反复搏动，随后人们对这一心电现象的认识不断深化与扩展，同时也不断纠正着对其的一些误解。20 世纪 80 年代后随着心脏电生理学的发展，对反复搏动也提出了现代观点：反复搏动是一种特殊形式的折返。

反复搏动是指心脏某一心腔发放的激动使该心腔除极后，激动经过传导进而激动对侧心腔，与此同时，激动的传导方向可能发生突然回折而反向传导，并使原激动起源的心腔再次激动的一种心电现象，亦称反复心律。

经典反复搏动的概念强调起源于心脏任何部位的激动，当正向或逆向经房室交界区传导时，可能发生反复搏动，而反复搏动的现代概念认为无房室交界区的参与，反复搏动依旧能够发生。同时反复搏动发生过程中，心脏某心腔被重复激动的次数仅 1 次，而不是反复多次地被重复激动，这暗示出反复搏动与普通折返的区别，仅表现为“单次折返”的反复搏动，属于一种特殊形式的折返，见表 19-1。

**表 19-1　反复搏动与普通折返的鉴别**

| 鉴别点 | 反复搏动 | 普通折返 |
|---|---|---|
| 发生折返的径路 | 开放，呈 h 形 | 闭合，呈环形 |
| 发生折返的次数 | 单次 | 多次、持续或单次 |
| 折返径路的稳定性 | 不稳定，在一定条件下一过性出现和存在 | 稳定，几乎一直持续存在 |
| 临床诱因 | 多数伴有器质性心脏病或其他原因 | 多数不伴器质性心脏病 |

反复搏动心电图在临床并非少见,可见于正常人,但更多发生在伴有洋地黄过量、电解质紊乱、服用抗心律失常药物等心脏病的患者,很多反复搏动的心电现象夹杂在复杂心电图中未被识别或诊断为折返而被忽略。

## 一、发生机制

反复搏动确切的发生机制仍不完全清楚,多数学者认为其属于一种特殊形式的单次折返现象。

### (一)发生反复搏动的基本条件

反复搏动的发生与折返发生一样也需要同样的3要素。

1. 激动传导方向存在双径路

(1)解剖学的双径路:折返发生时的双径路可以是解剖学的,左束支与右束支共同形成窦性激动传导方向上的双径路,房室结快、慢径路共同形成窦性激动传导方向上的双径路,预激综合征中的旁路与正常的房室结形成房室间传导的双径路。

(2)功能性的双径路:折返发生时的双径路也可以是功能性的,心肌缺血或心肌炎造成部分心肌的传导功能降低甚至消失,迫使激动传导时环绕病变心肌发生折返。

反复搏动的双径路多为功能性的,即在一定条件存在时激动传导方向上的心脏组织发生功能性的纵向分离,出现前传两条或多条径路,其中一条充当激动的前传支,另一条充当逆传支而使折返发生。

2. 双径路中一条径路出现前传阻滞　当功能性纵向分离的两条径路同时都有前传功能时,激动仍然只有前传径路而无折返的回路,只有当一条径路存在前传阻滞却能作为折返的回传支时,折返才能发生。

3. 另一条径路前传速度缓慢　另一条径路前传速度需缓慢到一定程度,房性反复搏动时表现为PR间期的延长,室性反复搏动时表现为RP间期的明显延长,即>0.20 s或0.24 s。

### (二)发生反复搏动的临床原因

1. 反复搏动时的传导径路相对稳定　短时间内的心电图中,反复搏动现象可以重复或反复发生。

2. 反复搏动的出现具有条件依赖性　间隔一定时间后,反复搏动现象可以自动消失而使其远期重复性差,该条件存在时发生,该条件去除后消失,而普通折返现象常固定存在或终身存在。

引起反复搏动的常见病因有洋地黄中毒、风湿性心脏病、电解质紊乱、各种器质性心脏病、服用抗心律失常药物、心力衰竭等,这些病因存在时明显增加发生反复搏动的概率。

### (三)反复搏动激动传导的径路不闭合

反复搏动最显著的特征是每次折返仅发生1次。反复搏动可以反复出现,甚至形成二联律,但很少持续发生。因此其激动传导的径路可能处于开放状态而没有闭合,因此折返只能单次发生,而不能连续。一旦折返连续发生,说明其不是反复搏动,而属于普遍的折返。

反复搏动的传导途径可呈英文字母“h”形,室性反复搏动形成直立的“h”,房性反复搏动形成倒置的“h”形。“h”形的两条竖线代表传导方向上存在两条径路,两条径路通过字母“h”中的横线相连,使激动前向传导过程中突然回折。回折后的激动能使激动起源心腔再次激动第二次,但由于传导径路呈开放状态,故不能形成持续的环形运动。

### (四)诊断反复搏动时应与普通的折返现象鉴别

诊断反复搏动时应当除外普通的单次折返。临床最常见的折返现象发生在预激综合征及房室结双径路的患者,或有房内或室内折返的患者,其特点是患者存在固定或相对固定的折返环路,激动容易在闭合的折返环路上形成环形激动，周而复始的环形运动将形成心动过速，这些患者的心电图也能存在单次折返现象。但是，为了避免反复搏动与折返概念的重叠性，普通折返现象发生的单次折返应当从反复搏动的诊断中除外。普通折返时的RP间期常<0.20 s，甚至心房波与心室波同时出现发生重叠。

### (五)存在激动前向传导阻滞时，将形成不全性反复搏动

反复搏动的传导可呈"h"形，较长的竖道代表前传，短的竖道代表回传，横线代表两条传导径路的连接支。当激动前传发生阻滞时，则可形成不全性反复搏动，不全性反复搏动相对少见。有人报告三度房室阻滞的患者仍能发生房性反复搏动，可以肯定该反复搏动属于不全性，不全性反复搏动时的传导酷似英文字母中小写的"n"字，如同字母"h"的长竖道被切掉一样。

总之，在一定致病性或功能性因素的影响下，只要具备发生反复搏动的三要素，就有可能发生反复搏动，可能表现为早搏，也可能是心动过速。

## 二、分类

### (一)根据反复搏动激动起源部位分类

根据反复搏动时激动的起源部位可分为窦性、房性、交界性及室性4种反复搏动。由于窦性与房性反复搏动的实质完全一样，只是激动点的起源部位和P波的形态略有不同。

### (二)根据反复搏动在房室交界区的传导分类

根据反复搏动在房室交界区的不同传导可分为完全性与不全性反复搏动。

1. 完全性反复搏动　完全性反复搏动时心脏的激动过程分三部曲。

(1)激动起源的心腔最先除极。

(2)激动经房室交界区正向或逆向传导后，使对侧的心腔除极。

(3)激动在房室交界区传导并激动对侧心腔的同时，传导方向在房室交界区发生回折使激动起源的心腔再次激动与除极。

与上述心脏激动三部曲相对应的心电图酷似"三明治"，两边是激动起源心腔首次和再次除极的心电图，中间夹着对侧心腔除极的心电图，见图19-120～图19-122。

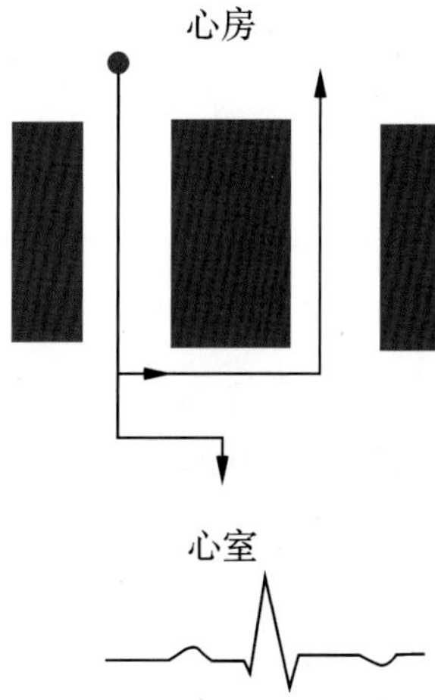


图19-120　完全性房性反复搏动示意

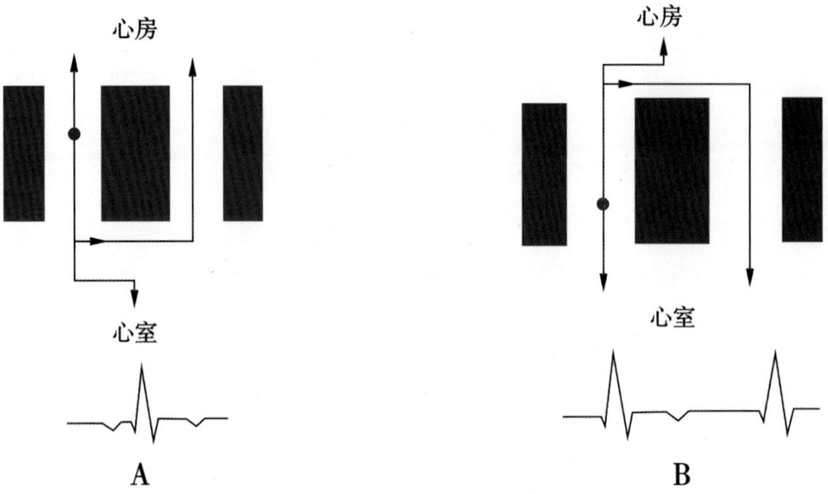


**图 19-121　完全性交界性反复搏动示意**

A. 完全性交界性逆向反复搏动;B. 完全性交界性前向反复搏动。

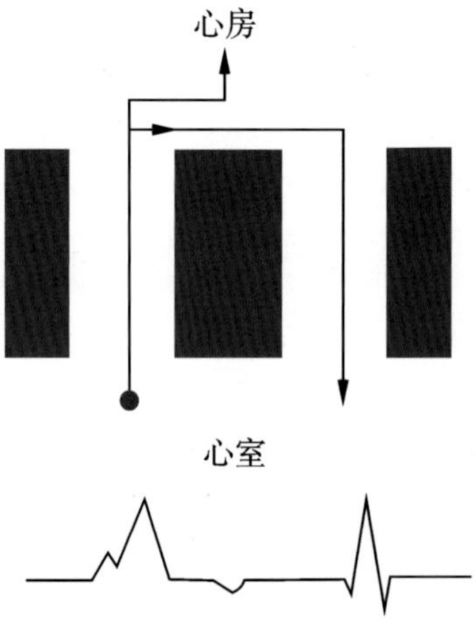


**图 19-122　完全性室性反复搏动示意**

2. 不全性反复搏动　在反复搏动心脏激动的三部曲之中,当第二步骤未完成时,亦称不完全性反复搏动,显然这是激动在房室交界区向对侧心腔传导时发生阻滞的结果,见图 19-123 ~ 图 19-125。

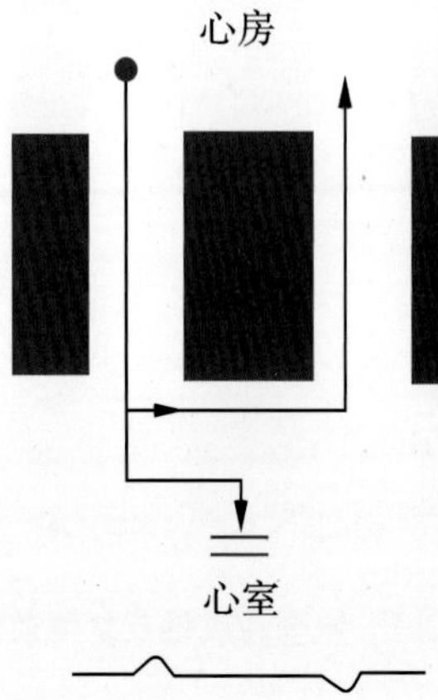


**图 19-123　不完全性房性反复搏动发生示意**

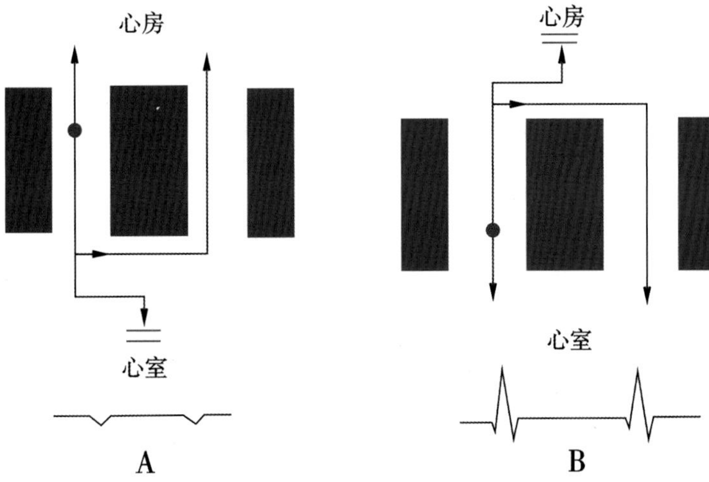


**图 19-124　不完全性交界性反复搏动发生示意**

A. 不完全性交界性逆向反复搏动；B. 不完全性交界性前向反复搏动。

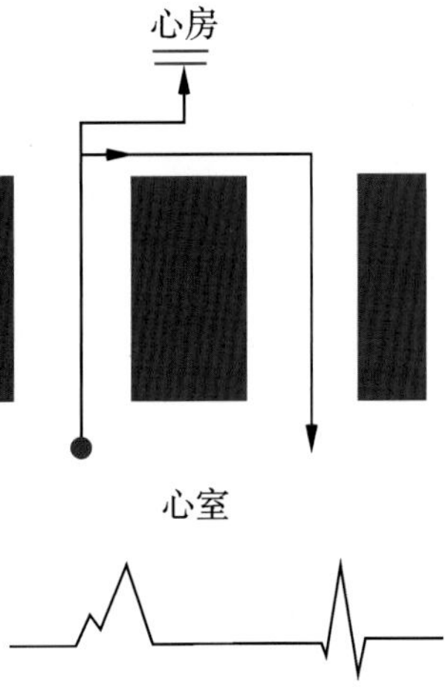


**图 19-125　不完全性室性反复搏动发生示意**

与之相对应的心电图表现为“三明治”中间夹着的对侧心腔除极的心电图波消失，结果只剩激动起源心腔先后两次的除极波。反复搏动的心电图诊断有时更加困难。

**（三）根据发生反复搏动的部位分类**

发生反复搏动的最常见部位是房室交界区，但反复搏动也能发生在心房内或心室内，如窦性回波、室性反复搏动。反复搏动分为房室交界区内、心房内、心室内 3 种类型，经典的反复搏动仅指房室交界区内的反复搏动。

## 三、与反复搏动相关的概念

1. 房室结依赖　经典反复搏动的发生依赖房室结，完全性反复搏动中，激动需要穿透房室结而夺获对侧的心腔，因而其传导时间 PR 或 RP 间期多数>0. 20 s，当患者原本房室结就有传导延缓时，反复搏动则更易发生。而预激综合征或房室结双径路形成的普通折返时室房逆传时间多数明显短于 0. 20 s。

鉴别心电图的单次折返现象是反复搏动还是普通的折返，比较折返时的 RP 间期与窦性周期的

PR 间期,当比窦性心律的 PR 间期长时,多考虑为反复搏动,明显短时,则可能是普通折返引起。

2. 反复时间　反复时间是指反复搏动中再次搏动与前次心搏之间的间期(PP 或 $RR^-$),亦称配对间期。一般情况下,反复时间多在 0.5 s 左右,比房室结传导时间长出 2~3 倍,说明反复搏动时房室结前传及逆传的时间都有一定程度的延缓,这也是反复搏动形成的重要基础。

3. 逆行 P 波　心房逆行激动时产生逆行 P 波,逆行 P 波孤立存在时的极向容易判定,在Ⅱ、Ⅲ、aVF 导联倒置,aVR 导联直立。但反复搏动的反复时间较短,逆行 P 波常受前次 T 波的干扰,存在的 T 波与 P 波重叠而使 P 波极向的判断相对困难,而 P 波极向的判断十分重要,是鉴别反复搏动与伪反复搏动的决定性条件。在完全性反复搏动时,每组心电图中都应含有逆行 P 波,而不全性反复搏动则不尽然。

4. P 波与 QRS 波群的间期　在完全性反复搏动的每组心电图中,都含有跨房室结传导后夺获的心室波或心房波,以及传导回折后再次激动的心房波或心室波,因此每组反复搏动的心电图中都一定存在 P 波与 QRS 波的组合。应当指出,不论 P 波在前,还是 QRS 波在前,2 个波是同一激动向两个方向(心房、心室侧)分别传导的结果。因此该 P 波与 QRS 波处于分离状态,两者之间没有传导与被传导的关系。两者组成的 PR 或 RP 间期只代表两个心腔最早激动的时间差,该间期可长可短,图 19-126。

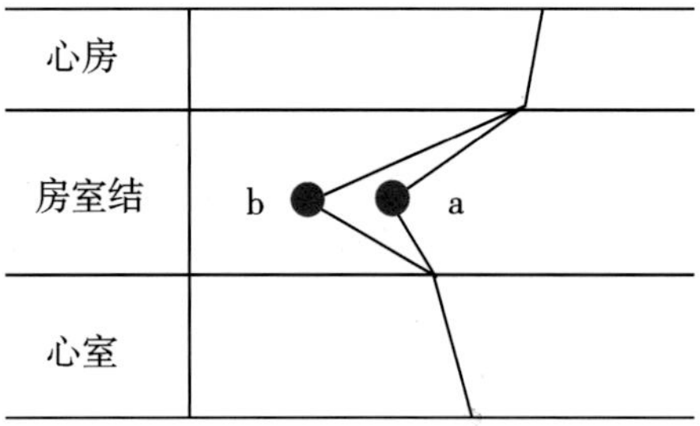


**图 19-126　交界性激动**

引起的心房波和心室波之间的间期,代表该激动分别使心房和心室除极起始的时间差,心房波和心室波处于分离状态,两者间无传导和被传导关系。

5. 代偿间歇　代偿间歇是指反复搏动后的长间期,代偿间歇常与基础心动周期的时间相等。

## 四、反复搏动的心电图特征

单独存在的反复搏动心电图容易诊断,但与复杂心电图并存时使诊断困难。诊断发生困难的原因很多,因为反复搏动有完全性与不全性两种,不全性反复搏动与房内和室内普通折返的鉴别十分困难。反复搏动需要与普通的单次折返相区别。

### (一)房室结依赖的反复搏动

1. 房性反复搏动

(1)概念:房性反复搏动是指心房激动波经房室交界区下传引起心室激动的同时,回折反向传导并再次激动心房的现象。

房性反复搏动相对常见,多发生于房室阻滞伴明显的 PR 间期延长后或房性早搏、房性逸搏伴 PR 间期延长之后。房性反复搏动的逆行 P 波与房性早搏的鉴别常依靠前面的 PR 间期是否有延长,房性反复搏动常伴 PR 间期的延长。

(2)心电图特征

1)完全性房性反复搏动:心电图表现为房性 P 波-QRS 波-逆行 P 波序列,其中 PR 间期长于或短于 RP 间期,见图 19-127、图 19-128。

2)不全性房性反复搏动:心电图表现为窦性或房性 P 波-逆行 P 波序列,其中窦性或房性 P 波未下传心室,见图 19-129。

2. 交界性反复搏动

(1)概念:交界性反复搏动是指起源于房室交界区的激动前传至心室后逆传至心房时,又经另一条通路回折传导再次激动心室的现象。

(2)心电图特征:由于起源点位于房室交界区的部位不同,其向心房或心室侧的传导速度也不同,能产生 4 种心电图的组合。

1)完全性交界性反复搏动

第一种组合:逆行 P 波-交界性 QRS 波-逆行 P 波,PR 间期可正常或延长。

第二种组合:交界性 QRS 波-逆行 P 波-交界性 QRS 波,RP 间期可正常或延长,长于或短于 PR 间期,见图 19-130 ~ 图 19-136。

2)不全性交界性反复搏动:交界性激动向心房或心室侧的传导存在阻滞,因此形成两种心电图组合。

第一种组合:交界性激动的前传均被阻滞,形成交界区逆传引起的 P 波-逆行 P 波,两个逆行 P 波之间无交界性 QRS 波。

第二种组合:交界性激动向心房侧的逆传均被阻滞,形成交界性 QRS 波-交界性 QRS 波,两个交界性 QRS 波之间无逆行 P 波。

3)多数 RP 间期>0.2 s。

4)PR 间期常延长,即逆行 P 波到第 2 个 QRS 波之间的间期。

5)交界性反复搏动中的两个 QRS 波形成的 RR 间期常<0.5 s,第 1 个 QRS 波形态与基础的 QRS 波相同,第 2 个 QRS 波可能因 RR 间期太短而出现室内差异性传导。

6)RP 间期与 PR 间期成反变关系,当 RP 逆传或 PR 前传存在传导延缓时,RR′间期≥0.5 s,甚至可达 0.7 s 或更长。

3. 室性反复搏动

(1)概念:室性反复搏动是指心室激动经房室结逆传夺获心房的同时,回折传导再次激动心室的现象。引发室性反复搏动的心室激动包括室性早搏、室性心动过速、室性逸搏、室性并行心律、心室起搏等。

(2)心电图特征

1)完全性室性反复搏动:完全性室性反复搏动形成室性 QRS 波-逆行 P 波-室上性 QRS 波组合,其中 RP 间期常比 PR 间期长。室性反复搏动时的 RR′间期比正常窦性心律时的 RR 间期短,见图 19-137 ~ 图 19-142。

2)不全性室性反复搏动:不完全性室性反复搏动形成室性 QRS 波-室上性 QRS 波组合,室性 QRS 波前无相关的心房波,而室上性 QRS 波的时限一般正常,当伴有室内差异性传导或束支阻滞时也可增宽,见图 19-143。

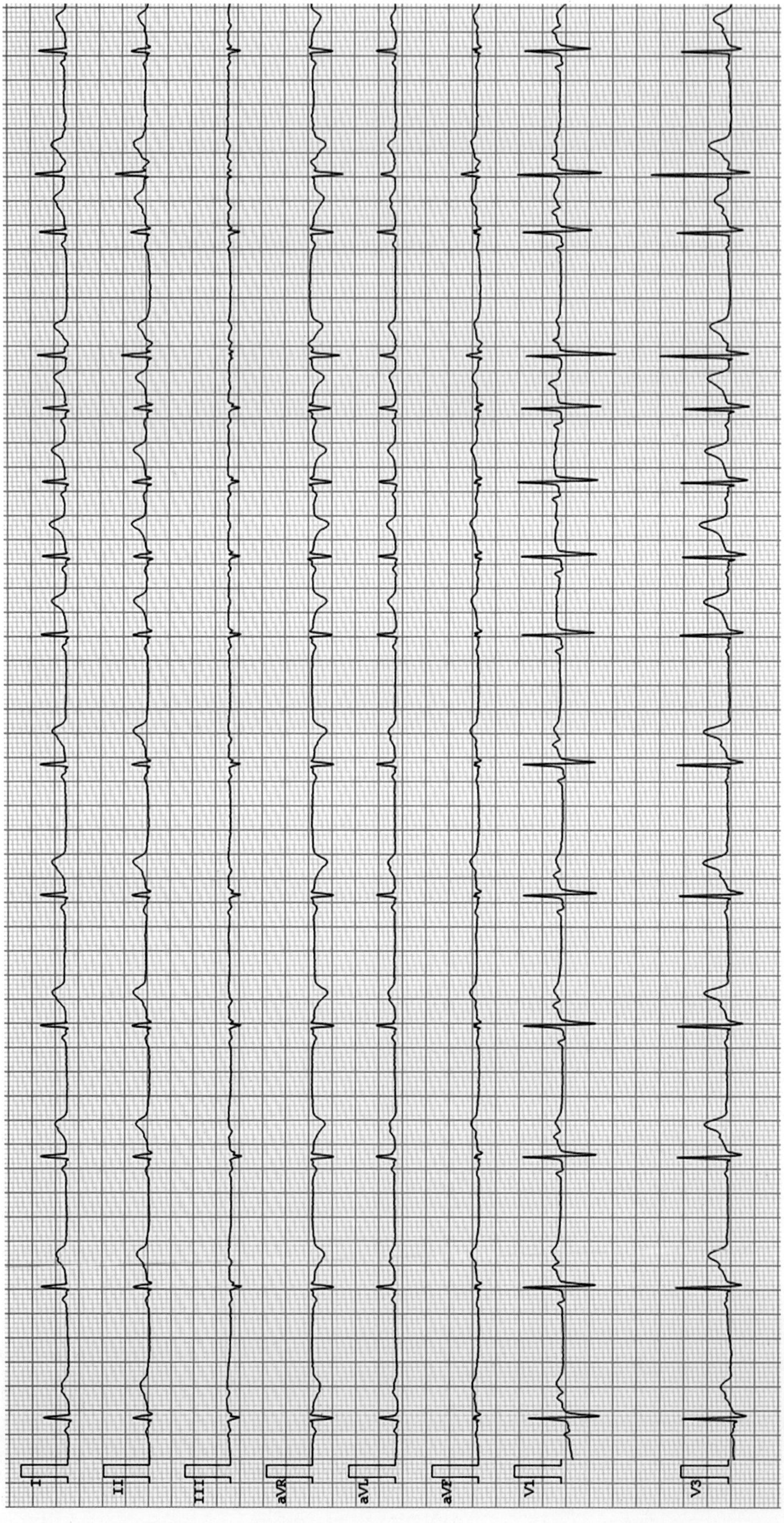


**图 19-127　完全性房性反复搏动**

女,90岁,窦性心律,频发房性早搏,多数形成二联律伴未下传,第11、13组心搏为房性早搏伴PR间期延长,构成房性P波-QRS波-逆行P波序列,即完全性房性反复搏动。

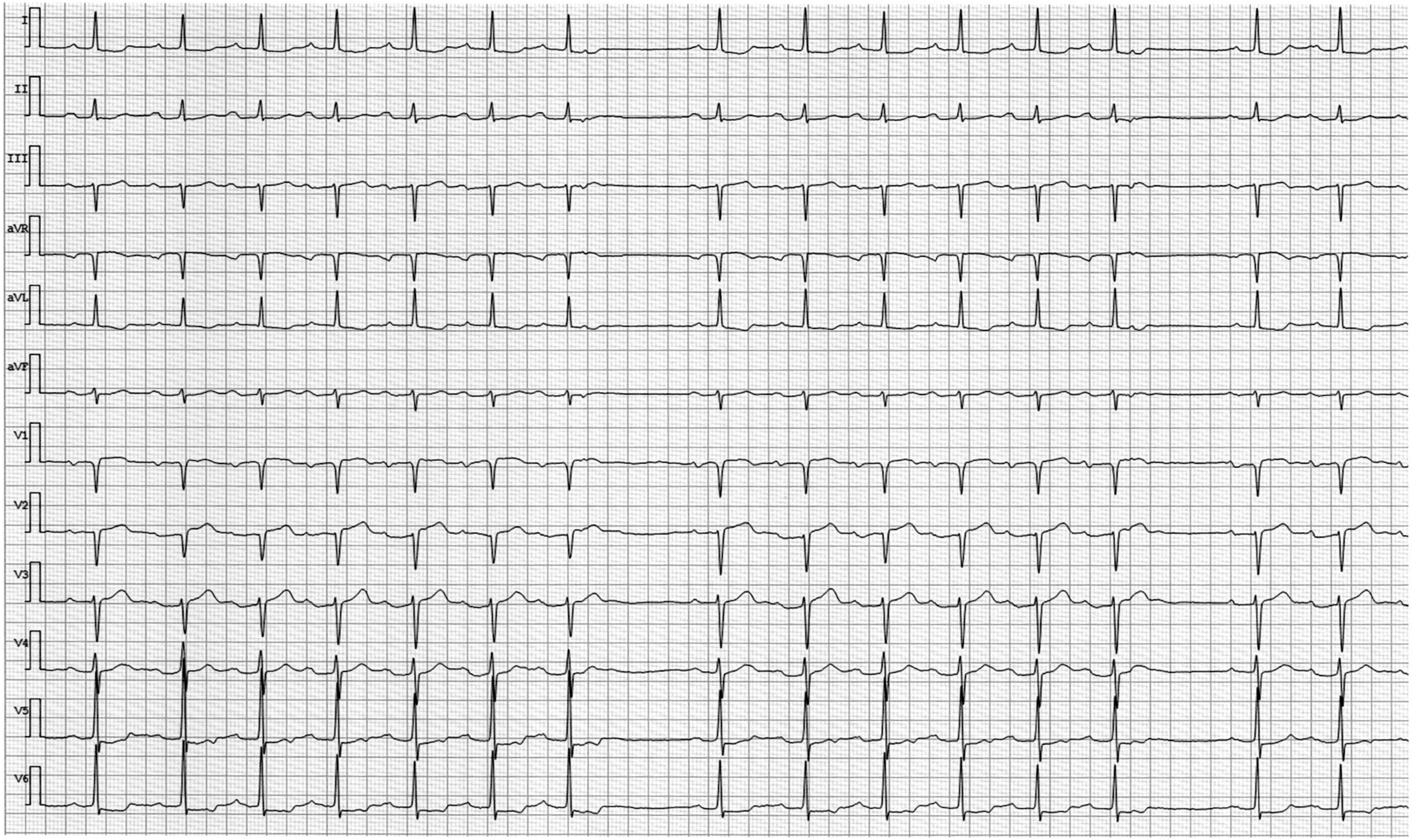


**图 19-128 窦(房)性反复搏动**

男,86 岁,PR 间期进行性延长,终止于一逆行 P 波、形成 2 个长 RR 间期,逆行 P 波与其前的窦性 P 波、以及该窦性 P 波下传的 QRS 波构成窦性 P 波-室上性 QRS 波-逆行 P 波序列,心电图诊断:窦性心律,一度Ⅰ型房室阻滞,窦(房)性反复搏动。

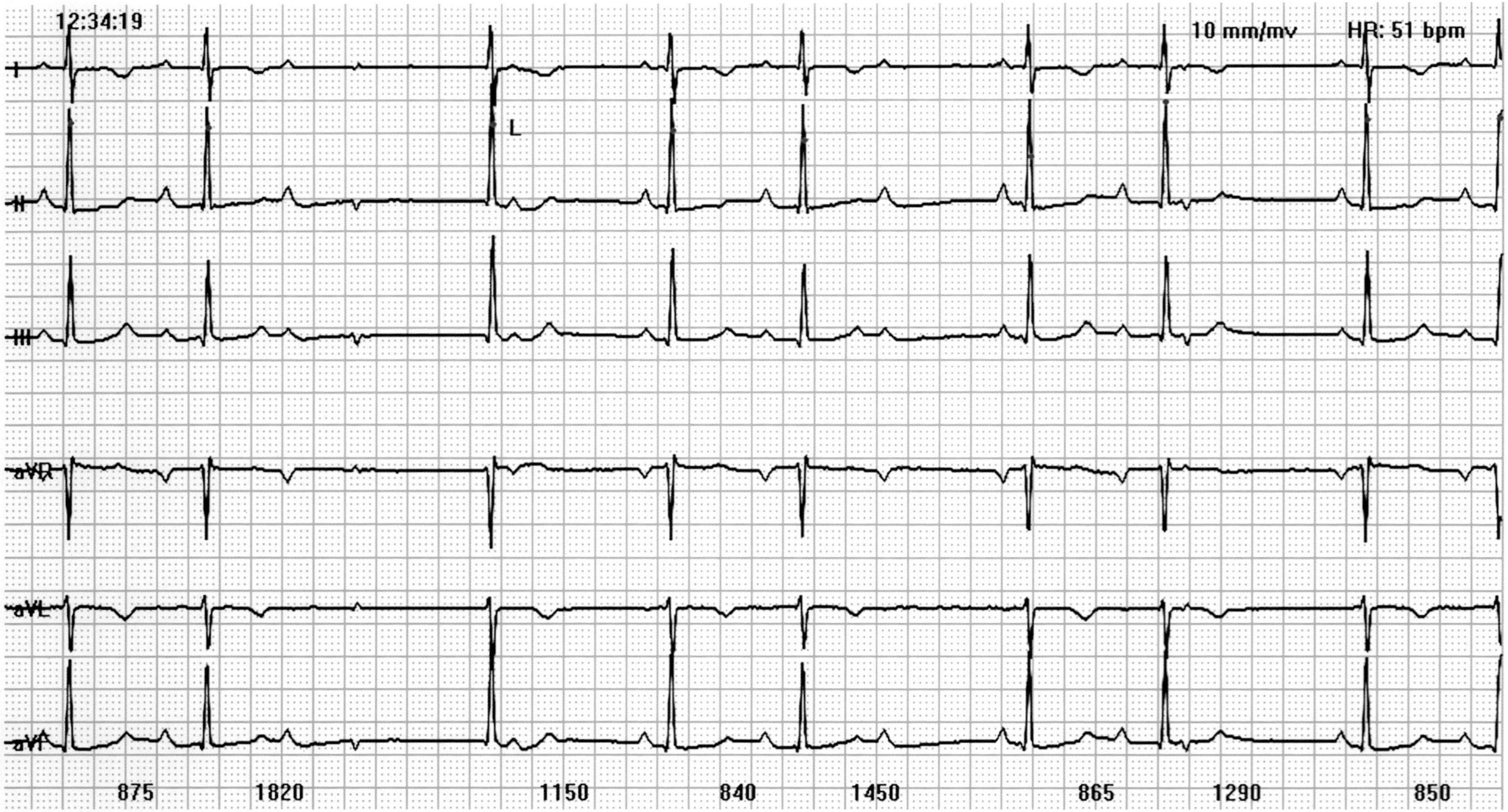


**图 19-129　窦性反复搏动**

女,71 岁,窦性心律(75 次/min),二度 Ⅰ 型房室阻滞,先后有两个相等的短 PP 间期,组成短 PP 间期的两个 P 波形态迥异,第一个 P 波显然为窦性,第二个 P 波在下壁导联倒置;第二个短 PP 间期内含有一室上性 QRS 波,构成窦性 P 波-室上性 QRS 波-逆行 P 波序列,PR 间期>RP 间期,即完全性窦性反复搏动,这样推测不含室上性 QRS 波的第一个短 PP 间期、即窦性P 波-逆行 P 波序列则为不完全性窦性反复搏动。

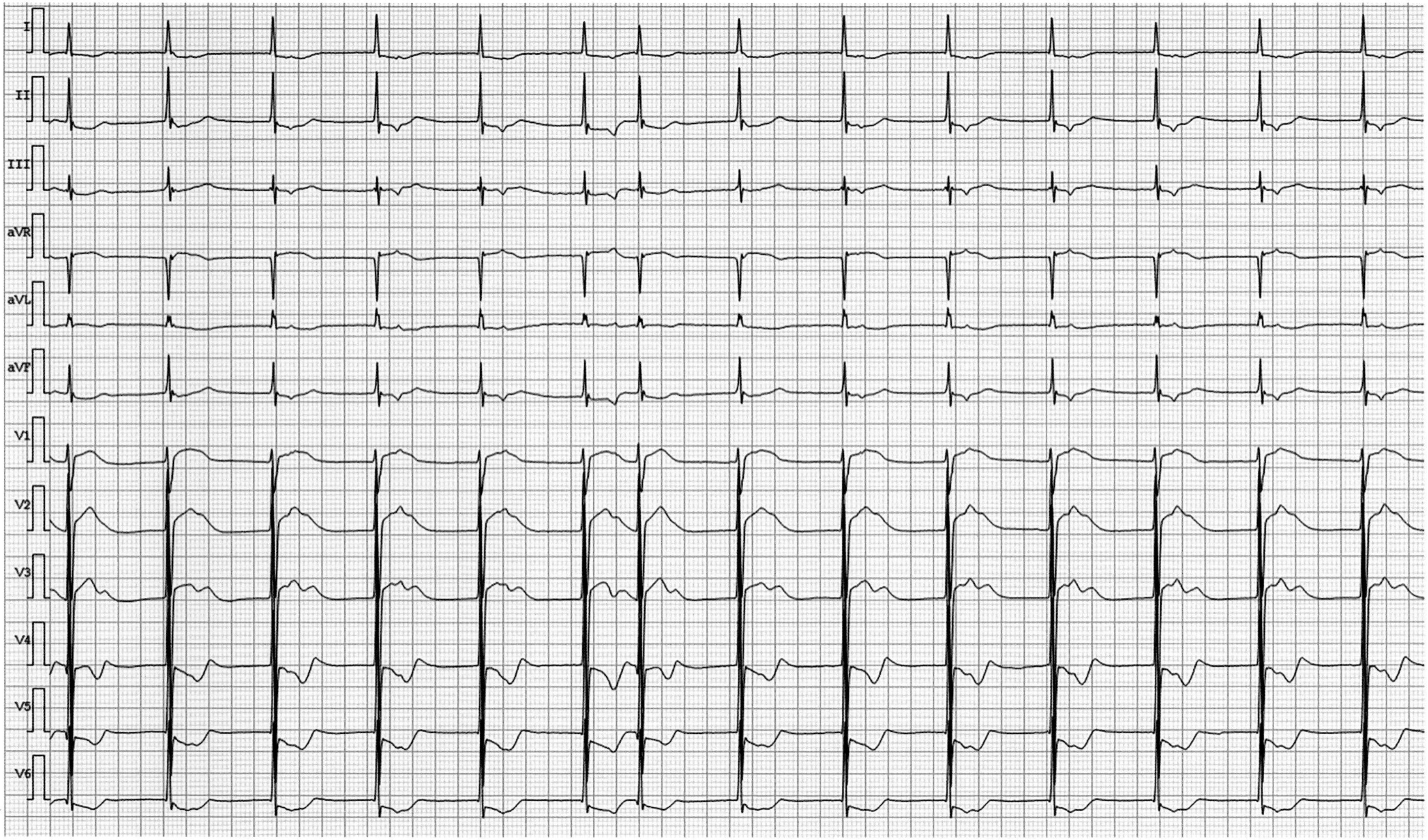


**图 19-130　完全性交界性反复搏动(1)**

男,64 岁,心室节律为加速的交界性心律、多伴室房传导,可见一含有逆行 P 波的短 RR 间期、且其 RP 间期延长,分析其产生机制为交界性激动先前传至心室、后缓慢逆传至心房的同时再沿另一条通路回折前传至心室,构成了交界性 QRS 波-逆行 P 波-室上性 QRS 波序列,即完全性交界性反复搏动。

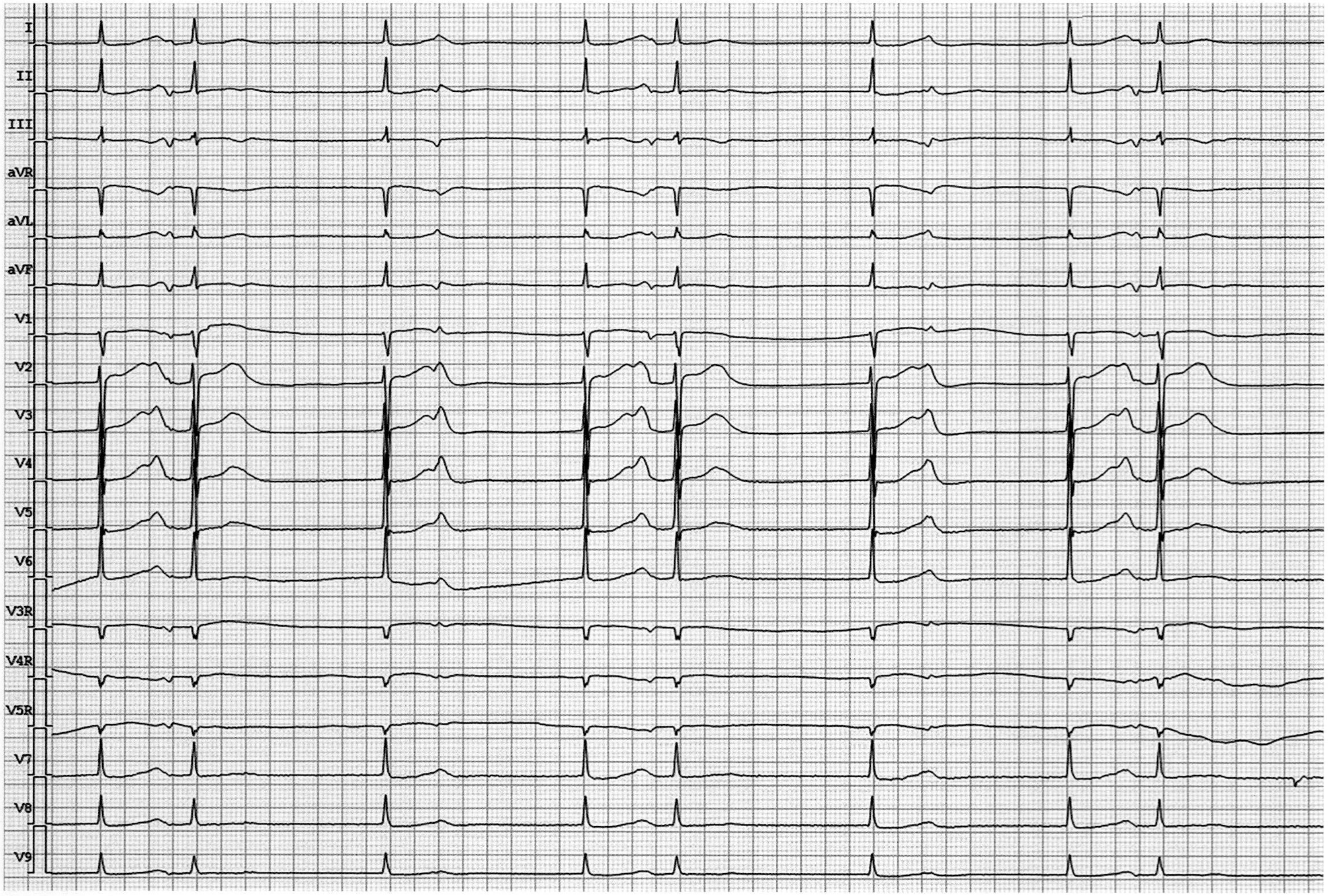


**图 19-131　完全性交界性反复搏动(2)**

女,78 岁,可见过缓的交界性 QRS 波后均继以逆行 P 波、并形成两种 RP 间期,长的 RP 间期后均继以短的 PR 间期,即短 RR 间期组合,分析该短 RR 间期的产生机制为交界性激动先前传至心室、后缓慢逆传至心房的同时再沿另一条通路快速回折前传至心室,构成了交界性 QRS 波-逆行 P 波-室上性 QRS 波序列。即完全性交界性反复搏动。

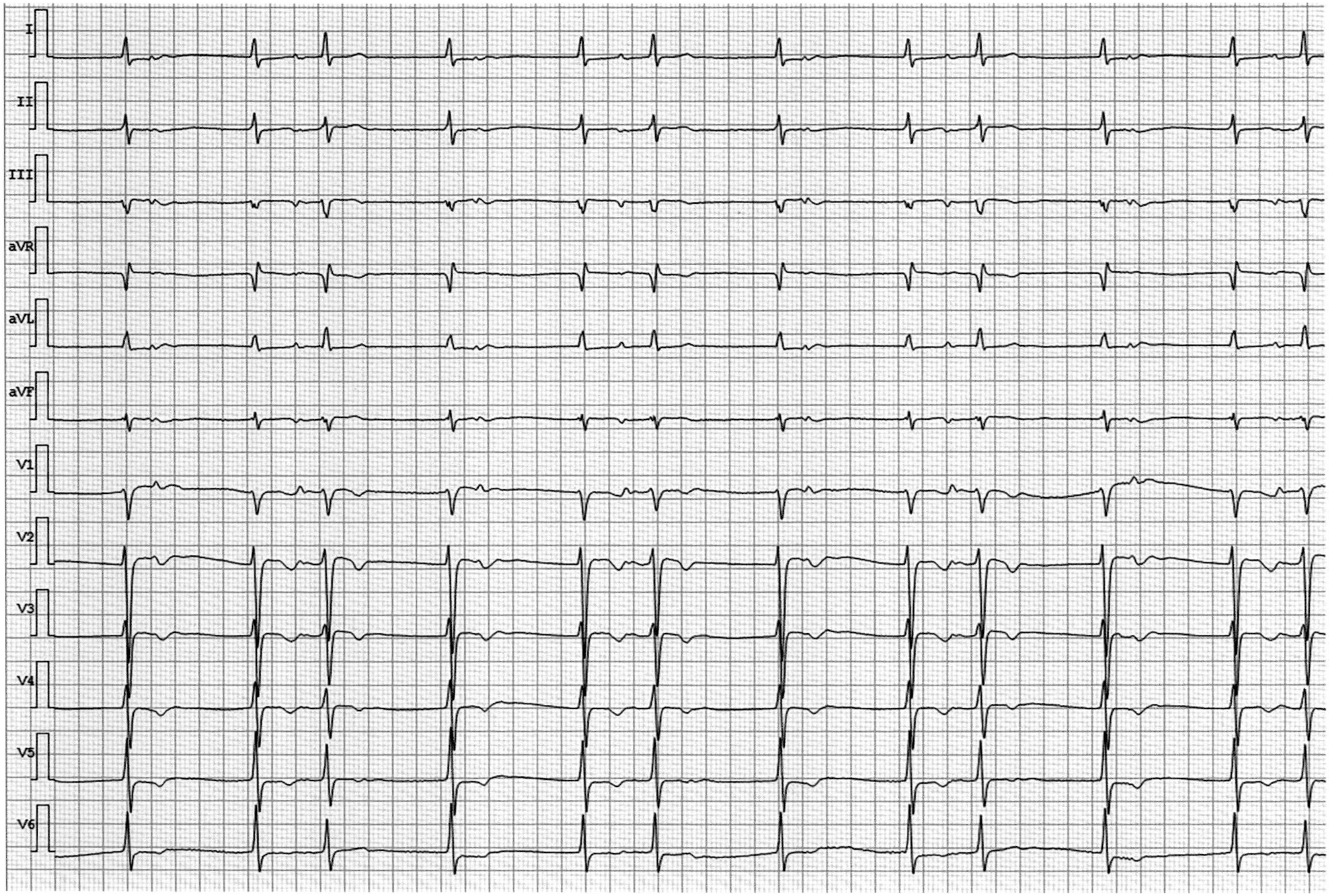


**图 19-132　交界性逸搏-逸搏-完全性反复搏动三联律**

女,63 岁,可见交界性逸搏的 QRS 波后均继以逆行 P 波、并形成长、短 RP 间期交替,长的 RP 间期后均继以短的 PR 间期、即短 RR 间期组合,分析该短 RR 间期的产生机制为交界性激动先前传至心室、后缓慢逆传至心房的同时再沿另一条通路快速回折前传至心室,构成了交界性 QRS 波-逆行 P 波-室上性 QRS 波序列。该序列总是重复出现在一次交界性逸搏之后,且连续出现、即交界性逸搏-逸搏-完全性反复搏动三联律。

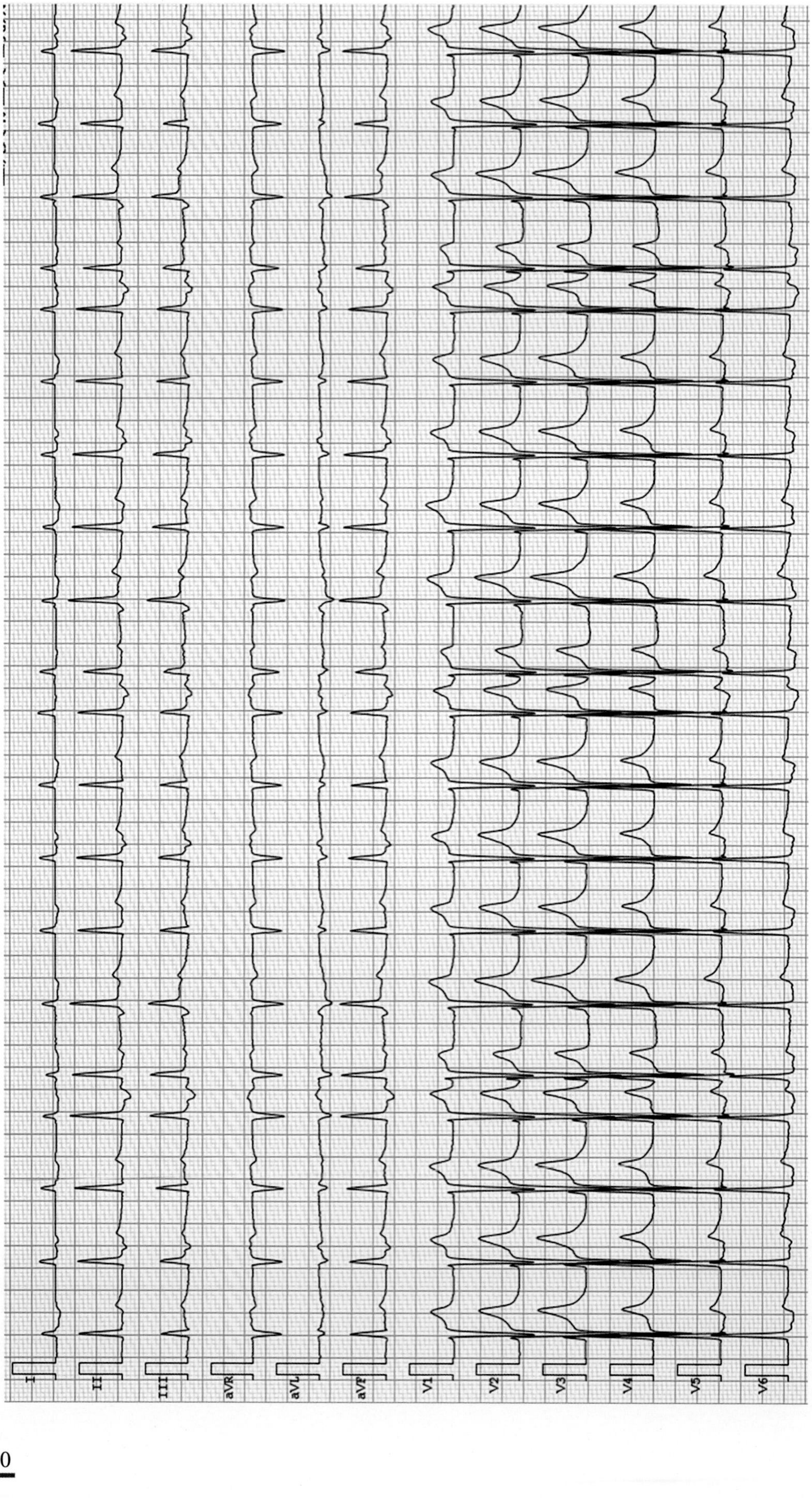


**图 19-133　完全性交界性反复搏动(1)**

男，65 岁，加速的交界性心律，部分伴室房传导，可见 3 个含有逆行 P 波的短 RR 间期且其 RP 间期较长，分析其产生机制为交界性激动先前传至心室，后缓慢逆传至心房的同时再沿另一条通路回折前传至心室，构成了交界性 QRS 波-逆行 P 波-室上性 QRS 波序列，即完全性交界性反复搏动。

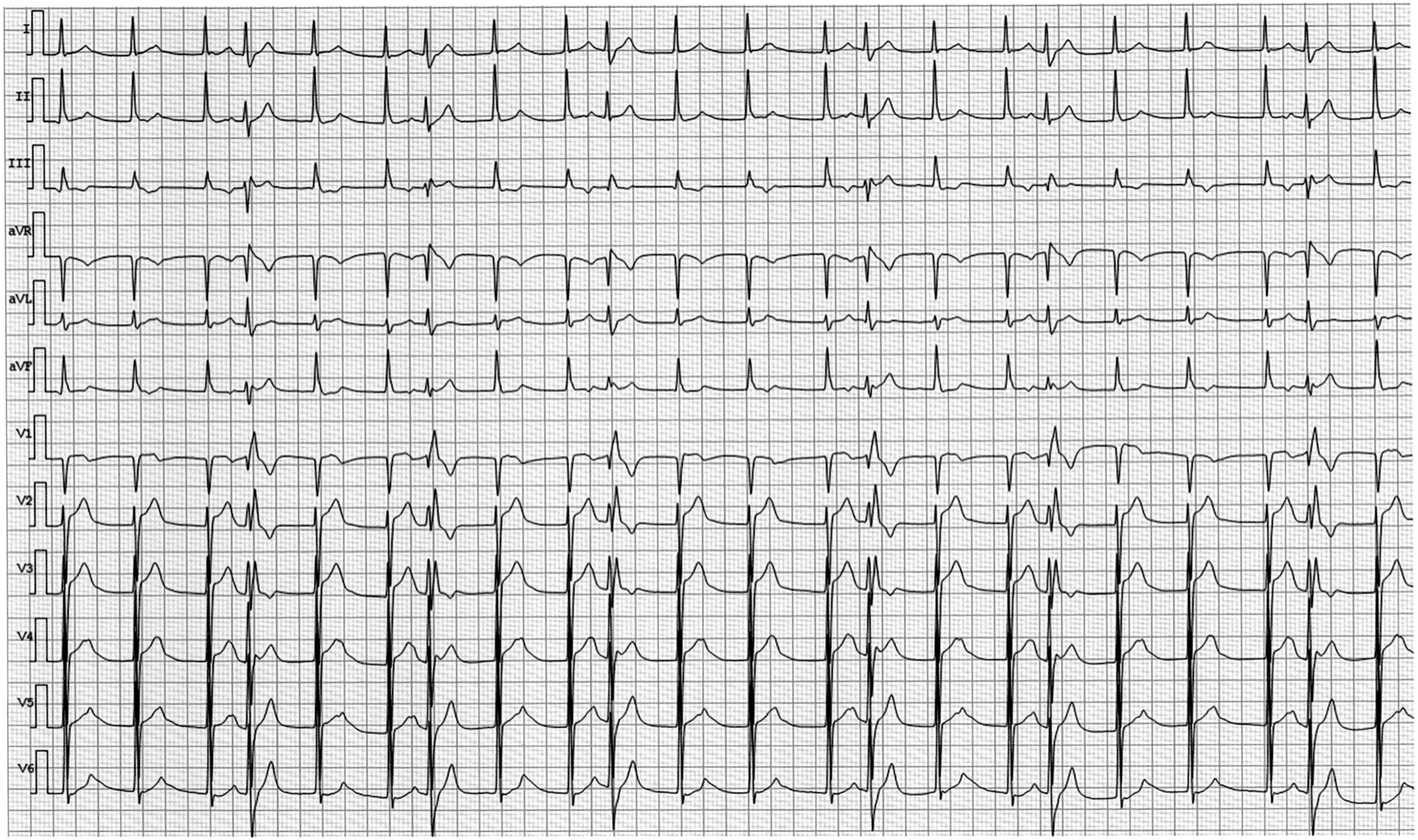


**图 19-134　完全性交界性反复搏动(2)**

男,47 岁,部分交界性 QRS 波后继以逆行 P 波,部分逆行 P 波后继以右束支阻滞型的宽 QRS 波,形成 6 个短 RR 间期,分析该短 RR 间期的产生机制为交界性激动先前传至心室、后缓慢逆传至心房的同时再沿另一条通路回折前传至心室,构成了交界性 QRS 波-逆行 P 波-室上性 QRS 波序列,即完全性交界性反复搏动(加速的交界性心律、交界性反复搏动部分呈三联律室内差异性传导)。

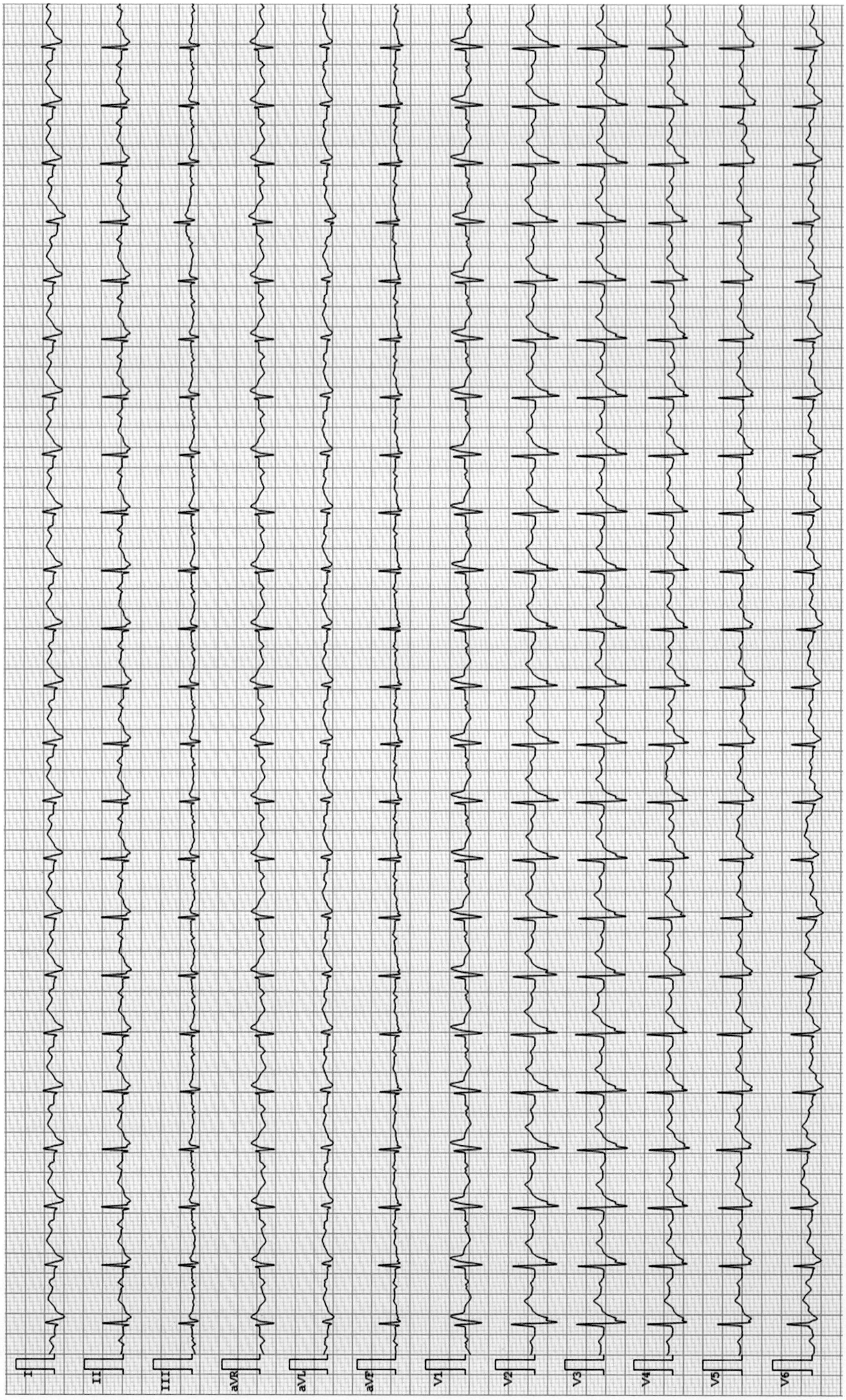


**图19-135　窦性心动过速,完全性右束支阻滞**

女,38岁,Ebstein畸形术后,窦性心动过速,完全性右束支阻滞。

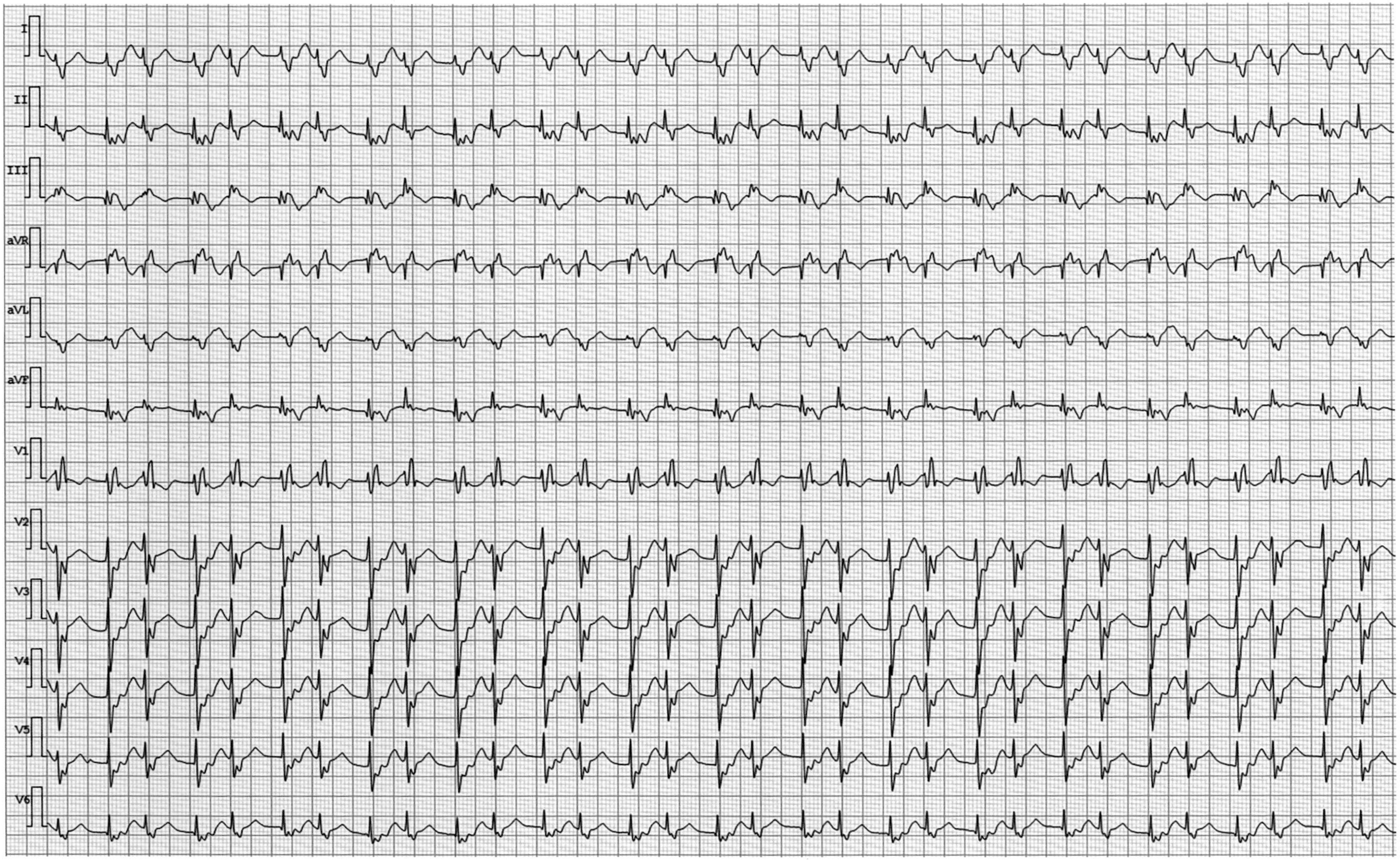


**图 19-136 完全性交界性反复搏动二联律**

与图 19-135 为同一患者,长、短两种 RR 间期交替出现,短 RR 间期内均含有逆行 P 波、且逆行 P 波后均继以短 PR 间期,分析其产生机制为交界性激动先前传至心室、后快速逆传至心房的同时再沿另一条通路回折缓慢前传至心室,构成了交界性 QRS 波-逆行 P 波-室上性 QRS 波序列,心电图诊断:加速的交界性心搏、完全性交界性反复搏动二联律。

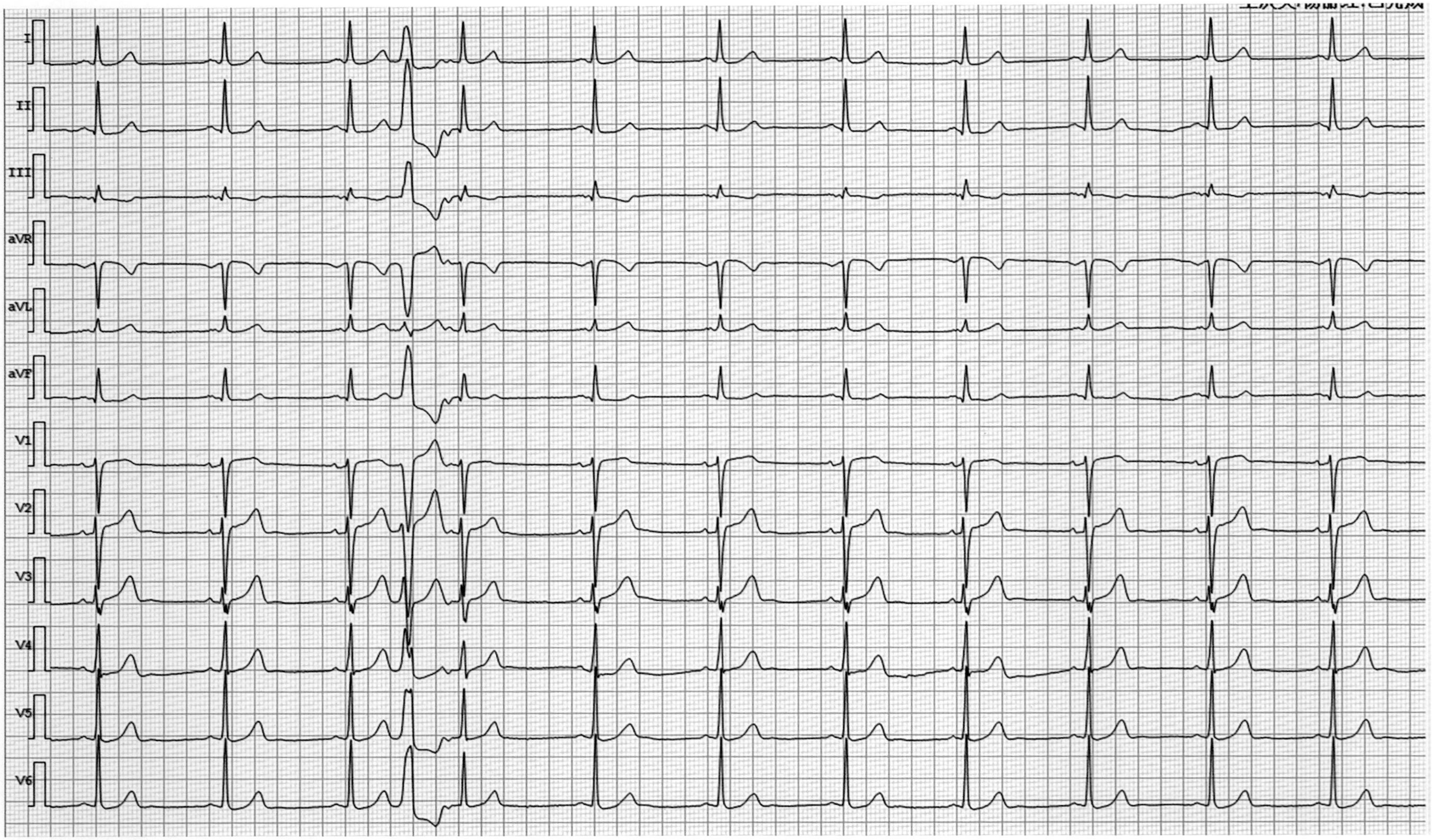


图 19-137　完全性室性反复搏动(1)

女，53岁，窦性心动过缓(55次/min)，可见一提前出现的宽QRS波-逆行P波-室上性QRS波序列，RP>PR，宽QRS波前无相关P波。诊断为室性早搏、室性反复搏动，分析其形成机制为室性早搏通过房室结慢径路逆传至心房的同时又沿房室结快径路回折抵达心室形成完全性室性反复搏动。

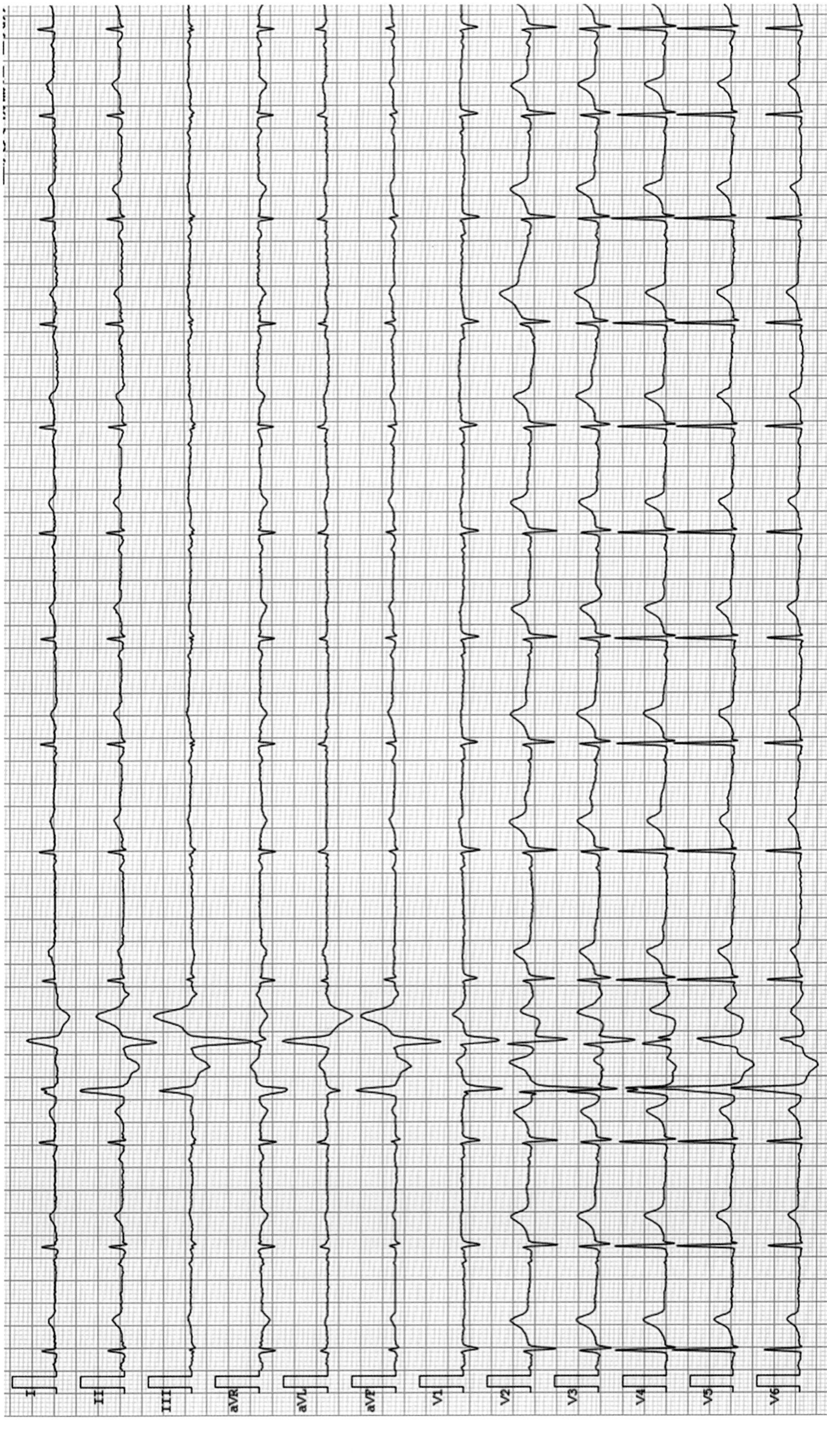


**图 19-138　完全性室性反复搏动(2)**

男，88 岁，窦性心律伴成对室性早搏，第 2 个室性早搏后有一逆行 P 波，该逆行 P 波后继以室上性 QRS 波，形成 RP>PR 的短 RR 间期，分析其形成机制为第 2 个室性早搏通过房室结慢径路逆传至心房的同时又沿房室结快径路回折抵达心室形成完全性室性反复搏动。

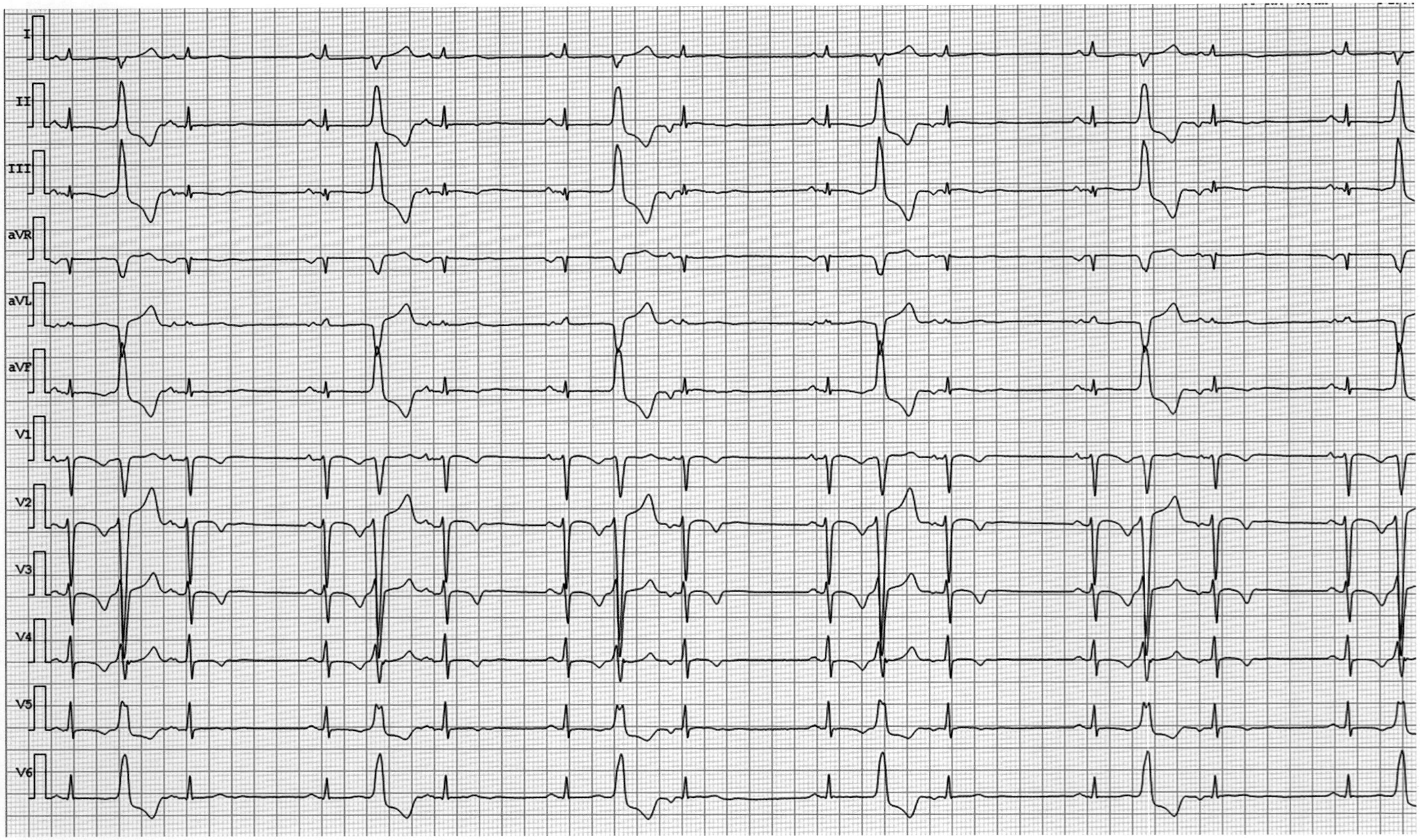


**图 19-139　完全性室性反复搏动三联律(3)**

女,33 岁,窦性心律、频发室性早搏,第 1、2 个室性早搏后紧跟窦性 P-QRS-T,为插入性室性早搏,第 3 个室性早搏后有一逆行 P 波,该逆行 P 波后继以室上性 QRS 波,形成 RP>PR 的短 RR 间期,分析其成因为该室性早搏通过房室结慢径路逆传至心房的同时又沿快径路回折抵达心室形成完全性室性反复搏动;第 4、5 个室性早搏发生了类似的事情,只不过是其后继的 P 波形态介于上述窦性 P 波、逆行 P 波之间,为房性融合波(完全性室性反复搏动三联律)。

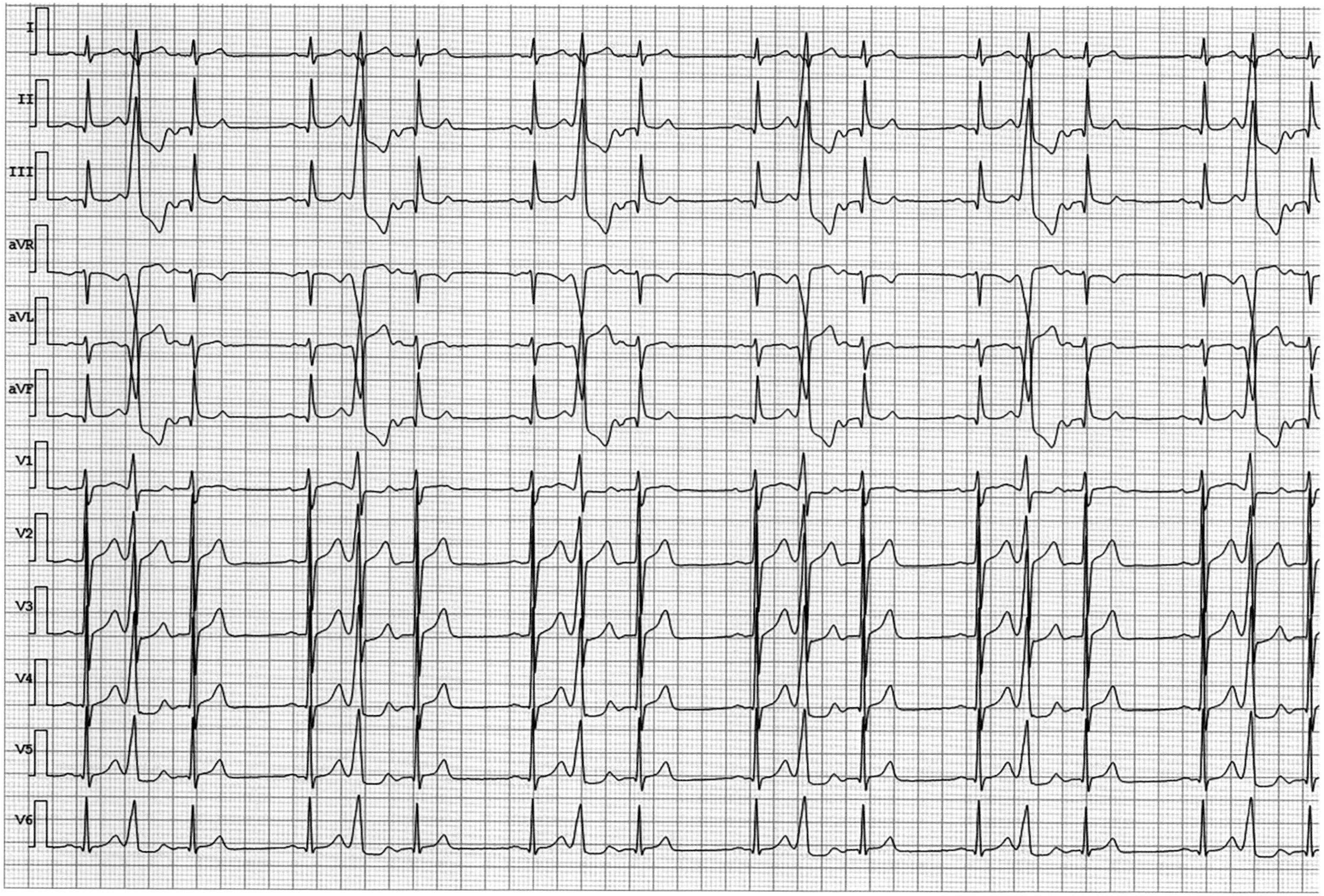


**图 19-140　完全性室性反复搏动三联律(4)**

女，82 岁，每一次窦性心搏后均继以室性早搏引发的室性 QRS 波-逆行 P 波-室上性 QRS 波序列，且 RP 间期>PR 间期，分析该序列发生机制为室性早搏通过房室结慢径路逆传至心房的同时又沿快径路回折抵达心室形成完全性室性反复搏动。上述序列与一个窦性心搏组合连续重复出现、构成完全性室性反复搏动三联律。

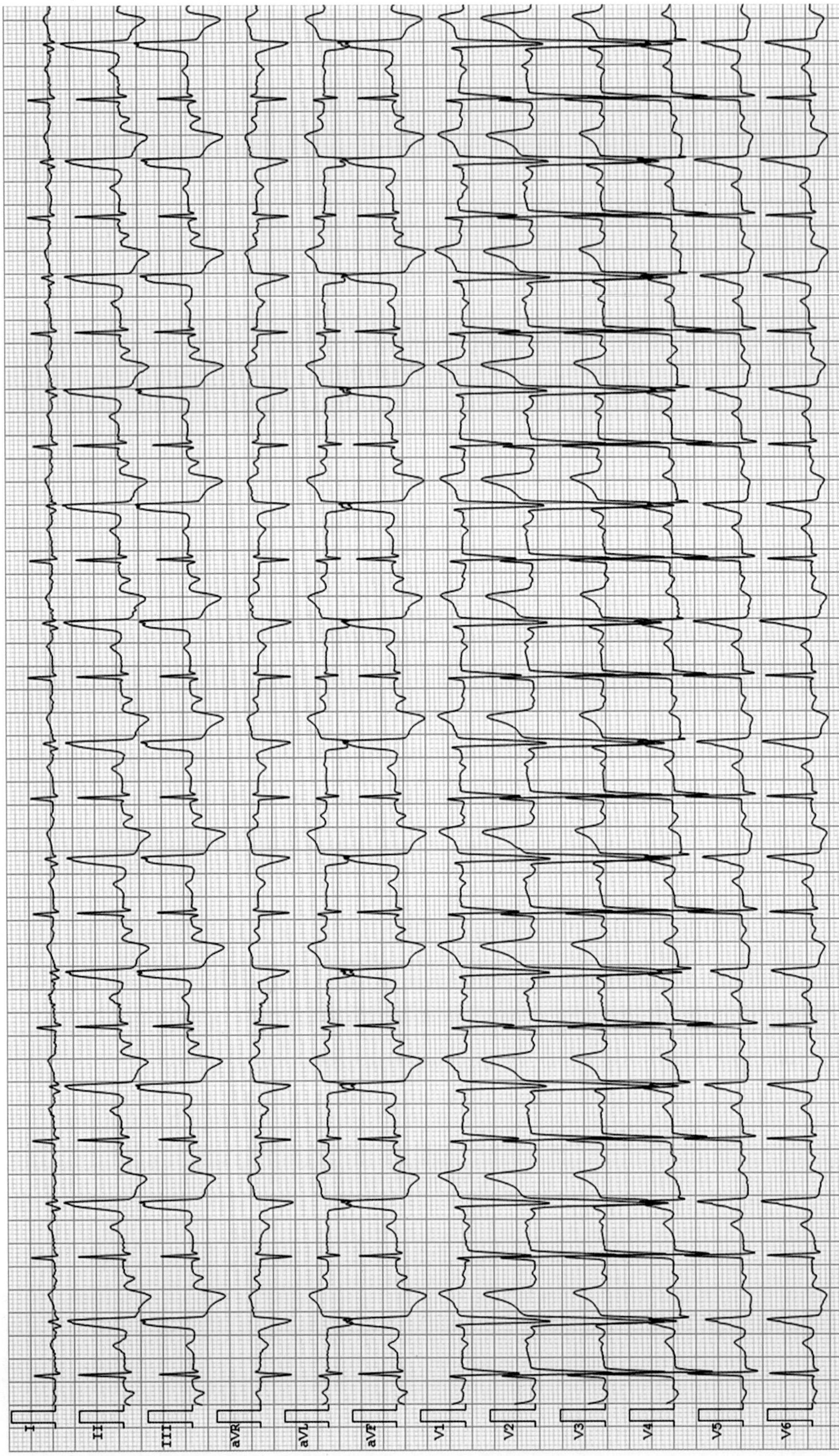


**图 19-141　完全性室性反复搏动二联律(1)**

女，25 岁，心律由规律出现的室性 QRS 波-逆行 P 波-室上性 QRS 波序列构成，分析其发生机制为室性激动通过房室结慢径路逆传至心房的同时又沿快径路回折抵达心室形成完全性室性反复搏动，该序列连续重复出现，构成完全性室性反复搏动二联律。

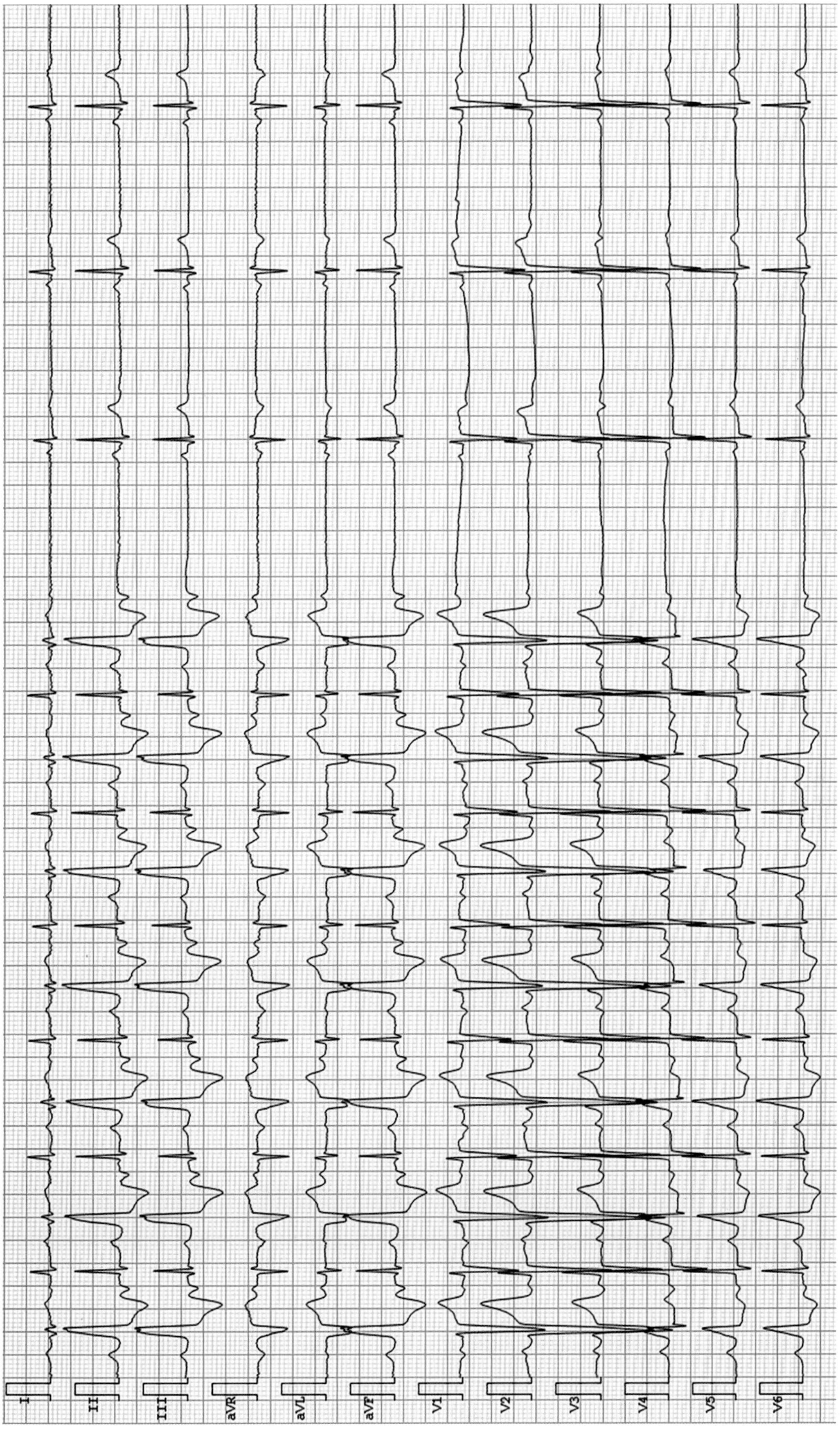


**图 19-142　完全性室性反复搏动二联律(2)**

与图 19-141 为同一患者心电图，完全性室性反复搏动二联律终止于逆行 P 波，复律后的窦性心动过缓说明前述的室性 QRS 波为室性早搏。

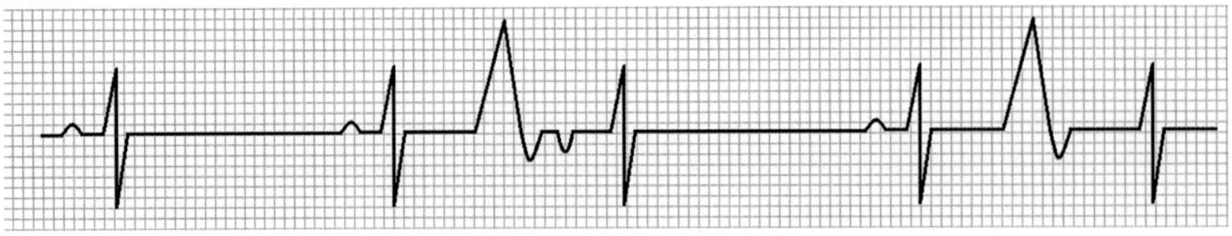

图 19-143　完全性室性反复搏动与不完全性室性反复搏动示意

### (二)非房室结依赖的反复搏动

1. 窦性回波

(1)概念:窦性回波是指适时的房性早搏经房室结下传激动心室的同时,房内传导在窦房结区域发生了一次回折并再次激动心房的现象,即发生在窦房区域的单次折返。心脏电生理检查中窦性回波的发生率10%~15%,且重复性强。

(2)发生机制:适时的房性早搏在窦房区域传导时,正遇部分区域处于有效不应期而发生前向传导阻滞,激动则在处于兴奋期或相对不应期的窦房区域缓慢传导,并再次激动已恢复兴奋性的心房肌。由于这一折返途径并未闭合而呈开放状态,因而只发生一次窦性回波,只折返一次,且不形成连续的折返。

有学者认为窦房结及周围区域与房室结一样可以发生功能性的纵向分离。在窦房结和右心房界嵴之间的窦房区域,是窦性激动进出并发生传导延迟的部位。近年有学者证实 Bachman 束能发生功能性的纵向分离,并能引起特殊形式的折返。

(3)心电图特征:①适时的房性早搏常来源于左房或低位右房,因而 P 波倒置。②P 波下传引起 QRS 波的同时,在窦房区域发生回折,经过传导再次激动和夺获心房。

心电图表现为一次窦性周期后出现异位的 P 波;其下传时在窦房区域形成折返,并再次激动心房形成 P 波,再次形成的 P 波形态与窦性 P 波的形态相似或略有差异。

2. 室内的室性反复搏动

(1)概念:室内的室性反复搏动是指起源于心室的激动引起心室除极的同时,在希浦系统内发生了单次折返,并使心室再次激动的现象。常由室性早搏、室性心动过速、心室起搏等引发。

(2)心电图特征:心电图的组合为室性 QRS 波或心室起搏的 QRS 波-室性 QRS 波,心电图出现的成对室性早搏中部分属于心室内的室性反复搏动,见图 19-144 ~ 图 19-147。

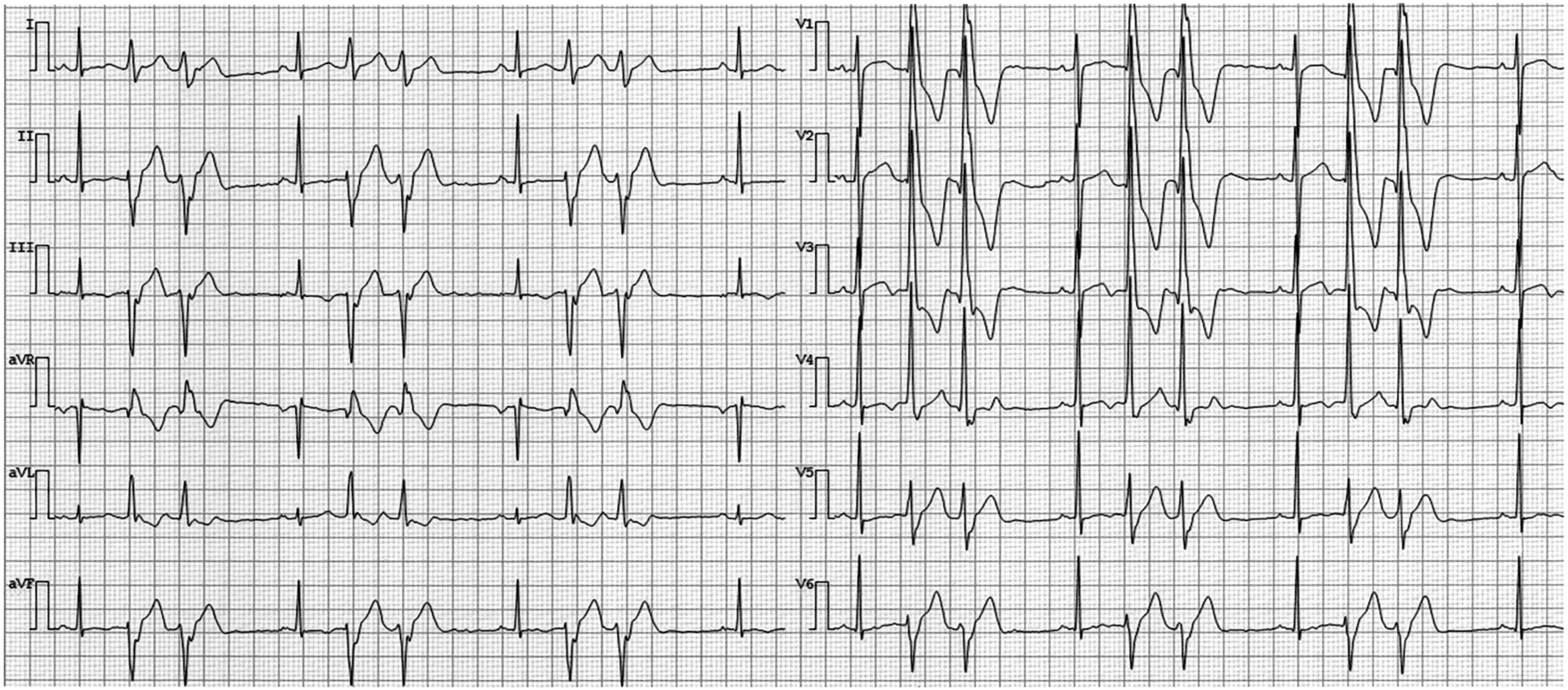


图 19-144　室性反复搏动三联律

女,17 岁,成对提前出现的宽 QRS 波,类右束支阻滞伴左前分支阻滞图形,其前无相关 P 波,其间期及前间期恒定,推测发生机制很可能是起源于左后分支的早期激动引起左心室除极的同时沿左前分支逆传至希氏束后又经左后分支下传再次引起心室除极,构成室性 QRS-室性 QRS 序列(成对室性早搏),即室性反复搏动(室内)。该序列总是在一个窦性心搏之后连续重复出现,称为室性反复搏动三联律。

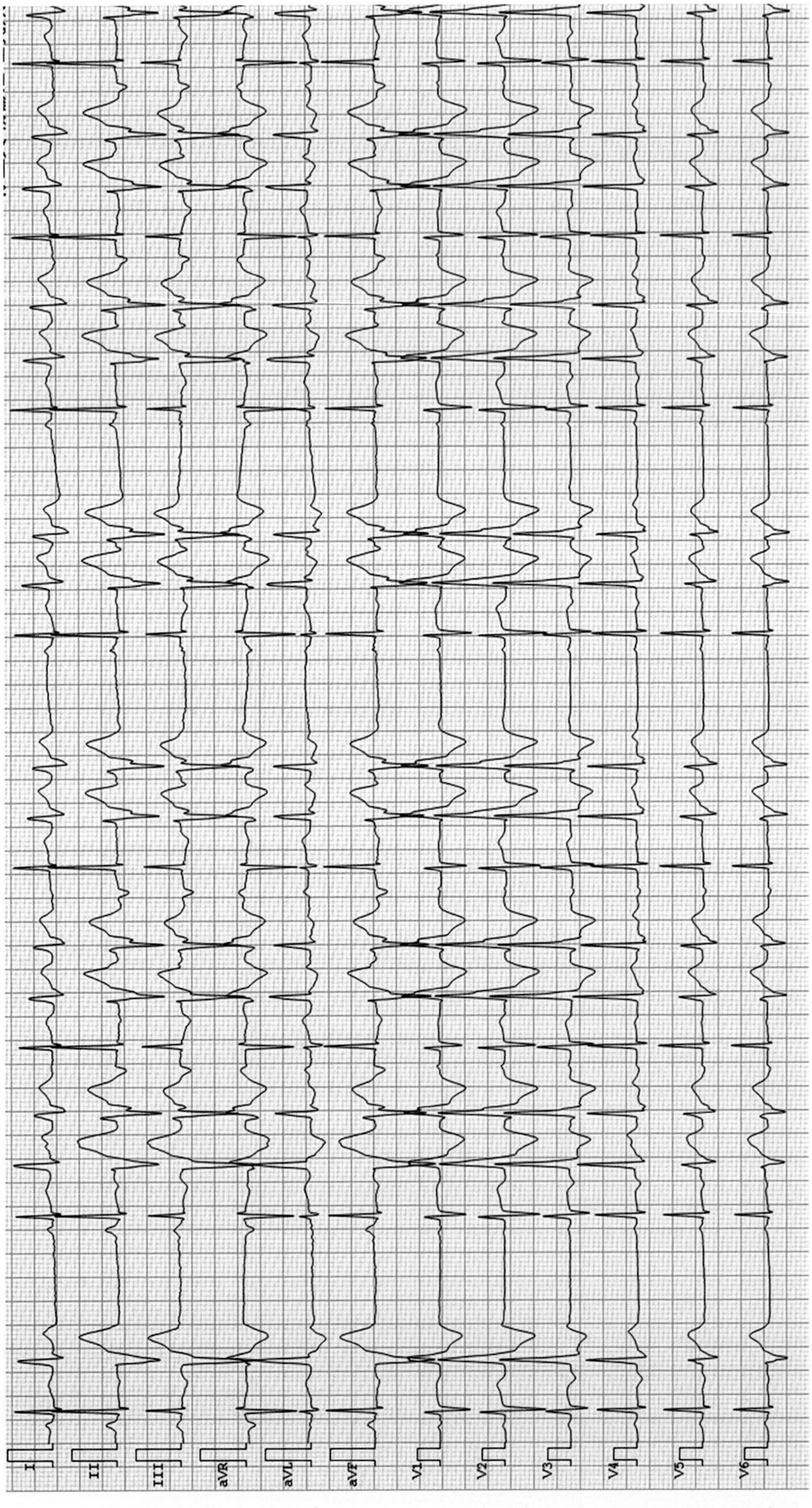


**图 19-145　完全性室性反复搏动**

与图 19-144 为同一患者，部分室性反复搏动后继以逆行 P 波-室上性 QRS 波，且 RP 间期>PR 间期，这说明在心室内的反复搏动发生了向心房逆传的同时沿快径路回折前传、又一次激动心室，形成了继室内反复搏动后，在房室交界区快慢径路折返的完全性室性反复搏动。

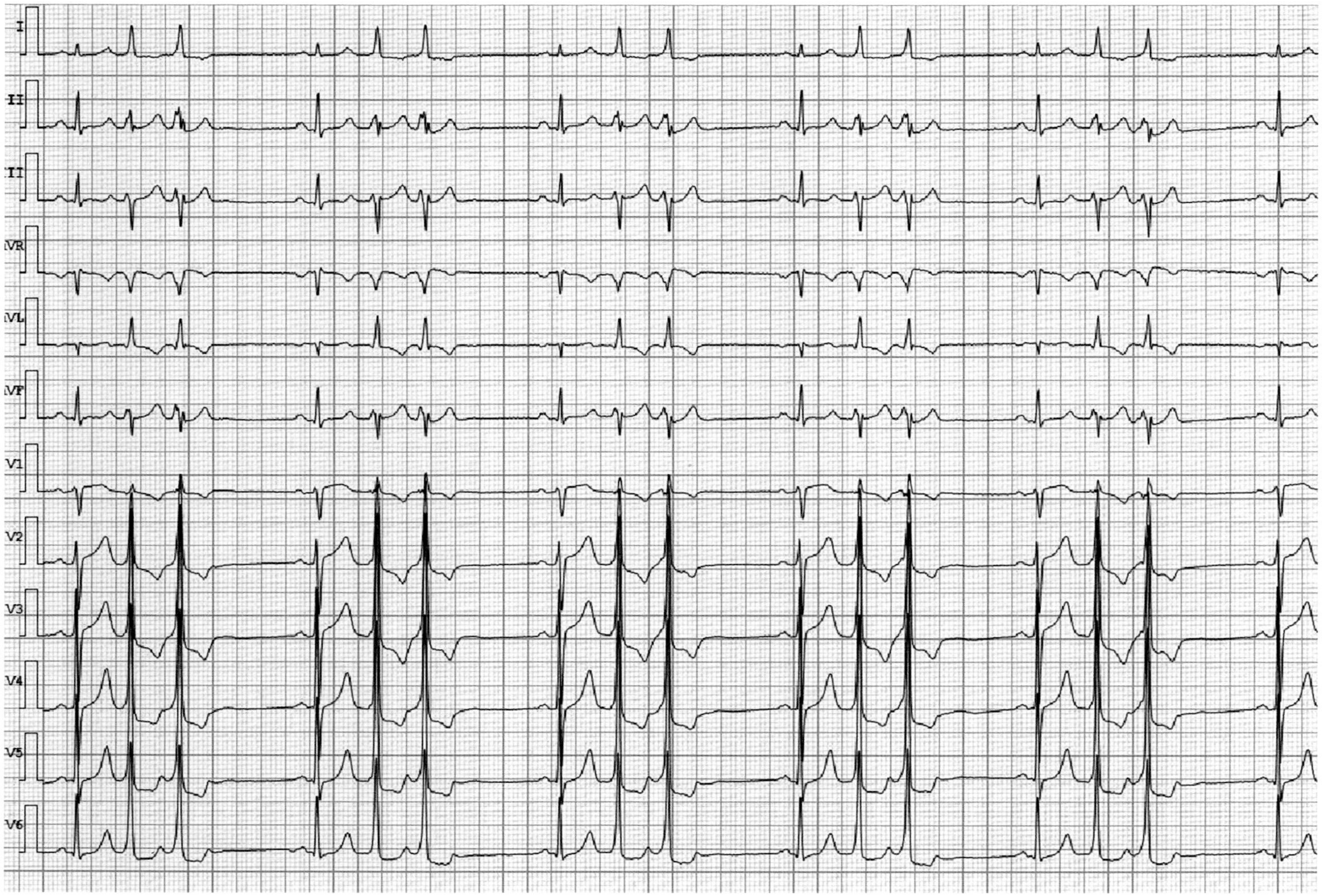


**图 19-146　室性反复搏动三联律**

女，69 岁，成对提前出现的宽 QRS 波，类不完全性右束支阻滞图形，其前无相关 P 波，其间期及前间期恒定，分析该现象的发生机制很可能是起源于高位左室间隔的早期激动下传至心室的同时沿另一径路逆传至希氏束后再次下传至心室，构成室性 QRS-室性 QRS 序列（成对室性早搏），即室性反复搏动（室内）。该序列总是在一个窦性心搏之后连续重复出现，称为室性反复搏动三联律。

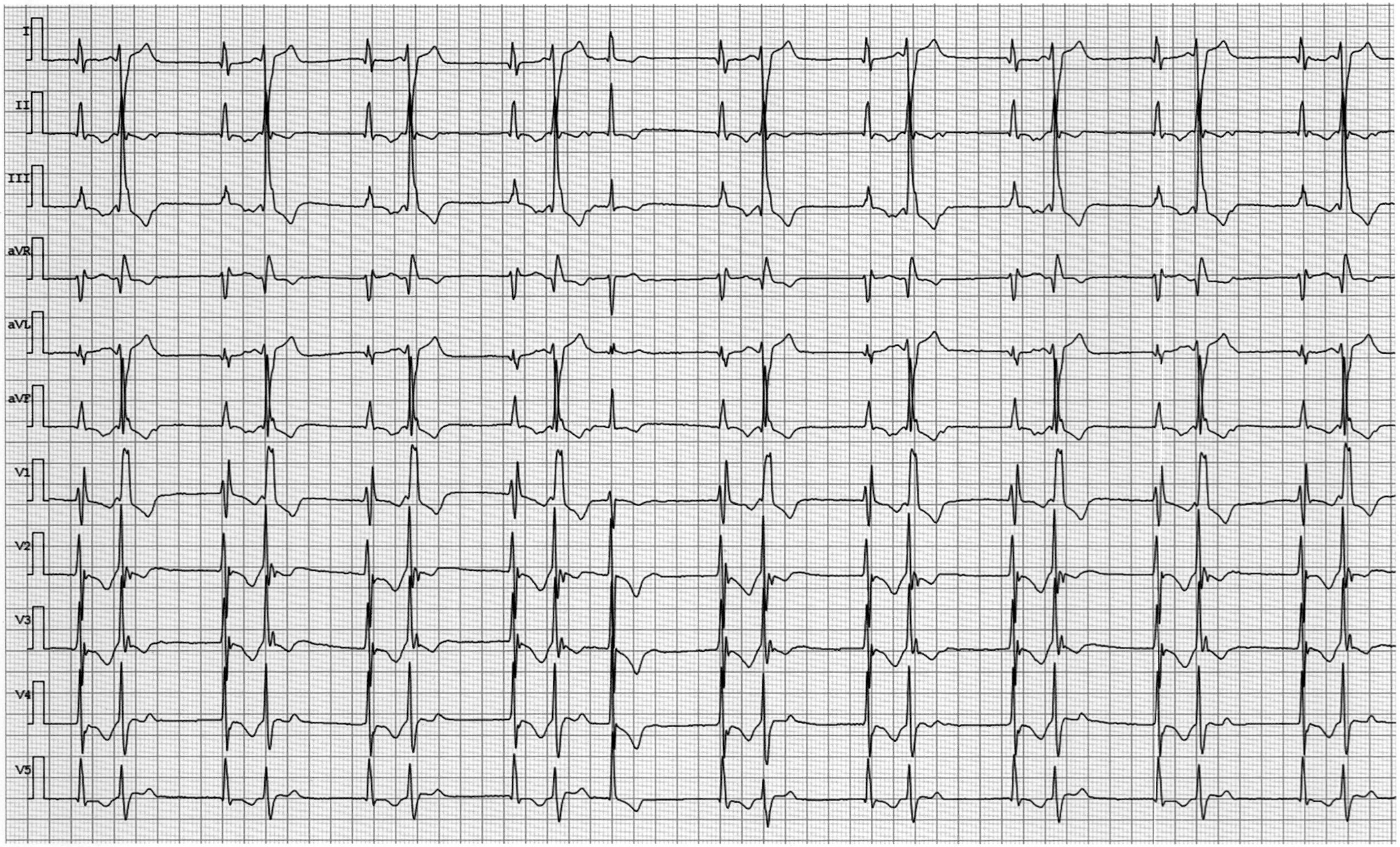


**图 19-147　完全性室性反复搏动**

女,63 岁,心室节律由宽、窄 QRS 波构成,宽 QRS 波成对出现,多连续重复、构成固定的短 RR 间期,显然第 1 个宽 QRS 波延迟出现、第 2 个宽 QRS 波提前出现,其前均无相关的 P 波,可诊断为加速的室性心搏、室性早搏二联律。形成该二联律的合理机制很可能是起源于左束支的较晚期激动前传引起心室除极的同时沿右支逆传至希氏束后又经左束支再次下传激动心室,构成室性 QRS-室性 QRS 序列,即室性反复搏动(室内)。部分宽 QRS 波后伴有逆行 P 波,有的逆行 P 波后继以室上性 QRS 波,构成室性 QRS 波-室性 QRS 波-逆行 P 波-室上性 QRS 波序列,即在一次室内的反复搏动之后又形成一次在房室交界区内发生折返的完全性室性反复搏动。

### (三)起搏器介导的反复搏动

人工心脏起搏器引起心房或心室有效除极的同时,可引起经房室结折返的房性或室性反复搏动,也可引起经希浦系统折返的心室内的反复搏动。起搏器介导的反复搏动仅为单次折返,与双腔起搏器介导的多次折返所形成的环形运动性心动过速不同。

1. 分类

(1)心房起搏介导的房性反复搏动:见于心房单腔起搏器、AVI 工作方式时的双腔起搏器。有效的心房起搏可能会通过房室结前传心室的同时可能会沿另一径路传导发生回折再次激动心房。形成房性 P 波-室上性 QRS 波-逆行 P 波序列,即心房起搏介导的房性反复搏动。通常是沿慢径路前传、快径路回折逆传形成。

(2)心室起搏介导的室性反复搏动:①心室起搏经房室结折返的反复搏动。见于心室单腔起搏器、伴有心房起搏功能不良或 PAV 设置较长的双腔起搏器。有效的心室起搏可能会通过房室结逆传心房后沿另一径路传导发生回折再次激动心室。形成室性 QRS 波-逆行 P 波-室上性 QRS 波序列,即心室起搏介导的室性反复搏动。通常是沿慢径路逆传、快径路回折前传形成。②心室起搏经希浦系统折返的反复搏动。VVI 起搏时心室起搏脉冲使心室除极后,有效的心室起搏激动在希浦系统传导并发生室内的单次折返,形成了不同形态的 QRS 波,起搏的 QRS 波与心室回波之间无逆行 P 波。

2. 心电图特征

(1)心房起搏介导的反复搏动:①心房起搏介导的完全性反复搏动,心房起搏的 P 波-室上性 QRS 波-逆行 P 波。②心房起搏介导的不完全性反复搏动,心房起搏的 P 波-逆行 P 波。

(2)心室起搏介导的反复搏动

1)心室起搏经房室结折返的反复搏动:起搏的 QRS 波-逆行 P 波-室上性 QRS 波形成完全性反复搏动;或起搏的 QRS 波-室上性 QRS 波形成不全性反复搏动,见图 19-148 ~ 图 19-152。

2)心室起搏经希浦系统折返的反复搏动:心室起搏的 QRS 波-室性 QRS 波,见图 19-153、图 19-154。

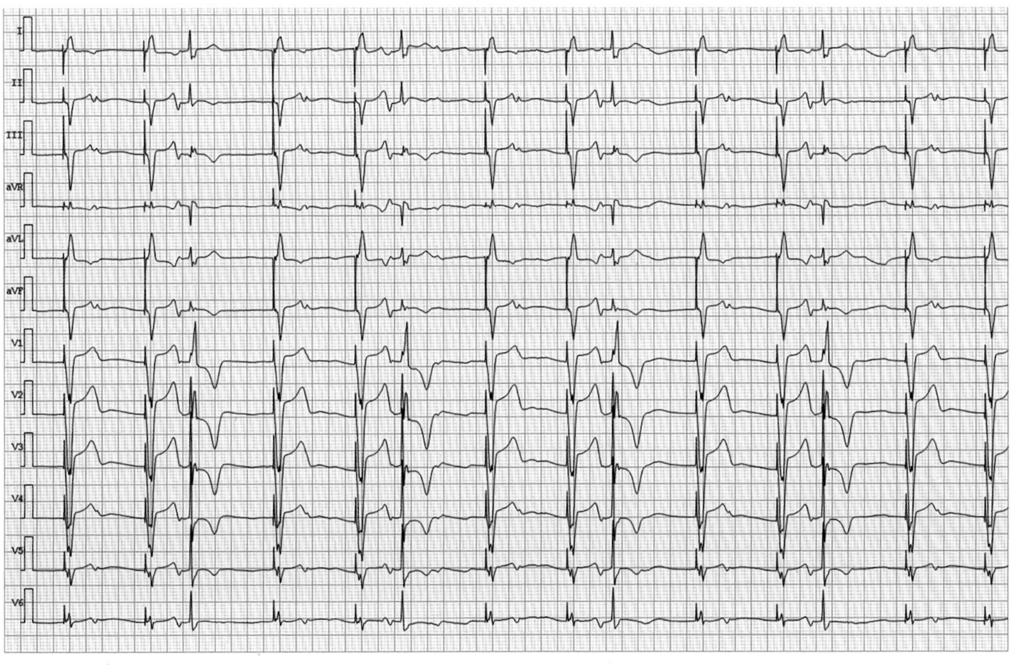


**图 19-148　心室起搏、室性反复搏动三联律**

女,72 岁,VVI 起搏器植入术后,心室感知及起搏功能正常。每个起搏的 QRS 波后均有一逆行 P 波,且形成长、短两种 RP 间期,长的 RP 间期后均继以恒定的短 PR 间期,分析该现象的发生机制为有效的心室起搏通过房室结慢径路逆传心房的同时、沿快径路回折再次激动心室(伴室内差异性传导)。形成室性 QRS 波-逆行 P 波-室上性 QRS 波序列,即心室起搏介导的室性反复搏动。该序列总是在一次心室起搏之后连续重复出现,故为心室起搏、室性反复搏动三联律。

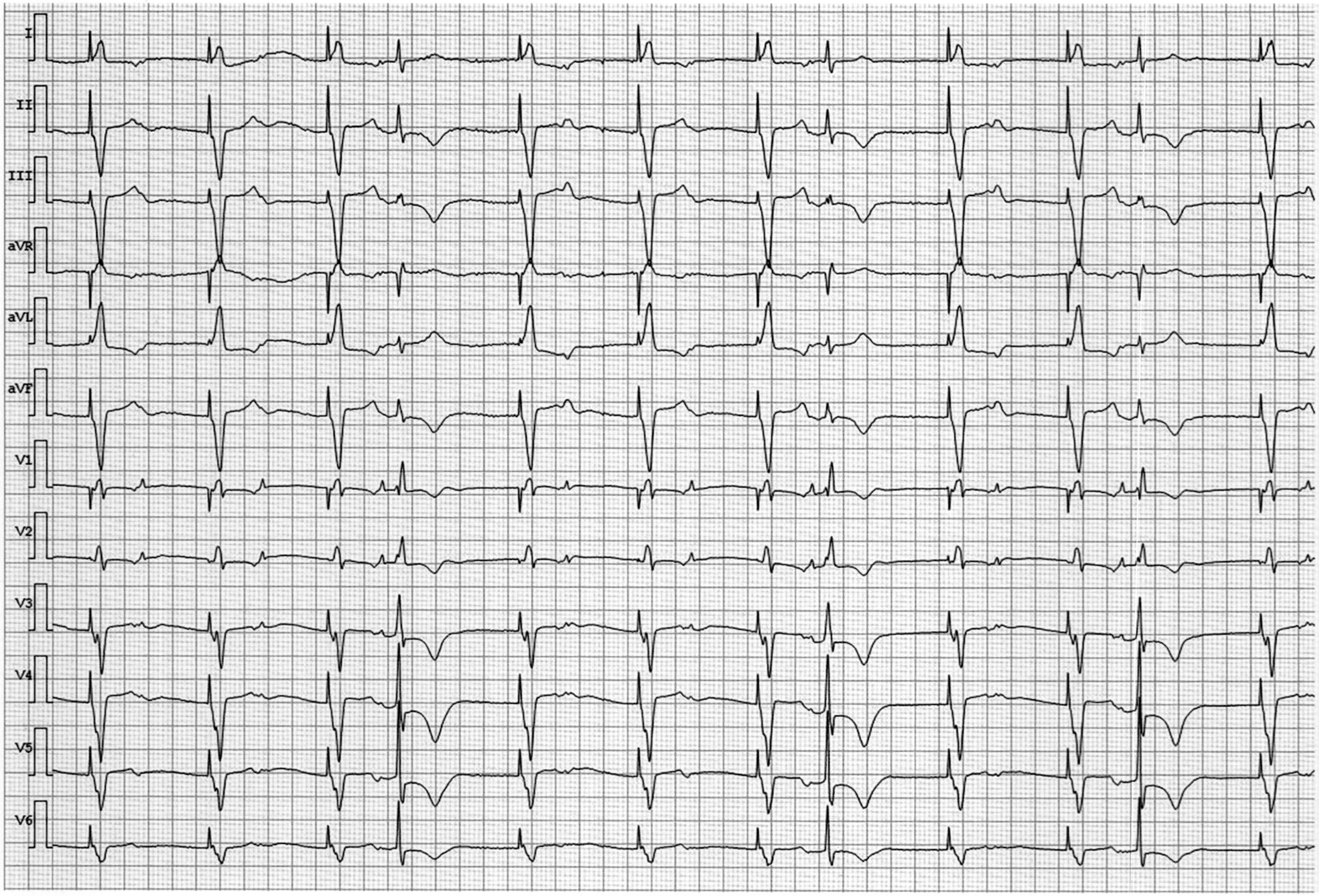


**图 19-149　心室起搏介导的室性反复搏动**

女,72 岁,VVI 起搏器植入术后,心室感知及起搏功能正常。每个起搏的 QRS 波后均有一逆行 P 波,其 RP 间期逐渐延长终止于恒定的短 PR 间期,构成室性 QRS 波-逆行 P 波-室上性 QRS 波序列,RP 间期>PR 间期,分析其发生机制为有效的心室起搏通过房室结慢径路逆传心房的同时、沿快径路回折再次激动心室(伴室内差异性传导)。即心室起搏介导的室性反复搏动。

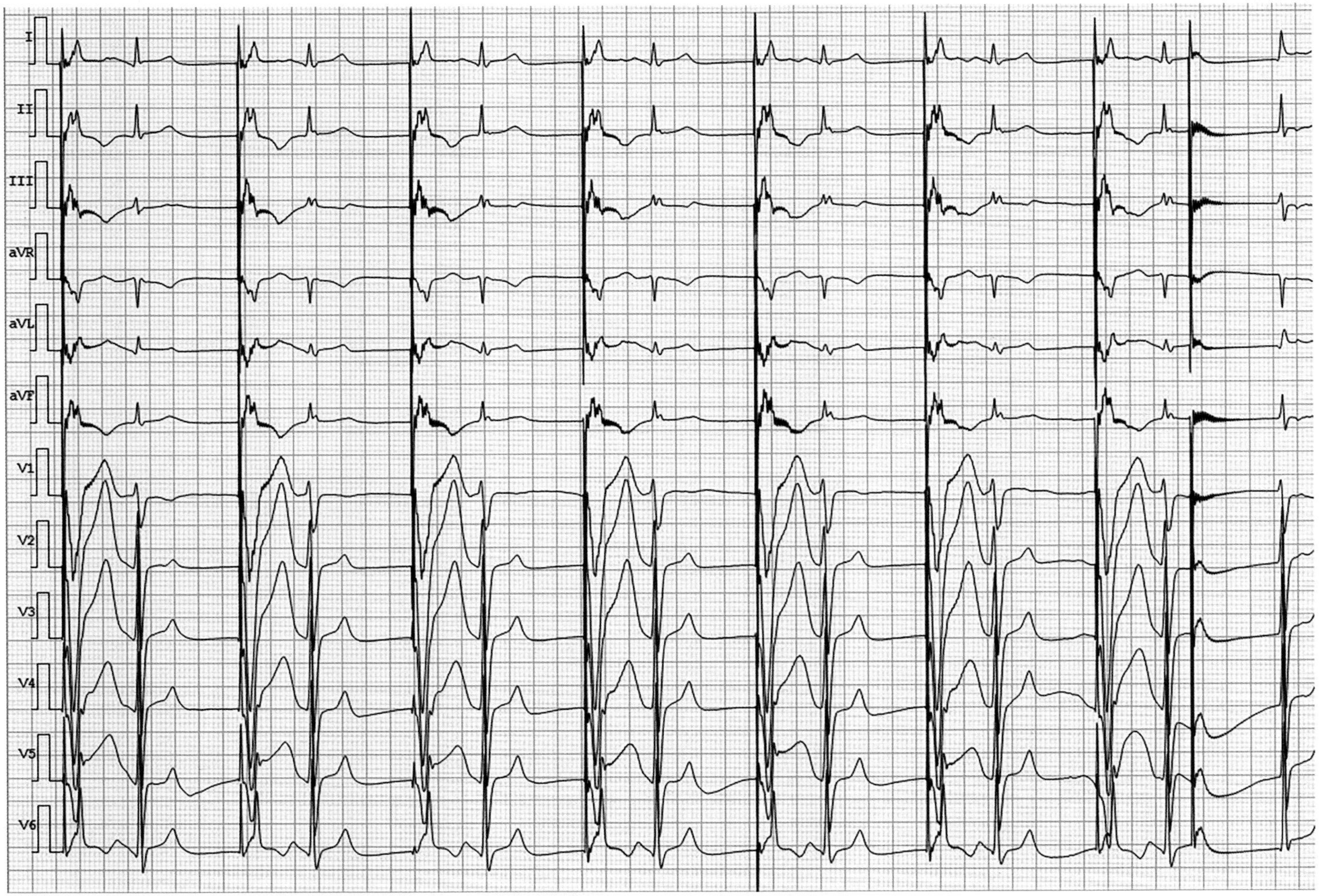


**图 19–150　心室起搏介导的室性反复搏动二联律**

男,54 岁,VVI 起搏器植入术后,心室起搏功能正常、间歇性感知功能不良。每个起搏的 QRS 波后均有一位置恒定的逆行 P 波,每个逆行 P 波后均继以形态正常的 QRS 波,构成室性 QRS 波–逆行 P 波–室上性 QRS 波序列,RP 间期<PR 间期,分析其发生机制为有效的心室起搏通过房室结快径路逆传心房的同时、沿慢径路回折再次激动心室,即心室起搏介导的室性反复搏动。上述序列连续重复出现,故称为心室起搏介导的室性反复搏动二联律。

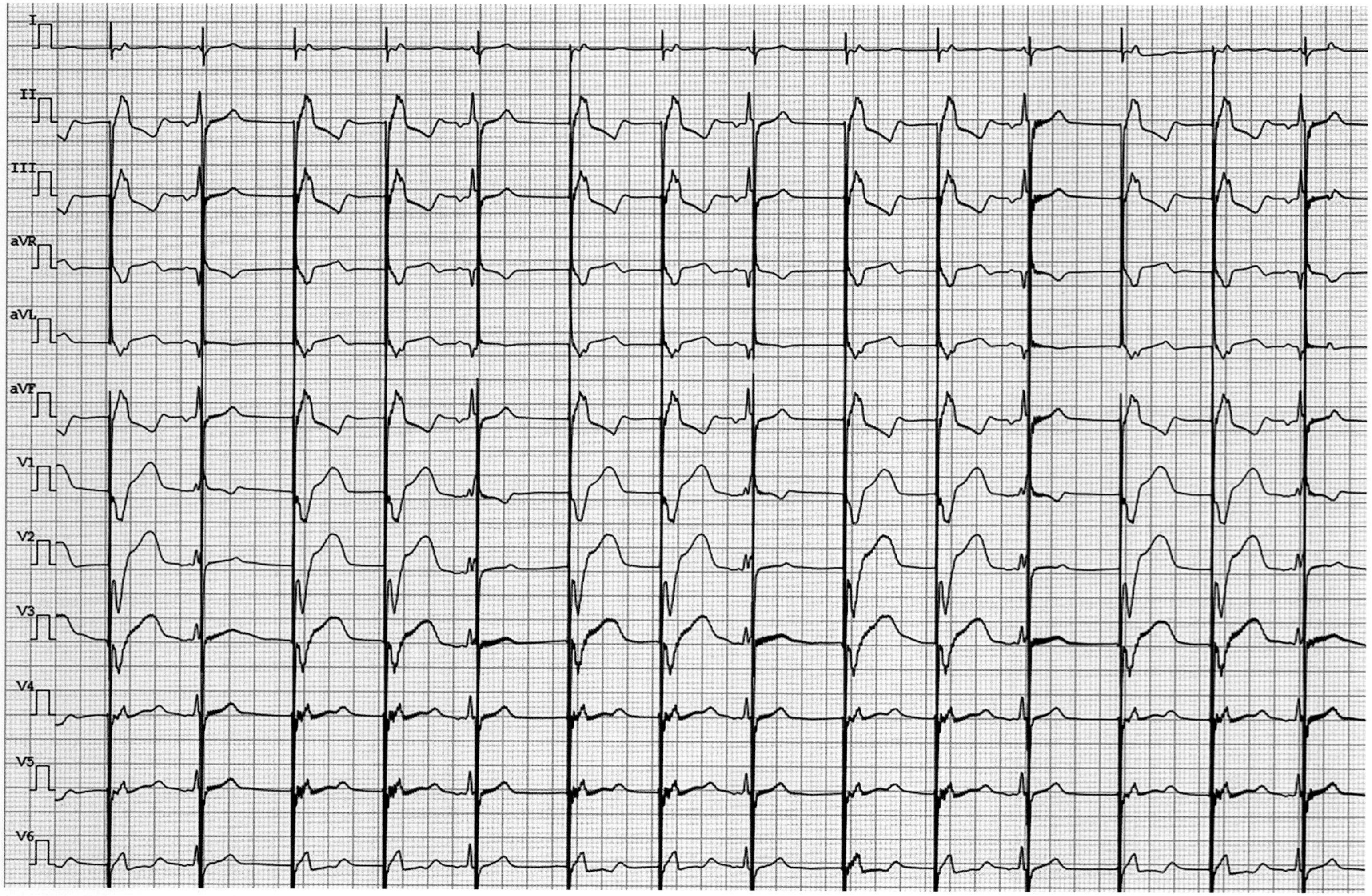


**图 19-151　心室起搏、室性反复搏动三联律**

男,62 岁,VOO 临时起搏器植入术后,间断规律出现起搏的 QRS 波后有一位置恒定的逆行 P 波,逆行 P 波后部分继以恒定的短 PR 间期,构成室性 QRS 波-逆行 P 波-室上性 QRS 波序列,RP 间期>PR 间期,分析其发生机制为有效的心室起搏通过房室结慢径路逆传心房的同时、沿快径路回折再次激动心室(伴右束支阻滞),即心室起搏介导的室性反复搏动。上述序列总是连续重复出现在一次心室起搏之后,故为心室起搏、室性反复搏动三联律。

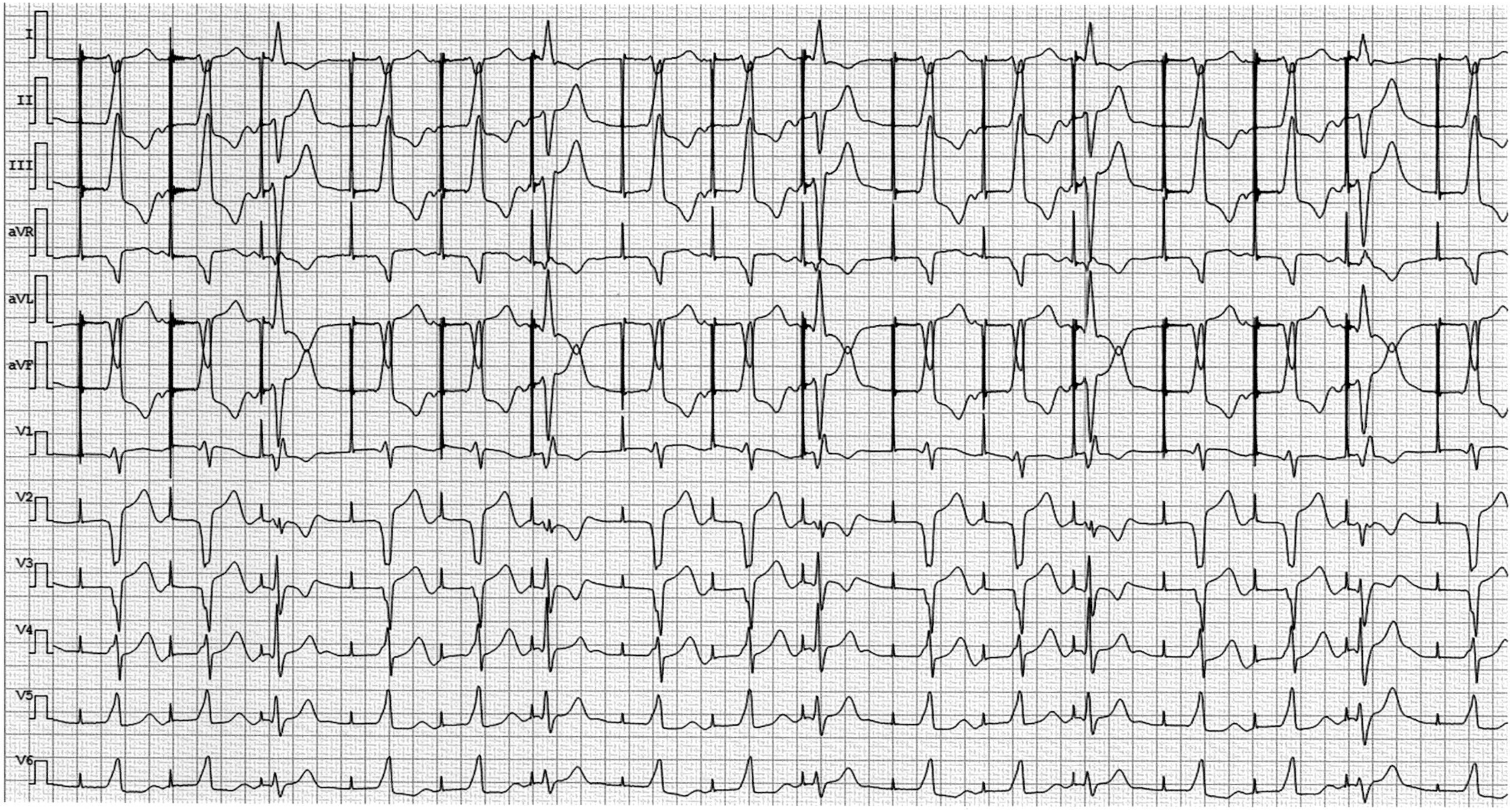


**图 19-152　心室起搏、室性反复搏动三联律(心房失夺获)**

男,66 岁,双腔起搏器植入术后,心房感知及起搏功能不良,心室感知及起搏功能正常。每个起搏的 QRS 波后有一位置恒定的逆行 P 波,该逆行 P 波后均继以恒定的短 PR 间期,构成室性 QRS 波-逆行 P 波-室上性 QRS 波序列,RP 间期>PR 间期,分析其发生机制为有效的心室起搏通过房室结慢径路逆传心房的同时、沿快径路回折再次激动心室(伴右束支阻滞),即心室起搏介导的室性反复搏动。上述序列总是连续重复出现在一次房室顺序起搏之后,故为心室起搏、室性反复搏动三联律(心房失夺获)。

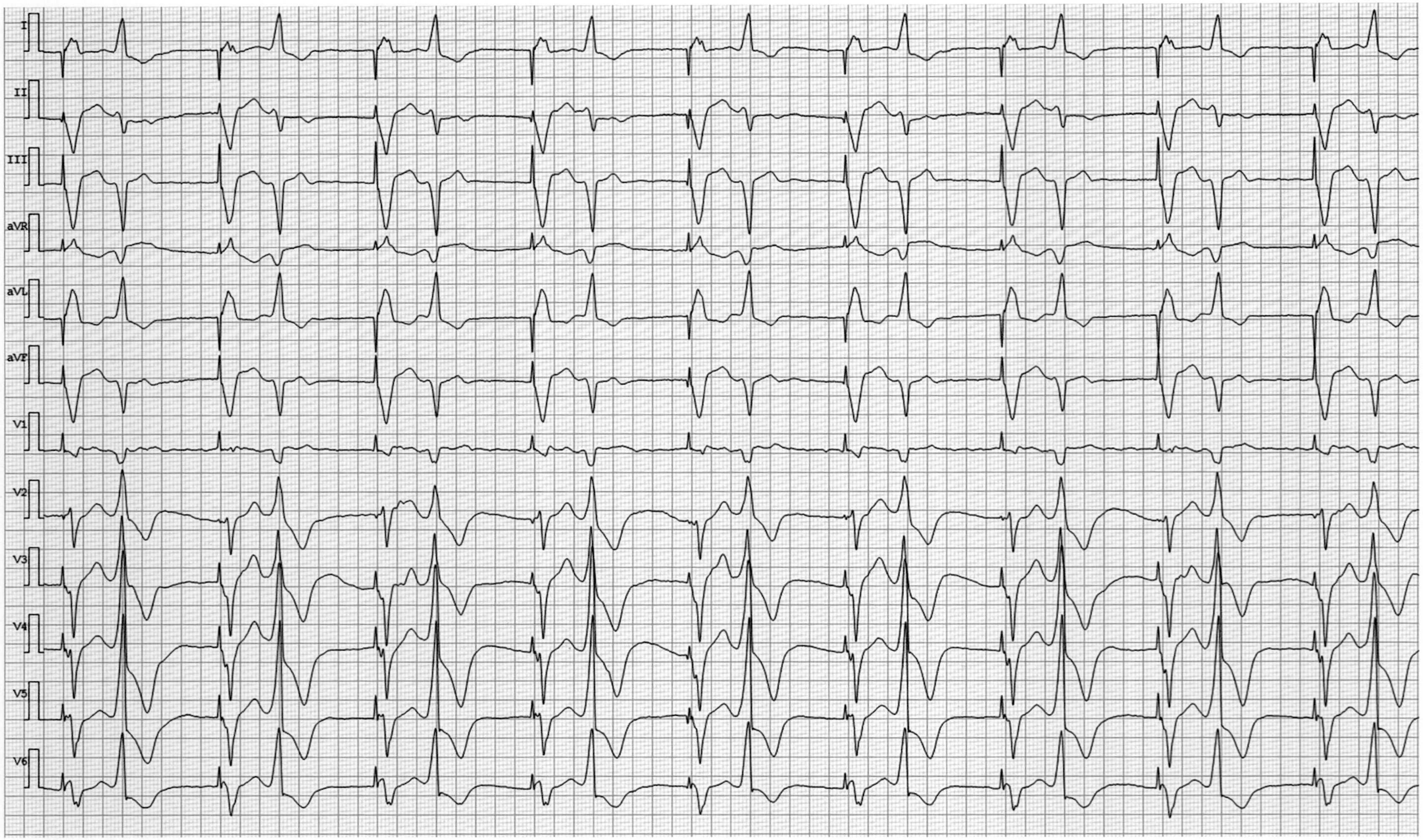


**图 19-153　室性反复搏动二联律(1)**

男,87 岁,VVI 起搏器植入术后,心房颤动,心室节律由心室起搏-室性早搏二联律组成的短-长 RR 间期,短 RR 间期、长 RR 间期各自相等(完全性房室分离、三度房室阻滞可能)。分析该二联律可能的形成机制为来自于右室心尖部的起搏激动引起心室除极的同时沿左束支逆传至希氏束后又经右束支再次下传激动心室,构成室性 QRS-室性 QRS 序列,即室性反复搏动(室内)。该序列总是连续重复出现,称为室性反复搏动二联律。

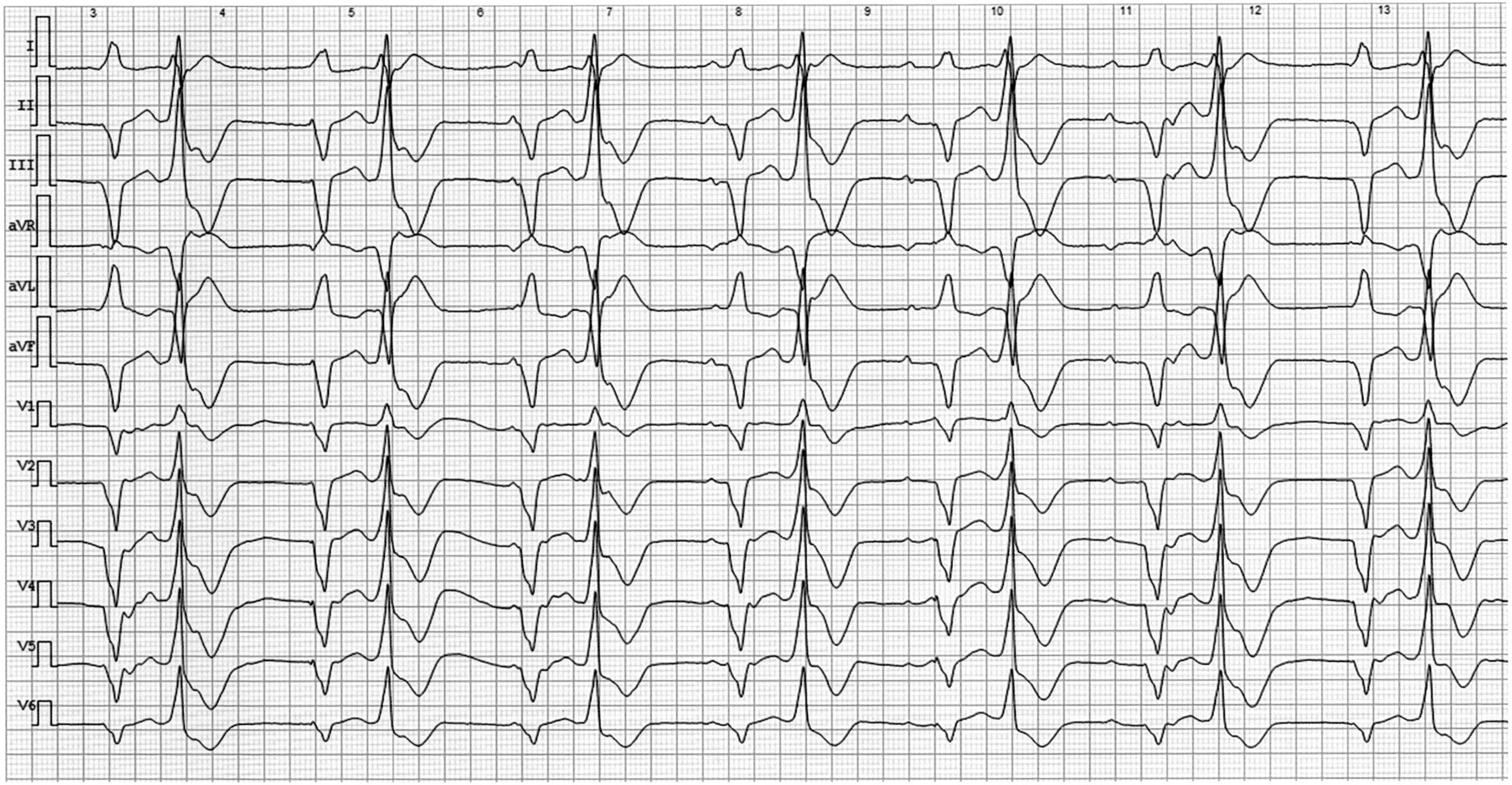


**图 19-154　室性反复搏动二联律(2)**

女,67 岁,VVI 起搏器植入术后,心室节律由心室起搏-室性早搏二联律组成的短-长 RR 间期,短 RR 间期、长 RR 间期各自相等。分析该二联律可能的形成机制为来自于右室心尖部的起搏激动引起心室除极的同时沿右束支逆传至希氏束后又经左束支再次下传激动心室,构成室性 QRS-室性 QRS 序列,即室性反复搏动(室内)。该序列总是连续重复出现,称为室性反复搏动二联律。

### 五、临床意义

反复搏动相当于单发或连发的早搏,对血流动力学的影响微弱,同时反复搏动虽在短时间可以重复,但间隔较长时间后常可自行消失,不需针对性治疗。

反复搏动心电图最重要的临床意义是其能使心电图及心律失常的诊断变得更加复杂,甚至造成诊断困难和误诊。同时应当对反复搏动与普通折返进行正确的鉴别,给临床治疗提供可靠的依据。

## 第六节　差异性传导

差异性传导是指在正常心脏组织的相对不应期中发生的一种生理性干扰现象,亦称迷路传导。其主要发生于心室内,偶尔可发生在心房内或房室交界区。

### 一、分类

1. 按部位分类　①房内差异性传导;②室内差异性传导。

2. 按时相分类　①时相性;②非时相性。

### 二、房内差异性传导

房内差异性传导是一种罕见的心电图表现,属于生理性传导障碍,亦称差异性房内传导,分为时相性房内差异性传导和非时相性房内差异性传导。

#### (一)时相性房内差异性传导

时相性房内差异性传导属心房内相对干扰,临床少见。心电图表现为在较短的配对时间(PP 间期)时房性 P 波的形态多变,与其他的房性 P 波不同。可能是该房性 P 波出现较早,适逢前一房性 P 波后的心房肌的相对不应期,引起干扰性房内传导延缓及差异传导。

#### (二)非时相性房内差异性传导

1. 概念　非时相性房内差异性传导是指在房性早搏之后,偶尔在交界性早搏、室性早搏、并行心律之后第一个、偶尔为两个窦性 P 波变形的现象。该现象于 1972 年由 chungs 首次发现,故又称作 Chungs(钟氏)现象。

2. 发生机制

(1)过早搏动隐匿性传至心房使结间束除极产生新的不应期,下一个窦性激动抵达心房时,因该结间束尚未脱离不应期,故传导途径发生改变,引起 P 波变形。

(2)房性早搏逆传至窦房结,抑制其活动,由房性节律点发放激动形成房性逸搏。

3. 心电图特点

(1)房性早搏后第 1 个、偶尔≥2 个窦性 P 波明显变形,该 P 波又是窦性 P 波出现的时间,窦性 P 波变形与房性早搏的前间期、前周期长度无相关性,此种现象很少见于插入性房性早搏,较多见于房性早搏未下传,见图 19-155 ~ 图 19-157。

(2)交界性早搏、室性早搏之后偶尔也可见到房内差异性传导,而且多在室房逆传之后,见图 19-158。

(3)由心房参与的各种快速性心律失常终止后也可见到房内差异性传导,见图 19-159、图 19-160。

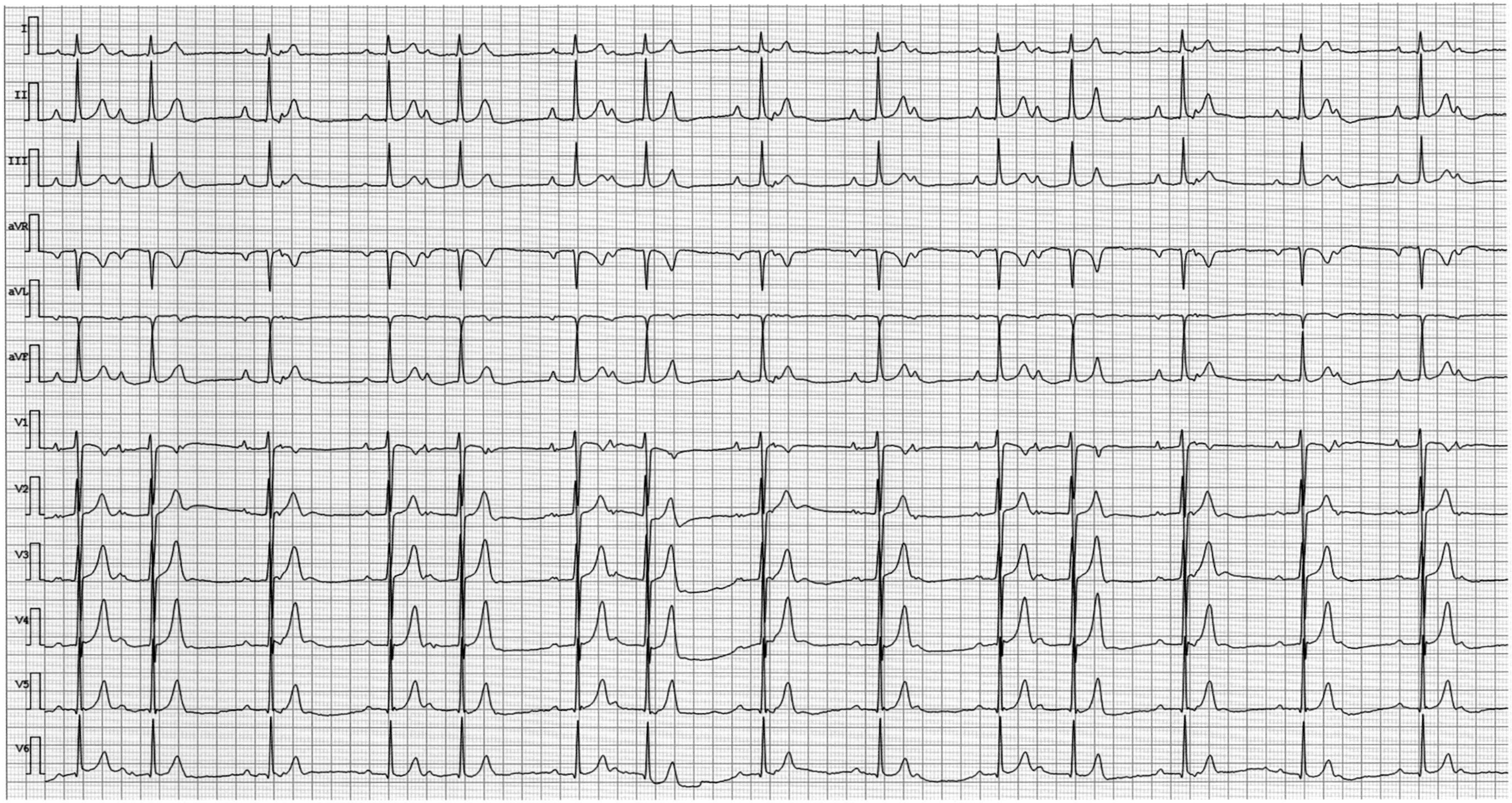


**图 19-155　非时相性房内差异性传导(1)**

男，18 岁，第 3、8、12 个 QRS 波后的 ST 段上有一逆行 P 波，RP 间期固定、PP 间期恒定，组成窦性 P 波-室上性 QRS 波-逆行 P 波序列，RP 间期>PR 间期，即窦性反复搏动。其后的第 1 个 P 波位置相同、但形态不同，有的同窦性 P 波，据此判断形态变异的 P 波也是窦性 P 波、因非时相性房内差异性传导而变形，心电图诊断：窦性心律，一度房室阻滞，二度 Ⅰ 型房室阻滞，窦性反复搏动，非时相性房内差异性传导。

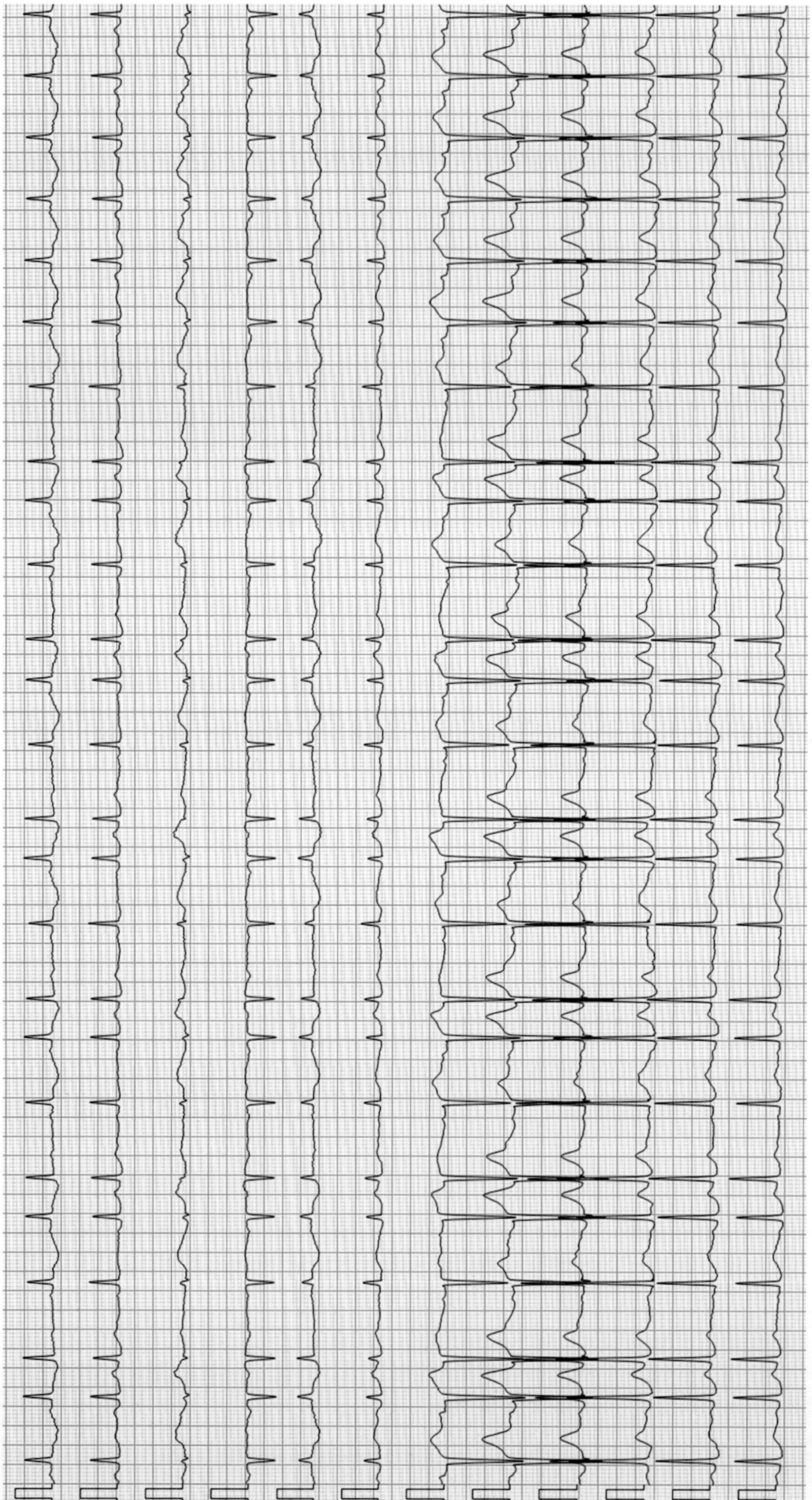


**图 19-156　非时相性房内差异性传导(2)**

女,67 岁,窦性心律,频发房性早搏,每个房性早搏后均有 2 个形态相似、连续出现的 P 波,其 PP 间期等于 1 个基本窦性周期,其形态与窦性 P 波不同,据此判断房性早搏后连续的 2 个 P 波也是窦性 P 波,因非时相性房内差异性传导而发生形态改变,即房性早搏三联律伴非时相性房内差异性传导。

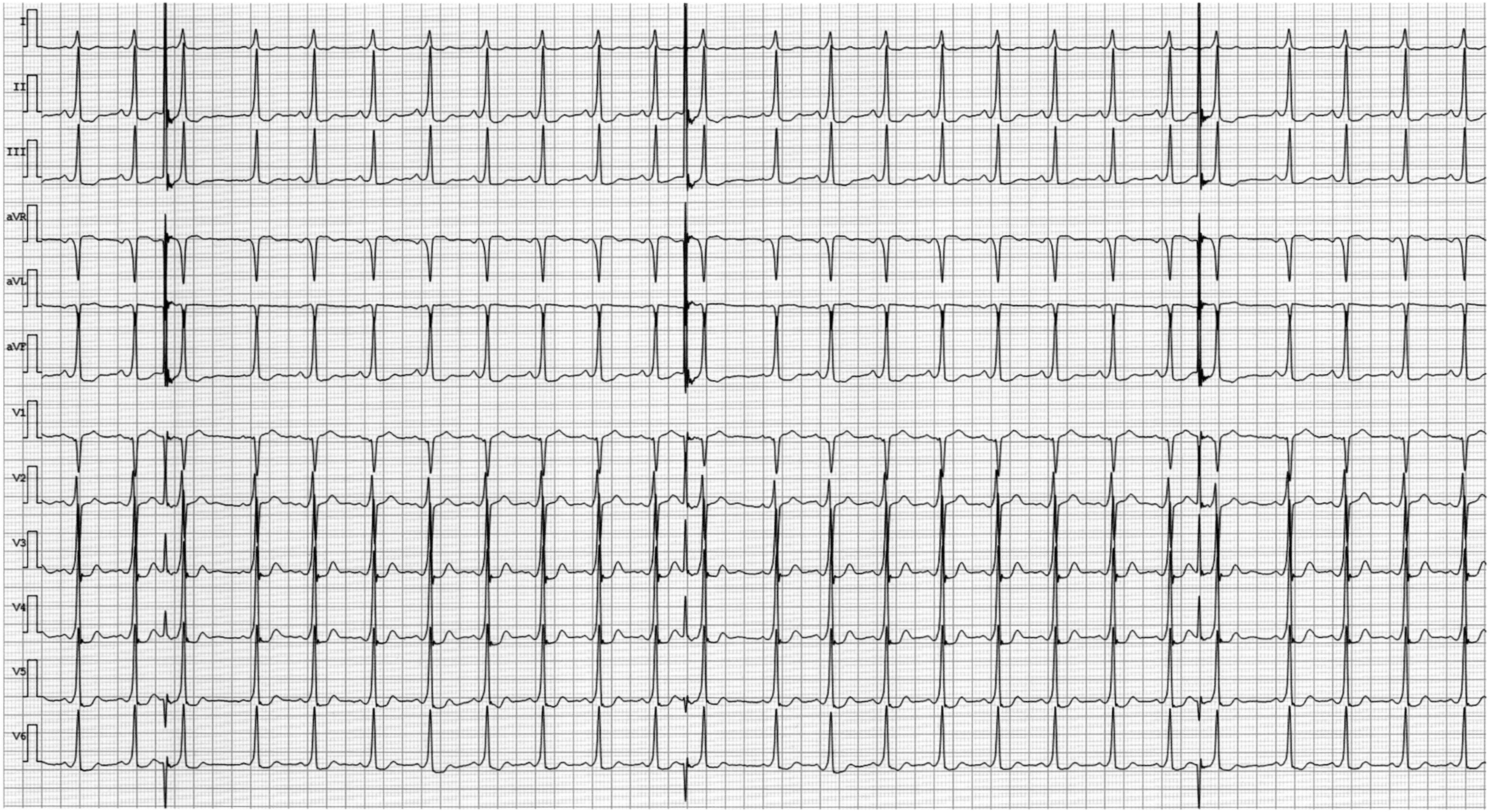


**图 19-157　非时相性房内差异性传导(3)**

男,21 岁,食管心房调搏检查,$RS_2$刺激 320 ms、310 ms、300 ms 负向扫描,每次刺激结束后的第 1 个 P 波位置相同、但形态不同,其中第 3 个 $RS_2$刺激(300 ms)后第 1 个 P 波与窦性 P 波形态一致,据此判断另外 2 个形态变异的 P 波也是窦性 P 波,因非时相性房内差异性传导而变形。心电图诊断:窦性心律,$RS_2$刺激引起的人工房性早搏形成非时相性房内差异性传导。

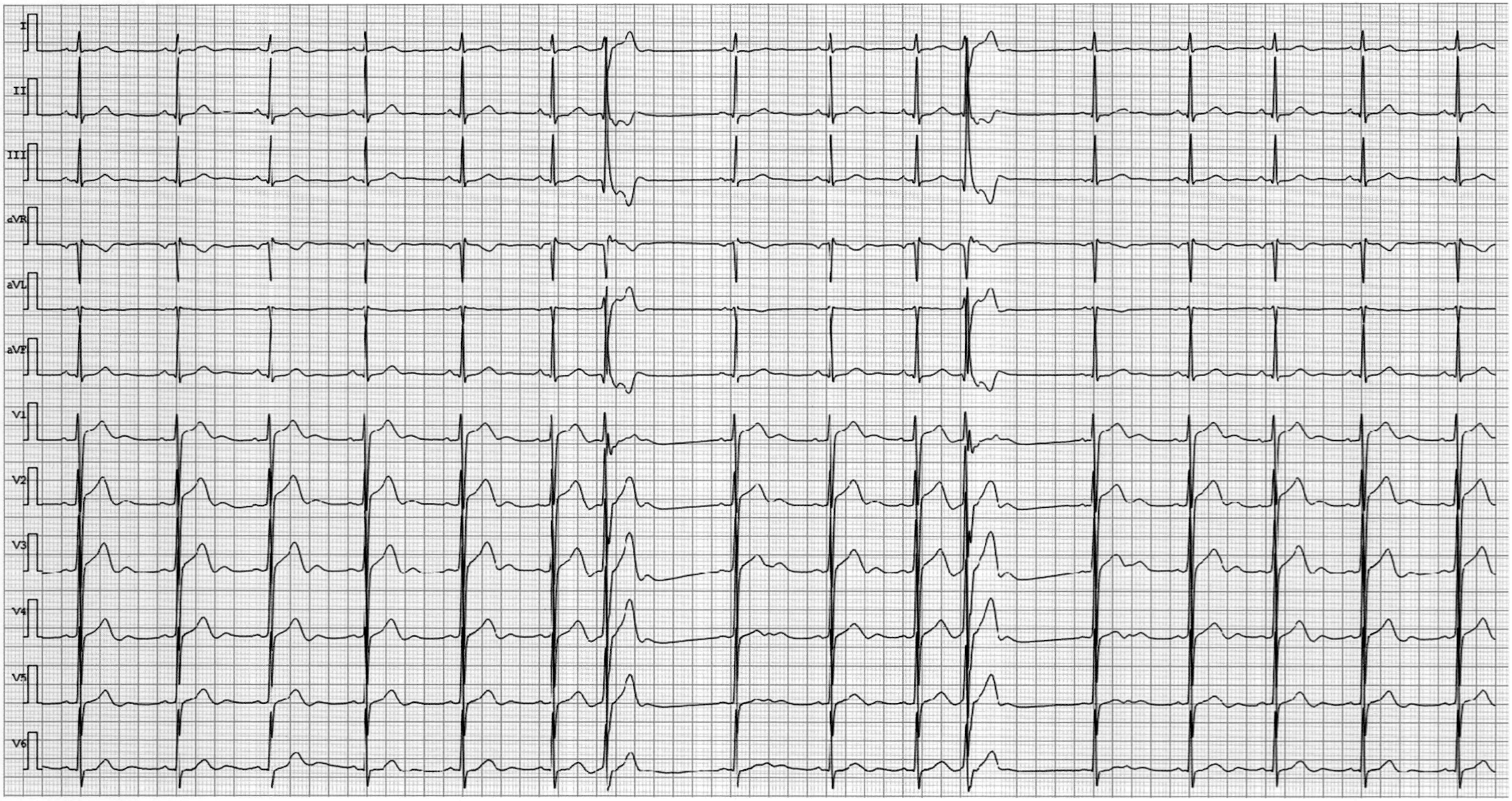


**图 19-158　非时相性房内差异性传导(4)**

男,26 岁,提前出现的宽大畸形的 QRS 波群,其前无相关 P 波,其终末部固定有一逆行 P 波,代偿间期结束时相同位置均见一延迟出现的 P 波,形态与窦性 P 波不同,该延迟的 P 波前间期(即 PP 间期)等于一个基本窦性周期,据此判断延迟出现的 P 波也是窦性 P 波、因非时相性房内差异性传导而变形。心电图诊断:窦性心律,室性早搏伴室房逆传,非时相性房内差异性传导。

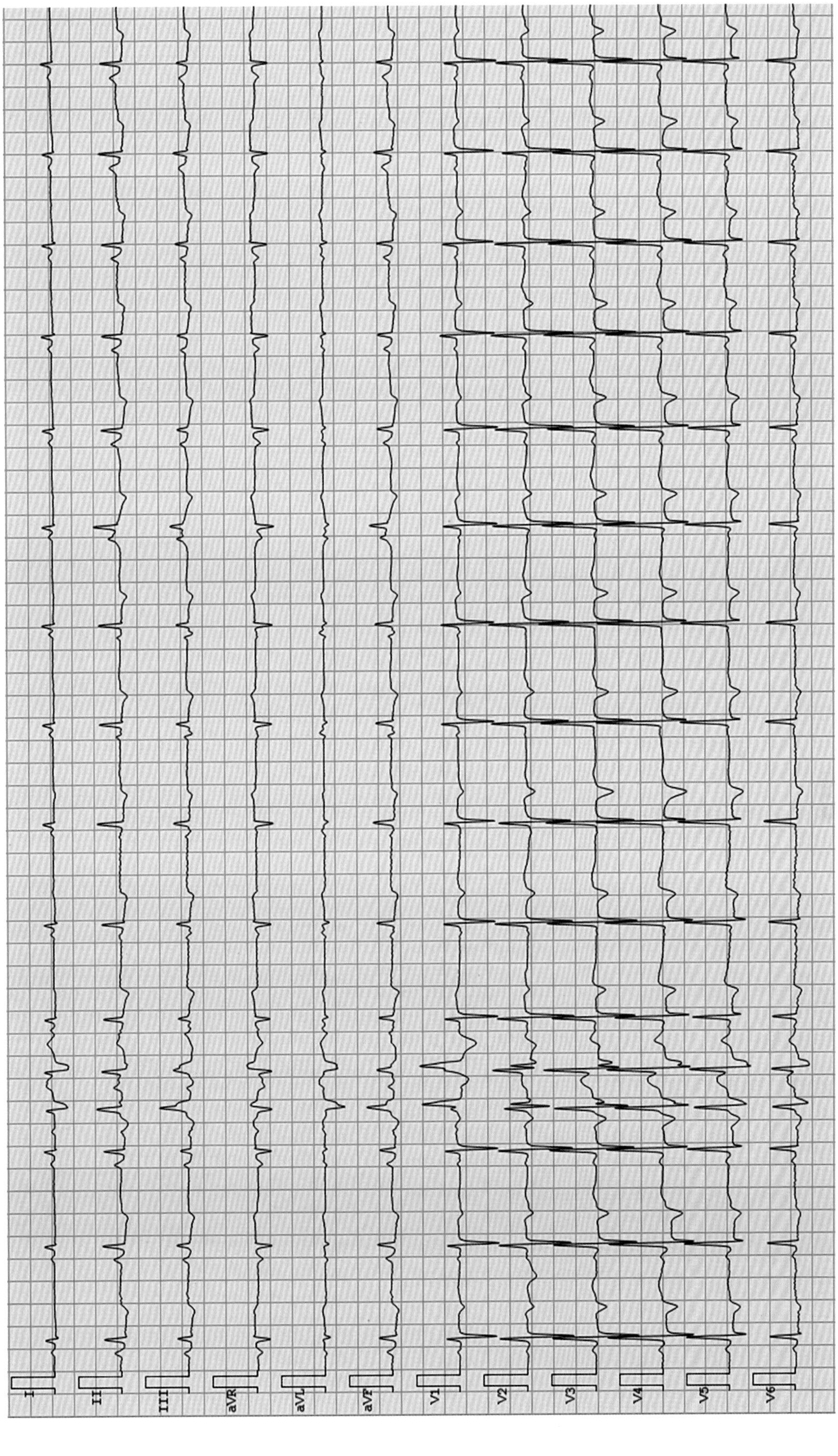


**图 19–159　非时相性房内差异性传导(5)**

女,66 岁,第 4～6 个 P 波提前出现,形态异于窦性 P 波,后继以室上性 QRS 波,即房性心动过速,其后连续 1～5 个窦性 P 波因非时相性房内差异性传导而变形。

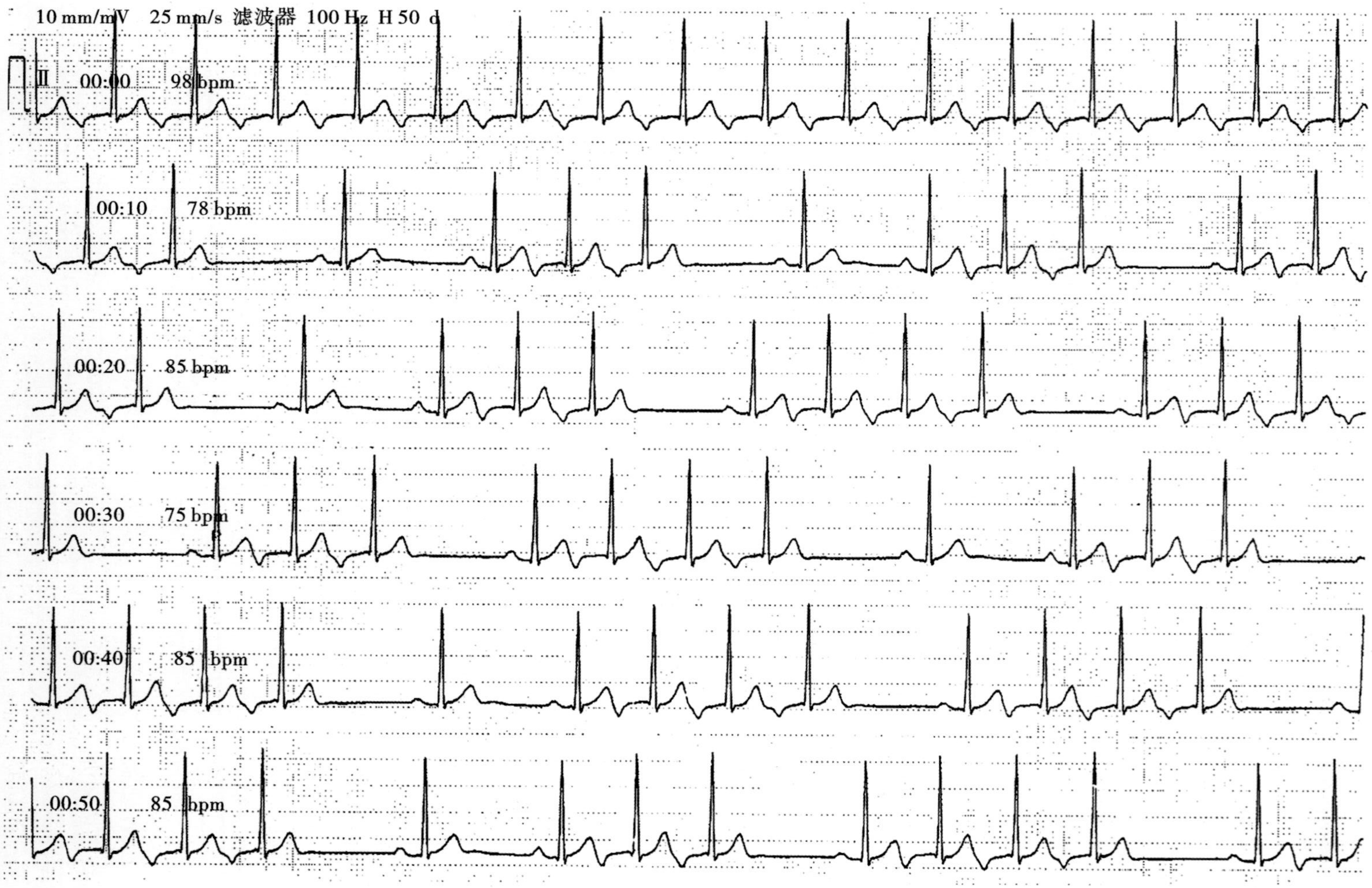


**图 19-160 非时相性房内差异性传导(6)**

无休止性心动过速、电生理证实慢旁路参与的房室折返性心动过速(PJRT),每个代偿间期结束时的相同位置或见一窦性 P 波或见一异形 P 波,据此判断该异形 P 波也是窦性 P 波、因非时相性房内差异性传导而变形。

## 三、室内差异性传导

室内差异性传导是指在正常心室组织的相对不应期中发生的一种生理性干扰现象，总是继发于其他原发的传导系统病理性或功能性紊乱，本身不需要治疗。其常发生于束支内，也可发生于浦肯野纤维或浦肯野纤维与心肌连接区，或几个部位同时发生。窦性心搏、房性早搏、交界性早搏、室上性心动过速、心房扑动、心房颤动、室性早搏、室性心动过速均可以发生室内差异性传导。

1912 年 Lewis 提出室上性激动未能按正常途径在室内传播即是室内差异性传导。Bellet 对上述定义作了修改，仅对室上性激动在心室内的传导发生可逆性改变时才称为心室内差异传导，1925 年 Lewis 和 Master、1947 年 Gouaux 等、1951 年 Langendorf、1953 年 Scherf 等相继报道了这方面的资料。1947 年 Ashman 等提出了心室内差异传导的出现取决于其前方的长周期，即现在所说的 Ashman 现象。由于心室内差异传导往往与心率有关，1963 年 Schamroth 将其分为时相性室内差异性传导和非时相性室内差异性传导，通常所说室内差异性传导指时相性室内差异性传导。

### （一）分类

室内差异性传导可分为时相性和非时相性两类，时相性室内差异性传导远比非时相性室内差异性传导多见，而且临床意义更为重要。

### （二）时相性室内差异性传导

时相性室内差异性传导是指心率增快、心动周期缩短引起的暂时性室内传导异常，为快频率依赖性，属 3 相阻滞，临床可见于室上性早搏、反复心律和心室夺获，各种类型的室上性心动过速。即当室上性激动传到心室时，如恰逢心室处于相对不应期，则激动便不能按正常的传导途径在心室内传导，而只能沿已经从不应期中恢复过来的心肌中传播，因而产生一个或多个畸形的 QRS 波，这种由于心室内相对不应期这一特定时相内所引起的室内传导障碍。

时相性室内差异性传导的心电图表现类似室性异位搏动，但两者的临床意义和治疗原则不同，因此深刻了解时相性室内差异性传导的心电图特点，准确地与室性异位搏动相鉴别。

1. 发生机制

（1）3 相阻滞：3 相为终末复极期，-60 mV 之前为有效不应期，-80 ~ -60 mV 之间为相对不应期，过早的激动抵达束支系统时，若落入一侧束支的有效不应期，产生完全性束支阻滞图形，若落入一侧束支的相对不应期，产生不完全性束支阻滞图形。心肌细胞的传导性能取决于激动前膜电位水平，若激动前膜电位水平低于-60 mV，则不能产生扩布性兴奋；若处于-80 ~ -60 mV，则产生的动作电位 0 相上升速度慢，振幅低，传导较差。

（2）双侧束支和（或）分支不应期不一致：正常情况下，右束支不应期比左束支长，左前分支不应期又比左后分支长。过早的激动抵达心室时，右束支可能处于不应期，激动沿左束支下传，故产生右束支阻滞图形；左前分支若处于不应期，激动沿左后分支传导，又可产生左前分支阻滞图形。过早的激动常可呈右束支阻滞合并左前分支阻滞图形。当双侧束支传导时间相差>0.025 s 时可呈现一侧不完全性束支阻滞图形，当双侧束支传导时间相差>0.04 ~0.06 s 时可呈现一侧完全性束支阻滞图形。

（3）长-短周期现象：心室传导系统的不应期与心动周期长度相关，长的心动周期后动作电位时间延长，复极延缓，引起不应期随之延长，反之亦然。一个长周期后提早出现的激动易落入心室传导系统的不应期而发生室内差异性传导，即 Ashman 现象。心房颤动发生的室内差异性传导多与 Ashman 现象有关，长-短周期比值愈大，室内差异性传导程度愈严重。房性心动过速发作时有时成组搏动中只有第 2 个搏动（即心动过速中的第 1 个激动）呈现宽大畸形，也是因为第 2 个搏动符合长-短周期。

（4）蝉联现象：心动过速成组搏动中只有第 2 个搏动符合长-短周期易发生室内差异性传导，而室上性心动过速发生持续性室内差异性传导可能与蝉联现象有关，蝉联现象其实就是持续的隐匿性穿隔传导。室上性心动过速第 1 个激动抵达心室时,右束支处于不应期,激动只能沿左束支下传,形成右束支阻滞图形。激动沿左束支下传后又可跨过室间隔隐匿性传导至右束支使其除极,由于右束支除极较晚,复极也延迟,室上性心动过速第 2 个激动抵达心室时,右束支又处于不应期,激动又只能沿左束支下传,仍呈右束支阻滞图形,这样心动过速可持续呈现室内差异性传导,直至蝉联现象中止或心动过速停止。

2. 心电图特点　正常人群右束支阻滞型的室内差异性传导居多,占 80%~85% 。

(1)提早出现的呈束支或分支阻滞图形的宽 QRS 波:提早出现的呈束支或分支阻滞图形的宽 QRS 波,其前多有相关的心房波,若为右束支阻滞型室内差异性传导时,$V_1$导联多呈 rSR'型、即右兔耳征,$V_6$导联多呈 qRs 型,见图 19-161。

(2)该宽 QRS 波初始向量多与同导联窦性下传者类同:当室内差异性传导呈右束支阻滞型时,其起始向量往往与正常下传的心搏一致。

(3)该宽 QRS 发生于长-短心室周期时:长心室周期后继以短心室周期,短心室周期结束时的 QRS 波宽大畸形。往往为室内差异性传导,见图 19-162。

(4)两种不同的束支阻滞图形交替出现时,中间仅间隔一次正常心搏,如果左右心室交替发出激动竞相控制心室时,两种截然不同的 QRS 波形之间往往出现两个或两个以上的室性融合波,见图 19-163。

(5)该宽 QRS 相互间相似而又有不同:室内差异性传导的 QRS 波形易变性较大,从完全性束支阻滞型到不完全性阻滞型,中间还可能有不同程度变异。

QRS 波形的畸变程度取决于过早搏动的偶联间期和过早搏动前周期,偶联间期愈短,前周期愈长,QRS 波形畸变程度愈明显,反之偶联间期愈长,前周期愈短,畸变程度愈轻。

(6)与既往束支阻滞波形一致:如果发作心动过速时 QRS 波群的形态与既往束支阻滞形态一致,则肯定为室上性心动过速伴室内差异性传导。

(7)该宽 QRS 单个、成对或成串出现,如成串出现形成蝉联现象,见图 19-164。

(8)该宽 QRS 多不伴完全性代偿间歇

3. 几种常见的时相性室内差异性传导

(1)房性早搏伴室内差异性传导:房性早搏伴室内差异性传导多呈右束支阻滞型,但也可呈左束支阻滞型、右束支阻滞合并左前分支阻滞型或左后分支阻滞型,偶可见右束支阻滞型与左束支阻滞型室内差异性传导交替出现。

诊断要点是在畸形 QRS 波群之前有一个与其相关的提早出现的 P 波,由于配对间期与前周期的比值不同,引起的室内差异性传导程度也不同。有时房性早搏的 P 波隐藏于前一个搏动的 T 波内,应仔细辨认,见图 19-165 ~ 图 19-168。

(2)心房颤动伴室内差异性传导:动态心电图发现绝大多数的心房颤动出现室内差异性传导。当心室率明显增快,心房激动抵达心室时束支可能处于相对不应期,易发生室内差异性传导。此外,长-短周期的搏动常可出现室内差异性传导。由于长/短周期比值不同,室内差异性传导的程度也不同。心房颤动室内差异性传导多呈右束支阻滞型,起始向量与正常下传的心搏一致;但也可呈左束支阻滞型。室内差异性传导无固定的偶联间期,其后无代偿间期,是其与室性异位搏动的鉴别要点,见图 19-169。

(3)心房扑动伴室内差异性传导:当心房扑动伴 1∶1 房室传导时均出现室内差异性传导,引起 QRS 波宽大畸形,与室性心动过速难以鉴别。若病情允许,可按摩颈动脉窦,以显示心房活动的真相。若病情十分危急,应立即进行电击复律。服用洋地黄后心房扑动可出现 2∶1 与 4∶1 房室传导交替出现,2∶1 房室传导的心搏由于长-短周期顺序可呈室内差异性传导,此时酷似室性早搏二联律,见图 19-170。

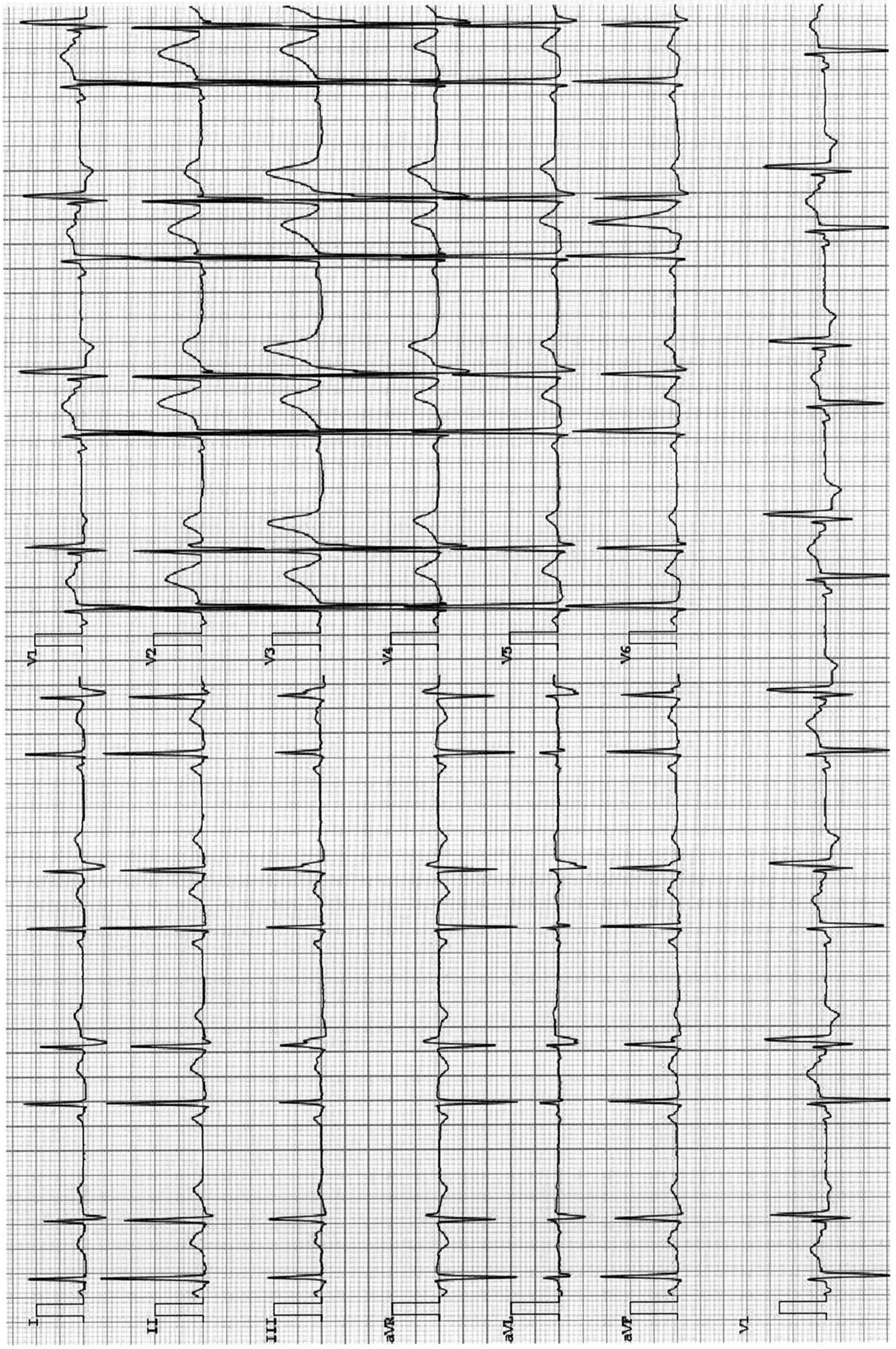


**图 19-161　房性早搏二联律伴室内差异性传导**

男，53 岁，每次窦性心搏后均继以 1 个房性早搏。每个房性早搏下传的 QRS 波均宽大畸形，呈右束支阻滞图形（$V_1$ 导联呈 rSR 型，$V_6$ 导联呈 qRs 型），推测其原因是右束支不应期长于左束支，房性早搏沿左束支下传所致，即房性早搏二联律伴室内差异性传导。

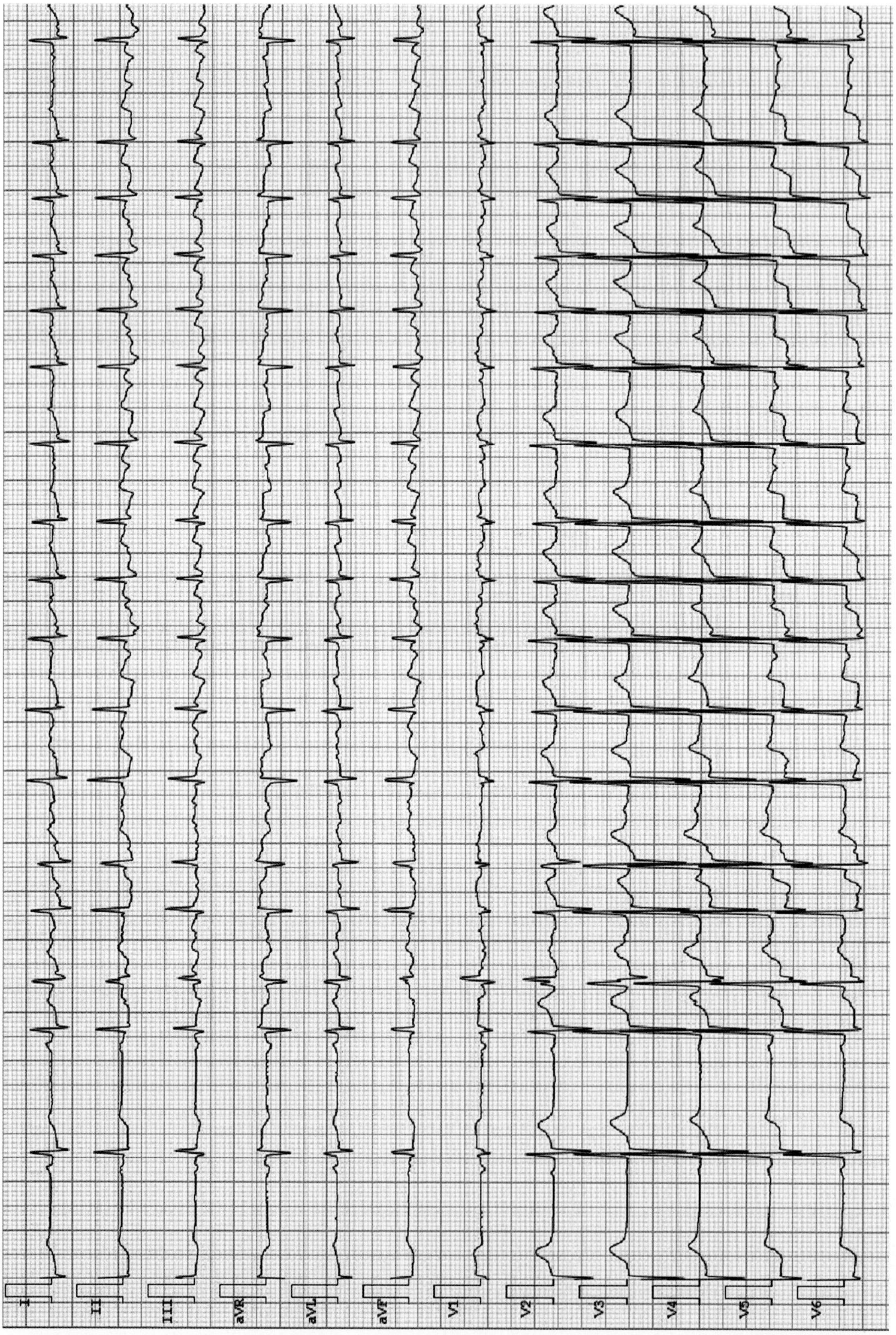


**图19-162　房性早搏伴室内差异性传导**

男,67岁,心动过速的第1个QRS波提前出现,类右束支阻滞图形,其前有一相关的P波,与基本窦性节律构成长-短周期,其后继以一系列连续的心房扑动波,呈(2∶1)~(4∶1)房室传导,该宽QRS波出现在长-短周期时,推断为房性早搏下传心室时发生了室内差异性传导所致。

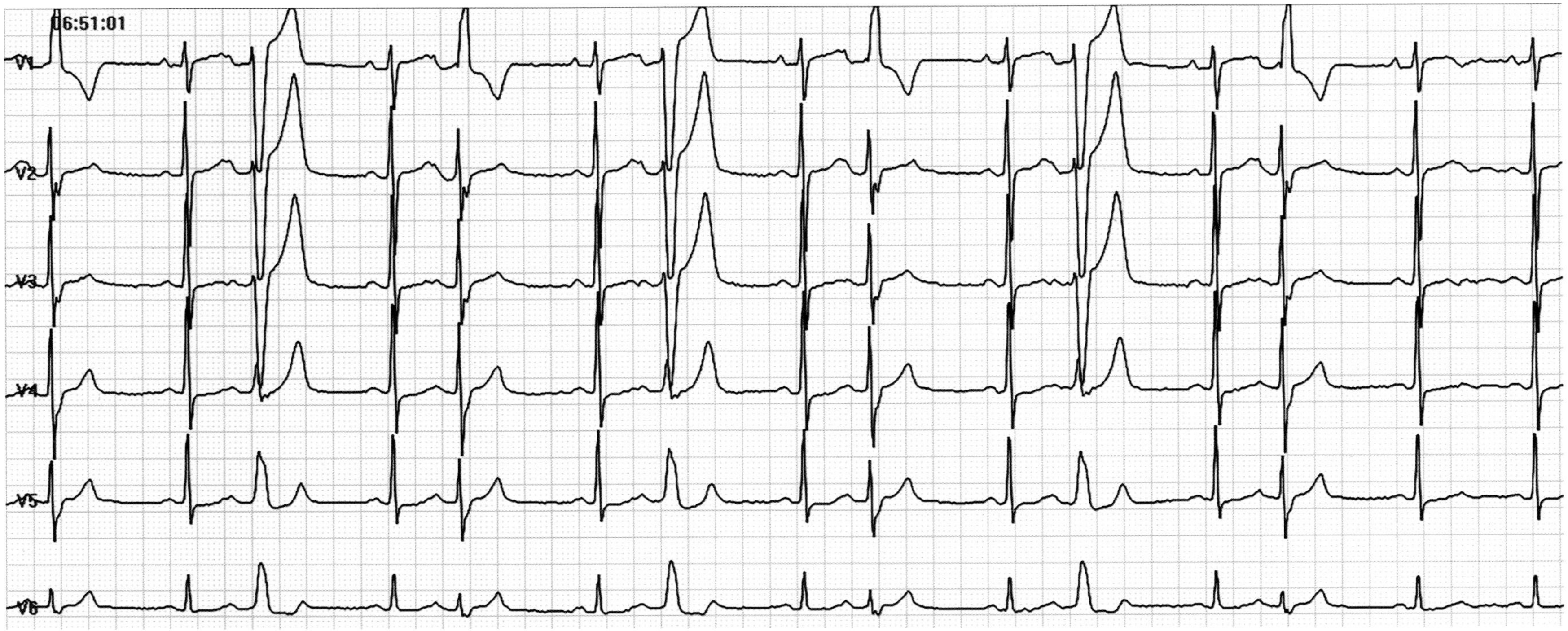


**图 19-163　房性早搏二联律伴左、右束支交替型室内差异性传导**

男,48 岁,房性早搏形态相同、配对间期恒定,但下传的 QRS 波则呈完全性右、左束支阻滞交替图形。推测其机制可能是第一个房性早搏右束支阻滞后发生了左束支经室间隔向右束支的隐匿性传导,造成第二个房性早搏右束支的前周期短,使右束支传导恢复正常,从而出现左束支阻滞。这时又发生了右束支向左束支的隐匿性传导,使第 3 个房性早搏左束支前周期短,右束支前周期长,故而再次出现右束支阻滞。这样周而复始,形成了房性早搏二联律伴左、右束支交替型室内差异性传导。

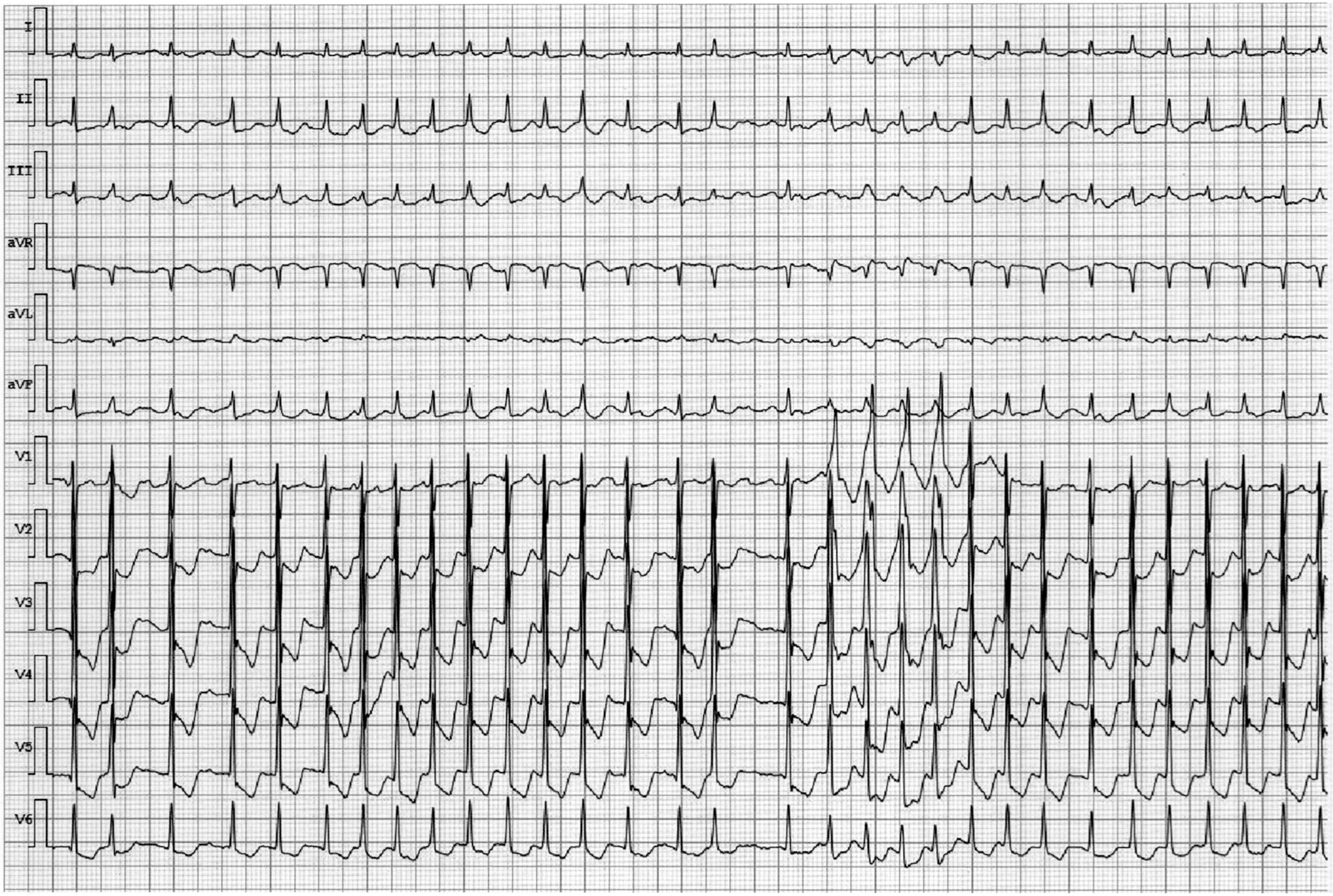


**图 19-164　蝉联现象**

男,59 岁,心房扑动,长-短周期结束时连续出现 4 个宽 QRS 波的右束支阻滞型室内差异性传导,这是因为长心室周期后的房扑波遭遇右束支不应期经左束支下传,与此同时还发生了向右束支跨间隔的隐匿性传导,并且连续发生,致使其后的第 2 ~ 4 个 QRS 波亦呈右束支阻滞型,这种连续的室内差异性传导即蝉联现象。

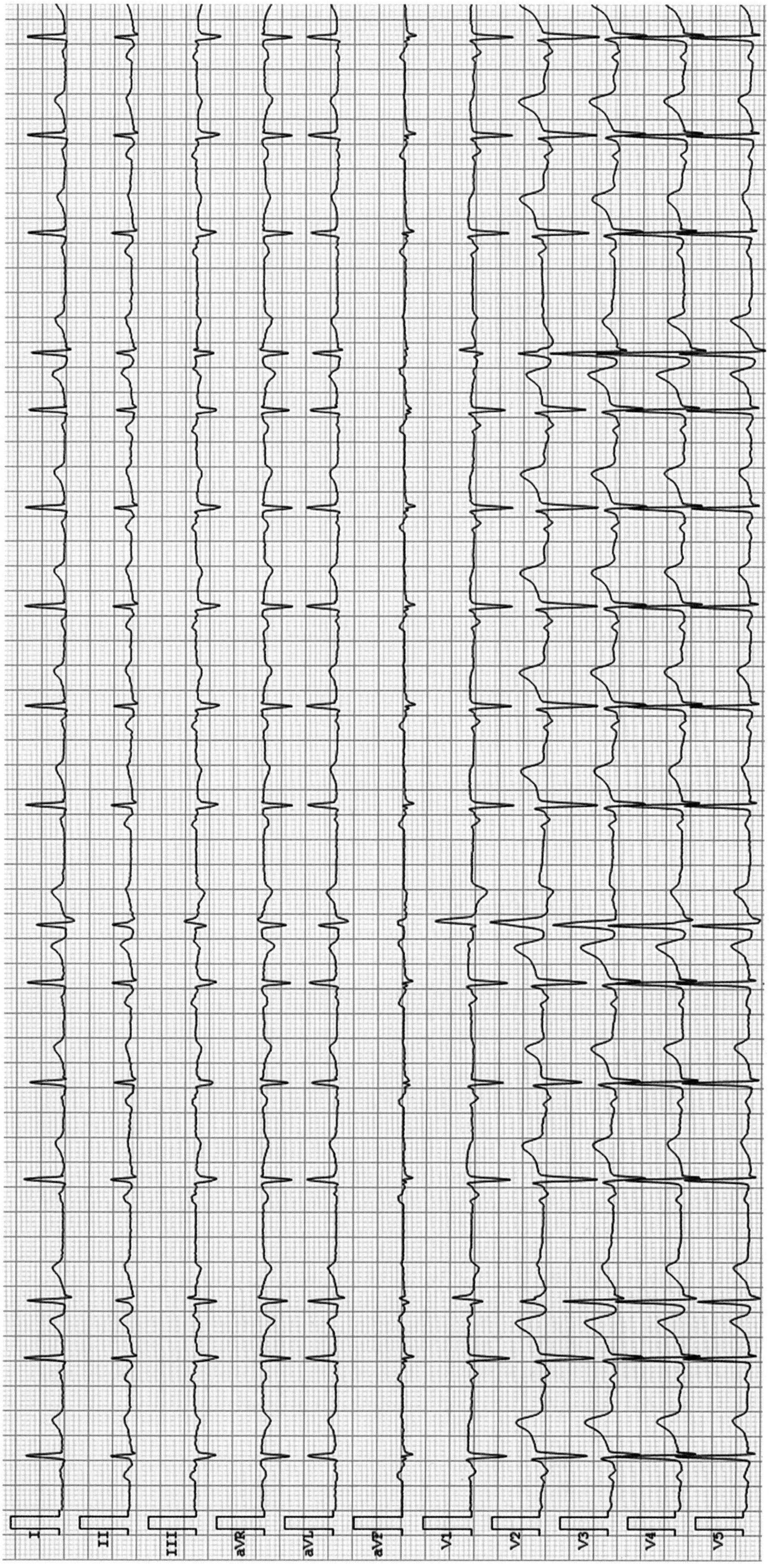


**图19-165　房性早搏伴室内差异性传导(1)**

男,56岁,在规则的窦性心律基础上,可见提前出现的房性P波,该P波后均继以形态相近但又不同的畸形的QRS波,代偿间歇不完全,心电图诊断为房性早搏伴室内差异性传导。

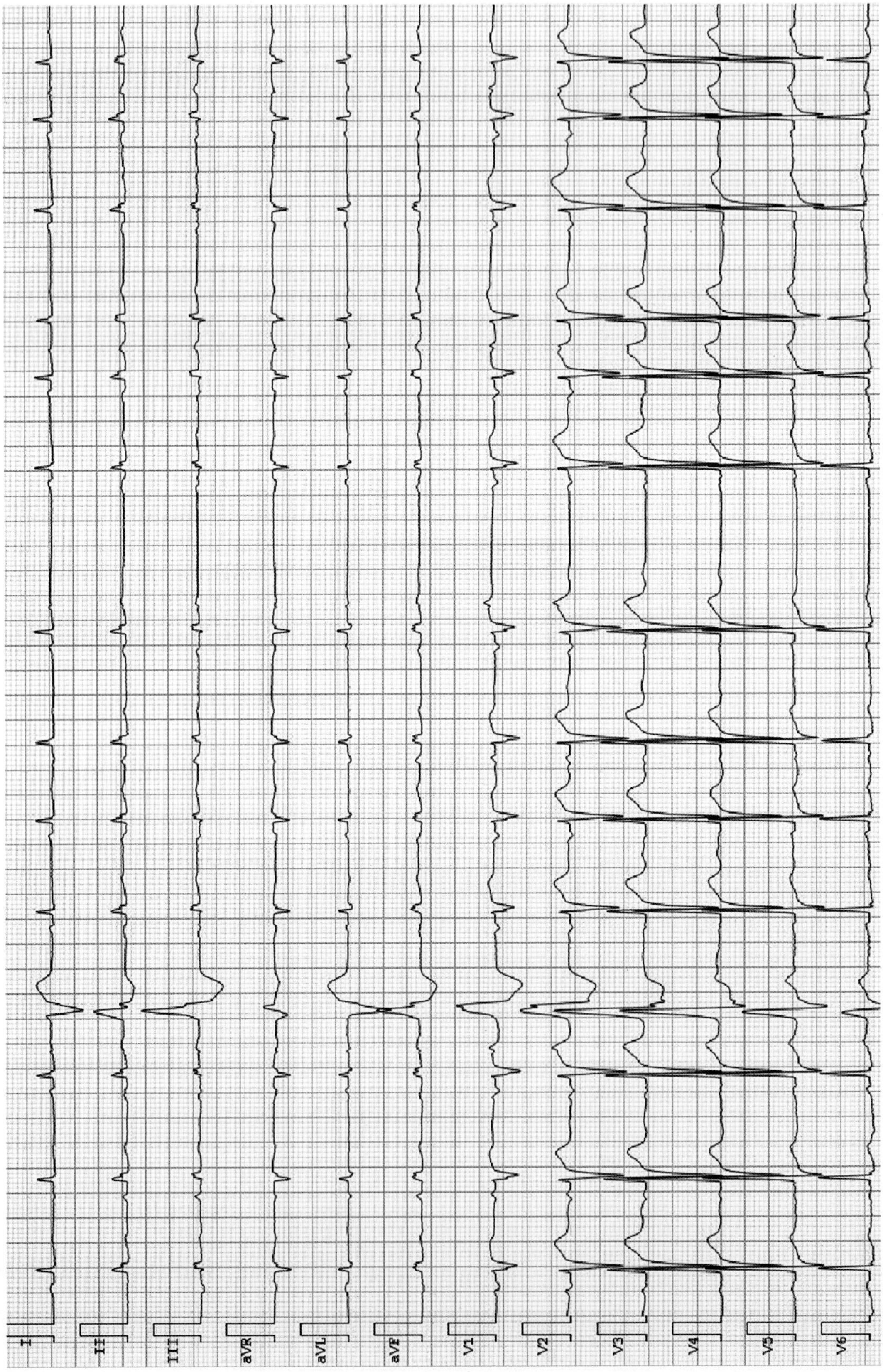


**图 19-166　房性早搏伴室内差异性传导(2)**

男,54 岁,提前出现的类右束支阻滞图形的宽 QRS 波,其前有一相关的 P 波,心电图诊断为房性早搏伴右束支阻滞型室内差异性传导。

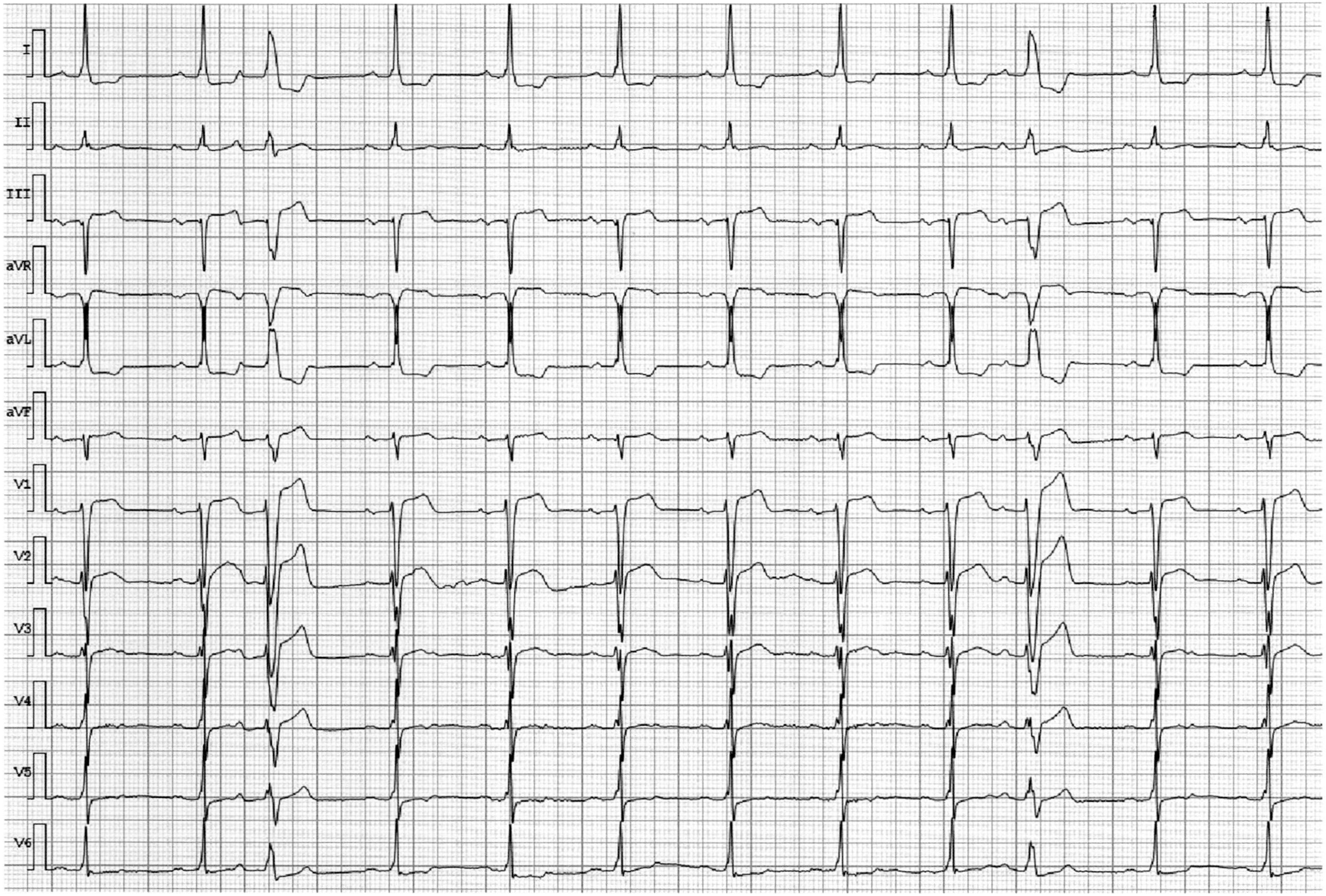


**图 19-167　房性早搏伴室内差异性传导(3)**

男,83 岁,提前出现的类左束支阻滞图形的宽 QRS 波,其前均有一相关的 P 波,代偿间歇不完全,心电图诊断为房性早搏伴左束支阻滞型室内差异性传导。

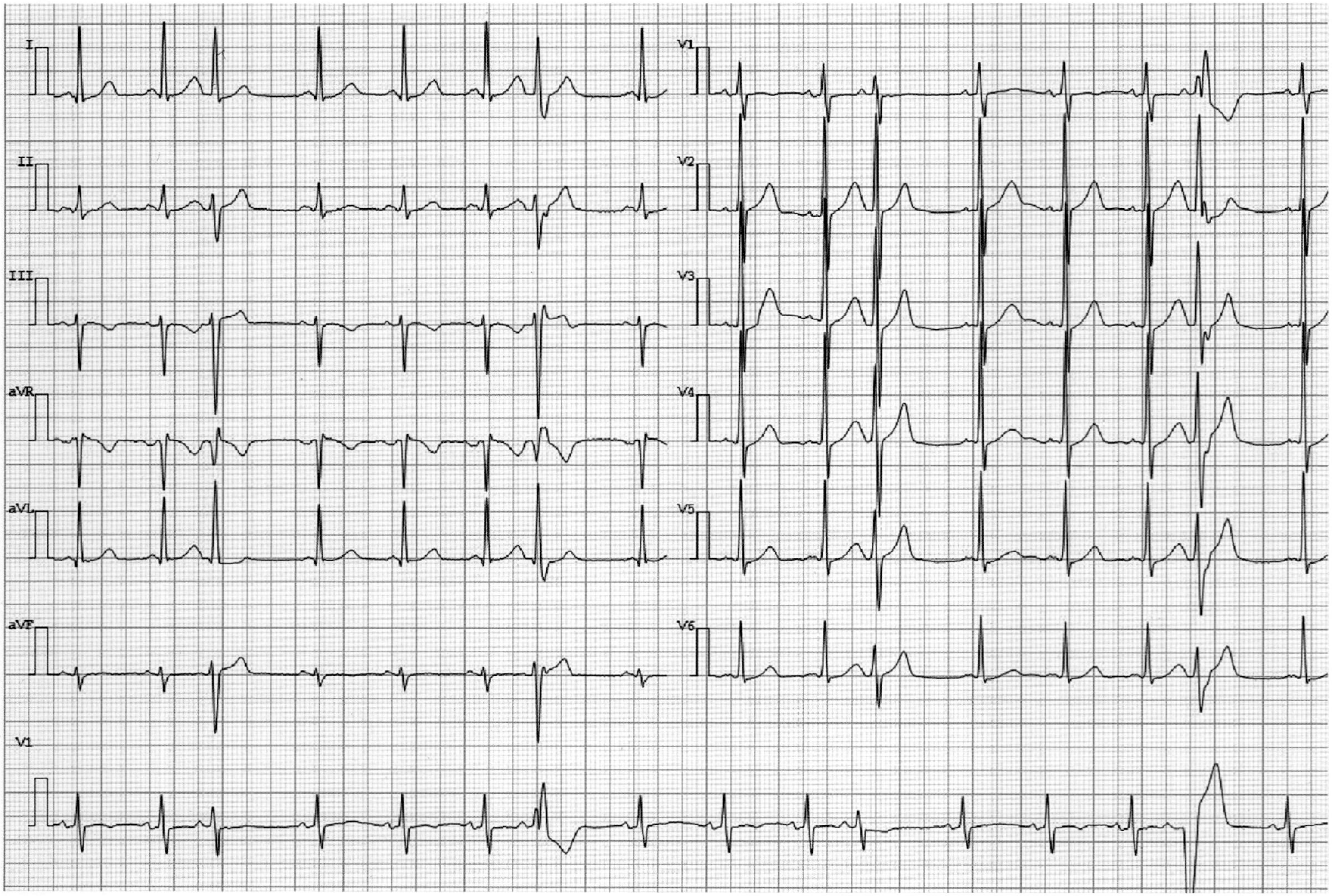


**图 19-168　房性早搏伴室内差异性传导(4)**

男,48 岁,在规则的窦性心律基础上,可见提前出现的房性 P 波,该 P 波形态相同、配对期相等,其后继的 QRS 波畸形程度不同,代偿间歇不完全,心电图诊断为房性早搏伴室内差异性传导。

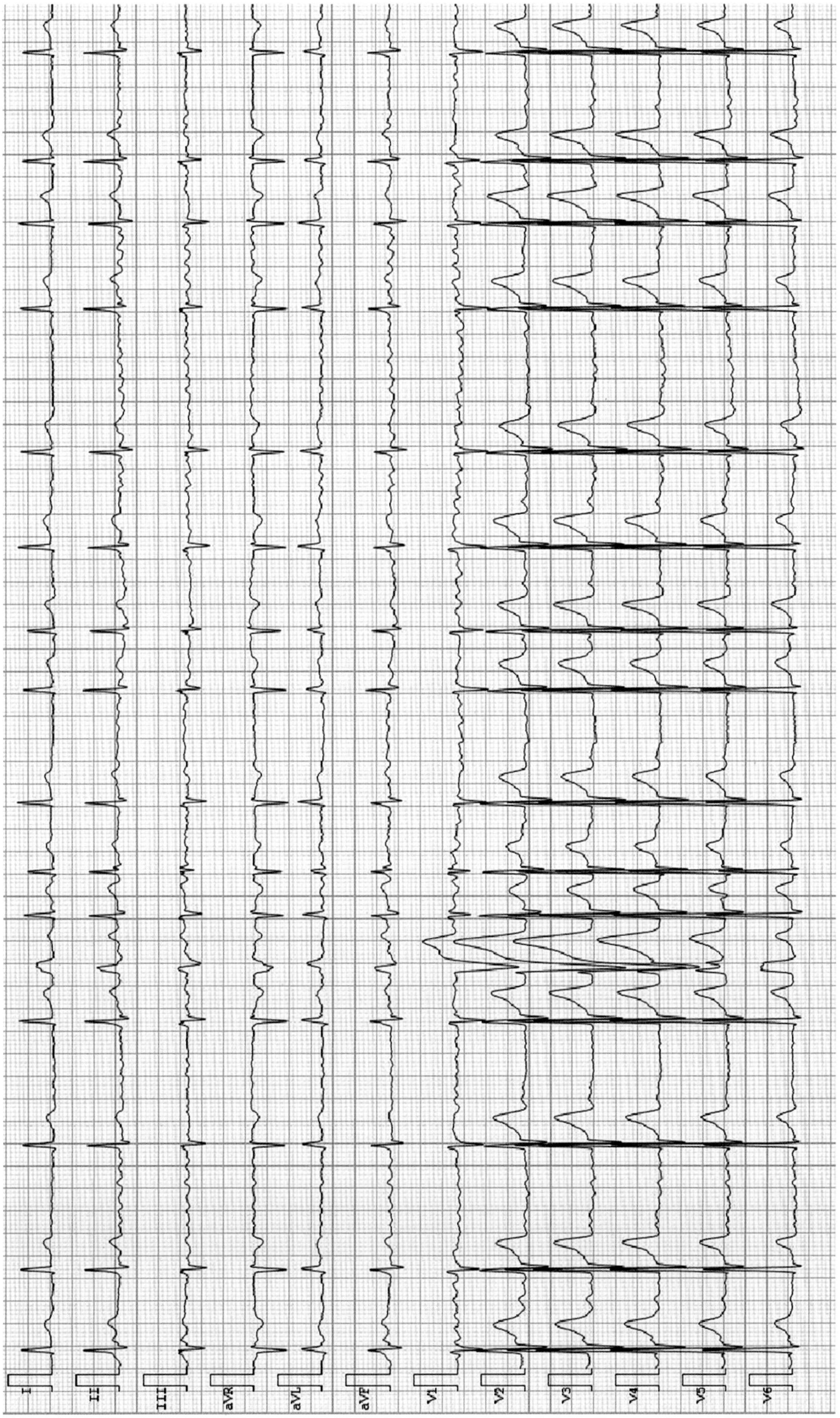


**图19-169　室内差异性传导(1)**

男,89 岁,心房颤动,长-短周期结束时出现一类左束支阻滞的宽 QRS 波,心电图诊断为心房颤动,偶伴室内差异性传导。

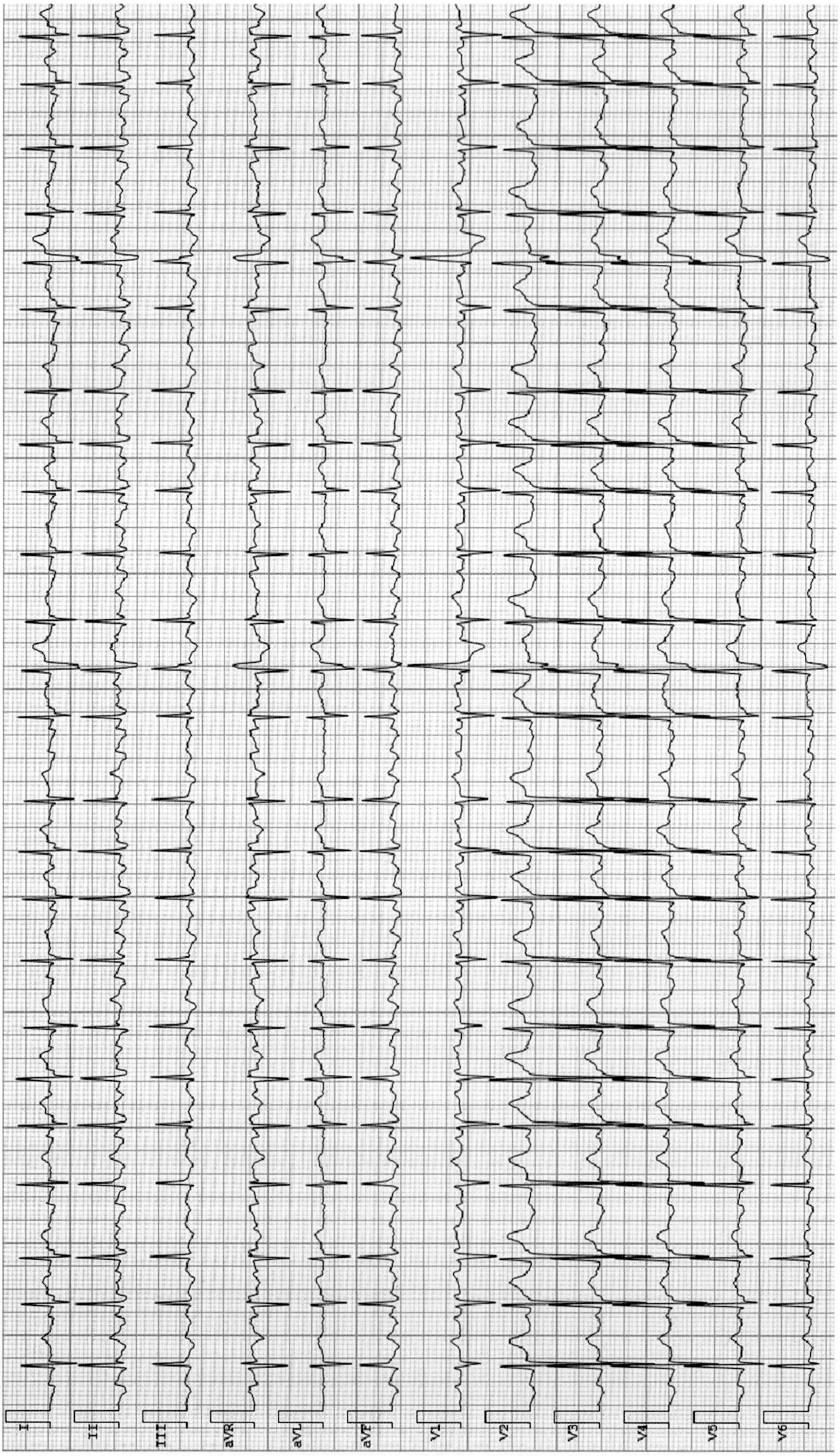


图 19-170　室内差异性传导(2)

男,71 岁,心房扑动,(2∶1)~(4∶1)房室传导,长-短周期结束时出现一类右束支阻滞的宽 QRS 波,即室内差异性传导。

(4)室上性心动过速伴室内差异性传导:房性心动过速、房室结折返性心动过速和房室折返性心动过速均可出现室内差异性传导,室内差异性传导有时只见于成组搏动中第 2 个搏动(心动过速第 1 个搏动)。但持续性室内差异性传导有时需与室性心动过速鉴别,若能在心动过速开始发作时发现畸形 QRS 波群之前有相关的 P 波,则可肯定为室上性心动过速,见图 19-171、图 19-172。

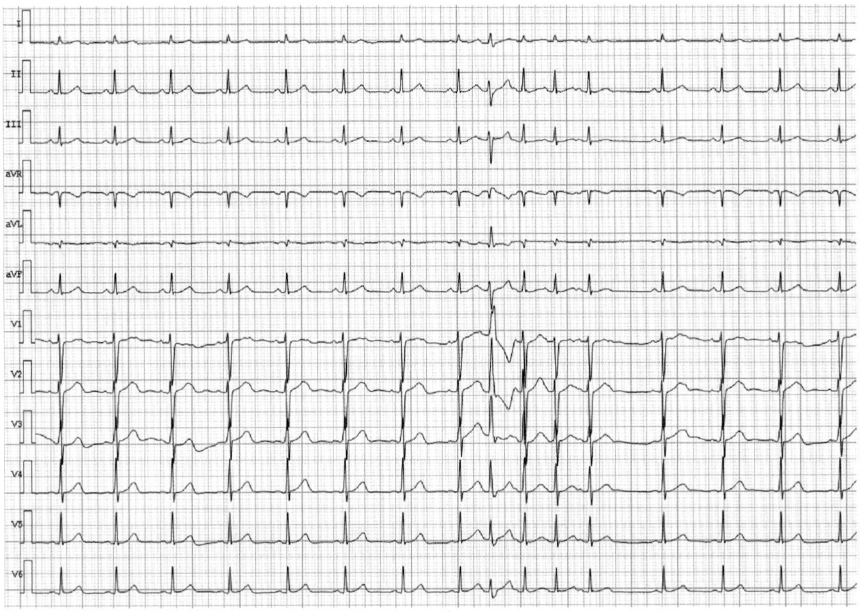


**图 19-171　室内差异性传导(3)**

男,54 岁,房性心动过速的第 1 个 QRS 波宽大畸形,类右束支阻滞,其位置处在长-短周期结束时,即为室内差异性传导所致。

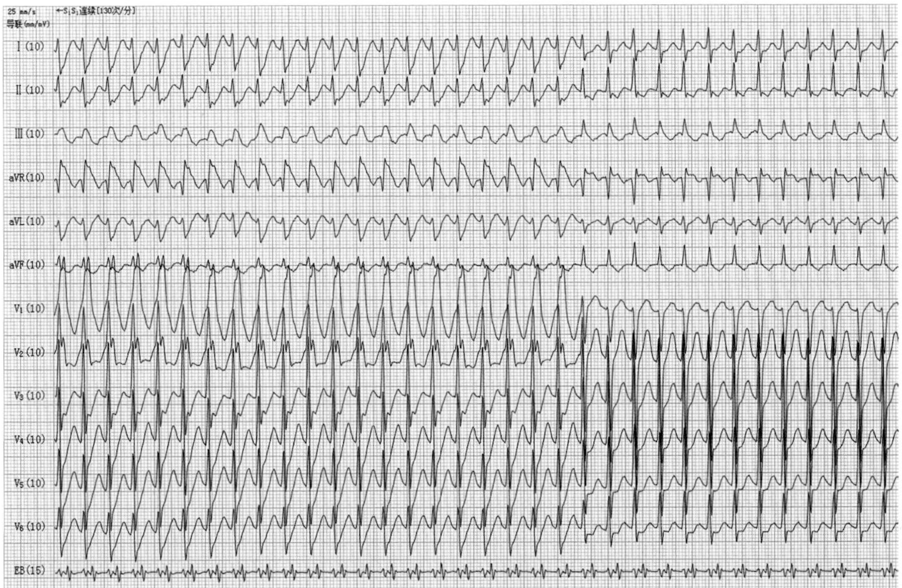


**图 19-172　蝉联现象**

男,38 岁,宽窄两种 QRS 波心动过速,频率相同,EB 显示 RP<PR,RP>70 ms,$RP_{EB}<RP_{V_1}$,某次心房激动遭遇右束支不应期时沿左束支下传心室,出现功能性右束支阻滞,理应下次心房激动传导时右束支恢复不应期,但却出现了连续的功能性右束支阻滞,很可能的机制是前次心房激动沿左束支下传后又向右束支发生了跨室间隔隐匿性传导,使接踵而至的心房激动总是遭遇右束支有效不应期,直至跨间隔隐匿性传导消失。心电图诊断为顺向型房室折返性心动过速伴右束支阻滞型室内差异性传导的蝉联现象。

(5)频率依赖性束支阻滞(rate-dependant BBB):临床上有时可见到心率逐渐增速如窦性心律不齐时出现室内差异性传导。当心率逐渐增速达到“临界心率”时,心动周期短于一侧束支的不应期,则出现一侧束支阻滞图形,室内差异性传导持续存在,直至心动周期逐渐延长超过束支不应期,室内传导转为正常。上述情况是室内差异性传导的一个特殊类型,有的书将频率依赖性束支阻滞专指此类情况。频率依赖性束支阻滞心电图具有发生束支阻滞(加速期)的临界心率快于束支阻滞消失(减速期)的临界心率。

4. 时相性室内差异性传导与室性早搏的鉴别

(1)房性早搏伴时相性室内差异性传导与室性早搏的鉴别

1)房性早搏的畸形 QRS 波群前可见与之相关的提早出现的 P 波,PR 间期>0. 12 s,室性早搏前无与其相关的 P 波。

2)房性早搏伴时相性室内差异性传导多呈右束支阻滞型,也可能合并左前分支阻滞或左后分支阻滞,$V_1$导联呈 rSR 型三相波,$V_6$导联呈 qRs 型三相波;若呈左束支阻滞型,$V_1$导联 r 波小于窦性心搏,rS 间期<70 ms,S 波升肢可能出现切迹。

3)房性早搏伴室内差异性传导因过早搏动的前周期/偶联间期不同,QRS 波形多变,而室性早搏(除外多源性)的 QRS 波形在同一导联通常是一致的。

4)房性早搏多引起不完全性代偿间歇,室性早搏多引起完全性代偿间歇。

(2)心房颤动伴室内差异性传导与室性早搏的鉴别:心房颤动伴室内差异性传导与室性早搏的鉴别见表 19-2。

表 19-2　心房颤动伴室内差异性传导与室性早搏的鉴别

| 鉴别点 | 心房颤动伴室内差异性传导 | 室性早搏 |
|---|---|---|
| 前周期 | 较长 | 不一定 |
| 前间期(配对间期) | 短而不固定 | 多数固定 |
| 类代偿间歇 | 无或不明显 | 有 |
| 平均室率 | 快 | 慢 |
| QRS 初始向量 | 多不变 | 多改变 |
| QRS $V_1$形态 | 多三相波 | 多单相或双相波 |
| 是否束支或分支阻滞图形 | 是 | 否 |
| QRS 肢导单相波与两极分化 | 无 | 有 |
| QRS 易变性 | 有 | 多无 |
| QRS 时限 | <140 ms | ≥140 ms |
| 二联律 | 少见 | 少见 |
| 宽 QRS 成对或成串 | 多见 | 少见 |
| 洋地黄用量 | 不足、可增量 | 可出现室速或室颤 |
| 洋地黄加量后 | 心率变慢后减少或消失 | 可出现室速或室颤 |
| 注射利多卡因、苯妥英钠等 | 宽 QRS 无变化、不消失 | 宽 QRS 减少或消失 |

5. 宽 QRS 波心动过速的鉴别诊断　宽 QRS 波心动过速包括室性心动过速、室上性心动过速伴室内传导异常(室内差异性传导或原有束支阻滞)和预激性心动过速。预激性心动过速比较少

见，所以宽 QRS 心动过速的鉴别主要是室性心动过速与室上性心动过合并室内差异性传导的鉴别。既往过分强调诊断室性心动过速依靠心室夺获、室性融合波和房室脱节，而心室夺获和室性融合波只见于 10% 左右的病例；房室脱节约见于 20% 左右的病例，而交界性心动过速偶尔也可出现房室脱节。

1978—1982 年 Wellens 等提出根据 QRS 波群的时间、形态和电轴等鉴别宽 QRS 心动过速，诊断正确率高。

1）QRS 时间：室上性心动过速伴室内差异性传导的 QRS 波群时限一般<0.14 s。当 QRS 波群呈右束支阻滞型，QRS 波群时限>0.14 s 支持室性心动过速；当 QRS 波群呈左束支阻滞型，QRS 波群时限> 0.16 s，支持室性心动过速。

2）额面 QRS 电轴：室上性心动过速伴室内差异性传导的 QRS 电轴一般位于正常范围，室性心动过速的 QRS 电轴多位于无人区。当 QRS 波群呈左束支阻滞型，QRS 电轴右偏也支持室性心动过速。

3）QRS 波群形态：室上性心动过速伴右束支阻滞型室内差异性传导，$V_1$、$V_6$ 导联多呈三相波，而室性心动过速多呈单相波或双相波。当室上性心动过速伴左束支阻滞型室内差异性传导，其 QRS 波群形态也不同于室性心动过速。

4）心动过速的 QRS 波群形态与室性早搏一致高度提示室性心动过速，但不能仅凭一个导联确定。

5）心率和节律：心率对宽 QRS 心动过速鉴别诊断价值不大，一般室性心动过速的频率不超过 180 次/min，但个别病例可 ≥220 次/min。≥240 次/min 的宽 QRS 心动过速多为预激性心动过速，心房激动沿旁路下传，若心室律规整则为逆向型房室折返性心动过速；若心室律极不规整，则为预激伴心房颤动。

室上性心动过速和室性心动过速节律多呈匀齐，室性心动过速有时稍不匀齐，但 RR 间期互差<0.03 s。心室律明显不整的宽 QRS 心动过速绝非室性心动过速（多形性室性心动过速除外），很可能为预激伴心房颤动。

6）两种类型不同的束支阻滞图形中间仅间隔一次正常心搏：室内差传有时可交替出现左束支阻滞型和右束支阻滞型，中间只间隔一次正常心搏。左右心室节律点竞相控制心室时，中间往往间隔两个或两个以上的室性融合波。

7）宽 QRS 心动过速伴室房逆传时，可进行颈动脉象按摩（CSM），若出现室房阻滞后，心动过速照常进行，提示为室性心动过速，若心动过速停止发作，则可肯定为室上性心动过速。

### （三）非时相性室内差异性传导

非时相性室内差异性传导是指心率减慢、心动周期延长时出现的暂时性室内传导异常，为慢频率依赖性，属 4 相阻滞，临床多见于交界性逸搏。Schamroth 称之为非时相性室内差异性传导。

1. 发生机制　非时相性室内差异性传导的发生机制至今尚无定论，可能为多元论，大约有 8 种假说。

（1）4 相阻滞：长心动周期后舒张期延长，束支系统 4 相自动除极化坡度逐渐上升，膜电位负值逐渐降低。当交界性激动抵达束支系统时，由于膜电位负值降低程度不同，可出现完全性或不完全性束支阻滞图形。

（2）偏心学说：偏心学说是激动起源于房室交界区内周边部位，靠近起源部位的束支先除极，可形成对侧束支阻滞图形。激动起源与房室交界区内左侧，则激动沿交界区左侧下传速度快，而横向传至交界区右侧下传速度减慢，结果左束支比右束支提早除极，由于提早程度不同，可出现完全性或不完全性右束支阻滞图形，反之可出现完全性或不完全性左束支阻滞图形。

（3）分支节律：分支节律学说的依据是逸搏起源于左后分支时心电图多呈右束支阻滞合并电轴

左偏或起源于左前分支时心电图多呈右束支阻滞合并电轴右偏,希氏束电图检查显示逸搏的V波与H波几乎同时发生,证实其起源于心室,此种逸搏还可能出现室性融合波。Rosenbaum认为逸搏不是起源于交界区,而是起源于心室内的分支水平。

2.心电图特点　非时相性室内差异性传导引起的QRS-T波群形态不同于窦性心搏,但QRS波群时限一般<0.11 s。

(1)交界性逸搏或交界性心律,QRS-T波群形态不同于窦性心搏,额面QRS电轴明显左偏或右偏。

(2)长间歇之后的心搏,如心房颤动长周期末的心搏、窦性心动过缓和不齐长心室周期末的心搏、二度房室阻滞长间歇末的心搏,QRS-T波群形态不同基础心律的心搏,但QRS波群时限<0.11 s,见图19-173、图19-174。

### (四)临床意义

时相性室内差异性传导是一种生理性室内相对干扰,总是继发于其他原发的传导系统病理性或功能性紊乱,本身不需要治疗。其临床意义主要是容易误诊为室性心律失常而给予不必要的治疗,相反一些室性心律失常也可能会误诊为室内差异性传导缺少必要的治疗甚至危及生命。不同的原因可使蝉联现象发生也可使蝉联现象终止,一般会在仔细分析蝉联现象发生或终止时的心电图中发现原因。频率依赖性束支阻滞可能反映一侧束支不应期异常的延长,日后可能发生持久性束支阻滞。非时相性室内差异性传导多为病理性。

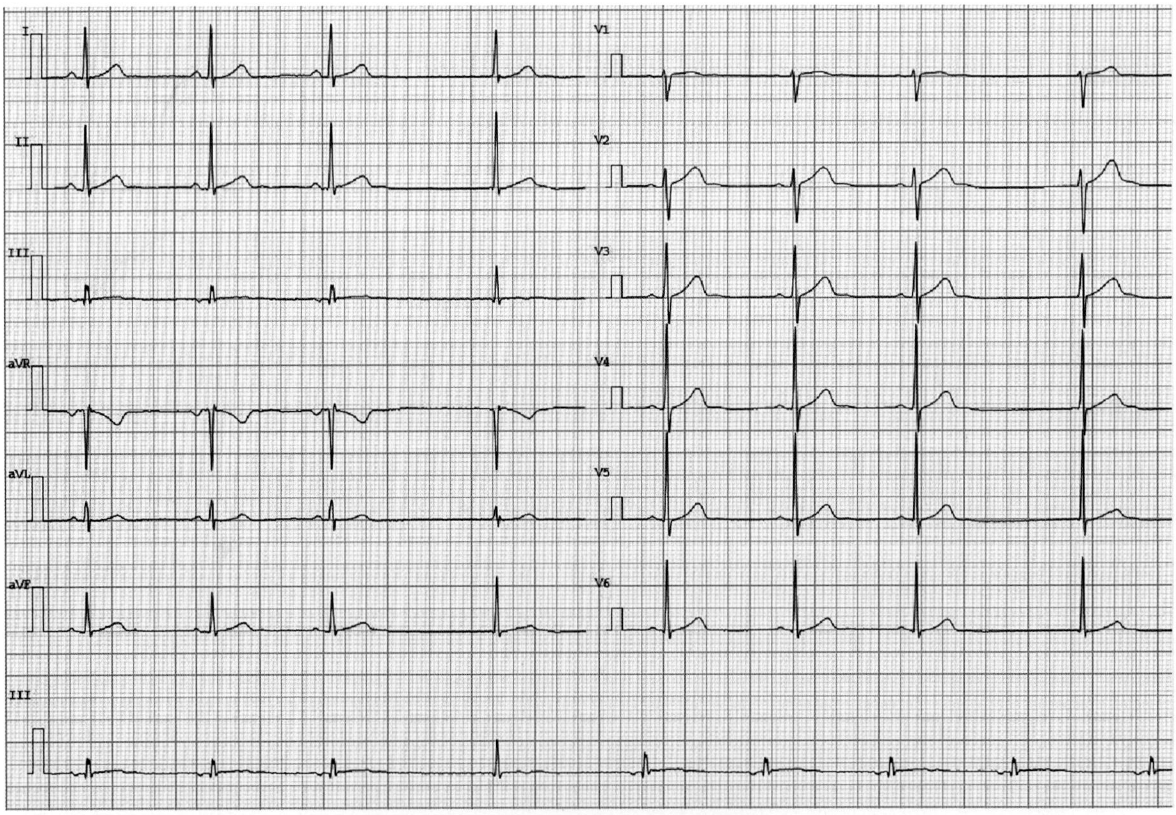


图19-173　非时相性室内差异性传导(1)

男,35岁,延迟出现的QRS-T波群,其前无相关P波,该QRS波形态、振幅、时间与窦性者不同,主波方向一致,振幅略大,时间略宽,但小于0.11 s,不像室性早搏那么宽大畸形,心电图诊断:窦性心动过缓伴不齐,窦性停搏伴房性停搏,过缓的交界性逸搏伴非时相性室内差异性传导。

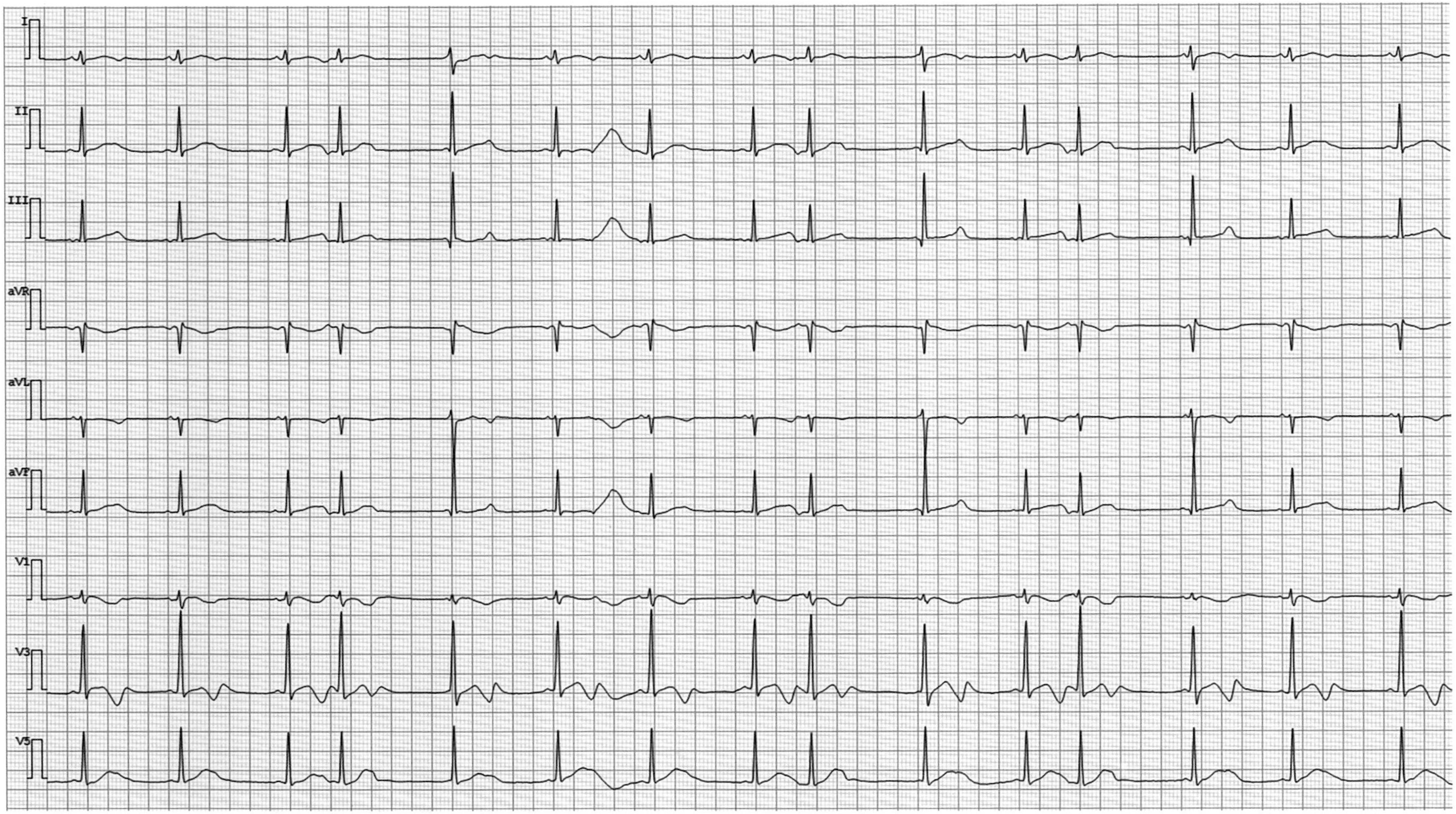


**图 19-174　非时相性室内差异性传导(2)**

男,4 岁,窦性心动过缓(平均 60 次/min)伴不齐,可见房性早搏后均有一延迟出现的 QRS-T 波群,其前无相关 P 波,但与窦性 P 波发生了不同程度的重叠,该 QRS 波形态、振幅、时间与窦性者不同,主波方向一致,振幅略大,时间略宽,但小于 0.11 s,不像室性早搏那么宽大畸形,考虑为交界性逸搏伴非时相性室内差异性传导。

# 第七节　干扰与脱节

## 一、干扰的概念

### (一)狭义的干扰

干扰是描述心脏各起搏点之间以及各起搏点所发出激动之间相互关系的一种术语，是心脏自律传导系统中的基本规律和常见的电生理现象，亦称干扰现象。干扰可以发生在窦房联接区、心房、房室结、心室，有时也可以不同部位同时发生。干扰现象本身并无病理意义，但可使心电图表现复杂化，其临床意义取决于产生干扰的基本心律失常。

干扰现象是以心肌的生理性不应性为基础的，是心肌生理性不应性所引起的结果，也是后者在心电图上具体的表现。

正常窦性心律的频率引起的生理性不应期约为一个窦性周期的一半，大致相当于心室肌的收缩期，后一个窦性激动与前一个窦性激动所引起的生理性不应期终止的时距也约为一个窦性周期的一半，大致相当于心室肌的舒张期。后一窦性激动始终出现在前一窦性激动后的非不应期中，后一窦性激动不会遇到前一窦性激动干扰而发生传导障碍，因此正常情况下不会发生干扰现象。在明显的窦性心动过速的情况下，大多也不出现干扰，因心室肌生理性不应期也随着心率增加而相应缩短，造成第二个窦性激动永远追不上第一个窦性激动所引起的生理不应期，其是正常心脏对于频率变化的一种生理性的适应，即频率适应规律。

干扰现象是机体维持有效循环的一种代偿机制。心肌生理性不应期干扰了过快的异位激动的下传，因为心室肌收缩过频，可使心排血量下降，同时增加心肌耗氧量。

形成干扰现象的条件有两个：一是心肌的生理性不应期的存在；二是出现在生理性不应期的第二次激动，绝大多数是过早或过快的激动，但也可以是不很快的激动如加速的自主心律而发生干扰现象。

### (二)广义的干扰

一种能被心电图机放大而描记下来的外来电信号。不是由心肌激动所产生，但可生成杂乱的电波，致心电基线毛糙、图形含糊不清，易与心电信号相混淆，严重者可使图形变形而误诊，见图 19-175。

1. 交流电干扰　交流电干扰是指心电图机受到外来电波的感应而发生的基线和心电图波形边缘的锯齿状波动。

引起交流电干扰的常见原因：①地线接触不良或断裂；②电源线距离检查床或患者较近；③导联线的内芯断裂或金属隔离线外皮与内芯短路；④导电糊涂擦不佳或电极接触不良；⑤使用超短波或理疗机等引起的外来电磁场干扰；⑥心电监护的患者。

排除交流电干扰的方法：①创造良好的检查环境；②具有良好地线和导联线；③必要时使用机器抗交流电干扰键按钮。

2. 肌肉干扰　肌肉干扰是指受检者肌肉颤动所致的伪差。①在基线或 P-QRS-T 波上均有不规则的毛刺样细微波形，可呈间歇性或持久性；②无规律性；③有时系帕金森等病态所致的不可避免的肌肉颤动。

排除肌肉干扰的方法：①缓解患者紧张情绪，避免肢体移动；②合适的受检环境。

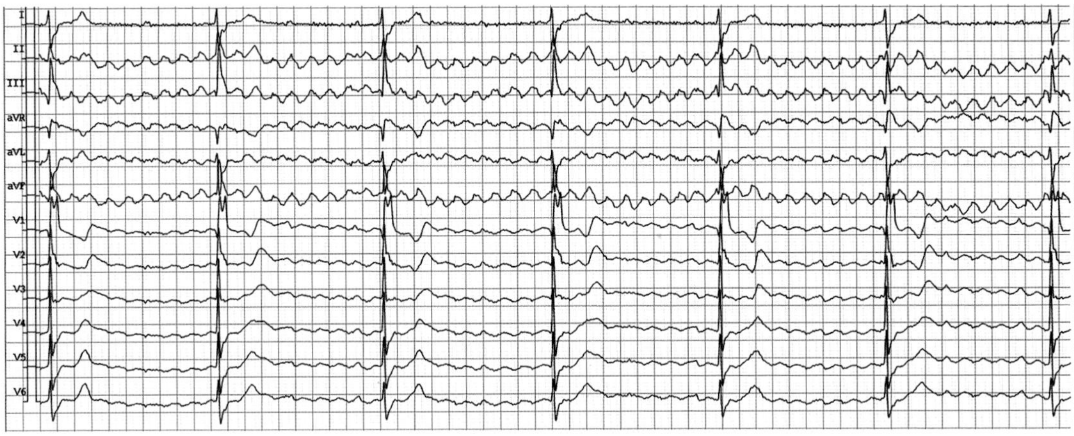

**图 19-175　肌肉干扰致干扰波心电图**

女,68 岁,肌肉干扰致干扰波,易误诊为心房扑动。

## 二、干扰的分类

### (一)按干扰部位

1. 传导系统的干扰　传导系统的干扰是指当心脏传导组织受到激动的刺激而处于生理性不应期时,对于接踵而至的激动遇有效不应期则表现不能应激或遇相对不应期而应激异常缓慢,这种激动在传布过程中遭遇到处于生理性不应期的传导组织而发生的传导障碍,不同于病理性阻滞。

干扰现象是前一激动兴奋过程中所形成的生理性不应期,影响了接踵而至的一次或一系列激动的传导而产生的传导障碍。生理性干扰现象与病理性阻滞现象有许多共同之处,两者都可以引起激动在传导上的延缓或中断,形成干扰性或阻滞性传导延缓或干扰性或阻滞性传导中断。传导阻滞的部位可发生在心脏传导系统的各个不同水平或多个水平上,同样的干扰现象也可出现于这些部位与水平。两种传导障碍的部位、程度以及心电图表现都有相似之处,易造成误诊。

干扰性传导障碍都发生在生理性基础上,是激动在传导过程中遇到传导系统或心肌生理性不应期而形成的,称为生理性干扰现象。干扰发生在收缩期或 QT 间期之中,常见于过早的激动或快速性心律中。

阻滞性传导障碍都发生在病理性基础上,激动在传导过程中遭遇到传导系统或心肌,特别是前者的病理性延长了的不应期而形成的,称为病理性传导阻滞,简称阻滞。阻滞可发生于任何时相中,不论收缩期或舒张期,不论心率快慢,不论早搏或逸搏,均可发生传导阻滞,经常发生于舒张期,这一现象恰好说明确有病理性阻滞的存在。因为舒张期已过了生理性不应期,而仍发生传导延缓或中断,便具有传导阻滞的特征。

2. 起搏点内的干扰　起搏点内的干扰是指当两个起搏点先后发生激动时,基本心律的起搏点(被整起搏点)在没有保护机制的条件下,可受另一起搏点(主整起搏点)所形成有效激动的影响而发生节律重整,心电图表现为主整起搏点的有效激动侵入,抑制被整起搏点的激动,使后者的基本心律被打断或依次延后或提前发生,甚至发生节律和或频率的改变,亦称节律重整。

传导系统的干扰与起搏点内的干扰是两种性质迥然不同的生理现象。

### (二)按干扰程度

1. 相对干扰　相对干扰是指在连续发生两次或两次以上的激动时前一次激动干扰了下一次激动的传导,而这种干扰发生于前一次激动所产生的生理性相对不应期中,导致干扰性传导延缓。前一次激动与后一次激动来源于同一起搏点为同源性相对干扰,前一次激动与后一次激动来源于不同起搏点为异源性相对干扰。

根据发生相对干扰的部位不同分为4类。

(1)起搏点-心肌联接处的相对干扰:简称点-肌连接处的相对干扰,分为传入性相对干扰和传出性相对干扰。传入性相对干扰是指外来激动在传入点-肌联接处时所遭受的相对干扰,心电图难以诊断。传出性相对干扰是指起搏点的激动在通过点-肌联接处向外传导的过程中遇到的相对干扰。

(2)心房内的相对干扰:即时相性房内差异性传导。

(3)房室交界区的相对干扰:包括下行性干扰和逆行性干扰,心电图表现为干扰性PR间期延长或干扰性RP间期延长。

(4)心室内的相对干扰:即时相性室内差异性传导。

2.绝对干扰　绝对干扰是指连续发生两次或两次以上的激动时,前一次激动干扰了后一激动的传导,后一次激动落入了前一次激动所产生的绝对不应期内,引起后一次激动干扰性传导中断。根据相互干扰的两种激动的起源不同分为两种。

(1)同源性绝对干扰:是指前一次激动及受其绝对干扰的后一次激动均起源于同一起搏点。

(2)异源性绝对干扰:是指前一次激动及受其绝对干扰的后一次激动起源于不同起搏点。

## 三、相对干扰

1.发生在起搏点-心肌联接处的相对干扰

(1)干扰性传出延缓

1)窦房联接处的干扰性传出延缓:当插入性房性早搏隐匿传入窦房联接处的内层,所产生的生理性相对不应期恰好干扰了下一个窦性激动的传出时,便引起了干扰性传出延缓,即SP间期延长。由于窦性激动在窦房联接处的传导是隐匿性的,因而在心电图上表现为PP时间延长而稍超过一个窦性周期,使插入性房早的代偿间歇成为次等周期代偿。

2)异-交界联接处的干扰性传出延缓:当交界性逸搏心律伴插入性室性早搏,隐匿传入交界性逸搏起搏点与周围交界区组织联接处(即异-交界联接处)的内层,所产生的生理性相对不应期恰好干扰了下一个交界性逸搏激动的传出时,便引起了干扰性传出延缓。由于交界性激动在异-交界联接处的传导是隐匿的,因而在心电图上表现为RR时间延长而稍超过一个交界性逸搏周期,使插入性室性早搏的代偿间歇成为次等周期代偿。

(2)干扰性传入延缓

1)窦房联接处的干扰性传入延缓:在窦-异并行心律中,被保护的异位心律的激动,在隐匿传入窦房联接处引起窦性节律重整的过程中,可以有干扰性传入延缓,结果是传至窦房结的时间延长。再加上窦性节律顺延的时间,故异位心搏(早搏)后的代偿间歇便延长了。如果有连续若干次激动均有类似情况,就可呈现代偿间歇逐渐延长而配对时间逐渐缩短。这时呈现为"配对时间逆文氏型"的窦-异并行心律。此外,伴有完全代偿间歇的房性早搏中也可能有干扰性窦房传入延缓,见图19-176。

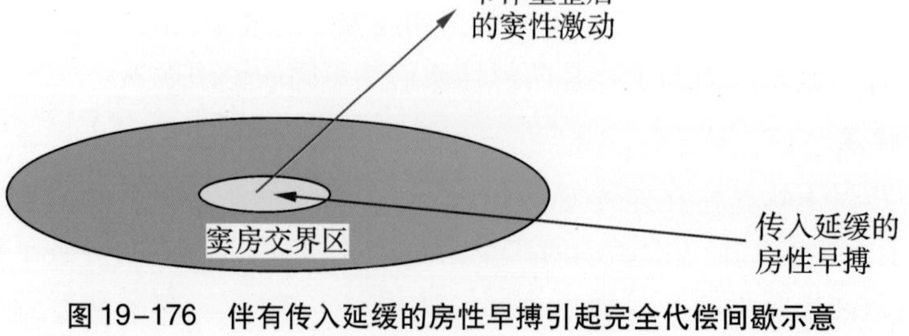


图19-176　伴有传入延缓的房性早搏引起完全代偿间歇示意

2）异-交界联接处的干扰性传入延缓：心房颤动伴几乎完全性房室阻滞中，当伴有交—室并行心律时，室性激动隐匿传入交界区，且有异-交界联接处的干扰性传入延缓，也可形成配对时间逆文氏型的交—室并行心律。

在同腔性窦-异并行心律或异-异并行心律中，各个异-肌联接处也可有类似的干扰性传入延缓。

2. 发生在心房内的相对干扰　房内相对干扰亦称“不完全性房内干扰”，即出现房内差异性传导的图形。根据心电图表现可分为时相性房内差异性传导和非时相性房内差异性传导。详见第十九章第六节相关内容。

3. 发生在房室交界区的相对干扰　当房室交界区尚处在对前一激动的相对不应期，后一激动传至该处时，以较慢的传导速度通过，或传导的途径略有改变，称交界区的相对干扰或干扰性房室传导延缓。心电图上表现为 PR 间期延长，多见于 P 波出现在收缩晚期，也可是前一激动在交界区产生隐匿传导的结果。见图 19-177、图 19-178。

4. 发生在心室内的相对干扰　室内相对干扰亦称时相性室内差异传导，发生干扰性传导障碍的部位可在束支及其分支，也可在普通心室肌内。由于激动在心室内受到相对干扰引起 QRS 波波形异常。时相性是指这种差异传导发生在心室的相对不应期这一特定的时相之内。差异传导是激动在心室内传导的途径与正常有差异，产生与左右两束支不应期的差异有关，见图 19-179。

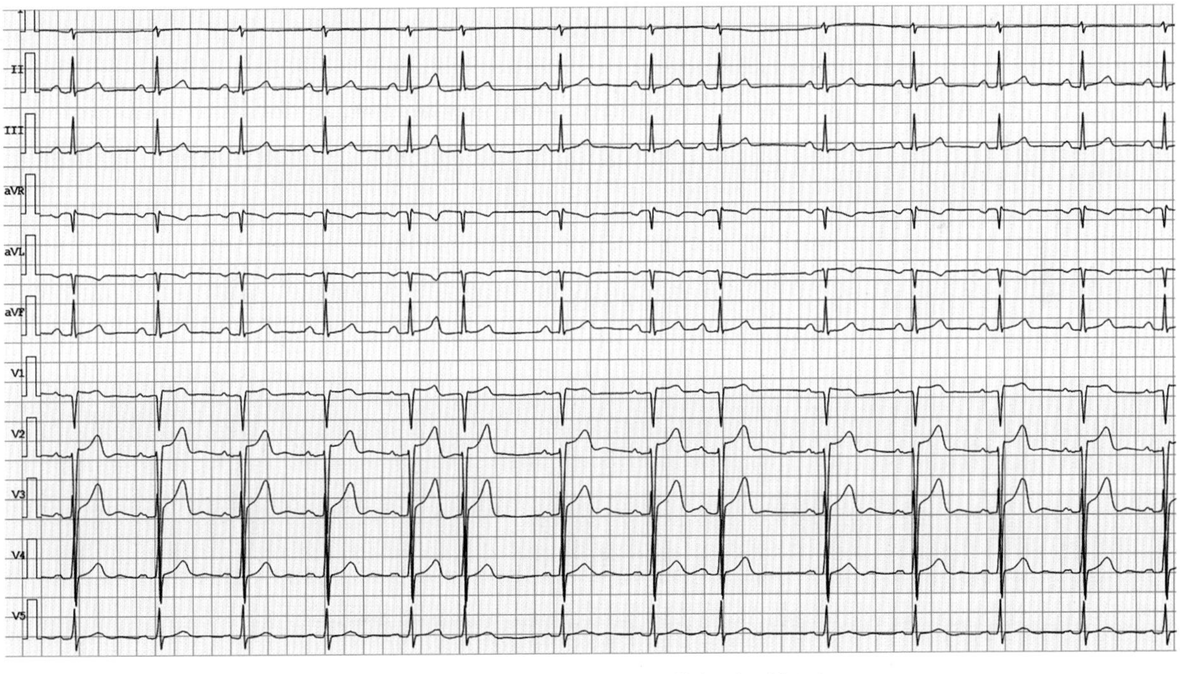


**图 19-177　发生在房室交界区的相对干扰（1）**

男，51 岁，第 6、9 个 P 波提前出现，形态异于窦性 P 波，后继以窄 QRS 波，PR 间期长于窦性心搏的 PR 间期，房性早搏传至尚处在前一激动造成相对不应期的房室交界区时，该房性激动以较慢的传导速度通过，即发生在房室交界区的相对干扰。

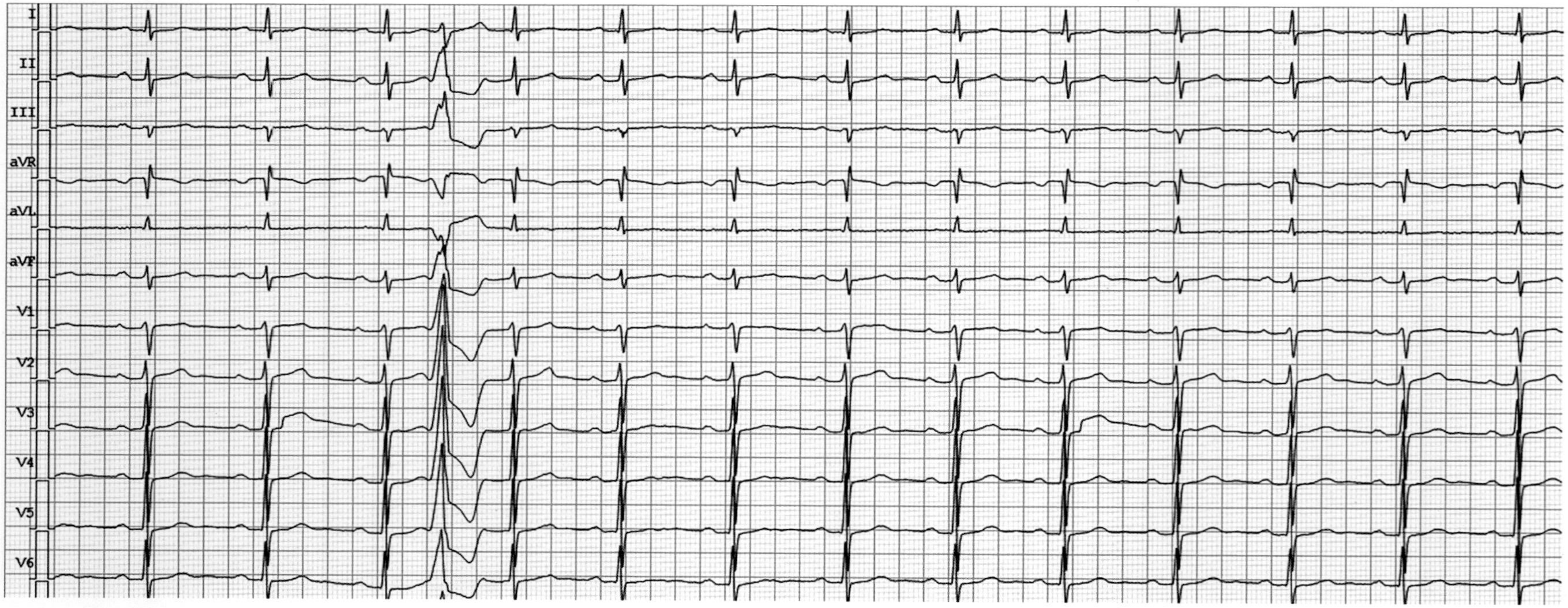


**图 19-178　发生在房室交界区的相对干扰(2)**

女,67 岁,第 4 个 QRS 波提前出现、宽大畸形,其前无相关的 P 波,其后可见窦性激动传导延缓,该窦性的 PR 间期延长,室性早搏隐匿性传导至房室交界区使其产生新的不应期,窦性激动传至尚处在该相对不应期的房室交界区时,窦性激动以较慢的传导速度通过,即发生在房室交界区的相对干扰。

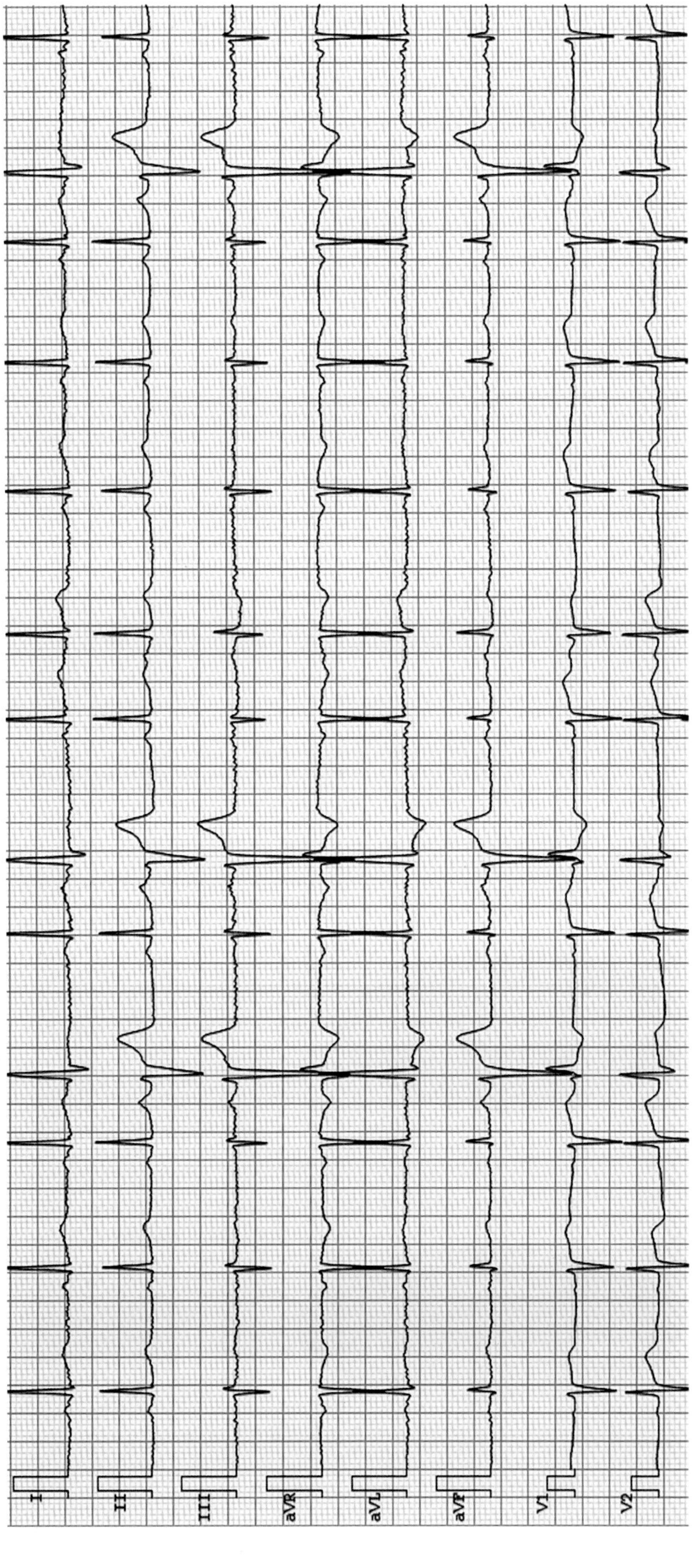


**图19-179　发生在心室内的相对干扰**

女,34岁,第4、6、8、12个P波提前出现,形态异于同导联窦性P波,后均继以QRS波,形态与窦性心搏下传QRS波不同,即发生在心室内的相对干扰(房性早搏伴时相性室内差异性传导)。

## 四、绝对干扰

### (一)发生在窦房联接处的绝对干扰

凡窦性激动与房内激动(包括房性异位起搏点所发出的激动和发源于交界区和室性异位起搏点而逆传入心房的激动,以及在罕见情况下发源于窦房结其他部位的窦性激动)在窦房联接处发生绝对干扰者,称为窦房联接处绝对干扰、窦房结性绝对干扰。

根据窦房联接处绝对干扰的方向不同分为窦房传入中断、窦房传出中断和窦 房双向性传导中断 3 种。

1. 干扰性窦房传入中断

(1)窦房联接处干扰现象与房性早搏的代偿间歇的关系:窦房联接处的干扰现象受到房性早搏出现时相、窦房联接处不应期和窦性周期等因素的影响而发生方向(传入或传出)和程度(干扰性传导延缓或干扰性传导中断)的变化。

窦房联接处的干扰现象(决定房性激动能否侵入窦房结和房早后的窦性激动能否传出到达心房肌)与窦性节律重整(决定窦房结受侵后发生的变化是节律顺延、抑制、明显抑制或节律提前、频率加速等)等两方面共同决定房性早搏的代偿间歇,产生各种代偿间歇。

(2)房性早搏伴干扰性窦房传入中断

1)不伴有干扰性窦房传出延缓的干扰性窦房传入中断,插入性房性早搏,无代偿间歇,见图 19-180。

2)先有干扰性窦房传入中断,继以干扰性窦房传出延缓,插入性房性早搏伴次等周期代偿间歇,见图 19-181。

3)特早型房性早搏中,常先有干扰性窦房传入中断而继以干扰性传出中断者,产生完全性代偿间歇,见图 19-182。

4)特迟型房性早搏中,常同时发生干扰性双向性窦房传导中断,致完全性代偿间歇,见图 19-183。

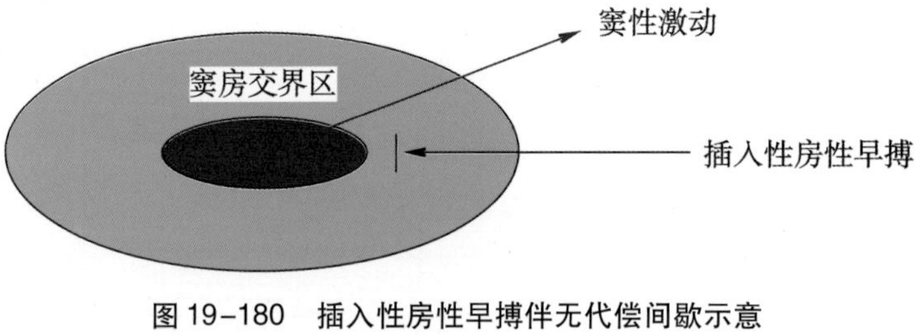


图 19-180　插入性房性早搏伴无代偿间歇示意

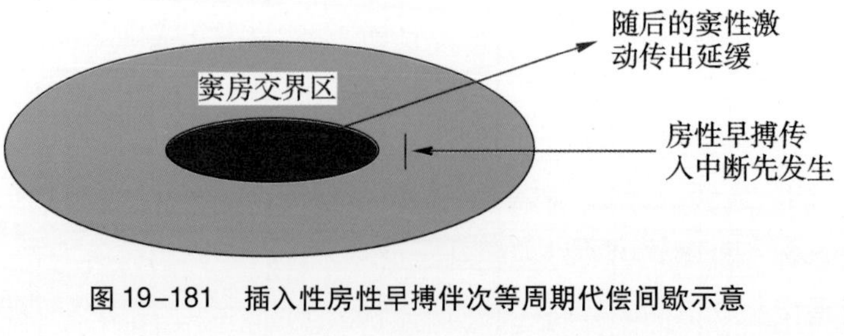


图 19-181　插入性房性早搏伴次等周期代偿间歇示意

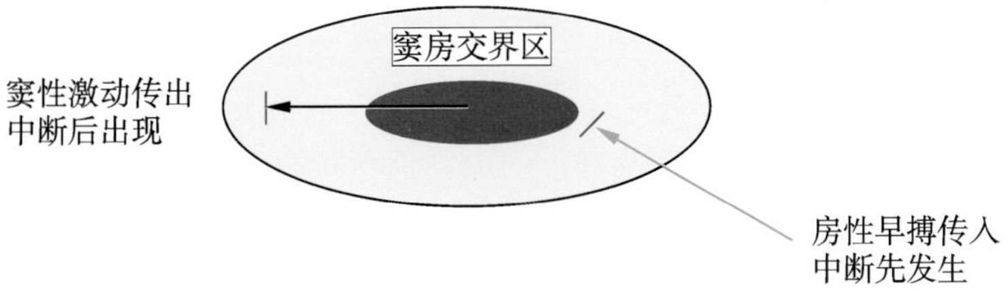


图 19-182　特早型房性早搏形成完全性代偿间歇示意

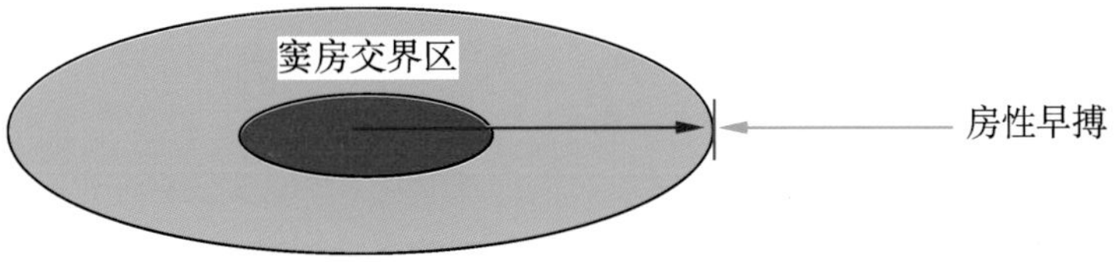


图 19-183　特迟型房性早搏形成完全性代偿间歇示意

(3)心房颤动伴干扰性窦房传入中断:短阵房颤中止后多有超速抑制致有较长的代偿间歇,少数代偿间歇仅比一个窦性周期略长,但偶尔可见终止后代偿间歇反比一个窦性周期短,可能为最后几个房颤波在窦房联接处因绝对干扰而发生传入中断。

2. 干扰性窦房传出中断

(1)窦性心律伴房性早搏时的干扰性窦房传出中断:其他任何起搏点发出而提前进入心房的激动对干扰性窦房传出中断的影响与房性早搏相似。

(2)房-窦并行心律伴干扰性窦房传出中断:房-窦并行心律少见,其引起的房-窦并行心律伴干扰性窦房传出中断也少见。被保护的窦性激动发生时,恰逢窦房联接处处于对前一次无保护的房性激动起反应后的绝对不应期,窦性激动不能外传至心房肌引起窦性 P 波,引起较长的 PP 间期为较短的 PP 间期的整数倍数,或在较长的 PP 间期与较短的 PP 间期间存在一个最大公约数。

(3)干扰性窦房双向传导中断:干扰性窦房双向传导中断见于伴有完全代偿间歇的房性早搏、伴室房传导 的交界性早搏、伴室房传导的室性早搏。

### (二)发生在异-房联接处的绝对干扰

1. 干扰性异-房传出中断　窦-房性并行心律伴干扰性异-房传出阻滞时,致部分房性激动未引起房性 P 波,此时预期应该出现的 P 波远离前一窦性 P 波,心房肌理应脱离了绝对不应期而产生 P 波;另一部分房性激动未形成房性 P 波,是由于房性激动发生时,正逢异-房联接处处于前一个窦性激动发生反应后的生理性绝对不应期中,绝对干扰了房性激动的外传,亦称传出性的异-房绝对干扰。

2. 干扰性异-房传入中断　基本心律为房性逸搏心律,偶见窦性搏动,或伴交界性早搏伴逆行传导,或伴室性早搏伴逆行传导时,若窦性 P 波或逆行 P 波出现在房性 P 波附近而均不见房性节律重整,形成完全性代偿间歇,可判定异-房联接处存在着传入性绝对干扰,称干扰性异-房传入中断、传入性异-房绝对干扰。其需与房性并行心律时传入性异-房传导阻滞相鉴别。

### (三)发生在心房内的绝对干扰

房内绝对干扰是指两个不同的激动同时到达心房,各自控制心房肌的一部分,且两个激动均不能侵入对方,即出现房性融合波,亦称完全性房内干扰。

1. 发生机制　房性融合波是双重心律在房内绝对干扰所形成的不全性心房夺获,远较不完全性干扰性房室脱节中的不全性心室夺获(室性融合波)少见,与房性融合波形成条件有关。

(1)双重心律的形成:双重心律是指在同一时间内存在着的两个不同起搏点所发出的激动,同时分别控制心脏不同部分的电活动。双重心律的形成因素:一是起搏点之间存在着保护机制,即使自律性相对较低的心律(频率较慢)也能存在。二是在无保护机制的情况下,频率快的心律控制心电活动,此即频率优势控制规律。双重心律的形成受这两条规律的支配。

(2)室房逆行传导通路畅通:交界性或室性激动必须逆传至心房,这是形成异腔源性房性融合波的必要条件。交界性或室性激动逆传入心房而产生逆行 P 波形成心房夺获,前者称交界-房(或窦)夺获,表明交界性激动夺获心房起搏点或窦房结,心电图上表现为室上性 QRS 波前后有关的(或逆传的)逆行 P 波,后者称室-房(或窦)夺获,表明室性激动夺获心房起搏点或窦房结,心电图上表现为室性 QRS 波后继以有关的逆行 P 波。这些逆行 P 波若不与其他 P 波融合,形成完全性心房夺获,表示交界性或室性激动完全控制心房的电活动。这些逆行 P 波与其他 P 波融合形成异腔源性房性融合波形成不全性心房夺获,反映交界性或室性激动不完全地控制心房的电活动。

(3)心房肌内两个异源初始激动部分间的距离较远:心房肌的异源初激部分是指由两个不同起源的激动,分别开始激动不同部分心房肌除极的最初部分。由于这两种激动虽几乎同时但稍有先后地激发心房肌除极,如果心房肌的两个异源初激部分之间的距离很近,无法形成房性融合波。只有当这一距离较远时,两个激动才会各自分别引起一部分心房肌除极。在没有保护机制的情况下,交界性或室性激动进入心房肌引起心房除极的初激部分是在心房下部,而窦性激动和多数房性激动所引起的初激部分则多在右房上部,两部分距离较远,易形成房性融合波。无保护的窦性心律和无保护的左房下部的房性心律较易形成房性融合波。

2. 伴有房性融合波的心律失常

(1)窦-房并行心律:被保护的房性心律与无保护的窦性心律共同形成同腔性双重心律,由于配对时间长短不一,与配对时间固定型房性早搏相比,产生房性融合波的机会最多。由于窦-房并行心律发生率很低,同时由于房性融合波的波幅小而不如室性融合波易于辨认,窦-房并行心律的房性融合波不常见到。

(2)房-窦并行心律:无保护的房性心律与被保护的窦性心律共同形成同腔性双重心律。

(3)窦-交界并行心律伴室房传导:被保护的交界性心律与无保护的窦性心律共同形成异腔性双重心律。逆行 P 波与窦性 P 波形成房性融合波,见图 19-184。

(4)窦-室并行心律伴室房传导:逆行 P 波与窦性 P 波形成房性融合波,见图 19-185。

(5)伴有窦-交界竞争现象的加速的交界性心律和伴有窦-房竞争现象的加速的房性心律(特别是左房下部心律)等双重心律,常存在几乎完全性或高度等频和钩拢现象,保证了双重心律的几乎同时性,易形成一系列不同程度的房性融合波而构成不全性房内脱节。

(6)舒张晚期房早和伴有室房传导的交界早或室早的逆行 P 波与窦性 P 波形成房性融合波,其情况与窦-房并行心律相似。

(7)伴有室房传导的交界性和室性逸搏的逆行 P 波与窦性 P 波形成房性融合波。

(8)房性心动过速与交界性心动过速双重心律中,房性 P 波与逆 P 形成房性融合波。

(9)各种反复心搏的逆行 P 波与窦性 P 波形成房性融合波。

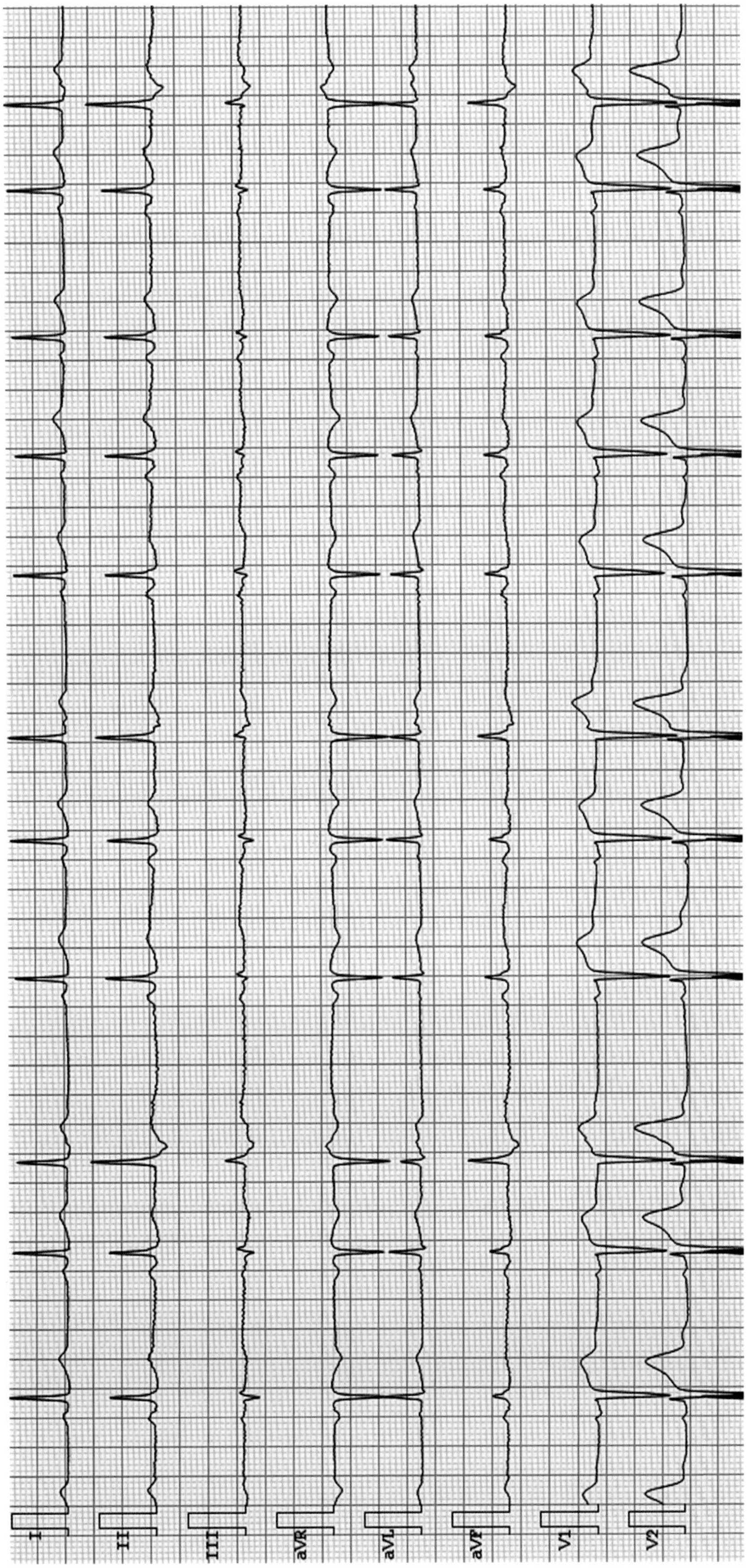


**图 19-184　房性融合波(1)**

男,48 岁,第 3、6、11 个窄 QRS 波提前出现,其前无相关的 P 波,即交界性早搏,第 3、11 个后可见逆行 P 波,第 6 个后可见窦性 P 波与交界性早搏逆行 P 波形成的房性融合波。

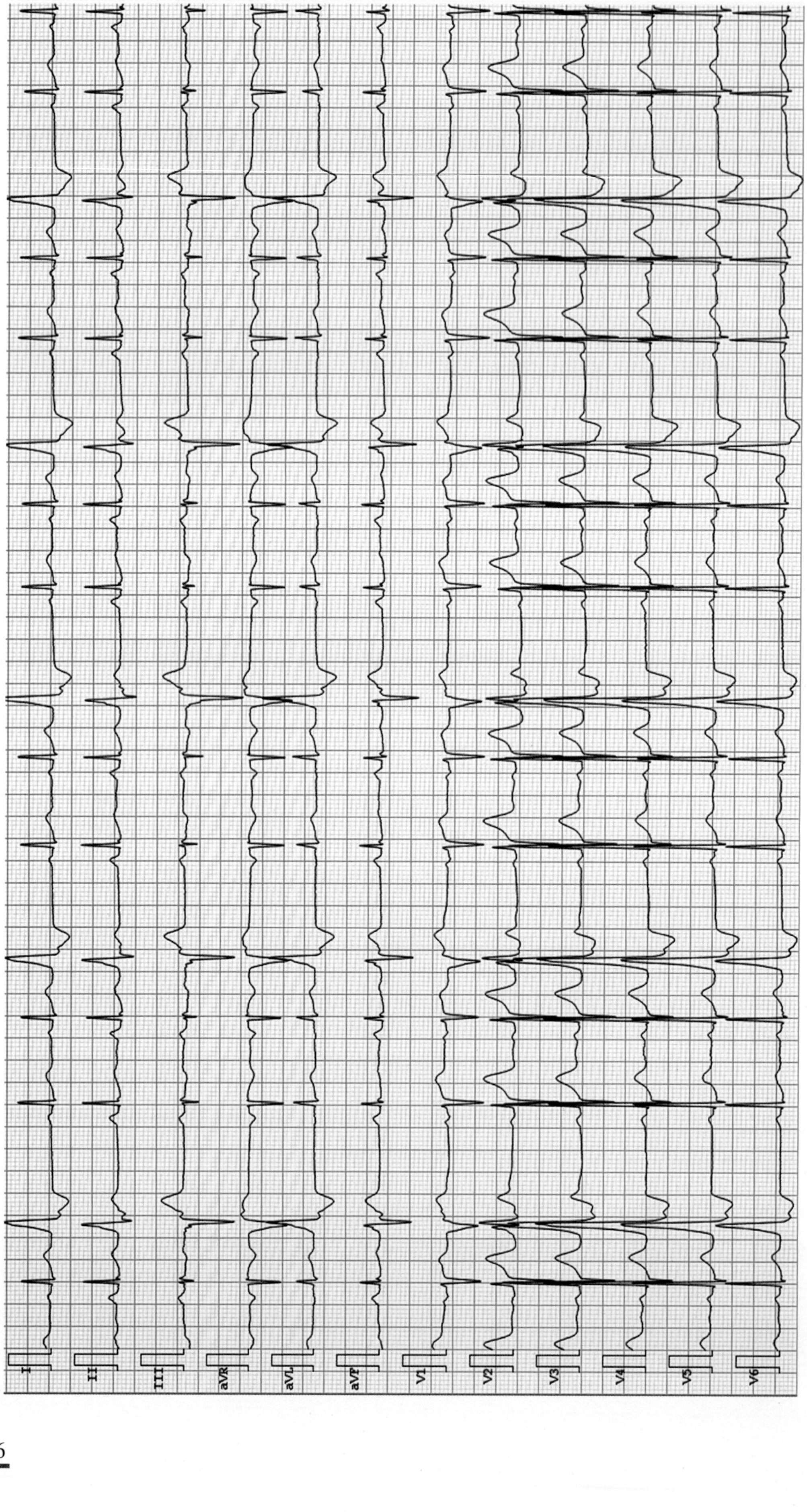


**图19-185　房性融合波(2)**

男,67岁,第2、5、8、11、14个QRS波提前出,宽大畸形,其前无相关的P波,即室性早搏,第2个后可见逆行P波,第11、14个后可见窦性P波干扰性未下传,第5、8个后可见窦性P波与室性早搏逆行P波形成的房性融合波。

3. 鉴别诊断

(1) 与局限性完全性心房内阻滞的心房重叠波相鉴别：各自独立的一系列窦性（或房性）P 波与另一系列阻滞圈内房性 P 波由于时间上的巧合，可有若干 P 波与 P 波相互重叠而形成房性重叠波，其与单纯的窦性 P 波和单纯的房性 P 波均不同。

(2) 与窦房结内游走心律或窦房结至交界区之间的游走心律相鉴别

当窦性心律与逆行传导的交界性心律伴等频及钩拢现象时，有时可见到一系列房性融合波，其融合比例呈渐进性的差异，类似窦房结内游走心律。

**(四) 发生在房室交界区的绝对干扰**

房室交界区的绝对干扰是最常见而重要的干扰现象，其保证了心室或心房免遭过快收缩而维护循环功能。房室交界区的绝对干扰表现为前一激动所产生的生理性绝对不应期干扰了后一激动的传导而产生干扰性房室交界区传导中断。详见第十六章第五节相关内容。

1. 干扰性房室传导中断

(1) 同源性干扰性房室传导中断：房性心动过速、心房扑动和心房颤动伴干扰性房室传导中断，前一房性激动的下行传导或下行隐匿传导对后一房性激动绝对干扰引起心室漏搏。

(2) 异源性干扰性房室传导中断：收缩期房性早搏受前一窦性激动的下行传导所干扰引起房性早搏未下传。窦性激动受前一交界性早搏或室性早搏的逆行性隐匿传导所干扰而未下传。逸搏-夺获双联律中，窦性激动受前一交界性或室性逸搏的逆行性隐匿传导所干扰而未下传，见图 19-186、图 19-187。

(3) 同源性合并异源性干扰性房室传导中断：心房颤动伴较大的房室比例是同源性干扰性房室传导中断引起，如合并室性早搏或室性心动过速也存在异源性干扰性房室传导中断。心房颤动伴加速的交界性心律形成完全或不完全性干扰性房室脱节。

(4) 干扰性房室传导障碍：快速房性心律失常中伴干扰性房室传导延缓或干扰性房室传导中断单独存在者少见。干扰性房室传导延缓常和干扰性房室传导中断并存，统称干扰性房室传导障碍。干扰性房室传导障碍与阻滞性房室传导障碍一样，根据房室传导延缓程度变化规律分成一、二、三度，一、二度中又分为Ⅰ、Ⅱ、Ⅲ三型。干扰性文氏型房室传导障碍又称干扰性文氏现象，也可进一步分成典型的、非典型的和变异型的干扰性文氏现象 3 种类型。

(5) 混合性房室传导障碍：心电图表现同时具有阻滞性房室传导障碍和干扰性房室传导障碍时，称混合性房室传导障碍。混合性房室传导障碍本质上可能是程度较轻的房室阻滞，只是由于心率加速合并干扰现象而呈现程度更重的房室阻滞的假象。同时不要被完全性干扰性房室脱节而忽略了真正存在的一度房室阻滞，需要注意舒张期 P 波的 PR 间期是否延长，见图 19-188。

2. 干扰性室房传导中断

(1) 同源性干扰性室房传导中断：部分室性心动过速伴有室房传导的文氏现象可能是前一室性激动对接踵而至的后一室性激动产生相对和绝对性室房干扰引起，每次 RP 间期因遭遇到交界区上部的相对不应期愈来愈明显的部分而逐渐延长（逐渐加重的传导延缓），最后因适逢绝对不应期而发生传导中断，见图 19-189。

一、二次激动在房室传导过程中发生的干扰性房室或室房传导中断称为交界区绝对性干扰。一系列连续(3 次以上)的交界区绝对干扰性传导中断便形成干扰性房室脱节。

(2) 异源性干扰性室房传导中断：在一系列伴有逆行 P 波的交界性 QRS 波中，由于某一窦性 P 波出现较早，在原应出现逆行 P 波之前出现或在其后不久，该交界性 QRS 波之后不伴有逆行 P 波，反映了稍早出现的窦性激动的下行传导，绝对干扰了后一交界性激动而产生干扰性室房传导中断。

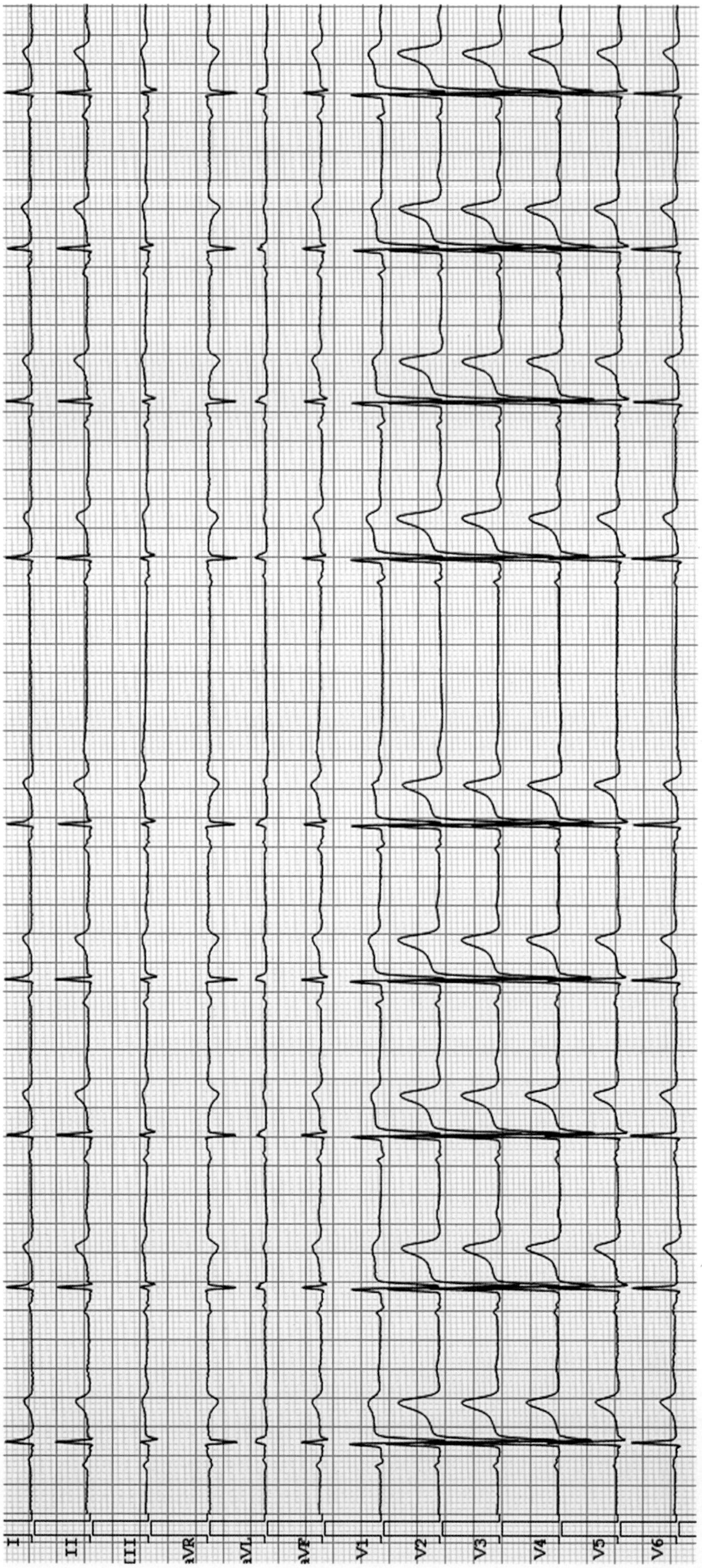


**图19-186　干扰性房室传导中断(1)**

男,28岁,第5个QRS波后T波上重有一提前出现的P波,后未继以QRS波,即该房性早搏受前一窦性激动的下行传导所干扰引起房性早搏未下传。

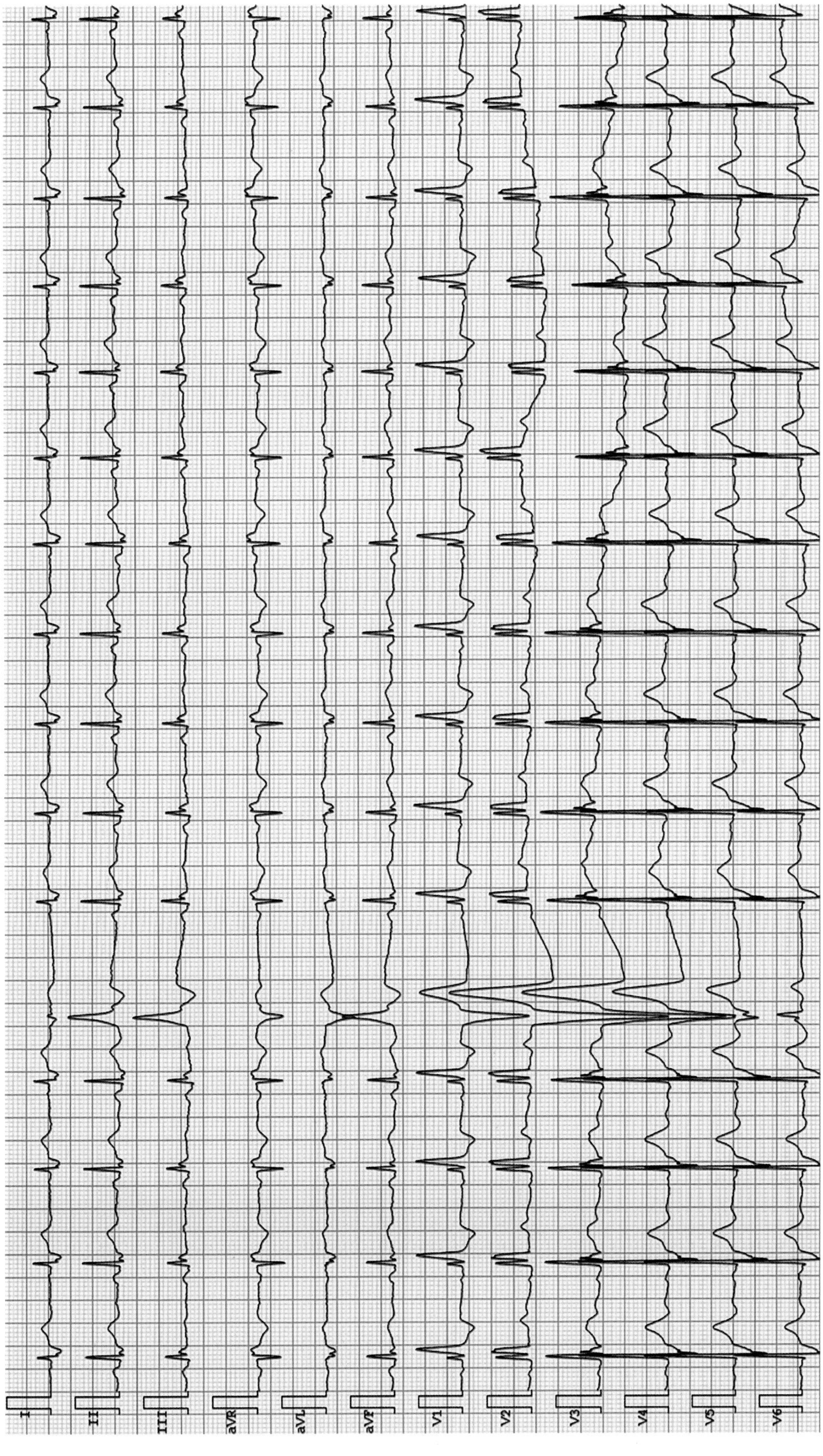


**图19-187　干扰性房室传导中断(2)**

男,48岁,第5个QRS波提前出现,宽大畸形,其前无相关的P波,ST段上有窦性P波,后未继以QRS波,即窦性激动受前一室性早搏的逆行性隐匿传导所干扰而未下传。

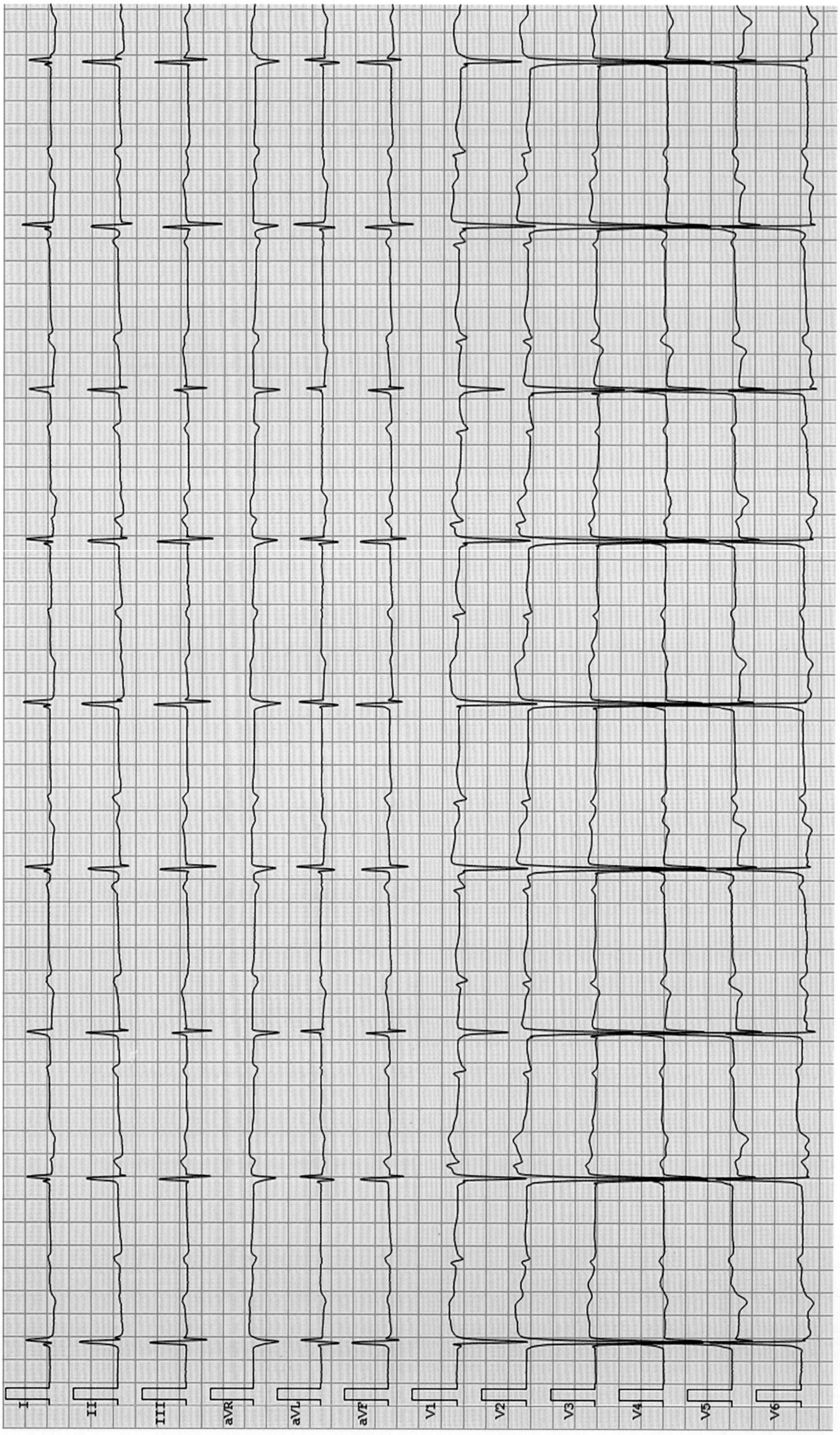


**图19-188　混合性房室传导障碍**

女，78 岁，P 波规律出现，频率 75 次/min，其中第 3、7 个 QRS 波为窦性夺获，且 PR 间期>0.22 s，第 2、4～6、8、9 个 QRS 波延迟出现，其前无相关的心房波，前间期 1.4 s，形成不完全性房室分离，其中部分为干扰、部分为阻滞，即混合性房室传导障碍。

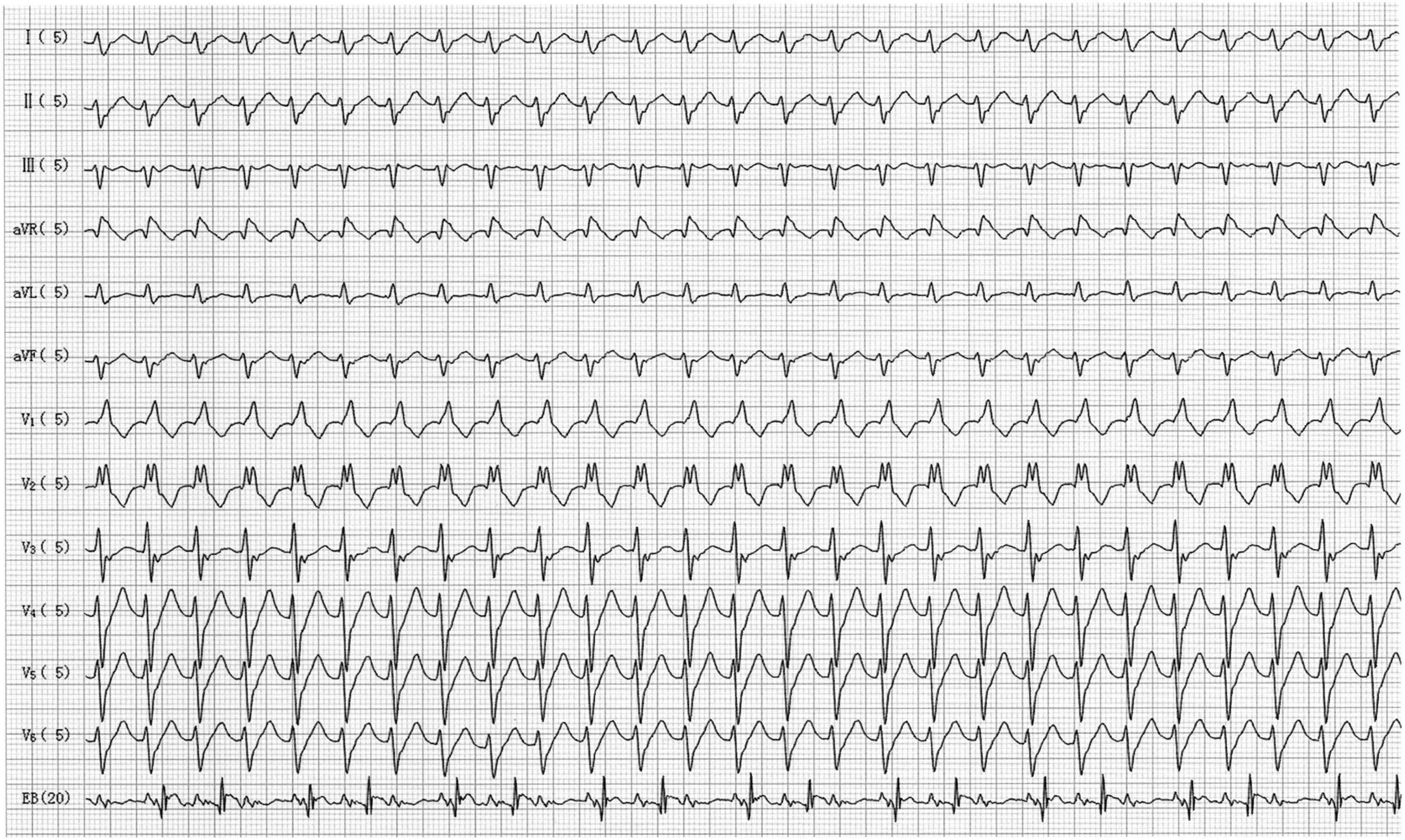


**图 19-189　室性心动过速伴室房传导的文氏现象**

男，18 岁，食管心房调搏检查，诱发宽 QRS 心动过速，EB 显示 RP 逐渐延长，直至发生传导中断，周而复始，即室性心动过速伴室房传导的文氏现象。

### (五)发生在心室内的绝对干扰

当心室由起源于两个不同起搏点的激动同时兴奋时,一部分心室肌受其中一种激动所兴奋而除极后进入绝对不应期,另一部分心室肌受另一激动所兴奋而除极后也进入绝对不应期,整个心室的除极波由这两种激动融合形成的室性融合波,亦称心室融合波、完全性室内干扰、室内绝对干扰。室性融合波的形态取决于两个起源点各自激动心室的程度。可见于:①窦性心律或房性心律的QRS 波群与室性心律(舒张晚期室性早搏、早搏性室性心动过速、加速的室性心律、室性并行心律)的 QRS 融合,室性逸搏与窦性心搏,室性逸搏与房颤下传的 QRS 波,室性早搏与心房颤动下传的QRS 波,窦性心律房性早搏与室性早搏几乎同时或接踵而至。②两种室性 QRS 波。③窦性或房性QRS 波与交界性 QRS 波。④交界性 QRS 波与室性 QRS 波。⑤起搏与自己融合。

(1)在某一瞬间同时存在有两个激动。

(2)室性融合波的形态和时限介于形成融合波的两种激动形成的 QRS 波之间。

(3)窦性与室性异位激动形成的室性融合波,室性融合波的 PR 间期若较短时,窦性搏动的 PR间期比室性融合波的 PR 间期之差不大于 0.06 s,因为任何一种室性激动在 0.06 s 内均可逆传至房室交界区,房室结就不能再被室上性激动通过,亦就不可能产生室性融合波,见图 19-190。

(4)当室上性激动伴束支阻滞时如和阻滞侧的室性异位激动发生融合,产生的室性融合波,其QRS 波可以较室性异位激动和室上性激动伴束支阻滞时的 QRS 波窄。

(5)两个室性异位激动产生室性融合波引起的 QRS 波较这两个室性激动单独引起的 QRS 波要窄。

(6)心室起搏形成的室性融合波,见图 19-191。

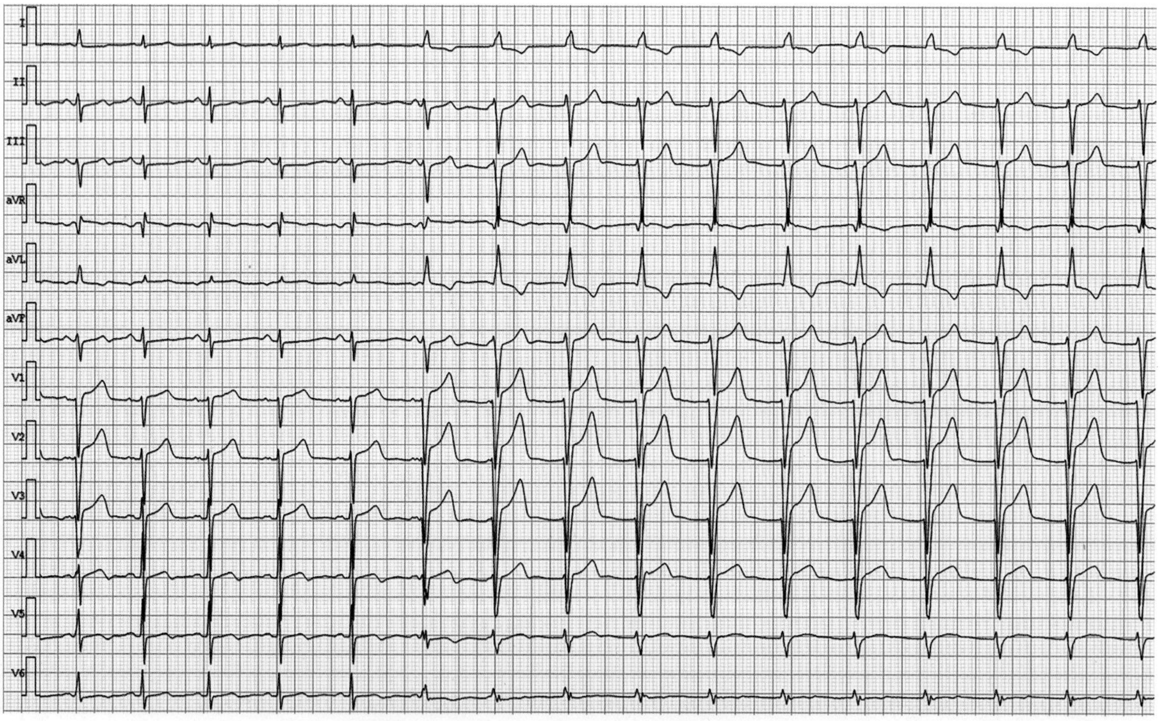


**图 19-190 发生在心室内的绝对干扰(1)**

女,61 岁,第 2~5 个 P-QRS-T 波群为窦性心搏,第 7~16 个 QRS 波提前出现、宽大畸形,其前无相关的 P 波,第 1、6 个 QRS 波形态介于窦性心搏的 QRS 波与室性心搏的 QRS 波之间形成室性融合波,即发生在心室内的绝对干扰。

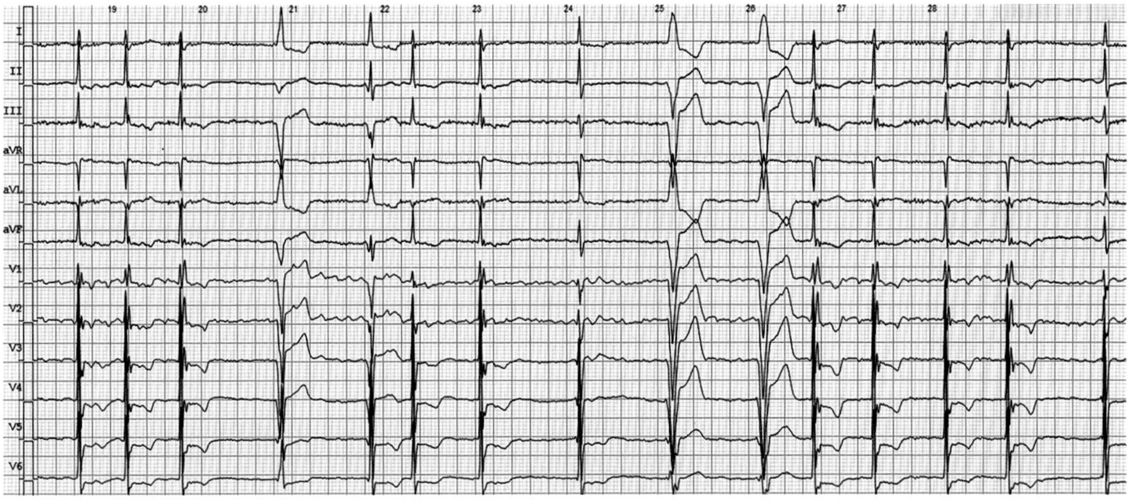


**图 19-191　发生在心室内的绝对干扰(2)**

男,78 岁,VVI 起搏器植入术后,心房颤动,第 4、9、10 个 QRS 波为心室起搏,第 5 个 QRS 波形态介于房颤波下传形成的 QRS 波与心室起搏的 QRS 波之间,形成真性室性融合波,即发生在心室内的绝对干扰。

## 五、干扰性脱节

干扰性脱节是心脏两个独立的起搏点并行地产生激动,并各自控制一部分心肌,因而在双重心律之间的一系列连续的激动上都产生了干扰现象。

### (一)分类

1. 根据绝对干扰发生的部位

(1)干扰性窦房脱节。

(2)干扰性心房内脱节。

(3)干扰性房室脱节。

(4)干扰性交界区内脱节。

(5)干扰性室内脱节。

2. 根据发生脱节的两种心律的起搏点　4 类起搏点的四种心律中任何两种心律之间的不同组合。如干扰性房室脱节可分为干扰性窦-交脱节、干扰性窦-室脱节、干扰性房-交脱节、干扰性房-室脱节四种。干扰性窦-交脱节比干扰性房室脱节更能反映由于干扰而完全脱离关系的两种心律的来源。传统习用的房室脱节似可称交界区脱节,以便与狭义的房-室脱节显示的一系列房性 P 波与一系列宽大畸形的室性 QRS 波完全脱离关系有所区别。

3. 根据程度

(1)不完全性干扰性脱节:有一次或一次以上的激动并不发生干扰性传导中断,称不完全性干扰性脱节。

(2)完全性干扰性脱节:若每次激动均发生干扰性传导中断,即心脏两个独立的起搏点并行产生的激动完全脱离关系者,称完全性干扰性脱节。

(3)几乎完全性干扰性脱节。

### (二)干扰性窦房脱节

1. 概述　干扰性窦房脱节是指非阵发性房性心动过速(加速的房性心律)和窦房结的频率接近,当其呈短阵发作时,可与窦性心律发生干扰性脱节。应与房性并行心律相鉴别。

2. 心电图特点

(1)出现房性 P 波,其形态不同于窦性 P 波,PR 间期也不相同,其出现的时间是在预计窦性激动发生的前后不远处。

(2)房性 P 波的频率与窦性频率接近或稍快。

(3)房性心动过速多次短阵发作,异位心搏的配对间期是固定的。

## (三)干扰性心房内脱节

1. 概述　干扰性心房内脱节是双房单腔的两个不同部分分别由双重心律同时激动,实质是一种不完全性干扰性脱节,亦称干扰性房性脱节,心电图表现为一系列的房性融合波,房性融合波大多由窦性 P 波与逆行 P 波或房性 P 波融合,其中窦性 P 波与房性 P 波融合形成的一系列房性融合波称窦-房脱节,逆行 P 波多由交界性的逆行 P 波引起,而室性逆行 P 波少见,见图 19-192 ~ 图 19-201。

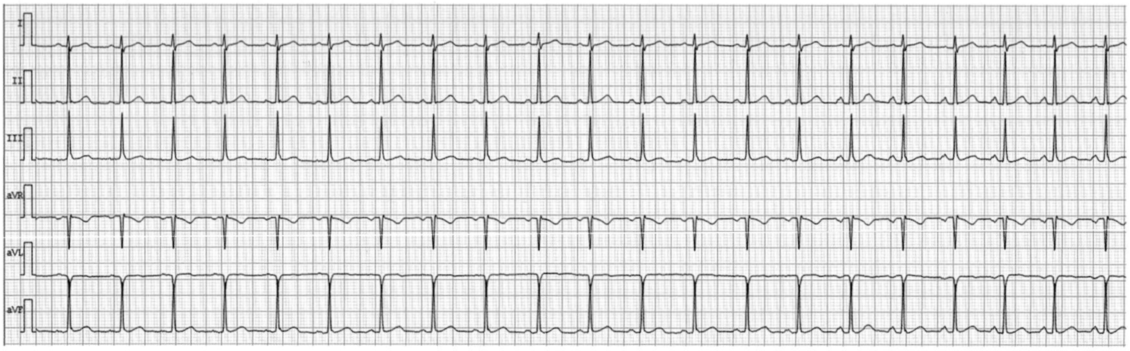


图 19-192　不完全性干扰性心房内脱节(1)

男,54 岁,第 16 ~ 21 个 P 波为窦性 P 波,频率 94 次/min,第 1 ~ 4 个 P 波异于窦性 P 波,即加速的房性心律,频率 88 次/min,第 5 ~ 15 个 P 波形态介于窦性 P 波与房性 P 波之间形成一系列房性融合波,即不完全性干扰性心房内脱节。

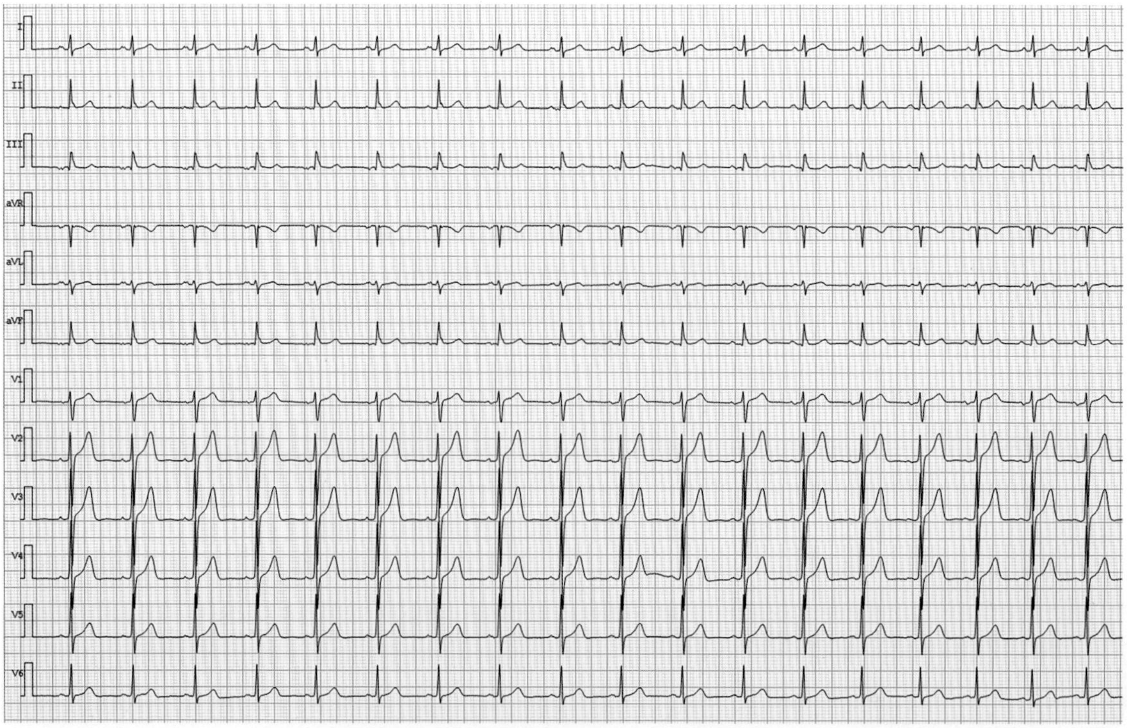


图 19-193　不完全性干扰性心房内脱节(2)

男,45 岁,第 14 ~ 18 个 P 波为窦性 P 波,频率 83 次/min,第 1 ~ 6 个 P 波异于窦性 P 波,即加速的房性心律,频率 77 次/min,第 7 ~ 13 个 P 波形态介于窦性 P 波与房性 P 波之间形成一系列房性融合波,即不完全性干扰性心房内脱节。

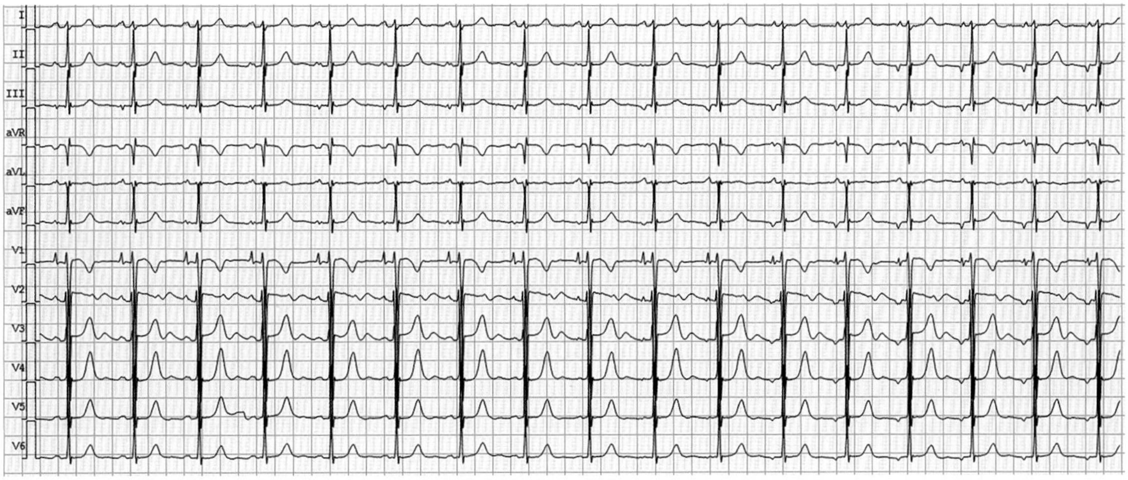


**图 19-194　不完全性干扰性心房内脱节(3)**

女,32 岁,第 1 ~ 8 个 P 波为窦性 P 波,频率 83 次/min,第 14 ~ 17 个 P 波异于窦性 P 波,即加速的房性心律,频率 83 次/min,第 9 ~ 13 个 P 波形态介于窦性 P 波与房性 P 波之间形成一系列房性融合波,即不完全性干扰性心房内脱节。

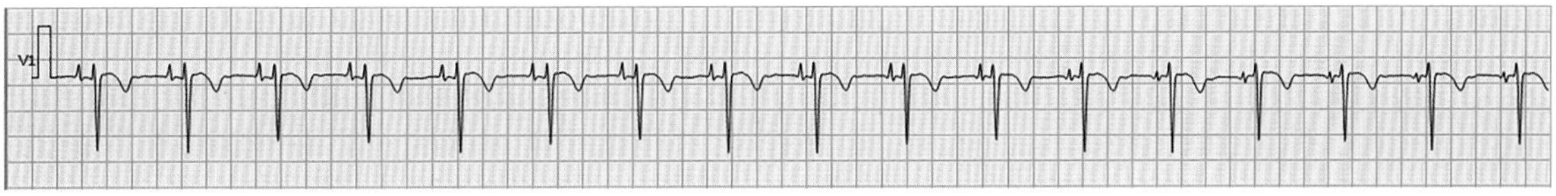


**图 19-195　不完全性干扰性心房内脱节(4)**

与图 19-194 为同一患者 $V_1$ 导联,清晰可见一系列房性融合波,即不完全性干扰性心房内脱节。

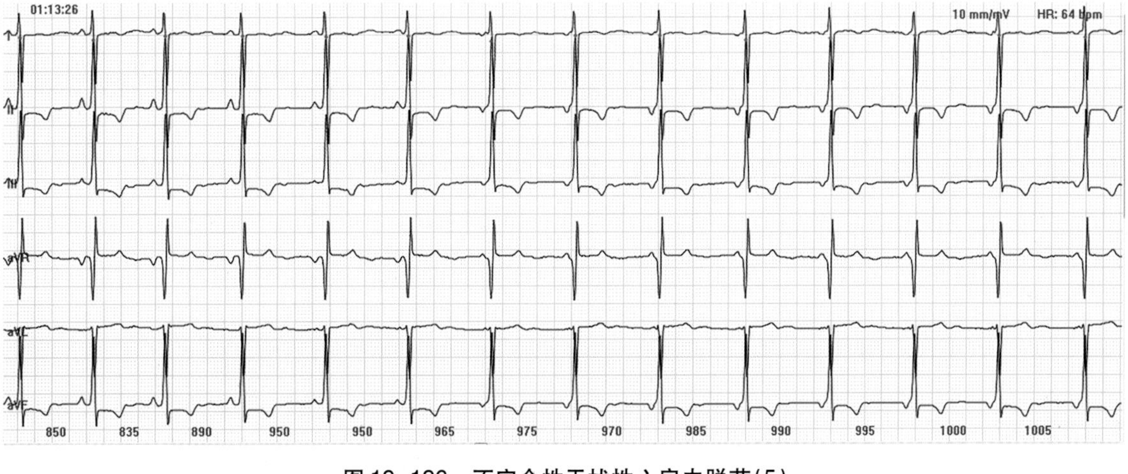


**图 19-196　不完全性干扰性心房内脱节(5)**

第 1 ~ 4 个 P-QRS-T 波群为窦性心律,第 9 ~ 14 个 P-QRS-T 波群为加速的交界性心律,第 5 ~ 8 个 P 波为房性融合波,即不完全性干扰性心房内脱节。

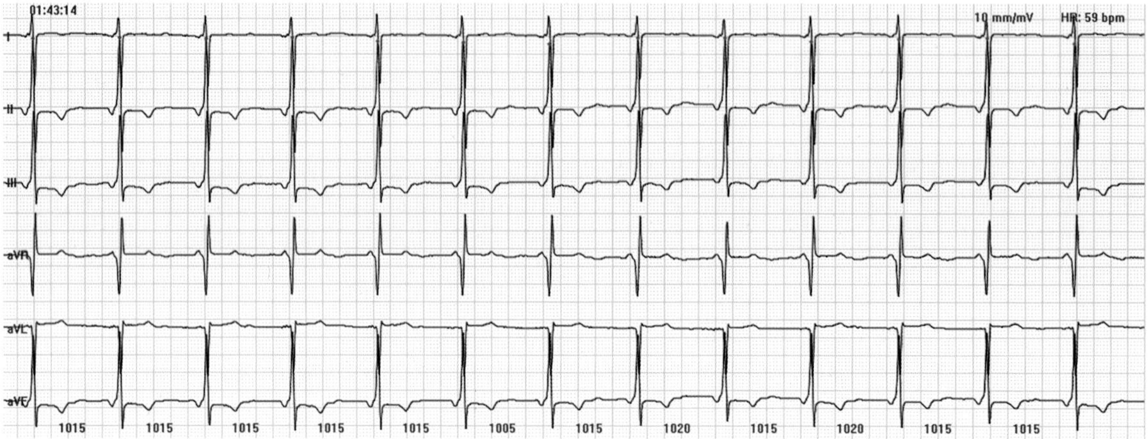


图 19-197　交界性逸搏心律伴 1∶1 室房传导

与图 19-196 为同一患者的动态心电图不同时间的片段,交界性逸搏心律伴 1∶1 室房传导。

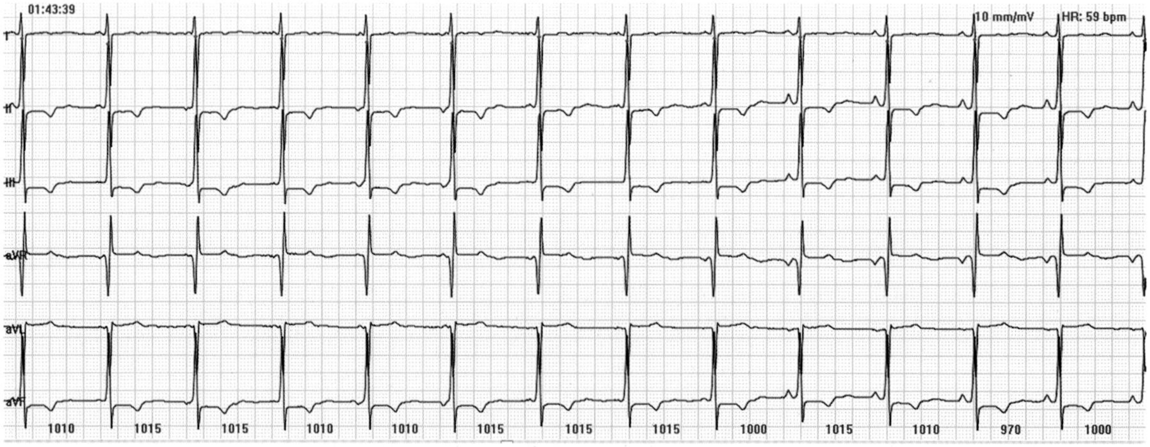


图 19-198　不完全性干扰性心房内脱节

与图 19-196 为同一患者的动态心电图不同时间的片段,第 10 ~ 14 个 P-QRS-T 波群为窦性心律,第 1 ~ 9 个 QRS-T 波群为交界性逸搏心律,第 1 ~ 9 个 QRS 波前 P 波为房性融合波,即不完全性干扰性心房内脱节。

**图19-199　加速的交界性心律伴1：1室房传导**

男,28岁,加速的交界性心律伴1：1室房传导,频率111次/min。

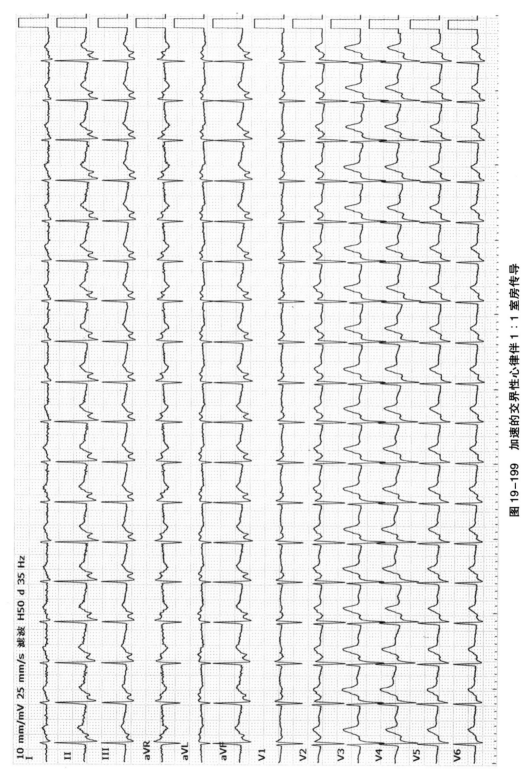

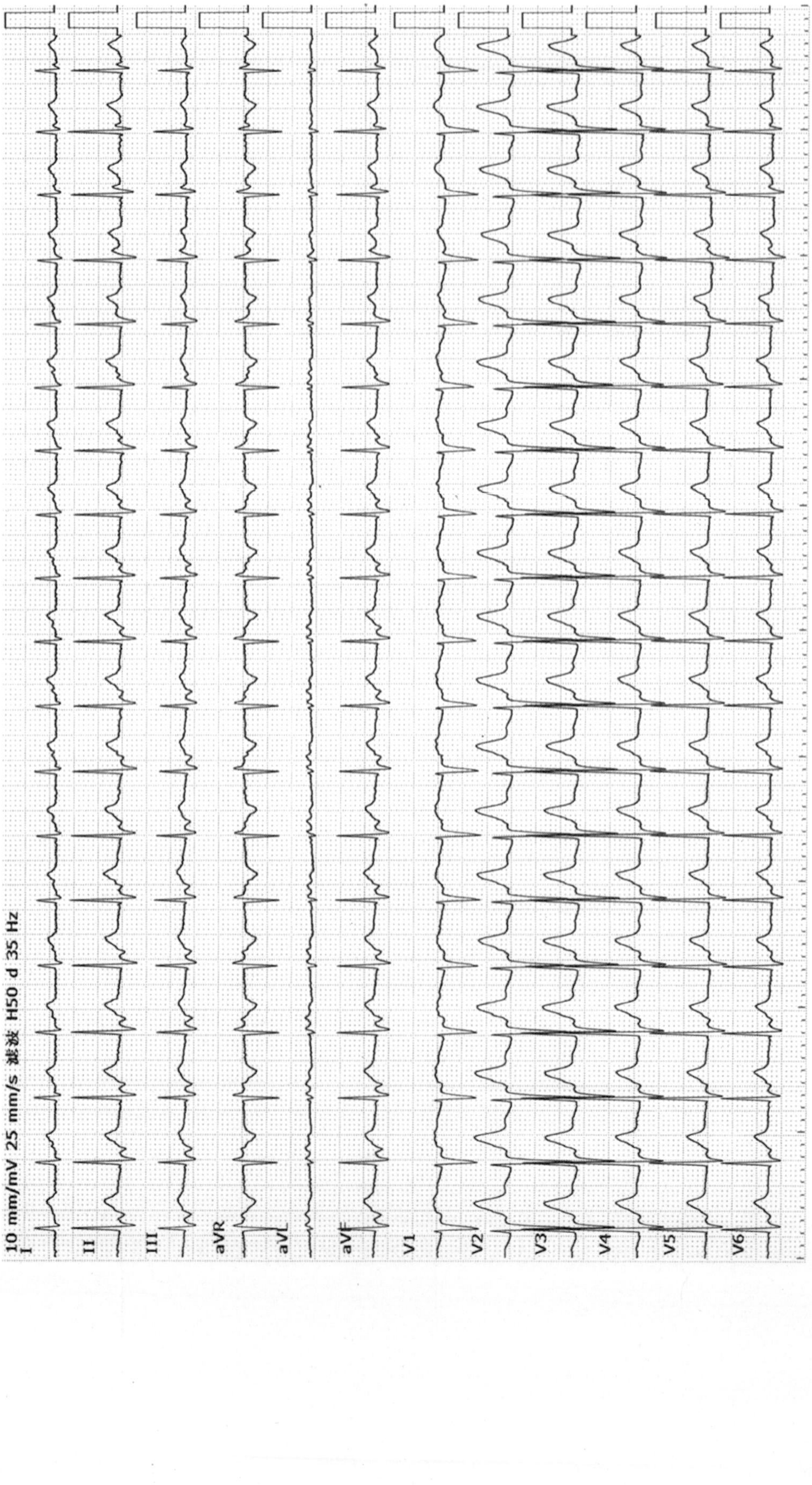


**图 19-200　不完全性干扰性心房内脱节(1)**

与图 19-200 为同一患者心电图连续记录，窦性 P 波频率 116 次/min，逆行 P 波与窦性 P 波形成一系列的房性融合波，即不完全性干扰性心房内脱节。

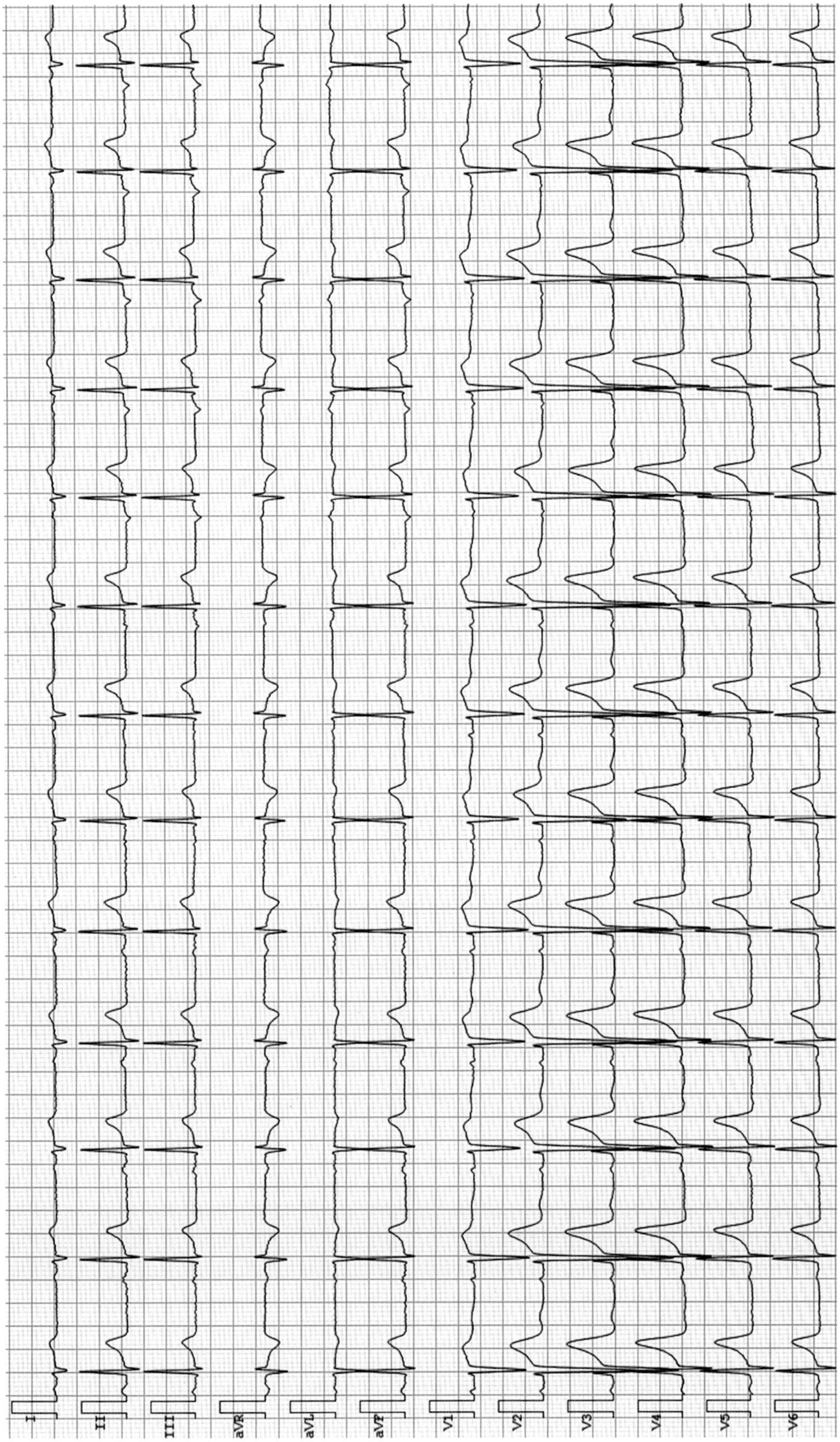


**图19-201　不完全性干扰性心房内脱节(2)**

女,28岁,第1～5个P波为窦性P波,第10～13个P波为房性P波,第6～9个P波为窦性P波与房性P波融合形成的一系列房性融合波,即不完全性干扰性心房内脱节。

2. 鉴别诊断

(1)与心房脱节的鉴别:心房脱节是心房的某一部分与心房的其余部分分别被两个独立的、互不干扰的起搏点所激动,一般心房的某一部分被异位起搏点控制,而心房的其余部分则被窦房结所控制,同时异位起搏点的激动绝不能下传至心室,亦称心房分离、完全性心房内阻滞、完全性房间阻滞、房内脱节、房间脱节、局限性完全性房内阻滞,见图 19-202。

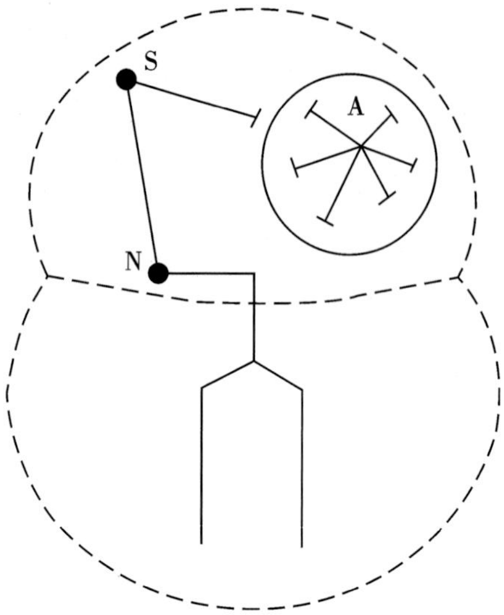


图 19-202 心房脱节发生机制示意

心房脱节的发生机制可能是缺血、缺氧等引起心房的异位起搏点自律性增高,在心房内有两个或更多的并行兴奋点发放激动,而同时在其周围又建立了一圈传入性与传出性阻滞区。传入性阻滞是窦性或其他基本节律的激动在此异位起搏点周围被阻,使其不受基本节律的干扰而保持自己的节律;传出性阻滞是这个异位起搏点发放的激动,不论该起搏点以外的心肌是否已脱离不应期,仍不能传出激动该起搏点以外的心肌组织。

根据异位节律的类型分单侧缓慢的异位心房节律型、单侧心房颤动型、单侧心房扑动型、单侧房性心动过速型 4 型。

1)单侧缓慢的异位心房节律型:最常见的类型,心电图表现为出现两组独立的心房 P 波,一组是基本节律,规则出现,与 QRS 波群有固定关系,另一组 P 波是心房异位起搏点发放的冲动激动心房的某一局限部分而形成,其和基本节律的 P 波无关,形态及频率均和基本节律的 P 波不同,不能下传心室。异位 P 波比窦性 P 波小,频率 30 ~ 50 次/min。有时可见到房性重叠波,而不是房性融合波,因心房脱节的两组并存节律冲动在心房内无法相遇,见图 19-203。

2)单侧心房颤动型:心电图表现为窦性 P 波与快速的房颤波同时存在,基本节律的窦性 PP 或 RR 间期不受房颤波存在的影响,见图 19-204。

3)单侧心房扑动型:心电图表现为基本节律为窦性,异位心律为局限性心房扑动,和一般心房扑动相比 F 波的波形要小,且不规则。此型少见。

4)单侧房性心动过速型:心电图表现为基本节律为窦性,异位心律为房性心动过速,但其 PP 间期的变化较普通的房性心动过速显著,见图 19-205、图 19-206。

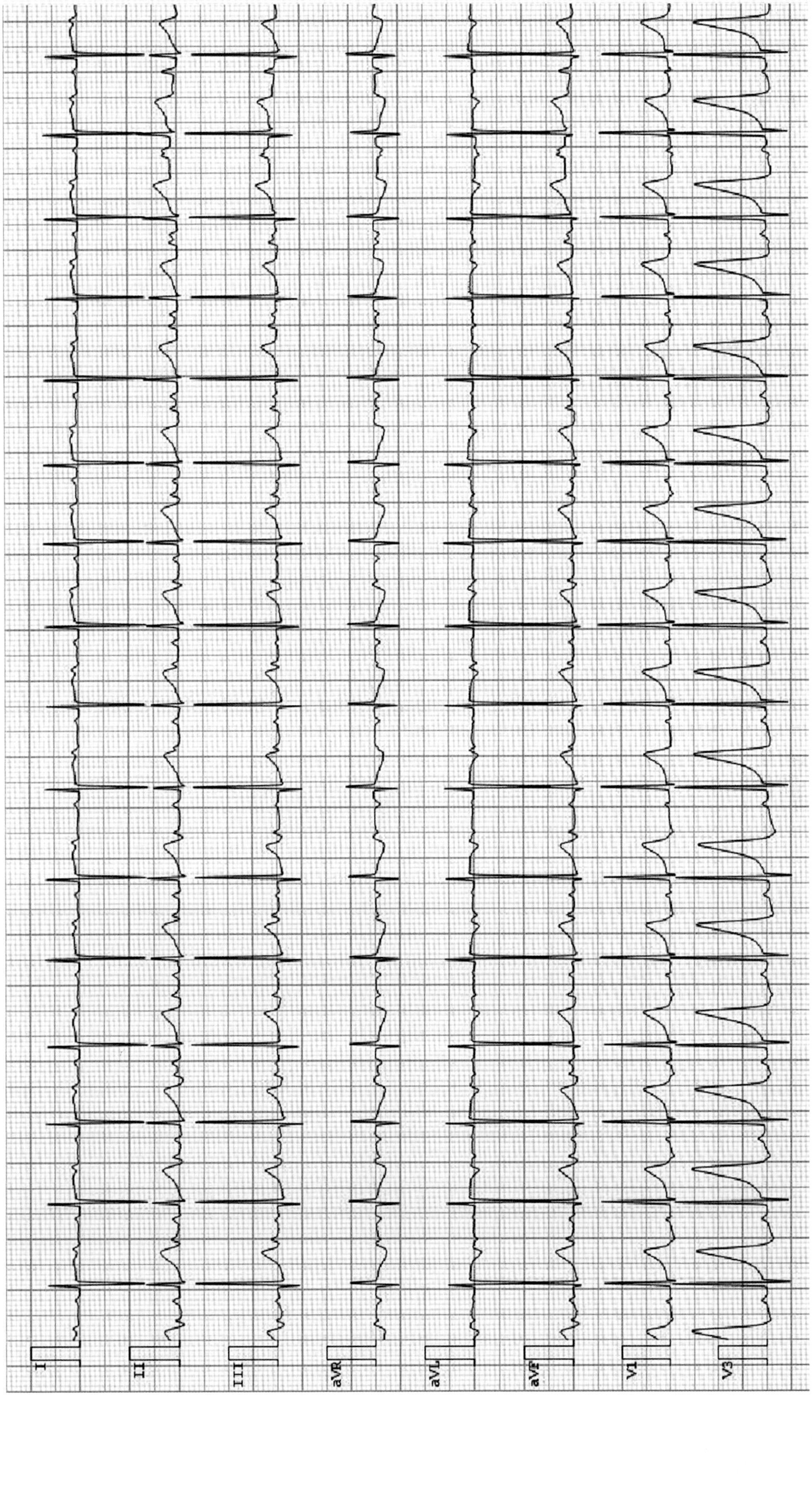


**图 19-203　心房脱节(1)**

男，1 岁，法洛四联症，窦性 P 波，频率 97 次/min，房性 P 波规整，后未继以 QRS 波，频率 88 次/min，互不干扰对方的出现，可见房性重叠波，即心房脱节。

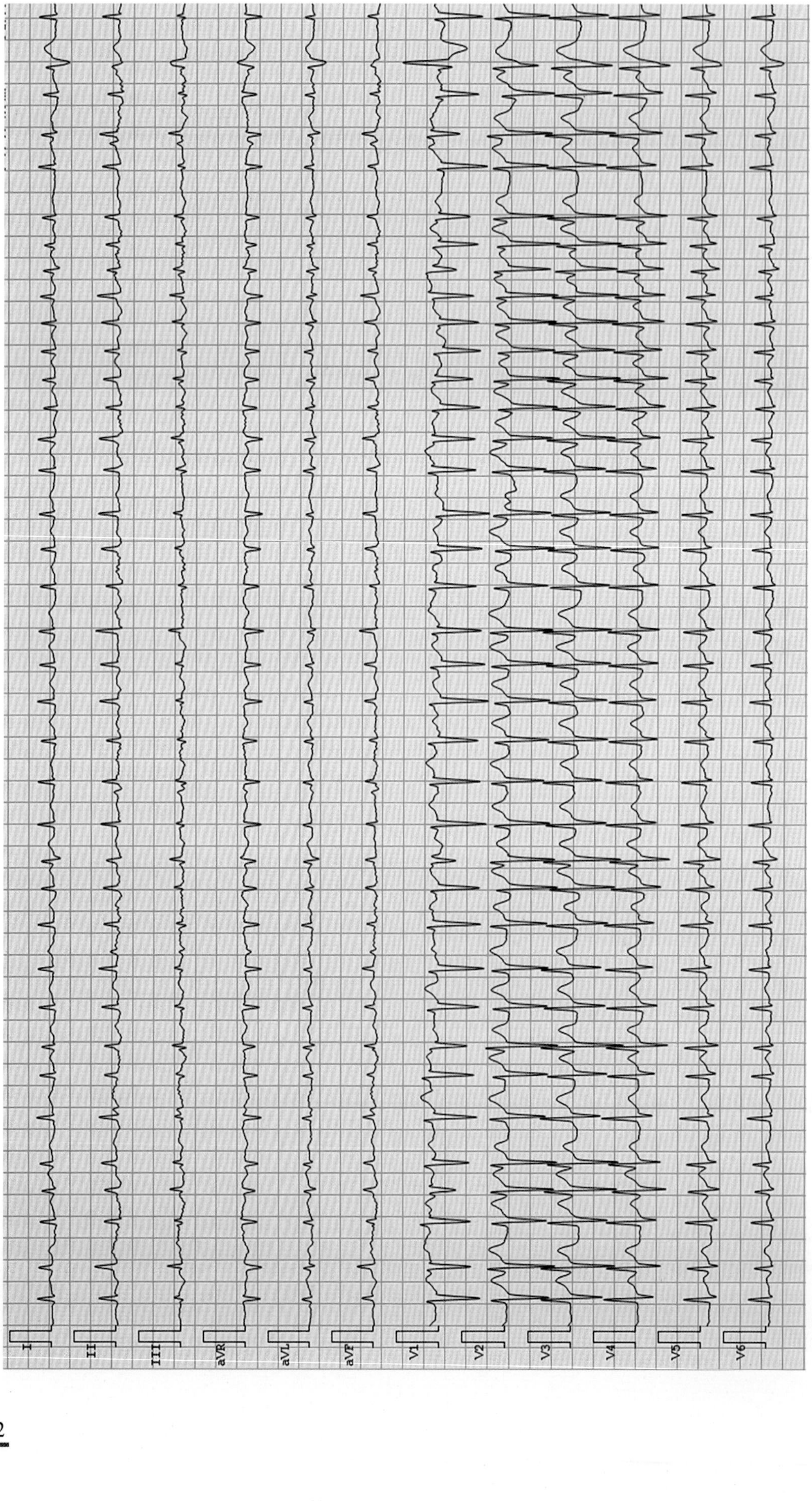


图 19-204　心房脱节(2)

男,65 岁,心房颤动引起 RR 间期绝对不等,平均心室率 188 次/min,另一种形态的 P 波缓慢规整,后未继以 QRS 波,频率 41 次/min,互不干扰对方的出现,即心房脱节。

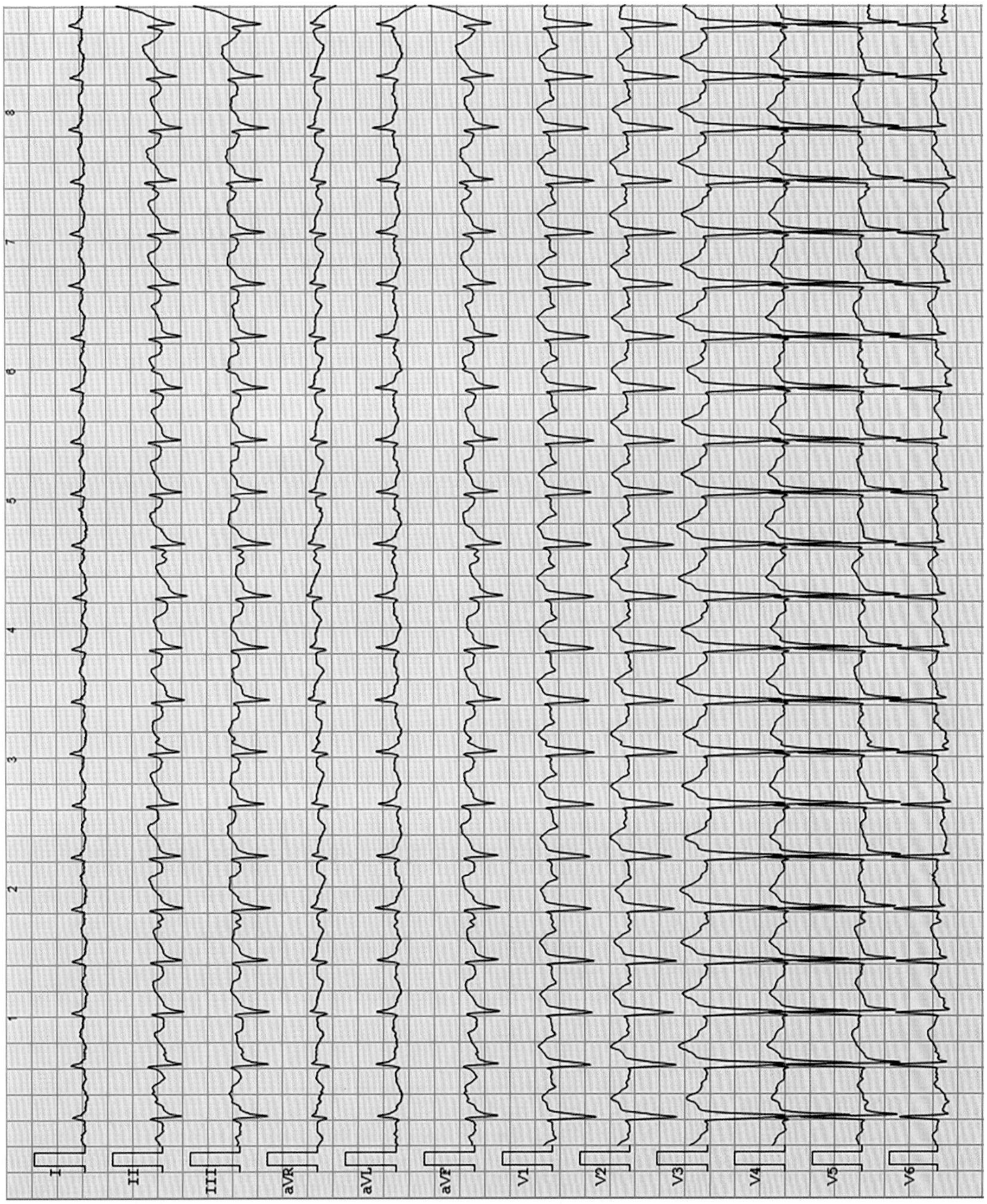


图 19-205　心房脱节(3)

男,67 岁,房性心动过速,频率 150 次/min,窦性 P 波缓慢规整,后未继以 QRS 波,频率 43 次/min,互不干扰对方的出现,即心房脱节。

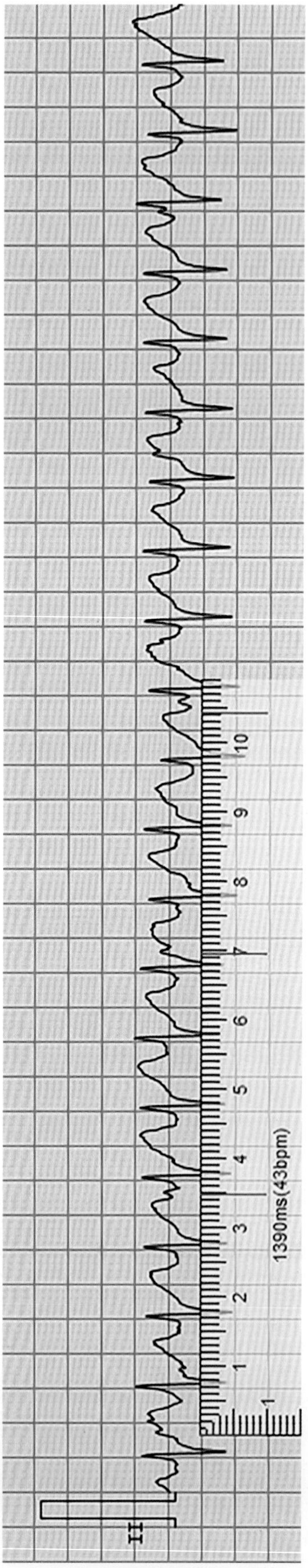


**图 19-206　心房脱节(4)**

与图 19-205 为同一患者Ⅱ导联，量尺红线所示窦性 P 波，该窦性 P 波的出现并未引起房性 P 波或 RR 间期的改变，即心房脱节。

(2)与窦-房并行心律的鉴别:窦-房并行心律是心房内除窦房结以外还存在一个独立的异位起搏点,心电图上出现两组各自成规律且形态不同的 P(P)波,一组为窦性 P 波,另一组为房性 P 波,存在保护性传入阻滞,其基本节律不被窦性心律打乱。心电图表现为规律地提前出现与窦性 P 波不同的房性 P 波,PP 间期不固定,可相等或成倍数关系或可找出最大公约数。配对间期可不固定,若发生逆配对间期,则可以固定。若窦性节律和房性节律起搏点同时激动心房,可产生房性融合波,见图 19-207、表 19-3。

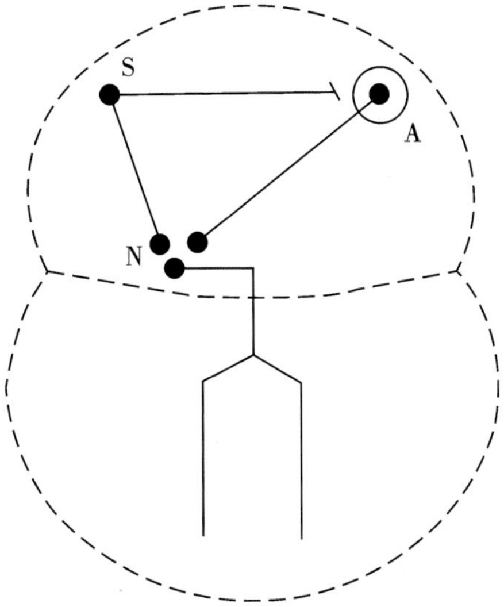


图 19-207　窦-房并行心律发生机制示意

表 19-3　心房脱节与窦-房并行心律的鉴别

| 鉴别点 | 心房脱节 | 窦-房性并行心律 |
|---|---|---|
| 发病机制 | 传入与传出双向阻滞窦性节律点不能侵入异位起搏点不能传出 | 传入单向阻滞窦性节律点不能侵入异位起搏点可传出 |
| 窦性节律被干扰 | 不能 | 可以 |
| 异位心搏被干扰 | 不能 | 不能 |
| 异位心搏下传心室 | 不能 | 可以 |
| 房性融合波 | 不能,可见重叠波 | 可以 |
| P 波形态 | 与窦性 P 波相比小而形 | 和窦性 P 波相似或略大 |
| PP 间期 | 变化大 | 变化小 |
| 病因 | 多有器质性心脏病 | 多无器质性心脏病 |
| 预后 | 常为临终前表现 | 预后好 |

### (四)干扰性房室脱节

当房室交界区连续发生 3 次或 3 次以上的干扰性脱节时,称干扰性房室脱节。正常情况下,窦房结的频率较其低位起搏点为快,故能抑制低位起搏点使其不能发出激动。但当窦房结的频率由于某些原因慢于低位起搏点的频率,或两者频率相接近时,低位起搏点便有机会发出逸搏心律控制心室,并抢先使房室交界区处于生理性不应期之中,此时窦房结的激动经心房下传至房室交界区时,该区处于有效不应期,而发生干扰性房室传导中断;又由于房室交界区存在着不同程度的生理性单向阻滞,则低位起搏点(交界性或室性)的频率虽超过窦房结的频率也不能逆传至心房。因此心房与心室的活动,在一段时间内分别由窦房结和低位起搏点所控制,两个起搏点并行发出激动而形成一种双重心律。低位起搏点发出的激动频率虽超过窦房结的频率,亦常不能逆传入心房的原因:一是存在逆行性的室房阻滞,低位起搏点的频率虽快,亦无法逆传到心房及窦房结,而窦房结则仍可按时发出激动控制心房;二是房室交界区上部的不应期比其下部的不应期较长,当窦房结的激动通过房室交界区的上部后使其处于不应期,而低位起搏点的激动逆传通过连接区下部而至房室交界区上部时,由于该部处于不应期,因而不能继续逆传到心房,故心房仍受窦房结控制。诊断干扰性房室脱节时必须分别明确心房节律与心室节律的性质,其临床意义取决于引起该心律失常的病因。

1. 分类

(1)根据脱节的程度:①不完全性干扰性房室脱节。不完全性干扰性房室脱节是指伴有心室夺获的干扰性房室脱节。②完全性干扰性房室脱节。完全性干扰性房室脱节是指不伴有心室夺获的干扰性房室脱节。一般干扰性房室脱节多是不完全性的,完全性少见,若描记长时间连续心电图记录,多能发现心室夺获。因此,所谓完全性房室脱节只是短时间内表现而已,而一般常规心电图记录时间多较短。

(2)根据发生脱节的两种心律的起搏点不同:①干扰性窦-交脱节;②干扰性窦-室脱节;③干扰性房-交脱节;④干扰性房-室脱节;⑤干扰性交-室脱节,干扰性窦-室脱节、干扰性房-室脱节、干扰性交-室脱节涉及与心室节律形成的干扰性脱节中应包含心室起搏。

2. 发生机制

(1)自律性的异常:①明显的窦性心动过缓或窦性心律不齐。窦房结的自律性降低,稍低于房室交界区的自律性,而发出较慢的激动。②交界性逸搏心律、过缓的交界性逸搏心律或加速的交界性心律。交界区自律性稍高于窦房结的自律性,发出相对较快的激动。

(2)生理性单向(逆行或室房)传导阻滞:由于生理性单向传导阻滞区这一种保护机制的存在,因而频率相对较快的交界性起搏点的自动性激动就不能逆传至心房而抑制窦房结的激动。窦房结及交界区这两个起搏点就可能并行地发出激动,而形成双重心律。

(3)生理性不应性形成的生理性干扰所引起的传导障碍:当窦房结和交界性起搏点并行地发出激动,交界性搏动相对地稍早于窦房结的激动时,发生较晚的窦性激动抵达房室交界区时便被在它前面已传至交界区上部的交界性激动所产生的生理性绝对不应期所绝对干扰,发生干扰性房室传导中断而不能传至心室。于是窦房结的激动仅控制心房,而交界性的激动仅控制心室,便形成干扰性房室脱节。

3. 干扰性窦-交脱节　干扰性窦-交脱节是指窦房结和房室交界区的两个起搏点并行发出激动而形成的一种双重心律,在房室交界区连续发生 3 次或 3 次以上的干扰性脱节,是最常见的一种干扰性房室脱节。

(1)发生机制:①自律性异常。窦房结的自律性降低,稍低于房室交界区的自律性,导致明显的窦性心动过缓或窦性心律不齐。而房室交界区的自律性稍高于窦房结的自律性,能发出相对较快的激动,形成交界性逸搏心律、过缓的交界性逸搏心律或加速的交界性心律。②生理性单向(逆行或室房)传导阻滞。频率相对较快的交界性起搏点的激动不能逆传至心房抑制窦房结的激动,窦房结及房室交界区这两个起搏点并行地发出激动,形成双重心律。③生理性不应期造成双重心律绝对干扰性脱节。窦房结的激动仅控制心房,交界性激动仅控制心室。

(2)心电图特点:①窦性 P 波。②QRS 波为室上性,其频率较窦性 P 波稍快,或相对早于窦性 P 波。③根据窦性 P 波与交界性 QRS 波的关系可形成完全性干扰性窦-交脱节或不完全性干扰性窦-

交脱节。完全性干扰性窦-交脱节时窦性 P 波与交界性 QRS 波完全脱离关系，窦性 P 波可在 QRS 波之前（但 PR 间期<0.12 s），之后或埋在 QRS 波中，见图 19-208。

不完全性干扰性窦-交脱节时窦性 P 波与交界性 QRS 波部分或大部分脱离关系。部分窦性 P 波后面跟随有相关的 QRS 波，形成心室夺获（窦-交夺获）。有时前一个交界性心搏与后一个窦-交夺获成对出现，形成逸搏-夺获二联律，亦称伪反复心律，图 19-209。

4. 干扰性窦-室脱节　干扰性窦-室脱节是发生率仅次于干扰性窦-交接脱节的一种干扰性房室脱节，亦称窦-室脱节，其发生机制与干扰性窦-交脱节相似。完全性干扰性窦-室脱节是窦性激动均受室性激动的绝对干扰而未下传，常见于窦性心律伴室性心动过速、加速的室性心律等，见图 19-210。不完全性干扰性窦室脱节是大部分窦性激动受室性激动的绝对干扰而未下传，少数下传形成心室夺获（窦-室夺获），常见于早搏性室性心动过速、加速的室性心律、室性并行心律性心动过速，其可以是完全性的心室夺获，也可以是不完全性而形成室性融合波。

5. 干扰性房-交脱节

（1）完全性干扰性房-交脱节：是指全部的房性激动受交界性激动的绝对干扰而未下传。①房性逸搏心律（伴有传出阻滞）与早搏性交界性心动过速形成的双重心律。②房性逸搏心律与交界性逸搏心律形成的双重心律，见图 19-211。③早搏性房性心动过速与早搏性交界性心动过速形成的双重心动过速。④心房颤动伴加速的交界性心律，交界性激动对房颤波的逆行性异源性绝对干扰，同时有前一房颤波对后一房颤波的同源性下行性绝对干扰并存。⑤心房颤动伴早搏性交界性心动过速。

（2）不完全性干扰性房-交脱节是指绝大部分房性激动受交界性激动的绝对干扰而未下传，而少数房性激动能下传。①早搏性房性心动过速伴早搏性交界性心动过速。见图 19-212。②心房颤动伴加速的交界性心律。

6. 干扰性房-室脱节

（1）完全性干扰性房-室脱节：是指全部的房性激动受室性激动的绝对干扰而未下传。

（2）不完全性干扰性房-室脱节：是指绝大部分房性激动受室性激动的绝对干扰而未下传，而少数房性激动能下传，见图 19-213。

7. 干扰性交-室脱节　多数存在房室交界区的生理性室房阻滞，使所有交界性和室性激动均因生理性室房传导中断而不能逆传至心房，与房室交界区的房室（或下行）干扰性传导中断并存。少数也不排除室房（或逆行）干扰性传导中断合并存在的可能性。

8. 等频性房室脱节

（1）概述：①等频性脱节。是指频率完全相等或近乎相等的双重心律所互相形成的干扰性或阻滞性脱节。②等频现象。是指互相形成干扰性或阻滞性脱节的双重心律所表现的任何成因 所引起的频率近乎相等的现象。③完全等频现象。是指互相形成干扰性或阻滞性脱节的双重心律所表现的任何成因所引起的频率完全相等的现象。④钩拢现象。是指互相形成干扰性或阻滞性脱节的双重心律中一系列相对应的心搏几乎同时出现的现象，仿佛两种心搏大致互相钩拢在一起。⑤完全钩拢现象。是指互相形成干扰性或阻滞性脱节的双重心律中一系列相对应的心搏同时出现的现象，仿佛两种心搏互相完全钩拢在一起，即真正的完全同步现象（同时出现、频率又完全相同）。完全钩拢的双重心律必然是完全等频的心律。

（2）持续时间：①暂时性。是指等频或钩拢现象持续时间<3 s 者。②较久性。较久性是指等频或钩拢现象持续时间>3 s。③持久性。是指等频或钩拢现象见于一次心电图记录的全部时间。

（3）等频性脱节的性质：①干扰性；②阻滞性。

（4）等频性脱节的程度：①完全性；②不完全性。

（5）引起等频性脱节的异位心律：加速的心律最常见，逸搏心律次常见，早搏性心动过速少见。

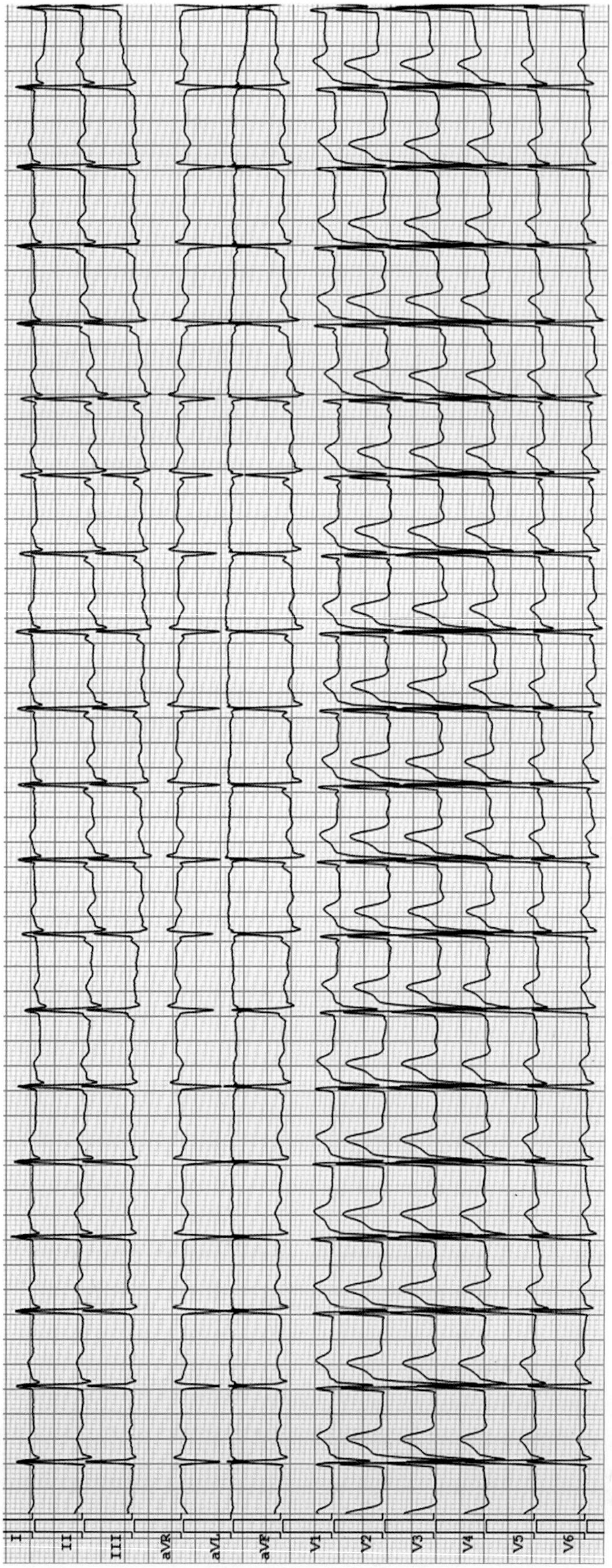


图19-208　完全性干扰性窦-交脱节

女,65岁,窦性P波在窄QRS波前、中、后不同位置,窦性P波与交界性QRS波完全脱离关系,即窦性心律与加速的交界性心律形成完全性干扰性窦-交脱节。

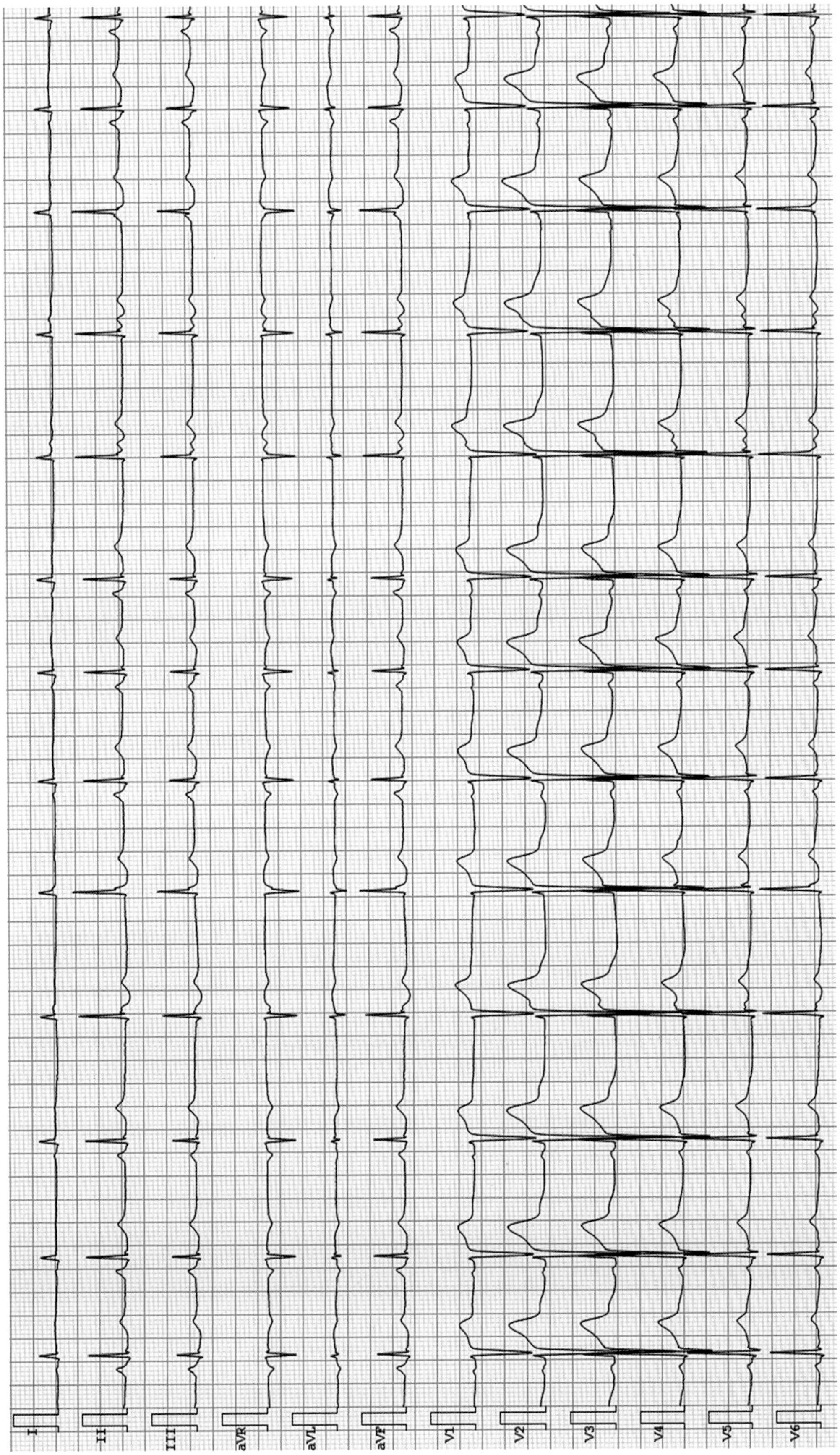


**图19-209　不完全性干扰性窦-交脱节**

男,49岁,第4、5、9～11个QRS波延迟出现,其前后可见与之无关的窦性P波,即窦性P波与交界性QRS波脱离关系,第1～3、6～8、12、13个QRS波前有相关的窦性P波,形成心室夺获(窦-交夺获),即窦性心律不齐与交界性逸搏心律形成不完全性干扰性窦-交脱节。

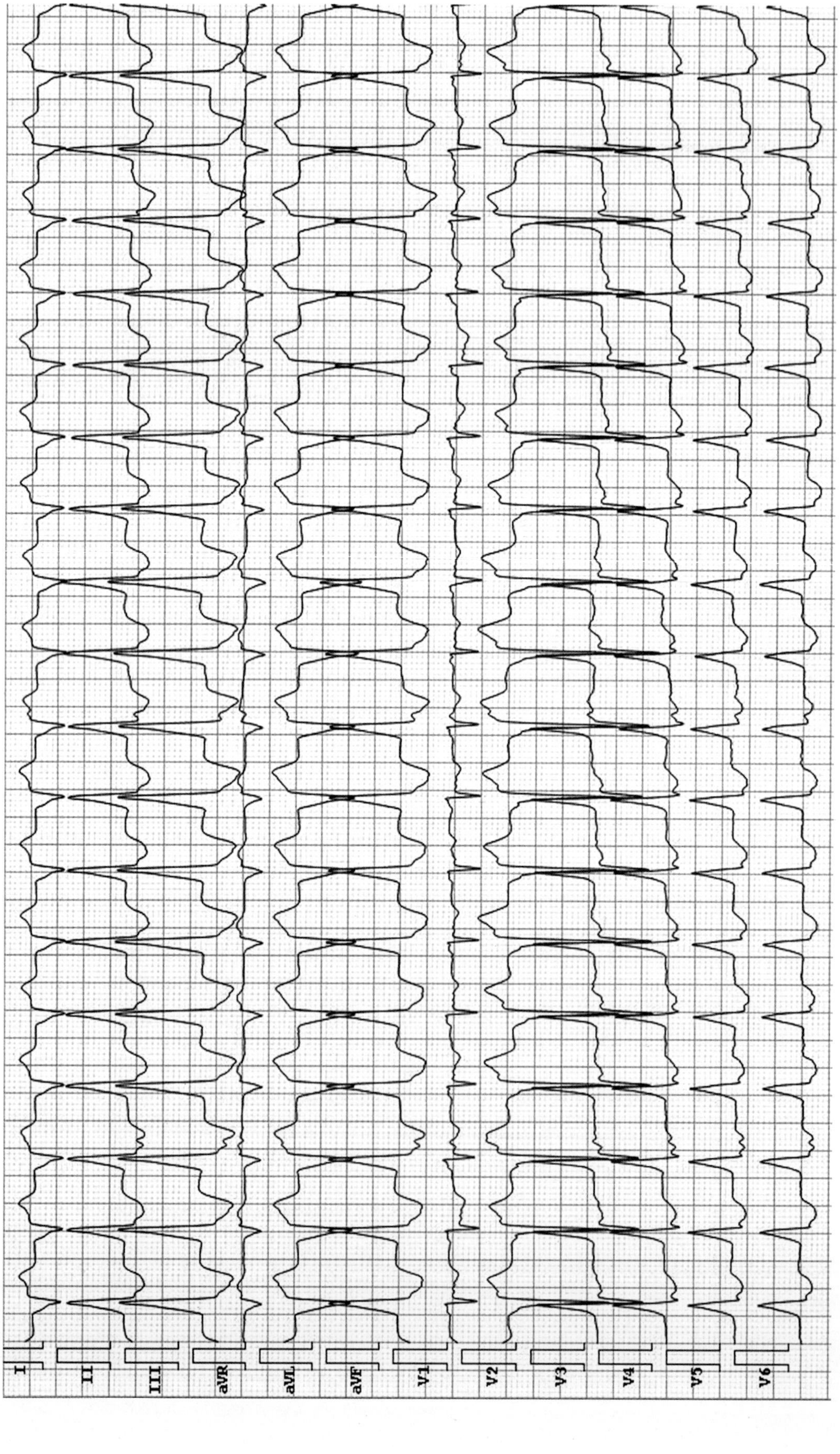


**图 19-210　完全性干扰性窦-室脱节**

男,21 岁,宽 QRS 波规律出现,偶见与之无关的窦性 P 波,全部窦性激动受室性激动的绝对干扰而未下传,即窦性心律与室性心动过速形成完全性干扰性窦-室脱节。

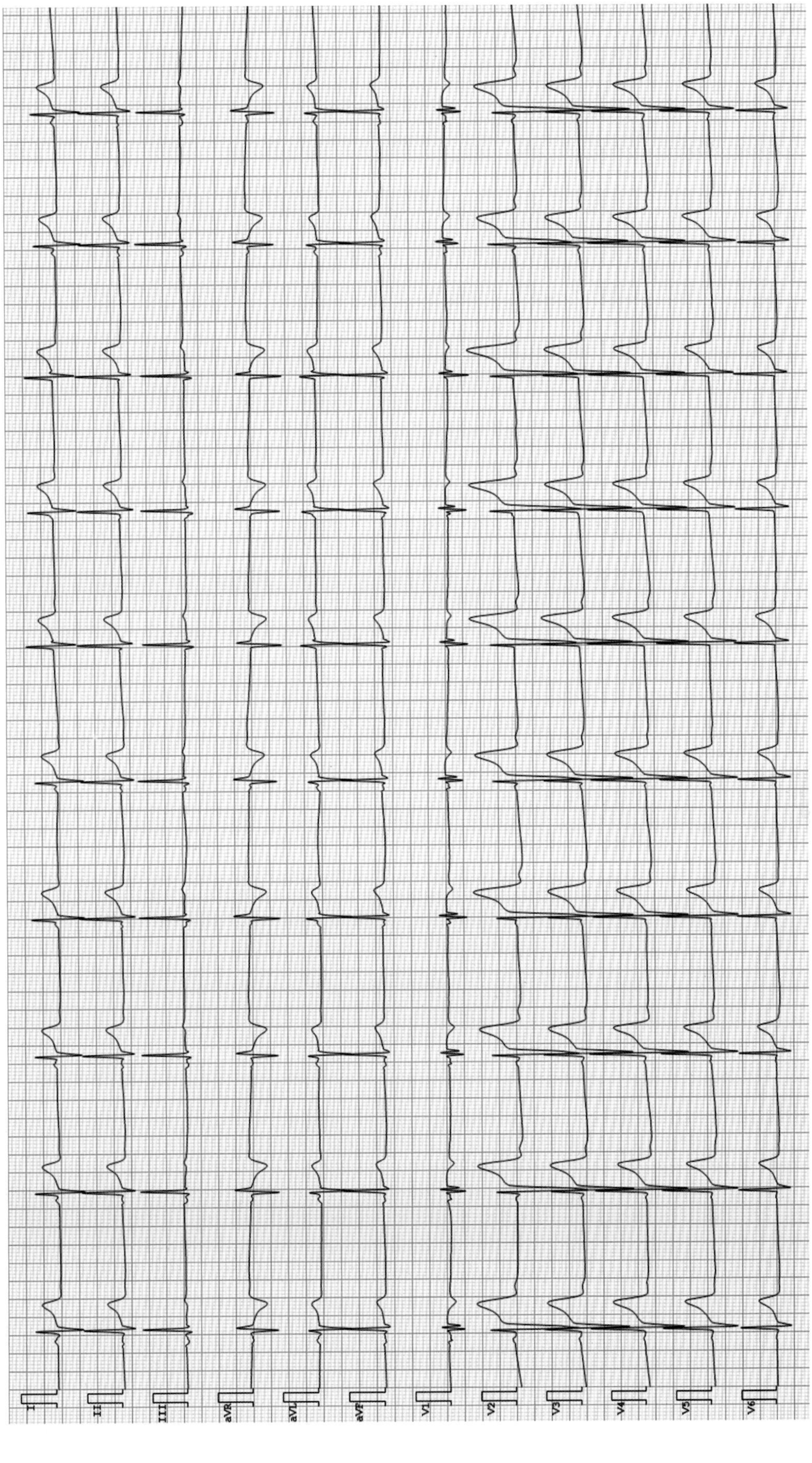


**图 19-211　完全性干扰性房-交脱节**

男,19 岁,窄 QRS 波规律出现,频率 40 次/min,可见与之无关的房性 P 波受交界性激动的绝对干扰而未下传,即过缓的房性逸搏心律与交界性逸搏心律形成完全性干扰性房-交脱节。

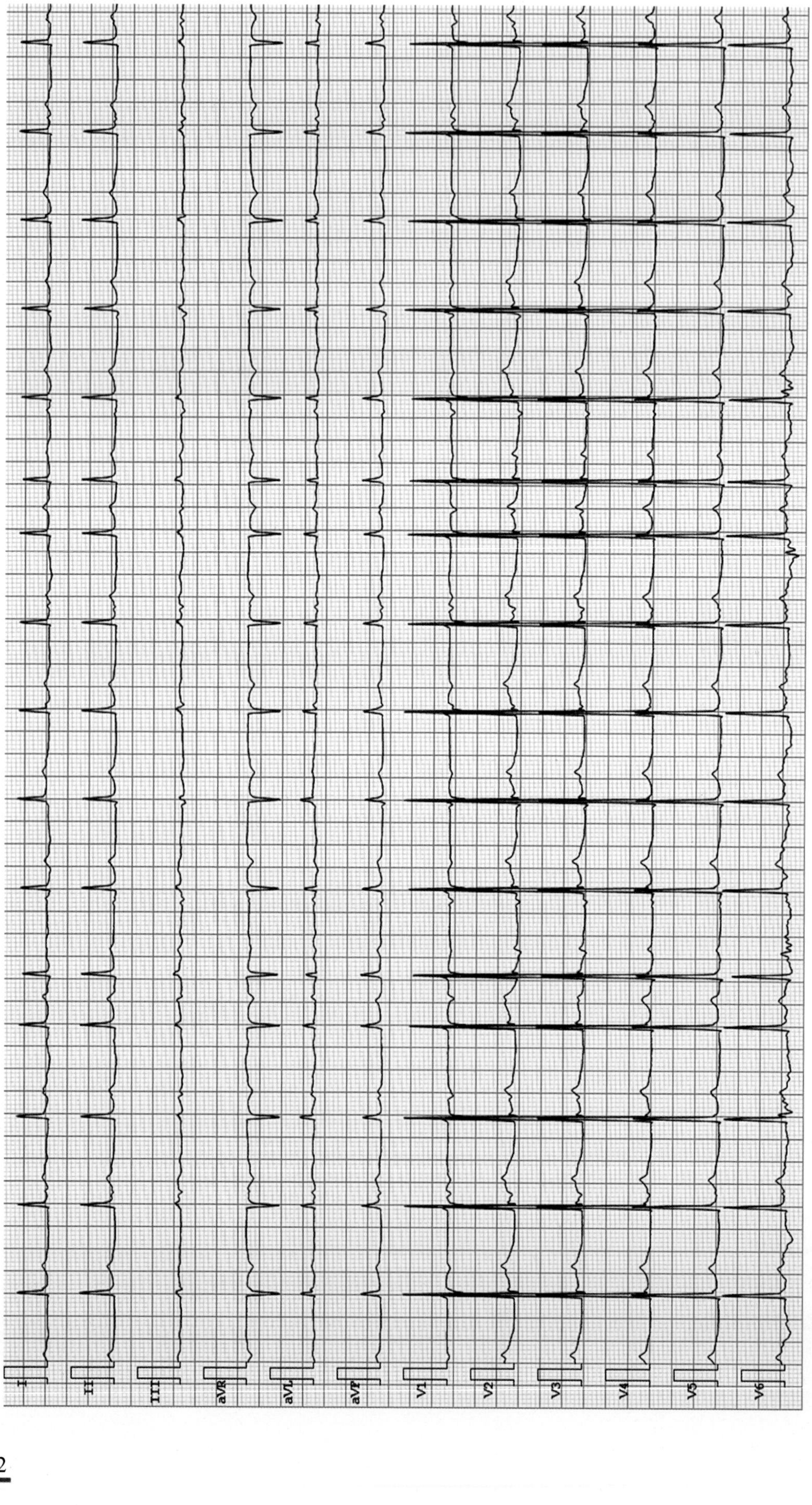


图 19-212　不完全性干扰性房-交脱节

男，41 岁，第 5、11 个窄 QRS 波提前出现，其前有相关的 P 波，即加速的房性激动夺获心室，绝大部分房性激动受交界性激动的绝对干扰而未下传，即加速的房性心律交界性心动过速形成不完全性干扰性房-交脱节。

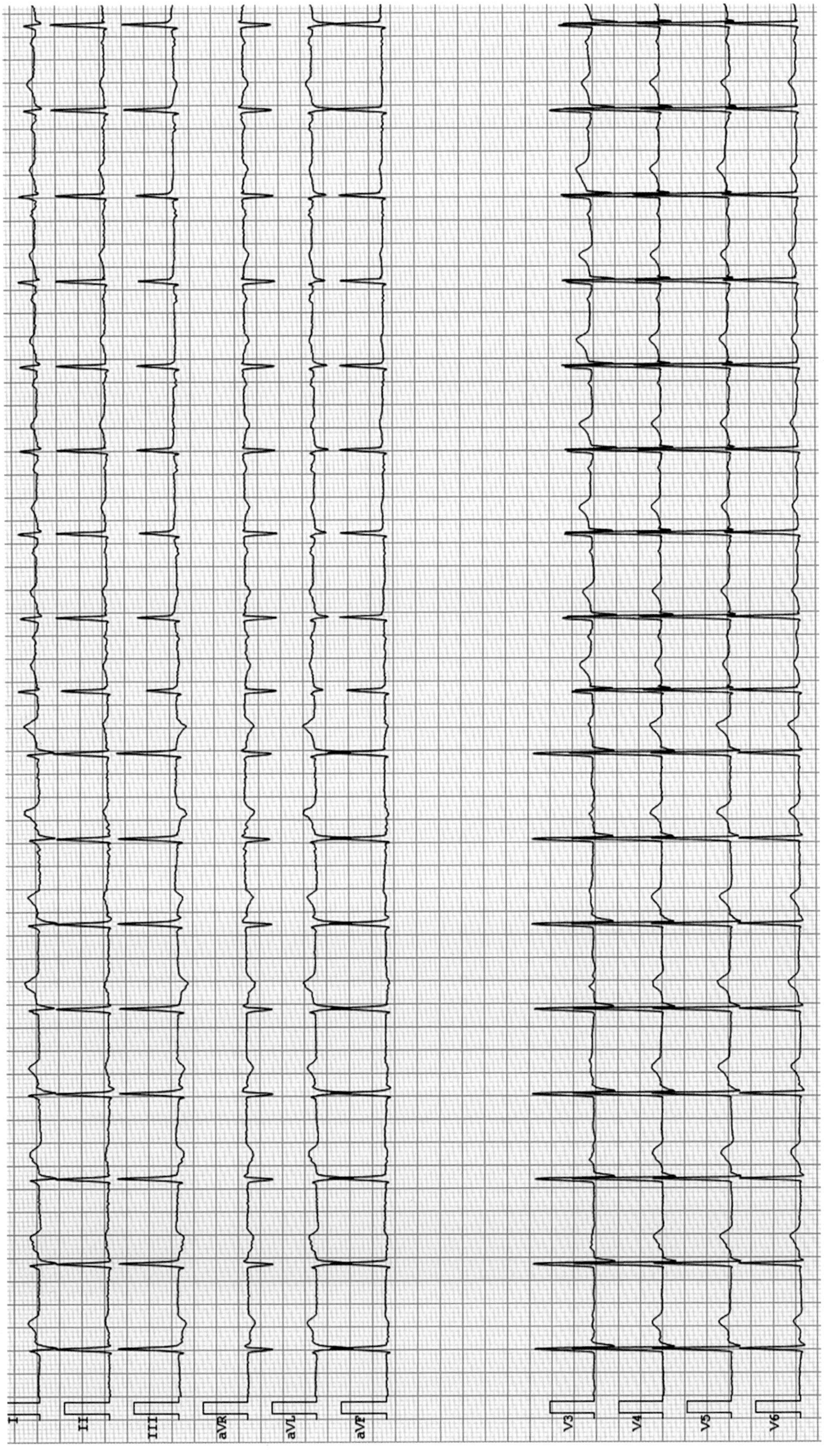


**图 19-213　不完全性干扰性房-室脱节**

男，47 岁，第 1～8 个 QRS 波规律出现，其前无相关 P 波，形态异于同导联窦性心搏下传的 QRS 波，即加速的室性心律，第 9～17 个 QRS 波其前有相关的 P 波，即加速的房性心律房性激动，即加速的房性心律与加速的室性心律形成不完全性干扰性房-室脱节。

(6)引起的特殊心电图表现:等频性脱节的特殊心电图表现取决于发生脱节的部位和等频程度以及钩拢程度。①完全等频和完全钩拢的两种心律;一系列波形彼此相同的房性融合波;一系列波形彼此相同的室性融合波;一系列波形彼此相同的 QRS 波与 P 波重叠波,即 P 波埋在 QRS 波中,易误诊为单一的异位心律。②完全等频但钩拢较差;P 波与 QRS 波时距较大,P 波在舒张早中期时完全等频但钩拢较差-误诊 P 波下传;P 波在舒张晚期时误诊心室预激;P 波在收缩期且心室率快时误诊干扰性延缓的窦性心动过速或房性心动过速。③干扰性几乎完全性或高度等频现象和钩拢现象;一系列波形易变性较大的房性融合波;一系列波形易变性较大的室性融合波;不完全性干扰性房室脱节。

### (五)干扰性交界区内脱节

干扰性交界区内脱节是指两个交界性起搏点发出的双重交界性心律,在交界区内互相发生的一系列(3 次或以上)绝对干扰所引起的交-交脱节。交界区上部起搏点发出的激动逆传至心房,产生一系列逆行 P 波,在交界区内部受到交界区下部起搏点所发出的激动的绝对干扰而不能下传至心室。交界区下部起搏点发出的激动下传至心室,产生一系列频率与逆行 P 波频率不同的室上性 QRS 波,但在交界区内部受到交界区上部起搏点所发出的激动的绝对性干扰而不能逆传至心房。

心电图表现为一系列逆行 P 波与一系列室上性 QRS 波彼此完全脱离关系形成完全性干扰性交-交脱节,或部分脱离关系形成不完全性干扰性交-交脱节。逆行 P 波和 QRS 波的节律大多数规则,频率差别一般不大,若伴有文氏型传出阻滞、文氏型房室阻滞或文氏型室房阻滞时引起逆行 P 波和 QRS 波的节律、频率的变化。

### (六)干扰性室内脱节

干扰性室内脱节是一系列窦性激动(或房性、交界性)与一系列室性激动在心室内发生绝对干扰形成连续 3 个或 3 个以上的室性融合波,实质是发生在心室内的一系列绝对干扰。发生机制是窦性心律和心室自主心律的频率近乎相等,室上性激动早于室性激动才能发生,诊断时需要仔细观察引起室性融合波的两种或以上节律的单独 QRS 波形态,才能识别出干扰性室内脱节时的室性融合波。

目前随着植入起搏器患者的增多,与心室起搏形成的干扰性室内脱节可见于自主节律与心室起搏形成一系列连续的室性融合波,亦可见双心室起搏形成一系列连续的室性融合波,见图 19-214 ~ 图 19-217。

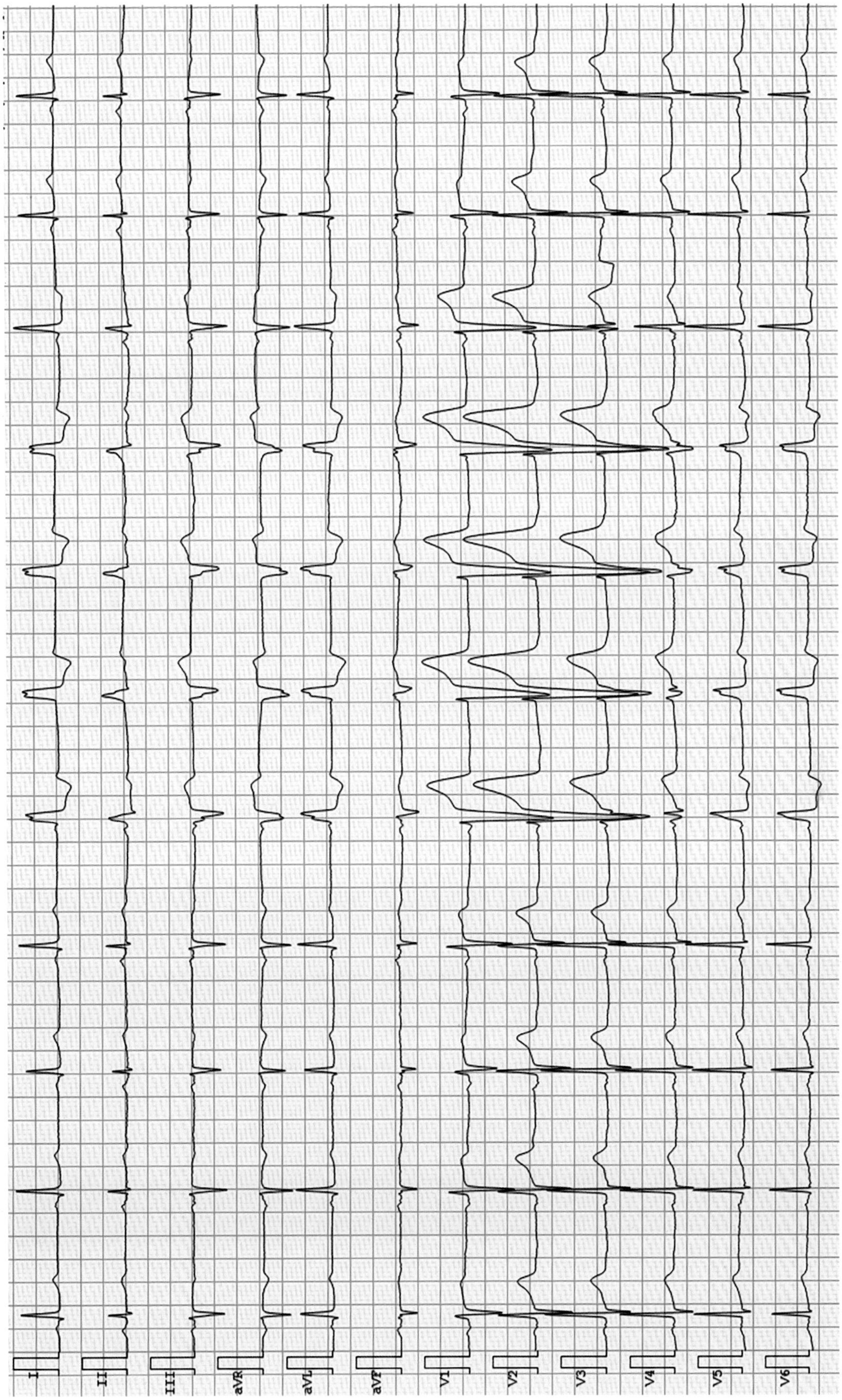


**图 19-214　室性融合波**

男，52 岁，第 6～8 个 QRS 波延迟出现，宽大畸形，其前无相关的心房波，即室性逸搏心律，第 5、9 个 QRS 波为窦性与室性形成的室性融合波。

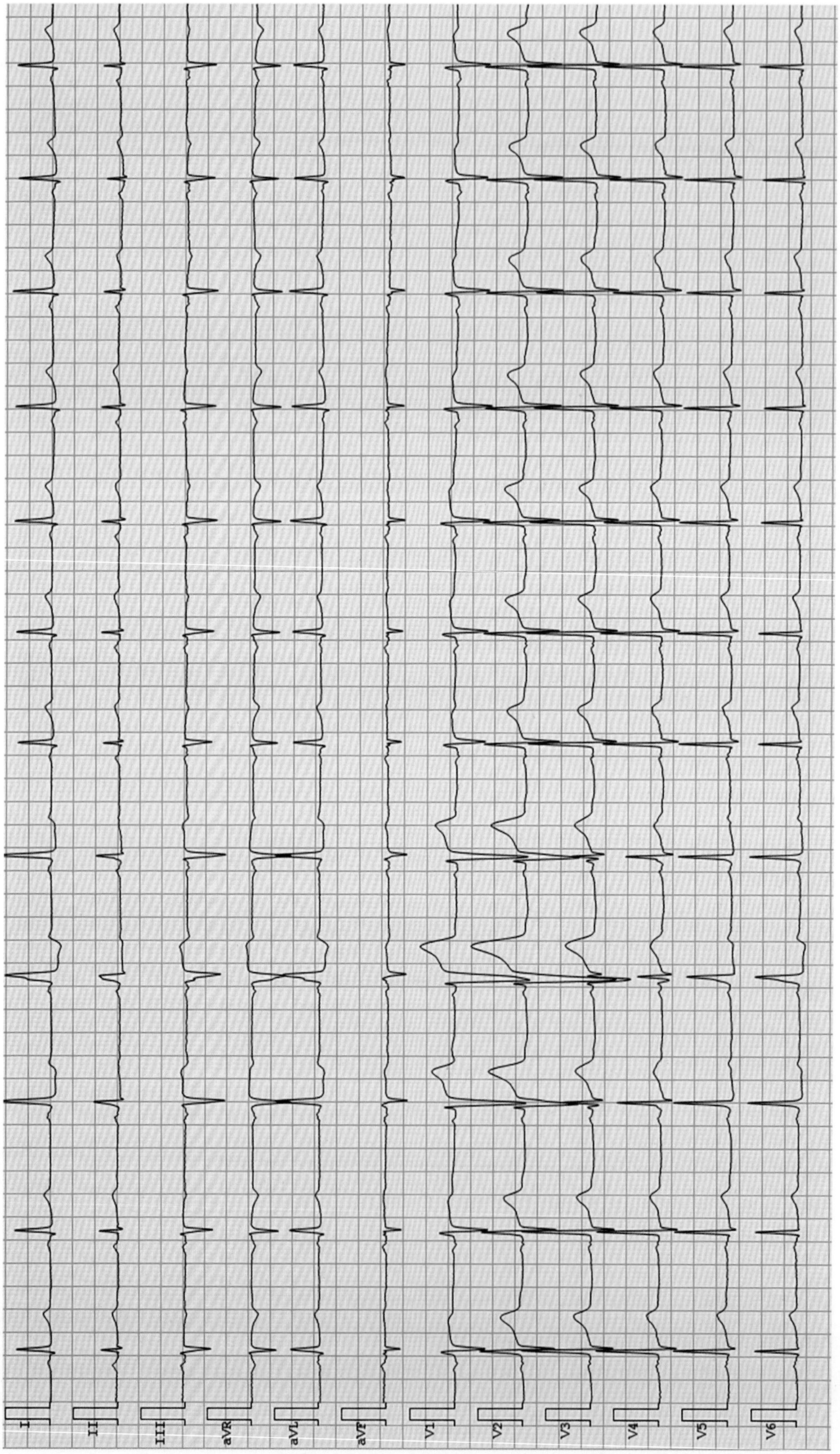


**图 19-215　干扰性室内脱节(1)**

与图 19-214 为同一患者，第 3 ~ 5 个 QRS 波延迟出现，形态与窦性心搏下传的 QRS 波略异，其前无相关的心房波，即加速的室性心律伴干扰性室内脱节。

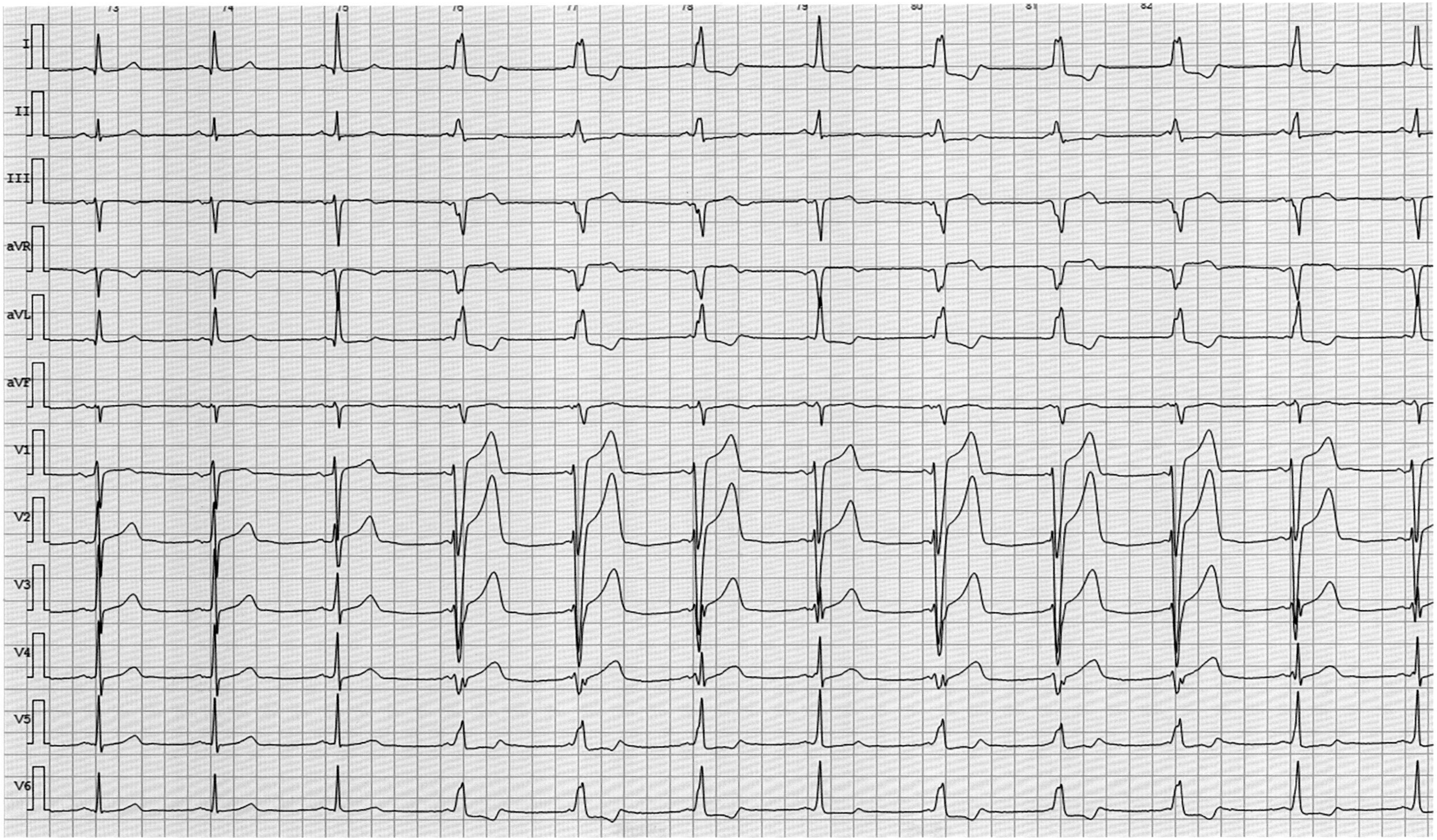


图 19-216　干扰性室内脱节(2)

与图 19-214 为同一患者,第 3～12 个 QRS 波延迟出现,其前无相关的心房波,其中第 3、4、6～8 个 QRS 波形态与窦性心搏下传的 QRS 波略异,即加速的室性心律伴干扰性室内脱节。

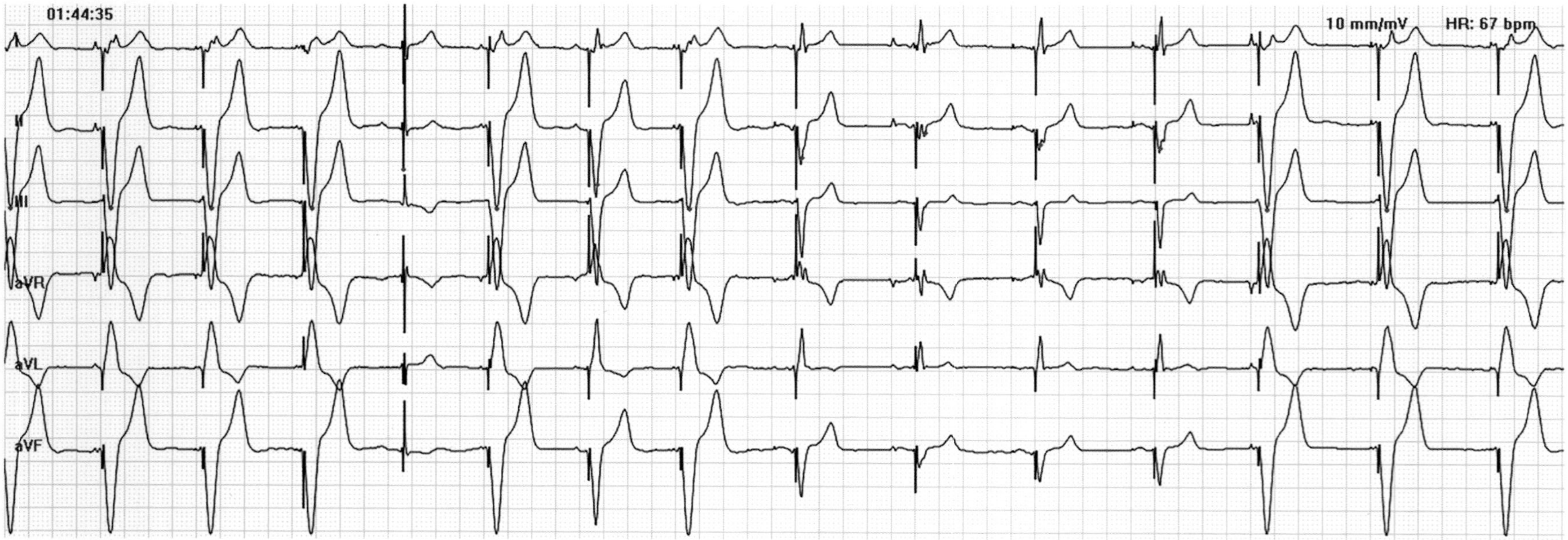


图 19-217　干扰性室内脱节(3)

男,78 岁,DDD 起搏器植入术后,第 1 ~ 3、5 ~ 7、12 ~ 14 个 QRS 波为心室起搏,第 3 个 QRS 波为自主的 QRS 波与心室起搏脉冲形成假性室性融合波,第 8 ~ 11 个 QRS 波形态介于窦性搏动下传心室的 QRS 波与心室起搏的 QRS 波之间形成室性融合波,即干扰性室内脱节。

# 第二十章　心电图危急值中国专家共识

1972 年美国 Lundber 教授提出当临床医学的各种检验结果属于危急值报告范围时，首发人员必须进行紧急报告，最初仅用于临床检验科，但临床实践证实，这一举措大大减少了很多临床危急情况的发生，挽救了不少患者的健康与生命。随着临床应用的逐步推进，危急值报告制度的范围也逐渐扩大到临床其他辅助科室，其中包括心电图的危急值。

医学危急值是指当患者出现这种检查结果时，可能正处于有生命危险的边缘状态，临床医师及时得到检查信息后迅速给予患者有效的干预措施或治疗，就可能挽救患者生命，否则就有可能出现严重后果，失去最佳抢救机会，亦称紧急值、警告值。

心电图危急值是指出现这种心电图表现时患者正处在或可能处在有生命危险的边缘状态。

医院最早发现这些危急值者必须按照报告流程紧急上报给医院相关部门，再进一步采取相关措施。这种危急值报告制度经过多个国家的临床实践，至今已被世界各国广泛采纳与应用。近年来，医学危急值报告制度已经开始进入国内，危急值报告与管理制度正逐渐受到重视与应用。医院的不同人员分别从不同的角度对危急值的设立、应用与管理提出了建议，使危急值报告制度在我国进入了新阶段。同样心电图危急值及报告制度正逐步规范化引入临床，已使不少患者的健康与生命从中获益。为使中国心电学领域心电图危急值及报告制度更有效、更广泛地推广与应用，以及不断深入完善，中国心电学会邀请了国内 13 位临床和心电学的知名专家和教授，提出并制定了适合国内广泛应用的心电图危急值及报告程序，经过专家工作组的多次讨论、修订，最终完成了《心电图危急值 2017 中国专家共识》的定稿，见图 20-1。

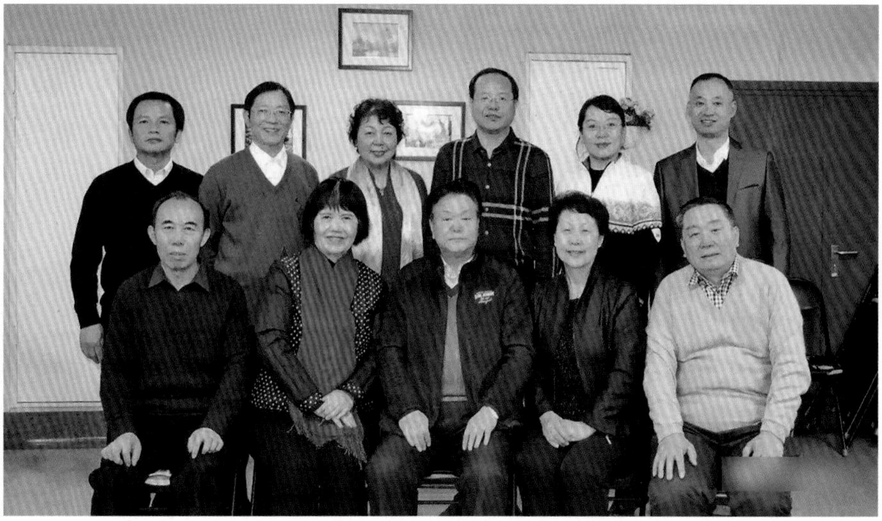

图 20-1　《心电图危急值 2017 中国专家共识》起草专家工作组部分专家

## 一、《心电图危急值 2017 中国专家共识》的建议

### (一)疑似急性冠状动脉综合征

1. 急性冠状动脉综合征　急性冠状动脉综合征(acute coronary syndrome,ACS)是在冠状动脉粥样硬化斑块破裂、糜烂或机能失调的基础上形成血栓而使心肌发生急性缺血或不同程度坏死的一组临床综合征。

(1)分类:ACS 一般划分为 ST 段抬高型与非 ST 段抬高型两大类,大部分 ST 段抬高 ACS 可演变为 Q 波心肌梗死,少部分演变为非 Q 波心肌梗死;非 ST 段抬高 ACS 患者若心肌酶学检测异常则诊断为非 ST 段抬高心肌梗死(NSTEMI),若心肌酶学正常则诊断为不稳定型心绞痛。心电图不仅有助于判断 ACS 的存在,还有助于确定心肌梗死的部位与罪犯血管。

(2)心电图特征:ACS 相关的心电图变化包括新出现的左束支阻滞、新发生的 ST 段抬高、新发生的 ST 段压低、新出现的 T 波倒置、病理性 Q 波形成等,心肌梗死超急期还可以见到 T 波高尖。其中临床上单纯 T 波倒置的 ACS 常被忽视,符合以下 4 个条件的是 ACS 的标志。①以 R 波为主或 R/S>1的导联 1 个月内新出现的 T 波倒置。②两个相邻导联(以心前区导联多见)伴或不伴 ST 改变的 T 波倒置≥0.1 mV。③T 波倒置若伴心肌标记物异常升高则是 NSTEMI;若心肌标记物不升高则是 Wellens 综合征。

2.《心电图危急值 2017 中国专家共识》中疑似急性冠状动脉综合征的内容

(1)首次发现疑似急性心肌梗死的心电图改变,见图 20-2 ~ 图 20-8。

(2)首次发现疑似各种急性心肌缺血的心电图改变,见图 20-9 ~ 图 20-21。

(3)再发急性心肌梗死的心电图改变,注意与以往心电图及临床病史比较。

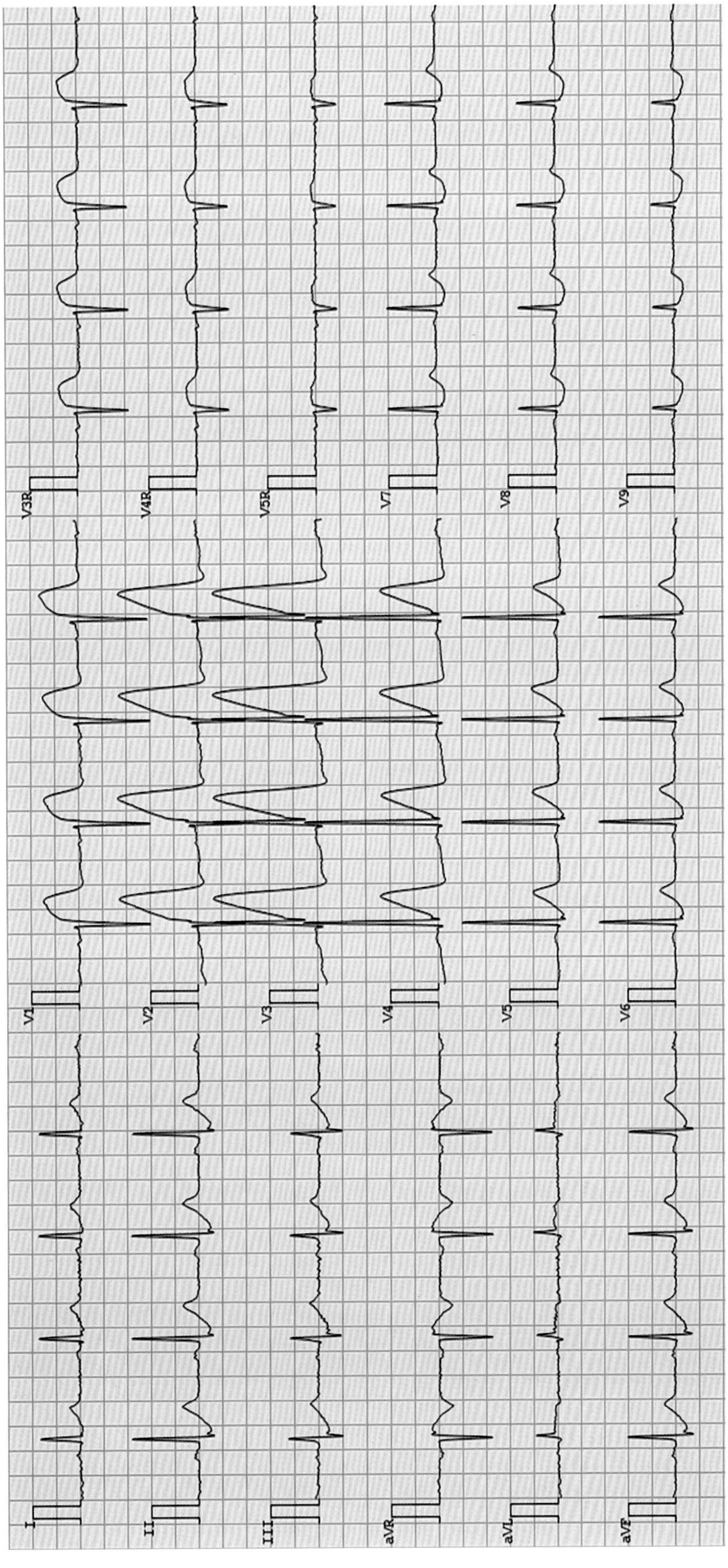


**图 20-2　胸痛发作时常规心电图(1)**

男,53 岁,心慌、胸痛就诊,16 : 25 : 54 描记心电图,$V_1 \sim V_4$、$V_{3R} \sim V_{5R}$导联 ST 段抬高,Ⅱ、Ⅲ、aVF、$V_5 \sim V_9$导联 ST 段压低。

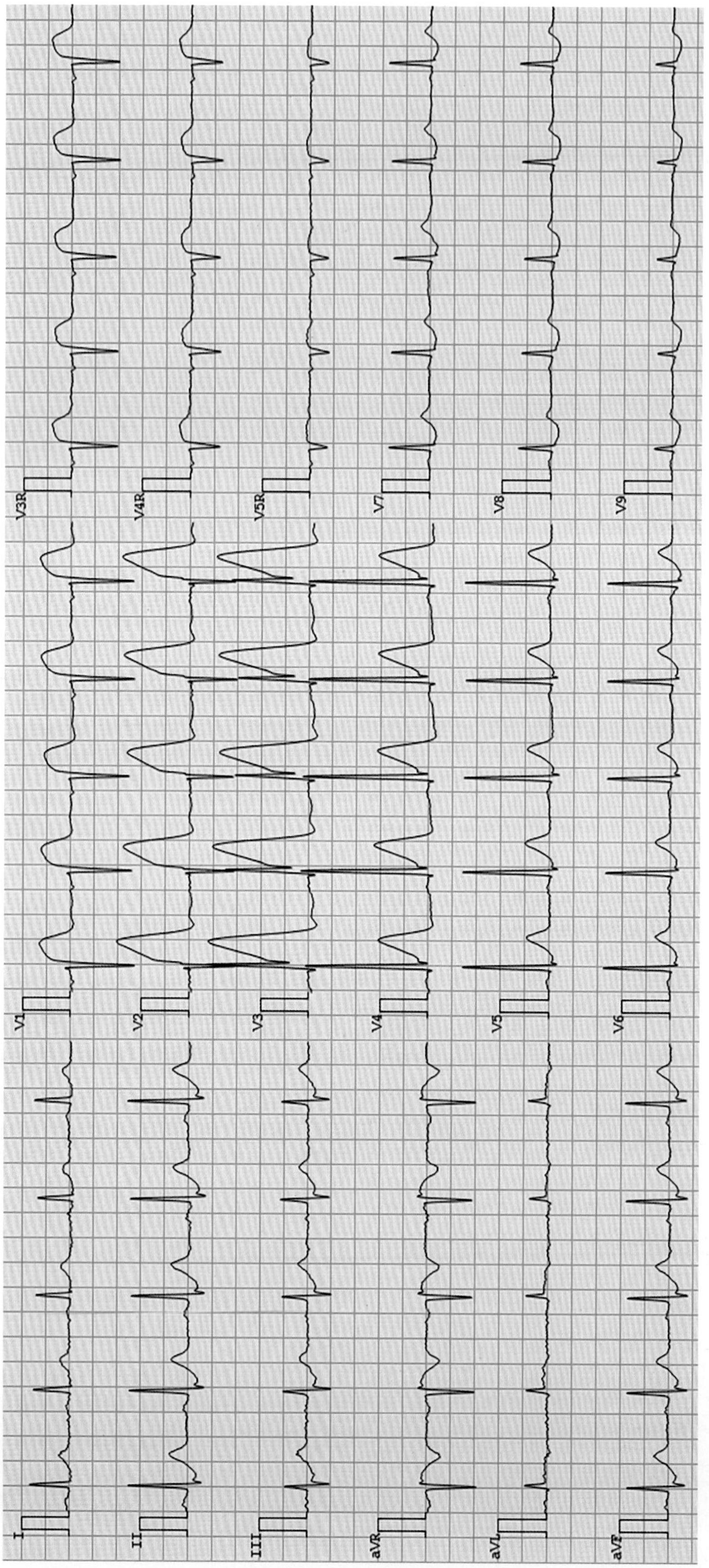


**图 20-3　胸痛发作时心电图(2)**

与图 20-2 为同一患者，16:29:48 描记心电图，$V_1 \sim V_4$、$V_{3R} \sim V_{5R}$ 导联 ST 段抬高，Ⅱ、Ⅲ、aVF、$V_5 \sim V_9$ 导联 ST 段压低。

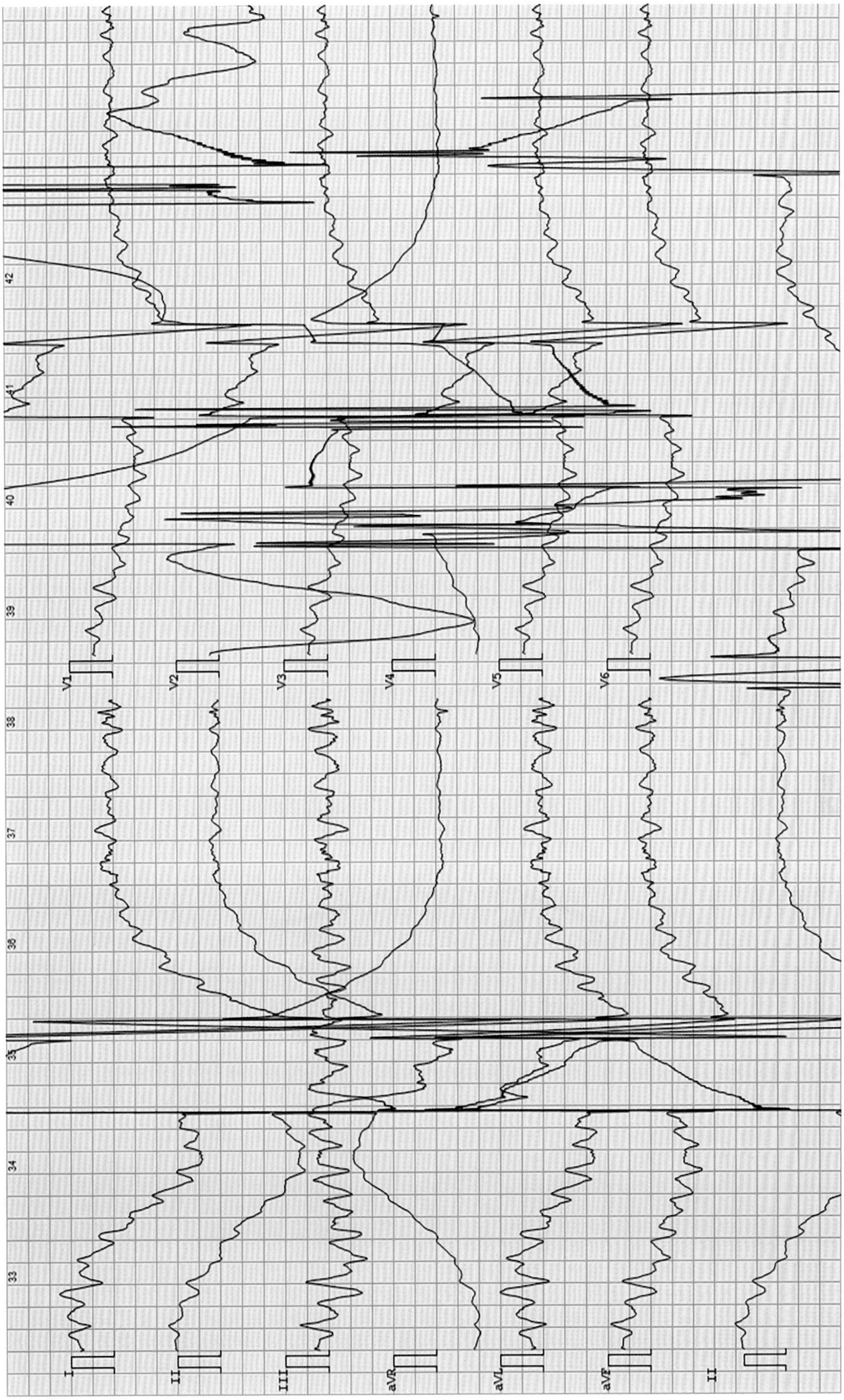


图 20-4　心室颤动，第一次电除颤

与图 20-2 为同一患者，16:38:53 描记心电图

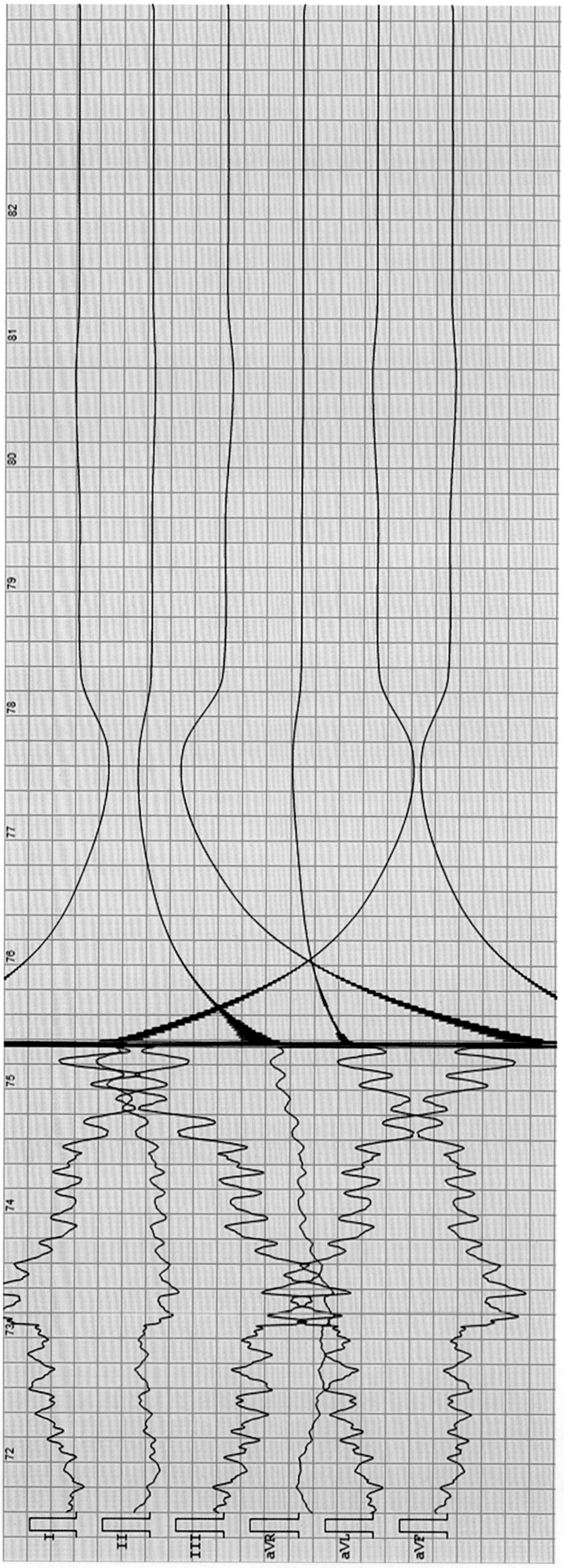


图 20-5　第二次电除颤

与图 20-2 为同一患者心电图连续描记。

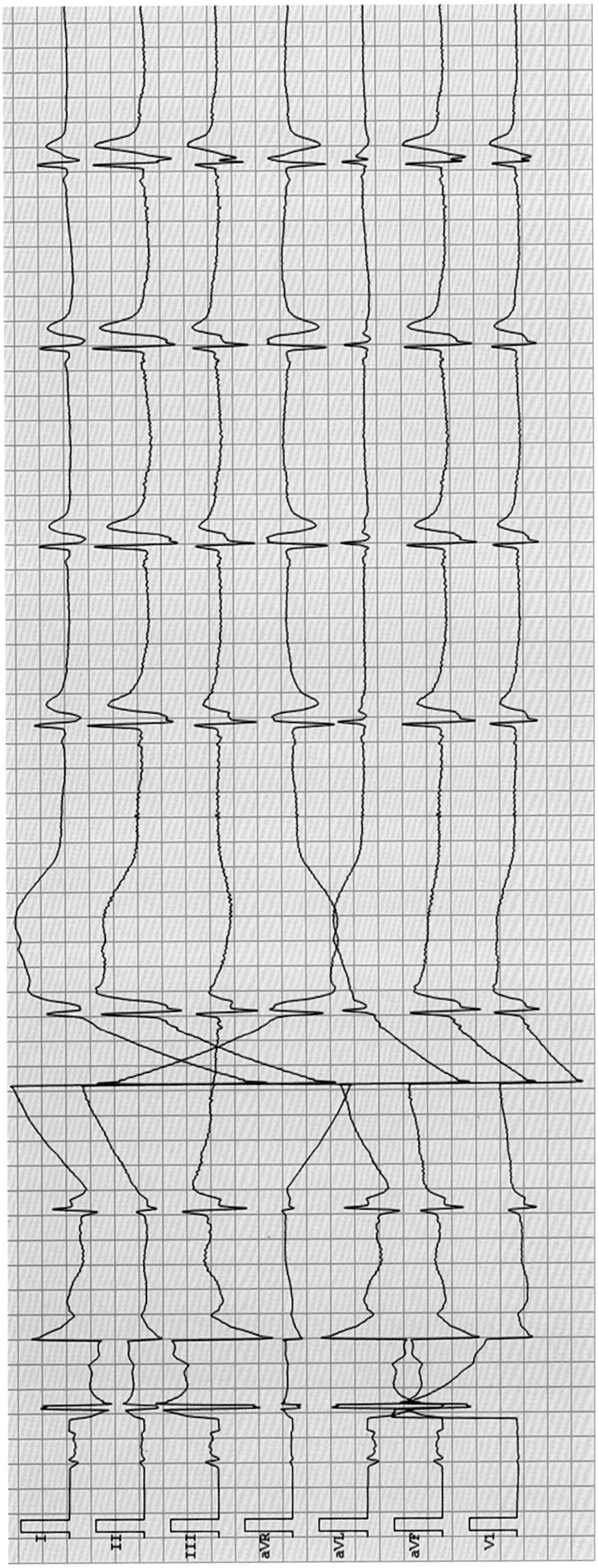


**图 20-6　第三次电除颤后**

与图 20-2 为同一患者心电图连续描记。

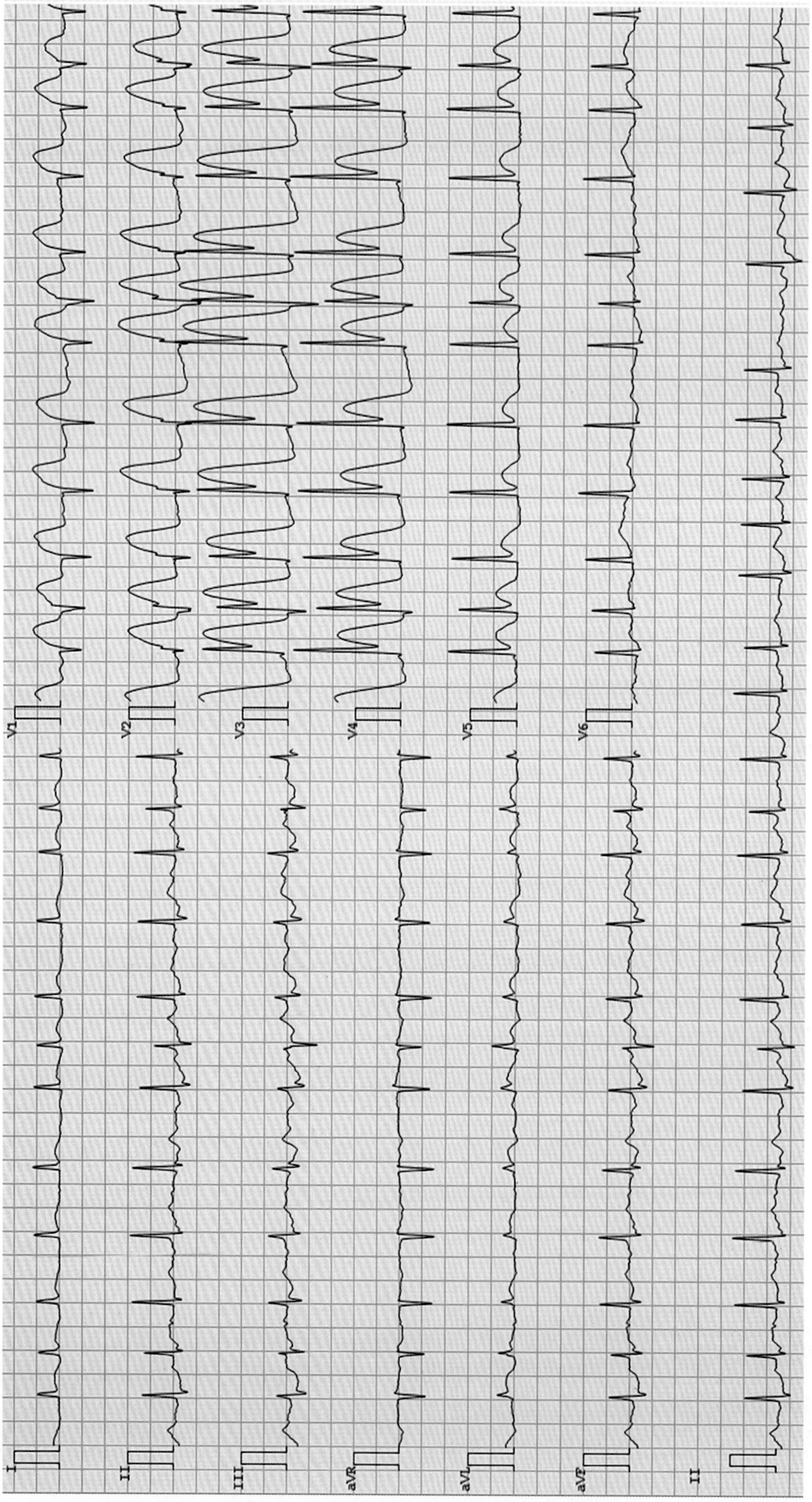


**图 20-7　心房颤动，急性前壁、心肌梗死**

与图 20-2 为同一患者心电图连续描记，急诊 PCI 显示左前降支 LAD：近段 70%～80%狭窄、中段 100%狭窄；左回旋支 LCX：近段 90%狭窄、中段 50%狭窄；右冠 RCA：近段、中段、PLA 各 70%狭窄。

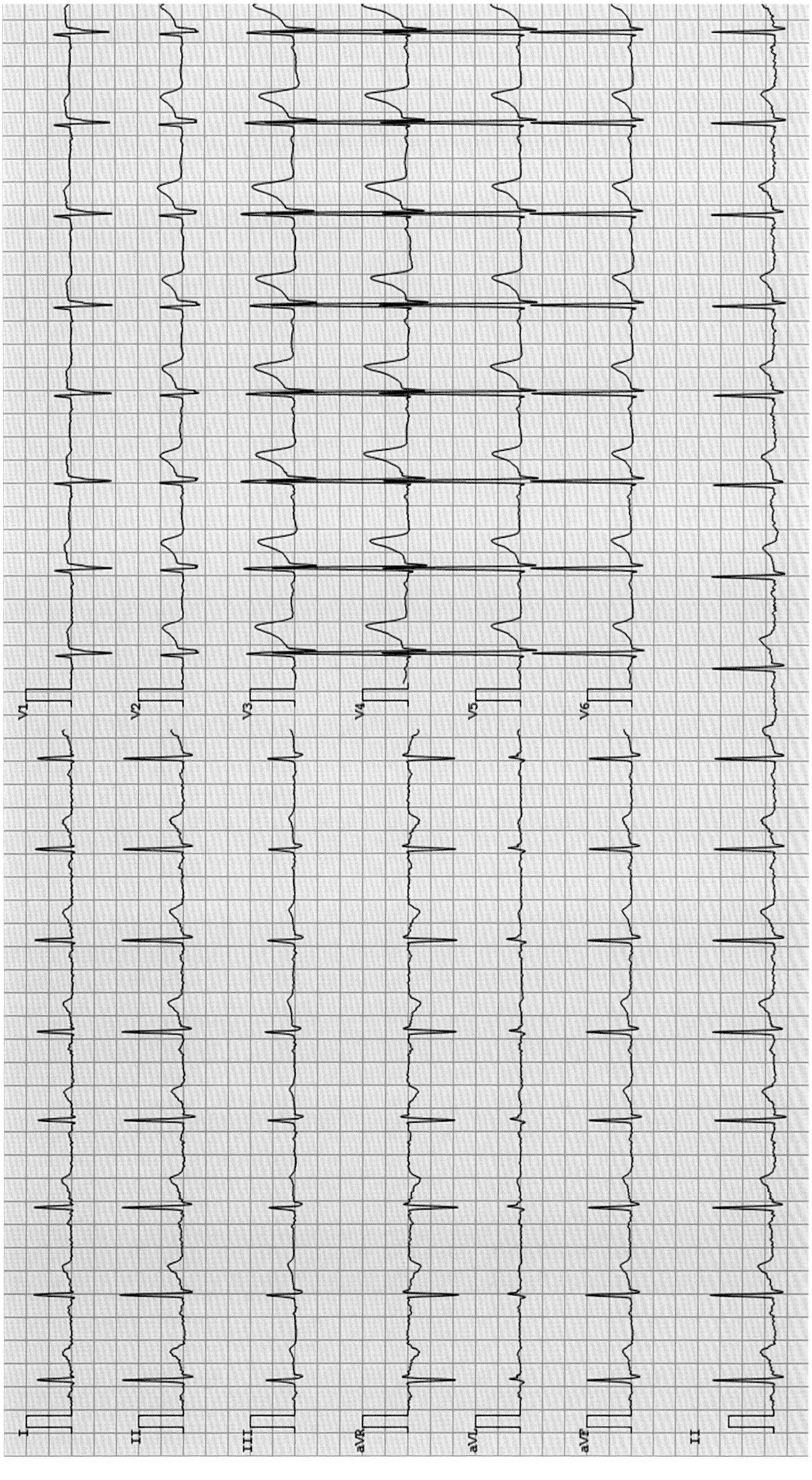


图 20-8　既往体检心电图，窦性心律，$RV_5$高电压

与图 20-2 为同一患者。

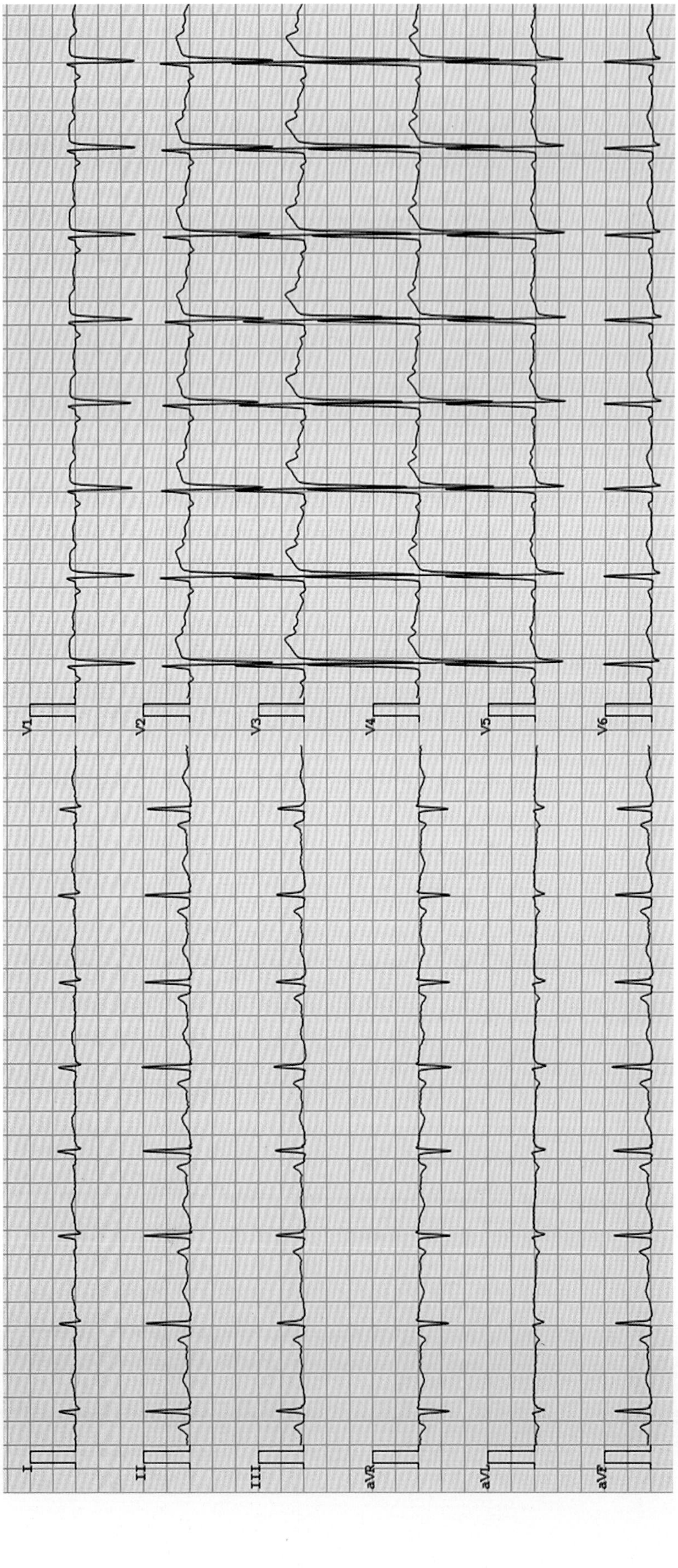


图 20-9 常态描记心电图

男,58 岁,间断出现胸痛就诊,16:25:20。

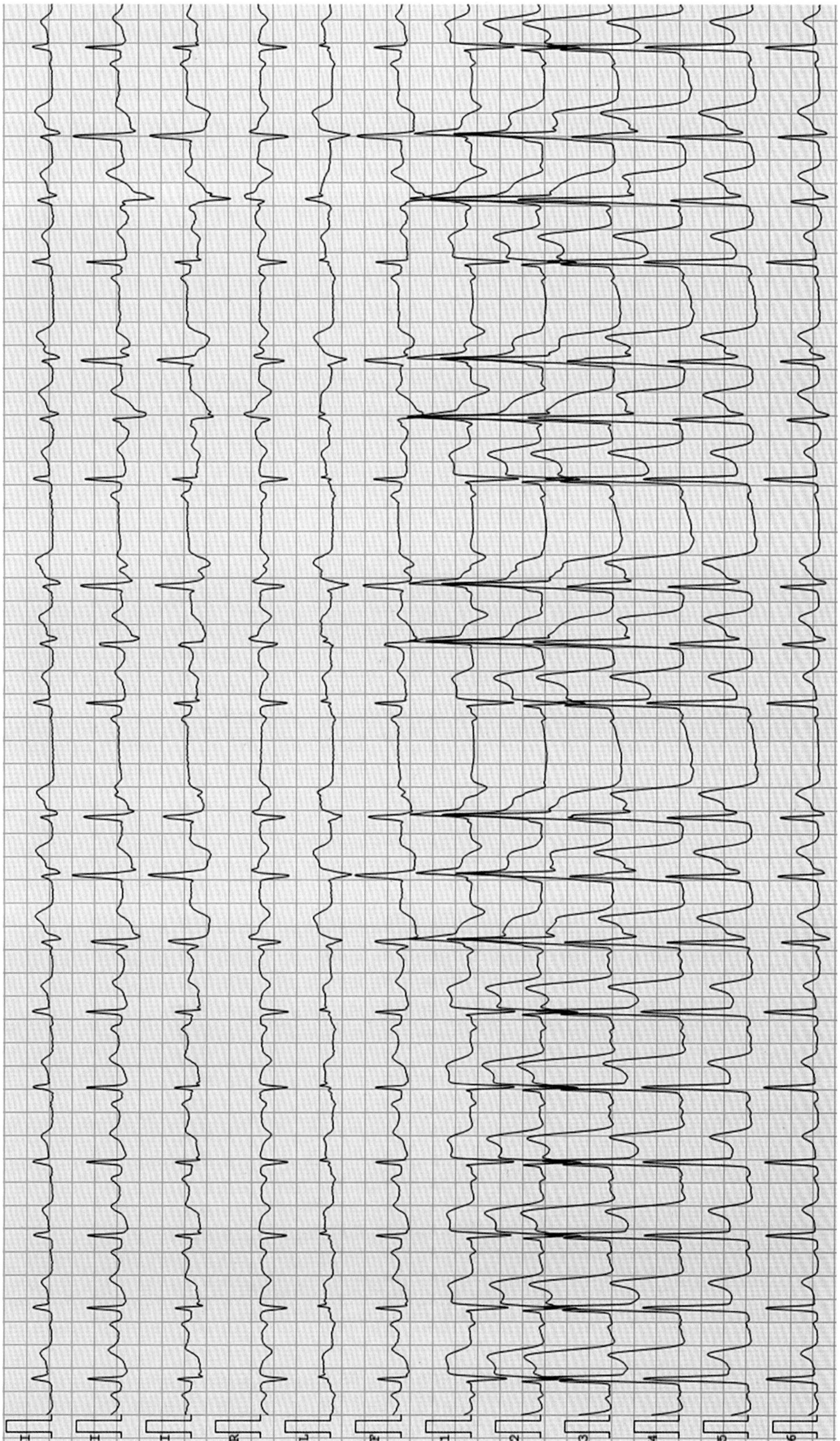


**图 20-10　急性心肌缺血（1）**

与图 20-9 为同一患者心电图连续记录，$V_1$ ~ $V_5$ 导联 ST 段抬高，Ⅱ、Ⅲ、aVF 导联 ST 段压低。

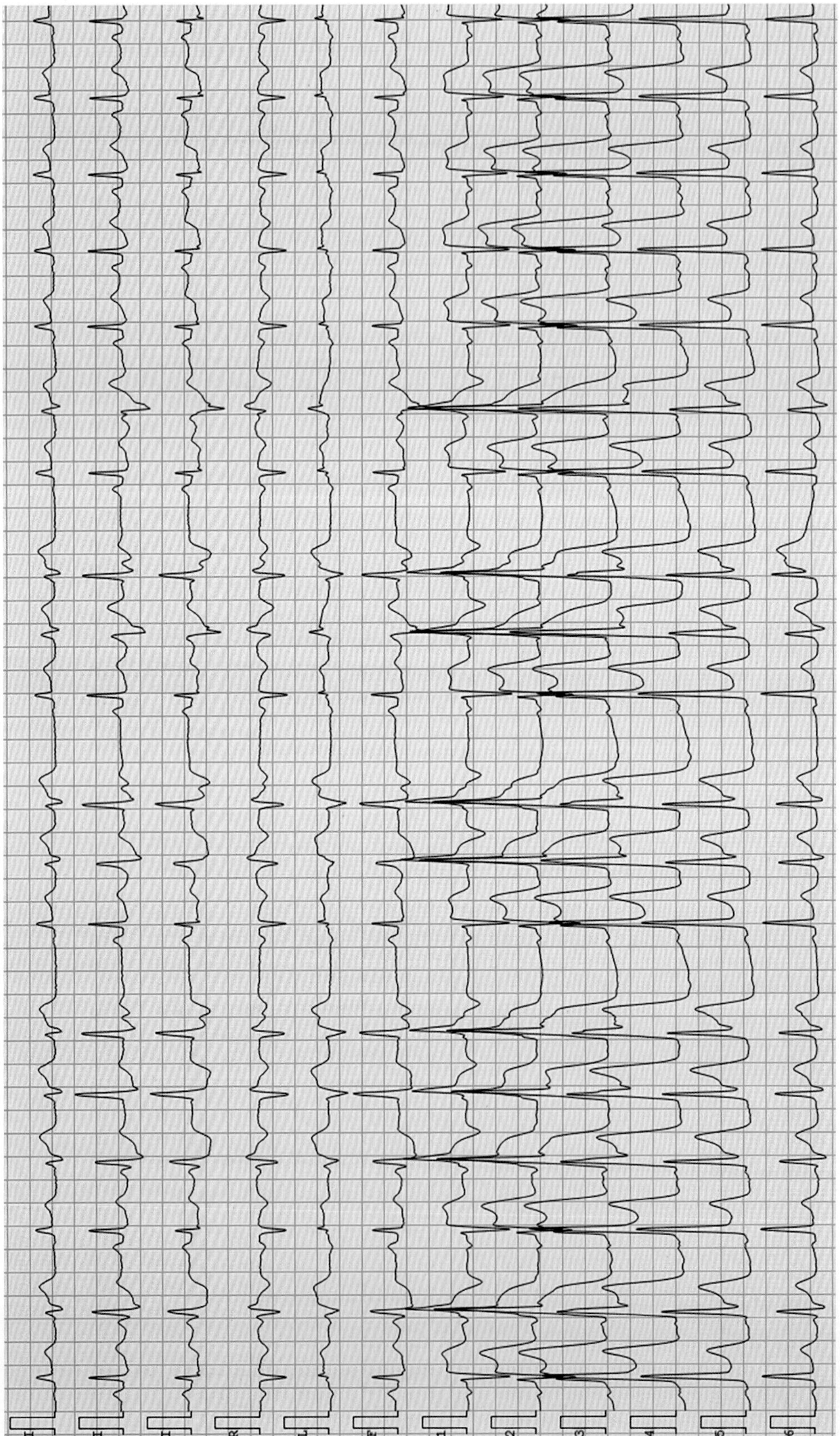


图 20-11　急性心肌缺血(2)

与图 20-9 为同一患者心电图连续记录，$V_1$～$V_5$ 导联 ST 段抬高，Ⅱ、Ⅲ、aVF 导联 ST 段压低。

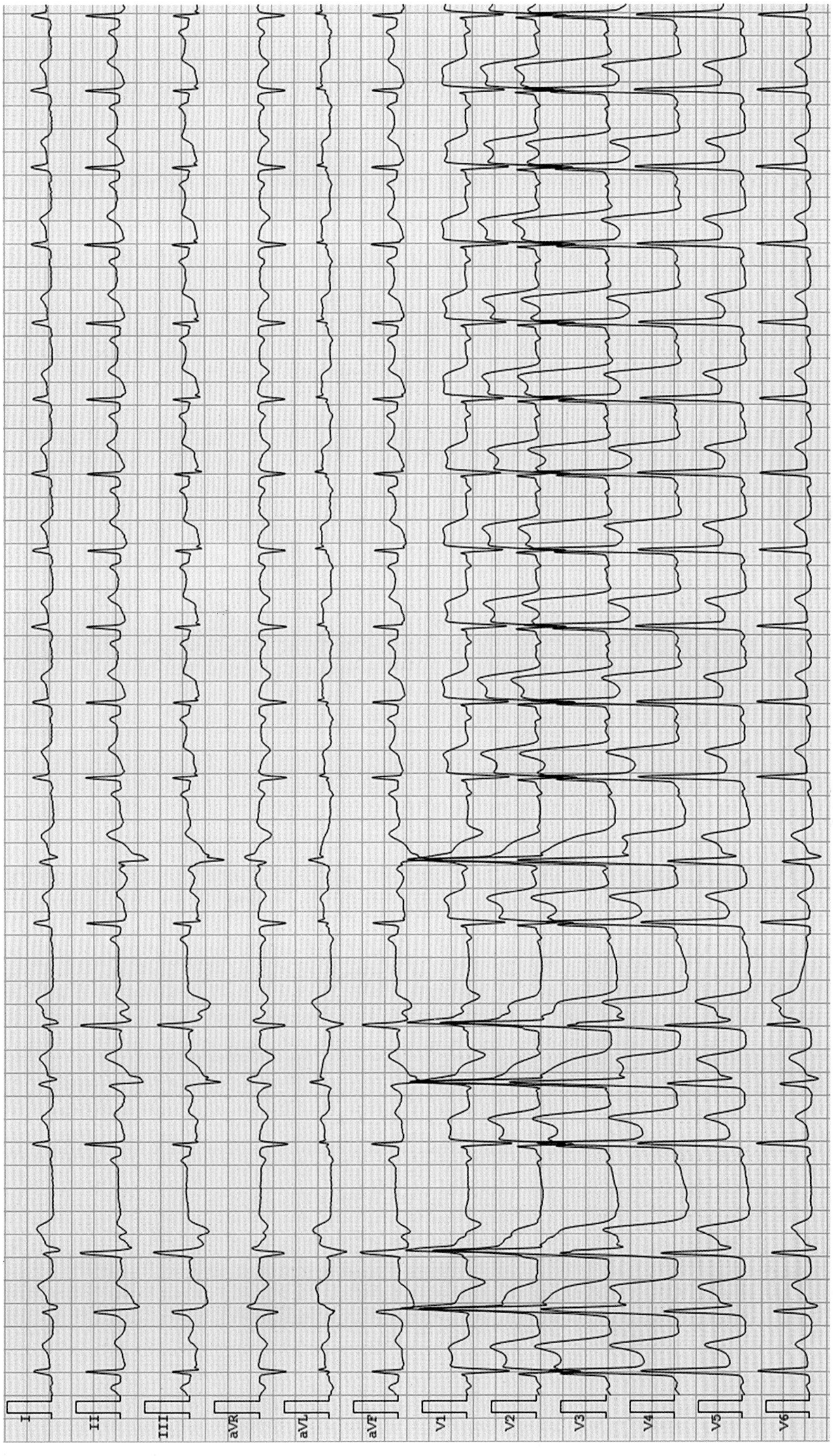


**图 20-12　急性心肌缺血(3)**

与图 20-9 为同一患者心电图连续记录，$V_1$～$V_5$ 导联 ST 段抬高，Ⅱ、Ⅲ、aVF 导联 ST 段压低。

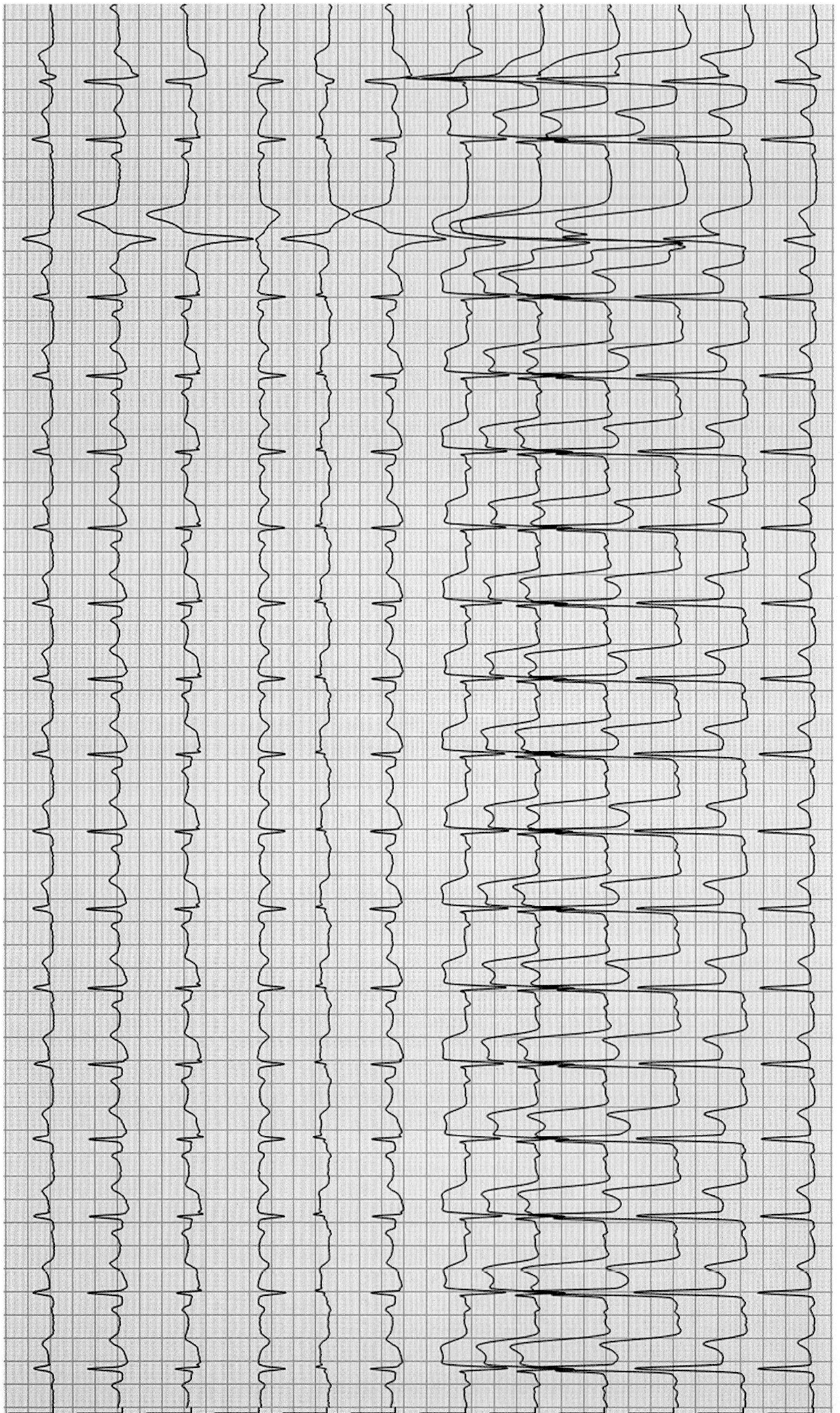


**图20-13　急性心肌缺血(4)**

与图20-9为同一患者心电图连续记录，$V_1$～$V_5$导联ST段抬高，Ⅱ、Ⅲ、aVF导联ST段压低。

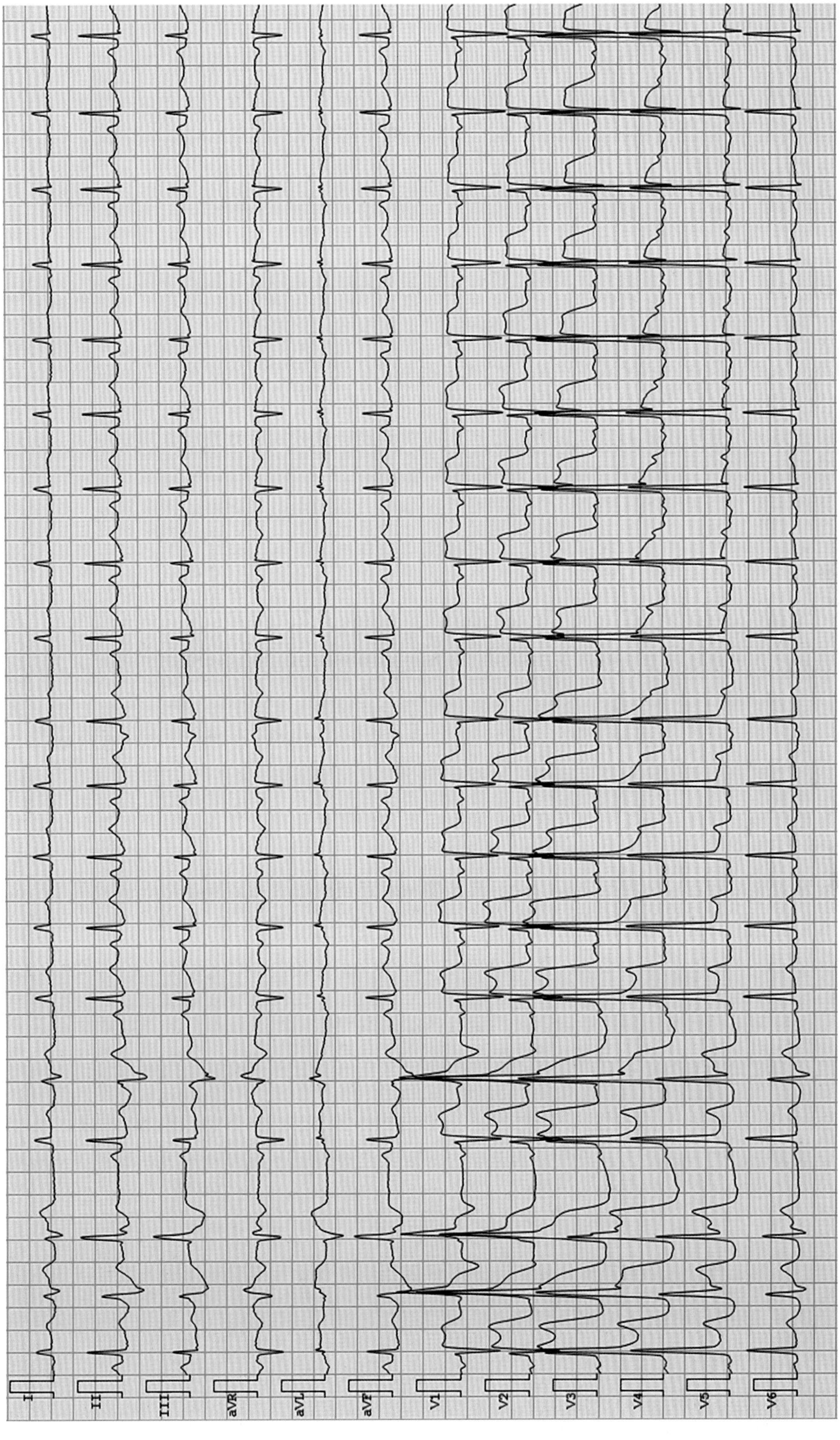


**图 20-14　急性心肌缺血(5)**

与图 20-9 为同一患者心电图连续记录，$V_1$～$V_5$导联 ST 段抬高，抬高幅度逐渐下降，Ⅱ、Ⅲ、aVF 导联 ST 段压低。

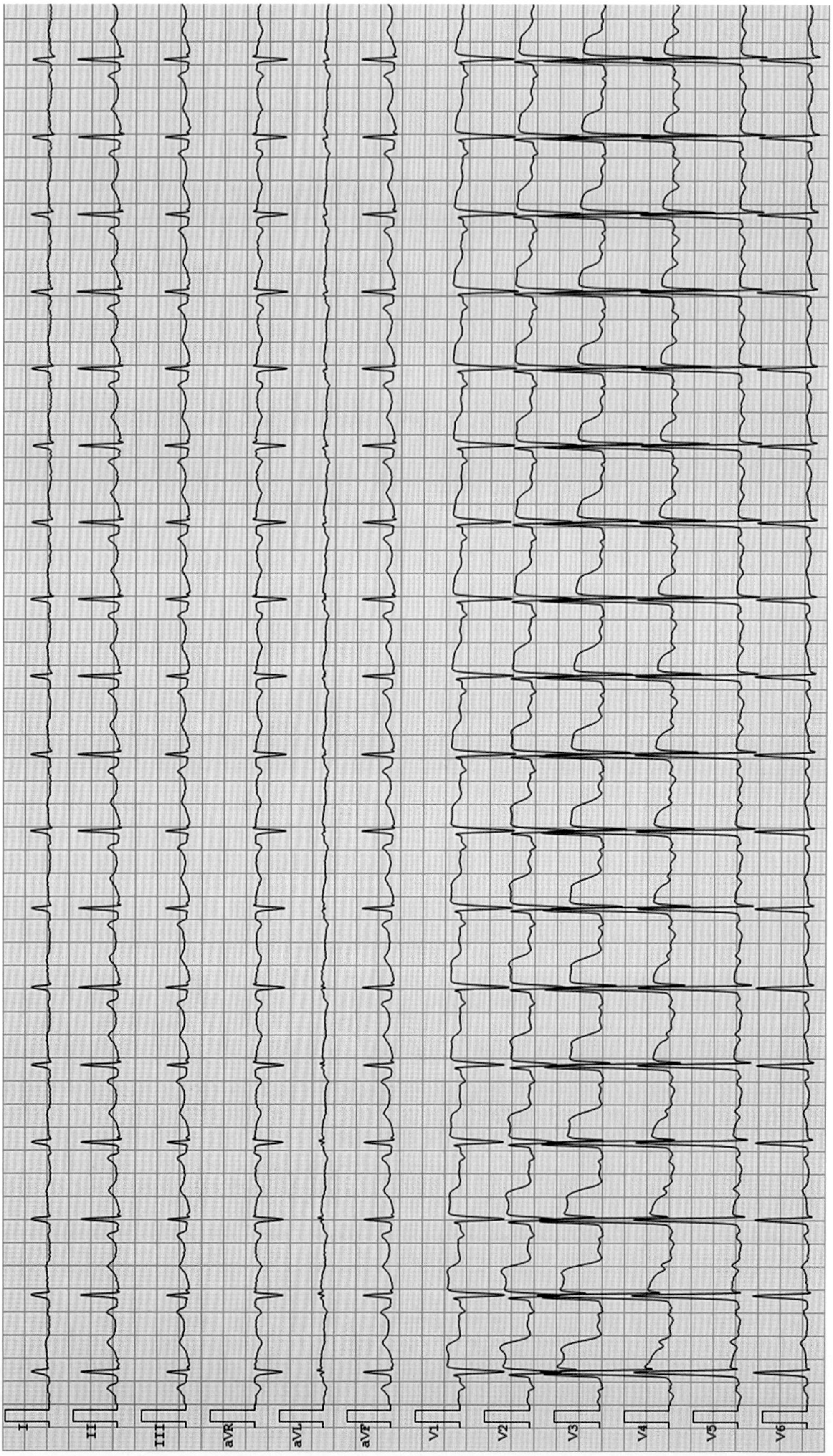


**图20-15　急性心肌缺血(6)**

与图20-9为同一患者心电图连续记录，$V_1$～$V_5$导联ST段抬高，抬高幅度逐渐下降，Ⅱ、Ⅲ、aVF导联ST段压低。

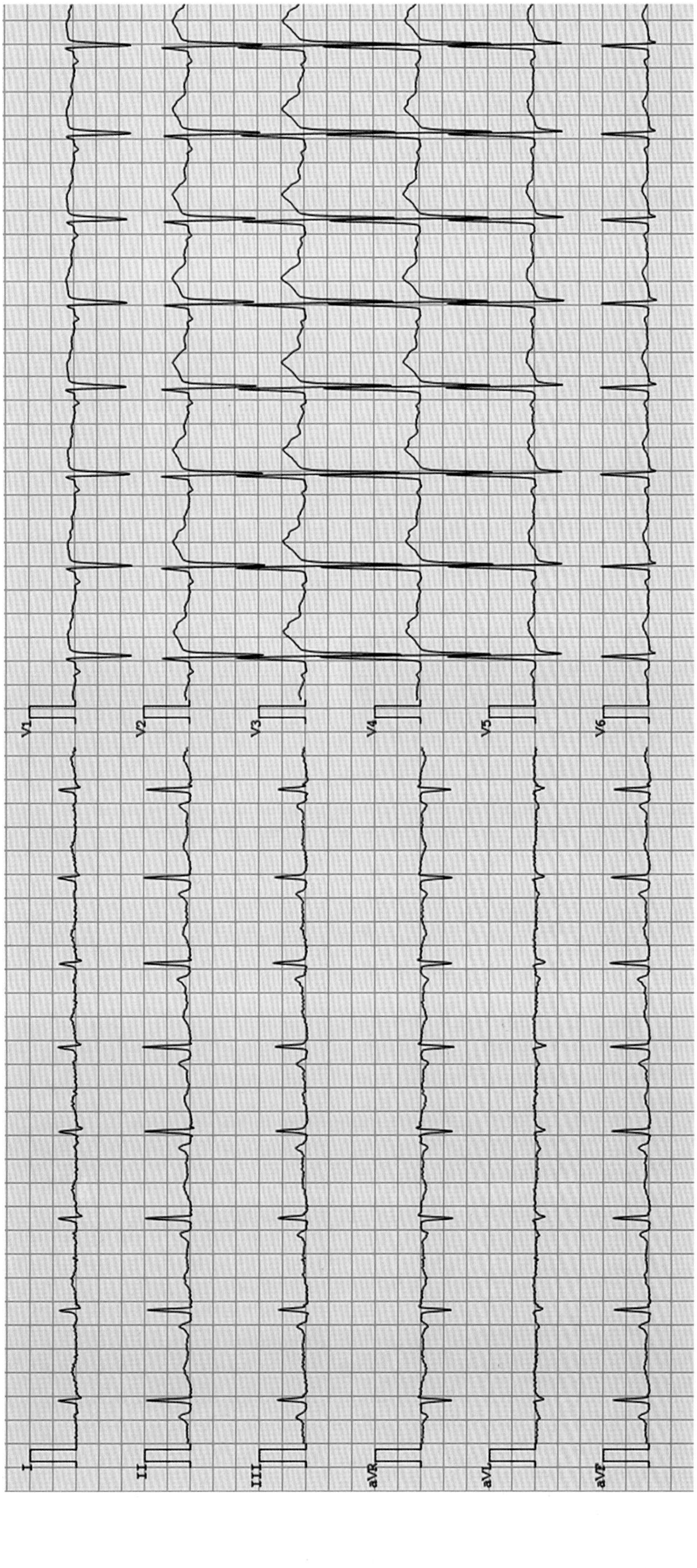


**图 20-16　逐渐恢复正常**

与图 20-9 为同一患者心电图连续记录。

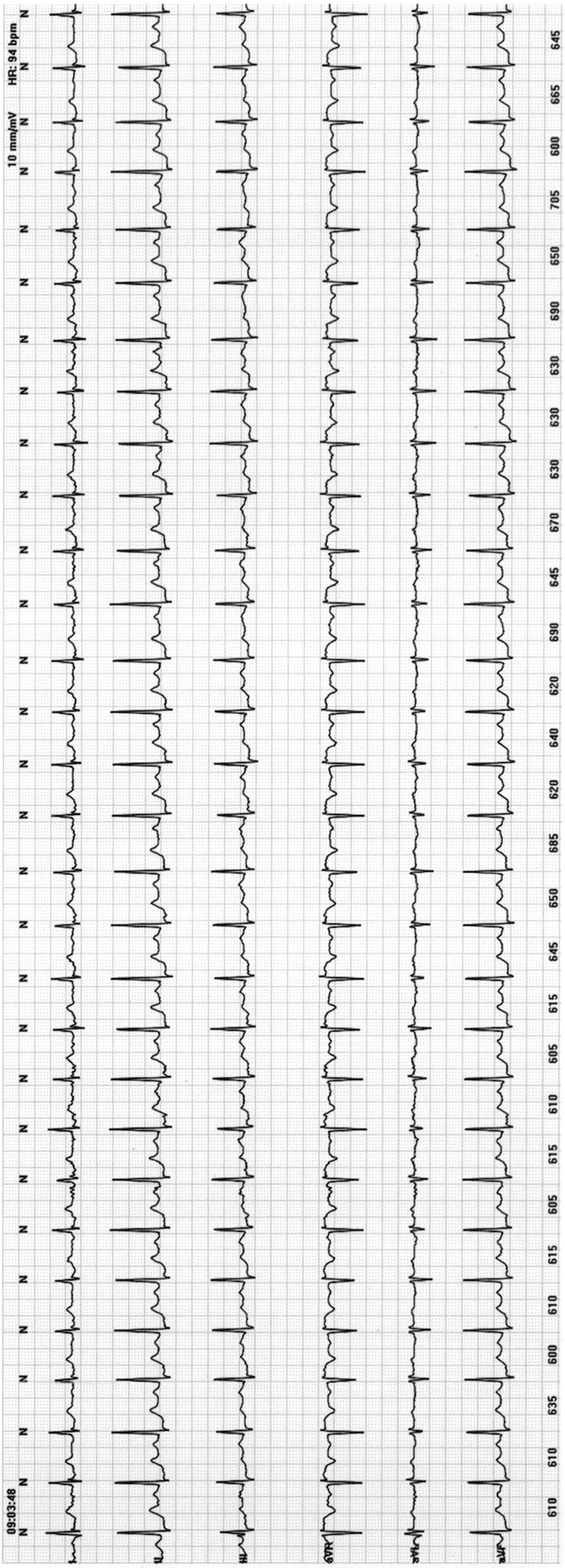


图 20-17　下壁导联 ST 段压低(1)

女,52 岁,动态心电图片段。

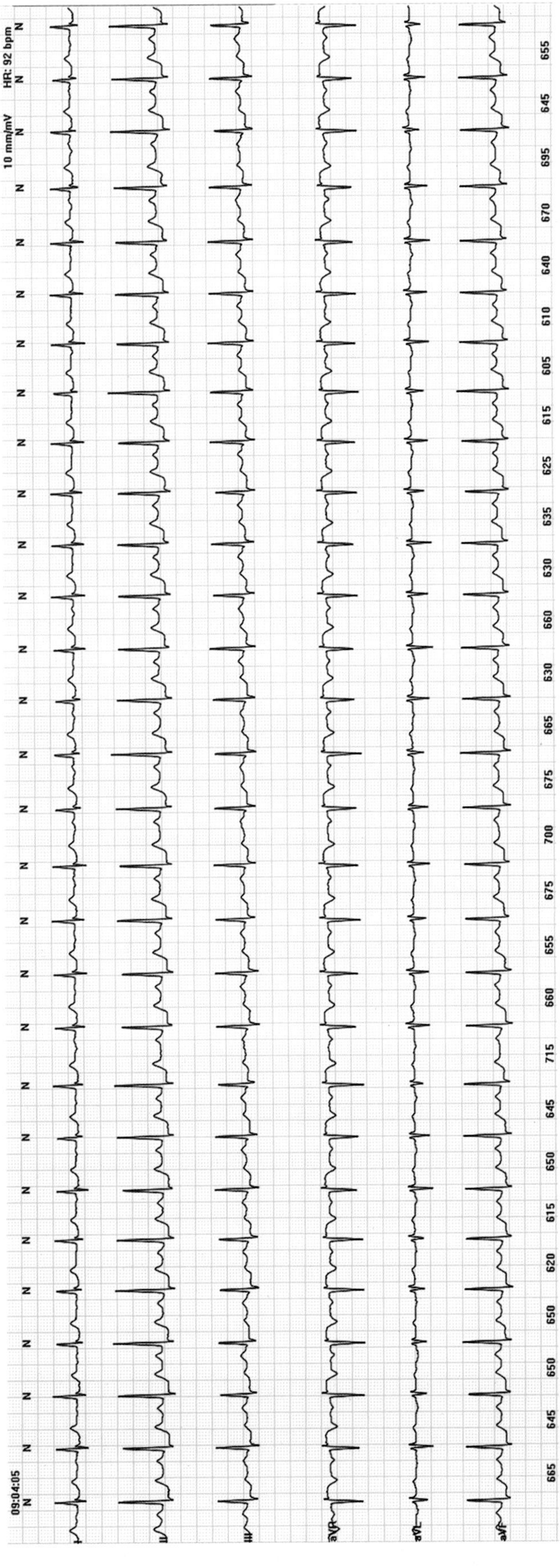


图 20-18　下壁导联 ST 段压低(2)

与图 20-17 同一患者的动态心电图片段。

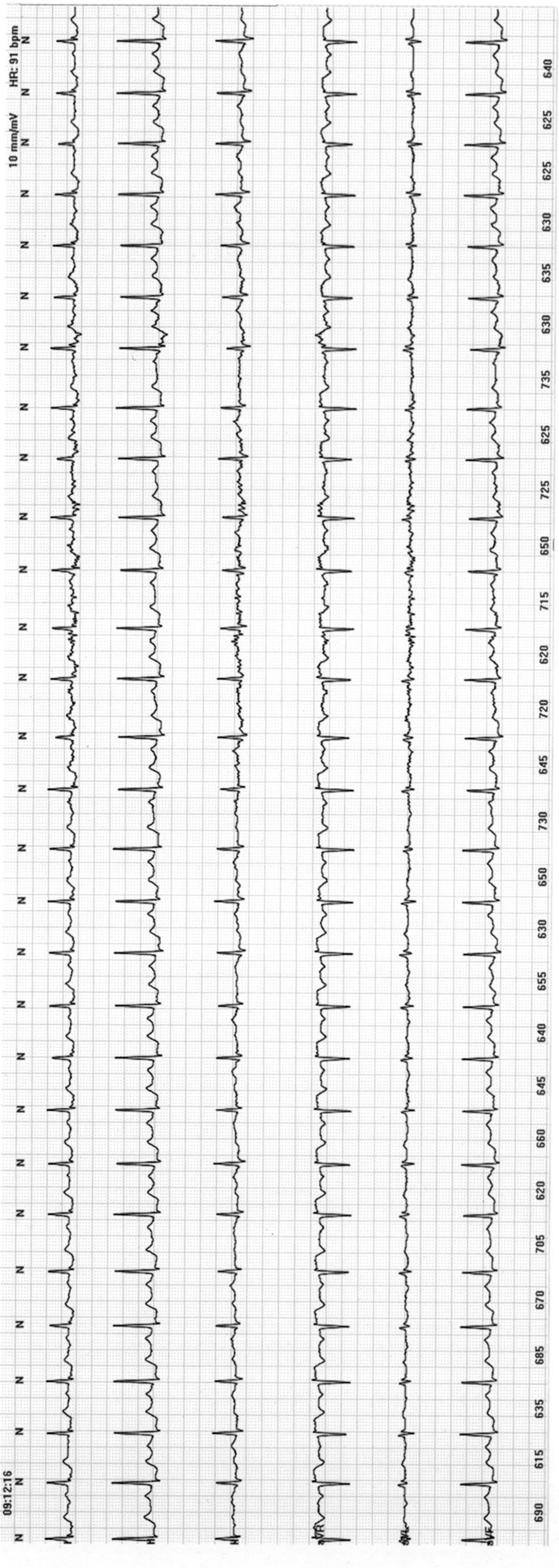


图 20-19　急性心肌缺血

与图 20-17 同一患者的动态心电图片段，下壁导联 ST 段压低。

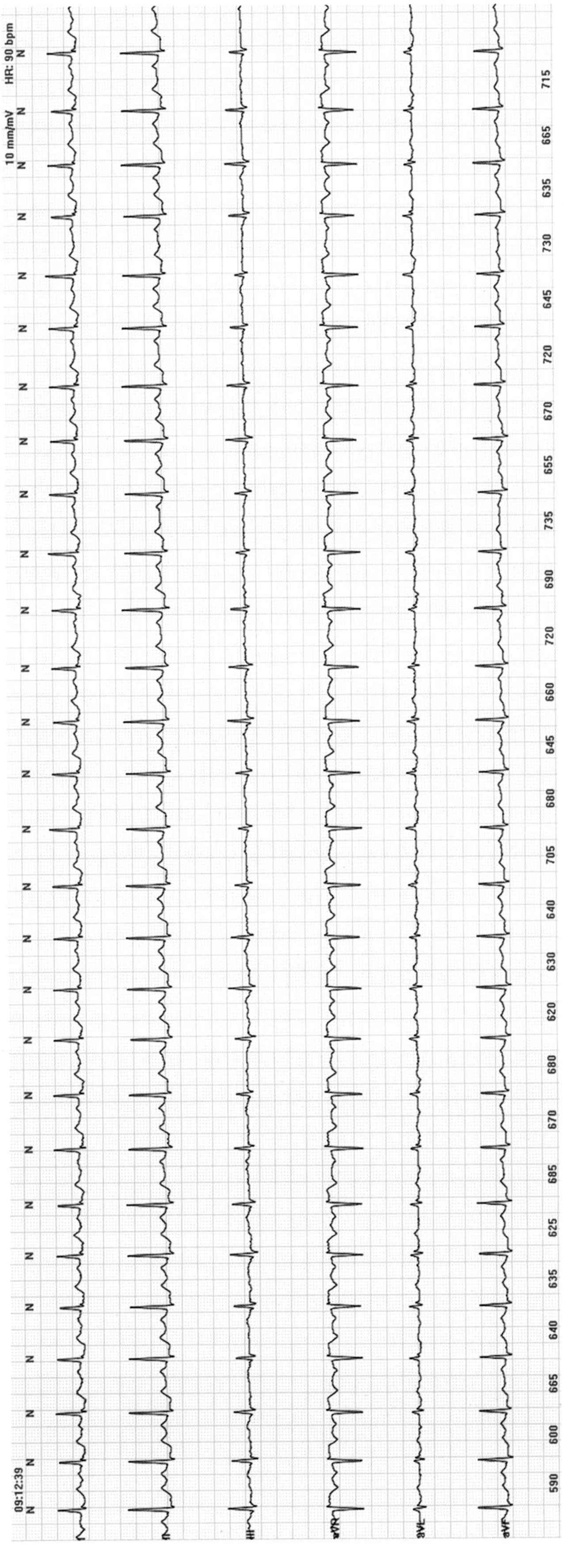


图 20-20　下壁导联 ST 段逐渐恢复

与图 20-17 同一患者的动态心电图片段。

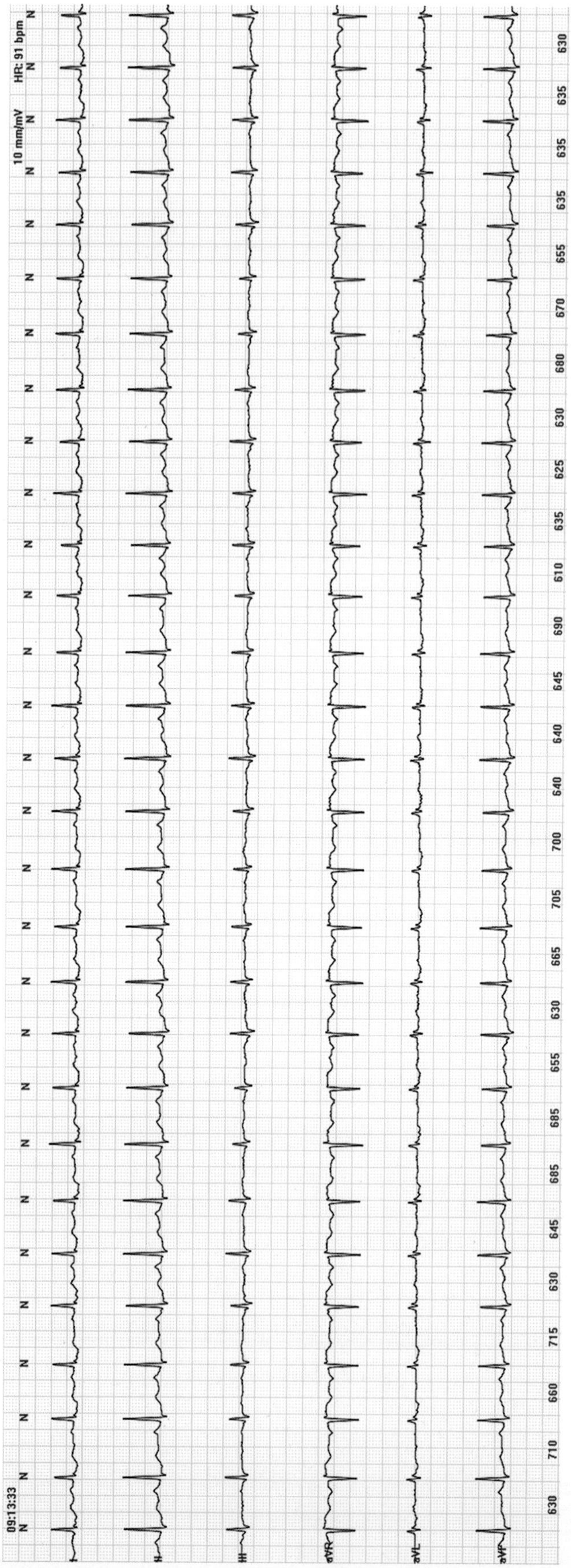


图 20-21　下壁导联 ST 段恢复

与图 20-17 同一患者的动态心电图片段，下壁导联 ST 段恢复。

## (二)严重快速性心律失常

1. 心室扑动、心室颤动　发生心室扑动、心室颤动时心室肌因快速不协调地微弱收缩或乱颤而丧失泵血功能,患者心、脑、肾等器官和周围组织停止血液灌注,心音和脉搏消失,血压无法测出,意识丧失发生阿-斯综合征甚至死亡。室扑和室颤常由室速引发;R-on-T 型室早被认为是室扑和室颤发作前的先兆;部分长联律间期的室性早搏、高度或完全性房室阻滞、室内阻滞和室性逸搏心律也可引发室扑和室颤;室上性心律失常偶尔也可引起室扑和室颤。

心室扑动是心室颤动的前奏,心电图表现为 P-QRS-T 波群消失,代之以形态振幅较为匀齐的正弦波(扑动波),频率 150～250 次/min。心室扑动需与室性心动过速进行鉴别,室性心动过速时 QRS 波群与 T 波分开,两波之间有等电位线,见图 20-22～图 20-24。

心室颤动的心电图表现为 P-QRS-T 波群消失,代之以快慢不等、间隔极不匀齐、振幅和形态不一的细小颤动波,频率 250～500 次/min,见图 20-25、图 20-26。

2. 心室率≥150 次/min,持续时间≥30 s 或持续时间不足 30 s 伴血流动力学障碍的室性心动过速

(1)持续性室性心动过速:持续性室性心动过速是指每次发作的持续时间≥30 s 或由于血流动力学不稳定需在 30 s 内终止的室性心动过速,其心电图特征如下,见图 20-27～图 20-29。

1)连续出现室性早搏,持续时间≥30 s。

2)宽大畸形的 QRS 波群,时限≥0.12 s,ST-T 方向与 QRS 波群主波方向相反。

3)心室率通常为 100～250 次/min,节律规整,也可不匀齐。

4)可见房室分离或心室夺获、室性融合波。

(2)持续性室性心动过速分为持续性单形性室性心动过速(SMVT)与多形性室性心动过速。持续性多形性室速多见于结构性心脏病或遗传性心律失常综合征,如儿茶酚胺敏感性多形性室速(CPVT)、先天性长 QT 综合征(LQTS)、短 QT 综合征(SQTS)、Brugada 综合征或早期复极综合征(ERS)等。其心电图表现为 QRS 波群连续逐跳变化,频率多数>100 次/min。

当出现心室率≥150 次/min 的持续性室性心动过速属于危急值范围,可出现血流动力学障碍,发展成室颤,导致心脏性猝死,应及早识别并进行干预。

3. 尖端扭转型室性心动过速,多形性室性心动过速,双向性室性心动过速。

(1)尖端扭转型室性心动过速(TdP):尖端扭转型室性心动过速是多形性室性心动过速的一个特殊类型,是一种严重的快速性室性心律失常,可反复发作,易致晕厥甚至猝死。

发作时呈多形性室速的特征,QRS 波尖端围绕基线不断扭转,同时伴有 QT 间期延长。其心电图表现为 QRS 波群宽大畸形、振幅不一,围绕基线不断扭转其主波方向,每连续出现 3～10 个同类的 QRS 波之后就会发生扭转,翻向对侧,心室率多≥200 次/min;常由 R-on-T 型室性早搏诱发;基础心律时 QT 间期延长,T 波宽大、U 波明显、TU 融合,见图 20-30、图 20-31。

(2)多形性室性心动过速:是指单源而折返途径经常发生改变或激动在折返环中传导方向的变换,也可是心室异位灶为多源,使 QRS 波群的形态不同而 RR 间期相等,见图 20-32、图 20-33。

1)室性心动过速发作时 QRS 波群宽大畸形,形态多变,几乎每搏均不相同。

2)心室率多为 150～300 次/min。

(3)双向性室性心动过速:是指室性心动过速发作时 QRS 波群方向呈交替变换,多见于严重的

器质性心脏病或洋地黄等药物中毒。其是一种严重的心律失常,易发展为室颤,死亡率较高;若能早期诊断及时处理,大多可以纠正,见图20-34、图20-35。

1)室性心动过速发作时心室率多为140~200次/min。

2)节律大多整齐,同一导联相同形态QRS波的RR间期规则,不同形态QRS波的RR间期可不相等,呈长短交替性改变。

3)发作持续数秒至数分钟,可自行终止,亦可反复发作。

4)QRS波宽大畸形,QRS波群时限一般0.14~0.16 s。

5)两种除极向量的QRS主波方向发生交替性变化,即一次向上、一次向下,或某些导联QRS主波表现为一次较宽、一次较窄,或QRS主波表现为一次较高、一次较低,或交替出现一组QRS主波均向上、一组QRS主波均向下,标准肢导联交替出现电轴右偏和左偏。

6)室速发作间歇可出现与双向性室速波形相似的双向性室性早搏。

7)$V_1$导联呈QS型或R型。

双向性室速需与QRS波电交替进行鉴别,两者病因类似,多伴有器质性心脏病;但QRS波电交替心电图表现为QRS波振幅交替性一高一低,QRS波时限正常。这与双向性室速QRS波双向交替的特点完全不同。

4.心室率≥200次/min的各种类型室上性心动过速　广义的室上性心动过速是指起源于希氏束以上的心动过速,大多为折返机制引起,少数由自律性增高或触发活动引起;可发生于窦房结、心房、房室结、房室之间等。可见于结构性心脏病,亦可见于非结构性心脏病患者,或由于情绪激动、过度疲劳、吸烟、饮酒等诱发。心室率过快(≥200次/min)的室上性心动过速持续时间较长可导致严重的血流动力学障碍,引起头昏、心绞痛,甚至心衰和晕厥,应及时处理,见图20-36~图20-39。

5.心房颤动伴心室预激最短RR间期≤250 ms　心房颤动伴心室预激是一种严重的快速性心律失常,当最短RR间期≤250 ms时心室率极快、心室激动沿旁路下传可诱发心室颤动甚至心脏性死亡,见图20-40、图20-41。

室扑、室颤、尖端扭转型室速、多形性室速、双向性室速、心房颤动伴心室预激等快速性心律失常,常导致血流动力学异常,甚至发生心脏性猝死,临床中若能根据快速性心律失常的类型及时处理,可明显减少心血管事件的发生,降低死亡率。

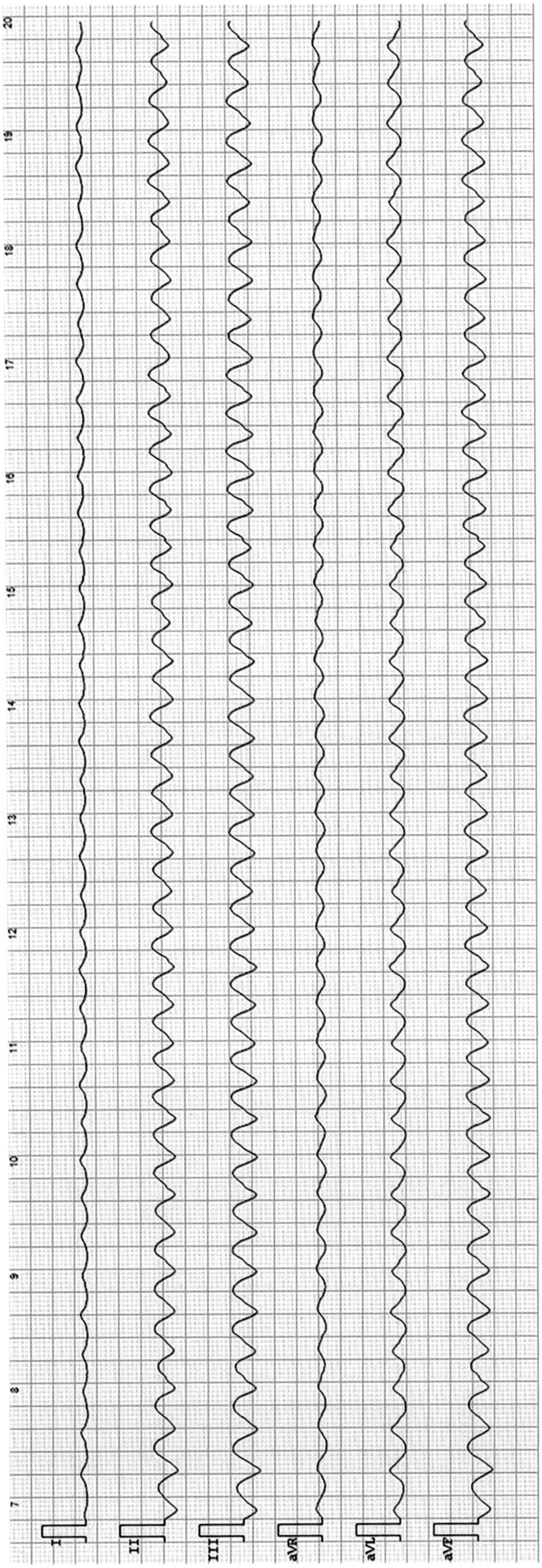


**图 20-22　心室扑动(1)**

女，4 岁，P-QRS-T 波群消失，代之以形态振幅较为匀齐的扑动波，频率 170 次/min，QRS 波群与 T 波之间无等电位线，即心室扑动。

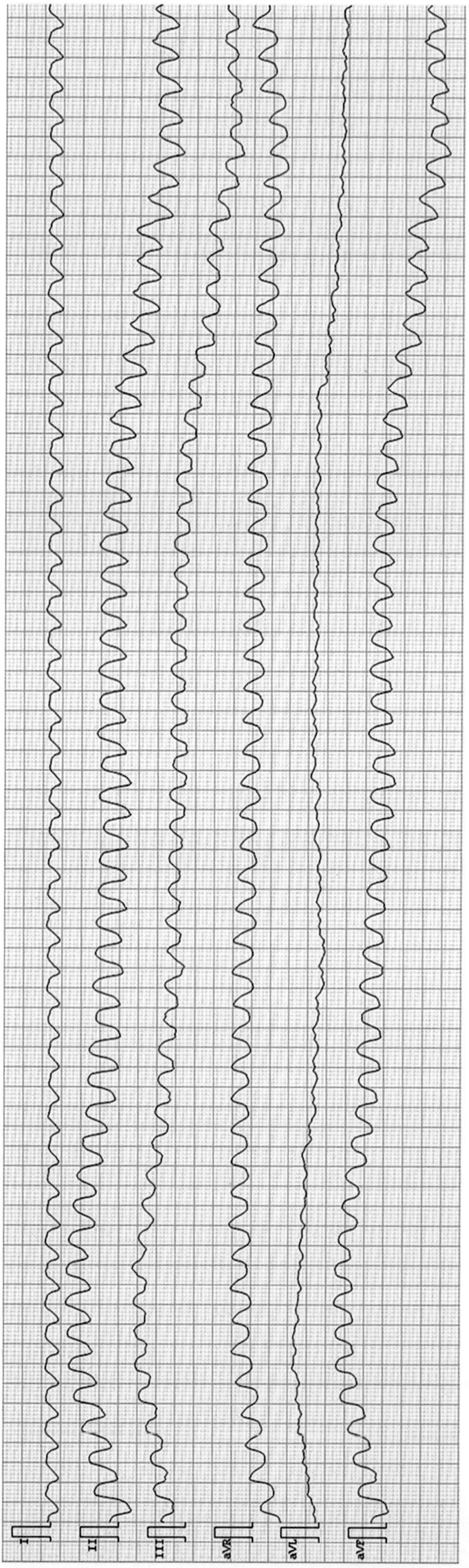


**图 20-23　心室扑动(2)**

女,65 岁,P-QRS-T 波群消失,代之以形态振幅较为匀齐的扑动波,频率 180 次/min,QRS 波群与 T 波之间无等电位线,即心室扑动。

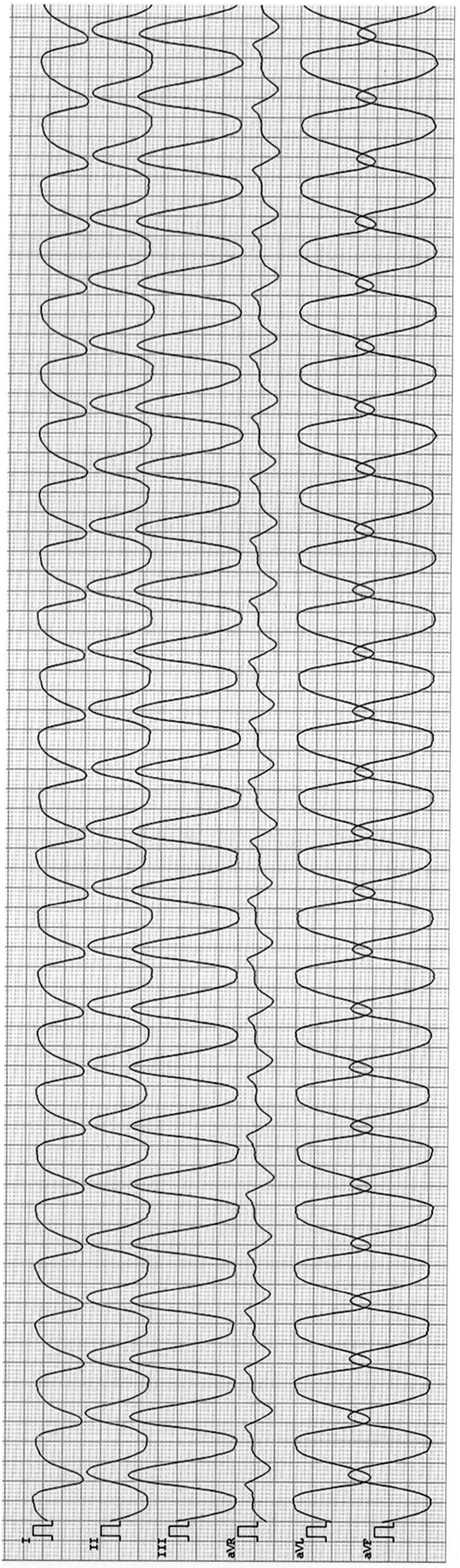


**图 20-24　心室扑动(3)**

男,35 岁,P-QRS-T 波群消失,代之以形态振幅较为匀齐的扑动波,频率 103 次/min,QRS 波群与 T 波之间无等电位线,即心室扑动。

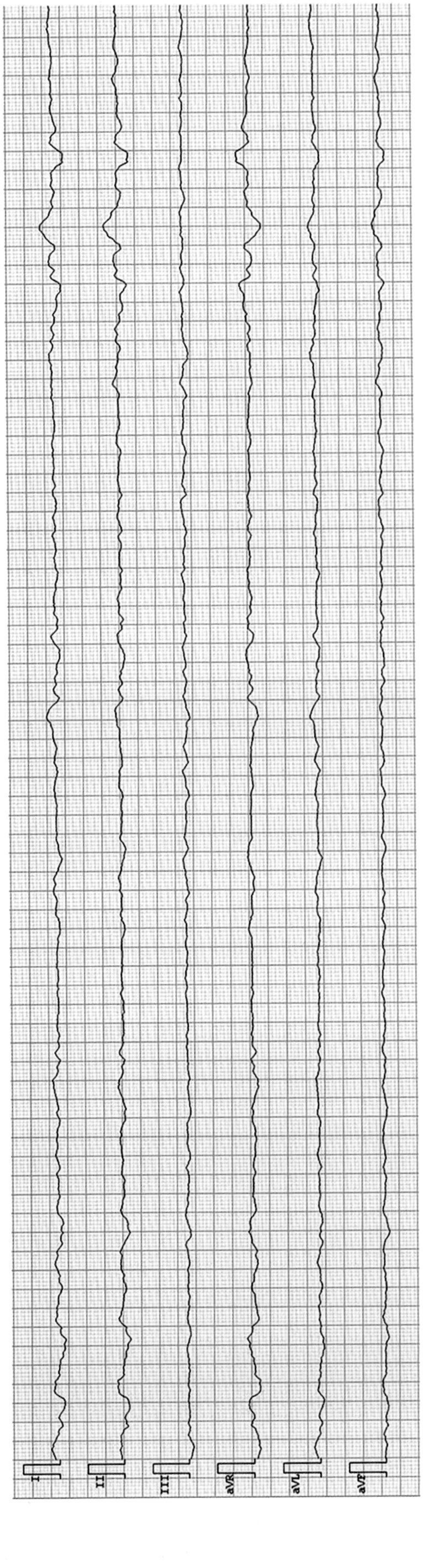


**图 20-25　心室颤动(1)**

男，42 岁，P-QRS-T 波群消失，代之以快慢不等、间隔极不匀齐、振幅和形态不一的细小颤动波，即心室颤动。

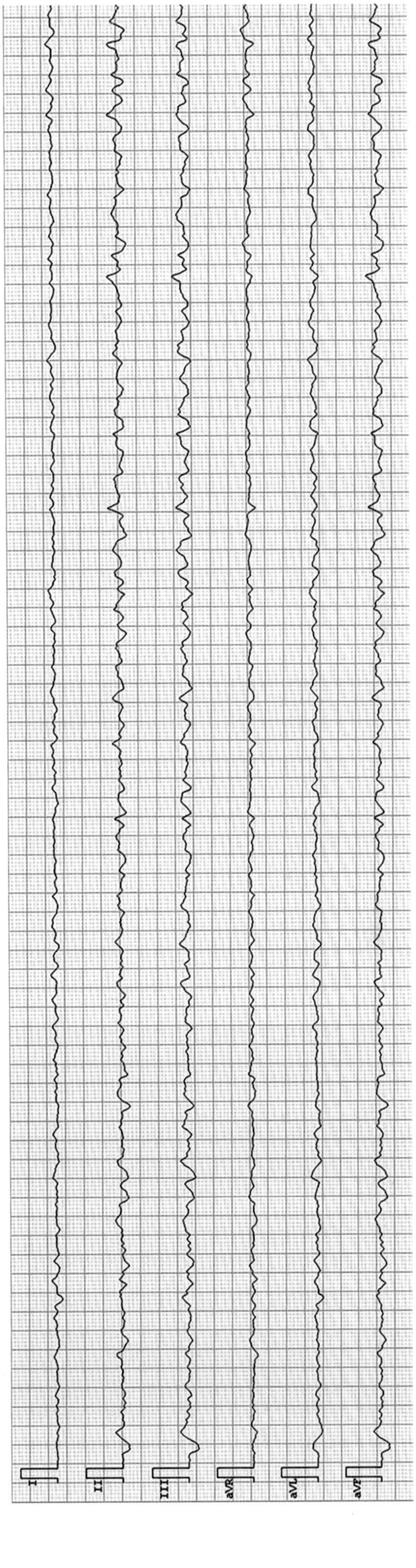


**图 20-26　心室颤动(2)**

男，35 岁，P-QRS-T 波群消失，代之以快慢不等、间隔极不匀齐、振幅和形态不一的细小颤动波，即心室颤动。

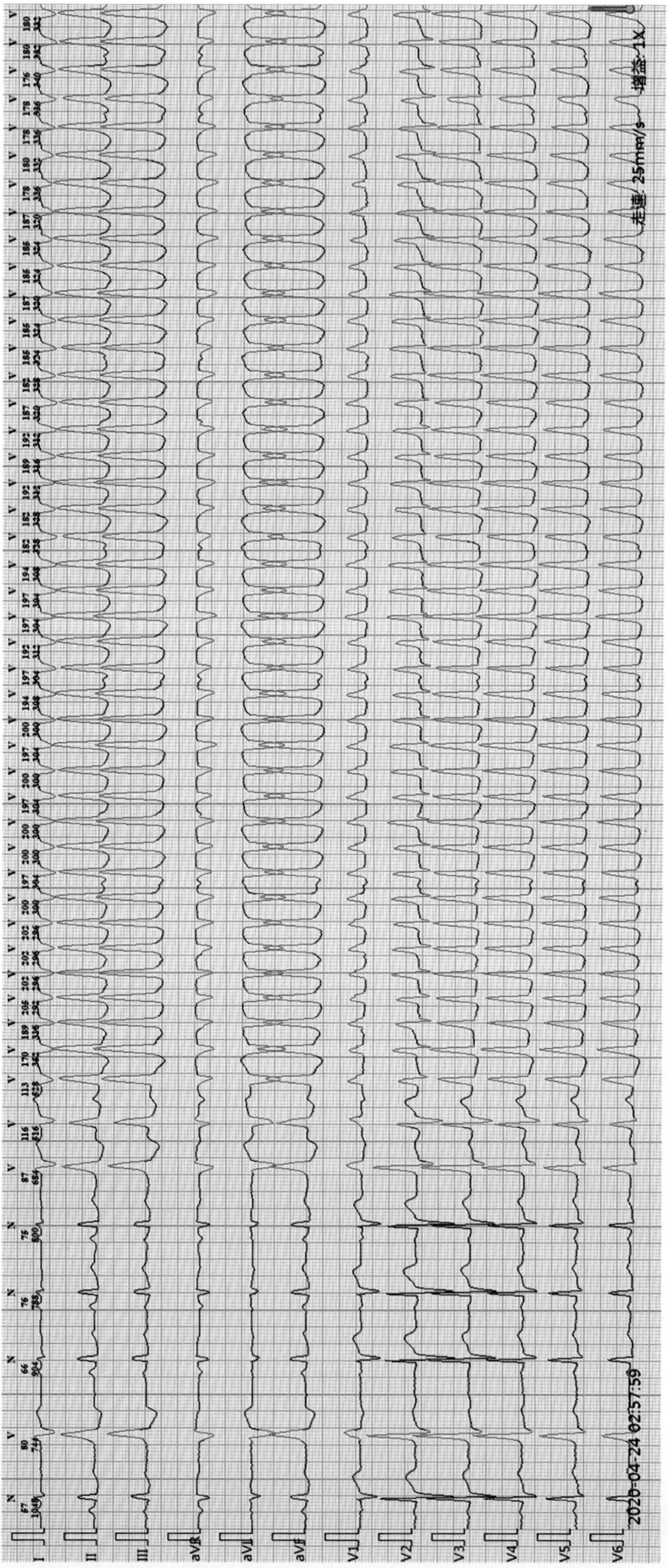


**图 20-27　室性心动过速发作起始**

男,85 岁,动态心电图片段,发生室性心动过速。

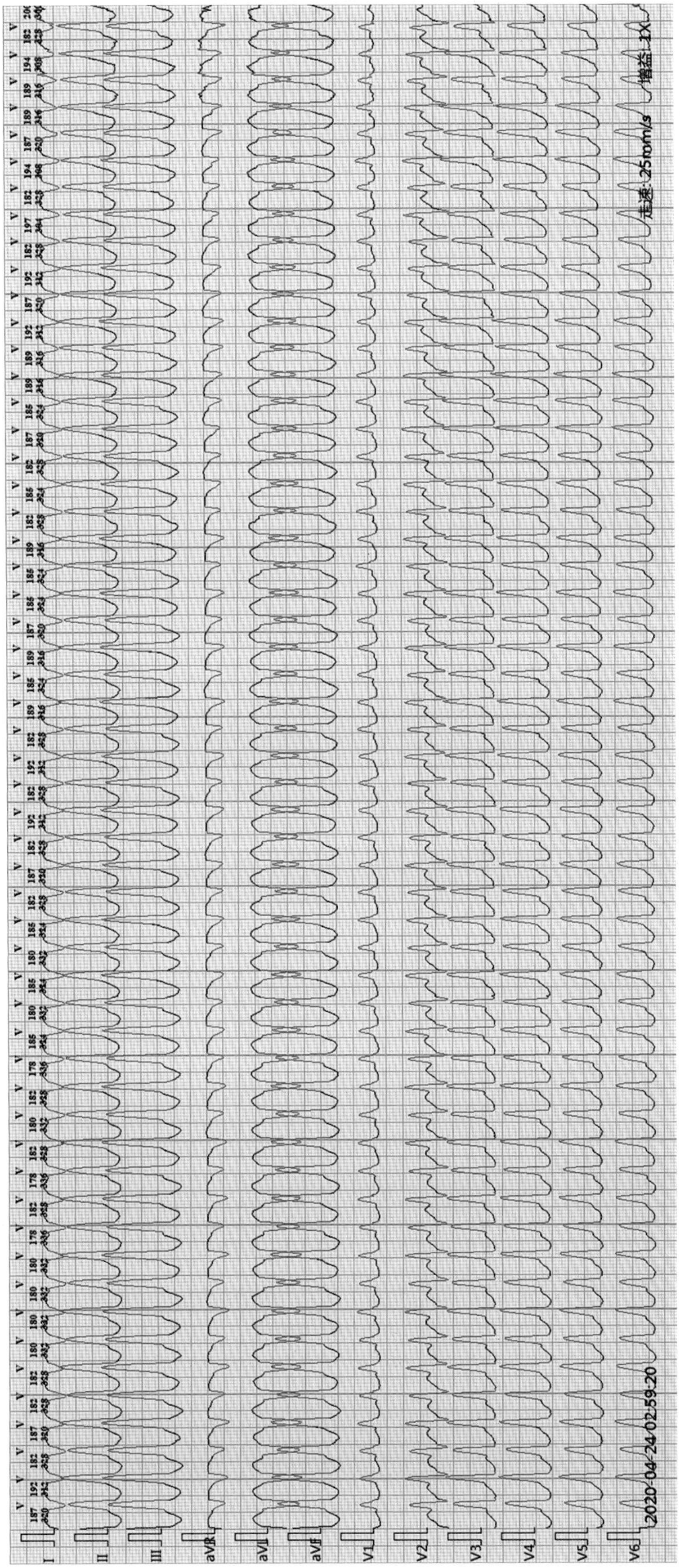


图 20-28　室性心动过速

与图 20-27 为同一患者动态心电图片段，室性心动过速。

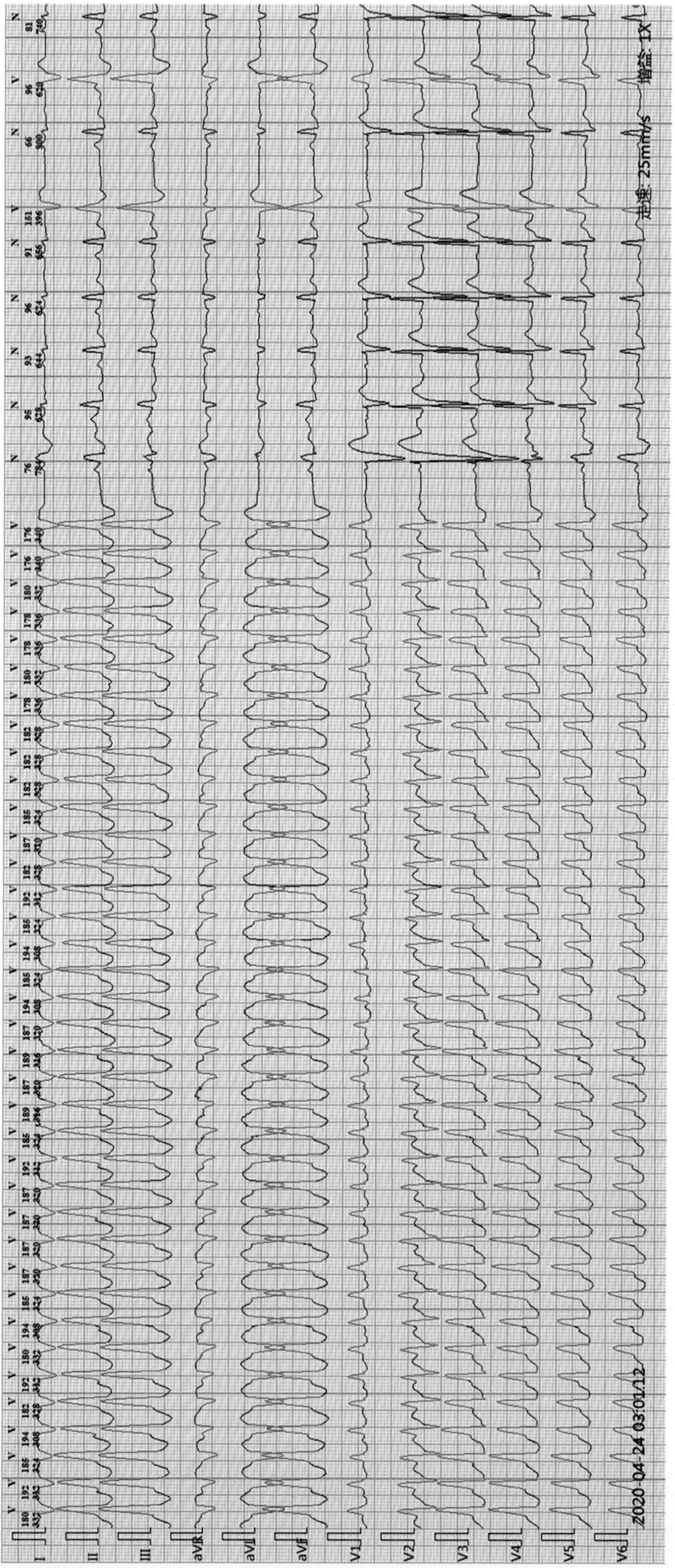


**图 20-29　室性心动过速终止心电图**

与图 20-27 为同一患者动态心电图片段，室性心动过速终止，即室性心动过速的心室率>150 次/min，持续时间>30 s。

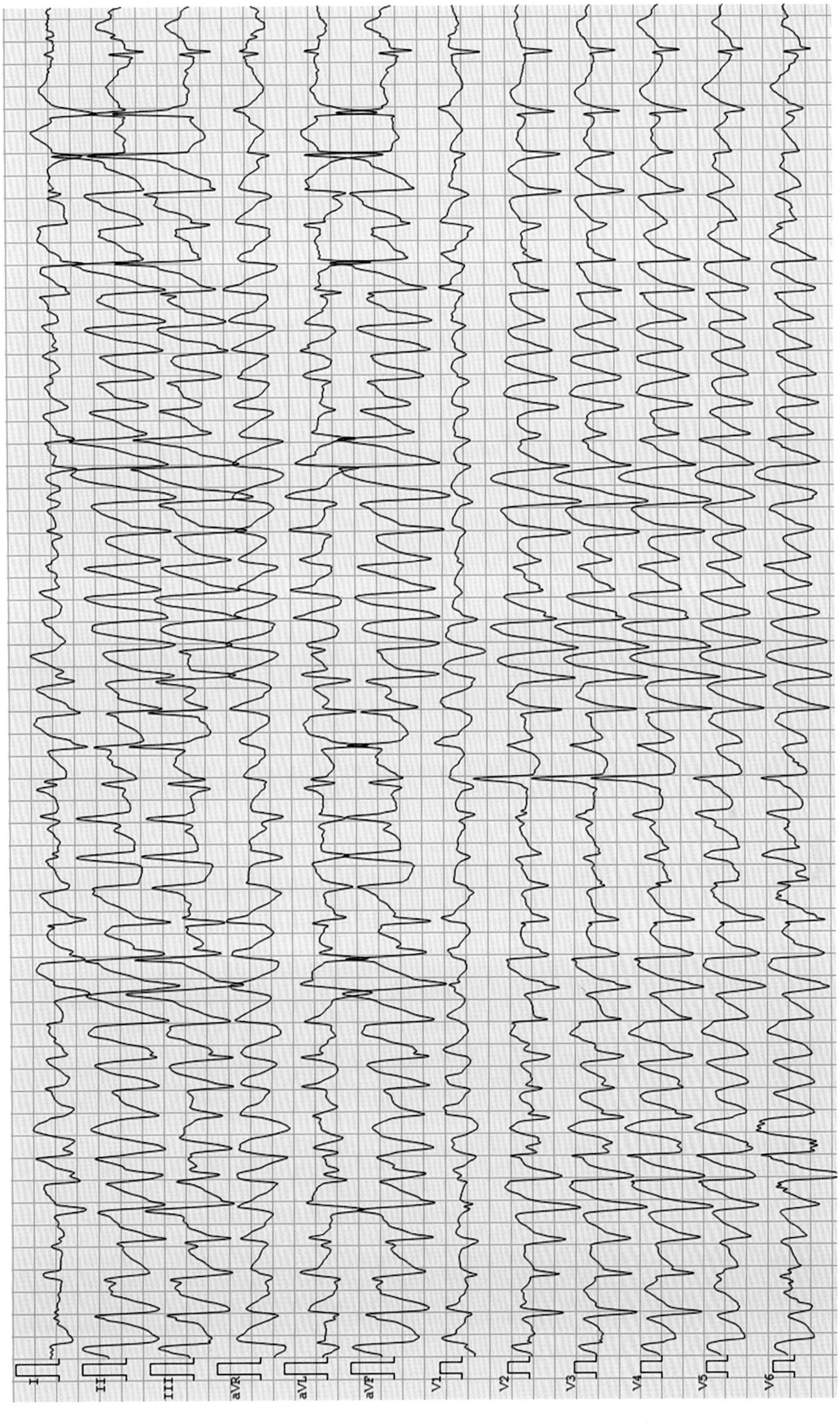


**图 20-30　尖端扭转型室性心动过速(1)**

女,8岁,QRS波群宽大畸形,振幅不一,围绕基线扭转其主波方向,心室率250次/min,窦性心律时QT间期延长,即尖端扭转型室性心动过速。

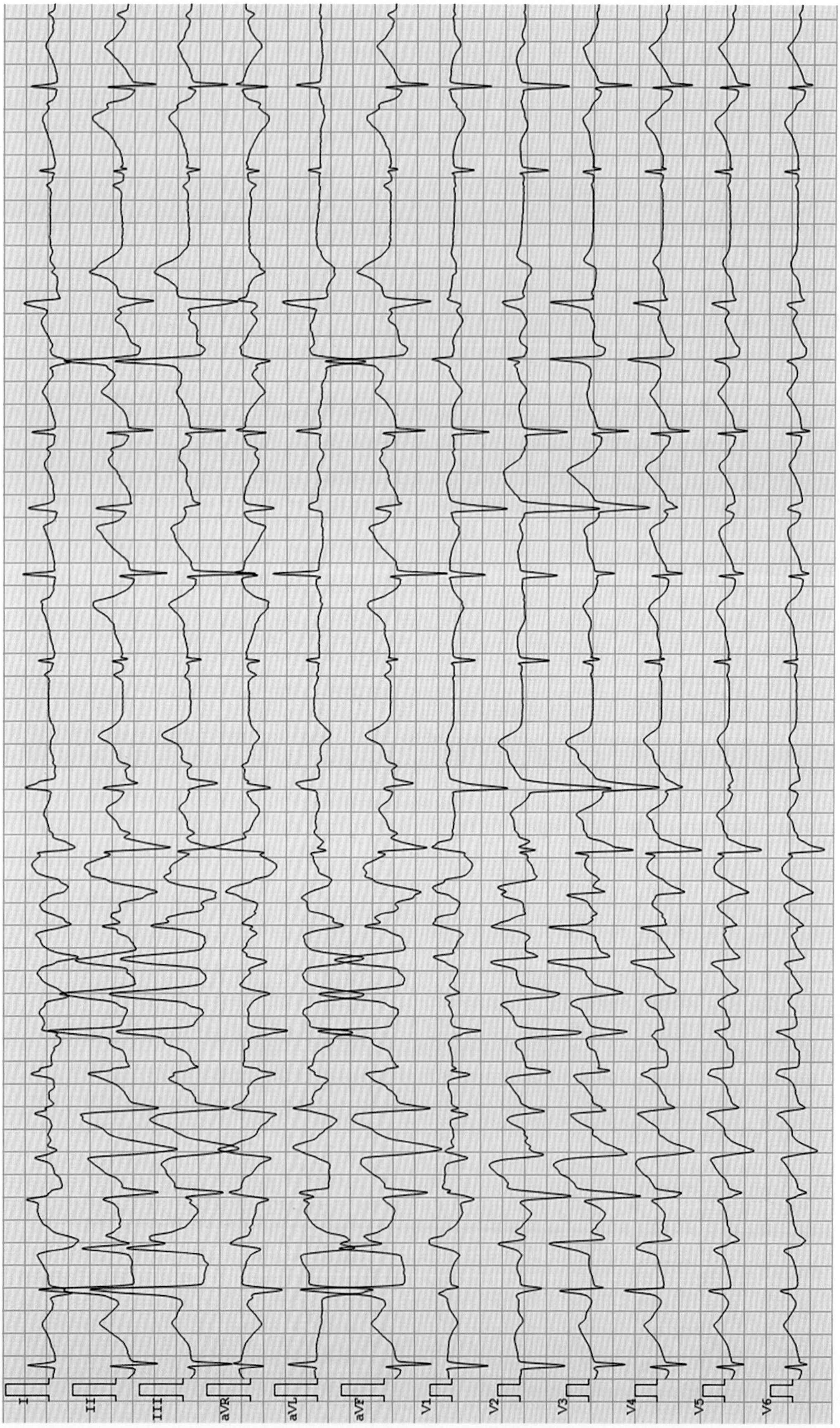


**图 20-31　尖端扭转型室性心动过速(2)**

与图 20-30 为同一患者不同时间心电图，即尖端扭转型室性心动过速。

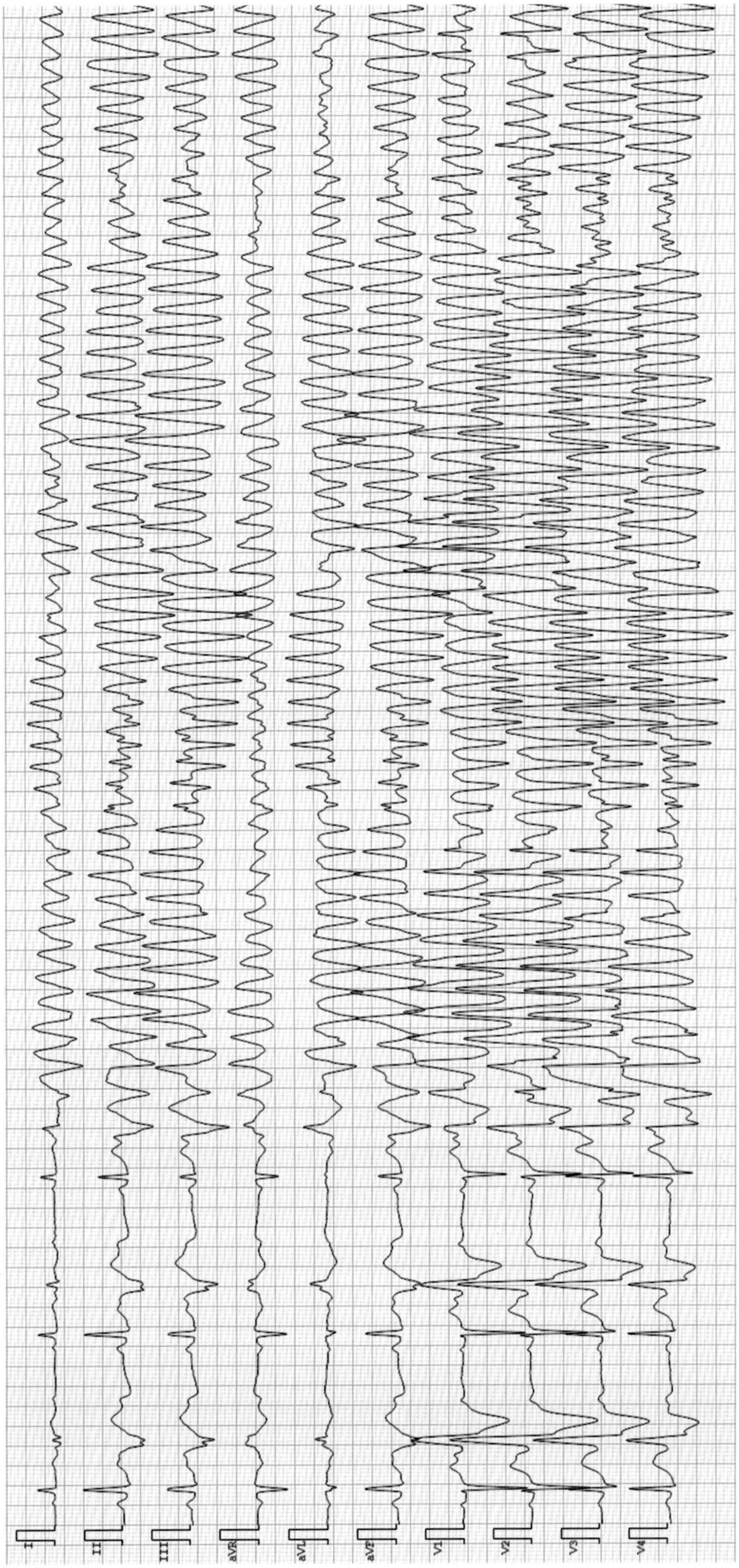


**图 20-32　多形性室性心动过速**

男，68岁，第1、3、5个QRS波为室上性，QTc间期正常，第2、4个QRS波提前出现、宽大畸形，其前无相关心房波，即室性早搏，第6组心搏开始出现宽大畸形、形态多变的一系列QRS波，无相关心房波，即多形性室性心动过速。

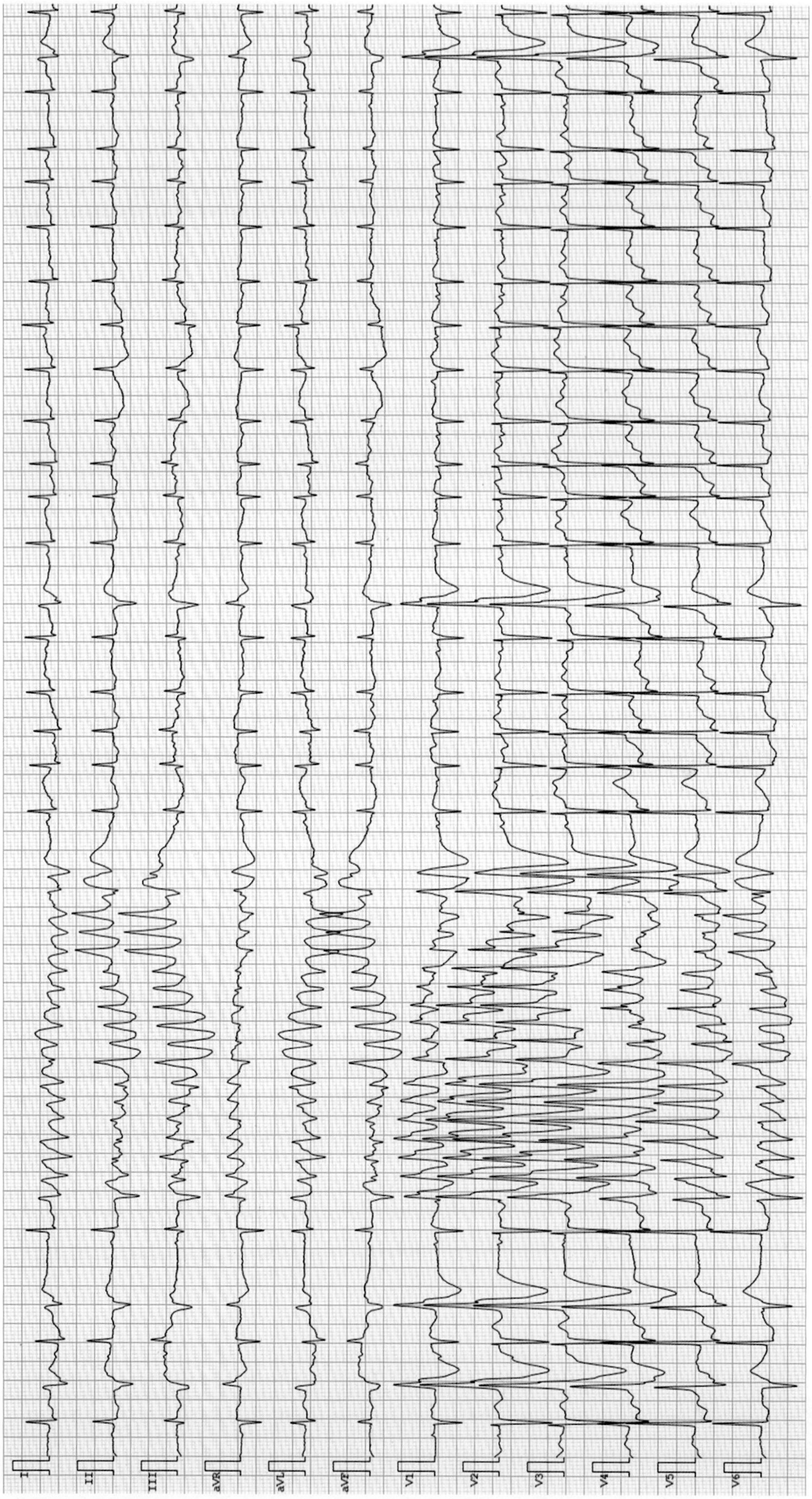


**图 20-33　多形性室性心动过速**

女，80 岁，宽大畸形 QRS 波提前出现(单个、成串)，其前无相关心房波，成串的形态多变，即室性早搏、多形性室性心动过速。

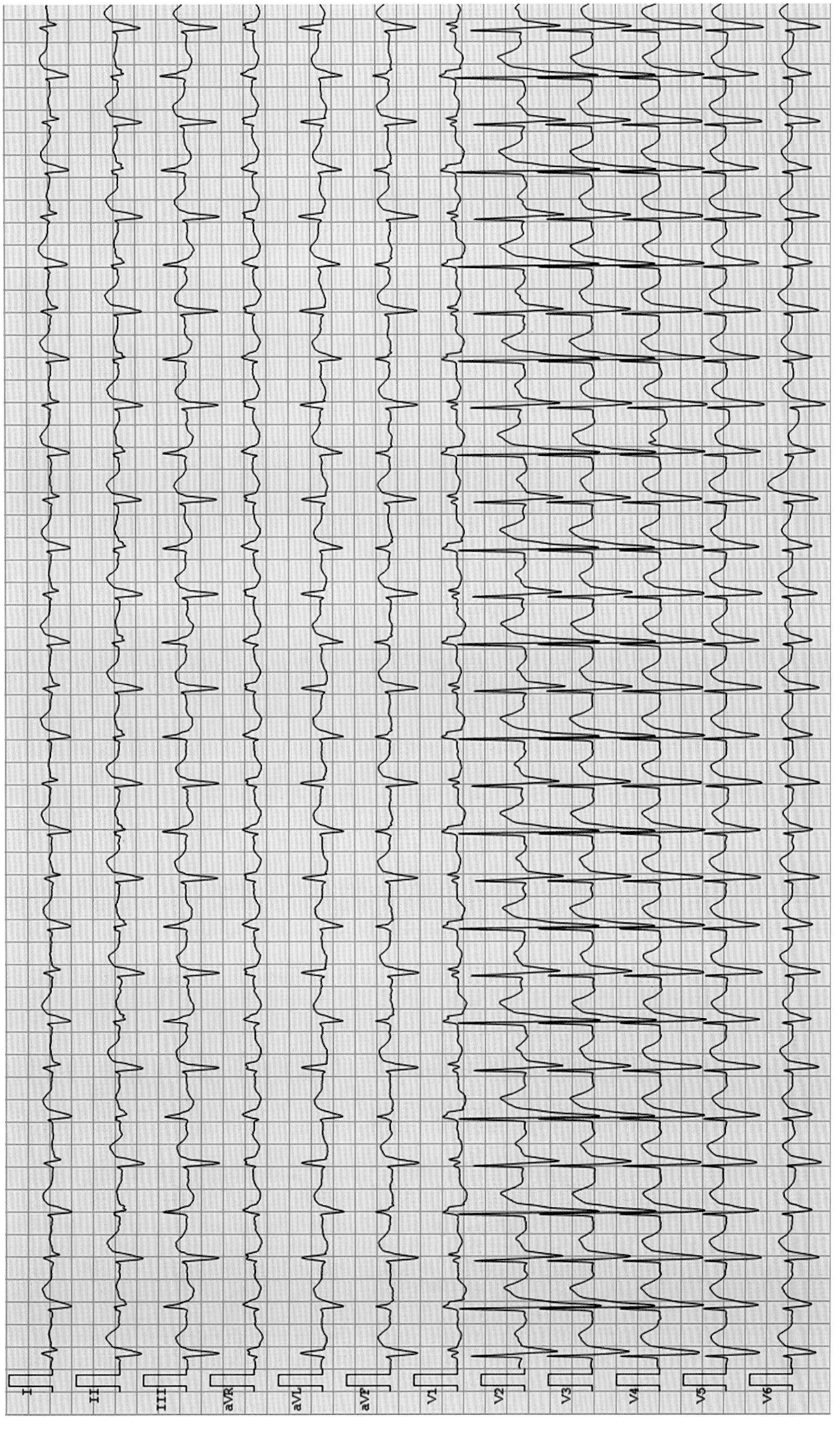


**图 20-34　双向性室性心动过速**

男,54 岁,节律整齐,心室率 142 次/min,两种除极向量的 QRS 主波方向发生交替性变化,即双向性室性心动过速。

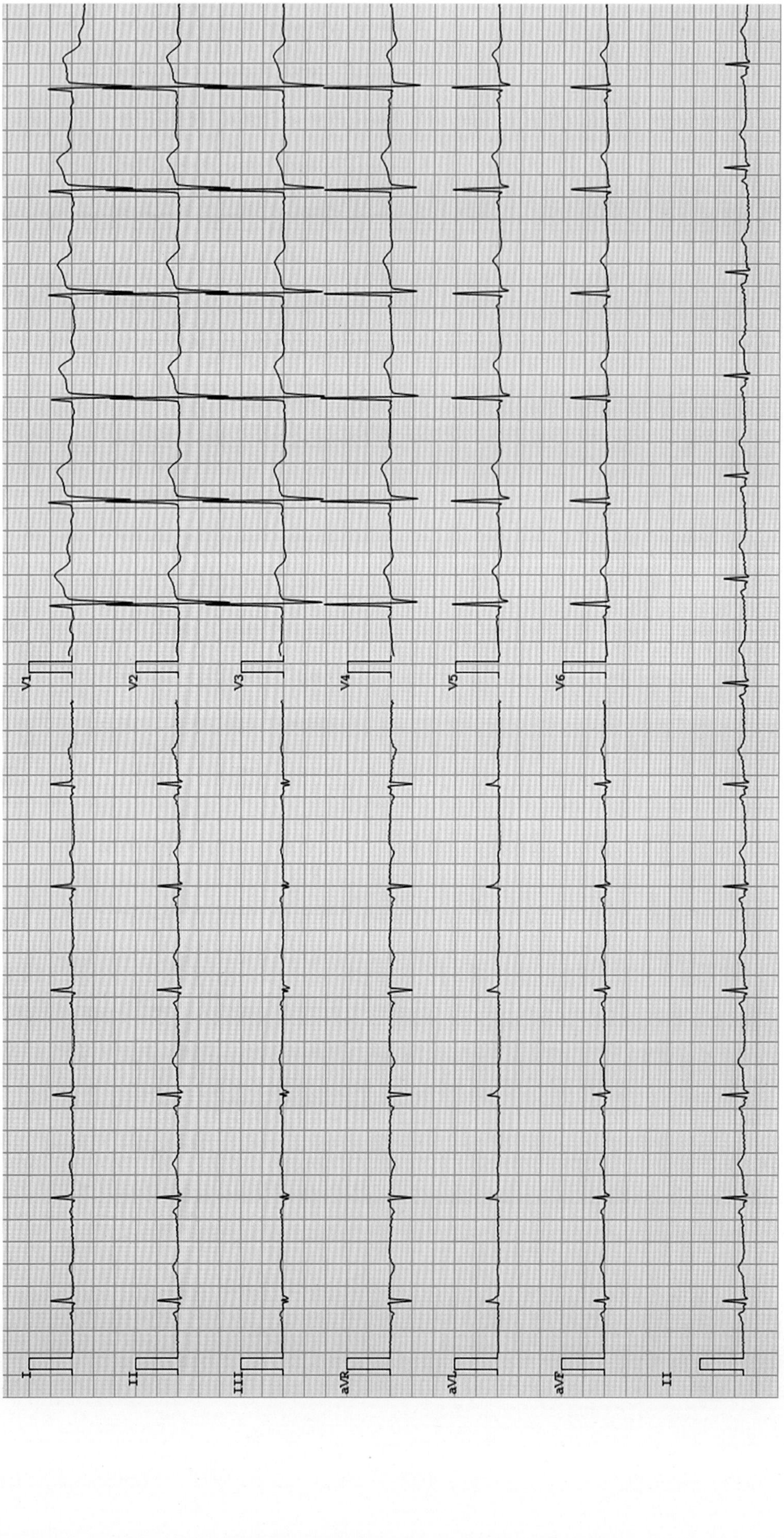


图 20-35 窦性心律心电图

与图 20-34 为同一患者,窦性心律,频率 65 次/min。

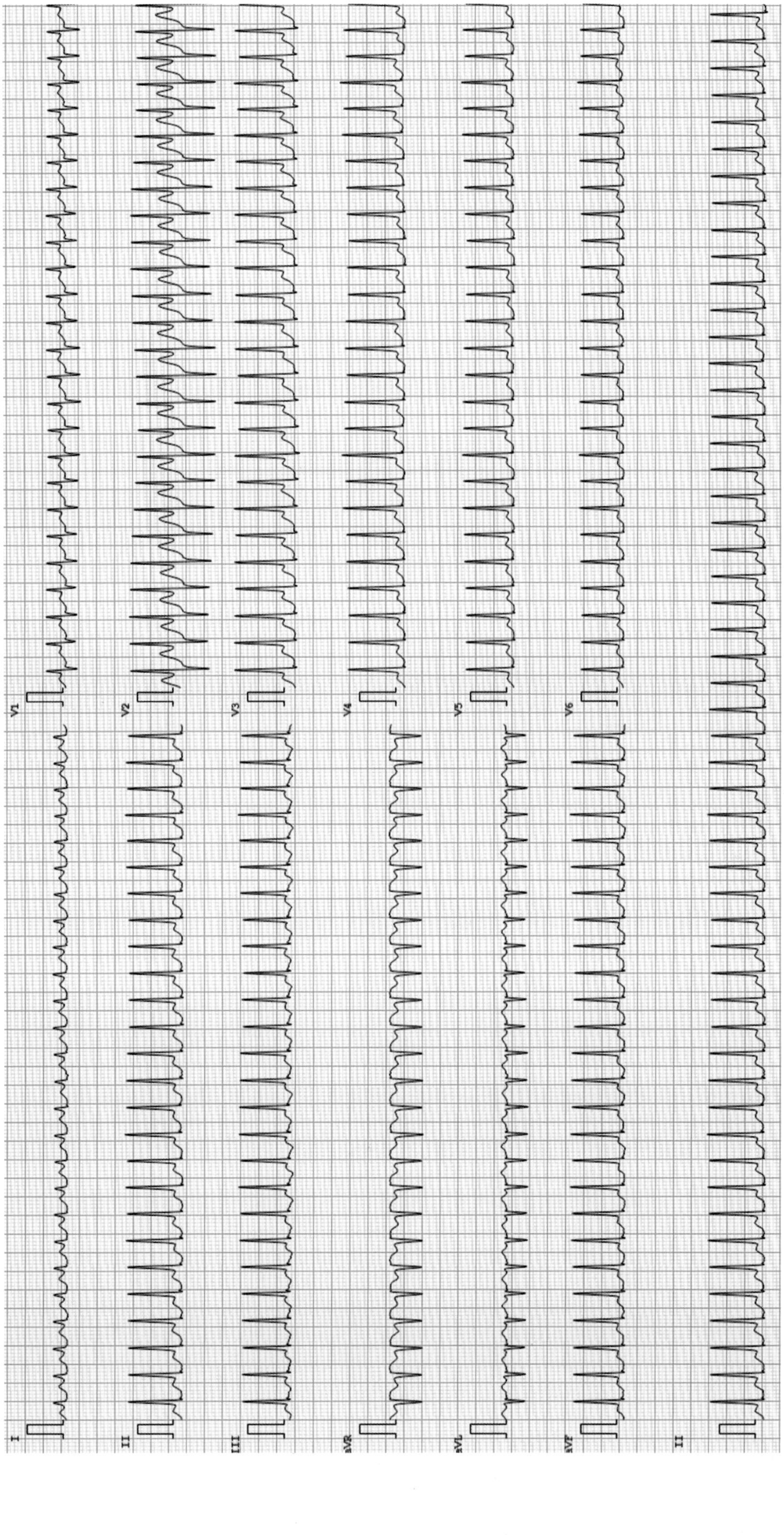


**图 20-36　室上性心动过速**

女，19 岁，窄 QRS 心动过速，频率 206 次/min，即心室率≥200 次/min 的室上性心动过速。

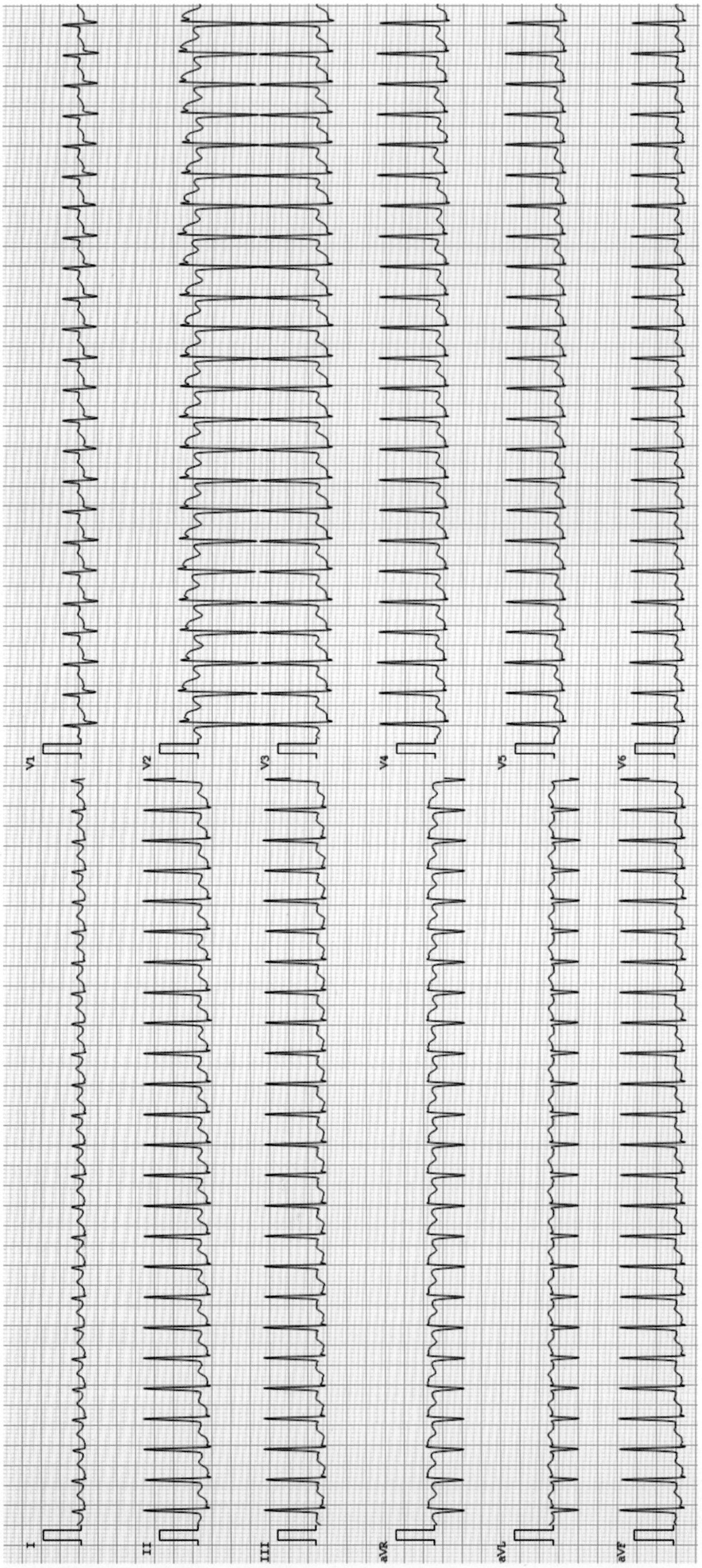


**图 20-37　慢-快型房室结折返性心动过速**

与图 20-36 为同一患者，$V_2$ 导联为单极食管心电图，RP<PR，RP<70 ms，即慢-快型房室结折返性心动过速。

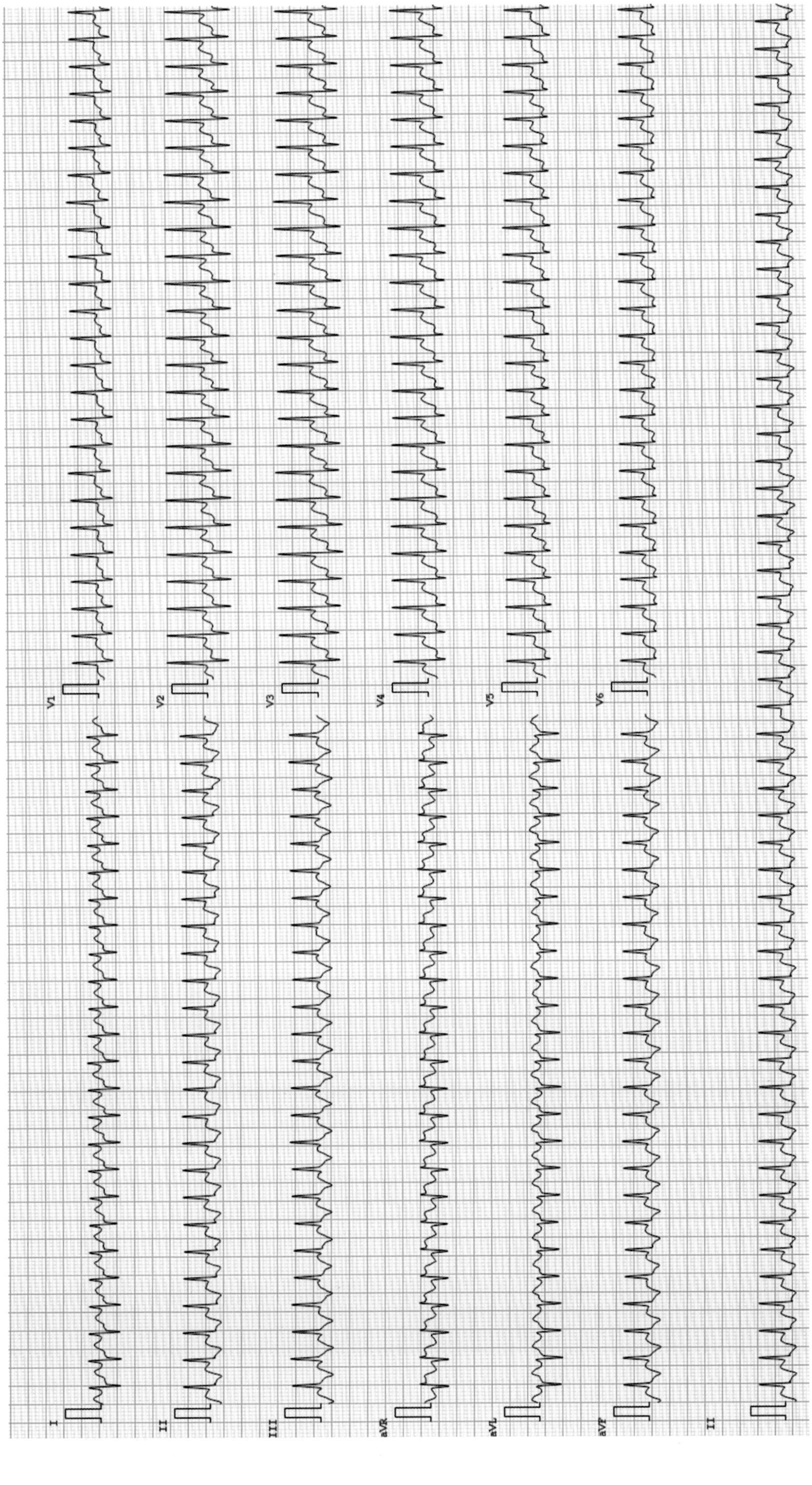


**图 20-38　室上性心动过速**

女，60 岁，窄 QRS 心动过速，频率 202 次/min，即心室率≥200 次/min 的室上性心动过速。

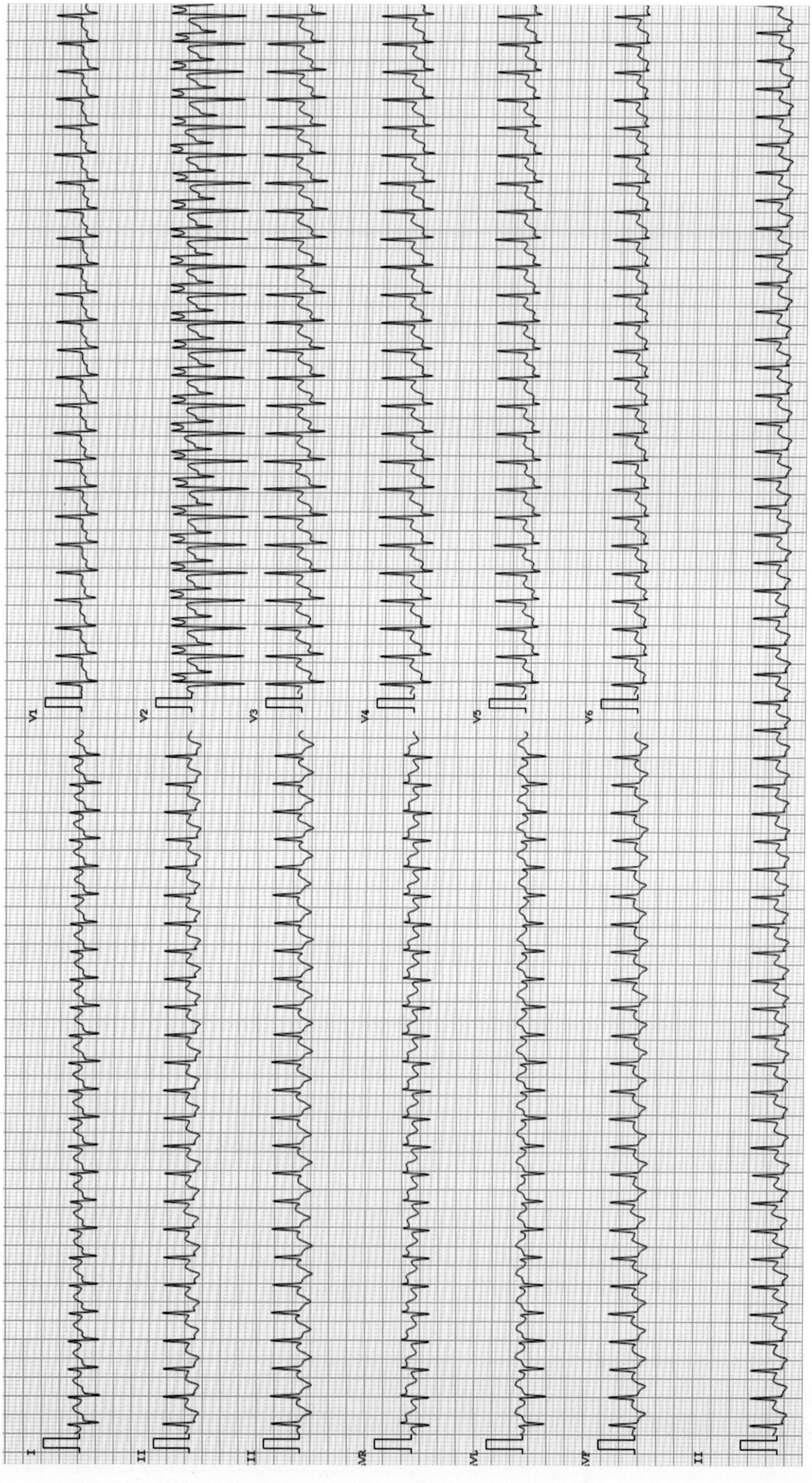


**图 20-39　顺向型房室折返性心动过速**

与图 20-38 为同一患者，$V_2$ 导联为单极食管心电图，RP<PR，RP>70 ms，即顺向型房室结折返性心动过速。

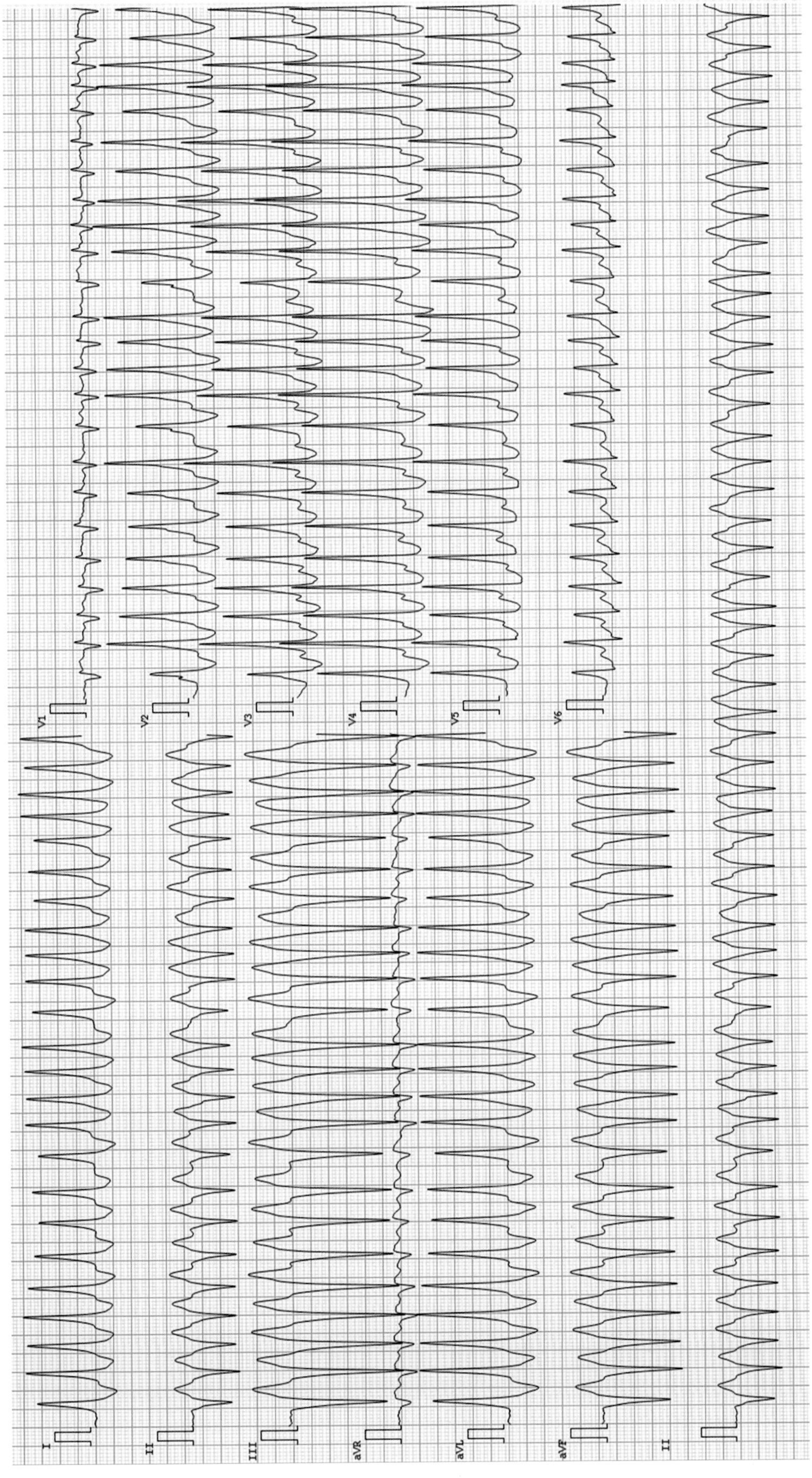


**图 20-40　心房颤动，心室预激**

男，32 岁，心房颤动伴心室预激，最短 RR 间期 240 ms。

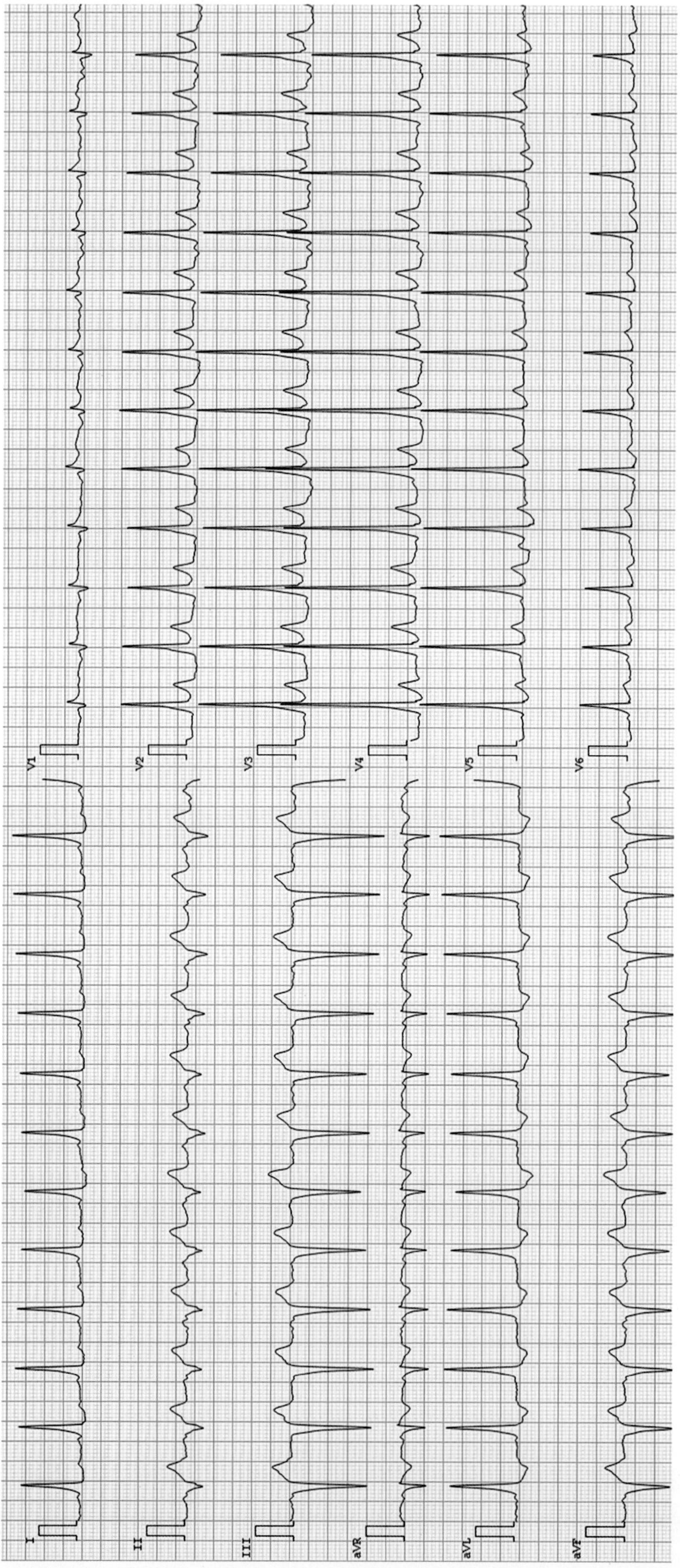


**图 20-41　窦性心律，心室预激**

与图 20-40 为同一患者，窦性心律，心室预激。

### (三)严重缓慢性心律失常

1. 严重心动过缓、高度及三度房室阻滞,平均心室率≤35 次/min　心动过缓是指心室率低于 60 次/min,严重心动过缓一般是指心室率低于 45 次/min,需要危急报警的界值是心室率低至35 次/min及以下。严重的心动过缓心电图表现为显著窦性心动过缓、窦性停搏、窦房阻滞、房室阻滞、慢心室率心房颤动等,多伴过缓的交界性逸搏心律或室性逸搏心律,见图 20-42、图 20-43。

2. 伴症状≥3.0 s 的长 RR 间期或无症状≥5.0 s 的长 RR 间期　大于 3 s 的长 RR 间期心电图表现为窦性停搏、高度窦房阻滞、室上性心动过速终止后、二度及以上房室阻滞及心室停搏,窦性心动过缓、慢心室率心房颤动。小于 3 s 的长 RR 间期血流动力学改变不大,大于 3 s 的长 RR 间期患者一旦出现头晕、黑矇或短暂意识障碍,提示有血流动力学障碍,即是危急值。

即使患者没有明显症状出现大于 5 s 的长 RR 间期,增加了发生不良预后的风险。

严重缓慢性心律失常多发生于器质性心脏病,易引起血流动力学改变,患者可出现头晕、胸闷、心绞痛等症状,严重时可出现黑矇、晕厥等,常需安装心脏起搏器,见图 20-44。

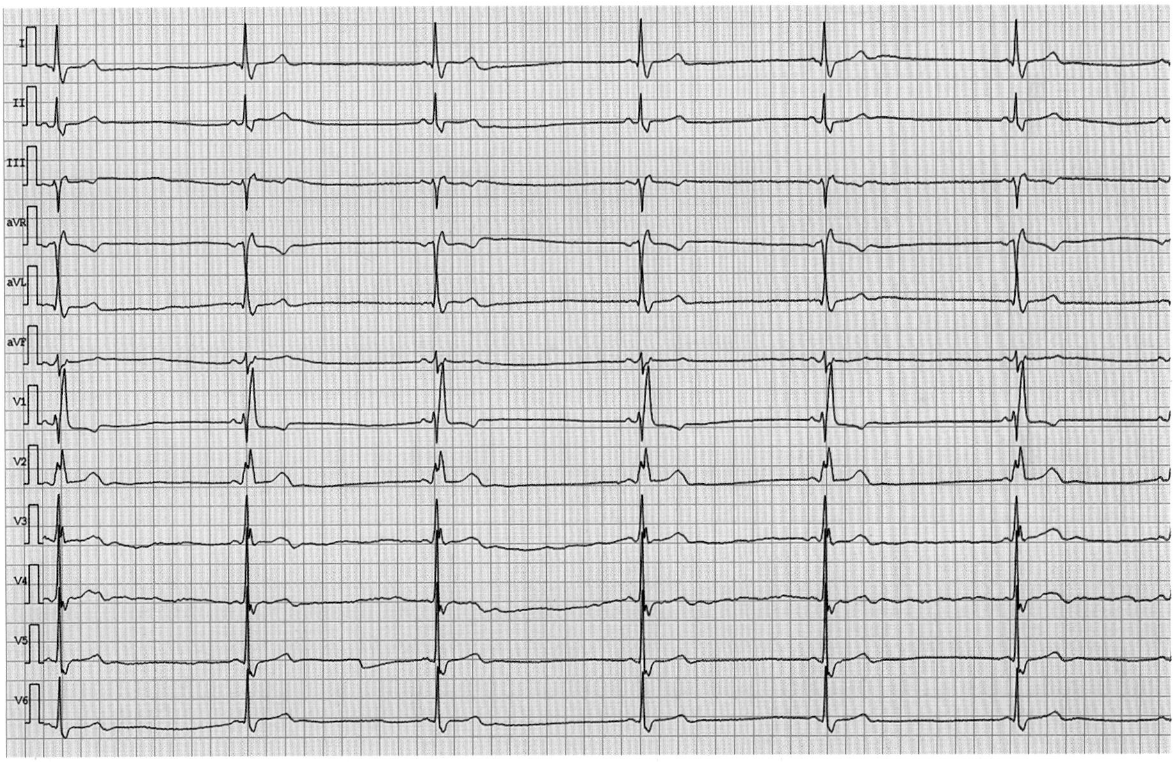


**图 20-42　窦性心动过缓,完全性右束支阻滞**

男,62 岁,窦性心动过缓,频率 30 次/min,完全性右束支阻滞,即严重心动过缓、心室率<35 次/min。

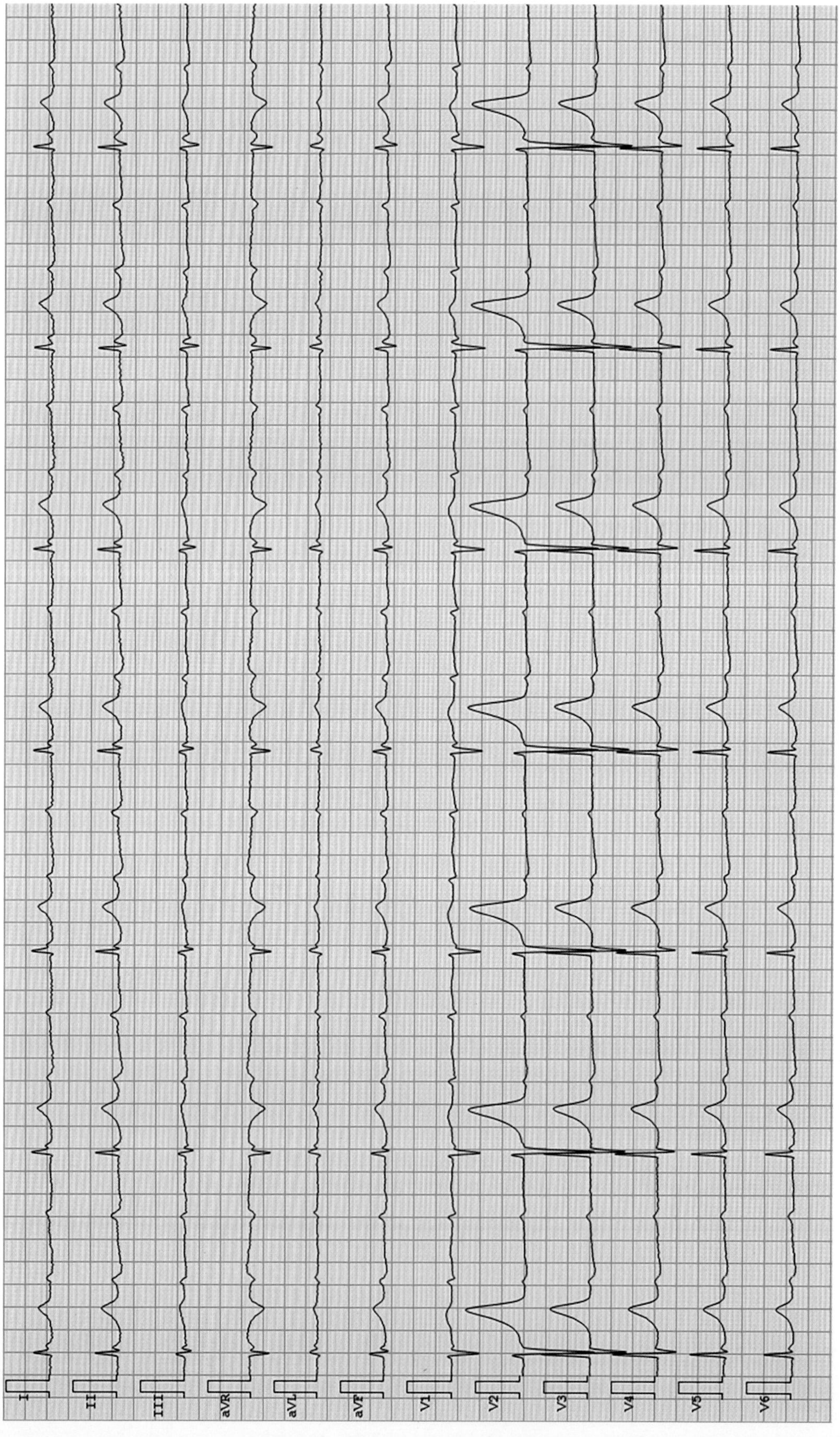


**图 20-43　窦性心律，过缓的交界性逸搏心律，三度房室阻滞**

男，76 岁，窦性心律，过缓的交界性逸搏心律，心室率 34 次/min，三度房室阻滞，即三度房室阻滞、心室率<35 次/min。

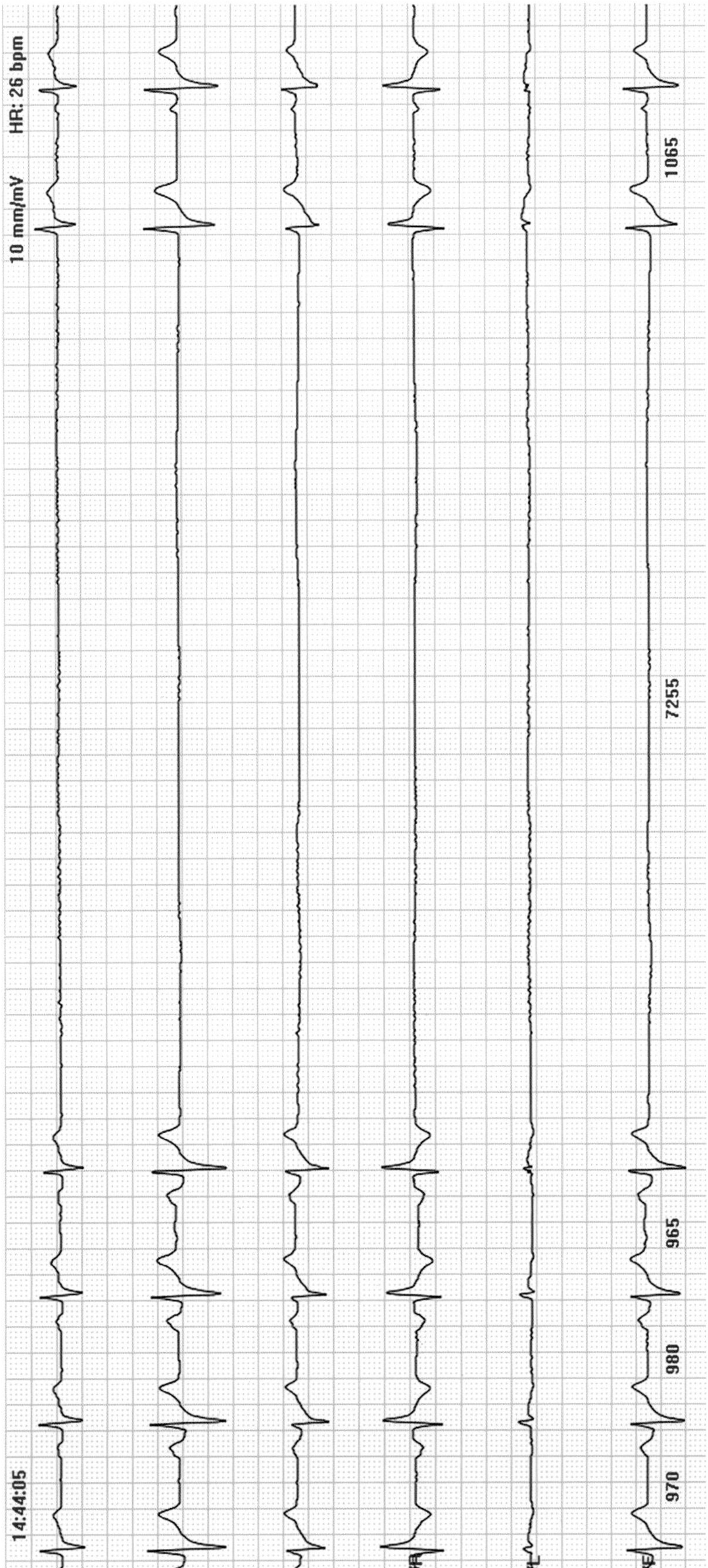


**图 20-44　全心停搏心电图**

男，78 岁，动态心电图片段，出现 7.255 s 的长 RR 间期，即大于 5.0 s 的长 RR 间期（全心停搏）。

### (四)其他

1. 提示严重低钾血症心电图表现　QT(U)显著延长、出现快速性心律失常,并结合临床实验室检查。低钾血症是指血清钾浓度<3.5 mmol/L,其引起的心电图表现如下。

(1)U 波增高,振幅>0.1 mV,U 波振幅≥同导联 T 波,有时 TU 融合形成假性 T 波双峰,QT(U)延长。

(2)ST 段压低≥0.05 mV 伴有 T 波低平或倒置。

(3)P 波振幅及宽度增加,PR 间期延长。

(4)早搏及快速性心律失常。

严重低钾血症时可出现多源的频发室性早搏、阵发性室性心动过速、尖端扭转型室性心动过速、心室扑动,甚至出现心室颤动危及患者生命。

当心电图出现严重低钾血症心电图改变时,应积极查询患者临床实验室检查资料,同时立即报告临床医师危急值,见图 20-45 ~ 图 20-50。

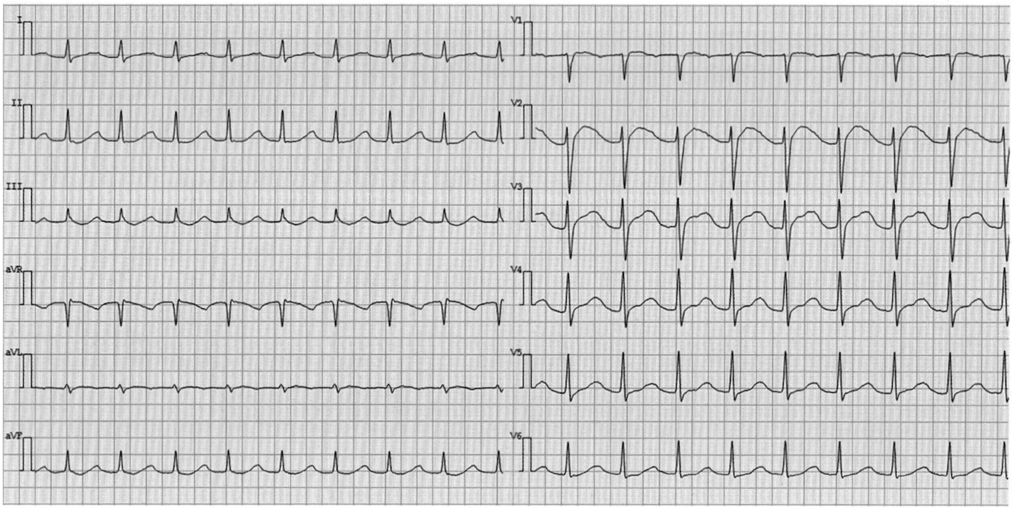


**图 20-45　低血钾心电图**

男,37 岁,窦性心律,频率 90 次/min,PR 间期 0.26 s,QT 间期 0.47 s,QTc 间期 0.58 s,U 波增高,TU 融合形成假性 T 波双峰,即 PR 间期延长、QT(U)延长,符合低血钾心电图改变。

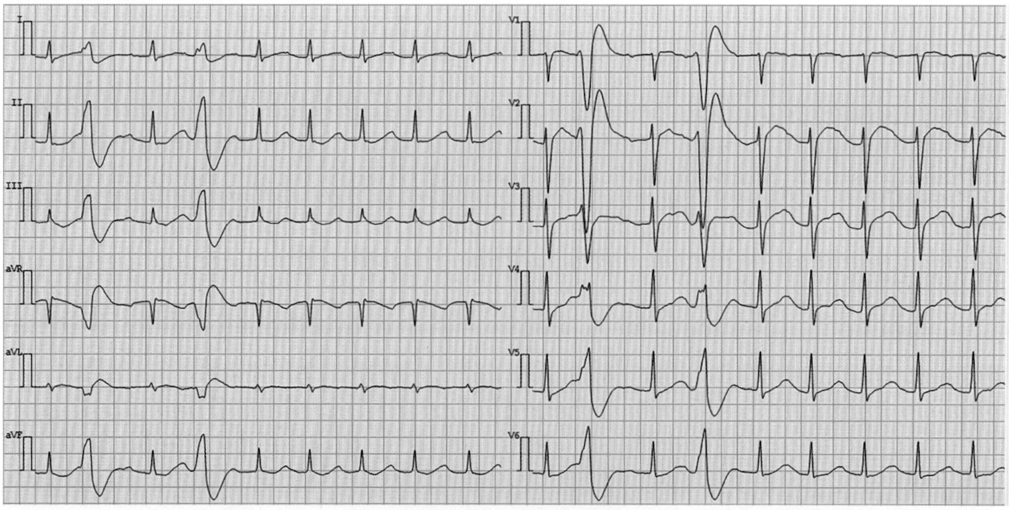


**图 20-46　室性早搏**

与图 20-45 为同一患者心电图连续描记,室性早搏。

| | | 审核日期 | 审核时间 | 医嘱名称 | 就诊日期 | 标本号 | 标本类型 | 医嘱状态 | 就诊科室 |
|---|---|---|---|---|---|---|---|---|---|
| 11 | ☐ | 2019-09-25 | 12:09:53 | 甲功七项（同位素 | 2019-09-24 | 419092497758 | 血清 | | 内分泌科病区 |
| 12 | ☐ | 2019-09-25 | 11:11:10 | 糖化血红蛋白定量 | 2019-09-24 | 419092497750 | 全血 | | 内分泌科病区 |
| 13 | ☑ | 2019-09-26 | 00:54:48 | 急诊肾功+电解质- | 2019-09-24 | 419092617625 | 血清 | | 内分泌科病区 |
| 14 | ☐ | 2019-09-26 | 00:57:50 | 血气分析 | 2019-09-24 | 419092617699 | 动脉血 | | 内分泌科病区 |
| 15 | ☐ | 2019-09-26 | 10:34:58 | 急诊电解质四项 | 2019-09-24 | 419092617863 | 血清 | | 内分泌科病区 |
| 16 | ☐ | 2019-09-27 | 08:27:45 | 急诊电解质四项 | 2019-09-24 | 419092730805 | 血清 | | 内分泌科病区 |
| 17 | ☐ | 2019-09-27 | 16:08:36 | 急诊电解质四项 | 2019-09-24 | 419092733979 | 血清 | | 内分泌科病区 |
| 18 | ☐ | 2019-09-28 | 09:24:09 | 急诊电解质四项 | 2019-09-24 | 419092731250 | 血清 | | 内分泌科病区 |
| 19 | ☐ | 2019-09-28 | 12:59:21 | 24H尿肾功+电解质 | 2019-09-24 | 419092618218 | 尿液 | | 内分泌科病区 |
| 20 | ☐ | 2019-09-29 | 08:35:02 | 电解质四项 | 2019-09-24 | 419092850169 | 血清 | | 内分泌科病区 |

10 ⏮ ◀ 第 2 共3页 ▶ ⏭

| | ☐ | 检验趋势图 | 描述 | 结果 | 单位 | 异常值 | 范围值: |
|---|---|---|---|---|---|---|---|
| 1 | ☑ | 检验趋势图 | 钾 | 1.84 | mmol/L | 偏低 | 3.5--5.3 |
| 2 | ☐ | 检验趋势图 | 钠 | 141 | mmol/L | M | 137--147 |
| 3 | ☐ | 检验趋势图 | 氯 | 109 | mmol/L | M | 99--110 |
| 4 | ☐ | 检验趋势图 | 钙 | 2.27 | mmol/L | M | 2.11--2.52 |
| 5 | ☐ | 检验趋势图 | 磷 | 1.08 | mmol/L | M | 0.85--1.51 |

**图 20-47　电解质检查结果**

与图 20-45 为同一患者描记心电图后急查电解质，血钾 1.8 mmol/L。

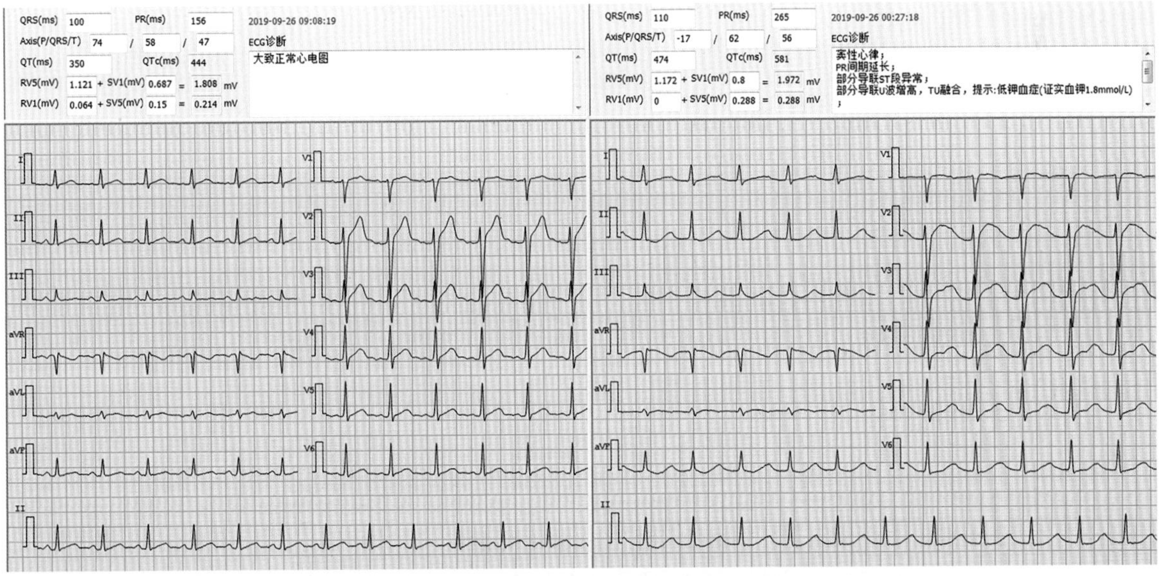


**图 20-48　低血钾纠正后心电图与低血钾心电图对比图**

与图 20-45 为同一患者。

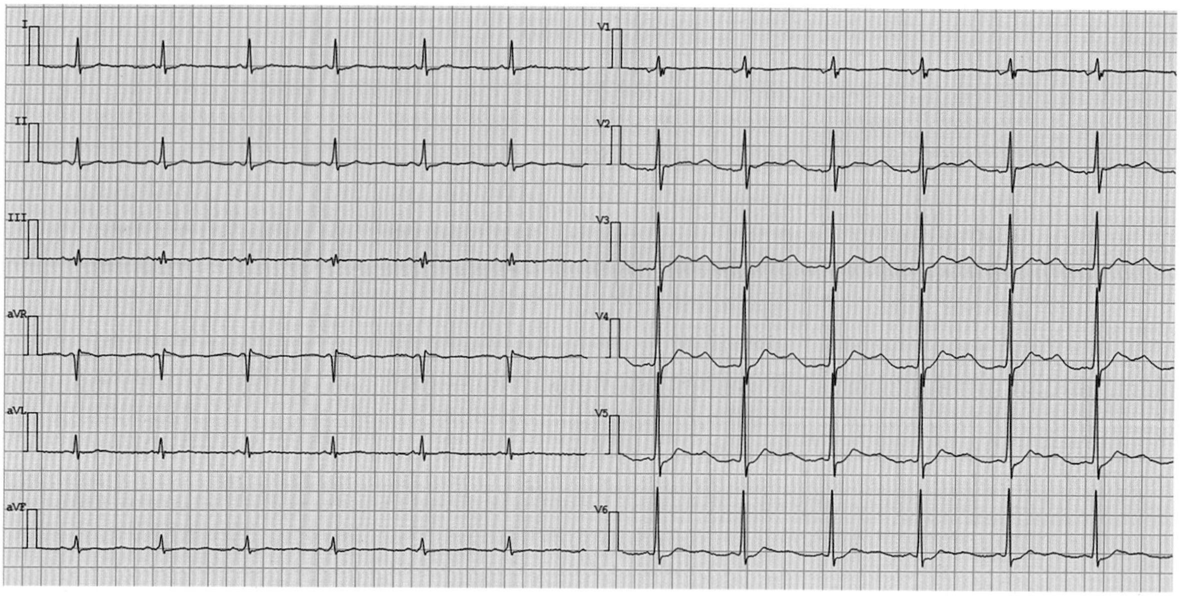


**图 20-49　低血钾心电图**

男,48 岁,窦性心律,频率 64 次/min,PR 间期 0.14 s,QT 间期 0.41 s,QTc 间期 0.42 s,U 波增高,振幅>0.1 mV,符合低血钾心电图改变。

| | | 审核日期 | 审核时间 | 医嘱名称 | 就诊日期 | 标本号 | 标本类型 | 医嘱状态 | 就诊科室 |
|---|---|---|---|---|---|---|---|---|---|
| 1 | ☐ | 2019-08-03 | 12:16:48 | 肝功能八项 | 2019-08-03 | 419080358751 | 血清 | | 肾内科三病区 |
| 2 | ☐ | 2019-08-03 | 10:51:39 | 血常规+CRP | 2019-08-03 | 419080358752 | 全血 | | 肾内科三病区 |
| 3 | ☐ | 2019-08-03 | 11:07:30 | 尿常规 | 2019-08-03 | 419080358750 | 尿液 | | 肾内科三病区 |
| 4 | ☑ | 2019-08-04 | 17:24:50 | 急诊电解质四 | 2019-08-03 | 419080467455 | 血清 | | 肾内科三病区 |
| 5 | ☐ | 2019-08-05 | 10:48:41 | 电解质四项 | 2019-08-03 | 419080471747 | 血清 | | 肾内科三病区 |
| 6 | ☐ | 2019-08-05 | 21:06:22 | 急诊电解质四 | 2019-08-03 | 419080582719 | 血清 | | 肾内科三病区 |
| 7 | ☐ | 2019-08-06 | 10:43:17 | 电解质四项 | 2019-08-03 | 419080592140 | 血清 | | 肾内科三病区 |
| 8 | ☐ | 2019-08-09 | 10:51:41 | 免疫全套 | 2019-08-03 | 419080824899 | 血清 | | 肾内科三病区 |
| 9 | ☐ | 2019-08-09 | 11:28:46 | ANA+ENA | 2019-08-03 | 419080824900 | 血清 | | 肾内科三病区 |
| 10 | ☐ | 2019-08-09 | 11:36:03 | 电解质四项 | 2019-08-03 | 419080824897 | 血清 | | 肾内科三病区 |

10　第 1 共2页

| | | 检验趋势图 | 描述 | 结果 | 单位 | 异常值 | 范围值: |
|---|---|---|---|---|---|---|---|
| 1 | ☑ | 检验趋势图 | 钾 | 2.22 | mmol/L | 偏低 | 3.5--5.3 |
| 2 | ☐ | 检验趋势图 | 钠 | 138 | mmol/L | M | 137--147 |
| 3 | ☐ | 检验趋势图 | 氯 | 99 | mmol/L | M | 99--110 |
| 4 | ☑ | 检验趋势图 | 钙 | 1.80 | mmol/L | 偏低 | 2.11--2.52 |

**图 20-50　电解质检查结果**

与图 20-49 为同一患者描记心电图后急查电解质,血钾 2.22 mmol/L。

2. 提示严重高钾血症的心电图表现(窦室传导,并结合临床实验室检查)　高钾血症是指当血清钾浓度>5.5 mmol/L。其引起的心电图表现如下。

(1)T 波高尖,两肢对称,基底部变窄,呈帐篷样。

(2)QRS 波群时限增宽,P 波低平,严重者 P 波消失,出现窦室传导。窦室传导的心电图表现为 P 波消失,有时随着血钾浓度的增高可观察到从有到无的演变过程,高尖 T 波,QRS 波呈弥漫性室内阻滞图形,但少数仅有 QRS 波群形态异常,时限增宽不明显。

(3)ST 段压低。

(4)窦性心动过缓、交界性心律、传导阻滞、窦性停搏,严重者出现室性心动过速、心室颤动等心律失常,见图 20-51 ~ 图 20-63。

3. 疑似急性肺栓塞心电图表现(并结合临床及相关检查)　见图 20-64 ~ 图 20-68。

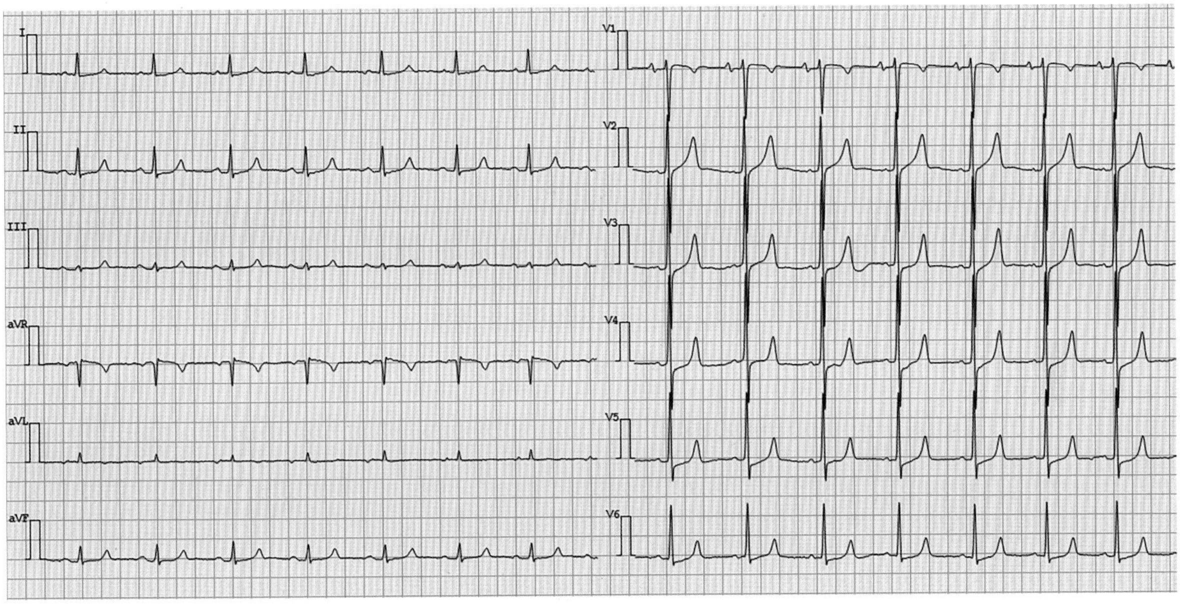


**图 20-51　高血钾心电图**

男,50 岁,窦性心律,频率 76 次/min,PR 间期 0.14 s,QT 间期 0.38 s,QTc 间期 0.43 s,T 波高尖,即符合高血钾心电图改变。

| | | 审核日期 | 审核时间 | 医嘱名称 | 就诊日期 | 标本号 | 标本类型 | 医嘱状态 | 就诊科室 |
|---|---|---|---|---|---|---|---|---|---|
| 1 | ☐ | 2019-06-03 | 10:37:07 | 急诊血常规 | 2019-06-03 | 419060392773 | 全血 | | 肾内科三病区 |
| 2 | ☐ | 2019-06-03 | 11:52:53 | 病毒快检四项（化学 | 2019-06-03 | 419060392774 | 血清 | | 肾内科三病区 |
| 3 | ☐ | 2019-06-03 | 11:14:11 | 急诊凝血四项 | 2019-06-03 | 419060392770 | 血浆 | | 肾内科三病区 |
| 4 | ☐ | 2019-06-03 | 11:56:08 | 急诊肾功+电解质+心 | 2019-06-03 | 419060392772 | 血清 | | 肾内科三病区 |
| 5 | ☐ | 2019-06-03 | 17:39:32 | 乙肝五项（酶法） | 2019-06-03 | 419060392771 | 血清 | | 肾内科三病区 |
| 6 | ☑ | 2019-06-04 | 11:41:27 | 急诊电解质四项 | 2019-06-03 | 419060407685 | 血清 | | 肾内科三病区 |

10　第 1 共1页

| | ☐ | 检验趋势图 | 描述 | 结果 | 单位 | 异常值 | 范围值: |
|---|---|---|---|---|---|---|---|
| 1 | ☐ | 检验趋势图 | 钾 | 7.26 | mmol/L | 偏高 | 3.5--5.3 |
| 2 | ☐ | 检验趋势图 | 钠 | 144 | mmol/L | M | 137--147 |
| 3 | ☐ | 检验趋势图 | 氯 | 97 | mmol/L | 偏低 | 99--110 |
| 4 | ☐ | 检验趋势图 | 钙 | 2.34 | mmol/L | M | 2.11--2.52 |

**图 20-52　电解质检查结果**

与图 20-51 为同一患者描记心电图后急查电解质,血钾 7.26 mmol/L。

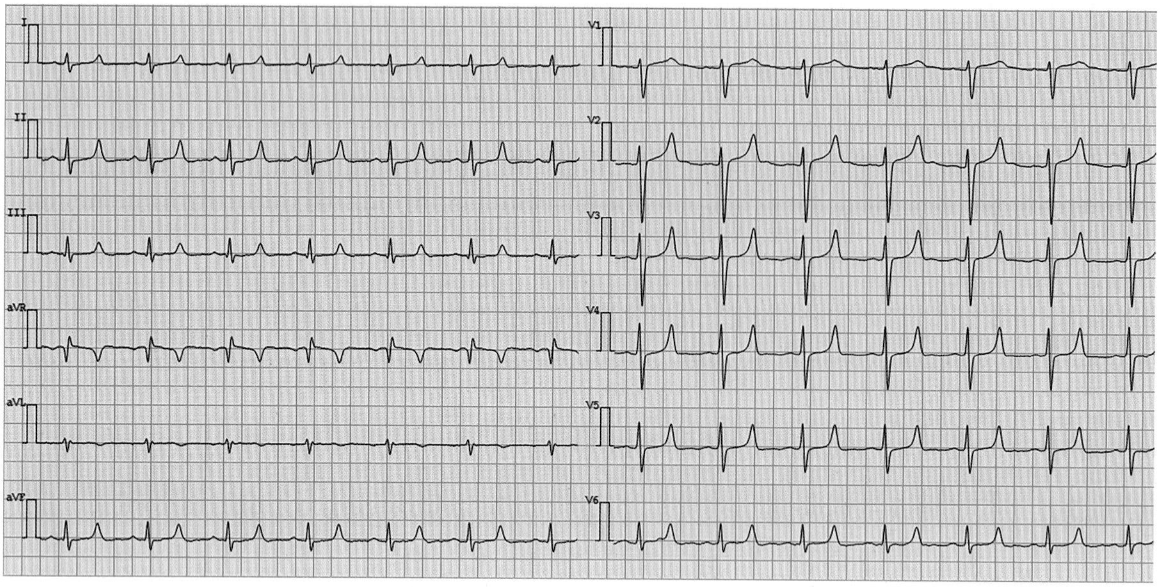


**图 20-53　高血钾低血钙心电图**

女,19 岁,窦性心律,频率 68 次/min,PR 间期 0.14 s,QT 间期 0.45 s,QTc 间期 0.43 s,ST 段水平延长,T 波高尖,符合高血钾低血钙心电图改变。

| | | 审核日期 | 审核时间 | 医嘱名称 | 就诊日期 | 标本号 | 标本类型 | 医嘱状态 | 就诊科室 |
|---|---|---|---|---|---|---|---|---|---|
| 1 | ☐ | 2019-01-13 | 09:42:15 | 急诊血常规+CRP | 2019-01-13 | 419011365125 | 全血 | | 中心ICU—病区 |
| 2 | ☐ | 2019-01-13 | 11:18:08 | 血型 | 2019-01-13 | 419011365126 | 全血 | | 中心ICU—病区 |
| 3 | ☐ | 2019-01-13 | 11:27:57 | 血脂六项 | 2019-01-13 | 419011365923 | 血清 | | 中心ICU—病区 |
| 4 | ☐ | 2019-01-13 | 14:27:03 | 乙肝五项+HCV+HI | 2019-01-13 | 419011365926 | 血清 | | 中心ICU—病区 |
| 5 | ☐ | 2019-01-13 | 12:22:26 | 糖化血红蛋白定量 | 2019-01-13 | 419011365924 | 全血 | | 中心ICU—病区 |
| 6 | ☑ | 2019-01-13 | 12:04:34 | 急诊肾功+电解质 | 2019-01-13 | 419011365123 | 血清 | | 中心ICU—病区 |
| 7 | ☐ | 2019-01-13 | 13:18:24 | 凝血六项 | 2019-01-13 | 419011365925 | 血浆 | | 中心ICU—病区 |
| 8 | ☐ | 2019-01-13 | 11:18:20 | 急诊凝血六项 | 2019-01-13 | 419011365122 | 血浆 | | 中心ICU—病区 |
| 9 | ☐ | 2019-01-13 | 11:49:00 | 风湿三项 | 2019-01-13 | 419011365931 | 血清 | | 中心ICU—病区 |
| 10 | ☐ | 2019-01-13 | 14:31:58 | 免疫全套 | 2019-01-13 | 419011365927 | 血清 | | 中心ICU—病区 |

10　第 1 共4页

| | ☐ | 检验趋势图 | 描述 | 结果 | 单位 | 异常值 | 范围值: |
|---|---|---|---|---|---|---|---|
| 1 | ☑ | 检验趋势图 | 钾 | 7.64 | mmol/L | 偏高 | 3.5--5.3 |
| 2 | ☐ | 检验趋势图 | 钠 | 129 | mmol/L | 偏低 | 137--147 |
| 3 | ☐ | 检验趋势图 | 氯 | 83 | mmol/L | 偏低 | 99--110 |
| 4 | ☐ | 检验趋势图 | 钙 | 1.26 | mmol/L | 偏低 | 2.11--2.52 |
| 5 | ☐ | 检验趋势图 | 磷 | 5.28 | mmol/L | 偏高 | 0.85--1.51 |

**图 20-54　电解质检查结果**

与图 20-53 为同一患者描记心电图后急查电解质,血钾 7.64 mmol/L。

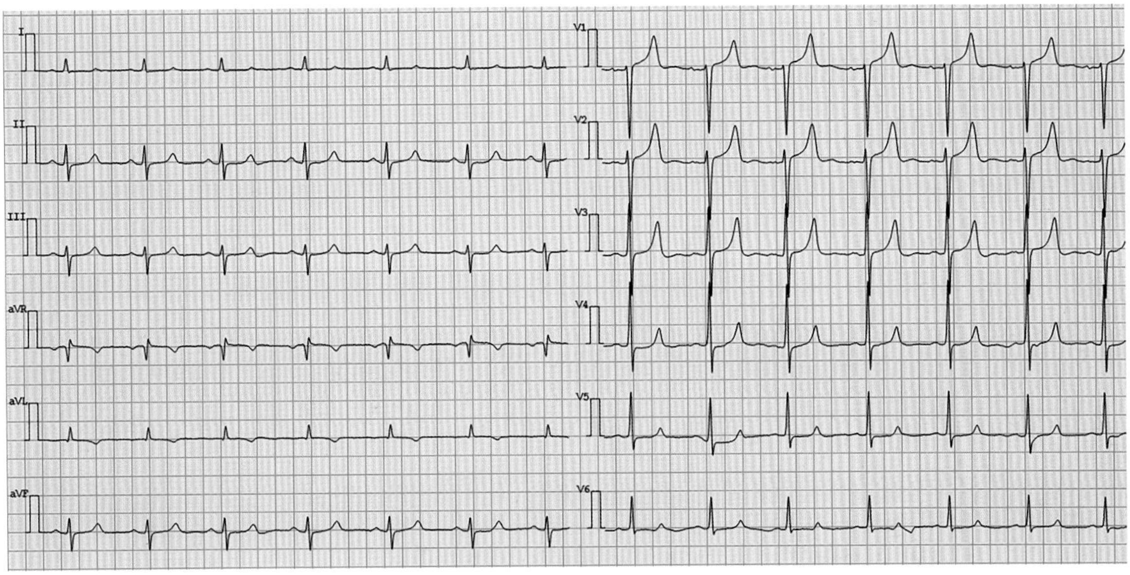


**图 20-55　高血钾心电图**

女，53 岁，窦性心律，频率 67 次/min，PR 间期 0.17 s，QT 间期 0.44 s，QTc 间期 0.46 s，T 波高尖，符合高血钾心电图改变。

| | | 审核日期 | 审核时间 | 医嘱名称 | 就诊日期 | 标本号 | 标本类型 | 医嘱状态 | 就诊科室 |
|---|---|---|---|---|---|---|---|---|---|
| 1 | ☑ | 2019-05-31 | 09:08:56 | 肝功能1 | 2019-05-30 | 419053061013 | 血清 | | 肾内科一病区 |
| 2 | ☐ | 2019-05-31 | 11:14:13 | 乙肝五项+HC | 2019-05-30 | 419053061017 | 血清 | | 肾内科一病区 |
| 3 | ☐ | 2019-05-31 | 11:39:59 | 糖化血红蛋白 | 2019-05-30 | 419053061014 | 全血 | | 肾内科一病区 |
| 4 | ☐ | 2019-05-31 | 08:43:21 | 血常规 | 2019-05-30 | 419053061011 | 全血 | | 肾内科一病区 |
| 5 | ☐ | 2019-05-31 | 11:16:00 | 免疫全套 | 2019-05-30 | 419053061018 | 血清 | | 肾内科一病区 |
| 6 | ☐ | 2019-05-31 | 10:34:48 | 凝血四项 | 2019-05-30 | 419053061016 | 血浆 | | 肾内科一病区 |
| 7 | ☐ | 2019-05-31 | 10:23:48 | 尿常规 | 2019-05-30 | 419053061012 | 尿液 | | 肾内科一病区 |
| 8 | ☐ | 2019-05-31 | 14:26:40 | 脂蛋白相关磷 | 2019-05-30 | 419053061022 | 血清 | | 肾内科一病区 |
| 9 | ☐ | 2019-05-31 | 12:18:24 | ANA+ENA | 2019-05-30 | 419053061019 | 血清 | | 肾内科一病区 |
| 10 | ☐ | 2019-05-31 | 10:01:21 | 大便常规 | 2019-05-30 | 419053061015 | 粪 | | 肾内科一病区 |

10　第 1 共2页

| | ☐ | 检验趋势图 | 描述 | 结果 | 单位 | 异常值 | 范围值: |
|---|---|---|---|---|---|---|---|
| 27 | ☑ | 检验趋势图 | 钾 | 7.00 | mmol/L | 偏高 | 3.5--5.3 |
| 28 | ☐ | 检验趋势图 | 钠 | 137 | mmol/L | M | 137--147 |
| 29 | ☐ | 检验趋势图 | 氯 | 108.6 | mmol/L | M | 99--110 |
| 30 | ☐ | 检验趋势图 | 钙 | 1.70 | mmol/L | 偏低 | 2.11--2.52 |
| 31 | ☐ | 检验趋势图 | 磷 | 2.11 | mmol/L | 偏高 | 0.85--1.51 |

**图 20-56　电解质检查结果**

与图 20-55 为同一患者描记心电图后急查电解质，血钾 7.0 mmol/L。

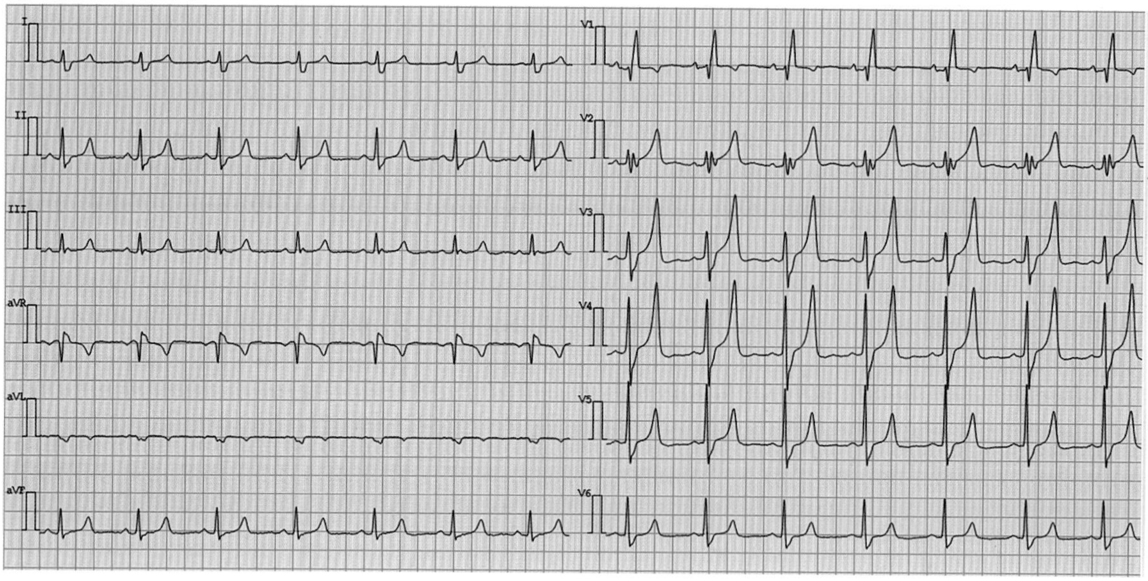


图 20-57　高血钾心电图

男,76 岁,窦性心律,频率 68 次/min,PR 间期 0.14 s,QT 间期 0.41 s,QTc 间期 0.46 s,T 波高尖,符合高血钾心电图改变。

| | | 审核日期 | 审核时间 | 医嘱名称 | 就诊日期 | 标本号 | 标本类型 | 医嘱状态 | 就诊科室 |
|---|---|---|---|---|---|---|---|---|---|
| 1 | ☑ | 2018-12-13 | 18:28:33 | 急诊肾功+电解质- | 2018-12-13 | 418121321266 | 血清 | | 肾内科二病区 |
| 2 | ☐ | 2018-12-14 | 11:00:10 | 尿常规 | 2018-12-13 | 418121321261 | 尿液 | | 肾内科二病区 |
| 3 | ☐ | 2018-12-14 | 12:13:04 | 急诊电解质四项 | 2018-12-13 | 418121426415 | 血清 | | 肾内科二病区 |
| 4 | ☐ | 2018-12-14 | 17:00:26 | 大便常规 | 2018-12-13 | 418121321263 | 粪 | | 肾内科二病区 |
| 5 | ☐ | 2018-12-14 | 17:28:06 | 血气分析 | 2018-12-13 | 418121432146 | 动脉血 | | 肾内科二病区 |
| 6 | ☐ | 2018-12-14 | 18:41:44 | 急诊肾功+电解质 | 2018-12-13 | 418121432145 | 血清 | | 肾内科二病区 |
| 7 | ☐ | 2018-12-15 | 11:42:15 | 肝功能2（肝胆疾 | 2018-12-13 | 418121321262 | 血清 | | 肾内科二病区 |
| 8 | ☐ | 2018-12-15 | 12:02:56 | 凝血六项 | 2018-12-13 | 418121321264 | 血浆 | | 肾内科二病区 |
| 9 | ☐ | 2018-12-15 | 11:50:39 | 24小时尿蛋白定量 | 2018-12-13 | 418121321694 | 尿液 | | 肾内科二病区 |
| 10 | ☐ | 2018-12-15 | 09:29:51 | 网织红细胞计数( | 2018-12-13 | 418121321693 | 全血 | | 肾内科二病区 |

10　第 1 共3页

| | ☐ | 检验趋势图 | 描述 | 结果 | 单位 | 异常值 | 范围值: |
|---|---|---|---|---|---|---|---|
| 1 | ☑ | 检验趋势图 | 钾 | 7.51 | mmol/L | 偏高 | 3.5--5.3 |
| 2 | ☐ | 检验趋势图 | 钠 | 139 | mmol/L | M | 137--147 |
| 3 | ☐ | 检验趋势图 | 氯 | 115 | mmol/L | 偏高 | 99--110 |
| 4 | ☐ | 检验趋势图 | 钙 | 2.15 | mmol/L | M | 2.11--2.52 |
| 5 | ☐ | 检验趋势图 | 磷 | 1.96 | mmol/L | 偏高 | 0.85--1.51 |

图 20-58　电解质检查结果

与图 20-57 为同一患者描记心电图后急查电解质,血钾 7.51 mmol/L。

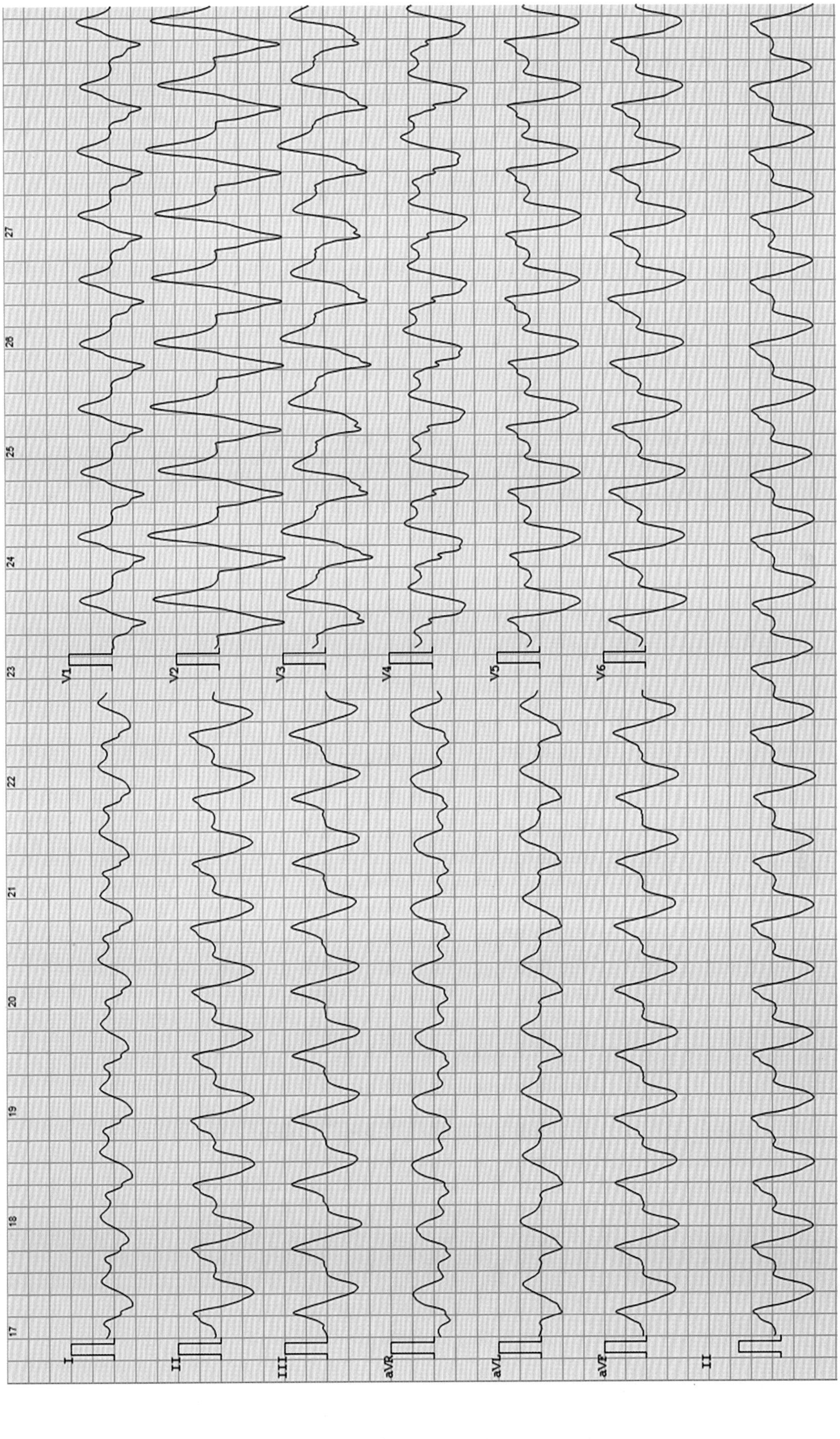


**图 20-59　窦室传导心电图**

男,47 岁,慢性肾脏病 5 期,心房波不可明视,宽 QRS 波规律出现,频率 101 次/min,部分导联 T 波高耸,即窦室传导。

| | | 审核日期 | 审核时间 | 医嘱名称 | 就诊日期 | 标本号 | 标本类型 | 医嘱状态 | 就诊科室 |
|---|---|---|---|---|---|---|---|---|---|
| 1 | ☐ | 2019-11-05 | 10:26:10 | 急诊血常规+CRP | 2019-11-05 | 419110507194 | 全血 | | 肾内科三病区 |
| 2 | ☐ | 2019-11-05 | 11:48:27 | 病毒快检四项（化学 | 2019-11-05 | 419110507195 | 血清 | | 肾内科三病区 |
| 3 | ☐ | 2019-11-05 | 11:38:35 | 急诊凝血四项 | 2019-11-05 | 419110507191 | 血浆 | | 肾内科三病区 |
| 4 | ☐ | 2019-11-05 | 13:25:06 | 乙肝五项（酶法） | 2019-11-05 | 419110507192 | 血清 | | 肾内科三病区 |
| 5 | ☑ | 2019-11-05 | 13:31:54 | 急诊肾功+电解质 | 2019-11-05 | 419110507193 | 血清 | | 肾内科三病区 |
| 6 | ☐ | 2019-11-05 | 18:27:30 | 急诊肾功+电解质 | 2019-11-05 | 419110510683 | 血清 | | 肾内科三病区 |
| 7 | ☐ | 2019-11-06 | 09:54:20 | 铁代谢检测 | 2019-11-05 | 419110520965 | 血清 | | 肾内科三病区 |
| 8 | ☐ | 2019-11-06 | 14:01:55 | 血清骨型碱性磷酸酶 | 2019-11-05 | 419110520967 | 血 | | 肾内科三病区 |
| 9 | ☐ | 2019-11-06 | 14:02:16 | 甲状旁腺激素iPTH | 2019-11-05 | 419110520966 | 血清 | | 肾内科三病区 |

10 第1 共1页

| | ☐ | 检验趋势图 | 描述 | 结果 | 单位 | 异常值 | 范围值: |
|---|---|---|---|---|---|---|---|
| 1 | ☑ | 检验趋势图 | 钾 | 9.05 | mmol/L | 偏高 | 3.5--5.3 |
| 2 | ☐ | 检验趋势图 | 钠 | 138 | mmol/L | M | 137--147 |
| 3 | ☐ | 检验趋势图 | 氯 | 102 | mmol/L | M | 99--110 |
| 4 | ☑ | 检验趋势图 | 钙 | 2.00 | mmol/L | 偏低 | 2.11--2.52 |
| 5 | ☑ | 检验趋势图 | 磷 | 3.37 | mmol/L | 偏高 | 0.85--1.51 |

**图 20-60　第 1 次急查电解质检查结果**

与图 20-59 为同一患者描记心电图后第 1 次急查电解质,血钾 9.05 mmol/L。

| | | 审核日期 | 审核时间 | 医嘱名称 | 就诊日期 | 标本号 | 标本类型 | 医嘱状态 | 就诊科室 |
|---|---|---|---|---|---|---|---|---|---|
| 1 | ☐ | 2019-11-05 | 10:26:10 | 急诊血常规+CRP | 2019-11-05 | 419110507194 | 全血 | | 肾内科三病区 |
| 2 | ☐ | 2019-11-05 | 11:48:27 | 病毒快检四项（化学 | 2019-11-05 | 419110507195 | 血清 | | 肾内科三病区 |
| 3 | ☐ | 2019-11-05 | 11:38:35 | 急诊凝血四项 | 2019-11-05 | 419110507191 | 血浆 | | 肾内科三病区 |
| 4 | ☐ | 2019-11-05 | 13:25:06 | 乙肝五项（酶法） | 2019-11-05 | 419110507192 | 血清 | | 肾内科三病区 |
| 5 | ☐ | 2019-11-05 | 13:31:54 | 急诊肾功+电解质 | 2019-11-05 | 419110507193 | 血清 | | 肾内科三病区 |
| 6 | ☑ | 2019-11-05 | 18:27:30 | 急诊肾功+电解质 | 2019-11-05 | 419110510683 | 血清 | | 肾内科三病区 |
| 7 | ☐ | 2019-11-06 | 09:54:20 | 铁代谢检测 | 2019-11-05 | 419110520965 | 血清 | | 肾内科三病区 |
| 8 | ☐ | 2019-11-06 | 14:01:55 | 血清骨型碱性磷酸酶 | 2019-11-05 | 419110520967 | 血 | | 肾内科三病区 |
| 9 | ☐ | 2019-11-06 | 14:02:16 | 甲状旁腺激素iPTH | 2019-11-05 | 419110520966 | 血清 | | 肾内科三病区 |

10 第1 共1页

| | ☐ | 检验趋势图 | 描述 | 结果 | 单位 | 异常值 | 范围值: |
|---|---|---|---|---|---|---|---|
| 1 | ☐ | 检验趋势图 | 钾 | 4.94 | mmol/L | M | 3.5--5.3 |
| 2 | ☐ | 检验趋势图 | 钠 | 140 | mmol/L | M | 137--147 |
| 3 | ☐ | 检验趋势图 | 氯 | 99 | mmol/L | M | 99--110 |
| 4 | ☐ | 检验趋势图 | 钙 | 2.28 | mmol/L | M | 2.11--2.52 |
| 5 | ☑ | 检验趋势图 | 磷 | 1.89 | mmol/L | 偏高 | 0.85--1.51 |

**图 20-61　第 2 次急查电解质检查结果**

与图 20-59 为同一患者描记心电图后第 2 次急查电解质,血钾 4.94 mmol/L。

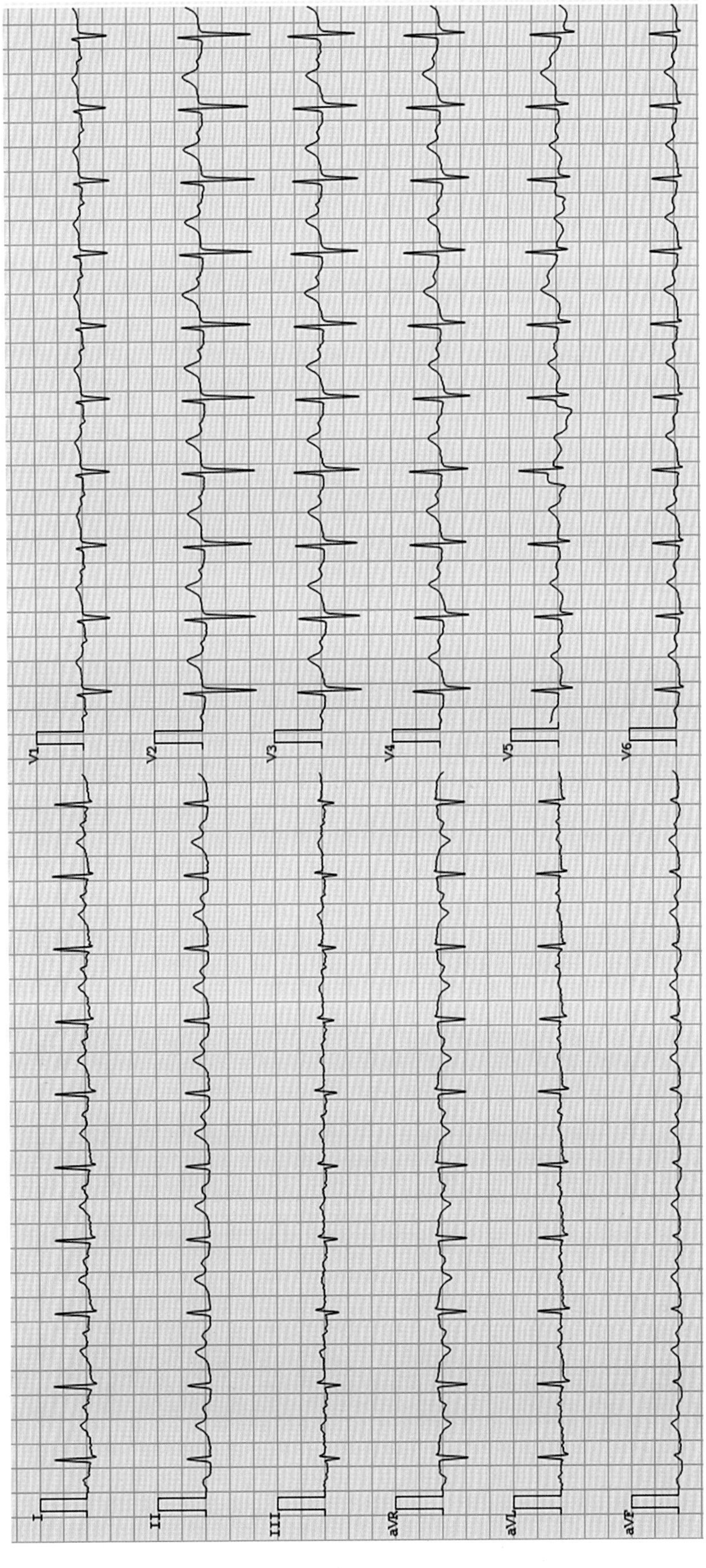


**图 20-62　第 2 次血钾正常后描记心电图**

与图 20-59 为同一患者，第 2 次血钾正常后描记心电图。

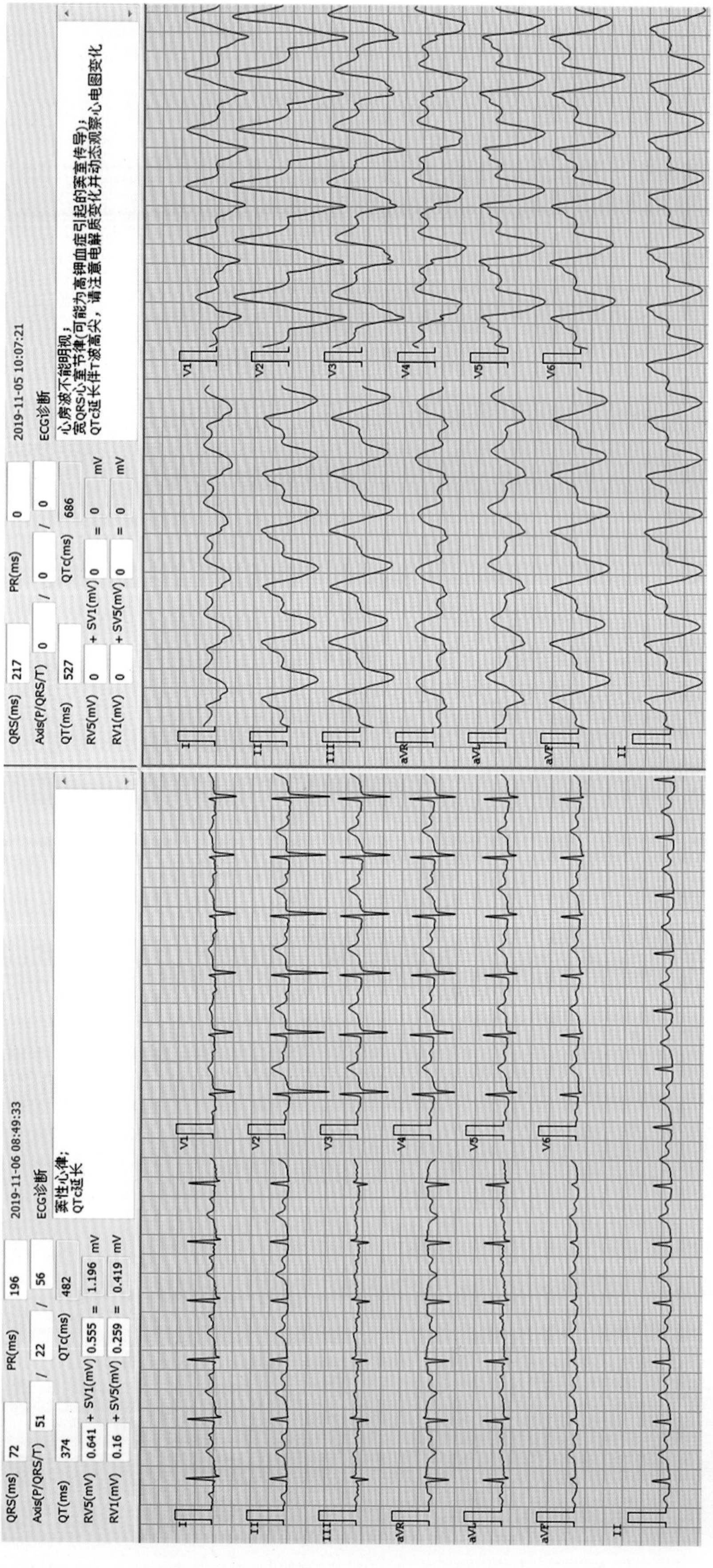


**图 20-63　高血钾纠正后与高血钾心电图对比**

为图 20-62 与图 20-59 对比。

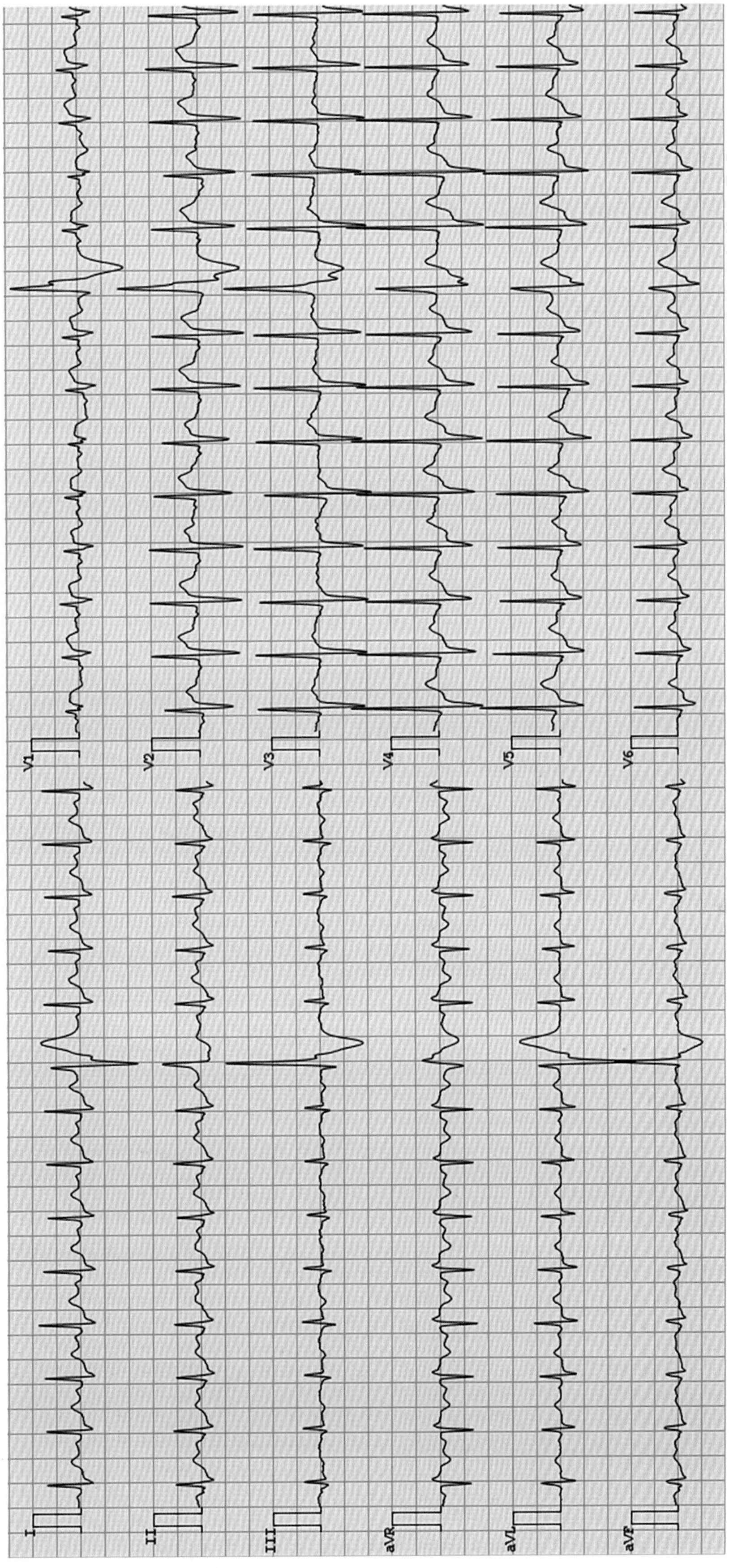


**图 20-64　急性肺栓塞心电图**

男，52 岁，窦性心动过速，频率 139 次/min，室性早搏，$V_1$ 导联 ST 段抬高，S Ⅰ Q Ⅲ T Ⅲ，符合急性肺栓塞心电图，查 D-二聚体。

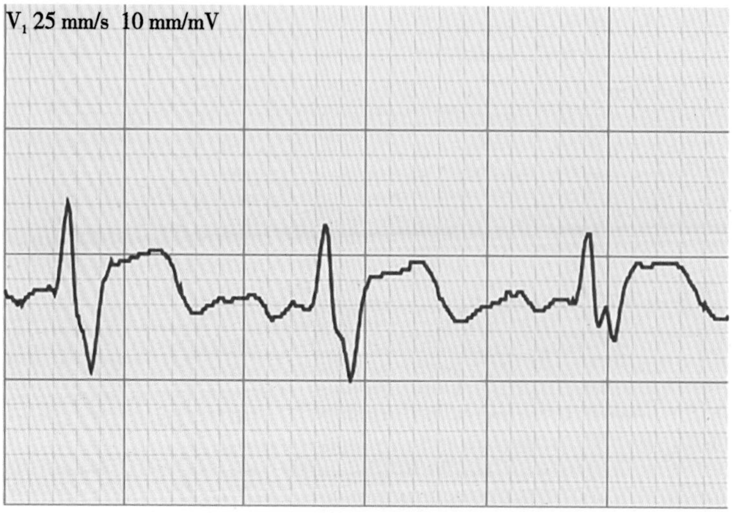


**图 20-65　$V_1$ 导联放大图,ST 段抬高**

为图 20-62 中的 $V_1$ 导联放大图,ST 段抬高。

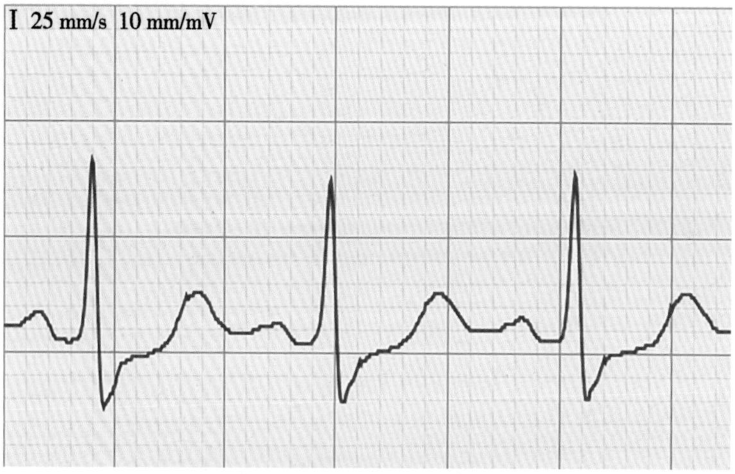


**图 20-66　Ⅰ导联放大图,QRS 波呈 Rs 型**

为图 20-64 中的Ⅰ导联放大图,QRS 波呈 Rs 型。

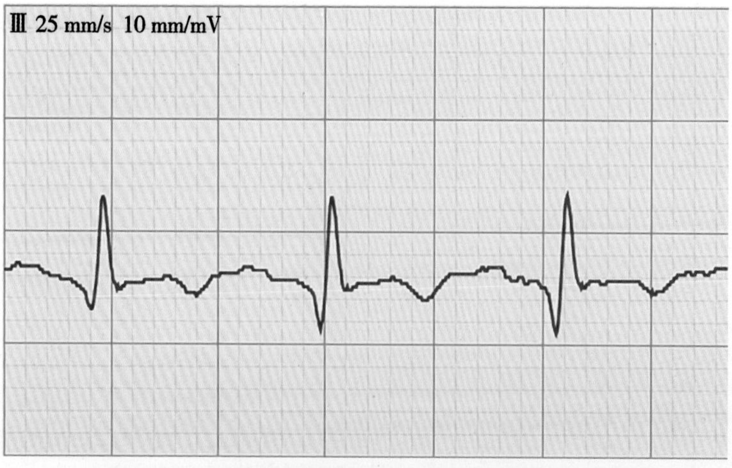


**图 20-67　Ⅲ导联放大图,QRS 波呈 qR 型伴 T 波倒置**

为图 20-63 中的Ⅲ导联放大图,QRS 波呈 qR 型伴 T 波倒置。

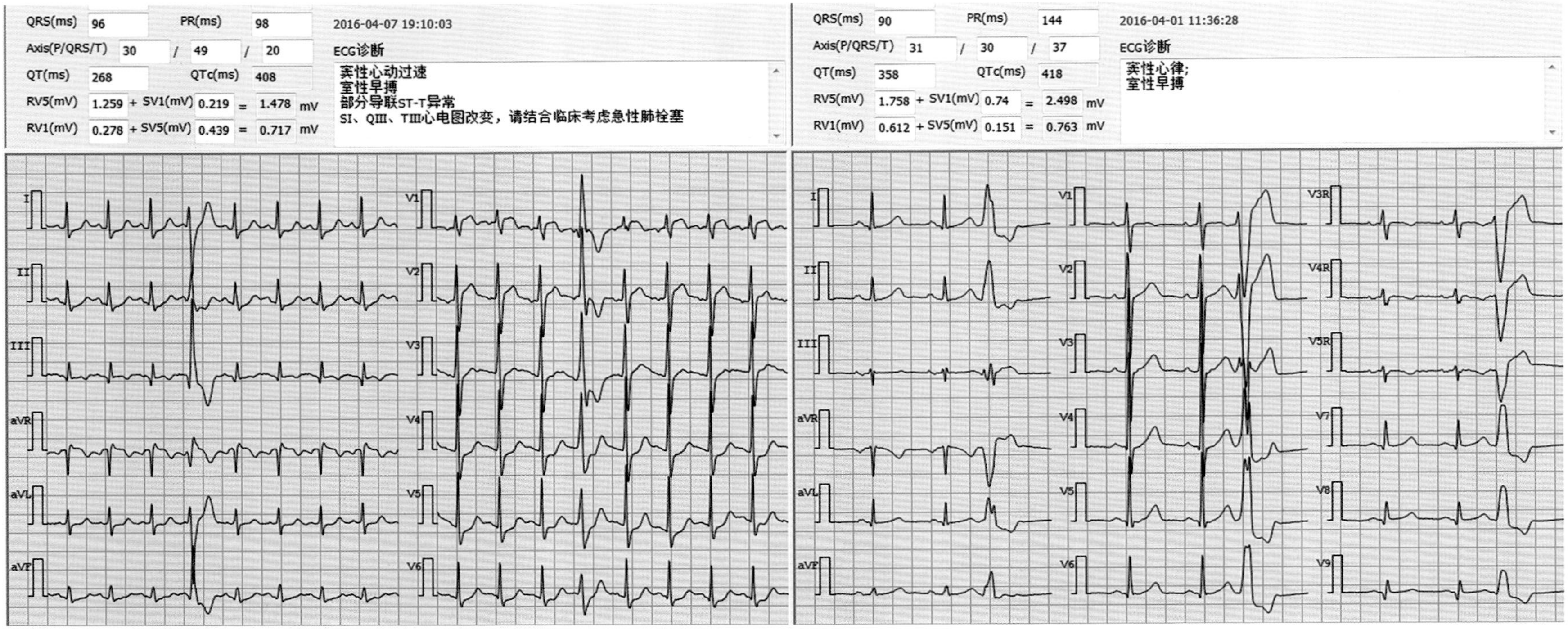


**图 20-68　心电图对比**

为图 20-64 与既往心电图对比，$V_1$ 导联 ST 段抬高，SIQⅢTⅢ，符合急性肺栓塞心电图，D-二聚体(正常范围 0～0.5)：4 月 8 日为 3.9 mg/L、4 月 9 日为 5.7 mg/L、4 月 10 日为 8.6 mg/L；肺动脉成像示双侧肺动脉末端栓塞，右侧肺不张。

4. QT 间期延长　QTc≥550 ms。一般心率在 60～100 次/min 时 QT 间期正常值为 360～440 ms,>440 ms 为 QT 间期延长。QTc 间期是按心率校正过的 QT 间期,正常男性 QTc≤440 ms,女性 QTc≤450 ms,≥460 ms 为 QTc 间期延长,见图 20-69。

QTc 间期延长主要见于心肌缺血、急性心肌梗死演变期、严重电解质紊乱(低钾血症、低钙血症等)、原发性长 QT 间期综合征、抗心律失常药物的影响或毒性作用、二尖瓣脱垂综合征、心肌病、脑血管疾病等。

5. 显性 T 波电交替

(1)电交替:电交替是指在起搏点位置不变的条件下,心电图的全部或部分波出现周期性或交替性的振幅或形态的改变,可见于心肌细胞的除极过程和复极过程,也可见于激动形成和传导过程。临床可见到完全性电交替和不完全性电交替两种,见图 20-70。

1)完全性电交替:完全性电交替是指 P 波、QRS 波群和 T 波的振幅发生交替性改变。

2)不完全性电交替:不完全性电交替是指单纯的 QRS 波电交替或复极过程的电交替。

(2)T 波电交替:T 波电交替(T wave electrical alternation,TWA)是指窦性心律规整时,体表心电图 T 波形态、振幅及极性的逐搏交替改变。分为毫伏级 T 波电交替和微伏级 T 波电交替两种。

1)毫伏级 T 波电交替:可从体表心电图上直接观察到,亦称显性 T 波电交替。心电图表现为 T 波或 TU 波的形态、振幅甚至极性发生交替性改变,通常每隔一次出现一次,可以是 T 波均直立,其振幅大小发生改变,也可以是同一导联内 T 波均倒置,倒置深浅交替;或隔几次心搏出现一次至几次电交替。通常为同一导联 T 波形态、振幅及极性出现逐搏交替的变化,排除心外因素的影响,T 波振幅相差 1 mm。见于长 QT 间期综合征、急性心肌缺血、变异型心绞痛,儿茶酚胺释放过多以及电解质紊乱等。其是预测发生恶性室性心律失常与心脏性猝死的独立指标。

2)微伏级 T 波电交替(MTWA):由于 T 波交替幅值极其微小,常规心电图检查难以分辨,需经特殊信号处理技术才能记录到。

6. R-on-T 型室性早搏　R-on-T 型室性早搏是室性早搏出现在前一心动周期的 T 波之上,即落在 T 波顶峰之前 30 ms 处。由于 T 波顶峰之前 30 ms 处为心室易损期,故 R-on-T 现象被认为是一种危险信号,特别是在急性心肌梗死发生后、同时室性早搏呈频发性、连续成对出现、或多源性、或伴有 QT 间期延长,R-on-T 现象易诱发室性心动过速或心室颤动。但是后来发现普通人群中也可出现这类警戒性心律失常,且长期随访并不能证实有发生猝死的高危。这是因为 Lown 分级的主要参考为 CCU 中急性心肌梗死和严重不稳定型心绞痛患者的心电监护资料,而在普通人群和非急性心肌缺血发作时的情况则很相同,这说明将 Lown 分级作为室性心律失常判断预后和决定治疗的指南显然是不恰当的,见图 20-71。

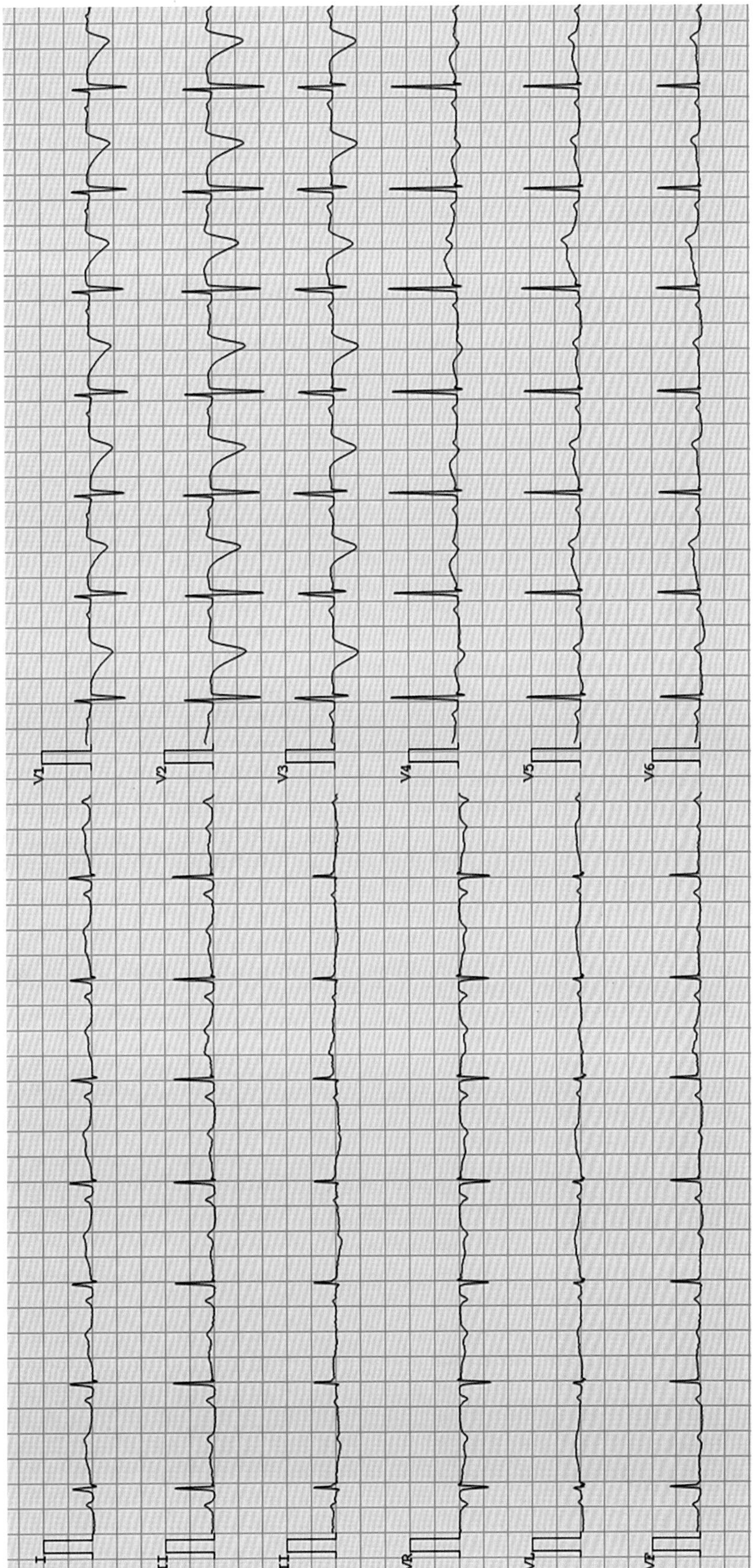


**图 20-69　原发性长 QT 间期综合征**

女，8 岁，窦性心律，频率 73 次/min，QT 间期 500 s，QTc560 ms，即 QT 间期延长，原发性长 QT 间期综合征。

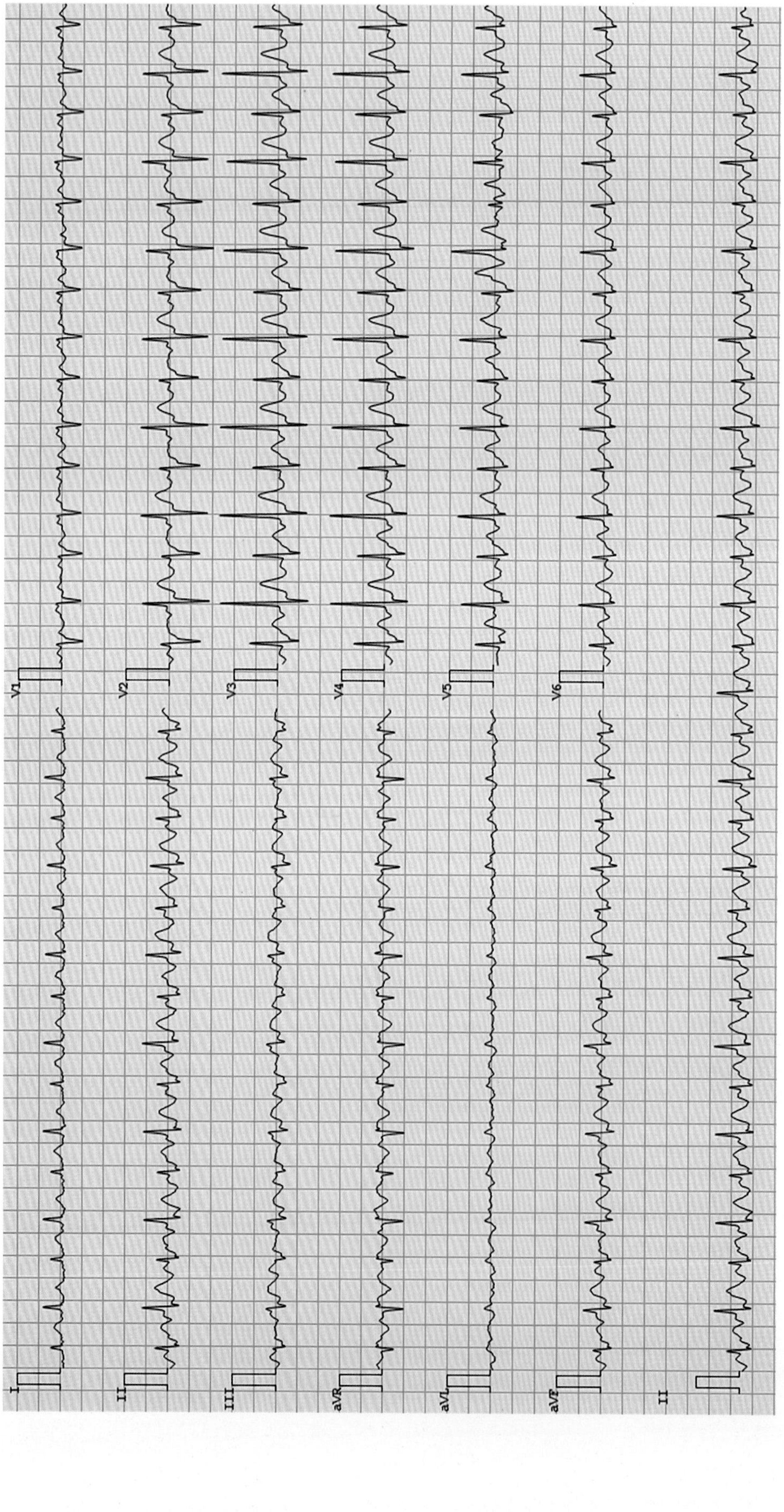


图 20-70　QRS-T 电交替

女，39 岁，QRS 波群和 T 波的振幅发生交替性改变，即 QRS-T 电交替。

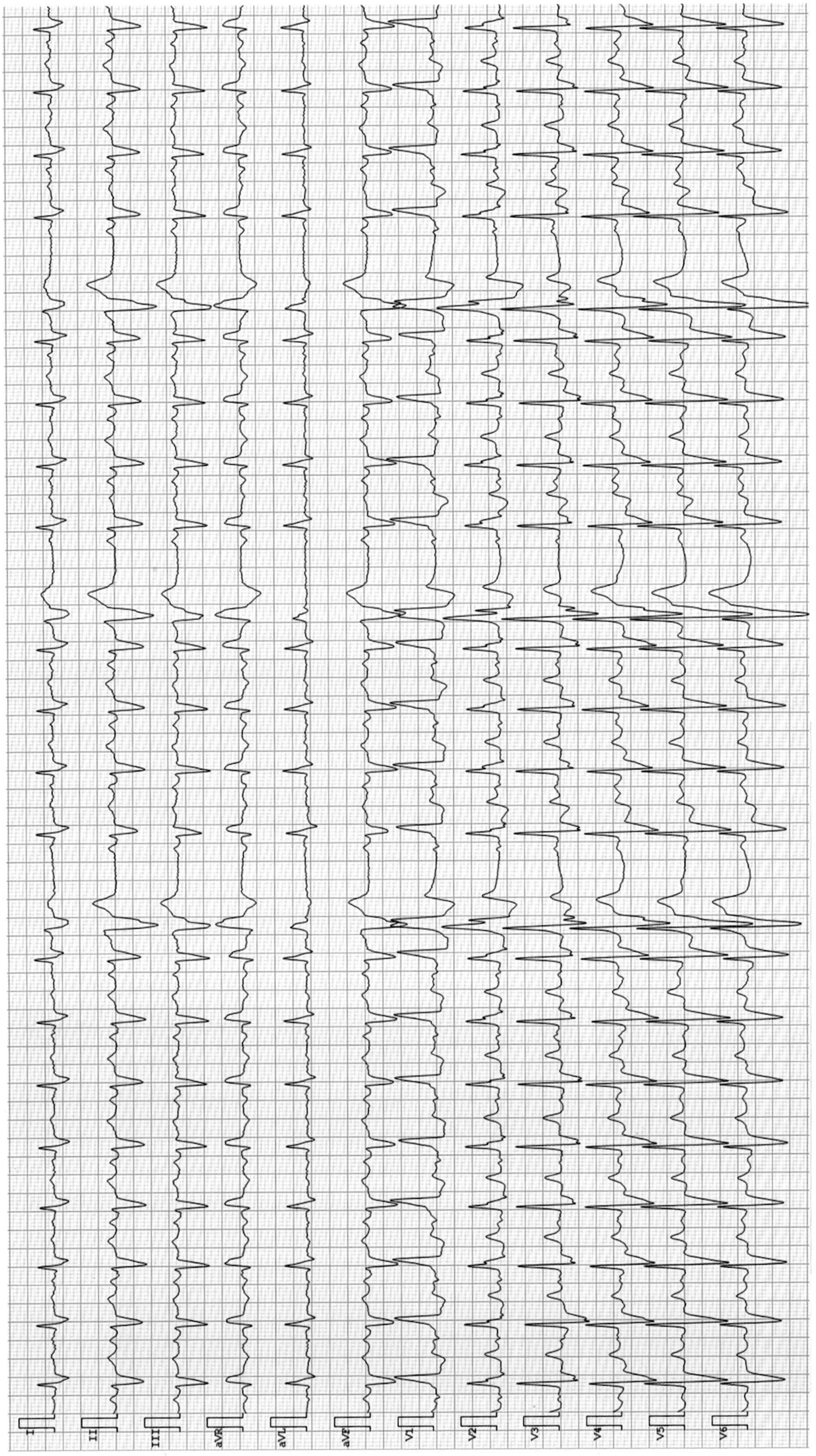


**图 20-71　R-on-T 型室性早搏**

男,60 岁,宽大畸形 QRS 波提前出现,其前无相关心房波,形成室性早搏,该室性早搏出现在前一心动周期的 T 波顶峰之前 30 ms 处,即 R-on-T 型室性早搏。

## 二、中国心电图危急值制定原则

1. 力争全面　凡有可能直接或间接引起患者明显的血流动力学障碍，危及健康与生命的危急值尽量包含在内。

2. 便于记忆　心电图各种危急值既有交叉又可能重复出现，为便于临床医生及心电图医生的记忆，提出的危急值尽可能简化，避免重复，利于实际操作。以危急值中严重快速性心律失常为例，见图 20-72。

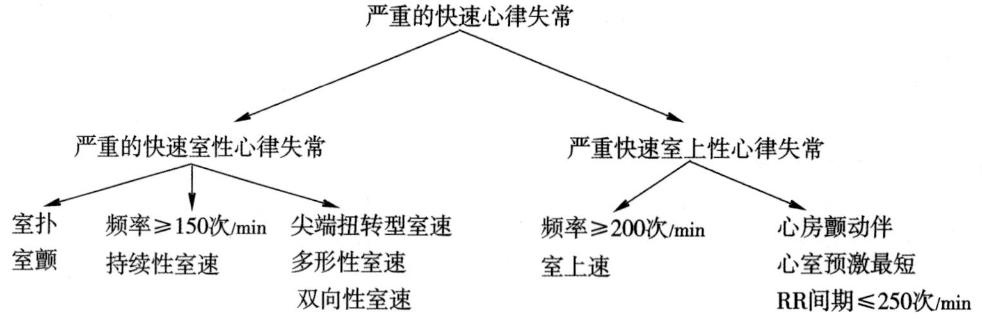


图 20-72　严重的快速心律失常

3. 减少负荷　为减少医院相关人员不必要的工作负担。本次专家共识对心电图危急值进行了反复论证，因考虑到临床实际工作量，对相对安全、发生危急情况概率较低的心电图值未列入本专家共识的危急值范围。

## 三、临床意义

心电工作者要熟悉心电图危急值内容，及时正确地识别危急值，按照流程及时报告，为临床医生进一步诊治提供可靠依据，临床给予最佳有效的干预措施或治疗，避免患者病情恶化和发生严重后果，挽救患者生命。同时增强医技人员主动参与临床诊断的服务意识，促进临床、医技科室之间的有效沟通与合作，提高心电工作者的责任心、主动性，促进医患关系的和谐发展。

**无创心脏电生理中国专家共识及指南荟萃：**

心电图危急值 2017 中国专家共识——中国心电学会危急值专家工作组

“起搏心电图”专家共识讨论稿(一)

“起搏心电图”专家共识讨论稿(二)

心电图测量技术指南

心电图测量技术专家共识

窦性心率震荡临床应用中国专家共识(2019)

心电图诊断术语规范化中国专家共识(2019)

动态心电图报告规范专家共识(2019)

18 导动态心电图专家共识

远程心电图危险分级诊断的中国专家共识

中英文标准化心电图首要诊断术语中国专家共识

# 参考文献

[1]徐金义,杨丽红,张强.现代实用起搏心电图学[M].郑州:郑州大学出版社,2019.

[2]徐金义,杨丽红,张强.现代实用心电图学[M].郑州:郑州大学出版社,2018.

[3]王海杰,谭玉珍.实用心脏解剖学[M].上海:复旦大学出版社,2007.

[4]郭继鸿.新概念心电图[M].5版.北京:北京医科大学出版社,2021.

[5]罗心平,沈伟,熊楠青.心脏解剖与心电图[M].上海:上海科学技术出版社,2022.

[6]郭继鸿.心电图学[M].北京:人民卫生出版社,2002.

[7]程树槃.心律失常的心电图与电生理[M].成都:四川人民出版社,1980.

[8]马向荣.临床心电图学词典[M].2版.北京:军事医学科学出版社,1998.

[9]郭光文,王序.人体解剖彩色图谱[M].2版.北京:人民卫生出版社,2008.

[10]羊惠君.实用人体解剖彩色图谱[M].3版.北京:人民卫生出版社,2018.

[11]李云庆,王兴海.人体系统解剖学标本彩色图谱[M].2版.北京:人民卫生出版社,2017.

[12]NETTER F H.奈特人体解剖学彩色图谱[M].张卫光,主译.6版.北京:人民卫生出版社,2015.

[13]NETTER F H.奈特人体解剖彩色图谱[M].王怀经,主译.3版.北京:人民卫生出版社,2005.

[14]隋鸿锦,张绍祥,刘树伟,等.人体解剖学彩色图谱[M].2版.北京:人民军医出版社,2011.

[15]KISTLER P M,CHIENG D,TONCHEV I R,et al. P-Wave morphology in focal atrial tachycardia:an updated algorithm to predict site of origin[J]. JACC Clin Electrophysiol,2021,7(12),1547-1556.

[16]ANDERSON R H,COOK A C. The structure and components of the atrial chambers[J]. Europace, 2007,9 Suppl 6:vi3-9.

[17]Task Force on cardiac pacing and cardiac resynchronization therapy of the European Society of Cardiology(ESC). 2021 ESC Guidelines on cardiac pacing and cardiac resynchronization therapy[J]. European Heart Journal,2021:1-94.

[18]KISTLER P M,CHIENG D,TONCHEV I R,et al. P-wave morphology in focal atrial tachycardia an updated algorithm to predict site of origin[J]. JACC Clin Electrophysiol,2021,7(12):1547-1556.

[19]SANTOS N F, PISANI C F, DARRIEUX FCDC, et al. Validation of a simple electrocardiographic algorithm for detection of ventricular tachycardia[J]. Arq Bras Cardiol,2021,116(3):454-463.

[20]BRUGADA J, KATRITSIS D G, ARBELO E, et al. 2019 ESC guidelines for the management of patients with supraventricular tachycardia the task force for the management of patients with supraventricular tachycardia of the European Society of Cardiology(ESC)[J]. Eur Heart J,2020, 41(5):655-720.

[21]MOCCETTI F,YADAVA M,LATIFI Y,et al. Simplified integrated clinical and electrocardiographic algorithm for differentiation of wide QRS complex tachycardia:the basel algorithm[J]. JACC Clin Electrophysiol,2022,8(7):831-839.